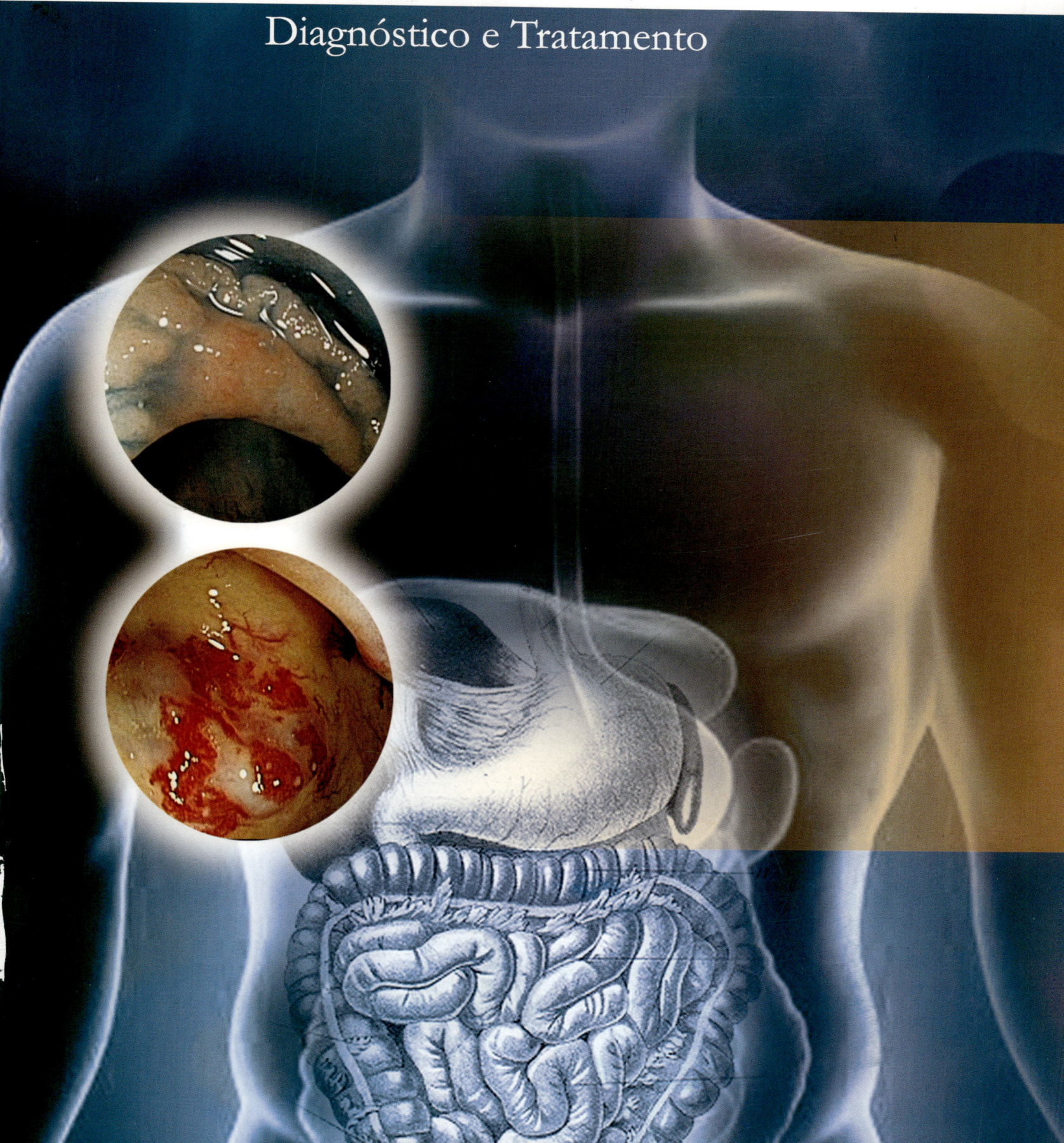

Endoscopia Digestiva
Diagnóstico e Tratamento

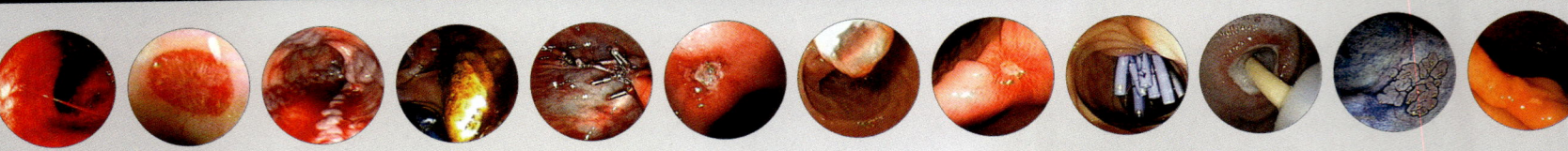

Marcelo Averbach
Doutorado em Cirurgia pela Faculdade de Medicina da Universidade de São Paulo
Cirurgião e Colonoscopista do Hospital Sírio-Libanês – São Paulo, SP

Adriana Vaz Safatle-Ribeiro
Professora Livre-Docente em Cirurgia do Aparelho Digestivo e Coloproctologia pelo Departamento de Gastroenterologia da Faculdade de Medicina da USP
Médica-Assistente do Serviço de Endoscopia do Departamento de Gastroenterologia do Hospital das Clínicas da FMUSP e do Instituto do Câncer do Estado de São Paulo
Presidente da SOBED Estadual São Paulo (2010-2012)

Angelo Paulo Ferrari Jr.
Livre-Docente da Disciplina de Gastroenterologia da UNIFESP
Gestor Médico do Setor de Endoscopia do Hospital Israelita Albert Einstein – São Paulo, SP

Carlos Alberto Cappellanes
Membro Titular da SOBED
Ex-Presidente da SOBED
Professor de Gastroenterologia da Faculdade de Medicina de Taubaté
Médico-Endoscopista do Hospital Sírio-Libanês e do Hospital Santa Catarina – São Paulo, SP

Flavio Hayato Ejima
Membro Titular da SOBED
Vice-Presidente da SOBED
Coordenador de Endoscopia da Secretaria de Saúde do DF
Gastroenterologista e Endoscopista dos Hospitais Santa Helena e Hospital Brasília, DF

Huang Ling Fang
Médica do Serviço de Gastroenterologia do Hospital Universitário Clementino Fraga Filho – Universidade Federal do Rio de Janeiro
Médica do Serviço de Endoscopia e Fisiologia Digestiva do Hospital Federal de Ipanema/MS – Rio de Janeiro, RJ

Jairo Silva Alves
Membro Titular da SOBED e Endoscopista do Instituto Alfa de Gastroenterologia – UFMG e da Clínica Servescopy
Doutorado em Gastroenterologia pela FM-UFMG

Ricardo Anuar Dib
Chefe do Serviço de Endoscopia Gastrointestinal do Hospital Ipiranga – São Paulo, SP
Médico-Pós-Graduando da Disciplina de Gastroenterologia da Universidade de São Paulo
Diretor-Executivo da SOBED – 2010-2012

Sérgio Luiz Bizinelli
Presidente Nacional da Sociedade Brasileira de Endoscopia Digestiva – SOBED (2010-2012)
Chefe do Serviço de Endoscopia Digestiva do Hospital das Clínicas da Universidade Federal do Paraná (UFPR)
Diretor do Serviço de Endoscopia Digestiva do Centro de Gastroenterologia e Endoscopia Digestiva de Curitiba, PR

Endoscopia Digestiva

Diagnóstico e Tratamento

Livro da SOBED

Marcelo Averbach

Adriana Vaz Safatle-Ribeiro
Angelo Paulo Ferrari Jr.
Carlos Alberto Cappellanes
Flavio Hayato Ejima
Huang Ling Fang
Jairo Silva Alves
Ricardo Anuar Dib
Sérgio Luiz Bizinelli

Endoscopia Digestiva – Diagnóstico e Tratamento
Copyright © 2013 by Livraria e Editora Revinter Ltda.

ISBN 978-85-372-0511-2

Todos os direitos reservados.
É expressamente proibida a reprodução
deste livro, no seu todo ou em parte,
por quaisquer meios, sem o consentimento
por escrito da Editora.

Contato com a SOBED:
contato@sobed.org.br

CIP-BRASIL. CATALOGAÇÃO-NA-FONTE
SINDICATO NACIONAL DOS EDITORES DE LIVROS, RJ

E46
    Endoscopia digestiva – diagnóstico e tratamento, SOBED/[editores] Marcelo Averbach ....
[et al.]. Rio de Janeiro: Revinter, 2013.
     il.

Inclui bibliografia e índice
ISBN 978-85-372-0511-2

    1. Endoscopia digestiva. 2. Aparelho digestivo - Doenças - Diagnóstico. 3. Aparelho digestivo - Doenças - Tratamento. I. Averbach, Marcelo. II. Sociedade Brasileira de Endoscopia Digestiva.

12-7929   CDD: 616.3307545
                             CDU: 616-072.1

A precisão das indicações, as reações adversas e as relações de dosagem para as drogas citadas nesta obra podem sofrer alterações.
Solicitamos que o leitor reveja a farmacologia dos medicamentos aqui mencionados.
A responsabilidade civil e criminal, perante terceiros e perante a Editora Revinter, sobre o conteúdo total desta obra, incluindo as ilustrações e autorizações/créditos correspondentes, é do(s) autor(es) da mesma.

Livraria e Editora REVINTER Ltda.
Rua do Matoso, 170 – Tijuca
20270-135 – Rio de Janeiro, RJ
Tel.: (21) 2563-9700
Fax: (21) 2563-9701
E-mail: livraria@revinter.com.br
www.revinter.com.br

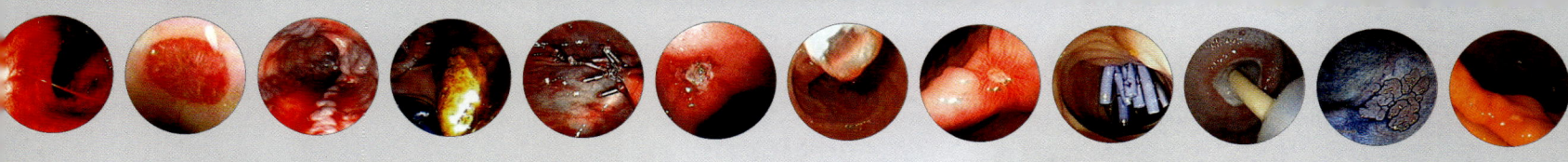

DIRETORIA

Presidente – Sérgio Luiz Bizinelli (PR)
Vice-Presidente – Flavio Hayato Ejima (DF)
1º-Secretário – Jimi Izaques Bifi Scarparo (SP)
2º-Secretário – Afonso Celso da Silva Paredes (RJ)
1º-Tesoureiro – Thiago Festa Secchi (SP)
2º-Tesoureiro – Ramiro Robson Fernandes Mascarenhas (BA)

PRESIDENTES SOBED

Carlos Alberto Cappellanes – 2008-2010
Artur Adolfo Parada – 2006-2008
Cleber Vargas – 2004-2006
Flávio Antonio Quilici – 2002-2004
Ismael Maguilnik – 2000-2002
Igelmar Barreto Paes – 1998-2000
Arnaldo José Ganc – 1996-1998
Luiz Felipe Paula Soares – 1994-1996
Luiz Leite Luna – 1992-1994
Giovani A. Bemvenuti – 1990-1992
Kiyoshi Hashiba – 1988-1990
Olival Ronald Leitão – 1986-1988
Fernando Tarcisio Cordeiro – 1984-1986
Glaciomar Machado – 1982-1984
José de Souza Meireles Filho – 1980-1982
Akira Nakadaira – 1978-1980 (in memoriam)
José Martins Job – 1976-1978 (in memoriam)

PRESIDENTES COMISSÕES ESTATUTÁRIAS

Comissão Eleitoral de Estatutos, Regimentos e Regulamentos
Presidente – Carlos Marcelo Dotti (MS)

Comissão de Admissão e Sindicância
Presidente – Admar Borges da Costa Junior (PE)

Comissão Científica e Editorial
Presidente – Carlos Alberto Cappellanes (SP)

Artur Adolfo Parada
Carlos Alberto Silva Barros
Carlos Eugenio Gantois

Comissão de Ética e Defesa Profissional
Presidente – Vera Helena de Aguiar Freire de Mello (SP)

Comissão de Avaliação e Credenciamento de Centros de Ensino e Treinamento
Presidente – Edivaldo Fraga Moreira (MG)

Comissão de Título de Especialista e sua Atualização
Presidente – Fábio Segal (RS)

CONSELHO FISCAL

Cleber Vargas
Flávio Antonio Quilici
Ismael Maguilnik

PRESIDENTES DE ESTADUAIS

Alagoas – **Henrique José Menezes Malta**
Amazonas – **Alinne Lais Bessa Maia**
Bahia – **Alice Mendes de Souza Cairo**
Ceará – **Francisco Paulo Ponte Prado Júnior**
Distrito Federal – **Francisco Machado da Silva**
Espírito Santo – **José Joaquim de Almeida Figueiredo**
Goiás – **Marcus Vinicius da Silva Ney**
Maranhão – **Clelma Pires Batista**
Mato Grosso – **Roberto Carlos Fraife Barreto**
Mato Grosso do Sul – **Geraldo Vinícius Ferreira Hemerly Elias**
Minas Gerais – **Paulo Fernando Souto Bittencourt**
Pará – **Marcos Moreno Domingues**
Paraíba – **Fábio da Silva Delgado**
Paraná – **Sandra Teixeira**
Pernambuco – **Antônio Carlos Coêlho Conrado**
Piauí – **Antonio Moreira Mendes Filho**
Rio de Janeiro – **José Edmilson Ferreira da Silva**
Rio Grande do Norte – **Veronica de Souza Vale**
Rio Grande do Sul – **Júlio Carlos Pereira Lima**
Santa Catarina – **Viriato João Leal da Cunha**
São Paulo – **Adriana Vaz Safatle-Ribeiro**
Sergipe – **Miraldo Nascimento da Silva Filho**
Tocantins – **José Augusto M. F. Campos**
Rondônia – **Domingos Montaldi Lopes**

APRESENTAÇÃO

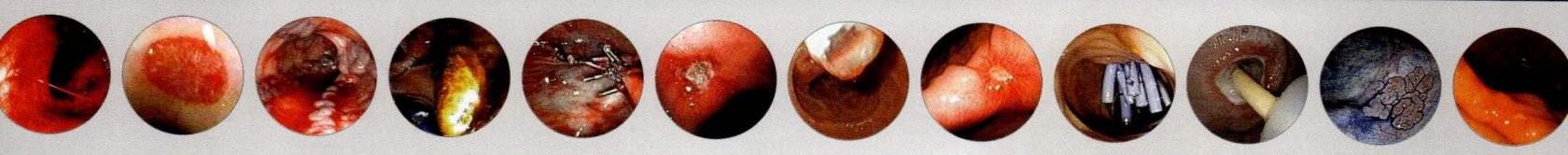

Desde o advento do primeiro endoscópio de fibras óticas há cerca de 5 décadas, a Endoscopia Digestiva tem expressado uma grande evolução, sendo atualmente imprescindível para o diagnóstico e terapêutica das afecções que acometem o aparelho digestivo.

Acompanhando esta trajetória, a Sociedade Brasileira de Endoscopia Digestiva, fundada em 1975, tem-se empenhado, entre outras importantes atribuições, para formar e manter os especialistas informados, por meio de eventos científicos e publicando material bibliográfico, sempre com excelente qualidade quanto à forma e ao conteúdo.

Em 2011, foi lançado o *Atlas de Endoscopia Digestiva da SOBED*, também editado pela Revinter, que, pela sua qualidade, foi agraciado com o 53º Prêmio Jabuti de Literatura oferecido pela Câmara Brasileira de Letras, na categoria de Ciências da Saúde.

Este ano, o *Endoscopia Digestiva – Diagnóstico e Tratamento* está sendo atualizado nas suas sete seções, abordando todas as áreas da Endoscopia Digestiva, o que deverá interessar não somente aos endoscopistas, mas, também, aos gastroenterologistas, coloproctologistas e cirurgiões, além dos médicos em fase de formação.

A composição de uma obra desta magnitude só foi possível com a participação de diversos membros da nossa sociedade que, com valiosas contribuições, permitiram que o seu lançamento ocorresse conforme o planejamento inicial.

Portanto, agradecemos o empenho de todos.

Este momento é o reflexo da grandeza da nossa especialidade e da importância e força da nossa Sociedade.

Carlos Alberto Cappellanes
Marcelo Averbach

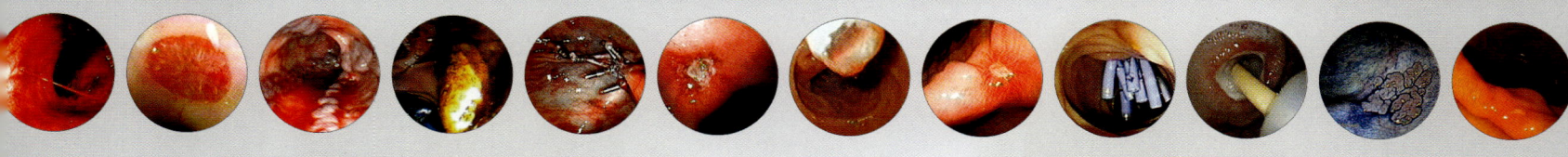

A SOBED – Sociedade Brasileira de Endoscopia Digestiva – é uma das sociedades médicas brasileiras que mais cresceram nos últimos anos. Hoje, contamos com aproximadamente 2.800 sócios e estamos crescendo continuamente, sempre nos adaptando à nova realidade, tanto do ponto de vista científico como administrativo.

Nossa sociedade vive um momento histórico, principalmente nos últimos anos, quando nos unimos com as maiores sociedades científicas brasileiras do aparelho digestivo, a Federação Brasileira de Gastroenterologia (FBG) e o Colégio Brasileiro de Cirurgia Digestiva (CBCD), para que possamos crescer, cientificamente, ainda mais e para a realização anual da Semana Brasileira do Aparelho Digestivo (SBAD).

A SOBED teve a oportunidade recente de, pela primeira vez, participar da organização central, com sucesso, tanto científico como organizacional, da X SBAD, em Porto Alegre, em 2011.

Nós, da diretoria e da comissão científica e editorial deste livro, ficamos muito orgulhosos de poder participar do lançamento de mais uma grande obra da nossa sociedade. É mais um "filho que nasce".

Este livro, que envolve grande parte dos assuntos da endoscopia diagnóstica e terapêutica, contou com a colaboração de muitos endoscopistas nacionais e alguns internacionais e de assuntos discutidos nos últimos congressos nacionais brasileiros – SBAD, cursos internacionais e simpósios sempre fundamentados na literatura internacional atualizada. É impossível fazermos uma obra deste porte, tão extensa, sem a preciosa colaboração de todos.

A elaboração desta obra é reflexo da grandeza da parte científica da nossa sociedade, que cada vez mais está crescendo e se adaptando às novas tecnologias e avanços em endoscopia, com a introdução de novos métodos de diagnóstico e tratamento.

Do ponto de vista científico, é mais um avanço. Temos a certeza de que seria impossível abordarmos todos os tópicos e que, dentro de pouco tempo, também teremos de fazer uma nova revisão de todo o conteúdo exposto, exatamente pelas mudanças contínuas.

Há 4 anos foi lançado o último livro da SOBED, dedicado exclusivamente à endoscopia terapêutica. Há 2 anos, a sociedade editou o primeiro *Atlas*, que inclusive ganhou o cobiçado Prêmio Jabuti de Literatura Médica.

Nesta obra foi feita uma atualização dos novos avanços tecnológicos na terapêutica, complementada com a parte diagnóstica.

Temos a certeza de que muitos médicos-endoscopistas – associados da SOBED, e também os não associados, esperando que estes ainda se filiem a nós, para que cresçamos e nos fortaleçamos ainda mais – poderão utilizá-lo nas mais diversas situações de consulta. Esperamos contribuir para a melhora da qualidade do atendimento aos nossos pacientes.

Nós, da Diretoria Nacional da SOBED, biênio 2010-2012, juntamente com a Comissão Científica e Editorial, ficamos muito orgulhosos e agradecemos a todos os membros que de uma forma ou de outra colaboraram para esta realização.

SAUDAÇÕES SOBEDIANAS.

DIRETORIA NACIONAL – GESTÃO 2010-2012

Dr. Sérgio Luiz Bizinelli
Presidente Nacional da SOBED – gestão 2010-2012

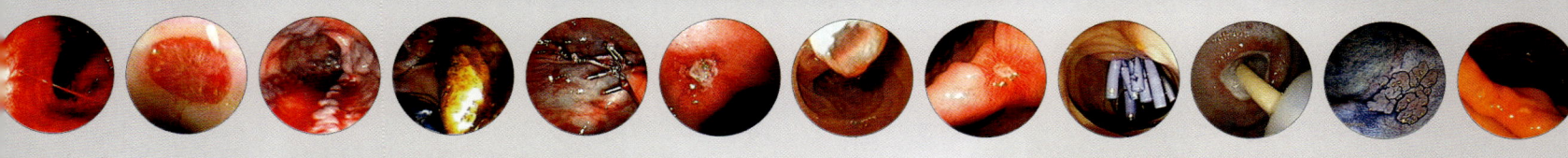

ADHEMAR MONTEIRO PACHECO JÚNIOR
Mestrado e Doutorado pelo Departamento de Cirurgia da Faculdade de Ciências Médicas da Santa Casa de São Paulo
Professor Adjunto do Departamento de Cirurgia da FCMSCSP

ADRIANA VAZ SAFATLE-RIBEIRO
Professora Livre-Docente em Cirurgia do Aparelho Digestivo e Coloproctologia pelo Departamento de Gastroenterologia da Faculdade de Medicina da USP
Médica-Assistente do Serviço de Endoscopia do Departamento de Gastroenterologia do Hospital das Clínicas da FMUSP e do Instituto do Câncer do Estado de São Paulo
Presidente da SOBED Estadual São Paulo (2010-2012)

ALESSANDRINO TERCEIRO DE OLIVEIRA
Membro Titular da SOBED
Médico-Assistente do Serviço de Endoscopia do Hospital Universitário Walter Cantídio da Universidade Federal do Ceará
Mestrando do Departamento de Cirurgia da Universidade Federal do Ceará

ALEXANDRE KHODR FURTADO
Médico Titular da Federação Brasileira de Gastroenterologia
Médico-Assistente do Hospital Santa Lúcia de Brasília

ALEXANDRE PELOSI
Médico do Serviço de Endoscopia Digestiva do Hospital Federal de Ipanema/MS – Rio de Janeiro, RJ
Médico da Seção de Endoscopia Digestiva do Instituto Nacional de Câncer – INCA/MS/RJ

ALEXANDRE RODRIGUES FERREIRA
Professor Adjunto do Departamento de Pediatria da FM-UFMG
Médico-Endoscopista do IAG-UFMG
Doutorado em Pediatria pela FM-UFMG

ÁLVARO MOURA SERAPHIN
Especialização em Cirurgia Geral pelo Hospita Heliópolis – São Paulo, SP
Ex-Médico-Residente do Serviço de Endoscopia do Hospital Sírio-Libanês – São Paulo, SP

ANA CLÁUDIA QUINONEIRO
Enfermeira
Gerente Técnico Assistencial do Serviço de Endoscopia do Hospital Sírio-Libanês – São Paulo, SP

ANA LUIZA WERNECK DA SILVA
Assistente do Serviço de Endoscopia do Hospital Universitário da Universidade de São Paulo
Doutorado em Medicina pela Faculdade de Medicina da Universidade de São Paulo

ANA MARIA ZUCCARO
Chefe do Serviço de Endoscopia Digestiva do Hospital Federal de Ipanema/MS – Rio de Janeiro, RJ
Mestrado em Gastroenterologia
Membro Titular da Sociedade Brasileira de Endoscopia Digestiva

ANDRÉIA SANHUDO CANABARRO KERSTING
Enfermeira
Responsável pelo Serviço de Endoscopia Geral da Sociedade Beneficente de Senhoras – Hospital Sírio-Libanês – São Paulo, SP

ANGELO PAULO FERRARI JR.
Livre-Docente da Disciplina de Gastroenterologia da UNIFESP
Gestor Médico do Setor de Endoscopia do Hospital Israelita Albert Einstein – São Paulo, SP

ARNALDO JOSÉ GANC
Professor Adjunto do Departamento de Diagnóstico por Imagem da Universidade Federal de São Paulo
Doutorado em Medicina Interna
Livre-Docente em Gastroenterologia
Chefe do Instituto de Gastroenterologia e Endoscopia Digestiva (IGED)

ARTUR ADOLFO PARADA
Médico-Endoscopista do Serviço de Endoscopia Gastrointestinal do Hospital 9 de Julho e do Centro de Diagnóstico e Terapêutica Endoscópica – São Paulo, SP
Membro Titular da SOBED

BEATRIZ MÔNICA SUGAI
Doutorado em Cirurgia pela FMUSP
Coordenadora Médica da Endoscopia do Grupo Fleury

BERNARDO HANAN
Especialização em Coloproctologia pela
Sociedade Brasileira de Coloproctologia
Membro Titular da SOBED
Mestrando em Cirurgia pela Universidade Federal de
Minas Gerais (UFMG)

BRUNO AUGUSTO SOARES DE SOUZA
Especialização em Clínica Médica e Gastroenterologia
Residente de Gastroenterologia/Endoscopia Digestiva do Instituto
Alfa de Gastroenterologia do Hospital das Clínicas da UFMG

BRUNO EUGÊNIO CANHETTI MONDIN
Graduado em Medicina pela Faculdade Evangélica do Paraná
Residência em Clínica Médica e Gastroenterologia no
Hospital de Clínicas da Universidade Federal do Paraná (UFPR)

CARLOS ALBERTO CAPPELLANES
Membro Titular da SOBED
Ex-Presidente da SOBED
Professor de Gastroenterologia da
Faculdade de Medicina de Taubaté
Médico-Endoscopista do Hospital Sírio-Libanês e do
Hospital Santa Catarina – São Paulo, SP

CARLOS ALBERTO DA SILVA BARROS
Membro Titular da SOBED com
Especialização em Endoscopia pela SOBED
Coordenador do Serviço de Endoscopia Digestiva da
Santa Casa de Belo Horizonte, MG
Ex-Professor de Semiologia da Faculdade de Ciências Médicas de
Minas Gerais
Chefe do Departamento de SADT da Santa Casa de Belo
Horizonte, MG

CAROLINA VIANA TEIXEIRA
Residente do Serviço de Endoscopia Digestiva do
Hospital Sírio-Libanês – São Paulo, SP

CELSO AUGUSTO CARDOSO MILANI FILHO
Cirurgião-Geral e Coloproctologista do Hospital Sírio-Libanês
Especialização em Coloproctologia pela AMB/SBCP
Membro do Colégio Brasileiro de Cirurgiões, da Sociedade
Brasileira de Coloproctologia, do Colégio Brasileiro de Cirurgia
Digestiva e da Sociedade Brasileira de Endoscopia Digestiva

CÉSAR VIVIAN LOPES
Médico-Endoscopista do Serviço de Gastroenterologia e
Endoscopia da Santa Casa de Porto Alegre
Mestrado e Doutorado em Medicina pela UFCSPA

CEZAR FABIANO MANABU SATO
Médico Estagiário do Serviço de Endoscopia do Instituto do
Câncer do Estado de São Paulo (ICESP) da
Faculdade de Medicina da Universidade de São Paulo
Especialização em Endoscopia Digestiva pela SOBED

CHRISTIANE SOARES PONCINELLI
Endoscopista do Hospital da Polícia Militar e da
Clínica BIOGASTRO – Belo Hozitonte, MG
Membro Titular da SOBED

CLÁUDIO L. HASHIMOTO
Doutorado em Gastroenterologia pela Faculdade de Medicina da USP
Estágio no *National Cancer Center Hospital of Japan* – Tóquio, Japão
Médico-Assistente Coordenador do Centro de Diagnóstico em
Gastroenterologia do Hospital das Clínicas da
Faculdade de Medicina da USP

CLAUDIO ROLIM TEIXEIRA
PhD in Medical Sciences pela Universidade de Hiroshima, Japão
Diretor-Presidente da Fundação Universitária Riograndense de
Gastroenterologia (FUGAST) – Porto Alegre, RS

CRISTIANE DE SOUZA BECHARA
Especialização em Coloproctologia pela SBCP
Residente em Endoscopia Digestiva no HC-UFMG
Mestranda no Programa de Cirurgia e Oftalmologia da UFMG

CRISTIANE KIBUNE NAGASAKO
Mestrado em Clínica Médica pela Unicamp
Médica-Assistente e Coordenadora do Centro de Treinamento em
Endoscopia Digestiva do Gastrocentro – Unicamp
Médica-Endoscopista do Fleury Medicina e Saúde – São Paulo, SP

CYNTHIA YURI TAKEUTI
Médica Colaboradora e Pós-Graduanda do Serviço de Endoscopia
Digestiva do Hospital das Clínicas da Faculdade de Medicina da
Universidade de São Paulo

DALTON MARQUES CHAVES
Médico do Serviço de Endoscopia do HCFMUSP
Doutorado pelo Departamento de Gastroenterologia da FMUSP

DANIEL DE PAULA PESSOA FERREIRA
Médico do Serviço de Endoscopia Digestiva do
Hospital Geral César Cals – Fortaleza, CE
Mestrado em Endoscopia Digestiva pela Universidade de Turim –
Itália

DANIELA TEIXEIRA OLIVEIRA
Ex-Médica-Residente do Serviço de Endoscopia Digestiva e do
Centro de Hemorragia Digestiva Prof. Dr. Igelmar Barreto Paes do
Hospital Geral Roberto Santos – Salvador, BA

DARIO JOSÉ DEL CARLO ROMANI
Especialização pela SOBED
Membro do Colégio Brasileiro de Cirurgiões
Especialização em Cirurgia Geral pela AMB
Especialização em Cirurgia Videolaparoscópica pelo CBC
Pós-Graduação pela Faculdade de Medicina da
Santa Casa de São Paulo

DAVID CORRÊA ALVES DE LIMA
Membro Titular da SOBED
Diretor da Clínica BIOGASTRO – Núcleo de Gastroenterologia e
Videoendoscopia Digestiva – Belo Horizonte, MG
Membro da SFED (Sociedade Francesa de Endoscopia Digestiva) e da
ASGE (*American Society of Gastrointestinal Endoscopy*)

EDIVALDO FRAGA MOREIRA
Coordenador do Serviço de Endoscopia Digestiva do
Hospital Felício Rocho – Belo Horizonte, MG
Membro Titular da Sociedade Brasileira de Endoscopia Digestiva
(SOBED)
Presidente da Comissão de Diretrizes e Protocolos da SOBED
(2007-2008, 2009-2010)
Presidente da Comissão de Avaliação de Centros de Ensino e
Treinamento da SOBED (2011-2012)

EDSON IDE
Médico-Assistente do Serviço de Endoscopia Digestiva do
Hospital das Clínicas da Faculdade de Medicina da
Universidade de São Paulo

EDSON JURADO DA SILVA
Coordenador do Setor de Colonoscopia do Serviço de
Coloproctologia do Hospital Federal dos Servidores do Estado do
Rio de Janeiro
Livre-Docente em Gastroenterologia pela UNIRIO (Universidade
Federal do Estado do Rio de Janeiro)
Fellow do *American College of Gastroenterology* e seu
representante no Brasil atualmente

COLABORADORES

EDUARDO CURVÊLLO TOLENTINO
Titular da SOBED e do Colégio Brasileiro de Cirurgia Digestiva (CBCD),
Doutorado em Cirurgia pela USP-FMRP

EDUARDO FRANCA PEREIRA
Mestrando em Cirurgia – UFPE
Membro Titular da SOBED
Médico-Endoscopista e Gastroenterologista da Endovídeo –
João Pessoa, PB

EDUARDO GUIMARÃES HOURNEAUX DE MOURA
Médico Supervisor do Serviço de Endoscopia Gastrointestinal do HCFMUSP

EDUARDO SAMPAIO SIQUEIRA
Doutorado em Medicina pela Universidade Federal de São Paulo (UNIFESP-EPM)
Médico do Setor de Endoscopia do Hospital das Clínicas da Universidade Federal de Pernambuco e do Real Hospital Português de Beneficência – Recife, PE

ELI KAHAN FOIGEL
Diretor do Serviço de Endoscopia do Hospital do Servidor Público Estadual Francisco Morato de Oliveira – São Paulo, SP
Coordenador do Serviço de Endoscopia Digestiva e Respiratória do Hospital da Luz – São Paulo, SP

EMILIANO DE CARVALHO ALMODOVA
Assistente do Departamento de Endoscopia do Hospital de Câncer de Barretos, SP
Pós-Graduando (Mestrado) da UNESP – Botucatu, SP
Titular da SOBED com Especialização pela SOBED

EPONINA MARIA DE OLIVEIRA LEMME
Professora-Associada do Departamento de Clínica Médica da Faculdade de Medicina da UFRJ
Chefe da Unidade de Esôfago do Serviço de Gastroenterologia do HUCFF da UFRJ

ERIKA PEREIRA MACEDO
Mestrado em Gastroenterologia pela UNIFESP-EPM
Médica do Setor de Endoscopia do Hospital Israelita Albert Einstein – São Paulo, SP
Médica do Setor de Endoscopia do Hospital Sírio-Libanês – São Paulo, SP

ERMELINDO DELLA LIBERA JR.
Professor Doutor Afiliado da Disciplina de Gastroenterologia na Universidade Federal de São Paulo (UNIFESP-EPM)
Coordenador do Setor de Endoscopia do Hospital de Transplante Dr. Euryclides de Jesus Zerbini
Médico-Endoscopista do Fleury Medicina e Saúde – São Paulo, SP

EVANDRO DE OLIVEIRA SÁ
Médico do Serviço de Endoscopia Digestiva do Hospital Federal de Ipanema/MS – Rio de Janeiro, RJ
Titular da SOBED

EVERSON L. A. ARTIFON
Professor Livre-Docente da Universidade de São Paulo (USP)
Coordenador do Setor de Endoscopia Biliopancreática do Serviço de Endoscopia Gastrointestinal do HCFMUSP

FABIANA CRISTINA DE SOUSA
Enfermeira com Especialização em Controle de Infecção pela Universidade de São Paulo

FÁBIO MARIONI
Médico com Especialização em Endoscopia Digestiva e Respiratória
Diretor do Serviço de Endoscopia da Santa Casa de São Paulo

FÁBIO SEGAL
Mestrado e Doutorado pela Universidade Federal do Rio Grande do Sul
Ex-Presidente da Unidade Estadual da Sociedade Brasileira de Endoscopia Digestiva (SOBED) e da Sociedade de Gastroenterologia do Rio Grande do Sul
Presidente da Comissão de Título de Especialista da SOBED (2010-2012)

FÁBIO YUJI HONDO
Doutorado em Cirurgia pela Faculdade de Medicina da Universidade de São Paulo (FMUSP)
Médico-Assistente do Serviço de Endoscopia Gastrointestinal do Hospital das Clínicas da Faculdade de Medicina da Universidade de São Paulo (HCFMUSP)
Médico-Assistente da Unidade de Endoscopia do Instituto do Câncer do Estado de São Paulo (ICESP)

FABRÍCIO DE SOUSA MARTINS
Médico do Serviço de Endoscopia Digestiva do Hospital Geral César Cals – Fortaleza, CE
Residência em Cirurgia Geral pelo Hospital Geral César Cals – Fortaleza, CE

FABRÍCIO LUIS DA SILVA COUTINHO
Membro Titular da SOBED
Endoscopista dos Hospitais Lifecenter e Socor – Belo Horizonte, MG

FÁTIMA APARECIDA FERREIRA FIGUEIREDO
Professora-Associada de Gastroenterologia e Endoscopia Digestiva da Faculdade de Ciências Médicas da UERJ
Médica do Setor de Endoscopia Digestiva do Hospital Universitário Clementino Fraga Filho da UFRJ
Coordenadora do Setor de Endoscopia Digestiva dos Hospitais Copa D'Or e Quinta D'Or – Rio de Janeiro, RJ

FAUZE MALUF-FILHO
Livre-Docente do Departamento de Gastroenterologia da Faculdade de Medicina da Universidade de São Paulo
Coordenador do Serviço de Endoscopia do Instituto do Câncer do Estado de São Paulo (ICESP) da Faculdade de Medicina da Universidade de São Paulo
Médico-Assistente do Serviço de Endoscopia do Hospital das Clínicas da Faculdade de Medicina da Universidade de São Paulo
Professor Colaborador do Departamento de Gastroenterologia da Faculdade de Medicina da Universidade de São Paulo

FELIPE GAZETA MARIOSA
Aluno do Centro de Treinamento da SOBED do HU/UFJF
Sócio Titular da FBG

FERNANDA BIZINELLI
Graduada em Medicina pela Universidade Federal do Paraná (UFPR)
Residência em Clínica Médica e Gastroenterologia no Hospital de Clínicas da Universidade Federal do Paraná (UFPR)
Membro Titular da Federação Brasileira de Gastroenterologia (FBG)

FERNANDA C. SIMÕES PESSORRUSSO
Médica do Serviço de Endoscopia Gastrointestinal do HCFMUSP

FERNANDA PRATA MARTINS
Doutorado em Gastroenterologia pela UNIFESP-EPM
Médica do Departamento de Endoscopia do Hospital Israelita Albert Einstein – São Paulo, SP

FERNANDO PAVINATO MARSON
Especialização em Endoscopia Digestiva pela Sociedade Brasileira de Endoscopia Digestiva (SOBED)
Fellow do *Interventional Endoscopic Services* no *California Pacific Medical Center*, São Francisco, EUA

FLÁVIO AMARO OLIVEIRA BITAR SILVA
Residente do Serviço de Endoscopia da Santa Casa de São Paulo

FLÁVIO ANTONIO QUILICI
Professor Titular de Gastroenterologia e Cirurgia Digestiva da Faculdade de Medicina da PUC-Campinas
Ex-Presidente da Sociedade Brasileira de Endoscopia Digestiva
Ex-Presidente da Sociedade Brasileira de Coloproctologia
Presidente Eleito da Sociedade de Gastroenterologia de São Paulo
TSBCP, TSOBED, TCBC, TCBCD, HSBMD, TALACP, TSGNSP, FISUCRS, FASCRS

FLÁVIO C. FERREIRA
Médico Colaborador do Serviço de Endoscopia Gastrointestinal do HCFMUSP

FLAVIO HAYATO EJIMA
Membro Titular da SOBED
Vice-Presidente da SOBED
Coordenador de Endoscopia da Secretaria de Saúde do DF
Gastroenterologista e Endoscopista dos Hospitais Santa Helena e Hospital Brasília, DF

FRED OLAVO ARAGÃO ANDRADE CARNEIRO
Especialização em Gastroenterologia pela FBG
Estagiário do Serviço de Endoscopia do Hospital das Clínicas da Faculdade de Medicina da Universidade de São Paulo

GILBERTO PEDRO RODRIGUES
Residente de Endoscopia no Hospital das Clínicas da UFMG
Mestrando em Cirurgia pela UFMG
Cirurgião do Aparelho Digestivo

GIULIO FABIO ROSSINI
Médico-Colonoscopista do Hospital Sírio-Libanês e do Hospital Alemão Oswaldo Cruz – São Paulo, SP
Médico-Assistente de Endoscopia do Centro de Diagnóstico em Gastroenterologia do Hospital das Clínicas da FMUSP

GUSTAVO ANDRADE DE PAULO
Mestrado em Gastroenterologia pela Universidade de Londres
Doutorado em Medicina pela Disciplina de Gastroenterologia da UNIFESP
Médico-Endoscopista do Hospital Albert Einstein – São Paulo, SP

HAMZE BAHJAT BOU HAMIÉ
Acadêmico de Medicina da Universidade Federal de Ciências da Saúde de Porto Alegre – UFCSPA
Aluno Bolsista do Programa PIC/UFCSPA

HELENICE BREYER
Mestrado em Gastroenterologia pela UFRGS
Médica Contratada do Serviço de Gastroenterologia e Endoscopia do HCPA

HUANG LING FANG
Médica do Serviço de Gastroenterologia do Hospital Universitário Clementino Fraga Filho – Universidade Federal do Rio de Janeiro
Médica do Serviço de Endoscopia e Fisiologia Digestiva do Hospital Federal de Ipanema/MS – Rio de Janeiro, RJ

IGELMAR BARRETO PAES
Professor Adjunto de Gastroenterologia da UFBA
Chefe do Serviço de Endoscopia do Hospital Aliança – Salvador, BA
Chefe do Serviço de Endoscopia e Gastroenterologia do Hospital Roberto Santos – Salvador, BA

JAIRO SILVA ALVES
Membro Titular da SOBED e Endoscopista do Instituto Alfa de Gastroenterologia – UFMG e da Clínica Servescopy
Doutorado em Gastroenterologia pela FM-UFMG

JEANY BORGES E SILVA
Residente em Endoscopia Digestiva do Hospital Geral César Cals – Fortaleza, CE
Residência em Cirurgia Geral pelo Hospital Geral Waldemar de Alcântara – Fortaleza, CE

JIMI IZAQUES BIFI SCARPARO
Médico-Endoscopista Coordenador do Centro de Treinamento em Endoscopia Digestiva e Terapêutica Avançada do Hospital Ipiranga – SOBED
Secretário da Comissão de Título de Especialista (2010-2012)
Secretário-Geral da Sociedade Brasileira de Endoscopia Digestiva (2010-2012)

JOÃO CARLOS DOS SANTOS BARRETO
Ex-Médico-Residente do Serviço de Endoscopia Digestiva e do Centro de Hemorragia Digestiva Prof. Dr. Igelmar Barreto Paes do Hospital Geral Roberto Santos – Salvador, BA

JOÃO FRANCISCO NAVARRO REOLON
Acadêmico de Medicina da Universidade Federal de Ciências da Saúde de Porto Alegre – UFCSPA
Aluno Bolsista do Programa PROBIC/FAPERGS

JOÃO VALVERDE FILHO
Titulo Superior em Anestesiologia
Doutorado em Ciências pela FMUSP
Anestesiologista dos Serviços Médicos de Anestesia do Hospital Sírio-Libanês – São Paulo, SP

JOSÉ ANDRADE FRANCO NETO
Médico-Gastroenterologista-Pediátrico do Setor de Gastroenterologia do Hospital das Clínicas da UFMG com Área de Atuação em Endoscopia Digestiva

JOSÉ CARLOS VILELA
Coordenador do Serviço de Colonoscopia do Hospital da Luz – São Paulo, SP
Diretor da Clínica CEDIG – São Paulo, SP

JOSÉ CELSO ARDENGH
Livre-Docente da Universidade de São Paulo
Médico-Assistente do Setor de Endoscopia e Ecoendoscopia do Hospital 9 de Julho – São Paulo, SP
Médico-Assistente e Responsável pelo Setor de Ecoendoscopia do Hospital das Clínicas da Faculdade de Medicina de Ribeirão Preto – Universidade de São Paulo e Hospital Ipiranga

JOSÉ CELSO CUNHA GUERRA PINTO COELHO
Professor-Assistente de Semiologia da Faculdade de Ciências Médicas de Minas Gerais
Mestrado em Ciências pela Faculdade de Medicina da USP
Membro Titular da SOBED e Endoscopista do Hospital Mater Dei e Clínica Gastrocenter – Belo Horizonte, MG

JOSÉ GUILHERME FAIFER
Titular da SOBED, FBG e CBCD
Mestrado em Ciências pela UNESP – Botucatu, SP

JOSÉ GUILHERME NOGUEIRA DA SILVA
Assistente do Serviço de Endoscopia do Hospital Universitário da Universidade de São Paulo
Doutorado em Medicina pela Faculdade de Medicina da Universidade de São Paulo

JOSÉ LUIZ ALVIM BORGES
Doutorado em Clínica Cirúrgica pela Faculdade de Medicina da Universidade de São Paulo
Membro Titular da Sociedade Brasileira de Coloproctologia
Médico do Hospital Sírio-Libanês – São Paulo, SP
Médico-Assistente do Grupo de Coloproctologia do Hospital Heliópolis

COLABORADORES

JOSÉ LUIZ PACCOS
Titular da Sociedade Brasileira de Endoscopia Digestiva (SOBED)
Titular da Sociedade Brasileira de Coloproctologia (SBCP)
Coloproctologista e Colonoscopista do Hospital Sírio-Libanês – São Paulo, SP

JOSÉ LUIZ PIMENTA MÓDENA
Professor Doutor de Gastroenterologia Cirúrgica da Faculdade de Medicina de Ribeirão Preto da Universidade de São Paulo
Titular da Sociedade Brasileira de Endoscopia Digestiva
Chefe do Centro de Endoscopia do Hospital das Clínicas de Ribeirão Preto, SP

JOSEMBERG MARINS CAMPOS
Membro Titular da SOBED
Professor do Departamento de Cirurgia – UFPE
Vice-Presidente SBCBM – Sociedade Brasileira de Cirurgia Bariátrica e Metabólica

JÚLIA CORRÊA DE ARAÚJO
Membro Titular da Sociedade Brasileira de Endoscopia Digestiva (SOBED)
Médica do Setor de Endoscopia do Hospital da Restauração no Recife e do Real Hospital Português de Beneficência em Pernambuco

JULIANA FERREIRA MARTINS
Titular da Sociedade Brasileira de Coloproctologia
Médica do Serviço de Coloproctologia do Hospital Universitário Cajuru – PUCPR
Preceptora Médica da Residência em Coloproctologia do Hospital Universitário Cajuru – PUCPR

JULIANA MARQUES DRIGO
Especialização em Gastroenterologia pela Universidade Federal de Uberlândia (UFU), MG
Membro Titular da Federação Brasileira de Gastroenterologia (FBG)
Especialização em Endoscopia Digestiva pelo Hospital Sírio-Libanês – São Paulo, SP
Fellow de Ecoendoscopia do Serviço de Endoscopia do Hospital Sírio-Libanês – São Paulo, SP

JULIANA MARQUES FERREIRA
Médica da Clínica Lucano – Curitiba, PR
Médica-Cirurgiã do Hospital do Idoso – Curitiba, PR

JULIANA SANTOS VALENCIANO
Especialização em Cirurgia Geral pelo Hospital Universitário São Francisco – Bragança Paulista, SP
Médica-Residente do Serviço de Endoscopia do Hospital Sírio-Libanês – São Paulo, SP

JÚLIO CARLOS PEREIRA LIMA
Professor Adjunto Doutor do Serviço de Gastroenterologia da UFCSPA/Santa Casa de Porto Alegre
Médico Endoscopista da FUGAST

JÚLIO CESAR SOUZA LOBO
Graduado em Medicina pela Universidade Federal do Paraná
Membro Titular da FBG e da SOBED
Responsável Técnico pelos Serviços de Endoscopia Digestiva do Hospital das Nações e Hospital VITA Curitiba – Curitiba, PR

KENDI YAMAZAKI
Médico-Assistente da Endoscopia do HCFMUSP
Médico-Endoscopista do Fleury Medicina e Saúde – São Paulo, SP

KLEBER BIANCHETTI DE FARIA
Endoscopista Diretor Técnico e Clínico da Clínica Gastrocolon – Belo Horizonte, MG
Endoscopista do Hospital Semper e da Clínica "Endoscopia Clínica e Cirúrgica" – Belo Horizonte, MG
Membro Titular da Sociedade Brasileira de Endoscopia Digestiva (SOBED) e da Federação Brasileira de Gastroenterologia (FBG)

LAURA HELMAN
Mestrado e Doutorado em Medicina (Técnica Operatória e Cirurgia Experimental) pela Universidade Federal de São Paulo
Médica da Unidade de Endoscopia e da Unidade de Esôfago do Serviço de Gastroenterologia do Hospital Universitário Clementino Fraga Filho – Universidade Federal do Rio de Janeiro
Médica do Serviço de Cirurgia Pediátrica do Hospital Federal dos Servidores do Estado do Rio de Janeiro

LILIAN MACHADO SILVA
Membro Titular da Sociedade Brasileira de Endoscopia Digestiva (SOBED)
Médica do Serviço de Endoscopia Digestiva da Aeronáutica do Rio de Janeiro (HCA/HFAG)
Médica do Serviço de Endoscopia Digestiva dos Hospitais Copa D'Or e Quinta D'Or – Rio de Janeiro, RJ

LINCOLN EDUARDO VILLELA VIEIRA DE CASTRO FERREIRA
Chefe do Serviço de Endoscopia Digestiva do HU/UFJF
Mestrado e Doutorado pela UNIFESP/EPM
Pós-Doutorado pela *Mayo Clinic Foundation* – Rochester, EUA

LISANDRA CAROLINA M. QUILICI
Coloproctologista e Colonoscopista da UNIGASTRO – Campinas, SP

LÍVIA MASCARENHAS DANTAS
Ex-Médica-Residente do Serviço de Endoscopia Digestiva e do Centro de Hemorragia Digestiva Prof. Dr. Igelmar Barreto Paes do Hospital Geral Roberto Santos – Salvador, BA

LUCIANA LEAL
Médica do Serviço de Endoscopia do Hospital Aliança – Salvador, BA
Médica do Serviço de Endoscopia do Hospital Roberto Santos – Salvador, BA

LUCIANO HENRIQUE LENZ TOLENTINO
Doutorado em Gastroenterologia pela Universidade Federal de São Paulo (UNIFESP-EPM)
Médico-Endoscopista do Hospital de Transplante Dr. Euryclides de Jesus Zerbini – São Paulo, SP
Médico-Endoscopista do Fleury Medicina e Saúde – São Paulo, SP

LUCIO G. B. ROSSINI
Gestor do Serviço de Endoscopia do Hospital Sírio-Libanês – São Paulo, SP
Coordenador Médico do Centro Franco-Brasileiro de Ecoendoscopia – Irmandade da Santa Casa de Misericórdia de São Paulo e do Hospital Paoli-Calmettes – Marselha, França
Médico-Endoscopista do Hospital Samaritano – São Paulo, SP

LUIS MASUO MARUTA
Chefe do Serviço de Endoscopia do Hospital Universitário da USP
Chefe do Serviço de Endoscopia do Hospital Santa Cruz – São Paulo, SP

LUIZ ALMEIDA FILHO
Médico-Gastroenterologista pela Universidade de São Paulo – Ribeirão Preto
Especialização em Gastroenterologia pela Federação Brasileira de Gastroenterologia – São Paulo, SP
Médico-Assistente do Centro de Diagnóstico em Gastroenterologia do Hospital das Clínicas da Faculdade de Medicina da USP

LUIZ CLAUDIO MIRANDA DA ROCHA
Mestrado em Gastroenterologia pela Universidade Federal de Minas Gerais
Membro Titular da Sociedade Brasileira de Endoscopia Digestiva
Endoscopista-Assistente do Serviço de Endoscopia Digestiva do Hospital Mater Dei – Belo Horizonte, MG

LUIZ GONZAGA VAZ COELHO
Professor Titular do Departamento de Clínica Médica da
Faculdade de Medicina da UFMG
Subchefe do Instituto Alfa de Gastroenterologia do
Hospital das Clínicas da UFMG

LUIZ JOÃO ABRAHÃO JÚNIOR
Médico do Serviço de Gastroenterologia do HUCFF-UFRJ
Doutorado em Gastroenterologia pela UFRJ e *University of
California – San Diego*
*International Member of the American Society for
Gastrointestinal Endoscopy (ASGE)*

LUIZ RONALDO ALBERTI
Professor Adjunto da Faculdade de Medicina da UFMG
Mestrado e Doutorado em Medicina pela UFMG
Endoscopista da Clínica BIOGASTRO e do Instituto Alfa de
Gastroenterologia do Hospital das Clínicas da UFMG
Membro Titular da FBG e da SOBED

LYZ BEZERRA SILVA
Médica da Clínica NeoGastro – Recife, PE

MANOEL DOS PASSOS GALVÃO NETO
Membro Titular da SOBED
Coordenador Científico da Gastro Obeso Center – São Paulo, SP
Mestrado em Cirurgia Digestiva pela FMUSP

MARCELO AVERBACH
Doutorado em Cirurgia pela Faculdade de Medicina da
Universidade de São Paulo
Cirurgião e Colonoscopista do Hospital Sírio-Libanês – São Paulo, SP

MARCIA HENRIQUES DE MAGALHÃES COSTA
Professora-Assistente de Gastroenterologia do Departamento de
Medicina Clínica da Universidade Federal Fluminense
Mestrado em Clínica Médica, Área Gastroenterologia, pela UFRJ

MARCIO MATHEUS TOLENTINO
Titular da FBG e da SOBED
Doutorado em Ciências pela Unicamp e Livre-Docente em
Morfologia pela USP

MÁRCIO MATSUMOTO
Título Superior em Anestesiologia
Área de Atuação em Dor da Sociedade Brasileira de Anestesiologia
Mestrado em Anestesiologia FMRP/USP
Anestesiologista do SMA/Hospital Sírio-Libanês – São Paulo, SP

MARCO AURÉLIO D'ASSUNÇÃO
Médico-Assistente do Serviço de Endoscopia do
Hospital Sírio-Libanês – São Paulo, SP
Membro Titular da SOBED

MARCOS CLARÊNCIO BATISTA SILVA
Mestrado em Medicina pela Universidade Federal da Bahia
Médico-Especialista pela SOBED e FBG
Coordenação do Serviço de Endoscopia Digestiva (SED) e do
Centro de Hemorragia Digestiva (CHD) Prof. Dr. Igelmar Barreto Paes do
Hospital Geral Roberto Santos – Salvador, BA
Supervisão do Programa de Residência Médica em
Gastroendoscopia do SED e CHD Prof. Dr. Igelmar Barreto Paes do
Hospital Geral Roberto Santos – Salvador, BA
Médico-Assistente do Hospital São Rafael e da Gastrohepato
Endoscopia do Memorial Itaigara – Salvador, BA

MARCOS MUCENIC
Doutorado em Gastroenterologia pela Universidade de São Paulo
Médico-Preceptor de Endoscopia Digestiva da Fundação
Universitária Riograndense de Gastroenterologia (FUGAST) –
Porto Alegre, RS

MARIA CRISTINA SARTOR
Titular da Sociedade Brasileira de Coloproctologia
Titular da Sociedade Brasileira de Endoscopia Digestiva
Doutorado em Cirurgia pela Universidade de São Paulo
Chefe do Serviço de Coloproctologia do
Hospital de Clínicas de Curitiba da UFPR
Médica do Serviço de Coloproctologia do
Hospital Universitário Cajuru – PUCPR

MARIA DAS GRAÇAS DIAS DA SILVA
Mestrado em Saúde da Mulher e da Criança pelo Instituto Fernandes
Figueira da Fundação Oswaldo Cruz (IFF-FIOCRUZ) – Rio de Janeiro
Médica-Especialista em Endoscopia Digestiva pela SOBED-AMB

MARIA DAS GRAÇAS PIMENTA SANNA
Endoscopista
Membro Titular da SOBED
Diretora Clínica do Instituto Mineiro de Gastroenterologia (IMEG)
Membro do Ambulatório de Intestino do Hospital das
Clínicas-UFMG

MARIA DE FÁTIMA MASIERO BITTENCOURT
Médica-Especialista em Gastroenterologia e Endoscopia Digestiva
Membro Titular da SOBED e Endoscopista da Clínica Servescopy

MARIA HELENA LOUZADA PEREIRA
Mestranda em Gastroenterologia pela
Universidade Federal do Rio de Janeiro
Médica do Serviço de Gastroenterologia do HUCFF-UFRJ
Médica do Serviço de Endoscopia Digestiva do
Hospital Estadual Carlos Chagas – Rio de Janeiro, RJ

MARIA LÚCIA M. MAGALHÃES
Residência Médica em Cirurgia Geral pelo Hospital Ipiranga – UGA II –
São Paulo, SP
Estágio em Endoscopia Gastrointestinal no
Centro de Treinamento da SOBED no Hospital Ipiranga – UGA II
Médica Colaboradora do Centro de Treinamento da SOBED no
Hospital Ipiranga – UGA II
Especialização em Endoscopia Digestiva pela SOBED

MARÍLIA CRISTINA OTA NAGAMINE MURICI
Médica do Serviço de Endoscopia do Hospital Aliança –
Salvador – BA
Médica do Serviço de Endoscopia do Hospital Roberto Santos –
Salvador – BA

MATHEUS CAVALCANTE FRANCO
Médico-Residente em Gastroenterologia da
Universidade Federal de São Paulo (UNIFESP – EPM)

MAURÍCIO SAAB ASSEF
Médico Instrutor do Centro Franco Brasileiro de Ecoendoscopia
(CFBEUS)
Médico-Assistente da Santa Casa de Misericórdia de São Paulo
Médico-Endoscopista do Fleury Medicina e Saúde – São Paulo, SP

MILTON MELCIADES BARBOSA DA COSTA
Professor Titular de Anatomia
Doutorado em Medicina pela Universidade Federal do
Rio de Janeiro (Cirurgia) e Responsável pelo Laboratório de
Motilidade Digestiva/Imagem do ICB/UFRJ

MÔNICA MARIA CARDOSO MONNERAT
Membro Titular da SOBED
Médica-Endoscopista do Hospital Universitário Clementino Fraga
Filho e do Instituto de Pediatria Martagão Gesteira (UFRJ)
Mestrado em Gastroenterologia pela UFRJ

COLABORADORES

OSWALDO WILIAM MARQUES JÚNIOR
Titular da Sociedade Brasileira de Cirurgia Digestiva
Especialização pela Sociedade Brasileira de Coloproctologia
Coloproctologista do Hospital Sírio-Libanês – São Paulo, SP

OTÁVIO MICELLI NETO
Residência Médica em Cirurgia Geral pelo Hospital Ipiranga – UGA II – São Paulo, SP
Estágio em Endoscopia Gastrointestinal no Centro de Treinamento da SOBED no Hospital Ipiranga – UGA II
Médico Colaborador do Centro de Treinamento da SOBED no Hospital Ipiranga – UGA II
Médico-Assistente do Setor de Endoscopia e Ecoendoscopia do Hospital 9 de Julho – São Paulo, SP
Especialização em Endoscopia Digestiva pela SOBED

PABLO RODRIGO DE SIQUEIRA
Médico-Assistente do Serviço de Endoscopia Digestiva do Hospital Sírio-Libanês – São Paulo, SP
Pós-Graduando em Clínica Cirúrgica pelo Departamento de Cirurgia da FMUSP
TSOBED, TCBCD

PATRÍCIA ABRANTES LUNA
Médica do Serviço de Endoscopia Digestiva do Hospital Federal de Bonsucesso – Rio de Janeiro, RJ
Médica da Seção de Endoscopia Digestiva do Instituto Nacional de Câncer – INCA/MS/RJ

PATRÍCIA COELHO FRAGA MOREIRA
Membro Titular da Sociedade Brasileira de Endoscopia Digestiva (SOBED)
Assistente do Serviço de Endoscopia Digestiva do Hospital Felício Rocho – Belo Horizonte, MG

PAULA AMORIM NOVAIS
Mestrado em Medicina pela Universidade Federal do Rio de Janeiro
Médica do Serviço de Gastroenterologia do HUCFF-UFRJ

PAULA BECHARA POLETTI
Médica-Endoscopista do Serviço de Endoscopia Gastrointestinal do Hospital 9 de Julho e do Centro de Diagnóstico e Terapêutica Endoscópica – São Paulo, SP

PAULA PERUZZI ELIA
Médica Chefe do Serviço de Endoscopia Digestiva Pediátrica do Instituto Fernandes Figueira – FIOCRUZ
Mestrado em Gastroenterologia pela Universidade Federal do Rio de Janeiro – UFRJ
Especialização em Endoscopia Digestiva e Sócio Titular da SOBED

PAULO ALBERTO FALCO PIRES CORRÊA
Colonoscopista e Cirurgião do Hospital Sírio-Libanês – São Paulo, SP

PAULO CORRÊA
Cirurgião e Colonoscopista do Hospital Sírio-Libanês – São Paulo, SP
TSOBED, TSBCP, TSOBRACIL, FCBCD

PAULO FERNANDO SOUTO BITTENCOURT
Mestrado e Doutorado em Medicina pela Universidade Federal de Minas Gerais
Coordenador do Serviço de Endoscopia do Hospital Infantil João Paulo II da Fundação Hospitalar do Estado de Minas Gerais (FHEMIG)
Endoscopista do Instituto Alfa de Gastroenterologia do Hospital das Clínicas da UFMG
Endoscopista do Hospital Felício Rocho – Belo Horizonte, MG
Membro Titular da Sociedade Brasileira de Endoscopia Digestiva (SOBED)

PAULO ROBERTO ARRUDA ALVES
Professor-Associado do Departamento de Gastroenterologia da Faculdade de Medicina da Universidade de São Paulo
Médico do Serviço de Cirurgia do Cólon e Reto do Hospital das Clínicas da Universidade de São Paulo

PAULO SAKAI
Diretor Técnico do Serviço de Endoscopia Gastrointestinal do HCFMUSP
Professor-Associado da Faculdade de Medicina da Universidade de São Paulo (FMUSP)
Professor Livre-Docente do Departamento de Gastroenterologia da Faculdade de Medicina da Universidade de São Paulo (FMUSP)

PEDRO POPOUTCHI
Titular da Sociedade Brasileira de Coloproctologia
Especialização pelo Colégio Brasileiro de Cirurgiões
Cirurgião e Colonoscopista do Hospital Sírio-Libanês – São Paulo, SP

REGINA RIE IMADA
Mestrado pelo Departamento de Cirurgia da Faculdade de Ciências Médicas da Santa Casa de São Paulo
Primeira-Assistente do Serviço de Endoscopia da Santa Casa de São Paulo

RENATO BARACAT
Médico-Assistente do Serviço de Endoscopia Gastrointestinal do HCFMUSP

RENATO LUZ CARVALHO
Chefe de Clínica do Serviço de Endoscopia do Hospital do Servidor Público Estadual Francisco Morato de Oliveira – São Paulo, SP
Assistente do Serviço de Endoscopia do Hospital Santa Catarina – São Paulo, SP

RICARDO ANUAR DIB
Chefe do Serviço de Endoscopia Gastrointestinal do Hospital Ipiranga – São Paulo, SP
Médico-Pós-Graduando da Disciplina de Gastroenterologia da Universidade de São Paulo
Diretor-Executivo da SOBED – 2010-2012

RICARDO LEITE GANC
Médico-Assistente do Serviço de Endoscopia da Santa Casa de São Paulo
Médico-Endoscopista do HIAE e do IGED

RICARDO RANGEL DE PAULA PESSOA
Chefe do Serviço de Endoscopia do Hospital Geral César Calls – Fortaleza, CE
Preceptor da Residência Médica de Endoscopia Digestiva do Hospital Geral César Calls – Fortaleza, CE
Membro Titular da SOBED

RICARDO SATO UEMURA
Médico-Assistente da Unidade de Endoscopia do Instituto do Câncer do Estado de São Paulo (ICESP)

ROBERTO MOTTA PEREIRA
Coordenador do Serviço de Endoscopia Digestiva do Hospital Madre Teresa – Belo Horizonte, MG
Membro Titular da Sociedade Brasileira de Endoscopia Digestiva (SOBED)

RODRIGO ALBUQUERQUE CARREIRO
Pós-Graduando em Endoscopia Digestiva do Hospital Madre Teresa – Belo Horizonte, MG

RODRIGO MACEDO ROSA
Mestrado em Saúde do Adulto pela
Universidade Federal de Minas Gerais (UFMG)
Membro Titular da SOBED e da FBG
Coordenador da Residência Médica e Estágios em Endoscopia
Digestiva do Instituto Alfa de Gastroenterologia do
Hospital das Clínicas da UFMG

RODRIGO RODA RODRIGUES SILVA
Mestrado em Gastroenterologia pela
Faculdade de Medicina da UFMG
Membro Titular da SOBED
Membro do Instituto Alfa de Gastroenterologia do
Hospital das Clínicas da UFMG
Especialização em Endoscopia Biliopancreática e Ecoendoscopia no
Hôpital Edouard Herriot – Lyon, França
Médico-Endoscopista do Hospital Felício Rocho –
Belo Horizonte, MG

ROGERIO COLAIACOVO
Médico Instrutor do Centro Franco Brasileiro de Ecoendoscopia (CFBEUS)
Médico-Assistente da Santa Casa de Misericórdia de São Paulo
Médico-Endoscopista e Ecoendoscopista do
Hospital Israelita Albert Einstein – São Paulo, SP

ROMEU KIYOTAKA NAKAMURA
Primeiro-Assistente do Serviço de Endoscopia da
Santa Casa de São Paulo
Médico-Endoscopista Responsável pelo Serviço de Endoscopia do
Hospital São Luiz Itaim – São Paulo, SP
Médico-Endoscopista do Hospital Samaritano – São Paulo, SP

SEJI NAKAKUBO
Médico-Especialista em Endoscopia Digestiva e Respiratória
Ex-Diretor do Serviço de Endoscopia da
Santa Casa de São Paulo (1984-2011)

SÉRGIO EDUARDO ALONSO ARAÚJO
Doutorado em Medicina pela FMUSP
Médico do Serviço de Cirurgia do Cólon e Reto do
Hospital das Clínicas da FMUSP

SÉRGIO EIJI MATUGUMA
Médico-Assistente do Serviço de Endoscopia Gastrointestinal do
Hospital das Clínicas da Faculdade de Medicina da
Universidade de São Paulo

SÉRGIO LUIZ BIZINELLI
Presidente Nacional da Sociedade Brasileira de Endoscopia
Digestiva – SOBED (2010-2012)
Chefe do Serviço de Endoscopia Digestiva do Hospital das
Clínicas da Universidade Federal do Paraná (UFPR)
Diretor do Serviço de Endoscopia Digestiva do Centro de
Gastroenterologia e Endoscopia Digestiva de Curitiba, PR

SHEILA SANTOS FILIPPI
Coordenadora Administrativa do Centro Franco-Brasileiro de
Ecoendoscopia – Irmandade da Santa Casa de Misericórdia de São
Paulo e do Hospital Paoli-Calmettes – Marselha, França

SIMONE GUARALDI
Médica do Serviço de Endoscopia Digestiva do Hospital de
Câncer 1 – Instituto Nacional de Câncer – INCA/MS/RJ
Especialização em Ecoendoscopia pelo Instituto Paoli-Calmettes –
Marselha, França
Titular da SOBED

TADAYOSHI AKIBA
Responsavel pelo Setor de Endoscopia das Vias Biliares e
Pancreáticas do Serviço de Endoscopia da
Santa Casa de São Paulo
Membro Titular da SOBED

THIAGO BARRETO FREDERIGUE
Titular e Especialista pela Sociedade Brasileira de Patologia – AMB

THIAGO FESTA SECCHI
Médico-Endoscopista Coordenador do Centro de Treinamento em
Endoscopia Digestiva e Terapêutica Avançada do
Hospital Ipiranga (SOBED)
Membro da Diretoria Executiva da SOBED (2010 -2012)
Presidente do Capítulo de São Paulo da SOBED (2012-2014)
Médico-Assistente do Serviço de Endoscopia do
Hospital 9 de Julho – São Paulo, SP

TOMAS NAVARRO RODRIGUEZ
Professor Livre-Docente em Gastroenterologia pela
Faculdade de Medicina da Universidade de São Paulo

TOSHIRO TOMISHIGE
Médico-Assistente do Serviço de Endoscopia Digestiva do
Hospital das Clínicas da Faculdade de Medicina da
Universidade de São Paulo

VERA HELENA DE AGUIAR FREIRE DE MELLO
Enfermeira
Especialização em Endoscopia Digestiva
Membro Titular da SOBED e Coordenadora da
Comissão de Ética e Defesa Profissional da SOBED

VITOR NUNES ARANTES
Membro Titular da SOBED
Professor Adjunto da Faculdade de Medicina da UFMG
Mestrado e Doutorado em Gastroenterologia pela UFMG
Endoscopista do Instituto Alfa de Gastroenterologia do
Hospital das Clínicas da UFMG e do
Hospital Lifecenter – Belo Horizonte, MG

WAGNER COLAIACOVO
Chefe do Departamento de Endoscopia do
Hospital de Câncer de Barretos, SP
Pós-Doutorando da FAMERP
Especialista e Titular da SOBED

WALTON ALBUQUERQUE
Doutorado em Medicina pela UFMG
Coordenador do Serviço de Endoscopia do Instituto Alfa de
Gastroenterologia do Hospital das Clínicas da UFMG
Endoscopista-Assistente do Hospital Madre Teresa –
Belo Horizonte, MG

YING S. TUNG
Médico-Endoscopista do Serviço de Endoscopia Gastrointestinal do
Hospital 9 de Julho e do Centro de Diagnóstico e
Terapêutica Endoscópica – São Paulo, SP
Membro Titular da SOBED

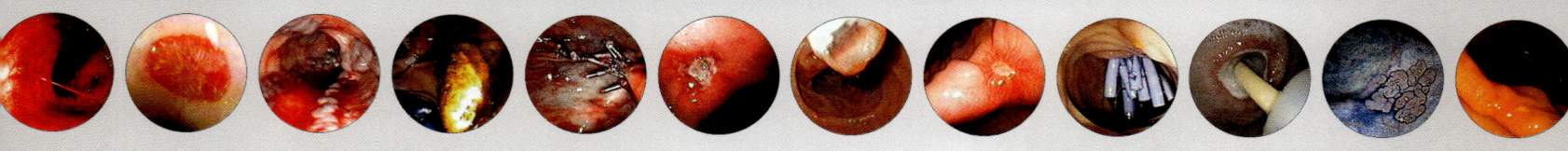

PARTE I
ASPECTOS GERAIS DA ENDOSCOPIA DIGESTIVA
Coordenação: Flavio Hayato Ejima

1 HISTÓRIA DA ENDOSCOPIA 3
Seji Nakakubo ▪ Fábio Marioni ▪ Flávio Amaro Oliveira Bitar Silva

2 PLANEJAMENTO DE UMA UNIDADE DE ENDOSCOPIA DIGESTIVA 9
Lucio G. B. Rossini ▪ Ana Cláudia Quinoneiro
Sheila Santos Filippi ▪ Juliana Marques Drigo

3 LEGISLAÇÃO E NORMAS VIGENTES 17
Flavio Hayato Ejima ▪ Carlos Alberto Cappellanes
Fabiana Cristina de Sousa

4 CONSENTIMENTO INFORMADO NA ASSISTÊNCIA MÉDICA E O CONTRATO DE ADESÃO 25
Vera Helena de Aguiar Freire de Mello

5 ORIENTAÇÕES PRÉ E PÓS-EXAME ENDOSCÓPICO 29
Ricardo Rangel de Paula Pessoa ▪ Daniel de Paula Pessoa Ferreira
Fabrício de Sousa Martins ▪ Jeany Borges e Silva

6 ENSINO EM ENDOSCOPIA 37
Carlos Alberto Cappellanes

7 ENFERMAGEM EM ENDOSCOPIA DIGESTIVA 39
Ana Cláudia Quinoneiro ▪ Andréia Sanhudo Canabarro Kersting

8 REPROCESSAMENTO E ARMAZENAMENTO DOS ENDOSCÓPIOS E ACESSÓRIOS 43
Tadayoshi Akiba

9 SEDAÇÃO E ANESTESIA EM ENDOSCOPIA DIGESTIVA 47
João Valverde Filho ▪ Márcio Matsumoto

10 DOCUMENTAÇÃO E REGISTRO EM ENDOSCOPIA DIGESTIVA 55
Eli Kahan Foigel ▪ Renato Luz Carvalho ▪ José Carlos Vilela

PARTE II
EXAME NORMAL, TÉCNICAS E EQUIPAMENTOS
Coordenação: Jairo Silva Alves

11 ENDOSCÓPIO – ESTRUTURA E FUNCIONAMENTO 59
Carlos Alberto da Silva Barros ▪ Gilberto Pedro Rodrigues

12 FONTES DE ENERGIA EM ENDOSCOPIA DIGESTIVA 65
Kleber Bianchetti de Faria

13 ENDOSCOPIA DIGESTIVA ALTA 71
Maria das Graças Pimenta Sanna

14 ENTEROSCOPIA 77
Alexandre Khodr Furtado ▪ Cristiane Kibune Nagasako
Pablo Rodrigo de Siqueira

15 CÁPSULA ENDOSCÓPICA 87
Artur Adolfo Parada ▪ Paula Bechara Poletti
Thiago Festa Sechi ▪ Ying S. Tung

16 RETOSSIGMOIDOSCOPIA RÍGIDA E FLEXÍVEL 101
Rodrigo Macedo Rosa ▪ Bruno Augusto Soares de Souza
Bernardo Hanan

17 COLONOSCOPIA 107
Jairo Silva Alves ▪ Maria de Fátima Masiero Bittencourt
Bernardo Hanan ▪ Cristiane de Souza Bechara

18 ENDOSCOPIA PEDIÁTRICA 115
Paulo Fernando Souto Bittencourt ▪ Alexandre Rodrigues Ferreira
Luiz Ronaldo Alberti ▪ José Andrade Franco Neto

19 **Ultrassom Endoscópico** 127
Marco Aurélio D'Assunção ■ Juliana Santos Valenciano
Álvaro Moura Seraphin

20 **Cromoscopia e Magnificação em Endoscopia Digestiva Alta** 131
Cláudio L. Hashimoto ■ Luiz Almeida Filho

21 **Colangiopancreatografia** 145
Flávio C. Ferreira ■ Everson L. A. Artifon

22 **Cromoscopia Óptica e Digital** 157
Toshiro Tomishige ■ Cynthia Yuri Takeuti ■ Edson Ide

Parte III

Esôfago
Coordenação: Huang Ling Fang

23 **Endoscopia na Doença do Refluxo Gastroesofágico** 169
Fábio Segal ■ Helenice Breyer

24 **Esôfago de Barrett** 173
Marcio Matheus Tolentino ■ José Guilherme Faifer
Eduardo Curvêllo Tolentino ■ Thiago Barreto Frederigue

25 **Esofagites Específicas** 185

25-1 Esofagite Infecciosa 185
Ana Maria Zuccaro

25-2 Esofagite Eosinofílica 195
Mônica Maria Cardoso Monnerat
Eponina Maria de Oliveira Lemme

25-3 Doenças Descamativas do Esôfago (Pênfigo, Epidermólise Bolhosa) 202
Maria das Graças Dias da Silva ■ Laura Helman

26 **Esofagite por Ingestão de Agentes Corrosivos e Actínica** 207
Fernanda C. Simões Pessorrusso
Eduardo Guimarães Hourneaux de Moura ■ Paulo Sakai

27 **Distúrbios Motores do Esôfago** 213

27-1 Distúrbios da Deglutição 213
Luiz João Abrahão Júnior ■ Eponina Maria de Oliveira Lemme
Milton Melciades Barbosa da Costa

27-2 Distúrbios Motores Primários e Secundários 219
Laura Helman ■ Maria Helena Louzada Pereira
Eponina Maria de Oliveira Lemme

27-3 Endoscopia Digestiva no Megaesôfago 225
Marcia Henriques de Magalhães Costa
Paula Amorim Novais ■ Eponina Maria de Oliveira Lemme

28 **Anéis e Membranas** 231
Paula Peruzzi Elia

29 **Afecções Congênitas do Esôfago** 235
Renato Baracat ■ Flávio C. Ferreira

30 **Corpo Estranho de Esôfago** 241
Alexandre Pelosi ■ Patrícia Abrantes Luna

31 **Divertículos Esofágicos e Faringoesofágicos** 247
Ricardo Sato Uemura ■ Fábio Yuji Hondo ■ Paulo Sakai

32 **Abordagem Endoscópica de Complicações Pós-Cirúrgicas e Traumáticas do Esôfago** 255
Sérgio Eiji Matuguma ■ Edson Ide

33 **Lesões Benignas do Esôfago** 265
Walton Albuquerque ■ Luiz Claudio Miranda da Rocha
Kleber Bianchetti de Faria ■ Rodrigo Albuquerque Carreiro
Roberto Motta Pereira

34 **Carcinoma Precoce do Esôfago** 275
Fauze Maluf-Filho ■ Fred Olavo Aragão Andrade Carneiro
Cezar Fabiano Manabu Sato

35 **Carcinoma Avançado do Esôfago e Cárdia** 283
Wagner Colaiacovo ■ Emiliano de Carvalho Almodova
Alessandrino Terceiro de Oliveira

Parte IV

Estômago, Duodeno e Delgado
Coordenação: Adriana Vaz Safatle-Ribeiro, Ricardo Anuar Dib, Sérgio Luiz Bizinelli

36 **Gastrites e *Helicobacter Pylori*** 291
Luiz Gonzaga Vaz Coelho ■ Marcio Matheus Tolentino

37 **Gastrites e outras Gastropatias** 303
Igelmar Barreto Paes ■ Marília Cristina Ota Nagamine Muricy
Luciana Leal

38 **Úlcera Péptica** 311
Sérgio Luiz Bizinelli ■ Bruno Eugênio Canhetti Mondin
Fernanda Bizinelli

39 **Pólipos Gástricos** 317
Beatriz Mônica Sugai ■ Kendi Yamazaki

40 **Lesões Subepiteliais de Estômago e Duodeno** 321
Simone Guaraldi ■ Evandro de Oliveira Sá

41 **Câncer Gástrico Precoce** 333
Dalton Marques Chaves ■ José Luiz Pimenta Módena

42 **Câncer Gástrico Avançado** 345
Jimi Izaques Bifi Scarparo ■ Sérgio Luiz Bizinelli
Fábio Segal ■ Thiago Festa Secchi ■ Ricardo Anuar Dib

43 **Linfoma Malt Gástrico** 357
Ricardo Anuar Dib ■ Dario José Del Carlo Romani
Maria Lúcia M. Magalhães ■ Otávio Micelli Neto ■ Tomas Navarro Rodriguez

44 **Tumores Neuroendócrinos Gastroduodenais** 363
José Celso Ardengh

45 **Lesões Duodenais** 375
Júlio Cesar Souza Lobo
Bruno Eugênio Canhetti Mondin ■ Fernanda Bizinelli

46 **Gastrostomia e Jejunostomia Endoscópicas Percutâneas** 383
Lincoln Eduardo Villela Vieira de Castro Ferreira ■ Felipe Gazeta Mariosa

47 **Endoscopia na Obesidade** 393
Josemberg Marins Campos ■ Lyz Bezerra Silva
Eduardo Franca Pereira ■ Manoel dos Passos Galvão Neto

48 **Afecções do Intestino Delgado** 405
Adriana Vaz Safatle-Ribeiro

SUMÁRIO

PARTE V
CÓLON E RETO
Coordenação: Marcelo Averbach

49 RASTREAMENTO DO CÂNCER COLORRETAL 419
José Luiz Alvim Borges ■ Marcelo Averbach

50 PÓLIPOS E POLIPOSES 425
Flávio Antonio Quilici ■ Lisandra Carolina M. Quilici

51 TÉCNICAS DE POLIPECTOMIA DO CÓLON E DO RETO 437
Marcelo Averbach ■ Oswaldo Wiliam Marques Júnior
Pedro Popoutchi

52 LESÕES SUPERFICIAIS DO CÓLON – DIAGNÓSTICO 453
Luis Masuo Maruta

**53 LESÕES SUPERFICIAIS COLORRETAIS – TRATAMENTO
ENDOSCÓPICO** 463
Claudio Rolim Teixeira ■ Marcos Mucenic

54 CÂNCER COLORRETAL AVANÇADO 469
José Luiz Paccos ■ Fernando Pavinato Marson

55 DOENÇA DIVERTICULAR DO CÓLON 475
Edivaldo Fraga Moreira ■ Paulo Fernando Souto Bittencourt
Patrícia Coelho Fraga Moreira ■ Rodrigo Roda Rodrigues Silva

56 DOENÇAS INFLAMATÓRIAS INTESTINAIS INESPECÍFICAS ... 485
Luiz Claudio Miranda da Rocha ■ José Celso Cunha Guerra Pinto Coelho

57 COLITES ESPECÍFICAS 495
José Guilherme Nogueira Silva ■ Ana Luiza Werneck da Silva

58 COLOPATIA ISQUÊMICA 503
Edson Jurado da Silva

59 LESÕES VASCULARES DO INTESTINO GROSSO 513
Paulo Roberto Arruda Alves ■ Sérgio Eduardo Alonso Araújo

60 DOENÇAS EXTRACÓLICAS 521
Rogerio Colaiacovo ■ Maurício Saab Assef ■ Lucio G. B. Rossini

**61 TERAPÊUTICA DAS ESTENOSES, OBSTRUÇÕES E
PSEUDO-OBSTRUÇÃO DO CÓLON** 529
Oswaldo Wiliam Marques Júnior ■ Pedro Popoutchi
Celso Augusto Cardoso Milani Filho
Paulo Alberto Falco Pires Corrêa ■ Marcelo Averbach

62 CORPO ESTRANHO EM CÓLON E RETO 541
Giulio Fabio Rossini

**63 EXAME ENDOSCÓPICO DAS DOENÇAS DO
RETO DISTAL E DO CANAL ANAL** 547
Maria Cristina Sartor ■ Juliana Marques Ferreira
Juliana Ferreira Martins

PARTE VI
HEMORRAGIA DIGESTIVA
Coordenação: Carlos Alberto Cappellanes

64 PACIENTE COM HEMORRAGIA DIGESTIVA 559
Huang Ling Fang

65 HEMORRAGIA DIGESTIVA ALTA 567

65-1 Hemorragia Digestiva Alta Varicosa 567
Ermelindo Della Libera Jr. ■ Luciano Henrique Lenz Tolentino
Matheus Cavalcante Franco

65-2 Hemorragia Digestiva Alta Não Varicosa 576
Marcos Clarêncio Batista Silva ■ Daniela Teixeira Oliveira
João Carlos dos Santos Barreto
Lívia Mascarenhas Dantas ■ Igelmar Barreto Paes

66 HEMORRAGIA DO INTESTINO MÉDIO 583
David Corrêa Alves de Lima ■ Luiz Ronaldo Alberti
Adriana Vaz Safatle-Ribeiro ■ Paula Bechara Poletti

67 HEMORRAGIA DIGESTIVA BAIXA 597
Paulo Corrêa ■ Carolina Viana Teixeira

PARTE VII
VIA BILIAR E PANCREÁTICA
Coordenação: Angelo Paulo Ferrari Jr.

68 CATETERISMO 607
Gustavo Andrade de Paulo ■ Angelo Paulo Ferrari Jr.

69 ESFINCTEROTOMIA 615
Gustavo Andrade de Paulo ■ Angelo Paulo Ferrari Jr.

**70 DIAGNÓSTICO E TRATAMENTO ENDOSCÓPICO DA
COLEDOCOLITÍASE** 625
Júlio Carlos Pereira Lima ■ César Vivian Lopes
Hamze Bahjat Bou Hamié ■ João Francisco Navarro Reolon

71 COLANGITE AGUDA 635
Evandro de Oliveira Sá ■ Simone Guaraldi

**72 TRATAMENTO ENDOSCÓPICO DAS ESTENOSES
PÓS-CIRÚRGICAS DA VIA BILIAR** 643
Fernanda Prata Martins ■ Angelo Paulo Ferrari

**73 TRATAMENTO ENDOSCÓPICO DOS TUMORES DO
PÂNCREAS E DAS VIAS BILIARES** 655
Arnaldo José Ganc ■ Ricardo Leite Ganc ■ Wagner Colaiacovo

74 ENDOSCOPIA NO TRATAMENTO DA PANCREATITE AGUDA .. 663
Regina Rie Imada ■ Adhemar Monteiro Pacheco Júnior
Romeu Kiyotaka Nakamura

75 TRATAMENTO ENDOSCÓPICO DA PANCREATITE CRÔNICA .. 667
Fátima Aparecida Ferreira Figueiredo ■ Lilian Machado Silva

**76 TRATAMENTO ENDOSCÓPICO DOS TUMORES DA
PAPILA DE VATER** 681
Vitor Nunes Arantes ■ Fabrício Luis da Silva Coutinho

77 DISFUNÇÃO DO ESFÍNCTER DE ODDI 687
Angelo Paulo Ferrari Jr.

78 COLANGITE ESCLEROSANTE 693
Júlia Corrêa de Araújo ■ Eduardo Sampaio Siqueira

**79 DIAGNÓSTICO E TRATAMENTO DAS ANOMALIAS
PANCREÁTICAS E DA VIA BILIAR** 701
Erika Pereira Macedo ■ Angelo Paulo Ferrari Jr.

ÍNDICE REMISSIVO 709

Parte I

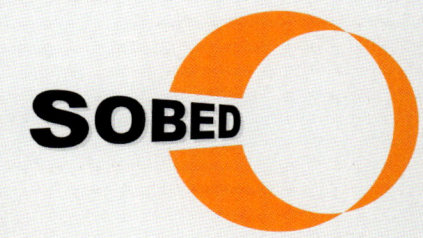

Aspectos Gerais da Endoscopia Digestiva

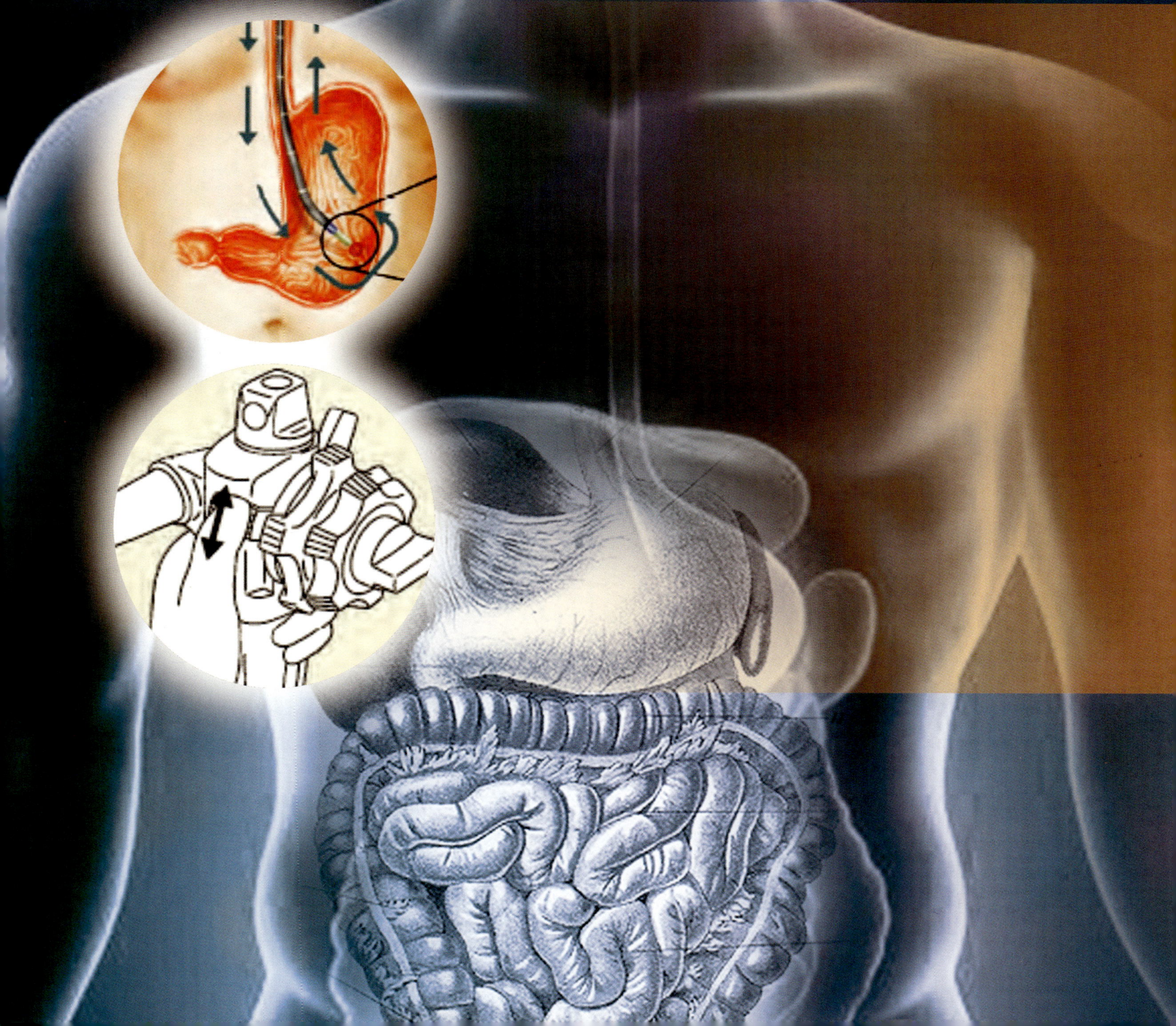

CAPÍTULO 1

História da Endoscopia

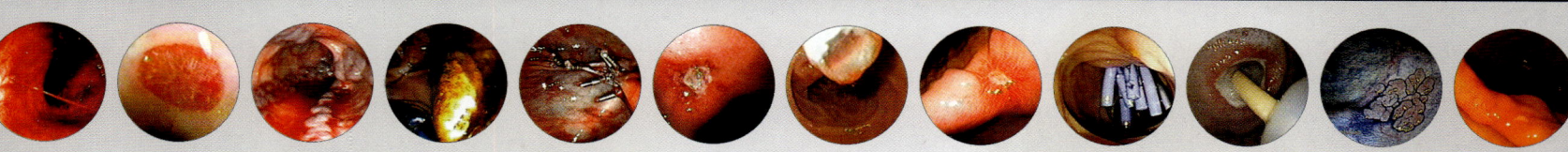

Seji Nakakubo ■ Fábio Marioni ■ Flávio Amaro Oliveira Bitar Silva

INTRODUÇÃO

O desejo e a necessidade de avaliar o interior do corpo humano, em vida, da forma mais inócua possível, ou "minimamente invasiva", segundo a terminologia atual, datam dos primórdios da ciência. A partir do momento que a medicina iniciou seus inquéritos sobre a fisiologia, a necessidade de avaliar o interior do corpo humano em funcionamento tornou-se imperiosa.

O termo endoscopia surgiu da fusão de duas palavras gregas: *endo*, que significa "dentro de", e *skopien*, que quer dizer "procurar com propósito". Tal palavra não existia até 400 anos antes de Cristo, mas seu conceito estava presente.

Naquela época, Hipócrates já havia descrito o espéculo anal, que até hoje guarda muitas semelhanças com seu protótipo original. Nas ruínas de Pompeia, cidade do antigo Império Romano, sepultada pela chuva de cinzas do Vesúvio em 79 d.C., foram encontrados utensílios análogos aos atuais anuscópios e colposcópios. A semelhança destes com os aparelhos utilizados atualmente na prática clínica é impressionante.

Na literatura japonesa é possível encontrar fatos que traduzem o interesse do homem pelo estudo endoscópico. Publicado em 1794, um livro japonês descreve um personagem olhando para dentro do corpo humano através da boca, umbigo ou ânus, por meio de aparelhos rígidos.[1]

O estudo da anatomia, em cadáveres, foi o primeiro passo na longa jornada de desafios e descobertas a respeito da morfologia e fisiologia do corpo humano. Todavia, as necessidades inerentes de cada etapa da evolução da humanidade fizeram brotar questões novas que brandiam por respostas.

O funcionamento de qualquer máquina só pode ser entendido pelo estudo do seu processo dinâmico. Essa busca moveu o intelecto humano através de grandes descobertas na área da medicina ao longo de sua história recente. Impedidos pelas limitações tecnológicas do seu tempo, pesquisadores avançaram lentamente no desenvolvimento de aparelhos capazes de visualizar o corpo humano através de seus orifícios naturais. Para ilustrar essas limitações e entender melhor a evolução dos endoscópios, vale lembrar que a vulcanização da borracha, processo que confere ao material força e elasticidade, só foi descoberta em 1939. Além disso, o plástico, como nós conhecemos atualmente, ainda não era objeto de sonhos. Todavia, o principal limitador para o avanço da endoscopia, que cerceou seus pioneiros durante muito tempo, foi a dificuldade de se obter a iluminação necessária para a adequada avaliação da mucosa intestinal.[2]

Segue adiante uma breve história de pioneirismo, criatividade e dedicação que culminou com a fundamentação da nossa prática diária da endoscopia moderna.

O BERÇO ALEMÃO DA ENDOSCOPIA

Nascido na cidade alemã de Mainz, em 1773, Phillipp Bozzini,[3] formou-se em Matemática, Engenharia, Artes Finas e também Medicina. Era ele o responsável pela saúde pública do país, no início do século XXIV. Bozzini foi pioneiro em tentar olhar para o interior do corpo humano através de um tubo rígido, desprovido de óptica. Para tal, desenvolveu um aparelho chamado "condutor de luz", em alemão, "einer lichtleiter".

A invenção tinha como parte principal uma caixa, que se assemelhava a uma lamparina, usada como "fonte de luz". Vale lembrar que, ainda em tempos prévios à descoberta de Thomas Edson, a fonte de luz se tratava de uma vela, montada em conjunto com um espelho côncavo. Seu aparelho era capaz de adequar-se a vários órgãos, em decorrência da possibilidade de acoplamento de espéculos a sua extremidade distal. Um espelho plano o auxiliava a avaliar a faringe, a laringe e o esôfago dos cadáveres que estudava. Em 1805, Bozzini utilizou o aparelho também para examinar o reto, a laringe, a uretra e o esôfago superior. Ao saber da existência do invento, a Faculdade de Medicina de Viena ironicamente descartou a ridícula ideia de uma "mágica lanterna dentro do corpo humano". Finalmente, em 1807, Bozzini publicou um livro com base em seus estudos anatômicos em cadáveres.[4]

Ainda em 1807, nos Estados Unidos, Fisher descreveu um instrumento, também montado a partir de iluminação com vela e espelho, capaz de avaliar a bexiga urinária. Avery, na Inglaterra, aparentemente na mesma época, havia construído um aparelho que proporcionava a visualização da uretra. Além disso, o instrumento proporcionava boa avaliação do esôfago proximal e das pregas vocais.[5]

Pierre Salomon-Segales, em 1828, na França, descreveu um método de avaliação da bexiga urinária através de um tubo de metal, em forma de funil, que também utilizava o princípio da vela e espelho côncavo como fonte de luz.[6] Ainda na França, Antoine Jean Désormeaux, auxiliado por Jean Pierre Bonnafont, que oferecera uma solução parcial para o problema de iluminação para o aparelho de Salomon-Segales, projetou um aparelho para diagnóstico e tratamento de doenças do aparelho urinário.[7] Dessa vez a fonte de luz seria um lampião a gás. O tubo principal, rígido, possuía um espelho inclinado em seu interior, com um orifício central que, enquanto refletia a luz do lampião, permitia a visão do observador. Désormeaux publicou um livro, em 1865, reportando seus sucessos, e foi nesta publicação que, pela primeira vez, o termo endoscópio foi utilizado na literatura.

O Professor Adolph Kusmaull foi um médico alemão que viveu em Strasbourg de 1822 a 1902. Após realizar exames utilizando o tubo de Désormeaux, Kusmaull confeccionou, em 1868, o que pode se chamado como o primeiro gastroscópio.[8] Um tubo de 47 cm de comprimento e 1,3 cm de diâmetro, feito de latão, que contava com a iluminação de uma lamparina, cujo combustível era uma mistura de álcool e terebintina. O aparelho foi denominado Tubo de Kusmaull. Sua primeira experiência com a nova invenção foi a tentativa de observar o interior do estômago, um território até então virgem de exploração endoscópica. Buscando maior segurança e, por que não, sucesso no teste da sua invenção, Kusmaull contou com a voluntariedade de engolidores de espada. Relatos históricos registrariam declarações de alguns engolidores de espadas das feiras da época dizendo que "engoliriam espadas a qualquer momento, mas não ousariam engolir um trompete!"

O método foi abandonado graças ao aviltante desconforto produzido pela progressão do aparelho e à incapacidade de proporcionar qualquer tipo de iluminação satisfatória, tanto da câmara gástrica, quanto do trajeto até ela. O projeto, entretanto, marcou época.

Simultaneamente, Maximilian Nitze (1848-1906), com o auxílio do inventor de instrumentos vienense Josef Leiter, idealizou o cistoscópio, que utilizava com fonte de iluminação um fio de platina, pelo qual percorria uma corrente elétrica. O fio recebia um sistema de irrigação para resfriamento.[9]

Apenas em 1879 os esforços em torno da criação do gastroscópio foram retomados. Os aparelhos idealizados fundamentados nos mesmos princípios do cistoscópio de Nitze, não obtiveram sucesso. As ideias que nortearam aquela invenção, porém, serviram de orientação para o desenvolvimento dos aparelhos que vieram na sequência. O conceito de que, por se tratarem de grandes cavidades, o estômago e a bexiga não poderiam ser examinados por tubos abertos fundamentaria os esforços criativos daquele momento em diante.

O primeiro aparelho que poderia realmente ser denominado como gastroscópio foi criado, em 1881, por Johann von Mikulicz-Radecki, cirurgião polonês que viveu de 1850-1905. Tratava-se de um aparelho rígido, que apresentava angulações em seu comprimento, com base em características anatômicas do esôfago e do estômago. O gastroscópio de Mikulicz se caraterizava pelo sistema óptico de lentes e prismas, com angulação de 30 graus entre os terços médio e distal. Media 65 cm de comprimento e 14 mm de diâmetro e já contava com um sistema de insuflação de ar. A iluminação, originalmente, era obtida pelo mesmo sistema do aparelho de Nitze.[10] Contudo, a lâmpada elétrica, inventada por Thomas Edson, em 1879, seria empregada na endoscopia, pela primeira vez, neste projeto.

Interessante relatar um fato, descrito pelo famoso médico, canadense, William Osler. Enquanto frequentava a American Association for Advancement of Science, em 1879, Osler teria se encontrado com Thomas Alva Edison, que havia acabado de demonstrar à comunidade científica sua nova lâmpada elétrica incandescente. Disse Osler que, durante uma conversa, Edison haveria dito: "agora seria possível iluminar o interior do corpo humano, passando-se uma pequena lâmpada incandescente até o estômago".[11] Realmente era possível.

O projeto de Mikulicz foi abandonado pelo seu criador, que alegou dificuldades técnicas no manejo. Há quem diga que lesões iatrogênicas desencorajaram o seu uso.

Em 1895, Rosenheim alterou o projeto de Mikulicz, retirando-lhe a angulação de 30 graus e sem levar em consideração os desvios de eixo da transição esofagogástrica, característicos da criação de anterior.[12] Sua importância histórica se deve ao fato de que, em 1897, o russo Redwidzoff modificou seu projeto, transformando seu tubo externo rígido em um tubo flexível. Não obteve nenhuma vantagem, a não ser o fato de que era mais fácil realizar a sua introdução. As dificuldades com o mecanismo de visualização das imagens passou a ser um fator limitante para o desenvolvimento de aparelhos mais flexíveis. Todavia, esse foi o marco inicial para uma nova geração de gastroscópios.

Ainda no mesmo ano de 1895, Kelly, nos EUA, produziu o que talvez tenha sido o primeiro endoscópio de valor clínico: um tubo oco de metal, disponível em vários comprimentos.[13] Esse protótipo foi usado para avaliação do reto. Havia um obturador para inserção, e a iluminação se dava por um refletor côncavo de otorrinolaringologia, que refletia a luz de uma lamparina a óleo. O reto era bem visualizado, mas o aparelho não proporcionava a visualização do sigmoide. Nota-se que Kelly foi o primeiro a se preocupar com a posição do paciente durante o exame. A posição genupeitoral favorecia com que o ar fosse comprimido até o cólon, podendo distendê-lo, facilitando a visualização.

Modificações para tentar solucionar o problema de iluminação foram feitas por Pennington e Laws, em 1899. Estes autores idealizaram um bastão com uma lâmpada na ponta que, introduzido pelo aparelho, solucionava a questão da iluminação para segmentos colônicos mais profundos, como o sigmoide.[14]

Strauss, na Alemanha, conseguiu implementar um balão para insuflação do cólon que funcionasse com segurança. O retossigmoidoscópio de Strauss, possuía também vários comprimentos, 2 cm de diâmetro e incorporou o mecanismo de iluminação proposto por Pennington e Laws. Outras adaptações foram feitas aos retossigmoidoscópios, associando-se jogos de lentes para magnificação da imagem. O aparelho ganhou assombrosa aceitação na prática médica e foi usado até a chegada do fibrossigmoidoscópio.

Na transição entre os séculos XIX e XX, os mais notáveis avanços na área da endoscopia foram instituídos por pesquisadores alemães. O pioneirismo é justificado pela supremacia técnica dos artesãos alemães em construir instrumentos ópticos.

De 1897 a 1911 várias tentativas de modificação do gastroscópio se sucederam, porém, sempre limitadas pelo princípio do eixo óptico. Os aparelhos que mais se destacaram nessa época foram os de Loening-Stieda (1908) e o de Elsner (1911).[15] Este último, responsável pelas primeiras imagens informativas das mucosas esofágica e gástrica, foi o aparelho mais sofisticado e de maior aceitação até 1932.

O GASTROSCÓPIO DE RUDOLF SCHINDLER

Rudolf Schindler, nascido em Berlin em 10 de maio de 1888, era filho de um banqueiro e de uma mãe, cujos dotes artísticos eram notáveis. Desde criança, fora encorajado pela mãe a desenvolver seus interesses pela música, poesia e história natural. Sua decisão por estudar medicina foi ocasionada pela grande admiração que nutria por seu tio por parte de mãe, Richard Simons, um oftalmologista em Berlim.[16,17] Formou-se pela Universidade de Berlim e, no início de sua vida profissional, optou por praticar a medicina em zonas rurais. Suas atividades foram interrompidas pela convocação ao serviço militar alemão, durante a 1ª Guerra Mundial. Foi nesse período, observando os horrores da guerra, que o jovem Schindler supôs que: tanto as privações alimentares, quanto as doenças do trato gastrointestinal deveriam causar danos à mucosa do trato gastrointestinal. No entanto, as alterações da mucosa ainda eram inacessíveis aos métodos de imagem da época. Tais alterações poderiam ser esclarecedoras tanto para o diagnóstico, quanto para o tratamento desses enfermos. Decidia-se, assim, o objeto de estudo do maior ícone da gastroscopia.

Em 1920, de volta à prática médica no Hospital Munich-Schwabing, Schindler teve contato com o gastroscópio de Elsner. Em 1922, com um protótipo montado a partir de alterações que ele mesmo propôs ao modelo de Elsner, Schindler realizou centenas de procedimentos gastroscópicos. Examinou até mesmo a mucosa gástrica de sua governanta, claro que com consentimento da mesma.

Incansável, tomava nota de cada procedimento, dificuldades técnicas, manobras descobertas e características da mucosa. Terminou por publicar, em 1923, o *Lehrbuch und Atlas der Gastroskopie* (Livro Didático e Atlas de Gastroscopia).[18] As impressionantes imagens do relevo e das lesões da mucosa gástrica foram feitas ora por artistas que, em exames selecionados, podiam olhar pelo endoscópio, ora pelos próprios médicos examinadores. Este trabalho despertou, como nenhum outro até o momento, a atenção e o interesse dos médicos do mundo inteiro pela gastroscopia.

Vários outros estudos importantes em gastroenterologia foram publicados graças ao gastroscópio de Schindler. Entretanto, os acidentes iatrogênicos e as dificuldades inerentes à restrição tecnológica da época foram os propulsores da evolução do aparelho e do método.

Em 1928, Schindler, agora com a colaboração de Georg Wolf, um talentoso artesão de instrumentos de Berlim, dedicou-se a elaborar um novo instrumento que poderia formar imagens, mesmo se tratando de um arco flexível, graças a uma moderna estrutura óptica. Essa ideia já havia sido proposta, em 1911, por Michael Hoffmann, mas sua execução não foi possível na época, pois tornava o endoscópio um instrumento de manuseio impossível. Essa cooperação culminou com a invenção do gastroscópio semiflexível, em 1932.[19]

Schindler anunciou para a comunidade médica mundial que, enfim, havia um meio relativamente seguro e eficaz de se obter imagens da câmara gástrica. O seu novo e revolucionário gastroscópio baseava-se na ideia de que a extremidade distal deveria ser flexível, para guiar o conjunto pelas angulações anatômicas do esôfago e permitir a exploração da câmara gástrica. Esse gastroscópio foi o aparelho que proporcionou a difusão do método endoscópico por toda a Europa, chegando aos Estados Unidos. Dentre os seguidores de Schindler podemos citar: François Moutier, na França, Norbert Henning, alemão e Kurt Gutzein, de Breslau, então cidade alemã. Entre seus estudantes americanos estavam Samuel Weiss, gastroenterologista de Nova Iorque, e Edward Benedict, cirurgião de orelha-nariz-garganta de Boston.

É importante lembrar que os especialistas de centros, como a Universidade da Pensilvânia e a Mayo Clinic, naquela época, acreditavam que a endoscopia peroral não passava de um apêndice de uma especialidade, chamada broncoesofagologia.

O pai de Schindler, banqueiro alemão, era judeu. Durante a ascensão nazista do início dos anos 1930, toda sua família foi perseguida pelo regime antissemita. Schindler conseguiu fugir para os Estados Unidos, em 1934 e, com a ajuda de dois colegas americanos, Marie Ortmayer e Walter Lincoln Palmer, foi convidado a lecionar na Universidade de Chicago. Dessa forma, teria a oportunidade de praticar e ensinar suas técnicas em gastroscopia no Billings Hospital. Foi graças ao sucesso de seus estudos que, enfim, conseguiu publicar o livro-texto *Gastroscopy* (Tratado em Gastroscopia), em 1937.[20] As edições revisadas dessa publicação foram as referências para toda a geração de endoscopistas que se seguiu.

Schindler mudou-se para Los Angeles, em 1943. Lecionou no College Of Medical Evangelist (atualmente Loma Linda University), onde permaneceu até 1957. Após uma excursão pelo Brasil, de 1958 a 1960 (que será relatada em tópico seguinte) o gastroscopista retornou aos Estados Unidos, onde trabalhou como consultor no Long Beach Veterans Hospital de 1960 a 1965.

Em 1962 ele foi condecorado com o primeiro Schindler Award, pela American Society for Gastrointestinal Endoscopy (ASGE).

Após a morte de sua esposa e assistente Gabrielle, com quem casara em 1922, Schindler retornou a Munique, em 1965, onde casaria novamente, naquele mesmo ano, com Marie Koch.

Schindler ainda conservava sua paixão pela ciência que ele ajudara a fundar e desenvolver. Passou seus últimos anos preparando um atlas fundamentado em toda sua vivência de 10.300 gastroscopias. Morreu em virtude de uma patologia cardíaca em Munique, em 1968.[21]

A ARTE DA DOCUMENTAÇÃO FOTOGRÁFICA

A gastroscopia avançava no início dos anos 1930. Todavia, desde a descoberta do raios X por Wilhelm Conrad Roentgen em 1895, na Universidade de Freiburg, Alemanha, e o advento da fluoroscopia, que proporcionava um exame radiológico contrastado dinâmico, havia uma crença de que o exame endoscópio não poderia acrescentar nada de relevante a um estudo radiológico bem conduzido.

Essa convicção, as dificuldades técnicas da gastroscopia e o restrito número de médicos dedicados ao estudo da técnica foram as razões da estagnação do método.

O desejo de registrar as imagens obtidas pelos gastroscópios teve início concomitante com o método. Lange e Meltzing,[22] de Munique, em 1898, foram os primeiros a idealizar uma minúscula câmera fotográfica na extemidade de um tubo de borracha, mas não obtiveram sucesso na obtenção de imagens. Em 1929, Heilpern e Back aperfeiçoaram o dispositivo de obtenção de fotografias via gastroscopia e o chamaram de Gastrophotor. As fotos ainda deixavam a desejar, mas surgia a endofotografia.

Henning utilizou acoplador para máquinas fotográficas para melhorar o sistema que, com o advento da fotografia colorida, passou a ter utilidade clínica. Segal e Watson aperfeiçoaram o sistema de iluminação para que as fotos tivessem mais qualidade.

As microcâmeras também foram adaptadas aos retossigmoidoscópios, mas os mesmos problemas com a iluminação impediram a utilização do recurso.

Ainda na década de 1950, a broncoesofagologia nos Estados Unidos seguia dependente de aparelhos rígidos. Um dos principais broncoesofagologistas da época, Chevalier Jackson,[23] na Pensilvânia, utilizando esofagoscópios rígidos modificados, conseguia realizar gastroscopias com a limitação de poder observar apenas o antro e parte do corpo gástrico. Seu trabalho foi de grande relevância para a endoscopia, uma vez que, em 1905, foi ele o responsável pela padronização tanto da nomenclatura, quanto das técnicas dos exames endoscópicos de vias aéreas e digestórias superiores. Além disso, projetou e construiu todo o instrumental específico, muitos deles utilizados até hoje. Seu centro de treinamento, na Filadélfia, destinava o ensino da broncoesofagologia a médicos de várias partes do mundo, tendo inclusive recebido estudantes do Brasil.

Nessa época, Uji, no Japão, desenvolveu um sistema de endogastrofotografia superior, e o denominou Gastrocâmera (Fig. 1-1).[24] Por consequência da alta incidência de CA gástrico, a aposta na gastroscopia foi grande e, associada aos métodos radiológicos de avaliação gástrica, instituiu-se o sistema Mass Survey. Aquele foi o início da jornada japonesa em busca do diagnóstico cada vez mais precoce do Câncer Gástrico. Jornada esta que impulsionou sobremaneira a evolução tanto da endoscopia, quanto da gastroenterologia mundial.

Nos anos que se seguiram, vários avanços na avaliação gástrica foram tomando forma no Japão, e os trabalhos de Ariga e Sakita são índices disso. Os japoneses ficaram conhecidos por seus avanços e despertaram a curiosidade de todo o mundo ocidental acerca de seus resultados e técnicas.

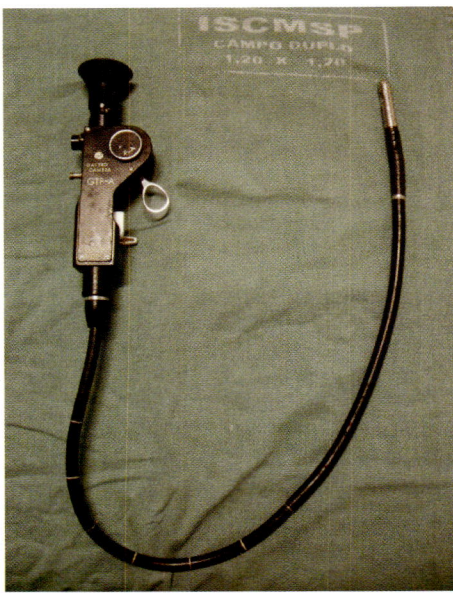
Fig. 1-1. Gastrocâmera.

A FIBRA DE VIDRO

Em 1957, Basil Hirschowitz e Lawrence Curtiss (então estudante de física), na Universidade de Michigan, construíram um protótipo de fibrogastroscópio, o primeiro instrumento a usar fibra óptica para formar imagens.[25] Sua ideia teve origem em um artigo publicado na Nature em janeiro de 1954, que falava a respeito das propriedades ópticas de finas fibras de vidro. A imagem gerada pelo aparelho era de qualidade ruim e, apesar de ter sido construído para avaliar também o duodeno, seu uso não foi satisfatório para este fim. Todavia, o futuro da nova era na endoscopia havia começado.

Após 1960, os japoneses inovaram mais uma vez e reestruturaram o fibrogastroscópio de Hirschowitz. Eternamente impulsionados pela busca do diagnóstico precoce do câncer gástrico e apoiados pela tecnologia avançada que dispunham, criaram o gastroscópio flexível, dotado de canal de biópsia. Isso fez com que os japoneses dominassem a produção e revolução dos fibroscópios, principalmente em gastroenterologia.

Fato curioso que vale ressalva é que, nessa época, a primeira avaliação de doenças gástricas era feita necessariamente por exame radiológico contrastado. A gastroscopia era mera complementação diagnóstica, quando disponível.

Apesar de todo o avanço da gastroscopia, até 1968 nada havia mudado no que diz respeito à avaliação do esôfago, que ainda só era possível com esofagoscópios rígidos. A partir da chegada dos fibroscópios com visão frontal foi possível incluir o esôfago na era da fibroscopia.

O que realmente impulsionou a disseminação do uso do fibroscópio foi o interesse em avaliar e tratar com maior eficácia os pacientes com hemorragia digestiva. Assim, o novo fibroscópio pode suplantar o gastroscópio não só na avaliação esofágica, mas também na gastroscopia.

Depois da adaptação da fibra óptica aos gastroscópios, os retossigmoidoscópios passaram a contar com a nova tecnologia. Turell, em 1963,[26] foi responsável pela primeira fibrocolonoscopia. Todavia, Provenzale e Revignas foram os primeiros a realizar uma colonoscopia total, utilizando um fibrogastroscópio. Essa colonoscopia foi realizada após a introdução de um tubo plástico pela boca do paciente, até sua exteriorização pelo ânus. O tubo foi fixado ao fibrogastroscópio, que fora introduzido pelo ânus e tracionando no sentido proximal.

Os trabalhos de Hirschowitz e Curtiss, a respeito da fibra óptica, estimularam Bergein F. Overholt a desenvolver endoscópios para o cólon, em 1967.[27] Todavia, as pequenas empresas americanas dedicadas à fabricação de fibroscópios não podiam arcar com os elevados custos de produção e fecharam.

Entretanto, no Japão, Matsunaga *et al.* e Niwa, em conjunto com a Olympus, participaram do processo de desenvolvimento do primeiro protótipo de colonofibroscópio, entre os anos de 1965 e 1968.[28] Os estudos foram com base na realização de colonoscopias utilizando-se a gastrocâmera. Buscavam também registrar as imagens do cólon por meio de fotos. O aparelho foi considerado muito rígido para progressão pelo cólon, e os problemas de iluminação persistiam. Altas taxas de perfuração durante exames diagnósticos puderam ser observadas.

Cresceu, dessa forma, a descrença em relação ao método. Comentários que a colonoscopia não acrescentaria nada a um enema opaco benfeito eram semelhantes àqueles de outrora, com relação à gastroscopia.

O primeiro fibrocolonoscópio de relevância clínica foi um aparelho curto, com apenas angulações pra cima e pra baixo, desenvolvido em 1968. O conceito era de que, como não havia tecnologia que permitisse a avaliação satisfatória do cólon proximal, seria melhor avaliar apenas o colón distal, mas da melhor forma possível. Assim, os exames eram simples, mas a qualidade das imagens boa.

As pesquisas sobre flexibilidade e e resistência dos materiais proporcionaram a confecção de aparelhos cada vez menos rígidos e de menor calibre. Além disso, os sistemas de angulação se tornaram cada vez mais complexos e eficientes, reduzindo-se os pontos cegos na avaliação colônica. Simultaneamente, desenvolveram-se manobras de progressão para facilitar a progressão do aparelho até o ceco.

Em setembro de 1969, Willian Wolf e Hiromi Shinya demonstraram que era possível também remover pólipos colônicos por meio da colonoscopia. Para tal, empregaram instrumental específico e eletrocautérios, tornando as polipectomias por colotomias obsoletas.[29]

Outras áreas, como as vias aéreas e as vias urinárias, também foram beneficiadas pelos avanços da fibroscopia.

ALÉM DA PAREDE INTESTINAL

O fibroscópio evoluiu. Tornou-se mais fino, mais longo e proporcionou, enfim, uma adequada avaliação do duodeno. Começava, então, a possibilidade da avaliação pormenorizada da papila duodenal. Obviamente não partiu desse ponto da história o interesse na avaliação endoscópica da papila duodenal, ou mesmo da via biliar. A primeira visualização da árvore biliar, *in vivo*, data de 1924, quando Evarts Graham e Warren Cole conseguiram registrar radiograficamente imagens das vias biliares após injeção intravenosa de fenoftaleína iodada.

Tal substância era seletivamente excretada pela bile e funcionou como protótipo de contraste. Foi um experimento pioneiro, mas as imagens com pouca definição geradas pelo exame o tornaram inútil para a prática clínica.

Os japoneses, mergulhados na eterna busca pelo diagnóstico precoce do câncer gástrico, não se atentaram para o desenvolvimento da duodenoscopia.

A primeira cateterização da papila duodenal foi realizada ainda em 1965, por Ravinov e Simons que, utilizando um cateter manipulado sob fluoroscopia, meticulosamente, conseguiram acessar retrogradamente a via biliar principal.[30] Em apenas um dos oito pacientes submetidos ao procedimento, a cateterização foi obtida.

Itaru Oi e Takagi, em 1968, talvez inspirados pelos trabalhos de Ravinov, foram os primeiros a estudar a papila duodenal através do fibroscópio, dando início à colangiografia e pancreatografia endoscópica.

A canulação da papila duodenal sob controle endoscópico foi realizada pela primeira vez por William S. McCune *et al.*, na Universidade de George Washington, em 1968.[31] Oi *et al.*, novamente, em

1970 e Kasugai et al., em 1972, aperfeiçoaram a técnica da colangiopancreatografia endoscópica retrógrada.[32,33]

À medida que o método era difundido, e a técnica era progressivamente dominada pelos endoscopistas, os avanços se tornaram inevitáveis. Em 1973, Kawai e Classen, separadamente, publicaram suas experiências com a papilotomia endoscópica para tratamento da coledocolitíase, dando início às terapêuticas endoscópicas das vias biliares.[34]

Soehendra,[35] no início da década de 1980, derrubou o último grande empecilho ao desenvolvimento do método com a drenagem da via bilar por meio de próteses. Iniciava-se um período próspero para a colangiografia endoscópica, que até hoje não mostrou sinais de arrefecimento.

A ENDOSCOPIA INTERVENCIONISTA

A década de 1970 foi promissora para a endoscopia digestiva: melhorias progressivas nos fibroscópios, introdução do uso de corantes na prática endoscópica, desenvolvimento de procedimentos terapêuticos como retirada de corpo estranho, polipectomias, escleroses. A especialidade evoluía com espantosa rapidez, e sua aceitação era crescente, como não poderia deixar de ser.

O desenvolvimento de materiais e técnicas para a realização de procedimentos endoscópicos cada vez mais complexos foi rápido. E esse processo continua acelerado até hoje.

A FRONTEIRA DO DELGADO

Até 1972, o intestino delgado resistiu a todos os esforços para sua avaliação. Foi quando, pela primeira vez, conseguiu-se acessar o segmento com um endoscópio. Ainda hoje, a satisfatória avaliação da mucosa jejunal é difícil de ser alcançada, necessitando de aparelhos e treinamento específicos. A cápsula endoscópica, desenvolvida por Paul Swain and Given Images Ltda., em 2001, apresenta-se como mais uma alternativa para a complexa missão de avaliação do intestino delgado. Seus avanços, assim como o desenvolvimento de técnicas como *push enteroscopy* são, hoje, as melhores perspectivas para a adequada avaliação do segmento intestinal compreendido entre o ângulo de Treitz e a válvula ileocecal.

A REVOLUÇÃO EM PRETO E BRANCO

Os experimentos iniciais, conduzidos por Wild and Rein, que introduziram um transdutor ultrassonográfico radial no reto em 1957, não conseguiram ser reproduzidos para a avaliação do estômago, uma vez que houve grande dificuldade em levar o transdutor pelo esôfago até a câmara gástrica.

No início da década de 1980 a ecoendoscopia deixaria os laboratórios para tornar-se um exame compatível coma prática clínica. DiMagno et al., simultaneamente com Hisanaga et al., relataram as primeiras experiências com ecoendoscópios projetados para realizar exames em seres humanos. Entretanto, foi só no Japão, devido às pesquisas nas universidades de Sapporo, Nagoya e Kyoto, que a ecoendoscopia definitivamente se tornou um método reprodutível e confiável.

A ERA DIGITAL

Em 1983 a fibroscopia daria mais um importante salto de tecnologia. Os americanos desenvolveram um dispositivo eletrônico que, acoplado à extremidade distal do endoscópio flexível, era capaz de captar pontos luminosos refletidos pelas estruturas observadas durante o exame endoscópico, transformá-los em impulsos elétricos e transmiti-los a um monitor de televisão. Esse dispositivo, chamado *charge-coupled device*, ou CCD, transformou os fibrocópios, proporcionou maior conforto ao examinador, visibilidade às estruturas e trouxe infinitas possibilidades à endoscopia, uma vez que a imagem poderia ser trabalhada de formas cada vez mais inovadoras. O videoendoscópio já nascera com aceitação ampla dos endoscopistas.

Os japoneses rapidamente assimilaram a tecnologia americana e a implementaram em seus aparelhos. Uma vez que os endoscópios japoneses eram muito superiores aos americanos, essa incorporação de tecnologia viabilizou a aceitação do novo recurso pelos endoscopistas. Era o início da obsolescência dos fibroendoscópios.

Em novembro de 2002 foi apresentado o primeiro sistema de endoscópios com base em imagens em alta definição (*High Definition Television* ou HDTV).

DA MAGNIFICAÇÃO À MICROSCOPIA

O advento da imagem em alta definição proporcionou avanços que nos surpreendem diariamente. A magnificação das imagens, a identificação dos padrões de abertura das criptas glandulares, os avanços na cromoscopia digital, que permitiu não só a visualização de microvasos como a organização de seus padrões... são todos acontecimentos recentes dessa história. Em vista das novas descobertas nos campos da microscopia, como a tecnologia confocal, não há como definir os limites para a especialidade.

A endoscopia evolui diariamente em busca de evidências que nos auxiliam a compreender melhor a fisiopatologia de doenças que há muito acompanham a espécie humana. Além disso, as novas ferramentas puderam revelar fatos até então ignorados em decorrência da restrição tecnológica de outrora. Todo esse esforço, essa corrida infinita rumo ao desconhecido, tem uma única força motriz, a mesma que fez com que colegas articulassem espelhos e velas dentro de tubos rígidos, nos primórdios da prática da endoscopia: o desejo de levar, às vezes, a cura, frequentemente, o alívio e sempre o conforto aos nossos pacientes.

UMA BREVE HISTÓRIA DA ENDOSCOPIA NO BRASIL

Em 1940, um dos discípulos de Chevalier Jackson, Plínio de Mattos Barretto, criou o primeiro Serviço de Endoscopia Peroral do Brasil, no Hospital das Clínicas da Faculdade de Medicina da Universidade Estadual de São Paulo. Como seu fundador era broncoesofagologista de formação, a gastroscopia era pouco praticada na instituição até a década de 1960.

Ainda em 1952, foi fundado o Serviço de Endoscopia Perioral da Santa Casa de São Paulo, por Jorge Barretto Prado. Esse serviço foi responsável pela dispersão da broncoesofagologia para vários núcleos do país, uma vez que recebia médicos de toda a parte do Brasil dispostos a aprender a nova especialidade e praticá-la em seus centros de origem.

Entretanto, somente a partir de 1958, com a chegada de Rudolf Schindler, é que a gastroscopia ganhou notoriedade. Schindler chegou ao Brasil em 8 de junho de 1958, então com 70 anos de idade, a convite de um antigo aluno, Milton Machado Mourão, natural de Belo Horizonte, Minas Gerais.

Mourão aprendera gastroscopia com Schindler em Los Angeles e convidou seu professor para que viesse ao Brasil ensinar-nos gastroscopia. O mestre aceitou o convite e veio, com a esposa, para Belo Horizonte. Tendo aprendido português durante sua preparação para a viagem, dedicou-se ao ensino da gastroscopia para médicos brasileiros na então Universidade de Minas Gerais (atual UFMG) até 1960. Retornou aos Estados Unidos naquele ano graças a problemas de saúde da esposa, Gabrielle, que era sua auxiliar exclusiva durante os exames. Inegável foi o incentivo desse intercâmbio para o desenvolvimento da gastroenterologia brasileira.

Desde 1950, os gastroenterologistas japoneses vinham publicando seus avanços tanto na técnica do exame, como na aplicação clínica daqueles conhecimentos adquiridos com o uso da gastrocâmera. Na década de 1960, médicos brasileiros se interessaram em aprender a técnica da gastrocâmera. Dessa forma, vários deles, principalmente aqueles de ascendência oriental, pela facilidade com o idioma, estiveram no Japão para um período de treinamento.

No ano de 1968, Nakadaira, no Hospital das Clínicas da USP, iniciou a prática da fibrogastrocâmera. José Joaquim Gama Rodrigues e Shinichi Ishioka deram prosseguimento ao seu trabalho, que culminou com as primeiras publicações nacionais sobre a experiência com a gastrocâmera e fibrogastrocâmera.

Acompanhando a rápida evolução dos métodos endoscópicos ocorrida na década de 1970, a endoscopia difundiu-se rapidamente em nosso país, graças ao interesse crescente de gastroenterologistas e cirurgiões. Esse interesse traduziu-se em uma grande produção científica e organização de jornadas e congressos sobre o tema.

Atualmente, o Brasil se encontra no grupo dos países que praticam uma endoscopia moderna. Vários dos seus centros formadores preenchem critérios de excelência e mantêm intercâmbios internacionais com centros de referência tanto na Europa, quanto nos Estados Unidos, garantindo, assim, a perpetuação da prática endoscópica comprometida com a ética, com a ciência e fundamentada em evidências.

REFERÊNCIAS BIBLIOGRÁFICAS

1. Ishioka S. História da gastroscopia. In: Sakai P. *Tratado de endoscopia diagnóstica e terapêutica*. São Paulo: Atheneu, 2001. p. 1-8, vol. 2.
2. Ardengh JC. História. In: Ardengh JC. *Ecoendoscopia na prática da gastroenterologia*. São Paulo: Sarvier, 2007. p. 3-7.
3. Bozzini PH. Lichtleiter, eine Erfindung zur Anshauung innere Teile und Krankkeiten. *J Prakt Heilk* 1806;24:207.
4. Bozzini P. *Der Lichtleiter, oder Beschreibung einer einfachen Vorrichtung und ihrer Anwendung zur Erleuchtung innerer Hohlen und Zwischenraume des lebendan animalischen Korpers*. Stuttgart: Max-Nitze-Museum, 1988 [reprint of ed. Weimar: Verlage des Landes-Industrie-Comptoirs; 1807].
5. Edmondson JM. Hystory of the instruments for gastrointestinal endoscopy. *Gastrointest Endosc* 1991;37(2):27-56.
6. Segal A. Pierre-Salomen Ségalas d'Etchepare, précurseur de l'endoscopie moderne. *Bull Acad Natl Med* 1978;162:709-14.
7. Hillemand P, Gilbrin E. Antonin-Jean Désmoreaux (1815-1894), le créateur de l'endoscopie. *Bull Acad Natl Med* 1976;160:95-100.
8. Kluge F, Seidler E. Zur erstanwendung der osophago- und gastroskopie: briefe von adolf kusmaull und seinen mitarbeitern. *Med Hist J* 1986;21:288-307.
9. Haubrich WS, Edmonson JM. History of endoscopy. In: Sivak MVJ. *Gastroenterologic endoscopy*. 2nd ed. Philadelphia: WB Saunders, 1987. p. 2-15, vol. 2.
10. Mikulicz J. Uber Gastroskopie und Oesophagoskopie. *Wien Med Presse* 1881;52:1629.
11. Cushing H. *The life of Sir William Osler*. Oxford: Clarendon, 1925. p. 174, vol. 1.
12. Rosenheim T. Uber die Beschtigung der kardia nebst bemerkungen uber gastroskopie. *Dtsch Med Wochenschr* 1985;21:740-44.
13. Kelly HA. A new method of examination and treatment of the diseases of the rectum and sigmoid flexure. *Ann Surg* 1895;21:468-78.
14. Pennington JR. Inflating rectal specula. *JAMA* 1899;30:871-74.
15. Elsner HD. Ein Gastroskop. *Klin Wochenschr* 1910;47:593-95.
16. Davis AB. Rudolf Schindler's role in the development of gastroscopy. *Bull Hist Med* 1972;46:150-70.
17. Gordon ME, Kirsner JB. Rudolf Schindler, pioneer gastroscopist: Glimpses of the man and his work. *Gastroenterology* 1979;77:354-61.
18. Schindler R. *Lehrbuch und atlas der gastroskopie*. Munich: IF Lehmann, 1923.
19. Schindler R. Ein volling ungefahrliches flexibles Gastroskop. *Munch Med Wochenschr* 1932;79:1268-69.
20. Schindler R. *Gastroscopy: the endoscopic study of gastric pathology*. Chicago: University of Chicago, 1937; revised, 1950; 2nd ed. New York: Hafner, 1966.
21. Dagradi AE, Stempien SJ. In memoriam: Rudolf Schindler. *Gastrointest Endosc* 1968;15:121.
22. Lange FM, Meltzing D. Die Photographis des Magenintern. *Munch Med Wochenschr* 1898;45:1585-88.
23. Jackson C. *Tracheobronchoscopy, esophagoscopy, and gastroscopy*. St Louis: Laryngoscope, 1907.
24. Uji T. The gastrocamara. *Tokyo Med J* 1952;61:135-38.
25. Hirschowitz BI. A personal history of the fiberscope. *Gastroenterology* 1979;76:864-69.
26. Turell R. Fiber optic coloscope and sigmoidoscope. *Am J Surg* 1963;105:133-36.
27. Overholt BF. Clinical experience ewth fibersigmoidoscope. *Gastrointest Endosc* 1968;15:27.
28. Matsunga F, Tajima T, Uno C. The new colonofiberscope. *Gastrointest Endsoc* 1969;11:219.
29. Wolff WI, Shinya H. Polipectomy via the fiberoptic colonoscope: removal of neoplasms beyond the reach of the sigmoidoscope. *N Engl J Med* 1973;288:329.
30. Ravinov KR, Simon M. Peroral cannulation of the ampulla of Vater for direct cholangiography and pancreatography: preliminary report of a new method. *Radiology* 1965;85:693-97.
31. McCune WS, Shorb PE, Moscovitz H. Endoscopic cannulation of the ampulla of Vater: a preliminary report. *Ann Surg* 1968;167:752-56.
32. Oi I, Kobayashi S, Kondo T. Endoscopic pancreatocholangyography. *Endoscopy* 1970;2:103.
33. Kasugai T, Kuno N, Kobayashi S et al. Endoscopic pancreatocholangiography. I. The normal endoscopic pancreatocholangiogram. *Gastroenterology* 1972;63:217-26.
34. Kawai K, Akasaka Y, Murakami K et al. Endoscopic sphincterotomy of the ampulla of Vater. *Gastrointest Endosc* 1974;20:148-51.
35. Soehendra N, Reijnders-Frederic V. Palliative bile drainage: a new endoscopic method of introducing a transpapillary drain. *Endoscopy* 1980;12:8-11.

CAPÍTULO 2

PLANEJAMENTO DE UMA UNIDADE DE ENDOSCOPIA DIGESTIVA

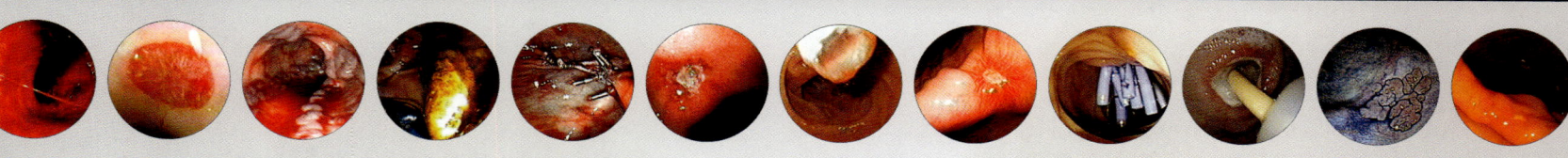

Lucio G. B. Rossini ■ Ana Cláudia Quinoneiro
Sheila Santos Filippi ■ Juliana Marques Drigo

INTRODUÇÃO

Planejar adequadamente uma nova unidade de endoscopia (UNIENDO), utilizando o suporte de uma equipe multiprofissional especializada e seguindo conceitos estruturais, funcionais e legais, é uma atividade complexa e relativamente nova no Brasil. Este planejamento assume maior complexidade se a nova UNIENDO for projetada para ser instalada na área física de uma enfermaria ou de um centro cirúrgico ou, ainda, dentro de casas antigas. Essas áreas oferecem inúmeras limitações estruturais, internas ou externas, que nem sempre serão passíveis de correção.

No Brasil, o funcionamento das unidades de endoscopia (UNIENDOs) é regulado pela Agência Nacional de Vigilância Sanitária (ANVISA), que estabelece normas, visando à segurança dos pacientes e dos profissionais envolvidos.[1] De forma que, para atender todos os quesitos legais que serão exigidos da futura unidade, cada item planejado deverá ser balizado nessas normas, que são, inicialmente, publicadas sob forma de Consultas Públicas (CP) e, posteriormente, estabelecidas na forma de Resolução da Diretoria Colegiada (RDC).

O objetivo principal deste capítulo é abordar tópicos-chave que poderão servir de referência para médicos que irão participar de projetos de construção e/ou reformas das suas unidades. Assim, visamos a evitar que estes profissionais deixem de atentar a detalhes que poderão interferir negativamente no conforto e segurança dos envolvidos (pacientes, familiares e profissionais), na qualidade do serviço e na sobrevivência econômica da futura UNIENDO.[2-4]

Optamos por estruturar este capítulo em tópicos, com diversas perguntas e respostas que se complementam, e que julgamos úteis ao leitor interessado em criar ou remodelar sua UNIENDO.

PLANEJAMENTO GERAL DA UNIDADE DE ENDOSCOPIA

O planejamento adequado de uma UNIENDO é uma etapa muito importante no sucesso da unidade. No Quadro 2-1, elencamos os tópicos que serão abordados neste capítulo.

Quadro 2-1. Tópicos abordados neste capítulo

1	A UNIENDO realizará procedimentos de baixa, média e/ou alta complexidades?
2	A UNIENDO atenderá emergências e receberá pacientes de outras instituições?
3	Como será realizado o atendimento a pacientes com necessidades especiais?
4	A UNIENDO terá um perfil oncológico?
5	Serão realizados exames fora da estrutura principal da endoscopia?
6	Serão realizados exames como CPRE ou outros que utilizam radioscopia?
7	A unidade realizará ecoendoscopia?
8	Outros procedimentos diagnósticos ou terapêuticos serão realizados na unidade?
9	Como calcular o tempo de ocupação de uma sala de exames?
10	A UNIENDO terá estagiários e/ou residentes em endoscopia?
11	Qual o volume de exames e/ou procedimentos que está previsto para a unidade?
12	Como estruturar a UNIENDO nos horários de plantão?
13	A localização e estrutura física da UNIENDO estão adequadas?
14	O projeto da UNIENDO e os recursos disponíveis estão devidamente alinhados?
15	Qual a estrutura básica que compõe uma UNIENDO?
16	Como estruturar o agendamento em grandes unidades?
17	Como garantir a qualidade da UNIENDO?

1. A unidade de endoscopia vai atender pacientes em ambiente externo ou em ambiente hospitalar? Realizará procedimentos de baixa, média e/ou alta complexidades? Serão realizados exames sob anestesia?

Os quesitos mínimos da estrutura de todas as unidades de áreas da saúde estão definidos em legislação e se modificam de acordo com a complexidade dos procedimentos que as unidades irão realizar. De modo que, o primeiro passo para um projeto de uma UNIENDO é definir qual será o seu perfil de atendimento.[5,6]

Quadro 2-2. Classificação dos serviços de endoscopia segundo o tipo de unidade e recursos mínimos necessários, segundo a ANVISA[1]

Tipo de unidade	Característica da unidade segundo o tipo de sedação ou anestesia
Unidade tipo I	Realiza procedimentos endoscópicos, sem anestesia ou sob anestesia tópica
Unidade tipo II	Realiza procedimentos endoscópicos sem anestesia, sob anestesia tópica ou com sedação consciente
Unidade tipo III	Realiza procedimentos endoscópicos sem anestesia ou sob qualquer tipo de sedação ou anestesia

As unidades de endoscopia que realizam atendimento exclusivamente de baixa complexidade e sem sedação, denominadas na ANVISA[1] de tipo I, tem menos exigências legais (Quadro 2-2). Estas unidades têm a vantagem de conseguir estabelecer uma rotina de funcionamento ágil, pois, normalmente, estão instaladas em consultórios e clínicas, onde a comunicação entre as áreas é rápida e eficaz. Como estas unidades atendem somente casos simples, geralmente o paciente percorre rapidamente todo o fluxo de atendimento, com elevada sensação de satisfação.[5,6] Normalmente estas unidades possuem até duas salas de exame, que oneram pouco a instituição. Por outro lado, a legislação e os critérios mínimos de segurança do paciente estipulam um *pool* de exigências mínimas que podem inviabilizar economicamente a manutenção de pequenas unidades independentes. Na prática, estas UNIENDOs, se agregam a outras especialidades, dentro de clínicas, otimizando a infraestrutura geral e reduzindo custos.

A partir do momento que aumentamos a complexidade dos procedimentos ou tratamos de pacientes com comorbidades e incluímos exames sob sedação consciente (unidade tipo II) ou sedação profunda e anestesia (unidade tipo III),[1] existe uma tendência para o atendimento em ambiente hospitalar, pois, a probabilidade de intercorrências aumenta, exigindo estruturas adequadas e fácil acesso a unidades de apoio (Quadro 2-3).[6]

2. A unidade de endoscopia atenderá urgências e emergências, como hemorragia digestiva, corpo estranho, ingestão de cáusticos, ou entre outros? Pretende ser um serviço de referência e receber pacientes oriundos de outras instituições para exames específicos?

Os atendimentos de urgência e emergência devem ser direcionados a unidades hospitalares dotadas de recursos específicos, dessa forma, uma UNIENDO, com perfil de atendimento em urgências e emergências, necessita de uma estrutura mais onerosa e administrativamente complexa.

Na elaboração do projeto para estas unidades, não podemos esquecer de contemplar: uma estrutura bem localizada e de fácil acesso dentro da instituição,[5,6] disponibilidade rápida de uma sala para atendimentos fora da rotina, estoque para materiais específicos, equipamentos adequados, unidades de apoio (UTI, centro cirúrgico, serviço de anestesia, farmácia, banco de sangue, laboratório, engenharia clínica etc.), profissionais médicos e de enfermagem com treinamento específico (e disponíveis para atendimento 24 horas por dia e sete dias por semana em escalas de plantão).

No nosso meio, é frequente que pacientes sejam transferidos de uma instituição para outra, visando à realização de exames específicos, como ecoendoscopia, colangiopancreatografia retrógrada endoscópica (CPRE) e enteroscopia, entre outros. Lembramos que a unidade que está encaminhando o paciente tem obrigação de promover a transferência do paciente, balizando suas ações em protocolos institucionais, garantindo, por meio de contratos com instituições capacitadas, que o paciente chegue em segurança e que seja atendido na instituição para a qual o paciente foi encaminhado.[1]

Vale ressaltar que os hospitais e as clínicas (que realizam exames endoscópicos) devem ter um serviço de ambulância e uma equipe de transporte (médico e enfermagem) próprios e/ou contratados à disposição para transferências de urgências e emergências.

As unidades que pretendem ser referência, também, precisam estabelecer protocolos institucionais para o recebimento de pacientes. Estas unidades devem disponibilizar estrutura física, equipamentos, equipes médicas, equipes de enfermagem e administrativas para receber e dar suporte a eventuais intercorrências durante o atendimento do paciente desde a entrada na instituição, até a sua alta ou reencaminhamento do paciente para a unidade de origem.[1] Todo esse complexo de ações precisa ser gerenciado administrativamente pela instituição e não deve ser feito somente pelo médico e/ou enfermeira da UNIENDO.[4,5,7]

Um cuidado frequentemente negligenciado nestas transferências, tanto pelas unidades encaminhadoras quanto pelas receptoras, é o de garantir que os pacientes encaminhados cheguem à unidade de destino com todas as informações necessárias para o seu atendimento. O contato prévio entre as equipes médicas, devidamente documentado, é imprescindível.[1] Protocolos preenchidos com todas as informações necessárias para o atendimento na outra unidade (solicitação médica do exame, história clínica, medicações em uso, exame físico, resultados de exames, tempo de jejum, preparo de cólon etc.) devem ser entregues para a unidade receptora no momento da admissão. Ressaltamos que o Conselho Federal de Medicina (CFM) estipula normas para a transferência de pacientes,

Quadro 2-3. Itens mínimos para sedação de pacientes segundo as normas da ANVISA[1]

Unidade tipo II	Unidade tipo III

I. Termômetro
II. Esfigmomanômetro
III. Estetoscópio
IV. Oxímetro de pulso com alarme
V. Oxigênio a 100%
VI. Aspirador portátil
VII. Suporte para fluido endovenoso
VIII. Carro ou maleta para atendimento de emergência cardiorrespiratória, contendo:
    A) Ressuscitador manual do tipo balão autoinflável com reservatório e máscara
    B) Cânulas naso e orofaríngeas
    C) Laringoscópio com lâminas
    D) Tubos endotraqueais
    E) Sondas para aspiração
    F) Materiais e medicamentos emergenciais
    G) Desfibrilador
	Todos os itens da Unidade Tipo II + equipamentos, instrumental, materiais e medicamentos que permitam a realização de ato anestésico e recuperação pós-anestésica com segurança

sendo que, estes devem estar acompanhados de um médico, caso a condição clínica implique em riscos.[8]

A existência e o fluxo dessa infraestrutura de atendimentos médico e administrativo, interligando as diversas unidades de apoio devem ser programados com o projeto da UNIENDO.

3. Como será realizado o atendimento a pacientes com necessidades especiais, como deficientes, pacientes idosos, crianças e pacientes com comorbidades, que necessitam de cuidados clínicos diferenciados?

Segundo a ANVISA todas as unidades de endoscopia, independente do porte, devem:[1]

A) Disponibilizar condições estruturais, dimensionadas para o atendimento aos deficientes físicos (portas, áreas de passagem, repouso, banheiros etc.).

B) Ter estrutura de acesso para ambulâncias em caso de transferências e urgências. Dessa forma, no projeto de uma UNIENDO, entre outras exigências, devemos prever rampas e acessos que garantam a passagem de macas durante todo o trajeto do paciente.

Pacientes que necessitam de cuidados clínicos especiais, ou de sedação profunda ou anestesia, devem ser atendidos em unidades que tenham infraestrutura ambulatorial diferenciada (unidade tipo III). Lembramos que para o atendimento de obesos, macas e camas especiais devem ser disponibilizadas.

4. A UNIENDO terá um perfil oncológico?

UNIENDOs com perfil oncológico, geralmente, lidam com pacientes em condições clínicas delicadas e deverão ser instaladas preferencialmente em ambiente hospitalar, pois recebem pacientes que requerem acompanhamento de um anestesiologista e que apresentam intercorrências, intra e pós-procedimentos, mais frequentes e mais graves das que ocorrem em pacientes hígidos.

Como estas unidades realizam exames complexos, além de profissionais mais especializados, elas necessitam de equipamentos e materiais diferenciados (radioscopia, duodenoscópios, ecoendoscópios, dilatadores, próteses etc.). Estes detalhes fazem com que uma UNIENDO com perfil oncológico seja altamente dispendiosa, exigindo um projeto acompanhado de uma projeção de custos muito bem elaborada.

5. Serão realizados exames fora da estrutura principal da endoscopia?

UNIENDOs, instaladas em hospitais, frequentemente são acionadas para a realização de exames em outras unidades, como terapia intensiva e centro cirúrgico. Em grande parte, esses atendimentos são emergenciais, necessitando de deslocamento da equipe e de materiais, podendo gerar transtornos e atrasos no atendimento dos exames de rotina da unidade. Nos serviços com grande volume de exames o dimensionamento da equipe médica e de enfermagem deve ser realizado contemplando o atendimento frequente a pacientes internados fora da unidade, evitando o impacto destes exames na rotina da UNIENDO.[5] Alguns hospitais americanos funcionam com uma sala exclusiva, ou até mesmo com uma unidade inteira exclusiva (incluindo uma segunda equipe completa), para realizar o atendimento a exames complexos e emergências. Estas, salas ou unidades, podem estar fisicamente desconectadas, ou podem funcionar interligadas, dividindo parte das estruturas física e funcional, visando a reduzir custos.

6. Serão realizados exames como CPRE ou outros exames que utilizam radioscopia?

Se a unidade pretender realizar exames com a utilização de radioscopia, como colangiopancreatografia, dilatações, passagem de próteses, enteroscopias etc., e a mesma não dispuser do sistema de radioscopia em sua área física, é importante que a UNIENDO não fique muito distante do serviço de radiologia ou da unidade cirúrgica, onde o procedimento será realizado. O deslocamento de materiais e de pessoal para outras unidades consome tempo da equipe de endoscopia, tanto no transporte, quanto na montagem de sala (geralmente em um ambiente não apropriado para exames endoscópicos). Se o volume previsto para a utilização de radioscopia for diário, convém projetar uma sala com radioscopia dentro da própria UNIENDO.[5] Para volumes intermediários, deixar uma sala na UNIENDO preparada para exames com radioscopia, e compartilhar um equipamento de radioscopia, com outra área do hospital é uma solução razoável com boa relação custo-benefício, desde que se tome o devido cuidado com o agendamento dos pacientes e reserva deste equipamento. Uma sugestão para compartilhamento da radioscopia dentro de unidades hospitalares seria a de agendar exames com radioscopia na UNIENDO apenas no período da tarde. Neste período geralmente a ocupação das UNIENDOs costuma ser menor, e o impacto na rotina de atendimento da unidade se reduz consideravelmente.

7. A UNIENDO realizará atendimento em ecoendoscopia?

Para realizar exames de ecoendoscopia diagnóstica, a unidade precisará ter, pelo menos, uma sala mais ampla, com espaço para uma mesa de apoio (manuseio do material coletado durante as punções) e para a circulação de mais um auxiliar durante as punções. Se o objetivo for o de realizar procedimentos terapêuticos (drenagem de cistos, drenagem de vias biliares etc.), neste caso a sala deve ser projetada suficientemente ampla para acomodar também um carrinho de anestesia, o equipamento de radioscopia, o técnico para a radioscopia, mais um médico assistente, o médico anestesiologista, e, eventualmente, um patologista, com todo o seu material para leitura de lâminas em sala. Se o serviço já tiver em seu projeto uma sala grande para a realização de colangiopancreatografia retrógrada endoscópica (CPRE) e não existir previsão de ocupação plena desta sala, o compartilhamento com a ecoendoscopia pode ser programado. Nesta última alternativa, sugerimos manter no projeto, pelo menos, mais uma sala ampla e versátil, para a realização das ecoendoscopias diagnósticas.

Visando a economizar espaço, existem equipamentos de ultrassom, mais simples, que podem ser acomodados dentro de algumas torres de endoscopia, reduzindo a necessidade de espaço destinado exclusivamente para o equipamento de ultrassom, contudo a escolha do equipamento de ultrassom é técnica e deve levar em consideração qualidade, custos, benefícios e perfil da unidade.

8. Outros procedimentos diagnósticos ou terapêuticos serão realizados na unidade?

Cápsula endoscópica, manometria, phmetria e outros testes funcionais, eventualmente, podem ser incorporados na rotina das salas já existentes em horários de menor fluxo de exames endoscópicos.[5] Se o número destes procedimentos for considerável, o ideal é que haja uma outra sala disponível, uma vez que estes exames demandam tempo na sua execução e podem ser realizados em salas mais simples (sem a necessidade de sedação), permitindo uma sensível redução de custos. Se o serviço realizar endoscopia respiratória, a sala deve ser preparada, seguindo os mesmos critérios de segurança e planejamento para endoscopia digestiva.[1] Lembramos que, muitas vezes, a realização de enteroscopias e broncoscopias necessita de radioscopia, dessa forma a previsão do uso da sala de radioscopia deve levar em consideração, em seu planejamento, a realização destes exames. A recente introdução da ecoendoscopia endobrônquica (EBUS), em alguns hospitais do mundo, está criando uma tendência do retorno dos procedimentos endoscópicos respiratórios para o mesmo ambiente da endoscopia digestiva, dessa forma, visando à otimização de equipamentos e de profissionais, esta possibilidade também deve ser considerada no planejamento da unidade.

9. Como calcular o tempo de ocupação de uma sala de exames?

O cálculo de tempo de ocupação de uma sala não é um processo fácil e depende da experiência e estrutura de cada serviço. Muitos textos incluem fórmulas complexas, procurando oferecer um caminho ideal para chegar a esta resposta. Contudo, dificilmente essas fórmulas se adequam à realidade de cada instituição e à cultura de cada país.[4,6] Para resolver esta questão, entendemos ser uma forma prática, utilizar o tempo de ocupação de sala por uma endoscopia digestiva alta simples (daquele determinado serviço) como a "unidade padrão de tempo de ocupação de sala" e, partindo desta unidade, criar múltiplos para o cálculo de ocupação para os outros exames, sempre levando em consideração a experiência de cada equipe. Para termos uma ideia da diversidade e dificuldade deste cálculo, em alguns serviços, o tempo de ocupação de uma sala para uma colonoscopia equivale ao de duas endoscopias, enquanto, em outros serviços este tempo equivale ao tempo de uma endoscopia e meia, por outro lado, ainda existem serviços que não diferenciam o tempo entre endoscopia e colonoscopia, levando em consideração que a maior parte do tempo de ocupação da sala não está necessariamente relacionada com o exame e, sim, depende do tempo de sala pré e pós-exame, que não se modifica muito entre uma endoscopia e uma colonoscopia. Em resumo, está nas mãos e experiência do gestor médico e da enfermeira responsável pela UNIENDO, determinar o tempo estimado de ocupação e transmitir estes dados à administração e à equipe técnica envolvida no projeto da unidade, para que a estrutura, que cerca as salas de exame, seja projetada de forma adequada.

10. A UNIENDO terá estagiários e/ou residentes em endoscopia? Como devemos estruturar a unidade para atender as necessidades científicas e acadêmicas da equipe?

Embora a presença do residente não acarrete impacto significativo no tempo de permanência do paciente no serviço de endoscopia, o tempo do procedimento endoscópico em si aumenta em aproximadamente 30%.[5] Dessa forma, para aumentar a eficiência destes serviços, os esforços devem concentrar-se no período pré e pós-procedimento.

A UNIENDO deve estar em harmonia com as necessidades acadêmicas sem prejudicar as atividades assistenciais. Para tanto o planejamento deve levar em conta custos adicionais com a estrutura física, equipamentos e profissionais envolvidos no treinamento de residentes ou estagiários. Nestas unidades a incorporação de diversas medidas de qualidade deve ser fortemente estimulada e monitorada (p.ex.: taxas de entubação cecal e de detecção de adenomas). Uma UNIENDO acadêmica deve estar sempre atenta às normas da sociedade de endoscopia local sobre recursos mínimos para o desenvolvimento da atividade acadêmica regulamentada. Estas unidades também devem manter uma filosofia de estímulo à incorporação de novos procedimentos e tecnologias.[9,10]

11. Qual o volume total de cada exame e/ou procedimento está previsto para a UNIENDO?

Hospitais, onde predominam serviços de gastroenterologia, cirurgia geral e oncologia, realizam mais endoscopias que hospitais sem este perfil, no entanto, para a estimativa do número de exames, salas, profissionais etc., previstos para a UNIENDO, o levantamento do histórico do número de exames realizados na instituição deve ser levado em consideração e valorizado em conjunto com o projeto de perfil futuro do hospital.[2,4,5] Apenas como referência básica, admite-se que unidades de pequeno porte realizam cerca de 1.000 exames de baixa complexidade por ano e requerem, em geral, duas salas.[5]

12. Como deveria ser estruturada uma UNIENDO nos horários de plantão?

A maioria das unidades de endoscopia funciona plenamente somente nos períodos da manhã e/ou da tarde e de segunda a sábado. As atividades de endoscopia no período noturno, domingos e feriados, habitualmente, estão restritas a ambientes hospitalares que atendem urgências, emergências e pacientes internados. Para estes serviços, além da cobertura de médicos endoscopistas, em regime de plantão, o ideal seria manter uma equipe de enfermagem especialmente treinada para auxiliar os procedimentos e realizar a desinfecção dos equipamentos. Além disso, estes exames deveriam ser realizados, preferencialmente, na unidade de endoscopia onde toda a estrutura foi planejada para a otimização desses procedimentos (exceção deve ser feita para pacientes com grande dificuldade ou risco para transporte dentro do hospital). Na impossibilidade de realizar esses exames dentro da unidade de endocopia e com equipe de enfermagem própria do setor, *kits* de equipamentos e acessórios devem ser montados, devidamente identificados, e devem ser deixados em locais seguros e de fácil acesso para as equipes de plantão. Nestas situações o treinamento da enfermagem de plantão, nas diversas etapas que envolvem todo o atendimento de enfermagem dentro de um serviço de endoscopia, deve ser intensificado e monitorado, para garantir a segurança, a qualidade e a relação custo/benefício dos exames.

13. A localização e a estrutura física da unidade estão adequadas?

A escolha errada do local da UNIENDO, dentro da instituição, certamente trará problemas de difícil solução. Posicionar a unidade em uma localização de difícil acesso ao paciente externo, sem um estacionamento adequado, e obrigando o mesmo a percorrer diferentes prédios, andares e/ou corredores, seguindo inúmeras indicações, ocasionará retardo no processo e extremo desconforto.[2,4] Os pacientes serão obrigados a chegar com maior antecedência, e a instituição terá dezenas de pacientes e acompanhantes congestionando desnecessariamente suas instalações. Se a unidade realizar atendimento de pacientes externos e de pacientes internados, o ideal é que exista um acesso separado, evitando o cruzamento de pacientes em macas, com os ambulatoriais que entram e saem da unidade deambulando.[4,5]

Lembrar que vias de acesso com rampas para deficientes devem ser incluídas no projeto, de acordo com as normas vigentes.[1] Rotas de fuga em caso de emergências também devem respeitar a legislação e devem ser adequadamente sinalizadas e divulgadas.

O acolhimento humano global, desde o momento de entrada no hospital ou clínica, até a sua saída, devem transmitir ao paciente e acompanhantes a sensação de cuidado e conforto.[2,11] O número de salas e exames deve estar em sintonia com a área de acomodação dos pacientes e acompanhantes. Salas de espera e de recuperação devem ser projetadas, bem como vestiários para trocas dos pacientes e também consultórios apropriados para entrevistas, consultas médicas e esclarecimentos aos pacientes ou familiares.[5]

De acordo com as normas da ANVISA, uma unidade de endoscopia deve possuir, no mínimo, os seguintes ambientes: sala de recepção de pacientes, sala de procedimento, sala para recuperação (exceto unidades do Tipo I), e sala para processamento de equipamentos.[1]

Levando em consideração a necessidade de acomodar os acompanhantes dos pacientes que estão no pré, intra e pós-procedimento e também os pacientes pré-procedimento, admite-se que uma sala de espera deva ser projetada com oito cadeiras para cada sala de procedimento.[5]

A área mínima para as salas de procedimento varia conforme o tipo de atendimento e sedação realizados, sendo o mínimo de 9 m² para unidades Tipos I e II, e 12 m² para unidades Tipo III.[1]

A Figura 2-1 mostra de forma esquemática como poderia ser estruturada uma sala de procedimento e a disposição de equipamentos, fontes de energia e suplementos.

PLANTA SALA DE EXAMES
Esc 1:25

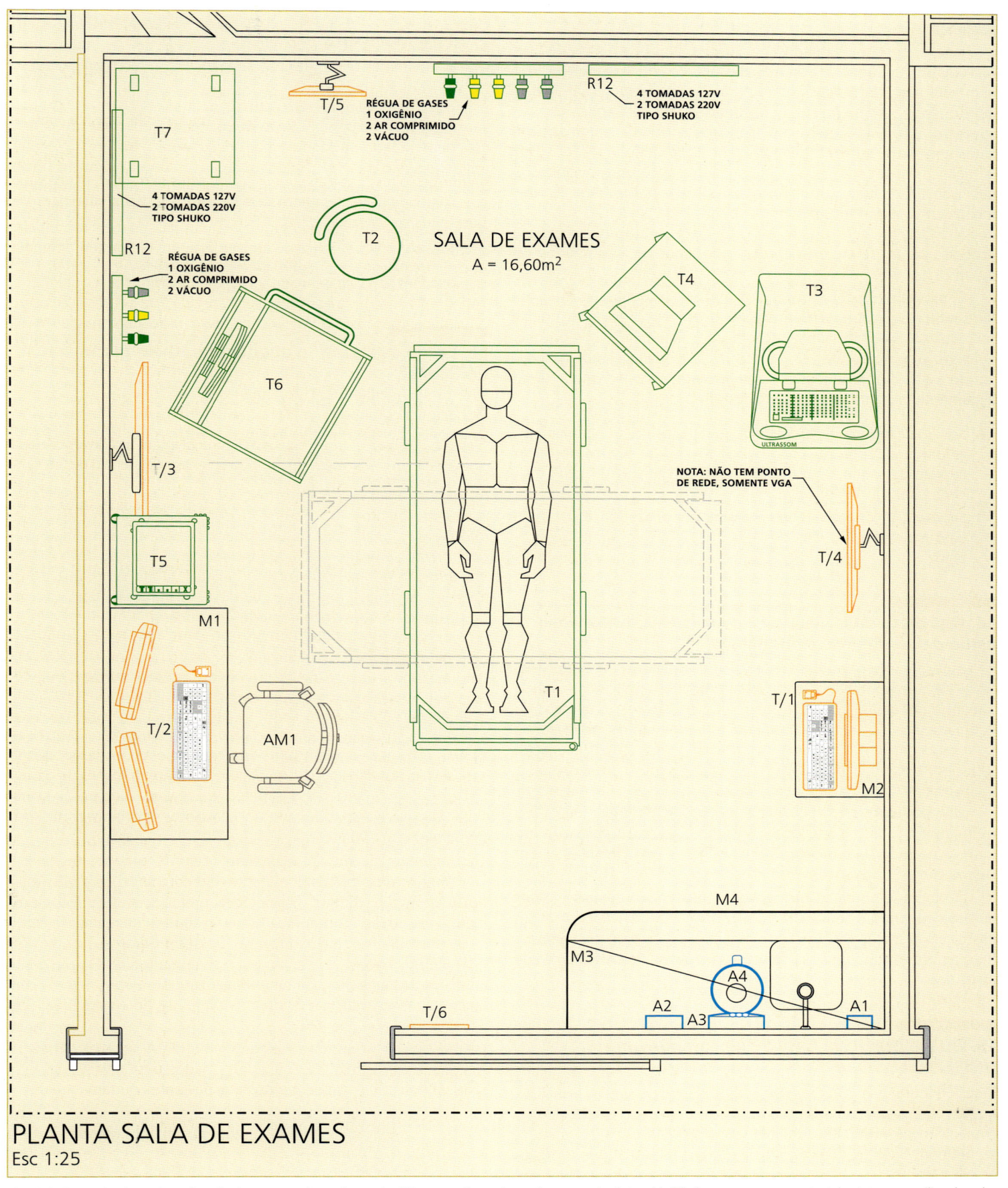

Fig. 2-1. Exemplo de projeto de sala de exames de endoscopia. T1: cama do paciente (com grades laterais); T2: banco para o anestesiologista ou auxiliar de sala; T3: *troley* de ultrassonografia; T4: *troley* de endoscopia; T5: bisturi elétrico; T6: carrinho de anestesia; T7: armário com matérias básicos necessários em sala; T/1: estação de informática para "bipar" o uso de materiais e medicamentos; T/2: mesa de laudos e registros médicos; T/3: monitor escravo para endoscopia (42 polegadas); T/4: monitor escravo para dados multiparamétricos (20 polegadas); T/5: monitor multiparamétrico (sala sem carrinho de anestesia); M1: mesa de prescrição, evolução e laudos médicos; M2: mesa de apoio para registros de enfermagem e T1; M3 e M4: pia da sala de exames e bancada de apoio para o preparo de medicações; A1–A4: complementos da estrutura da pia; AM1: cadeira para o médico (laudos e registros médicos).

A sala de recuperação deve ter três camas por sala de procedimento, com 7 m² de espaço por cama, com uma expectativa que o paciente que realizou o exame deixe o setor 2 horas após sedação. Devem estar disponíveis O², sucção, monitores e material de ressuscitação.[1,5]

Para os serviços de endoscopia Tipos II e III com mais de três salas de procedimentos, a sala de recuperação deve dispor de área para observação dos pacientes. A sala para recuperação Tipo II deve possuir pelo menos três poltronas reclináveis e uma maca de apoio por sala de procedimento. Os serviços Tipo III devem possuir ainda uma maca adicional por sala de procedimento. A sala de recuperação deve atender aos parâmetros normativos especificados pela ANVISA relativos a dimensionamento de poltronas e espaçamento entre elas. É proibida a recuperação de pacientes submetidos à sedação ou anestesia fora da sala de recuperação. A sala para processamento de equipamentos deve dispor de área mínima de 4,0 m².[1]

Lembramos que as normas para estabelecimentos de saúde estão sempre em contínua modificação, dessa forma, antes de iniciar seu projeto, os profissionais devem informar-se sobre as normas em vigor e sobre as que estão em aprovação. Salientamos que, segundo a ANVISA, as unidades de endoscopia devem enquadrar-se legalmente em uma das seguintes categorias:[1]

A) *Serviço de endoscopia autônomo:* unidade física e funcionalmente independente, que pode estar localizada dentro de outro serviço de saúde. Este tipo de serviço deve possuir CNPJ e alvará sanitário próprios.

B) *Serviço de endoscopia não autônomo:* unidade funcional inserida em serviço de saúde sem CNPJ e alvará sanitário próprios.

14. O projeto da UNIENDO e os recursos disponíveis estão devidamente alinhados?

As respostas à pergunta anterior irão orientar todo o projeto da UNIENDO, definindo a localização da unidade, a área física total, o tamanho das salas, a complexidade das instalações, o número de equipamentos, o material humano e treinamentos necessários. Com estes dados os recursos econômicos para o projeto, construção e funcionamento deverão ser calculados, pelas diversas áreas técnicas e administrativas envolvidas.

Não podemos esquecer que a aquisição de equipamentos e o treinamento e contratação de profissionais devem ser iniciados durante o período de construção da unidade e que isto implica em custos elevados que não podem ser negligenciados.

Também lembramos que planejar um serviço apenas para as necessidades atuais da instituição, provavelmente, implicará em gastos e transtornos futuros, que seriam evitáveis com planejamentos a médio e longo prazos adequados à política de crescimento da instituição.

15. Qual a estrutura básica que compõe uma UNIENDO?

Independente das características específicas de cada UNIENDO, muitas etapas são comuns para todos os serviços. O exame endoscópico é o eixo central de uma unidade de endoscopia e, geralmente, também é a parte mais rápida de todo o atendimento ao paciente. No entanto, para o sucesso do procedimento, não bastam apenas os melhores equipamentos e uma estrutura adequada de sala de exame. Ao redor deste eixo, diversos passos devem ser adequadamente percorridos, antes e depois do exame, construindo o complexo final que é o atendimento integral do paciente por uma UNIENDO.[2]

Geralmente o fluxo da UNIENDO é dividido em três etapas: pré-procedimento, procedimento e pós-procedimento. A seguir, apontamos as diversas microunidades administrativas (MICRA) que fazem parte desse fluxo, as quais devem ser gerenciadas, com participação ativa e conjunta do gestor médico e da enfermeira responsáveis pela UNIENDO (Quadro 2-4).[7] No Brasil, a ANVISA determina que as atividades realizadas nos serviços de endoscopia devem estar sob responsabilidade de um profissional médico, com título de especialista correspondente à atividade.[1]

Cada uma destas MICRA tem um tempo diferente de ocupação, dependendo do exame e/ou procedimento. No cenário econômico atual, em decorrência dos gastos crescentes em novas tecnologias, um dos grandes desafios de uma UNIENDO é o de otimizar cada MICRA, procurando reduzir custos, sem reduzir a qualidade planejada. Na experiência mundial e nos serviços mais renomados de endoscopia, a liderança de uma enfermeira competente tem feito toda a diferença na qualidade e na otimização dos recursos das unidades de endoscopia.[7]

16. Como estruturar o agendamento em grandes unidades?

O setor de agendamento, geralmente, é o primeiro local de contato do paciente com o serviço. O paciente precisa ter fácil acesso às informações de horários de exames, médicos que fazem parte da equipe (e seus dias de atividades), preparos para os exames, coberturas e custos extras. Estes dados devem ser disponibilizados de forma clara e por escrito (internet, fax, pessoalmente etc.) e armazenados em um arquivo, contendo a documentação do envio destas informações (gravações de telefonemas, arquivos eletrônicos dos documentos enviados etc.). Além disso, uma assinatura de ciência das informações previamente fornecidas, ainda no momento da abertura da ficha, é uma ação que deve ser implementada para garantir um ciclo bem documentado do processo.[1,11]

As pequenas UNIENDOs habitualmente têm pouca variedade de procedimentos e não realizam exames complexos. Dessa forma, uma estrutura enxuta de agendamento pode ser compartilhada com a de outros exames e consultas. UNIENDOS maiores geralmente realizam inúmeros tipos de procedimentos, gerando centenas de informações que tornam complexo o processo de agendamento. Pensando na redução de custos, grandes centros têm optado pela terceirização do agendamento para unidades de *Call Center*. Infelizmente, na nossa experiência, este tipo de agendamento terceirizado tem gerado diversos problemas ligados, principalmente, à deficiência de informações passadas ao paciente e falta de atendimento personalizado e humanizado.

Um outro problema que afeta o agendamento de grandes estruturas é o fato de que os principais programas eletrônicos existentes no mercado foram idealizados com base na realidade cultural de outros países. A customização desses programas é demorada e dispendiosa e, por vezes, não pode ser executada em razão das limitações dos *softwares*. Para minimizar este problema, "ilhas", com funcionários especializados no agendamento de endoscopia, têm

---

Quadro 2-4. Microunidades administrativas (MICRA) de uma unidade de endoscopia (UNIENDO)

- 3.1. Agendamento
- 3.2. Recepção
- 3.3. Pré-avaliação do paciente
- 3.4. Procedimento
- 3.5. Documentação do exame
- 3.6. Desinfecção de equipamentos
- 3.7. Preparo da sala e estoques
- 3.8 Recuperação e alta
- 3.9. Financeiro
- 3.10. Pós-atendimento

sido criadas dentro de *Call Centers*, reduzindo as falhas no setor. Pela característica intervencionista dos grandes serviços de endoscopia, que tem perfil de funcionamento mais semelhante ao de centros cirúrgicos do que ao perfil de serviços de outros exames complementares, acreditamos que este núcleo de funcionários especializados deveria estar o mais próximo e integrado possível ao serviço de endoscopia, contando com o apoio efetivo de médicos e enfermeiros para auxiliar na solução de dúvidas e problemas.

17. Como garantir a qualidade da UNIENDO?

Atualmente, não se concebe mais um serviço médico de endoscopia funcionar sem um controle rigoroso de qualidade. Dessa forma, pelo menos um médico endoscopista e uma enfermeira precisam participar ativamente de todo o processo de elaboração de documentos que irão regulamentar o serviço. Além disso programas de sensibilização dos profissionais precisam ser realizados com o objetivo de envolver toda a equipe no compromisso de buscar a qualidade global do atendimento.[2,7]

Para ajudar na implementação de processos rigorosos de qualidade, muitas instituições optam por adotar acreditações nacionais e/ou internacionais (a acreditação é um processo de avaliação pelo qual uma organização independente realiza "levantamentos" das instalações e/ou desempenho de uma outra organização, no que diz respeito aos vários padrões estruturais e de processo).

Os processos devem ser planejados, escritos e facilmente acessíveis, por todos os membros da instituição.[1] Pela característica de evolução contínua da medicina e áreas interligadas, esses documentos precisam ser revistos periodicamente, visando a sua atualização e correção de falhas. Nos serviços que já têm plena conscientização da importância de manter estes processos bem estruturados, um(a) enfermeiro(a) é contratado(a), especificamente para gerenciar qualidade da UNIENDO. O que inicialmente parece ser um custo adicional, a médio prazo se concretiza como um ganho real, tanto econômico, quanto no resultado final do atendimento técnico e na satisfação dos pacientes.[2,7,11]

Esses documentos devem ser criados tendo como base *guidelines*, normas da legislação, normas da instituição onde o serviço se encontra instalado e características individuais de cada UNIENDO (Quadro 2-5).[2,3]

A medição de desempenho individual dos profissionais da equipe ocasionalmente é necessária para aumentar a eficiência e qualidade de uma UNIENDO. No entanto, lembramos que a ênfase excessiva no desempenho individual pode dificultar os esforços para melhorar o trabalho em equipe, à medida que pode trazer um desconforto no clima interno. O gestor e a enfermeira responsáveis têm papel fundamental no equilíbrio destas atividades.[2]

Ainda pensando na manutenção de qualidade, uma avaliação contínua de instalações e de equipamentos deve ser realizada por profissionais capacitados (engenharia clínica, profissionais de informática, entre outros).

A incorporação da tecnologia digital e a integração dos sistemas de informática permitem uma documentação centralizada de dados e imagens, garantindo a segurança, a privacidade e o acesso controlado aos dados dos pacientes.

Os custos indiretos da qualidade de um serviço de endoscopia devem ser contabilizados no dimensionamento do projeto, garantindo a perenidade da UNIENDO.[5]

Quadro 2-5. Indicadores de qualidade recomendados pela American Society for Gastrointestinal Endoscopy (ASGE)/American College of Gastroenterology (ACG) para aplicação em todos procedimentos

Pré-procedimento
1. Indicação adequada do procedimento
2. Consentimento informado obtido para o procedimento específico e discussão sobre os riscos do exame e/ou procedimentos associados
3. História e exame físico registrados
4. Estratificação de risco empregada e documentada
5. Antibióticos profiláticos empregados, quando for o caso
6. *Timeliness* quando apropriado
7. Plano de sedação
8. Anticoagulantes anotados e plano de manejo estabelecido
9. *Timeout* empregado e documentado
Durante o procedimento
10. Documentação fotográfica das principais anormalidades
11. Monitoramento de pacientes empregado e documentado
12. Medicamentos documentados
Pós-procedimento
13. Uso controlado de agentes de reversão
14. Critérios de alta empregados
15. Instruções de alta por escrito
16. Controle de resultados de anatomia patológica e comunicação dos dados
17. Relatório completo do procedimento
18. Complicações sistematicamente identificadas
19. Satisfação do paciente pesquisada
20. Comunicação com o médico do paciente eficaz e documentada
21. Plano de retomada de anticoagulantes pós-procedimento

REFERÊNCIAS BIBLIOGRÁFICAS

1. Acesso em:15 Maio 2012. Disponível em: <http://anvisa.gov.br>
2. Petersen BT. Improving quality in the endoscopy unit. *Tech Gastrointest Endosc* 2012;14(1):73-79.
3. Al-Kawas FH, Brugge WR. Report of the first endoscopy unit directors meeting: 29-30 Mar. 2008, Georgetown University Conference Center, Washington, DC. *Gastrointest Endosc* 2008;68(6):1153-57.
4. Sonnenberg A. Waiting lines in the endoscopy unit. *Gastrointest Endosc* 2000;52(4):517-24.
5. Allecher HD. The Endoscopy Suite. In: Classen M, Tytgat GNJ, Lightdale CJ. *Gastroenterological endoscopy*. 2nd ed. Stuttgart, New York: Thieme, 2010. p. 75-81.
6. Sivak MV, Manoy R, Rich ME. The endoscopy unit. In: Sivak MV, Schleutermann DA. *Gastroenterologic endoscopy*. 2nd ed. Philadelphia: WB Saunders, 2000. p. 50-78.
7. Valori R. Quality improvements in endoscopy in england. *Tech Gastrointest Endosc* 2012;14(1):63-72.
8. Resolução – CFM 1.672/2003. Acesso em: 01 Maio 2012. Disponível em: <http://crm.org.br>
9. Andrei AC, Gondzur N, Gopal DV et al. Evaluation of the efficiency of a tertiary care academic endoscopy unit. *Gastrointest Endosc* 2007;65(5):663AB116.
10. Barkun *et al*. The future of academic endoscopy units: challenges e opportunities. *Gastrointest Endosc* 2010;71(6):1033-37.
11. Stebbing JF. Quality assurance of endoscopy units. *Best Pract Res Clin Gastroenterol* 2011;25:361-70.

CAPÍTULO 3

Legislação e Normas Vigentes

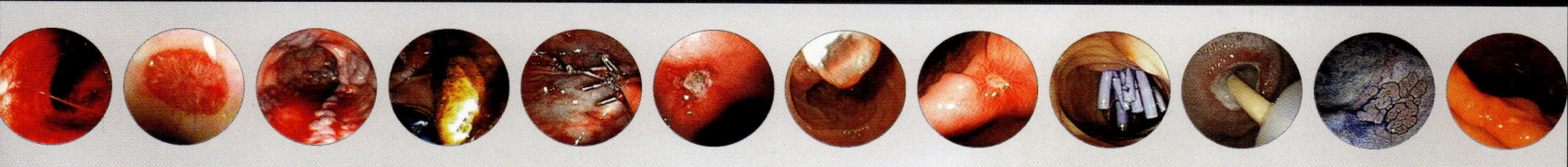

Flavio Hayato Ejima ■ Carlos Alberto Cappelanes
Fabiana Cristina de Sousa

INTRODUÇÃO

O médico endoscopista e os serviços de endoscopia devem seguir a Constituição Federal,[1] que ocupa a posição mais alta na hierarquia de normas legais, seguida das constituições estaduais e municipais, todas dependentes do processo legislativo. Têm força de lei as normatizações do poder executivo (ANVISA) e dos conselhos de fiscalização profissional (CFM), desde que tenham competência definida em lei e obedecendo às normas emitidas pelo poder legislativo.

No decorrer deste capítulo daremos enfoque às novas normatizações dos serviços de endoscopia, além das regulamentações quanto ao uso dos saneantes. Também deve-se dar a devida atenção às leis codificadas – Códigos civil,[2] de defesa do consumidor,[3] além da Consolidação das leis do trabalho.[4]

As normatizações dos serviços de endoscopia estavam dispersas em normas, RDC 08; 50 e orientações em diversos locais, como medidas do CFM (resolução 1670/2003), Ministério do Trabalho (portaria nº 485 – NR 32), vigilâncias sanitárias estaduais e municipais, de tal forma que dificultavam tanto a fiscalização, quanto o seguimento de todas as regras vigentes.[5-8]

No ano de 2008, em virtude de um surto de micobacteriose, ocorrido em casos de cirurgia laparoscópica e cirurgias plásticas, houve uma forte tendência à eliminação de glutaraldeído como saneante e realização de endoscopia ambulatorial, que poderiam inviabilizar economicamente a endoscopia digestiva. Formou-se um grupo de trabalho coordenado pela ANVISA – Agência Nacional de Vigilância Sanitária, com representantes da ANVISA, Ministério da Saúde, representantes das especialidades (Endoscopia digestiva, Otorrinolaringologia, Pneumologia, Ginecologia, Urologia, Proctologia), representantes de enfermagem em endoscopia, para elaborar uma RDC (Resolução de Diretoria Colegiada) de endoscopia com acesso por orifícios naturais.[9] Após várias reuniões, foi elaborado um texto final, que está em vias de aprovação no momento da elaboração deste texto (junho de 2012), com as regras básicas que devem ser seguidas nos serviços de endoscopia, para que garanta a segurança dos pacientes, além de controlar os riscos envolvidos no procedimento.

CAPÍTULO I
DAS DISPOSIÇÕES INICIAIS

Seção I
Objetivo

Art. 2º Este Regulamento Técnico tem como objetivo estabelecer os requisitos necessários ao funcionamento dos serviços que realizam procedimentos endoscópicos com via de acesso ao organismo por orifícios exclusivamente naturais.

Seção II
Abrangência

Art. 3º Este Regulamento Técnico aplica-se a todos os serviços de saúde públicos e privados, civis e militares que realizam procedimentos endoscópicos diagnósticos e intervencionistas com utilização de equipamentos rígidos ou flexíveis com via de acesso ao organismo por orifícios exclusivamente naturais.

Seção III
Definições

Art. 4º Para efeito deste Regulamento Técnico são adotadas as seguintes definições:

I – acessório crítico: é o produto ou artigo utilizado em procedimentos invasivos com penetração de pele íntegra ou não, membrana mucosa, espaços ou cavidades estéreis, tecidos subepiteliais ou sistema vascular. Requerem esterilização para uso;

II – data limite de uso do produto esterilizado: prazo estabelecido pelo serviço de endoscopia ou pelo serviço responsável pela esterilização dos produtos, baseado em um plano de avaliação da integridade das embalagens, fundamentado na resistência destas, nos eventos relacionados com o seu manuseio (estocagem em gavetas, empilhamento de pacotes, dobras das embalagens), na segurança da selagem e na rotatividade do estoque armazenado;

III – evento adverso: agravo à saúde ocasionado a um paciente ou usuário em decorrência do uso de um produto submetido ao regime de vigilância sanitária, tendo a sua utilização sido realizada nas condições e parâmetros prescritos pelo fabricante;

IV – limpeza: remoção de sujidades orgânicas e inorgânicas, com redução da carga microbiana presente nos produtos para saúde, utilizando-se água, detergentes, produtos e acessórios de limpeza, por meio de ação mecânica (manual ou automatizada), atuando em superfícies internas (lúmen) e externas, de forma a tornar o produto seguro para manuseio e preparado para desinfecção ou esterilização;

V – pré-limpeza: remoção da sujidade presente nos produtos para saúde, utilizando-se, no mínimo, água e ação mecânica;

VI – produto para saúde de conformação complexa: produtos para saúde que possuam lúmen inferior a 5 mm ou com fundo cego, espaços internos inacessíveis para a fricção direta, reentrâncias e válvulas;

VII – rastreabilidade: capacidade de traçar o histórico, a aplicação ou a localização de um item por meio de informações previamente registradas;

VIII – sedação consciente: é o nível de consciência, obtido com o uso de medicamentos, no qual o paciente responde ao comando verbal, ou responde ao estímulo verbal isolado ou acompanhado de estímulo tátil. As funções cognitivas e a coordenação podem estar comprometidas. Não são necessárias intervenções para manter as vias aéreas permeáveis. A ventilação espontânea é suficiente, e a função cardiovascular geralmente é mantida adequada;

IX – sedação profunda: é uma depressão da consciência induzida por medicamentos, na qual o paciente dificilmente é despertado por comandos verbais, mas responde a estímulos dolorosos. A ventilação espontânea pode estar comprometida e ser insuficiente. Pode ocorrer a necessidade de assistência para a manutenção da via aérea permeável. A função cardiovascular geralmente é mantida. As respostas são individuais;

X – serviço de endoscopia autônomo: serviço de endoscopia com CNPJ e alvará sanitário próprios, funcionando física e funcionalmente de forma independente, podendo estar localizado em outro serviço de saúde;

XI – serviço de endoscopia não autônomo: unidade funcional sem CNPJ e alvará sanitário próprios, inserida em serviço de saúde;

XII – serviços de endoscopia com via de acesso ao organismo por orifícios exclusivamente naturais: serviços que realizam procedimentos endoscópicos diagnósticos e intervencionistas com utilização de equipamentos rígidos ou flexíveis com via de acesso ao organismo utilizando a cavidade oral, nasal, o conduto auditivo externo, o ânus, a vagina e a uretra;

XIII – unidade Tipo I: serviço de endoscopia que realiza procedimentos endoscópicos sem sedação ou sob anestesia tópica;

XIV – unidade Tipo II: serviço de endoscopia, que realiza procedimentos endoscópicos sem sedação, sob anestesia tópica ou com sedação consciente com medicação passível de reversão com uso de antagonistas.

XV – unidade Tipo III: serviço de endoscopia, que realiza procedimentos endoscópicos sem sedação ou sob qualquer tipo de sedação ou anestesia.

CAPÍTULO II

Seção I
Condições organizacionais

Art. 5º As atividades realizadas nos serviços de endoscopia devem estar sob a responsabilidade de um profissional médico.

Parágrafo único. Nos serviços autônomos de endoscopia esse profissional é o Responsável Técnico.

Art. 7º O serviço de endoscopia deve contar com capacidade técnica operacional necessária à operacionalização do serviço (infraestrutura física, recursos humanos e recursos materiais), de acordo com a demanda, classificação da unidade e procedimentos que se propõem realizar.

Art. 8º Deve existir no serviço de endoscopia a descrição atualizada de sua estrutura organizacional, incluindo a descrição de cargos e funções e de responsabilidades dos profissionais.

Parágrafo único. A documentação de que trata o *caput* deve estar disponível para consulta pela equipe do serviço de saúde e pela autoridade sanitária.

Art. 9º Os recursos materiais como equipamentos e saneantes utilizados no serviço de endoscopia devem estar regularizados junto à ANVISA.

Art. 10º O serviço de endoscopia deve ter seu funcionamento regularizado perante o órgão sanitário competente.

Art. 11 Todo o serviço de endoscopia deve possuir:
   I – registro diário dos procedimentos endoscópicos realizados contendo, minimamente, data e horário do exame, nome do paciente, data de nascimento, sexo, identificação do equipamento, procedimento realizado e profissional que executou o procedimento;
  II – registro de intercorrências ou eventos adversos pós-procedimentos endoscópicos contendo, minimamente, data e horário do exame, nome do paciente, data de nascimento, sexo, identificação do equipamento, procedimento realizado, profissional que executou o procedimento e tipo de intercorrência ou evento adverso, além das medidas de suporte prestadas ao paciente;
 III – controle das substâncias e medicamentos sujeitos a controle especial (entorpecentes e psicotrópicos) utilizados durante o procedimento endoscópico, de acordo com a legislação vigente e
 IV – registro de acidentes ocupacionais.

Parágrafo único. As exigências determinadas para os incisos I, II, III podem ser anotadas diretamente no prontuário para unidades tipo I.

Art. 12 Os registros de que trata este Regulamento Técnico devem ser arquivados de forma a permitir a sua rastreabilidade, em conformidade com o estabelecido em legislação específica ou, na ausência desta, por um prazo mínimo de 5 (cinco) anos, para efeitos de inspeção sanitária.

Art. 14 O responsável técnico ou médico responsável pelo serviço de endoscopia é responsável pela guarda e controle das substâncias e medicamentos sob controle especial de que trata a Portaria nº 344, de 12 de maio de 1998 da Secretaria de Vigilância Sanitária do Ministério da Saúde, e suas atualizações.

Art. 15 Em situações emergenciais, o serviço de endoscopia deve estar preparado para garantir a estabilização do paciente até que seja possível a sua remoção em condições de segurança ou a liberação para domicílio.

Parágrafo único. Em situações que impliquem risco de vida, a transferência do paciente para outro serviço de saúde de atendimento a urgências deve ser feita obrigatoriamente com acompanhamento de um profissional médico.

Art. 16 O serviço de endoscopia deve prestar esclarecimentos a seus pacientes, de formas verbal e escrita, sobre os procedimentos propostos, objetivos, evolução esperada e possíveis eventos adversos dos procedimentos que serão realizados.

Art. 17 O paciente, submetido à endoscopia sob qualquer tipo de sedação, só pode ser liberado na presença de um acompanhante adulto.

Art. 18 O serviço de endoscopia deve exigir que o paciente com idade inferior a 18 (dezoito) anos e não emancipado ou que tenha sido considerado legalmente incapaz, esteja acompanhado pelo pai, pela mãe ou pelo responsável legal. O responsável legal deverá apresentar documentação que legitime essa condição.

Seção II
Recursos humanos

Art. 19 O Responsável Técnico dos serviços autônomos de endoscopia e o médico responsável pelos serviços não autônomos de endoscopia devem possuir título de especialista correspondente à atividade.

Parágrafo único. O documento deve estar registrado no Conselho Regional de Medicina do seu exercício profissional.

Art. 20 Os profissionais que atuam nos serviços de endoscopia devem receber capacitação antes do início das atividades e de forma continuada sobre assuntos relacionados com os processos de trabalhos desenvolvidos no serviço.

§ 1º A capacitação deve ser ministrada durante a jornada de trabalho e sempre que ocorra a introdução de nova tecnologia ou mudança das condições de exposição do trabalhador.

§ 2º As capacitações devem ser comprovadas por meio de documentos que informem a data, a carga horária, o conteúdo ministrado, o nome e a formação ou capacitação profissional do instrutor e dos trabalhadores envolvidos.

Art. 21 As capacitações devem contemplar conteúdo mínimo relacionado com os seguintes temas:
 I – prevenção e controle de infecção em serviços de saúde;
 II – uso de Equipamento de Proteção Individual (EPI);
 III – higienização das mãos;
 IV – processo de limpeza, desinfecção e esterilização, armazenamento, transporte, funcionamento e manuseio dos equipamentos e acessórios;
 V – monitoramento da eficácia dos saneantes;
 VI – gerenciamento de resíduos e
 VII – atendimento de emergência.

Art. 22 Para a realização de qualquer procedimento endoscópico, que envolva sedação profunda ou anestesia, são necessários:
 I – um médico para a realização do procedimento endoscópico;
 II – um médico para promover a sedação profunda ou anestesia e monitorar o paciente durante todo o procedimento até que o paciente reúna condições para ser transferido para a sala de recuperação.

Seção III
Das atribuições

Art. 23 Compete ao Responsável Técnico do serviço de saúde:
 I – garantir a implementação das normas vigentes ao funcionamento do serviço de endoscopia;
 II – prever e prover os recursos humanos e materiais necessários ao funcionamento do serviço de endoscopia e
 III – garantir que todas as atribuições e responsabilidades profissionais estejam formalmente designadas, descritas e divulgadas pelos envolvidos nas atividades de procedimentos diagnósticos e intervencionistas em endoscopia com via de acesso ao organismo por orifícios exclusivamente naturais.

Seção IV
Infraestrutura física/recursos materiais

Art. 24 O serviço de endoscopia deve possuir, no mínimo, os seguintes ambientes:
 I – sala de recepção de pacientes;
 II – sala de procedimento;
 III – sala para recuperação, exceto Tipo I e
 IV – sala para processamento de equipamentos.

Art. 25 A sala de procedimento dos serviços classificados como Tipo I deve possuir área mínima de 7,5 m^2 (sete metros e cinquenta centímetros quadrados).

Art. 26 A sala de procedimento dos serviços classificados como Tipo II deve possuir área mínima de 9 m^2 (nove metros quadrados).

Art. 27 A sala de procedimento dos serviços classificados como Tipo III deve possuir área mínima de 12 m^2 (doze metros quadrados).

Art. 28 O serviço de endoscopia Tipo II deve possuir, no mínimo, os seguintes itens para a sedação dos pacientes:
 I – termômetro;
 II – esfigmomanômetro;
 III – estetoscópio;
 IV – oxímetro de pulso com alarme;
 V – oxigênio a 100% (cem por cento);
 VI – aspirador;
 VII – suporte para fluido endovenoso e
 IX – carro ou maleta para atendimento de emergência cardiorrespiratória, contendo:
   a) ressuscitador manual do tipo balão autoinflável com reservatório e máscara;
   b) cânulas naso e orofaríngeas;
   c) laringoscópio com lâminas;
   d) tubos endotraqueais;
   e) sondas para aspiração;
   f) materiais e medicamentos emergenciais e
   g) desfibrilador.

Art. 29 O serviço de endoscopia Tipo III deve possuir, no mínimo, além dos itens discriminados no artigo 28 desta Resolução, equipamentos, instrumental, materiais e medicamentos que permitam a realização de ato anestésico e recuperação pós-anestésica com segurança.

Art. 30 O médico responsável pelo ato anestésico deve avaliar previamente as condições do ambiente, somente praticando o ato anestésico quando asseguradas as condições que permitam uma anestesia segura.

Art. 31 A sala para recuperação Tipo II deve possuir:
 I – duas poltronas reclináveis, no mínimo, até 60° (sessenta graus), por cada sala de procedimento e
 II – uma maca com proteção lateral por sala de procedimento.

Parágrafo único. As poltronas podem ser substituídas por macas com proteção lateral.

Art. 32 Os serviços classificados como Tipo III devem possuir, além do estabelecido no artigo 29 desta Resolução, uma maca adicional com proteção lateral por sala de procedimento.

Art. 33 O dimensionamento da sala de recuperação deve atender aos seguintes parâmetros:

I – 0,5 m (zero vírgula cinco metro) entre poltronas;
II – 0,5 m (zero vírgula cinco metro) entre poltronas e paredes paralelas;
III – 1,00 m (um metro) livre em frente ao pé da poltrona; e
IV – 0,6 m (zero vírgula seis metro) entre a cabeceira da poltrona e a parede atrás da poltrona, a partir da posição ortostática.

Parágrafo único. A maca pode ter a cabeceira e uma de suas laterais encostadas à parede, mantendo-se o acesso pela outra lateral com distância livre de, pelo menos, 0,8 m (zero vírgula oito metro) para atendimento pela equipe.

Art. 34 Para os serviços de endoscopia Tipos II e III com mais de 3 (três) salas de procedimentos, a sala de recuperação deve dispor de área para observação dos pacientes, com a presença de profissional de saúde para monitoramento.

Art. 35 É proibida a recuperação de pacientes submetidos à sedação ou anestesia fora da sala de recuperação.

Art. 36 A sala para processamento de equipamentos deve dispor de área mínima de 4,0 m² (quatro metros quadrados), com espaço livre de circulação de 1,0 m² (um metro quadrado).

Art. 37 Caso o serviço utilize processo automatizado de desinfecção, a área física deve atender aos requisitos técnicos necessários para instalação do equipamento, conforme indicação do fabricante do equipamento.

Art. 38 O sistema de ventilação da sala de processamento deve atender ao disposto nas normas técnicas e legislação vigente e, também, aos seguintes requisitos:

I – garantir vazão mínima de ar total de 18,00 m³/h/m² (6 trocas de ar por hora);
II – manter um diferencial de pressão negativo entre os ambientes adjacentes, com pressão diferencial mínima de 2,5 Pa;
III – prover exaustão forçada de todo o ar da sala com descarga para o exterior da edificação e
IV – o ar de reposição pode ser proveniente dos ambientes vizinhos.

Art. 39 A sala de processamento deve possuir:

I – a sala de desinfecção química deve conter bancada com uma cuba para limpeza e uma cuba para enxágue com profundidade e dimensionamento que permitam a imersão completa do produto ou equipamento, mantendo distanciamento mínimo entre as cubas de forma a não permitir a transferência acidental de líquidos;
II – ponto de água potável para enxágue.

Art. 40 Os serviços que utilizam equipamentos com canais devem dispor de posto de utilização de ar comprimido medicinal ou oxigênio para secagem dos equipamentos.

Art. 41 Deve estar disponível no serviço de endoscopia a documentação relativa às características técnicas, especificações de desempenho, instruções de operação e manutenção dos equipamentos.

Seção V
Processamento de equipamentos e instrumental acessório

Art. 42 O serviço de endoscopia deve dispor de equipamentos e acessórios em quantidade suficiente para o número de pacientes atendidos, respeitando o tempo necessário para o processamento e o método utilizado.

Art. 43 Deve ser elaborado Procedimento Operacional Padrão (POP) no qual sejam detalhadas todas as etapas do processamento de equipamentos e instrumental acessório utilizados nos procedimentos endoscópicos, respeitando a legislação vigente e as orientações contidas no manual de processamento do fabricante.

Parágrafo único. O POP deve ser aprovado pelo responsável técnico do serviço autônomo ou médico responsável do serviço não autônomo de endoscopia e estar disponível na sala de processamento para consulta pela equipe de saúde e pela autoridade sanitária competente.

Art. 44 A pré-limpeza do endoscópio deve ser realizada imediatamente após a finalização do procedimento com remoção da sujidade da superfície externa.

Parágrafo único. Sempre que o equipamento possuir canais deve haver a introdução de detergente sob pressão nestes, conforme orientação do fabricante.

Art. 45 A limpeza do equipamento endoscópico deve ser realizada no menor intervalo de tempo possível após a pré-limpeza, de acordo com a orientação do fabricante.

Art. 46 O processo de limpeza de todos os canais, válvulas e conectores deve incluir escovação e irrigação com utilização de detergente, conforme orientação do fabricante.

Art. 47 Após o processo de limpeza, os equipamentos endoscópicos devem ser submetidos à secagem antes de qualquer técnica de desinfecção ou esterilização.

Art. 48 O processo de desinfecção deve respeitar o tempo mínimo de exposição do equipamento ao produto utilizado, de acordo com a recomendação do fabricante e a legislação vigente.

Art. 49 É obrigatório realizar o monitoramento dos parâmetros indicadores de efetividade dos agentes saneantes que possuem ação antimicrobiana, como concentração, pH ou outros indicados pelo fabricante, no mínimo 1 (uma) vez ao dia antes do início das atividades.

§ 1º. Não podem ser utilizados saneantes que estejam com os parâmetros divergentes daqueles constantes do registro do produto.

§ 2º. Os parâmetros monitorados (inicial e subsequentes) devem ser registrados, e estes registros devem ser arquivados pelo prazo mínimo de 5 (cinco) anos e disponibilizados para consulta pela autoridade sanitária.

Art. 50 Após o processo de desinfecção por imersão, o endoscópio deve ser enxaguado com água potável e secado antes da utilização ou guarda.

Art. 51 Os endoscópios flexíveis após serem submetidos a processamento devem ser mantidos em posição vertical com preservação de alinhamento entre as duas extremidades até a sua utilização.

Art. 52 Quando for necessário o transporte do endoscópio entre a sala de procedimento e a sala de processamento, os endoscópios devem estar acondicionados em recipientes diferentes para material sujo e limpo.

Parágrafo único. Quando a sala de processamento estiver contígua à sala de procedimento, o acondicionamento pode ser dispensado.

Art. 53 O transporte mencionado no artigo anterior não pode ser feito nos contendedores originais do fabricante ou em recipientes não passíveis de limpeza e desinfecção.

Art. 54 Quando o endoscópio for transportado em sua embalagem original ou transportado para outro serviço de saúde, o processamento deve ser novamente realizado antes da sua utilização.

Art. 55 A limpeza de produto para saúde de conformações complexas deve ser precedida de limpeza manual e complementada, obrigatoriamente, por limpeza automatizada em lavadora ultrassônica, respeitadas as limitações constantes na orientação do fabricante do produto.

Art. 56 O instrumental acessório classificado como crítico deve ser submetido à esterilização antes da sua utilização.

Parágrafo único. O serviço poderá utilizar, para esterilização de instrumental acessório crítico, o centro de materiais de esterilização do serviço de saúde no qual está fisicamente inserido ou empresa processadora devidamente licenciada pelo órgão sanitário competente.

Art. 57 Para a utilização de acessórios submetidos à esterilização deverá ser obedecida a data limite de uso.

Seção VI
Segurança ocupacional

Quando o procedimento implicar utilização de raios X, devem ser atendidos os requisitos estabelecidos no regulamento sanitário vigente para a proteção radiológica em radiodiagnóstico médico.

Art. 58 O serviço de endoscopia deve adotar as medidas de segurança ocupacional preconizadas pelo fabricante, relativas ao uso de saneantes.

Art. 59 O trabalhador da sala de processamento deve utilizar touca, óculos de proteção ou protetor facial, máscara e avental impermeável, luvas de borracha cano longo, calçados fechados impermeáveis e antiderrapantes.

CAPÍTULO III
DAS DISPOSIÇÕES FINAIS E TRANSITÓRIAS

Art. 60 Os serviços de endoscopia terão prazo de 5 (cinco) anos a partir da data de publicação desta resolução para cumprir os requisitos dispostos nesta Resolução.

Art. 61 Os serviços de endoscopia terão prazo de 24 (vinte e quatro) meses a partir da data de publicação desta Resolução para cumprir os requisitos dispostos na Seção IV do Capítulo II deste Regulamento Técnico.

Art. 62 O descumprimento das disposições contidas nesta Resolução constitui infração sanitária, nos termos da Lei nº 6.437, de 20 de agosto de 1977, sem prejuízo das responsabilidades civil, administrativa e penal cabíveis.

Art. 63 Esta Resolução entra em vigor na data de sua publicação.

Outro assunto primordial para os endoscopistas é o uso dos saneantes, que passou, nos últimos anos, por uma grande modificação, com a proibição do uso como esterilizantes líquidos e com a necessidade do fabricante atestar a eficácia da substância para realizar desinfecção de alto nível. A determinação do tempo de submersão do aparelho de endoscopia, além de todo o protocolo de sua utilização, deve ser de responsabilidade do fabricante. As determinações do uso dos saneantes encontram-se nas RDC 31, 34 e 35.[10-12]

RESOLUÇÃO-RDC Nº 31, DE 4 DE JULHO DE 2011

Dispõe sobre a indicação de uso dos produtos saneantes na categoria "Esterilizante", para aplicação sob a forma de imersão, a indicação de uso de produtos saneantes, atualmente categorizados como "Desinfetante Hospitalar para Artigos Semicríticos" e dá outras providências.

Art. 1º Fica aprovado o regulamento técnico que dispõe sobre a indicação do uso de produtos saneantes na categoria "Esterilizante", para aplicação sob a forma de imersão, e a indicação de uso de produtos saneantes, atualmente categorizados como "Desinfetante Hospitalar para Artigos Semicríticos".

CAPÍTULO I
DAS DISPOSIÇÕES GERAIS

Art. 2º Este regulamento se aplica exclusivamente aos produtos saneantes enquadrados na categoria "Esterilizante", com fim específico de aplicação sob a forma de imersão, e aos produtos saneantes, atualmente categorizados como "Desinfetante Hospitalar para Artigos Semicríticos".

Art. 3º Os produtos saneantes atualmente categorizados como "Desinfetante Hospitalar para Artigos Semicríticos" passam a ser classificados nas categorias "Desinfetante de Alto Nível" ou "Desinfetante de Nível Intermediário", de acordo com o espectro de ação, conforme disposto na Resolução de Diretoria Colegiada - RDC nº 35, de 16 de agosto de 2010.

Art. 4º As empresas detentoras de registro de produtos esterilizantes e dos produtos desinfetantes a serem categorizados como "Desinfetante de Alto Nível", bem como os produtos já enquadrados nessas categorias, têm o prazo até 31 de agosto de 2011 para apresentar, sob a forma de petição de aditamento ao respectivo processo de registro, laudo de comprovação de eficácia frente à *Mycobacterium massiliense*, cepa de origem IEC 735, codificada no INCQS com o número 00594, em conformidade com a classificação estabelecida na Resolução RDC nº 35, de 2010.

Art. 5º O registro de novos produtos saneantes, enquadrados nas categorias "Esterilizante", "Desinfetante de Alto Nível" ou "Desinfetante de Nível Intermediário", deve atender, de forma integral, no ato do pleito de registro, à Resolução RDC nº 35, de 2010 e suas atualizações.

Art. 6º Fica proibido o registro de produtos saneantes na categoria "Esterilizante", para aplicação sob a forma de imersão, exceto nos seguintes casos:
  I – produtos para uso exclusivo em equipamentos que realizam esterilização por ação físico-química, devidamente registrados na ANVISA; ou
  II – produtos para uso exclusivo em dialisadores e linhas de hemodiálise devidamente registrados na ANVISA.

§ 1º Os produtos saneantes mencionados no inciso I deste artigo, devem conter, obrigatoriamente, em seu rótulo, no painel principal, a frase: "PRODUTO PARA USO EXCLUSIVO NO EQUIPAMENTO (nome do equipamento em letras maiúsculas), Reg. MS (nº do registro do equipamento)", e não podem apresentar a indicação de uso como desinfetante ou esterilizante por método manual.

§ 2º Os produtos mencionados no inciso II deste artigo devem conter, obrigatoriamente, em seu rótulo, no painel principal, a frase "PRODUTO PARA USO EXCLUSIVO EM DIALISADORES E LINHAS DE HEMODIÁLISE" e, quando também indicados como desinfetante de alto nível de máquinas de hemodiálise, devem conter, obrigatoriamente, em seu rótulo, no painel secundário, no item indicação de uso, a orientação de que a utilização do produto como desinfetante é exclusiva para máquina de hemodiálise.

§ 3º Os produtos saneantes indicados nos incisos I e II devem conter, obrigatoriamente, em seu rótulo, a indicação de tempo de contato com o equipamento, conforme comprovado por meio dos testes de eficácia frente aos microrganismos definidos na Resolução - RDC nº 35, de 2010 e suas atualizações.

CAPÍTULO II
DAS DISPOSIÇÕES FINAIS E TRANSITÓRIAS

Art. 7º As empresas detentoras de registro de produtos saneantes a serem categorizados como "Desinfetante de Alto Nível" ou "Desinfetante de Nível Intermediário" têm o prazo de até 1 (um) ano, a partir da data de publicação desse regulamento, para escoamento dos produtos com rótulos aprovados anteriormente a esta Resolução, como "Desinfetante Hospitalar para Artigos Semicríticos".

Art. 8º A inobservância dos prazos estabelecidos nos artigos 4º e 7º desta Resolução ensejará o cancelamento do registro, mediante devido processo administrativo, sem prejuízo de outras ações ou medidas pertinentes.

Art. 9º O descumprimento das disposições contidas nesta Resolução constitui infração sanitária, conforme disposições da Lei nº 6.437 de 20 de agosto de 1977, sem prejuízo das responsabilidades civil, administrativa e penal inerentes.

Art. 10 Fica revogada a Resolução de Diretoria Colegiada - RDC nº 33, de 16 de agosto de 2010.

Art. 11 Esta Resolução entra em vigor na data de sua publicação.

Os equipamentos usados, recondicionados, alugados e em comodato também estão sendo submetidos a uma nova resolução da ANVISA, que infelizmente a SOBED não foi convidada a participar e se encontra na fase de análise da consulta pública e em vias de ser publicada.[13]

CAPÍTULO I
DAS DISPOSIÇÕES INICIAIS

Seção I
Objetivo

Art. 1º Este Regulamento possui o objetivo de dispor sobre assuntos relacionados com os equipamentos sob regime de vigilância sanitária usados, recondicionados, alugados e em comodato.

Seção II
Abrangência

Art. 2º Para efeito deste Regulamento Técnico, serão considerados equipamentos sob regime de vigilância sanitária, inclusive suas partes e acessórios:
   I – os equipamentos com finalidade médica, odontológica, laboratorial, fisioterápica, utilizados direta ou indiretamente para diagnóstico, tratamento, reabilitação e monitoramento em seres humanos e
   II – os equipamentos com finalidade de embelezamento e estética.

Parágrafo único. Somente serão considerados equipamentos, sob regime de vigilância sanitária previstos neste artigo, os que sejam sujeitos a registro ou cadastramento junto à ANVISA, conforme os procedimentos previstos respectivamente na Resolução RDC ANVISA nº 185, de 22 de outubro de 2001 e Resolução RDC ANVISA nº 24, de 21 de maio de 2009, ou suas atualizações.

Seção III
Definições

Art. 3º Para efeito deste Regulamento Técnico serão adotadas as seguintes definições:
   I – equipamento usado: equipamento que foi posto em funcionamento e que se deseja pôr em funcionamento novamente, geralmente em outra localização ou estabelecimento e
   II – equipamento recondicionado: equipamento usado que tenha sido submetido a processo de restauração para colocá-lo em condições equivalentes de segurança e eficácia ao equipamento novo, incluindo ações de reparo, atualização de *software/hardware* e substituição de peças/partes defeituosas ou gastas por peças/partes originais.

CAPÍTULO II
DA PROIBIÇÃO

Art. 4º Ficam proibidos em todo o território nacional a importação, a comercialização, a troca, a doação, o recebimento em doação e a cessão de equipamento sob regime de vigilância sanitária usado, ressalvada a hipótese prevista no § 1º deste artigo.

§ 1º Somente poderão ser comercializados, doados, recebidos em doação, trocados ou cedidos os equipamentos usados, localizados no território nacional, que se submeterem ao recondicionamento, conforme critérios estabelecidos neste Regulamento.

§ 2º Inclui-se na proibição do *caput* deste artigo a importação de equipamento sob regime de vigilância sanitária que tenha sido submetido a procedimento de recondicionamento no exterior, e cujo último local de instalação, antes do recondicionamento, não tenha sido o Brasil.

CAPÍTULO III
DO RECONDICIONAMENTO

Art. 5º O recondicionamento, em território nacional, de equipamentos sob regime de vigilância sanitária usados, será permitido apenas para os equipamentos produzidos no país e os importados novos, observando-se os seguintes critérios:
   I – o equipamento deverá ter número de registro ou cadastro na ANVISA;
   II – o procedimento de recondicionamento não deverá alterar as especificações, indicação de uso, segurança, eficácia e demais características de projeto do equipamento registrado ou cadastrado na ANVISA;
   III – o recondicionamento deverá ser executado exclusivamente pelo fabricante do equipamento ou terceiro sob sua responsabilidade, observando-se estritamente o projeto original do equipamento;
   IV – a substituição e a reposição de peças/partes no equipamento, durante o processo de recondicionamento, deverão ser feitas apenas por peças/partes novas e originais aprovadas pelo fabricante;
   V – não será permitido o reaproveitamento de peças/partes de desmontagem de outros equipamentos;
   VI – o tempo de uso do equipamento destinado ao recondicionamento deverá estar dentro do tempo de vida útil, definido pelo fabricante;
   VII – o equipamento recondicionado deverá ser comercializado, doado ou cedido sempre acompanhado das suas instruções de uso e rotulagem e
   VIII – o equipamento recondicionado deverá ter as mesmas garantias e condições de segurança e eficácia de um equipamento novo.

§ 1º O fabricante deve definir o prazo máximo para recondicionamento do seu produto, observando o tempo de vida útil estabelecido no projeto original do equipamento.

§ 2º O fabricante deverá garantir o fornecimento de peças e partes para reposição, assistência técnica e insumos, quando aplicável, até o fim da vida útil declarada do equipamento recondicionado.

§ 3º No caso de equipamentos importados, caberá ao detentor do registro ou cadastro do produto na ANVISA avaliar, junto ao fabricante do equipamento no exterior, as condições necessárias para a realização do recondicionamento.

§ 4º. O detentor do registro ou cadastro do equipamento na ANVISA ficará responsável tanto pelos equipamentos novos, quanto pelos recondicionados colocados no mercado brasileiro e por assegurar todas as garantias.

Art. 6º O fabricante que deseje realizar recondicionamento de seus equipamentos deve inserir esta atividade dentro do seu Sistema da Qualidade (Boas Práticas de Fabricação para Produtos Médicos, definida na Resolução RDC ANVISA nº 59, de 27 de junho de 2000, ou sua atualização).

§ 1º O procedimento de recondicionamento deverá seguir os mesmos critérios de qualidade estabelecidos nas Boas Práticas de Fabricação definidas para o equipamento novo, no que couber.

§ 2º O fabricante deverá manter um registro histórico do produto para cada equipamento recondicionado, que poderá ser complementar ao registro histórico do produto do equipamento novo, incluindo a(s) data(s) do(s) recondicionamento(s) e todas as demais informações que garantam a manutenção da rastreabilidade do equipamento e seu processo produtivo.

§ 3º As inspeções e testes destinados ao equipamento recondicionado deverão minimamente ser as mesmas de um equipamento novo.

Art. 7º O equipamento recondicionado deverá ter afixada uma etiqueta indelével, complementar às rotulagens e etiquetas exigidas ao equipamento novo, incluindo:

I – razão(ões) social(is) e endereço(s) da(s) empresa(s) executora(s) e da responsável pelo recondicionamento;

II – data do último recondicionamento;

III – quantidade de recondicionamentos realizados;

IV – indicação de que se trata de um equipamento recondicionado e

V – tempo de vida útil pós-recondicionamento.

CAPÍTULO IV
DO ALUGUEL E COMODATO

Art. 8º O equipamento sob regime de vigilância sanitária, que se encontrar na modalidade de aluguel ou comodato, deverá ter assegurada a realização de manutenções preventivas e corretivas, de acordo com as determinações do seu fabricante, respeitando-se os critérios de substituição e reposição de peças/partes, calibrações e periodicidades das ações.

Parágrafo único. Para cada equipamento, a empresa responsável pela atividade de aluguel ou comodato deverá manter um registro histórico de todas as ações de manutenções corretivas e preventivas, realizadas no equipamento ao longo de sua vida útil, garantindo-se as condições de rastreabilidade.

Art. 9º O equipamento sob regime de vigilância sanitária, submetido à modalidade de comercialização por aluguel ou comodato, após suas sucessivas colocações em funcionamento, não deve ser tratado como equipamento recondicionado.

Art. 10 Somente poderão oferecer serviços de comodato e aluguel de equipamentos, sob regime de vigilância sanitária, as empresas legalizadas e com responsável técnico de nível superior, formalmente designado por seu conselho de classe para desempenhar atividades de gerenciamento e manutenção de equipamentos com aplicações médica, odontológica, laboratorial e fisioterápica.

Art. 11 Os equipamentos novos ou recondicionados, na forma deste Regulamento, deverão estar com seus registros ou cadastros válidos por ocasião de sua primeira colocação em funcionamento na modalidade de aluguel ou comodato.

Parágrafo único. Não será permitida a colocação de outras unidades em funcionamento após o vencimento do registro ou cadastro, além das que já se encontram alugadas ou em comodato.

Art. 12 Após o fim da vida útil estabelecida pelo fabricante, os equipamentos ainda em funcionamento deverão ser retirados do aluguel ou comodato e devidamente descartados na forma estabelecida no Capítulo VI deste Regulamento.

Art. 13 Para primeira colocação em funcionamento na modalidade de aluguel ou comodato fica proibido o uso de equipamento usado ou recondicionado em desacordo com este Regulamento.

CAPÍTULO V
DO USUÁRIO E SERVIÇO DE SAÚDE

Art. 14 O usuário ou serviço de saúde que desejar revender, ceder, trocar ou doar seu equipamento usado deverá entrar em acordo com o novo proprietário quanto a quem será o responsável por contatar o detentor do registro ou cadastro do produto com a ANVISA, para as providências de realização do recondicionamento.

§ 1º Em hipótese alguma o equipamento usado poderá ser posto em funcionamento nas instalações do novo proprietário sem ter passado pelo procedimento de recondicionamento, conforme critérios estabelecidos neste Regulamento.

§ 2º O proprietário do equipamento deverá garantir as manutenções e uso adequado do produto, possuindo registros das intervenções e manutenções realizadas no equipamento.

§ 3º O proprietário do equipamento deverá fornecer os registros das intervenções e manutenções realizadas no equipamento ao fabricante ou seu representante, para avaliação da possibilidade de realização do recondicionamento.

CAPÍTULO VI
DO DESCARTE FINAL

Art. 15 O equipamento usado que não puder mais ser utilizado, deverá retornar ao seu fornecedor, fabricante ou importador, para as providências de descarte adequadas, de acordo com a legislação vigente.

Parágrafo único. O equipamento importado, ao fim do seu uso, deverá retornar ao seu país de origem, sendo de responsabilidade do importador a devolução do equipamento ao seu fabricante.

CAPÍTULO VII
DAS DISPOSIÇÕES FINAIS E TRANSITÓRIAS

Art. 16 O descumprimento das disposições contidas nesta resolução e no regulamento por ela aprovado constituirá infração sanitária, nos termos da Lei nº 6.437, de 20 de agosto de 1977, sem prejuízo das responsabilidades civil, administrativa e penal cabíveis.

Art. 17 Fica revogada a Resolução da Diretoria Colegiada da ANVISA – RDC nº 25, de 15 de fevereiro de 2001.

Art. 18 Esta Resolução entra em vigor na data de sua publicação.

A nova RDC (Resolução da Diretoria Colegiada) de endoscopia, quando aprovada e publicada, trará maior clareza e objetividade nas avaliações e recomendações, para que os órgãos de vigilância sanitária avaliem os serviços de endoscopia com parâmetros mais objetivos, que vão equilibrar os custos operacionais nos diversos serviços. O fator mais importante nessa RDC é a grande preocupação com a segurança dos pacientes, desde a marcação até a alta médica do serviço, com possibilidades de rastreabilidade de materiais e pacientes.

As medidas sobre os saneantes (RDC 31), que já estão em vigor, passam a responsabilidade da eficácia e da utilização dos saneantes para as empresas produtoras, além do parecer dos fabricantes de endoscópios sobre a possibilidade de danos nos aparelhos. A RDC não proibiu o uso de nenhum saneante, no entanto existem exigências relacionadas com a eficácia e tempo de eliminação de vários microrganismos, para que se comercializem os produtos.

A comercialização dos aparelhos médicos recondicionados, usados, alugados ou em comodato, que está sendo normatizada por uma nova RDC da ANVISA, traz modificações radicais nas regras de comercialização dos equipamentos, com bastante rigor e dependência do proprietário do equipamento com os fabricantes. A medida, como apresentada, parece que trará um grande prejuízo para os proprietários de equipamentos, pois a comercialização e, mesmo a doação de equipamentos usados, é de dependência absoluta do fabricante.

A SOBED teve participação ativa nas RDCs de endoscopia e de saneantes, que propiciaram um resultado bastante satisfatório em relação ao início dos trabalhos em outubro de 2008, que apresentavam uma perspectiva de inviabilizar a endoscopia digestiva alta no país. Graças a um trabalho árduo da SOBED, coordenado pela Dra. Vera Mello, houve uma regressão do processo e uma finalização satisfatória para os serviços de endoscopia.

REFERÊNCIAS BIBLIOGRÁFICAS

1. Constituição da Republica Federativa do Brasil. 31. ed. São Paulo: Saraiva, 2003.
2. Brasil. *Código de defesa do consumidor.* Lei nº 8078 de 11 Set. 1990.
3. Brasil. *Código civil.* Lei nº10.406 de 10 Jan. 2002.
4. Geocze S. *Legislação e normas vigentes endoscopia digestiva diagnóstica e terapêutica.* Rio de Janeiro: Saraiva, 2005. p. 7-13, cap. 2.
5. Brasil. *Medidas para redução de ocorrências de infecções por mcr em serviços de saúde.* rdc 08 de 02-2009.
6. Brasil. *Regulamento técnico para planejamento, programação, elaboração e avaliação de projetos físicos de estabelecimentos assistenciais de saúde.* rdc 50 de 02-2002.
7. Brasil. *Resolução sobre sedação.* cfm 1670 de 07-2003.
8. Brasil. *Segurança e saúde do trabalho em estabelecimentos de saúde.* Norma reguladora nº 32. Ministério do Trabalho e Emprego de 11-2005.
9. Brasil. *Requisitos necessários ao funcionamento de serviços de endoscopia com vias de acesso ao organismo por orifícios exclusivamente naturais.* Consulta publica nº 30, ANVISA de 06-2011.
10. Brasil. *Indicação de uso de produtos saneantes na categoria "esterilizantes", para aplicação sob a forma de imersão, a indicação de uso de produtos saneantes atualmente caracterizados como "desinfetante hospitalar para artigos semicriticos".* rdc nº 31 ANVISA de 07-2011.
11. Brasil. *Regulamento técnico para produtos saneantes desinfetantes.* rdc nº 34 ANVISA de 08-2010.
12. Brasil. *Conservantes permitidos para produtos saneantes.* rdc nº 35 ANVISA de 06-2008.
13. Brasil. *Equipamentos sob regime de vigilância sanitária usados, recondicionados, alugados e em comodato.* Consulta Pública nº 34 ANVISA de 07-2011.

CAPÍTULO 4

CONSENTIMENTO INFORMADO NA ASSISTÊNCIA MÉDICA E O CONTRATO DE ADESÃO

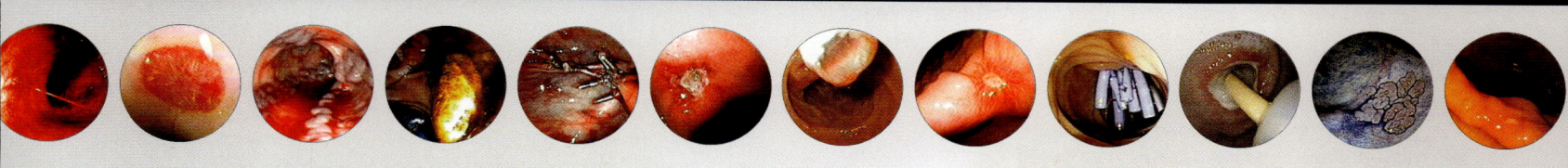

VERA HELENA DE AGUIAR FREIRE DE MELLO

INTRODUÇÃO

Nos últimos anos muito tem-se falado sobre Consentimento Informado. Os enfoques são variados assim como também o são os entendimentos de suas finalidades. Tem-se utilizado equivocadamente "Termo de Consentimento Informado" ou "Termo de Consentimento Livre e Esclarecido", à semelhança de contrato de adesão, e esse será um dos enfoques do presente trabalho, além daquele especialmente dirigido aos endoscopistas.

Em relação ao primeiro enfoque faz-se *mister* conceituar o que é um Contrato de Adesão e o que é o Consentimento informado na medicina, suas finalidades, as razões das suas existências e a que se destinam.

COMO PENSAM OS JURISTAS

Contrato de Adesão

O Contrato de Adesão surgiu num contexto socioeconômico e político marcado pelo desenvolvimento industrial no final do século XIX, início do século XX. O incremento mercantil, as contratações em massa e as necessidades da vida contemporânea colaboraram para a adoção de uma nova forma de contratação que fosse mais eficaz e ágil, modificando a estrutura jurídica até então existente.

Segundo Orlando Gomes, o Contrato de Adesão é "o negócio jurídico no qual a participação de um dos sujeitos sucede pela aceitação em bloco de uma série de cláusulas formuladas antecipadamente, de modo geral e abstrato, pela outra parte, para constituir o conteúdo normativo e obrigacional de futuras relações concretas".

Assim, as características formais do Contrato de Adesão são: bilateralidade, capacidade civil das partes, predisposição de cláusulas por quem oferece o produto ou serviço, chamada de predisponente, e adesão pela parte interessada, chamada de aderente.

A particularidade do Contrato de Adesão encontra-se no modo de formação, visto que uma das partes, a predisponente, preestabelece cláusulas que deverão ser aderidas pela outra parte, o aderente. Desse modo, não há negociações preliminares antes da feitura do contrato.

Esta espécie contratual tem como características materiais a generalidade das cláusulas e a extinção da fase de negociações preliminares. As cláusulas pré-dispostas deverão ser gerais, uniformes e abstratas. Isto quer dizer que o Contrato de Adesão é feito de maneira a repetir-se e, assim, facilitar as relações jurídicas contraídas em série.

Portanto, um dos sujeitos redige-as antecipadamente para sua utilização nas eventuais relações jurídicas que travará com pessoas indeterminadas. Quanto à proposta pode-se afirmar que o predisponente tem como objetivo um número indeterminado de aderentes, bem como a aceitação passiva dos mesmos às cláusulas. Para isso serve a uniformidade das cláusulas, visto que facilita ao predisponente uma maior agilidade nas relações jurídicas que pretende.

A uniformidade é uma exigência da racionalização da atividade econômica que ele se propõe a desenvolver. A parte aderente não poderá discutir as cláusulas, ou seja, terá que apenas aceitar o disposto ou ficar sem o produto ou serviço.

Não há negociações acerca do seu conteúdo. Neste momento, o livre consentimento é substituído pela adesão. Ou seja, o que ocorre é uma situação de desequilíbrio entre as partes, visto que a vontade de uma estará se sobrepondo à vontade da outra, haverá uma imposição de vontade. Já que o contratante não contribui para a formação das cláusulas do contrato e apenas aceita suas disposições. Como o aderente pretende aquele serviço ofertado pelo contratante, submete-se à aceitação em bloco do contrato predisposto.

Os sujeitos do Contrato de Adesão são: o predisponente no polo ativo, que será o que estabelece o conteúdo das condições preestabelecidas e, nas relações de consumo, será o fornecedor de serviço; e o aderente no polo passivo, que será quem adere as cláusulas preestabelecidas pelo outro, será aquele que ficará "subordinado às condições gerais de contratação estabelecidas pelo predisponente, devendo aceitá-las ou rechaçá-las", e nas relações de consumo será o consumidor, de acordo com os artigos 2 e 3 do Código do Consumidor.

Quando um paciente assina um Termo de Consentimento Informado, à semelhança de um contrato de adesão, o que acontece em incontáveis serviços de saúde, fica estabelecida uma relação de consumo entre o paciente e o profissional ou serviço médico. Esta relação está prevista no Código de Defesa do Consumidor, sendo o paciente o destinatário final do serviço, e o médico ou instituição médica o fornecedor do serviço.

Sabe-se que no ambiente hospitalar tem-se aconselhado a utilização da Medicina Defensiva como prática habitual nas relações entre médico-paciente. Esta prática consiste na assinatura pelo paciente de um documento que expõe de uma forma genérica e padronizada as contraindicações do tratamento, possíveis reações fisiológicas e riscos inerentes.

Ocorre que as situações descritas são as mesmas para todos os pacientes que assinam o termo, pois este se apresenta com o texto predefinido, ou seja, o mesmo conteúdo, para diversas pessoas que se submetem a tratamentos semelhantes.

O Termo de Consentimento Informado, da forma como tem sido utilizado na área assistencial, pode ser comparado a um Contrato de Adesão, visto que possuem características semelhantes, quais sejam: sujeito ativo e sujeito passivo na relação; capacidade civil das partes; ausência de coerção ou liberdade de aceitação; predisposição das cláusulas pelo fornecedor do serviço (médico ou hospital) a serem aderidas pelo paciente; manifestação de vontade do aderente (paciente) sumamente reduzida; uma parte predisponente, considerada forte, e outra aderente, considerada fraca; comprometimento da liberdade contratual.

A prática da Medicina Defensiva consiste, entre outras condutas, no uso do Termo de Consentimento Informado como um documento que supostamente isentaria o profissional de qualquer erro decorrente do tratamento por ele proposto. Esta prática tem como objetivo equiparar o Termo de Consentimento Informado à mesma natureza jurídica de um contrato de adesão, o que, conforme vimos, tal equiparação não procede.

Neste sentido, o incentivo a práticas defensivas decorre do entendimento da área médica de que, contemporaneamente, "o médico veja em todo o paciente um potencial inimigo que pode processá-lo a qualquer momento. Para evitar problemas, o médico deve usar todos os meios ao seu alcance, inclusive pedir exames desnecessários que possam salvaguardá-lo".

Contudo, o fornecimento de serviços médicos e hospitalares estão submetidos às regras de responsabilidade civil do Código de Defesa do Consumidor e do Código Civil. Os Artigos 186 e 187 do Código Civil dispõem sobre a responsabilidade civil de todo ser humano capaz que por ação ou omissão, negligência ou imprudência venha a causar dano à outra pessoa. Ainda, o Artigo 927 da mesma norma legal prevê a reparação de danos causados por ato ilícito.

O médico, segundo o Código de Defesa do Consumidor e o Código Civil, tem responsabilidade subjetiva, ou seja, responde pelo ato ou omissão que causar dano a outrem decorrente de culpa. Esta afirmação depreende-se da disposição de artigo de lei do Código de Defesa do Consumidor que dispõe que a responsabilidade pessoal dos profissionais liberais será apurada mediante a verificação de culpa. Sendo o médico profissional liberal responsabilidade subjetiva. No entanto o médico chefe de equipe médica terá responsabilidade solidária com sua equipe e o hospital. Esta solidariedade diz respeito à qualidade do serviço prestado pela equipe ou grupo de pessoas.

A relação que se estabelece entre o médico/hospital e paciente é uma obrigação de meio, e é através dela que se determina a quem cabe a prova da culpa. Neste caso caberá ao paciente provar a imprudência, imperícia ou negligência do profissional. Porém, tem-se admitido nos tribunais a inversão do ônus da prova, em vista de se tratar de relação de consumo. Caso ocorra, ao invés de o paciente provar a culpa do profissional, será o profissional que terá que provar que agiu com diligência.

Entretanto, como já referido, a prática da medicina defensiva incentiva os profissionais e estabelecimentos da área de saúde a munirem-se de termos de consentimento informado para que, em eventuais ações de reparação de danos, possam servir como meio probatório para defesa. Esta presunção contraria toda a finalidade do consentimento informado dirigido aos pacientes.

Consentimento informado

O Consentimento Informado consiste numa "decisão voluntária, realizada por uma pessoa autônoma e capaz, tomada após um processo informativo e deliberativo, visando à aceitação de um tratamento específico, sabendo da natureza dos mesmos, suas consequências e dos seus riscos".

O seu uso correto consiste em parte integrante da relação do médico/hospital com o paciente, que tem como objetivo informá-lo clara e suficientemente do procedimento diagnóstico ou terapêutico a que será submetido. Segundo Clotet, o consentimento informado é um direito moral dos pacientes e uma obrigação moral para os médicos e profissionais da área médica prestadores da assistência.

No âmbito do Direito Civil, fala-se em dever de informar que, por sua vez, consiste no dever que o prestador do serviço médico tem para com o paciente de informá-lo sobre o serviço que lhe será prestado de formas clara e específica.

Dessa forma, o dever de informar constitui uma etapa para se obter o consentimento informado, que vem a ser a aceitação do procedimento proposto pelo médico, ao paciente, após o devido processo de informação, comumente denominado de **processo de consentimento informado**.

Nesta linha, o legislador positivou o dever de informar no Código de Defesa do Consumidor que assegura em seus artigos 2°, 3°, 4°, 7°, 17 e 29 o direito à informação clara e adequada durante todas as fases da relação de consumo entre médico, hospital e paciente, no caso consumidor, fornecendo a ampla informação quanto ao diagnóstico e ao prognóstico, possibilitando a aceitação ou rejeição ao tratamento disponibilizado.

O princípio da autonomia da vontade presente no Código Civil, nos artigos 13 e 14, confere à pessoa humana o direito de dispor do próprio corpo. Existe, portanto, a necessidade de que a pessoa autorize os procedimentos a serem realizados em seu corpo. Consequentemente, pertencerá ao paciente a valoração sobre os procedimentos, riscos, desconfortos e benefícios da terapêutica a que será submetido, através das informações e esclarecimentos necessários, fornecidos pelo profissional que o levem a valorar se os riscos que poderá sofrer durante o procedimentos valem a aceitação do mesmo.

Por esse motivo, principalmente, é que o consentimento informado é obrigatório, sendo dispensável somente em casos de urgência ou atuação compulsória. Isto porque, nesses casos, a obtenção do consentimento é dificilmente conseguida, pois pode até mesmo ocasionar em prejuízos para o paciente. Nestas situações, recomenda-se que o processo de informação ocorra após o procedimento, explicando detalhadamente ao paciente o procedimento ou tratamento a que foi submetido.

Porém, como já afirmado anteriormente, antes do consentimento deve haver informação plena e efetiva, pois sem ela o Processo de Consentimento Informado é ineficaz. O consentimento se dará quando o paciente decidir pela autorização do procedimento ou terapêutica aconselhada pelo profissional.

Somente depois desse processo é que se dará a assinatura do Termo de Consentimento Informado, que documentará toda a informação fornecida pelo profissional e a autorização dada pelo paciente.

Isto porque o consentimento informado, para a Bioética, é um processo e não a simples assinatura de um termo. Este processo é construído na relação de confiança estabelecida entre o médico e o paciente, sendo um elemento indispensável nessa relação, que poderá vir ou não acompanhado de um termo assinado, o qual é constantemente denominado de termo de consentimento informado.

Algumas das características que deverão estar presentes durante o processo de consentimento informado são o respeito mútuo, o diálogo, a paciência e persistência na relação entre o médico e o paciente. Além disso, para que o processo seja válido, deverão ocorrer o fornecimento de informações pelo profissional, a compreensão por parte do paciente, a voluntariedade do mesmo para submeter-se ao procedimento e o consentimento propriamente dito.

Quanto à voluntariedade cabe explicar que a mesma se dá ao longo da tomada de decisões por uma pessoa, com a minimização de qualquer forma de constrangimento ou coerção. A vulnerabilidade do paciente, entendida de forma dinâmica, acaba por influenciar em seu consentimento.

A compreensão por parte do paciente se dará naturalmente depois de um processo informativo detalhado, fornecido pelo profissional médico, que deverá ouvir o paciente e responder aos seus questionamentos. Após a compreensão e avaliação do procedimento pelo paciente, este dará ou não seu consentimento. Sem o seu consentimento não poderá haver procedimento, em função do princípio da autonomia da vontade. Após cumpridas essas etapas, o profissional deverá elaborar um documento que contenha detalhadamente todo o procedimento a ser realizado, seus riscos, benefícios, enfim, toda a informação que já foi repassada ao paciente de forma clara e com linguagem acessível.

CONSENTIMENTO INFORMADO E O ENDOSCOPISTA

Este posicionamento jurídico sobre o Consentimento Informado, levando em consideração a conjuntura atual do atendimento médico no país, asfixiado pelo excesso de horas de trabalho, na maioria das vezes em más condições ou mesmo condições muito precárias, aliado, como regra geral, a remunerações aviltantes, transforma estas exigências legais, da forma como proposta, em quimeras.

Mas, por outro lado, nós profissionais da medicina, temos um compromisso moral e ético com nossos pacientes apesar das condições muitas vezes adversas. O que fazer então?

Não há uma fórmula mágica para resolver esta questão. Temos esse compromisso moral com os pacientes e também estamos subordinados às normas oriundas dos Conselhos de medicina, não existindo a possibilidade legal de desrespeitarmos o nosso Código de Ética, cuja base principal está nos direitos do paciente e é direito dos pacientes de serem esclarecidos sobre os atos médicos a que serão submetidos, sejam eles diagnósticos ou terapêuticos.

É válido e aconselhável termos um documento formal explicativo sobre o procedimento endoscópico a ser realizado e ofertado previamente ao contato com o médico. Neste deve ser evitada terminologia técnica. A linguagem deve ser o mais simples possível, de forma que seja inteligível para o maior número possível de pessoas, público-alvo do serviço. Jamais banalizar quaisquer dos procedimentos endoscópicos ou fazer promoção pessoal ou da equipe como se não fosse possível ocorrer complicações ou intercorrências relacionadas ou não com o ato endoscópico, sedação ou anestesia.

O conteúdo deve reafirmar o que foi orientado ao paciente, quando o agendamento foi realizado por telefone ou pessoalmente, e informações devem ser dadas sobre como o procedimento é realizado; suas principais finalidades; expectativa de recuperação da sedação ou anestesia; desconfortos e riscos mais comuns; vantagens e desvantagens sobre outros métodos alternativos existentes. Citar complicações ou intercorrências graves e incomuns, não nos parece uma política adequada, uma vez que enumerar poucas não será o bastante e enumerar todas será impossível.

Também é importante que o acompanhante seja envolvido neste processo formal no que diz respeito especialmente ao trajeto de retorno para o local de origem do paciente e o que fazer ou a quem recorrer para eventuais evoluções desfavoráveis ou inesperadas do mesmo após a alta médica. Estas informações do que é mais comum acontecer também precisam fazer parte deste folheto informativo ou em separado para o acompanhante. Mesmo para o paciente internado, que não terá alta no mesmo dia e independente da existência de algum contrato genérico com a instituição, orientação do que é esperado da evolução do paciente e eventuais complicações precisam ser fornecidas ao(s) acompanhante (s) presentes. Aos ausentes, restam apenas as mesmas informações da forma escrita, datadas e sob responsabilidade de entrega da enfermagem. Impossível prever todos os eventos que podem ocorrer após o atendimento médico e para estes demais casos, a boa vontade e o bom-senso da equipe de saúde envolvida devem direcionar para a melhor solução possível e se necessário ao judiciário.

A título de diretriz, como todos os procedimentos terapêuticos são precedidos por procedimentos diagnósticos, mesmo que revisionais, pode ser realizado um folheto informativo para cada grupo de procedimentos endoscópicos.

Como os atos terapêuticos endoscópicos derivam, via de regra, dos achados diagnósticos e durante o procedimento o paciente não se encontra em condições de exercer seu direito de concordância ou discordância, é conveniente que ele saiba antecipadamente, do exame a que irá se submeter, que esta possibilidade existe e tem a finalidade de tentar evitar nova intervenção, desnecessária na imensa maioria dos casos.

De outra forma, sem previsão de ato complementar, o exame precisaria ser suspenso, aguardar a recuperação do paciente, solicitar sua concordância e no caso positivo realizar o ato terapêutico ou mesmo diagnóstico (biópsias) em outra ocasião a ser agendada, já que não há garantias suficientes que o paciente, pós-sedação ou anestesia, independente das drogas usadas, possa exercer sua autonomia de forma plena. Os dados estatísticos de que dispomos, embora muito válidos, refletem as reações de amostras representativas, mas não necessariamente se presta ao ser humano individualizado.

Como formatar os "folhetos" explicativos

Para os endoscopistas que realizam apenas procedimentos endoscópicos diagnósticos, portanto exame visual e biópsias, o folheto explicativo se restringiria a eles. Para os profissionais que realizam outras terapêuticas eletivas passíveis de serem efetivadas no mesmo ato endoscópico, o folheto abrangeria os mesmos. Para os demais procedimentos terapêuticos passíveis de programação um folheto específico para cada um deles. Neste contexto é necessário realizar a ressalva para procedimentos em vias biliares e pâncreas, onde não se admite que o endoscopista não esteja preparado, seja por falta de treinamento suficiente seja por falta de materiais, a não realizar atos terapêuticos, quando o caso assim determinar. Para o caso de treinamento ainda insuficiente é obrigatória a presença de outro profissional capacitado que dê continuidade ao ato.

Continuando o processo do consentimento

Com as informações prestadas nos folhetos explicativos, um tempo precioso será poupado pelo endoscopista, mas ele é insuficiente para que todo o processo se complete. É necessário que o endoscopista, não seus auxiliares não médicos, converse com o paciente e complete ou explique dúvidas que cada paciente possa ter e posteriormente ao ato endoscópico não "ignore" o acompanhante.

O momento para tal é dependente de diversos fatores, que incluem desde a forma de ser do médico até sua formação profissional. Mas um momento que reputamos adequado, e profissionalmente correto, é durante a consulta de avaliação clínica do paciente que fará parte do prontuário, e este documento é obrigatório e previsto por Resolução do Conselho Federal de Medicina. É no momento da consulta que a verdadeira relação médico-paciente se estabelece, constituindo o "Padrão Ouro" do processo do consentimento informado.

Porém, o que todos os profissionais médicos deveriam saber é que um prontuário médico bem elaborado, que contenha todo o histórico e assistência prestada ao paciente, servirá também como prova em eventual defesa. Em determinadas situações, onde não ocorreu um devido processo informativo, ou ainda, quando o termo assinado foi mal elaborado, a utilização do prontuário como meio de defesa será mais benéfica do que a utilização do termo de um de consentimento informado assinado.

Para que o prontuário não seja um documento unilateral, todas as informações que o paciente possui sobre seu estado de saúde, seus hábitos, medicamentos que faz uso regular ou não devem ser manuscritas pelo próprio paciente ou acompanhante, no caso de incapaz, em ficha de avaliação clínica que pode ser previamente formatada pelo médico e/ou equipe, e após as respostas assinadas pelo paciente ou preposto. O endoscopista perguntará sobre a leitura e o entendimento do folheto explicativo, completará dados eventualmente não respondidos, esmiuçará sobre dados relevantes para o ato a ser realizado, verificará a pertinência de solicitar exames complementares e/ou avaliações clínicas de outras especialidades. Todas as informações colhidas e dados do exame físico necessários à segurança do procedimento devem ser anotados no prontuário que deverá também ser assinado pelo médico assistente ao final. Também devem ser anotadas eventuais complicações durante e após o procedimento, condutas tomadas, orientações fornecidas ao acompanhante e as condições de alta do paciente. A ficha de avaliação clínica, bem elaborada, para preenchimento do paciente ou acompanhante, facilita, agiliza e auxilia na documentação formal de todo o processo. A cada retorno do paciente bastará a atualização do seu estado de saúde em ficha específica especialmente preparada, medicamentos que esteja fazendo uso continuado ou não e demais cuidados já referidos quando do primeiro atendimento.

A ordem e o tempo de cada fase do processo do consentimento informado são dependentes do tipo de cada procedimento, das condições do paciente e das condições da instituição médica, onde o procedimento será realizado. Quando se tratar de colonoscopia, com preparo domiciliar, a recomendação é que todas as informações sejam fornecidas antes do preparo dos cólons, tanto por eventuais riscos do próprio preparo, como pela interferência direta sobre a autonomia do paciente pós-preparo. Atenção especial para os pacientes que se submeterão a procedimentos em vias biliares ou pâncreas em relação aos esclarecimentos e consulta prévia de avaliação. Também é importante salientar que para determinados pacientes e/ou procedimentos endoscópicos, o processo de esclarecimento não se encerra com a alta do paciente do serviço. O processo pode continuar e por este motivo, o paciente ou acompanhante precisa ter acesso facilitado ao médico ou equipe. Por último lembrar que o consentimento pode ser revogado parcialmente ou integralmente pelo paciente ou representante legal, para o caso de incapazes, a qualquer tempo.

Como o endoscopista ao final de cada procedimento formaliza um laudo que deverá ser entregue ao paciente, independente de ser ele próprio o médico assistente, este deve conter todas as informações do procedimento, registrando drogas utilizadas, suas dosagens e complicações não usuais. A tendência natural é omitir uma eventual depressão respiratória ou um episódio de broncospasmo, por exemplo. Havendo consequência posterior, o registro pode contribuir para o tratamento do paciente. Mesmo não havendo consequência posterior da complicação, o registro e o conhecimento do paciente sobre o fato servirão de alerta para atos médicos posteriores no mesmo paciente.

O que fazer com os considerados, sob o ponto de vista civil, incapazes?

A Lei 10.406/2002, que institui o Código Civil, em seu Capítulo I. Da Personalidade e da Capacidade – instrui, em seus artigos:

"Art. 3º São absolutamente incapazes de exercer pessoalmente os atos da vida civil:

I – os menores de dezesseis anos;

II – os que, por enfermidade ou deficiência mental, não tiverem o necessário discernimento para a prática desses atos;

III – os que, mesmo por causa transitória, não puderem exprimir sua vontade.

Art. 4º São incapazes, relativamente a certos atos, ou à maneira de os exercer:

I – os maiores de dezesseis e menores de dezoito anos;

II – os ébrios habituais, os viciados em tóxicos, e os que, por deficiência mental, tenham o discernimento reduzido;

III – os excepcionais, sem desenvolvimento mental completo;

IV – os pródigos."

Por outro lado, a Lei nº 8.069/1990 que dispõe sobre o Estatuto da Criança e do Adolescente Capítulo II. Do Direito à Liberdade, ao Respeito e à Dignidade – prevê:

"Art. 17 O direito ao respeito consiste na inviolabilidade da integridade física, psíquica e moral da criança e do adolescente, abrangendo a preservação da imagem, da identidade, da autonomia, dos valores, ideias e crenças, dos espaços e objetos pessoais."

Embora o Código Civil fixe 16 anos como idade abaixo da qual o menor é incapaz e como consequência necessita ser representado (pelo pai, mãe ou pessoa legalmente habilitada à função), ressalvadas as situações de emancipação, o Estatuto da Criança e Adolescente se estende nos direitos, o que, para efeito de atendimento médico, implica que a criança e o adolescente têm direito à informação sobre o procedimento médico indicado, mas a decisão de realizá-lo ou não cabe ao seu representante legal.

Para que a negativa do adolescente para um procedimento médico seja considerada é necessário estabelecer, por equipe multidisciplinar, o grau de discernimento e maturidade do adolescente. Nos impasses, o poder judiciário poderá decidir.

Há que se considerar ainda que o processo de consentimento informado, uma vez formatado, não é imutável. Na medida das necessidades detectadas nos questionamentos dos pacientes, nas deficiências observadas pela equipe de saúde envolvida e nos avanços da especialidade, revisões periódicas para adequação precisam ser efetivadas. A máxima a ser respeitada é que SEMPRE PODEMOS MELHORAR, porque o ser humano merece nosso respeito e consideração.

BIBLIOGRAFIA

Branco GLC. Responsabilidade civil por erro médico: aspectos. *Revista Síntese de Direito Civil e Processual Civil* 2000;4:128-51.

Brasil. Código Civil. Lei nº 10.406 de 10 jan. 2002.

Brasil. Código de Defesa do Consumidor. Lei nº 8.078 de 11 set. 1990.

Brasil. Código de Ética Médica – Conselho Federal de Medicina, 2010.

Clotet J, Francisconi CF, Goldim JR. *Consentimento informado e sua prática na assistência e pesquisa no Brasil*. Porto Alegre: EDIPUCRS, 2000. p. 13.

Clotet J. O consentimento informado nos Comitês de Ética em pesquisa e na prática médica: conceituação, origens e atualidade. *Bioética* 1995;3(1):51-59.

Fernandes CF, Pithan LH, O consentimento informado na assitência médica e o contrato de adesão. Uma perspectiva jurídica e bioética. *Rev HCPA* 2007;27:80.

Goldim JR. *Consentimento informado*. Acesso em: 15 Ago. 2006. Disponível em: <URL: http://www.ufrgs.br/bioetica/consinf.htm>

Goldim JR. O consentimento informado numa perspectiva além da autonomia. *Revista AMRIGS* 2002;46(3,4):109-16.

Gomes O. Contrato de adesão: condições gerais dos contratos. São Paulo, *Revista dos Tribunais* 1972;3.

Mandelbaum R. Contratos de adesão e contratos de consumo. São Paulo, *Revista dos Tribunais* 1996;158.

Marques CL. A responsabilidade dos médicos e do hospital por falha no dever de informar ao consumidor. *Revista dos Tribunais* 2004;827:11-48.

Meyers D. Reducing physician vulnerability to professional liability claims: what practices make a difference? *J Med Pract Manage* 2001 Jan.-Feb.;16(4):206-8.

Sanseverino PTV. *Responsabilidade civil no código do consumidor e a defesa do fornecedor*. São Paulo: Saraiva, 2002.

Silva MA. Em defesa de quem? Acesso em: 15 Ago. 2006. Disponível em: <http://www.cremesp.org.br/revistasermedico/nova_revista/corpo.php?MateriaId=53>

Trias OQ. *Materiales de bioética y derecho: bioética y consentimiento informado*. Barcelona: CEDECS, 1996. p. 169.

CAPÍTULO 5

ORIENTAÇÕES PRÉ E PÓS-EXAME ENDOSCÓPICO

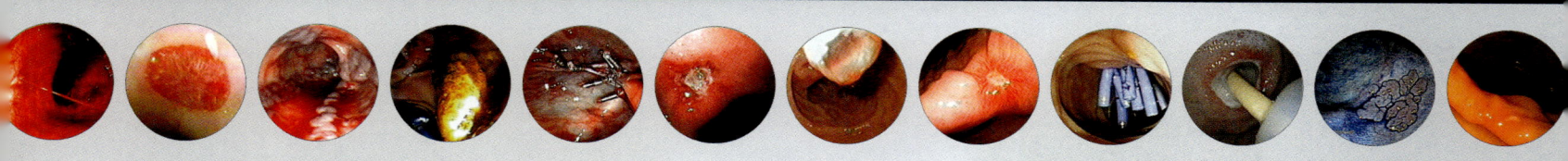

RICARDO RANGEL DE PAULA PESSOA ■ DANIEL DE PAULA PESSOA FERREIRA
FABRÍCIO DE SOUSA MARTINS ■ JEANY BORGES E SILVA

INTRODUÇÃO

O objetivo principal da preparação dos pacientes para endoscopia gastrointestinal é viabilizar um exame completo, preciso, confortável e seguro. Uma atitude tranquilizadora e confiante do examinador e do assistente técnico, aliado a um paciente calmo, informado e motivado, contribuem para um exame ideal.[1]

O preparo do paciente para a realização de procedimentos endoscópicos não se resume ao jejum e ao preparo intestinal. As orientações têm início no momento em que o procedimento é agendado, quando deve ser explicado ao paciente o modo de realização do procedimento, as alternativas existentes e suas possíveis complicações, a fim de que o mesmo tire suas dúvidas e torne-se apto à assinatura do consentimento informado. Em um segundo momento, é importante que o endoscopista proceda a uma avaliação minuciosa, atentando para detalhes dos exames clínico e físico, de modo a identificar fatores que possam levar a complicações, gerar a necessidade de antibioticoprofilaxia ou implicar na adequação do uso de anticoagulantes. É, também, fundamental monitorar o paciente adequadamente durante e após o procedimento. Nos parágrafos que se seguem discutiremos sobre essa etapa indispensável para o sucesso de qualquer procedimento endoscópico.

AVALIAÇÃO PRÉ-PROCEDIMENTO

A avaliação pré-procedimento do paciente visa a identificar os aspectos da história clínica e exame físico do paciente, além da história familiar, que poderiam afetar adversamente o resultado da sedação e do procedimento endoscópico a ser realizado.[2] Alguns pontos importantes desta avaliação são:

A) *Indicação precisa do procedimento:* além de evitar procedimentos mal indicados, a equipe pode programar-se melhor quanto aos acessórios que possam ser utilizados, tornando o procedimento mais objetivo e mais rápido.
B) *Comorbidades:* é fundamental informar-se quanto à presença de patologias cardiovasculares e renais, além de hepatopatias e distúrbios respiratórios como DPOC, estridores, roncos ou apneia do sono, entre outros. Assim, o operador pode identificar patologias sistêmicas que teriam repercussões no trato gastrointestinal, além de programar-se melhor para uma sedação mais adequada, prevenindo-se de possíveis intercorrências e identificando, inclusive, a necessidade de um anestesista.
C) *Medicamentos, reações adversas e alergias:* com o intuito de decidir por uma sedação mais adequada, prevenir intercorrências e verificar a necessidade de um anestesista.
D) *Sangramentos recentes:* com o objetivo de evitar complicações, principalmente quando se pretende realizar algum procedimento terapêutico, como ligadura elástica ou polipectomia. Deve ser indicada, em caso de suspeita de uma discrasia sanguínea, uma avaliação laboratorial.
E) *Cirurgias prévias:* algumas cirurgias mudam a anatomia do trato gastrointestinal e consequentemente alteram os achados do exame. Além disso, pode dificultar certos procedimentos, como por exemplo, gastrostomia em paciente que, se submeteu à cirurgia bariátrica prévia ou à realização de CPRE em paciente com anastomose em Y de *roux*.
F) *Procedimentos endoscópicos anteriores:* pode-se ter conhecimento de intercorrências ocorridas anteriormente e assim evitá-las, ou de patologias encontradas anteriormente que mereçam um controle ou acompanhamento.
G) *História familiar:* pode-se prever uma maior probabilidade de o paciente em questão ser acometido por uma patologia de caráter genético, sobretudo neoplasias, e com isso dar mais atenção às áreas mais acometidas, além de indicar, por si só, a realização de testes e procedimentos de *screening*.[3]

Além disso, é importante classificar o estado físico dos pacientes de acordo com a Sociedade Americana de Anestesiologia (Quadro 5-1). Os pacientes classificados como ASA classes I-III são candidatos à administração de sedação por um endoscopista.[2]

A assistência de um especialista em anestesia deve ser considerada para:[2]

A) Pacientes ASA classes IV e V que necessitam de sedação.
B) Procedimentos endoscópicos de emergência.
C) Procedimentos endoscópicos complexos como a colangiopancreatografia retrógrada endoscópica (CPRE), ultrassonografia endoscópica (USE), colocação de próteses no trato gastroin-

Quadro 5-1. Classificação ASA[2]

Classe	Descrição
I	O paciente é normal e saudável
II	O paciente tem a doença sistêmica leve que não limita suas atividades (p. ex., hipertensão arterial controlada ou diabetes controlado sem sequelas sistêmicas)
III	O paciente tem moderada ou grave doença sistêmica, que limita suas atividades (p. ex., angina estável ou diabetes com sequelas sistêmicas)
IV	O paciente tem doença sistêmica grave, que é uma potencial ameaça constante à vida (p. ex., grave insuficiência cardíaca congestiva, estádio final de falência renal)
V	O paciente é moribundo e está em risco substancial de morte dentro de 24 horas (com ou sem um procedimento)
E	Em adição à classificação ASA (I-V), qualquer paciente submetido a um procedimento de emergência é indicado pelo sufixo "E"

testinal, procedimentos terapêuticos complexos, como dissecção submucosa e, na maioria dos serviços de endoscopia, para a realização de colonoscopias.

D) Pacientes com história de reação adversa à sedação, abuso de álcool ou outras substâncias tóxicas, distúrbios neurológicos ou neuromusculares, não cooperativos ou com delírios e aqueles com resposta inadequada à sedação.

E) Procedimentos em grávidas, obesos mórbidos e crianças.

A preparação para endoscopia em pacientes pediátricos requer atenção às particularidades fisiológicas, bem como emocionais e psicossociais destes pacientes e dos pais ou tutores. Como no adulto, a avaliação pré-procedimento é essencial. A avaliação pré-sedação reduz as complicações da sedação profunda em crianças.[4]

A documentação da avaliação pré-procedimento deve ser confirmada antes do início da sedação e deve ser realizada em prontuário, com a finalidade de um melhor acompanhamento e de programar futuras abordagens endoscópicas, além de ser uma segurança a mais para os profissionais contra possíveis processos judiciais envolvendo tais procedimentos.[2]

Se essa avaliação pré-procedimento for realizada antes do exame agendado, uma breve revisão e reconfirmação são recomendadas antes de iniciar a sedação. Nome do paciente e procedimento a ser realizado devem ser confirmados por todos os presentes na sala durante um *time-out* antes da sedação.[2] Faz também parte dessa etapa checar a funcionalidade e presença dos instrumentos e acessórios endoscópicos, bem como os itens de segurança, como material para entubação, medicações de reanimação, oximetria e pressão arterial não invasiva.

TESTES LABORATORIAIS PRÉ-ENDOSCOPIA

Testes laboratoriais não são indicados rotineiramente para pacientes submetidos a procedimentos endoscópicos. Em casos particulares, no entanto, alguns exames podem ser adequados, se houver razão para acreditar que o resultado vai alterar a conduta do procedimento, incluindo a sedação, sobretudo quando programado algum procedimento terapêutico, com consequente maior risco de complicações, além de uma duração mais prolongada.[2]

Recomendações:[5]

1. Exames de rotina, como testes de coagulação sanguínea, radiografia de tórax, ECG, hemograma completo e outros exames laboratoriais, não são rotineiramente recomendados antes da realização de procedimentos endocópicos.
2. Durante a avaliação pré-endoscopia, todas as mulheres em idade fértil devem ser consultadas sobre a possibilidade de gravidez e, havendo a possibilidade, testes de gravidez deverão ser realizados.[3]
3. Principalmente antes de procedimentos mais complexos, deve-se avaliar individualmente a necessidade dos seguintes exames:
    A) *Estudos de coagulação:* presença de sangramento ativo conhecido ou clinicamente suspeito, distúrbios de coagulação, uso de medicações (anticoagulantes, antibioticoterapia prolongada), obstrução biliar prolongada, história de sangramento anormal (epistaxe, sangramento após procedimentos odontológicos), história de doença hepática, má absorção, desnutrição, ou outras condições associadas a coagulopatias adquiridas.
    B) *Radiografia de tórax:* pode ser cogitada em pacientes com história de tabagismo significativo, infecção do trato respiratório superior recente e doença cardiopulmonar grave ou descompensada, sobretudo quando em procedimentos mais complexos.
    C) *ECG:* comorbidades com repercussões cardiovasculares (arritmia, diabetes, hipertensão e distúrbios eletrolíticos), particularmente pacientes sintomáticos que serão submetidos a procedimentos invasivos e mais prolongados.
    D) *Hemograma completo:* quando na suspeita de anemia grave, com repercussões sistêmicas, ou para investigar infecções que possam levar a complicações hemodinâmicas. Para avaliar possíveis plaquetopenias em hepatopatas ou com deistúrbios hematológicos, sobretudo quando será realizado procedimento terapêutico, que por si são mais prolongados e com um maior risco de complicações.
    E) *Testes laboratoriais específicos:* para pacientes que sofrem de disfunções endócrinas, renais ou hepáticas significativas, ou que estejam fazendo uso de medicamentos que possam prejudicar essas funções.

CONSENTIMENTO INFORMADO

Com o advento da Constituição da República de 1988 e do Código de Defesa do Consumidor (Lei nº 8.078, de 1990), o médico não pode submeter o seu paciente a tratamento ou procedimento terapêutico sem antes obter seu consentimento[1]. Ele deve ser obtido e documentado antes do paciente ser medicado ou de realizar a preparação intestinal.[6,7]

O consentimento informado (CI), que presta relevante tributo ao direito à autodeterminação do paciente, é um fenômeno de consagração relativamente recente, mas de ampla aceitação no âmbito da saúde, por todo o mundo. Por meio da assinatura do CI, o paciente declara estar ciente da natureza da intervenção médica e dos correspondentes riscos, assumindo-os livremente.[6]

Dessa forma, o médico almeja, além do cumprimento de sua obrigação moral de informar tudo o que se passa com o seu paciente, proteger-se de eventual responsabilização civil em caso de insucesso no tratamento.[6]

Informações detalhadas sobre o consentimento informado poderão ser obtidas em capítulo dedicado exclusivamente a este item.

JEJUM

Os exames endoscópicos têm como um de seus objetivos a visualização da mucosa, com a devida proteção das vias aéreas, necessitando, portanto, que a cavidade gástrica esteja vazia, e para isso deve ser adotado um jejum antes da sua realização.

Os pacientes que irão submeter-se à maioria dos procedimentos endoscópicos sob sedação deverão realizar um jejum de 6 a 8 horas antes do procedimento. Este é o tempo necessário para que ocorra o esvaziamento gástrico antes da realização do exame. Alguns autores orientam que o paciente poderia tomar líquidos claros até 4 horas antes da realização de endoscopia digestiva alta.[8,9]

Os pacientes com diabetes, distúrbios motores ou mecânicos, que possam levar a um esvaziamento gástrico mais lento, devem ter seu jejum mais prolongado, devendo ficar em dieta líquida sem resíduos por cerca de 48 a 72 horas, e manter as 8 horas de jejum absoluto antes do exame.[10]

Nos pacientes em que o jejum não for suficiente para a limpeza gástrica, o resíduo poderá ser aspirado com o auxílio de uma sonda de grosso calibre.[11]

Para os pacientes pediátricos, a academia americana de pediatria recomenda para a realização de Endoscopia Digestiva Alta em menores de 6 meses, cerca de 4 horas de jejum; crianças de 6 meses a 1 ano necessitam 6 horas de jejum e para maiores de 3 anos deve-se proceder como nos adultos.[12]

Para a realização do exame de cápsula endoscópica, o jejum deverá ser modificado, podendo ser de 4 horas para o estudo do esôfago e mais prolongado para a visualização do delgado, cerca de 10 a 12 horas. Se o objetivo for o estudo do cólon via cápsula, o cólon deverá ser preparado, e o paciente deve ficar em jejum por cerca de 24 horas.[10]

PREPARO INTESTINAL

A precisão diagnóstica e terapêutica da colonoscopia depende da qualidade da preparação intestinal. A visualização inadequada da mucosa pode resultar em procedimentos incompletos, lesões não detectadas, prolongamento do exame, além de taxas de complicações potencialmente maiores.[13,14]

O método ideal de preparação intestinal deve associar eficácia, segurança, facilidade de administração, baixo custo e boa aceitação pelo paciente. Manitol e polietilenoglicol (PEG) são as soluções orais mais comumente utilizadas, cada uma com suas vantagens e desvantagens. Ambas as soluções realizam a limpeza do cólon quando adequadamente administradas. No entanto, cerca de 5-15% dos pacientes experimentam dificuldades em ingerir o volume necessário de preparo, especialmente quando se utiliza PEG, resultando numa preparação inadequada do intestino. O uso do fosfato de sódio (fosfossoda) é uma tentativa de melhorar a tolerância, já que um volume consideravelmente menor é necessário para obter um preparo intestinal tão eficaz quanto os demais.[15]

O manitol é um laxativo osmótico derivado da manose que, quando administrado por via oral em uma solução hipertônica (10% a 20%), não é absorvido pelo trato gastrointestinal. Para se conseguir um preparo intestinal adequado, deve-se ingerir um volume de 500 mL a 1 litro, num período de 1 hora,[16] associado a 250 mL de suco de frutas cítricas, 4 horas antes da realização da colonoscopia.[17] Esse grande volume de manitol ingerido em curto espaço de tempo e seu sabor excessivamente doce, causam náuseas e vômitos, dificultando a aceitação do paciente.[16] Em geral, para potencializar seu efeito catártico, é comum a prescrição de laxativos, como o bisacodil, na noite anterior ao exame. O uso de antieméticos, 30 minutos antes de iniciar a ingestão do manitol, é recomendado com o intuito de aumentar a tolerabilidade.[15]

Em um estudo comparativo entre as soluções de manitol, picossulfato de sódio e fosfatos monobásico e dibásico de sódio no preparo de cólon para colonoscopia concluiu-se que as três soluções estão associadas a distúrbios hidreletrolíticos, porém não associadas a sintomas ou efeitos colaterais relevantes, não interferindo na segurança de tais soluções.[17]

Vários estudos têm confirmado a eficácia e a segurança do manitol para colonoscopia e têm conseguido resultados excelentes em mais de 90% dos casos,[15] sendo ainda muito utilizado em vários centros no Brasil graças ao seu baixo custo e eficácia.[16]

Em virtude do risco de explosão durante a eletrocauterização, resultante da fermentação de manitol por bactérias intestinais, seu uso tem sido criticado e restrito em vários centros nos Estados Unidos e Europa,[15] no entanto, essa é uma complicação rara.[18] Uma abordagem alternativa para reduzir esse risco é a insuflação com um gás inerte, como dióxido de carbono em vez de ar.[18]

Uma recente revisão feita por Ladas,[18] de 1952 a 2006, identificou 20 casos de acidentes explosivos descritos na literatura médica: 11 (55%) foram durante a operação abdominal do cólon quando se fez a abertura da víscera, usando o bisturi elétrico, e nove (45%) foram durante a colonoscopia – 55,6% (5/9) foram usando o bisturi de argônio para hemostasia e em 44,4% (4/9) durante a polipectomia com eletrocautério. Em 45% dos casos, as explosões complicaram com perfurações assim distribuídas: em três das 11 operações abdominais; em duas das cinco hemostasias com argônio e em quatro das quatro polipectomias, uma delas, fatal. Vale ressaltar que, na maioria desses procedimentos, não foi feito o uso do manitol.

O preparo com PEG é osmoticamente neutro, reduzindo a possibilidade de causar distúrbios hidreletrolíticos e, consequentemente, tornando-o mais seguro. Por esse motivo é o mais utilizado nos centros médicos americanos e europeus. Para uma limpeza adequada dos cólons, é necessário um volume de solução maior do que o de manitol (cerca de quatro litros). Essa grande quantidade de volume dificulta o uso desse preparo para alguns pacientes, por exemplo idosos, sequelados de acidente vascular encefálico ou com distúrbios neurológicos e crianças.[15]

O fosfossoda apresenta ótimos resultados na preparação mecânica dos cólons, especialmente causado pelo pequeno volume utilizado. A maioria dos estudos que compara o PEG com o fosfossoda refere uma menor incidência de efeitos colaterais com o fosfossoda. As alterações hidreletrolíticas mais encontradas são hiperfosfatemia e hipocalcemia assintomáticas, devendo ser, dessa forma, evitado nas doenças renais. Há também maior retenção de sódio e perda de potássio, assintomáticos em alguns casos, no entanto, é aconselhável a sua não utilização em pacientes com insuficiência cardíaca ou cirrose com ascite.[15]

Em um estudo realizado em um hospital universitário de São Paulo, onde 80 pacientes foram prospectivamente randomizados para receber 750 mL de manitol a 10% ou 180 mL de solução de fosfossoda como preparo intestinal para colonoscopia eletiva, as duas soluções foram similares quanto à qualidade do preparo e incidência de efeitos colaterais. O menor volume necessário para o preparo com o fosfosoda foi relacionado com uma melhor tolerabilidade desta solução.[15]

O preparo intestinal ideal para *screening* na sigmoidoscopia flexível precisa ser rápido e fácil de ser utilizado, causando um mínimo de desconforto. O ideal é que seja realizado em casa, evitando-se sobrecarga de trabalho da enfermagem e congestionamento no setor de endoscopia. Os enemas são uma opção preferida, uma vez que limpam o intestino rapidamente e não necessitam de restrição de dieta.[19]

Quanto ao exame de cápsula endoscópica (CE), o paciente deve evitar comer alimentos sólidos na véspera e na manhã do exame. Para pacientes que utilizam narcóticos ou anticolinérgicos, é razoável suspender esses medicamentos antes do procedimento, pois podem prolongar o tempo de trânsito intestinal. A maioria dos centros recomendam uma dieta de líquidos claros no dia anterior ao exame, e dieta zero após meia-noite. Após a cápsula ser ingerida, os pacientes podem começar a tomar líquidos após 2 horas, e uma refeição ligeira após 4 horas. Além da preparação descrita anteriormente, algumas evidências sugerem que a limpeza do intestino delgado, utilizando preparos intestinais semelhantes ao utilizado para colonoscopia, melhora a qualidade da preparação, a sua visualização e reduz a incidência de lesões não detectadas. No entanto, a preparação ideal para a CE em intestino delgado é ainda discutível.[20] Um recente estudo piloto sobre a preparação intestinal colônica para a realização endoscópica concluiu que uma combinação de pequenas doses de PEG com pequeno volume de fosfossoda (45 mL), associado a quatro comprimidos de sene, resultou num adequado nível de limpeza dos cólons e a uma elevada taxa de excreção da cápsula.[21]

Para o exame de enteroscopia por via oral, medidas laxantes só devem ser realizadas em pacientes constipados ou com outros distúrbios que culminem em um trânsito retardado. Para o exame anal, os pacientes devem ser submetidos a preparo intestinal da mesma forma que para colonoscopia, em duas etapas, ou seja, devem tomar metade da solução de lavagem intestinal no dia anterior à enteroscopia e metade no dia da enteroscopia.[22]

ANTICOAGULANTES E ANTIPLAQUETÁRIOS

A terapia antitrombótica é usada para reduzir o risco de eventos tromboembólicos em pacientes com certas patologias cardiovasculares (p. ex.: fibrilação atrial e síndrome coronariana aguda), trombose venosa profunda (TVP), estados de hipercoagulabilidade ou endopróteses. As classes de drogas antitrombóticas com duração de ação e as rotas para a reversão são descritas no Quadro 5-2.[23]

Antes de realizar um procedimento endoscópico em pacientes que estejam fazendo uso de drogas antitrombóticas, o endoscopista deve considerar a real urgência do procedimento, os riscos de sangramento relacionados com a intervenção endoscópica, e os riscos de um evento tromboembólico relacionado com a interrupção da terapia antitrombótica. É com base nestes três principais fatores que o endoscopista deverá decidir pela conduta mais apropriada, quanto à suspensão ou manutenção do fármaco, realização ou adiamento do procedimento, necessidade de hospitalização do paciente, reversão de ação antitrombótica etc.[24]

A SOBED em sua diretriz considerou como procedimentos de alto risco de sangramento aqueles com probabilidade maior de 1% de hemorragia ou quando a complicação em questão não é facilmente tratada por terapêutica endoscópica (Quadros 5-3 e 5-4).[24]

É importante ter em mente que eventos tromboembólicos, que podem ocorrer com a retirada da medicação, podem ocasionar danos irreversíveis e, algumas vezes fatais, enquanto sangramentos após procedimentos de alto risco, apesar de mais frequentes em pacientes em terapia antitrombótica, raramente são associados à mortalidade ou à morbidadez.[23]

Em linhas gerais, uma vez classificado o risco de sangramento ligado ao procedimento endoscópico e o risco de tromboembolismo ligado à condição do paciente, a SOBED orienta a conduta a ser realizada de acordo com os Quadros 5-2 a 5-4 (Quadro 5-5).[24]

A SOBED alerta para o risco de graves complicações cardiovasculares relacionadas com a descontinuação do clopidogrel. Assim, recomenda que a suspensão não deverá acontecer sem contato prévio com o cardiologista do paciente. No caso de descontinuidade, clopidogrel deverá ser suspenso por, no máximo, 5 dias (Quadros 5-6 e 5-7).[24,25]

Em casos de procedimentos de urgência em pacientes em uso de terapia antitrombótica, algumas associações médicas recomendam que a varfarina seja mantida, e seja administrada vitamina K (10 mg EV lenta) em todos os casos de hemorragias graves ou com risco de vida. Além disso, o uso de plasma fresco congelado (PFC), ou concentrado de protrombina, ou fator VII recombinante deve ser considerado. Entretanto, outras vertentes, para evitar estados de hipercoagulabilidade com a administração de vitamina K em altas doses, pregam doses baixas de vitamina K (p. ex., 1-2 mg), com ou sem PFC.[23]

As opções para pacientes com sangramento com risco de vida ou grave e que fazem uso de agentes antiplaquetários incluem a suspensão do agente e/ou administração de plaquetas.[24]

Não existem dados prospectivos disponíveis para determinar o nível de INR necessário para a realização de terapia endoscópica segura e eficaz. Em um estudo recente em que 95% dos pacientes tinham INRs entre 1,3 e 2,7, a terapia endoscópica alcançou sucesso inicial em 94,7% (233/246) dos submetidos ao procedimento.[23,26]

Quadro 5-3. Divisão de procedimentos endoscópicos de acordo com os riscos de sangramento

Baixo risco	Alto risco
EGD com biópsia	Polipectomia
Colonoscopias com biópsia	Papilotomia ou esfincterotomia
Retossigmoidoscopia flexível com biópsia	Dilatações
CPRE sem esfincterotomia	EMR ou ESD
CPRE com colocação de prótese sem esfincterotomia	Gastrostomia endoscópica
Ecoendoscopia sem punções	Ablação de mucosa ou tumores
Enteroscopia	Ecoendoscopia com punções
Cápsula endoscópica	Tratamento de varizes
Colocação de próteses	Hemostasia endoscópica

EGD: esofagogastroduodenoscopia; CPRE: colangiopancreatografia retrógrada endoscópica; EMR: ressecção da mucosa endoscópica; ESD: dissecção da submucosa endoscópica.

Quadro 5-2. Antitrombóticos, suas classes e as rotas para reversão

Classe	Droga	Duração de ação	Reversão
Agentes antiplaquetários	Aspirina	10 dias	Transfusão de plaquetas
	AINHs	Variado	Transfusão de plaquetas
	Dipiridamol	2-3 dias	Transfusão de plaquetas
	Tienopiridina (Clopidogrel, ticlopidina)	3-7 dias	Transfusão de plaquetas ± desmopressina (em caso de overdose)
	Inibidores da GP IIb/IIIa (tirofiban, abciximab, eptifibatide)	Variado	Transfusão de plaquetas ± diálise (alguns são removidos com diálise em caso de overdose)
Anticoagulantes	Varfarina	3-5 dias	Plasma fresco congelado ± vitamina K (considerar sulfato de protamina)
	Heparina não fracionada	4-6 horas	Esperar ou considerar sulfato de protamina*
	Heparina de baixo peso molecular	12-24 horas	Esperar ou considerar sulfato de protamina*

AINH anti-inflamatórios não esteroidais; GP: glicoproteina.
*Atenção: pode causar hipotensão severa e anafilaxia.

Quadro 5-4. Condições de risco de eventos tromboembólicos

Baixo risco	Alto risco
Fibrilação arterial não valvular paroxística ou não complicada	Fibrilação atrial associada à doença valvular cardíaca, ICC, DM, HAS ou idade > 75 anos.
Trombose venosa profunda	Válvula mecânica mitral
Próteses valvular cardíaca biológica	Válvula mecânica cardíaca e evento tromboembólico prévio
Válvula mecânica aórtica	Evento coronariano recente (< 1 ano) ou múltiplos ou graves

ICC: insuficiência cardíaca congestiva; DM: diabetes melito; HAS: hipertensão arterial sistêmica.

Quadro 5-5. Pacientes em uso de agentes antiplaquetários

Risco de sangramento ligado ao procedimento	Conduta
Alto risco	Considerar descontinuidade da aspirina/AINHs 5-7 dias antes do procedimento, enquanto clopidogrel/ticlopidina 7-10 dias antes
Baixo risco	Não há necessidade de modificar o uso do medicamento

Obs.: A reinstalação de clopidogrel e ticlopidina poderá ser feita 24 horas após o procedimento.

Quadro 5-6. Pacientes em uso de varfarina

Risco de sangramento ligado ao procedimento	Risco de tromboembolismo	Conduta
Alto risco	Alto risco	Hospitalização três dias antes do procedimento
		Suspender varfarina, e quando INR ≤ 2, iniciar heparina intravenosa
		Realização do procedimento, quando INR ≤ 1,3
		Heparina deve ser descontinuada no mínimo 4 horas antes do procedimento
		O reinício da heparina vai depender da natureza do procedimento. Na maioria a reinstalação da heparina é recomendada 2-4 horas após o procedimento e continuada até INR atingir níveis terapêuticos (> 2)
		Varfarina poderá ser reiniciada após o procedimento
Alto risco	Baixo risco	Hospitalização não se faz necessária
		Suspender varfarina 3-4 dias antes e observar INR no dia da endoscopia para assegurar que está em níveis infraterapêuticos
Baixo risco	Alto ou baixo risco	Hospitalização não se faz necessária
		Manter doses habituais de varfarina
		Observar INR antes do procedimento; procedimentos endoscópicos podem ser realizados com INR < 2,5
		Procedimentos eletivos devem ser adiados com valores supraterapêuticos de INR

Quadro 5-7. Pacientes em uso de heparina de baixo peso molecular (HBPM)

Risco de sangramento ligado ao procedimento	Conduta
Risco alto	Suspender HBPM no mínimo 8 horas antes do procedimento
	Reinício da heparina deve ser individualizado
Risco baixo	Não há necessidade de modificar a prescrição do anticoagulante

Não há consenso quanto ao momento ideal do reinício da terapia anticoagulante após intervenções endoscópicas. Esta decisão depende das circunstâncias específicas de cada procedimento, bem como das indicações para a anticoagulação.[23]

ANTIBIOTICOPROFILAXIA

Teoricamente pode ocorrer translocação bacteriana durante os procedimentos endoscópicos, com passagem de microrganismos da flora endógena para a corrente sanguínea, através de traumatismos da mucosa. A bacteriemia resultante acarretaria em risco de infecção de tecidos remotos (p. ex.: endocardite infecciosa). O procedimento endoscópico também poderia resultar em infecções, quando um espaço ou tecido normalmente estéril é violado e contaminado por um acessório ou por injeção de contraste (p. ex.: colangite).[27] O objetivo da antibioticoprofilaxia associada à endoscopia digestiva é reduzir o risco de infecção iatrogênica.[28]

O risco de bacteriemia durante um procedimento endoscópico diagnóstico é extremamente baixo (0 - 8%) e dificilmente acarretaria em complicações infecciosas, visto que atividades cotidianas, como escovar os dentes e mastigar alimentos, portam riscos de bacteriemia bem mais elevados (20-68% e 7-51%, respectivamente).[27-29] Os patógenos mais comumente isolados são *S.viridans*, *S. Aureus* e *S. Epidermidis*.[29,30]

Apesar da escassez de estudos clínicos controlados, multicêntricos e randomizados, envolvendo a antibioticoterapia profilática em endoscopia, essa prática é recomendada em certos procedimentos endoscópicos associados a uma elevada incidência de infecção local ou complicações sépticas.[28]

Esclerose de varizes esofágicas

A esclerose de varizes esofagogástricas (EVE) é um procedimento associado à elevada taxa de bacteriemia transitória, dessa forma é recomendada a antibioticoprofilaxia nos pacientes com condições de elevado risco para endocardite infecciosa (portadores de prótese valvar, história prévia de endocardite infecciosa, prolapso de válvula mitral com regurgitação e *shunt* pulmonar-sistêmico) que se submeterão a este procedimento. Em situações de emergência, a identificação destas condições de risco nem sempre é fácil, no entanto, nunca se deve negligenciar esforço para identificá-las. Durante o primeiro ano após a colocação de uma prótese vascular sintética, indica-se a antibioticoprofilaxia em pacientes submetidos à EVE, uma vez que existe um risco de infecção da prótese pela bacteriemia transitória da EVE.[23,28]

Cirrose e hemorragia digestiva

Uma metanálise que incluiu oito estudos indicou um benefício significativo da profilaxia antibiótica na diminuição da incidência de infecções bacterianas e mortalidade em pacientes com cirrose que desenvolvem hemorragia digestiva. Com base nesses achados, as sociedades americana e brasileira de endoscopia digestiva indicam antibioticoterapia instituída na admissão para todos os pacientes com cirrose que são internados com sangramento do TGI.[31]

CPRE

A colangite e a sepse são conhecidas complicações da CPRE (colangiopancreatografia retrógrada endoscópica) e ocorrem em até 0,5-3% dos casos.[32,33] Embora a profilaxia possa reduzir a incidência da bacteriemia associada ao procedimento, estudos controlados não demonstraram benefícios do uso do antibiótico para prevenção da colangite.[34] Fundamentada em estudo que mostrou uma associação da drenagem incompleta da via biliar pós-ERCP a 91% dos casos de sepse, a Sociedade Americana de Endoscopia Digestiva recomenda a antibioticoprofilaxia antes da CPRE em paciente com obstrução biliar confirmada ou suspeita, quando exista uma possibilidade maior de drenagem incompleta, como nos casos de portadores de colangiocarcinomas hilares e na colangite esclerosante primária. Em caso de drenagem incompleta a continuação do uso do antibiótico após o procedimento é recomendada. Uma exceção é feita nos pacientes com estenose biliar pós-transplante, quando é pregada a continuação do antibiótico após a CPRE, mesmo quando se consegue uma drenagem completa.[27]

Gastrostomia endoscópica percutânea

Os pacientes que são submetidos à gastrostomia endoscópica são frequentemente vulneráveis a infecções decorrentes da idade elevada, da imunossupressão, das enfermidades associadas e do estado nutricional comprometido. Uma revisão sistemática de ensaios clínicos controlados e randomizados divulgada pela Cochrane, que incluiu um total de 1.100 pacientes, mostrou uma redução da incidência de infecção periostomal em consequência do uso de antibiótico antes do procedimento.[35] Com base nesses resultados, as sociedades brasileira e americana de endoscopia digestiva indicam a antibioticoprofilaxia para a gastrostomia endoscópica percutânea.[27,28]

Punção (FNA) por USE

A antibioticoterapia profilática com uma Fluoroquinolona, mais comumente a ciprofloxacina, está indicada nas punções de lesões císticas do TGI guiadas por Ultrassonografia Endoscópica. O antibiótico deve ser continuado até 3 a 5 dias após o procedimento (Quadro 5-8).[27,28]

Esquemas de antibioticoterapia profilática recomendados pela SOBED:[27,28]

Endocardite bacteriana
1. Amoxicilina 2 g, via oral, IM ou EV, 1 h antes do procedimento ou 50 mg/kg para crianças); cefalexina ou cefadroxil (2,0 g ou 50 mg/kg), 1 h antes do procedimento.
2. Alérgicos à penicilina: clindamicina (600 mg ou 20 mg/kg), 1 h antes do procedimento.

Colangiografia endoscópica: obstrução biliar e lesões císticas do pâncreas
1. Ampicilina 2 g e gentamicina 1,5 mg/kg (até 120 mg), 30 min antes do procedimento.
2. Alérgicos à penicilina: vancomicina 1 g EV, ou ciprofloxacina 750 mg VO, 30 min antes do procedimento.

Gastrostomia endoscópica percutânea
1. Cefazolina 1 g EV, 30 min antes do procedimento.
2. Cefotaxima 2 g EV, 30 min antes do procedimento.

Cirrose e hemorragia digestiva
1. Ceftriaxona durante 7 dias.
2. Alérgicos à cefalosporinas: norfloxacino 400 mg VO ou ciprofloxacino 400 mg EV, durante 7 dias.

Escleroterapia de varizes esofágicas
1. Ampicilina 2 g e gentamicina 1,5 mg/kg (até 80 mg), 30 min antes do procedimento, seguido de amoxicilina 1,5 g VO, 6 h após o procedimento.
2. Alérgicos à penicilina: substitui-se a ampicilina por vancomicina 1 g EV.

Punção (FNA) por use
1. Fluoroquinolona (Ciprofloxacina 400 mg) EV, 30 min antes do procedimento e continuada por mais 3 a 5 dias.

MEDICAÇÃO E SEDAÇÃO

Analgesia e sedação

A sedação e analgesia são importantes componentes para o exame endoscópico. Mais de 98% dos endoscopistas nos Estados Unidos administram sedação durante a endoscopia do trato gastrointestinal. O seu objetivo principal é reduzir a ansiedade e desconforto do paciente, consequentemente melhorando a satisfação e tolerabilidade ao procedimento. Ademais, minimiza o risco de danos físicos ao paciente durante o exame, além de possibilitar ao endoscopista um ambiente ideal para uma análise mais aprofundada do exame. Apesar de seus benefícios, a sua utilização ainda apresenta problemas, pois atrasa a recuperação do paciente e, consequentemente, a sua alta pós-exame, aumenta o custo do procedimento e o risco de complicações cardiorrespiratórias. Apesar dessas últimas considerações, o uso da sedação durante a endoscopia é crescente em todo o mundo.[2]

A sedação pode ser definida como uma depressão no nível de consciência induzida por drogas. Quatro estádios de sedação têm sido descritos como mostra o Quadro 5-9.[2,9]

Embora muitos pacientes tolerem a endoscopia com sedação, alguns necessitam de sedação profunda. O conhecimento do perfil farmacológico dos agentes de sedação é necessário para maximizar com precisão o nível desejado de sedação. No entanto, os indivíduos diferem na sua resposta à sedação, e a depressão do nível de consciência induzida pode ser mais profunda que o previsto. Os profissionais devem possuir habilidades necessárias para o manejo dessas situações.[2]

Avaliar a ansiedade do paciente pré-procedimento e sua tolerância à dor, além das considerações já citadas no item "Avaliação pré-procedimento", é importante para obter uma sedação ideal. Também são relevantes os fatores relacionados com o procedimento, como o grau de invasão, desconforto e duração. As drogas mais utilizadas para sedação em endoscopia são os benzodiazepínicos e opioides.[2,9] Detalhes sobre as drogas utilizadas na sedação e analgesia, bem como seus antagonistas, estarão presentes em capítulo dedicado exclusivamente para tal.

Procedimentos endoscópicos sem sedação

Pacientes selecionados podem ser capazes de realizar procedimento endoscópico sem sedação. O pequeno diâmetro dos endoscópios (menos de 6 mm) pode melhorar a tolerabilidade da endoscopia

Quadro 5-8. Indicações de antibioticoprofilaxia em procedimentos endoscópicos

Condição clínica	Procedimento endoscópico	Objetivo da prevenção	Indicação de profilaxia	Grau de recomendação
Patologia cardíaca	Qualquer procedimento	Endocardite infecciosa	NÃO	1C
Obstrução biliar	CPRE com drenagem completa	Colangite	NÃO	1C
Obstrução biliar	CPRE com drenagem incompleta	Colangite	SIM	2C
Coleção pancreática COM comunicação para ducto	CPRE	Infecção do cisto	SIM	3D
Coleção pancreática SEM comunicação para ducto	Drenagem transmural	Infecção do cisto	SIM	3D
Lesão sólida do TGI superior	Punção (FNA) por USE	Infecção local	NÃO	1C
Lesão sólida do TGI inferior	Punção (FNA) por USE	Infecção local	Dados insuficientes	Avaliar caso a caso
Lesão cística	Punção (FNA) por USE	Infecção local	SIM	1C
Todos os pacientes	Gastrostomia	Infecção periostomal	SIM	1A
Cirrose com hemorragia digestiva	Qualquer procedimento	Redução da mortalidade por prevenir infecção	SIM	1B
Prótese vascular	Qualquer procedimento	Infecção local	NÃO	1C
Prótese articular	Qualquer procedimento	Infecção local	NÃO	1C

(Quadro adaptado das diretrizes da ASGE e SOBED)

Quadro 5-9. Níveis de sedação e analgesia[2]

	Leve	Moderada/analgesia	Profunda/analgesia	Anestesia geral
Vias aéreas	Resposta normal a estímulos verbais	Resposta a estímulos verbais ou táteis	Resposta a estímulos repetidos ou dolorosos	Ausência de resposta, mesmo com estímulos dolorosos
Ventilação espontânea	Não afetada	Nenhuma intervenção necessária	Intervenção pode ser necessária	Intervenção muitas vezes necessária
Função cardiovascular	Não afetada	Normalmente mantida	Normalmente mantida	Pode ser prejudicada

digestiva alta, quando a sedação não é utilizada. Em geral, o anestésico tópico é usado durante este tipo de procedimento.[36]

Pacientes mais velhos, homens, aqueles menos ansiosos, que já foram submetidos ao procedimento anteriormente, ou pacientes sem história de dor abdominal podem ter melhor tolerância à endoscopia digestiva alta ou colonoscopia com pouca ou nenhuma sedação. Para os procedimentos realizados sem sedação, os tipos de monitoramento devem ser individualizados, no entanto a preparação deve ser a mesma descrita nos casos com sedação.[36]

Anestesia tópica

A anestesia tópica *spray* da faringe, com lidocaína, tetracaína ou benzocaína, é muitas vezes utilizada para fins de anestesia durante a endoscopia digestiva alta. O uso da anestesia local em conjunto com sedação intravenosa está ligado à maior tolerância do paciente. Contudo, associa-se a vários efeitos adversos graves, incluindo aspiração, reações anafiloides e metemoglobinemia.[37]

Sedação e analgesia na gravidez

A endoscopia pode ser realizada com sedação e analgesia durante a gravidez, com as devidas precauções, como uso da menor dose eficaz, evitar medicamentos desnecessários e uso preferível de medicamentos FDA categoria B. Medicamentos utilizados para sedação e analgesia durante a gravidez incluem meperidina (categoria B), fentanil (categoria C), midazolam (categoria D), lidocaína (categoria B), propofol (categoria B) e Ketamina (categoria B).[37]

Outras medicações

O uso da simeticona antes de endoscopia digestiva alta reduz significativamente a quantidade de bolhas de ar e a visibilidade durante o procedimento, proporcionando uma avaliação mais precisa da mucosa e também diminuindo a duração do procedimento.[38]

AVALIAÇÃO PÓS-PROCEDIMENTO

Após a conclusão do procedimento endoscópico, os pacientes que receberam sedação intravenosa necessitam de observação e monitoramento até que estes se recuperem dos efeitos dos sedativos. A decisão de alta deve ser tomada com base nos níveis de consciência, parâmetros hemodinâmicos, oxigenação e dor/desconforto, que devem ser avaliados em intervalos regulares e registrados até estas medidas retornarem aos valores basais. Pacientes que receberam naloxona e/ou flumazenil requerem um monitoramento mais prolongado (até 2 horas). A duração do efeito para esses agentes é mais curta do que os opioides e benzodiazepínicos, consequentemente, há um risco de ressedação e instabilidade cardiopulmonar.[2]

Critérios padronizados devem ser usados para avaliar a recuperação da sedação. Todos os pacientes devem receber instruções verbais e escritas, descrevendo dieta, atividades, medicações e acompanhamento de avaliações a serem seguidas após o procedimento. Um número de telefone de contato, com disponibilidade de 24 horas/dia, de uma pessoa responsável pelo serviço de endoscopia, deve ser fornecido a todos os pacientes, para o caso de uma complicação relacionada com o procedimento endoscópico, e uma pessoa responsável pelo paciente deve acompanhá-lo até sua casa.[2]

REFERÊNCIAS BIBLIOGRÁFICAS

1. Faigel DO et al. Preparation of patients for gi endoscopy. *Gastrointest Endosc* 2003;57(4):446-50.
2. Cohen LB et al. AGA Institute review of endoscopic sedation. *Gastroenterology* 2007;133:675-701.
3. Valdez R et al. Family history in public health practice: a genomic tool for disease prevention and health promotion. *Ann Rev Public Health* 2010;21(31):69-87.
4. Lee KK et al. Modifications in endoscopic practice for pediatric patients. *Gastrointest Endosc* 2008;67(1):1-9.
5. Jargo JJ et al. Position statement on routine laboratory testing before endoscopic procedures. *Gastrointest Endosc* 2009;70(6):1053-58.
6. Godinho AM, Lanziotti LH, Moraes BS. Termo de consentimento informado: a visão dos advogados e tribunais. *Rev Bras Anestesiol* 2010;60(2):207-14.
7. Zuckerman MJ et a. Informed consent for GI endoscopy. *Gastrointest Endosc* 2007;66(2):213-17.
8. Gabel A, Muller S. Aspiration: a possible severe complication in colonoscopy prepation of elderly people by orthograde intestine lavage. *Digestion* 1999;60:284-85.
9. Practice guidelines for sedation and analgesia by non-anesthesiologists. A report by the American Society of Anesthesiologists Task Force on Sedation and Analgesia by Non-Anesthesiologists. *Anesthesiology* 1996 Feb.;84(2):459-71. PubMed PMID: 8602682.
10. Zaterka S, Natan Eisiig J. *Tratado de gastroenterologia – Da graduação a pos graduação*. Sao Paulo. Atheneu, 2011.
11. Preparation of patients for gastrointestinal endoscopy. American Society for Gastrointestina Endoscopy. *Gastrointest Endosc* 1998 Dec.;48(6):691-94. PubMed PMID: 9852476.
12. Hassall E. Requirements for training to ensure competence of endoscopists performing invasive procedures in children. *J Pediatr Gastroenterol Nutr* 1997;24(3):345-47.
13. Athreya PJ et al. Achieving quality in colonoscopy: bowel preparation timing and colon cleanliness. *ANZ J Surg* 2011;81:261-65.
14. Radaelli F, Meucci G, Imperiali G et al. High-dose senna compared with conventional PEG-ES lavage as bowel preparation for elective colonoscopy: a prospective, randomized, investigator-blinded trial. *Am J Gastroenterol* 2005;100(12):2674-80.
15. Habr-Gama A et al. Bowel preparation for colonoscopy: comparison of mannitol and sodium phosphate. Results of a prospective randomized study. *Rev Hosp Clin São Paulo* 1999;54(6):187-92.
16. Müller S et al. Randomized clinical trial comparing sodium picosulfate with mannitol in the preparation for colonoscopy in hospitalized patients. *Arq Gastroenterol* 2007;44(3):244-49.
17. Miki Jr P et al. Comparison of colon-cleansing methods in preparation for colonoscopy - Comparative efficacy of solutions of mannitol, sodium picosulfate and monobasic and dibasic sodium phosphates. *Acta Cir Bras* 2008;23:108-11.
18. Ladas SD, Karamanolis G, Ben-Soussan E. Colonic gas explosion during therapeutic colonoscopy with electrocautery. *World J Gastroenterol* 2007;13(40):5295-98.
19. Atkin WS et al. Single blind, randomised trial of efficacy and acceptability of oral Picolax versus self administered phosphate enema in bowel preparation for flexible sigmoidoscopy screening. *BMJ* 2000;320:1504-9.

20. Leighton JA, Shiff AD. Capsule endoscopy: ways to avoid missing lesions and to optimize diagnostic yield. *Tech Gastrointest Endosc* 2006;8:169-74.
21. Spada C *et al.* A new regimen of bowel preparation for PillCam colon capsule endoscopy: a pilot study. *Dig Liver Dis* 2011;43(4):300-4.
22. May A. How to approach the small bowel with flexible enteroscopy. *Gastroenterol Clin N Am* 2010;39:797-806.
23. Anderson MA, Ben-Menachem T, Gan SI *et al.* ASGE Standards of Practice Committee. Management of antithrombotic agents for endoscopic procedures. *Gastrointest Endosc* 2009 Dec.;70(6):1060-70. Epub 2009 Nov 3. PubMed PMID: 19889407.
24. Judite Dietz, Fábio Segal, Lix Alfredo de Oliveira *et al.* Comissão de Diretrizes da SOBED. *Conduta em procedimentos endoscópicos digestivos na vigência terapêutica com anticoagulantes e/ou agentes antiplaquetários*. Projeto diretrizes – SOBED, 2008.
25. Eisen GM, BaronTH, Dominitz JA *et al.* Guidelines on the management of anticoagulaion and antiplatelet therapy for endoscopic procedures. *Gastrointest Endosc* 2002;55:775-79.
26. Wolf AT, Wasan SK, Saltzman JR. Impact of anticoagulation on re-bleeding following endoscopic therapy for nonvariceal upper gastro- intestinal hemorrhage. *Am J Gastroenterol* 2007;102:290-96.
27. ASGE. Antibiotic prophylaxis for GI endoscopy. *Gastrontest Endosc* 2008;67;791-98.
28. Sá C, Nascimento T, Moreira Filho A *et al.* Comissão de Diretrizes da SOBED. *Profilaxia com antibioticoterapia para pacientes de risco submetidos à endoscopia gastrointestinal*. Projeto Diretrizes – SOBED, 2008.
29. Wilson W, Taubert KA, Gewitz M *et al.* Prevention of infective endocar- ditis: guidelines from the American Heart Association: a guideline from the American Heart Association Rheumatic Fever, Endocarditis, and Kawasaki Disease Committee, Council on Cardiovascular Disease in the Young, and the Council on Clinical Cardiology, Council on Cardio- vascular Surgery and Anesthesia, and the Quality of Care and Out- comes Research Interdisciplinary Working Group. *Circulation* 2007;116:1736-54.
30. Isabelle MC. Latrogenia em endoscopia. Parte II. *GE-J Port Gastroenterol* 2006;13:26-39.
31. Soares-Weiser K, Brezis M, Tur-Kaspa R *et al.* Antibiotic prophylaxis for cirrhotic patients with gastrointestinal bleeding. *Cochrane Database Syst Rev* 2002:CD002907.
32. Deviere J, Motte S, Dumonceau JM *et al.* Septicemia after endoscopic retrograde cholangiopancreatography. *Endoscopy* 1990;22:72-75.
33. Masci E, Toti G, Mariani A *et al.* Complications of diagnostic and ther- apeutic ERCP: a prospective multicenter study. *Am J Gastroenterol* 2001;96:417-23.
34. Niederau C, Pohlmann U, Lubke H *et al.* Prophylactic antibiotic treat-ment in therapeutic or complicated diagnostic ERCP: results of a ran- domized controlled clinical study. *Gastrointest Endosc* 1994;40:533-37.
35. Lipp A, Lusardi G. Systemic antimicrobial prophylaxis for percutaneous endoscopic gastrostomy. *Cochrane Database of Systematic Reviews* 2006:CD005571.
36. Lichtenstein DR *et al.* Sedation and anesthesia in GI endoscopy. *Gastrointest Endosc* 2008;68(5):815-26.
37. Cappell MS. Sedation and analgesia for gastrointestinal endoscopy during pregnancy. *Gastrointest Endosc Clin N Am* 2006;16:1-31.
38. Ahsan M *et al.* Simethicone for the Preparation before esophagogastroduodenoscopy. *Diagnostic Therapeutic Endosc* 2011;2011:1-4.

CAPÍTULO 6

ENSINO EM ENDOSCOPIA

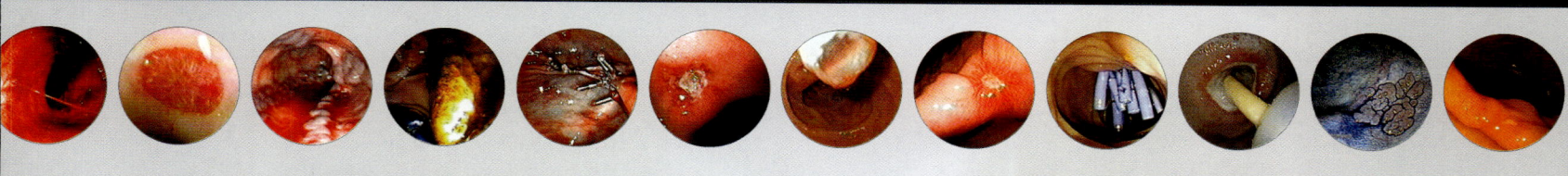

CARLOS ALBERTO CAPPELLANES

INTRODUÇÃO

O controle da qualidade, a eficiência do tratamento e a utilização dos avanços, tanto no campo científico quanto no técnico, são tópicos importantes da medicina clínica atual.

A utilização da endoscopia digestiva, que mudou os rumos da gastroenterologia no campo diagnóstico nos fins dos anos 1960, apresentou uma grande expansão, nas últimas décadas, principalmente no campo terapêutico, tendo os procedimentos minimamente invasivos, propiciados por esse método, avançado de maneira extraordinária.

Esse avanço trouxe consigo um número ilimitado de profissionais médicos interessados em atuar no campo da endoscopia digestiva o que fez com que, ao longo do tempo, surgisse uma grande oferta de "estágios" na especialidade, denominados estágios de especialização. Essa modalidade de aprendizado vem sendo procurada por médicos recém-formados que não obtiveram êxito nos concursos de residência médica tanto na especialidade quanto em outras, como também por colegas que desejam mudar de especialidade no decorrer de sua vida profissional. Os indivíduos que atendem esse tipo de aprendizado são submetidos a treinamentos de acordo com critérios do próprio ofertante sem qualquer diretriz. Isso trouxe consigo sérios problemas técnicos e éticos, fazendo com que a curva de aprendizado desses indivíduos seja atualmente tema de debate sobre padrões de treinamento.

A Sociedade Brasileira de Endoscopia Digestiva (SOBED), já há alguns anos, tem estimulado a formação de programas de residência médica em endoscopia, programas esses alinhados com as exigências da Comissão Nacional de Residência Médica. Contudo, o número atual de vagas disponíveis nesses programas não consegue contemplar todos os médicos que procuram treinamento na especialidade. Isso fez com que a SOBED também estimulasse a formação de Centros de Ensino e de Treinamentos, atividade essa regulamentada pela Comissão de Centros de Ensino e de Treinamentos da Sociedade.

Definiram-se, então, como Centro de Ensino e Treinamento da SOBED serviços hospitalares destinados à assistência à saúde em endoscopia digestiva que possuam programas pedagógicos de ensino e aprendizagem, em nível de pós-graduação *lato sensu*, voltados para a capacitação plena do profissional médico para atuar nessa especialidade médica, que tenham preenchido exigências e sido credenciados pela SOBED. Esses serviços hospitalares são serviços médicos compostos por unidades de atendimento de pacientes externos e por unidades de internação de longa permanência, reunidas em prédio único ou não, na mesma instituição ou não, porém na mesma área metropolitana e integrados por corpo docente e por programa pedagógico de ensino/aprendizagem, voltado para capacitação plena em endoscopia digestiva. O programa pedagógico desses Centros de Treinamento tem duração mínima de dois anos consecutivos, em regime de período integral, compreendido como, pelo menos, oito horas diárias, no período diurno, de segunda a sextas-feiras, sendo facultado horário adicional em regime de plantão ou em dias de fim de semana.

Os Centros de Treinamento devem buscar oferecer também programas pedagógicos de ensino e treinamento para o exercício assistencial na área da endoscopia digestiva, chamados de programas de capacitação complementar em endoscopia digestiva, com duração e carga variadas. Esses programas são destinados exclusivamente a médicos que tenham completado o programa de capacitação plena em endoscopia digestiva ou que já tenham obtido o título de especialista em endoscopia digestiva e que desejam adquirir habilidade ou treinamento em técnicas endoscópicas específicas.

Os Centros de Treinamento ainda podem receber médicos para observação de procedimentos endoscópicos do trato gastrointestinal, independente da sua formação técnica específica na área de endoscopia digestiva. Esses participantes serão observadores e, ao final do período de permanência, recebem declaração de frequência na qual estará registrada a condição de observador, sem participação efetiva na execução dos procedimentos endoscópicos.

Os Centros de Treinamento são estimulados a criarem e desenvolverem diversos programas de treinamento simultâneos, de diversos níveis de complexidade, para diferentes públicos-alvo, contudo todos devem, obrigatoriamente, possuir programa de capacitação plena em endoscopia digestiva.

Os programas pedagógicos de capacitação plena em endoscopia digestiva devem incluir e detalhar:

1. Conteúdo teórico sobre endoscopia digestiva.
2. Fundamentos de epidemiologia clinica e de mensuração de evidência científica.
3. Treinamento na realização de procedimentos endoscópicos.

4. Avaliação do processo ensino/aprendizagem.
5. Desenvolvimento de trabalho de conclusão de curso.

A parte teórica desse programa de capacitação deve possuir, pelo menos, 10% e não mais do que 20% da carga horária de todo o programa pedagógico.

Define-se como competência mínima, que é dinâmica e, portanto, mutável no tempo, em endoscopia digestiva o domínio integral dos conteúdos e habilidades entendidas como necessárias ao exercício da endoscopia digestiva, na forma estabelecida pela SOBED, como:

1. Endoscopias digestivas alta e baixa diagnósticas.
2. Cromoendoscopia.
3. Marcação com tinta nanquim.
4. Obtenção de biópsias com fórceps endoscópico e outros materiais biológicos durante procedimentos endoscópicos.
5. Polipectomias alta e baixa.
6. Hemostasia do sangramento digestivo.
7. Retirada de corpos estranhos no trato digestivo.
8. Colocação de cateteres para suporte nutricional.
9. Gastrostomia endoscópica percutânea.
10. Dilatação de estenoses com hastes e balões hidrostáticos no trato gastrointestinal.

Certamente esse processo de aprendizado é dinâmico, estando cada um dos discentes submetido a suas características próprias de apreensão de conhecimentos e principalmente de habilidades. Esse processo é avaliado pelo corpo docente dos Centros de Ensino e de Treinamentos, e, pelo conceito de competência mínima, o sistema de avaliação dos discentes inscritos no programa de capacitação plena em endoscopia digestiva somente pode aprovar um médico discente quando este possuir habilidade completa para realização de todos os procedimentos endoscópicos incluídos na abrangência da competência mínima e tiver o domínio de todos os conteúdos pertinentes a tais procedimentos. Esse programa ainda somente estará completo ou com a apresentação do trabalho de conclusão do curso em encontro científico nacional ordinário da SOBED ou com o protocolo de publicação do trabalho em revista médica catalogada no *Index Medicus*.

Esse programa de ensino estruturado, com currículos de ensino obrigatórios para endoscopia gastrointestinal, é objetivo perseguido durante anos pela Sociedade Brasileira de Endoscopia Digestiva. Nesse programa a "autoconfiança" do discente, assim como a "sob supervisão" do docente estão claramente definidos nos regimento e regulamento desses Centros de Treinamento, e os procedimentos requeridos não mais se restringem em termos de número, mais sim em termos de qualidade.

BIBLIOGRAFIA

Adler DG, Bakis G, Coyle WJ *et al*. ASGE Training Committee. Guidelines for advanced endoscopic. *Gastrointest Endosc* 2012;75:231-35.

American Society for Gastrointestinal Endoscopy. *Principles of training in gastrointestinal endoscopy*. Manchester, 1998 Feb.

Classen M *et al*. *Endoscopia gastrointestinal*. Rio de Janeiro: Revinter, 2006.

Eisen GM, Dominitz JA, Faigel DO *et al*. Guidelines for advanced endoscopic training. *Gastrointest Endosc* 2001;53:846-48.

Regulamento dos Centros de Ensino e de Treinamentos da Sociedade Brasileira de Endoscopia Digestiva, Nov. 2006.

SOBED. *Endoscopia digestiva diagnóstica e terapêutica*. Rio de Janeiro: Revinter, 2005.

CAPÍTULO 7

ENFERMAGEM EM ENDOSCOPIA DIGESTIVA

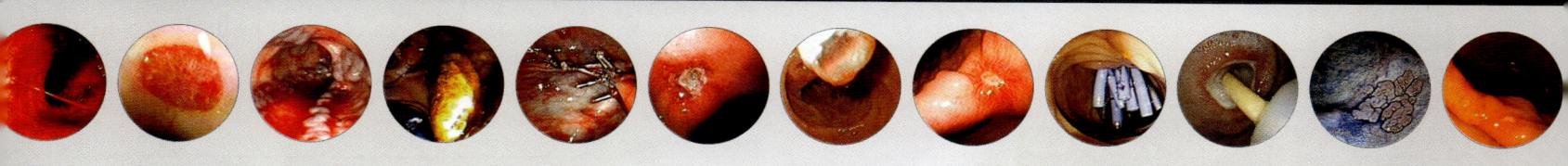

ANA CLÁUDIA QUINONEIRO ■ ANDRÉIA SANHUDO CANABARRO KERSTING

INTRODUÇÃO

Com a evolução da endoscopia digestiva desde 1806, quando Phillip Bozzini criou o primeiro endoscópio usando espelhos, que refletiam a luz de uma lamparina, até 1957, quando Hirschowitz foi o primeiro a utilizar um protótipo de gastroscópio em um paciente, e a grande evolução diagnóstica que se iniciou principalmente no Japão (1950). No final dos anos 1960 houve uma grande popularização das gastroscopias, evoluindo do diagnóstico para terapêuticas, e com esta evolução foram surgindo necessidades de planejamento, organização, implementação e coordenação dos serviços, estas sendo gerenciadas por enfermeiros.

E com toda esta evolução os enfermeiros conseguiram alcançar um grau de especialidade nesta área, surgindo grupos/sociedades que se reuniam para implementação de técnicas e inovações, em 1934, chegada aos Estados Unidos pela American Gastroscopic Club (ASGE), SGNA - Sociedade de Enfermeiras em Gastroenterologia e Associadas e, atualmente, no Brasil, em 1998, na cidade de Salvador – BA foi fundada a Sociedade Brasileira de Endoscopia digestiva (SOBED).

Hoje o papel do enfermeiro no Serviço de Endoscopia Digestiva tem uma amplitude muito grande, não se restringindo apenas a prestar cuidados assistenciais diretos com o paciente, mas gerenciar uma equipe que esteja atualizada com os métodos diagnósticos e terapêuticos, prever uma unidade com estrutura e capacitação para realização de exames cada vez mais complexos, exigindo deste profissional uma atualização constante.

O Enfermeiro do Serviço de Endoscopia assume um papel exclusivo de grande importância na sua atuação desde organização, planejamento, supervisão, implementação, avaliações direta e indireta do paciente em sua plenitude. É responsável pelo treinamento e capacitação de sua equipe.

Deve ser portador de conhecimentos mínimos necessários de microbiologia, legislações referentes à área de atuação, ética, cuidado e tratamento necessário para promover o conforto, segurança e bem-estares físico e emocional para o paciente e familiares durante procedimentos endoscópicos.

FUNÇÕES DO ENFERMEIRO (LEI 7.498 DE 25/6/86 ARTIGOS 11 AO 13)

"Art. 11 O enfermeiro exerce todas as atividades de Enfermagem, cabendo-lhe:

I – privativamente:
 a) direção do órgão de Enfermagem integrante da estrutura básica da instituição de saúde, pública ou privada, e chefia de serviço e de unidade de Enfermagem;
 b) organização e direção dos serviços de Enfermagem e de suas atividades técnicas e auxiliares nas empresas prestadoras desses serviços;
 c) planejamento, organização, coordenação, execução e avaliação dos serviços de assistência de Enfermagem;
 d) (vetado)
 e) (vetado)
 f) (vetado)
 g) (vetado)
 h) consultoria, auditoria e emissão de parecer sobre a matéria de Enfermagem;
 i) consulta de enfermagem;
 j) prescrição da assistência de Enfermagem;
 l) cuidados diretos de Enfermagem a pacientes graves com risco de vida;
 m) cuidados de Enfermagem de maior complexidade técnica e que exijam conhecimentos com base científica e capacidade de tomar decisões imediatas;

II – como integrante da equipe de saúde:
 a) participação no planejamento, execução e avaliação da programação de saúde;
 b) participação na elaboração, execução e avaliação dos planos de assistências de saúde;
 c) prescrição de medicamentos estabelecidos em programas de saúde pública e em rotina aprovada pela instituição de saúde;
 d) participação em projeto de construção ou reforma de unidade de internação;
 e) prevenção e controle sistemático de infecção hospitalar e de doenças transmissíveis em geral;
 f) prevenção e controle sistemático de danos que possam ser causados à clientela durante a assistência de Enfermagem;
 g) assistência de Enfermagem à gestante, parturiente e puérpera;

h) acompanhamento da evolução e do trabalho de parto;
i) execução do parto sem distocia;
j) educação visando à melhoria de saúde da população;

Parágrafo único. Às profissionais referidas no inciso II do art. 6º desta Lei incumbem, ainda:
a) assistência à parturiente e ao parto normal;
b) identificação das distocias obstétricas e tomada de providências até a chegada do médico;
c) realização de episiotomia, episiorrafia e aplicação de anestesia local, quando necessária."

FUNÇÕES DO TÉCNICO DE ENFERMAGEM

"Art. 12 O Técnico de Enfermagem exerce atividade de nível médio, envolvendo orientação e acompanhamento do trabalho de Enfermagem em grau auxiliar, e participação no planejamento da assistência de Enfermagem, cabendo-lhe especialmente":

a) participar da programação da assistência de Enfermagem;
b) executar ações assistenciais de Enfermagem, exceto as privativas do Enfermeiro, observado o disposto no parágrafo único do art. 11 desta Lei;
c) participar da orientação e supervisão do trabalho de Enfermagem em grau auxiliar;
d) participar da equipe de saúde."

PLANEJAMENTO DA ÁREA FÍSICA

Deve atender todas as normatizações pertinentes gerais (ABNT), específicas (Ministérios, ANVISA, poderes públicos) e especificações dos fabricantes da tecnologia médica.

Parte I	
Projeto de estabelecimentos assistenciais de saúde	
1. Elaboração de projetos físicos	Dispõe sobre o conteúdo dos projetos, formas de apresentação, terminologia, procedimentos de avaliação, entre outros.
Parte II	
Programação físico-funcional dos estabelecimentos de saúde	
2. Organização Físico-Funcional	Apresenta as atribuições e responsabilidades dos diversos tipos de EAS e seus departamentos.
3. Dimensionamento, quantificação e instalações prediais dos ambientes	Determina os aspectos espaciais e necessidades de áreas para cada serviço específico dentro de um EAS.
Parte III	
Critérios para projetos de estabelecimentos assistenciais de saúde	
4. Circulações externas e internas	Descreve regras gerais sobre os acessos físicos e circulações relativas aos EAS e seus serviços.
5. Condições ambientais de conforto	Descreve genericamente os requisitos de conforto higrotérmico, acústico e luminoso em função das atividades exercidas dentro de um EAS.
6. Condições ambientais de controle de infecção	Descreve critérios e técnicas arquitetônicas, bem como de procedimentos a serem adotados em EAS, visando a facilitar o controle de infecção.
7. Instalações prediais ordinárias e especiais	Descreve as exigências normativas e as complementa com relação aos sistemas prediais presentes em um EAS.
8. Condições de segurança contra incêndio	Determina regras básicas de projeto para prevenção de incêndios em EAS, devem ser complementadas por normas técnicas específicas e instruções do Corpo de Bombeiros.
Glossário	
Referências bibliográficas	

ATIVIDADES DO ENFERMEIRO NO SERVIÇO DE ENDOSCOPIA

A primeira abordagem realizada pelo enfermeiro no Serviço de Endoscopia Digestiva é realizada durante a triagem que, segundo oliveira, 2001 apud sabbadini; gonçalves, 2008 é uma abordagem ágil e imediata para sinalizar prioridades de acordo com o procedimento a ser realizado e a história clínica do paciente.

Durante a triagem o enfermeiro investiga pontos importantes, como sinais vitais, história pregressa de patologias, resultados laboratoriais se houver (bare; smeltzer, 2002), podendo de este modo indicar a sala, cuidados específicos e os equipamentos necessários para a realização do procedimento com qualidade e segurança para o paciente.

PREPARO DA SALA DE EXAMES

O preparo da sala de exames é realizado pelo técnico de enfermagem, auxiliar de enfermagem júnior e/ou enfermeiro que consiste nos seguintes itens:

- Testar os equipamentos (endoscópios, monitores cardíacos e aparelhos de anestesia).
- Checar medicações: anestésica e para tratamentos terapêuticos necessários para o procedimento a ser realizado.
- Checar necessidade de acessórios para o procedimento (alças especiais, agulhas de punção...).
- Confirmar com o enfermeiro ou médico executor a necessidade de médico anestesiologista em sala.

Após a triagem o paciente é encaminhado para sala de exame pelo enfermeiro ou técnico de enfermagem.

CUIDADOS DE ENFERMAGEM EM SALA

A função dos profissionais de enfermagem em sala é o cuidado humanizado e integral ao paciente e auxilio ao médico executor durante o procedimento.

- Técnico de enfermagem acomoda paciente em sala.
- Realiza *Time-Out* acompanhado pelo médico executor.
- Monitoramento do paciente em sala.
- Preparo do paciente: Punção venosa.
- Verificação de sinais vitais.
- Posicionamento adequado para o procedimento a ser realizado.
- Auxiliar o médico executor durante o procedimento.
- Realizar anotações de enfermagem.
- Quando paciente liberado encaminhá-lo para recuperação pós-anestésica.

CUIDADOS DE ENFERMAGEM NA RECUPERAÇÃO PÓS-ANESTÉSICA (RPA)

O paciente proveniente da sala de exames é recepcionado na RPA pela equipe de enfermagem que presta cuidados específicos prescritos em sala pós-procedimento, sendo:

- Avaliação de acordo com a Escala de Aldete-Kroulik e avaliação médica.
- Monitoramento dos sinais vitais.
- Os cuidados são individualizados e específicos de acordo com o procedimento realizado.
- Realizar orientações de alta após liberação pelo médico executor/anestesiologista.

SETOR DE LIMPEZA E DESINFECÇÃO

No Serviço de Endoscopia Digestiva o enfermeiro é responsável pela área de limpeza e desinfecção de equipamentos e acessórios reprocessados.

A limpeza consiste na remoção de sujidade visível e detritos dos artigos, realizado com água condicionada de sabão ou detergente, para a diminuição da carga microbiana.

A desinfecção de alto nível é o processo físico ou químico que destrói a maioria dos microrganismos patogênicos de objetos inanimados e superfícies, com exceção de esporos bacterianos, podendo ser de baixo, intermediário ou alto nível. (RESOLUÇÃO ANVISA nº 2.606 de 11/08/2006)

A área de limpeza é destinada ao material designado como sujo para que possa ser feita limpeza.

Separadamente a área de desinfecção destina-se a materiais já limpos previamente, onde sofrerão o processo de desinfecção de alto nível

A escolha de desinfetantes e detergentes deve contemplar:

- Amplo espectro de organismos, incluindo vírus e príons.
- Compatível com endoscópios.
- Não irritantes e seguro para operadores.
- Possa ser descartados sem danos ao meio ambiente.

BIBLIOGRAFIA

ABNT – Associação Brasileira de Normas Técnicas. NBR – 12.807 e 12.808: resíduos de serviço de saúde – Terminologia e classificação. ABNT Jan., 1993.

ANVISA – Agência Nacional de Vigilância Sanitária. Resolução RDC nº 38, de 04 Jun. 2008.

Brasil. Ministério da Saúde. Agência Nacional de Vigilância Sanitária.Manual de gerenciamento de Resíduos de Serviços de Saúde. Agência Nacional de Vigilância Sanitária. Brasília: Ministério da Saúde, 2006.

Nanda, North. Classificação do diagnóstico em enfermagem. Philadelphia: Lippincott, 1990.

Sabbadini FS, Gonçalves AS. *A unidade de emergência no contexto do ambiente hospitalar.* Rio de Janeiro, 2008. p. 1-13.

Smeltzer SC, Bare BG. *Enfermagem de emergência. In: Tratado de enfermagem médico-cirurgico.* 9. ed. Rio de Janeiro: Guanabara Koogan, 2002. p. 1.821-51, cap. 65. Revista Ponto de encontro vol. 1.

CAPÍTULO 8

Reprocessamento e Armazenamento dos Endoscópios e Acessórios

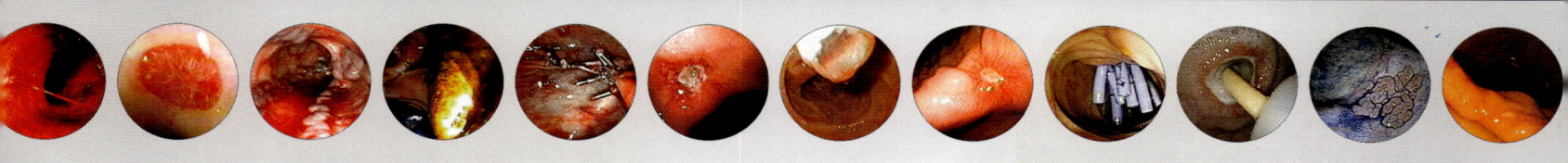

Tadayoshi Akiba

INTRODUÇÃO

As primeiras endoscopias foram realizadas no século XIX, mas como é um método tecnologicamente dependente, a sua evolução ocorreu com as novas invenções que foram ocorrendo, como a lâmpada elétrica, lentes ópticas, câmeras fotográficas, fibras flexíveis, eletrônica e informática. A partir do final da década de 1970 do século XX com a introdução da fibra de vidro flexível, houve um grande progresso e, a seguir, com o advento dos equipamentos eletrônicos informatizados, a evolução foi explosiva tornando-se método diagnóstico e terapêutico, de inestimável importância para o exercício da medicina, sendo realizadas centenas de milhões de procedimentos pelo mundo anualmente.

A partir da década de 1980 começaram a surgir na literatura relatos de transmissões de doenças infectocontagiosas atribuídas por procedimentos endoscópicos, o que levou as sociedades médicas, de enfermagem, autoridades sanitárias, fabricantes de equipamentos e saneantes a elaborarem normas para a limpeza e desinfecção de equipamentos e acessórios na tentativa de reduzir as contaminações relatadas, criando-se normas ou protocolos desde a década de 1990. Em 2003 chegou-se a um consenso e elaborado pelos interessados envolvidos um *guideline* de normas a serem seguidas tanto nos EUA como na Europa, desde então houve uma redução importante de relato dos casos de transmissões de doenças infectocontagiosas relacionadas com os procedimentos endoscópicos.

No Brasil não existe informações adequadas sobre ocorrências de transmissão de doenças infectocontagiosas por procedimentos endoscópicos, mas já havia uma portaria em 1986 a respeito de reprocessamentos de produtos médicos, que foram sendo atualizadas por consultas públicas e resoluções acompanhando a evolução mundial, até que em 2008 em virtude de um surto de micobactérias resistentes, a ANVISA promulgou várias resoluções relativas a Saneantes e Artigos Médicos, apesar de não ter sido relatado nenhum caso decorrente de Endoscopia Digestiva, as Normas promulgadas atingiram também o setor de Endoscopia, mas graças ao empenho da SOBED, foi revista a norma e criada diferenciação para equipamentos que penetram no organismo por orifícios artificiais e naturais. Em meados de 2011 foi elaborada uma consulta pública pela ANVISA com a participação das sociedades interessadas na realização de endoscopia por orifício natural, para a elaboração de uma RDC que tentará normatizar a realização de procedimentos endoscópicos através de orifícios naturais.

As recomendações descritas neste capítulo são o resumo das normas consultadas e não são definitivas, podendo sofrer alterações rapidamente decorrentes da evolução dos equipamentos, dos desenvolvimentos de novos saneantes e lavadoras automáticas, que podem tornar a qualquer momento obsoletas as regras aqui descritas.

O exercício da profissão é regulamentado por várias entidades, que impõem normas cujas finalidades são a proteção e segurança do paciente, da saúde do trabalhador e do meio ambiente. As orientações dos *guidelines* elaboradas pelas sociedades médicas normalmente são a evidência científica do que é mais indicado para a realização do procedimento, mas é muito importante salientar que além das evidências científicas, deve-se atender a parte legal que envolve ANVISA federal, estadual e municipal, Normas do Ministério do Trabalho, meio ambiente, CFM etc.

REPROCESSAMENTO E ARMAZENAMENTO DOS ENDOSCÓPIOS

O reprocessamento é regulamentado pelas normas da ANVISA que define como:

- *Artigos críticos:* conforme a classificação de Spaulding são artigos ou produtos médicos utilizados em procedimentos diagnóstico ou terapêuticos que penetram em tecido estéril ou sistema vascular e que requerem esterilização para sua utilização. Fazem parte deste grupo: pinça de biópsias, papilótomos, alças de polipectomias, injetores endoscópicos, agulhas de punção, balões extratores, balões dilatadores, *baskets*, cateteres etc.
- *Artigos semicríticos:* artigos médicos ou produtos que entram em contato com membrana mucosa íntegra, pele não, integra, mas não em tecido estéril que para sua utilização requerem pelo menos uma desinfecção de alto nível. Fazem parte desse grupo: endoscópio e bocais.
- *Artigos não críticos:* artigos ou produtos que tocam a pele íntegra e requerem apenas limpeza e desinfecção de baixo nível. Exemplo estetoscópio, oxímetro, monitor etc.

- *Desinfecção:* processo físico ou químico que elimina a maioria dos microrganismos patogênicos da superfície de um artigo médico.
- *Desinfecção de alto nível:* processo físico ou químico que destrói todas as formas vegetativas de microrganismos, micobactérias, vírus pequenos ou não lipídicos, vírus médios e lipídicos, fungos, mas não todas as formas de esporos.
- *Embalagem:* envoltório, recipiente ou qualquer forma de acondicionamento que cobre, protege, envasa os artigos médicos.
- *Empresa reprocessadora:* estabelecimento que presta serviços de reprocessamentos de produtos médicos.
- *Equipamento de proteção individual (EPI):* produto de uso individual para proteção contra riscos à saúde e dar segurança no trabalho.
- *Equipamento e proteção coletiva:* equipamento ou sistema destinado à proteção coletiva da integridade física e saúde do trabalhador.
- *Esterilização:* processo físico ou químico que elimina todas as formas de microrganismos, inclusive os esporos bacterianos. Pelas normas vigentes é proibida a esterilização e saneante líquido.
- *Limpeza:* processo que remove a sujidade e detritos dos artigos, utilizando água, detergente, detergente enzimático, sabão de forma manual ou automatizado por ação mecânica (escovagem) que reduz consideravelmente a carga microbiana, e deve preceder a desinfecção e esterilização que ficarão comprometidas, se a mesma não for adequadamente realizada.
- *Produto médico:* produto para a saúde, equipamento, aparelho, material, artigo ou sistema para aplicação médica, ou odontológica ou laboratorial, para prevenção, diagnóstico, tratamento, reabilitação ou anticoncepção e que utiliza meio farmacológico, imunológico ou metabólico para realizar sua principal função em seres humanos, podendo, entretanto, ser auxiliado em suas funções por tais meios.
- *Reprocessamento de produto médico:* processo de limpeza, desinfecção ou esterilização que deve ser realizado para garantir o desempenho e segurança de seu uso.

Lavagem e desinfecção

Os fabricantes dos equipamentos são obrigados na ocasião do registro na ANVISA a fornecer um **Manual** de utilização e reprocessamento, detalhando os procedimentos, a compatibilidade, treinamento no manuseio e legalmente são responsáveis pela segurança e garantia desde que a orientação seja seguida corretamente. Os fabricantes dos detergentes e saneantes na ocasião do registro do produto também são obrigados a comprovar perante a ANVISA a eficiência e a segurança do produto, fornecendo bula e rótulo, orientando a maneira correta da sua utilização. O usuário não tem condições de avaliar e, principalmente, validar a efetividade dos manuais e bulas, portanto deve seguir rigorosamente as recomendações dos fabricantes que comprovaram junto à ANVISA a segurança e a garantia da efetividade do que é exposto no Manual ou na bula, pois esta é a única maneira de responsabilizá-los, caso haja algum problema com o paciente, com o trabalhador ou com o equipamento. Em caso de dúvida é importante solicitar o esclarecimento dos fabricantes, documentando a orientação e também procurar, junto à ANVISA, o manual ou a bula apresentada na ocasião do registro.

As recomendações do reprocessamento visam, principalmente, à segurança do paciente, proteção da saúde do trabalhador, se possível o desgaste do instrumento, proteção do meio ambiente e eventualmente, reduzir custos.

A limpeza e desinfecção devem ser realizadas em sala com dimensões adequadas de, pelo menos, 4 metros, preparada para tal finalidade com fluxo que evite o cruzamento de equipamento sujo e limpo, com pelo menos duas cubas uma para equipamentos sujos e outra para limpos com distância entre a mesma que evite a contaminação entre as mesmas, equipamentos de proteções coletiva e individual que permitam a realização de todo o processo com segurança.

Passo a passo

Local do exame:

- *Pré-lavagem:* ao término do exame com o equipamento ainda conectado à fonte e ao aspirador, limpeza do tubo de inserção com gaze molhada em água ou solução detergente ou enzimática, injetando ar e água nos respectivos canais.
  - Finalidade: encaminhar o equipamento para a sala de reprocessamento sem sujidade ou secreções grosseiras.
    Quando o procedimento é realizado fora do serviço de endoscopia, como no centro cirúrgico, UTI etc. e o período até o início do reprocessamento for maior, a pré-lavagem deve ser realizada com maior capricho, pois sujidade seca dificulta muito a limpeza.
- *Transporte:* dentro do serviço pode ser realizado em recipiente aberto quando a distância é reduzida, mas quando é maior deve ser em recipiente fechado, identificado como recipiente para transporte de equipamento sujo.

Na sala de reprocessamento:

- Fazer o teste do vazamento (se negativo partir para os itens seguintes).
- Retirar as válvulas de ar, água e dos canais, submergir em detergente enzimático, na concentração indicada pelo fabricante, (tanto do equipamento como do detergente), lavar externamente esfregando com gaze ou compressa embebida na solução, escovar os canais com escovas adequadas, deixar o equipamento submerso, preenchendo todos os canais com solução e deixar pelo período recomendado na bula dos fabricantes. As válvulas devem ser escovadas e passar por todas as etapas semelhantes ao do equipamento.
- Findo o período (recomendado pelo fabricante) retirar da solução, enxaguar com água potável filtrada e injetando água pelos canais para remover o detergente enzimático.
- Secar a superfície externa com compressa e os canais com ar comprimido.
- Submergir o endoscópio em desinfetante (recomendado pelo fabricante do equipamento), injetando em todos os canais para eliminar as bolhas de ar, pelo período recomendado na bula do fabricante. É conveniente o uso de um cronômetro com alarme para o controle preciso do tempo.
- Retirar após o período determinado, enxaguar as superfícies externa e interna com água potável e filtrada abundantemente para remover os resíduos de saneantes.
- Secar as superfícies externa e interna com compressa e ar comprimido.
- Em condições de uso.

As atuais lavadoras automáticas ainda não dispensam a lavagem manual, e o usuário das mesmas deve seguir rigorosamente o manual e ficar atento aos sinais de mal funcionamento que podem passar despercebidos.

- Registrar a data, hora, do reprocessamento, as lavadoras automáticas podem imprimir o registro que facilita o rastreamento.
- Para uma secagem mais eficiente o álcool a 70% pode ser injetado nos canais antes da passagem do ar comprimido, principalmente antes do armazenamento.
- O equipamento deve ser armazenado com o tubo de inserção e de conexão pendurados em posição vertical sem a tampa de proteção do conector em armário ventilado e seco.
- As válvulas devem ser armazenadas separadas em recipiente fechado, desinfetado.
- Bocais e prolongadores de spray: não necessitam ser esterilizados; podem ser submetidos à desinfecção de alto nível após lavagem adequada.

- Escovas de limpeza reprocessáveis: devem ser submetidas à limpeza ultrassônica e, no mínimo, desinfecção de alto nível.
- Recipiente de água: lavar com detergente enzimático e escovar com escova apropriada, enxaguar com água filtrada, álcool a 70% e secar com ar comprimido.
- Lavar o conector do recipiente de água com detergente enzimático, escovar com a escova de canais, enxaguar com água abundante, injetar álcool e secar com ar comprimido.
- Armazenar desmontado em lugar seco e limpo.
- Período de armazenamento sem uso até novo reprocessamento, os dados de literatura são controversos, variando de 12 horas a 30 dias, mas existe uma tendência a aceitar o período entre 3 a 7 dias.
- Quando o equipamento é transportado de um hospital para outro na mala de acondicionamento (que vem com o aparelho), o mesmo deve ser reprocessado antes do novo uso.

REPROCESSAMENTO E ARMAZENAMENTO DE ACESSÓRIOS

Princípios básicos do reprocessamento de artigos médicos:

- O artigo médico reprocessado deve manter (as propriedades físico-químicas), funcionalidade igual a de um produto novo.
- Um artigo médico que não pode ser limpo não pode ser reprocessado.
- Normas da ANVISA que regulamentam o reprocessamento.
- Responsabilidades do fabricante que, na ocasião do registro do produto, justificam e comprovam a classificação desejada.
- ANVISA analisa e aprova o registro.
- Quando é reprocessável, o fabricante deve fornecer o Manual de reprocessamento que, quando realizado rigorosamente conforme a orientação, deverá garantir o uso seguro do artigo, responsabilizando-se pela qualidade do produto.
- Reprocessamento de artigos médicos de uso único ou passíveis de reprocessamento requer validações de todas as etapas em laboratórios preparados para tais finalidades, seguindo metodologias rigorosas e que não existe no nosso país.
- O acessório mais reprocessado é a pinça de biópsia que, segundo o manual de reprocessamento, orienta:
  - Lavar e escovar em detergente enzimático imediatamente após o seu uso.
  - Deixar imerso em solução enzimática preparada de acordo com a bula do fabricante pelo período recomendado.
  - Enxaguar em água corrente.
  - Colocar em lavadora ultrassônica com detergente enzimático aquecido pelo período indicado (20 a 30 minutos).
  - Enxaguar em água corrente.
  - Secar com ar comprimido.
  - Embalar em embalagem adequada ao método de esterilização que será empregado.
  - Esterilizar de acordo com o manual do fabricante ou equivalente (autoclave, óxido de etileno) desde que garanta a esterilidade e não comprometa a função do artigo.
  - Documentar o reprocessamento para permitir a rastreabilidade.
  - Armazenar em ambiente seco de acordo com a indicação da embalagem e de acordo com a validade.
  - Quantidade de acessórios suficientes para cumprir o agendamento.
  - Descartar o saneante de acordo com a bula para preservar o meio ambiente.

BIBLIOGRAFIA

Alvarado CJ, Reichelderfer M. APIC guidelines for infection prevention and control in flexible endoscopy. *Am J Infect Control* 2000;28:138-55.

Anvisa RDC 33 de 16 Ago. 2010.

Anvisa RDC 35 de 16 Ago. 2010.

Anvisa RDC 75 de 23 Out. 2008.

Anvisa RDC 8 de 27 Fev. 2009.

Anvisa RDC, 156 de 11 Ago. 2006.

Anvisa RE 2005 e RE 2006 de 11 Ago. 2008.

Birnie GG, Quigley EM, Clements GB *et al.* Endoscopic transmission of hepatitis B virus. *Gut* 1983;24:71-174

British Society of Gastroenterology. Cleaning and disinfection of equipment for gastrointestinal endoscopy: report of a Working Party of the British Society of Gastroenterology Endoscopy Committee. *Gut* 1998;42:585-93.

Bronowicki JP, Vernard V, Botte C *et al.* Patient-to-patient transmission of hepatitis C virus during colonoscopy. *N Engl J Med* 1997;337:237-40.

ESGE/ESGENA Guideline for process validation and routine testing for reprocessing endoscopes in washer-disinfectors, according to the European Standard prEN 15883 parts 1, 4 and 5. *Endoscopy* 2007;39:85-94.

ESGE/ESGENA Technical note on cleaning and disinfection. *Endoscopy* 2003;35:869-77.

Guidelines on cleaning and disinfection in GI endoscopy. *Endoscopy* 2000;32:76-83.

Langenberg W, Rauws EA, Oudbier JH *et al.* Patient to patient transmission of Campylobacter pylori by fiberoptic gastroduodenoscopy and biopsy. *J Infect Dis* 1990;161:507-11.

Ministério da Saúde. Portaria 15 de Ago. 1988.

Ministério da Saúde. Portaria 3 e 4 de Fev. 1986.

Ministério do Trabalho. Portaria MTE 485 de 11 Nov. 2005 NR 32.

Moayyedi P, Lynch D, Axon A. Pseudomonas and endoscopy. *Endoscopy* 1994;26:554-55.

Petersen BT, Chennat J, Cohen J *et al.* Multisociety guideline on reprocessing flexible gi endoscopes: 2011. Infectoion Control and Hospital. *Epidemioology* 2011;32:526-37.

Rutala WA. (Ed.). *Disinfection, sterilization and antisepsis in health care*. Association for Professionals in Infection Control and Epidemiology, Inc. Washington DC, and Polyscience Publications, Inc. Champlain, New York, USA, 1998.

Singh S, Singh R, Kochhar R *et al.* Contamination of an endoscope due to trichosporon beigelii. *J Hosp Infect* 1989;14:49-53.

Spach DH, Silveerstein FE, Stamm WE. Transmission of infection by gastrointestinal endoscopy. *Ann Intern Med* 1993;118:117-28.

CAPÍTULO 9

SEDAÇÃO E ANESTESIA EM ENDOSCOPIA DIGESTIVA

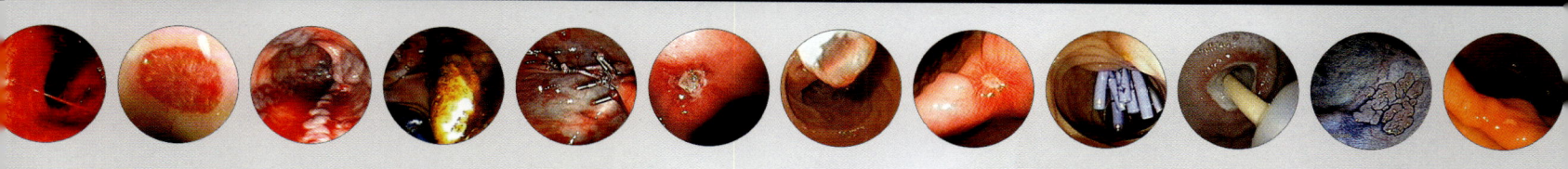

JOÃO VALVERDE FILHO ■ MÁRCIO MATSUMOTO

INTRODUÇÃO

A dor e o desconforto causados pela endoscopia são sintomas temidos pelos pacientes e médicos. A administração de fármacos analgésicos e hipnóticos tem o intuito de minimizar riscos decorrentes dos cuidados inadequados durante o procedimento endoscópico. O controle da ansiedade, da dor e de outros aspectos clínicos apresentará resultados com eficácia, qualidade e segurança com a avaliação clínica prévia realizada pelos anestesiologistas.

Os procedimentos endoscópicos realizados com sedação ou anestesia inadequada podem provocar, além da insatisfação e desconforto para os médicos e pacientes, o prolongamento do tempo do exame, de diagnósticos inconsistentes com a queixa clínica ou impedir a realização de procedimentos terapêuticos.[5]

A observação do envelhecimento da população nas últimas décadas provocou maior demanda por realização de exames endoscópicos em pacientes críticos e idosos, decorrente da crescente busca por melhor qualidade de vida.[7] Esta evolução tem sido bem documentada com o crescente número de novos fármacos, técnicas e controles clínicos dos pacientes, com o auxílio de sedação, anestesia e controle dos sinais e sintomas que possibilitam a realização de diversos procedimentos anteriormente proscritos para este grupo de pacientes.

Fazem parte dos cuidados a informação e orientação para os familiares e cuidadores, sobre os sinais e sintomas que as sedações e anestesias gerais podem provocar, para que o período domiciliar ocorra com segurança.

MANEJO DOS SINAIS E SINTOMAS

O manejo farmacológico dos efeitos analgésicos, hipnóticos e anestésicos pode ser demonstrado na Figura 9-1 a e b.

A sedação e a anestesia geral provocam amnésia, analgesia, hipnose e relaxamento muscular. A sedação pode ser classificada como superficial, moderada ou profunda (CFM 1670/2003 – Anexo 1).

O objetivo para a realização da sedação e analgesia a partir do momento da administração de fármacos depressores do sistema nervoso central é manter as vias aéreas e comandos do paciente com respostas adequadas. Este momento é a passagem do estado desperto ou vigília para a sedação leve. Não esqueça que, mesmo em estados de sedação, é necessário vigilância, isto é, o paciente responde a comando verbal, entretanto as funções cognitivas e co-

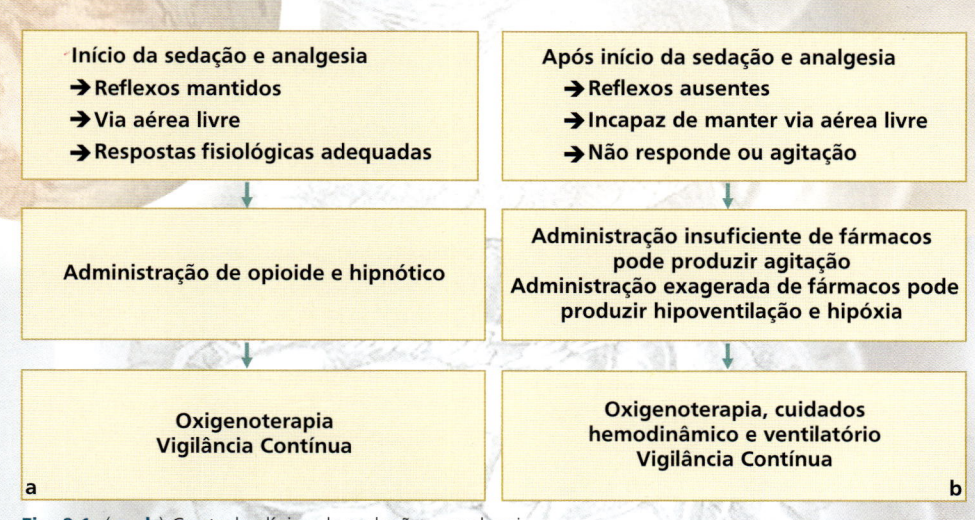

Fig. 9-1. (a e b) Controle clínico da sedação e analgesia.

a)
- Início da sedação e analgesia
  - Reflexos mantidos
  - Via aérea livre
  - Respostas fisiológicas adequadas
- ↓
- Administração de opioide e hipnótico
- ↓
- Oxigenoterapia
- Vigilância Contínua

b)
- Após início da sedação e analgesia
  - Reflexos ausentes
  - Incapaz de manter via aérea livre
  - Não responde ou agitação
- ↓
- Administração insuficiente de fármacos pode produzir agitação
- Administração exagerada de fármacos pode produzir hipoventilação e hipóxia
- ↓
- Oxigenoterapia, cuidados hemodinâmico e ventilatório
- Vigilância Contínua

ordenação podem estar comprometidas, enquanto as funções cardiovascular e respiratória estão mantidas.

Durante o procedimento com sedação moderada pode ocorrer depressão da consciência, embora com respostas aos estímulos táteis presentes, as medidas para intervenções da via aérea são necessárias, como hiperextensão da cabeça, permitindo a passagem do ar, sempre enriquecido com oxigênio sob máscara facial ou cateter binasal.

Sedação profunda ocorre depois de repetidas injeções de analgésicos e sedativos, ou associações entre depressores do sistema nervoso central. Os pacientes podem responder aos estímulos dolorosos, entretanto a respiração espontânea pode estar comprometida com redução da capacidade ventilatória, evoluindo para hipóxia e hipercarbia. A administração de hipnótico sem a associação de analgésico, como os opioides, pode provocar agitação psicomotora.

Nestes momentos, mesmo com oximetria com parâmetros aceitáveis, estes podem ser necessários à assistência ventilatória, para manter as vias aéreas permeáveis. A função cardiovascular geralmente será mantida, se a função ventilatória for corrigida. Caso contrário, a evolução para paradas cardiorrespiratória e cerebral pode ocorrer e provocar consequências graves. No paciente crítico com hipoproteinemia, ou hemodinamicamente instável, pequenas doses podem causar sedação profunda e depressão cardiorrespiratória.

A passagem de sedação profunda para anestesia geral ocorre com a completa ausência da consciência, sem respostas aos estímulos dolorosos, e as vias aéreas geralmente necessitam de dispositivos como cânulas de Guedel, ou sonda de entubação orotraqueal, com consequente ventilação positiva.

ROTEIRO PARA O USO DE FÁRMACOS

Enquanto o diagnóstico e o tratamento das condições clínicas que motivaram o exame endoscópico são realizados, não há razão para o retardo do uso de fármacos adequados para cada paciente separadamente. Os procedimentos realizados com medicações analgésicas ou sedativas inadequadas podem ser devastadores para o estado emocional dos pacientes e seus familiares (Fig. 9-2).

A infusão venosa contínua ou em bolo é preferencialmente adotada para os procedimentos endoscópicos, realizados em hospitais ou clínicas com adequado material de reanimação cardiorrespiratória e cerebral e presença de médicos treinados. Pode produzir níveis plasmáticos constantes, reduzindo intervenções em menor espaço de tempo, quando comparados por via intramuscular, subcutânea ou via oral (Anexo 2).

As injeções intramusculares não são recomendadas pelo efeito errático da absorção. Injeções subcutâneas intermitentes são inadequadas pelo tempo de ação e duração, impedindo titulações das doses durante o procedimento (Fig. 9-3). A administração de fármacos por via venosa alcança pico plasmático rápido com consequente eliminação rápida dos opioides, como a meperidina e o fentanil, facilitando a segurança no momento da alta hospitalar.

FÁRMACOS HIPNÓTICOS RECOMENDADOS

Habitualmente os procedimentos endoscópicos não necessitam de planos profundos de sedação e analgesia, e por isso a alta hospitalar

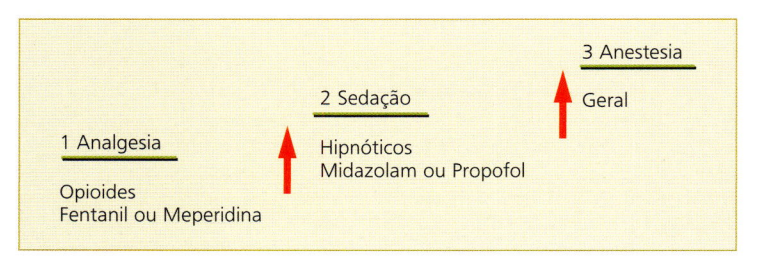

Fig. 9-2. Fármacos administrados para sedação, analgesia e anestesia.

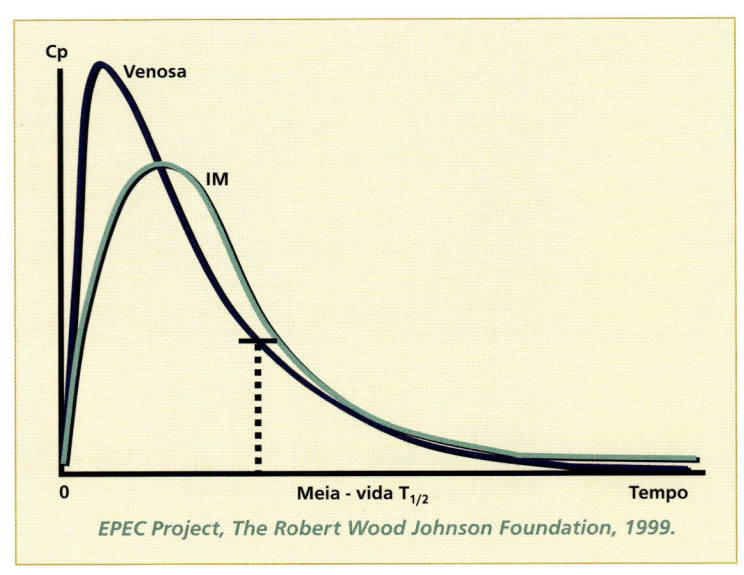

Fig. 9-3. Curva – 2. Cp: concentração plasmática do opioide; IM: intramuscular.

pode ser abreviada. Dessa forma os fármacos devem apresentar perfil farmacológico com rápido início de ação e curta duração.

Midazolam

Fármaco da classe dos benzodiazepínicos (BDZ), possui propriedades amnésicas anterógrada, ansiolíticas, sedativas, anticonvulsivantes e relaxantes musculares, decorrentes da ação sobre o sistema nervoso central. Pode apresentar vasodilatação coronariana por efeito periférico.[4] Apresenta rápido início de ação e curta duração, conferindo perfil apropriado para ambiente ambulatorial.[6]

Todos os BDZ em uso clínico promovem ligação com o receptor BDZ localizado no complexo do receptor GABA-a inibitório no sistema nervoso central.[10]

É o único BDZ hidrossolúvel. Esta propriedade farmacológica é conferida por seu anel imidazólico que, ao permanecer aberto em pH ácido abaixo de 4, 0, confere ao fármaco hidrossolubilidade. Esta propriedade permite ao midazolam comercialização em solução aquosa com pH ajustado para 3,5 com a adição de ácido clorídrico, evitando a ocorrência de dor à injeção ou flebite.[6]

Seu rápido início de ação se deve ao fato da elevada lipossolubilidade do midazolam em pH fisiológico, pois em pH maior que 4,0 o anel imidazólico se fecha, tornando a droga solúvel em lipídios.[6] Drogas lipossolúveis atravessam mais facilmente a barreira hematoencefálica e alcançam o sistema nervoso central mais rapidamente.[17]

O início de ação ocorre após 2 a 3 minutos observados no padrão de atividade elétrica do eletroencefalograma.[17]

No fígado, a rápida metabolização do anel imidazólico confere ao midazolam o seu curto período de ação.[14] O metabolismo ocorre pelo citocromo P-450, formando metabólitos hidrossolúveis que são excretados pelos rins.[17]

O midazolam possui uma rápida velocidade de distribuição para outros tecidos (1,8 a 5,4 min), entretanto a sua velocidade de eliminação é lenta (1,7 a 2,6 h). Este fato explica o rápido despertar com sonolência relativamente longa, o que confere a este fármaco um período de recuperação maior antes da autorização para alta hospitalar.[3]

A farmacocinética do midazolam pode ser alterada por características antropométricas (idade, sexo, obesidade), estados patológicos (insuficiências renal e hepática) e interação com outros fármacos.[15]

Propofol

O propofol é um alquifenol com propriedades hipnóticas e sedativas. Seu mecanismo de ação se deve à interação com o receptor

GABA-a.[9] Possui alta lipossolubilidade, e sua apresentação comercial sob emulsão lipídica pode cursar dor a injeção venosa e flebite.[20]

O tempo de latência para o início de ação do propofol é de 30 segundos, atingindo o equilíbrio entre sangue e cérebro em 2 minutos.

Sua meia-vida de distribuição é extremamente rápida (2-4 min), distribuindo-se para outros tecidos, provocando despertar rápido e ausente de sonolência residual. A meia-vida de eliminação ultrarrápida (30 min a 1 h) confere ao fármaco segurança para alta hospitalar precoce quando comparada ao midazolam.[21]

Seus principais efeitos sistêmicos sobre os sistemas cardiovascular e respiratório podem provocar redução da pressão arterial, por vasodilatação periférica e depressão miocárdica direta.[8,13] Os efeitos respiratórios estão associados à depressão respiratória, com redução do volume-minuto e da depressão dos músculos sobre a laringe, impedindo a ventilação adequada.[13]

FÁRMACOS ANALGÉSICOS RECOMENDADOS

Fentanil

Analgésico opioide sintético pertence ao grupo das fenilpiperidinas. Atua como agonista dos receptores *mu* e *kappa*.[2] Apresentam potência 50 a 100 vezes superior à da morfina. A indicação do fentanil está associada à necessidade de analgesia potente com rápida recuperação. Seu uso[16] quando utilizado de forma isolada, não cursa com sedação significativa nas doses usuais. Pode ser utilizado na prática diária em associação ao midazolam. Esta interação pode causar sedação moderada à intensa, depressão cardiovascular e respiratória, necessitando titulação cautelosa no seu uso. Os principais efeitos adversos são os mesmos comuns aos opioides, como náuseas, vômitos e prurido.[2]

Alfentanil

O Alfentanil é opioide altamente lipossolúvel, conferindo a molécula cinco vezes mais potência que a fentanil, embora com tempo de duração mais curta. Assim como a fentanila, o alfentanil possui propriedade cardiovascular mínima e segurança para administrar para pacientes críticos como em insuficiência renal. Estas propriedades fazem deste fármaco analgésico ideal par procedimentos ambulatoriais, entretanto comparado à fentanila com propriedades semelhantes possui custo elevado, o que inviabiliza o uso rotineiro.

Meperidina

Inicialmente sintetizada para ser um agente anticolinérgico, graças a sua estrutura química semelhante à da atropina.

É um analgésico opioide com potência analgésica 10 vezes menor que o da morfina.[11] Provoca sedação, euforia e bem-estar maior que o da morfina. A sensação de euforia pode estar relacionada com inibição de recaptura de serotonina, característica inexistente em outros opioides.[12]

Pode ser utilizado em associação ao midazolam, em decorrência das propriedades sedativas, entretanto possui importantes e graves efeitos adversos com o seu uso intenso, pois pode precipitar crises convulsivas, náuseas, vômitos e síndrome serotoninérgica, pela presença de seu metabólico normeperidina, isento de propriedades analgésicas, meia-vida longa de 6 horas, excretada por via renal.

Atualmente as indicações de utilização clínica da meperidina são cada vez menores. A *Joint Comission on Accreditation of Health Care Organization* tem tomado atitudes no sentido de desencorajar o seu uso, tornando-se um marcador negativo para muitas instituições.

EFEITOS INTOLERÁVEIS DOS FÁRMACOS

Os opioides podem provocar vários sintomas, como náusea, vômito, constipação, tontura, confusão e outros efeitos menos comuns. Entretanto, estes efeitos podem ser manejados apropriadamente. Reações anafiláticas são raras, e prurido e broncospasmo podem ser efeitos diretos dos opioides ou sinais de alergia. Estes efeitos podem ser a liberação de histamina subsequente à ação dos opioides sobre mastócitos. A utilização de anti-histamínicos pode provocar alívio dos sintomas. A troca do opioide é alternativa para realizar o procedimento.

Náusea e vômito são facilmente tratados e rapidamente desaparecem, pois os opioides utilizados apresentam curtos períodos de ação. Delírio, confusão, agitação, mioclonia sugerem excesso de opioide circulante.

Depressão respiratória pode ocorrer principalmente em pacientes que não utilizam opioides regularmente. Os efeitos analgésicos e os indesejáveis são dose-dependentes, como a sonolência e a depressão respiratória. Assim, a associação de um ansiolítico ao opioide provoca sedação e depressão mais rápida e mais intensa. A vigilância dos sinais vitais e oxigenoterapia deve ser mandatória nos pacientes submetidos aos procedimentos endoscópicos (Fig. 9-1 b).

ANTAGONISTAS DE OPIOIDES E HIPNÓTICOS

Flumazenil

Fármaco com afinidade para os receptores BDZ destituído de atividade ansiolítica. É uma imidazobenzodiazepina, com ação agonista-antagonista, porém com fraca atividade agonista.

Foi o primeiro agente capaz de reverter prontamente todos os efeitos centrais dos benzodiazepínicos. Seu mecanismo de ação é obtido por uma competição pelos receptores benzodiazepínicos, não possuindo atividade intrínseca.[22]

Possui alta lipossolubilidade, com início de ação em um minuto após a administração venosa. Isso confere ao fármaco rápida meia-vida de eliminação (0,8 a 1,15 h). Necessitando cautela na reversão da sedação de drogas com meia-vida longa ou após altas doses de benzodiazepnicos.[1] A duração média do antagonismo é de 30 minutos.

Em pacientes ambulatoriais, sedados com midazolam sugere-se uma observação de 2 horas para detecção de sedação residual após administração do antagonista.[19] Para os pacientes com o uso de BDZ de ação longa, como o diazepam, deve-se aguardar 5 a 6 horas, especialmente nos pacientes idosos e debilitados.

Os efeitos adversos incluem náusea, tremores, lacrimejamento e ansiedade.[18] Crises convulsivas podem ocorrer e estão associadas ao uso crônico de benzodiazepínicos e histórias de crises convulsivas prévias.

INDICAÇÕES PARA ENTUBAÇÃO OROTRAQUEAL

A indicação de anestesia geral e entubação pode ser necessária para prevenir a aspiração do conteúdo gástrico durante o procedimento, por exemplo em pacientes com sinais de obstrução ou com estômago cheio. Pacientes submetidos a procedimentos de longo tempo de duração também devem ser entubados.

Os pacientes que não colaboram ou apresentam patologias graves como doença pulmonar obstrutiva crônica e obesos mórbidos, são candidatos à anestesia geral para garantir as vias aéreas pérvias e reduzir o risco de aspiração pulmonar.

O QUE PODE SER EVITADO

A associação de dois opioides, como fentanila e meperidina, não é necessária. Escolha apenas um deles. A associação não aumenta a segurança e não evita depressão respiratória.

Não utilize dois hipnóticos simultaneamente, como propofol e midazolam. A associação pode parecer benéfica, reduzindo as doses dos dois hipnóticos, porém pode aumentar a incidência de depressão respiratória e prolongar o despertar, o que pode contrariar o objetivo ambulatorial do procedimento.

Não prepare propofol antecipadamente. A emulsão lipídica pode contaminar a solução rapidamente.

Realize sempre avaliação e presença dos materiais mínimos necessários para realização dos procedimentos endoscópicos (Quadro 9-1).

ASPECTOS ÉTICOS E LEGAIS

A resolução do Conselho Federal de Medicina (CFM)1670/2003, de 11 de julho de 2003, definiu a sedação como um ato médico realizado mediante a administração de medicamentos com o objetivo de proporcionar conforto ao paciente para a realização de procedimentos médicos ou odontológicos (Anexo 1).

CONCLUSÕES

A realização dos procedimentos endoscópicos tornou-se rotineira nos últimos anos. Dessa forma houve um aumento considerável do número de exames realizados, bem como dos procedimentos terapêuticos. Este aumento da demanda criou a necessidade de um eficiente sistema de fluxo que viabilizasse o atendimento de um número cada vez maior de pacientes, com otimização dos custos, da qualidade e da segurança dos pacientes.

A seleção dos fármacos, bem como sua correta administração, garante satisfação do paciente, rápida recuperação e redução dos custos.

Quadro 9-1. Equipamentos de rotina e emergência

Oxigênio	Sistema para fornecimento de oxigênio a 100%
Aspirador	Sistema para aspirar secreções Sondas para aspiração
Manutenção das vias aéreas	Máscaras faciais Máscaras laríngeas Cânulas naso e orofaríngeas Tubos endotraqueais Laringoscópio com lâminas
Monitores	Oxímetro de pulso com alarmes Monitor cardíaco Aparelho para medir pressão arterial
Equipamentos para reanimação e medicamentos	Balão autoinflável (Ambu) Desfibrilador Fármacos para a reanimação Antagonistas: Naloxona e Flumazenil Impressos com protocolos para reanimação (tipo ACLS)

Anexo 1
RESOLUÇÃO CFM 1670/2003

"Art.1° Nos ambientes em que se praticam procedimentos sob "sedação consciente" ou níveis mais profundos de sedação, devem estar disponíveis:

I – Equipamentos adequados para a manutenção da via aérea permeável, bem como a administração de oxigênio em concentração superior à da atmosfera;

II – Medicamentos para tratamento de intercorrências e eventos adversos sobre os sistemas cardiovascular e respiratório;

III – Material para documentação completa do procedimento, devendo ficar registrado o uso das medicações, suas doses e efeitos;

IV – Documentação com critérios de alta do paciente.

Parágrafo 1° Deve-se dar ao paciente e ao acompanhante, verbalmente e por escrito, instruções relativas aos cuidados sobre o período pós-procedimento, bem como informações para o atendimento de emergências eventuais.

Parágrafo 2° Todos os documentos devem ser assinados pelo médico responsável.

Art. 2° O médico que realiza o procedimento não pode encarregar-se simultaneamente da administração de sedação profunda/analgesia, devendo isto ficar a cargo de outro médico.

Art. 3° Todas as unidades que realizarem procedimentos sob sedação profunda devem garantir os meios de transporte e hospitais que disponham de recursos para atender a intercorrências graves que porventura possam acontecer."

Todos os procedimentos ambulatoriais são regimentados pela resolução CFM 1409/94 incluindo condições da unidade, seleção de pacientes e condições de alta:

Art. 1º Determinar aos médicos que, na prática de atos cirúrgicos e/ou endoscópicos em regime ambulatorial, quando em unidade independente do Hospital, obedeçam às seguintes condições:

I – Condições da Unidade:

a) condições estruturais higiênico-sanitárias do ambiente e condições de esterilização e desinfecção dos instrumentos de acordo com as normas vigentes;

b) registro de todos os procedimentos realizados;

c) condições mínimas para a prática de anestesia, conforme Resolução 1363/93, do Conselho Federal de Medicina;

d) garantia de suporte hospitalar para os casos que eventualmente necessitem de internamento, seja em acomodação própria, seja por convênio com hospital;

e) garantia de assistência, após a alta dos pacientes, em decorrência de complicações, durante 24 horas por dia, seja em estrutura própria ou por convênio com unidade hospitalar;

II – Critérios de seleção do paciente:

a) paciente com ausência de comprometimento sistêmico, seja por outras doenças ou pela doença cirúrgica, e paciente com distúrbio sistêmico moderado, por doença geral compensada;

b) procedimentos cirúrgicos que não necessitem de cuidados especiais no pós-operatório;

c) exigência de acompanhante adulto, lúcido e previamente identificado;

III - Condições de alta do paciente da Unidade:

a) orientação no tempo e no espaço;

b) estabilidade dos sinais vitais, há pelo menos 60 (sessenta) minutos;

c) ausência de náuseas e vômitos;

d) ausência de dificuldade respiratória;

e) capacidade de ingerir líquidos;

f) capacidade de locomoção como antes, se a cirurgia o permitir;

g) sangramento mínimo ou ausente;

h) ausência de dor de grande intensidade;

i) ausência de sinais de retenção urinária;

j) dar conhecimento ao paciente e ao acompanhante, verbalmente e por escrito, das instruções relativas aos cuidados pós-anestésicos e pós-operatórios, bem como a determinação da Unidade para atendimento das eventuais ocorrências."

Anexo 2
PROTOCOLO DE DILUIÇÕES E RECOMENDAÇÕES

	I. Analgesia
Fentanila	Preparo da infusão: dose inicial ou manutenção 1 mL (50 mcg) Fentanila + Solução Fisiológica 0,9% 4 mL Cada ampola de fentanila contém 2 mL de solução (50 µg/mL) Dose inicial (concentração final de 10 µg/mL) A administração de Fentanila varia com infusões de 20 µg a 50 µg. Aguarde 3 minutos antes da utilização de sedação com benzodiazepínicos e hipnóticos relacionados a seguir:
Meperidina	2 mL Meperidina + 8 mL de solução fisiológica 0,9% Cada ampola de Meperidina contém 2 mL de solução (50 mg/mL) Dose inicial (concentração final de 10 mg/mL) A administração de Meperidina varia com infusões de 20 a 50 mg
Atenção: pacientes com insuficiência renal, hepática ou pneumopatia obstrutiva crônica: # Jamais infundir opioide rapidamente ou sem a administração prévia de oxigênio por máscara ou cateter binasal Durante o procedimento: para frequência respiratória ≤ 8/min - Interromper a infusão - Administrar naloxona (Narcan®) – 0,1 mg EV. Repetir a naloxona até o paciente responder a comandos verbais e mecânicos.	

Dose equianalgésica de analgésicos opioides

Analgésico	Dose parenteral (mg)
Fentanila	0,1 mg
Meperidina	50 mg
Morfina	5 mg

	II. SEDAÇÃO
Midazolam	Preparo da Infusão: dose inicial ou manutenção 5 mL de Midazolam + Solução Fisiológica 0,9% 5 mL Cada ampola de Midazolam contém 5 mL de solução (1 mg/mL) Dose inicial (concentração final de 0,5 mg/mL) A administração de Midazolam varia com infusões de 2 a 5 mg ou 0,05 a 0,1 mg/kg Para pacientes adultos > 60 anos ou debilitados a dose inicial deve ser reduzida para 1 a 1,5 mg e aguardar 5 a 10 min para o início do procedimento
Propofol	Preparo da infusão: dose inicial ou manutenção 10 mL de Propofol + 10 mL SF0,9% (Propofol 5 mg/mL) Cada ampola de Propofol contém 20 mL de solução (10 mg/mL) Dose inicial de 0,02 a 1 mg/kg A administração de Propofol varia com infusões em bolo de 5 a 20 mg
Atenção: o Propofol é fármaco de ação ultracurta. A depressão respiratória _sempre_ ocorre quando associado aos depressores do SNC (opioide e benzodiazepínico) e somente deve ser utilizada por anestesiologistas ou médicos treinados para reanimação cardiorrespiratória.	
Flumazenil	Apresentação: ampola de 0,1 mg/mL Dose inicial: 4-20 mcg/kg ou 0,2 a 1 mg em bolo, sem diluir Preparo da infusão: 3 mg em 50 mL de solução salina 0,9% (60 mcg/mL) para infusão contínua a uma velocidade de 0,5-1 mcg/kg/min.
A duração média do Flumazenil é de 30 minutos. Cuidado com a ressedação!	

REFERÊNCIAS BIBLIOGRÁFICAS

1. Amreim R et al. Clinical pharmacology of Flumazenil. Eur J Anaesthesiol 1988;S2:65-80.
2. Bailey PL, Egan TD, Stanley TH. Intravenous opioid Anesthetics. In: Miller RD. (Ed.). Anesthesia. 5th ed, Philadelphia: Churchill Livingstone, 2000. p. 273-376.
3. Bauer TM, Ritz R, Haberthur C et al. Prolonged sedation due to accumulation of conjugated metabolites of Midazolam. Lancet 1995;346:145-47.
4. Brunton L, Parker K, Blumenthal D et al. Goodman & Gilman´s. Manual of Pharmacological and therapeutics. Rio de Janeiro: McGraw-Hill 2008;262-77.
5. Carey EJ, Sorbi D. Unsedated endoscopy. Gastroint Endosc Clin N Am 2004;14:369-83.
6. Chiu JW, White PF. Nonopiode intravenous anesthesia. In: Barash PG, Cullen BF, Stoelting RK. (Eds.). Clinical anesthesia. 4th ed. Philadelphia: Lippincott Williams & Wilkins, 2001. p. 327-44.
7. Chong VH, Yim HB, Lim CC. Endoscopic retrograde colangiopacreatography in the elderly: outcomes, safety and complications. Singapore Med J 2005;46:621-26.
8. Grounds RM, Maxuel DL. Acute ventilator changes during iv induction of anesthesia whith propofol in man. Br J Anesthesia 1987;43:1098-102.
9. Hara M, Kai Y, Ikemoto Y. Propofol activates GABA receptor-chloride ionophore complex in dissociated hippocampal piramidal neurons of rat. Anesthesiology 1993;79:781-88.
10. Hobbs WR, Raw TW, Verdoon TA. Hipnótics and sedatives; ethanol. In: Hardman JG, Gilman AG, Limbird LE. (Eds.). The pharmacological basis of therapeutics. New York: Mcgraw-Hill, 1996. p. 361-98.
11. Jafe JH, Martim WR. Narcotics analgesics. In: Goodman and Gilman. The pharmacological basis of therapeutics. New York: Macmillam, 1980. p. 515.
12. Kaiko RF, Foley KM, Grabinski PY et al. Central nervous system excitatory effects of meperidine in cancer patients. Ann Neurol 1983;13:180-85.
13. Larsen R. Effects of propofol on cardiovascular dynamics and coronary blood flow in geriatric patients. Anaesthesia 1988;43:31-35.

14. Lin YS, Dowling ALS, Quigley SD. Co-regulation of CYP3A4 and Contribution of Hepatic and intestinal Midazolam Metabolism. *Molecular Pharmacol* 2002;62:162-72.
15. Martin G, Glass PSA, Breslin DS *et al.* Study of Anesthetic Drug utilization in Different Age Groups. *J Clin Anesth* 2003;15:194-200.
16. Peng PWH, Sandler AN. A review of the use of Fentanyl analgesia in the management of acute pain in adults. *Anesthesiology* 1999;90:576-99.
17. Reves JG, Glass PSA, Lumbarsky DA. Nonbarbiturate intravenous anesthetics. In: Miller RD. (Ed.). *Anesthesia*. 5th ed. Philadelphia: Churchill Livingstone, 2000. p. 228-72.
18. Schauben JL. Flumazenil and precipitated whithdrawal reaction. *Curr Ther Res* 1992;52:152-59.
19. Shannon MD, Michael MPH *et al.* Safety and efficacy of Flumazenil in reversal of benzodiazepine- induced conscious sedation. *J Ped* 1997;131:582-86.
20. Steven LS. Propofol Formulations. Seminars in Anesthesia, Perioperative. *Medicine and Pain* 2002;21(4):248-57.
21. White PF. *Tratado de anestesia venosa*. Porto Alegre: Artmed, 2001
22. Whitwam JG. Flumazenil and Midazolam in Anesthesia. *Acta Anaesthesiol Scand* 1995;39S108:15-22.

CAPÍTULO 10

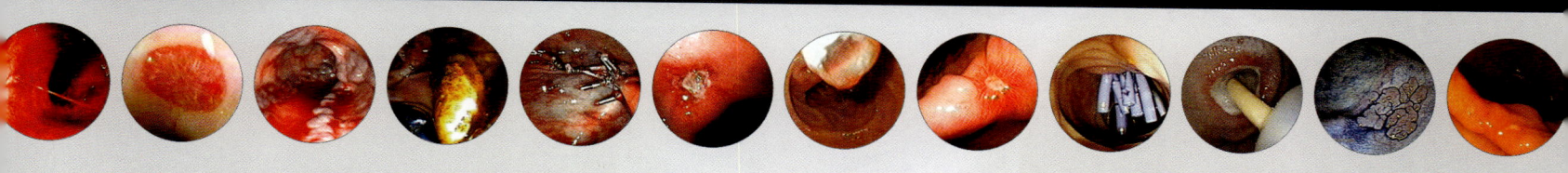

Documentação e Registro em Endoscopia Digestiva

Eli Kahan Foigel • Renato Luz Carvalho • José Carlos Vilela

DOCUMENTAÇÃO E REGISTRO EM ENDOSCOPIA DIGESTIVA

A endoscopia digestiva é uma especialidade médica ou, melhor dizendo, por normas legais, decisão da Comissão Nacional de Residência Médica (CNRM), Associação Médica Brasileira (AMB) e Conselho Federal de Medicina (CFM), Área de Atuação da Especialidade Endoscopia, que, através de equipamentos endoscópicos, diagnostica e trata doenças do sistema digestivo.

A clínica de endoscopia isolada ou funcionando em anexo ou no interior de hospitais, legalmente, poderá funcionar sob a responsabilidade de um médico habilitado, que, em futura Resolução da Diretoria Colegiada (RDC) da Agência Nacional de Vigilância Sanitária (ANVISA), terá que ter Título de Especialista em Endoscopia.

Como a legislação brasileira é muito extensa, com leis e normas federais, estaduais e municipais, sempre é necessária a supervisão de um escritório de contabilidade e, eventualmente, de um advogado.

A futura RDC que regulará, a nível federal, o funcionamento de um serviço de endoscopia prevê quatro tipos de registros no serviço de endoscopia:

1. Registro diário dos procedimentos endoscópicos realizados (contendo minimamente, data e horário do exame, nome do paciente, data de nascimento, sexo, procedimento realizado e profissional que executou o procedimento).
2. Registro de intercorrências ou eventos adversos pós-procedimentos endoscópicos (contendo minimamente, data e horário do exame, nome do paciente, data de nascimento, sexo, procedimento realizado, profissional que executou o procedimento e tipo de intercorrência ou evento adverso), além das medidas de suporte prestadas ao paciente.
3. Registro das substâncias e medicamentos sujeitos a controle especial (entorpecentes e psicotrópicos) utilizados durante o procedimento endoscópico, que contenha, no mínimo, data, horário, nome do paciente, princípio ativo, nome comercial, dose e via de administração.
4. Registro de acidentes ocupacionais.

Além disso, não devemos esquecer que cada paciente tem que ter um prontuário médico, que inclui uma entrevista ou como melhor podemos denominar consulta médica, porque o endoscopista é médico, não técnico e precisa necessariamente tomar conhecimento do caso do seu paciente, inclusive se há contraindicação à sua realização.

Como não existe nenhuma Diretriz Brasileira sobre o assunto, minimamente podem ser realizados cinco questionamentos:

1. Indicação do procedimento.
2. Procedimento anterior.
3. Outras doenças e medicações que são utilizadas.
4. Cirurgias anteriores.
5. Alergia à medicação.

Também realiza-se um breve exame físico, que conste medição da frequência cardíaca e pressão arterial.

Neste prontuário médico que se inicia com a história da doença atual e exame físico, inclui a prescrição médica realizada, inclusive com a checagem da enfermagem, quando houver, e as condições de alta para residência ou volta ao seu apartamento do hospital.

Também fazem parte deste prontuário médico cópia do laudo do exame endoscópico e uma folha de informação – consentimento, com vários modelos existentes na literatura médico-endoscópica.

A Resolução CFM nº 1.544/99 diz: consentimento informado, mais propriamente chamado de "termo de consentimento livre e esclarecido" é um documento assinado pelo paciente, em que ele aceita o conteúdo do mesmo, após ter sido amplamente esclarecido. O termo de consentimento livre e esclarecido deve ser um processo dinâmico, de diálogo contínuo, passível de reavaliações. Deve ser respeitada a decisão do paciente, após ele ser plenamente esclarecido. Deve ser considerada a sua condição de compreensão, suas crenças, seus costumes e seu envolvimento familiar. O médico deve registrar todos os dados no prontuário do paciente, dando maior transparência ao diálogo do profissional com o paciente e seus familiares.

O arquivamento do prontuário médico pode ser feito na sua forma convencional ou na forma digital, permitindo-se também um banco de dados remoto, em que se garanta o sigilo das informações registradas e sua recuperabilidade, obedecidos os padrões fixados pelo Conselho Federal de Medicina no tocante à formatação. (Resolução CFM nº 1.821/2007).

Queremos lembrar que esta última resolução do CFM estabelece "prazo mínimo de 20 (vinte) anos, a partir do último registro, para a preservação dos prontuários médicos em suporte de papel".

Estes comentários e legislações referem-se à atuação do médico endoscopista e a sua relação com o seu paciente.

Existem outras legislações principalmente em relação à área física e ao reprocessamento de equipamentos, que serão tratados em outros capítulos.

As legislações com seus documentos exigidos nas áreas trabalhista e fiscal são orientadas e conduzidas pelo seu contador.

SITES DE CONSULTA RECOMENDADOS

American Society for Gastrointestinal Endoscopy. Disponível em: <www.asge.org>

ANVISA. Disponível em: <www.anvisa.gov.br>

Associação Médica Brasileira. Disponível em: <www.amb.org.br>

Conselho Federal de Medicina. Disponível em: <www.cfm.org.br>

Ministério da Saúde. Disponível em: <www.saude.gov.br>

Secretaria da Saúde do Estado de São Paulo. Disponível em: <www.saude.sp.gov.br>

Secretaria de Saúde do Estado do Rio de Janeiro. Disponível em: <www.saude.rg.gov.br>

Secretaria Municipal da Saúde de São Paulo. Disponível em: <extranet.saude.prefeitura.sp.gov.br>

Secretaria Municipal de Saúde do Rio de Janeiro. Disponível em: <www.saude.rio.rj.gov.br>

Sociedade Brasileira de Endoscopia Digestiva. Disponível em: <www.sobed.org.br>

Parte II

SOBED

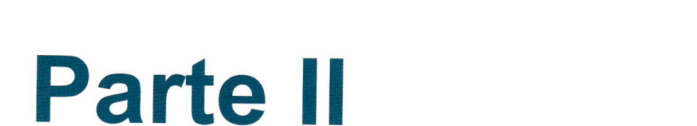

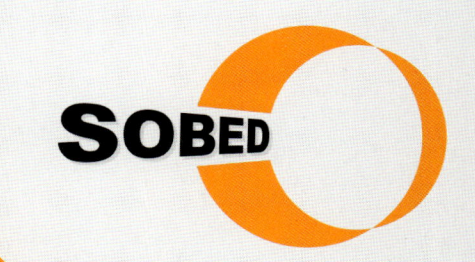

Exame Normal, Técnicas e Equipamentos

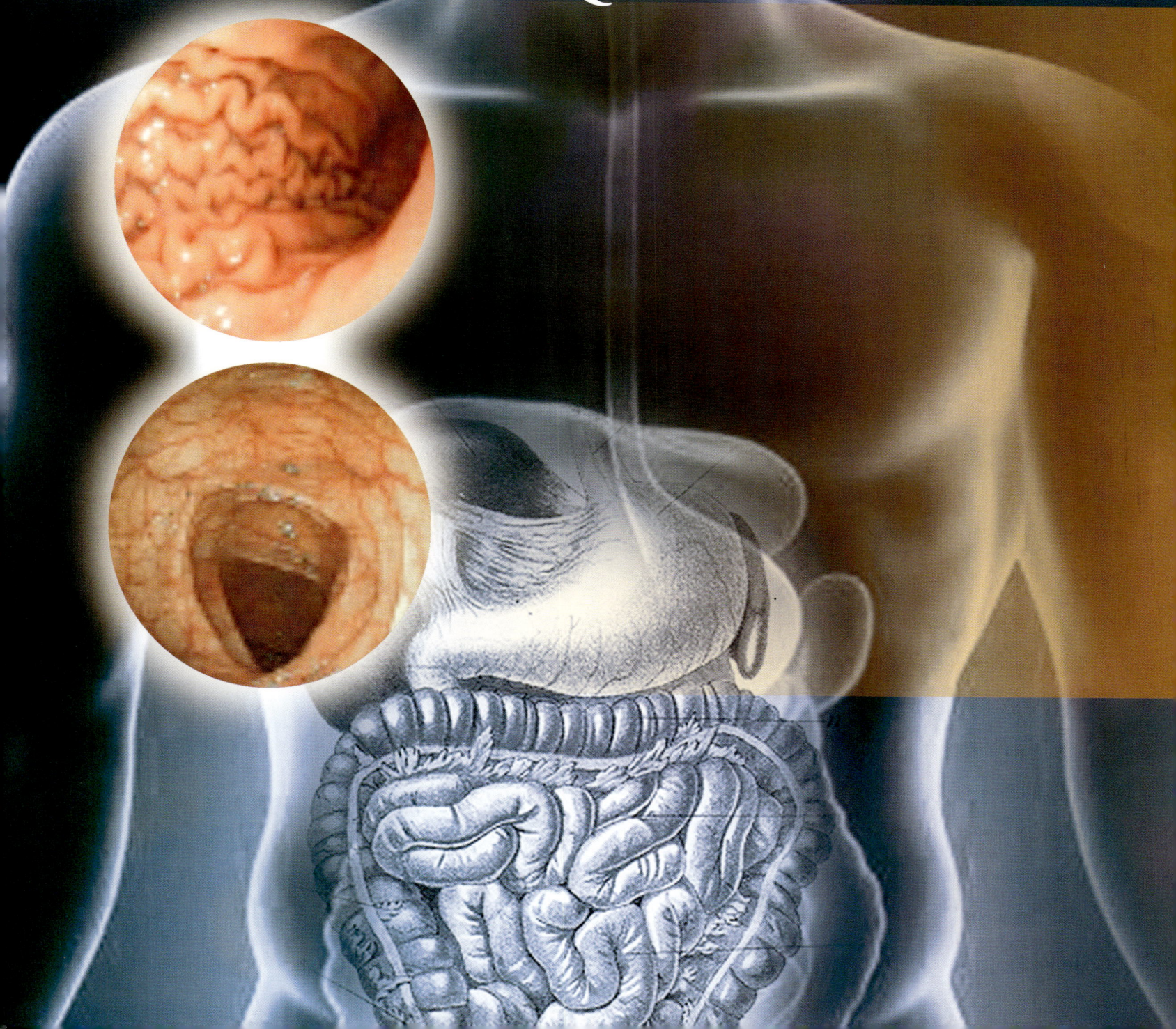

CAPÍTULO 11

ENDOSCÓPIO – ESTRUTURA E FUNCIONAMENTO

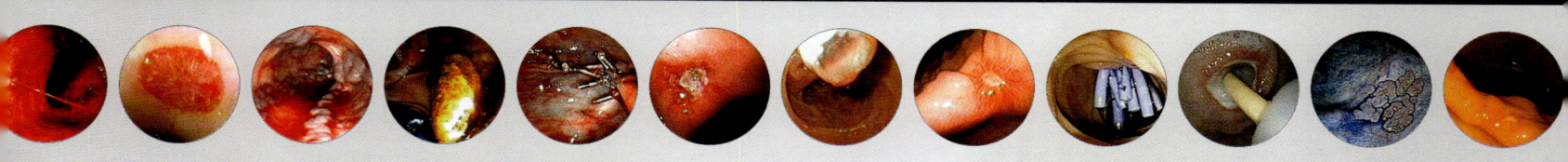

Carlos Alberto da Silva Barros ■ Gilberto Pedro Rodrigues

INTRODUÇÃO

A endoscopia é definida como um procedimento que possibilita a avaliação ou exame de um órgão ou órgãos internos, através da introdução de aparelhos por cavidade natural ou artificial, além de possibilitar a realização de procedimentos terapêuticos, curativos e/ou paliativos. Para a realização da endoscopia digestiva, são necessários aparelhos especiais, que podem ser rígidos ou flexíveis, de constituições diferentes de acordo com a sua finalidade. O desejo do homem de conhecer os órgãos internos remonta desde a antiguidade, com relatos da utilização de retoscópios por Hipócrates e nas ruínas de Pompeia (79 aC) onde foram achados espéculos rudimentares.[1] Com o passar dos anos, houve uma grande evolução dos equipamentos endoscópicos médicos. Neste capítulo, trataremos apenas nos endoscópios utilizados na endoscopia digestiva.

A endoscopia digestiva utiliza orifícios naturais, podendo ser a cavidade oral, nasal ou anal. Para cada via, há o equipamento específico, apesar do gastroscópio poder ser utilizado para exames do cólon, especialmente em crianças e o colonoscópio, em situações muito especiais, ser utilizado por via oral (*push* endoscopia).

Atualmente, utilizam-se, preferencialmente, os videoendoscópios eletrônicos, nos quais a imagem é captada por um CCD (*charge-coupled device* – dispositivo de cargas acopladas) colocado na extremidade distal do equipamento. O CCD converte a imagem em sinal elétrico que, após o processamento adequado, é transmitida para o monitor de vídeo, podendo ser visualizada pelo médico, pelos seus auxiliares e outros profissionais que acompanham os procedimentos (médicos-assistentes, residentes etc.). Essa nova tecnologia facilitou o ensino da endoscopia, a documentação do exame e a troca de informações entre os médicos. Porém, em alguns poucos lugares do interior do país, ainda utilizam-se os fibroendoscópios, nos quais a imagem é transmitida através de fibras ópticas e visualizada diretamente pela ocular do aparelho. O endoscopista deve conhecer o funcionamento e a estrutura do seu equipamento.

A diferença entre os dois tipos de equipamento é o sistema de transmissão de imagens, pois eles têm, no geral, os mesmos princípios básicos de projetos e de construção mecânica. Apesar dessa diferença, ambos os sistemas utilizam-se de cabos de controle e um complexo mecanismo de lente objetiva na porção distal, para focar a imagem.

ESTRUTURA DOS FIBROSCÓPIOS

O fibroscópio utiliza fibras ópticas bem longas e finas, feitas de vidro (quartzo) e encapadas por cilindros de vidros ocos. Essas fibras têm um diâmetro dez vezes menor que de um fio de cabelo humano, isto é, em torno de 7 μm. O processo de fabricação é muito delicado, exigindo um controle rígido de temperatura e umidade. São utilizadas milhares de fibras, geralmente em torno de 45 mil, que, agrupadas, formam um feixe bem organizado, chamado de feixe de fibras coerente. Pela propriedade das fibras ópticas transmitirem luz por longas distâncias sem perda significativa e por sua flexibilidade, são ideais para a confecção dos endoscópios. Então, o grau de organização desse conjunto de fibras ópticas de imagem é o fator determinante na qualidade da imagem obtida. Quando ocorre quebra de mais de 20% dessas fibras, há uma perda significativa da qualidade da imagem. As fibras que levam a luz, chamadas de feixe de luz, têm uma organização diferente. São mais grossas, medindo cerca de 50 μm, não são orientadas e, por isso, são de fabricação menos trabalhosa e de menor custo.[2]

A ocular desses aparelhos tem uma capacidade de aumentar a imagem em até 30 vezes, além de possuírem um mecanismo de ajuste de foco – dioptria – semelhante aos microscópios ópticos, que possibilitam o ajuste para cada usuário. Pode, também, ser acoplada uma microcâmera nessa ocular para transmitir a imagem para um monitor de vídeo. Porém essa técnica causa uma redução importante na resolução e qualidade da imagem, devido ao efeito *moiré*, isto é, há uma superposição de linhas na tela, formando um quadriculado sobre a imagem.[2,3]

Como a maioria dos endoscópios tem a lente distal com um ponto focal fixo, a lente ocular tem o maior efeito de ampliação da imagem. Outro ponto importante é o campo de visão do endoscópio. A maioria dos endoscópios, tanto os fibroscópios quanto os videoendoscópios, tem um campo de visão de 140º e uma profundidade de visão entre 3 mm e 100 mm. O campo de visão melhora a orientação espacial e o sistema óptico faz com que os objetos mais próximos tenham uma imagem maior que os objetos mais distantes. Atualmente, tem-se produzido aparelhos de colonoscopia com campo de visão de cerca de 170º, com o intuito de aumentar a taxa de detecção de pólipos (Fig. 11-1).[4,5]

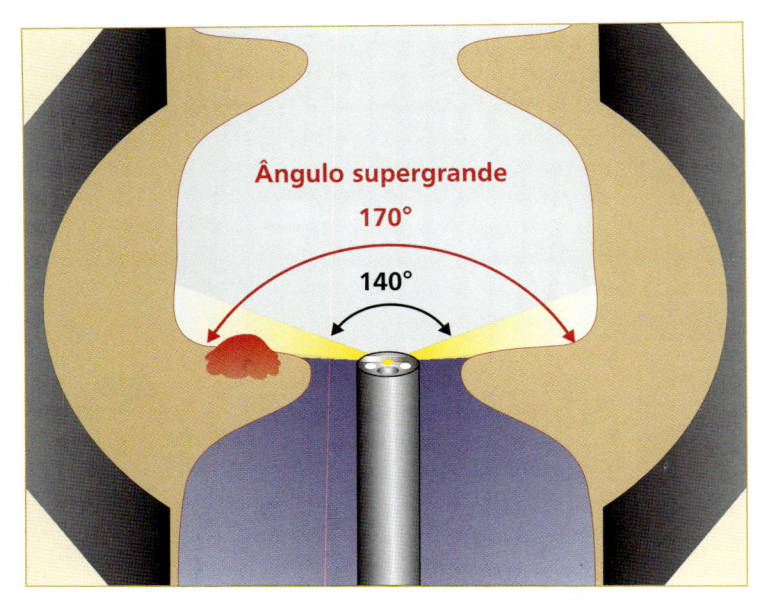

Fig. 11-1. Esquema de campos de visão dos colonoscópios.[6]

ESTRUTURA DOS VIDEOENDOSCÓPIOS

A diferença entre os videoendoscópios e os fibroendoscópios, como já foi mencionado, é a presença do CCD, que substitui o conjunto de fibras de imagem. Com a utilização dos videoendoscópios, há maior conforto para o endoscopista, com menor esforço muscular sobre as costas e o pescoço, maior conforto para os olhos, além da vantagem da imagem no formato eletrônico.

O CCD foi criado em 1969 por Boyle e Smith, sendo apresentado o primeiro videoendoscopio no DDW (Digestive Disease Week) de 1983.[3] Ele é feito de um *chip* de silicone, semelhante ao do microcomputador (PC), fotossensíveis, usados para a captação da imagem (Fig. 11-2). A superfície fotossensível do *chip* é dividida em colunas e fileiras de células, que convertem a luz em carga elétrica (liberação de elétrons). O *chip* capta o brilho da luz, mas não diferencia a sua cor. Para dar cor a imagem, usam-se filtros coloridos compostos pelas cores vermelha, verde e azul (RGB: *Red*, *Green*, *Blue*). O filtro gira 20 vezes por segundo. Essas imagens são levadas ao monitor, para visualização simultânea de cada filtro (RGB), gerando uma imagem ao vivo. Quando o órgão ou o aparelho move-se muito rápido, produz na imagem um efeito arco-íris. O sinal RGB é então enviado à processadora, onde ele é processado e convertido em um sinal analógico e visualizado no monitor. Ele é transmitido em quatro canais separados, sendo um deles para sincronização, produzindo melhor reprodução das cores e alta resolução. Uma conexão S-Vídeo (supervídeo), transporta as informações de brilho (luminância) e de cor (crominância), eliminando as distorções. Essa transmissão pode ser também através de um cabo único, conhecido como cabo RCA ou sinal combinado. Esse sinal combinado resulta em um pouco de distorção e degradação da imagem, sendo, então, de qualidade inferior.[2,3]

O processador de vídeo tem várias funções. Uma delas é o ajuste do branco (*White balance*). Esse ajuste assegura que a reprodução das cores será o mais real possível. O ajuste deve ser feito todas as vezes que o endoscópio for trocado, quando não há memória no sistema. Esse sistema de memória ajusta automaticamente o equilíbrio do branco.

A íris regula a intensidade e o brilho da luz, para a realização de um exame adequado. A íris no sistema AVE (média ou *averege*) regula a intensidade da luz pela sua média, mas, se o objeto estiver muito próximo, ocorrerá a "explosão da luz", deixando-o muito claro. Nessa situação, deve-se usar o sistema PEAK (pico), que reduzirá a intensidade da luz nesse ponto, mas deixará os pontos mais distantes escuros.[7]

O contraste regula o brilho entre as partes mais claras e mais escuras de uma imagem. No modo padrão, fornece a imagem normal. Em alto contraste, fornece imagens na qual as áreas escuras aparecem mais escuras e as áreas de brilho são mais brilhantes que o normal. Enquanto que, no modo de baixo contraste, as áreas mais escuras são mais brilhantes que o normal e as mais brilhantes ficam mais escuras que as normais. Esse modo de baixo contraste é mais utilizado em órgãos tubulares como esôfago, brônquios e cólon. Existe o sistema AGC (controle automático de ganho), que ajusta automaticamente o sinal, obtendo uma imagem com o brilho ideal.

Nos novos equipamentos é possível realizar a ampliação eletrônica da imagem no monitor, geralmente entre 1,5 a 2 vezes e, com isso, avaliar melhor uma lesão. Esse sistema é diferente da ampliação óptica, que reduz a profundidade do objeto (faixa de foco mais estreita). Isso não ocorre com a ampliação eletrônica.[2]

Existe também a magnificação eletrônica da imagem com aumento entre 40 a 200 x o tamanho da imagem. Dentre esses aparelhos com magnificação eletrônica, existem os de alta resolução do CCD e melhora do sistema óptico – HD. Esses recursos de magnificação são usados principalmente para identificação de neoplasias precoces, orientação de biópsias e no estudo dos *pits* dos pólipos. Cada célula fotossensível do CCD é igual a um *pixel*. Quanto mais *pixels*, mais qualidade de imagem.[8,9]

ASPECTOS FUNCIONAIS

O corpo ou chassi do aparelho possui os sistemas de controle mecânico do equipamento. Nele, está o mecanismo U/P (*up/down* – para

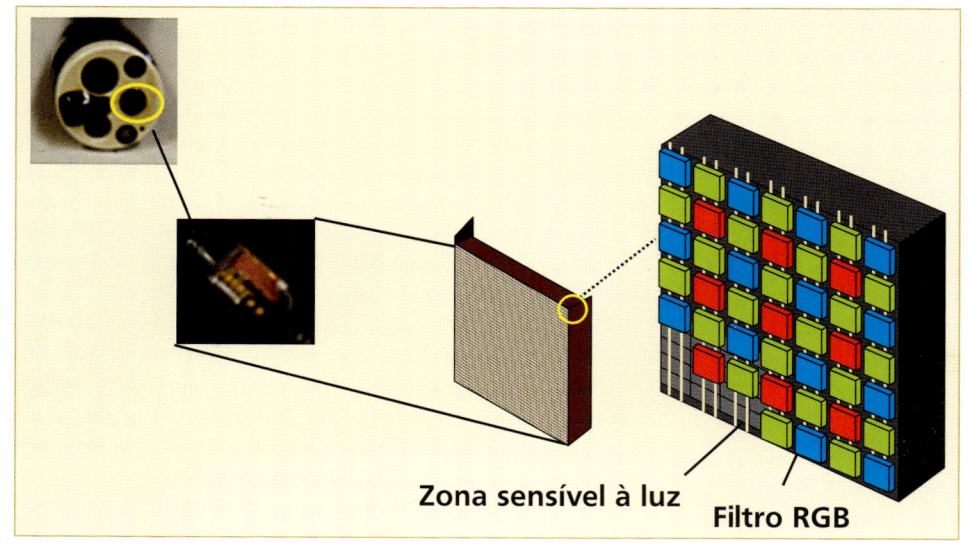

Fig. 11-2. Esquema mostrando o CCD (*charge-coupled device* – dispositivo de cargas acopladas).

cima e para baixo) e o L/R (*left/right* – esquerda/direita), que movimenta a ponta distal do endoscópio. Conforme mostrado nas Figuras 11-3 a 11-5, a depender do endoscópio, existem diferentes graus de angulação da ponta desses aparelhos realizados pelos movimentos U/P e L/R.

Existe também nesse sistema uma maneira de se travar a ponta do aparelho na posição desejada. Deve-se prestar atenção quando iniciar o procedimento, para destravar esse sistema a fim de permitir maior flexibilidade da ponta distal do endoscópio, evitando traumas ou perfurações (Fig. 11-6).

A válvula mais superior é a de sucção que, quando totalmente pressionada, faz a aspiração do excesso de ar ou de líquidos. Logo abaixo dessa válvula de aspiração está a de injeção de ar e água, que, quando se fecha o seu orifício central com o dedo, ocorre a injeção de ar e, quando totalmente pressionada, ocorre a injeção de água. Ainda no "chassi" do aparelho está o sistema de elevação de pinças (em equipamentos terapêuticos) e a abertura do canal de trabalho ou de instrumentação que é o mesmo canal que faz a aspiração do excesso de ar, líquidos e secreções (Figs. 11-7 e 11-8). Esse corpo do aparelho é feito em um bloco único, reforçado, mas deve ser leve, ergonômico, funcional e resistente.

O endoscópio é conectado à fonte de luz/processadora, através do cabo conector, que varia de formato de acordo com o fabricante. Nesse cabo, vão as fibras ópticas que levam a imagem e as fibras de luz que trazem a luz até a extremidade distal do endoscópio. No cabo conector também estão os conectores para aspiração e o conector para o reservatório de água (Fig. 11-9).

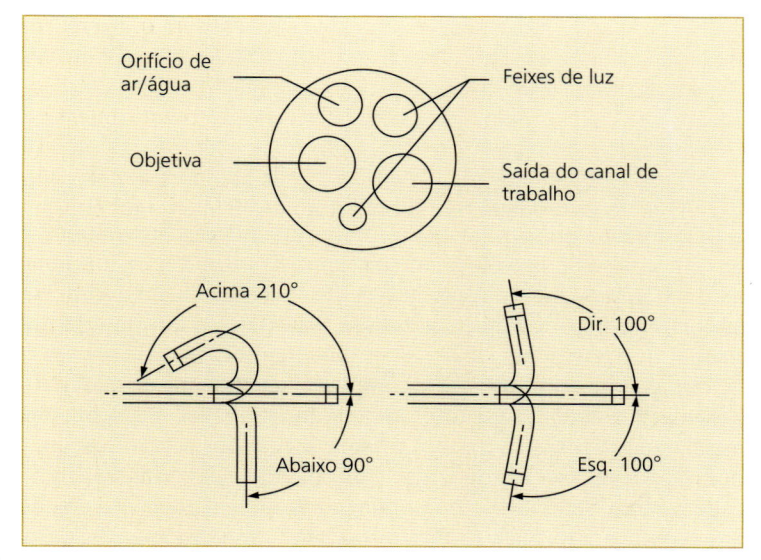

Fig. 11-3. Angulações da extremidade do gastroscópio.[6]

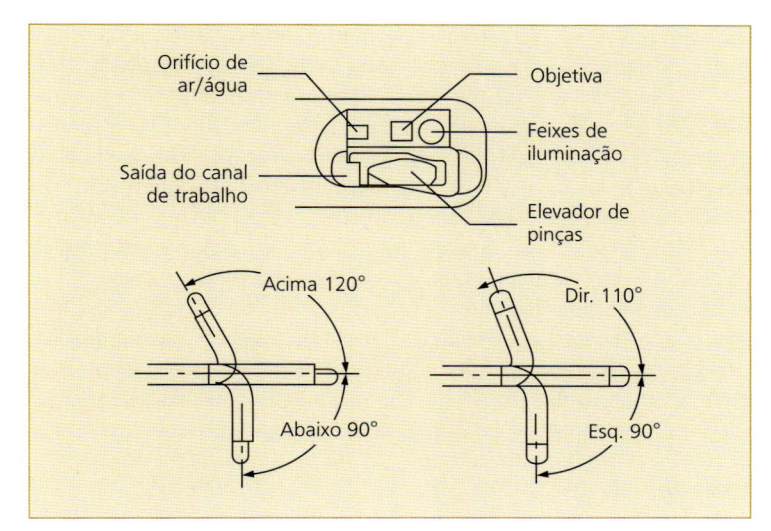

Fig. 11-4. Angulações da extremidade do duodenoscópio.[6]

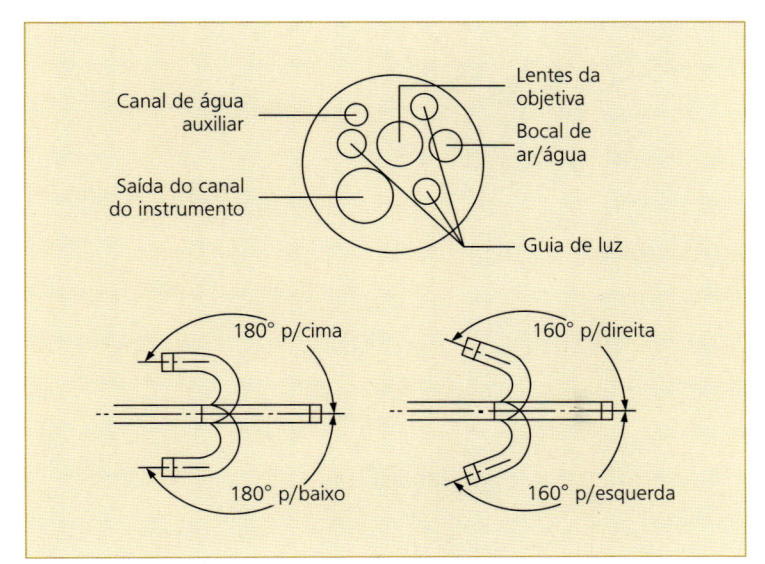

Fig. 11-5. Angulações da extremidade dos novos colonoscópios.[6]

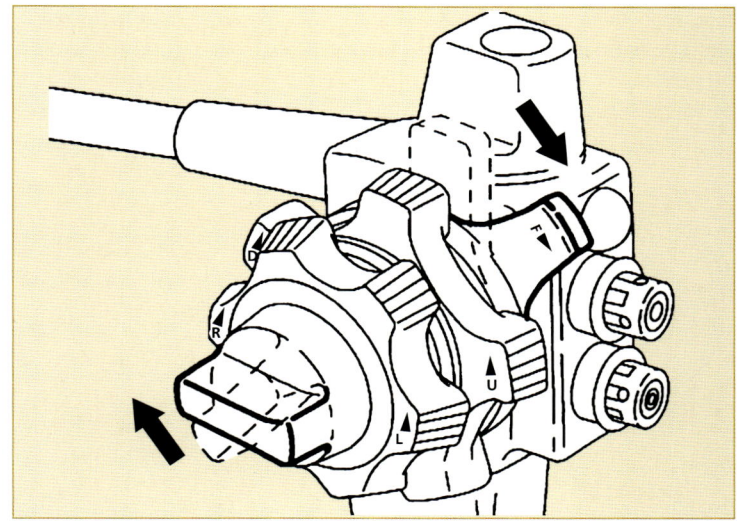

Fig. 11-6. Sistema de travamento dos comandos. A direção das setas mostra o movimento para travar o sistema e a posição contrária para destravá-lo.[10]

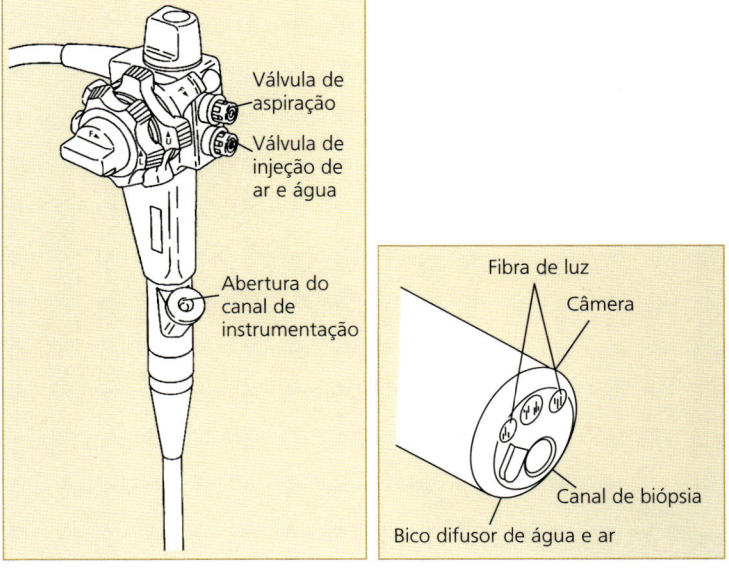

Fig. 11-7. Válvulas e orifícios da extremidade distal.[10]

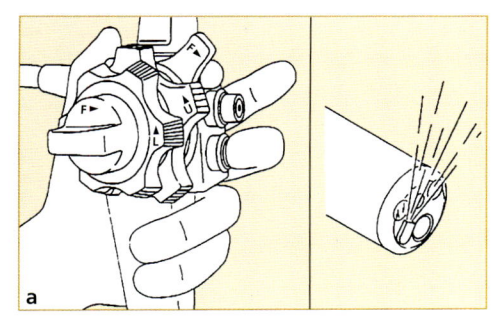

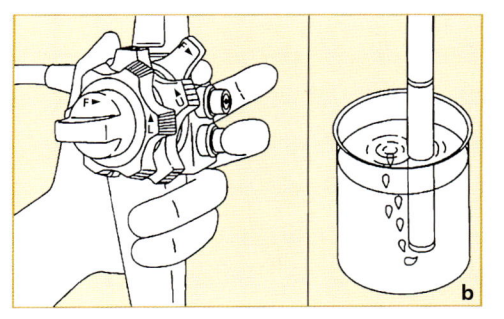

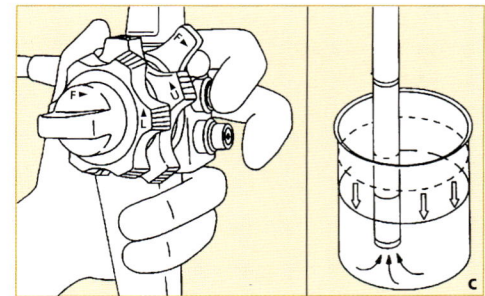

Fig. 11-8. Válvulas e movimentos para: (**a**) insuflação de água, (**b**) insuflação de ar e (**c**) aspiração de água.[10]

O tubo de inserção ou tubo endoscópico tem uma estrutura de três faixas de aço com torções helicoidais alternadas, revestidas por uma malha de aço inoxidável, que protege a camada externa de traumas e também da ação da irradiação ionizante, durante a fluoroscopia. Essas estruturas oferecem a possibilidade de se realizar o torque e proporciona flexibilidade. O torque é uma característica importante do aparelho durante a realização do exame, pois o examinador pode girar a ponta distal do tubo ao rodar a sua extremidade proximal. A flexibilidade ideal é a gradativa onde o examinador tem ótimos níveis de controle e formação de menos alça durante a realização do procedimento.

O canal de instrumentação ou canal de trabalho permite a introdução de acessórios de trabalho (pinças, alças, injetores etc.), além de ser o canal por onde se faz a aspiração do conteúdo líquido ou gasoso do órgão (Fig. 11-10). Por isso é quase impossível aspirar as secreções durante os procedimentos terapêuticos. Quando isso é necessário, utiliza-se o aparelho de duplo canal (Fig. 11-11). Ele é especialmente útil nos casos de hemorragia digestiva volumosa, em que o volume ou velocidade da aspiração deve ser maior. Também em procedimento terapêuticos em que se utilizam dois acessórios ou acessórios mais calibrosos usa-se esse tipo de equipamento, que possui um canal de trabalho mais calibroso. Esse canal de trabalho tem uma estrutura complexa e combinada de materiais flexíveis e resistentes, sendo também impermeável. A sua porção distal é mais sensível à ruptura pela passagem dos acessórios, que, por isso, devem ser introduzidos com cuidado, sem estarem danificados, isto é, sem dobras ou pontiagudos, além de deixar o aparelho com a ponta mais retificada possível nesse momento. Caso ocorra perfuração desse canal, ocorre infiltração líquida no interior do endoscópio, causando danos ao sistema eletrônico e às fibras de vidro, tendo, então, um alto custo para reparo. O aparelho deve ser sempre testado quanto à integridade desse canal, antes de cada procedimento. Esse teste é chamado de teste de vedação.

O canal de ar/água tem uma estrutura mais simples e é mais fino. São feitos de teflon, em duas camadas helicoidais e tubulares. Através dele é insuflado o ar para distender o órgão a ser examinado e a água para lavar a lente. Por ser mais fino e ter um defletor que direciona a água em direção à lente objetiva, é mais passível de obstrução pelos fluidos e resíduos orgânicos e também pelos produtos químicos de desinfecção (cristalização do glutaraldeído, por exemplo). Existe uma bomba vibratória contínua na fonte de luz e, quando obstruímos com o dedo o orifício da válvula de ar/água, o ar é impulsionado para esse canal. A fim de injetar água, é necessário pressionar essa mesma válvula (Fig. 11-8). Alguns aparelhos, principalmente os mais indicados para procedimentos terapêuticos, possuem um canal acessório extra para injeção de água ou para realização de cromoscopia (Fig. 11-12).

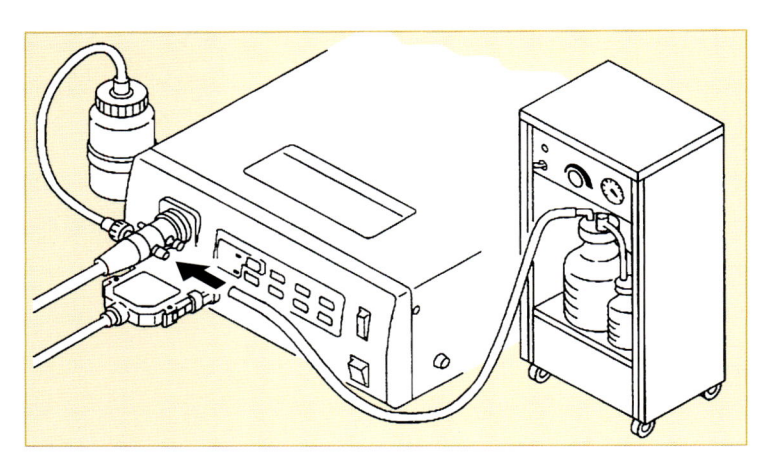

Fig. 11-9. Sistema de conexão da processadora, com o reservatório de água e com a aspiração.[10]

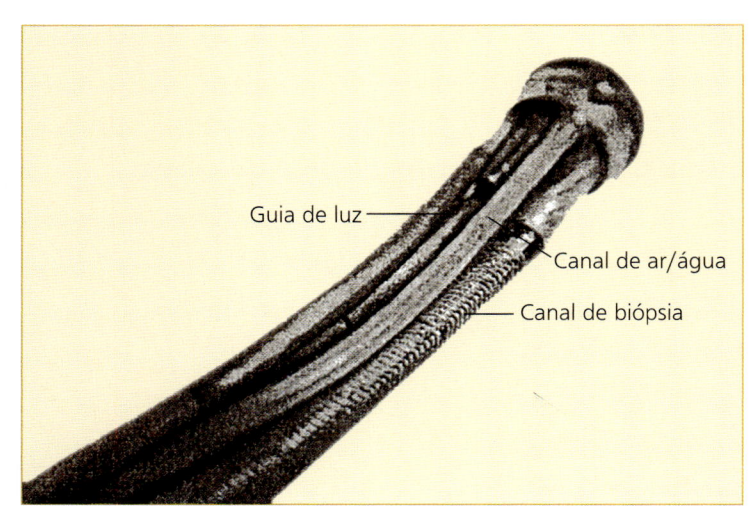

Fig. 11-10. Esquema mostrando extremidade distal do tubo.[10]

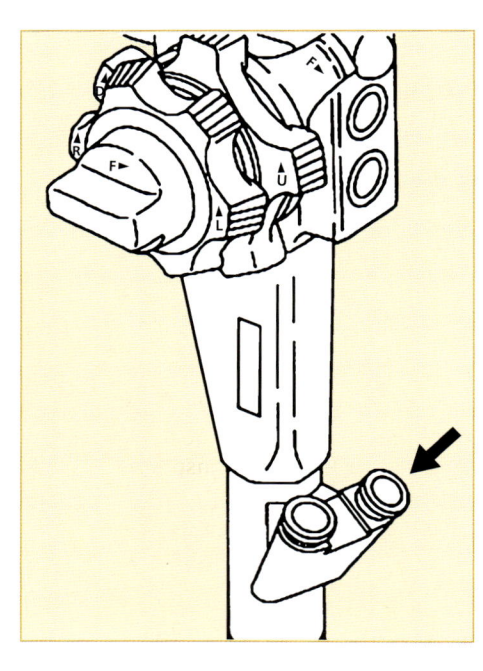

Fig. 11-11. Esquema de aparelho de duplo canal de trabalho.[10]

ENDOSCÓPIO – ESTRUTURA E FUNCIONAMENTO

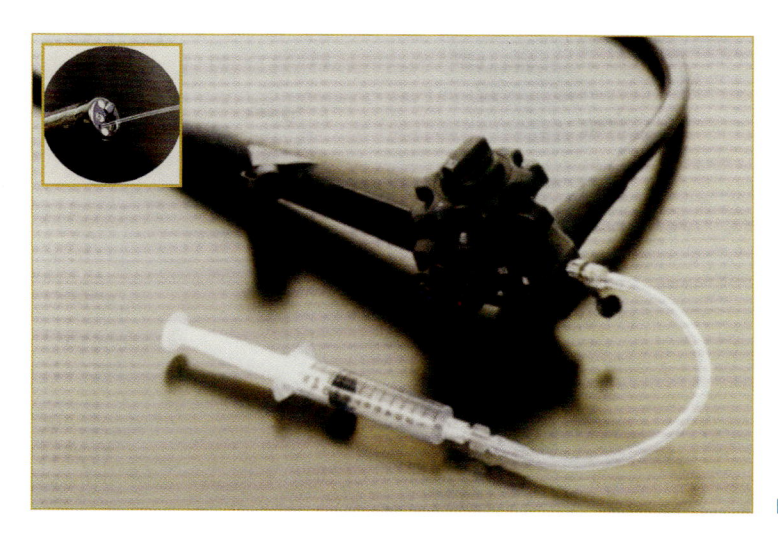

Fig. 11-12. Canal acessório – água/cromoscopia.[10]

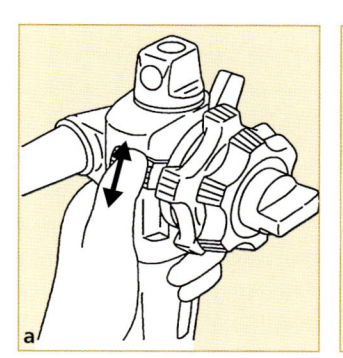

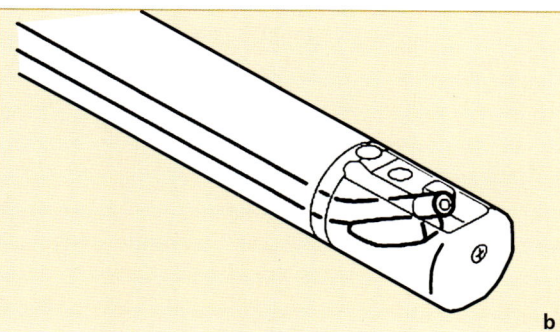

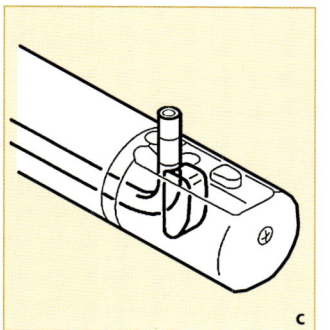

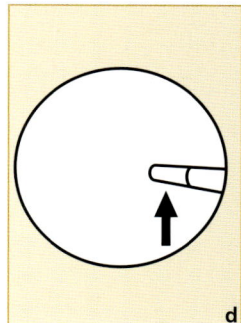

Fig. 11-13. Sistema de elevador de pinças. (**a**) Controle do elevador; (**b** e **c**) elevador; (**d**) visão através do monitor do cateter elevado.[10]

A extremidade distal do aparelho possui um sistema articulado feito de faixas de metal cilíndricos e finos (anéis), articulados entre si, por articulações flexíveis. Através dos comandos localizados no corpo do aparelho, o endoscopista pode articular a extremidade distal, pois eles possuem cabos de aço longitudinais ao longo do tubo de inserção, funcionando como uma manivela. A movimentação da manopla U/P e L/R faz com que direcionemos a ponta do aparelho para o ponto desejado. Outra maneira de direcionarmos o aparelho é através do torque na porção proximal do tubo de inserção. Além disso, os endoscópios terapêuticos (duodenoscópios), possuem um elevador de pinças, também controlado através de um cabo de aço (Fig. 11-13).

Alguns colonoscópios possuem um sistema de tensão especial que permite ao endoscopista ajustar a rigidez do tubo de inserção às preferências individuais ou às características do órgão do paciente. Encontra-se também na extremidade distal dos aparelhos a lente objetiva, sendo que, na maioria dos equipamentos, a visão é frontal, mas no duodenoscópio ela é lateral, para melhor visualização da papila. No passado, já existiu gastroscópico de visão oblíqua.

ARMAZENAMENTO

Os endoscópios devem ser armazenados totalmente secos, preferencialmente em armários verticais e ventilados, com temperatura ambiente, sem calor excessivo, sem umidade, para evitar a proliferação de fungos. Além disso, devem ser guardados em posição vertical e sem as partes removíveis. Utilizar a válvula de aeração, quando disponível. Nunca armazenar nas malas de transporte. Antes de guardar o equipamento, ele deve sofrer o processo de desinfecção, de acordo com as normas da ANVISA/SOBED. Bons cuidados com os equipamentos garantem uma durabilidade maior e menos despesas com a manutenção corretiva.

REFERÊNCIAS BIBLIOGRÁFICAS

1. Sircus W. Milestone in the evolution of endoscopy of endoscopy: a short history. *J R Coll Physicians Edinb* 2003;33(2):124-34.
2. Ferrari Jr AP. *Técnicas em endoscopia digestiva*. Rio de Janeiro: Rubio, 2010. 273p.
3. Classen C, Tytgat GNJ, Lightdale CJ. *Gastroenterological endoscopy*. Thieme Medical, 2002. 777 p.
4. Adler A, Aminalai A, Aschenbeck J et al. Latest generation, wide-angle, high-definition colonoscopies increase adenoma detection rate. *Clin Gastroenterol Hepatol* 2008;6(10):1091-98.
5. Theodoropoulou A, Konstantinidis K, Vardas E et al. Comparison of standard vs high-definition, wide-angle colonoscopy for polyp detection: a randomized controlled trial. *Colorectal Dis* 2010;12(10):260-66.
6. Manuais técnicos da Olympus. (Online). Acesso em: 10 Dez. 2011. Disponível em: <http://www.olympuslatinoamerica.com/portuguese/msg/msg_home_port.asp?d=1>
7. Modlin IM. A brief history of endoscopy. Milão: MultiMed, 2000. 144 p.
8. Edmonson JM. History of the instruments for gastrointestinal endoscopy. *Gastrointest Endosc* 1991;37(2):27-56.
9. Berci G, Forde KA. History of endoscopy: what lessons have we learned from the past? *Surg Endosc* 2000;14(01):5-15.
10. Manuais técnicos da Fujinon Corporation. (Online). Acesso em: 10 Dez. 2011. Disponível em: <http://www.fujifilmusa.com/products/fujinon_endoscopy/index.html>

CAPÍTULO 12

FONTES DE ENERGIA EM ENDOSCOPIA DIGESTIVA

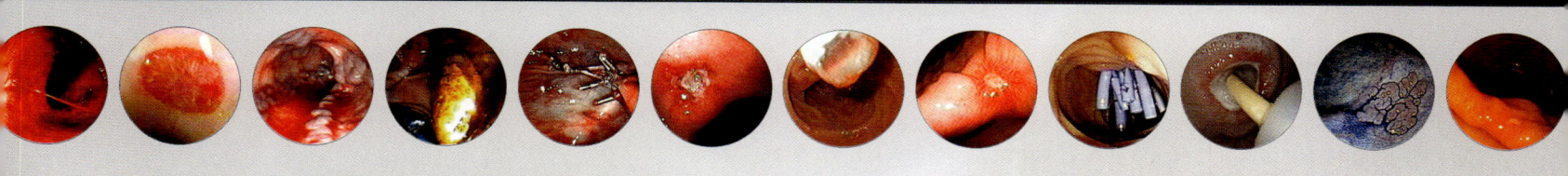

KLEBER BIANCHETTI DE FARIA

INTRODUÇÃO

O uso de calor para hemostasiar lesões remonta ao início do século 19 com o físico francês Becquerel usando óleo quente e posteriormente corrente direta sob um fio. Em 1881, outro biofísico francês D'Arsonval, pioneiro no uso de corrente alternada, descobriu que o uso de corrente alternada em alta frequência (200 kHz ou mais) aquecia o tecido sem estimular a musculatura, isto é, não provocava choque.

Entre 1890 e 1920 o médico alemão Nagelschmidt introduziu o conceito de "diatermia" para explicar como correntes elétricas de alta frequência levavam a queimaduras no corpo através da agitação de moléculas e, de acordo com a frequência empregada, eram capazes de produzir efeitos terapêuticos teciduais como: fulguração, dessecação e corte.

As unidades eletrocirúrgicas atuais foram desenvolvidas pelo físico Willian T. Bovie e pelo neurocirurgião Harvey Cushing que desenvolveram sua capacidade de corte e coagulação.[1]

A partir dessas descobertas, hoje dispomos de diversas fontes de energia transformadas em calor como o coagulador de plasma de argônio e os diversos tipos de *laser* com possibilidades de uso em diversas áreas da cirurgia e da endoscopia.

PRINCIPAIS INDICAÇÕES

O uso das fontes de energia em endoscopia tem como indicações básicas a hemostasia, a secção de tecidos sem sangramento e a destruição de tecidos para restabelecimento luminal.

UNIDADE ELETROCIRÚRGICA

A unidade eletrocirúrgica (UEC) erroneamente chamada de bisturi eletrônico, por não ser um instrumento que promove somente corte como um bisturi, é composta por três componentes básicos: o gerador, o eletrodo ativo e a placa de retorno.

O gerador transforma energia elétrica em energia elétrica em alta frequência. O eletrodo ativo leva essa energia ao sítio desejado, podendo ser uma corrente monopolar ou bipolar. A placa de retorno recebe a corrente que retorna à UEC.[1]

Princípios físicos

A corrente elétrica movimenta-se quando elétrons movem-se de um átomo para outro adjacente formando um circuito e, para uma corrente fluir, é necessária a formação desse circuito.

A UEC é a fonte de voltagem que empurra os elétrons pelo circuito. O eletrodo ativo conduz os elétrons até o tecido do paciente e este serve como um elemento condutor que impõe uma resistência ao fluxo da corrente (impedância), produzindo aquecimento e o resultado tecidual esperado (corte, coagulação).

Finalmente, os elétrons retornam à unidade eletrocirúrgica seja por uma placa aderida ao paciente (monopolar) ou pelo próprio instrumento (bipolar).

Três efeitos teciduais são obtidos: corte, fulguração e dessecação. Conseguir esses efeitos depende dos seguintes fatores: densidade da corrente, tempo de exposição, tamanho do eletrodo, condutividade do tecido e tipo de corrente.[7]

O fator determinante para a resposta tecidual final é o tipo de corrente empregado. A UEC produz três diferentes tipos de correntes: corte, coagulação e mista.

Princípios de eletricidade

Para melhor compreensão de uma UEC, precisamos entender alguns conceitos básicos de eletricidade.[3,10]

■ Tensão elétrica ou diferença de potencial

Expressa a pressão com que as cargas elétricas são empurradas pelo circuito ou corrente elétrica. É uma grandeza cuja unidade é o Volt, expresso por [V].

■ Corrente elétrica

É uma grandeza cuja unidade é o Ampère, expressa por [A]. É uma medida da passagem de elétrons por segundo.

■ Densidade de corrente

O parâmetro é expresso por [A/m^2] e usado para medir a quantidade de corrente que passa por uma região por unidade de área. Quanto mais alta a densidade de corrente em um tecido, maior o calor gerado nele. A densidade de corrente deverá ser alta na ponta do eletrodo para ter os efeitos de corte e coagulação, e baixa na placa de retorno, para que não cause nenhum dano térmico. Quando há má colocação da placa de retorno, a densidade de corrente elétrica pode ultrapassar esses limites, aumentando o risco de queimadura.

■ Resistência elétrica

É uma grandeza cuja unidade é o Ohm, expressa por [Ω]. A resistência elétrica pode ser entendida como a dificuldade de passagem de corrente, é uma característica do meio. No caso das cirurgias, ela é uma característica do paciente e do local de aplicação do eletrodo. Tecido adiposo possui resistência maior que a do tecido muscular bem vascularizado, como consequência a corrente elétrica circula com maior dificuldade pelo tecido adiposo gerando mais calor.

■ Potência

É uma grandeza cuja unidade é o Watt, expressa [W]. Mede a energia entregue ao paciente por segundo. É a grandeza que ajustamos no bisturi para efetuar os procedimentos cirúrgicos.

$$\text{Potência} = \text{corrente} \times \text{tensão}$$

■ Frequência

É uma grandeza cuja unidade é o Hertz, expressa em [Hz] e é uma medida da quantidade de ciclos por segundo. A energia elétrica disponível nas tomadas brasileiras é entregue em 60 Hz, isto significa que em um segundo temos 60 ciclos de trabalho. Já a corrente elétrica entregue na ponta da caneta dos bisturis, passa pelo paciente e pela placa de retorno. Esse caminho percorrido pela corrente circula em uma frequência muito maior: acima de 200 kHz, frequências acima desse valor são definidas como altas frequências (AF).

EFEITO DA CORRENTE ELÉTRICA SOBRE O CORPO HUMANO

A corrente elétrica produz efeitos diferentes dependendo de sua frequência e intensidade. Aqui, trataremos dos casos que se referem às frequências acima de 200 kHz, que está acima do limiar de estimulação neuromuscular – Esse limiar é um valor de frequência a partir do qual o corpo deixa de sentir os efeitos de estímulo da corrente elétrica (choque elétrico). Diferente da frequência de 60 Hz da tomada, as altas frequências não são percebidas pelo sistema neuromuscular. O único efeito esperado das altas frequências é o de aquecimento e consequente corte e coagulação (Quadro 12-1).

Baseia-se nesse princípio que se desenvolveu a eletrocirurgia.
Fórmula do calor gerado

$$E = \left(\frac{I}{A}\right)^2 * R * t$$

Quadro 12-1. Efeitos tissulares em relação à temperatura atingida pela energia térmica

Comportamento tissular em relação à energia térmica aplicada	
34 a 44°C	Inflamação e edema
44°C	Início da necrose tissular (retração)
44 a 50°C	Parada dos processos celulares por inativação da atividade enzimática
50 a 80°C	Início da coagulação (denaturação proteica), ruptura da estrutura tri-helicoidal do colágeno
90°C	Início da dessecação (desidratação celular)
> 100°C	Início da vaporização (destruição da membrana celular), quando a água intracelular chega ao ponto de ebulição
> 200°C	Carbonização (fulguração) combustão de hidrocarbonos resultando na vaporização

O calor gerado no ponto de aplicação da corrente é função direta de três grandezas: (I/A) = Densidade de corrente, R = resistência do tecido e t = tempo de aplicação dessa corrente.

A Densidade de corrente caracteriza-se pela relação entre a corrente aplicada e a área de circulação dessa corrente pelo tecido vivo.

Durante o procedimento eletrocirúrgico, a corrente gerada pela UEC concentra-se na ponta do eletrodo do instrumental (alça de polipectomia, papilótomo etc.) produzindo uma elevada densidade de corrente, que produz uma grande quantidade de calor no local de aplicação do eletrodo.

Por outro lado, essa mesma corrente que "sai" da ponta do eletrodo distribui-se pelos órgãos internos, retornando para o gerador através da placa de retorno. Como a área de contato da placa com a pele é muito grande, a densidade de corrente na placa é muito pequena, o que produz uma quantidade de calor extremamente reduzida a ponto de não provocar elevação de temperatura suficiente para provocar qualquer dano no local de aplicação da placa.

Redução da área (A) implica em aumento do calor (E):

- 2 vezes → 4 vezes.
- 10 vezes →100 vezes.
- Mil vezes →1 milhão de vezes.

Observe que uma redução de área de contato de 1.000 vezes produz um aumento do calor gerado de 1 milhão de vezes. Podemos dizer que esta é a relação aproximada entre a área da placa de paciente e o eletrodo ativo.

Coagulação

O efeito de coagulação pode acontecer de duas maneiras: por dessecação ou por fulguração.

■ Dessecação

Na coagulação por contato ou por dessecação é esperada uma coloração esbranquiçada do tecido. Para isso a região é aquecida lentamente por um eletrodo colocado em contato direto com o tecido, fazendo a temperatura alcançar os valores necessários para a desnaturação proteica. Esse tipo de coagulação que evita o centelhamento é uma modalidade empregada principalmente em tecidos delicados em monopolar e no uso do bisturi em modo bipolar.

■ Fulguração

Já na fulguração é importante o centelhamento. Essa modalidade permite estancar grandes sangramentos rapidamente. Na fulguração, a água no interior das células é aquecida e vaporizada para fora da membrana celular, fazendo as células se desidratarem lentamente. A temperatura se eleva alcançando a desnaturação proteica e formando uma massa tampão sobre os vasos sangrantes. Se mesmo após a coagulação o efeito de centelhamento sobre o tecido persistir, teremos a carbonização das células.

Corte

O corte surge através do aquecimento da água presente no interior das células de maneira tão rápida que elas explodem pela ação do vapor produzido. Esse processo também é conhecido pelo nome de vaporização celular. Quando o eletrodo é deslocado pela ação do endoscopista, ele entra em contato com novas células que são vaporizadas pelo mesmo efeito, produzindo a incisão.

O corte pode ser puro ou misto, também conhecido como Blend. O corte misto combina os efeitos de coagulação e de corte.

Os Blends se diferenciam entre si pelas porcentagens de combinação do corte com a coagulação (Quadro 12-2).

FONTES DE ENERGIA EM ENDOSCOPIA DIGESTIVA

Quadro 12-2. Valores percentuais dos modos de corte

Modo de corte selecionado	Efeito de corte (%)	Efeito de coagulação (%)
Puro	95	5
Blend 1	75	25
Blend 2	50	50
Blend 3	25	75

USO DA ELETROCIRURGIA EM CIRURGIA ENDOSCÓPICA

Eletrocirurgia monopolar

Na cirurgia monopolar, a corrente elétrica fornecida pela UEC circula da ponta do eletrodo e retorna pelo corpo do paciente, sendo captada pela placa de retorno (Fig. 12-1).

Usa a alta frequência para causar o efeito de corte ou coagulação na ponta do acessório. Para conseguir esse efeito, o circuito é fechado fazendo com que a corrente elétrica circule por uma grande porção do corpo. Um defeito nos cabos, no eletrodo ou na ausência da placa de retorno causará o não fechamento do circuito monopolar e, como consequência, não haverá o efeito desejado na ponta do acessório.

Esse tipo de corrente é comumente utilizado para polipectomias com alça, papilotomia, pinça de *hot biopsy* e coagulador de plasma de argônio.[4]

■ Placa de retorno

A placa de retorno é um elemento fundamental na eletrocirurgia monopolar, pois ela é responsável por captar a corrente e fazê-la retornar para a unidade eletrocirúrgica.

A placa é feita de tal forma a evitar que a corrente elétrica tenha alta densidade de corrente no contato entre ela e o paciente. As unidades eletrocirúrgicas atuais possuem sistema de monitoração de qualidade de contato entre a placa e a pele do paciente. Esses sistemas usam as placas bipartidas e são os mais seguros disponíveis. Sistemas mais simples identificam somente se a placa está conectada ao aparelho e avisa a falha através do alarme de placa.

As placas devem ser colocadas em regiões bem vascularizadas, com boa massa muscular e nunca sobre protuberâncias ósseas, cicatrizes ou tatuagens. Deve ser evitado colocar a placa em membros que possuam pinos e próteses. A região deve estar limpa, seca e preferencialmente tricotomizada, pois os pelos diminuem a área de troca de energia entre a placa e o paciente. Não é necessária a aplicação de gel adicional: as placas adesivas já possuem o gel correto e em quantidade adequada.

Existem placas reusáveis e descartáveis. A tendência hoje é o uso das placas descartáveis devido ao seu alto grau de segurança. Qualquer uma das placas (reusáveis ou descartáveis) foram desenvolvidas para serem colocadas em contato direto com a pele.

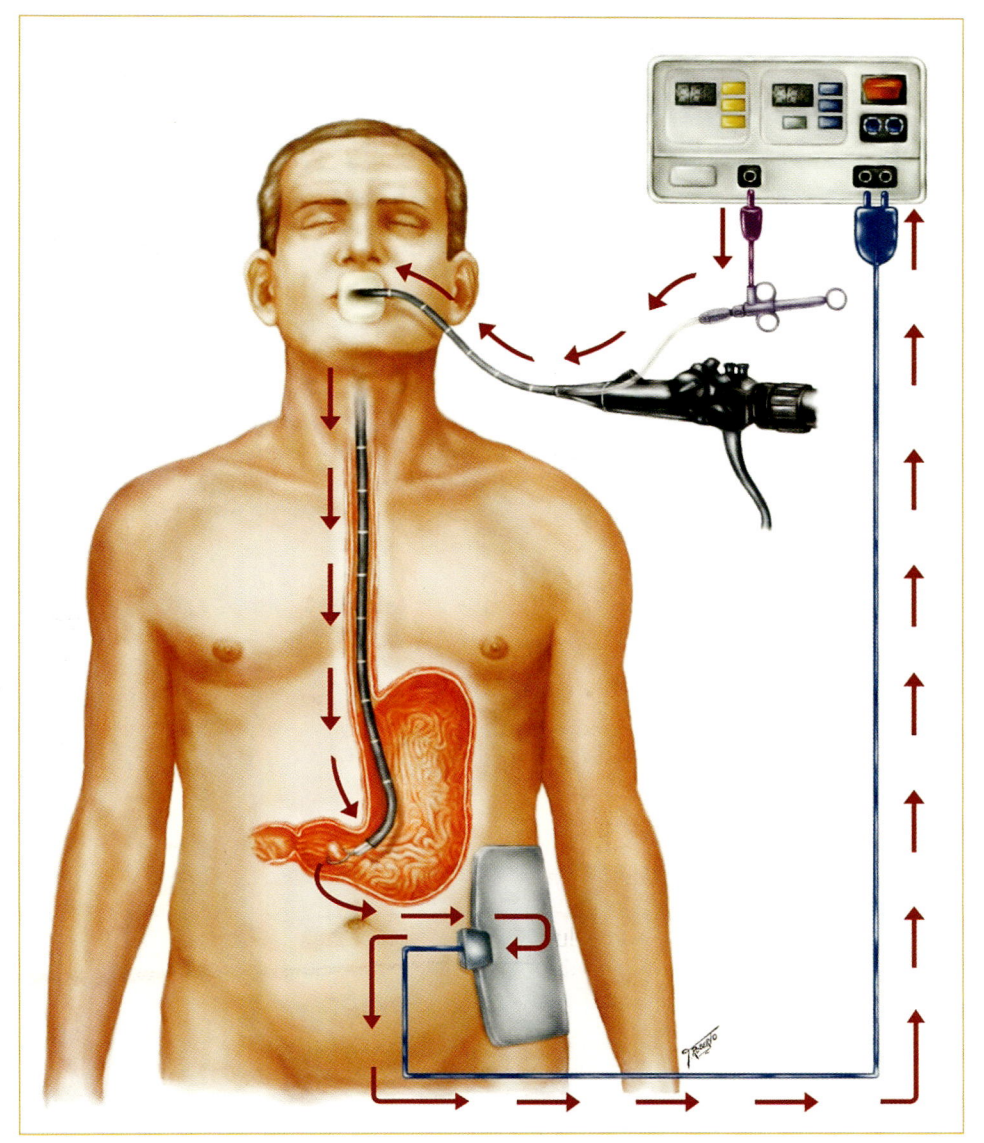

Fig. 12-1. Caminho da corrente elétrica monopolar.

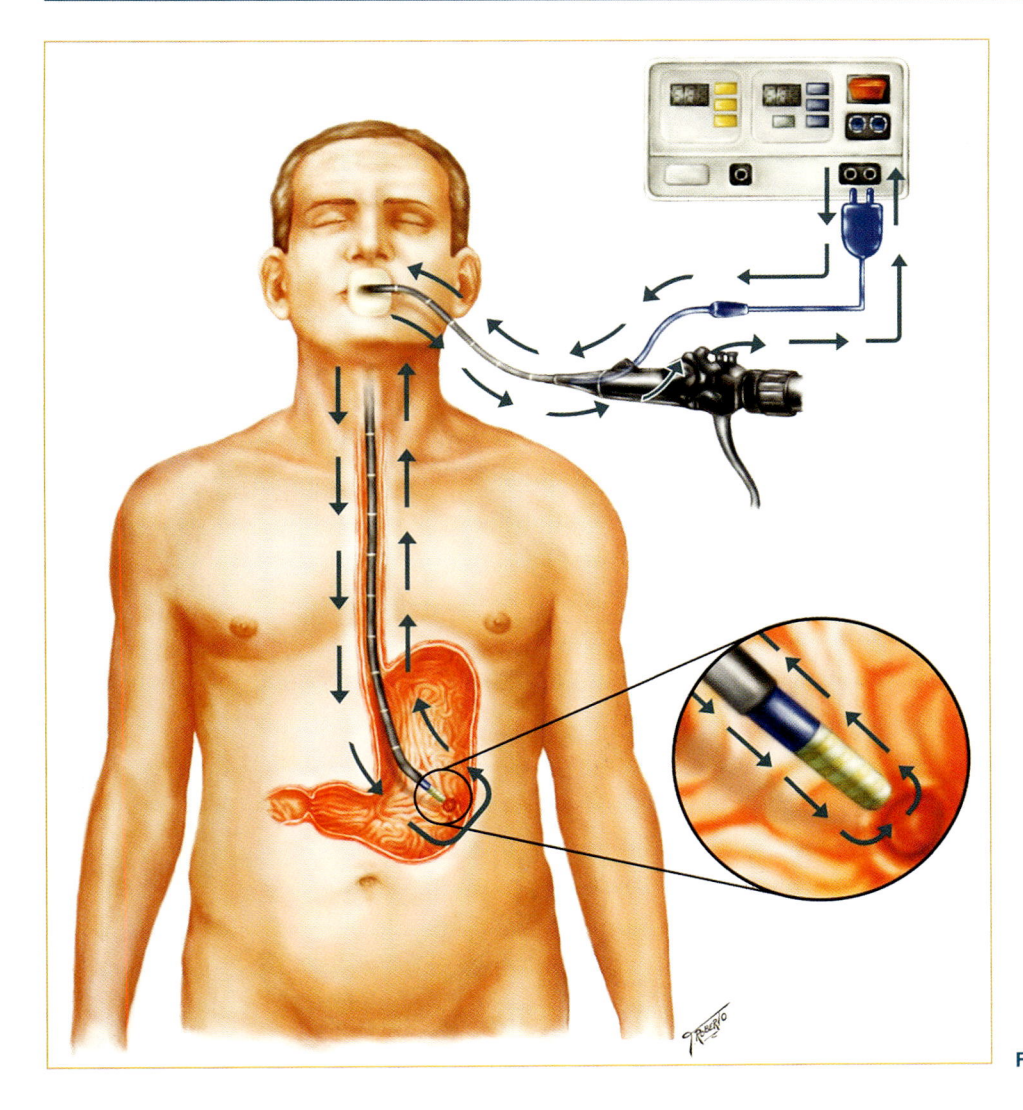

Fig. 12-2. Caminho da corrente elétrica bipolar.

Eletrocirurgia bipolar

Na eletrocirurgia bipolar, a corrente elétrica circula por uma porção pequena do corpo do paciente: no uso do probe bipolar, a corrente elétrica parte de uma das extremidades do probe, atravessa os tecidos e retorna pela extremidade oposta. Tudo se passa como se uma das extremidades fosse o eletrodo ativo e a outra a placa de retorno. No uso do bipolar, não há necessidade da presença de placa de retorno (Figs. 12-2 e 12-3).[4]

Outro uso da eletrocirurgia bipolar são os balões para ablação com radiofrequência (Halo[360] e Halo[90], Barrx Medical), utilizados em lesões precursoras ou neoplasias precoces do câncer de esôfago.

Os balões contêm uma rede de eletrodos ao seu redor com 250 μm cada, e um espaçamento igual entre eles, com polos alternantes de entrada e saída de corrente, trabalhando com potência de até 300 Watts (Fig. 12-4).[8] Como são inúmeros polos de entrada e saída, essa corrente também pode ser chamada de multipolar.

Corte pulsado

Algumas UEC dispõem de programas computadorizados que controlam cortes intercalados com coagulação. Esse tipo de corte é chamado de corte pulsado (ENDOCUT, ECUT). O corte pulsado permite realizar incisões com risco reduzido de dano térmico tecidual não intencional, p. ex., perfuração da parede intestinal (Fig. 12-5).[4]

O corte pulsado oferece as condições adequadas para cirurgias endoscópicas, como dissecção endoscópica submucosa, polipectomia, papilotomia e mucosectomia. Permite também retirar amostras de pólipos e lesões ressecadas com maior precisão e qualidade para análise histológica.

A energia é entregue ao tecido em pulsos automaticamente controlados pela UE, o que aumenta a precisão e a qualidade do corte eletrocirúrgico. O pulso é basicamente composto por uma fase inicial de corte que proporciona uma inicialização rápida sem atrasos, seguido da fase de corte propriamente dita com efeitos de corte que podem ser selecionados pelo usuário (Fig. 12-6).

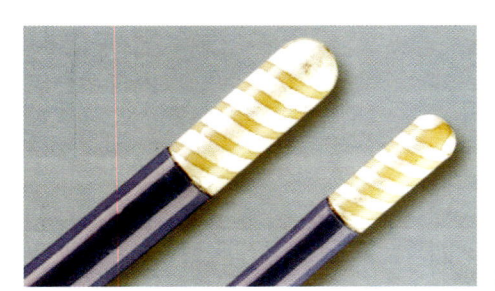

Fig. 12-3. Cateter bipolar.

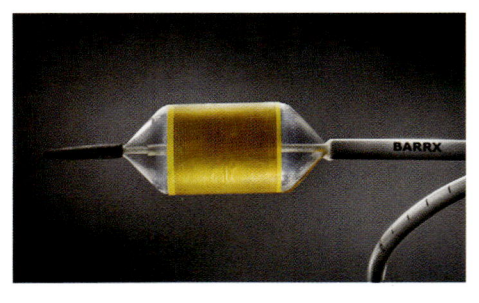

Fig. 12-4. Balão para ablação com radiofrequência.

FONTES DE ENERGIA EM ENDOSCOPIA DIGESTIVA

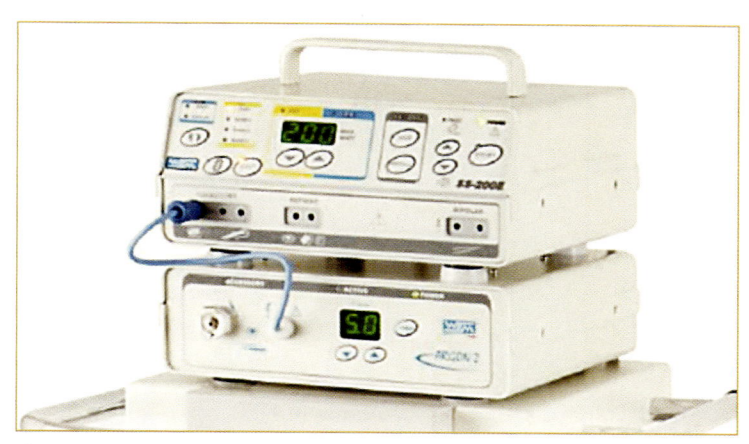

Fig. 12-5. Sistema eletrocirúrgico para cirurgias endoscópicas composto por gerador eletrocirúrgico com sistema de corte pulsado e coagulador plasma de gás argônio para uso com cateteres especiais.

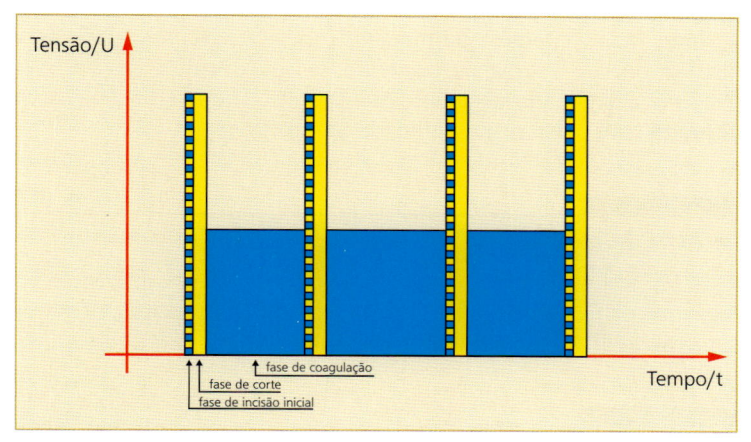

Fig. 12-6. Funcionamento da tecnologia de corte pulsado.

A fase de coagulação, entre as fases de corte, proporciona um efeito de coagulação adicional. O risco de dano térmico não intencional é bastante minimizado, o que aumenta a segurança do procedimento. O endoscopista mantém o pedal acionado e a UEC gera e controla automaticamente os pulsos de energia entregues ao tecido. A potência poderá chegar a valores altos como 120 watts.

Coagulador por plasma de argônio

A coagulação por plasma de gás argônio (CPA) é um método térmico de eletrocoagulação sem necessidade de contato com o tecido-alvo. Utiliza cateteres especiais que conduzem simultaneamente o gás e a corrente elétrica (Fig. 12-7). Uma corrente elétrica flui através do gás ionizado entre o eletrodo na ponta do cateter e o tecido-alvo.

O sistema de CPA é constituído por uma UEC monopolar de alta-frequência, uma fonte de gás argônio com dosador de fluxo, cateteres flexíveis, placa de retorno da corrente e pedais que ativam simultaneamente gás e energia. A potência dos geradores eletrocirúrgicos variam de 0 a 155 Wats e o fluxo de gás pode ser ajustado de 0,5 L/min a 7 L/min. Potência e fluxo baixo, 40 a 50 W e 0,8 L/min, são empregados para hemostasia de lesões vasculares superficiais, e potências elevadas com fluxo alto, 70 a 80W e 1,0 L/min, são usados para ablação de tecidos.

A profundidade da coagulação depende da potência da UEC, do fluxo de argônio e a distância entre o eletrodo e o tecido-alvo. O eletrodo pode ser posicionado frontal ou tangencialmente ao tecido e com a coagulação térmica do tecido a corrente não progride pelo tecido carbonizado, limitando a profundidade da coagulação. A distância operacional entre o cateter e o tecido varia de 2 a 8 mm.

As indicações da CPA resumem-se em dois grupos principais, a saber a hemostasia e a ablação, além de outras indicações contidas em uma miscelânea de situações.

A hemostasia é empregada nas ectasias vasculares como as do antro gástrico (GAVE), angiodisplasia, telangiectasias, enteroproctopatias induzidas por radiação (actínica), nas úlceras sangrantes e em varizes finas ou neoformações vasculares pós-ligadura elástica ou esclerose.

A ablação com plasma de argônio é utilizada em casos selecionados de esôfago de Barrett, adenomas residuais pós-polipectomia ou mucosectomia, neoplasias inoperáveis de esôfago e cárdia para tunelização com ou sem posterior passagem de próteses e pacientes inoperáveis com tumores precoces (T1) de esôfago, estômago e reto.

Outras indicações do uso do CPA são as ablações de crescimento tumoral intra ou extrapróteses metálicas, seccionar próteses metálicas mal-posicionadas e diverticulotomia de Zenker.

Complicações são relatadas entre 0 e 24% dos casos, e as principais listadas são: distensão gasosa levando à dor, pneumatose intestinal, pneumoperitônio, pneumomediastino, enfisema subcutâneo, ulceração crônica, estenose, sangramento, síndrome pós-coagulação transmural e perfuração.[4,6]

Heater Probe

O Heater probe (Olympus) é um cateter que utiliza a técnica térmica para hemostasia.

O equipamento de Heater probe é constituído por uma fonte geradora de energia e de água sob pressão, o cateter e pedais que controlam a energia e o fluxo de água (Fig. 12-8).

O cateter é constituído por um cilindro de alumínio por onde se propaga a energia. Em sua porção distal há uma espiral interna distal que é revestida por uma camada de teflon. Ao se aquecer atinge temperaturas constantes de até cerca de 250°C.

O calor desprendido pelo cateter eleva a temperatura tecidual levando à desnaturação proteica e consequente colabamento dos

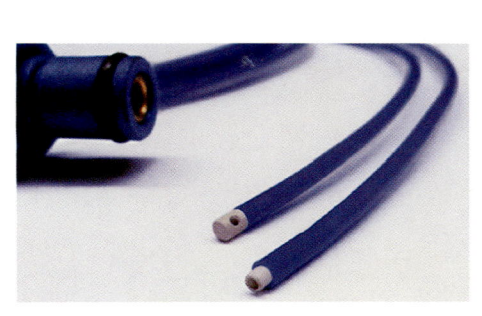

Fig. 12-7. Cateteres com saída lateral e direta.

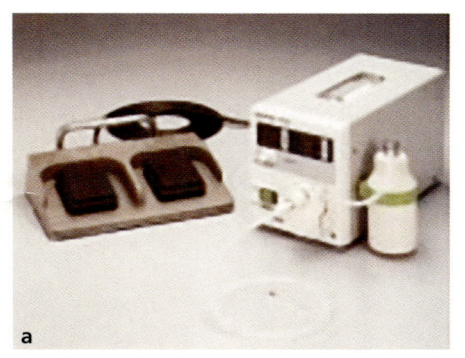

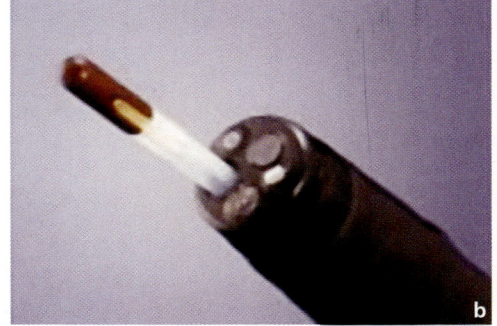

Fig. 12-8. (a e b) Equipamento e cateter de Heater Probe.

vasos sanguíneos. Os efeitos do Heater Probe ocorrem quando há um mecanismo de pressão sobre os tecidos.

O cateter de Heater Probe possui canais de irrigação que se exteriorizam próximos à extremidade distal do cateter e servem para a limpeza do ponto coagulado e impedem a aderência do cateter e eventual remoção dos tampões.

O acionamento do Heater Probe é feito pela regulagem da potência que é variável de 5J até 30J e da pressão de irrigação pela água, por períodos de tempo predeterminados.

As principais indicações do uso do Heater Probe são as úlceras sangrantes, lesão de Dieulafoy, malformações vasculares (telangiectasias), enteroproctopatias induzidas por radiação (actínica), tumores sangrantes e lesão de Mallory-Weiss.[11]

LASER

O *laser (Light Amplification by Stimulated Emission of Radiation)* é um mecanismo de produção de energia eletromagnética através de estimulação de átomos de determinados materiais em um meio ativo, alguns deles aplicados na área médica (Quadro 12-3).[2]

O feixe de *laser* tem características específicas como ser monocromático, coerente (unidirecional) e colimado (propagação em feixe praticamente paralelo).

Esse feixe de luz pode ser utilizado para cortar, coagular, vaporizar ou sobressair lesões em tecidos normais. Os efeitos do *laser* no tecido dependem do comprimento de onda da luz, densidade da potência usada para excitar o material empregado, e a absorção e difusão do *laser* sobre o tecido.

Em endoscopia, a principal utilização do *laser* é para fotocoagulação e fotoablação. Trata-se da conversão da luz em calor levando a coagulação e vaporização do tecido. Um feixe de fibras ópticas é passado pelo canal de trabalho do aparelho transmitindo o feixe de luz ao tecido com ou sem entrar em contato com o mesmo.

A litotripsia por *laser* pode ser usada para fragmentar cálculos biliares e pancreáticos, que devem estar em meio líquido e absorvem a luz do *laser* formando uma nuvem de elétrons na superfície do cálculo, que gera uma onda de choque fragmentando-o.

Outra aplicação do *laser* em endoscopia é a fluorescência induzida pelo *laser* (LIFS – *Laser-Induced Fluorescence Spectroscopy)*, que intenciona distinguir tecidos normais de malignos, através de espectros de luz produzidos por substâncias ou compostos desses tecidos, induzidos pela exposição ao *laser*. Até o presente momento, não demonstrou aplicabilidade clínica.[9]

Atualmente, o *laser* é pouco empregado no nosso meio por se tratar de método dispendioso, de pouca mobilidade dentro das unidades de saúde e ser facilmente substituído por outros métodos.

Terapia fotodinâmica

A terapia fotodinâmica é uma técnica de ablação tecidual baseada na introdução no organismo de uma droga fotossensibilizante que é seletivamente absorvida pelo tecido-alvo.

Ao ser exposto a uma fonte de luz, com comprimento de onda específico, há uma fotoexcitação intracelular no tecido-alvo com produção de radicais químicos, que levam a dano celular sem efeito térmico, trombose vascular e necrose, durando desde algumas horas até dias.

As drogas fotossensibilizantes são derivadas de macromoléculas como a porfirina, clorina e clorofila. A hematoporfirina e o ácido 5-aminolevulínico são os mais comumente utilizados em endoscopia.[5]

Ambas as drogas são sensibilizadas por fontes de *laser* com comprimento de onda variando entre 630 e 635 nm, aplicadas até 40 a 50 horas após a administração da droga.

O procedimento é tecnicamente fácil, mas apresenta como grande inconveniente a permanência da droga fotossensibilizante na pele por até 6 semanas, podendo, se houver exposição à luz solar, levar a queimaduras graves. Atualmente, é uma terapia de custo elevado com baixa disponibilidade no Brasil.

Quadro 12-3. Tipos de *laser* com aplicação médica

Tipo	Meio ativo	Comprimento de onda (nm)	Luz visível
Nd:YAG	Neodymium íons in ytrium-aluminum-garnet	1.060	Não
Nd:Holmium	Neodymium in 30% holmium/thulium	2.100	Não
Argon	Argon gas	500	Sim
KTP	Potassium-titanyl-phosphate	500	Sim

AGRADECIMENTOS

José Mario Conterato, Engenheiro Clínico da WEM equipamentos Eletrônicos e Marcelino Rachid da Divisão Endoterapia Olympus Optical do Brasil pelo material fornecido.

REFERÊNCIAS BIBLIOGRÁFICAS

1. Advincula AP, Wang Karen. The evolutionary state of electrosurgery: where are now? Cur Opin Obstet Gynecol 2008;20:353-58.
2. ASGE. Developments in Laser Technology. Technology Status Evaluation. Gastrointest Endosc 1998;48(6):711-16.
3. ASGE Electrosurgical generators. Technology status evaluation Report. Gastrointest Endosc 2003;58(5):656-60.
4. ASGE. Endoscopic hemostatic devices. Technology status report. Gastrointest Endosc 2001;54(6):833-40.
5. ASGE. Photodynamic therapy for gastrointestinal disease. Technology Status Evaluation Report. Gastrointest Endosc 2006;63(7):927-32.
6. ASGE. The Argon plasma coagulator. Technology status evaluation report. Gastrointest Endosc 2002;55(7):807-10.
7. Balagué C. Hemostasis and technology. Energy. Development of new technologies. Cir Esp 2009;85(Suppl 1):15-22.
8. Bergman JJ, Zhang YM, He S et al. Outcomes from a prospective trial of endoscopic radiofrequency ablation of early squamous cell neoplasia of the esophagus. Gastrointest Endosc 2011;74:1181-90.
9. Panjehpour M, Overholt BF, Vo-Dinh T et al. Endoscopic fluorescence detection of high-grade dysplasia in Barrett's esophagus. Gastroenterology 1996;111:93-101.
10. Vieira ELR, Hermini AH, Leite GB et al. Unidades Eletrocirúrgicas (INCOMPLETA).
11. Wook SS, Ho BG, Bong KJ et al. Comparison of the hemostatic effect of argon plasma coagulation and heat probe coagulation for peptic ulcer bleeding: a prospective randomized trial. Gastrointest Endosc 2006;63(5):169.

CAPÍTULO 13

ENDOSCOPIA DIGESTIVA ALTA

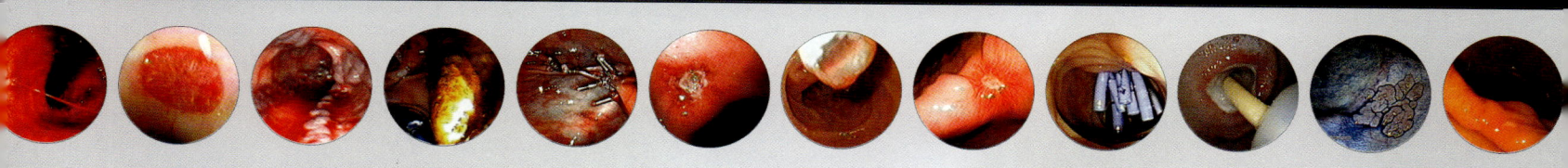

MARIA DAS GRAÇAS PIMENTA SANNA

INTRODUÇÃO

A endoscopia digestiva alta envolve o estudo da orofaringe, esôfago, estômago e duodeno proximal, a avaliação é realizada em tempo real e a interpretação dos resultados tem como base o que concerne como parâmetros de normalidade.[1]

Uma variedade de aspectos técnicos e cognitivos deve ser dominado, com objetivo de realizar uma análise de alta qualidade.[2]

O princípio do procedimento endoscópico diagnóstico tem sido a plataforma para que se realize inúmeras intervenções terapêuticas, avanços e implementações de novas tecnologias afins.

Os elementos de desempenho de alta qualidade em endoscopia devem ser incorporados para definição das imagens visualizadas. Esses elementos podem ser listados a partir das indicações do procedimento, associados com o conhecimento e incorporação das diretrizes publicadas na comunidade científica relacionados com a endoscopia digestiva alta.[1-3]

Para a realização da endoscopia digestiva alta, faz-se necessário um ambiente e equipe de apoio adequados, procurando atender as exigências da agência nacional de vigilância sanitária.[1]

A equipe deve estar bem treinada, em todas as instâncias desde o momento do agendamento do procedimento, oferecendo ao paciente orientações, relacionadas com o exame, de forma objetiva e clara até a realização do mesmo, finalizando com o retorno ao domicílio com segurança.[4] A logística bem organizada de todas essas etapas contribui para maximização dos resultados positivos e na redução dos riscos e complicações inerentes.[1,5-7]

O paciente deve ser bem orientado sobre o tempo de jejum adequado, entre quatro a oito horas, podendo estender por um período maior quando houver suspeita no retardo do esvaziamento gástrico.[8] Líquidos claros podem ser tomados até duas horas antes do procedimento endoscópico segundo orientações da sociedade da anestesiologia.[9]

Uso de medicamentos prévios devem ser orientados de forma individualizada, com especial atenção ao uso de insulina, hipoglicemiantes orais, heparina, anticoagulantes orais e antiagregante plaquetário.[10-13] O uso de antibióticos como profilaxia deve ser avaliado segundo as orientações estabelecidas pelas sociedades, e será objeto de discussão em outras instâncias.[10]

Os equipamentos devem estar em bom estado de conservação para utilização e corretamente reprocessado dentro das normas da vigilância sanitária.[3] Quanto à sedação ou analgesia, a seleção dos medicamentos e até mesmo a opção pela realização da endoscopia digestiva alta sem sedação dependerá do examinador, considerando a sua própria experiência, segurança técnica, aspectos estruturais, físicos e das condições clinicas do paciente.[14-16] Em grandes centros, a assistência permanente do médico-anestesiologista é uma rotina, o que não se pode tornar regra quando consideramos a extensão do nosso país, associado com a diversidade física- estrutural, onde se realizam os procedimentos endoscópicos. O consentimento informado deve ser obtido do paciente previamente; a documentação escrita é mandatória e consiste em uma explicação clara do procedimento proposto, contemplando os benefícios, riscos, alternativas e limitações.[17,18]

A realização da endoscopia digestiva alta envolve diversas etapas, que se inicia com a intubação oral ou nasal com o fibroscópio. Todo o trajeto da boca à segunda porção duodenal deve ser examinado detalhadamente.

A avaliação da orofaringe é muito importante. Alterações da mucosa e na estrutura morfológica podem servir de sinais quanto a possibilidade e dificuldades de transposição do cricofaringeo. O examinador deve estar bem familiarizado com todas as estruturas anatômicas desse segmento, que possui sobreposição com a otorrinolaringologia.

A intubação deve ser gentil e guiada, permitindo a visualização da língua, outras estruturas na boca e, finalmente, da hipofaringe. O endoscopista deve ver a epiglote, as pregas vocais, ambos seios piriformes e as cartilagens aritenoides. O endoscópio é passado posteriormente para o esfíncter esofágico superior, localizado ao nível da cartilagem tireoide, entre 15-18 cm dos incisivos. O esfíncter superior do esôfago é passado sob visão direta, com o auxílio de insuflação de ar e aplicação de uma leve pressão. A intubação às cegas deve ser evitada, pelos riscos de maiores complicações, principalmente na presença de divertículo de Zenker, ou estenoses no terço médio e proximal do esôfago.[19]

O esôfago, em sua estrutura tubular, possui cerca de 25 cm de comprimento (Fig. 13-1). O exame deve ser realizado lentamente e com insuflação de ar adequada para garantir a visualização completa do lúmen. Os seguintes elementos devem ser observados: cor da

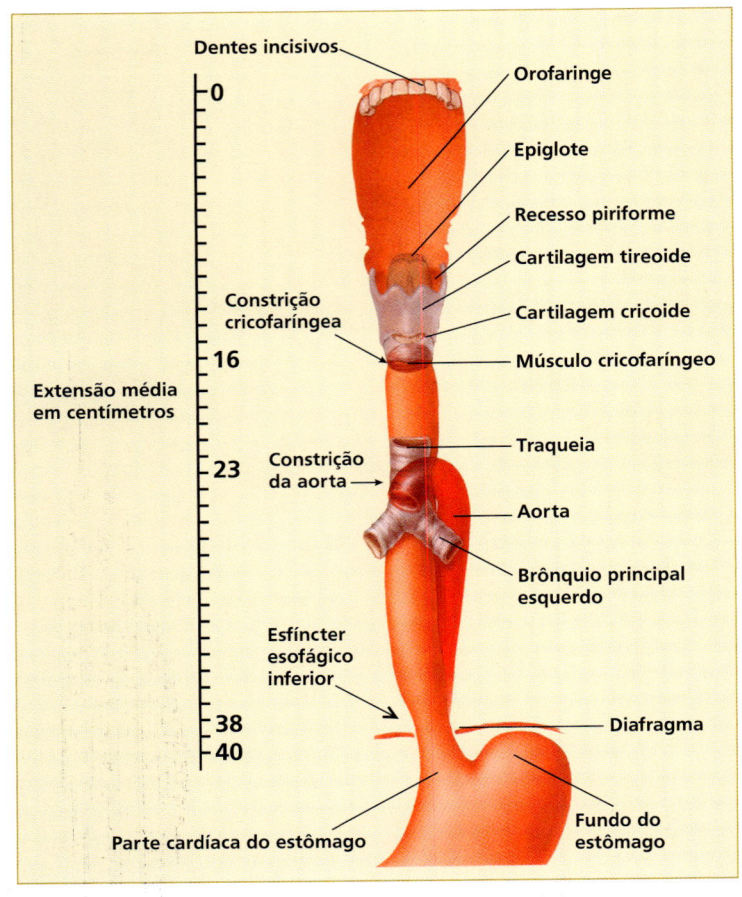

Fig. 13-1. Esôfago cervical: porção que está em contato íntimo com a traqueia. Esôfago torácico: é a porção mais importante, passa por trás do brônquio esquerdo (mediastino superior, entre a traqueia e a coluna vertebral). Esôfago abdominal: repousa sobre o diafragma e pressiona o fígado, formando nele a impressão esofágica. Fonte: Netter, Frank H. Atlas de Anatomia Humana. 2. ed. Porto Alegre: Artmed, 2000.

mucosa, evidência de eritema, erosões, úlceras, estenoses, anéis, varizes, ou divertículos, diâmetro do lúmen e presença de ondas peristálticas. A presença de líquido de estase deve despertar ao examinador hipótese de alterações estruturais ou funcionais do esôfago. A junção esofagogástrica localiza-se geralmente a 40 cm dos incisivos. A parte superior das pregas gástricas é o marco geral, representando a junção esofagogástrica, área de transição da mucosa escamosa e colunar. A junção escamocolunar é a área onde o forro epitelial escamoso do esôfago sobrepõe o revestimento colunar do estômago. Essa transição é tipicamente irregular em torno da circunferência do lúmen, bem marcada pela mudança da coloração, e também referida como a " linha Z ". A mucosa colunar do estômago é de cor salmão, enquanto que a mucosa escamosa é rosa-pálido, a mudança de coloração é nítida quando este segmento encontra-se preservado.

A junção esofagogástrica também corresponde na anatômia com a localização do esfíncter inferior do esôfago, embora não possa ser visualizado na endoscopia. O exame da junção esofagogástrica deve ser realizado durante o procedimento, de forma tranquila e segura (Figs. 13-2 e 13-3).

CONSIDERAÇÕES ANATÔMICAS DA TRANSIÇÃO ESOFAGOGÁSTRICA PARA A REALIZAÇÃO DE UM PROCEDIMENTO DE ALTA QUALIDADE

A definição endoscópica do ponto de vista anatômico da transição esofagogástrica (TEG) é essencial antes de realizar o diagnóstico ou tratamento de qualquer doença.

O uso incorreto de certas terminologias como transição esofagogástrica (muscular) ou escamocolunar (mucosa) como sendo sinonímias tem criado desentendimento na comunicação médica escrita e oral.

Boyce[21] publica estudo de revisão das definições provindas de 38 anos de observações endoscópicas da transição esofagogástrica e transição escamocolunar. A primeira seria um termo correto para a junção muscular transmural e estática entre o esôfago e o estômago e a segunda seria a margem circunferencial de contato entre os dois tipos de mucosa, o escamoso do esôfago e o colunar do estômago.

A transição escamocolunar normal pode variar de contorno, porém a sua localização na transição esofagogástrica, isto é, na margem proximal das pregas gástricas, é constante no esôfago normal. A transição escamocolunar é reconhecida pela coloração distinta entre os dois epitélios. A superfície do epitélio escamoso é macia com pouco brilho. O epitélio gástrico, ao contrário, devido à presença de revestimento de muco, possui um brilho mais intenso devido ao reflexo da luz. O epitélio escamoso tem uma coloração rósea acinzentada e o epitélio colunar apresenta uma coloração vermelho-laranja (salmão). A junção entre estes dois tipos de mucosa, com o lúmen distendido pelo ar, é tipicamente irregular ou serrilhada (*ora serrata*, Linha "Z"). O contorno exato da junção varia de paciente para paciente e do grau de distensão da região durante a endoscopia, tornando-se, em alguns instantes, a presença de uma linha de junção circunferencial mais bem demonstrável quando uma hérnia hiatal está presente. Durante a manobra de retrovisão endoscópica no corpo proximal do estômago, o ângulo de His parece envolver a porção distal da transição esofagogástrica ao nível da grande curvatura, ficando justo ao endoscópio. Esse colar semicircular da parede proximal do estômago (ângulo de His) é formado pelas fibras musculares de configuração oblíqua a este nível. Com uma mínima insuflação, a transição escamocolunar pode ser vista protruindo caudalmente em volta da margem do endoscópio bem próximo ao nível do ângulo de His. A cromoscopia com lugol, bem como as novas tecnologias que envolvem a cromoendoscopia digital, NIB *(Narrow Band Imaging)* e FICE *(Fujinon Intelligent Chromo Endoscopy)* contribui com a melhor identificação dessa região. A observação direta da junção muscular intramural entre o esôfago e estômago não é possível durante a endoscopia. Por isso, a localização da transição esofagogástrica (TEG) só é possível ao relacionar a anatomia da superfície luminal durante a endoscopia com os parâmetros anatômicos externos e intramurais. A localização anatômica mais precisa da TEG na endoscopia é representada ao nível da localização normal da transição escamocolunar e ao nível da margem proximal da prega longitudinal gástrica da cárdia. Essas pregas gástricas só podem ser observadas quando a TEG está em sua posição normal, ou seja, ao nível do pinçamento diafragmático (Fig. 13-4).

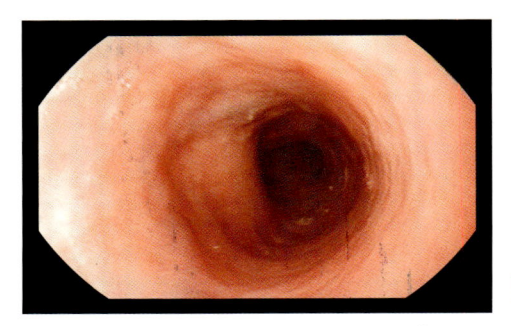

Fig. 13-2. Esôfago torácico.

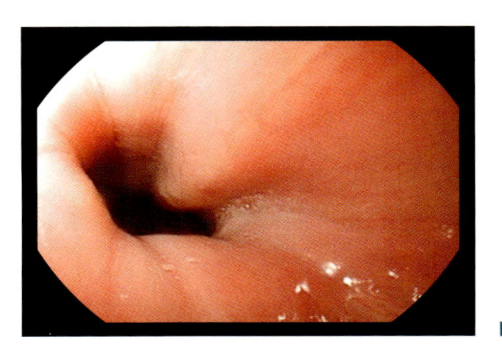

Fig. 13-3. Esôfago distal.

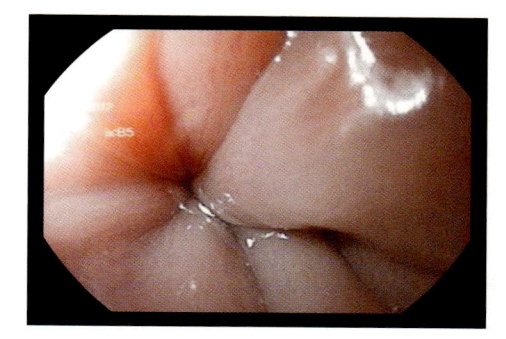

Fig. 13-4. Esôfago distal: a roseta das pregas mucosas lineares convergindo na margem proximal do esfíncter inferior do esôfago.

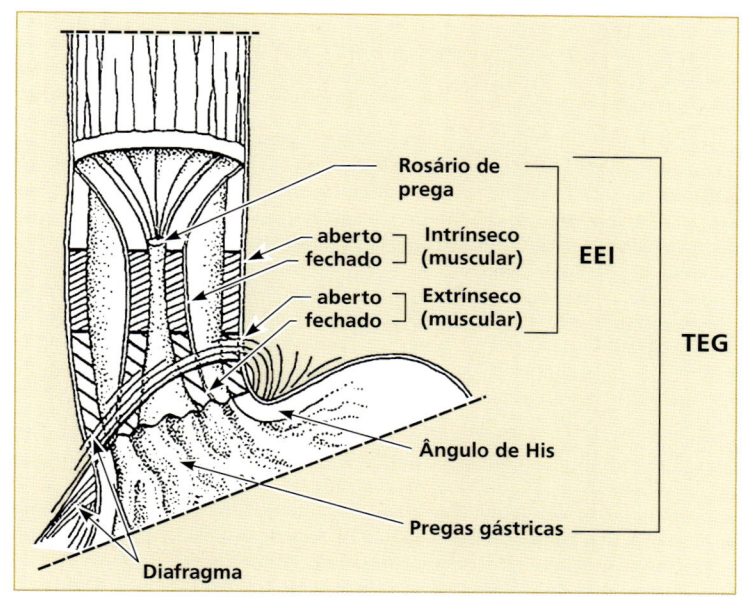

Fig. 13-5. Definição endoscópica da anatomia da junção esofagogástrica.

A insuflação rápida do esôfago proximal elimina o rosário da mucosa, especialmente em indivíduos com o EEI normotenso ou hipotenso. Consequentemente, o rosário da mucosa normal não será visto por endoscopistas que hiperinsuflam ou se apressam através da transição esofagogástrica. O tamanho do segmento do EEI à endoscopia está estimado entre 2 a 3 cm. Isso pode ser mensurado pelo ponto de fechamento do rosário na margem proximal do EEI até a transição escamocolunar, no qual é o melhor parâmetro em pessoas normais para demarcar a margem distal do EEI.

Pacientes agitados, com tosse ou sintomas de náuseas e vômitos, terão a análise desse segmento comprometida. O diagnóstico equívoco de hérnia hiatal não é incomun. A análise dessa região deve ser precisa, pois um diagnóstico falso positivo resulta em um "rótulo para o paciente", e dificilmente se obtém uma situação de reversibilidade.

A avaliação da câmara gástrica deve ser detalhada, observando a insuflação adequada, para avaliação plena do orgão e deve-se considerar a morfologia do pregueamento mucoso do corpo que pode alterar-se apenas com a insuflação excessiva. As manobras de retroflexão são imprescindíveis na avaliação do fundo gástrico, cárdia, incisura angular e pequena curvatura (Figs. 13-6 e 13-7).

O antro gástrico deve ser avaliado quanto a sua morfologia e correlação com o corpo gástrico e incisura angular (Fig. 13-8). A presença de estrutura mucosa, semelhante a um pólipo, com umbilicação central, localizada na grande curvatura do antro na maioria está relacionada com ectopia do tecido pancreático e não possui nenhuma correlação com entidades nosológicas. A passagem do piloro, a sua localização e a abertura são elementos importantes para o estudo, de forma indireta, do esvaziamento gástrico.

O bulbo duodenal deve ser avaliado quanto a sua distensibilidade (Fig. 13-9). A presença de pseudodivertículos está correlacionada com cicatrizações de lesões ulceradas anteriores. Como a amplitude deste segmento é reduzida, a estabilidade do aparelho é obtida com o domínio do manuseio do tubo. A boa visualização da parede posterior está diretamente relacionada com o grau de acurácia técnica do examinador. A passagem para a segunda porção duodenal deve ser suave, seguindo da avaliação da mucosa, das pregas anelares do segmento e da visualização da papila, que, em algumas circunstâncias, fica limitada pela angulação das lentes e iluminação do aparelho de visão frontal (Fig. 13-10). A realização das coletas de biópsias deve ser dirigida quando se encontra alterações. A obtenção de amostras para a pesquisa de *H. pylori* é uma

A localização endoscópica do Esfincter Esofágico Inferior (EEI) assumiu uma grande importância com o uso de injeção de toxina botulínica tipo A para denervação química na acalasia. A margem proximal do EEI está demarcada por um rosário de pregas ou "dobras" da mucosa. O rosário é caracterizado por quatro a seis pregas ou "dobras" lineares e simétricas da mucosa que se irradia em direção a um ponto central da margem proximal do fechamento do lúmen do EEI (Fig. 13-5).

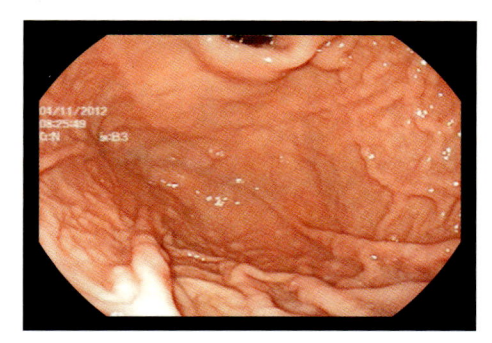

Fig. 13-6. Fundo cardiogástrico.

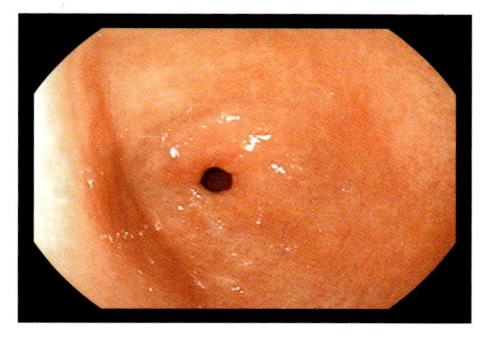

Fig. 13-8. Antro gástrico.

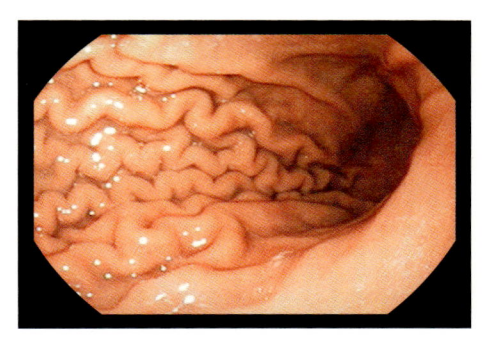

Fig. 13-7. Corpo gástrico.

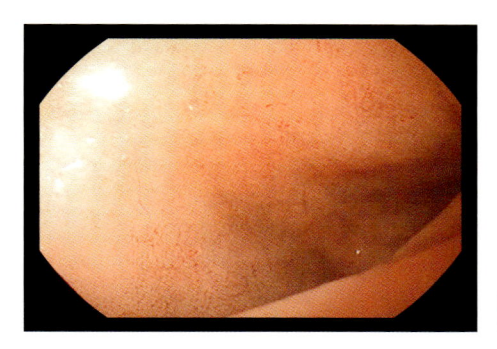

Fig. 13-9. Bulbo duodenal.

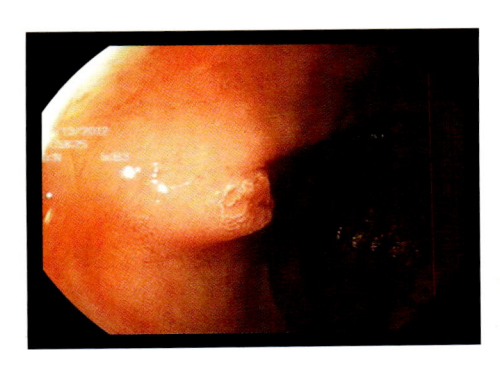

Fig. 13-10. Segunda porção duodenal – papila duodenal.

prática incorporada no procedimento de endoscopia independente do encontro de alterações. A indicação da endoscopia para estudo do H. pylori é relativa, diante da disponibilidade dos testes respiratórios. Nos exames sem alterações, dentro dos padrões de normalidade, recomenda-se a obtenção de um especíme para pesquisa de H. pylori.[21]

A análise precisa dos achados, e o relatório descritivo do exame associado com o registro de imagens corroboram com a qualidade do procedimento. Os registros das imagens tem grande importância documental quando houver questionamentos do resultado normal. No preparo para registro de imagens com qualidade, deve-se assegurar que as lentes estejam limpas, evitar que estejam muito próximas ou em contato com a mucosa devido ao excesso de iluminação, resultando o *blooming effect*. A Sociedade Europeia de Endoscopia recomenda para a endoscopia digestiva alta o registro mínimo de oito fotos, contemplando, 1) o lúmen do esôfago a 20 cm dos incisivo, 2) transição esofagogástrica (linha Z), 3) retrovisão completa para avaliação da cárdia, 4) porção alta do estômago, pequena curvatura e fundo gástrico, 5) incisura angular, 6) antro gástrico, piloro, 7) bulbo duodenal e 8) segunda porção duodenal.[23]

Após a realização da endoscopia digestiva alta, é necessário um tempo de recuperação mínima, mesmo que o paciente não tenha sido sedado.

Os procedimentos endoscópicos possuem um papel inquestionável no tratamento das enfermidades do trato digestivo alto, de forma direta para melhor qualidade de vida e maior longevidade dos indivíduos. O exame endoscópico normal tem uma função importante para o paciente, no afastamento de entidades nosológicas e resulta em um impacto positivo para a tranquilidade do paciente. O benefício de um resultado negativo deve ser considerado em relação à qualidade de vida. Pacientes com dispepsia que procuram assistência médica, em aproximadamente 40% têm medo de um diagnóstico de malignidade subajcente. O nível de ansiedade nesse grupo de pacientes é superior em relação àqueles que utilizam a automedicação ou que possuem sintomas mínimos, que interferem de forma pouco significativa na produtividade e ou qualidade de vida. O tratamento empírico é algo controverso no meio científico.[2]

As facilidades do método encontram barreiras com relação ao número excessivo de procedimentos, associado com questões na avaliação da qualidade que envolve a curva de aprendizado, treinamento, qualificação técnica e experiência do médico, e às questões de ordem estruturais, ressaltando nesta qualidade e manutenção dos equipamentos utilizados.

Os grandes centros consideram que as principais fontes de excessos na realização da endoscopia digestiva alta e de outros procedimentos endoscópicos residem nas indicações controversas, porém acreditam que possuem maior significância as repetições desnecessárias dos procedimentos, após achados inicialmente negativos, ou acompanhamento endoscópico nas doenças benignas.[24]

Com relação aos aspectos estruturais, envolvendo qualidade e segurança. As sociedades de especialidades têm papel fundamental na participação e orientação da comunidade científica, contribuindo para que a legislação e fiscalização seja excercida à luz dos conhecimentos científicos, resultando em maior credibilidade, confiança e segurança para a população.

A endoscopia normal tem, portanto, grande valor na análise propedêutica do trato digestivo alto, principalmente no diagnóstico das doenças funcionais e na exclusão de doenças neoplásicas precoces.[24]

REFERÊNCIAS BIBLIOGRÁFICAS

1. American Society for Gastrointestinal Endoscopy. Appropriate use of gastrointestinal endoscopy. *Gastrointest Endosc* 2000 Dec.;52(6):831-37.
2. Cotton PB, Hawes RH, Barkun A et al. Excellence in endoscopy: toward practical metrics. *Gastrointest Endosc* 2006 Feb.;63(2):286-91.
3. Bjorkman DJ, Popp Jr JW. Measuring the quality of endoscopy. *Gastrointest Endosc* 2006 Apr.;63(4 Suppl):S1-2.
4. ASGE. Standards of Practice Committee, Jain R, Ikenberry SO, Anderson MA et al. Minimum staffing requirements for the performance of GI endoscopy. *Gastrointest Endosc* 2010 Sept.;72(3):469-70.
5. Geraci G, Pisello F, Modica G et al. Complications of elective esophago-gastro-duodenoscopy (EGDS). Personal experience and literature review. *G Chir* 2009 Nov.-Dec.;30(11-12):502-6.
6. Silvis SE, Nebel O, Rogers G et al. Endoscopic complications. Results of the 1974 American Society for Gastrointestinal Endoscopy Survey. *JAMA* 1976 Mar. 1;235(9):928-30.
7. Wolfsen HC, Hemminger LL, Achem SR et al. Complications of endoscopy of the upper gastrointestinal tract: a single-center experience. *Mayo Clin Proc* 2004 Oct.;79(10):1264-67.
8. Faigel DO, Eisen GM, Baron TH et al. American Society for Gastrointestinal Endoscopy. Preparation of patients for GI endoscopy. *Gastrointest Endosc* 2003 Apr.;57(4):446-50.
9. American Society of Anesthesiologists Committee, Apfelbaum JL, Caplan RA, Connis RT et al. Practice guidelines for preoperative fasting and the use of pharmacologic agents to reduce the risk of pulmonary aspiration: application to healthy patients undergoing elective procedures: an updated report by the American Society of Anesthesiologists Committee on Standards and Practice Parameters. *Anesthesiology* 2011 Mar.;114(3):495-511.
10. Arrowsmith JB, Gerstman BB, Fleischer DE et al. Results from the American Society for Gastrointestinal Endoscopy/U.S. Food and Drug Administration collaborative study on complication rates and drug use during gastrointestinal endoscopy. *Gastrointest Endosc* 1991 July-Aug.;37(4):421-27.
11. Boustière C, Veitch A, Vanbiervliet G et al. Endoscopy and antiplatelet agents. European Society of Gastrointestinal Endoscopy (ESGE) Guideline. *Endoscopy* 2011 May;43(5):445-61.
12. Eisen GM, Baron TH, Dominitz JA et al. Guideline on the management of anticoagulation and antiplatelet therapy for endoscopic procedures. *Gastrointest Endosc* 2002 June;55(7):775-79.
13. Anderson MA, Ben-Menachem T, Gan SI et al. ASGE. Standards of Practice Committee, Management of antithrombotic agents for endoscopic procedures. *Gastrointest Endosc* 2009 Dec.;70(6):1060-70.
14. Cohen LB, Delegge MH, Aisenberg J et al. AGA Institute review of endoscopic sedation. *Gastroenterology* 2007 Aug.;133(2):675-701.
15. Davis DE, Jones MP, Kubik CM. Topical pharyngeal anesthesia does not improve upper gastrointestinal endoscopy in conscious sedated patients. *Am J Gastroenterol* 1999 July;94(7):1853-56.
16. Lichtenstein DR, Jagannath S, Baron TH et al. Standards of Practice Committee of the American Society for Gastrointestinal Endoscopy, Sedation and anesthesia in GI endoscopy. *Gastrointest Endosc* 2008 Nov.;68(5):815-26.
17. Plumeri PA. Informed consent for gastrointestinal endoscopy in the '90s and beyond. *Gastrointest Endosc* 1994 May-June;40(3):379.
18. Zuckerman MJ, Shen B, Harrison ME 3rd et al. Standards of Practice Committee, Informed consent for GI endoscopy. *Gastrointest Endosc* 2007 Aug.;66(2):213-18.
19. Eisen GM, Baron TH, Dominitz JA et al. Complications of upper GI endoscopy. *Gastrointest Endosc* 2002 June;55(7):784-93.
20. Boyce HW. Endoscopic definitions of esophagogastric junction regional anatomy. *Gastrointest Endosc* 2000 May;51(5):586-92.

21. Caetano A, Felix VN, Coimbra FT et al. Helicobacter pylori and peptic disease: comparative study of the diagnostic methods. *Arq Gastroenterol* 2008 July-Sept.;45(3):255-7.
22. Rey JF, Lambert R. ESGE Quality Assurance Committee. ESGE recommendations for quality control in gastrointestinal endoscopy: guidelines for image documentation in upper and lower GI endoscopy. *Endoscopy* 2001 Oct.;33(10):901-3.
23. Quine MA, Bell GD, McCloy RF et al. Prospective audit of upper gastrointestinal endoscopy in two regions of England: safety, staffing, and sedation methods. *Gut* 1995 Mar.;36(3):462-67.
24. Hirota WK, Zuckerman MJ, Adler DG et al. ASGE guideline: the role of endoscopy in the surveillance of premalignant conditions of the upper GI tract. *Gastrointest Endosc* 2006 Apr.;63(4):570-80.

CAPÍTULO 14

ENTEROSCOPIA

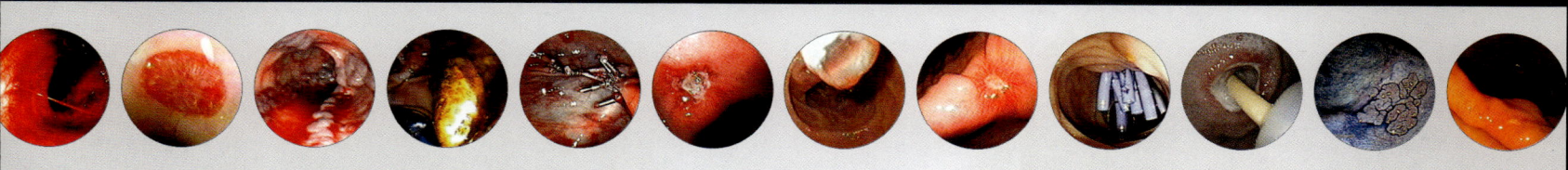

ALEXANDRE KHODR FURTADO ■ CRISTIANE KIBUNE NAGASAKO
PABLO RODRIGO DE SIQUEIRA

INTRODUÇÃO

A investigação diagnóstica das doenças por todo intestino delgado (ID), durante muitos anos só era feita com auxílio da radiologia simples e de exames contrastados. A utilização do colonoscópio ou de um enteroscópio longo não possibilitava a visualização de todo jejuno ou íleo. A introdução da cápsula endoscópica (CE) em 2001 revolucionou a avaliação do trato digestivo, por ser um método seguro e que, na maioria das vezes, possibilita o exame da totalidade do intestino delgado. Entretanto, apresenta importantes limitações como a incapacidade de fazer biópsias e procedimentos terapêuticos, que só foram resolvidas com a invenção do enteroscópio de duplo balão pelo Dr. Hironori Yamamoto em 2001. Nessa seção iremos descrever os métodos para a realização da enteroscopia, incluindo as técnicas e os equipamentos utilizados, além das contraindicações e complicações do procedimento.

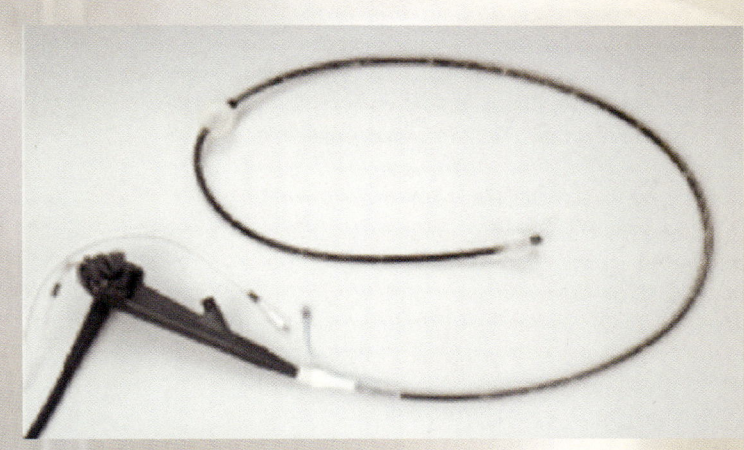

Fig. 14-1. Enteroscópio de duplo balão.

MÉTODOS

Enteroscopia de duplo balão (*double-balloon enteroscopy*)

Como já citado, a endoscopia com duplo-balão (DBE) foi desenvolvida pelo Dr. Yamamoto e descrita em 2001.[1]

A partir de 2003 passou a ser comercializada com ampla aceitação mundial. O sistema é composto por três componentes: um endoscópio e um *overtube* flexível, ambos acoplados a um balão na extremidade (Fig. 14-1); e uma bomba insufladora, que permite insuflar e desinsuflar os balões, de forma independente.

■ Endoscópios

Existem três tipos de endoscópios com o sistema de balão duplo, sendo dois utilizados para enteroscopia, o EN-450P5 e o EN-450T5, e outro para colonoscopia, o EC-450BI5 (Fujinon, Saitama, Japão). A principal diferença entre eles é o diâmetro externo e do canal de biópsias (Quadro 14-1). O calibre mais fino do modelo EN-450P5 permite maior flexibilidade e facilita a sua inserção, já o modelo EN-450T5 apresenta um canal com diâmetro maior que possibilita o uso de diferentes acessórios terapêuticos para a realização de hemostasia (eletrocoagulação com plasma de argônio, aplicação de hemoclipes, injeção de esclerosantes), coleta de material (biópsias), polipectomias e dilatações.[2] O modelo EC-450BI5 é utilizado para colonoscopia. O seu calibre mais fino facilita o acesso ao ceco nos casos onde não foi possível a realização da colonoscopia com aparelho convencional. Na extremidade distal de todos os modelos citados, é acoplado um balão de látex, cujo controle é feito por uma bomba insufladora (Fig. 14-2).

■ Overtube

Há três tipos de *overtubes* para enteroscopia: o TS-12140 (diâmetro externo 12,2 mm e comprimento total de 1.450 mm), que é utilizado com o endoscópio EN-450P5; o TS-13140 (diâmetro externo 13,2 mm e comprimento total de 1.450 mm), para o modelo tera-

Quadro 14-1. Especificações técnicas dos endoscópios de duplo balão

	EN-450P5	EN-450T5	EC-450BI5
Campo de visão	120°	140°	140°
Diâmetro externo (mm)	8,5	9,4	9,4
Canal de biópsia (mm)	2,2	2,8	2,8
Comprimento (cm)	200	200	152

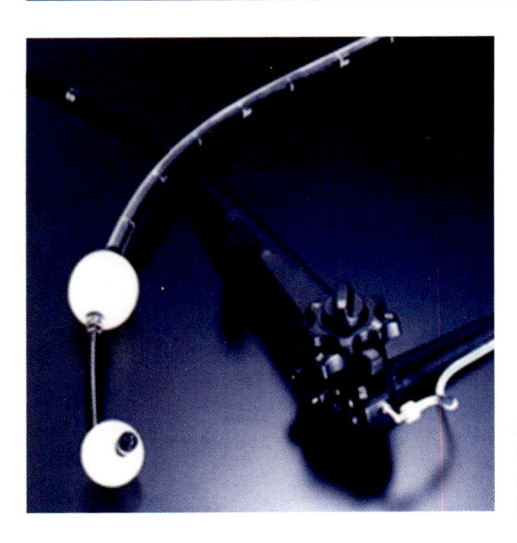

Fig. 14-2. Balões na extremidade do endoscópio e do *overtube*.

pêutico; e o TS-13100 (diâmetro externo 9,5 mm e comprimento total de 1.050 mm) para o colonoscópio EC-450BI.

O *overtube* é feito de poliuretano, flexível e suas superfícies internas e externas são recobertas por uma camada hidrofílica. Possui duas conexões, uma azul e uma branca. Durante o procedimento, injeta-se água na conexão azul, "ativando" essa camada hidrofílica, reduzindo o atrito com o endoscópio e facilitando a inserção do conjunto no paciente. A conexão branca conecta-se à bomba de ar para insuflar ou desinsuflar o balão da extremidade do *overtube*. Na extremidade distal do *overtube*, há uma marca radiopaca, utilizada como referência durante a fluoroscopia.

■ Bomba insufladora

A bomba (PB-20) permite, através de um controle remoto manual, injetar ou aspirar o ar dos balões acoplados à extremidade distal do endoscópio e do *overtube*, além da visualização do *status* de cada balão (Fig. 14-3). Os balões máxima é de 45 mmHg (6 Kpa), nível que permite a fixação do sistema no intestino delgado, com mínimo desconforto e dor ao paciente, e minimiza o risco de complicações. Sensores acionam um alarme quando o aumento da pressão em um dos balões ultrapassa o nível de segurança.

A DBE, também conhecida como *push and pull* enteroscopia, pode ser realizada pela via anterógrada (oral), retrógrada (anal) ou combinada (oral e anal). O princípio é simples e está baseado na capacidade de retificar e encurtar o intestino delgado, "sanfonando-o". Na inserção pela via anterógrada, inicialmente o conjunto endoscópio-*overtube* é introduzido com ambos os balões desinsuflados, posicionando o endoscópio distalmente ao ângulo de Treitz. Posteriormente, o balão do endoscópio é insuflado, seguindo-se o deslocamento do *overtube* até a sua extremidade. Nesse momento, o balão do *overtube* é insuflado e o do endoscópio, desinsuflado. Procede-se então a progressão do aparelho até o limite máximo conseguido, sendo posteriormente insuflado o balão da sua extremidade. Faz-se a progressão do *overtube*, após desinsuflação do seu balão, até o encontro das extremidades dos dois dispositivos, balão e enteroscópio. Após a insuflação dos seus dois balões, realiza-se a retificação da alça intestinal, tracionando o conjunto, fazendo com que haja um pregueamento do intestino delgado. Os balões mantêm a posição das alças intestinais, previnem estiramento da parede intestinal e a formação de alças pelo aparelho durante seu deslocamento pelo intestino. Segue-se, então, a desinsuflação do balão do endoscópio e posterior progressão do aparelho e, assim, sucessivamente repetindo o ciclo. Com essa sequência é possível "sanfonar" o intestino delgado e avançar o conjunto distalmente.

Pela via retrógrada, segue-se com a utilização também dos dois balões retificando o cólon sigmoide e os ângulos esplênico e hepático do cólon. A intubação cecal deve ser feita com ambos os balões desinsuflados. A progressão do aparelho pelo íleo se faz também seguindo a sequência citada anteriormente.

O preparo para a DBE anterógrada é jejum alimentar de 12 horas, enquanto que para a técnica retrógrada é necessário o preparo do cólon.

A escolha da via a ser utilizada depende de cada caso. Na investigação do sangramento gastrointestinal obscuro, a via anterógrada é a preferencial.[3] A abordagem combinada (oral-anal) para enteroscopia total é realizada preferencialmente em dois tempos, devido ao tempo prolongado necessário para a sua execução e à dificuldade do procedimento. Para assegurar a avaliação total da mucosa do delgado, realiza-se a tatuagem do limite distal alcançado com a primeira via, ponto que deverá ser alcançado na segunda abordagem pela via oposta.[3] Existem casos descritos de enteroscopia total com o DBE utilizando-se apenas uma via, entretanto não se consegue fazê-la habitualmente.[4]

O exame é realizado sob sedação consciente, sendo que a via anterógrada causa mais desconforto ao paciente. O auxílio de um anestesista é imprescindível em alguns casos, como em pacientes pediátricos, e deve ser considerada nos pacientes portadores de comorbidades clínicas que aumentem o risco da sedação.[5,6]

Além do endoscopista, é necessário um auxiliar, geralmente um médico, para manipular o *overtube* e a bomba insufladora. Em alguns países, como na Alemanha e nos Estados Unidos, a enfermeira exerce esse papel. O auxiliar deve estar familiarizado com o sistema, pois a progressão do *overtube* deve ser suave, minimizando traumatismos, tanto na orofaringe, como na mucosa intestinal, evitando desconforto e reduzindo os riscos de complicações.

A inserção do sistema deve ser feita com mínima injeção de ar. O uso do dióxido de carbono possibilita maior profundidade de inserção do aparelho no intestino, com melhor tolerância por parte do paciente.[7,8] O dióxido de carbono é rapidamente absorvido pela mucosa intestinal e excretado pela circulação pulmonar. Dessa forma, reduz-se a distensão abdominal e previne-se o alongamento e a redundância das alças intestinais durante o procedimento.

A progressão correta com esta técnica faz com que o endoscópio forme largos círculos concêntricos (Fig. 14-4). A inserção concêntrica facilita o sanfonamento da alça intestinal e o manuseio do aparelho. O emprego da fluoroscopia permite visualizar a formação desses círculos, certificando-se da correta posição e, em casos de não progressão efetiva do sistema, pode auxiliar o endoscopista nas manobras que possibilitem a continuidade do exame. Todavia, o uso da fluoroscopia não é obrigatório, podendo ser útil no início da curva de aprendizado, nos casos de cirurgia abdominal prévia ou na hipótese de subestenose intestinal, pois permite a injeção intraluminal de contraste radiológico.

A DBE permite o uso da tecnologia FICE (*Fuji Intelligent Color Enhnancement*), empregado para realçar algumas estruturas da mucosa, facilitando a visualização de pólipos adenomatosos e lesões vasculares.

A duração do exame é variada, em média entre uma a duas horas.

■ DBE diagnóstica e terapêutica

A DBE revolucionou a investigação das doenças do delgado, pois, além de permitir o acesso endoscópico a locais anteriormente ina-

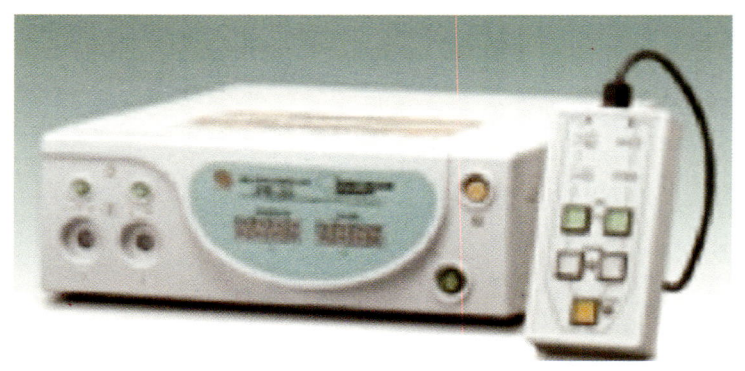

Fig. 14-3. Bomba insufladora, com controle manual.

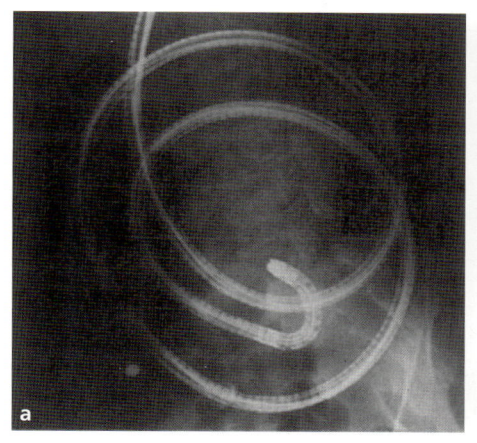

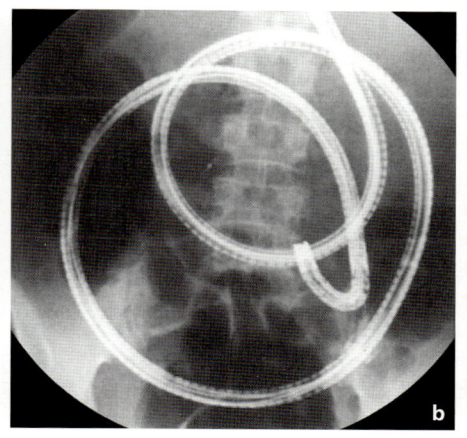

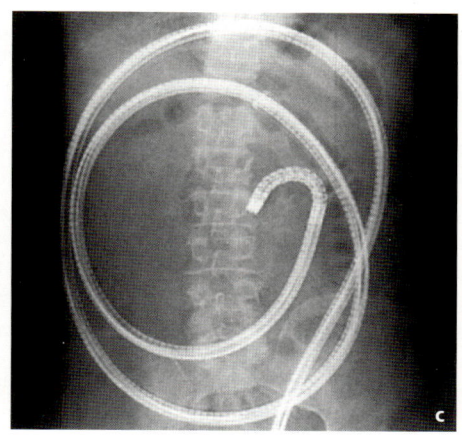

Fig. 14-4. Aspecto radiológico do aparelho. Via anterógrada: (**a**) sentido anti-horário e (**b**) sentido horário. (**c**) Via retrógrada.

cessíveis aos métodos convencionais, viabilizou a intervenção terapêutica.

Vários estudos demonstraram boa acurácia diagnóstica e alto índice terapêutico da DBE, nas lesões do intestino delgado (Quadro 14-2).

Em uma revisão sistemática da literatura, Liu et al. em 2011 avaliaram 66 estudos sobre DBE, publicados entre 2001 e 2011, com um total de 12.823 procedimentos realizados.[13] A principal indicação foi a investigação de SGIO (62,5%). A acurácia diagnóstica foi de 68,1% no SGIO; 53,6% a 63,4% na doença de Crohn e de 85,8% nas obstruções intestinais. Os achados endoscópicos variaram de acordo com a região geográfica. Enquanto na população asiática, os achados mais frequentes foram as lesões inflamatórias (37,6%) seguidas das lesões vasculares (26,7%), nos países do ocidente, a lesão vascular foi o achado mais frequente (62,2 a 70,5%) e depois as lesões inflamatórias (14,4%). A taxa das complicações menores foi de 9,1% e das maiores de 0,72%, sendo perfuração e pancreatite, as principais.

Atualmente, muitos autores defendem o emprego da CE e da DBE como métodos complementares na investigação de doenças do ID. Em uma metanálise, Teshima et al.[14] demonstraram que a acurácia diagnóstica destes dois exames na investigação do SGIO foram semelhantes (62% e 56%, respectivamente). Contudo, nos casos em que a CE foi positiva, a acurácia diagnóstica da DBE subiu para 75%, sendo apenas de 27,5% quando negativa.

Colonoscopia com a técnica de duplo-balão

A taxa de falha de intubação cecal com o colonoscópio convencional varia entre 5% e 10%, mesmo entre endoscopistas experientes. A presença de aderências, cólon redundante e formação de alças fixas são exemplos das causas de insucesso.

A utilização da técnica de balão duplo vem sendo citada como uma alternativa para esses casos. A taxa de sucesso na intubação cecal utilizando-se os modelos EN-450 T5 ou EN-450P5 está entre 88% e 100%.[15,16] O colonoscópio de duplo-balão (EC-450BI5) tem os mesmos princípios da DBE, porém o seu comprimento é menor, a fim de facilitar o uso de acessórios terapêuticos. Em um estudo-piloto, Gay et al.[17] em 2007 acessaram o ceco em 98% dos casos, utilizando o colonoscópio de duplo-balão, com um tempo médio de 18 minutos.

Limitações

Uma das principais críticas à DBE é a dificuldade técnica na execução do exame. Apesar da simplicidade dos princípios técnicos, a curva de aprendizado relatada por Yamamoto é longa, em torno de 150 exames. Já um estudo americano, multicêntrico, demonstrou que após a realização de 10 procedimentos pela via anterógrada, o tempo do procedimento e do uso de fluoroscopia declinou significativamente.[18] Todavia, Gross et al.[19] em 2008 demonstraram que apenas após a realização de 50 procedimentos, o impacto clínico do exame aumentou de 58% para 86% e a taxa de enteroscopia total de 8% para 63%.

No caso da via retrógrada, a dificuldade de intubação do íleo e os movimentos paradoxais são citados como as principais causas de insucesso nos exames iniciais. Segundo Medizadeh et al.[20] são necessários 20 procedimentos para que a taxa de intubação ileal seja satisfatória.

Outras críticas da DBE são a complexidade do preparo para a realização do exame e o tempo prolongado do procedimento.[21]

Dicas e truques

- Semelhante à colonoscopia, durante a DBE deve-se injetar o mínimo de ar, para facilitar a progressão do aparelho. Nesse aspecto, o emprego do dióxido de carbono é vantajoso, pois sua rápida absorção pela mucosa proporciona um menor desconforto para o paciente após o exame.

- Durante o procedimento, a injeção de água no interior do *overtube* mantém o sistema lubrificado, permitindo deslizamento fácil do endoscópio no interior do dispositivo.

- Manobras de rotação do eixo do aparelho são mais efetivas do que o uso dos comandos *right/left/up/down*, que podem ser empregados para a transposição de curvas acentuadas e são mais efetivos quando o sistema está retificado.

- No momento em que não for mais possível a progressão do aparelho, poderá ser necessário pular alguma etapa do ciclo *push and pull*. A compressão abdominal também pode ser considerada neste momento.

Quadro 14-2. Estudos sobre a acurácia diagnóstica e impacto terapêutico da DBE nas doenças do intestino delgado

	N (pacientes)	Acurácia diagnóstica	Índice terapêutico	Complicações maiores
Barreto-Zuñiga et al.[9]	68	73,5% (48/68)	50% (34/68)	Não
Choi et al.[10]	225	75% (169/225)	*	Não
May et al.[11]	353	75% (265/353)	67% (236/353)	2,9% (sangramento, perfuração, enterite após APC)
Sun et al.[12]	152	75,7% (115/152)	**	*

*Variável não avaliada neste estudo.
**O índice terapêutico não foi avaliado, mas houve alteração na conduta em 83,5% dos casos.

- Antes da tatuagem do intestino delgado, a elevação da mucosa com injeção de solução salina evita o extravasamento da tinta para cavidade peritoneal, que leva à dor abdominal.
- Ao identificar pequenas lesões, as mesmas devem ser biopsiadas ou tratadas de imediato. Em alguns casos, deve-se considerar a tatuagem do local. O peristaltismo e a falta de um referencial no intestino podem impedir a identificação posterior da lesão.
- A dificuldade de passagem de acessórios pelo canal de biópsia pode ser resolvida pela lubrificação do canal com óleo vegetal.
- A intubação ileal, durante a inserção retrógrada, pode ser um desafio. Na presença de dificuldade, pode-se: injetar água, ao invés de ar, a fim de evitar a distensão do ceco; comprimir o quadrante inferior direito ou mudar o paciente de decúbito; insuflar o balão do *overtube* quando estiver posicionado no cólon ascendente e em seguida tracioná-lo, modificando a angulação da válvula ileocecal para facilitar a intubação do íleo.

Enteroscopia com balão único (*single-balloon enteroscopy*)

A enteroscopia com balão único (SBE) é realizada por um enteroscópio de alta resolução com 200 cm de comprimento da Olympus SIF-Q180 com canal de trabalho de 2,8 mm (Fig. 14-5). Possui *overtube* de 140 cm de comprimento e 13,2 mm de diâmetro externo (Fig. 14-6) com balão de silicone na sua ponta que pode ser insuflado e desinsuflado a pressões variando entre -6,0 e +5,4 kPa (Fig. 14-7).

Em 2008, os resultados preliminares de enteroscopia com balão único foram demonstrados por Tsuwikawa et al.[21] Sua técnica é muito similar a usada com o balão duplo. Normalmente, necessita de duas pessoas para sua realização, apesar de, com a prática, há a possibilidade de ser exercida por apenas uma pessoa (*one-person technique*).

Apesar de DBE ser a técnica endoscópica de escolha para a avaliação do intestino delgado, sua preparação e manuseio parecem

Sistema óptico	Campo de visão	140°
	Direção da visão	Visão frontal
	Profundidade do campo	3-100 mm
Ponta distal	Diâmetro externo	9,2 mm
Tubo de inserção	Diâmetro externo	9,2 mm
Comprimento útil		2,0 m
Comprimento total		2,345 m
Canal de instrumento	Diâmetro interno	2,8 mm
	Distância de visibilidade mínima	3 mm da ponta distal

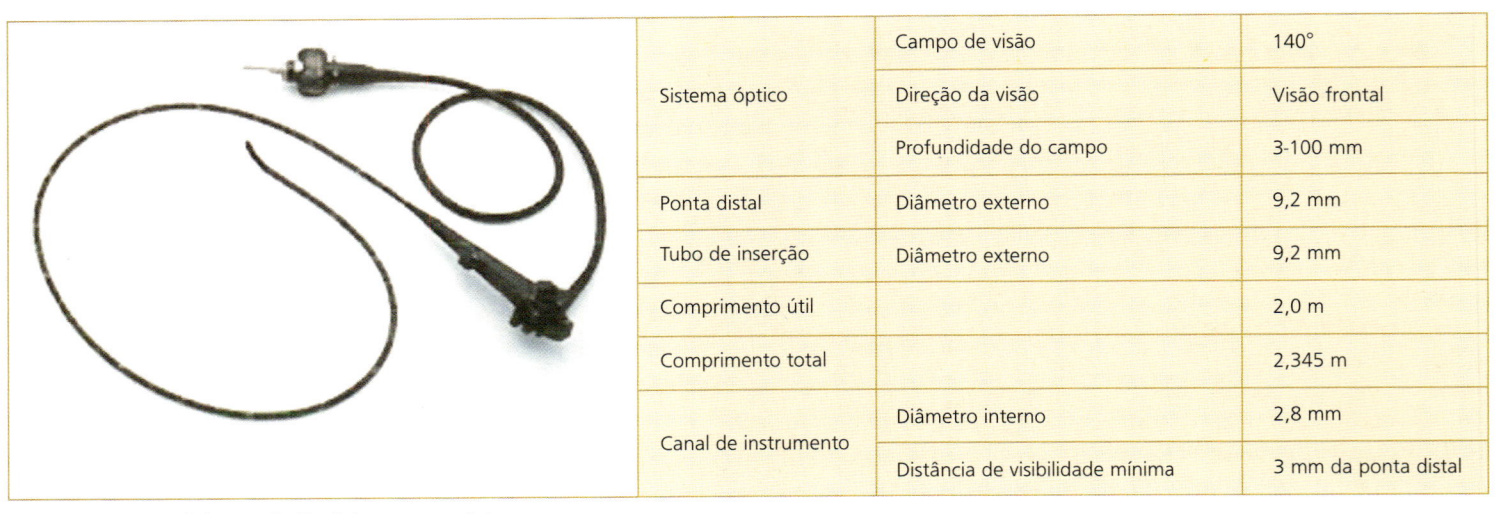

Fig. 14-5. Enteroscópio com balão único: características.

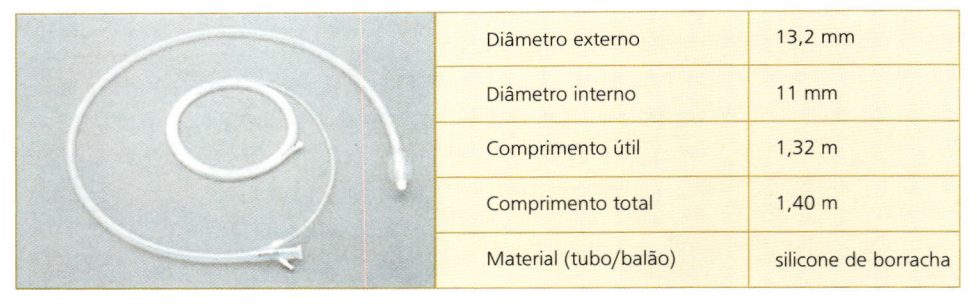

Diâmetro externo	13,2 mm
Diâmetro interno	11 mm
Comprimento útil	1,32 m
Comprimento total	1,40 m
Material (tubo/balão)	silicone de borracha

Fig. 14-6. *Overtube*: características.

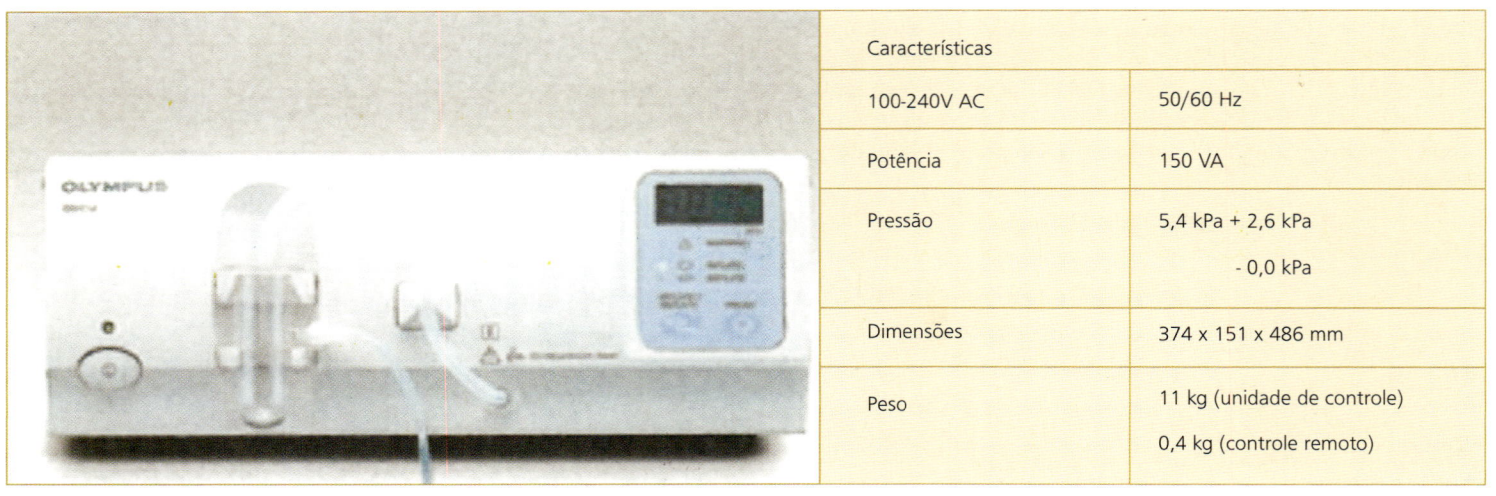

Características	
100-240V AC	50/60 Hz
Potência	150 VA
Pressão	5,4 kPa + 2,6 kPa - 0,0 kPa
Dimensões	374 x 151 x 486 mm
Peso	11 kg (unidade de controle) 0,4 kg (controle remoto)

Fig. 14-7. Unidade de controle: características.

ser mais complexos. SBE possui forma de execução mais fácil, pois, além de ter apenas um balão no *overtube*, sem necessidade de montagem de outro balão na ponta do endoscópio, a tração do intestino se faz pelo enganche da própria ponta do enteroscópio. O ancoramento estabiliza o aparelho, permitindo a progressão do *ovetube*. O balão do *overtube* é então insuflado e a ponta do enteroscópio retificada. Assim, o conjunto aparelho e *overtube* é puxado lentamente para que o segmento de delgado seja "sanfonado" sobre o *overtube* e o enteroscópio possa avançar distalmente (Fig. 14-8). Como no DBE, o ciclo de progressão e retirada é repetido até que o aparelho não consiga mais avançar ou a lesão em questão seja alcançada.

É importante identificar o ponto de máxima inserção do aparelho para minimizar o desconforto do paciente, sendo frequentemente tatuada essa região. Alguns pontos podem auxiliar no seu reconhecimento e determinam o momento de retirada do aparelho:

- Quando as imagens parecem mostrar a mesma posição repetitivamente. A marcação da mucosa com violeta cresil pode ser eficaz.
- Quando mais de uma hora foi atingida desde o começo da inserção. Idealmente, o tempo total de procedimento deve ser de aproximadamente duas horas, incluindo a observação e o tratamento.
- Quando há mudança do estado clínico do paciente e a continuação da introdução do aparelho parecer difícil.

O uso da fluoroscopia pode ser útil, apesar de não mandatório. Ao demonstrar a formação de círculos concêntricos pelo aparelho ao longo do trato intestinal, auxilia na progressão correta e sem resistência do endoscópio, permitindo, ainda, a identificação e correção da formação de alças, que dificulta o seu avanço para porções mais distais.

A experiência com SBE sugere que sua eficácia seja semelhante ao DBE.[21,22] Apesar da enteroscopia de duplo-balão apresentar máxima inserção no intestino delgado superior, ela não demonstrou possuir maior possibilidade diagnóstica que o SBE, além de apresentarem resolutividade terapêutica equiparáveis. A capacidade de diagnóstico da SBE varia entre 41% e 65% e de terapêutica entre 7% e 50%.[21-26] A média de profundidade de inserção no intestino delgado varia entre 133-270 cm em exame anterógrado e 73-199 cm em exame retrógrado.[22-24] Entretanto, a taxa de enteroscopia total parece ser mais baixa do que com DBE, variando de 0% a 24%.[25,26]

Dicas e truques

- O balão utilizado no sistema é feito de silicone, sendo que a sua alteração de volume se faz de modo mais lento comparado com o do duplo-balão. Portanto, para obter toda a vantagem do dispositivo, é necessário esperar um pouco mais de tempo para iniciar as manobras.
- Durante o exame, é importante a insuflação mínima de ar para se conseguir uma tração eficiente do intestino com a sucção e angulação da extremidade do aparelho. Alguns endoscopistas utilizam a água, ao invés de grande quantidade de ar, para distender a alça intestinal.
- As técnicas utilizadas para a inserção de acessórios pelo canal de trabalho do aparelho são as mesmas já descritas para a enteroscopia com duplo-balão. Novamente, destacamos a necessidade de lubrificação do longo e estreito canal do instrumento com óleo vegetal.

Complicações da enteroscopia assistida por balão

A maioria das informações sobre complicações com enteroscopia assistida com balão é proveniente de estudos com DBE, cuja taxa varia entre 1,2 e 1,6.[2,27] As principais complicações incluem pancreatite, perfuração, sangramento e pneumonia aspirativa. O risco geralmente é maior para pacientes submetidos a procedimentos terapêuticos comparado com aqueles submetidos aos diagnósticos, de incidência entre 3% e 4%.[28,29] Em relação à taxa de mortalidade, avaliada em apenas um único estudo alemão multicêntrico, sua incidência encontra-se em cerca de 0,5% dos casos por causas como pancreatite e perfuração.[2] Complicações documentadas com SBE incluem dor abdominal, febre, pancreatite (seguida de colangiografia retrógrada endoscópica), laceração de mucosa e perfuração, com incidência comparável à técnica de DBE e espiral.[30,31]

Apesar de ter relativamente baixa frequência, a hemorragia possui risco aumentado em polipectomias e biópsias.[32]

Pancreatite é a complicação grave mais comum da enteroscopia assistida por balão. Sua incidência encontra-se entre 0,2%-0,3% em DBE por via anterógrada.[29] A sua causa é incerta, mas pode estar relacionada com sanfonamento do duodeno e jejuno proximal que tensiona o corpo e a cauda do pâncreas, causando traumatismo e isquemia, e o aumento da pressão intraluminal duodenal durante a insuflação dos balões, ocasionando o refluxo do fluido duodenal para o ducto pancreático. É importante distinguir pancreatite clínica de hiperamilasemia isolada que ocorre em aproximadamente em 50% dos pacientes, principalmente decorrente dos pro-

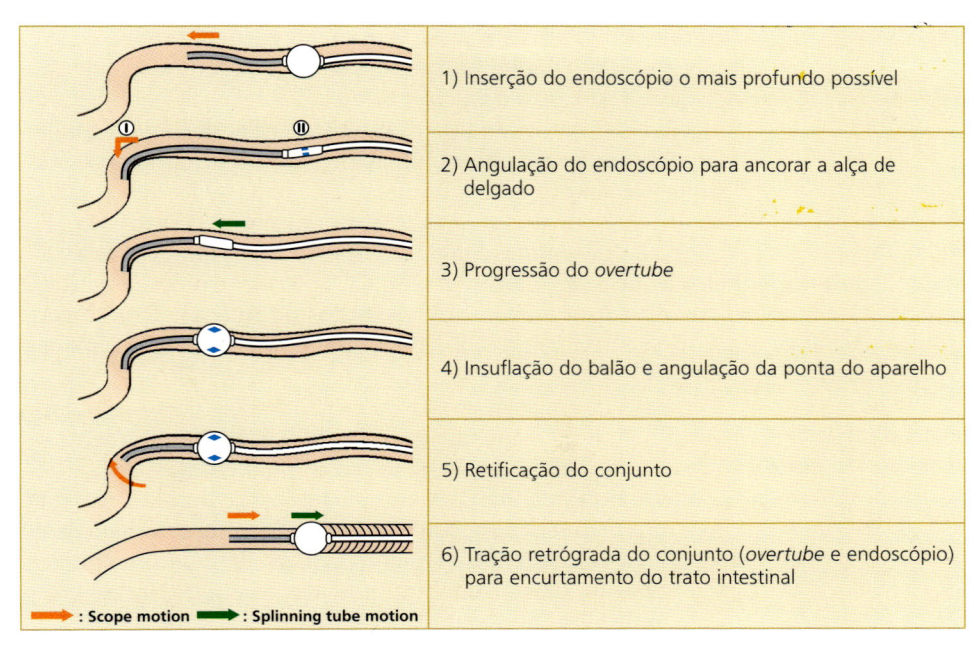

Fig. 14-8. Sequência para cada ciclo de introdução da SBE.

1) Inserção do endoscópio o mais profundo possível
2) Angulação do endoscópio para ancorar a alça de delgado
3) Progressão do *overtube*
4) Insuflação do balão e angulação da ponta do aparelho
5) Retificação do conjunto
6) Tração retrógrada do conjunto (*overtube* e endoscópio) para encurtamento do trato intestinal

→ : Scope motion   → : Splinning tube motion

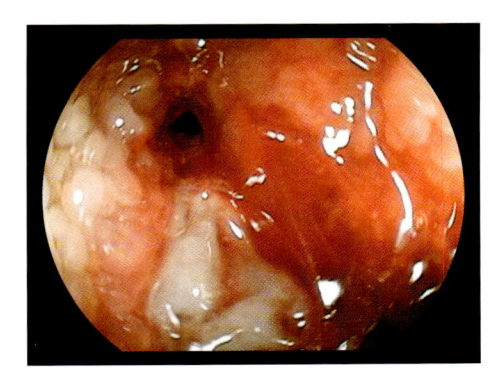

Fig. 14-9. Paciente com Doença de Crohn apresentando estenose em jejuno proximal.

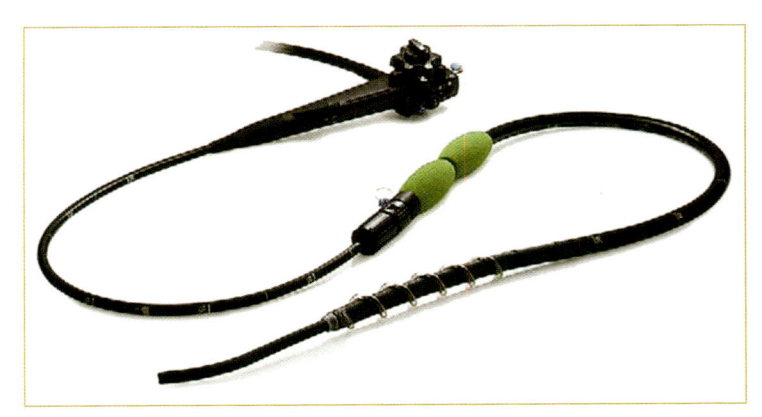

Fig. 14-10. Enteroscópio e o Discovery SB *overtube*.

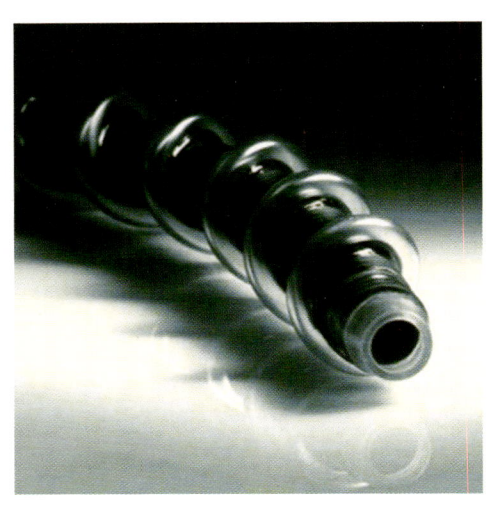

Fig. 14-11. Extremidade distal do Discovery SB *overtube*.

cedimentos de longa duração.[33] Não há métodos que comprovem a redução de sua incidência.

O risco de perfuração parece estar aumentado em situações de inflamação do intestino delgado, como na doença de Crohn (Fig. 14-9) e linfoma. Intervenções terapêuticas também aumentam a sua incidência. As dilatações por balão devem ser postergadas em estenoses com úlcera ativa. Alguns autores sugerem contraindicação relativa à enteroscopia em paciente com anatomia gastrointestinal alterada cirurgicamente, como anastomose ileoanal/ileorretal e ostomias, pelo risco de perfuração de até 3% em alguns estudos.[28,32]

Enteroscopia espiral (*spiral enteroscopy*)

O conceito de enteroscopia espiral (SE) foi primeiramente proposto por Dr. Paul A. Akerman e o primeiro caso clínico realizado pelos doutores Akerman e Cantero em 2006. A SE apresenta a característica de transformar a força de rotação, em linear, como um parafuso, "sanfonando" o intestino delgado sobre o enteroscópio. A teoria inicial do procedimento seria que o espiral poderia ser girado na luz do intestino delgado, sendo que, após sua passagem pelo ligamento de Treitz (LT), o intestino poderia ser pregueado sobre o enteroscópio. O mesentério fixaria o intestino evitando que este girasse com os movimentos do tubo. Entretanto, a força utilizada para progressão do aparelho deveria ser menor o bastante para não causar a rotação do intestino prevenindo dano ao segmento.

Estudos iniciais foram feitos utilizando um protótipo (*overtube* de 130 cm de comprimento, 18,5 mm de diâmetro, com elevação do espiral de 5,5 mm e comprimento total da porção em espiral de 21 cm) e um colonoscópio pediátrico.[34,35] Vinte e sete pacientes foram estudados, sendo que 25 destes foram submetidos à EE com sucesso, que foi caracterizado pelo avanço do enteroscópio pelo intestino com a rotação do *overtube*. Dois pacientes apresentavam estreitamento no esôfago que impediram o exame. O tempo médio do exame foi de 36,5 min. e a média de máxima profundidade de intubação do intestino, além do LT, foi de 176 cm. Não houve sérias complicações. Entretanto, 28% dos pacientes apresentaram odinofagia por menos de 72 h.

O dispositivo atual é denominado Discovery SB *overtube* da Spirus Corporation, que foi aprovado pela Food and Drug Administration (FDA) e já apresenta a marca CE (Figs. 14-10 e 14-11). As suas especificações são: comprimento total de 118 cm, diâmetro interno de 9,8 mm, diâmetro total de 14,5 mm, altura do espiral de 5,5 mm e comprimento da porção espiralada de 22 cm. O dispositivo tem uma trava, fixando-o no enteroscópio, mas que permite a sua rotação sobre o aparelho. Apresenta, ainda, uma extremidade proximal com espumas, onde o examinador segura para facilitar a manobra de rotação. O Discovery SB acomoda aparelhos com 9,4 mm de diâmetro ou menos, podendo ser os mesmos utilizados para a realização da enteroscopia assistida por balão (Fujinon EN-450T5 ou Olympus SIF-Q 180).

Normalmente, para a realização do procedimento, há necessidade de dois operadores. O Discovery SB é estéril e de uso único. Antes do seu uso, lubrifica-se internamente todo o dispositivo com lubrificante que vem na sua embalagem, sendo, então, instalado no enteroscópio. O *overtube* é fixado com a sua trava na marca de 145 cm do enteroscópio para começar o procedimento, deixando que cerca de 20 cm do aparelho ultrapassem a extremidade distal do dispositivo. O conjunto (enteroscópio e *overtube*) é avançado, com rotação no sentido horário, de forma lenta e suave, até a sua passagem pelo LT, com mínima insuflação de ar possível, para reduzir a formação de alças no estômago e também para obtenção de melhor contato entre a região do espiral do *overtube* com a parede intestinal, facilitando o início do seu avanço. Para iniciar a enteroscopia espiral, faz-se necessário que o espiral do *overtube* tenha ultrapassado o LT, possibilitando que o intestino seja pregueado sobre o enteroscópio. O Discovery SB funcionará adequadamente se estiver retificado e quando a manobra de rotação é feita sem dificuldade. Caso haja resistência ao movimento de rotação no início do procedimento, provavelmente houve formação de alça do conjunto no interior do estômago durante a tentativa de ultrapassar o LT. Frequentemente, a resolução desse problema se faz retificando e rodando suavemente o *overtube*. Posteriormente, o Discovery SB é destravado do enteroscópio, sendo este avançado pelo intestino delgado até o seu limite. Em seguida, o *overtube* é progredido sobre o aparelho com movimentos delicados de rotação. É regra geral que não se deve iniciar a SE com movimentos de rotação rápidos e com força.

Depois de conseguido o máximo de inserção do aparelho pelo intestino delgado, algumas vezes é possível um pregueamento intestinal adicional com a seguinte manobra: o enteroscópio é destravado e avançado até um determinado limite possível. Um gancho e uma manobra de sucção são realizados pela extremidade do aparelho. O Discovery SB é então rodado e o enteroscópio retificado lentamente. Essa manobra pode ser repetida quantas vezes forem necessárias até se mostrar ineficaz.

Após avançar o máximo o enteroscópio, começará a retirada com avaliação controlada e detalhada da mucosa intestinal. Normalmente, o enteroscópio é fixado na marca de 145 cm para começar a retirada. Neste momento, uma porção considerável do intestino delgado estará pregueada sobre o *overtube*, que será rodado lentamente no sentido anti-horário, com pausas periódicas, permitindo o exame cuidadoso dos segmentos intestinais. É importante empregar uma leve pressão para frente durante a manobra de rotação do *overtube* para evitar o seu recuo rápido. Caso a manobra de rotação não seja mais eficiente, é recomendável retroceder o *overtube* até a marca de 60 cm ao nível do bocal e depois destravar o enteroscópio, que é deslocado lentamente para trás examinando o jejuno proximal e o duodeno. Depois, o enteroscópio é travado novamente no *overtube*, quando é recuado com suave rotação anti-horária até o esôfago.

Quatro estudos obtiveram praticamente os mesmos valores de inserção máxima do enteroscópio no intestino delgado: Akerman et al.,[36] 252 cm, Morgan et al.,[37] 250 cm, Esmail et al.,[38] 246 cm e Buscglia et al.,[39] 262 cm. A impressão que se tem é que esses valores representam o limite máximo de pregueamento do intestino delgado sobre o Discovery SB. A média de tempo decorrido para a realização dos procedimentos (diagnósticos ou terapêuticos), nesses quatro estudos, variou de 28 a 59 minutos.

■ Complicações

Como se trata de um novo procedimento, não há uma grande experiência disseminada pelo mundo com o método. Em um estudo de Akerman *et al.*, em 2009, aproximadamente 41% dos pacientes apresentaram complicações menores representadas por traumatismo da mucosa esofágica e odinofagia.[34] As complicações sérias com a enteroscopia são infrequentes. Em uma revisão de 1.750 pacientes submetidos à SE, houve seis casos de perfuração (0,34%), que foram submetidos a reparo cirúrgico. Não foram observados casos de sangramento incontrolável, pancreatite, isquemia intestinal e intussuscepção não transitória.[40]

■ Dicas e truques

- A sedação profunda ou a anestesia geral é essencial para o sucesso da SE. Caso o paciente seja submetido à intubação orotraqueal, poderá faltar espaço para a passagem do *overtube* pelo esôfago proximal, necessitando, assim, de uma desinsuflação temporária do balão da cânula endotraqueal.
- Como na enteroscopia assistida por balão, a insuflação excessiva de ar durante a introdução do aparelho pelo intestino delgado pode limitar o procedimento. Poderá ocorrer formação de alça do aparelho no estômago distendido ou a impossibilidade de contato do espiral do *overtube* com a parede intestinal, não permitindo o "sanfonamento" do intestino sobre o aparelho.
- A dificuldade de enganchar o espiral no duodeno pode ser minimizada com a redução da formação de alça por compressão abdominal externa ou retificação do conjunto (puxar o aparelho e o *overtube* com rotação no sentido horário). Se essas manobras não forem suficientes, o endoscópio pode ser destravado e avançado para além do LT, até o jejuno proximal, quando, então, será retificado e o *overtube* girado para frente suavemente. Caso não seja obtido sucesso após várias manobras para a progressão do SE, o procedimento deve ser interrompido para que não haja traumatismo maior dos segmentos intestinais.
- A inspeção do intestino delgado deve ser realizada durante a manobra de retirada do aparelho com o giro no sentido horário do *overtube*, mantendo-o na mesma posição em relação à arcada dentária superior durante a fase inicial desse processo.

ESTUDOS COMPARATIVOS ENTRE AS DIFERENTES TÉCNICAS

Não existem trabalhos comparando as três principais técnicas de enteroscopia: duplo-balão, balão único e espiral. A rigor, elas parecem ter eficácia e segurança semelhantes, apresentando pequenas vantagens e desvantagens de cada método.[23,41] O risco de complicações parece ser semelhante, sendo a pancreatite a mais importante e temida na enteroscopia assistida por balão e a lesão de mucosa e perfuração a mais frequente, apesar de incidência baixa, na espiral.[24]

DBE é a mais antiga das técnicas endoscópicas, surgindo em meados de 2000, após a *push* enteroscopia, que já está em desuso atualmente por suas limitações, como menor profundidade de inserção, dificuldade de manuseio e maiores complicações.[30] DBE parece ter maior alcance de profundidade, avaliação que pode ser muitas vezes pouco objetiva e gerar vieses em estudos comparativos.[24] Por apresentar maior possibilidade de enteroscopia total com êxito, a DBE é considerada mais eficaz em procedimentos terapêuticos, nos casos de hemorragia digestiva média, reduzindo a probabilidade de sangramentos recorrentes.[24] Contudo, é um procedimento realizado com uma laboriosa técnica, demandando, em sua maioria, dois médicos para sua realização e apresentando uma curva de aprendizado mais demorada.[23-26,30,41]

Em contrapartida, SBE necessita de um tempo mais curto para a montagem do sistema (aparelho-*overtube*-unidade de controle), por não possuir o balão na ponta do aparelho, e pode ser realizada por apenas um profissional.[23,25,30] Além disso, tanto a SBE quanto a espiral possibilitam realizar múltiplas polipectomias em um único momento, pois permitem a retirada e a inserção do enteroscópio através do *overtube* várias vezes durante o exame, tornando-os vantajosos em situações como no tratamento de síndrome de Peutz-Jeghers (Fig. 14-12).[30]

Por último, o método mais recente e com poucos estudos publicados ainda, a SE apresenta as vantagens de tempo de exame mais rápido e uma curva de aprendizagem mais curta por ser a mais facilmente manuseada e de menor dificuldade para sua montagem e aplicação.[24,41]

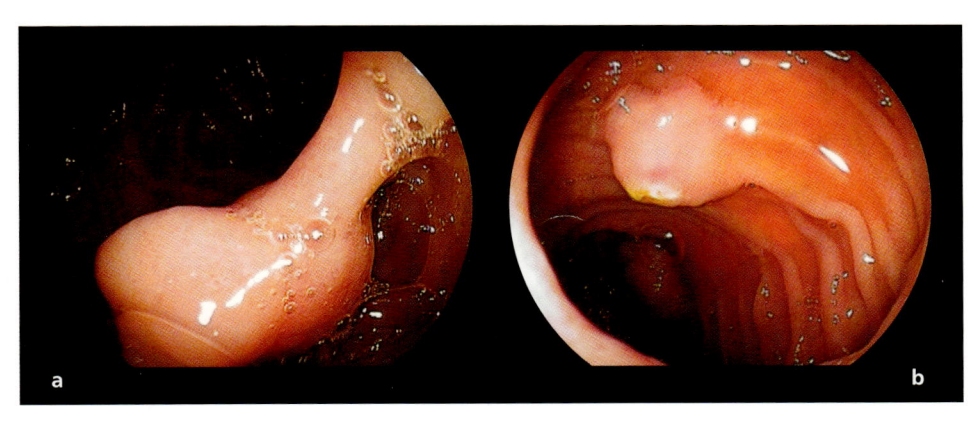

Fig. 14-12. Paciente com Síndrome de Peutz-Jeghers. (**a**) Pólipo hamartomatoso no jejuno. (**b**) Aspecto após a polipectomia.

CONTRAINDICAÇÕES

As contraindicações à enteroscopia são semelhantes às da endoscopia convencional. Deve-se considerar as condições clínicas de base e os riscos relacionados a sedação e anestesia.[6,42]

A presença de varizes esofágicas com alto risco de sangramento contraindica a DBE por via oral.

O benefício do exame deve ser analisado quando houver a presença de condições que predispõem ao adelgaçamento da parede intestinal, como anastomoses recentes, ulcerações profundas e linfomas em tratamento quimioterápico, pois a tração intestinal durante o procedimento apresenta maior risco de perfuração nesses casos.[43]

ENTEROSCOPIA NO GRUPO PEDIÁTRICO

Enteroscopia no grupo pediátrico ainda permanece um procedimento pouco conhecido e talvez pouco valorizado quando comparado a experiência e benefícios terapêuticos em adultos.[44]

Em parte, pode-se levar em consideração o diferente espectro da fisiopatologia digestiva em crianças na qual a hemorragia digestiva média, a indicação mais comum de enteroscopia na população adulta, é relativamente incomum ou pode ser diagnosticada por outros métodos.[5,44]

Por ser um procedimento pouco realizado em crianças, a eficácia e a segurança de enteroscopia assistida por balão não podem ser bem estabelecidas.[44-46] Nessa técnica, o uso do látex no balão limita o seu uso em grupo de pacientes pediátricos alérgicos a este produto.[44] A enteroscopia por via retrógrada e a completa parecem ser mais difíceis de serem obtidas com sucesso do que em adultos.[44]

Vale ressaltar que há ainda a necessidade do desenvolvimento de equipamentos adequados para esta faixa etária que permitiria maior experiência em crianças menores.[44] Assim, a maioria das enteroscopias nessa faixa etária é realizada em crianças maiores e adolescentes que toleram melhor o *overtube* de 13 mm de diâmetro.

As complicações relatadas nos estudos, com número limitado de pacientes ou ainda de relatos isolados em trabalhos com adultos, parecem ter incidência semelhante a dessa faixa etária.[5,44,46] As mais frequentes são odinofagia após procedimento, distensão e desconforto abdominal. Há raros relatos de perfuração do TGI no grupo pediátrico. Pacientes com síndrome de Peutz-Jeghers, que necessitam de tratamento não cirúrgico dos pólipos para controle dos sintomas e redução do risco de intussuscepção, merecem uma atenção maior por ter um risco aumentado de complicações pelas polipectomias. A pancreatite parece ser uma complicação rara com incidência de cerca de 0,3%.[44]

Apesar dos obstáculos e limitações, a enteroscopia assistida por balão tem grande potencial no diagnóstico e tratamento de doenças do intestino delgado em crianças e precisa ser mais bem estabelecida.

ENTEROSCOPIA NO IDOSO

Com a maior expectativa de vida da população, atualmente, houve um aumento no número de procedimentos endoscópicos realizados em pacientes acima de 75 anos. Já é bem estabelecida a segurança de outros procedimentos endoscópicos na população idosa, como endoscopia digestiva alta, colonoscopia e CPRE.[47-49]

A lesão vascular do tipo angioectasia é o achado endoscópico mais comum no intestino delgado, a qual sabidamente tem sua incidência aumentada com o envelhecimento. Sendo esta lesão uma causa de sangramento digestivo obscuro, os pacientes idosos beneficiam-se mais da enteroscopia terapêutica.[50]

Apesar de poucos trabalhos publicados, a enteroscopia assistida por balão parece ser segura em pacientes acima de 65-75 anos de idade.[50] Os estudos em sua maioria foram realizados com DBE. Um estudo prospectivo americano realizado com enteroscopia espiral demonstrou ser também uma técnica segura em idosos, semelhante a resultados realizados em adultos jovens.[51]

A taxa de complicações assemelha-se a da população mais jovem, apesar desse grupo de pacientes apresentar maior chance de ter doenças cardiovasculares e estarem em uso de anticoagulantes.[50] Além disso, contrário ao que se esperaria pela vulnerabilidade dos pacientes idosos, o tempo de procedimento, o tipo de abordagem e a extensão de intestino delgado avaliado no exame não parecem diferenciar-se daqueles realizados em outras faixas etárias. Contudo, alguns desses estudos foram analisados apenas em procedimentos com o uso de CO_2 para insuflação durante a enteroscopia assistida por balão, o que poderia ter favorecido a profundidade de inserção do aparelho e minimizado o desconforto do paciente.[50]

Em suma, a enteroscopia parece ser segura e efetiva em pacientes idosos e não deve ser evitada ou postergada em detrimento às complicações relacionadas com a idade. Por essa faixa etária estar mais propensa a ter lesões tratáveis endoscopicamente, esse procedimento deve ser encorajado quando apropriadamente indicado.[50]

REFERÊNCIAS BIBLIOGRÁFICAS

1. Yamamoto H, Sekine Y, Sato Y et al. Total enteroscopy with a nonsurgical steerable double-balloon method. *Gastrointest Endosc* 2001;53:216-20.
2. Möschler O, May A, Müller MK et al. German DBE Study Group. Complications in performance of double-balloon enteroscopy (DBE): results from a large prospective DBE database in Germany. *Endoscopy* 2011;43(6):484-89.
3. Sugano K, Marcon N. The First International Workshop on Double Balloon Endoscopy: a consensus meeting report. *Gastrointest Endosc* 2007;66:S7-11.
4. McCabe EJ, Haber GB, Ali A et al. Complete double-balloon enteroscopy: from A 2 E. *Gastrointest Endosc* 2010;71(3):623-24.
5. Nishimura N, Yamamoto H, Yano T et al. Safety and efficacy of double-balloon enteroscopy in pediatric patients. *Gastrointest Endosc* 2010;71:287-94.
6. Cohen LB, Delegge MH, Aisenberg J et al. AGA Institute. AGA Institute review of endoscopic sedation. *Gastroenterology* 2007;133:675-701.
7. Domagk D, Bretthauer M, Lenz P et al. Carbon dioxide insufflation improves intubation depth in double-balloon enteroscopy: a randomized, controlled, double-blind trial. *Endoscopy* 2007;39:1064-67.
8. Hirai F, Beppu T, Nishimura T et al. Carbon dioxide insufflation compared with air insufflation in double-balloon enteroscopy: a prospective, randomized, double-blind trial. *Gastrointest Endosc* 2011;73:743-49.
9. Barreto-Zuñiga R, Tellez-Avila FI, Chavez-Tapia NC et al. Diagnostic yield, therapeutic impact, and complications of double-balloon enteroscopy in patients with small-bowel pathology. *Surg Endosc* 2008;22:1223-26.
10. Choi H, Choi KY, Eun CS et al. Korean Association for the Study of Intestinal Diseases. Korean experience with double balloon endoscopy: Korean Association for the Study of Intestinal Diseases multi-center study. *Gastrointest Endosc* 2007;66:S22-25.
11. May A. Current status of double balloon enteroscopy with focus on the Wiesbaden results. *Gastrointest Endosc* 2007;66:S12-14.
12. Sun B, Rajan E, Cheng S et al. Diagnostic yield and therapeutic impact of double-balloon enteroscopy in a large cohort of patients with obscure gastrointestinal bleeding. *Am J Gastroenterol* 2006;101:2011-15.
13. Liu K, Kaffes AJ. Review article: the diagnosis and investigation of obscure gastrointestinal bleeding. *Aliment Pharmacol Ther* 2011;34:416-23.

14. Teshima CW, Kuipers EJ, van Zanten SV et al. Double balloon enteroscopy and capsule endoscopy for obscure gastrointestinal bleeding: an updated meta-analysis. *J Gastroenterol Hepatol* 2011;26:796-801.
15. Pasha SF, Harrison ME, Das A et al. Utility of double-balloon colonoscopy for completion of colon examination after incomplete colonoscopy with conventional colonoscope. *Gastrointest Endosc* 2007;65:848-53.
16. Moreels TG, Macken EJ, Roth B et al. Cecal intubation rate with the double-balloon endoscope after incomplete conventional colonoscopy: a study in 45 patients. *J Gastroenterol Hepatol* 2010;25(1):80-83.
17. Gay G, Delvaux M. Double-balloon colonoscopy after failed conventional colonoscopy: a pilot series with a new instrument. *Endoscopy* 2007;39:788-92.
18. Mehdizadeh S, Ross A, Gerson L et al. What is the learning curve associated with double-balloon enteroscopy? Technical details and early experience in 6 US tertiary care centers. *Gastrointest Endosc* 2006;64:740-50.
19. Gross SA, Stark ME. Initial experience with double-balloon enteroscopy at a U.S. center. *Gastrointest Endosc* 2008;67(6):890-97.
20. Mehdizadeh S, Han NJ, Cheng DW et al. Success rate of retrograde double-balloon enteroscopy. *Gastrointest Endosc* 2007;65:633-39.
21. Tsujikawa T, Saitoh Y, Andoh A et al. Novel single-ballon enteroscopy for diagnosis and treatment of the small intestine: premilinary. *Endoscopy* 2008;40:11-15.
22. Upchurch BR, Sanaka MR, Lopez AR et al. The clinical utility of single-balloon enteroscopy: a single-center experience of 172 procedures. *Gastrointest Endosc* 2010;71(7):1218-23.
23. Domagk D, Mensink P, Aktas H et al. Single- vs. double-balloon enteroscopy in small-bowel diagnostics: a randomized multicenter trial. *Endoscopy* 2011;43:472-76.
24. May A, Manner H, Aschmoneit I et al. Prospective, cross-over, single-center trial comparing oral double–balloon enteroscopy and oral spiral enteroscopy in patients with suspected small-bowel vascular malformations. *Endoscopy* 2011;43:477-83.
25. Takano N, Yamada A, Watabe H et al. Single-balloon versus double-balloon enteroscopy for achieving total enteroscopy: a randomized, controlled trial. *Gastrointest Endosc* 2011;73:734.
26. Noriyuki T, Atsuo Y, Hirotsugu W et al. Single-balloon versus double-balloon enteroscopy for achieving total enteroscopy: a randomized, controlled trial. *Gastrointest Endosc* 2011;73:734-39.
27. Pohl J, Blancas JM, Cave D et al. Consensus report of the 2nd International Conference on double balloon endoscopy. *Endoscopy* 2008;40:156-60.
28. Mensink PB, Haringsma J, Kucharzik T et al. Complications of double balloon enteroscopy: a multicenter survey. *Endoscopy* 2007;39(7):613-15.
29. May A. How to approach the small bowel with flexible enteroscopy. *Gastroenterol Clin N Am* 2010;39:797-806.
30. May A, Färber M, Aschmoneit I et al. Prospective multicenter trial comparing push-and-pull enteroscopy with the single- and double-balloon techniques in patients with small-bowel disorders. *Am J Gastroenterol* 2010;105:575.
31. Aktas H, de Ridder L, Haringsma J et al. Complications of single-balloon enteroscopy: a prospective evaluation of 166 procedures. *Endoscopy* 2010;42:365.
32. Gerson LB, Tokar J, Chiorean M et al. Complications associated with double balloon enteroscopy at nine US centers. *Clin Gastroenterol Hepatol* 2009;7:1177.
33. Kopacova M, Tacheci I, Rejchrt S et al. Double balloon enteroscopy and acute pancreatitis. *World J Gastroenterol* 2010;16(19):2331-40.
34. Akerman P, Agrawal D, Chen W et al. Spiral enteroscopy: a novel method of enteroscopy by using the Endo-Ease Discovery SB overtube and a pediatric colonoscope. *Gastrointest Endosc* 2009;69(2):327-32.
35. Schembre D, Ross A. Spiral enteroscopy: a new twist on overtube-assisted endoscopy. *Gastrointest Endosc* 2009;69(2):333-36.
36. Akerman PA, Agrawal D, Cantero D et al. Spiral enteroscopy with the new DSB overtube: a novel technique for deep peroral small-bowel intubation. *Endoscopy* 2008;40:974-78.
37. Morgan DR, Upchurch BR, Draganov PV et al. Spiral enteroscopy: prospective multicenter US Trial in patients with small bowel disorders. *Gastrointest Endosc* 2009;69:AB 127-28.
38. Esmail S, Odstrcil EA, Mallat D et al. A single center retrospective review of spiral enteroscopy. *Gastrointest Endosc* 2009;69:197.
39. Buscaglia J, Dunbar K, Okolo P et al. The Spiral Enteroscopy Training Initiative: results of a prospective study evaluation the Discovery SB™ overtube device during small bowel enteroscopy (with vídeo). *Endoscopy* 2009;41:194-99.
40. Akerman P, Cantero D. Severe complications of spiral enteroscopy in the first 1750 patients. *Gastrointest Endosc* 2009;69:AB 127.
41. Frieling T, Heise J, Sassenrath W et al. Prospective comparison between double-balloon enteroscopy and spiral enteroscopy. *Endoscopy* 2010;42:885-88.
42. Delvaux M, Gay G. International Conference on Capsule and Double-Balloon Endoscopy (ICCD). Paris, 27-28 Aug. 2010. *Endoscopy* 2011;43:533-39.
43. Lo SK. Technical matters in double balloon endoscopy. *Gastrointest Endosc* 2007 Sept.;66(3 Suppl):S15-18.
44. Lin TK, Erdman SH. Double-balloon enteroscopy: pediatric experience. *J Pediatr Gastroenterol Nutr* 2010 Oct.;51(4):429-32.
45. Hernández O, Blancas JM, Paz VM et al. Double balloon enteroscopy in the diagnosis and treatment of small bowel diseases in pediatric population. *Gastrointest Endosc* 2007;65:AB163.
46. Darbari A, Kalloo AN, Cuffari C. Diagnostic yield, safety, and efficacy of push enteroscopy in pediatrics. *Gastrointest Endosc* 2006;64:224-28.
47. Clarke GA, Jacobson BC, Hammett RJ et al. The indications, utilization and safety of gastrointestinal endoscopy in an extremely elderly patient cohort. *Endoscopy* 2001;33:580-84.
48. Katsinelos P, Paroutoglou G, Kountouras J et al. Efficacy and safety of therapeutic ERCP in patients 90 years of age and older. *Gastrointest Endosc* 2006;63:417-23.
49. Qureshi WA, Zuckerman MJ, Adler DG et al. ASGE guideline: modifications in endoscopic practice for the elderly. *Gastrointest Endosc* 2006;63:566-69.
50. Hegde SR, Iffrig K, Li T et al. Double-balloon enteroscopy in the elderly: safety, findings, and diagnostic and therapeutic success. *Gastrointest Endoscopy* 2010;71(6):983-89.
51. Judah JR, Draganov PV, Lam Y et al. Spiral enteroscopy is safe and effective for an elderly United States population of patients with numerous comorbidities. *Clin Gastroenterol Hepatol* 2010 July;8(7):572-76.

CAPÍTULO 15

CÁPSULA ENDOSCÓPICA

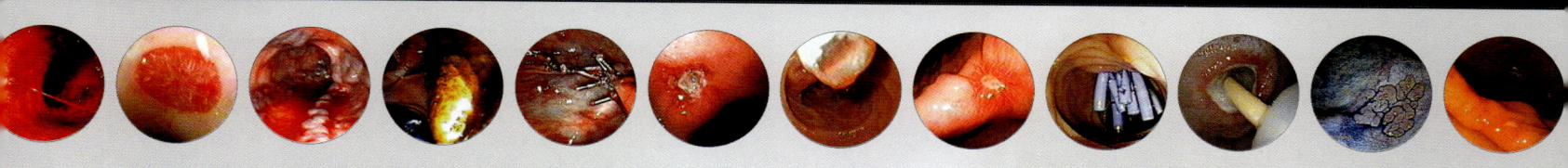

Artur Adolfo Parada ■ Paula Bechara Poletti
Thiago Festa Sechi ■ Ying S. Tung

INTRODUÇÃO

Muito do diagnóstico e tratamento das patologias do intestino delgado tem sido discutido e estudado na última década desde a introdução da cápsula endoscópica na prática médica. Essa importante inovação tecnológica possibilitou o rompimento à última fronteira endoscópica do trato digestivo, permitindo o acesso endoscópico a toda a extensão do intestino delgado, o qual, devido as suas peculiaridades anatômicas e extensão, permanecia acessível somente à enteroscopia intraoperatória, que, devido às características e morbidade inerentes ao método, era reservada apenas a casos extremos.

O desenvolvimento da cápsula endoscópica teve início na década de 1980, quando Dr. Gavriel Iddan, engenheiro mecânico, *expert* no desenvolvimento de instrumentos de imagens para mísseis, conheceu o Professor Eitan Scapa, gastroenterologista da Harvard Medical School, e, juntos, idealizaram um "míssil" em miniatura que pudesse viajar através do trato gastrointestinal, transmitindo as suas imagens para que estas pudessem ser estudadas.

Em 1994, Dr. Paul Swain apresentou no Congresso Mundial de Gastroenterologia, em Los Angeles, protótipos de *wireless* endoscópios; e da associação desses três sonhadores, nasceu, então, o projeto da cápsula endoscópica.

Vários eram os desafios para que esse sonho se tornasse realidade: a procura de material inócuo ao organismo, e, ao mesmo tempo, resistente às enzimas digestivas; a miniaturização de todos os componentes necessários para aquisição das imagens, transmissão e reprodução das mesmas, sem, no entanto, atingir tamanho superior ao confortável e seguro para deglutição e progressão pelo intestino delgado, de forma que os pacientes não sentissem desconforto durante o exame; e, finalmente, o desenvolvimento de baterias duráveis, potentes e que não causassem danos ao organismo, no caso de um eventual vazamento, entre outros.

Em 1997, o avanço da tecnologia de CMOS (*Complementary Metal Oxide Silicon*) possibilitou a inclusão de todo o sistema de câmeras em pequenos *chips*, permitindo que cápsula endoscópica se tornasse realidade e, dessa forma, em maio de 2000, na Digestive Disease Week (DDW) Dr. Swain apresentou os resultados de estudos iniciais do protótipo do sistema da cápsula endoscópica. Durante o ano de 2001, após resultados satisfatórios em estudos clínicos, o Sistema obteve aprovação da FDA e o CE Mark Certification para utilização em seres humanos na pesquisa o sangramento de origem obscura.

Desde então, após seu lançamento mundial, tem colaborado com resultados satisfatórios, na análise do duodeno, jejuno, íleo e, mais recentemente, também do Esôfago e cólon, em vários centros de gastroenterologia da todo o mundo.

Em 2 de julho de 2003, a FDA, baseada na análise de 32 estudos totalizando 691 pacientes, que compararam a cápsula endoscópica com os demais exames em uso corrente para avaliação do intestino delgado (trânsito intestinal, *push* enteroscopia, CT abdominal, cintilografia e enteroscopia intraoperatoria) evidenciando acurácia de 71% contra 41%, respectivamente, estabeleceu que: a cápsula endoscópica passa a ser método diagnostico de primeira linha para a avaliação e detecção de anormalidades do intestino delgado (Figs. 15-1 e 15-2).

No Brasil, o método encontra-se na prática clínica desde dezembro de 2001 em vários serviços de endoscopia digestiva nos quais têm contribuído de forma relevante na avaliação e diagnóstico das patologias do intestino delgado.

Mais recentemente, utilizando-se da mesma tecnologia foram introduzidas na prática clínica dois novos modelos de cápsulas: um deles para avaliação esofágica (cápsula esofágica) e outro para avaliação do cólon (cápsula colônica).

SISTEMA DA CÁPSULA ENDOSCÓPICA

1. Cápsula

A cápsula tem formato cilíndrico, sua medida varia 11×27 mm a 11×31 mm, pesa cerca de 3,7 g (dependendo da marca e modelo), é recoberta por material biocompatível, resistente à ação da secreção digestiva e não absorvível. É composta por um sistema óptico: doma óptica (de formato convexo, que previne a reflexão da luz) e uma ou duas lentes esféricas, que captam as imagens e as focam, respectivamente; um sistema de iluminação: *Light Emitting Diodes* que fornecem luz branca para a obtenção das imagens; um sistema de baterias que consiste de duas baterias de óxido de prata, as quais fornecem energia para todo o sistema durante cerca de 9 a 10 horas; um sistema de captação de imagens, CMOS (*Complementary Metal*

Relatório da Metanálise

Pacientes incluídos:

- apresentaram-se para o estudo de "hemorragia" ou "distúrbios do intestino delgado"

- foram submetidos a uma variedade de procedimentos diagnósticos inconclusivos antes da inclusão no estudo comparativo da Cápsula Endoscópica.

Número de pacientes = 691
Número de Exames Prévios Inconclusivos = 4902

Prévios Procedimentos Inconclusivos

- Gastroscopia: 1576
- Colonoscopia: 1341
- Trânsito Intestinal: 626
- PE (Push Enteroscopia): 500
- TC: 291
- Raio X de Abdome: 105
- Cintilografia: 110
- Angiografia: 117
- Enteroscopia Intraoperatória: 18

Mínimo de 4,7 proc. por paciente
Máximo de 14,6 proc. por paciente
Média de 7,1 proc. por paciente

Fig. 15-1. Metanálise avaliada pelo FDA.

% de Patologias Encontradas por Tipo de Procedimento

- Gastroscopia 5,0%
- Trânsito intestinal 3,2%
- Colonoscopia 1,6%
- TC 0,6%
- PE 16,0%
- Angiografia 0,3%
- M2A 73,3%

Relatório da Metanálise
- Análise Comparativa da CE N = 2.098

Patologias Novas Encontradas Por Paciente

- Ausência de Achados 9,7%
- Novos Achados pelo Método Comparativo 18,7%
- Mesmos Achados 22,6%
- Novos Achados pela M2A 48,9%

Relatório da Metanálise
- Cápsula Endoscópica M2A = 71,5%
- Todos os Outros Métodos = 41,3%

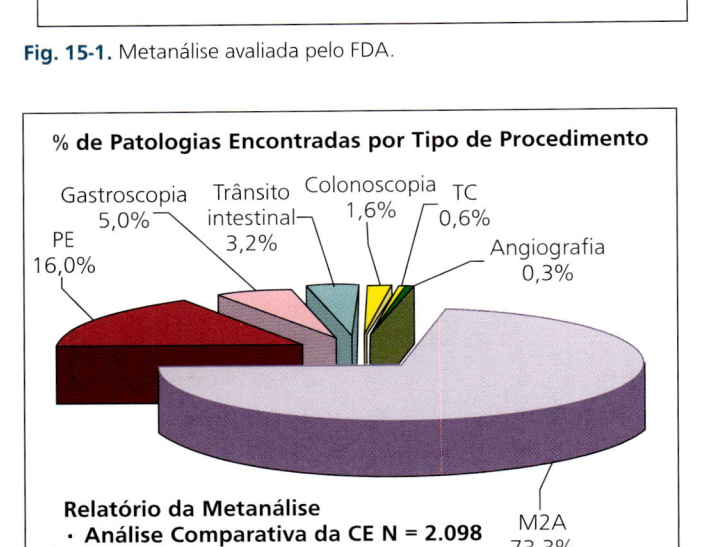

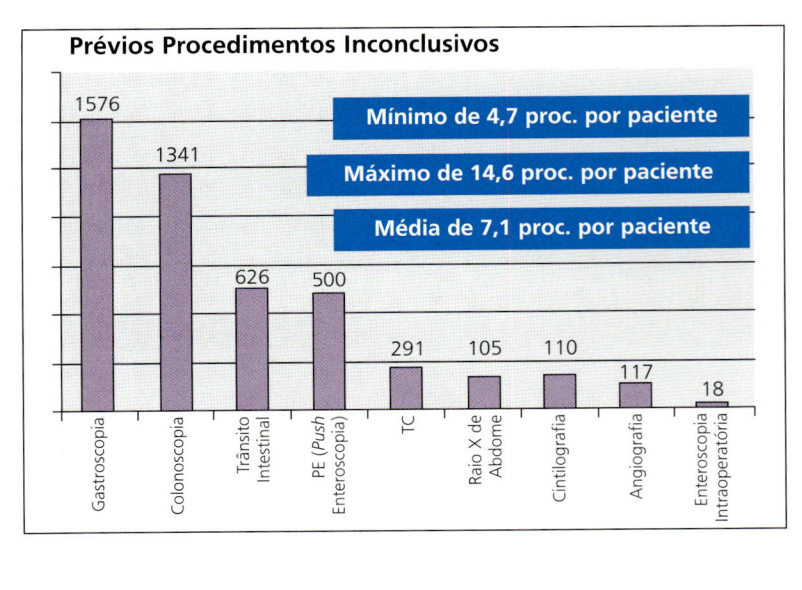

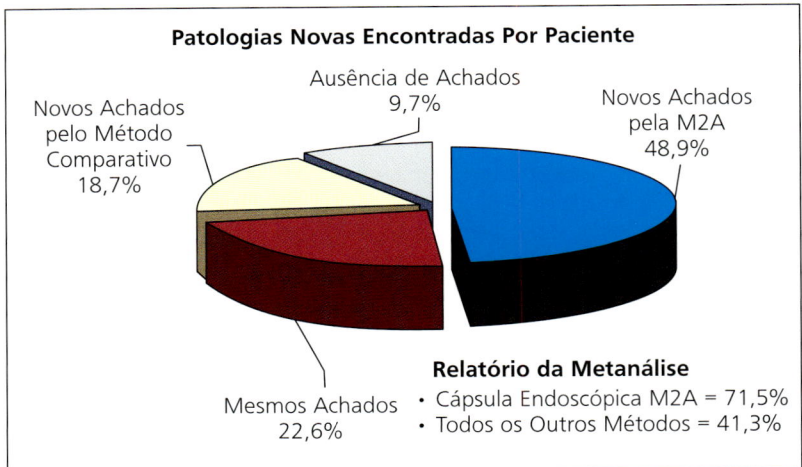

Fig. 15-2. Percentuais de patologias encontradas por tipo de procedimento *versus* percentuais de patologias novas encontradas por paciente.

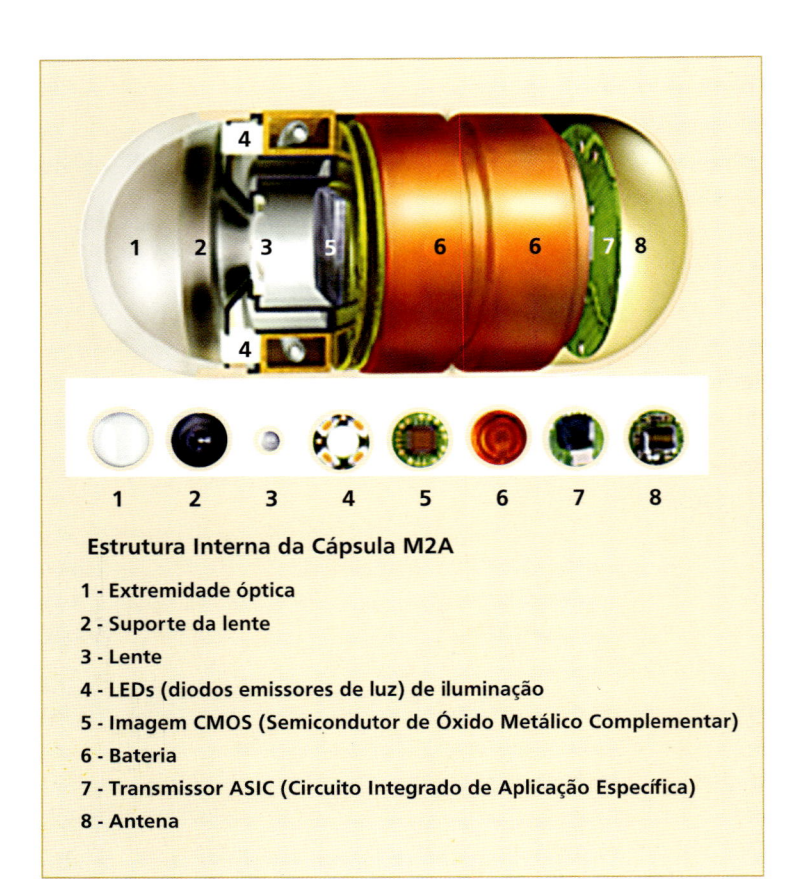

Estrutura Interna da Cápsula M2A

1 - Extremidade óptica
2 - Suporte da lente
3 - Lente
4 - LEDs (diodos emissores de luz) de iluminação
5 - Imagem CMOS (Semicondutor de Óxido Metálico Complementar)
6 - Bateria
7 - Transmissor ASIC (Circuito Integrado de Aplicação Específica)
8 - Antena

Fig. 15-3. Cápsula endoscópica. Fonte: Gyven Imaging.

Oxide Silicon), ou CCD (*Charged Coupled Device*) e um sistema de transmissão: ASIC (radiotransmissor telemétrico VHF de frequência ultra-alta) composto por uma antena que emite os sinais e os transmite por radiofrequência para os sensores ou HBC (*Human body comunication*) que transmite as imagens através tecidos do corpo humano (Fig. 15-3). As imagens obtidas pela cápsula têm um campo visual de 140 a 160 graus, com magnificação de 1:8, com alcance de profundidade variando de 1 a 30 mm e uma capacidade de detecção de lesões de tamanho igual ou superior à 1 mm de diâmetro.

■ Modelos de cápsulas

- *Cápsula esofágica:* tamanho: 11×27 mm, peso: 3,7 g, duas domas óticas, uma em cada extremidade, campo de visão: 140°, magnificação de imagem: 1:8, tempo de duração da bateria: 30 minutos, fornece cerca de 14 imagens por segundo, cerca de 25.200 imagens durante o exame (Fig. 15-4).
- *Cápsula entérica:* tamanho: 11×26,5 mm, peso: 3,7 g, uma doma ótica, campo de visão: 140° à 156°, magnificação de imagem: 1:8,

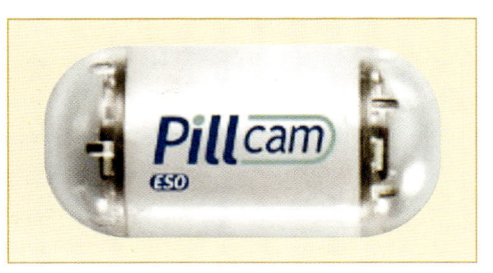

Fig. 15-4. Cápsula esofágica. Fonte: Gyven Imaging.

Quadro 15-1. Características das diferentes cápsulas entéricas

	Pill cam SB2	EndoCapsule	MiroCam	OMOM capsule
Comprimento, mm	26	26	24	27,9
Diâmetro, mm	11	11	11	13
Peso	3,4	3,8	3,4	6
nº disparos/segundos	2	2	3	0,5-2
Sensor de imagem	CMOS	CCD	CCD	CCD
Campo de visão	156°	145°	150°	140°
Iluminação	6 LEDs brancos	6 LEDs brancos	6 LEDs brancos	NA
Antenas (*body leads*), nº	8	8	9	14
Antenas visão em tempo real	Visualizador em TR	Visualizador VE-1	Miro-visualizador	Monitoramento em TR
Tempo de gravação, horas	8	9	11	7-9

CMOS: semicondutor de óxido metálico complementar; CCD: dispositivo de carga acoplada; LED: diodo emissor de luz; NA: não aplicável.
ESGE recommendations on VCE in investigation of small-bowel, esophageal, and colonic diseases. Endoscopy 2010;42:220-227.

tempo de duração da bateria: 8 a 11 horas, fornece cerca de duas imagens por segundo, cerca de 50 mil a 72 mil imagens durante o exame (Quadro 15-1 e Fig. 15-5).

- *Cápsula de cólon*: tamanho: 11×31 mm, duas domas óticas, uma em cada extremidade, campo de visão: 160°, magnificação de imagem: 1:8, tempo de duração da bateria:, fornece cerca de quatro imagens por segundo, cerca de 144 mil imagens durante o exame (Fig. 15-6).

2. Sensores
Ajustados ao abdome do paciente, os sensores captam os sinais de radiofrequência ou transmitidos pelo sistema HBC pela cápsula e os transferem para o *recorder*.

3. *Recorder*
É um microcomputador com *hardware* que é anexado ao cinturão, recebe os sinais das imagens captadas pela cápsula e as armazenam. Alguns modelos de *recorder* contam com sistema que permite a visualização da imagem que está sendo capturada pela cápsula em tempo real, permitindo, dessa forma, assegurar que a cápsula atingiu o intestino delgado (Fig. 15-7b).

4. *Workstation*
Computador e programa que processam as imagens obtidas pela cápsula e transmitidas ao *recorder* e as transformam em um filme, o qual será analisado. Esses programas contam com vários recursos que auxiliam na análise das imagens obtidas pela cápsula (Fig. 15-7a).

EXAME COM CÁPSULAS ENDOSCÓPICAS

Preparo do exame
Não há, até o presente momento, consenso a respeito do preparo ideal para a realização dos exames de cápsula entérica e colônica.

- *Cápsula esofágica*: apenas o jejum de 2 a 8 h é suficiente e têm demonstrado bons resultados.

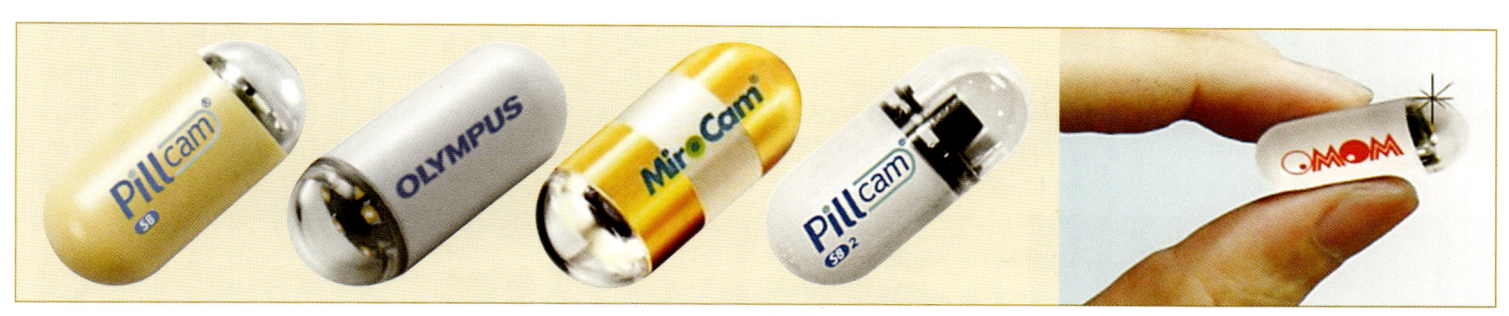

Fig. 15-5. Cápsulas entéricas. Fonte: Gyven Imaging.

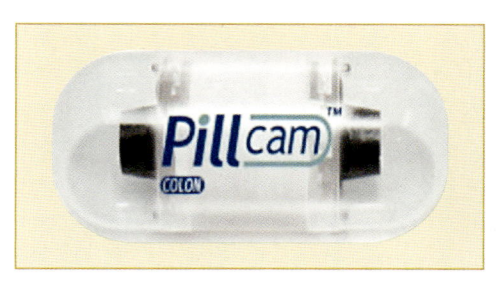

Fig. 15-6. Cápsula de cólon. Fonte: Gyven Imaging.

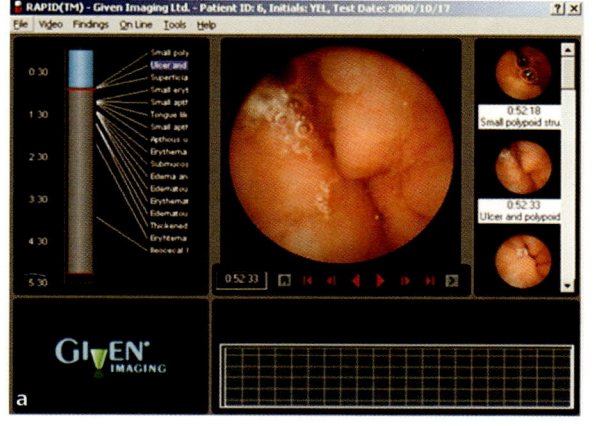

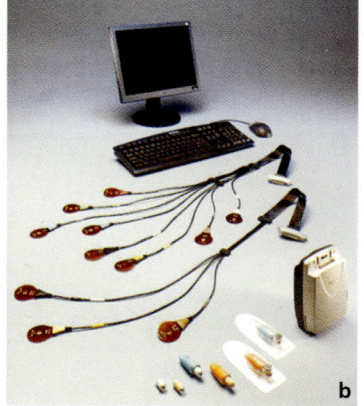

Fig. 15-7. (**a**) Estação de trabalho. (**b**) Gravador e estação de trabalho. Fonte: Gyven Imaging.

- *Cápsula entérica:* como recomendação para o exame do intestino delgado permanece, também, apenas o jejum de 8 h. Alguns estudos avaliaram a utilização de preparo com soluções purgativas como polietilenoglicol e o fosfato de sódio, mas estes não demonstraram resultados conclusivos quando comparados à dieta com líquidos claros quando se avalia a taxa de exames completos, assim como o tempo de esvaziamento gástrico e do tempo de trânsito intestinal, apesar de parecer melhorar a visualização da mucosa. O emprego de pró-cinéticos e simeticona também não se mostrou significativamente superior.
- *Cápsula de cólon:* o preparo sugerido para o estudo de cólon através da cápsula colônica consiste em dieta líquida sem resíduos na véspera do exame associado à ingestão de 4 litros de polietilenoglicol, divididos entre a véspera e o dia do exame e associado à aplicações de *booster* de fosfato de sódio, preferencialmente, os com baixa dose de sódio. A aplicação de pró-cinéticos é recomendada quanto a cápsula permanece na câmara gástrica por período superior a 1 h.

nutos) e o tempo trânsito do delgado de 70 a 322 minutos (média de 194 minutos) em mais de 90% dos casos a cápsula atinge o cólon antes do término das baterias, fornecendo visualização completa do delgado.

No caso da avaliação do cólon através da cápsula colônica, há vários protocolos para a realização do exame, mas estudos ainda se fazem necessários para o estabelecimento de um consenso.

Atualmente, há esforços de alguns grupos, como o grupo espanhol do Prof. Juan Manuel Herrerías, que trabalham no desenvolvimento de técnicas para a realização do estudo de todo o trato digestivo com a utilização da cápsula colônica denominando-se essa técnica de "panendoscopia".

A análise das imagens será realizada após a transmissão dos dados do *recorder* para a *workstation*, que as processa e transforma em um "filme" de cerca de 2 h, que será analisada pelo médico.

A cápsula é eliminada através das fezes, na maioria das vezes, sem que o paciente perceba, não havendo necessidade de recuperá-la.

Técnica do exame

A cápsula endoscópica, após a instalação dos sensores na superfície abdominal ou torácica do paciente, de acordo com o exame a ser realizado, e a conexão destes ao *recorder*, é deglutida com um copo de água. Recomenda-se que, alguns minutos antes do início do exame (ingestão da cápsula), o paciente tome algumas gotas de um surfactante para a eliminação de bolhas nas secreções gastrointestinais, no entanto, vários estudos randomizados não demonstraram que esta prática seja efetiva na melhora da visualização da mucosa do intestino delgado.

Logo que a cápsula é retirada de seu invólucro protetor dá-se início à captação de duas até 14 imagens por segundo até o final da capacidade de suas baterias, ou seja, de 30 minutos até 11 h, conforme o modelo de cápsula em questão, fornecendo cerca de 34 mil a 144 mil imagens adquiridas em sua passagem pelo tubo digestivo.

A rotina do exame dependerá da porção do trato digestivo que é o alvo do estudo. Na avaliação do esôfago, a cápsula esofágica deverá ser ingerida com um copo d'água em decúbito dorsal e cada 2 minutos deve-se elevar o decúbito para 30°, 60° e, finalmente, 90°.

Para a avaliação do intestino delgado, após a ingestão da cápsula, o paciente é orientado a manter suas atividades habituais, podendo ingerir líquidos claros após 2 h, e, após 4 h, fazer uma dieta leve e clara. Decorridas 8 a 11 h do exame, o paciente retorna ao centro médico, para a retirada do *recorder*. Como o tempo médio de esvaziamento gástrico varia de 10 a 319 minutos (media de 63 mi-

Rotina do exame

- *Cápsula esofágica:* o paciente ingere a cápsula deitado, em decúbito lateral direito e permanece durante 2 minutos nesta posição, depois por mais 2 minutos deitado a 30°, mais 2 minutos a 60° e, finalmente, a 90° ingerindo o restante dos 100 mL de água e aguardando por mais 15 minutos (Fig. 15-8).
- *Cápsula entérica:* para a realização do exame de cápsula entérica, o paciente, após a instalação dos sensores, apenas ingere a cápsula com um copo de água e retorna após 8 a 10 h para retirar o *recorder*. Após 2 h do início do exame pode ingerir líquidos claros e, após 4 horas, iniciar dieta leve (Fig. 15-9).
- *Cápsula colônica:* o protocolo sugerido para rotina do exame de cápsula colônica se constitui em dieta líquida sem resíduos na véspera com ingestão de 3 litros de solução purgativa (polietilenoglicol). No dia do exame, o paciente deverá manter jejum alimentar, ingerindo mais 1 litro do polietilenoglicol. Quinze minutos antes do início do exame, deverá tomar 30 gotas de medicação pró-cinética. Duas e 4 horas após ingerir a cápsula, deverá tomar 45 mL de solução de fosfato de sódio diluído em 1 litro de água. Após 6 h do início do exame poderá iniciar dieta leve, sem resíduos. Após cerca de 8 h, pode-se utilizar um supositório retal. Sugere-se que a passagem da cápsula seja acompanhada até que esta atinja o delgado. Decorridas as 12 h do exame o paciente retorna para a retirada do *recorder* (Fig. 15-10).

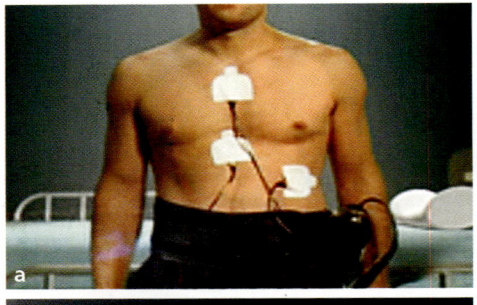

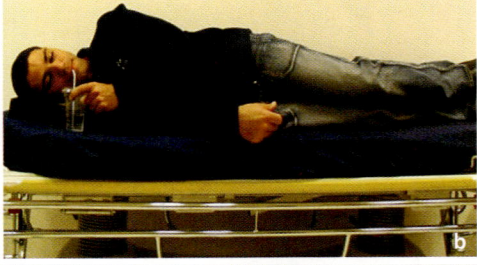

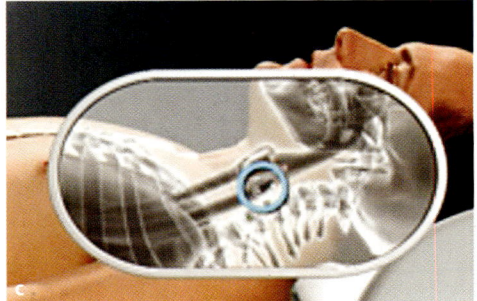

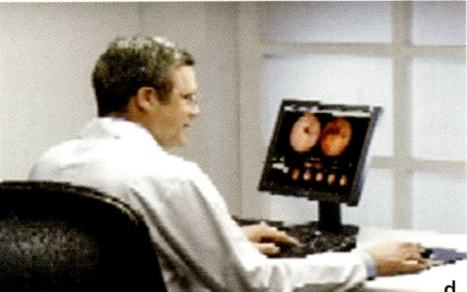

O paciente ingere a cápsula deitado, em decúbito lateral direito e permanece durante dois minutos nesta posição, depois por mais dois minutos deitado à 30°, mais dois minutos a 60° e, finalmente, a 90° ingerindo o restante dos 100 mL de água e aguardando por mais 15 minutos.

Fig. 15-8. (a-d) Rotina do exame com cápsula esofágica. Fonte: Gyven Imaging.

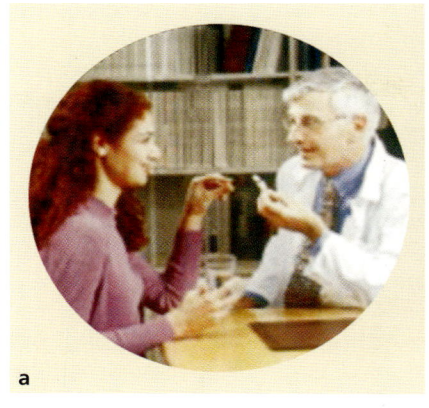

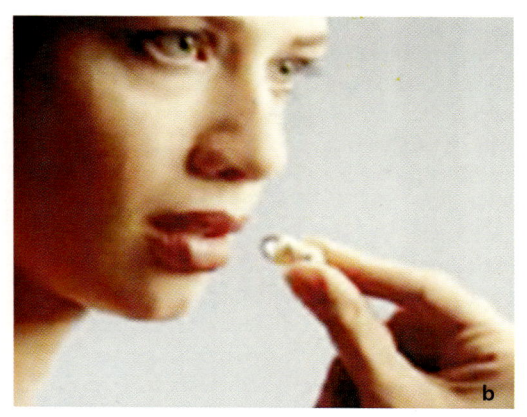

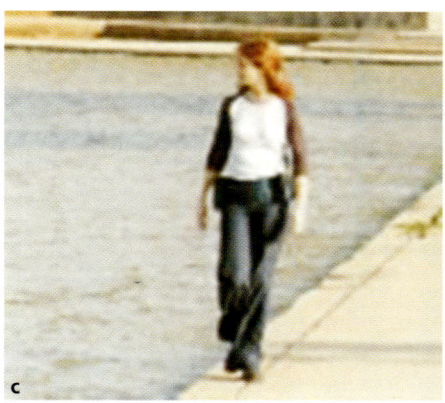

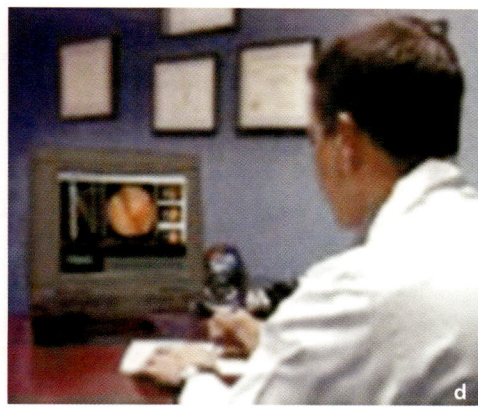

Fig. 15-9. (a-d) Rotina do exame com cápsula entérica. Fonte: Gyven Imaging.

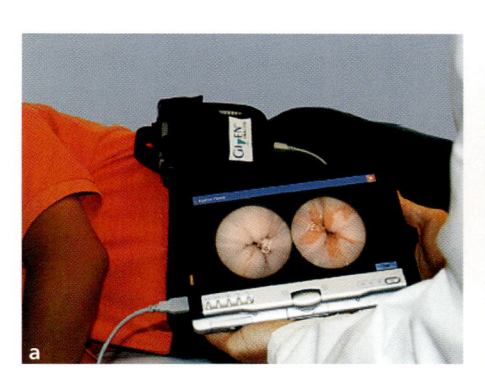

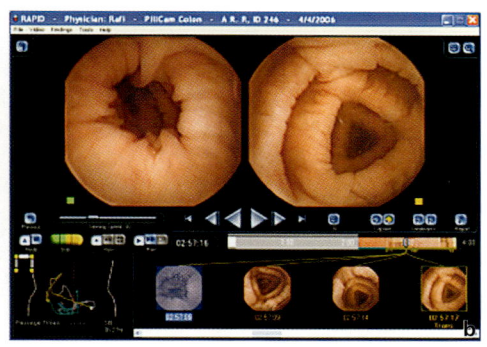

Fig. 15-10. (a e b) Rotina do exame com cápsula colônica. Fonte: Gyven Imaging.

■ Cápsula endoscópica × endoscopia fisiológica

Há diferenças substanciais entre a endoscopia tradicional e o exame realizado pela cápsula, diferenças estas que introduzem um novo conceito de modalidade endoscópica: o da **Endoscopia Fisiológica**.

A *push* enteroscopia, assim como os demais exames endoscópicos, para sua adequada realização, via de regra, são executados sob sedação (que por si só é responsável por alterações nas condições fisiológicas básicas do trato gastrointestinal) e com insuflação de ar, para facilitar a visualização de todas as paredes do órgão. Além disso, a própria introdução do endoscópio também implica em alterações nas condições fisiológicas de motilidade, secreção e pressão intraluminar. Outra importante diferença entre os dois métodos consiste na potência de luz necessária. A endoscopia tradicional requer a utilização de potentes fontes de iluminação, pois parte dos raios de luz emitidos pelo aparelho que incidem sobre a parede em ângulos praticamente paralelos a esta, e, portanto, não são refletidos e devolvidos a lente do endoscópio, tornando a iluminação menos efetiva.

No exame da cápsula, o estudo do tubo digestivo se faz sem alterações de sua motilidade e secreção, pois o paciente não faz uso de nenhuma medicação (sedação), não há necessidade de insuflação e a sua análise se faz durante longo período e não em apenas um determinado momento, durante as atividades habituais do paciente. Outra importante diferença consiste no seu sistema de iluminação, como não há insuflação, este se torna mais efetivo, pois o ângulo de incidência da luz emitida pela cápsula é praticamente perpendicular à parede do intestino, o que permite o retorno de praticamente todos os raios de luz ao sistema de captação de imagens. Esse detalhe viabiliza que a energia necessária para iluminação adequada seja muito inferior a dos endoscópios tradicionais e fornecida pelas minúsculas baterias contidas na cápsula.

A progressão da cápsula se faz com a peristalse, ao contrário dos exames endoscópicos clássicos, aonde os aparelhos são introduzidos através de manobras. A observação do trajeto seguido pela mesma (acompanhado através de um sistema de GPS, que permite a visualização deste pelos diferentes quadrantes do abdome, com correspondência comprovada em diferentes estudos), permite a execução de um traçado de acompanhamento de sua passagem pelo tubo digestivo, o qual vai aparecendo na tela, concomitantemente com as imagens captadas naquele mesmo momento. Assim sendo, é possível, como no trânsito intestinal, se evidenciar a distribuição das alças do delgado no abdome, evidenciar pontos de dificuldade de passagem da cápsula, sua correspondência aos diferentes quadrantes do abdome e a correspondência ou não com lesões ou alterações da mucosa. Alem disso, obtém a análise precisa do tempo de esvaziamento gástrico e de trânsito intestinal.

Outro fator de importância crucial para a análise dos achados da cápsula é a ausência da necessidade de insuflação, que não só não eleva a pressão intraluminar, como não induz a alterações da motilidade intestinal. A pressão das arteríolas da parede intestinal varia de 40 a 80 mmHg; a das vênulas varia de 15 a 30 mmHg, e dos capilares, de 20 a 40 mmHg; assim sendo, se a pressão intraluminar do órgão estudado for superior a cerca de 15 mmhg, já há alteração do enchimento destes, ou seja, sob pressões superiores a 15 mmHg, é possível que pequenas malformações vasculares (MAV) tenham seu enchimento comprometido e passem despercebidas. A pressão intraluminar durante um exame de endoscopia convencional pode atingir valores superiores a 300 mmHg, o que pode, *per se*, impedir a visualização destas, que consistem em importante causa de sangramento de origem obscura.

No entanto, é evidente que as imagens obtidas pelos videoendoscópios são superiores, além de permitir o direcionamento do aparelho, assim como a execução de manobras para tentativa de total avaliação da superfície mucosa e de prováveis lesões e alterações da mesma. Além disso, a cápsula não possibilita a coleta de biópsias ou secreções, assim como a realização de procedimentos terapêuticos, o que, por si só, limita sua capacidade diagnóstica.

Indicações dos exames de cápsulas endoscópicas

■ Cápsula entérica

Até a última década, o único método endoscópico disponível para o estudo do intestino delgado era a enteroscopia, a qual poderia ser realizada através de três modalidades: *push* enteroscopia, sonda enteroscopia e a enteroscopia intraoperatória devido às dificuldades impostas pelo intestino delgado (sua localização, distante tanto da cavidade oral quanto do orifício anal, seu comprimento (variando de 3,35 a 7,85 metros) e seu posicionamento intraperitoneal livre). Estes três métodos apresentam, até os dias de hoje, importantes limitações para sua execução.

Com o advento da cápsula entérica, tornou-se possível a avaliação endoscópica da superfície mucosa do duodeno, jejuno e íleo de forma não invasiva e confiável com números crescentes anualmente de exames realizados e publicações.

Mais recentemente, a nova modalidade de enteroscopia guiada por balão tem demonstrado maior acurácia e melhores índices de avaliação do jejuno e, sobretudo, do íleo em relação às demais modalidades enteroscópicas previamente existentes.

■ Cápsula entérica × enteroscopia

- *Push enteroscopia:* necessita de sedação profunda, pois gera importante incômodo ao paciente, deve ser realizada preferencialmente sob radioscopia, os aparelhos atualmente disponíveis permitem alcançar até cerca de 60 a 80 cm além do ângulo de Treitz, necessitando, muitas vezes, do auxílio de retificadores (*overtubes*), o que aumenta consideravelmente os riscos de complicações. Uma grande vantagem desse método é permitir a realização de biópsias e procedimentos terapêuticos. Apresenta acurácia diagnóstica para pesquisa de sangramento de origem obscura variando de 38% a 75% em diferentes estudos.
- *Sonde enteroscopia:* necessita de analgesia; é um procedimento demorado (6 a 8 horas de duração), sendo necessário que, durante esse período, o paciente seja mantido no centro médico sob acompanhamento e em jejum, necessita de acompanhamento radiológico, atinge o íleo em cerca de 75% dos casos e a válvula ileocecal em cerca de 10%. Os enteroscópios do tipo "sonda" não dispõem de canal acessório, ou seja, não há a possibilidade de realização de biópsias ou de procedimentos terapêuticos. É um exame de alto custo, pois os aparelhos são muito delicados e devido ao seu comprimento (250 cm, em média) e às angulações a que são submetidos, tornam-se frágeis e susceptíveis a quebras. Sua acurácia diagnóstica em pacientes com quadro de sangramento de origem obscura varia de 26% a 54%.
- *Enteroscopia guiada por balão:* necessita de anestesia geral e normalmente são necessárias duas abordagens em dias diferentes, uma pela rota oral e outra pela rota anal para avaliação completa do intestino delgado, a qual, em diferentes casuísticas, é possível em 20% a 80% dos casos. Necessita da introdução de *overtube* flexível e possui balão ou balões de látex com pressão monitorada. Apresenta baixos índices de complicações: 2% a 3%, sendo as mais importantes a pancreatite aguda e perfurações. Devido às características já descritas, é um exame de alto custo, no entanto, permite a realização de biópsias e todos os procedimentos terapêuticos endoscópicos disponíveis. Nas diferentes casuísticas, apresenta acurácia diagnóstica variando de 40% a 80%.
- *Enteroscopia intraoperatória:* necessita de anestesia geral, submete o paciente ao risco operatório, pode implicar na ocorrência de íleo prolongado em até 30% dos casos, permite a progressão do aparelho por todo o delgado com o auxílio da manipulação das alças pelo cirurgião, atingindo quase sempre a válvula ileocecal. Além dos riscos já expostos, também observam-se complicações como lacerações da mucosa em cerca de 50% dos casos e perfurações, em 5%. Apresenta acurácia diagnóstica de cerca de 70% a 100% nos casos de sangramento de origem obscura.
- *Cápsula endoscópica:* não requer analgesia ou sedação, não há risco de transmissão de infecções, uma vez que a cápsula é descartável, consiste em um procedimento ambulatorial, permitindo ao paciente manter suas atividades habituais e alimentar-se durante o exame. Promove, na maioria dos casos, a visualização completa do jejuno e do íleo, atingindo a válvula ileocecal em cerca de 90% dos pacientes, dentro do período de 8 a 10 h de aquisição de imagens. Até o momento, não há registros de complicações inerentes à cápsula, apenas a retenção desta em casos com subestenoses não suspeitadas antes do procedimento (1,4% dos casos, podendo ocorrer em até 4% dos pacientes cuja indicação do exame é suspeita ou avaliação da doença de Crohn). Sua acurácia diagnóstica na avaliação de pacientes com sangramento de origem obscura é superior às da *push* enteroscopia e da *sonde* enteroscopia. Hartman *et al.* compararam, em um estudo prospectivo, a acurácia diagnóstica da cápsula entérica em relação à enteroscopia intraoperatória, evidenciando sensibilidade de 95% e especificidade de 75% para a cápsula com valor preditivo positivo de 95% e valor preditivo negativo de 86%.

Nos diferentes trabalhos que comparam a cápsula entérica com a enteroscopia guiada por balão, observa-se um taxa de concordância entre ambos os métodos variando de 61% a 74%. Essa concordância entre os métodos varia de acordo com as lesões diagnosticadas: angiodisplasias = 74%, úlceras = 96%, pólipos e lesões submucosas = 94% e tumores = 96%. As taxas de perda de diagnóstico foram: de 11% a 20% para a cápsula entérica e de 28% para enteroscopia guiada por balão.

INDICAÇÕES DA CÁPSULA ENTÉRICA

A cápsula entérica é indicada para a avaliação de patologias das segunda, terceira e quarta porções do duodeno, jejuno e íleo (lesões e patologias situadas além da papila duodenal) em adultos e crianças com idade superior a 10 anos. A principal indicação é a pesquisa do sangramento de origem obscura, seguida da investigação de doença de Crohn do intestino delgado. O estudo do acometimento do delgado em pacientes sabidamente portadores de doença de Crohn, anemia ferropriva e diagnóstico e avaliação de extensão de acometimento do intestino delgado na doença celíaca, assim como as diarreias crônicas, síndromes disabsortivas, dor abdominal crônica sem etiologia definida, diagnóstico diferencial de doença inflamatória Intestinal e acompanhamento de síndromes polipoides também são cogitados como prováveis indicações (Fig. 15-11).

Sangramento de origem obscura (SOO)

O sangramento de origem obscura definido como sangramento de origem desconhecida, que persiste ou recorre, (evidenciado através de anemia ferropriva, teste de sangue oculto positivo e/ou sangramentos visíveis, persistentes ou recorrentes), cuja investigação endoscópica primária através endoscopia digestiva alta e da colonoscopia foi negativa, é a mais frequente e principal indicação da cápsula entérica, apresentando, em um estudo prospectivo, quando compa-

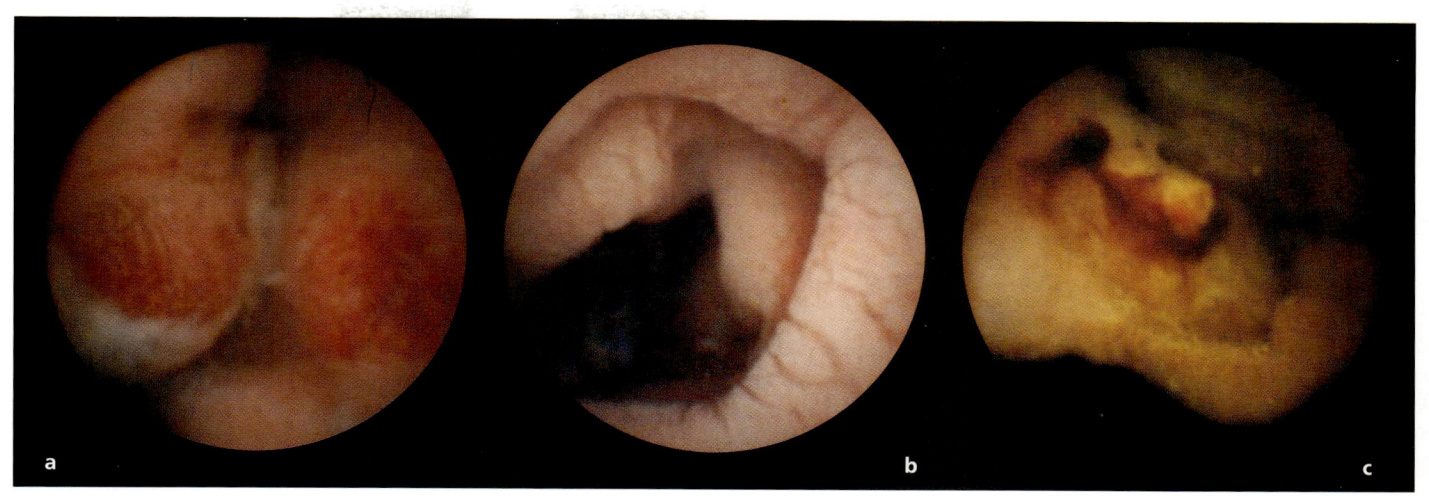

Fig. 15-11. (**a**) Lesão tumoral. (**b**) Doença celíaca. (**c**) Úlcera de jejuno.

rada à enteroscopia intraoperatória, sensibilidade de 95%, especificidade de 75% com valor preditivo positivo de 95% e negativo de 86%. É importante considerar que, à semelhança dos demais exames endoscópicos, a acurácia diagnóstica da cápsula entérica no diagnóstico etiológico do SOO varia de acordo com a apresentação clínica do sangramento, assim como do intervalo entre o sangramento e a realização do exame. No estudo retrospectivo de 260 pacientes da Clínica Mayo, a cápsula entérica foi capaz de identificar a lesão etiológica do sangramento em 60% dos pacientes com sangramento visível manifestado por enterorragia, hematoquezia ou melena e em 46% dos pacientes com sangramento oculto. Achados que corroboram esses dados também foram evidenciados em outros estudos em que a cápsula entérica possibilitou o diagnóstico em 92% dos pacientes com sangramento visível ativo, 44% com sangue oculto positivo nas fezes e em 13% dos pacientes com história prévia de sangramento. Outro dado interessante é que a chance de ressangramento em pacientes submetidos à cápsula entérica sem diagnóstico etiológico é de 4,6%, enquanto que nos pacientes com diagnóstico, o ressangramento ocorreu em 48% dos casos. Vários estudos e metanálises comparando a capacidade diagnóstica da cápsula em relação aos exames radiológicos e à *push*-enteroscopia demonstraram a superioridade da cápsula em relação a esses métodos. Os estudos comparativos entre a acurácia diagnóstica do SOO entre a cápsula entérica e a enteroscopia guiada por balão demonstraram acurácia semelhante entre os dois métodos, observando-se, no entanto, capacidade diagnóstica significativamente superior para a cápsula quando se trata de lesões vasculares no delgado. A cápsula, por se tratar de método não invasivo, mas sem possibilidade terapêutica, e a enteroscopia guiada por balão, mais invasiva, mas com possibilidade terapêutica, são dois métodos considerados complementares (Fig. 15-12).

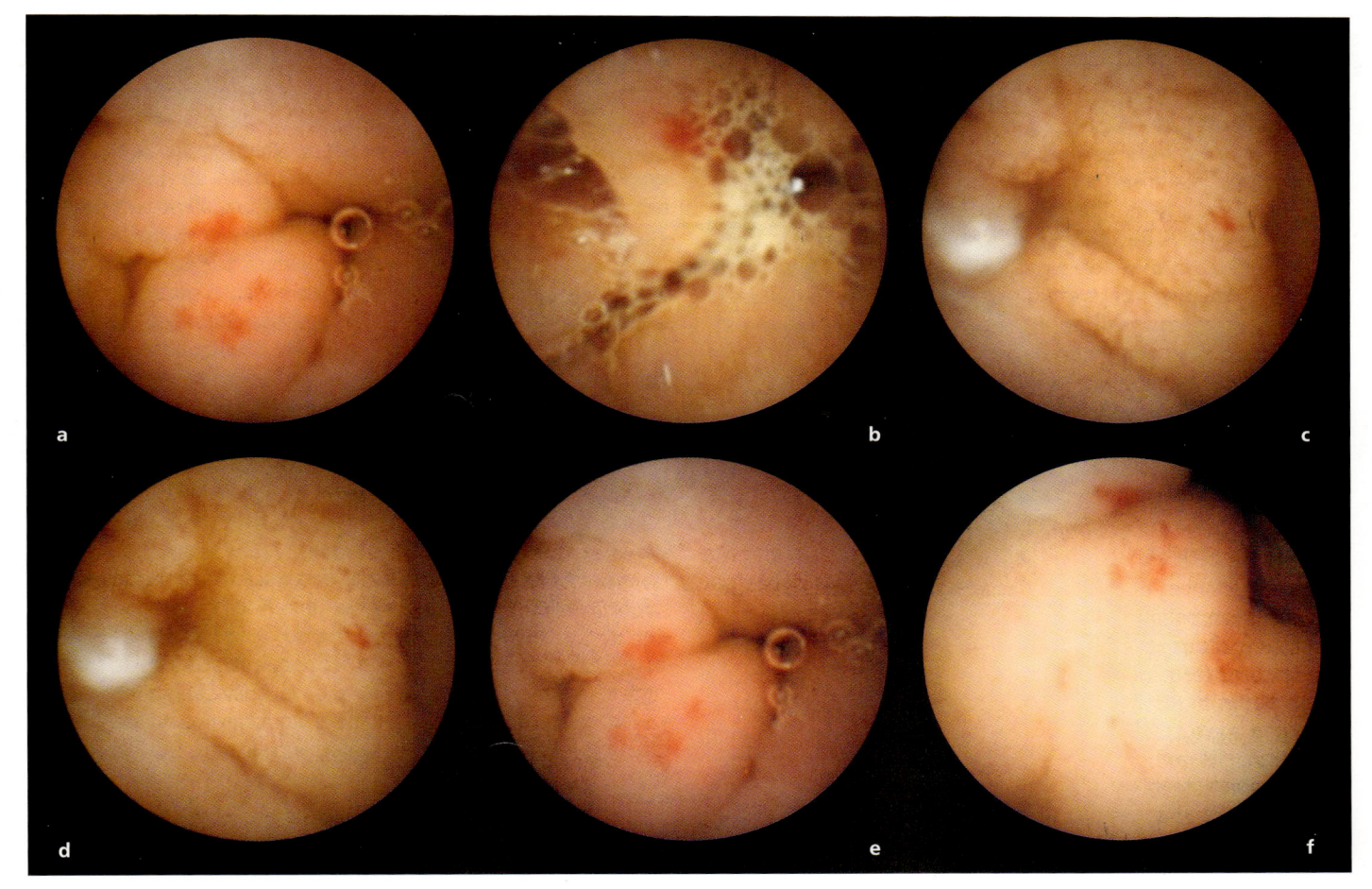

Fig. 15-12. (**a-f**) Lesões vasculares.

O emprego da cápsula entérica no algoritmo da investigação do SOO tem-se mostrado custo-efetivo à medida que, comprovadamente, há redução no tempo para o diagnóstico definitivo da patologia responsável pelo quadro clínico, assim como do tempo de internação e do número de hemotransfusões.

Anemia ferropriva

O estudo do intestino delgado pela cápsula entérica, quando há perda comprovada pelo tubo digestivo, excluídas as causas do trato digestivo alto e do cólon, pode auxiliar no diagnóstico da anemia ferropriva apresentando acurácia diagnóstica de 57%, significativamente superior aos exames radiológicos que apresentam 11,8% (Fig. 15-13).

Doença de Crohn

As principais indicações para a aplicação da cápsula entérica na doença de Crohn são: estabelecer o diagnóstico de Crohn de delgado, avaliar o grau de atividade e extensão da doença nessa topografia, estabelecendo, dessa forma, o prognóstico e permitindo a escolha da melhor opção terapêutica, além de possibilitar acompanhar a cicatrização da mucosa e permitir o diagnóstico de formas mais precoces e com menor grau de atividade. A sensibilidade e a especificidade no diagnóstico do Crohn de delgado no estudo de Dubcenco *et al.* foram de, respectivamente, 89,6% e 100%; no entanto, outros estudos e metanálises não reproduziram esses achados. Talvez um dos motivos para tais dados conflitantes se deva a existência de erosões e pequenas úlceras de delgado em pacientes normais e ao grande número de pacientes com doença de Crohn que apresentam contraindicação ao exame por apresentarem sintomas ou exames sugestivos de subestenoses. O risco de retenção da cápsula na investigação da doença de Crohn varia de 4% a 13% nas diferentes casuísticas, mas reduz de forma significativa com o emprego da cápsula de patência (Agile).

Um pequeno estudo prospectivo revelou uma sensibilidade de 93% e especificidade de 84% no diagnóstico da doença de Crohn através da cápsula entérica e demonstrou significativo impacto no tratamento desses pacientes. Outro dado de interesse é que o alto valor preditivo negativo da cápsula entérica, variando de 90% a 100% nos diferentes estudos pode ser de suma importância para excluir o diagnóstico de doença de Crohn de delgado em certos casos (Fig. 15-14).

Doença celíaca

A cápsula entérica pode ser uma ferramenta importante no diagnóstico da doença celíaca uma vez que é capaz de avaliar de forma não invasiva o intestino delgado em toda a sua extensão além de permitir análise detalhada do padrão vilositário. A sensibilidade e a especificidade diagnóstica da cápsula entérica no diagnóstico da doença celíaca, quando comparadas às biópsias duodenais consideradas como *gold standart* para o diagnóstico, variaram em diferentes estudos de 85% a 92% e de 90% a 100%, respectivamente. Uma importante contribuição da cápsula entérica é na avaliação de pacientes com doença celíaca refratária ao tratamento. O estudo desse subgrupo através dessa avaliação permitiu diagnosticar outras lesões em 45% dos casos como úlceras, subestenoses e neoplasias (Fig. 15-15).

Síndromes poliposas hereditárias

A cápsula entérica parece ser superior ao trânsito intestinal na avaliação de pólipos no intestino delgado e, para lesões de tamanho inferior a 1,5 cm, superior à ressonância magnética (RM). Para lesões superiores, a RM fornece dados adicionais em relação à parede do órgão. A visualização da papila duodenal e da região peripapilar pela cápsula entérica não é adequada, não dispensando a realização da duodenoscopia para *screening* de lesões nessas topografias (Fig. 15-16).

Tumores do intestino delgado

Após a introdução da cápsula entérica na prática clínica demonstrou-se que a frequência de tumores do intestino delgado parece ser superior a que antes se acreditava passando de 2% para 2,4% a 9,8% nos pacientes com indicação clínica para a avaliação do delgado. Dentre esses pacientes, o principal sintoma é o sangramento de origem obscura em 70% a 90% dos casos.

Os tumores mais frequentes são os adenocarcinomas seguidos pelos tumores carcinoides, linfomas, sarcomas e hamartomas. Dentre os tumores benignos o mais prevalente é o GIST. Quanto à localização são mais frequentes no jejuno (40% a 60%), íleo (25% a 40%) e menos frequentes no duodeno (15% a 20%). A cápsula é capaz de fornecer uma estimativa satisfatória da localização do tumor quando comparada aos achados cirúrgicos (Fig. 15-17).

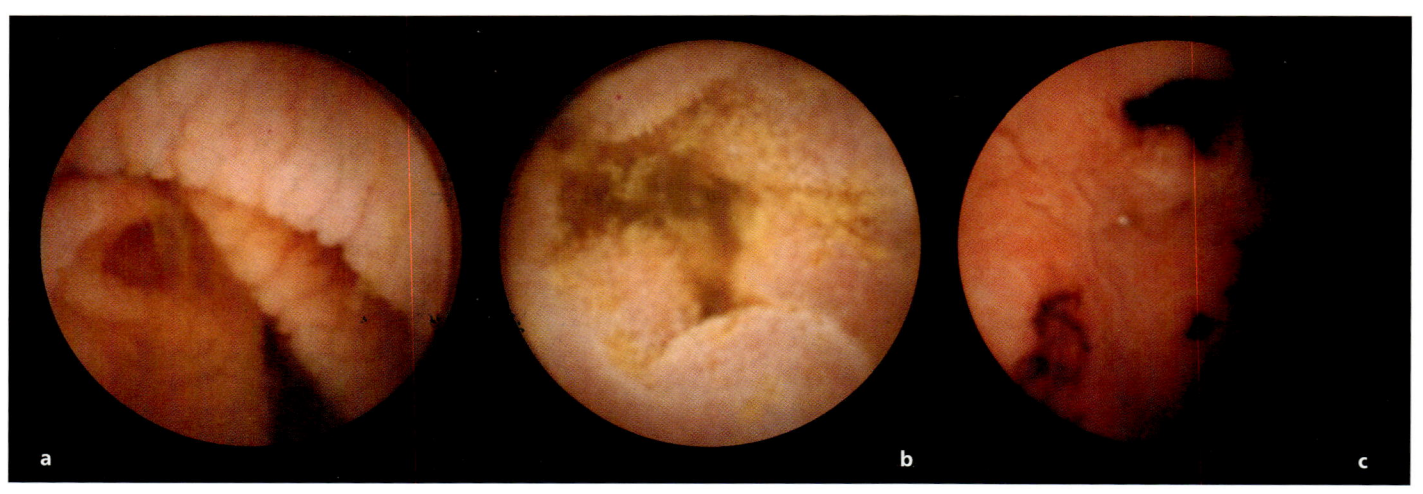

Fig. 15-13. (**a**) Doença celíaca. (**b**) Linfoma. (**c**) Úlceras por AINH.

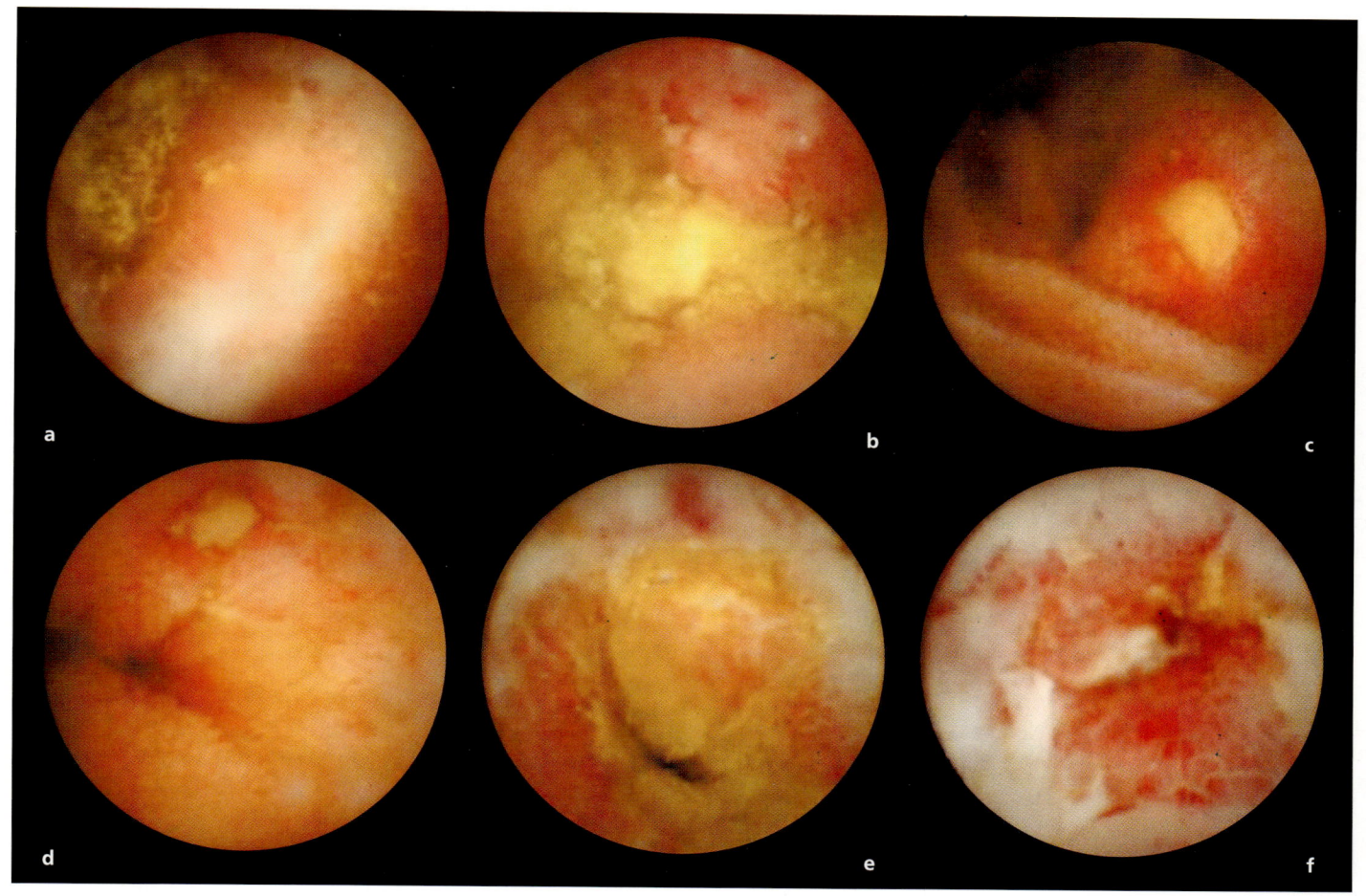

Fig. 15-14. (a-f) Doença de Crohn.

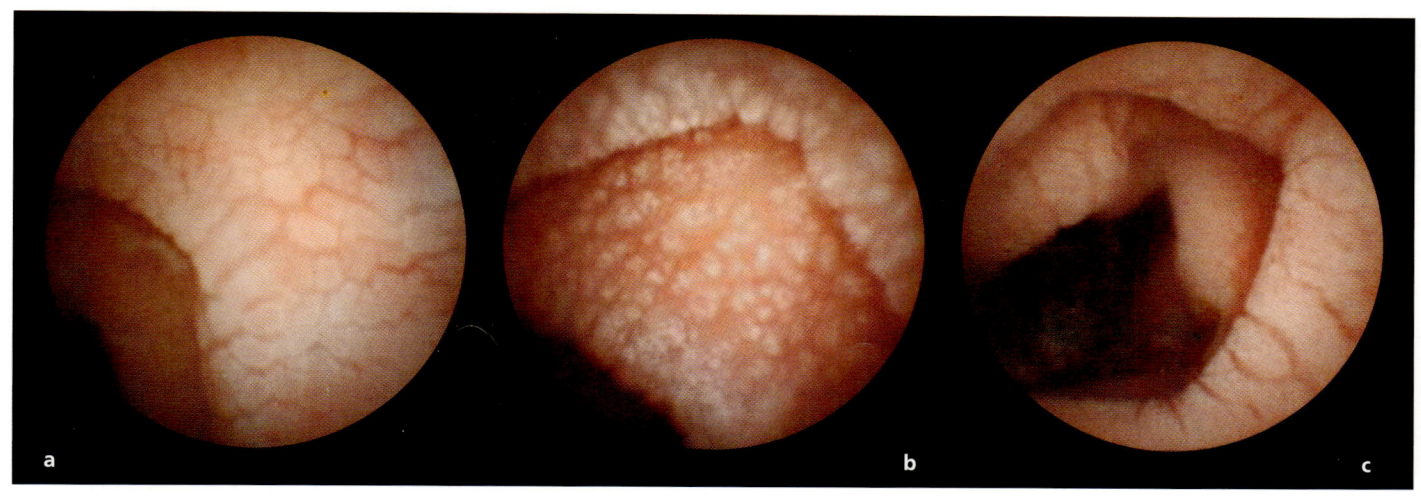

Fig. 15-15. (a-c) Doença celíaca.

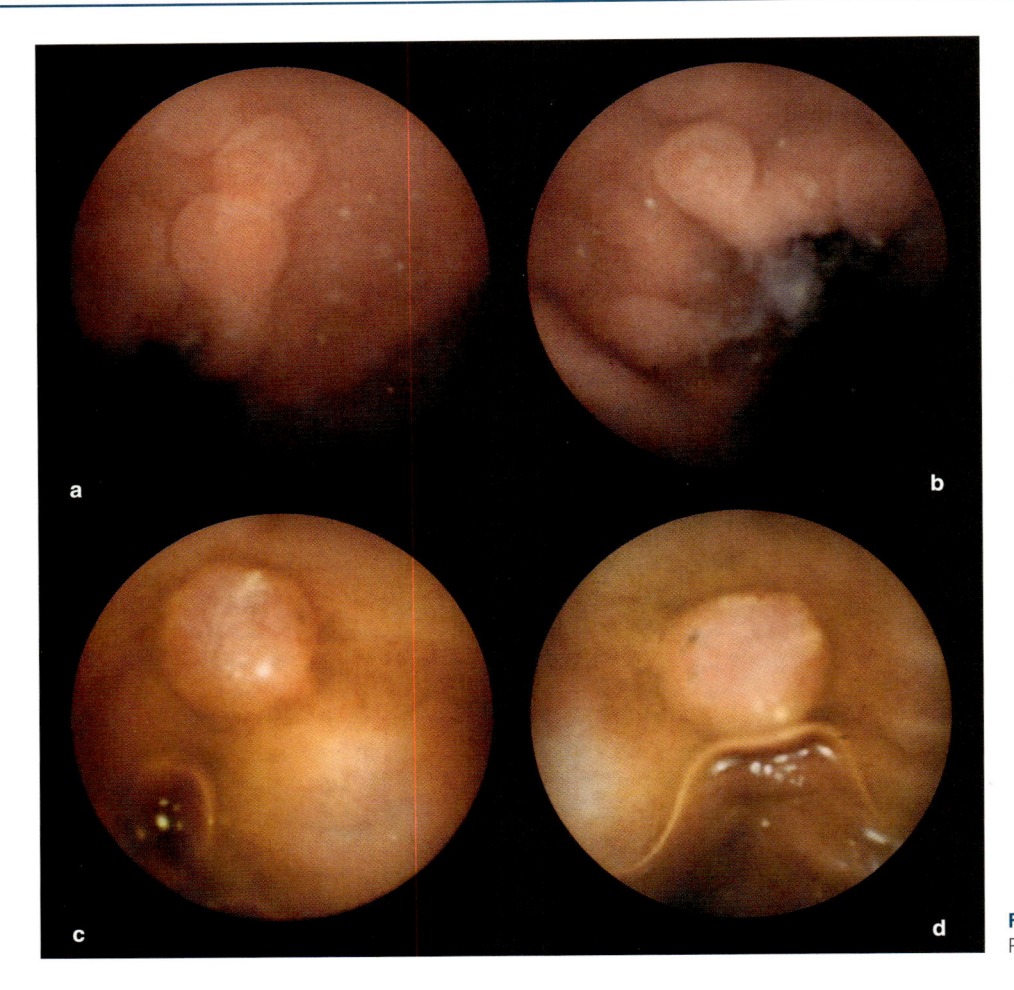

Fig. 15-16. (**a-d**) Pólipos jejunais (Síndrome de Peutz-Jeghers).

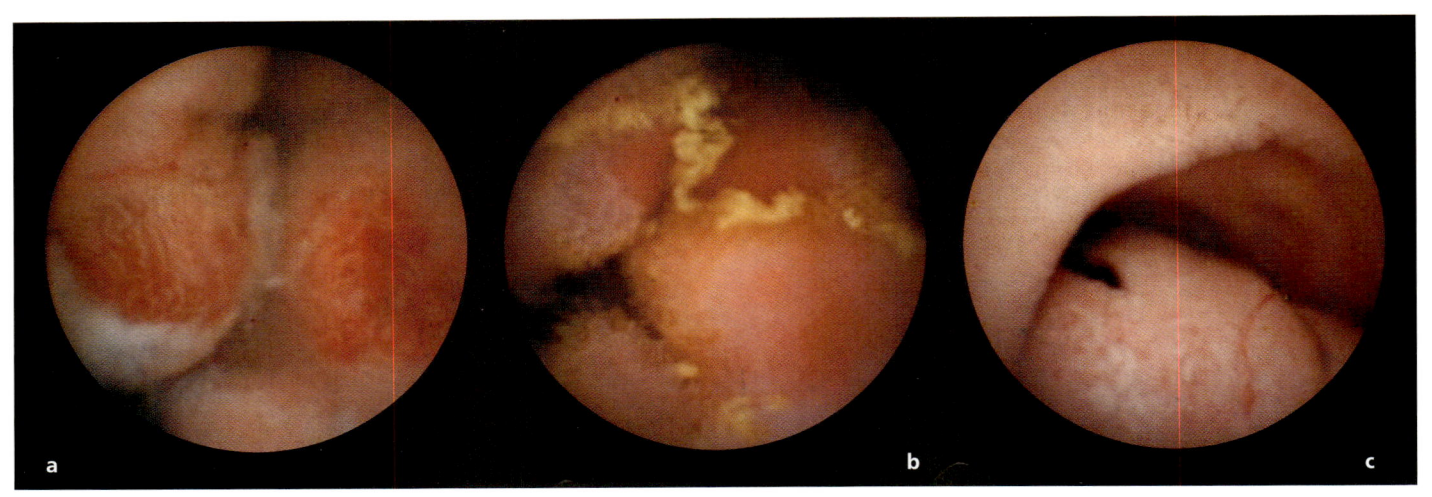

Fig. 15-17. (**a**) Sarcoma de Kaposi. (**b**) Linfoma. (**c**) GIST.

INDICAÇÕES DA CÁPSULA ESOFÁGICA

As principais indicações para a realização da cápsula esofágica são a pesquisa de varizes de esôfago e o *screenig* do esôfago de Barrett. Justificar-se-ia a realização desse procedimento em detrimento à endoscopia digestiva alta por se tratar de método não invasivo, seguro e com baixos índices de complicações. Em estudos que compararam ambos os métodos, os pacientes preferiram a cápsula ao exame endoscópico tradicional, no entanto, a sensibilidade diagnóstica da cápsula apresentou importante variação entre os diferentes estudos: 60% a 100% para o esôfago de Barrett e de 50% a 89% para esofagite erosiva.

Já na pesquisa de varizes esofágicas, um grande estudo multicêntrico demonstrou valor preditivo positivo de 92% e negativo de 77% na detecção de varizes, e 87% e 92% para a classificação entre varizes ausentes ou de pequeno calibre (necessitando apenas acompanhamento) e de médio ou grosso calibre (necessitando de terapêutica). Quanto a avaliação da custo-efetividade do emprego da cápsula esofágica em relação ao emprego da endoscopia digestiva alta (EDA) ou tratamento medicamentoso empírico profilático, o emprego da cápsula não se justificou em ambos os casos. A grande disponibilidade da EDA associada a boa tolerabilidade, segurança e a avaliação também do estômago e do duodeno faz com que esta se mantenha como exame de primeira linha nessas situações (Fig. 15-18).

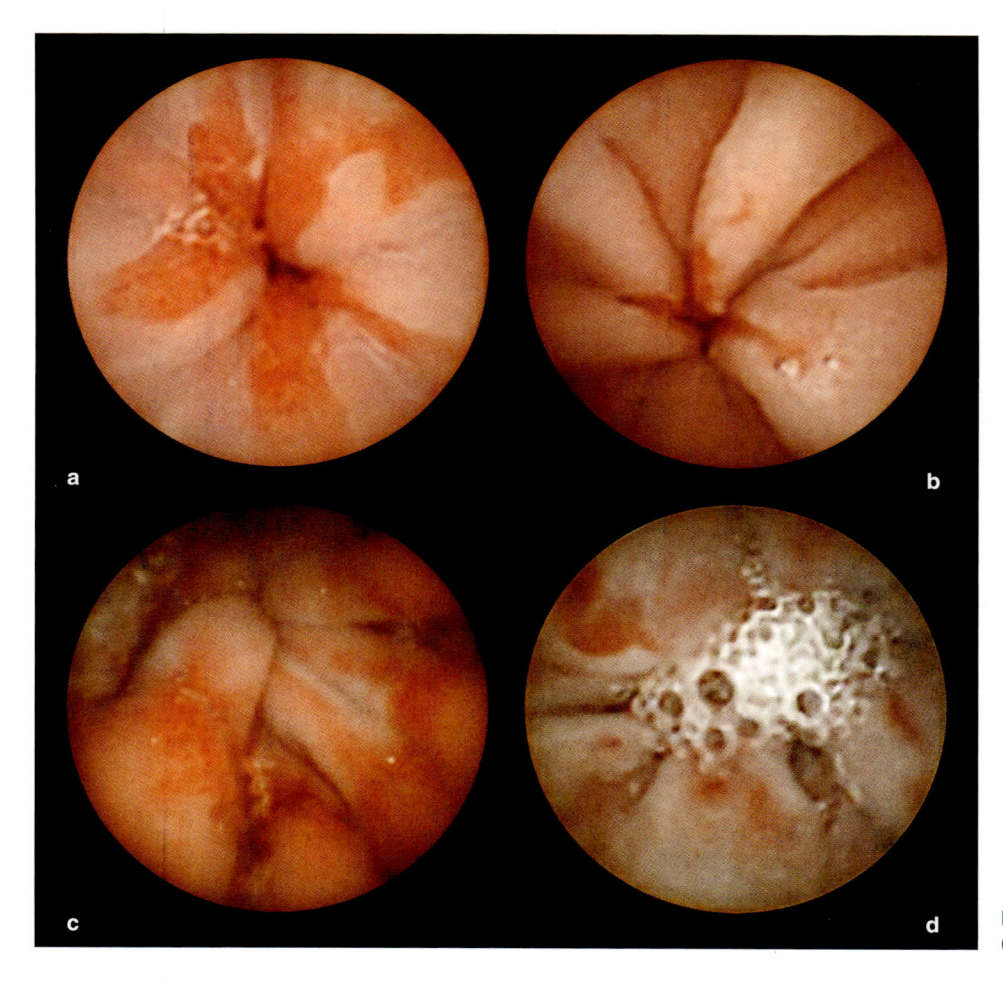

Fig. 15-18. (**a**) TEG. (**b**) TEG. (**c**) Esofagite erosiva. (**d**) Varizes.

INDICAÇÕES DA CÁPSULA DE CÓLON

A cápsula colônica foi desenvolvida com o intuito de preencher a lacuna de um método diagnóstico para o *screening* do câncer colorretal uma vez que a colonoscopia, apesar de ser padrão ouro para o diagnóstico das neoplasias colônicas, permanece ao longo dos anos com índices de aceitação pelos pacientes inferiores aos necessários para uma adequada política de prevenção.

Os estudos iniciais demonstraram que a cápsula colônica foi capaz de avaliar todo o cólon e o reto, ou seja, foi eliminada dentro das 10 horas do exame em 74% a 90% dos casos, apresentando sensibilidade e especificidade no diagnóstico da adenomas e adenocarcinomas de, respectivamente, 69% e 86%.

No *guideline* da Associação Europeia de Endoscopia Gastrointestinal, a sensibilidade diagnóstica da cápsula colônica na detecção de lesões significativas (pólipos > 6 mm ou três pequenos pólipos) variou de 50% a 100%, a especificidade de 64% a 88%, o valor preditivo positivo de 40% a 78% e o negativo de 84% a 100%.

A sensibilidade média dos estudos que empregaram a cápsula colônica de primeira geração foi CE cerca de 58%. Já nos estudos com a cápsula de segunda geração com melhor e maior campo visual, a sensibilidade média foi de 86%. Essas melhoras técnicas com taxas de *cutoff* superiores a 50% torna a cápsula de cólon comparável ou superior aos demais métodos não endoscópicos que podem ser empregados no *screening* do câncer colorretal.

A cápsula colônica tem-se apresentado como um método seguro com baixos níveis de falhas técnicas (3%); no entanto, as recomendações dos *guidelines* indicam que pacientes com sinais ou sintomas de alarme para o câncer colorretal, assim como, pacientes com história familiar ou pessoal de câncer devem ser submetidos à *screening*, salvo contraindicações, através da colonoscopia.

O emprego da cápsula colônica na avaliação e acompanhamento da atividade inflamatória das doenças inflamatórias intestinais ainda necessita de estudos.

Outras possíveis aplicações para o emprego da cápsula colônica seriam: avaliação do cólon em pacientes em que a colonoscopia não pode ser realizada de forma completa por razões técnicas ou clínicas, no entanto, resultados preliminares de exames com essas indicações não foram animadores (Fig. 15-19).

CONTRAINDICAÇÕES DOS EXAMES DE CÁPSULA ENDOSCÓPICA

- *Absolutas*: quadros obstrutivos ou suboclusões gastrointestinais e gestação.
- *Relativas*: alterações de motilidade intestinal (gastroparesia), suspeita de aderências ou fístulas, presença de marca-passo ou desfibriladores implantados, grandes ou numerosos divertículos de delgado, divertículo de Zenker, distúrbios da deglutição e doença de Crohn de delgado extensa com sintomas sugestivos de quadro subestenosante.

Recentemente, vários estudos têm demonstrado que a realização do estudo do intestino delgado através da cápsula endoscópica é segura, não havendo, em nenhum dos estudos, registros de interferências no funcionamento do marca-passo ou desfibrilador implantados ou na captação de imagens pela cápsula, questionando-se, então, a manutenção desse antecedente como contraindicação para a realização do exame de cápsula endoscópica.

Há dois relatos na literatura de emprego da cápsula em pacientes gestantes no primeiro trimestre gestacional que apresentavam sangramentos digestivos com risco de vida materna, mas permanece como contraindicação face às ondas de radiofrequência emitidas pela cápsula.

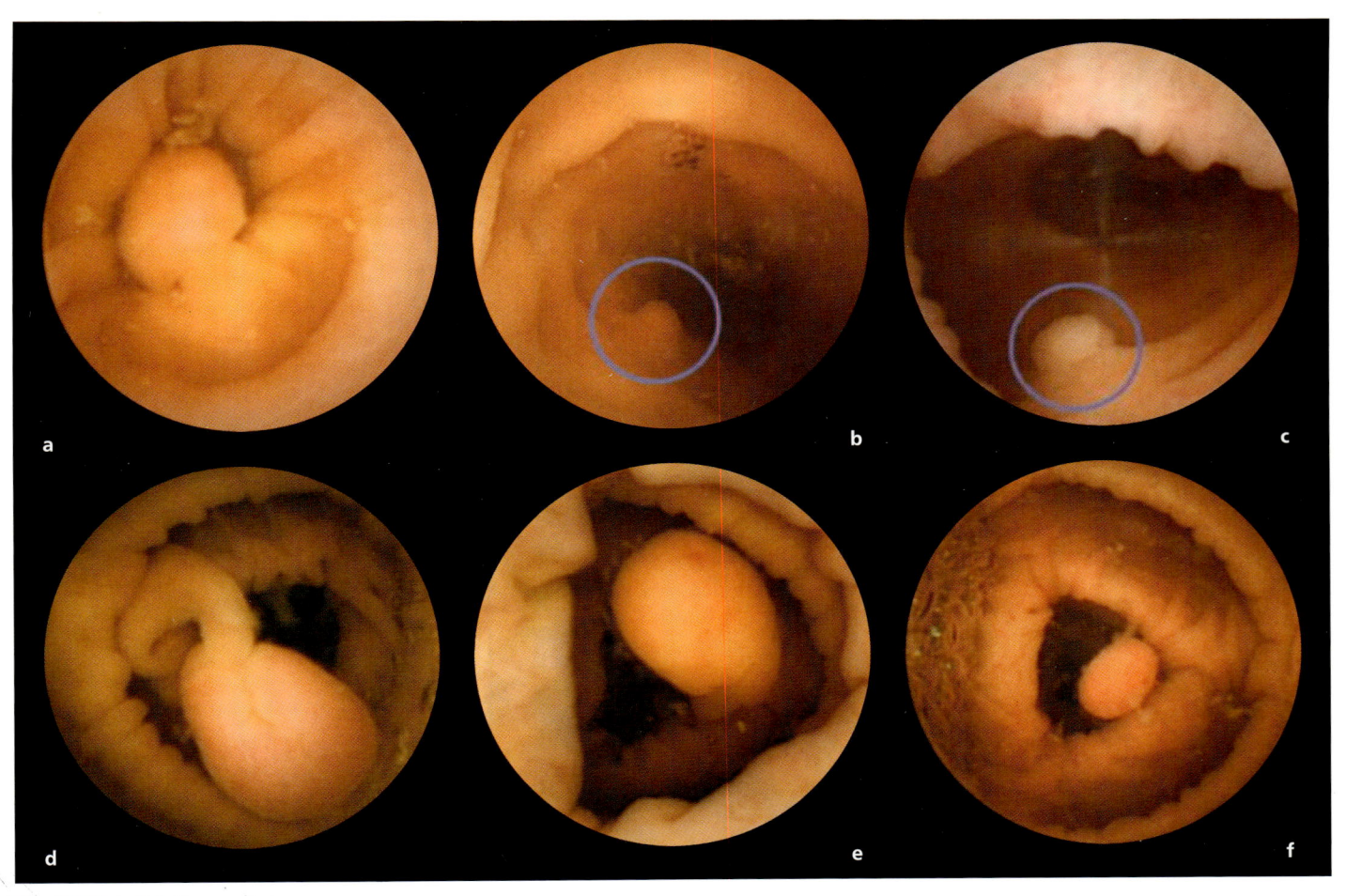

Fig. 15-19. (a-f) Pólipos colônicos.

Alguns relatos de caso têm sido publicados de impactação da cápsula endoscópica, tanto em áreas de subestenoses não diagnosticadas ou suspeitadas anteriormente, ou em áreas de estreitamentos anatômicos (cricofaríngeo entre outros), ou ainda por alterações de motilidade.

A retenção da cápsula é a principal complicação desse novo método endoscópico sendo definida como a presença comprovada da cápsula através do raios X simples do abdome após duas semanas da ingestão da mesma. Esse período de duas semanas foi estabelecido porque em até 20% dos casos podem ocorrer exames incompletos devido ao trânsito intestinal lento. As taxas de retenção da cápsula variam de acordo com a indicação do exame: em voluntários saudáveis, não ocorreram (0%); em pacientes com suspeita de doença de Crohn do delgado, ocorreram em 1%; nos pacientes portadores de doença de Crohn, em 4% a 5%; nos pacientes em investigação para sangramento de origem obscura, em até 1,5%; e em pacientes com quadros suspeitos suboclusivos, em até 21%. Também são pacientes mais susceptíveis a essa complicação: usuários crônicos de anti-inflamatórios não hormonais, pacientes submetidos à radioterapia abdominal, pacientes com antecedentes de cirurgias abdominais e anastomoses entéricas.

Até o momento, não há nenhum método diagnóstico que possa assegurar em 100% dos casos que não ocorrerá retenção ou impactação da cápsula. Sugere-se a realização de exames radiológicos com contraste VO na tentativa de exclusão de pacientes com subestenoses subclínicas.

Riccioni M.E. et al. demonstraram bons resultados na prevenção da impactação ou retenção da cápsula com a utilização *Agile Patency System*, no entanto, estudos preliminares têm demonstrado valores preditivos positivos de 100%, mas os valores preditivos negativos ainda merecem mais estudos.

O sistema *Agile* de patência consiste de uma cápsula com dimensão igual à cápsula entérica (11 × 26 mm), constituída por material biodegradável, a qual, após 30 horas de contato com os fluidos digestivos, se desintegra. A cápsula de teste Agile possui um marcador que emite radiofrequência, permitindo, dessa forma, assegurar se a cápsula de teste foi ou não expelida do tubo digestivo, além de ser radiopaca, o que permite a sua localização através do raio X simples de abdome. Quando a cápsula é eliminada dentro destas 30 horas e, portanto, sem evidências de desintegração, há segurança na realização do exame (Fig. 15-20).

Pacientes que apresentam dor e/ou distensão abdominal durante a avaliação com a cápsula de patência, não devem ser submetidos a exames com cápsulas endoscópicas.

Após a realização do exame de cápsula, deve-se assegurar que a cápsula foi expelida antes da realização de exame de ressonância magnética ou de exposição a campo da mesma.

Na nossa casuística houve apenas oito casos de retenção da cápsula em 845 exames: em três pacientes com diagnóstico de lesão tumoral subestenosante submetidos ao exame por pesquisa de sangramento de origem obscura, em quatro pacientes com alterações inflamatórias e fibróticas secundárias a lesões por anti-inflamatórios ou doença de Crohn sem sintomas clínicos ou alterações evidentes nos estudos tomográficos abdominais com contraste VO e outro no esôfago de um paciente que se encontrava sob assistência ventilatória no CTI.

Carey J. et al. e Hollerbach S. et al. foram os primeiros a relatarem o sucesso da introdução guiada da cápsula por endoscopia através de diferentes técnicas (utilização de *overtube* e pinças de corpo estranho) em pacientes com antecedentes de cirurgias gástricas, subestenoses pilóricas, disfagia e gastroparesia). Atualmente, já existem acessórios especialmente desenhados para essa finalidade e denominados de introdutores de cápsulas que tornam essa

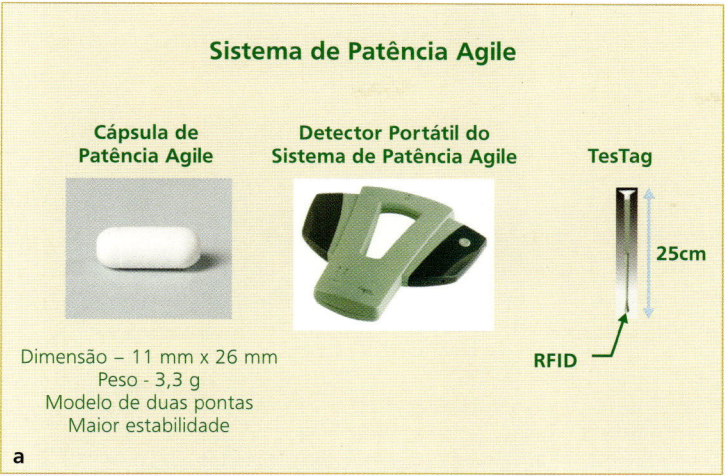

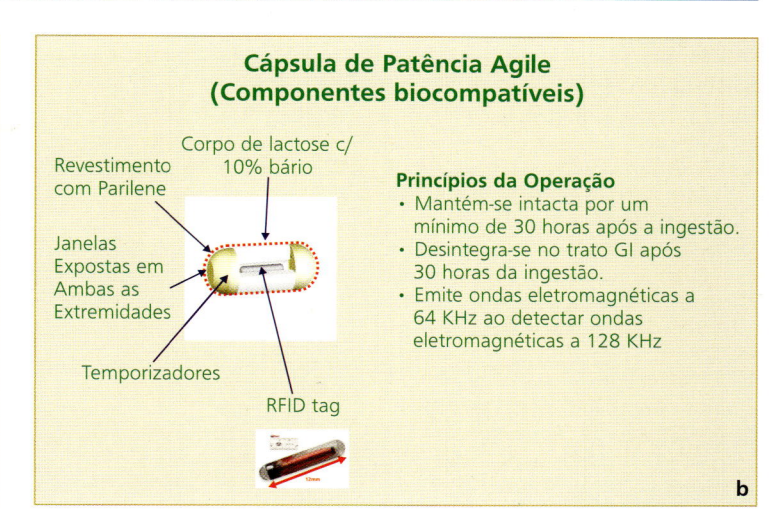

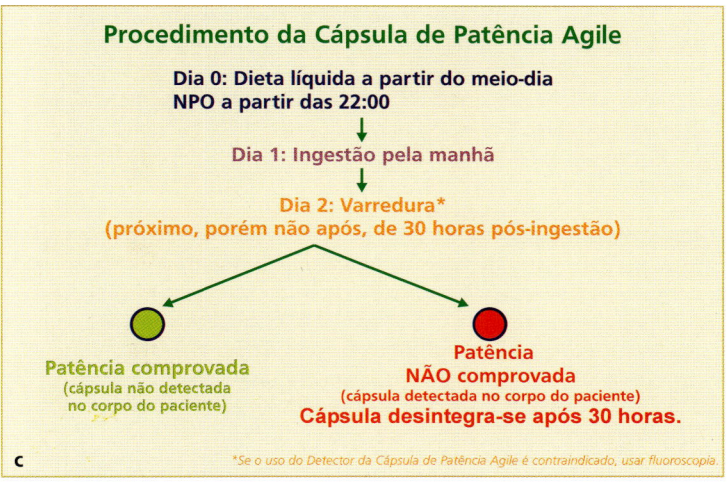

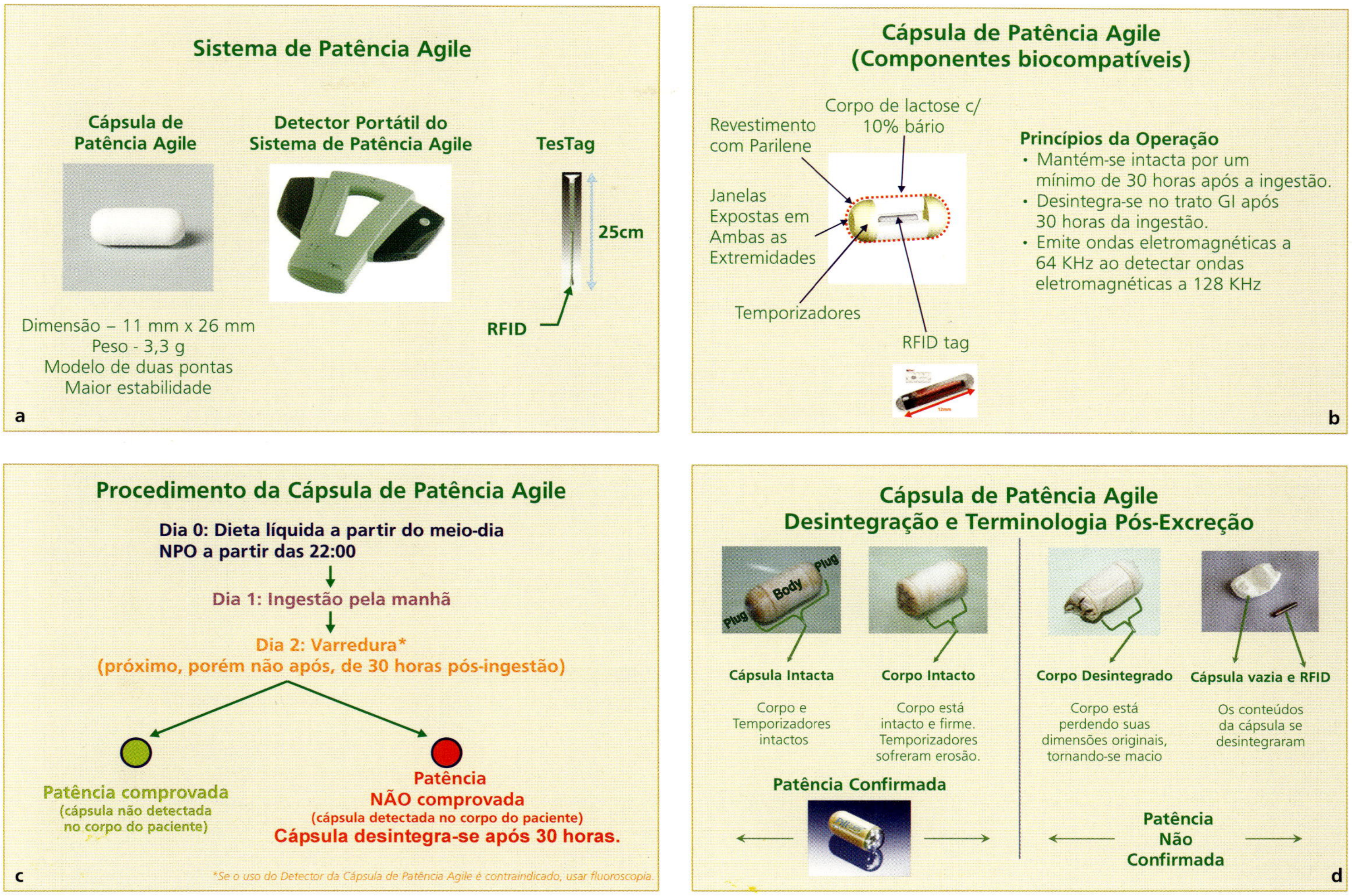

Fig. 15-20. (a-d) Sistema Agile. Fonte: Gyven Imaging.

prática de fácil execução, devendo ser reservada àqueles pacientes portadores de alterações anatômicas que possam dificultar a deglutição da cápsula ou passagem desta para o delgado, como, por exemplo, portadores de gastrectomias ou gastroplastias.

A aspiração da cápsula para a árvore brônquica é uma complicação descrita mas, felizmente, muito rara. É aconselhável em pacientes portadores de disfunções da deglutição que a cápsula tenha sua passagem realizada através de orientação endoscópica.

Deve-se salientar que todas as modalidades de exames de cápsulas endoscópicas e, portanto, também as cápsulas esofágicas e colônicas, correm risco das complicações descritas anteriormente e, sobretudo, de retenção e impactação, tornando-se necessário que esses pacientes sejam informados e orientados quanto a estas.

COMENTÁRIOS FINAIS

A cápsula endoscópica certamente constitui um avanço na investigação endoscópica do trato digestivo, sobretudo nas patologias do intestino delgado, com claro impacto na prática clínica. Após mais de 1 milhão de exames realizados em cerca de 1.800 centros em todo o mundo e cerca de 4 mil trabalhos publicados, podemos afirmar que a cápsula entérica é um método não invasivo, confiável, com boa acurácia diagnóstica e baixos índices de complicações, permitindo, na maioria dos casos (80 a 98%), avaliar o intestino delgado em toda a sua extensão.

O emprego da cápsula entérica na investigação do sangramento de origem obscura se mostrou custo-efetivo, com redução no tempo necessário para o diagnóstico etiológico desta, redução no tempo de internação e do número de hemotransfusões necessárias, e, consequentemente, com impacto positivo na morbidade e mortalidade desses pacientes.

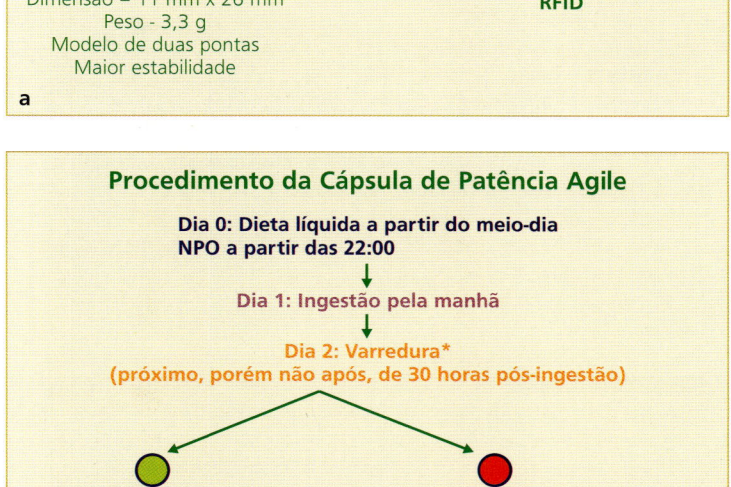

Outro dado interessante constatado foi a maior frequência de tumores do intestino delgado diagnosticada através dessa técnica. Anteriormente, os dados disponíveis na literatura demonstravam uma frequência de 2% de tumores no intestino delgado, hoje, com os novos dados fornecidos pela cápsula entérica, esses números variam de 2,4 a 9,6% dependendo das características da população estudada.

Também, no decorrer destes dez anos, ficou bem definido seu papel na investigação da anemia crônica ferropriva, na doença de Crohn, na doença celíaca e nas síndromes poliposas hereditárias. Outras possíveis aplicações desse método, como a investigação da dor abdominal crônica e das síndromes disabsortivas, permanecem sob investigação.

O emprego da cápsula esofágica permanece reservado a casos pontuais de exceção e estudos clínicos, pois, apesar de ser um método seguro e confiável, não se mostrou custo-efetivo em relação à endoscopia digestiva alta, nem demonstrou vantagens significativas que justifiquem sua aplicação na prática clínica.

Já a cápsula colônica necessita de estudos para o estabelecimento de seu possível papel no *screening* do câncer colorretal e como método alternativo nos casos de impossibilidades técnicas ou clínicas da realização de colonoscopia.

É interessante comentar que, ao longo destes dez anos, muitos progressos em relação a qualidade das imagens, campo de visão das cápsulas e recursos de leitura dos exames foram implementados. Algumas inovações tecnológicas estão em desenvolvimento e espera-se que, em curto intervalo de tempo, possibilitarão o direcionamento das cápsulas, assim como coleta de biópsias e secreção do trato gastrointestinal além da aplicação de medicações.

BIBLIOGRAFIA

Albert JG. Small bowel imaging in managing Crohn's disease patients. *Gastroenterol Res Pract* 2012;2012:502198.

American Gastroenterological Association (AGA) Institute Technical Review on Obscure Gastrointestinal Bleeding. *Gastroenterology* 2007;133:1697-717.

Apostolopoulos P, Liatsos C, Gralnek IM et al. The role of wireless capsule endoscopy in investigating unexplained iron deficiency anemia after negative endoscopic evaluation of the upper and lower gastrointestinal tract. *Endoscopy* 2006;38:1127-32.

ASGE Technology Evaluation Report. *Gastrointest Endosc* 2002;56:621-24.

ASGE. Technology Status Evaluation Report: wireless capsule endoscopy. *Gastrointest Endosc* 2006;63(4):539-45.

Banerjee R, Bhargav P, Reddy P et al. Safety and efficacy of the M2A patency capsule for diagnosis of critical intestinal patency: results of a prospective clinical study. *J Gastroenterol Hepatol* 2007;22:2060-63.

Barkim JS, O'Loughlin C. Capsule endoscopy contraindications and how to avoid their occurrence. *Gastrointest Endosc Clin N Am* 2004;14:61-65.

Barkin JS, Lewis BS, Reiner DK et al. Diagnostic and therapeutic jejunoscopy with a new, longer enteroscope. *Gastrointest Endosc* 1992;38:55-58.

Blair Lewis. Expanding role of capsule endoscopy in inflammatory bowel disease. *World J Gastroenterol* 2008 July 14;14(26):4137-41.

Carey E, Heigh R, Fleischer D. Dysphagia, anatomical abnormalities, or gastroparesis: capsule endoscope delivery. *Gastroinest Endosc* 2004;59:423-26.

Carey EJ, Heigh I, Feischer DE. Endoscopic capsule endoscope delivery for patients with dysphagia, anatomical abnormalities or gastroparesis. *Gastrointest Endosc* 2004;59:423-26.

Carey EJ, Leighton JA, Heigh RI et al. A single-center experience of 260 consecutive patients undergoing capsule endoscopy for obscure gastrointestinal bleeding. *Am J Gastroenterol* 2007;102:89-95.

Cave D, Legnani P, de Francis R et al. ICCE consensus for capsule retencion. *Endoscopy* 2005;37:1065-67.

Cave D. Capsule endoscopy and Crohn's disease. *Gastrointest Endosc* 2005;61(2):355-59.

Chung JW, Hwang HJ, Chung MJ et al. Safety of capsule endoscopy using human body communication in patients with cardiac devices. *Dig Dis Sci* 2012 June;57(6):1719-23. Epub 2012 Feb. 7.

Culliford A, Daly J, Diamond B et al. The value of wireless capsule endoscopy in patients with complicated celiac disease. *Gastrointest Endosc* 2005;62:55-61.

Cuschieri JR, Osman MN, Wong RC et al. Small bowel capsule endoscopy in patients with cardiac pacemakers and implantable cardioverter defibrillators: outcome analysis using telemetry review. *World J Gastrointest Endosc* 2012 Mar. 16;4(3):87-93.

de Franchis R, Eisen GM, Laine L et al. Esophageal capsule endoscopy for screening and surveillance of esophageal varices in patients with portal hypertension. *Hepatology* 2008;47:1595-603.

De Leusse A, Vahedi K, Edery J et al. Capsule endoscopy or push enteroscopy for first-line exploration of obscure gastrointestinal bleeding? *Gastroenterology* 2007;132:855-62.

Dubcenco E, Jeejeebhoy KN, Petroniene R et al. Capsule endoscopy findings in patients with established and suspected small-bowel Crohn's disease: correlation with radiologic, endoscopic, and histologic findings. *Gastrointest Endosc* 2005;62:538-44.

Eisen GM, Dominitz JA, Faigel DO et al. Enteroscopy. *Gastrointest Endosc* 2001;53:871-3

Franchis R, Avgerinos A, Barkin J et al. ICCE Consensus for Bowel Preparation and Prokinetics. *Endoscopy* 2005;37:1040-45.

Ginsberg GG, Barkun AN, Bosco JJ et al. Wireless capsule endoscopy: Aug. 2002. *Gastrointest Endosc* 2002;56:621-24.

Girelli CM, Porta P, Malacrida V et al. Clinical outcome of patients examined by capsule endoscopy for suspected small bowel Crohn's disease. *Dig Liv Dis* 2007;39:148-54.

Gostout CJ et al. Improving the withdrawal phase of Sonde enteroscopy with the "push-away" method. *Gastrointest Endosc* 1993;39:69-72.

Hadithi M et al. A prospective study comparing video capsule endoscopy with double-balloon enteroscopy in patients with obscure gastrointestinal bleeding. *Am J Gastroenterol* 2006;101:52-57.

Halpern M, Jacob H. *Atlas of capsule endoscopy*. Nocross, GA: Gyven Imaging, 2002.

Hartmann D, Schmidt H et al. A prospective two-center study comparing wireless capsule endoscopy with intraoperative enteroscopy in patients with obscure GI bleeding. *Gastrointest Endosc* 2005;61:826-32.

Herrerias JM, Leighton JA, Costamagna G et al. Agile patency system eliminates risk of capsule retention in patients with known intestinal strictures who undergo capsule endoscopy. *Gastrointest Endosc* 2008;67:902-9.

Herrerías JM, Saraiva MM. Atlas of capsule endoscopy. Espanha: Sulime, 2007.

Hogan RB, Ahmad N, Hogan RB 3rd et al. Video capsule endoscopy detectionof jejunal carcinoid in life-threatening hemorrhage, first trimesterpregnancy. *Gastrointest Endosc* 2007;66:205-7.

Internal data at Given Imaging Ltd. Reviewed by the FDA, 2001.

Kamalaporn P, Cho S, Basset N et al. Double-balloon enteroscopy following capsule endoscopy in the management of obscure gastrointestinal bleeding: outcome of a combined approach. *Can J Gastroenterol* 2008;22:491-95.

Keuchel M, Hagenmuller F, Fleischer DE. *Atlas of video capsule endoscopy*. Heidelberg, Germany: Springer, 2006.

Ladas SD et al. ESGE recommendations on VCE in investigation of small-bowel, esophageal, and colonic diseases. *Endoscopy* 2010;42:220.

Lai LH, Wong GI, Chow DK et al. Long term follow-up of patients with obscure gastrointestinal bleeding after negative capsule endoscopy. *Am J Gastroenterol* 2006;101:1224-28.

Lewis BS et al. Small bowel enteroscopy and intraoperative enteroscopy for obscure gastrointestinal bleeding. *Am J Gastroenterol* 1991;86:171-74.

Lewis BS, Waye JD. Total small bowel enteroscopy. *Gastrointest Endosc* 1987;33:435-38.

Marmo R, Rotondano G, Rondonotti E et al. Capsule enteroscopy vs other diagnostic procedures in diagnosing obscure gastrointestinal bleeding: a cost-effectiveness study. *Eur J Gastroenterol Hepatol* 2007;19:535-42.

Mehdizadeh S et al. What is the learning curve associated with double-balloon enteroscopy? Technical details and early experience in 6 U.S. tertiary care centers. *Gastrointest Endosc* 2006;64:740-50.

Nakamura M et al. Preliminary comparison of capsule endoscopy and double-balloon enteroscopy in patients with suspected small-bowel bleeding. *Endoscopy* 2006;38:59-66.

Pennazio M, Santucci R, Rondonotti E et al. Outcome of patients with obscure gastrointestinal bleeding after capsule endoscopy: report of 100 consecutive cases. *Gastroenterology* 2004;126:643-53.

Raju GS, Gerson L, Das A et al. American Gastroenterological Association (AGA) Institute technical review on obscure gastrointestinal bleeding. *Gastroenterology* 2007;133:1697-717.

Riccioni ME, Hasaj O, Spada C et al. *M2A patency capsule to detect intestinal stictures: preliminary results*. Program and abstracts of the Second Conference on Capsule Endoscopy. Berlin, Mar. 23–25, 2003:169.

Rokkas T, Papaxoinis K, Triantafyllou K et al. A meta-analysis evaluating the accuracy of colon capsule endoscopy in detecting colon polyps. *Gastrointest Endosc* 2010 Apr.;71(4):792-98.

Rondonotti E, Pennazio M, Toth E et al. Small-bowel neoplasms in patients undergoing video capsule endoscopy: a multicenter European study. *Endoscopy* 2008;40:488-95.

Schoofs N, Deviere J, Van Gossum A. PillCam Colon capsule endoscopy compared with colonoscopy for colorectal tumor diagnosis: a prospective pilot study. *Endoscopy* 2006;38:971-77.

Spada C et al. *Colon capsule endoscopy*. ESGE Guidelin Endoscopy Published online: 2012.

Spada C et al. Colon capsule endoscopy: ESGE Guideline. *Endoscopy* 2012 May;44(5):527-36.

Status evaluation: enteroscopy. *Gastrointest Endosc* 1991;37:673-77.

Triantafyllou K, Tsimbouris P, Kalantzis C et al. PillCam colon capsule Endoscopy does not always complement incomplete colonoscopy. *Gastrointest Endosc* 2009;69:572-76.

Triester SL, Leighton JA, Leontiadis GI et al. A meta-analysis of the yield of capsule endoscopy compared to other diagnostic modalities in patients with obscure gastrointestinal bleeding. *Am J Gastroenterol* 2005;100:2407-18.

Van Gossum A, Munoz-NavasM, Fernandez-Urien I et al. Capsule endoscopy versus colonoscopy for the detection of polyps and cancer. *N EnglJ Med* 2009;361:264-70.

Wax JR, Pinette MG, Cartin A et al. Cavernous transformation of the portal vein complicating pregnancy. *Obstet Gynecol* 2006;108:782-84.

Yamamoto H et al. New system of double-balloon enteroscopy for diagnosis and treatment of small intestinal disorders. *Gastroenterology* 2006;125(5):1556-60.

Capítulo 16

Retossigmoidoscopia Rígida e Flexível

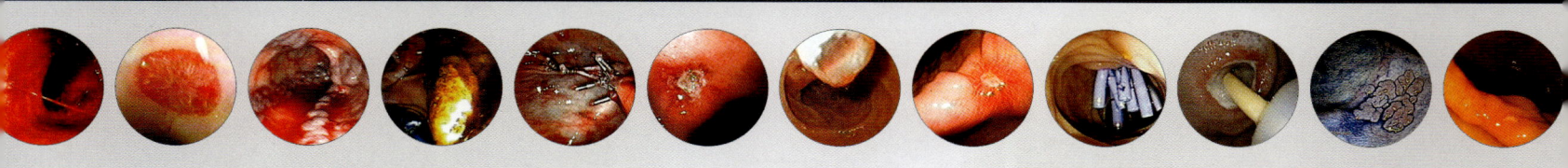

Rodrigo Macedo Rosa ■ Bruno Augusto Soares de Souza
Bernardo Hanan

INTRODUÇÃO

A retossigmoidoscopia se configura como o exame de investigação inicial em pacientes sintomáticos, que se apresentam para avaliação proctológica. O espectro de sintomas e lesões potencialmente diagnosticadas é variável, desde as doenças perianais de alta prevalência, como as hemorroidas, as fissuras e os abscessos, até as lesões neoplásicas, como os adenomas de reto e sigmoide e o câncer colorretal. Trata-se de um exame com potencial de colaborar no controle das neoplasias colorretais, possibilitando o diagnóstico precoce e eventual proposta terapêutica das lesões localizadas nessa topografia.

Vários são os métodos atualmente empregados para o rastreamento do câncer colorretal, tais como: a) a pesquisa do sangue oculto nas fezes; b) a pesquisa do DNA fecal; c) a retossigmoidoscopia flexível; d) a colonoscopia; e) o enema baritado de duplo contraste; f) a colonografia por tomografia computadorizada. Apesar da tendência atual de se priorizar a colonoscopia como o método mais adequado para essa finalidade, observa-se grande variabilidade na seleção dos exames a serem realizados.[2] A necessidade de qualificação profissional laboriosa, a exigência de preparo de cólon completo, o uso da sedação, o alto custo, as potenciais complicações e a baixa disponibilidade da colonoscopia são os fatores que determinam dificuldades logísticas e inviabilizam a sua aplicação em larga escala.

Assim, dentre as opções disponíveis para o rastreamento do câncer colorretal, em pacientes sem risco aumentado, está incluída a retossigmoidoscopia flexível, realizada a cada cinco anos, preferencialmente em associação à pesquisa anual do sangue oculto nas fezes (Quadro 16-1). Desse modo, a retossigmoidoscopia, nos dias atuais, ainda encontra espaço entre os métodos de diagnóstico das doenças de acometimento do reto e cólon sigmoide, dado o baixo custo, a grande disponibilidade e a facilidade de execução.

TIPOS DE RETOSSIGMOIDOSCOPIA

A retossigmoidoscopia pode ser realizada por meio de dois procedimentos que diferem em alguns aspectos e serão considerados a seguir: a) retossigmoidoscopia rígida (RR) e b) a retossigmoidoscopia flexível (RF).

Quadro 16-1. Opções para a detecção precoce do câncer colorretal e pólipos adenomatosos em adultos assintomáticos com idade superior a 50 anos

Testes que detectam pólipos adenomatosos e câncer
- Retossigmoidoscopia flexível a cada cinco anos, ou
- Colonoscopia a cada dez anos, ou
- Enema baritado de duplo contraste a cada cinco anos, ou
- Colonografia por tomografia computadorizada a cada cinco anos

Testes que primariamente detectam câncer
- Pesquisa anual de sangue oculto nas fezes,
- Teste fecal imunoquímico anual,
- DNA fecal, intervalo incerto.

Adaptado de Levin B et al.[10]

Realizada com aparelhos cilíndricos rígidos de dimensões variadas, em regime de atendimento médico ambulatorial e sem a necessidade absoluta de preparo intestinal, a RR é um procedimento de baixo custo, simples e seguro para o estudo da superfície mucosa do reto e cólon sigmoide. A extensão da mucosa examinada depende do equipamento utilizado e de algumas variáveis relacionadas ao examinador e ao paciente. Atualmente, faz parte do exame proctológico de rotina que incluiu também a inspeção, a palpação, o toque digital e a anuscopia. Mostra-se útil para o diagnóstico da doença inflamatória intestinal e das lesões neoplásicas benignas e malignas dos segmentos mais distais do cólon e do reto. Tem por desvantagem ser um exame desconfortável e, até mesmo, doloroso. Uma série relatou que mais de 30% dos pacientes experimentaram importante desconforto durante a realização da RR.[17]

Por outro lado, a RF é um procedimento realizado em unidades de endoscopia digestiva, com aparelhos flexíveis de fibro ou videoendoscopia, e que requer preparo intestinal, embora seja mais confortável e permita o estudo mais detalhado e em maior extensão da mucosa colônica, quando comparada à RR. É um exame pouco invasivo e realizado em curto intervalo de tempo, geralmente inferior a 10 minutos, com o potencial de reduzir a mortalidade associada ao câncer colorretal. Além do papel em programas de rastreamento, também guarda importância na avaliação eletiva e de urgência para o diagnóstico de outras doenças de acometimento da porção mais distal do cólon.

Aspecto importante da retossigmoidoscopia é a sua realização sem a necessidade obrigatória da sedação. Procedimento inicialmente diagnóstico, possibilita algumas intervenções terapêuticas, como a ligadura elástica de varizes hemorroidárias internas e a descompressão colônica, secundária ao volvo de sigmoide. Ressalta-se também a facilidade encontrada na coleta de fragmentos da mucosa de reto e sigmoide por meio de biópsias, para estudo histológico.

DESCRIÇÃO DOS EQUIPAMENTOS

Para a realização da RR, utilizam-se aparelhos cilíndricos rígidos, com comprimento variável entre 5 e 30 cm e diâmetro entre 10 e 30 mm que possuem um mandril oclusor com uma ponta em ogiva afilada, possibilitando a transposição do esfíncter anal (Fig. 16-1). Esses aparelhos apresentam custos sensivelmente inferiores quando comparados aos aparelhos flexíveis. Além disso, a RR possibilita a mensuração mais acurada da distância entre eventuais lesões e a margem anal, quando também comparada à RF. Os aparelhos mais frequentemente utilizados em exames proctológicos têm como especificações o comprimento de 25 cm e o diâmetro de 19 mm e são empregados em exames de rotina e em alguns procedimentos terapêuticos, como as polipectomias e a eletrocoagulação. Aparelhos com diâmetro de 15 mm podem também ser utilizados em exames de rotina, com melhor tolerância e permitindo a visibilização adequada da mucosa, com mínima insuflação de ar. Nas situações de estenoses de canal anal, pode-se optar pelo uso de aparelhos mais finos, com diâmetro de até 11 mm. Desse modo, os aparelhos disponíveis no mercado apresentam comprimentos e diâmetros variáveis e devem ser utilizados respeitando-se as particularidades de cada paciente.

Em função de maior praticidade e evidentes vantagens relacionadas ao processo de desinfecção, recentemente os retossigmoidoscópios descartáveis têm progressivamente substituído os de metal (Fig. 16-2). Esses equipamentos, confeccionados com material plástico, têm por vantagens o baixo custo e a ampla disponibilidade, além de dispensar os procedimentos de desinfecção, uma vez que são descartados como lixo hospitalar após o uso. Os aparelhos metálicos, de uso permanente, requerem procedimentos rotineiros de limpeza e desinfecção para novo uso.

Os aparelhos apresentam um sistema de iluminação que pode ser muito simples, como uma pequena lâmpada junto à extremidade proximal do tubo ou mais complexos, como os sistemas de fibra óptica, com fontes de luz halógena que, conectadas ao tubo, conduzem a luz no interior de sua parede, até a extremidade distal (Fig. 16-3). Pode, ainda, haver uma lente na extremidade distal do tubo que, uma vez adaptada, forma um sistema fechado e, consequentemente, permite a insuflação manual de ar por meio de uma pera de borracha. Importante lembrar que microcâmeras podem ainda ser adaptadas aos equipamentos, facilitando a documentação fotográfica do exame.[3]

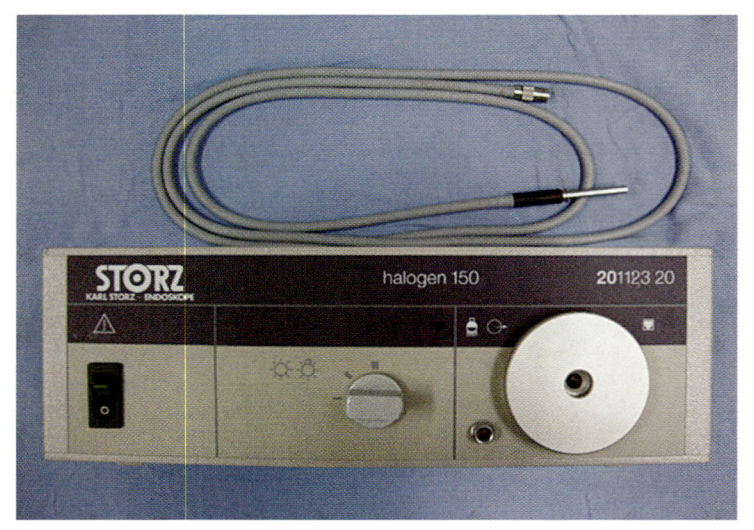

Fig. 16-3. Sistema de iluminação utilizado em aparelhos de retossigmoidoscopia rígida. Fonte de luz halógena.

A RF pode ser realizada com dois tipos de aparelhos: a) os aparelhos de fibroendoscopia, com visualização direta em objetiva localizada na porção proximal do aparelho, próximo aos comandos de operação ou em monitor por meio do uso de uma microcâmera, acoplada à objetiva; e b) os videoendoscópios, aparelhos eletrônicos mais modernos, que reproduzem imagens de alta qualidade diretamente em monitores. Os aparelhos flexíveis estão disponíveis em comprimentos de 30 a 35 cm até 60 a 70 cm (até 100 cm de comprimento total) e diâmetros entre 12 e 14 mm e possibilitam o estudo de todo o cólon esquerdo, até o ângulo esplênico. São aparelhos semelhantes aos colonoscópios, com a diferença do menor comprimento e geralmente maior rigidez. Apresentam um canal de ar e água, que permite a limpeza da lente e a insuflação de ar, e um canal de trabalho de diâmetro variável, entre 2,6 mm e 3,8 mm, para a inserção de acessórios com a finalidade terapêutica, como polipectomia, hemostasia e remoção de corpos estranhos. São aparelhos com custo alto e que requerem a mesma rotina de desinfecção utilizada em colonoscópios, razões pelas quais, os serviços de endoscopia digestiva geralmente não os disponibilizam, utilizando-se, frequentemente, os colonoscópios tradicionais para a realização da RF.

INDICAÇÕES E CONTRAINDICAÇÕES

As principais indicações para a realização da retossigmoidoscopia incluem: a) a avaliação inicial do sangramento anal e outros sintomas anorretais como tenesmo, prurido, diarreia, eliminação de muco e alterações de hábito intestinal; b) o rastreamento do câncer colorretal em adultos sem risco aumentado; c) o rastreamento da polipose adenomatosa familiar; d) a avaliação de anastomoses colorretais no período transoperatório ou no seguimento de doentes operados; e) a confirmação diagnóstica da esquistossomose intestinal por meio da biópsia retal. Está indicada na suspeita de afecções de acometimento das porções mais distais do cólon ou de doenças anorretais em pacientes jovens, com história de sangramento por doença hemorroidária. Alguns pacientes com sangramento grave por hemorroidas internas, com proposta terapêutica por meio da ligadura elástica, podem beneficiar-se com esse exame, assim como os pacientes com diarreia crônica, por possibilitar o diagnóstico da colite pseudomembranosa e das doenças inflamatórias intestinais. A contribuição do estudo histológico dos fragmentos da mucosa do reto e sigmoide obtidos por biópsia pode auxiliar o diagnóstico de outras doenças como a colite microscópica, a amiloidose, a doença do enxerto *versus* hospedeiro e as infecções específicas. Como já descrito, a avaliação de urgência pode estar justificada nos casos de descompressão colônica por volvo de sigmoide ou no diagnóstico das colites isquêmica e pseudomembranosa.

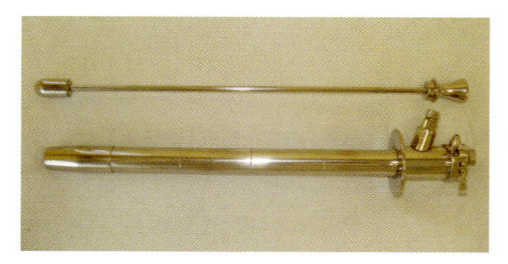

Fig. 16-1. Aparelho metálico de retossigmoidoscopia rígida com o mandril oclusor.

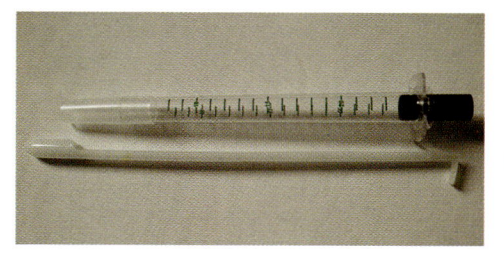

Fig. 16-2. Aparelho descartável de retossigmoidoscopia rígida.

Pacientes com suspeita de peritonite ou diverticulite aguda não devem submeter-se à retossigmoidoscopia. Do mesmo modo, quando já houver indicação clínica para a realização da colonoscopia, não se deve realizar o exame. Condições anais dolorosas tais como a trombose hemorroidária, a fissura anal, o abscesso anorretal, a estenose anal e o pós-operatório recente de cirurgia orificial representam contraindicações relativas. Nesses casos, quando indicado, deve-se empregar a sedação intravenosa. Como contraindicações absolutas podem-se citar também as colites agudas graves com megacólon tóxico e a suspeita ou diagnóstico de quadros de perfuração intestinal.[3]

PREPARO INTESTINAL

A RR pode ser realizada na ausência de preparo intestinal específico, principalmente nos casos de evacuação recente. Contudo, em algumas situações, o exame pode ser prejudicado pela presença de resíduos fecais, o que indica a utilização de um ou mais enemas evacuatórios, no intervalo de uma hora antes do exame, possibilitando maior conforto ao examinador e aumento da sensibilidade para o diagnóstico de eventuais anormalidades.

Por outro lado, para a realização da RF é necessário o uso prévio de enemas evacuatórios, geralmente suficientes para proporcionar limpeza intestinal adequada embora, em algumas situações, possa ser necessário o concurso de outras modalidades de preparo. Ainda assim, vale ressaltar que o preparo proposto para a RF é menos oneroso e desgastante, quando comparado à colonoscopia.

TÉCNICA DO EXAME

A realização de uma sucinta anamnese antes do início do exame é fundamental. Deve-se tomar conhecimento da indicação do procedimento e de qualquer outra informação pertinente, como a história prévia de cirurgias anorretais. O paciente deve ser orientado sobre as etapas do exame, inclusive com exposição sobre a possibilidade certo grau de desconforto durante a sua realização, além da eventual indicação subsequente da colonoscopia, de acordo com os achados iniciais.

Para a realização da RR, duas são as posições de eleição: a) o decúbito lateral esquerdo (posição de *Sims*) e b) a posição genupeitoral (*JackKnife*). Apesar de algumas divergências entre os especialistas, não há evidências sustentadas de que qualquer posição possa favorecer a inserção do aparelho e a realização do exame.

Com o objetivo de reduzir o desconforto e conferir maior segurança à realização da retossigmoidoscopia rígida, alguns princípios devem ser sempre respeitados: a) o exame deve ser realizado rápida e objetivamente, com a menor insuflação de ar possível. A progressão do aparelho sempre deve ser realizada sob visão direta, examinando-se cuidadosamente a mucosa no momento da sua retirada; b) o examinador deve explicar previamente o procedimento ao paciente e, durante a sua realização, manter o diálogo para reduzir a ansiedade; c) o paciente não deve sentir dor excessiva e o exame pode ser interrompido, a qualquer momento, de acordo com a tolerância individual.

Deve-se iniciar o exame por meio da inspeção da região anal, realizada de maneira estática e dinâmica. Na avaliação estática, realiza-se a inspeção passiva da pele das regiões glúteas à procura de lesões visíveis, afastando-se as nádegas para a exposição do ânus e da região perianal. Durante a avaliação dinâmica, mantêm-se as nádegas afastadas e pede-se ao paciente que realize a manobra de Valsalva. O próximo passo é a realização do toque digital, que tem por objetivos lubrificar o canal anal, analisar e relaxar o esfíncter anal e detectar eventuais lesões de canal anal e ampola retal. Possibilita, também, a avaliação preliminar da qualidade do preparo intestinal. Com o dedo indicador lubrificado com gel de lidocaína, afasta-se uma das nádegas para a exposição do ânus. Palpa-se, então, a região perianal exercendo-se firme pressão sobre o ânus, até que a resistência do esfíncter seja vencida. O dedo enluvado do examinador, ao ser retirado do paciente, deve ser inspecionado à procura de anormalidades.

A anuscopia e a retossigmoidoscopia, são os próximos passos. São realizadas com aparelhos diferentes que devem ser checados antes do exame, a fim de se avaliar o correto funcionamento. Para a realização da retossigmoidoscopia introduz-se o mandril no aparelho, com a ponta lubrificada com gel de lidocaína. A entrada do aparelho é detida pelos esfíncteres, por instantes, até o seu relaxamento. Uma vez transposto, realiza-se a progressão do aparelho por cerca de 2 cm e remove-se o mandril observando-se a sua ponta, para pesquisa de sangue ou fragmentos de tecido. Realiza-se a progressão do aparelho sob visão direta, na maior extensão possível e, sempre que necessário, com o auxílio da insuflação de ar. A transposição da junção retossigmoideana pode provocar desconforto e certo grau de dificuldade. Sempre que um obstáculo for encontrado, deve-se recuar o aparelho por alguns centímetros e, com auxílio da insuflação, reintroduzi-lo cuidadosamente, em direção ao lúmen. A insuflação de ar auxilia na identificação do lúmen e na visibilização da mucosa, durante a retirada do aparelho, que deve ser cuidadosamente realizada, por meio de movimentos circulares, o que permite a avaliação mais detalhada da mucosa, em toda a circunferência do órgão.

A RF é um exame rápido, geralmente com duração inferior a 10 minutos. Estima-se que um profissional em formação necessite um mínimo de 25 procedimentos supervisionados para adquirir a capacitação de realizar um bom exame diagnóstico. É fundamental que, antes do início do procedimento, o equipamento seja conferido detalhadamente, incluindo a limpeza da lente do aparelho e, se necessário, a regulagem do foco da imagem. A avaliação do bom funcionamento da bomba de ar e água e o destravamento dos comandos do aparelho não devem ser negligenciados. O paciente deve estar adequadamente posicionado em decúbito lateral esquerdo (posição de *Sims*) com o quadril e os joelhos levemente fletidos, com o joelho direito sobre o esquerdo.

O primeiro passo ao se iniciar o exame é a inspeção anal detalhada, avaliando-se possíveis alterações perianais como as hemorroidas, as fissuras, as fístulas e os abscessos. O toque digital deve ser realizado segundo as considerações já descritas. Após lubrificar a ponta do endoscópio com gel de lidocaína, o mesmo deve ser cuidadosamente introduzido, através do canal anal. Nesse momento, geralmente o aparelho encosta na mucosa, não permitindo a sua visualização. Deve-se, então, recuá-lo lentamente e proceder à discreta insuflação de ar, para encontro do lúmen intestinal. Cuidado com a insuflação de ar é recomendação importante uma vez que o excesso pode causar desconforto e dificultar a progressão do aparelho. O líquido presente deve ser aspirado com cuidado para que os resíduos sólidos não obstruam o canal de aspiração. A progressão do aparelho ocorre por meio de leve pressão, o que previne estiramento da parede do cólon, risco aumentado de reflexos vagais ou complicações maiores, como a perfuração intestinal.

A mucosa retal, quando de aspecto normal, mostra-se lisa e de coloração rósea, com plexo vascular submucoso evidente e sem soluções de continuidade (Fig. 16-4). Deve-se estar atento ao fato de que alguns tipos de preparo intestinal e enemas podem propiciar

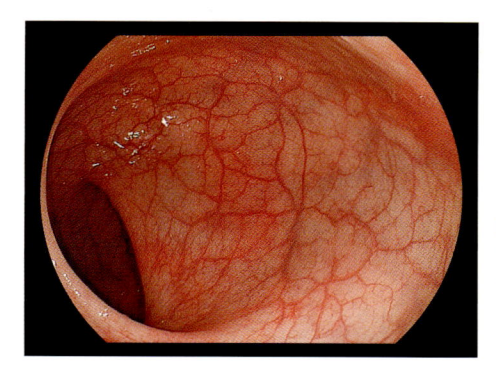

Fig. 16-4. Aspecto de normalidade da mucosa retal, que se mostra de coloração rósea e com plexo vascular submucoso evidente.

achados compatíveis com processo inflamatório inespecífico da mucosa, como alterações na coloração da mesma ou artefatos de origem traumática. Após a progressão do aparelho além das três válvulas de *Houston* observa-se a junção retossigmoideana, uma angulação geralmente localizada a 15 cm da margem anal e considerada o ponto de maior dificuldade para transposição, durante a RF. Deve-se rodar o aparelho com a mão direita para colocar a angulação para cima e posterior movimentação do comando do aparelho para a posição *Up*, seguida de leve progressão do mesmo, tentando-se manter a visualização constante do lúmen intestinal. Após atingir o cólon sigmoide, a progressão do aparelho até o cólon descendente tende a ser mais fácil, devendo-se manter o lúmen evidente o maior tempo possível. Deve-se progredir o aparelho lentamente com auxílio de discretos movimentos nos comandos, com o auxílio da insuflação de ar, sempre realizada de modo cuidadoso. As manobras tradicionais usadas em colonoscopias tais como torque, balanço, aspiração, compressão abdominal e mudança de decúbito deverão ser utilizadas quando necessárias e de acordo com a avaliação individual.

O estudo da mucosa deve ser realizado cuidadosamente durante a retirada do aparelho. É fundamental que se examine a mucosa intestinal em toda a sua circunferência, analisando cuidadosamente atrás das pregas. Muitas vezes, torna-se importante progredir novamente o aparelho para o estudo de regiões examinadas parcialmente, durante a retirada inicial.

Ao se atingir novamente o reto, durante a retirada do aparelho, pode-se realizar a retroflexão (*U-turn*) que consiste em uma manobra cuidadosa de rotação do aparelho com utilização máxima do comando *Up*, o que permite a retrovisão completa e o estudo das porções mais distais do reto e do canal anal (Fig. 16-5). Essa manobra ganhou sustentabilidade como componente essencial dos exames de colonoscopia e RF, principalmente visando à detecção de lesões neoplásicas. Caracteriza-se com uma inquestionável ferramenta diagnóstica para alguns pacientes e seu aprendizado deve fazer parte dos programas de treinamento em endoscopia digestiva. Pode também contribuir com informações úteis para o estudo mais detalhado de lesões de cólon e reto com proposta terapêutica e no tratamento endoscópico das hemorroidas internas.[9,12] No entanto, a manobra de retroflexão pode ser desconfortável e, até mesmo, causar lesões iatrogênicas graves, como a perfuração retal, o que levantou dúvidas quanto à sua indicação de rotina.[1] Em função desses questionamentos, estudos recentes concluíram que a manobra de retroflexão no reto não proporcionou informações adicionais relevantes, quando comparada ao estudo detalhado desse órgão em visão frontal direta, sem aumentar a detecção de neoplasias clinicamente importantes, o que desencorajou a sua aplicação de rotina.[7,14]

COMPLICAÇÕES

A RR tem por objetivo examinar a porção final do intestino grosso, sem provocar traumas no pacientes. Apesar dos equipamentos com comprimento habitual de 25 cm, comumente a profundidade média de inserção é de cerca de 20 cm e a dor é a principal complicação verificada, podendo representar um alerta para o emprego da técnica inadequada. Resulta mais frequentemente da progressão do aparelho contra a parede intestinal, da excessiva insuflação de ar ou da brusca mudança de direção do aparelho para transposição de curvatura acentuada, geralmente a junção retossigmoideana. Todas essas manobras podem levar à distensão do mesocólon e originar a dor. O excesso de insuflação de ar pode também ocasionar dor abdominal do tipo cólica que pode permanecer por algumas horas, mesmo após a realização do exame. Winawer *et al.* relataram que mais de 30% dos pacientes submetidos a esse exame apresentaram desconforto moderado e intenso, com consequente baixa tolerância.[17]

A generosa lubrificação do ânus com gel de lidocaína, por meio do toque digital, e do retossigmoidoscópio, antes da inserção, não devem ser negligenciadas. Tão importante quanto o seguimento criterioso dos princípios técnicos, é também a comunicação permanente entre o médico e o paciente. Todos os passos do exame devem ser antecipados, incluindo a posição em que será realizado, o tempo de duração e a realização de procedimentos, como as biópsias. A retossigmoidoscopia é procedimento de central importância na condução de alguns casos em que a avaliação retal frequente está indicada e, nessas circunstâncias, a realização de um exame pouco desconfortável certamente é um bom começo, a fim de aumentar a adesão dos pacientes ao seguimento proposto.

O achado de pólipos representa evento relativamente frequente, sobretudo na população acima dos 50 anos de idade. A remoção das lesões localizadas no sigmoide distal e reto, por meio da RR, mostrou-se possível face ao desenvolvimento de alguns tipos de fórceps e alças de polipectomia, utilizados através dos aparelhos rígidos. O procedimento é, sem dúvida, de fácil execução, No entanto, três assertivas devem ser observadas no sentido de não se remover qualquer pólipo encontrado durante a retossigmoidoscopia eletiva, programando-se uma colonoscopia subsequente com proposta terapêutica: a) a possibilidade de existência pólipos sincrônicos; b) a preocupação em se utilizar o eletrocautério durante a retossigmoidoscopia inicial em função do preparo intestinal precário, que pode contribuir para aumentar o risco de explosão; c) a possibilidade da ocorrência de perfuração intestinal como complicação da polipectomia, que, em função da ausência de preparo intestinal completo, pode levar a maior contaminação da cavidade e acarretar maior morbidade ao tratamento cirúrgico.[6,8,16]

A frequência das complicações associadas à RR é baixa e a ocorrência da perfuração intestinal está estimada entre 0,005% e 0,01% dos exames. Importante ressaltar que a progressão do aparelho, exclusivamente sob visão direta, deve representar medida suficiente para prevenir essa complicação. Quanto às biópsias, devem ser obtidas preferencialmente no reto médio ou inferior extraperitoneal ou na parede posterior, sítios que, certamente, facilitam um melhor controle hemostático, eventualmente necessário. As válvulas retais são os lugares de eleição para realização das biópsias, reduzindo-se sobremaneira o risco de complicações maiores, como a perfuração. Nos pacientes com suspeita de hipertensão portal, podem-se observar volumosas varizes retais, cujo rompimento acidental por procedimento de biópsia pode levar a significativo sangramento, de difícil controle em condições ambulatoriais. As taxas de bacteremia associadas à RF variam entre 0% e 1% e, portanto, por ser um procedimento considerado de baixo risco, a antibioticoprofilaxia de rotina não está indicada, inclusive em pacientes de alto risco para endocardite bacteriana.[4]

Outras complicações descritas são infrequentes, principalmente as graves, destacando-se os reflexos vagais, as hemorragias intestinais e os quadros infecciosos. Levin *et al.* relataram, em uma série com 109.534 RF de rastreamento, apenas dois casos de perfuração intestinal e outros dois de hemorragia, com necessidade de hemotransfusão.[11]

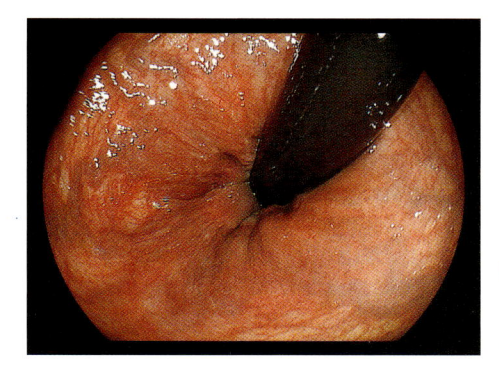

Fig. 16-5. Manobra de retroflexão para estudo das porções mais distais do reto.

CONSIDERAÇÕES FINAIS

Apesar da progressiva importância da colonoscopia como exame de eleição para o estudo do cólon e do reto, a retossigmoidoscopia ainda encontra indicações de realização válidas e adequadas, principalmente em função da grande disponibilidade e fácil execução. As complicações, embora relatadas, são infrequentes e o uso da técnica adequada as minimiza sobremaneira. Na sua modalidade flexível, é um exame que ainda possui papel relevante no rastreamento do câncer colorretal em pacientes sem risco aumentado. Nesse sentido, algumas considerações são importantes: a) a inserção do aparelho deve ser de, ao menos 40 cm, ou até a flexura esplênica, b) o paciente pode apresentar certo grau de desconforto pela ausência de sedação durante o exame, c) o efeito protetor do exame se limita a superfície mucosa examinada, e d) os achados positivos indicam a realização da colonoscopia subsequente.[10,15]

Como limitações, ratifica-se o potencial desconforto e a possibilidade de que a avaliação dos segmentos examinados possa ser parcial. Bohlman et al. relataram que e o estudo da junção retossigmoideana e do cólon sigmoide, durante a RR, foi possível entre 40% e 70% dos pacientes e que a inserção média em profundidade, obtidas por examinadores experientes, foi de 20 cm ou menos.[5]

Contudo, com o conhecimento das limitações do método e respeitando-se as indicações corretas, a retossigmoidoscopia, principalmente na sua modalidade flexível, pode ser considerada um exame satisfatório, que permite o estudo do canal anal, reto e cólon sigmoide em poucos minutos, com segurança, simplicidade e grau aceitável de precisão. Estudo comparativo recente evidenciou a superioridade da RF em relação a RR, quanto ao valor diagnóstico desses exames. Em função das limitações relacionadas ao desconforto e a pior qualidade do estudo da mucosa durante a realização da RR, os autores sugeriram que a mesma seja progressivamente substituída pela RF como o método de investigação inicial no estudo dos pacientes com sintomas colorretais.[13]

REFERÊNCIAS BIBLIOGRÁFICAS

1. Ahlawat SK, Charabaty A, Benjamin S. Rectal perforation caused by retroflexion maneuver during colonoscopy: closure with endoscopic clips. *Gastrointest Endosc* 2008;67(4):771-73.
2. Allison JE, Lawson M. Screening tests for colorectal cancer: a menu of options remains relevant. *Curr Oncol Rep* 2006;8(6):492-98.
3. Alves PRA, Araujo SEA. Retossigmoidoscopia rígida e flexível: equipamentos e técnicas. *In*: Magalhães AF, Cordeiro FT, Quilici FA et al. (Eds.). *Endoscopia digestiva diagnóstica e terapêutica*. Rio de Janeiro: Revinter, 2005. p. 70-75.
4. Banerjee S, Shen B, Baron TH et al. ASGE. Standards of Practice Committee et al. Antibiotic prophylaxis for GI endoscopy. *Gastrointest Endosc* 2008;67(6):791-8.
5. Bohlman TW, Katon RM, Lipshutz GR et al. Fibreoptic pansigmoidoscopy; an evaluation and comparison with rigid sigmoidoscopy. *Gastroenterology* 1977;72(4):644-49.
6. Botoman VA, Surawicz CM. Bacteremia with gastrointestinal endoscopic procedures. *Gastrointest Endosc* 1986;32(5):342-46.
7. Cutler AF, Pop A. Fifteen years later: colonoscopic retroflexion revisited. *Am J Gastroenterol* 1999;94(6):1537-38.
8. Diogenes CVVN, Marianelli R, Soares RPS et al. Achados de retossigmoidoscopias no rastreamento de câncer colorretal em pacientes assintomáticos acima de 50 anos. *Rev Bras Coloproct* 2007;27(4):403-7.
9. Fukuda A, Kajiyama T, Arakawa H et al. Retroflexed endoscopic multiple band ligation of symptomatic internal hemorrhoids. *Gastrointest Endosc* 2004;59(3):380-84.
10. Levin B, Lieberman DA, McFarland B et al. American Cancer Society Colorectal Cancer Advisory Group; US Multi-Society Task Force; American College of Radiology Colon Cancer Committee. Screening and surveillance for the early detection of colorectal cancer and adenomatous polyps, 2008: a joint guideline from the American Cancer Society, the US Multi-Society Task Force on Colorectal Cancer, and the American College of Radiology. *Gastroenterology* 2008;134(5):1570-95.
11. Levin TR, Conell C, Shapiro JA et al. Complications of screening flexible sigmoidoscopy. *Gastroenterology* 2002;123(6):1786-92.
12. Pishvaian AC, Al-Kawas FH. Retroflexion in the colon: a useful and safe technique in the evaluation and resection of sessile polyps during colonoscopy. *Am J Gastroenterol* 2006;101(7):1479-83.
13. Rao VS, Ahmad N, Al-Mukhtar A et al. Comparison of rigid vs flexible sigmoidoscopy in detection of significant anorectal lesions. *Colorectal Dis* 2005;7(1):61-64.
14. Saad A, Rex DK. Routine rectal retroflexion during colonoscopy has a low yield for neoplasia. *World J Gastroenterol* 2008;14(42):6503-5.
15. Smith RA, Cokkinides V, Brawley OW. Cancer screening in the United States, 2009: a review of current American Cancer Society guidelines and issues in cancer screening. *CA Cancer J Clin* 2009;59(1):27-41.
16. Waye JD, Kahn O, Auerbach ME. Complications of colonoscopy and flexible sigmoidoscopy. *Gastrointest Endosc Clin North Am* 1996;6(2):343-47.
17. Winawer SJ, Miller C, Lightdale C et al. Patient response to sigmoidoscopy; a randomized, controlled trial of rigid and flexible sigmoidoscopy. *Cancer* 1987;60(8):1905-8.

CAPÍTULO 17

COLONOSCOPIA

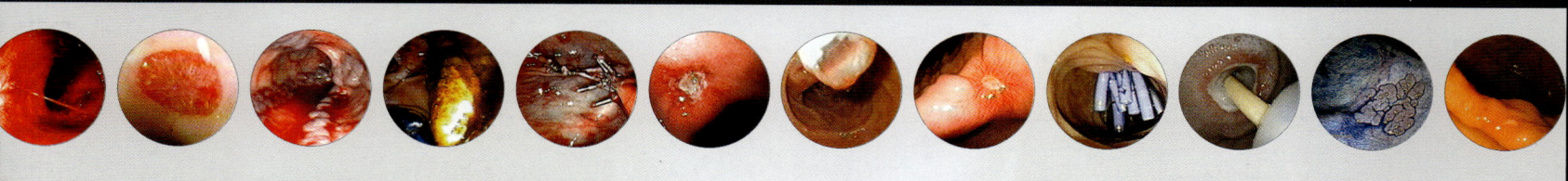

Jairo Silva Alves ■ Maria de Fátima Masiero Bittencourt
Bernardo Hanan ■ Cristiane de Souza Bechara

CONSIDERAÇÕES INICIAIS

A colonoscopia é o padrão ouro para exame da mucosa do cólon. Por isso observa-se um aumento progressivo e significativo do número de colonoscopias desde quando começou a ser realizada, no início da década de 1970. Paralelamente, complicações relacionadas ao procedimento passaram a ser descritas, relacionadas a diferentes causas, entre elas o emprego da técnica inadequada. A utilização da técnica apurada, balizada pelo emprego sistemático dos critérios de qualidade, implica em melhores resultados custo-efetivos. É um exame invasivo, útil em todos os grupos etários, incluindo crianças e idosos e o conhecimento técnico adequado, associado à utilização dos modernos endoscópios, com recursos variados para melhoria da imagem resultará em benefício inquestionável.

A colonoscopia convencional, com a insuflação de ar para distensão do cólon é associada à dor e desconforto significativo e, geralmente é realizada com o paciente submetido à sedação venosa profunda. A sedação profunda realizada adequadamente implica na presença de um profissional treinado no manuseio de drogas psicoativas e na recuperação de pacientes que apresentarem depressão cardiorrespiratória, com inegável aumento de custo. Alternativas a este método convencional têm sido estudadas e novas técnicas propostas como a colonoscopia com injeção de água e CO_2. Essas novas propostas serão abordadas como técnicas emergentes ainda em estudo, cujo real papel ainda deverá ser definido.

A colonoscopia apresenta indicações variadas na propedêutica gastrointestinal. Pode ser indicada na presença de diferentes sinais e sintomas, no rastreamento, vigilância e acompanhamento do câncer colorretal, na ressecção de lesões neoplásicas e no tratamento de hemorragias e estenoses (Quadro 17-1). São poucas as contraindicações do procedimento (Quadro 17-2).

Como procedimento rotineiro, o médico examinador ou alguém da equipe deve realizar uma avaliação pre-exame. Essa avaliação consiste em uma consulta para o agendamento do procedimento, verificação da condição clínica – laboratorial do paciente, incluindo o risco para sedação profunda. Uma explicação adequada e clara do preparo deve ser fornecida. O atendimento deve ser sempre individualizado e deve contemplar o fornecimento do formulário de consentimento informado. Nesse formulário, objetivo e claro, deve constar a natureza do exame, incluindo o método de seda-

Quadro 17-1. Indicações para colonoscopia

- Hemorragia digestiva (hematoquesia, sangramento gastrointestinal oculto, anemia ferropriva)
- Rastreamento, acompanhamento e vigilância de neoplasia colônica
- Doença inflamatória intestinal
- Diarreia de etiologia desconhecida
- Colonoscopia intraoperatória como método auxiliar

Quadro 17-2. Contraindicações a colonoscopia

Absolutas	Relativas
Recusa do paciente	IAM recente
Perfuração	Embolia pulmonar
Diverticulite aguda grave	Coagulopatias
Colite fulminante	Esplenomegalia
	Neutropenia grave
	Gravidez (segundo/terceiro trimestre)
	Aneurisma aórtico ou ilíaco

ção, seus benefícios e riscos. Ao seguir essa abordagem protocolar, assegura-se um paciente preparado para submeter-se ao exame, reduzindo, assim, os riscos de complicações.

O objetivo final é a realização de um exame completo, em um cólon com preparo adequado, com intubação do ceco ou do íleo distal, dependendo da indicação primária, e o diagnóstico das lesões existentes.

Este capítulo revisará todo o arsenal de aparelhos disponíveis nos dias de hoje, para realização da moderna colonoscopia, os aspectos anatômicos do intestino grosso, as particularidades da anatomia endoscópica e os achados considerados normais.

PREPARO PARA COLONOSCOPIA

Limpeza colônica

As principais soluções disponíveis em nosso meio para preparo colônico são o polietilenoglicol, o manitol, o fosfato de sódio e o picossulfato dissódico. Devem ser escolhidos de acordo com suas características, a experiência do endoscopista, seus respectivos tempos de ação e os riscos para o paciente. Independente da solução utilizada, busca-se um cólon sem resíduos ou pelo menos com pequena quantidade de resíduos líquidos aspiráveis que permita o exame detalhado de sua mucosa. Alguns adjuvantes do preparo ainda podem ser usados como a dimeticona para redução das espumas e bolhas e a escopolamina/hioscina ou mesmo o glucagon para reduzir a motilidade intestinal.[1]

Drogas

São vários os medicamentos usados durante o exame. Em alguns países com na Alemanha e Escandinávia raramente a colonoscopia é realizada com sedação. Em outros como no Reino Unido, o exame é realizado com sedação consciente e, em países como Brasil e Estados Unidos, cada vez mais se realiza o exame com sedação inconsciente com uso do propofol. Demais medicamentos utilizados para a sedação são opioides e hipnóticos. O Buscopan® – hioscina – utilizado por alguns endoscopistas tem como objetivo reduzir os espasmos, aumentar a distensão e permitir a melhor visibilização da mucosa colônica. Como inconveniente, pode estar associado ao aumento do comprimento do cólon e a formação de alças.[23]

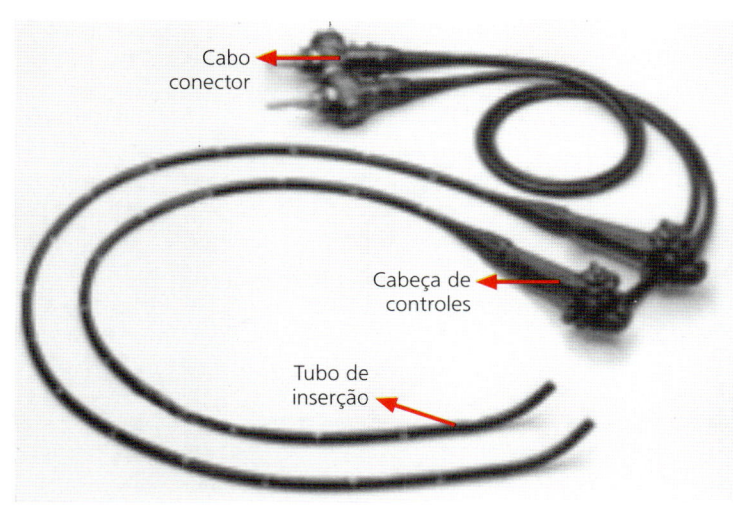

Fig. 17-1. Tubo de inserção + cabeça de controles.

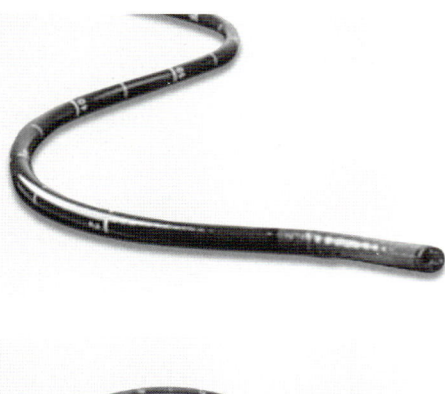

Fig. 17-2. Tubo de inserção.

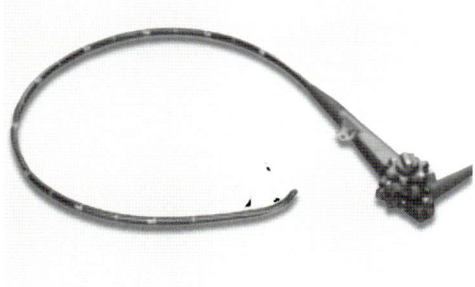

Fig. 17-3. Tubo de inserção, cabeça de controles, cabo conector.

EQUIPAMENTOS

Durante a década de 1990, a videocolonoscopia substituiu progressivamente os endoscópios de fibra ótica. Atualmente, existe uma variedade de endoscópios, que diferem em comprimento, diâmetro, rigidez, número e tamanho dos canais, além de diferenças na qualidade e capacidade de ampliação das imagens.

Os endoscópios são, na sua maioria, fabricados pela Olympus, Pentax e Fujinon. Independente do fabricante os endoscópios podem ser divididos em três partes: o tubo de inserção, a cabeça de controles e o cabo que se conecta a unidade de alimentação (Fig. 17-1).

O tudo de inserção reveste as estruturas internas constituídas pelo canal de biópsia, pelos cabos de aço para movimentação da ponta, pelos canais de ar e água, pelo cabo de luz e pelo feixe de fibra ótica. O diâmetro do tubo é de 12,8 mm e o comprimento varia de 130 a 180 cm (Figs. 17-2 e 17-3).

A parte mais distal do tubo é particularmente flexível, e pode dobrar-se nas quatro direções (para cima, para baixo, lateral esquerdo e direito), permitindo que o endoscopista realize as manobras necessárias (Fig. 17-4).

Na ponta do aparelho encontram-se as lentes e o CCD (*Charged-Coupled Device*) responsável pela captação, processamento e transmissão das imagens ao vídeo acoplado a processadora. O campo de visão frontal é de 140 graus, sendo que alguns protótipos permitem um ângulo de visão ampliada, de 170 a 210 graus. Existe também na ponta do aparelho a abertura do canal de trabalho e do canal de ar e água (Figs. 17-5 a 17-7).

A cabeça é onde se encontram os controles, e é composta por: válvula para insuflação de ar e água, válvula para sucção, manoplas de controle de subida e descida e lateral, botões para função de congelar a imagem e magnificação, dispositivo de trava de segurança e canal de biópsia (Fig. 17-8).[31]

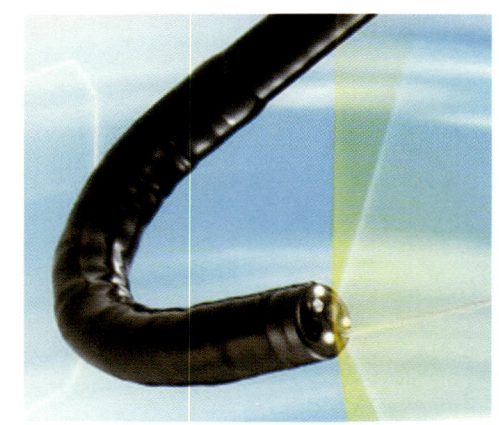

Fig. 17-4. Parte distal do tubo de inserção.

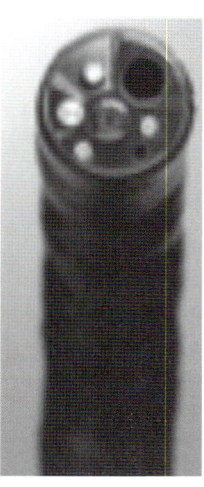

Fig. 17-5. Ponta do aparelho.

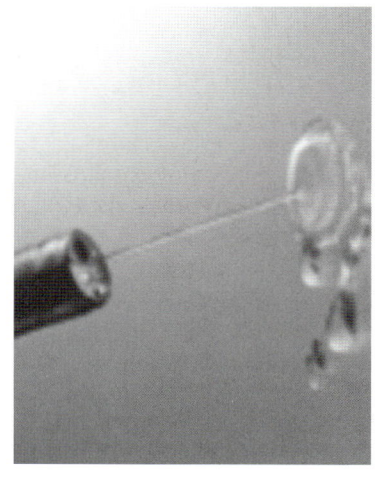

Fig. 17-6. Canal de ar e água.

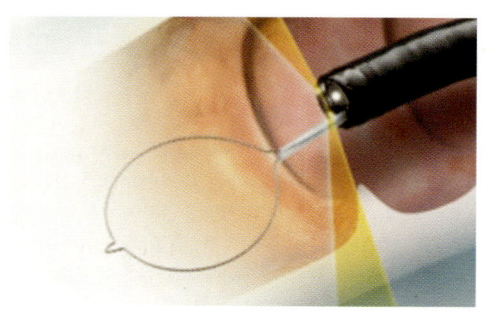

Fig. 17-7. Canal de trabalho, com alça de polipectomia.

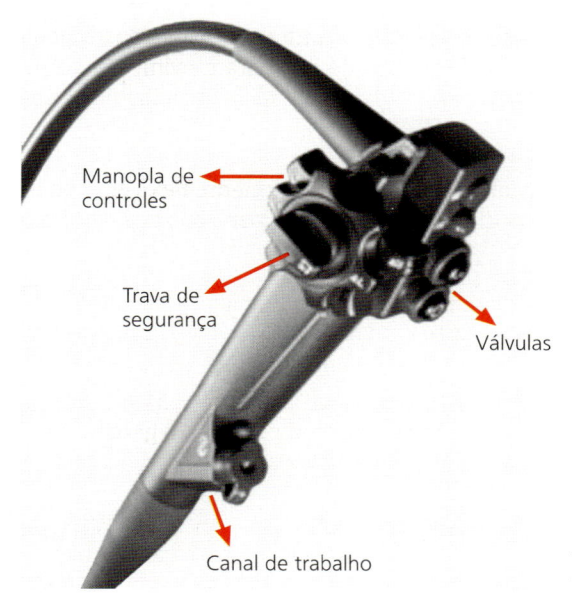

Fig. 17-8. Rodas de controle, trava de segurança, válvulas, canal de trabalho.

Novas tecnologias encontram-se disponíveis: 1) alta resolução, ampliação e magnificação – os colonoscópios que produzem imagens de alta resolução (maior que 400.000 *pixels*) reproduzem o real com melhor nitidez, contraste, definição e qualidade de cor. A magnificação permite aumentos de imagens de 40 a 200 vezes, sendo que a ultramagnificação aumenta a imagem em mais de 1.000 vezes e proporciona a obtenção de imagens *"in vivo"* equivalentes às observadas na microscopia de luz de baixo aumento.[21] Quando associada à cromoscopia, a observação do padrão de abertura de criptas pode diferenciar lesões neoplásicas de não neoplásicas, e ainda predizer a chance de invasão da submucosa;[10] 2) ângulo de visão ampliada (170 graus) - esses aparelhos aumentam o campo de visão, permitindo um estudo mais amplo da mucosa e aumentando a taxa de detecção de pólipos. A desvantagem é a distorção da imagem, principalmente na periferia; 3) cromoendoscopia eletrônica – a denominada *Narrow Band Imaging* (NBI) (Olympus America, Center Valley, Pennsylvania, USA) se utiliza de filtros de luz para iluminar o cólon com feixes de luz selecionados, atualmente o azul e o verde, gerando uma imagem "pseudocolorida". Desta forma, permite melhor avaliação da rede vascular e da textura da mucosa. O FICE (Fujinon Intelligent Chromo- Endoscopy, Fujinon Inc, Wayne, New Jersey, USA) e *i-scan* (Pentax Medical, Montvale, New Jersey, USA) transformam a imagem da videoprocessadora e modulam a luz refletida da mucosa. Assim, são possíveis várias reconstruções com padrões com diferentes comprimentos de onda, permitindo visualização mais detalhada da superfície e da microvascularização;[14] 4) instrumentos com rigidez variável - o instrumento tem a mesma aparência de um aparelho convencional e é manipulado da mesma forma; entretanto, possui um controle que pode aumentar ou diminuir a rigidez da diáfise. O objetivo seria maior taxa de intubação cecal em um tempo menor e com menor utilização de manobras (como modificar o decúbito do paciente e utilização de compressão abdominal). Ainda há pouca informação disponível a respeito da longevidade e da manutenção desses aparelhos;[30] 5) insuflação de dióxido de carbono – o CO_2, diferente do ar, é absorvido através da parede intestinal e excretado no pulmão em 15 a 20 minutos, reduzindo o meteorismo.

ASPECTOS ANATÔMICOS DO INTESTINO GROSSO

Alguns segmentos do cólon são mais facilmente reconhecíveis que outros. Deve-se ressaltar que, ao se localizar uma lesão neoplásica, é importante reconhecer a sua topografia. Entretanto, deve-se ter cuidado, pois apenas o reto e o ceco possuem características anatômicas que os tornam distinguíveis com absoluta certeza do restante do cólon. Além destas, certas estruturas anatômicas, como a base do ceco, o orifício do apêndice, a válvula ileocecal e o íleo terminal podem ser facilmente identificados com base na sua morfologia. Outros indicadores que podem ajudar na localização incluem a configuração do lúmen do cólon, a sombra de órgãos parenquimatosos através da parede do cólon (o fígado na flexura hepática e do baço na flexura esplênica), e a transiluminação que, algumas vezes, ocorre através da parede abdominal. Entre as condições que dificultam a determinação da posição do aparelho em relação à margem anal deve-se ressaltar a variabilidade de tamanho do cólon, a possibilidade de formação de alças e enluvamento do aparelho pelo cólon.

O cólon e o reto constituem um tubo de diâmetro que decresce gradualmente de 7,5 cm no ceco até 2,5 cm no sigmoide e possui em média 150 cm de extensão. A espessura da parede é maior no sigmoide e menor no ceco, medindo, em média, de 1,5 a 2,2 mm.[9,31]

As três tênias (anterior ou *taenia libera*, posteromedial ou *taenia* mesocólica e posterolateral ou *taenia omentalis*) representam bandas do revestimento exterior do músculo liso longitudinal que atravessam o cólon a partir da base do apêndice até a junção retossigmoideana, onde elas se fundem – as mesmas projetam-se na luz como feixes longitudinais. As haustrações são provocadas pela menor extensão das tênias em relação ao comprimento total do cólon e constituem dilatações saculares responsáveis pela segmentação do cólon; as mesmas são também responsáveis pela formação de "pontos cegos" no cólon proximal e pela hipertrofia do cólon sigmoide em pacientes com doença diverticular.[4,16]

O reto é a porção mais distal do intestino grosso, e se estende do canal anal até a junção retossigmoideana medindo, em média, 12 cm a 15 cm. Caracteriza-se por apresentar lúmen amplo e distensível, além da ausência de tênias, apêndices epiploicos, haustrações ou um mesentério bem definido. Observam-se, ainda, as três pregas transversais ou válvulas de Houston, que constituem pregas das camadas mucosa, submucosa e parte da muscular circular. A relação das mesmas com lesões encontradas no reto possuem importância na definição de estratégia terapêutica. A segunda válvula, mais constante, frequentemente localizada a direita, dista 9 a 11 cm do ânus e corresponde a reflexão peritoneal anterior. A linha pectínea possui um aspecto em serra denteada e demarca a transição do epitélio cilíndrico da mucosa retal e o epitélio pavimentoso estratificado da anoderme.[9] A mucosa retal tem coloração róseo-avermelhada, com plexo vascular relacionado ao plexo hemorroidário bem característico, visível ao exame, melhor evidenciado que no restante do cólon (Figs. 17-9 e 17-10).[4]

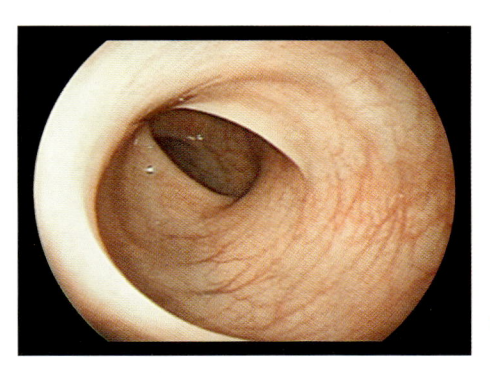

Fig. 17-9. Reto/válvulas de Houston.

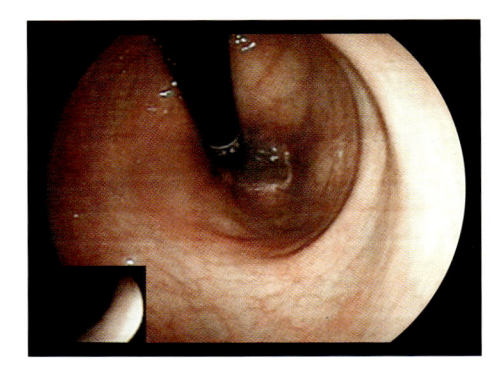

Fig. 17-10. Reto – retroflexão.

O cólon sigmoide é completamente intraperitoneal e, por isso, extremamente móvel, com angulações, o que torna a visibilização das haustrações mais difícil. Mede, em geral, de 15 a 30 cm, mas seu comprimento (espaço extra) pode variar muito, sendo significativamente maior em alguns casos (o chamado sigmoide alongado ou dólico). O lúmen tem forma arredondada ou oval. O cólon sigmoide, muitas vezes é marcado por fortes contrações, o que também pode obstruir a visão da haustrações.[31] Não existe demarcação entre a mucosa retal e do sigmoide, exceto por maior angulação do cólon pela mudança de localização retroperitoneal para intraperitoneal (Fig. 17-11). A mucosa é brilhante, rósea, deixando ver o plexo vascular, porém menos acentuado que no reto.[4]

O cólon descendente possui em trajeto relativamente retilíneo ao longo do flanco esquerdo até a flexura esplênica e possui cerca de 20-30 cm de comprimento. Devido à sua fixação retroperitoneal, o cólon descendente é pouco móvel, ao contrário do cólon sigmoide e do cólon transverso. Seu lúmen não é tão redondo como no cólon sigmoide, sendo mais triangular ou oval, embora a forma triangular seja menos pronunciada que no cólon transverso. As haustrações são claramente visíveis, embora não tão pronunciadas como no cólon transverso. A flexura esplênica separa, anatomicamente, o cólon descendente do cólon transverso. O baço é muitas vezes visível como uma coloração azulada, brilhando através da parede do cólon (Figs. 17-12 e 17-13).[31]

O cólon transverso atravessa a parte superior do abdome, entre o cólon descendente e ascendente, e mede cerca de 45 cm de extensão, sendo completamente revestido pelo peritônio visceral. Devido à fixação de ambas as flexuras à parede posterior da cavidade abdominal, enquanto que o cólon transverso está na frente de outros órgãos, o seu curso não se faz em linha reta, mas sim através de um arco convexo ventralmente e, em graus variados, caudalmente podendo variar de uma curvatura leve a um arco profundo que se estende até a pelve.[13] O cólon transverso é normalmente caracterizado por um lúmen triangular característico, devido à distribuição equidistante das tênias nessa topografia, além de hautrações bem pronunciadas (Fig. 17-14).

O fígado é frequentemente visível perto da flexura hepática como uma coloração azulada, brilhando através da parede do cólon (Fig. 17-15).

O cólon ascendente encontra-se no flanco direito, entre a flexura hepática e a válvula ileocecal. Similar ao cólon descendente, o cólon ascendente é fixado ao retroperitônio e, portanto, com menor mobilidade. O comprimento do cólon ascendente é variável, em média cerca de 15 cm a 20 cm. Em alguns pacientes, entretanto, pode ser extremamente curto, de modo que imediatamente após a transposição da flexura hepática, a válvula ileocecal é atingida.

O cólon ascendente tem o maior diâmetro em relação aos demais segmentos colônicos, também com lúmen triangular (Fig. 17-16).[9]

O ceco estende-se da válvula ileocecal até o apêndice. Apresenta um diâmetro médio de 7,5 cm e comprimento de até 10 cm. Termina em fundo cego. As tênias convergem no óstio cecal, conferindo um aspecto estrelado, ou de pata de galinha. Nessa topografia, localiza-se o orifício apendicular, que normalmente pode ser reconhecido como uma abertura circular, oval ou triangular, semelhante a um divertículo, medindo de 1 a 3 mm. Se o paciente foi submetido a uma apendicectomia, algumas vezes pode-se visualizar o coto apendicular invaginado.[4] Apesar de ser extremamente distensível, a dilatação aguda do ceco até um diâmetro maior que 12 cm pode resultar em necrose isquêmica e perfuração da parede.[13] A parede do ceco e cólon ascendente são muito finas, possuem apenas alguns milímetros de espessura. Dessa forma, cuidados devem ser tomados durante procedimentos terapêuticos. Me-

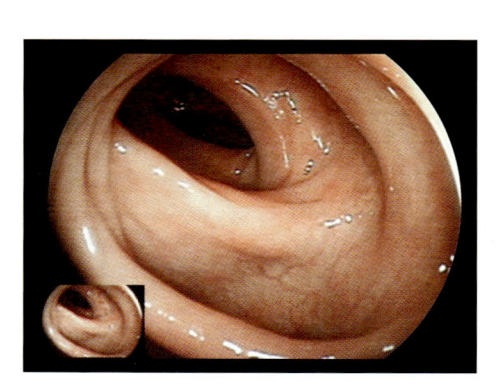

Fig. 17-11. Cólon sigmoide.

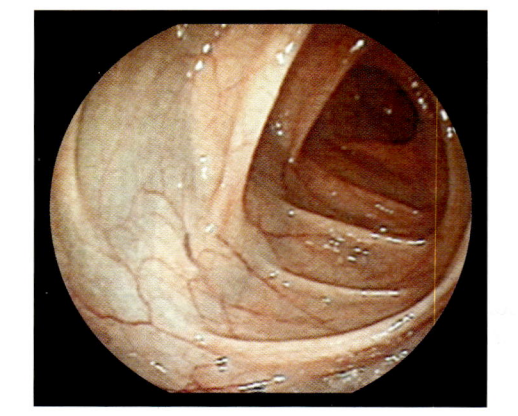

Fig. 17-12. Ângulo esplênico.

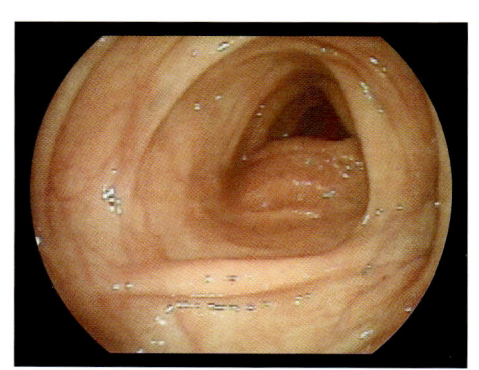

Fig. 17-13. Cólon descendente.

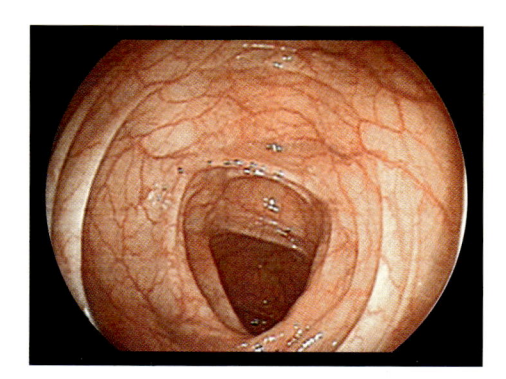

Fig. 17-14. Cólon transverso.

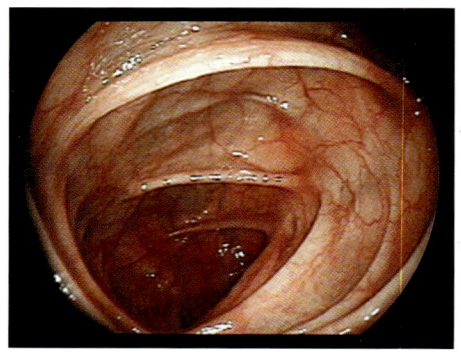

Fig. 17-15. Ângulo hepático.

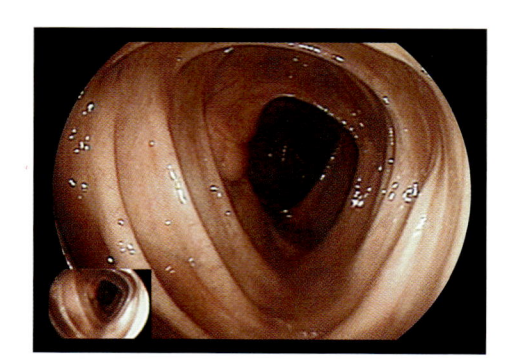

Fig. 17-16. Cólon ascendente.

didas de precaução para evitar a perfuração, incluindo injeção salina da submucosa para remoção de pólipos sésseis e uso de alças são aconselhadas (Figs. 17-17 e 17-18).

A válvula ileocecal (ou válvula de Bauhin) é a demarcação anatômica entre o ceco e o cólon ascendente e é o ponto onde o íleo terminal esvazia-se no ceco. Pode apresentar aspectos endoscópicos variados. Ocasionalmente, há acúmulo pronunciado de gordura na válvula ileocecal conferindo um aspecto lipomatoso. A válvula ileocecal é o melhor marco endoscópico, indicando que o ceco foi alcançado.[4]

A mucosa normal do cólon descendente, transverso, ascendente e ceco é lisa e brilhante, com o padrão vascular semelhante em todos os segmentos. A válvula ileocecal, na maioria das vezes, apresenta uma coloração amarelada com uma fenda central.[4]

O íleo terminal deve ser alcançado em toda colonoscopia total, pois pode esclarecer muitas patologias. Sempre que possível deve ser examinado. Possui a mucosa aveludada e granular devido à presença de vilosidades (Fig. 17-19). Os vasos são muito finos e pouco visíveis, diferente do que é visto no cólon. Em pacientes jovens, o acúmulo de folículos linfoides pode ser evidenciado se assemelhando a pequenos pólipos sésseis, denominada hiperplasia linfoide, na maioria das vezes sem significado clínico.[4]

ASPECTOS TÉCNICOS EM COLONOSCOPIA

O primeiro passo para realização da colonoscopia é o teste do funcionamento do aparelho. A sucção, insuflação, limpeza da lente e o "balanço do branco" devem ser conferidos minuciosamente. Com o equipamento devidamente testado, o endoscopista fica à direita do paciente que é posicionado em decúbito lateral esquerdo e com o monitor à sua frente. Na técnica mais utilizada, a mão esquerda do endoscopista controla os comandos do colonoscópio e a mão direita é responsável pela introdução, avanço e manobras do tubo. Na técnica chamada de "quatro mãos" um endoscopista é responsável pelos comandos e o outro pela inserção do tubo. Essa última é cada vez menos utilizada na rotina de trabalho, porém pode ser útil para o ensino principalmente de endoscopistas iniciantes ou para progressão do aparelho em exames difíceis. O dedo indicador da mão esquerda é responsável pela aspiração enquanto o dedo médio pelo botão que comanda a insuflação e a injeção de água para limpeza da lente.

Com o paciente já sedado inicia-se o exame com a inspeção do ânus e o toque retal. A inspeção anal pode revelar doença hemorroidária, plicomas, fissuras, dermatites, abscessos, fístulas, cicatrizes e outras deformidades anais. O toque retal especificamente durante o exame, além de diagnosticar alterações do canal anal como massas ou tumores serve para dilatar o ânus preparando-o para introdução do aparelho. Além disso, avalia, também, o preparo intestinal distal. Pacientes com presença de fezes sólidas na ampola retal devem ter seus preparos intestinais refeitos. As alterações encontradas durante a inspeção e o toque devem ser descritas no laudo do exame, mesmo que a colonoscopia não substitua o exame proctológico para avaliação do canal anal.

Inicia-se o exame com a introdução do colonoscópio pelo ânus e a progressão do aparelho pelo cólon com auxílio de insuflação de ar. A introdução do aparelho pode ser realizada de três maneiras. Após lubrificação generosa do ânus pressiona-se o a ponta do aparelho obliquamente contra o ânus. Alternativamente, outros preferem introduzir o aparelho direcionado pelo dedo indicador após o exame digital, ou mesmo, pressionar o aparelho contra o ânus com os comandos do colonoscópio travados para que a ponta do aparelho mais rígida penetre com maior facilidade no ânus. Vale lembrar que qualquer que seja a manobra preferida pelo endoscopista deve ser realizada delicadamente para evitar danos no equipamento. Esfíncteres hipertônicos podem levar de 10 a 20 segundos para penetração do aparelho, lembrando que pedir ao paciente que exerça um esforço evacuatório voluntário, nos casos em que o paciente ainda não foi sedado, pode auxiliar nessa manobra.

A colonoscopia completa é aquela que atinge o ceco. Os critérios que confirmam um exame completo são a visibilização do orifício apendicular, da papila ileocecal e a ultrapassagem de uma linha imaginária perpendicular a papila ileocecal, garantindo, assim, a intubação cecal.

Sempre que possível o aparelho deve penetrar o íleo terminal. O exame desse segmento tem especial importância nos quadros de suspeita de doença inflamatória intestinal, diarreias crônicas, tuberculose intestinal e nos sangramentos de origem desconhecida. Com o parelho posicionado no ceco deve-se curvar a sua extremidade distal em up recuando-o delicada e lentamente em direção da papila ileocecal para introduzi-lo no íleo terminal. Aspiração e insuflação podem auxiliar na manobra. A mucosa do íleo terminal é mais granular e tem as pregas mais proeminentes. Frequentemente são observados folículos linfoides espalhados que podem ter o aspecto de pequenos pólipos.

Os maiores problemas para a progressão do aparelho são decorrentes da mobilidade oferecida pelo mesentério do cólon transverso e sigmoide, segmentos com menor fixação ao retroperitônio. Justamente por essa dificuldade da progressão do aparelho os primeiros exames eram realizados com auxílio da radioscopia ou de overtubes. Somente dessa maneira foi possível compreender o mecanismo de formação de alças que ocorre principalmente no cólon sigmoide. Com a compreensão do mecanismo da formação das alças concluiu-se que era possível realizar o exame sem o auxílio da radioscopia. Sempre que o aparelho for introduzido e não houver progressão a alça está sendo formada e o mesocólon tracionado com os riscos inerentes a essa tração: laceração e perfuração intestinal.

Outras dificuldades encontradas para progressão do aparelho durante o exame são aderências provenientes de cirurgias pélvicas, estenoses, diverticulose e obstruções causadas por neoplasia.[3,17,24]

Pacientes com índice de massa corporal muito baixo tem seus exames dificultados provavelmente pelo menor percentual de gordura visceral e menor espaço na cavidade peritoneal. Além disso, a qualidade do preparo de cólon é o principal fator que determina exames incompletos. Outros fatores que podem influenciar dificultando a intubação cecal são: sexo feminino, idade avançada, obesi-

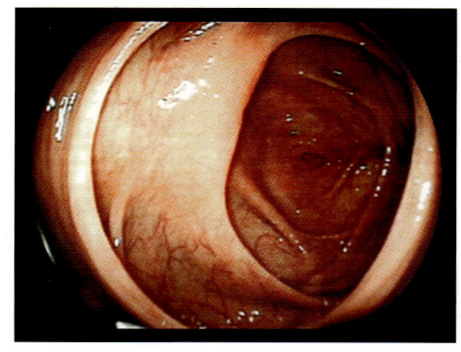

Fig. 17-17. Ceco.

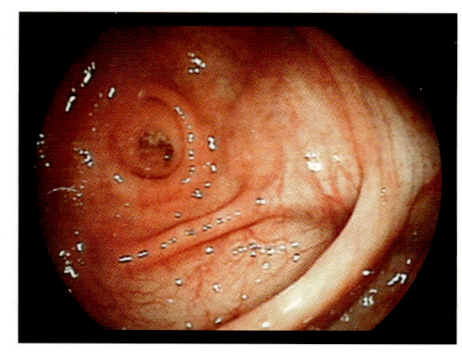

Fig. 17-18. Ceco/óstio apendicular.

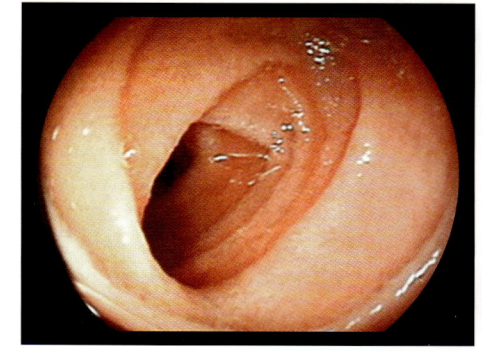

Fig. 17-19. Íleo distal.

dade mórbida, origem asiática, cólons angulados ou redundantes e o cansaço do endoscopista.[2,22,28]

Alguns princípios básicos devem ser seguidos para facilitar o êxito do exame. Deve-se utilizar a capacidade máxima de torque e manter o cólon sigmoide retificado. Trabalhar bem o cólon sigmoide parece ser o segredo para atingir o ceco com maior facilidade. Insuflação mínima deve ser utilizada pra prevenir a distensão exagerada da parede do cólon, reduzindo, assim, a dor do paciente, e os riscos de uma resposta vagal ou mesmo de perfuração. Em recente estudo randomizado comparando insuflação de ar limitada ao reto e sigmoide com insuflação livre de ar mostrou que pacientes submetidos à insuflação de ar limitada tiveram o ceco atingido em menor tempo, necessitaram de menos sedação e reclamaram menos de dor abdominal e gases pós-procedimento.[8]

O aparelho deve ser sempre mantido na luz do órgão evitando-se a sua progressão "às cegas". Exceção a essa regra acontece quando o aparelho deparasse com um ângulo muito agudo onde é necessária a utilização de uma manobra chamada de deslizamento. O aparelho é delicadamente introduzido com o comando em posição de *up* às cegas junto à parede do cólon e em direção ao ângulo esperando que a parede guie o aparelho para a luz transpondo, assim, a curvatura do ângulo. Essa é uma manobra que envolve um maior risco de perfuração. Portanto, deve-se evitar a insuflação de ar em excesso e retroceder sempre que houver maior resistência à passagem do aparelho.

O exame da mucosa geralmente é realizado durante a retirada do aparelho e o tempo de retirada tem relação com a taxa de reconhecimento de adenomas, outro importante critério de qualidade do exame. A retirada do aparelho deve ser lenta, gradual e com a preocupação de manter o aparelho no centro do lúmen do cólon. Especial atenção é dada as pregas intestinais que podem esconder lesões. Caso seja necessário introduzirmos novamente o aparelho para reavaliar áreas eliminando potencialmente os pontos cegos.

O aparelho é então retirado até junção retossigmoideana, cerca de 15 cm da margem anal, que é um ângulo agudo sendo potencial local de perda de lesões pela dificuldade de estabilização do aparelho. Deve ser examinada com bastante cuidado e o aparelho reintroduzido quantas vezes forem necessárias para o exame detalhado da mucosa. O reto é o segmento mais largo onde os vasos sanguíneos são visto mais proeminentes. As três valvas de Houston podem ser vistas e a segunda delas, localizada à direita, marca a reflexão peritoneal anterior. É a chamada valva de Kohlrausch. É possível ainda fazer a manobra de retroflexão no reto para examinar com mais detalhes a margem anal e a linha pectínea. A manobra é realizada deslizando a aparelho pela parede posterior do reto até a primeira valva de Houston com posicionamento em *up* máximo e tração mínima do tubo. Movimentos curtos para direita e esquerda podem facilitar a ultrapassagem da primeira valva de Houston e a visibilização em retroversão do canal anal distal.

PRINCIPAIS MANOBRAS

São várias as manobras utilizadas para progressão do aparelho até o ceco. O torque, que se caracteriza pelo movimento de torção do aparelho nos sentidos horário e anti-horário em relação ao eixo do tubo, possibilita manter o aparelho sempre no lúmen. Além disso, retifica o aparelho reduzindo a formação de alças. Durante a introdução, retificação e retirada do aparelho a extremidade distal tende a se deslocar do centro do lúmen e nessa situação para os ajustes finos e no intuito de manter o aparelho no centro da luz intestinal utilizam-se os comandos de U – *up* (cima), D – *down* (baixo), L – *left* (esquerda) e R – *right* (direita). Os comandos de esquerda e direita devem ser usados o menos possível, uma vez que geram menor efeito na ponta do aparelho que os comandos de cima e baixo. Ainda para evitar a formação das alças podemos utilizar os movimentos de balanço, que são movimentos curtos e rápidos para frente e para trás ou para direita e para esquerda que tem como objetivo sanfonar o cólon retificando-o.

A mudança de decúbito tem como objetivo alterar a configuração das estruturas na cavidade peritoneal utilizando a gravidade para evitar a formação de alças e possibilitar a retificação do aparelho. Assim o paciente que começa a ser examinado em decúbito lateral esquerdo pode mudar para o decúbito dorsal e vice-versa. O decúbito lateral direito e o decúbito ventral são situações de exceção. O primeiro é utilizado quando se atinge o cólon direito sem, entretanto, conseguir a intubação cecal. Essa manobra ainda pode ajudar em um cólon transverso redundante ou um ângulo esplênico muito agudo. O decúbito ventral, ainda menos utilizado, é usado como última tentativa para paciente em que não se consegue uma compressão eficaz, como pacientes obesos.[7,8,29]

A compressão abdominal também tem como objetivo principal evitar a formação de alças e por isso deve ser aplicada nas regiões de maior risco, no flanco e fossa ilíaca esquerdos referindo-se ao cólon sigmoide e nas regiões periumbilical e hipogástrica referentes ao cólon transverso. É valido lembrar que um cólon transverso redundante pode atingir a região hipogástrica. A compressão deve ser realizada antes da introdução do aparelho pela região desejada para evitar que a alça seja formada e propiciar a progressão retilínea do aparelho.[7,8,29]

NOVAS TÉCNICAS

Apesar de ainda não aceita difusamente, a insuflação com dióxido de carbono em substituição ao ar tem sido proposta. Alguns estudos têm demonstrado que o uso de dióxido de carbono para distensão do cólon está relacionado com menor tempo de exame e menor dor e distensão abdominal devido à rápida absorção desse gás. Esses benefícios são conseguidos sem retenção pulmonar de CO_2 ou aumento da incidência de eventos tromboembólicos.[6,32]

A técnica de imersão em água foi descrita em 1984 e consiste na progressão do aparelho com injeção de água na luz intestinal associada à insuflação limitada de ar. A técnica varia na maneira e na quantidade da insuflação de água. O peso da água associado à gravidade conferida pelo decúbito teoricamente ajudariam a retificar o cólon dificultando a formação de alças. Assim, tem como objetivo a fixação do cólon sigmoide no flanco esquerdo com o paciente posicionado em decúbito lateral esquerdo. Em contraste, a insuflação de ar move o cólon sigmoide para o lado direito do abdome e torna os ângulos intestinais mais agudos dificultando a progressão do aparelho. Tem mostrado redução dos níveis de dor e desconforto abdominal além de aumento das taxas de intubação cecal com redução do tempo. A temperatura da água também pode auxiliar. A injeção de água morna mostrou distensão apenas local do cólon facilitando a manutenção do aparelho na luz enquanto a insuflação de ar distende todo o cólon com aumento do seu comprimento.[12,18]

A técnica chamada MEI – *Magnetic endoscope imaging* – permite a visibilização do cólon em tempo real. Ao facilitar a retificação do aparelho evita a formação das alças. Em estudo randomizado foi possível mostrar maior facilidade de intubação cecal por endoscopistas em período de aprendizagem, a conclusão de exames incompletos por dificuldade técnica realizados por endoscopistas experientes; observou-se também menor tempo de intubação cecal. Apesar dos estudos controlados encontrarem benefícios com o uso dessa técnica, até o momento, não existem estudos comparativos entre esta proposta e as técnicas convencionais.[25,26]

OUTROS APARELHOS E ACESSÓRIOS

O uso de outros tipos de colonoscópio ou mesmo gastroscópios podem ser úteis em situações específicas. O colonoscópio pediátrico ou mesmo um gastroscópio pode ser usado para transpor ângulos muito agudos. Aparelhos mais longos ou mais curtos constituem alternativas nessas situações. Novos modelos permitem ajustar a rigidez do tubo e este recurso poderá ser útil para a progressão em cólons transversos redundantes ou tortuosos. Os dados disponíveis na literatura até o momento são controversos para demonstrar o real benefício dos aparelhos com controle de rigidez.

Acessórios também podem auxiliar no exame. O uso de *caps* na ponta do aparelho pode melhorar a visibilização da luz transpondo com maior facilidade as pregas mucosas e facilitando a retificação do aparelho durante as manobras de retificação. A utilização dos *caps* ou *hoods* mostrou, em alguns trabalhos, menor tempo para intubação cecal, êxito em pacientes sem exame completo com a colonoscopia tradicional, redução do desconforto e maior taxa de detecção de adenomas. A presença do acessório aumentaria a distância entre a ponta do aparelho e a mucosa facilitando a visibilização e ultrapassagem dos ângulos.[5,11] Em estudo recente conduzido por Nakamura et al. foi alcançada taxa de intubação cecal de 100% em uma série de 177 colonoscopias difíceis com uso do *cap*.[15]

CONCLUSÃO

Com o reconhecimento da colonoscopia como padrão ouro para o rastreamento do câncer colorretal cada vez são maiores as preocupações com a realização de um exame completo e de boa qualidade. A intubação cecal já é reconhecido critério de qualidade. Contudo cerca de 1% a 12% dos exames não alcança o ceco e a utilização da técnica correta tende a reduzir essa taxa.[20] Nos Estados Unidos, as taxas de intubação cecal variam de 88% a 97%.[19] As taxas de intubação cecal variam muito entre os diferentes centros e são vários os fatores que as influenciam. Dados da literatura sugerem que as taxas de intubação cecal devem ser de pelo menos 90%.[20,27] A utilização da técnica correta, habilidade, treinamento adequado e a experiência do endoscopista participam de maneira fundamental para o sucesso do procedimento.

Poucas mudanças na técnica do exame ocorreram desde que este começou a ser realizado. Estudos não controlados sugerem que a compressão abdominal e a mudança de decúbito podem auxiliar na progressão do aparelho, fato esse percebido no dia a dia do endoscopista. O uso de aparelhos pediátricos, variações na rigidez do tubo, insuflação de dióxido de carbono no lugar de ar, a técnica de imersão e a sedação por demanda, entre outros, são artifícios que em teoria poderiam facilitar o exame.

AGRADECIMENTOS

Aos representantes da Olympus optical Co. e da Fujinon em Belo Horizonte (Brasil) pelo material fotográfico fornecido.

REFERÊNCIAS BIBLIOGRÁFICAS

1. Alves JS, Hanan B, Malheiros RS et al. Preparo de cólon pré-endoscopia: quais as opções? In: Savassi-Rocha P, Vaz Coelho LG, Ferrari MLA et al. *80 questões comentadas em gastroenterologia.* Rio de Janeiro: Medbook. 2010. p. 176-80.
2. Anderson JC, Gonzalez JD, Messina CR et al. Factors that predict incomplete colonoscopy: thinner is not always better. *Am J Gastroenterol* 2000;95:2784-87.
3. Anderson JC, Messina CR, Cohn W et al. Factors predictive of difficult colonoscopy. *Gastrointest Endosc* 2001;54:558-62.
4. Bettinger M. Normal appearance of the intestinal segments. In: Messmann H. *Atlas of Colonoscopy.* Stuttgart: Thieme, 2006.
5. Dai J, Feng N, Lu H et al. Transparent cap improves patients tolerance of colonoscopy and shortens examination time by inexperienced endoscopists. *J Dig Dis* 2010;11:364-68.
6. Dellon ES, Hawk JS, Grimm IS et al. The use of carbon dioxide for insufflation during GI endoscopy: a systematic review. *Gastrointest Endosc* 2009;69:843-49.
7. East JE, Suzuki N, Arebi N et al. Position changes improve visibility during colonoscope withdrawal: a randomized, blinded, crossover trial. *Gastrointest Endosc* 2007;65:263-69.
8. Hsieh YH, Tseng KC, Lin HJ. Limited low-air insufflation is optimal for colonoscopy. *Dig Dis Sci* 2010;55:2035-42.
9. Jorge JMN, Habr-Gama A. Anatomy and Embryology of the Colon, Rectum, and Anus. In: Wolff BG, Fleshman JW, Beck DE et al. *The ASCRS textbook of colon and rectal surgery.* New York: Springer Science+Business Media, LLC;2007:1-25.
10. Kudo S, Lambert R, Allen JI et al. Nonpolypoid neoplastic lesions of the colorectal mucosa. *Gastrointest Endosc* 2008;68(4):S3-47.
11. Lee YT, Lai LH, Hui AJ et al. Efficacy of cap-assisted colonoscopy in comparison with regular colonoscopy: a randomized controlled trial. *Am J Gastroenterol* 2009;104:41-46.
12. Leung FW, Harker JO, Jackson G et al. A proof-of-principle, prospective, randomized, controlled trial demonstrating improved outcomes in scheduled unsedated colonoscopy by the water method. *Gastrointest Endosc* 2010;72(4):693-700.
13. Mahmoud N, Rombeau J, Ross H et al. Embryology of the colon and rectum. In: Townsend CM. *Sabiston textbook of surgery.* 17th ed. Philadelphia: Elsevier, 2004. p. 1401-16.
14. Melo Jr SW, Wallace M. Endoscopic colorectal imaging and therapy. *Curr Opin Gastroenterol* 2011;27:54-60.
15. Nakamura H, Fu K, Yamamura A. Magnifying gastroscopy using a soft black hood for difficult colonoscopy. *Surg Endosc* 2011. Disponível em: <http://www.springerlink.com>
16. Nivatvongs S, Gordon PH. Surgical anatomy. In: Nivatvongs S, Gordon PH. *Principles and practice of surgery for the colon, rectum, and anus.* 3rd ed. New York: Informa Healthcare USA 2006. p. 1-26.
17. Oh SY, Sohn CI, Sung IK et al. Factors affecting the technical difficulty of colonoscopy. *Hepatogastroenterology* 2007;54:1403-6.
18. Park SC, Keum B, Kim ES et al. Usefulness of warm water and oil assistance in colonoscopy by trainees. *Dig Dis Sci* 2010;55(10):2940-44.
19. Rathgaber SW, Wick TM. Colonoscopy completion and complication rates in a community gastroenterology practice. *Gastrointest Endosc* 2006;64:556-62.
20. Rex DK, Bond JH, Winawer S et al. Quality in the technical performance of colonoscopy and the continuous quality improvement process for colonoscopy: recommendations of the U.S. Multi-Society Task Force on Colorectal Cancer. *Am J Gastroenterol* 2002;97:1296-308.
21. Saunders BP. Colonoscopia - intrumentação básica. In: Silverstein FE, Tytgat GNJ. *Endoscopia gastrointestinal.* 3. ed. Rio de Janeiro: Revinter 2003. p. 65-74.
22. Saunders BP, Masaki T, Sawada T et al. A preoperative comparison of Western and Oriental colonic anatomy and mesenteric attachments. *Int J Colorectal Dis* 1995;10:216-21.
23. Saunders BP, Williams CB. Premedication with intravenous antispasmodic speeds colonoscope insertion. *Gastrointest Endosc* 1996;43:209-11.
24. Shah HA, Paszat LF, Saskin R et al. Factors associated with incomplete colonoscopy: a population-based study. *Gastroenterology* 2007;132:2297-303.
25. Shah SG, Brooker JC, Williams CB et al. Effect of magnetic endoscope imaging on colonoscopy performance: a randomized controlled trial. *Lancet*, 2000;356:1718-22.
26. Shah SG, Saunders BP, Brooker JC et al. Magnetic imaging of colonoscopy: an audit of looping, accuracy and ancillary maneuvers. *Gastrointest Endosc* 2000;52:1-8.
27. Shinya H, Cwern M, Wolf G. Colonoscopic diagnosis and management of rectal bleedind. *Surg Clin North Am* 1982;62(5):429-31.
28. Streett SE. Endoscopic colorectal cancer screening in women: can we do better? *Gastrointest Endosc* 2007;65:1047-49.
29. Striegel J, Jakobs R, Van DJ et al. Determining scope position during colonoscopy without use of ionizing radiation or magnetic imaging: the enhanced mapping ability of the neo guide endoscopy system. *Surg Endosc* 2010;25(2):636-40.
30. Subramanian S, Rex DK. Variable stiffness colonoscopes: do they offer a better examination? *Curr Opin Gastroenterol* 2003;19:492-96.
31. Waye JD. Polypectomy Basic Principles. In: Waye JD, Rex DK, Williams CB. *Colonoscopy: principles and practice.* Massachusetts: Blackwell, 2003. p. 410-19.
32. Yamano HO, Yoshikawa K, Kimura T et al. Carbon dioxide insufflation for colonoscopy: evaluation of gas volume, abdominal pain, examination time and transcutaneous partial CO(2) pressure. *J Gastroenterol* 2010;45(12):1235-40.

CAPÍTULO 18

ENDOSCOPIA PEDIÁTRICA

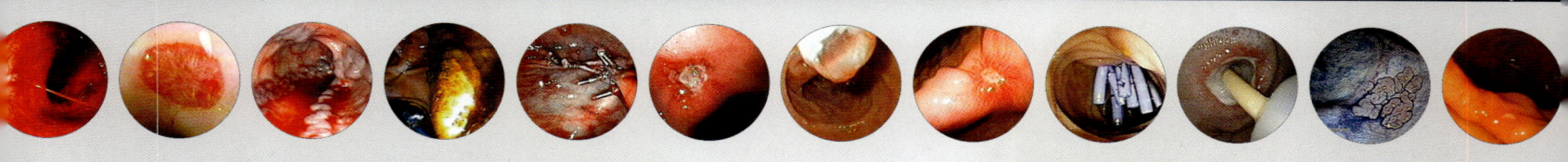

PAULO FERNANDO SOUTO BITTENCOURT ■ ALEXANDRE RODRIGUES FERREIRA
LUIZ RONALDO ALBERTI ■ JOSÉ ANDRADE FRANCO NETO

INTRODUÇÃO

Os primeiros trabalhos publicados em endoscopia pediátrica datam do final do século passado, quando Cremer e Amet demonstraram a aplicação clínica dos fibroscópios pediátricos.[1-3] Durante os anos de 1978 e 1979, algumas publicações confirmaram o benefício do diagnóstico em endoscopia comparado ao exame radiológico contrastado, que era o mais utilizado até então e, em 1989, Tam e Saing apresentaram suas experiências em 13 anos de endoscopia pediátrica.[4] No Brasil, os trabalhos pioneiros publicados foram de Habr-Gama em colonoscopia (1979) e Prolla em endoscopia digestiva alta (1984).[1,5]

O surgimento de aparelhos com menor diâmetro possibilitou exame endoscópicos diagnóstico ou terapêutico mais seguros, mesmo em crianças pequenas.[4]

O campo da endoscopia digestiva infantil tem experimentado grande crescimento nos últimos 30 anos, reflexo do aprimoramento da gastroenterologia pediátrica como área de atuação e do maior desenvolvimento tecnológico da endoscopia gastrintestinal.

A endoscopia pediátrica expandiu rapidamente suas indicações, com redução das contraindicações e complicações à medida que se ampliou a experiência com o método.[1,6]

A esofagogastroduodenoscopia é, hoje, parte integrante e fundamental da prática clínica da gastroenterologia pediátrica, tendo claramente alcançado a maturidade através do reconhecimento cada vez maior de sua importância e da evolução de uma técnica puramente diagnóstica para modalidades também terapêuticas, já consagradas nos pacientes adultos.

PARTICULARIDADES DO EXAME EM PEDIATRIA

A endoscopia digestiva alta em crianças e adolescentes apresenta algumas particularidades que a difere do exame em adultos, entre elas, as afecções peculiares a cada grupo como as doenças malignas e terminais em adultos e doenças funcionais em crianças.[1]

O contato inicial com o paciente é essencial para o conhecimento da indicação do exame, das comorbidades e para as orientações em relação ao procedimento a ser realizado. É importante estar atento com a redução da ansiedade e das dúvidas que acompanham o exame endoscópico não apenas da criança, mas também de seus pais ou responsáveis. O termo de consentimento informado deve ser explicado aos pais ou cuidadores e assinado. Sempre que possível, mostrar e explicar a criança como funciona todo o procedimento, do local de endoscopia ao aparelho.[4] O Conselho Federal de Medicina recomenda uma avaliação anestesiológica prévia aos pacientes que forem submetidos à anestesia geral.

O local da realização da endoscopia deve propiciar bem-estar e conforto aos pacientes pediátricos. Brinquedos para cada faixa etária, filmes e músicas infantis e decorações de parede com personagens de desenho proporcionam um ambiente prazeroso, diminuindo sua ansiedade.[4]

A sala de endoscopia deve conter também materiais e equipamentos médicos para todas as idades como máscaras de anestesia transparentes ou coloridas e eletrodos com diferentes formas e desenhos. A sala deve ter espaço suficiente para receber os aparelhos de endoscopia, materiais para monitoração dos parâmetros hemodinâmicos durante o procedimento anestésico sem comprometer a segurança do exame. O ruído externo excessivo deve ser evitado, a temperatura ambiente deve ser ajustada com o objetivo de evitar hipotermia, e a iluminação deve ser ajustável o que contribui no relaxamento da criança.[4] Os pais ou acompanhante do paciente devem estar presentes até o momento da indução anestésica.

A área de recuperação requer equipamentos de oximetria e fonte de O_2 aos pacientes submetidos à endoscopia. Sempre que possível, evitar pacientes adultos ao lado de pacientes pediátricos sendo a luz natural uma vantagem para a recuperação das crianças.[4]

A criança não deve ser vista como um adulto em miniatura. As características de cada faixa etária, o grau de dependência e de interação aos adultos e com o meio, e a peculiaridade das doenças devem ser levadas em consideração ao se realizar o exame.

PREPARO PARA O PROCEDIMENTO

Antibioticoprofilaxia

De acordo com estudos em adultos, a bacteremia pode ocorrer durante o procedimento endoscópico, no entanto, o risco de infecção é relativamente baixo (2-5%).[4] Procedimentos como biópsias e polipectomias não aumentam o risco de bacteremia, não sendo a profilaxia recomendada. Vários consensos definem uso de antibioticoprofilaxia em procedimentos endoscópicos.[4,7]

Nos procedimentos como dilatação e escleroterapia, as taxas de bacteremia aumentam 45% e 30% respectivamente, sendo a profilaxia indicada em pacientes imunocomprometidos, neutropênicos e naqueles com risco de desenvolver endocardite (válvulas cardíacas sintéticas, passado de endocardite, doença cardíacas cianóticas etc.). Nos pacientes submetidos à gastrostomia endoscópica percutânea, a antibioticoprofilaxia é também indicada pelo aumentado risco de infecção local.[4,8]

A profilaxia só é eficaz se administrada em dose que garanta nível sérico adequado durante e logo após o procedimento. As recomendações seguem as indicações ditadas pela *American Society for Gastrointestinal Endoscopy* e pela *American Heart Association*.[9-11] O Quadro 18-1 ilustra as doses utilizadas em cada caso.

Sedação e anestesia geral

Um dos aspectos mais importantes da endoscopia digestiva pediátrica é a necessidade de anestesia geral ou sedação para os exames, com participação ativa do anestesiologista.

O acesso venoso deve ser implantado na sala de observação quando possível. A punção pode ser aliviada usando pomadas anestésicas (lidocaína e creme de prilocaína,[4] anestésicos orais (midazolam) ou lidocaína com adrenalina liberada por iontoforese.[9] Nos pacientes agitados e em crianças menores podem-se utilizar anestésicos inalatórios antes da venóclise.

O bucal deve ser colocado enquanto a criança está colaborativa e consciente, minimizando o risco de fratura dentária. Na faringe posterior poderá ser aplicado um anestésico tópico para reduzir o reflexo de engasgo (lidocaína ou benzocaína). Os pais devem ser encorajados a ficarem junto ao paciente até o momento da indução anestésica e logo depois encaminhados a sala de observação com devido suporte da equipe médica. Alguns endoscopistas pediátricos aconselham aos pais ficarem na sala durante o procedimento quando a criança está em sedação consciente, porém não existem evidências relatadas que esta prática ofereça qualquer conforto real à criança.[9]

O surgimento de anestésicos potentes, rápidos e com baixos efeitos colaterais tornam a contenção um ato pouco utilizado, devendo ser desencorajado.

As indicações para a prática da sedação feitas pela *American Academy of Pediatrics*[9] em 1992 recomendam que um assistente deva manter a atenção exclusiva para o controle da sedação não devendo participar de outras responsabilidades no procedimento.

A sala onde será realizado o exame deve conter equipamentos para monitoração dos parâmetros clínicos e material para suporte avançado de vida em caso de complicações anestésicas. Em relação à monitoração devem estar disponíveis estetoscópio, monitor para avaliação eletrocardiográfica, oximetria, pressão sanguínea e capnografia. Uma fonte contínua de oxigênio pressurizado a 100% e material para aspiração de secreções deve estar presente na sala. O equipamento de reanimação deve incluir unidades ventilatórias e máscaras de diversos tamanhos, laringoscópios com lâminas e tubos endotraqueais adequados a cada idade, medicações para atendimento a situações de urgência e emergência e desfibrilador.[9]

Existem diferentes estádios durante a sedação do paciente, que dependem principalmente da medicação, a dose e volume utilizado. A resposta de cada indivíduo é imprevisível.

A escolha entre sedação e anestesia geral deve ser individualizada. Nos procedimentos prolongados como os terapêuticos, procedimento em lactentes, crianças com comorbidades associadas ou com sangramento digestivo ativo, a anestesia geral com proteção de vias aéreas deve ser preferida.[4]

Apesar do tempo relativamente curto do exame endoscópico, a passagem do aparelho pela faringe pode estimular reflexos protetores das vias aéreas, assim como reflexo vagal, principalmente em razão da contiguidade maior do esôfago com a traqueia em crianças. Se a sedação for inadequada na fase inicial do procedimento, este pode tornar-se doloroso ou exacerbar reflexo vagal com bradicardia, hipóxia e em casos extremos parada cardiorrespiratória.

Pode ocorrer também hipóxia por compressão da parede posterior da traqueia pelo endoscópio e risco de apneia obstrutiva, principalmente em recém-nascidos e lactentes. Além disso, deve-se evitar insuflação exagerada de ar em cavidade gástrica nesta faixa etária devido à restrição respiratória por elevação do diafragma e cólicas abdominais.

Em adultos, a taxa de complicações graves relacionadas à anestesia é de 1:1.000 e de mortalidade é de 5 – 30:100.000.[4] A maioria destas complicações é associada à depressão cardiorrespiratória. Não existem muitos estudos em pediatria, mas a prática mostra que em crianças o risco de mortalidade devido a depressão cardiorrespiratória é mais baixa.[4] Um estudo com mais de 2.500 procedimentos não foi relatado caso de morte e de parada cardiorrespiratória, e nem de eventos de aspiração, sendo observada queda transitória da saturação em até 10% dos casos, facilmente corrigida pela suplementação do mesmo.[12] O exame incompleto durante a sedação variou de 1-5%.[13]

Os procedimentos eletivos em crianças portadoras de infecção leve ou não resolvida do trato respiratório superior deverão ser adiados até a resolução do quadro. Quando for necessário intubação endotraqueal em crianças que tenham qualquer dificuldade no acesso às vias aéreas, sempre fazer uma avaliação prévia com o anestesiologista.[9]

Utilizam-se midazolam e fentanil na maioria dos procedimentos. Essas drogas produzem ansiólise de ação rápida, hipnose, amnésia e analgesia com duração de ação relativamente curta.[9]

Outra droga utilizada é a cetamina pelo seu potente efeito analgésico, hipnótico e amnésico sem supressão das funções respiratórias nem dos reflexos protetores. Porém a cetamina parece favorecer ou exagerar os reflexos protetores das vias aéreas, induzindo a um aumento de risco de laringoespasmo.[4]

O propofol é um agente sedativo-hipnótico que gerou considerável interesse entre os endoscopistas em razão do seu início rápido e curta duração de ação, bem como dos seus mínimos efeitos colaterais quando administrado intravenoso.[9] O propofol, embora seja tipicamente usado para induzir um estado de anestesia, poderá também ser empregado para alcançar estados mais leves da sedação quando administrados em pequenas doses intermitentes ou como uma infusão contínua. Um estudo recente realizado na *Maastricht University Medical Centre, Maastricht, the Netherlands,* comparou diferentes classes de anestésicos isolados e em associações e concluiu que os opioides/benzodiazepínico e propofol isolado têm um perfil de segurança semelhante, com uma incidência muito baixa de even-

Quadro 18-1. Profilaxia antibiótica

Profilaxia da endocardite	
Alto risco	Ampicilina 50 mg/kg (Máximo de 2 g) e gentamicina 2 mg/kg (máximo de 120 mg) IV ou IM 30 min antes do procedimento, seguido por ampicilina 25 mg/kg IM ou IV ou amoxicilina 25 mg/kg (máximo de 1 g) VO em 6 horas depois
Baixo risco	Amoxicilina 50 mg/kg (Máx 2 g) VO 1 hora antes do procedimento
Alergia à penicilina	Vancomicina 20 mg/kg (máximo 1 g) IV 1 hora antes do procedimento
Gastrostomia percutânea	Cefazolina 25 mg/kg (máximo 1 g) IV ou IM 30 minutos antes do procedimento
CPER	Ampicilina/Sulbactam 50 mg/kg (máximo de 2 g) IV 30 min antes do procedimento ou cefazolina 25 mg/kg (máximo 1 g) IV ou IM 30 min antes do procedimento.

tos adversos (0,3%).[14] Nessa investigação o propofol se mostrou com eficácia comparável à anestesia geral. A adição de midazolam, remifentanil, fentanil e/ou cetamina ao propofol pode aumentar a eficácia, sem criar mais eventos adversos, como o laringoespasmo.[14]

A dor causada pela injeção de propofol foi relatada em 53% dos casos, apesar da adição de lidocaína ao propofol.[15] Uma dose baixa de cetamina antes do propofol é mais efetiva na redução da dor pela infusão do propofol em comparação a lidocaína.[16]

Jejum

As indicações dietéticas devem seguir as orientações recomendadas pela Sociedade Americana de Anestesiologia:[17]

- Podem ser oferecidos líquidos simples aos lactentes (leite humano, porém não outro leite ou fórmula) até 2 horas antes da sedação.
- Os lactentes com menos de 6 meses podem receber fórmula até 4 a 6 horas e líquidos simples até duas horas antes da sedação.
- Para pacientes com mais de 6 meses, devem ser suspensos sólidos e líquidos durante 6 a 8 horas antes da sedação.

Equipamentos

Os equipamentos sugeridos para a realização de esofagogastroduodenoscopia na infância variam de acordo com o peso corporal:[4]

- Menores 2,5 kg = aparelhos de 5 e 6 mm de diâmetro.
- Entre 2,5 e 5 kg = aparelhos de pequeno calibre (5,3, 7,5 e 7,8 mm de diâmetro).
- Entre 5 e 15 kg = aparelhos de 7.8 e 9 mm de diâmetro.
- Maiores que 15 kg = gastroscópio-padrão de adulto (9,8 mm de diâmetro).

Entretanto, a experiência, em nosso meio, em quase 20 anos de endoscopia pediátrica (13.493 pacientes) mostra que metade dos pacientes pediátricos apresentava idade menor que 5 anos, sendo que em todos os casos o exame foi realizado com o equipamento-padrão de adulto.[18]

Endoscópios ultrafinos possuem um canal de operação de 2,0 mm de diâmetro. Felizmente, a maioria dos acessórios endoscópicos está disponível neste tamanho. Porém os dispositivos que se inserem na ponta do endoscópio, tais como kit de ligadura elástica e coberturas protetoras de corpos estranhos não estão disponíveis em acessórios menores que 9 mm, e, por isso, não devem ser usados em endoscópios pediátricos menores.[9]

Contraindicações

As contraindicações ao exame têm-se reduzido significativamente devido a melhor preparo do paciente, maior experiência e treinamento do endoscopista e auxílio do anestesiologista. Existem poucas contraindicações em endoscopia em crianças. As mais comuns são:

- Hemorragia volumosa e/ou coagulopatia.
- Instabilidade cardiovascular.
- Via aérea instável.
- Deterioração do estado neurológico ou pulmonar.
- Preparo inadequado.
- Suspeita de perfuração intestinal.

Como todos os exames de endoscopia são realizados após uma entrevista detalhada e com monitorização dos sinais vitais e com acesso a todos os métodos de compensação hemodinâmica as únicas contraindicações absolutas são as duas últimas citadas.[19]

O tamanho pequeno da criança não impede a realização do exame, porém em prematuros extremos (menores de 1,5 kg) raramente a endoscopia é realizada.[9]

PROCEDIMENTO

A técnica do exame é semelhante aos pacientes adultos. Antes de ser administrada a sedação, devem ser retiradas quaisquer aplicações ortodônticas e materiais decorativos como piercings no nariz e na língua. Atenção especial para escolares com dentes decíduos frouxos. O protetor bucal deve ser colocado enquanto a criança está colaborativa e consciente. Inicia-se o exame endoscópico com o posicionamento adequado da criança, utilizando-se o decúbito lateral esquerdo e discreta extensão cervical, seguido de introdução do endoscópio pela cavidade oral, base da língua até a faringe, neste momento é possível visibilizar a epiglote e os seios piriformes direito e esquerdo, e as cordas vocais no canal traqueal. É possível realizar uma retroflexão na faringe e observar as coanas no intuito de detectar focos de sangramento.[19]

Introduzindo pelo seio piriforme encontra-se o esfíncter esofágico superior, que corresponde ao músculo cricofaríngeo; em pacientes com sedação "consciente" é necessário solicitar a deglutição para transpor esse esfíncter com o endoscópio.

Na parte superior do esôfago, observam-se suas relações com órgãos adjacentes (vasos e traqueia). A mucosa tem um aspecto vermelho pálido uniforme e é possível a visibilização dos vasos da submucosa. Na parte inferior do esôfago, observa-se a transição da mucosa esofagogástrica (linha Z) e o esfíncter esofagiano inferior.

Alcançando o estômago, é necessária a insuflação de ar para poder observar a cavidade gástrica em sua totalidade. A curvatura menor se localiza a direita e a curvatura maior junto ao fundo gástrico, avançando o aparelho é possível visualizar o corpo gástrico com seu pregueamento característico até o infundíbulo antral, onde desaparece o pregueamento e inicia-se o antro gástrico.

Para realizar a retroflexão é necessário girar o comando para acima e efetuar uma ligeira tração do aparelho após devida insuflação. Nesta posição, é possível identificar o fundo gástrico e como o endoscópico é envolvido pelo cárdia.

O antro é uma região sem pregueamento e o piloro é identificado na sua porção mais distal. Próximo ao piloro observa-se o ângulo gástrico chamado de incisura gástrica, localização da maior parte das doenças ulcerosas. Em um lactente ou criança pequena, o antro pode estar em um ângulo agudo, o que requer maior deflexão do aparelho.[9]

Transposto o orifício pilórico encontra-se o bulbo duodenal que deve ser examinado todas suas paredes: anterior, posterior, vertente superior e vertente inferior; com objetivo de diagnosticar doenças ulcerosas e cicatrizes de úlceras que podem deformá-lo. A primeira porção do duodeno deve ser explorada girando-se o endoscópio para a esquerda e adicionando o comando para cima. Observam-se as vilosidades intestinais que pode ser feita com a técnica de imersão em água ou com a magnificação disponível em alguns aparelhos. A segunda e terceira porções podem ser examinadas e nota-se um maior número de vilosidades.

A realização de biópsias é complemento do exame e objetiva melhor caracterização das alterações endoscópicas encontradas.[19]

INDICAÇÕES E ASPECTOS TERAPÊUTICOS

Indicações

A endoscopia digestiva alta corresponde a cerca de 70% dos procedimentos endoscópicos realizados em crianças e adolescentes.[1]

As doenças malignas do trato digestivo alto são muito raras na faixa etária pediátrica, sendo as doenças funcionais e as malformações congênitas as mais frequentemente encontradas.

As indicações dividem-se em diagnósticas e terapêuticas.[19] Dentre as diagnósticas citam-se a dor abdominal recorrente, hemorragia digestiva e anemia, disfagia e odinofagia, vômitos, suspeita de esofagite eosinofílica, ingestão de corpos estranhos e cáustico, biópsia duodenal (má absorção), controle de tratamento de úlcera, gastrite, esofagite e pós-operatório de cirurgias para o refluxo gastroesofágico achados anormais no estudo radiológico contrastado do esôfago, estômago e duodeno e síndromes linfoproliferativas pós transplantes.[1,19]

Vômitos, dor abdominal recorrente, pesquisa de complicações da doença do refluxo gastroesofágico e hemorragia digestiva alta são os motivos mais comuns para a realização da endoscopia e, nestes casos, cerca de metade dos pacientes apresenta exame endoscópico sem alterações significativas.

As terapêuticas mais utilizadas são: dilatação de esôfago, retirada de corpos estranhos, ligadura elástica, esclerose de varizes e gastrostomia endoscópica percutânea.[1,4]

Os Quadros 18-2 e 18-3 exemplificam as principais indicações e achados endoscópicos da esofagogastroduodenoscopia pediátrica, segundo estudo recente de Bittencourt *et al.*, que incluiu 13.493 exames realizados entre março de 1993 e julho de 2011.[18]

Quadro 18-2. Principais indicações da esofagogastroduodenoscopia em crianças e adolescentes

Indicação diagnóstica	Terapêutica
Dor abdominal (34,1%)	Dilatação de esôfago (70,7%)
Vômitos (24,7%)	Ligadura elástica de varizes (8,2%)
Disfagia/odinofagia (3,8%)	Gastrostomia percutânea (8,2%)
Hematêmese/melena (3,5%)	Retirada de corpo estranho (6,2%)
Biópsia duodenal (2,4%)	Escleroterapia de varizes (5,2%)
Hipertensão porta (1,5%)	
Ingestão de corrosivos (1,5%)	
Ingestão de corpos estranhos (1,3%)	
PO de atresia de esôfago (0,8%)	
Fístula traqueoesofágica (0,3%)	
Controle	
Erradicação de varizes (3,6%)	
Controle de esofagite/úlcera péptica (3%)	
Dilatação de esôfago (2,7%)	
Esofagite eosinofílica (1,9%)	
Pós-fundoplicatura (1,4%)	
Úlcera gástrica/duodenal (0,8%)	

Quadro 18-3. Principais achados à esofagogastroduodenoscopia em crianças e adolescentes

Dor abdominal (n = 2.793) Normal (63,5%)	Vômitos (n = 2.020) Normal (51,3%)
Gastrite não erosiva (13,6%)	Esofagite (27,5%)
Esofagite (8,9%)	Hérnia hiatal (11,4%)
Gastrite erosiva (3,9%)	Estenose esofágica (1,7%)
Duodenite erosiva (2,9%)	Gastrite/duodenite (4,2%)
Úlcera duodenal (1,8%)	Esofagite por monília (0,6%)
Úlcera gástrica (0,5%)	
Disfagia/odinofagia (n = 309) Normal (16,8%)	**Hematêmese/melena** (n = 287) Normal (27,5%)
Estenose de esôfago (28,1%)	Varizes esofagogástricas (20%)
▪ Cirúrgica (12,8%)	Úlcera péptica (15,1%)
▪ Péptica (8,2%)	Gastrite erosiva (12,7%)
▪ Cáustica (3,1%)	Esofagite erosiva (11,4%)
▪ Congênita (2,3%)	S. Mallory-Weiss (1,9%)
▪ Corpo estranho retido (0,9%)	
▪ Traumática (0,3%)	
Esofagite (13,9%)	
Atresia de esôfago (2,8%)	
Compressão vascular esofágica (2,0%)	

▪ Dor abdominal recorrente

A dor abdominal recorrente é uma condição frequente na faixa etária pediátrica e constitui a principal indicação de endoscopia digestiva alta nestes pacientes.[1,9]

Na maioria dos casos, não se encontra doença subjacente, entretanto, investigação é necessária quando se suspeita de etiologia péptica ou inflamatória ou se as causas mais comuns são excluídas, como constipação intestinal crônica e parasitoses.

A incidência de lesões inflamatórias ou ulceradas nos pacientes com dor abdominal é muito variável e tem sido reportada desde 33% a 93%.[20,21] A colonização pelo *H. pylori* no antro gástrico apresenta forte correlação com úlcera duodenal, mas na ausência de doença ulcerosa péptica ativa não se sabe se o microrganismo produz sintomas.[22] Do ponto de vista endoscópico, há uma forte correlação entre a micronodularidade no antro com a positividade pelo *H. pylori*.

Naqueles pacientes com positividade para o *H. pylori* em dois exames diagnósticos (biópsia de antro e corpo e teste da urease) o consenso da NASPGAN e ESPGAN de 2011 indica tratamento nos pacientes com familiares de primeiro grau com passado de câncer gástrico e nos pacientes com doença ulcerosa em atividade.[23]

O diagnóstico diferencial da dor abdominal recorrente abrange um grupo heterogêneo de doenças, entretanto, na maioria dos pacientes, a dor é ocasionada por alterações funcionais, sendo importante o conhecimento dos novos conceitos de neurogastroenterologia. A ausência de sinais de alerta e de causas orgânicas sugere a etiologia funcional e merece atenção multidisciplinar, a fim de aliviar a dor e melhorar a qualidade de vida da criança.

Apesar dos grandes e recentes progressos nos conhecimentos científicos, a dor abdominal recorrente continua sendo um dos maiores desafios enfrentados na pediatria.

▪ Vômitos/disfagia

A endoscopia digestiva alta está indicada em pacientes com vômitos persistentes de causa inexplicada, principalmente na suspeita de etiologia péptica, possibilitando a avaliação da mucosa e a coleta de biópsias.[1]

O diagnóstico diferencial de disfagia na população infantil inclui as esofagites de diferentes origens, os distúrbios motores do esôfago, causas mecânicas como corpos estranhos, neuropatias e miopatias, acalasia, estenoses esofágicas de etiologia variada, dentre outros.

▪ Hemorragia digestiva alta

A hemorragia digestiva alta em crianças, ao contrário de adultos, é, na maioria das vezes, bem tolerada, com sangramento discreto ou oculto e de resolução espontânea ou apenas com o tratamento clínico. Cerca de 30% de todas as endoscopias são realizadas para investigar a hemorragia digestiva alta e em 10 a 20% não se identifica o sítio de sangramento.[21,24,25] Entretanto, é uma situação clínica estressante para a criança e a família, e a abordagem diagnóstica necessita ser dinâmica e associada a cuidados terapêuticos, a fim de se preservar o equilíbrio hemodinâmico do paciente.

Antes de começar a propedêutica para hemorragia digestiva, uma anamnese detalhada deve ser instituída com intuito de investigar causas alimentares ou medicamentosas (Quadro 18-4).[26]

Nem todas as crianças com hemorragia digestiva necessitam de endoscopia digestiva alta. Aquelas com história de doença aguda autolimitada, estáveis clinicamente e com diagnóstico prévio devem ser mantidas em observação e monitoradas devido a eventual ressangramento. Os pacientes com sangramento mais volumoso, por outro lado, necessitam do exame como parte da avaliação e o momento ideal de realizá-lo é definido pela gravidade da perda sanguínea.[27]

As causas de hemorragia digestiva alta se dividem pela faixa etária, conforme o Quadro 18-5.[26]

Quadro 18-4. Causas alimentares e medicamentosas que podem deixar as fezes com aspecto de sangue

- Antibióticos (ampicilina)
- Beterraba
- Chocolates
- Gelatinas coloridas
- Suplementos de ferro
- Alimentação com excesso de folhas verde

Quadro 18-5. Causas de hemorragia digestiva alta conforme a idade

Neonatal	Lactentes	Crianças
Esofagite	Corpo estranho	Úlceras pépticas
Gastrite	Úlceras e gastrites	Gastrites
Úlceras gastrointestinais	Anti-inflamatórios não esteroides	Mallory-Weiss
Alergia ao leite de vaca	Ingestão cáusticas	Varizes
Malformação congênita	Hipertensão portal	AINH
Mallory-Weiss		
Duplicação intestinal		
Tecido pancreático heterotópico		
Insuficiência hepática		

A trombose da veia porta (39,5%) e a fibrose hepática congênita (11,7%) representam mais de 50% das causas não cirróticas de hipertensão porta.[28] A atresia de vias biliares foi a causa mais frequente dentre os cirróticos em pediatria seguido de cirrose criptogênica.[28]

A endoscopia deve ser realizada, nas primeiras 12 horas do episódio de sangramento, após estabilização hemodinâmica, quando, a partir de então, diminui a acurácia do exame. O exame deve ser realizado sob anestesia geral minimizando o risco de aspiração e facilitando o exame. Ela tem como objetivos confirmar a etiologia da hemorragia, orientar a terapêutica, permitir realização de técnicas endoscópicas para hemostasia e fornecer prognóstico quanto ao risco de ressangramento.[1] As principais técnicas endoscópicas disponíveis para hemostasia de lesões sangrantes são a injeção de substância esclerosantes e/ou hemostáticas (álcool, adrenalina, oleato de etanolamina, cianoacrilato), ligadura elástica, hemoclipes, suturas, adesivos teciduais, eletrocoagulação, coagulação a *laser*, termocoagulação, entre outros.

Alterações congênitas

Os diversos defeitos embriológicos no desenvolvimento do tubo digestivo resultam em alterações que eventualmente devem ser avaliadas pelo endoscopista nos primeiros anos de vida.

O esôfago é um dos segmentos mais afetados em crianças, sendo a regurgitação, vômitos, disfagia, recusa alimentar, engasgos e perda de peso as principais indicações para estudá-lo.[4]

As alterações mais frequentemente encontradas são: atresia de esôfago, duplicações, estenoses, anomalias vasculares, acalasia congênita e membranas.[9]

Disfagia e odinofagia

A endoscopia digestiva alta está indicada nos pacientes com disfagia/odinofagia para caracterizar uma esofagite (pépticas, eosinofílicas, cáusticas, medicamentosas, infecciosas). A endoscopia é mais sensível que a radiografia para esse diagnóstico.[4,9]

Geralmente, basta a inspeção visual para diagnosticar uma das causas de esofagite, a biópsia se faz necessária para definir a etiologia do processo infeccioso (herpes, citomegalovírus, moniliíase) e para diagnóstico de esofagite eosinofílica com contagem de eosinófilos na camada basal.[4]

Aspectos terapêuticos

As dilatações esofágicas, ligadura e/ou esclerose de varizes esofagianas e a retirada de corpos estranhos digestivos são os procedimentos que predominam nos grandes serviços de endoscopia digestiva pediátrica (Quadro 18-6).[18]

Após o exame, a criança deve ser encaminhada à sala de recuperação, onde é mantida sob supervisão da equipe de enfermagem e sob avaliação dos sinais vitais. Quando bem acordado, é oferecido dieta líquida, e fornecidas orientações aos pais. Em alguns procedimentos com nas gastrostomias endoscópicas, o paciente permanece internado por 24 horas.

COMPLICAÇÕES

A endoscopia digestiva alta é considerada um procedimento seguro e com baixos índices de complicações (0,13-1,7%).[1,4,9] Os riscos aumentam quando o exame é realizado em caráter de urgência, se o paciente encontra-se criticamente doente ou se há necessidade de realização de intervenções mais complexas.

As complicações cardiopulmonares, relacionadas à sedação ou anestesia geral, são as mais frequentes (46%), de intensidade variável, predominando a queda transitória e sem repercussões da saturação de O_2 em mais de 70% dos casos, broncoespasmo e/ou laringoespasmo.[1,18]

As complicações infecciosas são de baixa incidência, sendo a bacteremia transitória o exemplo mais comum.

A perfuração esofágica é uma complicação muito rara (0,03%), mas com alta morbimortalidade.[1] A estenose esofágica é o fator predisponente mais importante. Dor torácica, febre, crepitância, odinofagia, leucocitose e derrame pleural são os achados clínicos mais comuns. A suspeita, em geral, é confirmada pelo estudo contrastado iodado e o tratamento é geralmente conservador (jejum, nutrição parenteral, antimicrobianos) (Quadro 18-7).[1,9]

Quadro 18-6. Principais procedimentos em endoscopia digestiva alta terapêutica

- Dilatação de estenoses esofágicas
- Dilatação de estenose pilórica
- Tratamento de varizes esofagianas (ligadura elástica, escleroterapia)
- Hemostasia de lesões digestivas sangrantes (injeção, eletrocoagulação, *heater-probe, plasma de argônio*)
- Gastrostomia endoscópica percutânea
- Retirada de corpos estranhos
- Polipectomias
- Mucosectomias
- Colocação de próteses autoexpansivas em estenoses esofágicas
- Tratamento de acalasia com toxina botulínica
- Tratamento endoscópico da doença do refluxo gastroesofágico

Quadro 18-7. Complicações associadas aos procedimentos endoscópicos terapêuticos

- Dilatação esofágica: perfuração, sangramento, bacteremia/sepse
- Ligadura elástica de varizes esofagianas: ulceração (5-15%), sangramentos, perfuração (0,7%), estenose esofágica
- Escleroterapia de varizes esofagianas: ulceração (50-78%), sangramentos (6%), perfuração (2-5%), estenose esofágica (2-20%)
- Remoção de corpos estranhos: lesão de mucosa, sangramentos, aspiração
- Gastrostomia percutânea: obstrução de sonda, dor local, granuloma periostomia, infecção, sangramento, perfuração de alça intestinal, lesão de órgãos internos

OUTROS MÉTODOS ENDOSCÓPICOS EM CRIANÇAS

O crescimento da endoscopia digestiva tem proporcionado avanços diagnósticos e terapêuticos nesta área que se reflete no aparecimento de técnicas endoscópicas inovadoras, especializadas e de grande contribuição para a abordagem das doenças digestivas, já em aplicação nos pacientes adultos. Estas técnicas apresentam grande potencial na endoscopia pediátrica, mas a experiência com tais procedimentos ainda é pequena, sua eficácia ainda não foi provada e requer maior treinamento dos endoscopistas pediátricos e estudos controlados.

Ecoendoscopia

É uma técnica relativamente nova, emergente na década de 1980 e com rápida evolução nos últimos anos. Através do uso de miniprobes, ela permite visualização e estudo das camadas do trato digestivo (mucosa, muscular da mucosa, submucosa, muscular própria e serosa ou adventícia) e de estruturas extraluminais (linfonodos, vasos sanguíneos, pâncreas, fígado, ductos biliares maiores).[4]

Os aparelhos existentes são o linear e o radial. No primeiro caso o transdutor encontra-se paralelamente ao eixo longo do aparelho, formando um plano de imagem linear. Existe na extremidade do aparelho um balão que é preenchido por água facilitando o acoplamento acústico.[29] Os ecoendoscópicos lineares geralmente são usados com acessórios através do canal de trabalho para realizar aspiração com agulha fina de lesões e para outros procedimentos terapêuticos.[29] Na ecoendoscopia radial, são utilizados os *probes* com frequências variáveis de 7 MHz até 20 MHz, assim como no aparelho linear existe a necessidade de acoplamento acústico que se faz com insuflação de água entre o eletrodo e a parede do órgão.[29]

Um aspecto importante da ecoendoscopia radial é o conhecimento das camadas da parede a ser estudada. Existem cinco camadas: 1) interface (entre o balão e a mucosa) hiperecogênica; 2) mucosa que se apresenta hipoecogênica; 3) submucosa que se apresenta hiperecogênica; 4) muscular própria hipoecogênica e 5) adventícia no esôfago ou serosa no estômago também hiperecogênica.[29]

A experiência em crianças é mínima, sendo um procedimento caro e não disponível na prática clínica. Atualmente, tem-se relatado o emprego desta técnica para auxílio no diagnóstico diferencial das estenoses congênitas de esôfago, com o objetivo de se otimizar o tratamento.[30]

Dentre as indicações mais comuns de ecoendoscopia citam-se a dor abdominal alta com suspeita de origem pancreatobiliar (26%), pancreatites agudas, recorrentes (22%), imagem anormal em pâncreas visto em tomografia ou ressonância (14%), lesões de mucosa e submucosa (14%), suspeita de obstrução biliar (9%) e para bloqueio do plexo celíaco (7%).[30]

A realização da ecoendoscopia pode mudar o diagnóstico inicial em até 86% dos casos.[30,31] É bastante comum o achado de pancreatite crônica, seguido do pseudocisto pancreático, duplicação cística, coledocolitíase e pâncreas *divisium*.[31]

Cápsula endoscópica

A **cápsula endoscópica** foi aprovada pela FDA (*Food and Drug Administration*) em 2001 para uso em adultos e em 2003 para crianças maiores de 10 anos.[32] Desde então esse método tem-se mostrado seguro, sem dor e com poucas complicações. Essas crianças são capazes de ingerir a cápsula e de carregarem o equipamento necessário.[33]

O conhecimento obtido desde sua introdução modificou o manejo dos pacientes com doenças do intestino delgado, anteriormente investigados com pouco sucesso por uma variedade de técnicas endoscópicas e radiográficas invasivas, desconfortáveis e com uso de radiação ionizante. Ela apresenta várias vantagens em relação aos outros métodos de estudo do delgado: procedimento não invasivo, alta resolução das imagens com grande quantidade de fotos por exame (120 mil), exame ambulatorial, não requer sedação ou insuflação (endoscopia fisiológica) exceto em crianças com incapacidade de degluti-la que requerem a introdução por endoscopia, descartável/sem contaminação, sem exposição radiação, boa tolerância em crianças, uso seguro em crianças anticoaguladas ou com disturbios de coagulação. Tem como desvantagens: ser procedimento caro, não permitir coleta biópsias, pontos cegos, risco de impactação e não permitir terapêutica.[34]

O sistema da cápsula endoscópica é composto por: a cápsula propriamente dita, sensores, gravador, estação de trabalho. Esses equipamentos estão descritos em detalhe no capítulo referente à capsula endoscópica.

A progressão da cápsula se faz com a peristalse. A observação do trajeto seguido pela mesma pode ser acompanhada através de um sistema de "GPS", que permite a visibilização deste nos diferentes quadrantes do abdome, com correspondência comprovada em diferentes estudos, o que permite a execução de um traçado de acompanhamento de sua passagem pelo tubo digestivo exibido concomitante às imagens captadas. Desse modo, tal como no exame de Transito Intestinal, é possível evidenciar a distribuição das alças do delgado, evidenciar pontos de dificuldade de passagem da cápsula, sua correspondência aos diferentes quadrantes do abdome e a correspondência ou não com lesões ou alterações da mucosa. Além disso, obtém a análise precisa do tempo de esvaziamento gástrico e de trânsito intestinal.[35]

Além da propedêutica de hemorragia de origem obscura (visível e oculta), a cápsula pode ainda ser usada para investigar doença inflamatória intestinal, dor abdominal, anemia por deficiência de ferro, enteropatia perdedora de proteínas, síndromes disabsortivas, doença celíaca e síndromes poliposas.[35]

■ Preparo para a cápsula em crianças

O preparo para a cápsula é geralmente bem tolerado. Consiste em dieta líquida restrita no dia anterior ao procedimento e jejum por 10 h antes da ingestão da cápsula. Sugere-se a administração de simeticona 1 hora antes do procedimento com o objetivo de diminuir a quantidade de "bolhas de ar".

Após 2 horas da ingesta da cápsula, a criança pode beber água e dieta normal compatível com sua idade pode ser oferecida em 4 horas.

■ Contraindicações da cápsula endoscópica

- *Absolutas:* quadros obstrutivos gastrointestinais, suspeitas de estenoses ou fístulas.
- *Relativas:* alterações de motilidade intestinal (gastroparesia), suspeita de aderências ou fístulas, dificuldade de deglutição.[35] Apesar da potencial interferência das ondas transmitidas pela cápsula em pacientes com epilepsia e outros distúrbios neurológicos que cursam com convulsão, há relatos de exames de cápsula sem intercorrências. Nesse caso, sugere-se que a criança permaneça em acompanhamento hospitalar durante todo o procedimento.[35]

■ Complicações

Geralmente, o exame da cápsula é bem tolerado. Dor abdominal do tipo cólica, náuseas e outros sintomas inespecíficos são raramente observados. Traumas na mucosa da faringe podem acontecer durante a introdução endoscópica.

A retenção da Cápsula é definida como permanência da cápsula no trato digestivo por período superior a 2 semanas.[36] A taxa de retenção da cápsula varia de 1,5 a 5% e a incidência de sintomas de obstrução é extremamente rara (0,4%) e está relacionada com a indicação do exame, sendo maior nos casos de investigação de doença de Crohn (5%) e menor na investigação da HIM (1,5%), não havendo registros de retenção na ausência destas afecções.[37]

Com o intuito de prevenir a ocorrência de retenção da cápsula em estenoses não detectadas anteriormente foi desenvolvida a cápsula de patência, que consiste em uma cápsula radiopaca com as mesmas dimensões da cápsula intestinal sem o sistema de vídeo e transmissão de imagens sendo utilizada para avaliação da patência do trato digestivo, ou seja, para pesquisa de existência de possíveis pontos de dificuldade de progressão da cápsula. Dotada de um identificador de radiofrequência que permite a identificação de sua posição através de um *scanner* manual de radiofrequência. Quando retida por mais de 40 horas a mesma dissolve permitindo que sua membrana externa insolúvel colapse e progrida além do ponto de dificuldade detectado.[37] Não existem estudos em crianças com o uso dessa cápsula.

▪ Segurança da cápsula em crianças pequenas (abaixo de 8 anos)

A incapacidade de deglutição da cápsula, o risco de impactação/retenção e a pouca necessidade de uso desse método nessa faixa etária restringiu bastante seu uso. Desse modo, há poucos relatos de cápsulas em crianças menores de 8 anos.

Estudos em cadáveres mostraram que a cápsula é capaz de ultrapassar a válvula ileocecal a partir dos 6 meses de idade e o piloro a partir de um ano e 10 kg de peso.[34]

Assim como em adultos, a cápsula pode ter dificuldade em sair do estômago em pacientes com afecções neurológicas e de motilidade. Nessas crianças, seria melhor indicado a introdução endoscópica da cápsula, mesmo que o paciente consiga deglutir.[34] Drogas anestésicas tais como os opiáceos, utilizadas durante a introdução endoscópica da cápsula, podem influenciar o peristaltismo gástrico. Desse modo, mesmo que o problema seja apenas a dificuldade de deglutição, é conveniente não se contentar apenas em deixá-la no estomago, mas posicioná-la no duodeno.

De modo geral, crianças acima de nove anos conseguem deglutir a cápsula sem maiores complicações.[38]

Na impossibilidade de deglutição, está indicada a introdução endoscópica da cápsula como auxilio do entregador de cápsula (AdvanCE delivery device – US Endoscopy, Mentor, Ohio, Usa).

Realizamos exame de cápsula endoscópica em seis crianças com impossibilidade de deglutição. A idade variou de 9 meses até 13 anos. A paciente de 13 anos era portadora de leucodistrofia metacromática e apresentava distúrbio grave de deglutição. Não houve complicações durante a introdução da cápsula. Os pacientes foram submetidos à intubação orotraqueal com tubo de diâmetro mais fino para não dificultar a passagem da cápsula. Em um paciente de cinco anos não foi possível a passagem endoscópica da cápsula pelo piloro, sendo deixada na cavidade gástrica com posterior migração após cerca de 40 minutos.

Enteroscopia assistida por balões

▪ Enteroscopia com sistema de duplo balão (EDB)

A enteroscopia de duplo balão desenvolvida por Yamamoto em 2001 e aceita pela FDA em 2004 baseia-se na técnica da retificação das alças de intestino delgado, encurtando-se o trajeto a ser examinado. Tal método permite a visualização de todo o intestino delgado, podendo ser introduzido tanto por via anterógrada como retrógrada, assim como possibilita a realização de biópsias e procedimentos terapêuticos.[39]

Os enteroscópios com canal de trabalho de 2,8 mm possibilitam a passagem de acessórios convencionais e realização de vários procedimentos terapêuticos na hemorragia (polipectomias, injeção de substâncias com agulhas injetoras, aplicação de plasma de argônio, colocação de hemoclipes). A EDB pode substituir a enteroscopia intraoperatória, os métodos tradicionais de *push*-enteroscopia e as sondas enteroscópicas.

A enteroscopia com sistema de duplo balão difere das enteroscopias tradicionais por utilizar um sistema com videoendoscópico especificamente desenhado para exame do intestino delgado, com diâmetro externo de 8,5 mm para diagnóstico (Fujinon EN-450P5) e de 9,4 mm para terapêutica (Fujinon EN-450T5), com comprimento de 200 cm. Na extremidade, é acoplado um balão e introduzido dentro de *overtube* com comprimento de 145 cm e diâmetro externo de 13,2 mm sendo que na extremidade distal deste é acoplado outro balão, ambos utilizados em conjunto.[39] O diâmetro externo do *overtube*, de tamanho superior ao diâmetro externo de um colonoscópio convencional limita a realização de exames em crianças pequenas ou com baixo peso.

Os balões são insuflados e desinsuflados de forma segura e eficaz através de uma bomba insufladora de ar, que através de toques, permite um rigoroso controle das pressões dentro dos balões.

A enteroscopia total pode ser confirmada colocando-se marcas de tinta nanquim durante a primeira introdução e identificando-se a respectiva marcação na inserção do aparelho por via oposta (Fig. 18-1).[40]

A combinação de ambas as abordagens possibilita o sucesso da enteroscopia total, utilizando o endoscópico com duplo balão, em 80% dos casos em crianças, resultado semelhante ao observado em adultos. Possibilita também o exame nos casos de alça cega e alça aferente bem como nas estenoses de intestino delgado. Com esse sistema pode, então, atingir as porções mais distais do intestino delgado, com traumatismos mínimos e baixos índices de complicações.[40]

A técnica de enteroscopia com sistema de duplo balão já foi descrita em detalhe em várias publicações. A grande vantagem da enteroscopia com sistema de duplo balão é permitir o alcance das porções mais distais o intestino delgado de forma mais eficaz, melhorando dramaticamente a possibilidade de inserção quando comparada à *push*-enteroscopia convencional. A progressão do enteroscópio de duplo balão atraves do auxílio da fluoroscopia, combinando-se as duas vias, permite o exame de todo intestino delgado em cerca de 80% dos pacientes.[41]

Devido às características e invasibilidade do método a EDB pode ser realizada a partir dos 4 anos de idade ou 15 kg. Indica-se a EDB em crianças após realização da cápsula endoscópica ou outro método de imagem que demonstre a necessidade de terapêutica ou propedêutica invasiva (dilatação de estenose diagnosticada por enterografia, achados de pólipos de delgado pelo transito intestinal etc.). Na indisponibilidade da cápsula, a EDB propedêutica pode ser considerada.

Thomson *et al.* estudaram 14 crianças com achados positivos à cápsula endoscópica. Esses pacientes com idade variando entre 8 a 16 anos foram submetidos a EDB sob anestesia geral ou sedação profunda. O tempo médio do exame foi de 118 min, foi possível a realização de terapêutica e nenhuma complicação foi observada.[42]

Nossa experiência com a EDB em criança foi bastante satisfatória. Realizamos esse procedimento de maneira segura e efetiva principalmente na terapêutica para angioectasias e para investigar e tra-

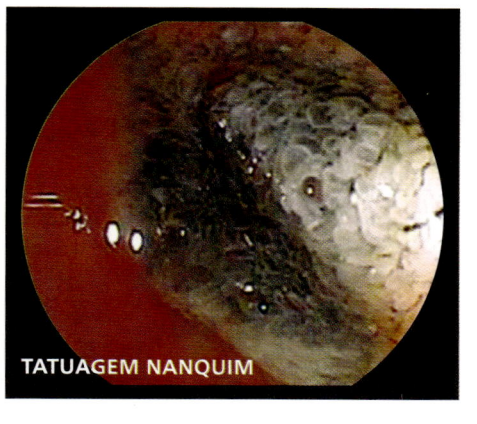

Fig. 18-1. Tatuagem nanquim.

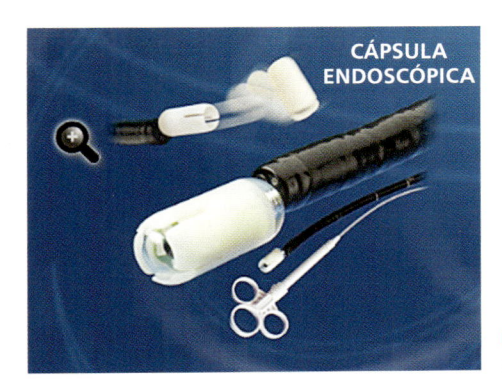

Fig. 18-2. Entregador de cápsula endoscópica.

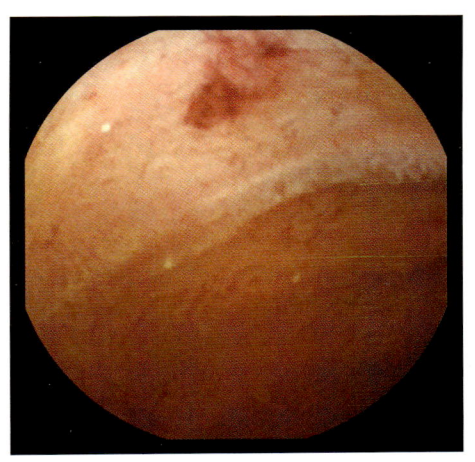

Fig. 18-3. Angioectasia jejuno proximal.

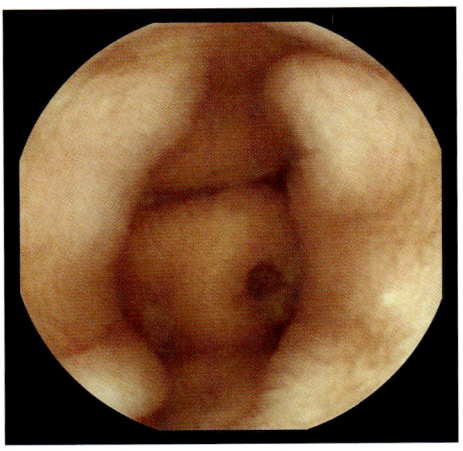

Fig. 18-4. DII com estenose e fistula.

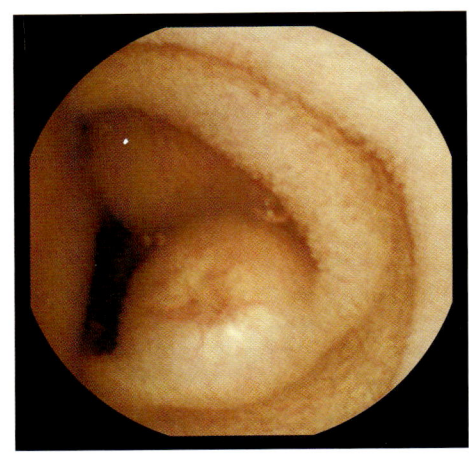

Fig. 18-5. Miofibromatose multicêntrica.

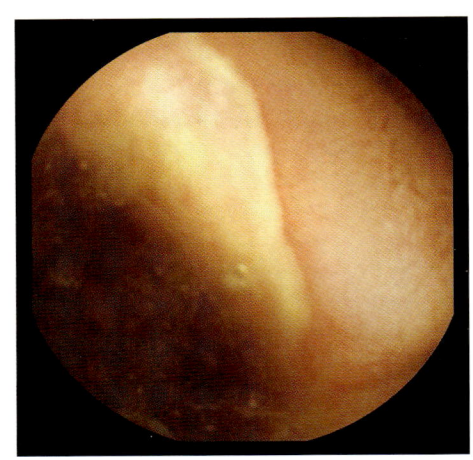

Fig. 18-6. Úlcera ileodistal – DII.

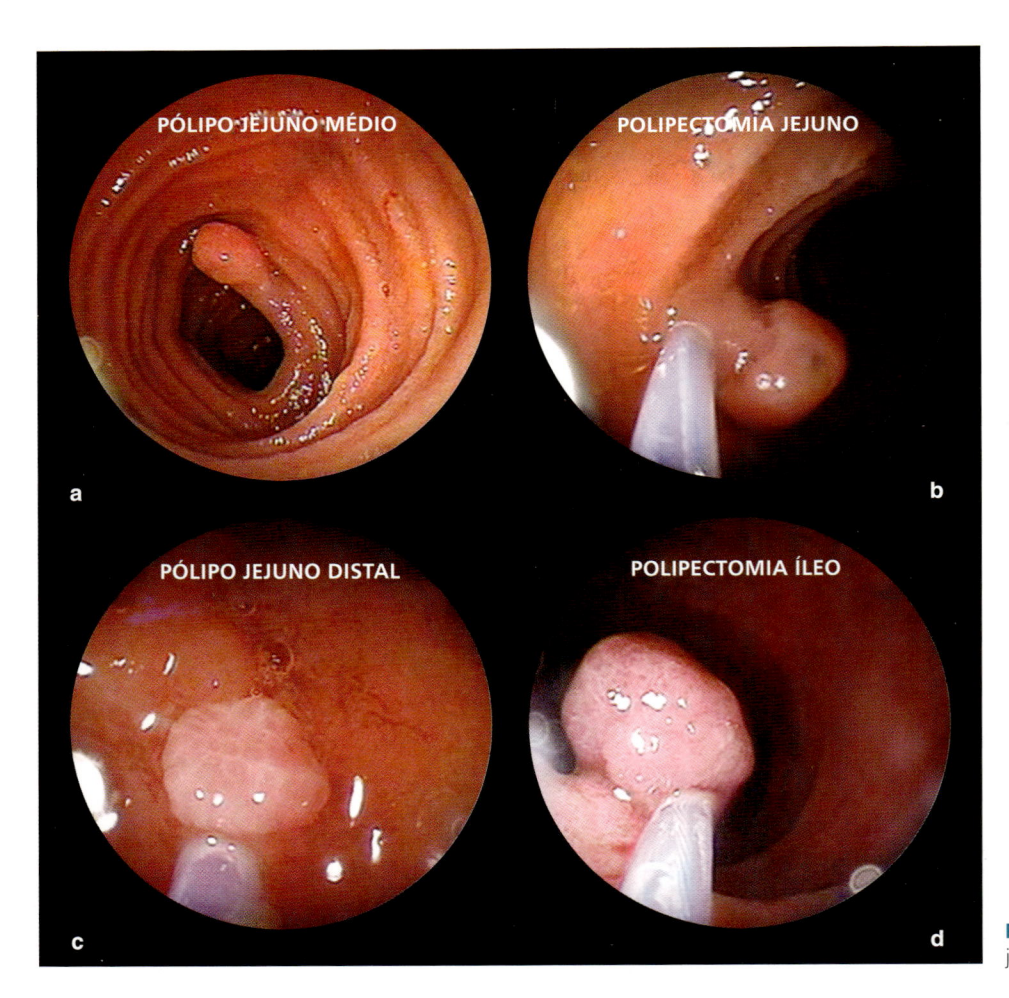

Fig. 18-7. (**a**) Pólipo jejuno médio. (**b**) Polipectomia jejuno. (**c**) Pólipo jejuno distal. (**d**) Polipectomia íleo.

tar poliposes. O procedimento anestesiológico pode ser realizado por sedação profunda ou anestesia geral sem complicações. A terapêutica mostrou-se similar a instituída para adultos sem maiores dificuldades técnicas. A dificuldade evidente fica apenas por conta do diâmetro externo do *overtube* que pode limitar seu uso em pacientes de baixo peso ou crianças muito pequenas. Pensar que o *overtube* tem praticamente o diâmetro de um colonoscópio adulto serve para balizar e definir na prática qual paciente pode submeter-se ao exame. Assim como ocorre em adultos, a enteroscopia por via anal apresenta maior dificuldade, principalmente durante a passagem do aparelho pela válvula ileocecal. Em uma criança de 5 anos e 18 kg não conseguimos ultrapassar essa região e o exame foi suspenso. Em outra criança de 6 anos portadora da síndrome de Peuts Jeghers, efetuamos as duas vias da enteroscopia em um único dia. O paciente permaneceu com intubação orotraqueal durante todo o procedimento e tolerou bem o exame, inclusive a polipectomia em vários segmentos do intestino delgado (Figs. 18-2 a 18-7).

Enteroscopia de balão único

Esta técnica foi desenvolvida com intuito de simplificar o exame de enteroscopia de duplo balão, pelo uso de um único balão, mas proporcionando ao mesmo tempo todas as vantagens da EDB como a visualização de todo o intestino delgado e a possibilidade terapêutica ou de biópsias.[43]

Quanto à técnica de inserção, este método consiste também na retificação das alças. Porém, devido à ausência de balão na ponta do endoscópio é realizada a flexão da ponta do mesmo a fim de se manter a posição estável, quando se deseja desinsuflar o balão do *overtube* e avançá-lo.[43]

Barth & Channabasappa relataram a primeira experiencia desse procedimento em crianças. Foram estudados sete pacientes com idade entre 5 e 17 anos. O procedimento obteve sucesso em 71% dos casos e não houve relato de complicação séria.[44]

COLONOSCOPIA PEDIÁTRICA

Considerações iniciais

O exame colonoscópico em crianças e adolescentes vem sendo utilizado com frequência ascendente nos últimos anos.[4] A experiência com o método na população infantil foi rapidamente se acumulando com o passar do tempo e hoje ele é realizado de maneira bastante segura e eficaz.

O exame bem-sucedido de todo o cólon e íleo distal está relacionado à qualidade do preparo intestinal, eficácia da sedação, conhecimento das doenças colorretais infantis e treinamento ou habilidade do examinador em procedimentos pediátricos.

Colonoscópios pediátricos

O aparelho de colonoscopia utilizado em pediatria possui as seguintes características: extensão: 133 a 150 cm; diâmetro: 11,1 a 11,7 mm com canal acessório de 2,8 mm.[4,9] Eles possuem uma deflexão estreita e uma flexão pequena adaptada para uso em pediatria.[4] Para lactentes são utilizados gastroscópios de pequeno diâmetro (6-8 mm), uma vez que não existe colonoscópicos para esta faixa etária.[9] Entretanto, cuidados são necessários durante o exame nesta faixa etária, já que o gastroscópio é menos flexível e pode ocasionar trauma em áreas mais anguladas do cólon.[4]

Atualmente, alguns colonoscopistas usam insuflação com CO_2 para minimizar riscos de explosões com eletrocautério durante os procedimentos terapêuticos. Além disso, um outro benefício seria o conforto após o procedimento uma vez que o CO_2 é absorvido mais rápido que o ar, diminuindo a distensão abdominal.[45]

Quadro 18-8. Principais indicações de colonoscopia pediátrica

Indicações	
Enterorragia	67%
Diarreia crônica	8,4%
Controle de doença inflamatória intestinal	8,4%
Dor abdominal	3,2%
Outras: ▪ Anemia ferropriva inexplicada ▪ Avaliação de imagens radiológicas anormais ▪ Identificação intraoperatória de lesões não aparentes à cirurgia ▪ Diarreia crônica a esclarecer	13%
Colonoscopia terapêutica	
▪ Polipectomia ▪ Dilatação de estenoses ▪ Tratamento de lesões vasculares, ulcerações ou pós-polipectomia ▪ Redução de vôlvulo de sigmoide ▪ Remoção de corpos estranhos	

Indicações e contraindicações

As indicações de colonoscopia mais comuns em pediatria são o sangramento retal (67%), o diagnóstico ou acompanhamento de doenças inflamatórias intestinais e diarreia crônica.[18]

Exames preventivos para displasia e malignidade são realizados periodicamente em pacientes com síndromes poliposas ou retocolite ulcerativa em crianças maiores.

A polipectomia é o procedimento terapêutico mais frequente em colonoscopia infantil.[1,4,9,18]

O exame não está indicado na diarreia autolimitada, na constipação, em doença inflamatória intestinal responsiva ao tratamento, na síndrome do cólon irritável, na dor abdominal crônica inespecífica sem sinais de alerta associados e na anemia com identificação de origem alta de sangramento (Quadro 18-8).[1]

Suspeita de perfuração intestinal e peritonite aguda são contraindicações absolutas para o exame, enquanto as ressecções intestinais recentes, megacólon tóxico, obstrução intestinal e preparo inadequado do cólon constituem contraindicações relativas.[1,4,9]

Preparo do cólon

O exame colonoscópico traduz-se pelo estudo direto da mucosa e, portanto, é essencial que os segmentos intestinais a serem analisados estejam isentos de resíduos alimentares e fecais, pois um preparo intestinal inadequado é o principal motivo de insucesso do procedimento.[4,9]

O jejum preconizado pela Academia Americana de Anestesiologia para realização do exame é de 4, 6 e 8 horas para as idades de 0 a 5 meses, 6 a 36 meses e acima de 36 meses, respectivamente.[17]

Os recém-nascidos e lactentes são orientados a manterem o aleitamento materno até 12 horas antes da colonoscopia ou dieta líquida na véspera. Realiza-se supositório de glicerina na manhã do exame ou, se necessário, clíster com solução salina ou glicerinada uma hora antes ou durante o procedimento.[46]

Pré-escolares e escolares devem ficar em regime de dieta sem resíduos no período de 24 a 48 horas antes do exame, com líquidos em abundância (água, sucos de frutas peneirados, chás, gelatinas e sorvetes). Proibido leite por dois dias.[46]

O preparo ideal para a colonoscopia deve obedecer aos seguintes critérios: dieta laxante de curta duração, drogas laxantes palatáveis, de volume razoável, com poucos efeitos colaterais, de custo baixo e que proporcione uma limpeza adequada.[46]

Há poucos relatos na literatura sobre preparo colônico em crianças e adolescentes. Os preparos tradicionais utilizam combinações de dietas líquido-pastosas sem resíduos laxativos e soluções eletrolíticas por via oral, entre elas, manitol a 10%, polietilenoglicol e fosfato de sódio.[47,48]

A solução oral de polietilenoglicol é administrada em dose de 30 mL/kg de peso corporal. Embora seja uma droga segura e eficaz, proporcionando bom resultado final, apresenta as desvantagens do alto custo e do grande volume da solução a ser ingerido pela criança.[47] Alguns serviços têm preconizado a divisão do volume da solução em duas tomadas, uma na véspera e outra na manhã do exame, minimizando a intolerância do preparo.[47,48]

O PEG sem eletrólitos devido à sua palatabilidade, especialmente quando misturado com bebidas esportivas tem sido utilizado para o preparo intestinal. Um estudo mostrou uma aderência e tolerância em 89% e 85% dos pacientes com este preparo e uma eficácia na limpeza em torno de 93%.[46-48] Bebidas esportivas tem nove vezes menos sódio, podendo ocasionar uma absorção de água livre e hiponatremia.[46]

O preparo do paciente na faixa etária pediátrica é, muitas vezes, difícil. Ele deve ser individualizado e baseado na idade da criança, peso corporal, regime alimentar e estádio cognitivo da faixa etária, adesão familiar ao esquema proposto e condições clínicas subjacentes.[47]

Em nosso serviço, optamos pelo uso do manitol a 10% (10 a 20 mL/kg), diluído em sucos de frutas coados ou refrigerante/bebidas esportivas associado à dieta pobre em resíduos nos dois dias anteriores ao exame e dieta líquida exclusiva na véspera do mesmo. O risco de desidratação e de distúrbios eletrolíticos deve ser levado em consideração, assim como a ocorrência de náuseas e vômitos com o uso do manitol.[47,48] Entretanto, este preparo tem sido amplamente utilizado em nosso meio a nível domiciliar, com registro de boa tolerância, efeitos adversos pequenos e bons resultados.[47] Alguns pacientes apresentam condições clínicas subjacentes que justificam a internação na véspera do exame para administração intra-hospitalar do preparo, a fim de minimizar os potenciais riscos de distúrbios hidroeletrolíticos, triagem esta realizada durante a pré-consulta.[46]

Recentemente, a FDA dos Estados Unidos não recomenda o uso exagerado de preparos com fosfato de sódio em colonoscopia.[46]

Anestesia

As endoscopias infantis são realizadas sob sedação ou anestesia geral e tornam o exame mais seguro, completo, confortável e de melhor qualidade. A escolha irá variar de acordo com a idade da criança, presença ou não de comorbidades, protocolo do serviço e experiência do endoscopista.[1,4,9]

De maneira geral, o perfil farmacológico adequado requer drogas de início de ação rápido, com recuperação precoce e sem metabólitos ativos. A analgesia deve ser de curta duração, já que os períodos de desconforto durante a colonoscopia são igualmente curtos e transitórios.[9]

As diferenças fisiológicas entre adultos e crianças interferem nos potenciais riscos e complicações durante a sedação, sendo maiores as chances de depressão respiratória na população pediátrica.[9]

Os pacientes menores de 5 anos de idade preferencialmente realizam o exame sob anestesia geral inalatória e intubação endotraqueal, sendo o sevofluorane a droga de escolha.

Em crianças acima de 5 anos de idade, por outro lado, é possível apenas a sedação profunda com opiáceos, benzodiazepínicos ou propofol. Em nosso serviço, o propofol é a droga de escolha para uso em colonoscopia. Ele é um agente hipnótico sedativo, com propriedades amnésicas, apresentando início de ação e duração breves. A hipnose é induzida dentro de 30 a 60 segundos após a administração venosa e a meia vida é de 2 a 4 minutos.[14] Após interrupção da infusão, ocorre rápido declínio de sua concentração sérica devido à distribuição tecidual e clareamento plasmático secundários. A completa recuperação clínica do paciente se faz entre 10 e 30 minutos, com metabolização da droga predominantemente hepática.[14]

Hoje, é bem sabido que o propofol é empregado até em lactentes e se caracteriza em droga segura, quando usado por profissionais competentes. A ASGE (*American Society of Gastrointestinal Endoscopy*) preconiza que o endoscopista que for lidar com exames pediátricos deve possuir conhecimentos de suporte básico e avançado de vida em pediatria.[14-16]

Procedimento

A sala onde se realiza o exame colonoscópico de crianças e adolescentes deve estar equipada com material de reanimação cardiorrespiratória de tamanhos variados e apropriados para cada faixa etária, além de equipamentos para monitoração do paciente durante o exame, como oxímetro de pulso, eletrocardiógrafo e estetoscópio precordial.[4,9]

A técnica para a realização de colonoscopia em pacientes pediátricos é bastante semelhante à de adultos, incluindo as referências anatômicas, objetivando, apenas, mais delicadeza na execução do exame a fim de se evitar intercorrências como dor, laceração da mucosa ou perfuração colônica. Deve-se, também, evitar insuflação excessiva para não ocasionar distensão abdominal significativa e restrição respiratória consequente.[4]

A parede abdominal menos espessa permite transiluminação e orientação mais fácil do endoscopista pelo seu auxiliar nas manobras de retificação dos ângulos esplênico e hepático e na alça de sigmoide.[9]

Ênfase deve ser dada para a formação mínima de *loop* (N, α, γ - *loops*), permitindo mais conforto para a criança durante o exame.[4] A formação de *loop* ocorre principalmente nos cólons sigmoide e transverso porque eles não estão fixos no retroperitônio como os cólons descendente e ascendente. O uso de força excessiva durante a formação de um loop pode causar desconforto importante e danos ao intestino, como perfurações. Uma forma de prevenir e controlar os *loops* é a compressão manual do abdome.[4]

O paciente é posicionado em decúbito lateral esquerdo com quadris e joelhos flexionados, o equipamento é verificado (aspiração, lentes limpas e insuflação) e realizada a inspeção perianal com toque retal antes de se introduzir o colonoscópio.[4,9]

Após a introdução do aparelho no reto orienta-se pequena insuflação com ar e aspiração de resíduos líquidos para estudo detalhado da mucosa e seu padrão vascular.[4] A retrovisão pode ser realizada no reto para estudo do reto distal, mas deve ser feito com cautela.[4,9]

O cólon sigmoide apresenta o primeiro desafio para o endoscopista devido ao ângulo acentuado e a formações de *loops* (N e α). Transposta a junção retossigmoideana o cólon descendente é facilmente progredido até o ângulo esplênico, onde é possível visualizar a sombra esplênica na parede abdominal.[4] O cólon transverso tem a característica triangular e, em crianças, não é comum a formação de *loop* até a pelve, porém quando o cólon transverso é longo pode ocorrer o γ - *loop*.[4]

A flexura hepática é identificada pela sombra hepática e pela transiluminação na parede abdominal. Caso haja dificuldade em transpor o ângulo a mudança de posição do paciente em decúbito ventral pode ser útil, assim como aspirar o excesso de ar.[4] Transposto o ângulo hepático realiza-se a fixação e retirada do aparelho com movimentos no sentido horário ou anti-horário para retificar o aparelho e desfazer *loops* que não tenham sido desfeitos e auxiliar na progressão do aparelho pelo cólon ascendente.[4]

Existem três maneiras de se comprovar que o ceco foi alcançado: Primeiro, transiluminação na fossa ilíaca direita. Segundo, uma compressão extrínseca na fossa ilíaca direita é visualizada pelo endoscopista. Terceiro, observam-se os marcos anatômicos que são o orifício apendicular, o encontro das três tênias *coli* e a papila ileocecal.[9] A papila ileocecal é melhor visualizada no cólon ascendente como uma elevação em forma de meia-lua adjacente a prega e de coloração amarelada. Às vezes, é possível ver bolhas de ar ou líquido ileal sendo eliminadas.[9]

O exame do íleo distal apresenta grande importância na faixa etária pediátrica, tanto para diagnóstico quanto para avaliação de tratamento das doenças inflamatórias intestinais. Uma particularidade do exame na criança é a presença de nodulações e agregados irregulares de tecido linfoide no íleo distal, achado normal na população infantil, mas que pode ser confundido com pólipos quando muito acentuado e avaliado por endoscopista não experiente. A etiologia desta entidade é desconhecida e acredita-se que ela represente uma resposta inespecífica e autolimitada a estímulos antigênicos, geralmente infecciosos ou alérgicos.[1,4]

As biópsias ileais e colônicas, têm um papel crítico no diagnóstico da diarreia crônica, distinção entre as diferentes formas de colite, determinação da extensão das doenças e avaliação do surgimento de neoplasias, quando se trata de colites crônicas ou doença inflamatória intestinal de longa data.[1,9]

O exame detalhado da mucosa e ressecções de pólipos são realizados durante a retirada do aparelho, cuidado especial para se avaliar atrás das haustrações e aspirar o excesso de ar.[4]

Achados colonoscópicos mais comuns em pediatria

A indicação de colonoscopia em estudo retrospectivo de 13.493 pacientes submetidos a endoscopia digestiva alta e baixa foi de 7%.[18] Neste grupo, as colonoscopias foram normais em 36,5% dos casos e a hiperplasia nodular linfoide foi verificada em 12,5%.[18]

■ Pólipos

Os pólipos são os achados mais frequentes em crianças submetidas à colonoscopia por sangramento retal. Eles apresentam-se em vários tamanhos e geralmente são pediculados, únicos e em cólon esquerdo, mas podendo ser encontrados em todo o segmento colônico.[9]

Sua incidência na faixa etária é de 28,5%.[18] Quanto à classificação histológica, a grande maioria é de origem hamartomatosa (pólipos juvenis), sendo muito rara a coexistência de adenomas.[9]

■ Doença inflamatória intestinal

A ileocolonoscopia é o método mais acurado para avaliação na suspeita de doença inflamatória intestinal, por permitir diagnóstico direto das lesões e biópsias seriadas para exame anatomopatológico. A doença de Crohn e a retocolite ulcerativa apresentam-se através de manifestações gastrointestinais e extradigestivas, com variáveis graus de intensidade e gravidade da doença e são mais prevalentes em crianças maiores e adolescentes (10 a 19 anos).

A incidência varia conforme o tipo da doença, sendo mais comuns as colites inespecíficas 8,5%, seguido da colite ulcerativa 3,5% e doença de Crohn 1,3%.[18]

Embora os achados endoscópicos sejam muitas vezes inespecíficos na diferenciação entre elas, alguns sinais favorecem uma ou outra doença e a extensão e o grau de intensidade das lesões pode direcionar a terapêutica mais adequada.

O exame colonoscópico está também indicado para o acompanhamento evolutivo da doença inflamatória intestinal, pois, durante os períodos de exacerbação clínica, pode-se identificar o grau de atividade da doença, assim como a presença de patologias associadas.[9]

Complicações

As complicações mais frequentes em colonoscopia geralmente decorrem do preparo intestinal (desidratação, distúrbios hidroeletrolíticos) e da sedação, sendo geralmente de menor intensidade e de fácil tratamento.[4]

Durante o exame colonoscópico diagnóstico, as complicações são raras, uma vez que o cólon da criança apresenta-se mais elástico e de menor calibre. Entretanto, é necessário cautela e delicadeza na execução do exame.

As polipectomias endoscópicas são responsáveis pelas complicações mais graves de sangramento e perfuração, apesar de pouco frequentes.[4] Da mesma maneira, crianças desnutridas e com processo inflamatório intenso estão em maior risco de apresentarem perfuração colônica A perfuração intestinal varia em uma taxa de 0,06 a 0,4%,[4] e ocorre devido a mecanismos de pressão e em 70% dos casos acomete o cólon sigmoide.[4]

A padronização da técnica, a melhoria dos centros de treinamento em endoscopia infantil e a evolução constante dos aparelhos utilizados contribuíram enormemente para a redução de complicações secundárias ao exame colonoscópico nos dias atuais.

REFERÊNCIAS BIBLIOGRÁFICAS

1. Dias da Silva MG. *Endoscopia pediátrica*. Guanabara Koogan, 2006. p. 101-18.
2. Boyd AD. Chevalier Jackson. The father of American Bronchoesophagoscopy. *Ann Thorac Surg* 1994 Feb.; 57(2)502-5.
3. Cremer M, Peeters JP Emonts P *et al.* Fiberendoscopy of gastrointestinal tract in children: Experience with newly designed fiberscopes. *Endoscopy* 1974;6:186-89.
4. Winter H. *Pediatric gastrointestinal endoscopy*. Onatário: BC Decker, 2006.
5. Habr-Gama A, Alves AA, Gama-Rodrigues JJ. Paediatric colonoscopy. *Dis Colon Rectum* 1979;22:530-35.
6. Silva MGD, Milward G. Endoscopia pediátrica. In: *Endoscopia digestiva – SOBED*. 3. ed. Rio de Janeiro: Medsi 2000. p. 675-92.
7. American Society for Gasrointestinal Endoscopy. Antibiotic Prophylaxis for gastrointestinal endoscopy. *Gastrointest Endosc* 1995;42:630-35.
8. Mani V, Cartwright K, Dooley J *et al.* Antibiotic Prophylaxis in gastrointestinal endoscopy: a report by a Working Party for the British Society of Gastroenterology Endoscopy Comiittee. *Endoscopy* 1997;29:114-19.
9. Fox VL. Endocopia gastrointestinal. In: Endoscopia pediátrica. Rio de Janeiro: Revinter, 2006;49;718-47.
10. Standards of Practice Commitee of the American Society for Gastriintestinal Endoscopy. Antibiotic Prophylaxis for gastrointestinal endoscopy. *Gastrointest Endosc* 1995;42:630-35.
11. Dajani AS, Tabuert KA, Wilson W *et al.* Prevention of Bacterial Endocarditis; recommendations by the American Heart Association. *JAMA* 1997;277:1794-801.
12. Balsells F, Wyllie R, Kay M *et al.* Use of conscious sedation for lower and upper gastrointestinal ensdoscopic examination in children, adolescents and young adult: a twelve-year review. *Gastrointest Endosc* 1997;45:375-80.
13. Chuang E, Wenner WJ, Piccoli DA *et al.* Intravenous sedation in pediatric upper gastrointestinal endoscopy. *Gastrointest Endosc* 1995;42;156-60.
14. EJ van Beek, Leroy PL. Safe and effective procedural sedation for gastro-intestinal endoscopy in children: a systematic review. *J Pediatr Gastroenterol* 2012 Feb.;54(2):171-85.
15. Barbi E, Petaros P, Badina L *et al.* Deep sedation with propofol for upper gastrointestinal endoscopy in children, administered by specially trained pediatricians: a prospective case series with emphasis on side effects. *Endoscopy* 2006 Apr.;38:368-75.
16. Barbi E, Marchetti F, Gerarduzzi T *et al.* Pretreatment with intravenous ketamine reduces propofol injection pain. *Paediatr Anaest* 2003 Nov.;13:764-68.
17. American Society of Anesthesiologists. Practice guideline for sedation and analgesia by non-anesthesiologists. *Anesthesiologogy* 1996;84:459-71.
18. Bittencourt PFS, Ferreira AR, Andrade DO *et al. Endoscopia digestiva em crianças e adolescentes 18 anos de experiência.* In: Gastrominas. Revista Médica de Minas Gerais. Belo Horizonte: COOPMED, 2011.

19. Danatone J. Endoscopia pediátrica texto y atlas. *Ediciones J* 2009;2:11-21.
20. Hyams JS, Treem WR, Justinick CJ. Characterization of symptoms in children with recurrent abdominal pain resemblance to irritable bowel syndrome. *J Pediatric Gastroenterol Nutri* 1995;20:209-14.
21. Liquornik K, Liacouras CA. Upper endoscopy. In: *Clinical pediatric gastroenterology*. Churchill Livingstone 1998. p. 537-40.
22. Mahajan L, Wyllie R. Chronic abdominal pain of childhood and adolescence. In: *Pediatric gastrointestinal disease*. Philadelphia: WB Saunders, 1999. p. 3-13.
23. Koletzo S, Jones NL, Goodman KJ et al. Evidence-based Guidelines From ESPGHAN and NASPGHAN for Helicobacter pylori Infection in Children. *J Pediatr Gastroenterol Nutr* 2011;53:230-43.
24. Cox K, Ament ME. Upper gastrointestinal bleeding in children and adolescents. *Pediatrics* 1979;63:408-13:
25. Fox VL. Gastrointestinal endoscopy. Upper gastrointestinal endoscopy. In: *Pediatric gastrointestinal disease*. St Louis: BC Deker, 200. p. 1401-14.
26. Ramsook C, Endom EE. Approach to lower gastrointestinal bleeding in children. Disponível em: <http://www.uptodate.com>
27. Silber G. Lower gastrointestinal bleeding. *Pediatr Rev* 1990;12:85.
28. Santos JMR, Ferreira AR, Fagundes EDT et al. Profilaxia secundária endoscópica e medicamentosa em crianças e adolescentes com varizes esofágicas. *Revista Médica de Minas Gerais* (Belo Horizonte) 2011;21:28-35.
29. Ferreira Figueiredo FA, Spinosa SR. Ecoendoscopia linear e radial normal, atlas de endoscopia digestiva da SOBED. Rio de Janeiro: Revinter, 2011.
30. Al-Rashdan A, Leblanc J, Sherman S. Role of endoscopic ultrasound for evaluating gastrointestinal tract disorders in pediatrics: a tertiary care center experience. *J Pediatr Gastroenterol Nutr* 2010 Dec.;51(6):718-26.
31. Bjerring OS, Durup J, Ovist N. Impact of upper gastrointestinal endoscopic ultrasound in children. *J Pediatr Gastroenterol Nutr* 2008 July;47(1).
32. US Food and Drug Administration. Center for devices and radiological health. Fine decisions rendered for Nov. 2004. June, 2006. Disponível em: <www.fdagov/cdrh/510k/sumnov04.html>
33. Moy L, Levine J. Wireless capsule endoscopy in the pediatric age group: experience and complications. *J Ped Gastroenterol Nutr* 2007;44:516-20.
34. Fritscher-Ravens A, Scherbakov P, Bufler P et al. The feasibility of wireless capsule endoscopy in detecting small intestinal pathology in children under the age of 8 years: a multicenter European study. *Gut* 2009;58:1467-72.
35. Eisen GM. *ASGE clinical update: capsule endoscopy indications*. 2006 July;14(1). Disponível em: <www.asge.org>
36. Ginsberg GG, Barkun AN, Bosco JJ et al. Asge Technology Assessment Committee. Technology Status Evaluation Report - Wireless capsule endoscopy. *Gastrointest Endosc* 2002;56(5):621-24.
37. Lewis BS, Eisen GM, Friedman S. A pooled analyses to evaluate results of capsule endoscopy trials. *Endoscopy* 2005;37:960-65.
38. Seidman EG, Costea F, Dirks MH. Performing capsule endoscopy in pediatric patients. *Tech Gastrointest Endosc* 2006;8:149-53.
39. Yamamoto H, Sekine Y, Sato Y et al. Total enteroscopy with a nonsurgical steerable double-balloon method. *Gastrointest Endosc* 2001;53:216-20.
40. Lima DCA, Yamamoto H, Rosa RM. Endoscopia do intestino delgado. In: Savassi-Rocha PR, Coelho LGV, Silva RG*et al.* (Eds.). Tópicos em gastroenterologia, 15: avanços em gastroenterologia. *Guanabara Koogan* 2006. p. 101-18.
41. Yamamoto H, Kita H, Sunada K et al. Clinical outcomes of double-balloon endoscopy for the diagnosis and treatment of small-intestinal diseases. *Clin Gastroenterol Hepatol* 2004;2:1010-16.
42. Thomson M, Venkatesh K, Elmalik K et al. Double balloon enteroscopy in children: Diagnosis, treatment, and safety. *World J Gastroenterol* 2010;16:56-62.
43. Tsujikawa T, Saito Y, Andoh A et al. A novel single-balloon enteroscopy for diagnosis and treatment of the small intestine: preliminary experiences. *Endoscopy* 2008;40:11-15.
44. Barth BA, Channabasappa N. Single-balloon enteroscopy in children: initial experience at a pediatric center. *J Pediatr Gastroenterol Nutr* 2010;51:680-84.
45. Stevenson GW, Wilson JA, Wilkinson J et al. Pain following colonoscopy: elimination with carbon dioxide. *Gastrointest Endosc* 1992;38:564-67
46. Hunter A, Mamula P. Bowel preparation for pediatric colonoscopy procedures. J Ped Gastroenterol Nutr 2010;51:254-61.
47. Enestvedt BK, Fennerty MB, Eisen GM. Randomised clinical trial: MiraLAX vs. Golytely: a controlled study of efficacy and patient tolerability in bowel preparation for colonoscopy. *Aliment Pharmacol Ther* 2011;33(1):33-40.
48. Phatak UP, Johnson S, Husain SZ et al. Two-day bowel preparation with polyethylene glycol 3350 and bisacodyl: a new, safe, and effective regimen for colonoscopy in children. *J Pediatr Gastroenterol Nutr* 2011 July;53(1).

CAPÍTULO 19

Ultrassom Endoscópico

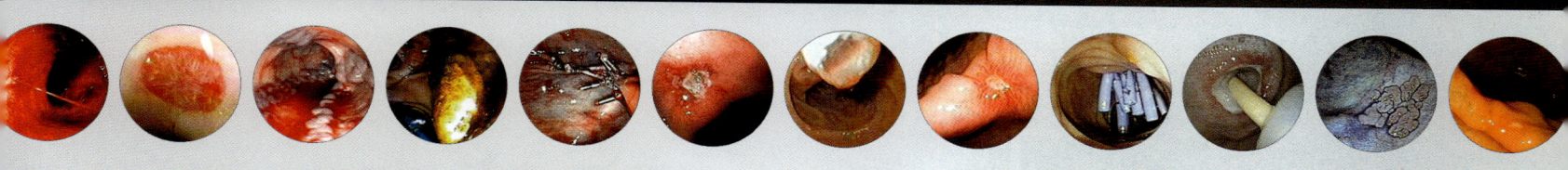

Marco Aurélio D'Assunção ■ Juliana Santos Valenciano
Álvaro Moura Seraphin

INTRODUÇÃO

A ecoendoscopia (EE), também conhecida como ultrassom endoscópico ou ultrassonografia endoluminal, teve seu início no Japão na década de 1980, com o objetivo de fornecer imagens mais detalhadas do aparelho digestivo. Através da utilização de *probes* de maior frequência e de melhor resolução, quando comparados com a ecografia convencional, identifica-se a parede gastrointestinal nas cinco camadas. Além disso, permite a avaliação de outras estruturas linfonodais, vasculares e de órgãos sólidos próximos ao transdutor.

Inicialmente desenvolvida para detecção de tumor precoce de pâncreas, recentemente deixou de ser apenas um método exclusivamente diagnóstico. Atualmente, também é possível a realização de procedimentos terapêuticos e de intervenções como a punção aspirativa de tumores para a obtenção de material para estudo anatomopatológico das lesões, drenagens de coleções ou necroses pancreáticas e injeções de medicamentos e analgésicos.

Com a evolução das punções aspirativas e das manobras terapêuticas ecoguiadas, os modelos com equipamento mecânico radial (MR) foi substituído pelo eletrônico linear e setorial (ELS) e eletrônico radial (ER).

Não obstante, houve também um avanço com relação aos tipos de processadoras ultrassonográficas e com as agulhas de punção, acessório fundamental para realização da EE.

Embora a EE continue restrita a poucos e grandes centros no Brasil devido ao seu alto custo e longa curva de aprendizado, devemos considerar um método já presente em inúmeros algoritmos diagnósticos e terapêutico nas doenças do aparelho digestivo, e que, portanto, deve ser difundido em nosso meio.

PRINCIPIOS BÁSICOS

O som é a propagação de uma onda mecânica em meios materiais (sólidos, líquidos ou gasosos). Ele é audível pelo ser humano entre 20-20.000 Hz. Acima dessa frequência, denomina-se ultrassom. Hertz (Hz) é a unidade do sistema internacional de unidades para medir frequência em ciclos por segundo.

Os transdutores ultrassonográficos são compostos por materiais pizoelétricos (cristais ou cerâmicas) que, quando pressionados, tem a capacidade de emitirem energia elétrica e transforma-lá em energia mecânica. Essa onda mecânica gerada atravessa os tecidos, sendo parte dela refletida (dependendo da densidade e da propagação da onda por cada tipo de tecido) e finalmente captada pelo transdutor que será convertida em imagem.

A frequência do transdutor implica diretamente em sua resolução. Ou seja, equipamentos com maior frequência obtêm imagens com melhor resolução. Porém, quanto maior a frequência, menor o comprimento de onda, menor também a capacidade de avaliação de estruturas distantes ao transdutor.

Na ecoendoscopia, utilizam-se geralmente aparelhos com frequência entre 5 MHz e 30 MHZ (alguns *miniprobes*).

Ecoendoscópios

A EE pode ser realizada por duas principais modalidades de imagem: a radial e a setorial ou linear.

A EE radial é utilizada principalmente para exame e diagnóstico. Fornece cortes de 360 graus, perpendicular ao seu eixo (semelhante aos cortes em "fatias" obtidos pela tomografia). São modelos de fácil manuseio e que permitem até o acoplamento de duas frequências comutáveis (5, 6, 7,5, 12 MHz ou 20 MHz).

Já a EE linear ou setorial, tem seu plano de imagem formado paralelamente ao eixo do aparelho, com um ângulo de 120º a 180º e imagem oblíqua. Permite a realização de biópsias por agulha fina e procedimentos terapêuticos como drenagens e derivações pelo seu canal de trabalho (Fig. 19-1).

Existem ainda os *miniprobes*, sondas de pequeno calibre, com alta frequência, que podem ser utilizadas pelos canais de trabalho de endoscópios convencionais durante os exames rotineiros. Devido a sua maior frequência possuem pouca penetração (2-3 cm), sendo utilizados para avaliar a parede do órgão ou estruturas imediatamente próximas a ela. São usados especialmente para avaliar pequenas lesões da mucosa, submucosa e intraductais (ducto biliar e pancreático) devido ao tamanho do seu calibre. Como diminutas e frágeis estas sondas têm vida média curta, ao redor de 50 a 100 exames (Fig. 19-2).

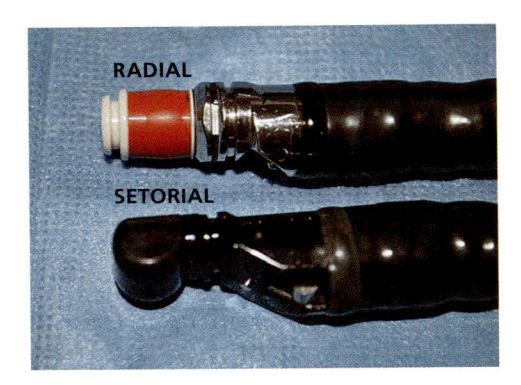

Fig. 19-1. Ecoendoscópios dedicados.

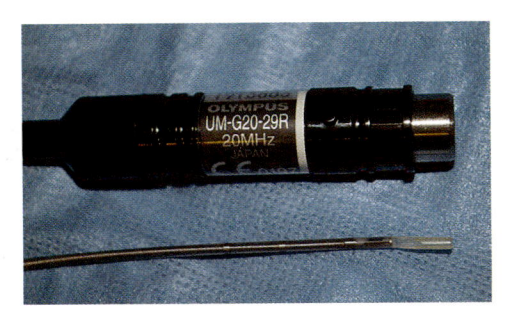

Fig. 19-2. Mini*probe* de alta frequência.

Sondas rígidas são usadas na ecoendoscopia via retal, com transdutor ultrassonográficos na sua extremidade distal, sem a necessidade de um endoscópio, onde se produz imagem linear ou radial, dependendo do meio utilizado. São usadas como opção mais barata em relação à EE dedicado (Fig. 19-3).

Processadoras ultrassonográficas

São fontes em que é possível acoplar os ecoendoscópios de vários tipos (sistema radial e setorial), mensurar de várias maneiras as lesões, capturar imagens, utilizar sistema Doppler e 3D, e ainda a realização de elastografia.

Atualmente, está disponível a processadora compacta, que permite, em uma única torre, acoplar todas as modalidades de exame: endoscopia, colonoscopia, CPRE, cromoendoscopia digital, ecoendoscopia radial e setorial (Fig. 19-4).

Agulhas para a punção aspirativa ecoguiada

Acessório fundamental para realização de EE. Existem hoje agulhas que variam de 19 G (mais grossas) a 25 G (mais finas), passando pelas mais utilizadas, as de 22 G. Sabe-se que quanto maior o calibre das agulhas maior o risco de complicações tais como a perfuração, hemorragia, infecção e pancreatite aguda.

TÉCNICA DO EXAME

Ecoendoscopia gástrica

A detecção de anormalidades da parede gástrica é melhor obtida quanto mais distendido se encontra o estômago. Duas técnicas permitem distender o estômago: a insuflação do balão com remoção de ar do interior do estômago e a instilação de água deaerada. A insuflação com balão é o método preferido por ser mais fácil e rápido a avaliação das estruturas perigástricas e das lesões submucosas.

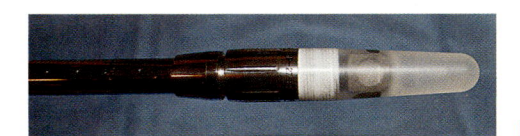

Fig. 19-3. *Probe* rígido.

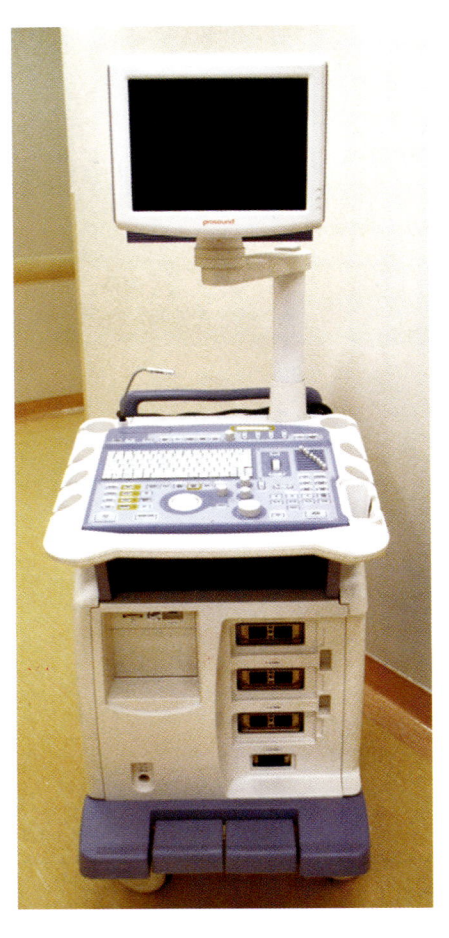

Fig. 19-4. Processadora Aloka alfa-5.

A técnica radial é a preferível para o estadiamento do câncer gástrico de lesões maiores que 2 cm. É mais simples e a obtenção de imagens em 360° permite uma melhor avaliação entre as lesões e os órgãos adjacentes.

Na técnica radial, cinco diferentes camadas podem ser identificadas: três hiperecóicas e duas hipoecóicas. As duas primeiras camadas correspondem histologicamente a mucosa, a terceira camada corresponde à submucosa, a quarta camada a muscular própria e finalmente a quinta camada a serosa.

O uso de *probes* de alta frequência possibilita a avaliação mais profunda da parede gástrica em 9 camadas. No entanto, esses *probes* não devem ser utilizados para avaliar lesões grandes.

Com o aparelho locado no estômago proximal, é possível a identificação do baço, do lobo esquerdo do fígado, tronco celíaco e dos vasos do hilo esplênico. Pela parede posterior do corpo gástrico, podemos identificar o corpo do pâncreas. E no antro e duodeno podemos avaliar a vesícula biliar.

Ecoendoscopia do esôfago e mediastino

A EE é atualmente o melhor método para o estadiamento locorregional do câncer de esôfago, sendo a punção por agulha fina dos linfonodos um importante recurso para aumentar a especificidade e diferenciar os linfonodos malignos de inflamatórios.

Outra condição em que a EE tornou-se essencial é a avaliação dos tumores subepiteliais do esôfago. Através desse exame, podem-se avaliar o tamanho, profundidade, extensão, relação da lesão com órgãos adjacentes e permite também a punção com agulha fina para o estudo citológico e imunoistoquímico das lesões.

No estadiamento de câncer de pulmão, devido o esôfago ser uma janela importante para o estudo do mediastino, a EE pode ser complementar à tomografia e mediastinoscopia na avaliação de linfonodos. E com o recurso da punção por agulha fina ecoguiada, pode ser o exame de primeira escolha em linfonodos positivos identificados na tomografia, evitando procedimentos invasivos desnecessários.

Radial

Aorta, coluna vertebral, veia ázigos e a traqueia podem ser avaliadas ao redor do esôfago na junção esofagogástrica. Na porção mais distal do esôfago é possível identificar o lobo esquerdo do fígado. No esôfago médio, identificam-se os brônquios direito e esquerdo como anéis hiperecoicos e também os nódulos linfáticos nessa região subcarinal. Seguindo os anéis hiperecóicos do brônquio-fonte direito, visualiza-se o pulmão direito.

Em pacientes com tumores pulmonares ou mediastinais, a região subcarinal e a região abaixo do arco da aorta são locais importantes para o estudo de nódulos linfáticos metastáticos.

A visualização da invasão da traqueia por um carcinoma espinocelular de esôfago é muito importante para definir o estadiamento e classificá-lo como T4.

Setorial

Os reparos anatômicos são diferentes ao estudar o esôfago cervical, torácico e o esôfago abdominal.

O exame do mediastino deve ser iniciado pelo estômago, onde se identifica o lobo esquerdo do fígado, parte do diafragma, das câmaras cardíacas e de linfonodos próximos a região do cárdia.

Na porção média do esôfago, é importante a identificação do arco aórtico onde é sede frequente de linfonodos metastáticos.

Na porção cervical do esôfago, a traqueia é o principal reparo a ser identificada através dos anéis traqueais (linhas hiperecoicas).

Ecoendoscopia pâncreas

O duodeno é uma ótima janela para o estudo ultrassonográfico do pâncreas. O posicionamento do transdutor próximo a ele proporciona uma série de vantagens em relação aos outros métodos já consagrados, pois possibilita avaliação acurada de massas pancreáticas, linfonodos e de estruturas vasculares.

O diagnóstico diferencial de massas pancreáticas também é difícil pela ecoendoscopia. Não existem características descritas a EE que possam diferenciar com segurança entre uma massa inflamatória ou uma pancreática focal ou um câncer pancreático. E é nessa situação que o emprego de técnicas invasivas para a confirmação histológica é fundamental para o planejamento terapêutico.

Enquanto que na punção por agulha fina guiada por ecoendoscópios radiais, a agulha tem a imagem apenas como um ponto hiperecoico, com os transdutores lineares o procedimento é tecnicamente mais fácil e permite acompanhar o trajeto da agulha em tempo real. Além disso, com o Doppler e o *power* Doppler disponível nesses aparelhos, diminuiu a chance de punção inadvertida.

Na pancreatite crônica, apesar da dificuldade e da padronização do exame, a ecoendoscopia tem ganhado importância no diagnóstico da pancreatite crônica ao avaliar o ducto pancreático principal e o parênquima.

Ecoendoscopia anorretal

O uso de sondas radiais e rígidas permite a avaliação da região anorretal no estadiamento do câncer de reto e de canal anal, das lesões de esfíncter que provocam incontinência fecal e na avaliação de abscessos e fístulas anais.

O exame geralmente é simples, com o desconforto semelhante ao exame proctológico, cujo preparo requer apenas um enema com complementação de preparo de cólon se necessário. É realizado na posição de decúbito lateral esquerdo ou na posição ginecológica dependendo da preferência do examinador. No entanto, a posição pode ser mudada durante o exame dependendo do tamanho e localização da lesão.

Não existe um equipamento-padrão para a avaliação da região anorretal. Para a avaliação de tumores, as sondas rígidas e radiais são as mais utilizadas. Já as sondas lineares ou setoriais têm a sua grande vantagem na realização de biópsias em tumores adjacentes, de linfonodomegalias e de suspeita de recidiva após cirurgia.

A parede do reto pode ser avaliada em cinco camadas com a utilização de frequências entre 7,5 e 12 MHz. Além da avaliação da profundidade, os tumores do reto poderão ser também classificados de acordo com sua extensão e existência de comprometimento linfonodal.

Recentemente, para lesões menores que 1 ou 2 cm de diâmetro, em que há a possibilidade da realização de uma ressecção local ou de uma mucosectomia endoscópica como alternativa a cirurgia radical, o uso de *miniprobes* de alta frequência (20 MHz) permite avaliar nove camadas da parede retal, possibilitando a diferenciação da mucosa com a muscular da mucosa e submucosa.

BIBLIOGRAFIA

Ardengh JC. *Ecoendoscopia: na prática da gastroenterologia*. São Paulo: Sarvier, 2007.

Bhutani MS, Deutsch JC. Digital human anatomy and endoscopic ultrasonography. London: BC Decker, 2005.

Bhutani MS, Deutsch JC. *EUS pathology with digital anatomy correlation*. USA: PMPH, 2010.

Dietrich CF. *Endoscopic ultrasound an introductory manual and atlas*. Stuttgart: Thieme, 2006.

Gan SI, Rajan E, Adler DG. ASGE Standards of Practice Committee. Role of EUS. *Gastrointest Endosc* 2007;66(3):425-34.

Gutman J, Ullah A. Advances in endoscopic ultrasound. *Ultrasound Clinics* 2009 July;4(3):369-84.

Meenan J, Vu C. Equipment. In: Hawes RH, Fockens P. *Endosonography*. 2nd ed. Canada: Elsevier, 2011. p. 13-21.

Pereira E, Rebelo A *et al*. Ecoendoscopia na parte prática clínica parte I – Aspectos técnicos e utilidade na avaliação da parede gastrointestinal. *J Português de Gastroenterol* 2011;18:22-33.

CAPÍTULO 20

CROMOSCOPIA E MAGNIFICAÇÃO EM ENDOSCOPIA DIGESTIVA ALTA

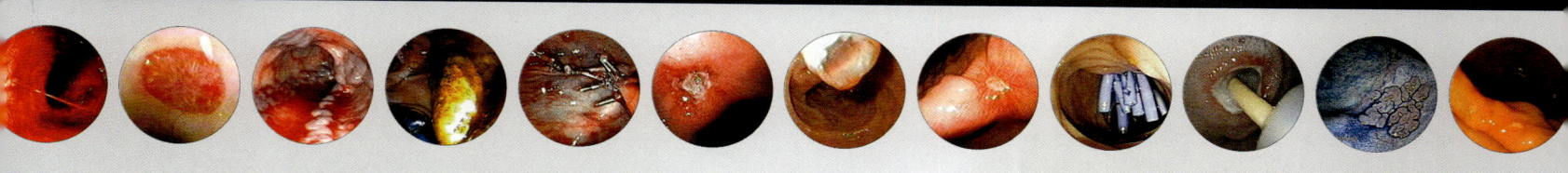

CLÁUDIO L. HASHIMOTO ■ LUIZ ALMEIDA FILHO

INTRODUÇÃO

Cromoscopia ou cromoendoscopia refere-se à aplicação de compostos químicos, como corantes ou pigmentos ou a utilização de filtros ópticos *(Narrowm Band Imaging System- NBI®)* ou aparatos eletrônicos como FICE® *(Fuji Intelligent Chromo Endoscopy)* e i-Scan (Pentax®), com o objetivo de aperfeiçoar a visibilização de alterações da superfície da mucosa do trato gastrointestinal, facilitando a localização e definição das características morfológicas, além de auxiliar e direcionar a coleta de biópsias.

O corante deve ser escolhido de acordo com o órgão examinado, os objetivos do exame endoscópico e suas propriedades físico-químicas. Em geral, a cromoscopia é técnica segura, de fácil realização, eficiente e de baixo custo.

Atualmente, uma das principais aplicações da cromoscopia é o diagnóstico e a avaliação da profundidade de invasão de neoplasias precoces do trato digestivo.

Convém mencionar o incremento, em nosso meio, de novas tecnologias como a videoendoscopia de alta definição e a magnificação de imagens, que melhoram a acurácia diagnóstica em comparação à endoscopia convencional.

Os modelos mais recentes de videoendoscópios podem gerar imagens de alta qualidade em termos de resolução, reprodução das cores, contraste e aprimoramento da estrutura. O CCD ou Dispositivo de Carga Acoplada é um sensor formado por um circuito integrado que contém uma matriz de capacitores acoplados para captação de imagens. A resolução ou detalhamento da imagem depende do número de células fotoelétricas do CCD que na prática expressa-se como *pixels*. Quanto maior o número de *pixels*, melhor a resolução da imagem. Os primeiros videoendoscópios incorporam CCDs com capacidade de até 300.000 *pixels*. Atualmente os videoendoscópios com resolução óptica de televisão em alta definição *(high definition television – HDTV)* são equipados com CCD que permitem que as imagens com até 2 milhões de *pixels*.

Os videoendoscópios de alta resolução e alta definição são capazes de discriminar objetos de 10 a 71 μm de diâmetro, que representa de 2 a 10 vezes mais do que a visão humana (125 a 165 μm).

Imagens em alta definição aperfeiçoam a discriminação de detalhes, enquanto a magnificação está relacionada com o *zoom* óptico por meio do controle da distância focal de uma lente motorizada e móvel possibilitando aumento da imagem de 40 a 200 vezes, que, por sua vez, é diferente da manipulação eletrônica e *zoom* digital que aumenta em 1,5 vez, mas, com perda de qualidade de imagem.

Existem duas aplicações distintas para videoendoscopia de magnificação com *zoom* óptico. Pode-se usar a "transparência" da mucosa para exploração da microvasculatura caracteristicamente alterada nas lesões neoplásicas, através do epitélio translúcido não corado. A magnificação pode ser associada a imersão em água, a cromoscopia convencional, ao ácido acético e mais recentemente a cromoscopia eletrônica, que torna possível a avaliação da distorção da microarquitetura do epitélio e da desorganização dos microvasos do epitélio presente nas lesões neoplásicas.

Além dos progressos já mencionados, estão em desenvolvimento outras tecnologias como endomicroscopia e a ultra magnificação que ampliam a imagem em mais de mil vezes, cujo objetivo é o diagnóstico histopatológico de lesões.

HISTÓRICO

A cromoendoscopia é uma técnica endoscópica utilizada há décadas, ganhou notoriedade quando *Voegeli*, em 1966, baseado nos princípios do método de Schiller, que utilizava a solução de Lugol para diagnóstico de carcinoma de colo uterino em estadiamento precoce, introduziu esta metodologia para o diagnóstico do câncer precoce de esôfago em pacientes com predisposição à doença. Aproximadamente 30 anos depois, *Gono*, em 1999, iniciou os estudos com a imagem em luz em banda estreita. Nascia naquela ocasião a cromoscopia óptica, que em associação a magnificação de imagens e a imagem em alta definição permite avaliar com precisão áreas suspeitas de neoplasia direcionando as biópsias e possibilitando avaliar a profundidade de invasão e as margens de ressecção de neoplasias precoces do trato digestivo.

CLASSIFICAÇÃO

Os corantes utilizados com maior frequência em nosso meio são classificados em três grandes grupos: 1) absortivos (ou vitais); 2) contraste e; 3) reativos (Quadro 20-1).

Quadro 20-1. Classificação dos corantes

Vitais (ou absortivos)	Solução de lugol Azul de metileno Azul de toluidina Violeta cristal
De contraste	Índigo carmim Ácido acético Água
Reativos	Vermelho congo Vermelho fenol

Os principais corantes absortivos ou vitais interagem e identificam tipos específicos de células epiteliais através de absorção preferencial ou difusão através da membrana celular, destacando células funcionalmente distintas. São exemplos de corantes vitais: a solução de Lugol, azul de toluidina, azul de metileno e violeta cristal.

Os corantes de contraste avaliam principalmente as alterações de relevo do epitélio, realçando elevações e depressões discretas, permitindo reconhecer alterações mínimas, como neoplasias precoces deprimidas e cicatrizes. O principal representante deste grupo é o índigo carmim.

Os corantes reativos produzem uma reação química com o epitélio específico, resultando em mudança de cor semelhante a um indicador de pH. Atualmente são pouco utilizados e pouco disponíveis na prática clínica, mas os mais conhecidos são o vermelho congo e o vermelho-fenol.

As técnicas de cromoendoscopia não são complexas, entretanto, a interpretação das alterações da imagem após a coloração exige familiaridade, cujas *nuances* são discretas e sujeitas à experiência do examinador. Várias classificações dos padrões de cromoscopia e suas respectivas correlações histopatológicas têm sido descritas, mas, ainda não foram suficientemente padronizadas ou validadas para a prática endoscópica de rotina.

SOLUÇÃO DE LUGOL

A solução de Lugol é um corante vital ou absortivo composto por iodo, iodeto de potássio e água destilada. A concentração utilizada é a solução aquosa de 0,5 a 2,0%, não se devendo aplicar no esôfago soluções concentradas (>2,0%) ou a tintura usada para o teste de Schiller de exame de colo uterino, sob o risco de esofagite química grave.

Aplicação clínica da solução de Lugol no esôfago

A principal indicação deste corante é o diagnóstico de lesões precursoras e carcinomas epidermoides em indivíduos de alto risco para esta condição, incluindo usuários crônicos de tabagistas e álcool, pacientes com câncer de cabeça e pescoço e residentes em áreas endêmicas para esta doença. A sensibilidade para detecção de lesões displásicas é de 91 a 100% e, a especificidade de 40 a 95% com a solução de Lugol. Este corante permite avaliar com maior precisão a extensão e delineamento das lesões facilitando a coleta de biópsias, auxilia na predição da profundidade de invasão de lesões passíveis de tratamento endoscópico e é útil para o seguimento pós-tratamento. Este método é significativamente superior em comparação a endoscopia convencional no diagnóstico de displasia de alto grau.

A utilização da solução de Lugol na avaliação de pacientes com doença do refluxo gastroesofágico e suas complicações tem sido estudadas, com intuito de avaliar a transição entre o epitélio escamoso e colunar, melhorar a acurácia na detecção do esôfago de Barrett e após a terapia ablativa para tratamento do Barrett para detecção de "ilhas" residuais de epitélio colunar no epitélio epidermoide reparativo.

Inicia-se o procedimento aplicando se uma solução mucolítica para remoção de muco, secreções, exsudato e saliva da superfície mucosa. Pode ser utilizada solução de N-acetilcisteína a 10%, ácido acético a 1% ou mesmo água filtrada para este propósito, diretamente através do canal de trabalho ou por meio de um cateter *spray*.

O corante pode ser aplicado diretamente através do canal de trabalho do endoscópio, entretanto, a utilização de cateter *spray* permite melhor distribuição aplicando-se menores quantidades de corante, sem extravasamento para fora do campo de trabalho. Após aspiração do excesso de líquido e ar da cavidade gástrica, aplica-se o corante posicionando a ponta do cateter *spray* em direção à mucosa e fazendo movimentos de rotação em sentido horário e anti-horário, enquanto se retira o endoscópio. Deve-se cobrir toda extensão do esôfago da transição esôfago gástrica até próximo ao cricofaríngeo. A quantidade da solução de Lugol a ser aplicada varia de 20 a 40 mL.

Recomenda-se o uso de antiespasmódicos como a hioscina (Buscopam®) ou glucagon para minimizar as contrações esofágicas. A aplicação de doses mais elevadas de hipnóticos e opioides são necessárias devido a maior duração do procedimento e ao eventual desconforto que a solução de Lugol possa ocasionar.

O enxágue com água deve ser efetuado após 1 a 2 minutos para retirar o excesso de corante e, o tempo adicional para estabilizar a coloração no tecido e sua interpretar resultado é de cerca de 2 minutos.

O iodo contido na solução de Lugol tem afinidade pelo glicogênio do epitélio epidermoide não queratinizado do esôfago, corando-o de marrom-acastanhado escuro. Áreas hipocaptantes e não coradas podem indicar o diagnóstico de inflamação, neoplasia maligna, displasia (neoplasia intraepitelial) ou mucosa colunar. Já as áreas de acantose glicogênica apresentam-se intensamente coradas (Quadro 20-2). A coloração permanece na mucosa por cerca de 5 a 8 minutos.

Limitações, efeitos colaterais da solução de Lugol

A solução de Lugol pode causar irritação da mucosa esofágica, ocasionando esofagite química, úlceras esofágicas, gastrite erosiva com sintomas de queimação na orofaringe, dor retroesternal, náusea e vômitos. A solução de Lugol deve ser evitada em pacientes que apresentam sensibilidade ao iodo, uma vez que tenham sido descritas intensas reações alérgicas incluindo broncoespasmo e anafilaxia. A instilação tópica de 20 mL de tiossulfato de sódio a 5%, ao final do procedimento endoscópico, reduz os efeitos adversos provocados pela coloração com solução de Lugol (Fig. 20-1).

AZUL DE METILENO

É um corante vital e cora as células absortivas do epitélio do intestino delgado e do cólon. Não cora a mucosa gástrica normal e o epitélio escamoso, pois é absorvido na presença da metaplasia intestinal.

Quadro 20-2. Interpretação da cromoendoscopia com solução de Lugol

Cor normal	Aspecto homogêneo de cor marrom escuro ou marrom esverdeado. Reação do iodo com o glicogênio da célula madura
Hipocorado	Edema e atrofia da mucosa Inflamação severa da mucosa Erosão e prolongamento das papilas na esofagite aguda
Sem cor	Câncer Displasia de alto grau Ulceração Mucosa colunar ectópica
Hipercorado	Acantose glicogênica Hiperplasia mucosa

Adaptado de Hashimoto et al., 2005.

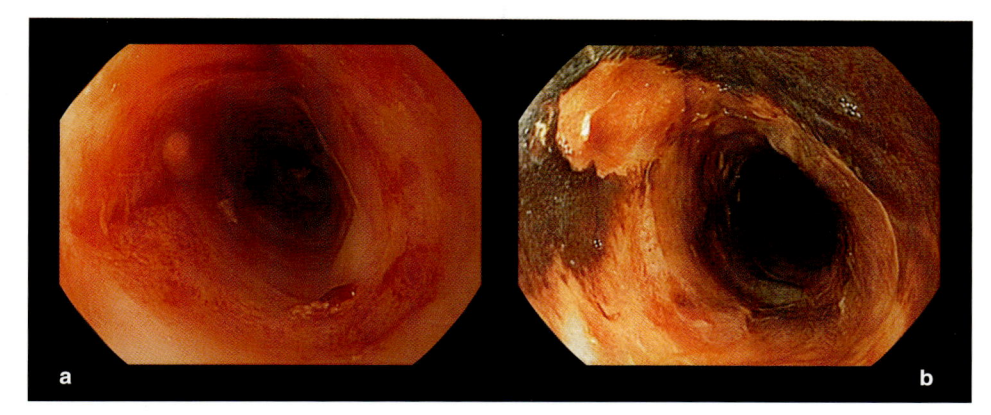

Fig. 20-1. (**a**) Antecedente de ingestão de soda cáustica com área de irregularidade mucosa com hiperemia e friabilidade em terço médio do esôfago ao exame com luz branca convencional. (**b**) Cromoscopia revela área não corada com solução de Lugol, suspeita de displasia ou câncer precoce. (CDG-HC FMUSP, Hashimoto CL, aparelho Olympus GIF H180.)

Aplicação clínica do azul de metileno no esôfago

O azul de metileno tem sido estudado principalmente em pacientes com esôfago de Barrett para identificar metaplasia intestinal incompleta, displasia e adenocarcinoma.

O método de aplicação do azul de metileno no esôfago requer pré-tratamento da mucosa com um agente mucolítico seguida da pulverização do corante, na concentração de 0,5%. A seguir, após 1 a 2 minutos lava-se vigorosamente o excesso de corante com água filtrada. A mucosa corada em azul-escuro que persiste após da irrigação vigorosa indica coloração positiva e significa presença de metaplasia intestinal no esôfago. A coloração pode perdurar por até 24 horas. Áreas com diminuição e padrão heterogêneo de coloração sugerem displasia de alto grau, câncer ou mesmo inflamação no esôfago de Barrett (Fig. 20-2).

Uma ampla revisão avaliando estudos prospectivos, randomizados e *crossover*, mostrou resultados conflitantes: alguns estudos demonstraram que o azul de metileno aumenta a detecção da displasia e câncer em pacientes com esôfago de Barrett quando comparado às biópsias seriadas, enquanto outros não resultaram em melhor detecção. É importante destacar que a técnica de cromoscopia com ácido acético ou índigo carmim quando associado a videoendoscopia de alta definição e magnificação apresentou especificidade significativamente superior para o diagnóstico de esôfago de Barrett.

Aplicação clínica do azul de metileno no estômago

O azul de metileno é um corante vital absorvido em presença da metaplasia intestinal no estômago, não corando a mucosa gástrica normal. A metaplasia intestinal em associação com a gastrite atrófica é realçada por este corante, porém, não consegue diferenciar as áreas de metaplasia intestinal com e sem displasia. Um estudo realizado por Dinis *et al.*, em 2003, estudou 136 pacientes a associação de azul de metileno com magnificação no estômago, com acurácia para o diagnóstico de metaplasia intestinal em 84% e displasia em 83% dos casos.

No estômago, é recomendável o uso de mucolítico e antifiséticos para retirada de saliva e bolhas previamente a aplicação do corante. O corante é utilizado na concentração de 0,5 a 1,0%, cujo efeito se notará após 1 a 2 minutos. Devem-se lavar e retirar o excesso de corante e a seguir avaliar o grau de acometimento da mucosa através da intensidade de coloração. Considera-se na interpretação dos resultados: focal leve; difuso leve; focal intenso e difuso intenso ou; negativo quando não ocorre a coloração (Fig. 20-3).

Aplicação clínica do azul de metileno no duodeno

A cromoscopia do duodeno tem como sua principal aplicação à doença celíaca, mas pode ser usada também na identificação da metaplasia gástrica. No duodeno também é necessário a aplicação prévia de mucolítico e a lavagem com água para retirada do excesso de corante. A coloração normal ou esperada é a coloração azul homogênea. Nos casos de metaplasia gástrica, que se apresentam comumente como pequenas nodulações, as alterações não serão coradas, diferenciando-a da mucosa intestinal que estará completamente corada. Lembrar que áreas de duodenite, úlceras e cicatrizes também não se coram, podendo auxiliar o diagnóstico destas condições.

Limitações, efeitos colaterais do azul de metileno

O azul de metileno não tem, praticamente, nenhum efeito colateral, entretanto é importante alertar os pacientes que podem apresentar urina e fezes de coloração esverdeadas.

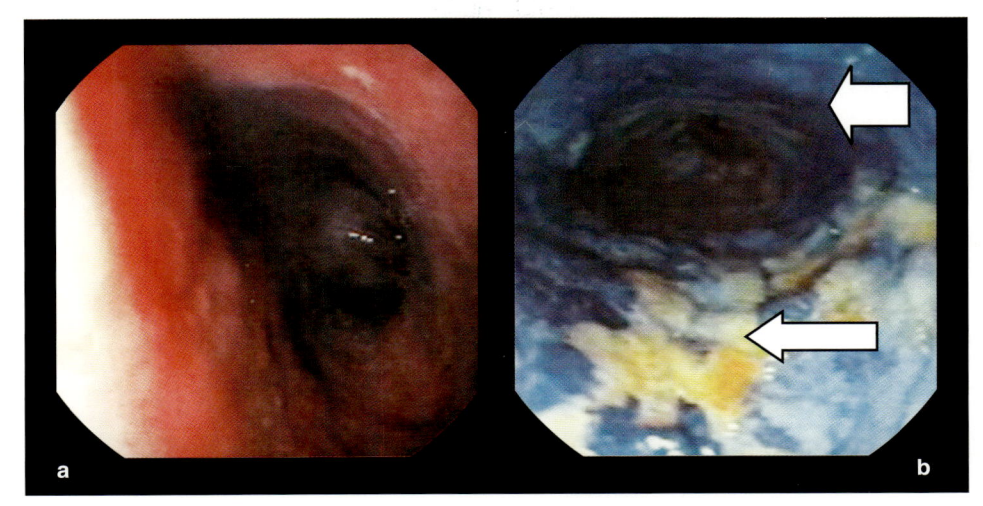

Fig. 20-2. (**a**) Paciente com esôfago de Barrett (EB) longo sem lesão evidente. Biópsias aleatórias nos quatro quadrantes revelaram displasia de alto grau focal. (**b**). Imagem endoscópica do segmento do EB do mesmo após a coloração com azul de metileno indica adenocarcinomas intramucosos em biópsias dirigidas através do azul de metileno (seta fina). A mucosa corada em azul-escuro na parede oposta indicou metaplasia intestinal sem displasia (seta grossa). (Canto MIF *et al.*, Gastrointest Endosc, 2000;51:560-8.)

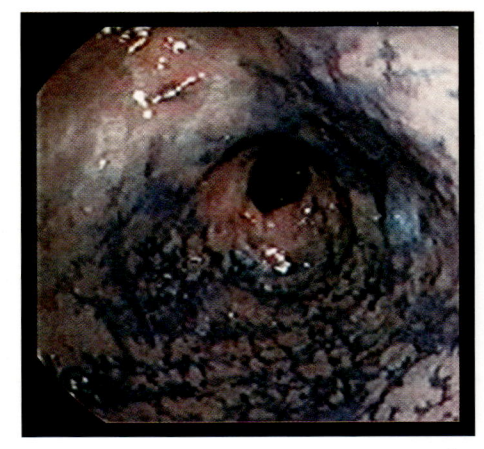

Fig. 20-3. Metaplasia intestinal comprometendo cerca de 50% do antro gástrico destacada pelas áreas coradas com azul de metileno.

Alterações no DNA celular após o uso do azul de metileno foram recentemente descritos em um estudo transversal, entretanto, se aceita que há necessidade a exposição crônica a um agente mutagênico para ter efeito na patogênese do câncer e lesões precursoras.

AZUL DE TOLUIDINA

É um corante vital absortivo que cora os núcleos das células, por afinidade ao DNA nuclear. Pode identificar células neoplásicas em virtude da maior atividade mitótica e da relação núcleo-citoplasma aumentadas, entretanto, pode corar áreas intensamente inflamadas.

Aplicação clínica do azul de toluidina no esôfago

A coloração com azul de toluidina tem sido utilizada principalmente para a detecção de displasia e carcinoma epidermoide da cavidade oral e do esôfago, em pacientes alérgicos ao iodo.

A técnica de cromoscopia recomenda o preparo da mucosa com aplicação de ácido acético a 1% ou outro mucolítico, seguido da aplicação de 10 a 20 mL da solução aquosa do azul de toluidina a 1%. Após um minuto, uma nova aplicação de ácido acético a 1% ou água é realizada para remover o excesso do corante. Como mencionado anteriormente, lesões inflamatórias e úlceras pépticas podem reter o corante, levando a colorações falso-positivas.

A combinação deste corante com a solução de Lugol tem sido descrita para melhorar a delimitação da extensão do tumor, podendo auxiliar na ressecção endoscópica de cânceres precoces. Há um estudo mencionando sua utilidade na avaliação da profundidade de invasão do câncer de esôfago. No caso de invasão até a lâmina própria (câncer precoce) a coloração seria azul-claro, enquanto quando a camada muscular da mucosa estiver comprometida a coloração seria azul-violeta e na invasão da camada submucosa a cor seria azul-escuro (Fig. 20-4).

Limitações, efeitos colaterais do azul de toluidina

Foram descritos sintomas de náusea e vômitos com uso deste corante, relacionado à concentração e ao volume utilizado.

ÍNDIGO CARMIM

É um corante de contraste de coloração azulada que atualmente é amplamente utilizado no esôfago para avaliação de esôfago de Barrett, no estômago para melhor avaliação de áreas de irregularidade mucosa (elevação ou depressão discreta) e para estudo de lesões ulceradas ou simplesmente para rastreamento do câncer precoce. No duodeno, para estudo do pregueado mucoso e vilosidades de pacientes com má absorção, e no cólon, para a detecção e diagnóstico diferencial de pólipos colorretais e para avaliar a profundidade de invasão através da avaliação do padrão de criptas (*pit pattern*). A combinação com magnificação de imagens e endoscopia de alta resolução ou definição melhoram a acurácia deste corante.

Aplicação clínica do índigo carmim no esôfago

A cromoscopia com índigo carmim no esôfago tem sido estudada em pacientes com esôfago de Barrett para o diagnóstico diferencial com displasia. Em estudo realizado por Sharma *et al.*, em 2007, a presença de padrão viliforme regular apresenta sensibilidade, especificidade e valores preditivos positivos de 97%, 76% e 92%, respectivamente para o diagnóstico de Esôfago de Barrett. Por outro lado, áreas com displasia de alto grau apresentavam padrão foveolar irregular e distorcido em 100% dos casos (6/6). Posterior publicação do mesmo grupo de pesquisadores sugere a necessidade de realizar biópsias em área de mucosa com criptas com arranjo irregular ou com distorção. A falta de uma classificação de consenso descrevendo os padrões das criptas no esôfago de Barrett, considerando a existência de seis classificações, limita a sua ampla aplicação na prática clínica.

Aplicação clínica índigo carmim no estômago

A utilização do índigo carmim no estômago tem por finalidade realçar as alterações de relevo da mucosa. Em particular, a cor azul escura preenche o fundo das úlceras planas, erosões, pregas e *pits* e especificamente acentua o tipo deprimido das lesões precoces do câncer gástrico. É um corante seguro, hidrossolúvel, barato e com nenhum efeito colateral grave.

Apesar da extensa prática clínica em diversos centros endoscópicos em todo o mundo, mas, principalmente no Japão sabe-se do benefício empírico na identificação de neoplasias precoces do estômago, pois ainda nenhum estudo randomizado duplo cego foi publicado. Apenas um estudo prospectivo, cujo objetivo primário era comparativo entre a videoendoscopia *versus* fibroscopia demonstrou que a aplicação do índigo carmim melhorava significativamente a detecção e a identificação de neoplasias precoces.

No estômago, recomenda-se a preparação prévia com aplicação de água ou mucolítico para lavar a secreção e os resíduos da mucosa gástrica. A seguir, instila-se através do canal de trabalho ou por meio de cateter *spray*, a solução de índigo carmim. No rastreamento de câncer precoce e na presença de alterações sutis da mucosa, como alterações de cor, friabilidade, áreas com perda do padrão vascular, erosões, elevações e depressões sutis, o índigo carmim em concentrações mais diluídas (0,2%) permitirá ao endoscopista realçar lesões do tipo 0-IIa e 0-IIc e identificar as lesões 0-IIb do câncer precoce.

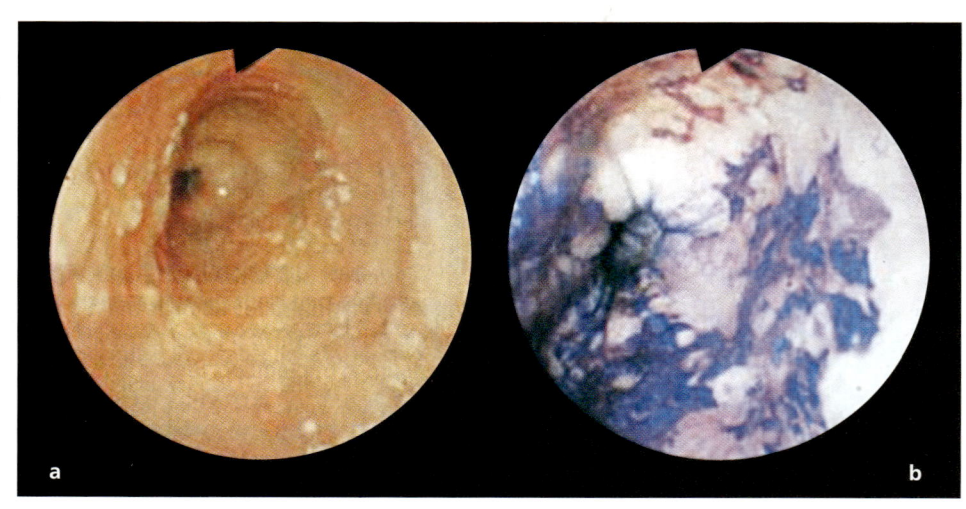

Fig. 20-4. (**a** e **b**) Antes e depois da aplicação do azul de toluidina. Nota-se extensa área corada pelo azul de toluidina, denotando suspeita de câncer esofágico.

Quando se estuda lesões ulceradas ou com áreas altamente suspeitas de neoplasia, concentrações a 0,4% são preferíveis, pois podem auxiliar na melhor verificação das criptas e das margens laterais.

A associação da magnificação endoscópica e índigo-carmim foi descrita por Tajiri *et al.*, para o diagnóstico diferencial histológico entre lesões inflamatórias, adenomas e adenocarcinomas durante o procedimento endoscópico. Classificando as lesões de acordo com o tipo macroscópico e diâmetro, a diferença na acurácia diagnóstica foi 3% contra 36%, favorável para magnificação em comparação com a endoscopia convencional. A sensibilidade foi de 96% e a especificidade 95% (Fig. 20-5).

A associação do índigo carmim ao ácido acético (bicromoendoscopia) foi primeiramente descrita por Yamashita *et al.*, em 2007, com o intuito de melhorar a detecção e delimitação das margens no câncer precoce do estômago. Em 27 pacientes estudados, a sensibilidade e especificidade foram de 100% e 98%, respectivamente, de acordo com biópsias de áreas demarcadas ou próxima a estas áreas. Outros estudos utilizando a bicromoendoscopia relatados por Sakai *et al.* em 2008 e Bong *et al.* em 2010 também demonstraram acurácia diagnóstica em torno de 90% e significativamente superior aos métodos convencionais. Em um estudo prospectivo avaliando 53 neoplasias, comparou a endoscopia convencional com a cromoscopia usando ácido-acético ou índigo-carmim isoladamente, demonstrou que o desempenho da bicromoscopia (93%) foi significativamente melhor que os outros métodos (Fig. 20-6).

Aplicação clínica índigo carmim no duodeno

O primeiro relato do uso da cromoendoscopia com índigo carmim no duodeno descrito por Stevens em 1976, porém sem resultados muito promissores. O advento de videoendoscópios de alta resolução e alta definição com magnificação de imagem demonstraram melhores resultados para determinação de alguma alteração dos vilos, com sensibilidade e especificidade de 94% e 88% relatado por Siegel *et al.* em 1997 (Fig. 20-7).

Limitações, efeitos colaterais

Não há relatos de efeitos colaterais com índigo carmim, além dos riscos de um exame endoscópico diagnóstico.

TÉCNICA DE IMERSÃO EM ÁGUA

A doença celíaca é uma enteropatia sensível ao glúten que ocorre em indivíduos com predisposição genética e caracteriza-se por inflamação crônica da mucosa do intestino delgado levando ao desenvolvimento de atrofia dos vilos. O padrão ouro para o diagnóstico da doença celíaca é a histologia demonstrando alterações de relação vilo cripta e infiltração linfocitária que são graduadas de acordo com a classificação de Marsh e suas variantes. Diversos marcado-

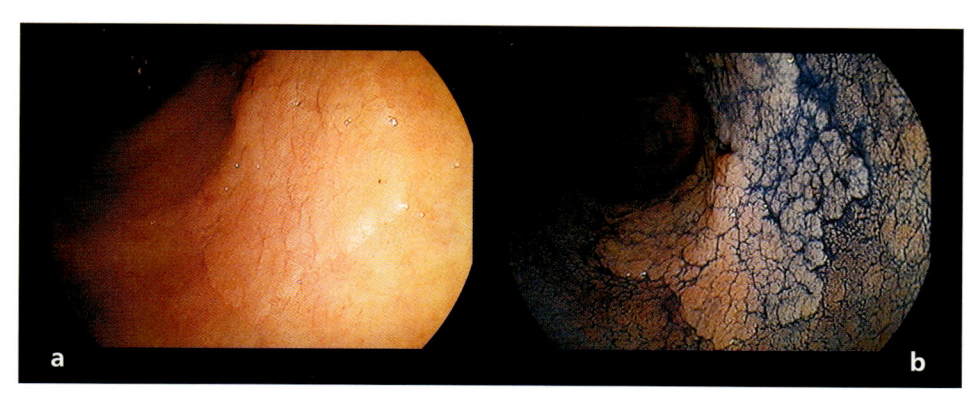

Fig. 20-5. (**a**) Exame convencional com luz branca revela lesão plana-elevada em parede posterior de antro, medindo 3 cm de diâmetro. (**b**) Cromoscopia com índigo-carmim destaca os limites da lesão plano-elevada e a histologia revelou tratar-se de adenocarcinoma bem-diferenciado. (H. Santa Cruz – SP, Hashimoto CL, aparelho Fujinon EG 410.)

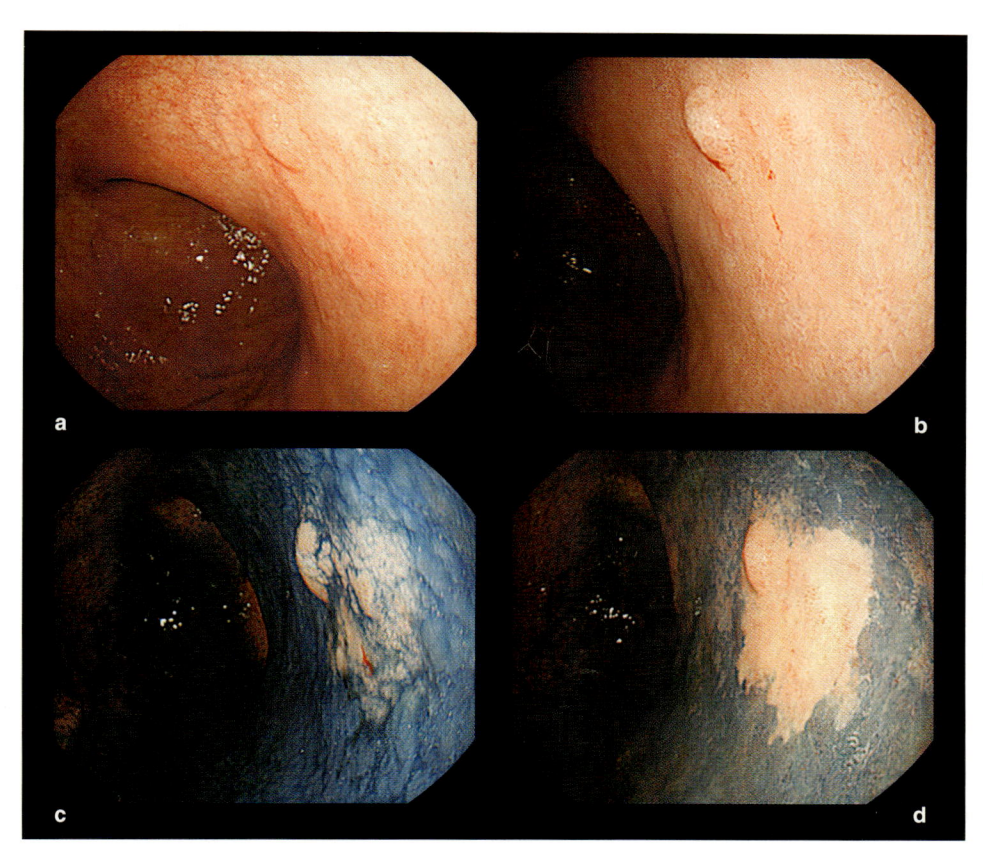

Fig. 20-6. Exame convencional e bicromoendoscopia de pacientes com adenocarcinoma tubular diferenciado. (**a**) Lesão plana-elevada com bordas indefinidas localizada em corpo distal. (**b**) Visão endoscópica após a aplicação de ácido acético. (**c**) Visão endoscópica após a instilação adicional de índigo-carmim. (**d**) Visão endoscópica após lavagem com água potável. Após a cromoendoscopia com ácido acético e índigo-carmim, a lesão não impregna com o corante, e as margens tornam-se nítidas e bem-delimitadas. (Adaptado de Lee *et al.*, 2010.)

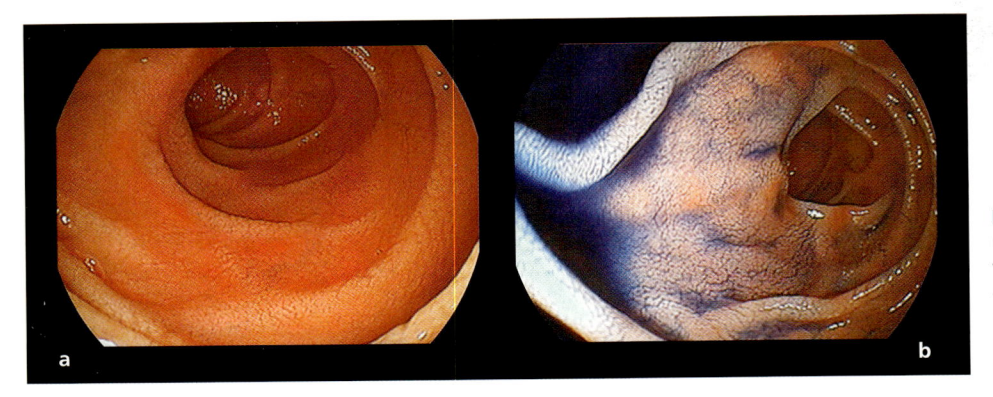

Fig. 20-7. (a) Ao exame convencional, observa-se redução do pregueado de Kerckring e redução da vilosidade sugestiva de doença celíaca. (b) A cromoscopia com índigo-carmim revela acentuada alteração com atrofia vilositária, mostrando aspecto reticulado. (H. Santa Cruz – SP, Hashimoto CL, aparelho Fujinon EG-410.)

res endoscópicos relacionados à doença celíaca têm sido identificados. A presença destes marcadores é frequentemente usada para determinar a necessidade das biópsias duodenais e para direcionar onde as biópsias devem ser retiradas. Marcadores endoscópicos da doença celíaca incluem os seguintes: redução ou ausência de pregas duodenais; *scalloping of folds* (aparência nodular das pregas duodenais); aumento da visibilização dos vasos da submucosa; padrão em mosaico da mucosa (*cobblestone*) e fissuras, sulcos ou entalhes mucosos. Porém, diversos estudos evidenciaram que a sensibilidade e a especificidade dos achados endoscópicos para o diagnóstico da doença celíaca variaram de 6 a 94% e 83 a 100%, respectivamente. Na prática clínica, o reconhecimento de alguma dessas alterações deve alertar ao endoscopista para suspeita de doença celíaca e a necessidade de coletar biópsias duodenais. A baixa sensibilidade desses achados implica que sua ausência não exclui o diagnóstico da doença celíaca e as biópsias devem ser sempre realizadas quando a suspeita da doença estiver presente.

Aplicação clínica da imersão de água no duodeno

A técnica de imersão em água é simples, rápida e segura que aumenta a visualização dos vilos duodenais durante uma endoscopia convencional. A técnica consiste na remoção do ar do lúmen duodenal seguida da infusão rápida de água (geralmente 90 a 150 mL). O procedimento adiciona apenas 25 a 30 segundos ao tempo necessário para um exame endoscópico padrão.

Em 2004 Cammarota *et al.* consideraram útil a endoscopia de alta resolução com magnificação de imagens, associado ou não com a técnica de imersão de água, para a detecção de atrofia vilositária. Os autores mostraram uma concordância de 100% entre endoscopia de alta-resolução com magnificação de imagens usado com a técnica de imersão em água e a histologia, para a detecção da ausência ou presença de vilos.

A validação deste método ocorreu em um estudo com 396 pacientes que foram submetidos a uma endoscopia digestiva alta devido a sintomas dispépticos. Para a detecção de qualquer anormalidade nos vilos intestinais (atrofia parcial ou total), a técnica mencionada anteriormente apresentou sensibilidade, especificidade e valores preditivos positivos e negativos de 99%, 99,5%, 83,3% e 99,7%, respectivamente. A conclusão deste estudo é que a técnica de imersão em água poderia ter um papel na redução do número de biópsias através do direcionamento das biópsias em áreas onde há lesão dos vilos. Os autores acreditam também que a visão endoscópica obtida com a imersão em água é suficientemente específica para evitar biópsias em pacientes de alto risco para doença celíaca.

Limitações efeitos colaterais da imersão de água

Até agora nenhuma complicação foi notada, especificamente atribuída ao uso de endoscópios de alta resolução e água, além daquelas atribuídas ao exame endoscópico.

ÁCIDO ACÉTICO

O ácido acético não é exatamente um corante, mas, tem sido amplamente aplicado na prática endoscópica seja como mucolítico ou como um "corante vital", pois interage diretamente com as células destacando alterações como comprovado após anos de utilização no diagnóstico de displasias do colo uterino e da região anal, e mais recentemente das aplicações relatadas nos estudos de lesões do esôfago, estômago e cólon.

O contato do ácido acético com a superfície epitelial da mucosa altera a estrutura de proteínas no núcleo e no citoplasma, modificando suas propriedades e morfologia. Desta forma o ácido acético atua causando depleção da camada de muco, agindo como mucolítico. Quando o ácido acético é aplicado na mucosa epidermoide observa-se opacificação do epitélio, com consequente mascaramento dos vasos capilares da camada submucosa, levando a uma aparência denominada reação acetobranca. Na mucosa colunar, o ácido acético rompe a membrana celular até a membrana basal permitindo desnaturação temporária das proteínas celulares plasmáticas, ocasionando edema da superfície com realce da arquitetura e congestão de capilares, resultando em melhor visibilização das fovéolas e criptas.

Aplicação clínica do ácido acético no esôfago

A técnica envolve a instilação de aproximadamente 10 mL do ácido acético 1,5% a 3% na mucosa esofágica. Inicialmente, uma coloração esbranquiçada, tanto da mucosa esofágica como gástrica, é notada. Depois de 2 a 3 minutos, a mucosa esofágica normal permanece branca, enquanto o epitélio de Barrett e mucosa gástrica colunar assumem uma tonalidade avermelhada. O efeito na mucosa, entretanto, permanece por apenas 2 a 3 minutos e repetidas aplicações de ácido acético podem ser necessárias. Padrões de criptas do tipo circular e reticular, tipicamente prediz epitélio gástrico, enquanto os padrões viliforme e cerebriforme predizem o epitélio de Barrett (Fig. 20-8).

O termo (*enhanced magnification endoscopy - EME*) é a designação usada para o uso combinado da magnificação endoscópica e a instilação de ácido acético no trato gastrointestinal. A EME tem sido aplicada principalmente no esôfago de Barrett e a experiência inicial relatou uma acurácia diagnóstica para metaplasia intestinal de 87 a 100% quando o padrão de criptas viliforme/cerebriforme era observado, e 0 a 11% no padrão circular-reticular. A variação interobservador, entretanto, tem resultado em baixa concordância na avaliação dos padrões de criptas, em diversos estudos. A acurácia diagnóstica do EME com ácido acético para metaplasia de Barrett tem variado de 52 a 90% em diversos estudos e o uso do ácido acético na identificação da displasia no Barrett e câncer precoce ainda não foi bem estabelecida (Fig. 20-9).

Aplicação clínica do ácido acético no duodeno

Lo *et al.* descreveram os achados endoscópicos obtidos em pacientes com doença celíaca utilizando a técnica de EME (*enhanced magni-*

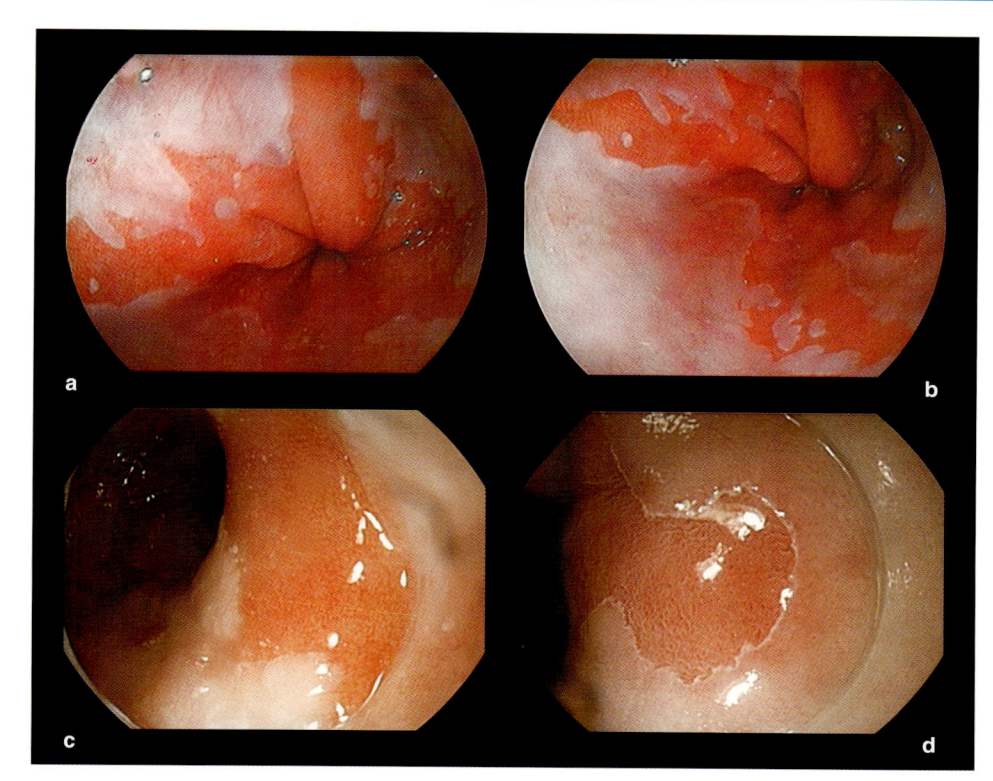

Fig. 20-8. (**a**) Pré-ácido acético. (**b**) Pós-ácido acético. Padrão viloso sugestivo de metaplasia intestinal. (H. Santa Cruz - SP, Hashimoto CL, aparelho Fujinon EG 410.) (**c**) Pré-ácido acético. (**d**) Pós-ácido acético. Padrão reticular sugestivo de epitélio de cárdia. (CDG-HCFMUSP, Hashimoto CL, aparelho Olympus GIF H180.)

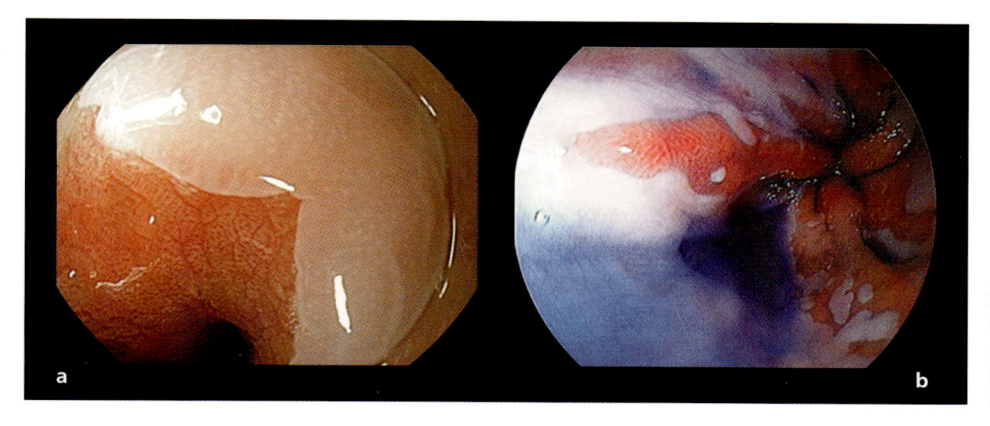

Fig. 20-9. *Enhanced magnification endoscopy* (EME) na avaliação do esôfago de Barrett. (**a**) Padrão reticulado sugestivo de mucosa gástrica. (Olympus, GIF H180.) (**b**) Padrão viliforme sugestivo de metaplasia intestinal (Fujinon, GF 410.)

fication endoscopy). Neste estudo, a EME permitiu a identificação de padrões de anormalidades na mucosa em 12 dos 12 pacientes com doença celíaca (100%), enquanto a endoscopia convencional apenas permitiu a identificação de achados clássicos de atrofia vilositária em 7 dos 12 pacientes (58%).

Limitações e efeitos colaterais do ácido acético
Não há relatos de complicações com uso do ácido acético.

VERMELHO CONGO
O vermelho congo é um corante químico (reativo) que é utilizado para determinar se a mucosa secreta ácido. Trata-se de um corante azul, com um sal vermelho, que se modifica em tonalidade azul-escura, frente a ácidos (ph < 3).

Aplicação clínica do vermelho congo no estômago
O vermelho-congo é utilizado para determinar a porção secretora do estômago após vagotomia. A mucosa gástrica é submetida ao contato com o corante, devendo sempre começar pelas partes mais distais do estômago. Em pacientes com vagotomia incompleta, as áreas preservadas exibem uma alteração imediata da cor vermelha para o azul-escuro. Áreas desnervadas levam um tempo mais prolongado para exibir a mudança de cor, geralmente acima de 8 minutos. Este corante pode ser útil, também, para detecção da metaplasia intestinal em estômago e câncer já que estas condições estão associadas com baixa ou nenhuma produção de ácido.

Antes de aplicar esse corante, o conteúdo gástrico é totalmente aspirado, e 150 mL de solução de bicarbonato a 0,5% é injetada na cavidade gástrica. A seguir a secreção gástrica é estimulada com aplicação endovenosa ou intramuscular de pentagastrina, 6 microgramas por quilo de peso. O pico da secreção ácida ocorre dentro de 20 a 30 minutos. A seguir, 10 a 50 mL de vermelho-congo na concentração de 0,3 a 0,5% são borrifados na mucosa gástrica através do canal de trabalho do endoscópio ou por cateter *spray*.

A técnica de coloração dupla usando azul de metileno e vermelho-congo identificou câncer gástrico precoce como áreas esbranquiçadas da mucosa que não foram coradas nem como o azul de metileno, nem com o vermelho-congo, em contraste com o vermelho ou azul-avermelhado da mucosa das áreas não neoplásicas. A detecção de câncer gástrico precoce sincrônico aumentou de 28%, com o uso da endoscopia com luz branca convencional, para 89%, após coloração com azul de metileno e vermelho-congo juntos.

Limitações e efeitos colaterais do vermelho congo
Não há relato de complicações com o uso do vermelho-congo.

NBI (*NARROW BAND IMAGING*) E TECNOLOGIAS SIMILARES

Quando a luz branca incide no tecido, parte é refletida na superfície e parte se dispersa para dentro do mesmo. A dispersão múltipla ocorre entre a luz e pequenas partículas como núcleos celulares, organelas celulares e nucléolos nos tecidos e, como resultado, a luz propaga-se difusamente pelo tecido conforme o seu comprimento de onda. A luz verde se dispersa ampla e profundamente por apresentar comprimento de onda longo, enquanto a luz azul, por apresentar comprimento de onda curto, se dispersa em menor profundidade.

Parte da luz dispersa é absorvida pelo sangue e, como a maioria dos componentes da mucosa gastrointestinal (células e tecido conjuntivo) não apresentam cor, a coloração da mucosa é determinada principalmente pela hemoglobina. A interação entre luz e tecido é caracterizada pela hemoglobina que absorve intensamente luz azul e verde. O sistema *Narrow Band Imaging* (NBI) baseia-se nesta ideia e foi desenvolvido com o propósito de destacar os vasos sanguíneos, não reproduzindo suas cores naturais.

O sistema NBI baseia-se, portanto, no princípio físico que a profundidade de penetração da onda de luz nos tecidos é diretamente proporcional ao tamanho dessa onda. Desse modo, quanto maior o comprimento da onda, maior a penetração na superfície. O uso de filtros espectrais (faixas vermelho, verde e azul) do NBI destaca as características da mucosa e padrões vasculares da faringe, laringe, esôfago, estômago e cólon com mais nitidez que em comparação a endoscopia convencional.

Através do NBI é possível melhorar seletivamente o contraste dos vasos sanguíneos. A melhor resolução é obtida através da HDTV, enquanto a aplicação do NBI melhora o contraste. Como resultado, a combinação de *HDTV* e NBI pode oferecer uma imagem de alta qualidade dos vasos sanguíneos.

Os capilares da camada epitelial da mucosa ao aplicar o NBI são observados em coloração castanha, no entanto, sem magnificação, os vasos sanguíneos de pequeno diâmetro são percebidos como pequenas manchas de coloração acastanhada. Os vasos sanguíneos mais calibrosos das camadas mais profundas da mucosa apresentam coloração azulada.

As vantagens técnicas incluem a facilidade de aplicação, sendo necessário apenas ligar uma chave seletora do endoscópio, dispensa o uso de corantes que podem causar efeitos colaterais, e reduz o tempo de procedimento em comparação aos corantes convencionais.

Aplicação clínica do NBI no esôfago

A utilidade do NBI tem sido estudada para o diagnóstico do carcinoma epidermoide do esôfago, esôfago de Barrett e doença do refluxo gastroesofágico.

Para rastreamento do carcinoma epidermoide, inicialmente, realiza-se o exame endoscópico convencional com a luz branca para avaliação de irregularidade mucosa, tais como alteração de coloração, nodularidades, erosões, úlceras ou placas. As alterações encontradas devem ser reavaliadas utilizando-se o NBI para estudo pormenorizado e a realização de biópsias será feita no final do procedimento, uma vez que a presença de sangue interfere no exame com NBI.

O endoscopista deve analisar dois aspectos com o NBI: a presença de áreas amarronzadas bem delimitadas e o padrão vascular nestas áreas. Na displasia de alto grau e no carcinoma de células epidermoides, as alterações aparecem destacadas pelo NBI como área bem delimitada de coloração amarronzada e os capilares intrapapilares tornam-se aumentados em número e calibre e com acentuada tortuosidade.

O NBI associado à magnificação óptica permite observação nítida da estrutura microvascular, incluindo o padrão das alças dos capilares intrapapilares (IPCLs). As IPCLs são vasos delicados, de pequeno diâmetro, posicionados verticalmente com aproximadamente 10 μm de tamanho. No NBI o vaso sanguíneo aparece em verde, enquanto os IPCLs, em coloração castanha. O padrão de IPCLs tem sido classificado como tipo I, II, III e IV-V (Quadro 20-3).

A endoscopia de alta definição com NBI e/ou magnificação tem sido aplicada com a proposta de detectar alterações mínimas da mucosa esofágica nos pacientes com DRGE.

Sharma *et al.* avaliaram a transição escamocolunar em seis pacientes em um estudo piloto (três com esofagite erosiva, um com doença do refluxo gastroesofágico não erosiva e dois controles) e observaram que as alterações decorrentes da doença do refluxo eram melhor visibilizadas com NBI que em comparação a endoscopia convencional, posteriormente confirmado no estudo prospectivo (Quadro 20-4).

Subsequentemente, Fock *et al.* estudaram estas mesmas alterações em 107 pacientes (sendo 77 com doença do refluxo gastroesofágico e 30 controles. Dos pacientes com doença do refluxo gastroesofágico (DRGE), 36 tinham endoscopia normal (doença do refluxo não erosiva – NERD) e 41 apresentavam uma ou mais erosões à endoscopia (ERD). Microerosões, aumento da vascularização e padrões de criptas na junção escamocolunar não visibilizadas na endoscopia convencional, foram evidenciadas com NBI. Comparado aos controles, os ERD e NERD têm prevalência significativamente maior de microerosões e aumento da vascularização, mas uma menor prevalência do padrão de criptas tipo ovalar/arredondado. As

Quadro 20-3. Padrão das alças capilares intrapapilares avaliadas através do NBI

IPCL	Morfologia	Interpretação
Tipo I	Vasos normais	Mucosa normal
Tipo II	Não forma área bem delimitada. Dilatação e alongamento	Geralmente representa tecido regenerativo ou inflamação (DRGE)
Tipo III	Forma área bem delimitada. Vasos dilatados e tortuosos	Displasia de baixo grau
Tipo IV-V e câncer invasivo	Forma área bem delimitada. Vasos dilatados, calibrosos e tortuosos	Displasia de alto grau
Tipo V1	Forma área bem delimitada. Vasos dilatados, calibrosos e tortuosos	Carcinoma intramucoso m1
V2	IPCL mais alongado que em comparação ao V1	Carcinoma intramucoso m1
V3	IPCL parcialmente destruídos, neovascularização na superfície do tumor	Carcinoma intramucoso m^3 e submucoso SM1
Vn	IPCL parcialmente destruídos, neovascularização acentuada na superfície do tumor	Carcinoma submucoso SM2

Adaptado de Kumagai *et al.*, 2002.

Quadro 20-4. Alterações da doença do refluxo gastroesofágico evidenciadas ao exame com NBI

- Aumento do número, dilatação e tortuosidades das alças capilares intrapapilares (IPCL)
- Presenças de microerosões (não evidenciadas na endoscopia padrão)
- Aumento da trama vascular na junção escamoso colunar
- Perda do padrão paliçada dos vasos sanguíneos acima da linha "Z"
- Mucosa colunar viliforme com endentações triangulares na mucosa escamocolunar
- Ilhas de epitélio escamoso distal a linha "Z"

Adaptado de Sharma *et al.*, 2007.

alterações nos pacientes com ERD e NERD foram similares em relação ao aumento de vascularização e padrão de criptas. Aumento da vascularização e ausência do padrão de criptas arredondados foi útil para diferenciar os NERD dos controles (sensibilidade: 86,1% e especificidade: 83,3%). A concordância interobservadores para estes achados variaram de moderada a quase perfeita.

Vários estudos têm sido publicados avaliando a aplicação do NBI na identificação de lesões pré-cancerosas em pacientes com EB com achados promissores. Wolfsen *et al.*, em estudo cruzado e randomizado, demonstraram melhor resultado do NBI em comparação à endoscopia convencional na detecção de displasia (57% a 43%) associado a um menor número de biópsias no grupo NBI (4,7 biópsias) quando comparadas a endoscopia convencional com biópsias nos quatro quadrantes (8,5 biópsias).

Sharma *et al.*, em estudo prospectivo e cego, avaliaram 51 pacientes portadores de EB com NBI. As alterações vistas ao NBI foram classificadas conforme as alterações da mucosa (cristas/vilosidades, circular e irregular/distorcida) e dos padrões vasculares (normal, anormal) e correlacionados com a histologia. A sensibilidade, especificidade e valor preditivo positivo do padrão cristas/vilosidades para o diagnóstico de metaplasia intestinal sem displasia de alto grau foi 93,5%, 86,7%, 94,7%, respectivamente. A sensibilidade, especificidade e valor preditivo positivo do padrão irregular/distorcido para displasia de alto grau foram 100%, 98,7%, e 95,3% respectivamente. O NBI, entretanto, foi incapaz de distinguir áreas de metaplasia intestinal e displasia de baixo grau.

Em estudo com metodologia semelhante ao anterior, Kara *et al.* avaliaram 63 pacientes com EB conforme o padrão irregular da mucosa e a presença de vasos anormais presentes no NBI para o diagnóstico de displasia de alto grau, obtendo uma sensibilidade, especificidade e valor preditivo negativo de 94%, 76% e 98%, respectivamente.

Outro estudo realizado por Kara *et al.* analisaram 28 pacientes com EB, comparando a eficácia da cromoendoscopia com índigo carmim e NBI com endoscopia de alta definição, na detecção de adenocarcinoma precoce e displasia de alto grau. A sensibilidade da cromoendoscopia com índigo carmim e NBI na detecção de adenocarcinoma precoce e displasia de alto grau foram 93% e 86% respectivamente, sem diferença estatisticamente significativa. Embora o NBI e a cromoendoscopia detectarem um maior número de lesões, estas técnicas não foram superiores a endoscopia de alta definição na identificação de pacientes com adenocarcinoma precoce e displasia de alto grau.

Outra vantagem do NBI em comparação a cromoendoscopia convencional é a possibilidade de inspeção detalhada da mucosa e do padrão vascular, enquanto na cromoendoscopia convencional há dificuldade na identificação das alças capilares intrapapilares (Quadro 20-5 e Figs. 20-10 e 20-11).

Aplicação clínica do NBI no estômago

A aplicação prática da cromoscopia eletrônica associada à imagem em alta definição e magnificação baseia-se na possibilidade de visibilizar a microestrutura da superfície da mucosa e o padrão microvascular auxiliando no diagnóstico diferencial entre lesões benignas (gastrite, metaplasia) e malignas, na demarcação das margens e predição da profundidade de invasão dos adenocarcinoma gástricos (Fig. 20-12).

Para o estudo das alterações gástricas associando a cromoscopia eletrônica e a magnificação é importante avaliar o padrão da microestrutura e da microvascularização gástrica.

Como na cromoscopia convencional é importante que a sedação esteja ajustada, e que a cavidade gástrica esteja devidamente preparada com ausência de resíduos alimentares e limpeza de muco, secreções e bolhas. O exame da cavidade deve ser sistematizado para que todas as paredes sejam avaliadas e que alterações

Quadro 20-5. Técnicas endoscópicas usadas para o diagnóstico do esôfago de Barrett

Corante	Cor	Acurácia	Sensibilidade	Especificidade
Sem magnificação endoscópica:				
▪ Solução de lugol (0,4-0,5%)	Amarronzado	91%	89%	93%
▪ Azul de metileno (0,5%)	Azul	92-95%	43-98%	61-98%
Com magnificação endoscópica:				
▪ Índigo carmim (0,4%)	Azul-violeta	97%	76%	92%
▪ Azul de metileno (0,5%)	Azul	53-89%	32-85%	23-92%
▪ Violeta cristal (0,5%)	Violeta	Não disponível	Não disponível	Não disponível
▪ Ácido acético (1,5-3%)	Coloração esbranquiçada das células escamosas	77-92%	15-96%	52-90%

Adaptado de Canto *et al.*, 2007.

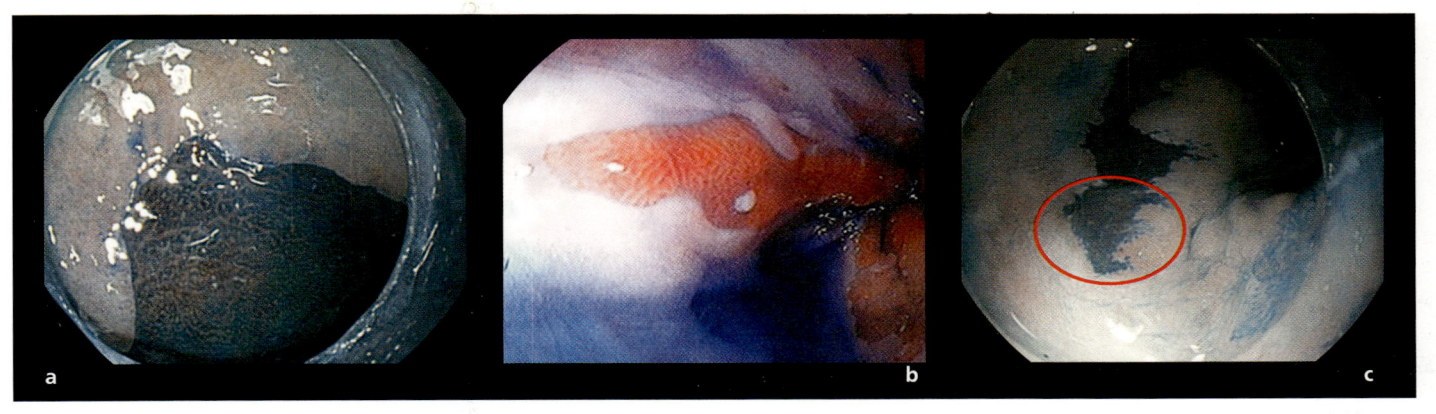

Fig. 20-10. (**a**) NBI em mucosa de cárdia com padrão de cripta tipo arredondado (pit I) (aparelho Olympus GIF H180). (**b**) Padrão de cripta cerebriforme sugestivo de metaplasia intestinal do esôfago de Barrett sem displasia (pit IV) (aparelho Fujinon EG 410). (**c**) Criptas irregulares em área bem-delimitada em paciente com esôfago de Barrett e neoplasia focal (aparelho GIF H180.) (Hashimoto CL.)

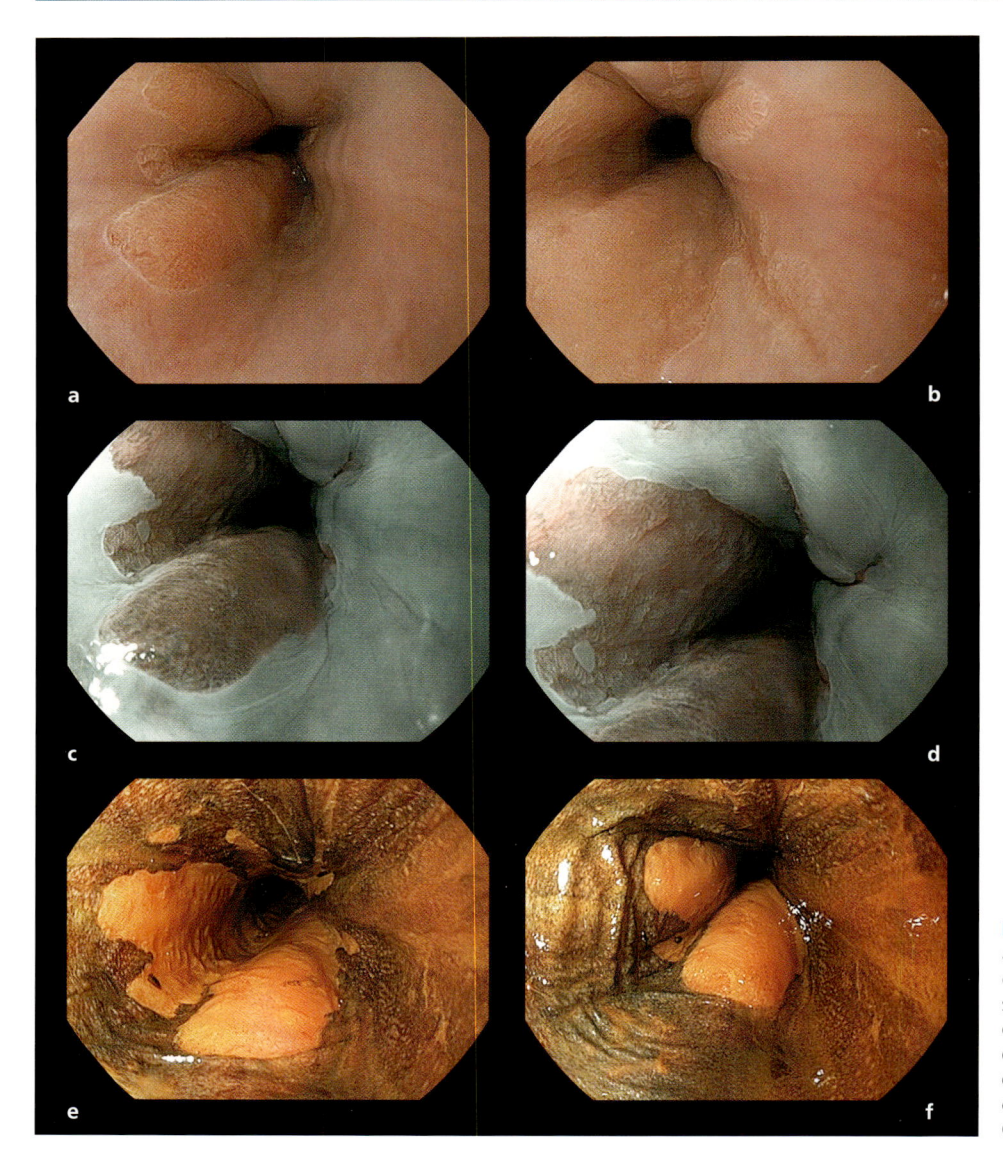

Fig. 20-11. (**a** e **b**) Projeções de mucosa colunar após aplicação de ácido acético. (**c** e **d**) Cromoscopia óptica com NBI demonstrando criptas cerebriformes, sugestivo de metaplasia intestinal em paciente com esôfago de Barrett. (**e** e **f**) Cromoscopia com lugol demarcando nitidamente a transição entre o epitélio epidermoide (corado em marrom) e o colunar (não corado). (CGD-HCFMUSP, Hashimoto CL, aparelho Olympus GIF H180.)

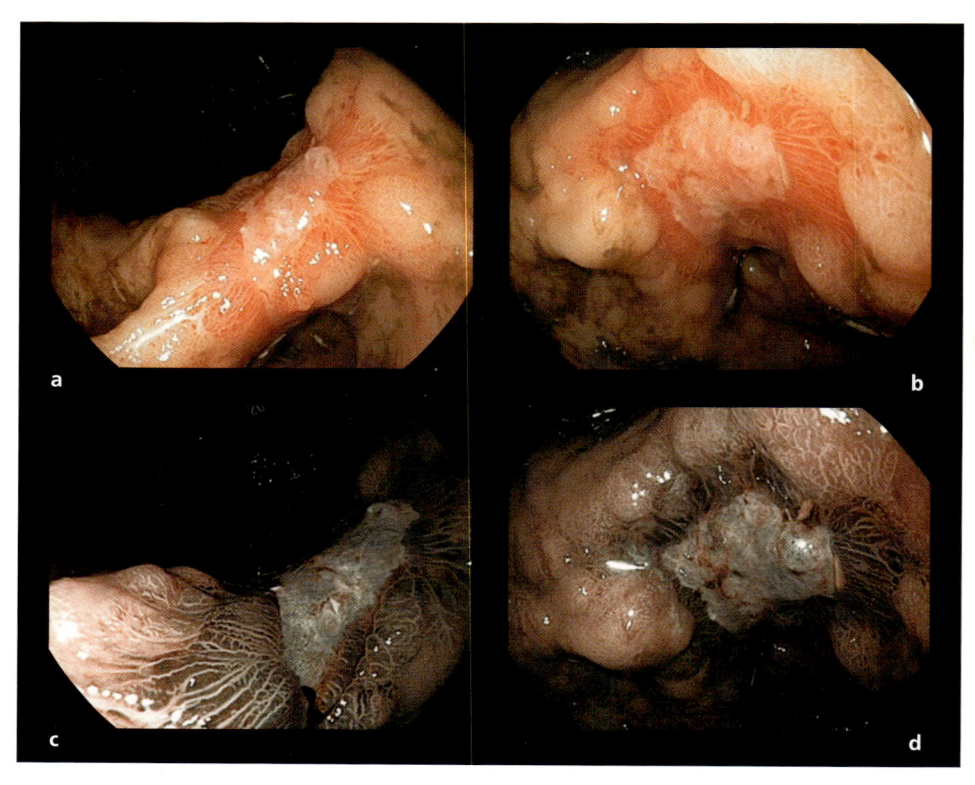

Fig. 20-12. (**a** e **b**) Úlcera gástrica gigante em incisura angular com endoscopia convencional com luz branca. (**c** e **d**) Análise das margens da úlcera com NBI demonstra tecido de regeneração, sem irregularidade de criptas ou de padrão vascular. Biópsia: mucosa regenerativa, negativa para malignidade. (CDG-HCFMUSP, Hassegawa R, Hashimoto CL, aparelho Olympus GIF H180.)

discretas como alterações de cor, elevações e depressões discretas, áreas friáveis sejam mapeadas para aplicação da cromoscopia e magnificação.

Na cromoscopia e magnificação pelo menos três alterações devem ser avaliadas no adenocarcinoma bem diferenciado (Fig. 20-13).

1. Alteração da estrutura regular da mucosa, com perda do padrão normal das criptas.
2. Reconhecimento de uma linha demarcatória separando a cripta normal (mucosa sadia) da cripta irregular (neoplasia).
3. Alteração na estrutura microvascular com surgimento de vasos com calibre aumentado, tortuosos e distorcidos.

No carcinoma indiferenciado, por outro lado, estas alterações são distintas (Fig. 20-14).

1. Alteração da estrutura regular da mucosa, com perda ou alteração do padrão normal das criptas.
2. Nem sempre é possível determinar a linha demarcatória separando a cripta normal (mucosa sadia) da cripta irregular (neoplasia), pois o padrão de crescimento da neoplasia indiferenciada é geralmente difusa e esparsa com invasão subepitelial pela *lamina propria*.
3. Alteração na estrutura microvascular é menos pronunciada, com vasos tortuosos e distorcidos.

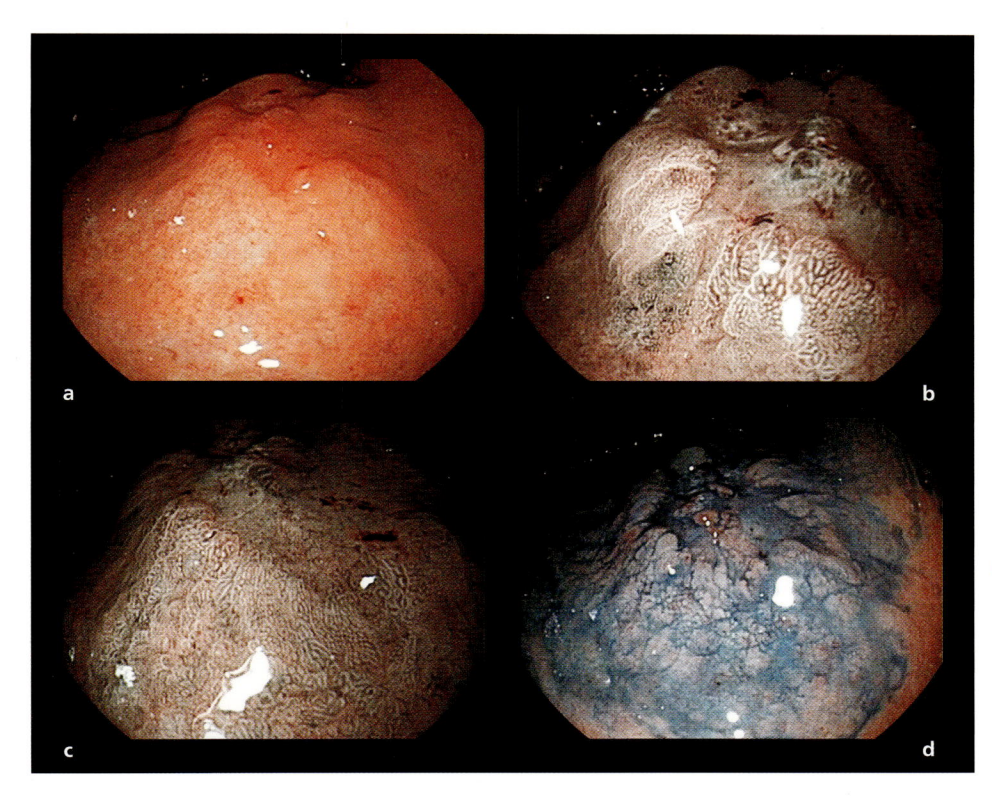

Fig. 20-13. (**a**) Neoplasia elevada precoce do estômago com margens discretamente e porção central levemente deprimida com endoscopia convencional, luz branca. (**b** e **c**) Cromoscopia óptica com NBI revelando perda do padrão estrutural das criptas e alteração da microvascularização e linha demarcatória entre a neoplasia e a mucosa gástrica preservada. (**d**) Cromoscopia com índigo-carmim. (CDG- HC FMUSP, Almeida L, Borges L V, aparelho Olympus GIF H180.)

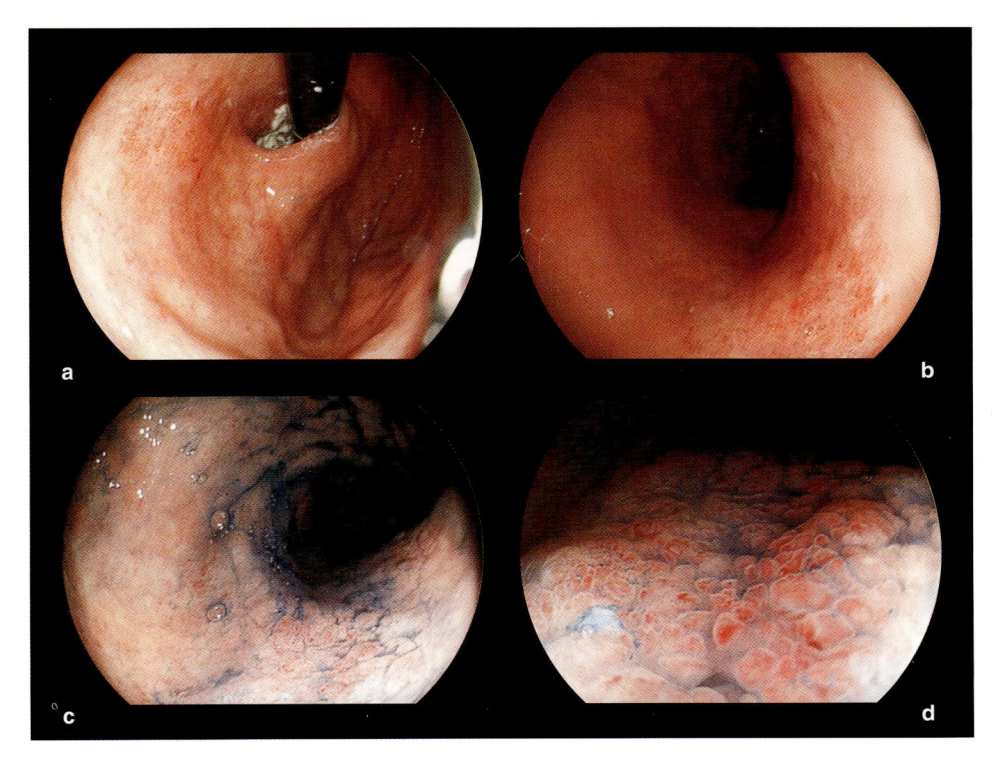

Fig. 20-14. (**a** e **b**) Exame convencional revela uma área de irregularidade mucosa com hiperemia focal. (**c** e **d**) A cromoscopia óptica com FICE e magnificação demonstra alteração do padrão microestrutural e microvascular. Biópsia confirmou adenocarcinoma indiferenciado foveolar. (H. Santa Cruz – SP, Hashimoto CL, aparelho Fujinon EG 590 ZW.)

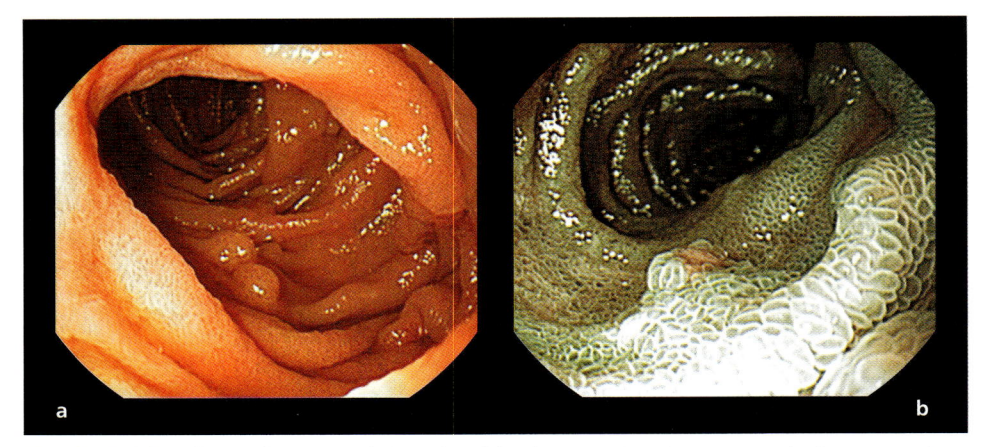

Fig. 20-15. (a) Avaliação da mucosa de intestino delgado em exame de enteroscopia demonstrando lesões sésseis. (b) Cromoscopia óptica com NBI demonstra superfície mucosa edemaciada, mas, padrão de vilosidades preservadas. Biópsia: hiperplasia linfoide. (CDG-HCFMUSP, Hashimoto CL, aparelho Olympus SIF Q180.)

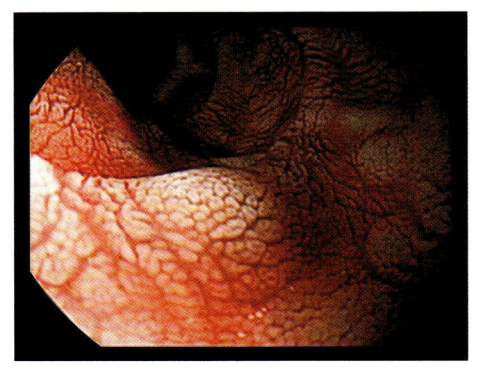

Fig. 20-16. Atrofia vilositária e fissuras na topografia de segunda porção duodenal realçada com o uso do NBI, em paciente com doença celíaca. (CDG- HC FMUSP, Almeida L, aparelho Olympus GIF H180.)

Aplicação clínica – duodeno

A cromoendoscopia óptica tem apresentado resultados excelentes em relação a acurácia (100%) para a representação dos padrões de vilos duodenais na doença celíaca (Fig. 20-15). Um possível papel do NBI na detecção da atrofia vilositária tem sido especulado (Fig. 20-16).

Limitações e contraindicações do NBI

Deve-se considerar que vários destes estudos foram realizados em populações de alto risco, visto o número de pacientes com esôfago de Barrett e displasia de alto grau/carcinomas. Além disso, todos os estudos utilizaram imagens estáticas que foram obtidas por endoscopistas experientes, excluindo áreas com imagens de qualidade inferior.

Os resultados destes estudos possivelmente têm vieses de seleção devido à maior probabilidade de neoplasia, tornando, portanto, difícil a reprodução na prática diária do seguimento de pacientes com EB, com endoscopia em tempo limitado por endoscopistas menos experientes.

As limitações do método NBI são pequenas áreas do esôfago e estômago estudadas que aumenta o tempo de duração do procedimento e a curva de aprendizado que certamente influi no resultado das avaliações.

CONSIDERAÇÕES FINAIS

Vivenciamos mudanças expressivas em todas as áreas relacionadas à Endoscopia, desde a introdução do videoendoscópios com CCD de 100.000 *pixels* até o advento dos aparelhos em HDTV com mais de 2 milhões de pixels de resolução, isto agregado a novas tecnologias como a magnificação de imagens até a ultramagnificação com a endomicroscopia confocal a laser.

Vislumbramos hoje um grande desafio, importante do ponto de vista econômico e social, pois afeta diretamente o resultado de sobrevida e qualidade de vida dos pacientes, que é o diagnóstico das neoplasias em estadiamento precoce e lesões precursoras do trato digestivo.

Nesta empreitada a cromoendoscopia emerge como método que agrega acurácia ao exame convencional, tem baixo custo, mas requer treinamento, qualificação e conscientização para uso rotineiro e amplo, principalmente no Ocidente.

O crescimento da economia e de indicadores socioculturais tornarão os conceitos de prevenção primária e diagnóstico precoce como premissas à sociedade brasileira. A qualidade dos serviços de endoscopia será avaliada com maior rigor e além da introdução de novas tecnologias endoscópicas já disponíveis, será necessário manter programas de qualificação e treinamento permanentes em todo o país. Um sonho que começou desde os primórdios da endoscopia digestiva está cada vez mais perto da realidade.

BIBLIOGRAFIA

Cammarota G et al. Optimal band imaging system: a new tool for enhancing the duodenal villous pattern in celiac disease. *Gastrointest Endosc* 2008; 68:352-57.

Cammarota G et al. Reliability of the "immersion technique" during routine upper endoscopy for detection of abnormalities of duodenal villi in patients with dyspepsia. *Gastrointest Endosc* 2004;60:223-28.

Canto MI et al. Chromoendoscopy and magnifying endoscopy for barrett's esophagus. *Clin Gastroenterol Hepatol* 2007;3:7.

Canto MI, Setrakian S, Petras RE et al. Methylene blue selectively stains intestinal metaplasia in Barrett's esophagus. *Gastrointest Endosc* 1996;44:1-7.

Chim CS. Staining in gastrointestinal endoscopy: clinical application and limitations. *Endoscopy* 1999;31(6):487-96.

Contini S, Consigli GF, Di Lecce F et al. Vital staining of oesophagus in patients with head and neck cancer: still a worthwhile procedure. *Ital J Gastroenterol* 1991;23:5-8.

Davila RE. Chromoendoscopy. *Gastrointest Endosc Clin N Am* 2009;19:193-208.

Dawsey SM, Fleischer DE, Wang GQ et al. Mucosal iodine staining improves endoscopic visualization of squamous dysplasia and squamous cell carcinoma of the esophagus in Linxian, China. *Cancer* 1998;83:220-31.

Demirci S, Gohchi A. A comparative study for fiberoptic and video endoscopic determination of the extent in minimal changes of gastric mucosa using indigo dye spraying. *Surg Endosc* 1990;4:80-82.

Dinis-Ribeiro M, da Costa-Pereira A, Lopes C et al. Magnification chromoendoscopy for the diagnosis of gastric intestinal metaplasia and dysplasia. *Gastrointest Endosc* 2003;57:498-504.

Fagundes RB, de Barros SGS, Pütten ACK et al. Occult dysplasia is disclosed by Lugol chromoendoscopy in alcoholics at high risk for squamous cell carcinoma of the esophagus. *Endoscopy* 1999;31:281-85.

Fennerty M, Sampliner R, Mcgee D et al. Intestinal metaplasia of the stomach: identification by a selective mucosal staining techinique. *Gastrointest Endosc* 1992;38:696-98.

Fock KM et al. The utility of narrow band imaging in improving the endoscopic diagnosis of gastroesophageal reflux disease. *Clin Gastroent Hepatol* 2009;7:54-59.

Fortun PJ, Anagnostopoulos GK, Kaye P et al. Acetic acid–enhanced magnification endoscopy in the diagnosis of specialized intestinal metaplasia, dysplasia and early cancer in Barrett's oesophagus. *Aliment Pharmacol Ther* 2006;23:735-42.

Fu KI, Sano Y, Kato S et al. Chromoendoscopy using indigo carmine dye spraying with magnifying observation is the most reliable method for differential diagnosis between non-neoplastic and neoplastic colorectal lesions: a prospective study. *Endoscopy* 2004;36:1089-93.

Gono K. Endoscopi observation of tissue by narrow band illumination. *Opt Rev* 2003;10:1-5.

Green PH, Jabri B. Coeliac disease. *Lancet* 2003;362:383-91.

Guelrud M, Herrera I, Essenfeld H et al. Enhanced magnification endoscopy: a new technique to identify specialized intestinal metaplasia in Barrett's esophagus. *Gastrointest Endosc* 2001;53:559-65.

Hashimoto CL, Iriya K, Baba ER et al. Lugol´s dye spray chromoendoscopy establishes early diagnosis of esophageal cancer in patients with primary head and neck cancer. *Am J Gastroenterol* 2005;100:275-82.

Hoffman A, Kiesslich R, Bender A et al. Acetic acid–guided biopsies after magnifying endoscopy compared with random biopsies in the detection of Barrett's esophagus: a prospective randomized trial with crossover design. *Gastrointest Endosc* 2006;64:1-8.

Hopper AD et al. Patchy villous atrophy in adult patients with suspected gluten-sensitive enteropathy: is a multiple duodenal biopsy strategy appropriate? *Endoscopy* 2008;40:571-75.

Huang Q, Fukami N, Kashida H et al. Interobserver and intraobserver consistency in the endoscopic assessment of colonic pit patterns. *Gastrointest Endosc* 2004;60:520-26.

Iishi H, Tatsuta M, Okuda S. Diagnosis of simultaneous multiple gastric cancers by the endoscopic Congo red–methylene blue test. *Endoscopy* 1988;20:78-82

Ishihara R, Yamada T, Lishi H et al. Quantitative analysis of the color change after iodine staining for diagnosing esophageal high-grade intraepithelial neoplasia and invasive cancer. *Gastrointest endosc* 2009;69:219-20.

Kara MA, Ennahachi M, Fockens P. Detection and classification of the mucosal and vascular patterns (mucosal morphology) in Barrett's esophagus by using narrow band imaging. *Gastrointest Endosc* 2006;64:155-66.

Kara MA, Peters FP, Rosmolen WD. High resolution endoscopy plus chromoendoscopy or narrow-band imaging in Barrett's esophagus: a prospective randomized crossover study. *Endoscopy* 2005;37:929-36.

Katada C, Muto M, Manabe T et al. Local recurrence of squamous-cell carcinoma of the esophagus after EMR. *Gastrointest Endosc* 2005;61:219-25.

Kida M, Kobayashi K, Saigenji K. Routine chromoendoscopy for gastrointestinal diseases: indications revised. *Endoscopy* 2003;35:590-96.

Kida M, Kobayashi K, Saigenji K. Routine chromoendoscopy for gastrointestinal diseases: indications revised. *Endoscopy* 2003;35:590-96.

Kiesslich R, Fritsch J, Holtmann M et al. Methylene blue-aided chromoendoscopy for the detection of intraepithelial neoplasia and colon cancer in ulcerative colitis. *Gastroenterology* 2003;124:880-88.

Kondo H, Fukuda H, Ono H et al. Sodium thiosulfate solution spray for relief of irritation caused by Lugol's stain in chromoendoscopy. *Gastrointest Endosc* 2001;53:199-202.

Kudo S, Tamura S, Nakajima T et al. Diagnosis of colorectal timorous lesions by magnifying endoscopy. *Gastrointest Endosc* 1996;44:8-14.

Kumagai Y, Inoue H, Nagai K et al. Magnifying Endoscopy, stereoscopy microscopy and the microvascular architecture of superficial esophageal carcinoma. *Endoscopy* 2002 May;34(5):369-75.

Lee BE et al. Acetic acid-indigo carmine chromoendoscopy for delineating early gastric cancers: its usefulness according to histological type. *BMC Gastroenterology* 2010;10:97. 9

Lee SK, Green PHR. Endoscopy in celiac disease. *Curr Opin Gastreonterol* 2005;21:589-94.

Llorens P. Método del Exámen endoscópico. In: *Diagnostico y tratamiento de las afecciones gastricas*. Santiago do Chile: JICA, 1995. p. 9-28.

Mayinger B, Oezturk Y, Stolte M et al. Evaluation of sensitivity and inter- and intra observer variability in the detection of intestinal metaplasia and dysplasia in Barrett's esophagus with enhanced magnification endoscopy. *Scand J Gastroenterol* 2006;41:349-56.

Meining A, Rosch T, Kiesslich R et al. Inter- and intraobserver variability of magnification chromoendoscopy for detecting specialized intestinal metaplasia at the gastroesophageal junction. *Endoscopy* 2004;36:160-64.

Ohnita K, Isomoto H, Shikuwa S et al. Magnifying Chromoendoscopic Findings of Early Gastric Cancer and Gastric Adenoma. *Dig Dis Sci* 2011;56:2715-22.

Okada T, Nishizawa M. Magnifeid observation of elevated lesions of the stomach based on magnifying fiberoptic endoscopy and dissection microscopy. *Endoscopy* 1981;13:190-96.

Olliver JR, Wild CP, Sahay P et al. Chromoendoscopy with methylene blue and associated DNA damage in Barrett's oesophagus. *Lancet* 2003;362:373-74.

Ragunath K, Krasner N, Raman VS et al. A randomized, prospective cross-over trial comparing methylene blue-directed biopsy and conventional random biopsy for detecting intestinal metaplasia and dysplasia in Barrett's esophagus. *Endoscopy* 2003;35:998-1003.

Sakai Y et al. Chromoendoscopy with indigo carmine dye added to acetic acid in the diagnosis of gastric neoplasia: a prospective comparative study. *Gastrointest Endosc* 2008;68:635-41.

Sharma P, Bansal A, Mathur S. The utility of a novel narrow band imaging endoscopy system in patients with Barrett's esophagus. *Gastroint Endosc* 2006;64:167-75.

Sharma P, Marcon N, Wani S et al. Non-biopsy detection of intestinal metaplasia and dysplasia in Barrett's esophagus: a prospective multicenter study. *Endoscopy* 2006;38:1206-12.

Sharma P, Wani S, Bansal A et al. A feasibility trial of narrow band imaging endoscopy in patients with gastroesophageal reflux disease. *Gastroenterol* 2007;133:454-64.

Sharma P, Weston AP, Topalovski M et al. Magnification chromoendoscopy for the detection of intestinal metaplasia and dysplasia in Barrett's oesophagus. *Gut* 2003;52:24-27.

Stevens PD, Lightdale CJ, Green PH et al. Combined magnification endoscopy with chromoendoscopy for the evaluation of Barrett's esophagus. *Gastrointest Endosc* 1994;40:747-49.

Takeo Y et al. Endoscopic mucosal resection for early esophageal cancer and esophageal dysplasia. *Hepatogastroenterology* 2001;48:453-57.

Tincani AJ, Brandalise N, Altemani A et al. Diagnosis of superficial esophageal cancer and dysplasia using endoscopic screening with a 2% lugol dye solution in patients with head and neck cancer. *Head Neck* 2000;22:170-74.

Tomishigue T. Cromoscopia do estômago e duodeno. *Tratado de Endoscopia Digestiva Diagnóstica e Terapêutica*. São Paulo: Atheneu, 2001.

Uedo N, Fujishiro M, Goda K et al. Current consensus for role of NBI in diagnosis of superficial neoplasia in the upper digestive tract. *Digestive Endoscopy* 2011;23(Suppl 1):58-71.den

Voegeli R. Die schillersche jodprobe im rahmen der oesophagusdiagnostik (Vorlaeufige mitteilung). *Pract Otorhinolaryngol* 1966;28:230-39.

Wolfsen HC, Crook JE, Krishna M et al. Prospective, controlled tandem endoscopy study of narrow band imaging for dysplasia detection in Barrett's esophagus. *Gastroenterology* 2008;135:24-31.

Wong Kee Song LM, Adler DG, Chand B et al. ASGE – Technology Committee. Chromoendoscopy. *Gastrointest Endosc* 2007;66:639-49.

Yamashita H et al. Endoscopic instillation of indigo carmine dye with acetic acid enables the visualization of distinct margin of superficial gastric lesion; Usefulness in endoscopic treatment and diagnosis of gastric cancer. *Dig Liver Dis* 2007;39:389-91.

Yao K, Iwashita A, Tanabe H et al. Early gastric cancer: proposal for a new diagnostic system based on microvascular architecture as visualized by magnified endoscopy. *Dig Endosc* 2004;16(Suppl):S76-82.

Yao K, Takaki Y, Matsui T et al. Clinical application of magnification endoscopy and narrow band imaging in the upper gastrointestinal tract: new imaging techniques for detecting and characterizing GI neoplasia. *Gastroenterol Endos Clin N Am* 2008;18:415-33.

Zhang L, Williams M, Poh CF et al. Toluidine blue staining identifies high-risk primary oral premalignant lesions with poor outcome. *Cancer Res* 2005;65:8017-21.

CAPÍTULO 21

COLANGIOPANCREATOGRAFIA

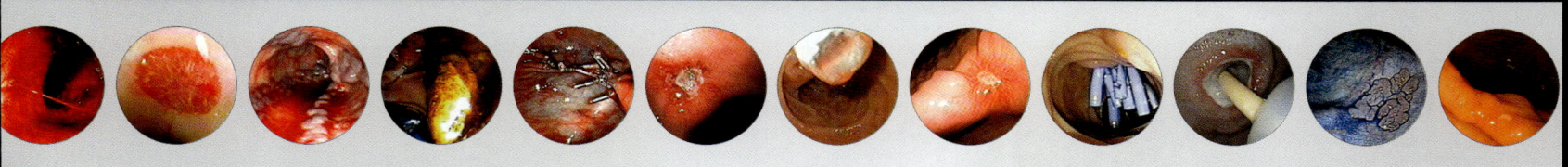

FLÁVIO C. FERREIRA ■ EVERSON L. A. ARTIFON

INTRODUÇÃO

Houve grande desenvolvimento da endoscopia gastrointestinal, desde seu surgimento, devido ao aperfeiçoamento dos aparelhos e acessórios aliado a maior capacitação técnico-científica dos profissionais responsáveis pelo exame. O desenvolvimento de endoscópios de visão lateral, permitindo identificação e acesso à via biliar, revolucionou a endoscopia biliopancreática, iniciada por Mc Cune em 1968,[1] a qual apresentou nessas últimas décadas muitos desafios e inovações, porém mantendo o princípio básico de que o sucesso na canulação biliar é o passo inicial para o diagnóstico e terapêutica endoscópica biliopancreática (Fig. 21-1).

O progresso nos métodos de diagnóstico como ultrassonografia, cintilografia hepática, tomografia computadorizada helicoidal, ecoendoscopia e colangiopancreatografia pela ressonância magnética tem reduzido as indicações da colangiopancreatografia endoscópica retrógrada (CPER) com finalidade puramente diagnóstica, uma vez que este último trata-se de exame invasivo, relacionado a algumas complicações como pancreatite e hemorragia. No entanto, a necessidade da precisão do diagnóstico e a tomada imediata da conduta terapêutica em determinadas situações, como na colangite aguda, tornam a CPER método importante e insubstituível. A escolha do método diagnóstico é frequentemente afetada pela realidade local e condições técnico-logísticas à disposição visto que nem todos os métodos podem estar disponíveis num único centro e com profissionais habilitados.

O acesso biliar pela cateterização do óstio papilar é a escolha-padrão na obtenção do acesso biliar profundo. O trauma mecânico da ampola por repetidas tentativas de canulação do ducto biliar, trauma hidrostático e injúria química de múltiplas injeções de contraste no ducto pancreático e, além disso, o trauma térmico ocorrido durante a papilotomia podem desencadear a temível pancreatite aguda pós-colangiopancreatografia endoscópica retrógrada.[2,3] A cuidadosa canulação seletiva do colédoco evitando-se os eventos resultantes da manipulação biliar que desencadeiam a cascata inflamatória podem minimizar ou mesmo evitar a ocorrência da pancreatite aguda pós-CPER.[4,5]

Quando o acesso à via biliar através da cateterização do ducto biliar não é alcançado, pode-se lançar mão de métodos alternativos para obtenção do mesmo. Osnes,[6] em 1977, realizou a primeira descrição da fístula colédoco-duodenal, que permitiu o desenvolvimento do fundamento técnico em endoscopia biliopancreática para se obter o acesso na região suprapapilar da papila duodenal maior. Esse mesmo princípio deu origem a técnicas de acessos denominados infundibulotomia, pré-corte e punção suprapapilar.

A ecoendoscopia permite a nítida identificação das vias biliares, com acurácia superior a outros métodos não invasivos, e avaliação adequada da íntima relação entre a via biliar extra-hepática e a parede duodenal assim como a relação entre as vias biliares intra-hepáticas, notadamente o ducto hepático esquerdo, e o corpo gástrico. Com o desenvolvimento de agulhas de punção adequadas, foi possível o acesso à via biliar através de punções ecoguia-

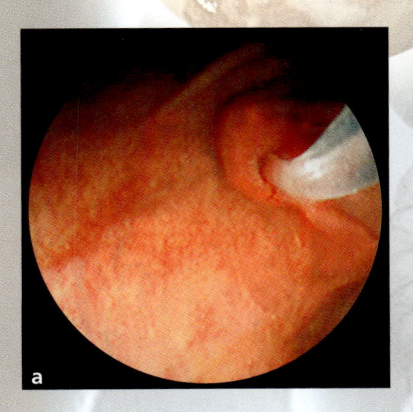

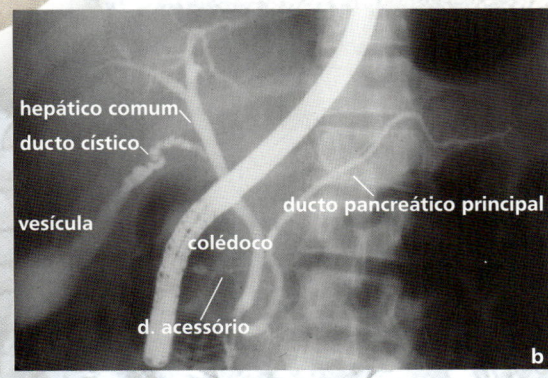

Fig. 21-1. (a e b) Cateterização da papila duodenal maior com obtenção de colangiopancreatografia retrógrada endoscópica.

das, em casos de falha da CPER, com passagem de fio-guia anterogradamente de maneira transpapilar, permitindo a posterior realização da CPER com a apreensão deste fio-guia, caracterizando o acesso biliar a *rendez-vous*.

Finalmente, vale ressaltar que a CPER deve ser indicada em condições terapêuticas em que já se tenha, por métodos de imagem não invasivos realizados previamente, o diagnóstico definitivo de afecção benigna ou maligna biliopancreática.

INDICAÇÕES E CONTRAINDICAÇÕES

A colangiopancreatografia endoscópica retrógrada é um procedimento para o tratamento de diversas afecções biliopancreáticas de etiologia benigna ou maligna. Inclui-se ampla possibilidade terapêutica que abrange desde a remoção de cálculos até a drenagem biliar paliativa com próteses metálicas autoexpansíveis, com eficácia e segurança estabelecidas, mantendo-se como um procedimento menos invasivo que a drenagem percutânea trans-hepática ou cirúrgica.

O avanço dos métodos de diagnóstico, notadamente a colangiopancreatografia pela ressonância magnética e ecoendoscopia, permitiu o diagnóstico mais acurado das afecções biliopancreáticas, e consequentemente reduziu efetivamente a indicação de CPER, transformando este procedimento cada vez mais direcionado a terapêutica. Obviamente, esses métodos diagnósticos não invasivos apresentam papel complementar ao exame de CPER, trazendo informações relevantes ao endoscopista que irá realizar o procedimento.

A principal indicação da CPER continua sendo na icterícia obstrutiva com exames de imagem não invasivos demonstrando dilatação dos ductos biliares. Por vezes, já há uma causa específica como coledocolitíase, a qual determina a necessidade de terapêutica endoscópica, enquanto, em outras situações, ainda não foi obtido o diagnóstico preciso como em casos de icterícia obstrutiva por afecções no nível da papila duodenal, como adenoma de papila, papilite, neoplasia periampular. A localização da fístula biliar pós-cirúrgica ou pós-traumática, assim como a determinação da sua gravidade pelo volume do contraste extravasado, é facilmente obtida pela CPER, sendo importante indicação de exame diagnóstico e terapêutico (Fig. 21-2).

Indica-se a CPER em casos de colangite esclerosante primária, onde a colocação de endoprótese biliar pode ser realizada em casos selecionados, em casos de pancreatite aguda, no tratamento da estenose biliar pós-cicatricial, na obstrução biliar maligna e em complicações secundárias ao transplante hepático, notadamente estenose da anastomose coledociana, fístula biliar e estenose isquêmica da via biliar intra-hepática (Figs. 21-3 a 21-5).

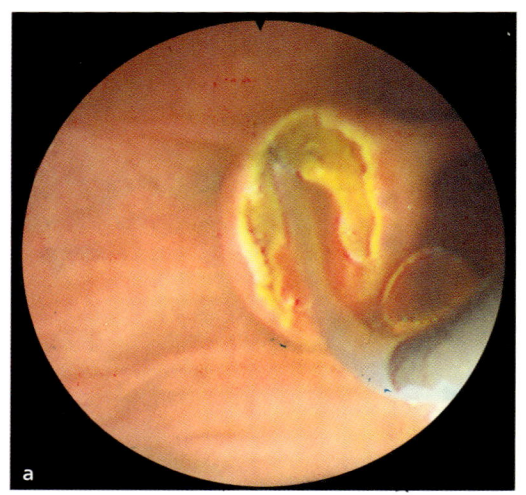

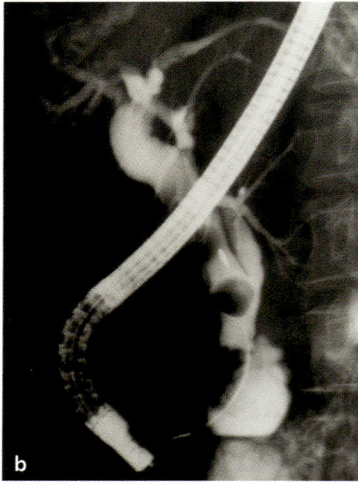

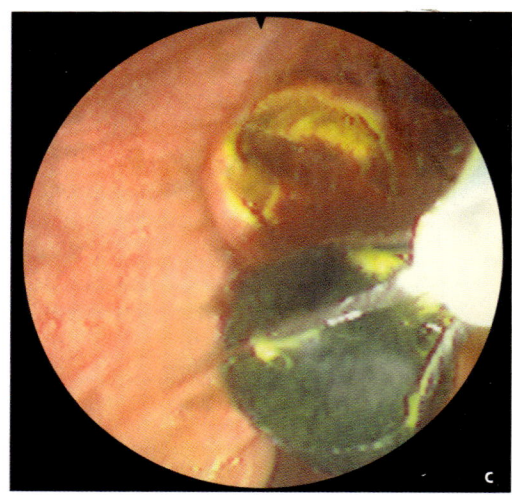

Fig. 21-2. (**a**) Aspecto final da papilotomia endoscópica. (**b** e **c**) Remoção do cálculo de colédoco com cesto de Dormia.

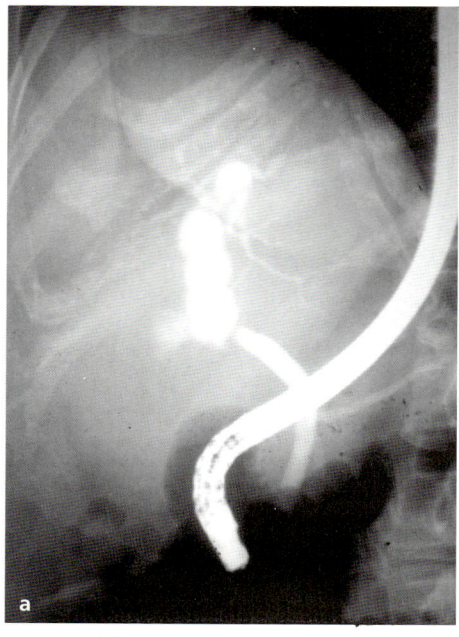

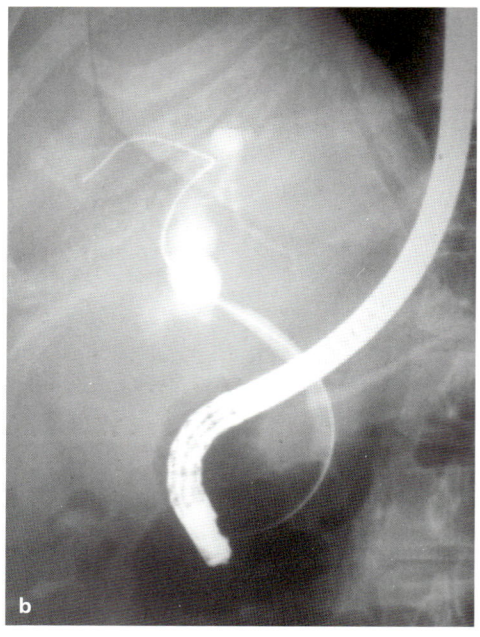

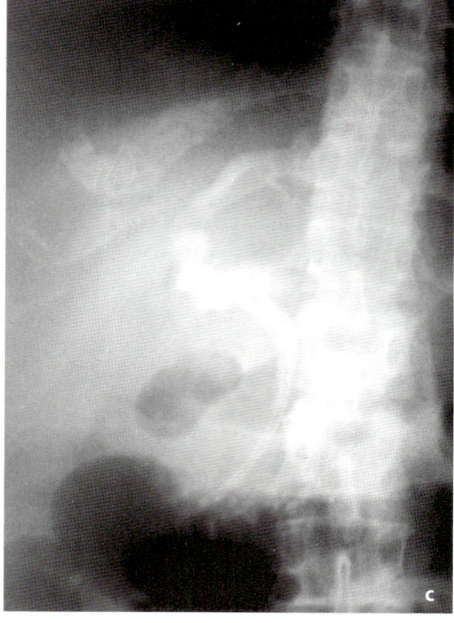

Fig. 21-3. (**a**) Fístula ao nível da anastomose colédoco-coledociana pós-transplante hepático. (**b**) Passagem de fio-guia. (**c**) Colocação de endoprótese biliar plástica.

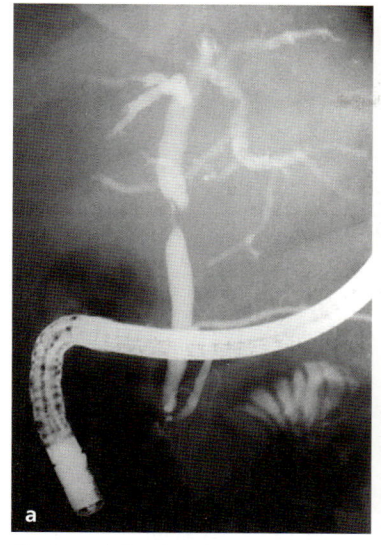

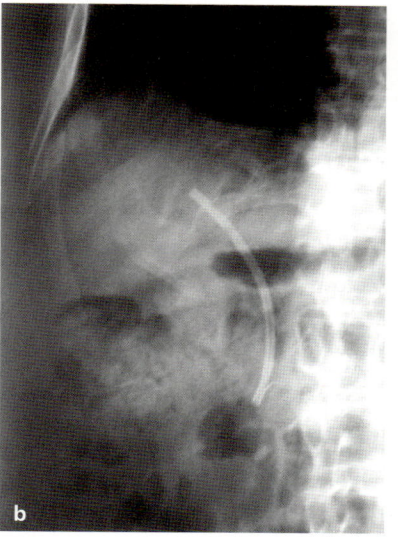

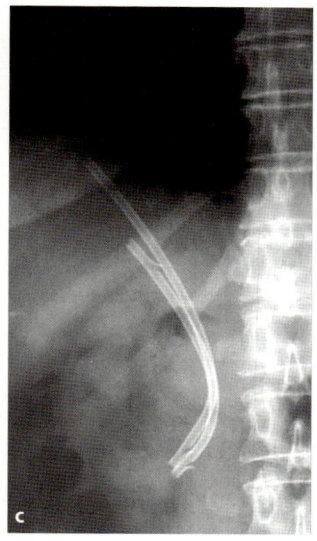

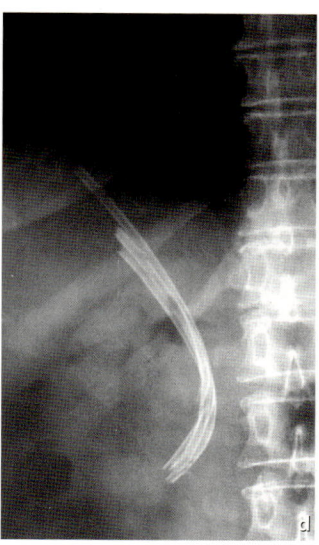

Fig. 21-4. (a) Colangiopancreatografia demonstrando estenose cicatricial no ducto biliar extra-hepático. Colocação de múltiplas próteses biliares plásticas: **(b)** uma; **(c)** duas e **(d)** três.

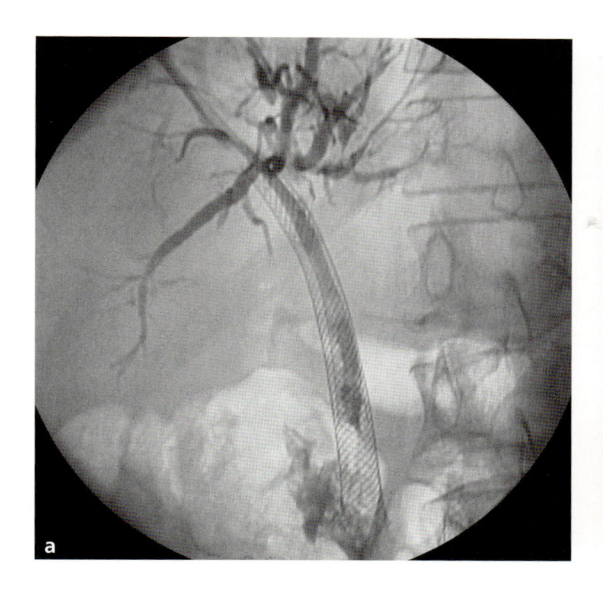

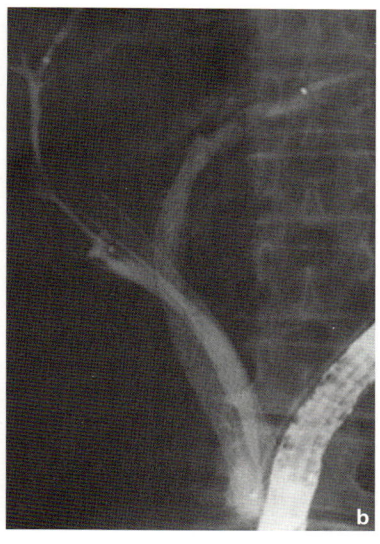

Fig. 21-5. (a) Endoprótese biliar metálica autoexpansível colocada em paciente com tumor de Klatzkin. **(b)** Colocação de duas prótesese metálicas autoexpansíveis em paciente com tumor obstrutivo em hilo hepático.

As contraindicações absolutas para a realização da CPER são raras e estão associadas à recusa do paciente ou responsáveis, condições clínicas precárias e a problemas técnicos.

As alterações anatômicas pós-cirúrgicas, como gastrectomia a Billroth II com alça aferente longa ou gastrectomia com reconstituição em Y de Roux, são contraindicações relativas uma vez que o acesso à papila tornou-se possível com acessórios específicos ou através de acessos diferenciados como a técnica de *rendez-vous* ou mesmo através de enteroscopia.

Nas alterações dos fatores de coagulação, há uma contraindicação relativa a realização de CPER. A papilotomia deve ser evitada e, havendo necessidade de drenagem biliar, a opção é a drenagem com colocação de dreno nasobiliar. Posteriormente, após correção dos fatores de coagulação, pode-se proceder à terapêutica com papilotomia.

ACESSÓRIOS

Para a realização da CPRE, é de fundamental importância termos disponíveis acessórios de canulação e de corte. Convém lembrar que os acessórios de endoterapia biliar são complementos relevantes para o sucesso tanto de técnicas de intenção terapêutica para afecções benignas quanto malignas. A seguir, descrevemos uma série de acessórios para a realização satisfatória de CPRE, a saber:

A) **Fio-guia:** o acessório mais importante para canulação e terapêutica biliopancreática indubitavelmente é o fio-guia. Em geral, possui estrutura metálica com extremidade flexível, sendo revestido por material teflonado tornando o mesmo hidrofílico. Possui diâmetros variados, sendo utilizados mais frequentemente os fios de 0,025 polegada (mais fino e flexível) e 0,035 polegada (melhor sustentação para passagem de acessórios). Alguns fios possuem ambas extremidades flexíveis o que facilita a obtenção do acesso biliar pela técnica de rendez-vous (Fig. 21-6).

B) **Canulótomo:** utilizado para canulação biliopancreática consistindo em cateter tubular, habitualmente de 5Fr, com extremidade de diferentes formatos para facilitar o acesso a via biliar com menor trauma possível (Fig. 21-7).

C) **Papilótomo:** mantém certa semelhança com o canulótomo possuindo, no entanto, um fio metálico em sua extremidade distal que auxilia a cateterização do óstio papilar através do arqueamento da extremidade do papilótomo ao ser exercida tensão sobre o fio. Possui diversos formatos diferentes no tocante a sua extremidade, principalmente conforme a saída do fio de corte na ponta do papilótomo. Além de possibilitar a canulação da via biliar ou pancreática é o acessório utilizado para a realização da papilotomia endoscópica, que será discutida posteriormente (Fig. 21-8).

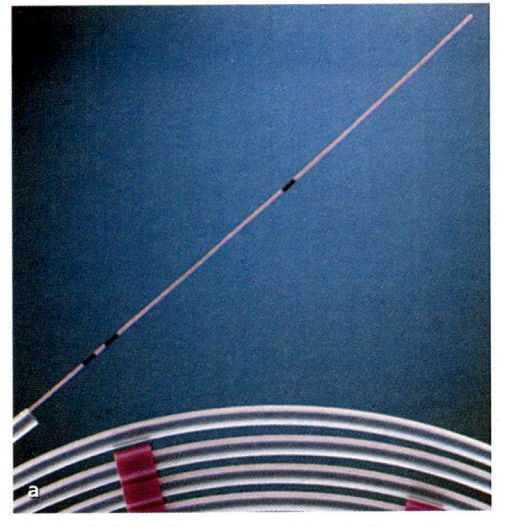

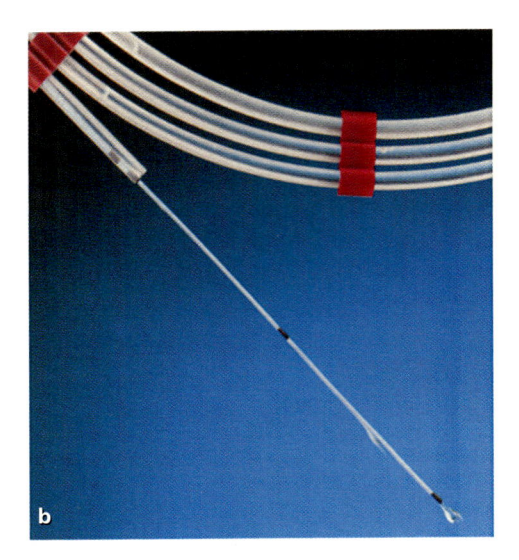

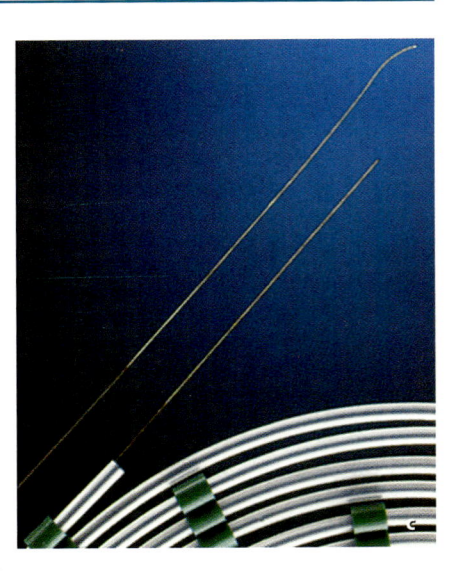

Fig. 21-6. (a-c) Diferentes modelos de fios-guia.

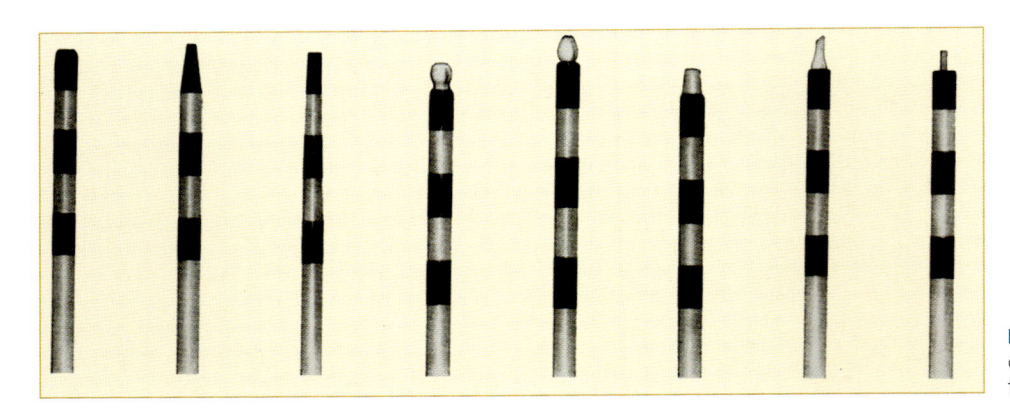

Fig. 21-7. Figura esquemática de diferentes canulótomos com detalhe para a variedade de formatos de sua extremidade distal.

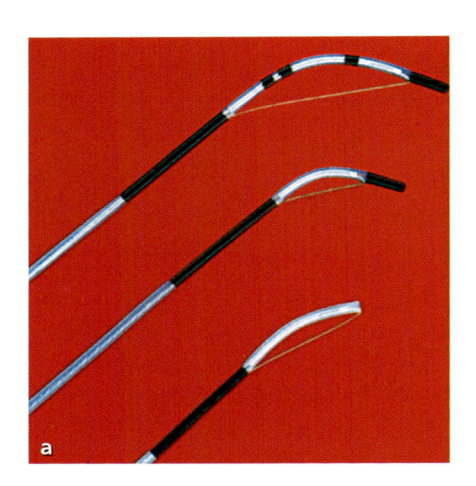

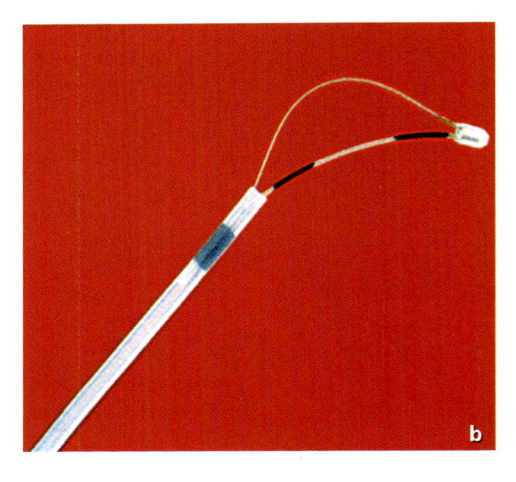

Fig. 21-8. (a) Papilótomos convencionais. (b) Papilótomo para pacientes com gastrectomia a BII.

D) **Estilete:** também denominado *needle-knife*, possui uma extremidade metálica retilínea a qual é exteriorizada para a secção da região do infundibulótomo para realização de fistulotomia suprapilar e/ou pré-corte tipo Huibregtse.

E) **Material para varredura de via biliar:** os principais são o balão extrator, a cesta de Dormia (*basket*) e cesta de litotripsia mecânica (Figs. 21-9 e 21-10). Existem dois tipos básicos de litotriptores, os convencionais e o de emergência ou modelo Soehendra. Nos primeiros, há a passagem da cesta de litotripsia através do canal de trabalho de aparelho para quebra dos cálculos. O segundo é utilizado em casos específicos quando não há sucesso na quebra do cálculo com o uso de uma cesta de Dormia convencional e não se consegue liberar o cálculo da cesta, a qual fica impactada habitualmente na papila. Nesta situação, secciona-se a haste da cesta de Dormia e os fios de aço que a compõem são anexos ao litotriptor de Soehendra para quebra do cálculo.

F) **Dilatadores:** consistem nos balões hidrostáticos graduais e os dilatadores anterógrados graduais tipo Soehendra, habitualmente variando de 7Fr a 10 Fr (Fig. 21-11).

G) **Endopróteses:** próteses plásticas, metálicas e drenos nasobiliares (Figs. 21-12 e 21-13).

H) **Acessórios de hemostasia:** cateteres injetores, hemoclipes, cateteres termopolares, cateter de argônio (Fig. 21-14).

I) **Agulha de punção ecoguiada** com o intuito de obtenção de colangiopancreatografia não anatômica.

J) **Retirada de próteses:** alças de polipectomia e *retriever* de Soehendra.

K) **Escova de citologia** (Fig. 21-14).

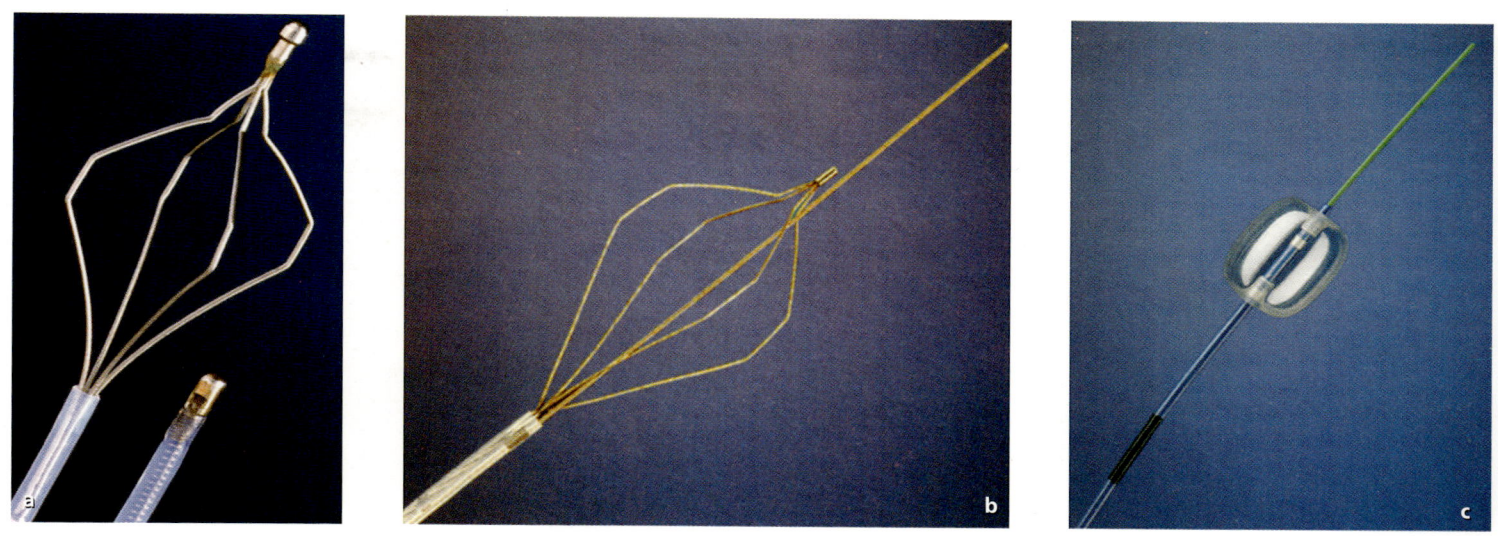

Fig. 21-9. (**a**) Cesta de Dormia convencional. (**b**) Cesta de Dormia com canal para passagem de fio-guia. (**c**) Balão extrator.

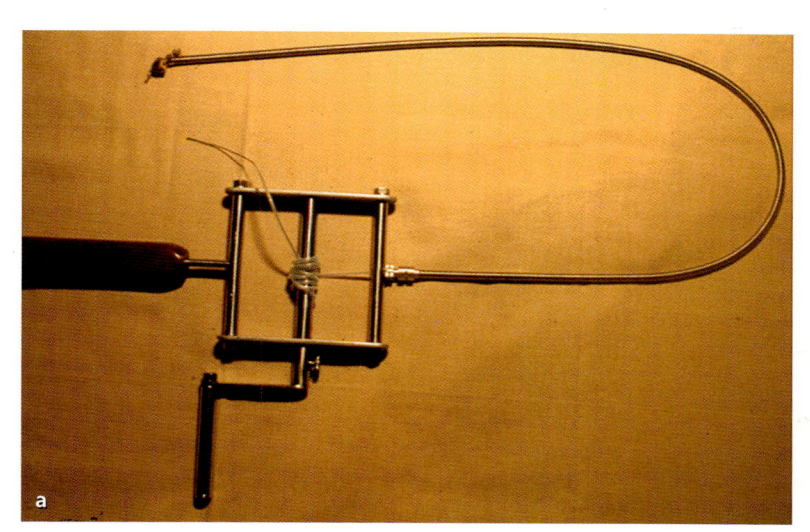

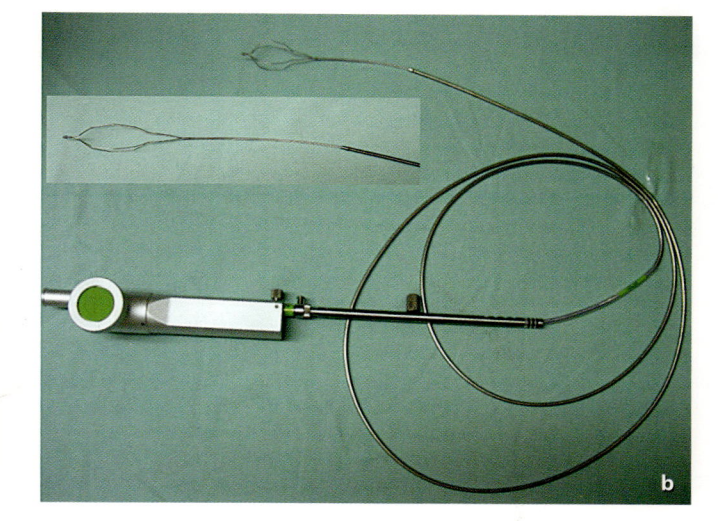

Fig. 21-10. (**a**) Litotriptor de Soehendra. (**b**) Litotriptor convencional.

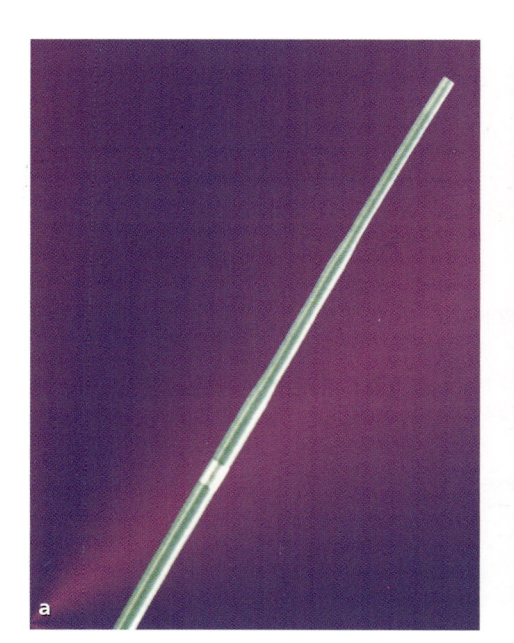

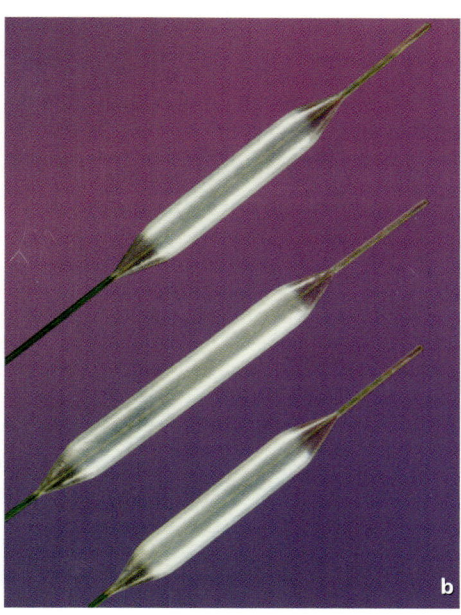

Fig. 21-11. (**a**) Dilatador tipo Soehendra com detalhe para marcação radiopaca e extremidade afilada. (**b**) Balões dilatadores hidrostáticos.

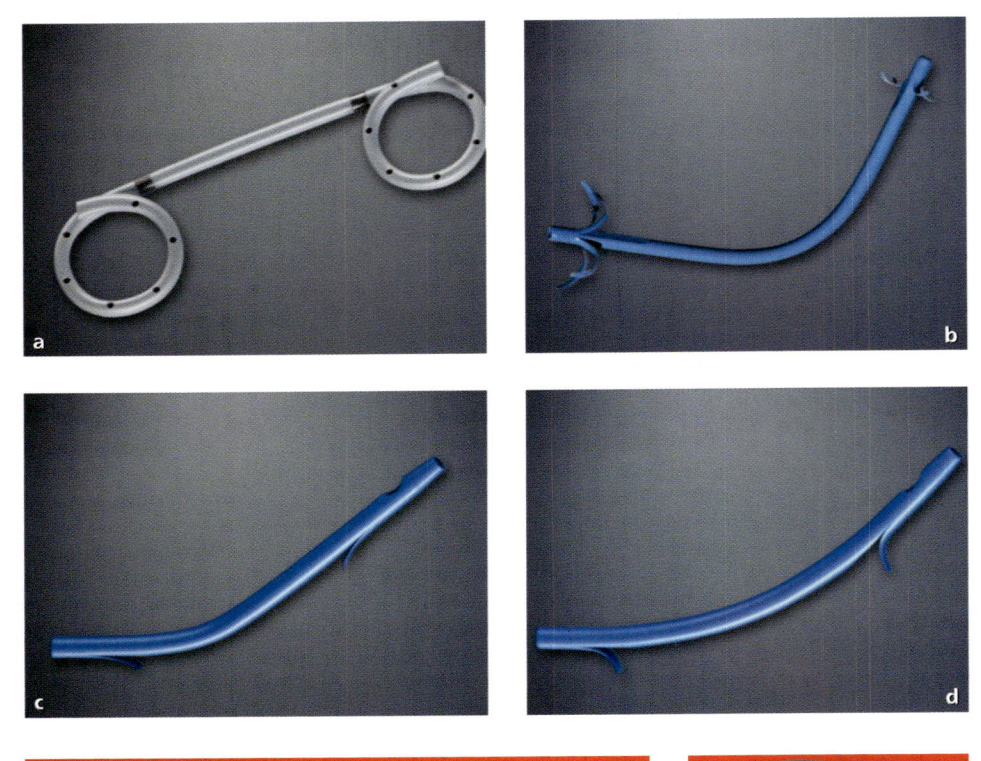

Fig. 21-12. Diferentes modelos de próteses plásticas biliares. (**a**) Duplo-*pigtail (double pigtail)*. (**b**) Sohendra-Tannenbaum. (**c**) Cotton-Huibretse. (**d**) Cotton-Leung.

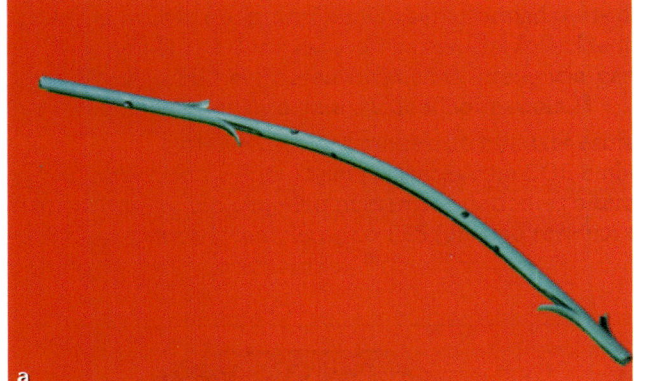

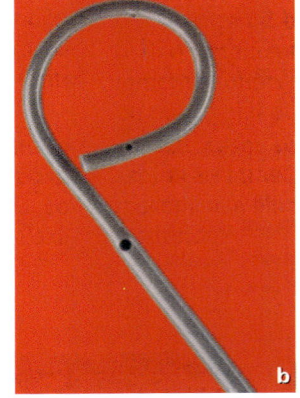

Fig. 21-13. (**a**) Modelo de prótese pancreática. (**b**) Extremidade de dreno nasobiliar.

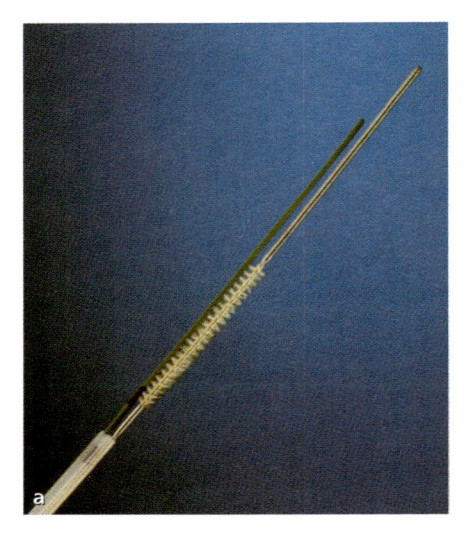

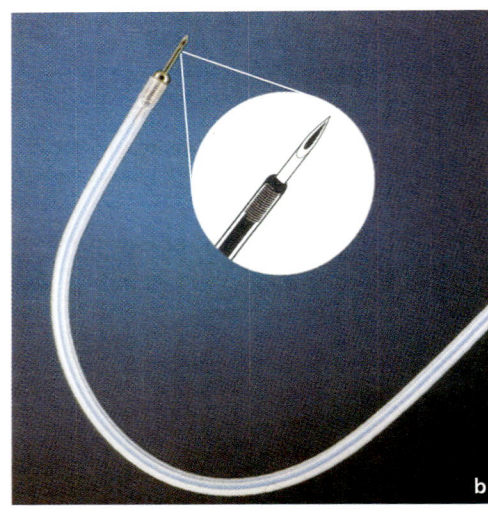

Fig. 21-14. (**a**) Escova de citologia. (**b**) Extremidade de cateter injetor.

TÉCNICA DO EXAME

Para a realização da colangiopancreatografia endoscópica retrógrada, é indispensável a utilização de algum tipo de radioscopia, seja por intensificador de imagem (similares aos utilizados por hemodinamicistas) ou de arcos portáteis de radioscopia (arco em "C") e de uma sala com preparação adequada para este fim, bloqueando a passagem da radiação para o exterior da sala. Durante a permanência na sala de radiologia, é imperativa a utilização de equipamentos de proteção individual tais como avental de chumbo, protetor cervical e óculos blindados, além de dosímetro de radioatividade.

O exame pode ser realizado com sedação consciente, de modo similar a endoscopia digestiva alta ou colonoscopia, porém por tratar-se de exame mais prolongado, envolvendo manobras de retificação da segunda porção duodenal e com aparelho de maior calibre, variando de 11 mm (convencional) até 14 mm (terapêutico), a utilização de sedação profunda é mais frequente requerendo a presença do anestesista em diversos casos.

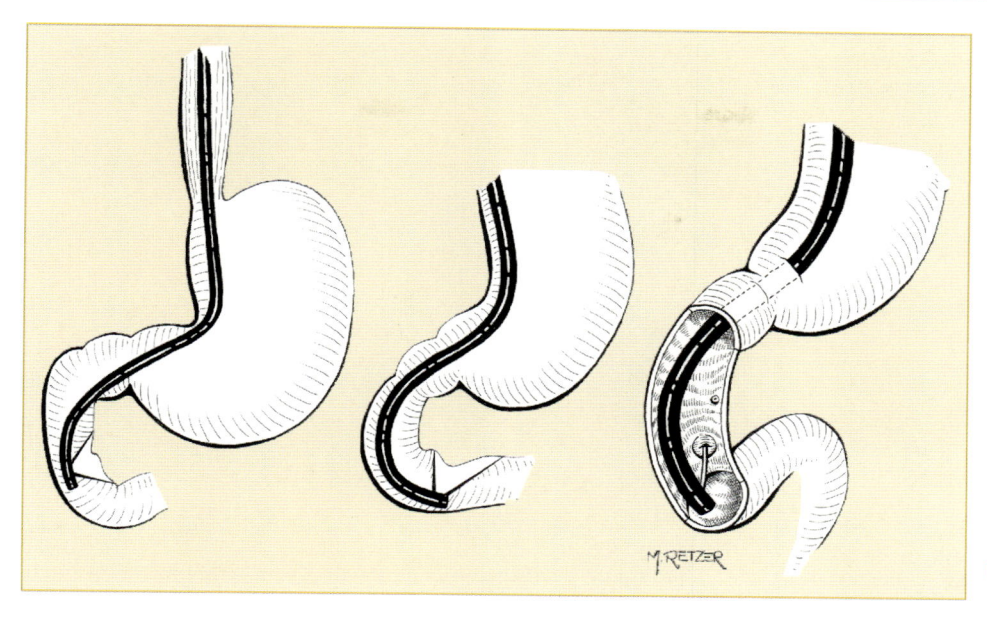

Fig. 21-15. Posição habitual de cateterização biliar, com o aparelho retificado na segunda porção duodenal.

O aparelho utilizado para o exame é um endoscópio de visão lateral, o duodenoscópio, que possui uma manopla específica para elevação dos acessórios passados através do canal de trabalho, denominado de elevador de pinça. A passagem do aparelho até a segunda porção duodenal requer certo treinamento pois o endoscopista habituado a visão frontal do endoscópio tende, inicialmente, a introduzir o duodenoscópio contra a parede do órgão. Ao se introduzir o aparelho, deve-se manter em mente que a imagem projetada está em posição transversa, quase perpendicular, ao trajeto real do aparelho (Fig. 21-15).

Acesso biliar transpapilar convencional

Com o paciente posicionado em decúbito lateral esquerdo em ângulo inclinado ou decúbito ventral, realiza-se a progressão do aparelho até a segunda porção duodenal, em posição retificada e frontal à papila duodenal maior. A cateterização pode ser realizada com canulótomo ou papilótomo, com auxílio de fio-guia metálico teflonado, hidrofílico, de fino calibre, habitualmente entre 0,025 e 0,035 polegada. Após insinuação do cateter na ampola de Vater, a canulação seletiva da via biliar deve ser obtida com a progressão do fio-guia através de movimentos curtos e rotatórios de introdução e retirada do mesmo até se obter progressão fácil e ascensão em direção superior e paralela a coluna toracolombar. A ascensão oblíqua do fio-guia, cruzando a coluna vertebral, caracteriza acesso pancreático (Fig. 21-16).

Após progressão do fio-guia para a via biliar, procede-se a colangiografia com contraste iodado e troca de acessório endoscópico, mantendo-se o fia-guia posicionado, para a realização da terapêutica específica seja ela papilotomia, dilatação, remoção de cálculos ou passagem de endopróteses.

Papilotomia convencional

A papilotomia endoscópica foi inicialmente descrita por Classem e Demling, em 1974,[7] em um paciente com indícios de coledocolitíase e pancreatite aguda biliar. Este procedimento foi um divisor de águas e determinou o início da era da terapêutica endoscópica relacionada a via biliar e pancreática. Do ponto de vista técnico, a papilotomia consiste em um procedimento cirúrgico-endoscópico caracterizado pela secção da papila duodenal maior, em posição de 11 a 12 h, e limitada pela prega transversa na transição papiloduodenal denominada prega transversal proximal ou sentinela. O objetivo do procedimento é realizar a secção da papila e de seu esfíncter razão pela qual também é denominada papiloesfincterotomia ou simplesmente esfincterotomia endoscópica (Fig. 21-17).

Um passo importante antes da papilotomia é a canulação biliar através do óstio papilar, neste contexto damos preferência no uso de acesso utilizando-se fio-guia com intuito de diminuir o risco de pancreatite pós-CPER.[8] Além disso, em todos os procedimentos biliopancreáticos com intenção terapêutica, deve-se manter um fio-guia posicionado na via biliar para completar os procedimentos. Convém lembrar que a papilotomia envolve a secção tanto da papila menor como a maior, nesta vale a ressalva da secção tanto da via pancreática como do ducto pancreático, junto à confluência biliopancreática. A particular secção da papila duodenal maior é passo obrigatório du-

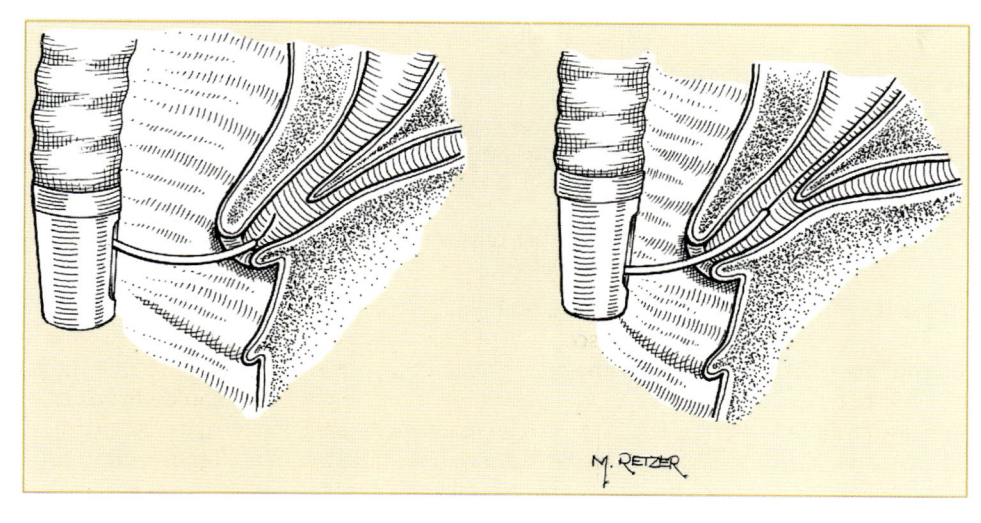

Fig. 21-16. Canulação da via biliar com auxílio de fio-guia com o canulótomo insinuado na ampola de Váter.

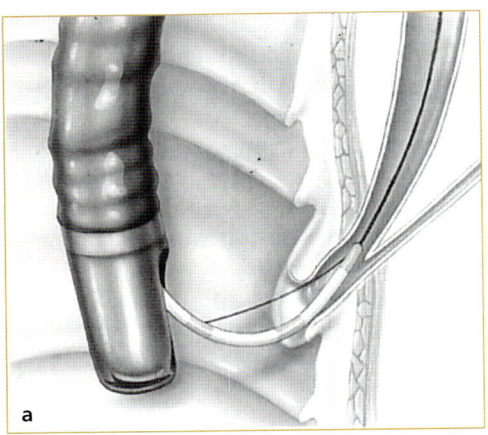

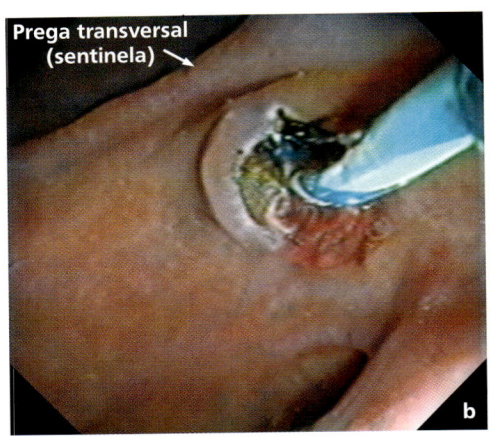

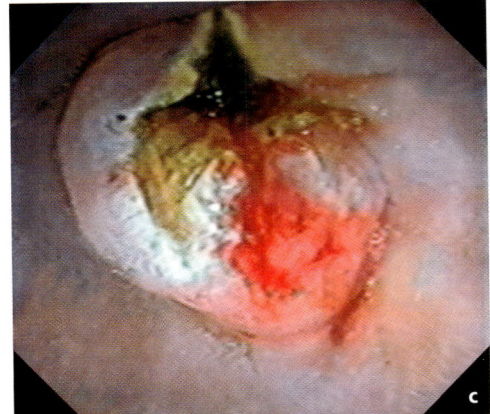

Fig. 21-17. (a) Papilotomia endoscópica iniciando-se com a canulação da via biliar, (b) secção da papila (c) até a região da prega duodenal transversal, que representa seu limite.

rante os procedimentos cirúrgicos-endoscópicos na via biliar e pancreática, tais como drenagem com próteses, remoção de cálculos, fechamento de fístulas etc.

BASE RACIONAL DO ACESSO A VIA BILIAR E TÉCNICAS OPCIONAIS

Anatomicamente, a ampola de Vater corresponde à confluência das vias biliar e pancreática desembocando na parede duodenal. No entanto, ressalta-se que a ampola apresenta propriedades funcional e estrutural determinantes da ocorrência de afecções secundárias ao fígado e pâncreas, ressaltando-se por exemplo a pancreatite aguda.[2,3,9]

O detalhe anatômico peculiar à ocorrência de pancreatite aguda pós-CPRE, diz respeito ao septo pancreático que corresponde a um diminuto septo entre o colédoco e ducto pancreático junto à ampola de Vater (Fig. 21-18). Durante as tentativas de canulação biliar, o trauma mecânico desta diminuta estrutura anatômica leva ao edema e obstrução do ducto pancreático.[10,11]

Quando o acesso à via biliar não é obtido através da cateterização do óstio papilar maior, podem ser utilizadas três técnicas de acesso: pré-corte; fistulopapilotomia com uso de papilótomo tipo estilete e a técnica de punção suprapapilar.

Deve ser lembrado que estes procedimentos são escolhidos quando houver intenção terapêutica e não apenas diagnóstica, em vista da possibilidade de importantes complicações da papilotomia endoscópica como hemorragia, pancreatite e perfuração (Quadro 21-1).

Pré-corte

O acesso a via biliar através da secção da papila a partir do óstio papilar e com auxílio de estilete de ponta, foi descrito inicialmente por Huibregtse, em 1986.[12] Preconiza-se que a secção deve ser de pequena extensão, medindo cerca de 10 a 15 mm, com o objetivo de identificar os orifícios biliar e pancreático e, por conseguinte, acessar seletivamente a via biliar ou pancreática. Após o sucesso em progredir o fio-guia seletivamente, é necessário utilizar o papilótomo convencional para ampliação da papilotomia, quando é preciso realizar CPER terapêutica. A tentativa de ampliar a incisão com o estilete de ponta deve ser desencorajada pelo maior risco de complicações como sangramento e pancreatite.[13]

As indicações mais frequentes desse tipo de acesso são o tratamento de estenose do óstio papilar (Fig. 21-19).

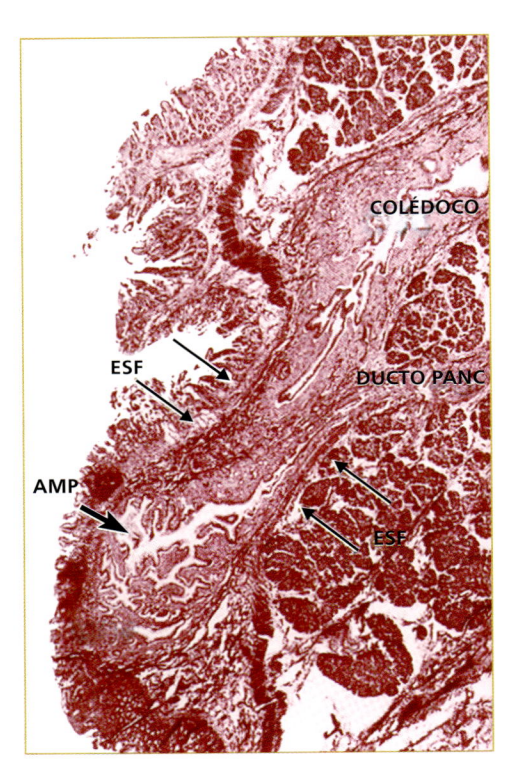

Fig. 21-18. Corte histológico sagital demonstrando as estruturas da confluência biliopancreática e o detalhe do septo pancreático.

Fistulopapilotomia

A fistulopapilotomia endoscópica consiste na secção por camadas do teto da papila com papilótomo de ponta, iniciando-se cerca de 10-15 mm do óstio papilar no sentido ascendente, com exposição da parede do ducto biliar, sua secção e posterior acesso seletivo à via biliar (Fig. 21-20).

Quadro 21-1. Técnicas opcionais de acesso biliar e complicações

Técnica	Autor	Objetivo do acesso	Sucesso do método	Pancreatite	Perfuração	Hemorragia
Pré-corte	Huibregts et al.[12]	Abertura do teto da ampola a partir do óstio	90%	9,8%	0,8 a 1,1%	3%*
Fistulopapilotomia	Sakai et al.[11]	Secção do teto da ampola preservando-se o óstio	95%	7,6%	0,2 a 5%	5 a 6%*
Punção suprapapilar	Artifon et al.[20]	Punção da porção proximal do teto da ampola	93,4%	0	1%	1,2%*

*Hemorragia discreta autolimitada.

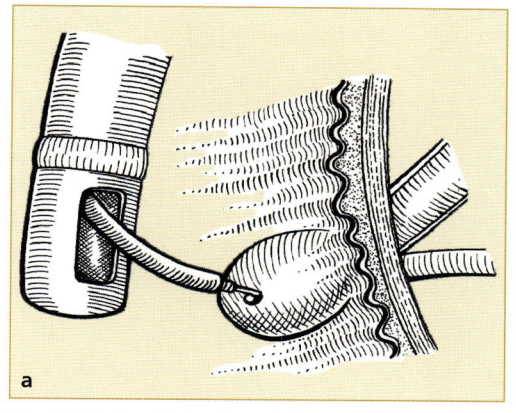

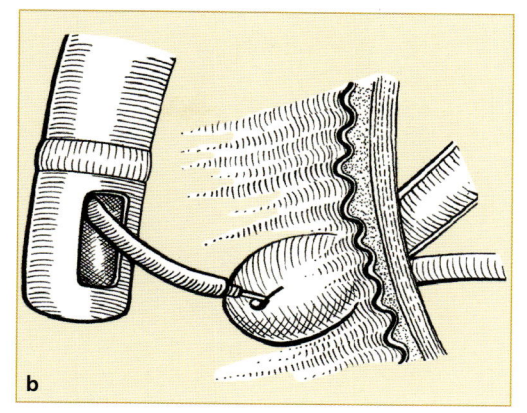

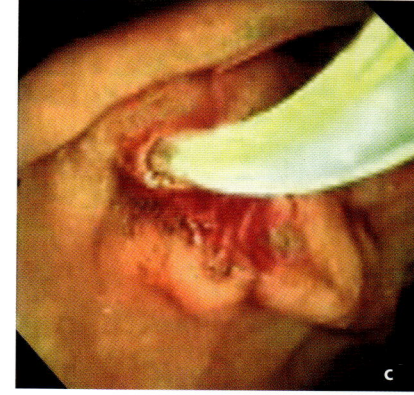

Fig. 21-19. (**a** e **b**) Papilotomia iniciando-se pela técnica do pré-corte com o uso de papilótomo-agulha e (**c**) complementação com papilótomo convencional.

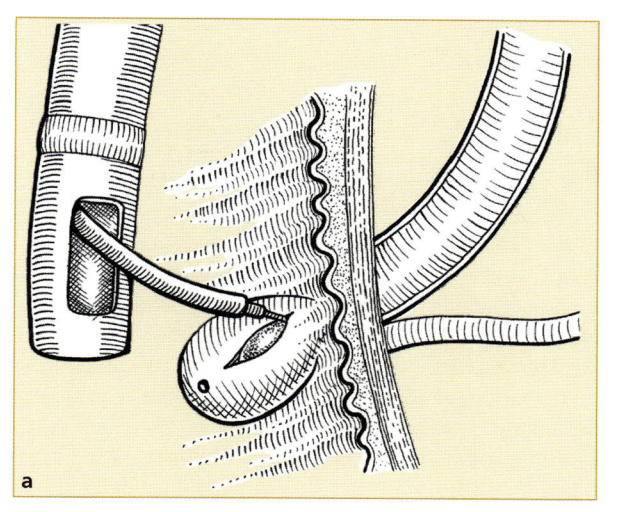

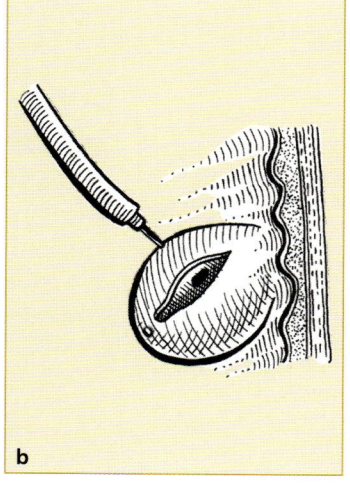

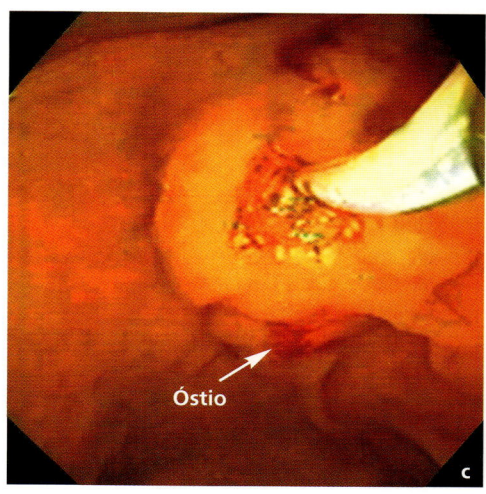

Fig. 21-20. Fistulopapilotomia com o uso de papilótomo-agulha iniciando-se com: (**a**) secção no teto da papila, (**b**) abertura de fístula no colédoco e (**c**) complementação da papilotomia com papilótomo convencional.

Foi descrita inicialmente por Liguory em 1975 para remoção de cálculo impactado na papila duodenal maior causando portanto abaulamento papilar e tornando factível o acesso a via biliar.[5] Com a observação do sucesso e segurança desta técnica de acesso,[14] sua indicação passou a ser expandida para pacientes com neoplasias periampulares, fibrose papilar e dificuldades técnicas no acesso biliar com outras técnicas.

O índice de complicações deste acesso foi relatado por diversos autores como Freeman et al.[9] (9,8%), e Khatibian et al.[15] (2,8%), sendo reportado por Sakai et al.[16] um índice de até 7,6% de pancreatite. Este índice de pancreatite pode ser justificado pelo emprego dessa técnica após falha na canulação biliar inicial, onde já ocorreu trauma do ducto e injúria mecânica aumentando a probabilidade dessa complicação. Certamente, esse índice é praticamente nulo quando se inicia o acesso à via biliar com a fistulopapilotomia que seria indicada em pacientes considerados de risco para o desenvolvimento de pancreatite por CPER, tais como episódio prévio de pancreatite aguda, paciente jovem, sexo feminino e com colédoco não dilatado.

A perfuração retroperitoneal é uma ocorrência incomum sendo reportada em cerca de 0,2 a 1,5%, cuja conduta terapêutica depende das condições clínico-laboratorial e radiológica, permitindo tratamento conservador na maioria dos casos, através de jejum oral e antibioticoterapia sistêmica, com resolução em aproximadamente 72 h.[16,17]

Punção suprapapilar

A técnica de punção suprapapilar está indicada no insucesso da canulação convencional através do óstio da papila duodenal maior. Entretanto, poderá ter indicação primária em pacientes com icterícia obstrutiva e coagulopatia e que necessitem de procedimento terapêutico. A não realização da secção da papila poderá evitar ou minimizar a ocorrência de hemorragia.

Convém lembrar que a presença da papila intradiverticular e colédoco distal fino (> 8 mm) são fatores limitantes ao sucesso da técnica Corresponde a um método de acesso ao colédoco distal sem trauma térmico e com mínimo trauma mecânico, este último relacionado à dilatação hidrostática com balão do ponto de punção, quando houver necessidade de procedimentos terapêuticos da via biliar como retirada de cálculos, passagem de prótese e outros (Fig. 21-21).

É necessária a utilização de material específico para realização da técnica através de agulha de punção que corresponde a um cateter de polietileno, com agulha de 18-Gauge, tendo sua porção distal recoberta por material metálico flexível disposto em espiral.[2,18-20]

COMPLICAÇÕES

Historicamente, o acesso biliar deve ser iniciado pela cateterização do óstio, porém o detalhe anatômico de ductos biliar e pancreático desembocando ao nível da papila duodenal maior impossibilita a individualização do acesso exclusivo biliar durante as tentativas de canulação convencional, assim, por vezes, ocorre o acesso inadvertido do ducto pancreático levando à maior possibilidade de pancreatite pós-CPRE.[2,4] A ocorrência da pancreatite pós-CPRE está diretamente relacionada com os traumas mecânico e térmico ocorridos durante as tentativas de canulação e secção papilar, respectivamente.[4,9] Sua incidência ocorre em torno de 7% dos casos, porém o excesso dos traumas mecânico e térmico durante as tentativas de canulação biliar podem aumentar esta incidência para até 27%.[2-4,9,12,21] Na maioria dos casos, a pancreatite é de leve intensidade, com resolução em poucos dias, no entanto, as pancreatites graves em potencial elevado de se-

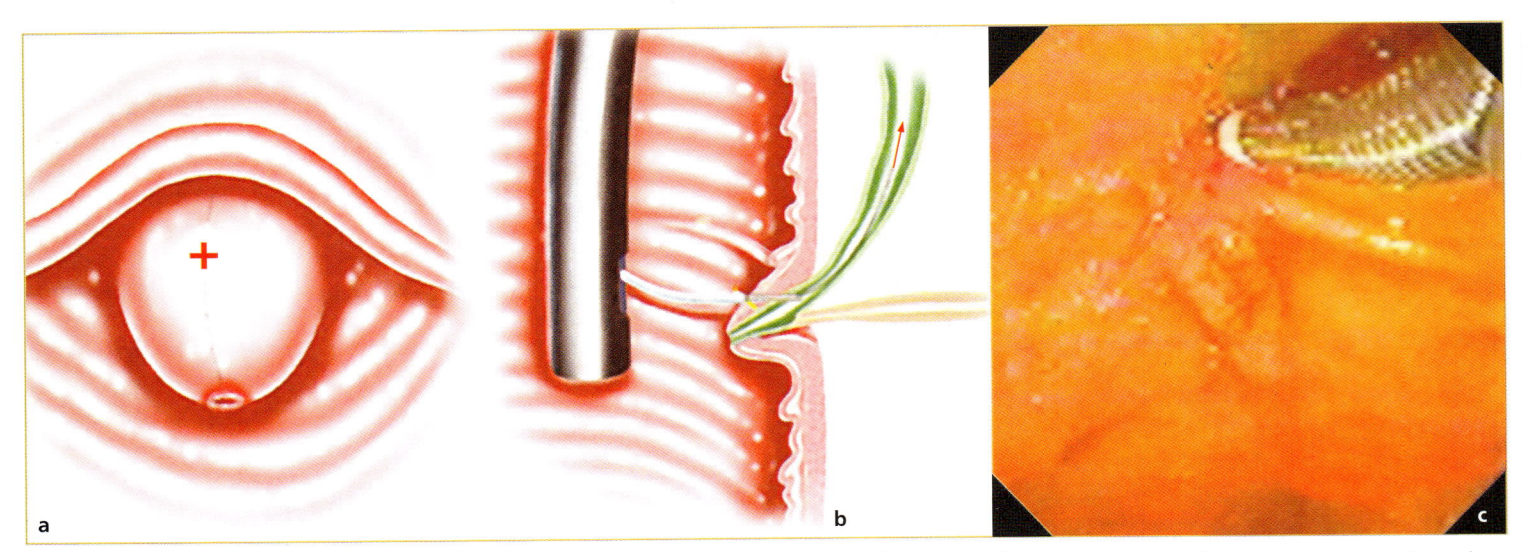

Fig. 21-21. Sequência da técnica de punção suprapapilar. (**a** e **b**) Figuras esquemáticas identificando o melhor ponto para punção. (**c**) Imagem endoscópica da agulha de punção.

quelas e estão associadas a índices de mortalidade de 0,5 a 1%. O tratamento envolve internação, jejum oral, hidratação e rigoroso controle clínico, laboratorial e de imagem. Na ocorrência de complicações graves como pseudocisto, abscesso e pancreatite necro-hemorrágica, torna-se imperativo a internação prolongada e acompanhamento multidisciplinar terapêutico, auxiliando em sua terapêutica e jamais devem ser ignorados ou relegados a segundo plano.

A papilotomia endoscópica está associada à elevada taxa de sucesso na cateterização que já atingia a marca de 95% no início da década de 1980,[22] e baixa incidência de complicações e mortalidade, de 4,4% a 10,4% e 0,4% a 1,5%, respectivamente.[23]

A ocorrência de sangramento autolimitado durante o procedimento é de certa monta frequente, com parada espontânea. Quando há alteração hemodinâmica e/ou necessidade de hemotransfusão, considera-se como complicação do procedimento, a qual apresenta incidência de 1 a 4% das papilotomias. Habitualmente, o sangramento pode ser controlado com eficácia com aplicação de corrente de coagulação, injeção de solução de adrenalina ou aplicação de clipes hemostáticos. Relata-se sucesso considerável no tamponamento endoscópico com balão. Em determinados casos no entanto, pode ser necessária a embolização angiográfica seletiva. Indicação cirúrgica para controle do sangramento é relatada em até 11% de todos casos de sangramento.[24]

A perfuração é uma das complicações que podem ocorrer na CPER, podendo ser para a cavidade abdominal livre ou retroperitônio. Sua incidência é diretamente influenciada por procedimentos terapêuticos - principal indicação da CPER atualmente - diâmetro do ducto biliar em sua porção distal, alterações da anatomia do confluente biliopancreatoduodenal e experiência do endoscopista.[22]

A colangite aguda e a septicemia podem ocorrer com frequência quando há obstrução do ducto biliar e a passagem do contraste a montante impedindo clareamento posterior. Essa complicação pode ser evitada com drenagem efetiva ao final do procedimento, mediante remoção do cálculo impactado ou drenagem biliar de neoplasia estenosante.

No seguimento a longo prazo, ressalta-se a estenose pós-papilotomia como uma complicação pouco frequente, variando de 3-5% dos casos em seguimento de 15 anos. Os sintomas biliares apresentados podem levar a quadros de colangite aguda com formação de cálculos e o tratamento com melhores resultados consiste na colocação de múltiplas próteses plásticas, com intuito de resolução da estenose.

Há controvérsia entre os autores acerca de incidência aumentada de colangiocarcinoma após papilotomia endoscópica, a qual poderia ser decorrente da exposição química e bacteriana resultando em colangite crônica, metaplasia e posteriormente câncer biliar.[25,26]

ACESSO BILIAR ECOGUIADO

A CPER é um procedimento seguro e com altas taxas de sucesso, entretanto pode apresentar insucesso em situações específicas como em pacientes com cirurgias prévias (gastrectomia total, gastrectomia parcial com reconstrução em "Y" de Roux, gastroplastia redutora etc.), em casos de estenose tumoral e dificuldades técnicas (infiltração tumoral da papila, papila peridiverticular, falha na canulação, insucesso em transpor a estenose com o fio-guia etc.). Nessas situações específicas, quando os métodos de acesso suprapapilar não forem factíveis, ainda existem alternativas endoscópicas de acesso a via biliar, que consistem nos acesso biliares ecoguiado. O conceito básico desses acessos consiste em identificação através da ecoendoscopia das vias biliares intra ou extra-hepáticas que sejam acessíveis a punção ecoguiada. Após a punção e contrastação da via biliar procede-se passagem de fio-guia e posterior terapêutica, em geral paliativa como drenagem biliar (Figs. 21-22 e 21-23).[27]

Dentre as diferentes modalidades de acesso biliar ecoguiado ressalta-se o acesso transpapilar retrógrado ou *rendez-vous* ecoguiado, no qual o fio-guia é exteriorizado pela papila sendo capturado por um duodenoscópio posicionado na segunda porção duodenal, possibilitando a passagem da prótese de modo retrógrado, de maneira similar a uma CPER convencional.[27]

É importante ressaltar que a base técnica deste acesso foi descrita inicialmente para acesso a *rendez-vous* realizado com auxílio da radiologia intervencionista por acesso transparieto-hepático a via biliar intra-hepática e passagem de fio-guia transpapilar o qual é apreendido por um duodenoscópio para realização da CPER.

CONSIDERAÇÕES GERAIS

Desde a primeira descrição da canulação da papila duodenal maior realizada por McCune, em 1968,[1] a pancreatite aguda pós-CPER preocupa os endoscopistas biliopancreáticos há três décadas. O desenvolvimento de novos acessórios, avanços nos cuidados intensivos, drogas supressoras de inflamação e secreção pancreática permitiram tímida redução na ocorrência da pancreatite pós-CPER. Porém, pouco ou nenhum desenvolvimento ocorreu nos mecanismos referentes a prevenção do trauma térmico e mecânico que, de regra, ocorrem durante as tentativas de canulação da papila maior seguidas da papilotomia endoscópica ou em técnicas de acesso alternativo ao colédoco distal. Sendo assim, as técnicas opcionais do acesso suprapapilar permitem o acesso biliar com mínimo trauma mecânico e térmico. Dessa forma, estas técnicas opcionais podem ser de indicação primária em pacientes

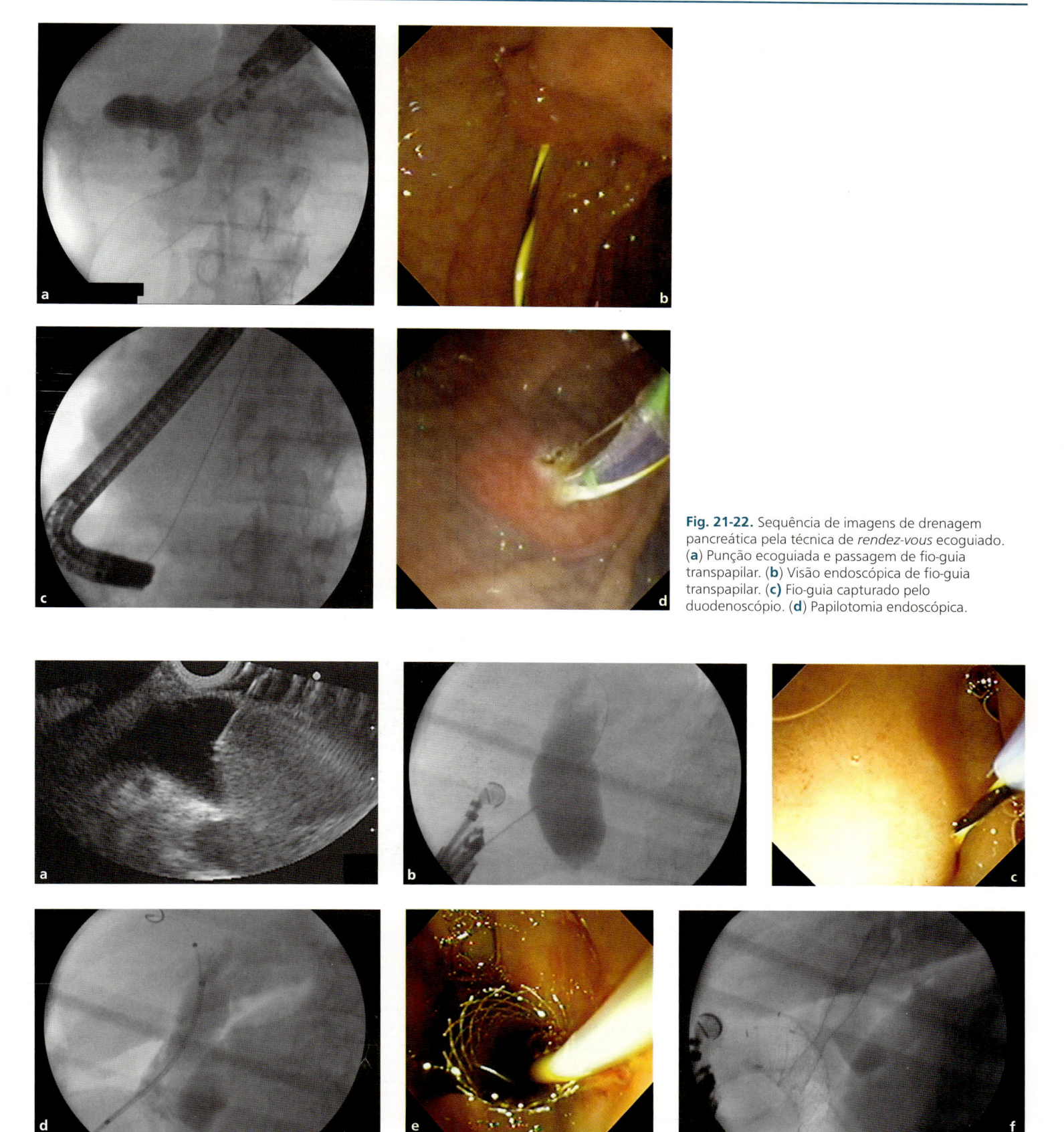

Fig. 21-22. Sequência de imagens de drenagem pancreática pela técnica de *rendez-vous* ecoguiado. (**a**) Punção ecoguiada e passagem de fio-guia transpapilar. (**b**) Visão endoscópica de fio-guia transpapilar. (**c**) Fio-guia capturado pelo duodenoscópio. (**d**) Papilotomia endoscópica.

Fig. 21-23. Sequência de imagens demonstrando drenagem biliar ecoguiada pela técnica de coledocoduodenostomia ecoguiada. (**a**) Punção ecoguiada do colédodo dilatado. (**b**) Passagem de fio-guia anterógrado. (**c**) Ampliação do trajeto de punção com estilete. (**d**) Início da liberação da prótese biliar, (**e**) imagem endoscópica de prótese metálica autoexpansível liberada. (**f**) Imagem radiológica de próteses metálicas autoexpansíveis biliar e duodenal.

com fatores preditivos para pancreatite aguda biliar como paciente jovem, feminino, disfunção do esfíncter ODDI, história de episódio prévio de pancreatite. Em pacientes com coagulopatia como cirróticos apresentando quadro clínico de icterícia obstrutiva e colangite, necessitando de procedimento terapêutico, a punção suprapapilar poderá ser opção inicial de acesso em substituição a drenagem nasobiliar.

É essencial que a CPER seja realizada em consonância com as diretrizes estabelecidas e aceitas em consensos: Indicações precisas; somente após consentimento informado e esclarecido ao paciente e/ou familiares; por endoscopista experiente e com treinamento apropriado e em centros com disponibilidade de todos os equipamentos e acessórios necessários.

REFERÊNCIAS BIBLIOGRÁFICAS

1. Mc Cune WS, Shorb PE, Moscovitz H. Endoscopic cannulation of the ampulla of Vater: a preliminary report. *Ann Surg* 1968;167:752-56.
2. Artifon ELA, Sakai P, Hondo F et al. *A new approach of bile duct through papillary roof needlle puncture.* ASGE vídeo fórum at DDW. Chicago – USA 2005.
3. Cortas GA, Mehta SN, Abraham NS et al. Selective cannulation of the common bile duct: a prospective randomized trial comparing stanard catheters with sphincterotomes. *Gastrointest Endosc* 1999;50:775.
4. Schwacga H, Allgaier HP, Deibert P et al. A sphincterotomy-based technique for selective transpapillary common bile duct cannulation. *Gastrointest Endosc* 2000;52:387-91.
5. Liguory C, Coffin JC, Holler A et al. Letter: Lithiasis of the common bile duct. Treatment by endoscopy. *Nouv Presse Med* 1975 May 17;4(20):1506.
6. Masci E, Mariani A, Curioni S et al. Risk factors for pancreatitis following endoscopic retrograde cholangiopancreatography: a meta-analysis. *Endoscopy* 2003;35:830-34.
7. Classen M, Demling L. Endoscopic sphincterotomy of the papilla of vater and extraction of stones from the choledochal duct (author's transl). *Dtsch Med Wochenschr* 1974 Mar. 15;99(11):496-97.
8. Artifon EL, Sakai P, Cunha JE et al. Guidewire cannulation reduces risk of post-ERCP pancreatitis and facilitates bile duct cannulation. *Am J Gastroenterol* 2007 Oct;102(10):2147-53. Epub 2007 June 20
9. Freeman ML, Guda NM. ERCP cannulation: a review of reported techniques. *Gastrointestinal Endoscopy* 2005;61:112-25.
10. Osnes M. Endoscopic choledochoduodenostomy throuhgh choledochodudebalfistula for common bile duct calculi. *Endoscopy* 1977;9:162-65.
11. Sakai P, Artifon ELA, Ishioka S. Fistulopapilotomia endoscópica: uma alternativa à papila de difícl cateterização? *GED* 2001;20(6):208-12.
12. Huibregtse K, Katon RM, Tytgat GN. Precut papillotomy via fineneedle knife papillotome: a safe and effective technique. *Gastrointest Endosc* 1986;32:403-5.
13. Heiss FW, Cimis RS, MacMillan Jr FP. Biliary sphincter scisor for pré-cut Access: preliminary experience. *Gastrointest Endosc* 2002;55:719-22.
14. Schapira L, Khawaja FI. Endoscopic Fistulo-sphinctectomy: na alternative method of sphictectomy using a new sphincterotome. *Endoscopy* 1982;14:58-60.
15. Khatibian M, Sotoudehmanesh R, Ali-Asgari A et al. Needle-knife fistulotomy versus standard method for cannulation of common bile duct: a randomized controlled trial. *Arch Iranian Med* 2008;11(1):16-20.
16. Fujita R. Recent advances in endoscopic sphincteropapilotomy. *Stomach Intestine* 1985;20:1181-93.
17. Urakami Y, Kishi S. Endoscopic fistulotomy (EFT) for parapapillary choledochoduodenal fistula. *Endoscopy* 1978 Nov.;10(4):289-94.
18. Artifon ELA, Sakai P, Hondo FY. A new approach to the bile duct via needle puncture of the papillary roof. *Endoscopy* 2005;37:1158.
19. Artifon ELA, Sakai P, Ishioka S. Suprapapillary puncture of CBD for selective biliary Access – A novel technique. *Gastrointest Endosc* 2006.
20. Artifon ELA, Sakai P, Furuya CK et al. Fistulopapilotomia por punção suprapapilar – Um novo método de acesso biliar microinvasivo. *Gastren* 2004;16(3):223.
21. Hashiba K, D'Assunção MA, Armellini S et al. Endoscopic suprapapillary blunt dissection of the distal common bile duct in cases of dificult cannulation: a pilot series. *Endoscopy* 2004;36:317-21.
22. Bergman JJ, Rauws EA, Fockens P et al. Randomised trial of endoscopic balloon dilation versus endoscopic sphincterotomy for removal of bileduct stones. *Lancet* 1997 Apr. 19;349(9059):1124-29.
23. Davids PH, Groen AK, Rauws EA et al. Randomised trial of self-expanding metal stents versus polyethylene stents for distal malignant biliary obstruction. *Lancet* 1992 Dec. 19-26;340(8834-35):1488-92.
24. Kaw M, Al-Antably Y, Kaw P. Management of gallstone pancreatitis: cholecystectomy or ERCP and endoscopic sphincterotomy. *Gastrointest Endosc* 2002 July;56(1):61-65.
25. Elton E, Howell DA, Parsons WG et al. Endoscopic pancreatic sphincterotomy: indications, outcome, and a safe stentless technique. *Gastrointest Endosc* 1998 Mar.;47(3):240-49.
26. Leese T, Neoptolemos JP, Carr-Locke DL. Successes, failures, early complications and their management following endoscopic sphincterotomy: results in 394 consecutive patients from a single centre. *Br J Surg* 1985 Mar.;72(3):215-19.
27. Artifon ELA, Safatle-Ribeiro AV, Ferreira FC et al. EUS-Guided Anterograde Transhepatic Placement of a Self-Expandable Metal Stent (SEMS) in Benign Distal Biliary Obstruction. ASGE Video Forum. Chicago, USA: Digestive Disease Week, 2011.

CAPÍTULO 22

CROMOSCOPIA ÓPTICA E DIGITAL

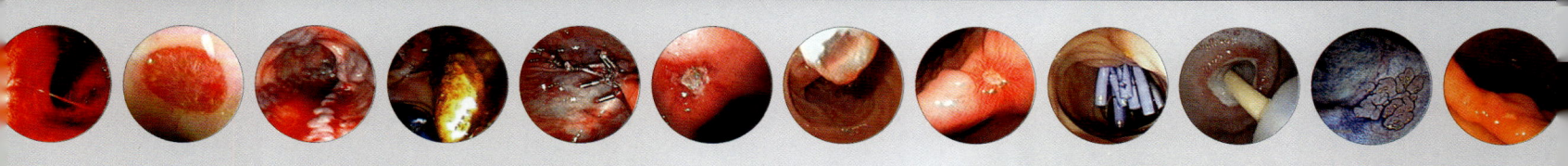

TOSHIRO TOMISHIGE ■ CYNTHIA YURI TAKEUTI ■ EDSON IDE

INTRODUÇÃO

Estima-se o aparecimento de 660 mil casos novos de câncer no Brasil em 2012. Sendo que destes, mais de 78 mil tem como foco primário o esôfago, estômago, cólon e o reto, órgãos facilmente examinados pela endoscopia digestiva de rotina.

Enquanto a prevenção primária diz respeito a mudanças no estilo de vida e controle dos fatores causais, a prevenção secundária é baseada na detecção precoce, em uma fase inicial e curável.

Na mucosa digestiva, os precursores de câncer avançado incluem lesões benignas pré-malignas e malignas superficiais. O aspecto endoscópico de neoplasia superficial (intramucoso ou submucoso) na mucosa digestiva foi denominado subtipo 0 na classificação de Paris, derivado da classificação japonesa. Lesões polipoides (0-I) são facilmente visíveis e detectáveis, mesmo quando pequenas. Lesões não polipoides (0-II), ligeiramente elevadas (IIa), completamente planas (IIb) ou ligeiramente deprimidas (IIc), são menos evidentes, exigindo adaptação de nossa apreciação cognitiva do que é anormal na imagem visual, ou seja, uma simples descoloração ou uma variação na rede de capilares subepiteliais. Essas lesões são facilmente perdidas na endoscopia digestiva e são frequentes, estimando-se que correspondam a 80% da neoplasia superficial do esôfago, 95% no estômago e 45% no cólon.

O diagnóstico precoce é de fundamental importância, com índices de sobrevida maior que 5 anos em mais de 90%, quando o tumor é restrito a mucosa e menor de 30% nas lesões avançadas. Outro fator importante no diagnóstico precoce é o avanço das técnicas minimamente invasivas de ressecção endoscópica que permitem a cura do câncer, quando restrito a mucosa.

Os endoscópios convencionais utilizam iluminação com luz branca, ampliam a imagem cerca de 5 a 10 vezes e têm uma resolução de imagem em torno de 100 a 300 mil *pixels*.

Na perspectiva de avançar e obter melhores resultados, novas tecnologias vêm sendo agregadas e desenvolvidas.

Dentre as inovações tecnológicas de imagem que procuram esta finalidade, temos:

- Videoendoscópios de alta definição (HD).
- Magnificação de imagem (MI).
- Cromoscopia óptica e digital (NBI, FICE, iSCAN).
- Endomicroscopias (confocal a *laser* e a tomografia de coerência óptica).
- Autofluorescência.

Essas tecnologias que procuram melhorar a imagem na endoscopia são denominadas na língua inglesa de *image-enhanced endoscopy*.

Atualmente, as tecnologias disponíveis na prática clínica são a magnificação de imagem, videoendoscópios de alta definição e a cromoscopia óptica/digital.

IMAGEM DE ALTA DEFINIÇÃO

Videoendoscópios convencionais são equipados com *chips* CCD de 100 K a 300 K *pixels*, o que significa que cada imagem é construída a partir de 100 mil a 300 mil *pixels* individuais. Essa característica também é referida como densidade de *pixel* e é importante porque está relacionada com a resolução da imagem e, consequentemente, com a capacidade de discriminar dois pontos. Quanto maior a densidade de *pixel*, maior a resolução da imagem, sendo maior a probabilidade de pequenas lesões serem detectadas e discriminadas.

Recentemente, os fabricantes de aparelhos de endoscopia agregaram a tecnologia de alta definição para seus equipamentos, ou seja, com resolução de imagem igual ou superior a 720 p ou 1.280 × 720 *pixels*. Essa tecnologia atinge imagens mais nítidas e de melhor qualidade, permitindo um exame mais detalhado e com melhor documentação. Ainda não está bem definido, se de forma isolada, a tecnologia de alta definição é capaz de aumentar o diagnóstico de lesões precoces.

MAGNIFICAÇÃO DE IMAGEM

Magnificação de imagem (MI) por definição é a ampliação da imagem de 1,5 a 100 vezes, ampliação esta que permite uma avaliação detalhada da superfície mucosa (padrão do relevo).

Alguns endoscópios, incluindo os de alta resolução, estão equipados com um sistema de *zoom* óptico que compreende uma lente móvel na ponta do aparelho. Ao controlar a distância focal, o âmbito pode mover-se muito perto da superfície da mucosa, fornecendo a imagem ampliada. Manipulação de imagem com um sistema de *zoom* eletrônico é muitas vezes confundida com magnificação óptica. Há, no entanto, uma distinção importante. Ampliação eletrônica pode fornecer imagem mais detalhada de uma lesão até certo nível. A qualidade da imagem é perdida em algum ponto, pois, a cada passo, de magnificação eletrônica, a imagem é composta de pixels menores em comparação a magnificação óptica.

A MI é estreitamente associada ao conceito de alta resolução. Um endoscópio de alta resolução irá fornecer uma imagem mais nítida do que um endoscópio de MI. A resolução da imagem do último pode ser melhorada, à custa da redução da área da superfície que é visualizada. Nisso reside, provavelmente, um dos aspectos mais promissores da utilização de endoscópios de alta resolução: a superior capacidade de discriminar detalhes na imagem panorâmica não ampliada. Essa propriedade é um quesito fundamental de uma ferramenta de triagem: antes de uma pequena lesão suspeita poder ser descrita e detalhada (por ampliação e cromoscopia), ela deve ser primeiramente detectada.

Em 1994, Kudo *et al.*, utilizando um aparelho de colonoscopia com capacidade de aumento da imagem através *zoom* óptico de mais de 60 vezes, concluíram haver uma boa correlação entre os achados histopatológicos e a avaliação dos orifícios das criptas das glândulas da mucosa (chamadas na língua inglesa de *pit-pattern*). Ainda na mesma linha de estudo, utilizando a MI, Inoue e Kumagai *et al.* demonstraram que as alterações do padrão dos capilares da mucosa também podem ser associadas às alterações histopatológicas precoces no câncer do esôfago. A Figura 22-1 ilustra os achados com as tecnologias HD e MI.

CROMOSCOPIA ÓPTICA/DIGITAL – TECNOLOGIA DE BANDA ESTREITA

A tecnologia de banda estreita (BE) é baseada na utilização de tratamento digital da imagem ou da luz através de filtros ópticos com a finalidade de limitar a pequenos segmentos da frequência eletromagnética, realçando as estruturas da mucosa através da cromoscopia digital/óptica.

Comercialmente, temos disponíveis no mercado nacional, a tecnologia Narrow Band Imaging (NBI), que utiliza, além do tratamento digital, filtros ópticos; o FICE e o iScan, que são tecnologias totalmente digitais, também denominadas de OBI (Optimal Band Imaging).

Narrow band imaging – NBI

Desenvolvida por Gono *et al.*, que propuseram a utilização da tecnologia de banda estreita com filtros ópticos para restringir a banda eletromagnética do feixe luminoso, denominada na língua inglesa de *narrow band imaging* (NBI). Segundo esses autores, a sua utilização na endoscopia permitiria imagem mais detalhada da superfície mucosa, assim como da rede capilar, sem a utilização de corantes. Isso se deve ao fato de a propagação da luz pelo tecido seguir as propriedades básicas ópticas fundamentais, principalmente o coeficiente de absorção e espalhamento.

Os videoendoscópios usam a luz branca da lâmpada de Xenon como fonte de iluminação. A profundidade de penetração dos fótons incidentes na parede do tubo digestivo depende do comprimento de onda: superficial para a banda azul, em profundidade para a banda vermelha e intermediário para a banda verde. A hemoglobina é o principal agente responsável pela absorção dos componentes azul e verde da luz visível, o que explica a cor vermelha dos vasos na luz refletida e capturada pelo *chip* CCD na ponta do instrumento para reconstituição da imagem. O CCD é acoplado a um processador e uma imagem única de cor natural é reconstituída a partir dos três componentes monocromáticos, vermelho, verde e azul (R/G/B) e exibida no monitor a cores.

Dois sistemas diferentes são usados na reconstituição da imagem pelo processador: no primeiro, os fótons são transferidos do CCD para o processador de forma não sequencial (sistema não sequencial da série EXERA II, Olympus Medical Systems Corp); no outro, os fótons são transferidos sucessivamente nas faixas de R/G/B para o processador (sistema sequencial da série LUCERA, Olympus Medical Systems Corp).

No sistema NBI (Olympus Medical Systems Corp), um conjunto especial de filtros é interposto após a fonte de luz para restringir a luz incidente, em duas bandas estreitas de comprimento de onda (azul, a 415 nm e verde, a 540 nm) (Fig. 22-2). A reflexão seletiva da luz NBI pelas camadas superficiais da mucosa melhora a definição da superfície, enquanto a absorção seletiva pela hemoglobina melhora o contraste da rede vascular (Fig. 22-2). As imagens refletidas a partir da superfície da mucosa (415 nm) e da profundidade da mucosa e submucosa (540 nm) são recolhidas. A imagem refletida pela banda de 415 nm reproduz a arquitetura fina da superfície da mucosa e rede capilar superficial; e, pela banda de 540 nm, são reproduzidos os vasos mais profundos da mucosa (Figs. 22-3 a 22-6). Na imagem final mista, o processador aumenta ainda mais o contraste, os detalhes superficiais e profundos são sobrepostos em uma única imagem, aumentando a visibilidade das lesões planas, enquanto capilares subepiteliais são exibidos em castanho e veias submucosas em ciano.

Estudos recentes têm indicado que a tecnologia NBI pode ser útil na detecção e avaliação do carcinoma espinocelular de faringe e esôfago. Autores como Kumagai, Arima, Yoshida *et al.* encontraram padrões morfológicos nas alterações dos capilares intrapapilares da mucosa (IPCL), que podem ser úteis no diagnóstico do carcinoma espinocelular e, ainda, predizer a profundidade dessa lesão.

Estudo utilizando a tecnologia do NBI foi realizado pelo Serviço de Endoscopia do Hospital das Clínicas de São Paulo – FMUSP onde se concluiu que o NBI não associado a MI foi capaz de detectar o carcinoma espinocelular do esôfago (CEC) de maneira tão eficaz quanto o uso da cromoscopia com Lugol, considerado método de escolha na detecção do CEC. A Figura 22-7 demonstra o aspecto do esôfago no exame convencional e com a luz de banda estreita.

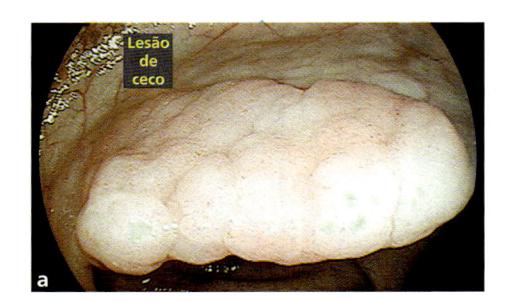

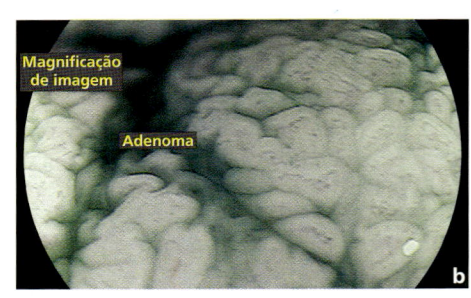

Fig. 22-1. Adenoma de cólon. (**a**) Alta definição. (**b**) Com corante e magnificação.

CROMOSCOPIA ÓPTICA E DIGITAL

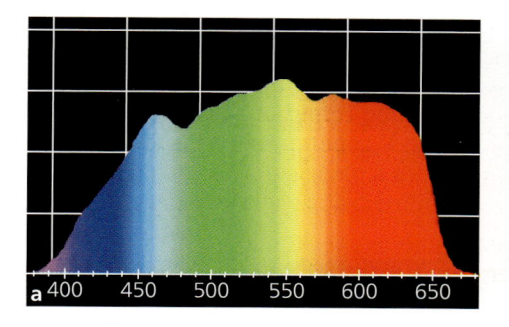

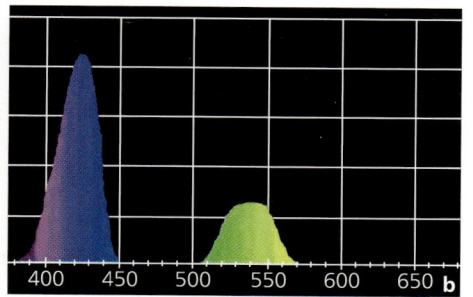

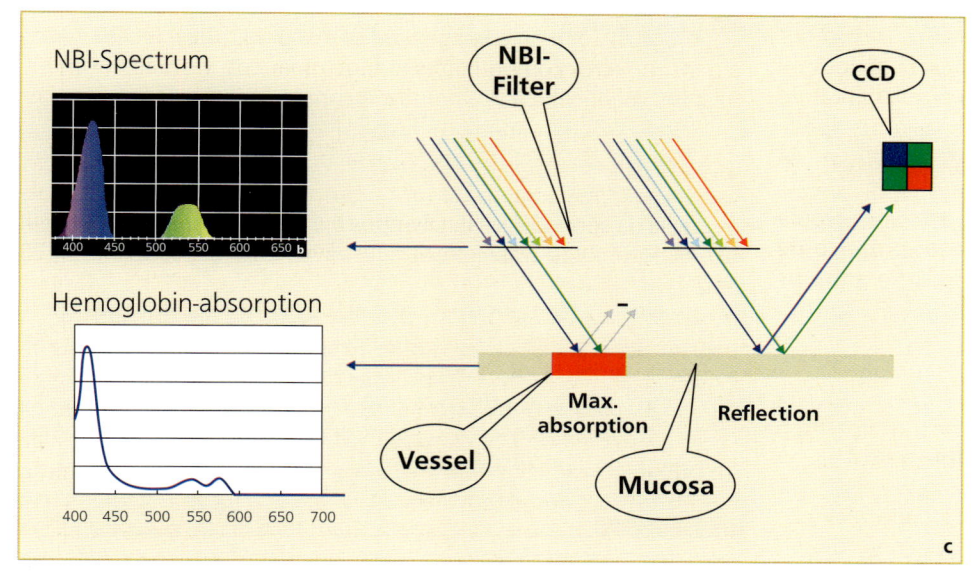

Fig. 22-2. (a-c) Representação esquemática das interações entre o tecido e a luz com uso de filtro NBI: as bandas azuis e verdes são absorvidas pela hemoglobina nos vasos e refletidas na superfície da mucosa. O pico de absorção da hemoglobina é azul.

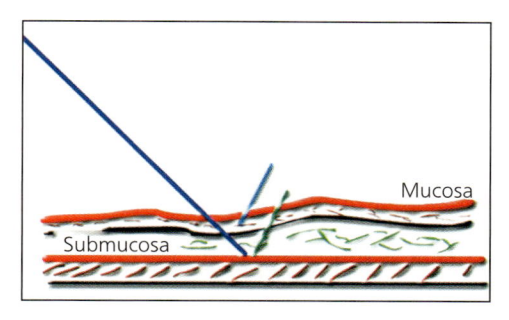

Fig. 22-3. Esquema gráfico do efeito físico sofrido pelo feixe luminoso ao incidir sobre o tecido estudado. Repare que a luz azul de menor comprimento de onda penetra em menor profundidade na mucosa em comparação com a onda de frequência maior (verde), efeito este que gera um maior contraste na superfície e microvascularização da mucosa.

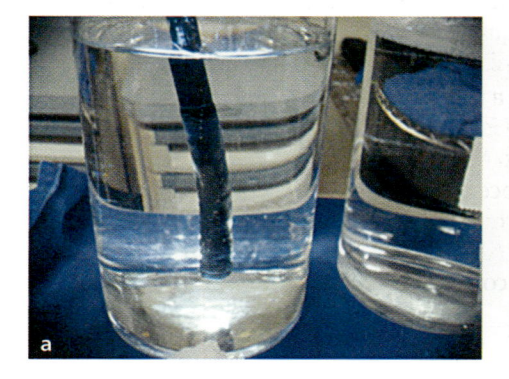

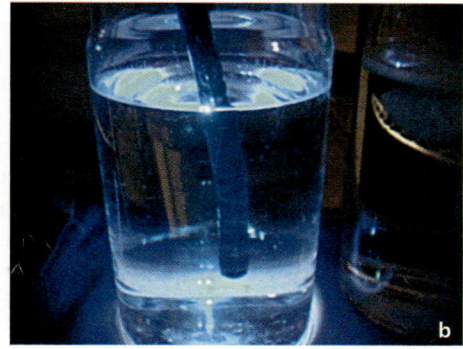

Fig. 22-4. (a) Imagem ilustrativa da iluminação com luz branca. (b) Luz processada por meio de tonalidade azulada, utilizada pelo NBI.

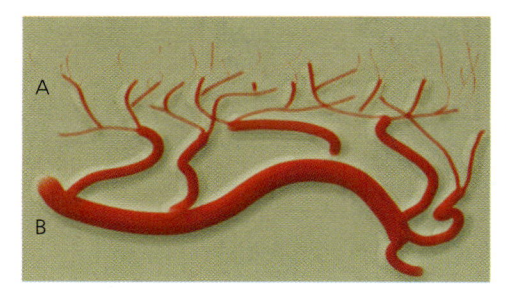

Fig. 22-5. Desenho esquemático da vascularização da mucosa e submucosa. A: capilares da mucosa; B: vasos calibrosos da submucosa.

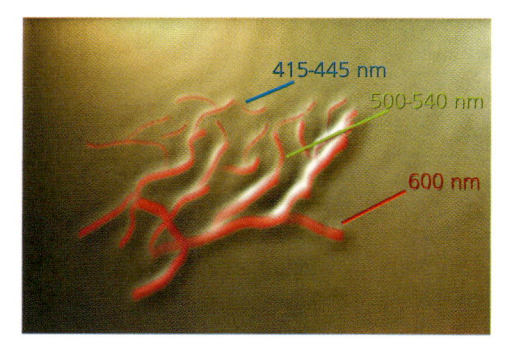

Fig. 22-6. Esquema da visualização capilar conforme a banda de iluminação utilizada. Note que, quanto menor o comprimento de onda, mais superficial é a visualização, e mais finos são os vasos.

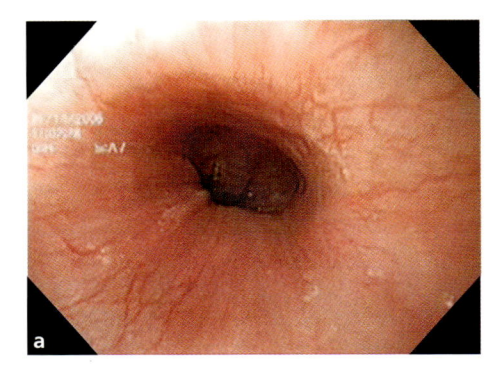

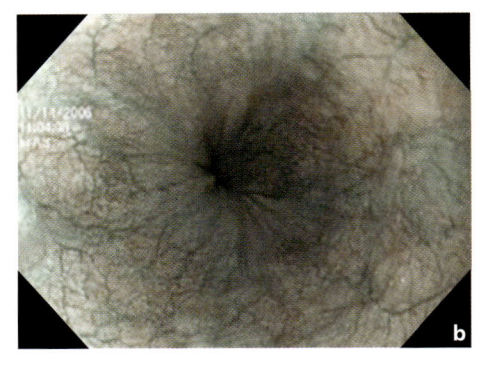

Fig. 22-7. (**a** e **b**) Imagem do esôfago de forma convencional com luz branca pela tecnologia do NBI.

FICE e *iScan*

Consiste em um sistema de tratamento de imagem em tempo real, via *software*, que gera um efeito de cromoscopia virtual (digital). Os princípios são os mesmos utilizados pelo NBI, sem a utilização de filtros ópticos. O *software* é capaz de realçar até o máximo da cor azul da imagem e, diminuir gradativamente, até o mínimo a cor vermelha e a verde, realçando o relevo mucoso e facilitando a visibilização da microvascularização mucosa, assim como no NBI (Figs. 22-8 e 22-9).

ENDOMICROSCOPIA (CONFOCAL/TOMOGRAFIA DE COERÊNCIA ÓPTICA)

Estas tecnologias, ainda em estudo, permitem em tempo real e *in vivo*, a avaliação histológica da mucosa durante a endoscopia, denominada também, biópsia virtual.

AUTOFLUORESCÊNCIA

A tecnologia do AFI é baseada no princípio de que o tecido excitado por uma luz de baixo comprimento de onda emite uma luz de comprimento de onda maior. No trato gastrointestinal, os tumores emitem comprimentos de onda relativamente maiores de tonalidade verde para o vermelho. Esta tecnologia, em alguns estudos, parece aumentar o número de lesões encontradas, porém com baixa sensibilidade, sendo necessária para seu uso, à associação de tecnologias como a do NBI para melhorar sua acurácia.

A Figura 22-2 ilustra a tecnologia de banda estreita e seu efeito sobre a mucosa.

Essas novas tecnologias trazem a perspectiva da substituição da cromoscopia convencional sem risco de complicações, alcançando maior população pela facilidade de uso. Com a utilização destes avanços tecnológicos, são cada vez mais frequentes os diagnósticos precisos de lesões precoces, ajudando na melhoria do prognóstico das lesões neoplásicas malignas do trato digestivo. É importante salientar que toda esta tecnologia não substitui a expertise de um endoscopista experiente, realizando um exame endoscópico minucioso.

APLICAÇÃO PRÁTICA

Endoscopia de alta resolução com cromoscopia óptica/digital não substitui uma exploração cuidadosa e minuciosa da mucosa. As variações na aparência da mucosa requerem uma extrema atenção para poder discriminar artefatos clinicamente relevantes. Há dois passos no diagnóstico endoscópico: detecção e caracterização.

A detecção é realizada pela visão padrão, sem processamento da imagem. Lesões polipoides têm uma aparência visível, mas lesões não polipoides passam facilmente despercebidas se o operador não tem consciência das leves alterações da coloração da mucosa ou da rede vascular da lesão.

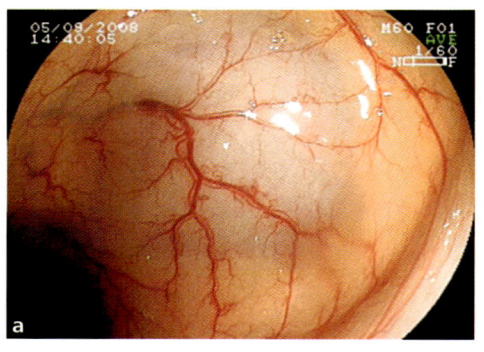

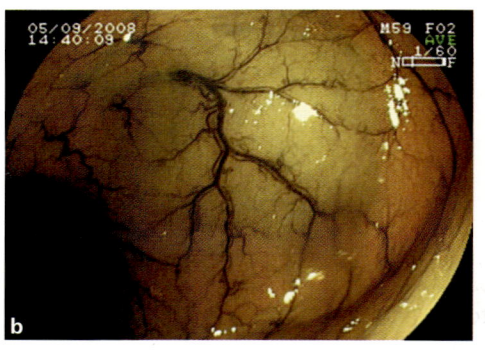

Fig. 22-8. Sistema FICE. (**a**) Visão convencional. (**b**) Tratamento digital. (**c**) Associado à magnificação.

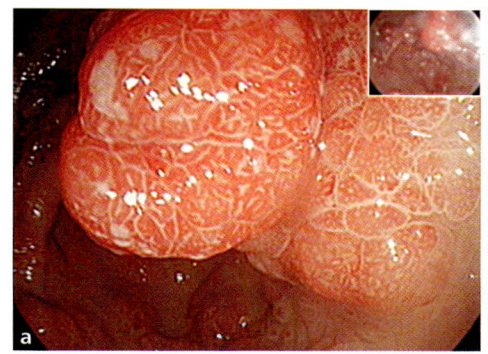

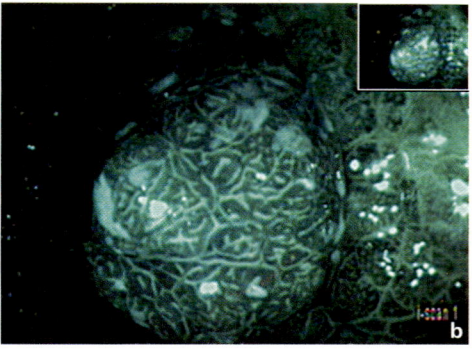

Fig. 22-9. Sistema *iScan*. (**a**) Imagem convencional. (**b**) Imagem através do filtro digital.

Caracterização depois da detecção evita a ressecção desnecessária de lesões com um baixo potencial maligno, ou tratamento endoscópio inadequado de lesões, que deveriam ser tratadas diretamente por cirurgia.

Caracterização depende dos seguintes elementos:

1. **Configuração da lesão**: este passo é extremamente importante e não necessita de ampliação. Os limites e os desníveis (elevação e depressão) são avaliados, ainda na visão-padrão, com a ajuda de cromoscopia e as lesões neoplásicas superficiais são classificadas em subtipos 0-I, 0-II ou 0-III.
2. **Rede vascular ao redor e na superfície da lesão**: é mais bem explorada em "transparência" (sem cromoscopia) com NBI acoplada à magnificação em baixo *zoom*. A maior contribuição da técnica com NBI está na análise dos vasos subepiteliais, que tende a ter valor preditivo para a histologia; e as alterações do padrão dos capilares subepiteliais podem ser classificadas como ligeira ou grave. Ligeiras alterações sugerem lesão não neoplásica ou displasia de baixo grau. Alterações graves sugerem alto grau de displasia ou câncer.
3. A estrutura fina do epitélio na superfície é melhor explorada em ampliação com magnificação a uma potência elevada (×80 ou ×100), quer com cromoscopia convencional ou com cromoscopia óptica/digital. Em um epitélio colunar, quando se detectam severas alterações vasculares à baixa magnificação, o padrão de criptas (*pit pattern*) da superfície deveria ser explorado com magnificação à alta potência e com cromoscopia (convencional ou óptica/digital).

Avaliação de esôfago

Na superfície do esôfago, o epitélio estratificado escamoso tem aparência lisa e de coloração rosada. À magnificação, os múltiplos pontos vermelhos correspondem às alças capilares intrapapilares.

O procedimento mais fácil para detectar áreas planas neoplásicas no epitélio escamoso e avaliar sua superfície é ainda a instilação de solução de lugol. A morfologia da lesão classificada em tipo 0 tem algum valor preditivo para a extensão da profundidade (neoplasia intraepitelial *vs.* câncer invasivo). No entanto, o padrão de capilares subepiteliais (*intrapapillary capillary loop* – IPCL), explorado com a magnificação em transparência sem cromoscopia é mais confiável em predizer. Cinco padrões de vasos foram descritos e um estudo em peças operatórias tem confirmada a relação positiva entre o aumento do diâmetro dos vasos superficiais e a progressão histológica para neoplasia.

A descrição da rede microvascular em cinco padrões, de acordo com as mudanças, incluem dilatação, tortuosidade e/ou mudança em variadas formas do IPCL (Fig. 22-10):

- **TIPO I**: é o padrão normal de IPCL. Mucosa com este tipo é corada pelo lugol, que indica mucosa escamosa normal.
- **TIPO II**: é dilatação mínima e alongamento do IPCL. Aparece como área fracamente corada pelo lugol, correspondendo à esofagite.
- **TIPO III**: é a tortuosidade mínima do IPCL. Aparece como área iodo-negativa.
- **TIPO IV**: três das quatro alterações do IPCL estão presentes. A mucosa não se cora com iodo.
- **TIPO V**: todas as quatro alterações estão presentes.

Os padrões tipo III e IV correspondem, respectivamente, a displasia leve e severa, o tipo V, corresponde a presença de câncer.

NBI associada à magnificação introduz um progresso definitivo na caracterização de lesões neoplásicas superficiais do epitélio escamoso estratificado. O contraste entre os vasos e a mucosa é maior com NBI, os capilares são mais visíveis de cor mais escura e grandes vasos de drenagem são visíveis subjacentes à lâmina própria de coloração ciano, permitindo avaliar a profundidade da lesão. Em estudo conduzido com 41 pacientes, a avaliação endoscópica da profundidade da invasão em camadas da mucosa (m1, m2, m3) e em camadas da submucosa (sm1, sm2, sm3) nas imagens com NBI, foi comparada a histologia e mostrou uma acurácia de 85,2% por experientes endoscopistas.

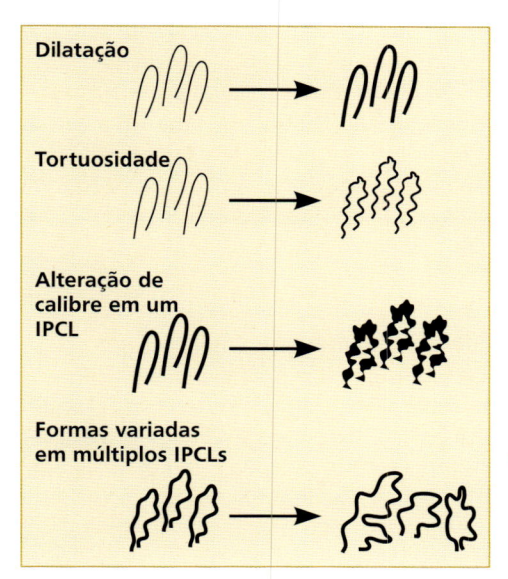

Fig. 22-10. Diagrama esquemático ilustrando quatro fatores usados para avaliar a variação IPCL.

Avaliação de junção escamocolunar e esôfago de Barrett

O esôfago junta-se ao estômago ao nível do pinçamento diafragmático, na ausência de hérnia de hiato. Esôfago é revestido por epitélio escamoso estratificado e no estômago por epitélio colunar. A região esofagogástrica inclui a parte distal do esôfago e a parte proximal do estômago ou da cárdia. Na endoscopia convencional, a exploração da região esofagogástrica baseia-se em pontos de referência, tais como pinçamento diafragmático, pregas gástricas, vasos em paliçada, e é complementado pela análise da linha Z (junção escamocolunar).

Quando há um deslocamento proximal da linha Z no tórax (acima do pinçamento diafragmático), um segmento do esôfago é constituído de epitélio colunar metaplásico, também chamado de Esôfago de Barrett, que compreende distintos tipos epiteliais: metaplasia cárdica, fúndica e intestinal.

A boa prática da endoscopia digestiva alta inclui uma exploração sistemática e cuidadosa da região esofagogástrica em visão frontal e em retrovisão na cavidade gástrica. A relevância clínica dessa prática é a detecção precoce de adenocarcinomas juncionais (que surgem a partir do esôfago ou do estômago) e de esôfago de Barrett, que baseia-se na identificação de áreas com metaplasia intestinal e áreas adjacentes planas com neoplasia intraepitelial. A endoscopia convencional tem uma eficácia pobre para atingir esses objetivos, mesmo com a ajuda de agentes de contraste. Portanto, a endoscopia com NBI e magnificação ganha grande importância na avaliação dessa região, mostrando-se capaz de descrever padrões distintos de criptas e fissuras para os epitélios fúndicos, cárdicos e intestinais; e irregularidades para áreas neoplásicas. No entanto, a correspondência com a histologia é incompleta, e ainda são recomendadas múltiplas biópsias no segmento com metaplasia colunar (protocolo de Seattle).

Características da região esofagogástrica à endoscopia com magnificação e NBI:

1. A análise da linha Z e áreas adjacentes são melhoradas com o forte contraste entre o epitélio escamoso estratificado e epitélio colunar, contraste dos vasos em paliçada e acesso a estrutura fina da mucosa gástrica cárdica, frequentemente alterada pela cardite.

2. Há progressos na classificação dos tipos epiteliais com sua correspondência histológica: padrões vilosos, cerebroides e disformes têm um valor preditivo para metaplasia intestinal.
3. Características sugestivas de neoplasia em uma área plana identificada incluem: mudança abrupta do tamanho médio das criptas epiteliais, a sua irregularidade e o padrão distorcido. Variações da rede microvascular com vasos anormais têm sido descritas em áreas com displasia.

Avaliação de duodeno

A técnica de cromoscopia óptica/digital acoplada a magnificação é útil em pacientes com enteropatia associada ao glúten, para classificação em graus de atrofia das vilosidades duodenais e para a avaliação da resposta ao tratamento. Quando a atrofia é completa, a rede vascular é contrastada numa superfície lisa. Outras aplicações podem ser citadas como nas alterações da mucosa no linfoma e na caracterização de tumores ampulares.

Avaliação de intestino grosso

Foi demonstrado pelos resultados do estudo de coorte do *National Polyp Study Workgroup* que a remoção de pólipos identificados durante o exame de colonoscopia reduziu a incidência de câncer colorretal em 76 a 90%.

Atualmente, a colonoscopia com luz branca, apesar de imperfeita, é o principal teste de rastreamento. É o melhor exame para identificar e remover neoplasias colônicas. No entanto, taxas substanciais de perdas de adenomas e cânceres foram relatadas com a colonoscopia. Muitos estudos têm mostrado discordância na taxa de detecção de adenoma (TDA) durante rastreamento pela colonoscopia.

Publicações de taxas de detecção de adenoma durante a colonoscopia variaram de 7 a 44%. A taxa geral de perda de adenoma foi de 24%. Taxa de perdas de adenomas < 5 mm foi 27%, adenomas entre 6-9 mm, 13%, adenomas > 10 mm, 6%; e adenomas avançados, 11%. Em indivíduos com síndrome de Linch, taxas altas de perdas de 55% têm sido relatadas. E a taxa de perda de câncer colorretal de aproximadamente 4% foi mostrada durante colonoscopia.

Três estudos clínicos randomizados e controlados avaliaram o efeito do uso de NBI pancolônica sobre a taxa de detecção de adenoma durante o rastreamento pela colonoscopia. O primeiro conduzido por Inoue e *et al.*, relatou um número significativamente maior de detecção de adenoma, bem como maior taxa de detecção de diminutos adenomas (< 5 mm) em exames realizados com NBI *versus* luz branca. Um segundo estudo, conduzido por Adler *et al.*, incluindo 401 pacientes, falhou em mostrar diferença nas taxas de detecção. Em fases iniciais do estudo, dados preliminares indicaram maior taxa de detecção de adenoma com NBI, no entanto, no decorrer do estudo, a TDA no grupo com NBI permaneceu constante e houve uma melhora na TDA no grupo com luz branca. No final do estudo, a diferença na TDA não foi estatisticamente significante entre os dois grupos. Os pesquisadores especulam que possa ter ocorrido um "treinamento" do examinador durante a colonoscopia com NBI. E o terceiro estudo randomizado controlado de Rex *et al.* também não encontrou diferenças na TDA no grupo que utilizou NBI ou luz branca.

NBI acoplada à magnificação de baixa potência é extremamente útil em endoscopia de rotina por causa da fácil distinção do padrão de criptas entre lesões neoplásicas e não neoplásicas. Em lesões deprimidas, quando há suspeita de neoplasia epitelial de alto grau ou câncer invasivo, magnificação com potência elevada associada à cromoscopia com índigo carmim pode ser usada para uma análise mais precisa, a fim de selecionar a opção terapêutica. A caracterização de lesões neoplásicas colorretais é, sem dúvida, a aplicação mais frequente da técnica NBI, pois a prevalência dessas lesões em pessoas com idade acima de 40 anos é bastante elevada.

O padrão de criptas foi classificado em cinco grupos distribuídos em três categorias com relevância clínica (Fig. 22-11):

- *TIPO I e II*: normal e não neoplásico.
- *TIPO III*: neoplasia intraepitelial de baixo grau.
- *TIPO IV e V*: neoplasia intraepitelial de alto grau ou câncer.

Pacientes com colite ulcerativa têm significativamente maior risco para o desenvolvimento de câncer colorretal. Os fatores de risco incluem a duração da doença, grau e extensão da inflamação e presença de colangite esclerosante primária.

Um estudo prospectivo e randomizado realizado por Deker *et al.* comparou a nova técnica de NBI com a colonoscopia convencional na detecção de neoplasia nos pacientes com colite ulcerativa. Durante ambas as colonoscopias (NBI e convencional), as lesões suspeitas para neoplasia foram biopsiadas e, somente na colonoscopia convencional, foram colhidas biópsias seriadas dos quatro quadrantes a cada 10 cm do cólon. O resultado deste estudo verificou que o uso de colonoscopia com NBI de primeira geração nos pacientes com colite ulcerativa de longa evolução não foi superior à colonoscopia convencional na detecção de neoplasia.

CONCLUSÃO

A cromoscopia óptica/digital confere grande utilidade clínica à endoscopia com magnificação no esôfago, estômago, duodeno e intestino grosso, oferecendo uma abordagem fácil para caracterização de tipos epiteliais e análise morfológica das criptas e fissuras na superfície mucosa. Sua contribuição mais importante é a visão clara da rede vascular da mucosa. Isso se aplica à avaliação da angiogênese em lesões neoplásicas superficiais e classificação das alterações vasculares, de leve a grave, como uma tentativa de estadiamento T dessas lesões (Figs. 22-12 a 22-17).

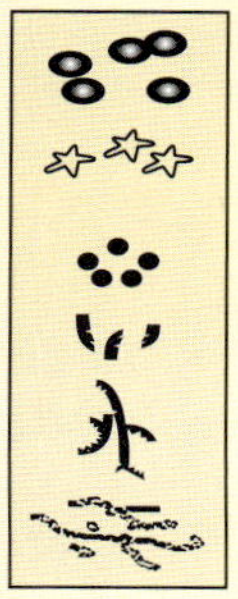

Tipo de cripta		Morfologia	Histologia
Não neoplásica:			
Tipo I		Redonda	Normal
Tipo II		Estelar	Hiperplásico
Neoplásica:			
Tipo IIIs		Pequena	Displasia grave ou Ca intramucoso
Tipo IIIL		Tubular	Adenoma tubular
Tipo IV		Cerebroide	Adenoma viloso
Tipo V		Ausente Irregular	Ca invasivo

Fig. 22-11. Classificação de Kudo das criptas (PITS), modificado por Takahiro Fujii.

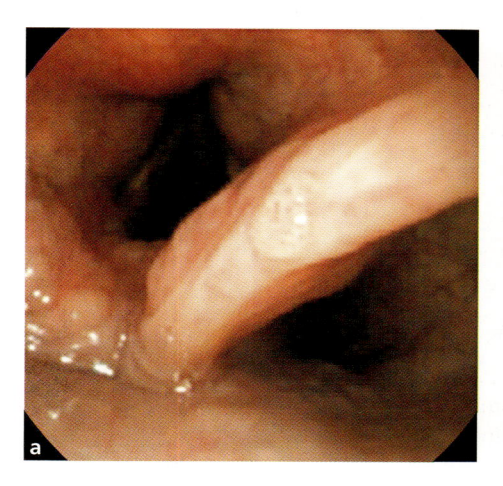

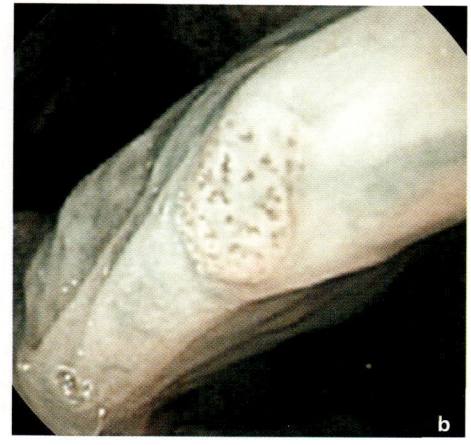

Fig. 22-12. (**a** e **b**) Lesão displásica de laringe na luz branca e no NBI.

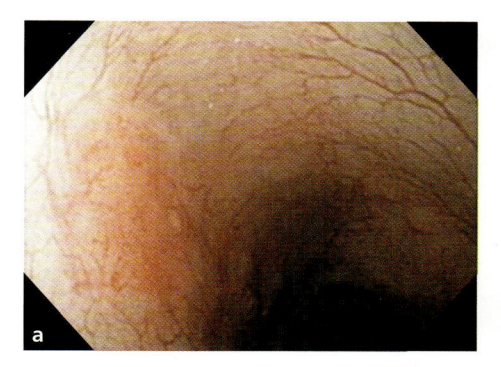

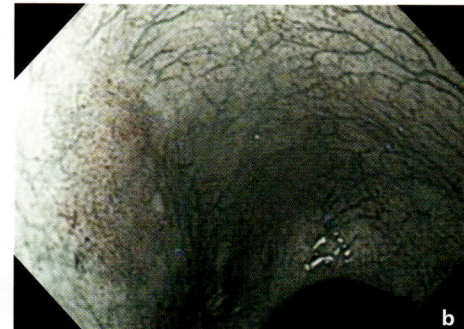

Fig. 22-13. (**a** e **b**) Neoplasia precoce do esôfago na luz branca e NBI.

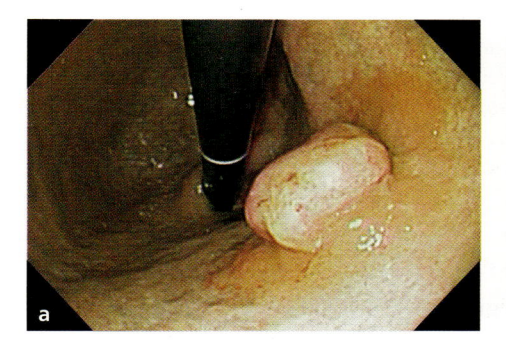

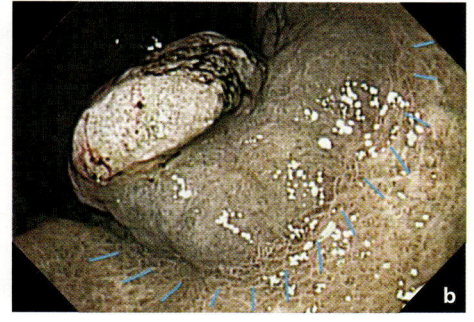

Fig. 22-14. (**a**) Neoplasia precoce do estômago. (**b**) NBI mostra o limite da lesão.

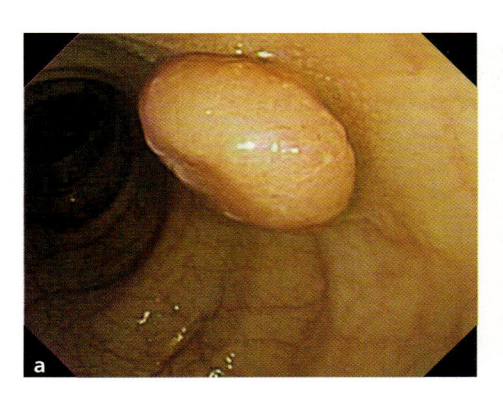

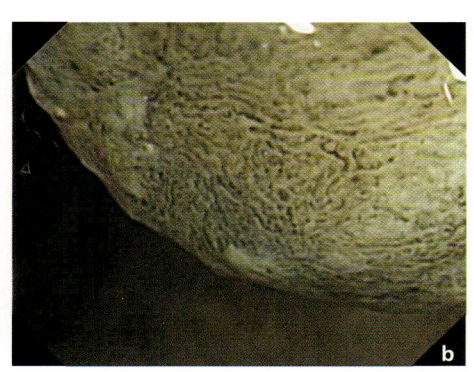

Fig. 22-15. (**a**) Lesão polipoide intestinal. (**b**) NBI mostrando o padrão irregular da vascularização (adenocarcinoma intramucoso).

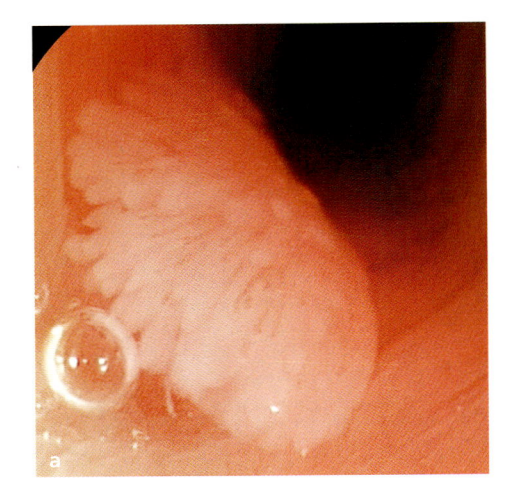

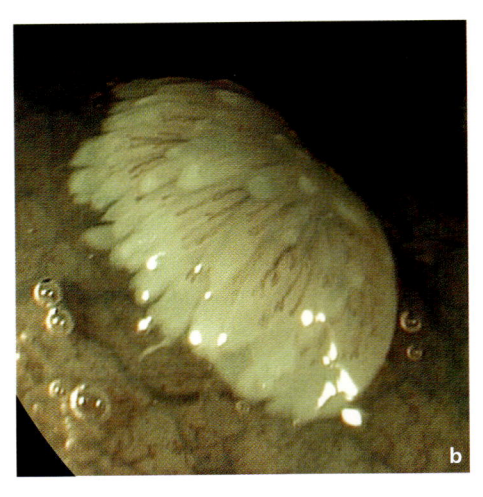

Fig. 22-16. (**a** e **b**) Papiloma benigno de esôfago na luz branca e no FICE.

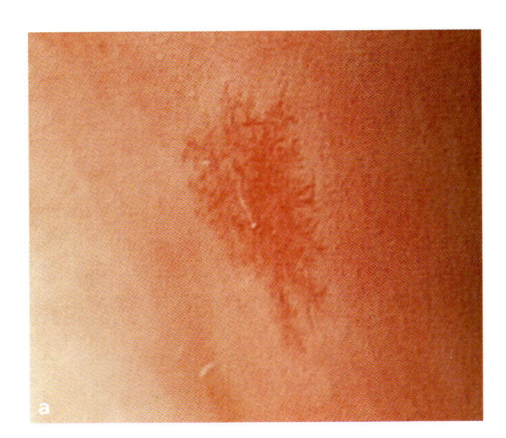

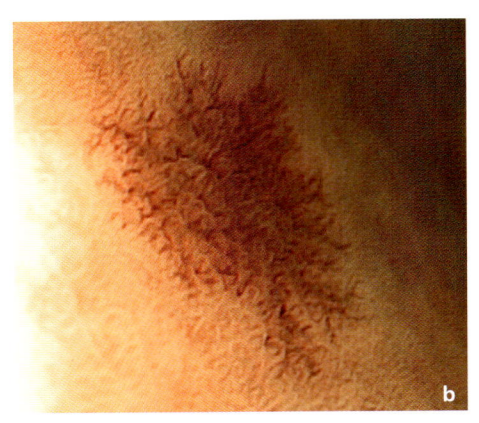

Fig. 22-17. (**a** e **b**) Angiodisplasia intestinal na luz branca e no FICE.

BIBLIOGRAFIA

Adler A, Pohl H, Papanikolaou IS *et al.* A prospective randomised study on narrow-band imaging versus conventional colonoscopy for adenoma detection: does narrow-band imaging induce a learning effect? *Gut* 2008;57(1):59-64.

Arima M, Tada M, Arima H. Evaluation of microvascular patterns of superficial esophageal cancers by magnifying endoscopy. *Esophagus* 2005;2:191-97.

Bansal A, Sharma P. Getting started with high-resolution endoscopy and narrow band. In: Cohen J. (Ed.). *Advanced digestive endoscopy. Comprehensive atlas of high resolution endoscopy e narrow band imagind*. 3rd ed. Massachusetts: Willey-Blackwell, 2007. p. 9-30.

Benson ME, Reichelderfer M, Said A *et al.* Variation in colonoscopic technique and adenoma detection rates at an academic gastroenterology unit. *Dig Dis Sci* 2010;55(1):166-71.

Brasil. Ministério da Saúde. Instituto Nacional do Câncer. *Estimativa 2012: incidência de câncer no Brasil.* Rio de Janeiro: INCA, 2011.

Bressler B, Paszat LF, Vinden C *et al.* Colonoscopic miss rates for right-sided colon cancer: a population-based analysis. *Gastroenterology* 2004;127(2):452-56.

Bruno MJ. Magnification endoscopy, high resolution endoscopy, and chromoscopy; towards a better optical diagnosis. *Gut* 2003;52(Suppl IV): iv7-11.

Chen SC, Rex DK. Endoscopist can be more powerful than ge and male gender in predicting adenoma detection at colonoscopy. *Am J Gastroenterol* 2007;102(4):856-61.

Dekker E, Fockens P. New imaging techniques at colonoscopy: tissue spectroscopy and narrow band imaging. *Gastrointest Endosc Clin N Am* 2005;15:703-14.

Dekker E, Van den Broek FJC, Reitsma JB *et al.* Narrow-band imaging compared with conventional colonoscopy for the detection of dysplasia in patients with longstanding ulcerative colitis. *Endoscopy* 2007;39:216-21.

Freitag CPF, Barros SGS, Kruel CDP *et al.* Esophageal dysplasias are detected by endoscopy with lugol in patients at risk for squamous cell carcinoma in southern Brazil. *Dis Esoph* 1999;12:191-95.

Gono K, Yamazaki K, Doguchi N *et al.* Endoscopic observation of tissue by narrow band illumination. *Opt Rev* 2003;10(4):211-15.

Hamamoto Y, Endo T, Nosho K *et al.* Usefulness of narrow-band imaging endoscopy for diagnosis of Barrett's esophagus. *J Gastroenterol* 2004;39:14-20.

Hasan MK, Wallace MB. Image-enhanced endoscopy. *Clinical Update* (ASGE) 2009;16(4):1-4.

Hashimoto CL, Kiyoshi I, Baba RE *et al.* Lugol's dye spray chromo endoscopy establishes early diagnosis of esophageal cancer in patients with primary head and neck cancer. *Am J Gastroenterol* 2005;100:275-82.

Helm J, Choi J, Stuphen R *et al.* Current and evolving strategies for colorectal cancer screening. *Cancer Control* 2003;10(3):193-204.

Ide E, Matuguma SE, Moura EGH *et al.* Endoscopic observation with the NBI system was useful for detecting obscure squamous cell carcinoma in esophageal mucosa? Preliminary results. *Gastrointest Endosc* 2007;65(5):AB353.

Inoue H, Honda T, Nagai K *et al.* Ultra-high magnification endoscopy observation of carcinoma in situ of the esophagus. *Dig Endoscopy* 1997;9:16-18.

Inoue H, Kaga M, Sato Y *et al.* Magnifying endoscopic diagnosis of tissue atypia and cancer of pharyngo-esophageal squamous epithelium by NBI enhanced magnification image: IPCL pattern classification. In: Cohen J. (ed.). *Comprehensive atlas of high resolution endoscopy e narrow band imagind*. 3. ed. Massachussets: Willey-Blackwell, 2007.

Inoue T, Murano M, Murano N *et al.* Comparative study of conventional colonoscopy and pan-colonic narrow-band imaging system in the detection of neoplastic colonic polyps: a randomized, controlled trial. *J Gastroenterol* 2008;43(1):45-50.

Kara MA, Ennahachi M, Fockens P *et al.* Detection and classification of the mucosal and vascular patterns (mucosal morphology) in Barrett's esophagus by using narrow band imaging. *Endoscopy* 2006;38:627-31.

Kudo S, Hirota S, Nakajima T *et al.* Colorectal tumors and pit pattern. *J Clin Pathol* 1994;47:880-85.

Kumagai Y, Inoue H, Nagai K *et al.* Magnifying endoscopy, stereoscopic microscopy, and the microvascular architecture of superficial esophageal carcinoma. Endocopy 2002;34(5):369-75.

Lambert R, Jeannerod M, Rey JF. Eyes wide shut. *Endoscopy* 2004 Aug;36(8):723-5.

Lambert R, Kusnetsov K *et al.* Norrow-band imaging in digestive endoscopy. *Scientific World J* 2007;7:449-65.

Lambert R, Rey JF, Sankaranarayanan R. Magnification and chromoscopy with the acetic acid test. *Endoscopy* 2003;35:437-45.

Machida H, Sano Y, Hamamoto Y *et al.* Narrow-band imaging in the diagnosis of colorectal mucosal lesions: a pilot study. *Endoscopy* 2004;36:1094-98.

Muto M, Saito Y, Ohmori T *et al.* Multicenter prospective randomized controlled study on the detection and diagnosis of superficial squamous cell carcinoma by back-to-back endoscopic examination of Narrowband Imaging and White Light Observation. *Gastrointest Endosc* 2007;65:AB110.

Rex DK, Cutler CS, Lemmel GT *et al.* Colonoscopic miss rates of adenomas determined by back-to-back colonoscopies. Gastroenterology 1997;112(1):24-28.

Rex DK, Helbig CC. High yields of small and flat adenomas with high-definition colonoscopes using either white light or narrow band imaging. *Gastroenterology* 2007;133(1):42-47.

Stoffel EM, Turgeon DK, Stockwell DH *et al.* GreatLakes- New England clinical epidemiology and validation center of the early detection research network. Missed adenomas during colonoscopic surveillance in individuals with Lynch syndrome (hereditary nonpolyposis colorectal cancer). *Cancer Prev Res* 2008;1(6):470-75.

The Paris endoscopic classification of superficial neoplastic lesions: esophagus, stomach, and colon. *Gastrointest Endosc* 2003;58(6 Suppl):S3-43.

van Rijn JC, Reitsma JB, Stoker J *et al.* Polyp miss rate determined by tandem colonoscopy: a systematic review. *Am J Gastroenterol* 2006;101(2):343-50.

Winawer SJ, Zauber AG, Ho MN *et al.* The National Polyp Study Workgroup. Prevention of colorectal cancer by colonoscopic polypectomy. *N Engl J Med* 1993;329(27):1977-81.

Yoshida T, Inoue H, Usui S *et al.* Narrow band imaging system with magnifying endoscopy for superficial esophageal lesions. Gastrointest Endosc 2004;59(2):288-95.

Parte III

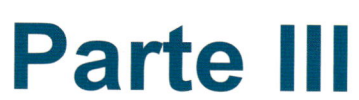

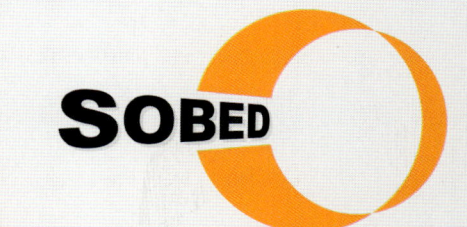

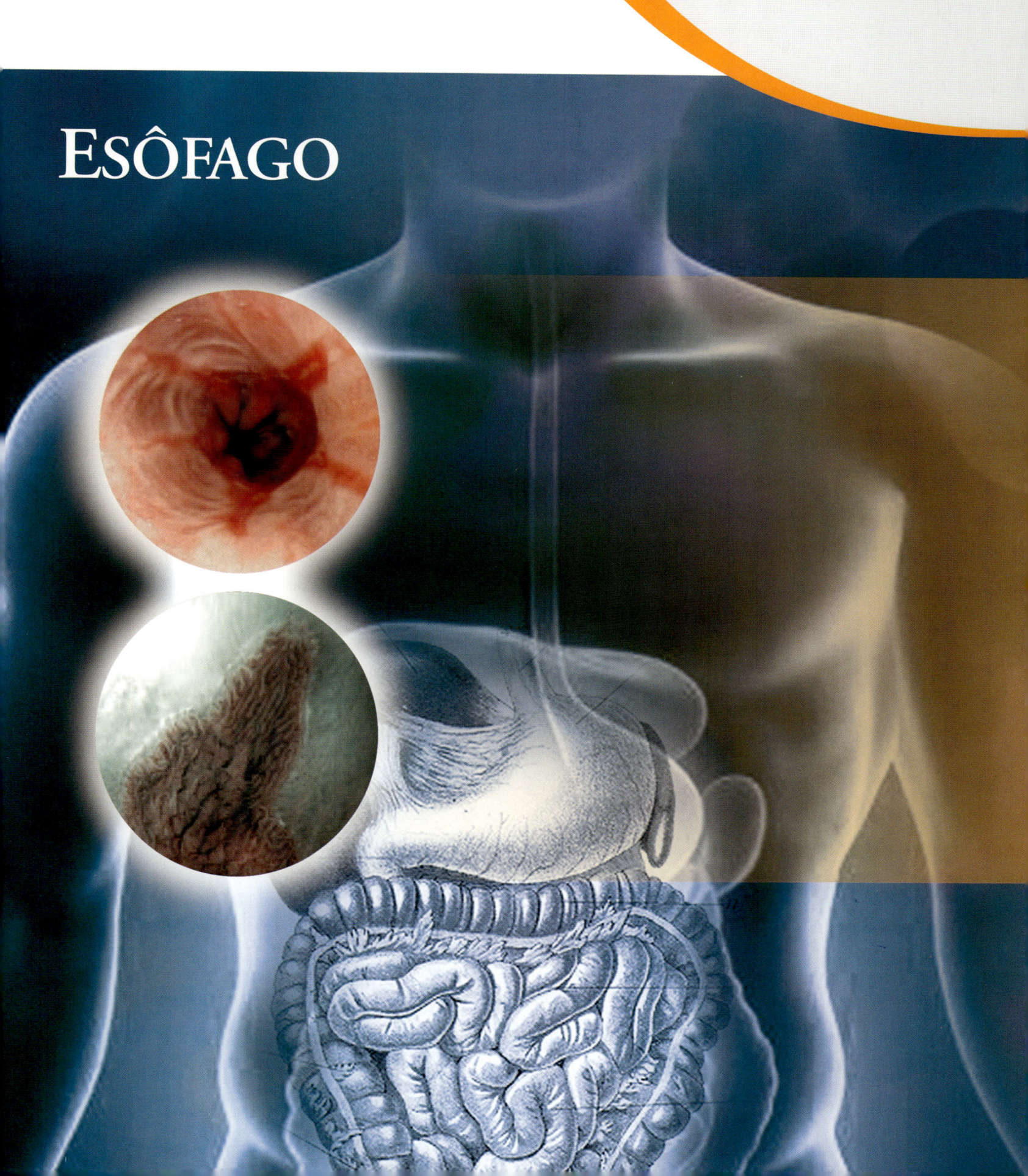

ESÔFAGO

SOBED

CAPÍTULO 23

ENDOSCOPIA NA DOENÇA DO REFLUXO GASTROESOFÁGICO

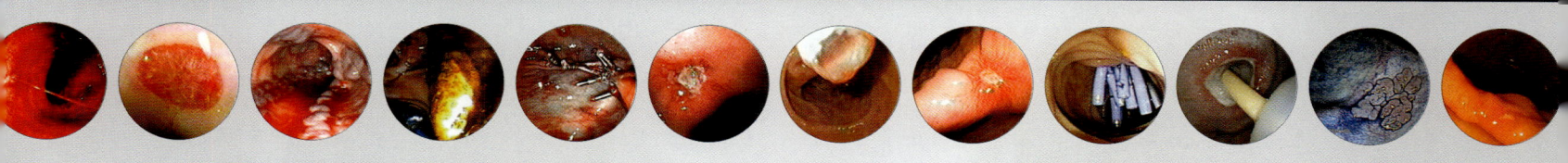

FÁBIO SEGAL ■ HELENICE BREYER

INTRODUÇÃO

A doença do refluxo gastroesofágico (DRGE) é um distúrbio crônico, relacionado com o retorno do conteúdo gastroduodenal para o interior do esôfago e/ou órgãos adjacentes, com ou sem lesão tecidual, resultando em um espectro variável de sintomas.[6]

Mesmo em indivíduos assintomáticos, uma certa quantidade de conteúdo ácido reflui ao esôfago, em condições fisiológicas, particularmente após as refeições. Esses episódios de refluxo ácido fisiológico não produzem sintomas nem ocasionam alterações histológicas na mucosa esofágica. Entretanto, a mudança na frequência, no volume ou na composição do conteúdo das secreções refluídas pode produzir sintomas e provocar danos teciduais à mucosa esofágica e dos órgãos adjacentes, caracterizando, dessa forma, a DRGE.[20]

A DRGE pode ter um impacto negativo na qualidade de vida comparado a outras doenças, como angina, úlcera duodenal e hipertensão.[20] Uma recente revisão sistemática estimou a prevalência de DRGE na população ocidental em 10 a 20%, sendo refluxo definido, como pirose e/ou regurgitação ácida pelo menos semanal.[5]

A maioria dos pacientes com DRGE segue um curso benigno, mas aproximadamente 40% desenvolvem esofagite, sendo metade com esofagite grave.[17] Estudos populacionais estimam uma prevalência de 5% de indivíduos com algum grau de esofagite na população em geral.[20] As principais complicações relacionadas com esofagite são a formação de estenose (8-20%), ulceração (5%), sangramento (2%) e evolução para esôfago de Barrett (8-20%). Uma outra preocupação é a incidência crescente do adenocarcinoma esofágico e sua relação com o refluxo gastroesofágico de longa duração.[2] Tais complicações associadas ao DRGE serão abordadas com mais detalhes em outros capítulos.

A principal alteração fisiopatológica na DRGE é a presença de um esfíncter esofágico inferior deficiente, e que geralmente está associado à presença de hérnia hiatal.[19]

PAPEL DA ENDOSCOPIA DIGESTIVA ALTA

O diagnóstico da DRGE pode ser feito com base na história de sintomas clássicos e uma resposta favorável à terapia antissecretora.[7] Segundo o Consenso Brasileiro de DRGE a endoscopia seria o primeiro exame a ser realizado na investigação do refluxo, pois permite a visualização direta da mucosa esofágica e, portanto, é o método de escolha no diagnóstico da DRGE na sua forma erosiva.[16] No entanto, a limitação do método endoscópico convencional é sua baixa sensibilidade no diagnóstico da DRGE, pois cerca de 50% dos pacientes com sintomas típicos têm endoscopia normal, porcentagem esta que chega a 80% nos pacientes com sintomas atípicos. Com base nesses dados o consenso atual é de que terapia empírica é apropriada como manejo inicial de pacientes com sintomas de refluxo não complicado.[9]

Além de fazer o diagnóstico da DRGE na sua forma erosiva, a endoscopia avalia a extensão da doença e sua gravidade, oferece uma noção de prognóstico e resposta ao tratamento e avalia as complicações da esofagite, como úlcera esofágica, estenose, esôfago de Barrett e adenocarcinoma.[7]

O exame endoscópico diagnóstico é particularmente importante nos pacientes com sintomas de refluxo crônicos que são persistentes ou progressivos a despeito da terapia antirrefluxo, em homens brancos com mais de 40 anos (screening para esôfago de Barrett) e naqueles com sintomas de alarme, como disfagia, odinofagia, anemia, hemorragia digestiva ou emagrecimento.[7,21]

No entanto a gravidade dos sintomas correlacionam-se fracamente com o grau de lesão esofágica.[10] Não é raro pacientes com pirose intensa e dor torácica apresentarem alterações discretas ou endoscopia normal, enquanto pacientes com sintomas leves podem ter esofagite grave e até mesmo esôfago de Barrett. Esta discrepância nos sintomas pode ser explicada pelas diferenças na sensibilidade esofágica intrínseca nos diferentes pacientes.[10] Um estudo de Locke et al. confirmou que os sintomas são apenas modestamente preditivos dos achados endoscópicos.[12]

As alterações inflamatórias na esofagite de refluxo são identificadas na endoscopia como defeito na mucosa ou solução de continuidade (erosão/ulceração) que envolvem a linha Z (junção escamocolunar) e o esôfago distal. Na presença da esofagite erosiva a endoscopia é diagnóstica de DRGE com uma especificidade de 95%. Lesões inflamatórias mais proximais sem envolvimento da mucosa esofágica adjacente à linha Z sugerem outras etiologias, como induzida por medicações, infecciosas ou até esofagite eosinofílica.[1,9]

Considerada por muitos autores com fator etiológico primário da DRGE, a hérnia hiatal possui uma incidência na população normal de até 15%, comparada à incidência de 63 a 94% nos pacientes com esofagite, podendo ser identificada pela endoscopia.[19]

Outro achado endoscópico característico é a presença de prega ou pólipo sentinela, localizado na junção escamocolunar, que pode acompanhar-se de erosão ou ulceração na sua superfície, tendo componente inflamatório, com boa resposta ao tratamento com medicação antissecretora, não sendo indicada a ressecção endoscópica.[19]

CLASSIFICAÇÃO ENDOSCÓPICA DA ESOFAGITE

Vários sistemas de classificação têm sido sugeridos para definir mais acuradamente e graduar a esofagite de refluxo endoscopicamente. Estima-se que haja mais de 30 classificações endoscópicas relatadas na literatura, nenhuma universalmente aceita e cada uma com suas vantagens e desvantagens.[21] A maioria dos especialistas concorda que é necessário um sistema de graduação preciso e uniforme, onde haja uma linguagem universal, que possa ser usado na prática diária e em protocolos de pesquisa na avaliação de resposta ao tratamento e prognóstico da esofagite de refluxo.[3]

A classificação endoscópica ideal seria aquela que identificasse lesões específicas de refluxo gastroesofágico com alta acurácia, distinguindo graus clinicamente relevantes de refluxo, que fosse simples de usar, sem ambiguidades e, portanto, com mínima variabilidade entre os observadores.

Algumas classificações antigas descreviam alterações mínimas, como enantema esofágico, friabilidade, edema e borramento da junção escamocolunar, como sinais de refluxo gastroesofágico. Os estudos demonstram que estes achados são inespecíficos, pois não se correlacionam bem com a histologia e com a pHmetria de 24 horas, e usá-los diminui a especificidade da endoscopia no diagnóstico do refluxo. Além disso há uma grande variabilidade entre os diferentes observadores, com uma concordância baixa e muito dependente da experiência do endoscopista.[3]

Uma das classificações mais tradicionais desde 1977 é a de Savary-Miller que se baseia na extensão da erosão da mucosa como lesão primária. Há quatro níveis de graduação: no grau 1 há erosões lineares ou ovais não confluentes; à medida que o dano progride as erosões tornam-se confluentes entre as pregas longitudinais, mas não envolve toda a circunferência do órgão, caracterizando o grau 2. No estádio 3 a erosão estende-se circunferencialmente e é acompanhada de edema, enantema e fiabilidade. O último estádio, grau 4, pode haver úlcera, estenose e esôfago de Barrett.[19] Posteriormente surgiu a classificação de Savary-Miller modificada descrita no Quadro 23-1.

Em 1991, Armstrong *et al.* propuseram um novo sistema de graduação que classifica as lesões específicas associadas à esofagite de refluxo. Utiliza a técnica mnemônica *MUSE* para descrever metaplasia colunar, úlceras, estenoses (*strictures*) e erosões. Cada tipo de lesão é graduado em quatro níveis de gravidade: 0, ausente; 1, leve; 2, moderada e 3, acentuada.[19] Esta classificação seria ideal para descrever principalmente as complicações do refluxo. Para a graduação da esofagite erosiva ela é subjetiva e ambígua.[3]

Tentando então aproximar-se da classificação endoscópica ideal, em 1994 um grupo financiado pela Organização Mundial de Gastroenterologia propôs a Classificação de Los Angeles, que recebeu este nome por ter sido apresentada no Congresso Mundial em Los Angeles. Utiliza fundamentalmente como critério a presença de "quebra de mucosa" e determina a sua extensão radial, tomando como referência o ápice das pregas gástricas identificadas durante a insuflação parcial do esôfago. Nesta nova classificação os termos erosão ou ulceração rasa foram deixados de lado e substituídos por "quebra de mucosa" ou por solução de continuidade na mucosa, com o argumento de que o diagnóstico de erosão ou úlcera é histológico, e que a concordância entre os endoscopistas a este respeito é muito baixa.[13]

É dividida em quatro graus de A-D, sendo A a graduação mais leve, e D, a mais grave (Fig. 23-1 e Quadro 23-2). Não contempla as complicações locais do refluxo gastroesofágico, e estas devem ser classificadas à parte, por exemplo, Los Angeles grau D e estenose. Por definição, Los Angeles é uma graduação da esofagite e não das suas complicações.

Em 1999 foi publicado um trabalho validando a classificação de Los Angeles e correlacionando-a com aspectos clínico e funcio-

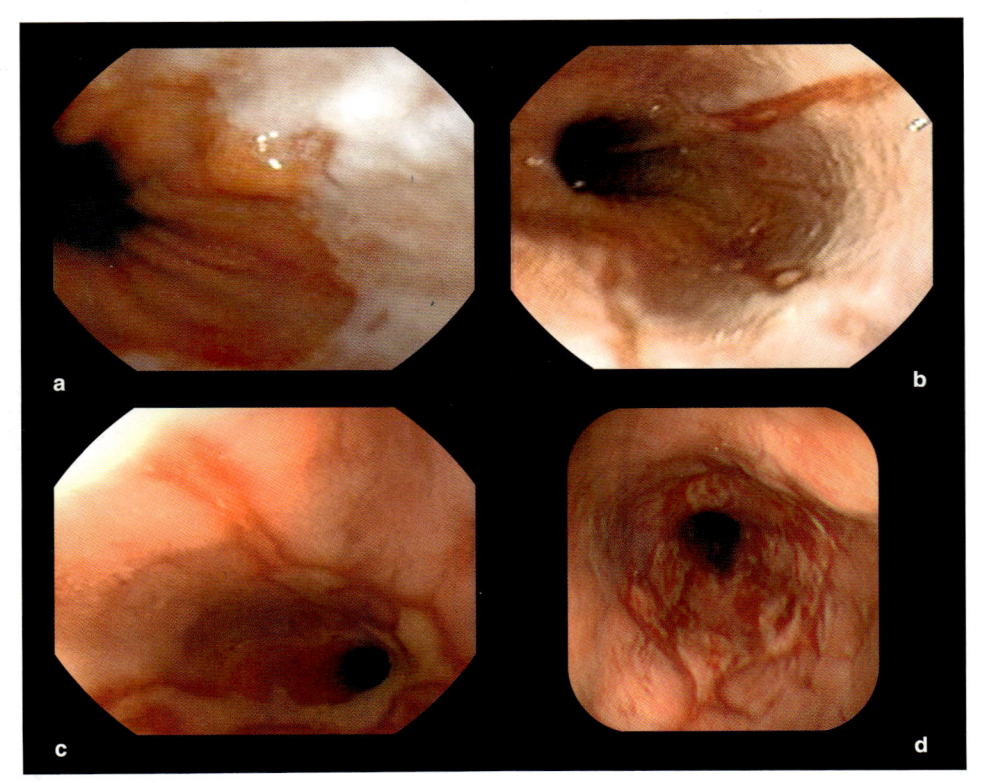

Fig. 23-1. Graduação da esofagite - Classificação de Los Angeles. (**a**) Grau A. (**b**) Grau B. (**c**) Grau C. (**d**) Grau D.

Quadro 23-1. Classificação de Savary-Miller modificada

Grau 1	Uma ou mais erosões, lineares ou ovaladas, em uma única prega longitudinal
Grau 2	Várias erosões em mais de uma prega longitudinal, confluentes ou não, mas que não ocupam toda a circunferência do órgão
Grau 3	Erosões confluentes que se estendem por toda a circunferência do órgão
Grau 4	Lesões crônicas: úlcera(s) e estenose(s), isoladas ou associadas às lesões nos graus 1 a 3
Grau 5	Epitélio colunar em continuidade com a linha Z: circunferencial ou não, de extensão variável, associado ou não às lesões dos graus 1 a 4

Quadro 23-2. Classificação de Los Angeles

Grau A	Uma ou mais soluções de continuidade da mucosa (*quebra de mucosa*), cada uma com menos de 5 mm que não se estendem entre duas pregas longitudinais
Grau B	Uma ou mais soluções de continuidade da mucosa (*quebra de mucosa*) com mais de 5 mm que não se estendem entre duas pregas longitudinais
Grau C	Soluções de continuidade (*quebra de mucosa*) que são contínuas entre duas pregas, porém envolvendo menos do que 75% da circunferência
Grau D	Soluções de continuidade (*quebra de mucosa*) envolvendo pelo menos 75% da circunferência do esôfago

nais. Houve uma significativa associação entre os graus de Los Angeles e a exposição ácida esofágica na pHmetria de 24 horas. Além disso, a proporção de pacientes em remissão após tratamento clínico mostrou uma significativa relação com a graduação de Los Angeles pré-tratamento. Entretanto, a concordância entre os observadores quanto à avaliação da extensão radial da esofagite foi considerada apenas aceitável (K = 0,4).[13] Corroborando este achado, um estudo realizado no Japão demonstrou que a classificação de Los Angeles apresenta variação de interpretação interobservadores e intraobservadores, especialmente entre os endoscopistas menos experientes.[11]

Apesar destas dificuldades a classificação de Los Angeles ganhou espaço e desde o Consenso de Genval é sugerida como classificação endoscópica a ser utilizada.[4]

BIÓPSIAS ENDOSCÓPICAS

Do mesmo modo que na avaliação da inflamação da mucosa do estômago (gastrite), o diagnóstico correto da esofagite deveria ser estabelecido pelo exame histológico. No entanto apenas 60% dos pacientes com esofagite erosiva de refluxo apresentam alterações histológicas.[1]

Estudos tradicionais, como o de Ismail-Beigi *et al.*, mostram alterações histológicas ocorrendo no esôfago distal que podem refletir o dano pelo refluxo na ausência de alteração endoscópica.[8] Estes critérios histopatológicos maiores incluem hiperplasia na camada basal e papilomatose, porém a sua sensibilidade no diagnóstico de refluxo é de apenas 46%.[18]

Segundo o Consenso Brasileiro de Refluxo Gastroesofágico biópsias de rotina não estão indicadas na fase aguda da esofagite erosiva na ausência de úlcera, estenose, suspeita de metaplasia colunar, neoplasia e suspeita de lesões específicas, como a esofagite infecciosa (herpes, CMV e *Cândida*), e que serão abordadas em outro capítulo. Da mesma forma não está indicada a biópsia em esôfago macroscopicamente normal.[6,16]

Estudos mais recentes têm evidenciado que a dilatação dos espaços intercelulares do epitélio esofágico, medidos pela microscopia eletrônica, pode ser um marcador morfológico precoce de dano tecidual na DRGE não erosiva.[14] Um estudo recente em pacientes com pirose refratária evidenciou que o espaço intercelular está aumentado nos pacientes com DRGE (documentado por ph/impedanciometria) mas não nos pacientes com pirose funcional.[15] A aplicabilidade clínica destes achados ainda é discutível mas em instituições com disponibilidade da microscopia eletrônica a biópsia em esôfago normal à endoscopia poderia ser um auxiliar diagnóstico.

DIAGNÓSTICO DA HÉRNIA HIATAL

Na endoscopia de pacientes com DRGE é muito comum o achado de hérnia hiatal. A primeira etapa para o diagnóstico endoscópico da hérnia de hiato é o reconhecimento dos marcos anatômicos intraluminais.

Com a insuflação de ar no esôfago distal a junção escamocolunar pode gradualmente modificar-se desde sua apresentação serrilhada habitual, até apresentar-se como uma linha reta nesta topografia.

Sob condições normais, a junção escamocolunar pode ser observada pela endoscopia, com a inspiração profunda, sendo considerada normal a migração desta em até 2 cm acima do pinçamento diafragmático.

Na hérnia hiatal, ocorre a migração entre a junção escamocolunar e o pinçamento em dimensões maiores de 2 cm. Outra manobra endoscópica útil é a distensão da câmara gástrica, através da insuflação de ar, quando se observam, pelo saco herniário dilatado, as pregas gástricas proximais e a junção escamocolunar, pela manobra da retroversão.[19]

CLASSIFICAÇÃO DA HÉRNIA HIATAL

Existem três tipos de hérnia de hiato:

1. Hérnia hiatal por deslizamento ou tipo I, em que a junção esofagogástrica migra cefalicamente pelo hiato diafragmático (Fig. 23-2).
2. Hérnia paraesofágica ou tipo II, caracterizada pela herniação do fundo (ou fórnice) gástrico para dentro do tórax sem alterar o posicionamento da junção esofagogástrica (Fig. 23-3).
3. Hérnia mista ou tipo III, quando tanto a junção esofagogástrica quanto o fórnice gástrico migram através do hiato.

A hérnia hiatal produz alterações importantes na fisiologia digestiva, comprometendo a integridade funcional na junção esofagogástrica, podendo resultar em DRGE, tendo a endoscopia e o estudo radiológico contrastado importantes ferramentas diagnósticas.

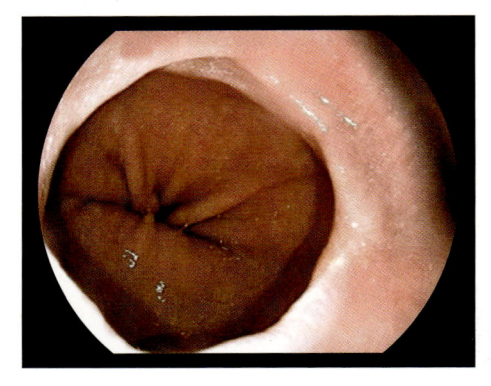

Fig. 23-2. Hérnia hiatal por deslizamento ou tipo I.

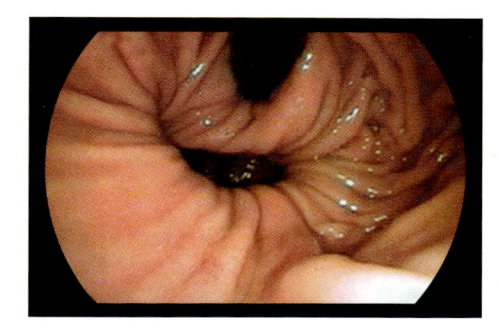

Fig. 23-3. Hérnia paraesofágica ou tipo II.

REFERÊNCIAS BIBLIOGRÁFICAS

1. Bate CM, Keeling PWN. Comparison of omeprazole and cimetidine in reflux esophagitis: symptomatic, endoscopic and histological evaluation. *Gut* 1990;31:968-72.
2. Blot WJ, Devesa SS, Kneller RW *et al.* Rising incidence of adenocarcinoma of the esophagus and gastric cardia. *JAMA* 1991;266:1287-89.

3. Boyce HW. Endoscopic diagnosis and classification of reflux esophagitis: Are we there yet? *Gastrointest Endosc* 2002;56:775-78.
4. Dent J, Brun J, Fendrick AM *et al.* An evidence-based appraisal of reflux disease management. *Genval Workshop Report* 1999;44(Suppl 2):S1-16.
5. Dent J, El-Serag HB, Wallander MA. Epidemiology of gastro-oesophageal reflux diasease: A systematic review. *Gut* 2005;54:710-17.
6. DeVault RK, Castell DO. Updated guidelines for the diagnosis and treatment of gastroesophageal reflux disease. *Am J Gastroenterol* 2005;100:190-200.
7. Guidelines for Clinical Application: role of endoscopy in the management of GERD. *Gastrointest Endosc* 2007;66:219-24.
8. Ismail-Beigi F, Horton PF. Histological consequences of gastroesophageal reflux in men. *Gastroenterol* 1970;58:163-74.
9. Kahrilas PJ, Shaheen NJ, Vaezi MF. American Gastroenterological Association Medical position statement on the management of gastroesophageal reflux disease. *Gastroenterol* 2008;135:1383-91.
10. Katzka DA, Rustgi AK. Gastroesophageal reflux disease and Barrett's esophagus. *Med Clin North Am* 2000;84:1137-61.
11. Kusano M, Ino K, Yamada T *et al.* Interobserver and intraobserver variation in endoscopic assessment of GERD using the "Los Angeles" classification. *Gastrointest Endosc* 1999;49:700-4.
12. Locke GR, Zinsmesiter AR, Talley NJ. Can symptoms predict endoscopic findings in GERD? *Gastrointest Endosc* 2003;58:661-70.
13. Lundell LR, Dent J, Bennett JR *et al.* Endosocpic assessment of esophagitis: clinical and functional correlates and further validation of the Los Angeles classification. *Gut* 1999;45:172-80.
14. Van Malenstein H, Farré R, Sifrim D. Esophageal dilated intercellular spaces and nonerosive reflux disease. *Am J Gastroenterol* 2008;103:1021-28.
15. Vela MF, Craft BM, Sharma N *et al.* Refractory Heartburn: comparison of intercellular Space Diameter in Documented GRED vs functional Heartburn. *Am J Gastroenterol* 2011;106:844-50.
16. Moraes-Filho JPP, Cecconello I, Gama-Rodrigues J *et al.* Brazilian Consensus Group. Brazilian Consensus on gastroesophageal reflux disease: Proposals for assessment, classifiaction, and management. *Am J Gastroentrol* 2002;97:241-48.
17. Richter JE. Peptic strictures of the esophagus. *Gastroenterol Clin North Am* 1999;28:875-91.
18. Schindlbeck NE, Wiebecke B, Klauser AG *et al.* Diagnostic value of histology in non-erosive gastro-oesophageal reflux disease. *Gut* 1996;39:151-54.
19. Sivak MV. *Gastroenterologic endoscopy.* Cleveland, WB Saunders, 2000.
20. Wienbeck M, Barnert J. Epidemiology of reflux disease and reflux esophagitis. *Scand J Gastroenterol* 1989;24(Suppl 156):7-13.
21. Younes Z, Johnson DA. Diagnostic evaluation in gastroesophageal reflux disease. *Gastroenterol Clin North Am* 1999;28:809-30.

CAPÍTULO 24

ESÔFAGO DE BARRETT

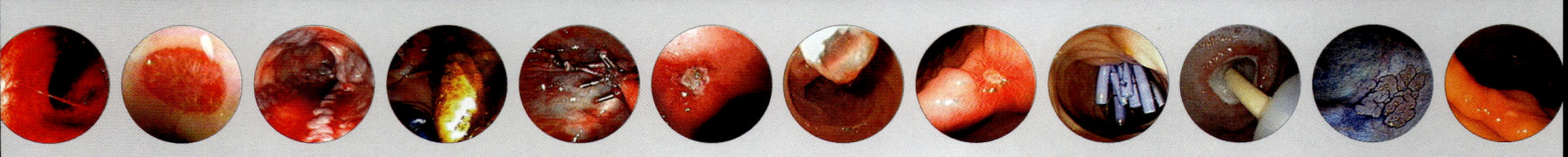

MARCIO MATHEUS TOLENTINO ■ JOSÉ GUILHERME FAIFER
EDUARDO CURVÊLLO TOLENTINO ■ THIAGO BARRETO FREDERIGUE

INTRODUÇÃO

O esôfago de Barrett (EB) exerceu protagonismo ímpar na gastroenterologia, por cerca de 10 anos, a partir da metade dos anos 1990. Nesse período, as publicações sobre o EB cresceram exponencialmente a cada ano, e a doença ocupou destaque especial nos principais congressos nacional e internacional, com relação ao volume e horário das apresentações. A principal justificativa para isso era o significativo aumento na incidência do adenocarcinoma do esôfago nos países ocidentais e sua relação com o EB.[1,2] Não é raro que durante os *modismos*, a dúvida dialética, própria do pensamento científico, seja substituída por *certezas* pouco fundamentadas: seguramente isso ocorreu com o EB. Entretanto, passada a euforia, ele pôde ser estudado com mais solidez e, a cada questão respondida, inúmeras dúvidas são levantadas.

A história do EB explica as controvérsias que existiram sobre essa doença, em diferentes épocas, muitas persistindo até hoje.[3]

1. **1950**: Numan Ruppert Barrett,[4] conhecido cirurgião de tórax inglês, escreve o artigo "Chronic Peptic Ulcer of the Oesophagus and Oesophagitis", no qual relata úlceras esofágicas circundadas por epitélio colunar. A descrição de seus casos é consistente com o que hoje é chamado Esôfago de Barrett. O autor considerou a doença como uma condição congênita e por muitos anos ela foi referida como esôfago curto congênito. A sua inclusão no espectro da doença do refluxo gastroesofágico (DRGE) é posterior.
   A hipótese de componente congênito significativo na etiopatogenia do EB voltou à discussão no início do século XXI, em razão de alguns investigadores considerarem as metaplasias juncionais como condições constitucionais e não consequentes ao refluxo.
2. **1953**: Allison e Johnstone,[5] também ingleses, publicam um trabalho descrevendo algumas características da nova doença: é relacionada com hérnia hiatal e refluxo gastroesofágico e apresenta epitélio colunar com células intestinalizadas. Pela primeira vez, a metaplasia intestinal é referida no esôfago de Barrett.
3. Na década de 1970, inúmeros estudos buscaram esclarecer as características histopatológicas do já chamado epitélio de Barrett. A sistematização mais aceita na época foi a sugerida por Paull et al.,[6] que consideravam a existência de três tipos de estruturas epiteliais passíveis de serem encontradas em **diferentes casos:**
   A) Epitélio tipo fúndico, secretor.
   B) Epitélio juncional, produtor de muco e indistinguível do pilórico.
   C) Epitélio intestinalizado com células caliciformes *(globet cells)*.

   É notável que, nessa abordagem, os autores deixaram implícita a existência de diferentes tipos da doença, com base na estrutura histológica.

   Esse conceito de "diferentes tipos" de EB foi substituído por outro, que considera o epitélio típico da doença, como um mosaico de diversos tipos de células e estruturas epiteliais: células oxínticas, de Paneth, colunares com bordadura em escova, epitélio tipo colônico, e até células pancreáticas podem ser detectadas em um mesmo fragmento de biópsia, caracterizando uma metaplasia ímpar e complexa.[7,8] Os adeptos desse conceito chegaram a afirmar que quando uma biópsia endoscópica revela apenas epitélio juncional ou fúndico, o endoscopista biopsiou uma hérnia hiatal num erro de avaliação macroscópica.[9] Esse debate não pertence apenas à história: ainda hoje persiste muita controvérsia sobre qual tipo de epitélio pode ser chamado de Barrett, tema que será aprofundado em parágrafos posteriores.
4. **1983**: Skinner et al.[10] restringem pela primeira vez o diagnóstico de esôfago de Barrett aos pacientes que apresentam três ou mais centímetros distais do esôfago recobertos por epitélio colunar. Nessa publicação, os autores ressaltam a importância desse critério como prevenção do sobrediagnóstico, excluindo-se, assim, pequenas áreas digitiformes (*tongues* ou *fingers*) de epitélio colunar, que podem estar presentes na junção escamocolunar "representando variações anatômicas normais",[10] ou seja, alterações constitucionais e não decorrentes da doença do refluxo. É notável que, de alguma forma, foi resgatada a hipótese da ocorrência de epitélio colunar no esôfago de origem congênita (como considerou Barrett em sua publicação original).
5. **1994**: Spechler et al.[11] enfatizam a presença de células caliciformes ou intestinalizadas (*globet cells*) na junção esofagogástrica de 18% de pacientes com doença do refluxo gastroesofá-

gico, que não tinham os 3 cm distais do esôfago recobertos por epitélio colunar – a forma clássica do esôfago de Barrett – mas, apenas, pequenas áreas digitiformes de epitélio colunar descritas cerca de 10 anos antes por Skinner. Nessa publicação, foi estabelecido um novo conceito: o "Barrett curto". Ao descreverem esta condição, acrescentaram outra variante geradora de novas controvérsias: a necessidade da existência de metaplasia com células intestinalizadas para caracterizar um tipo especial de revestimento colunar: o epitélio de Barrett. Para muitos autores, a presença da metaplasia intestinal ao exame histopatológico é condição essencial para o diagnóstico de Barrett. Essa opinião não é unânime.

6. **1997/98**: a definição exata de Barrett Curto tornou-se ainda mais complexa quando inúmeras publicações mostraram a presença de metaplasia intestinal na região da junção escamocolunar de pacientes submetidos à endoscopia por vários sintomas (não apenas DRGE). Minúsculas irregularidades da linha Z passaram a ser referidas como "Barrett ultracurto" *(ultrashort segment Barrett's)*. Biópsias endoscópicas revelaram alterações metaplásicas com células intestinalizadas em até 36% dos pacientes.[11-15]

Esses achados levantaram um questionamento que até hoje persiste: como fazer o diagnóstico diferencial das metaplasias do esôfago com células intestinalizadas, que provavelmente têm origem no epitélio escamoso, com as metaplasias, também com células intestinalizadas, do epitélio juncional (ou cárdia) do tipo colunar? Note-se que as pinças de biópsias endoscópicas têm poucos milímetros, retirando fragmentos que incluem estruturas acima e abaixo da junção escamocolunar. Soma-se a essas dificuldades a dupla origem das metaplasias do epitélio cárdico: doença do refluxo e infecção pelo *Helicobacter pylori*.[16,17]

7. **2006**: uma nova sistematização para o esôfago de Barrett é validada,[18] com base no Consenso de Praga, realizado por grupo de estudo multicêntrico internacional.

Segundo essa proposta, os termos Barrett clássico, curto e ultracurto seriam substituídos pelos critérios C e M que medem a extensão circunferencial (C) e cefálica (M de *maximum*) do epitélio colunar acima da transição esofagogástrica. Essa proposta, que já tem 5 anos e é academicamente sólida, é pouco adotada nas publicações e serviços de referência, inclusive brasileiros. Ela não resolve o problema do diagnóstico diferencial entre EB e metaplasia da cárdia nas alterações mínimas da linha Z (Figs. 24-1 a 24-4).

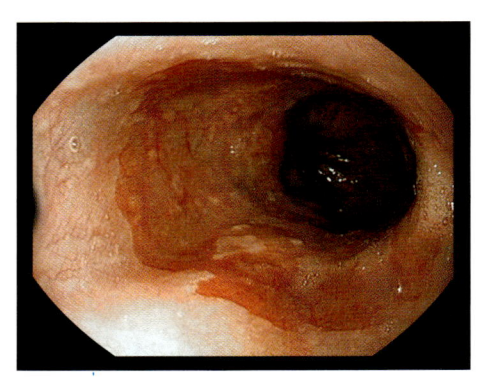

Fig. 24-1. Esôfago de Barrett em sua apresentação clássica: cerca de 3 cm do esôfago estão recobertos por epitélio colunar. A imagem endoscópica é muito típica pela diferença de coloração entre os epitélios escamoso e colunar. É notável a presença de algumas ilhas de epitélio esofágico na mucosa metaplásica.

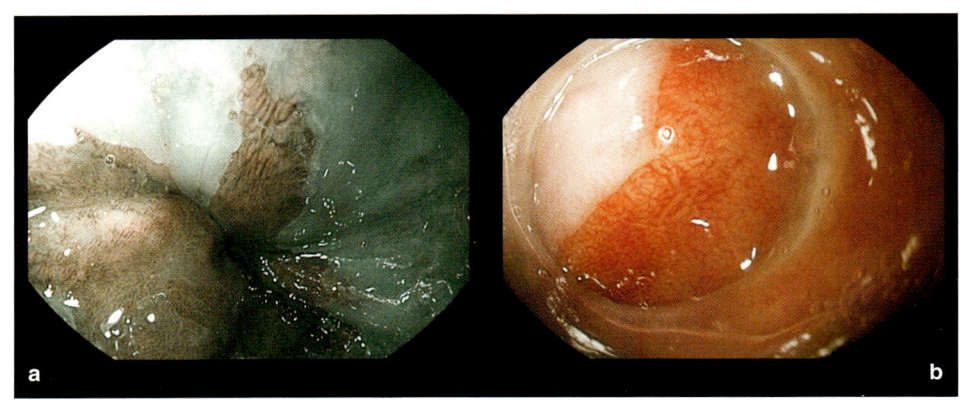

Fig. 24-2. (**a**) Área de epitélio colunar na porção distal do esôfago. O Consenso Brasileiro da Doença do Refluxo recomenda que os endoscopistas utilizem esta nomenclatura, evitando referi-lo como "Barrett curto" pelo estigma que a palavra carrega.[19] É notável a vascularização bem visível da área metaplásica, denotando atrofia. Foto tirada com endoscópio de alta resolução e Narrow Band Imaging (NBI). (**b**) A mesma área observada com magnificação de 75 vezes. É evidente epitélio viloso tipo intestino delgado. A biópsia confirmou metaplasia intestinal completa.

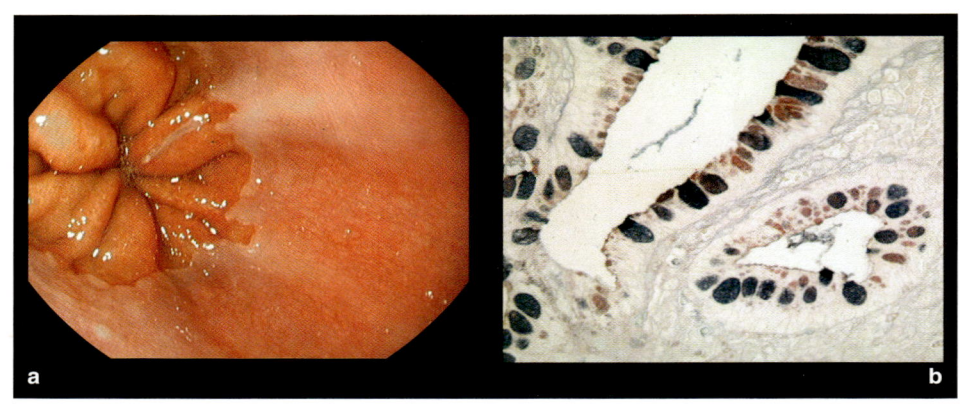

Fig. 24-3. (**a**) Junção escamocolunar de paciente com DRGE mostra pequenas áreas de epitelização colunar no esôfago. É notável a existência de pequena ilha de epitélio escamoso circundada por colunar. A biópsia mostrou metaplasia com células caliciformes, caracterizando o que alguns autores chamam de "Barrett ultracurto". (**b**) Corte histológico de biópsia do paciente mostra que, apesar de a área de epitélio colunar ser mínima, as características típicas da metaplasia própria do esôfago de Barrett estão presentes: células caliciformes (coradas pelo alcian *blue*), entremeadas com outras mucosas (coradas pelo PAS). Note que a metaplasia compromete tanto o epitélio de revestimento como o glandular.

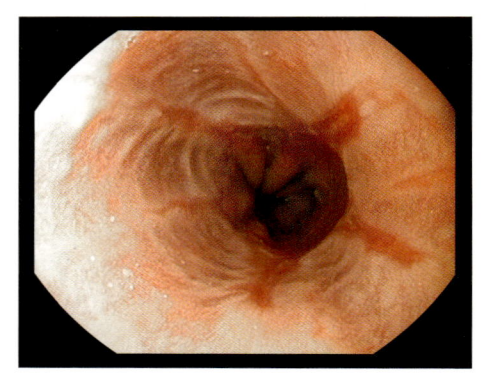

Fig. 24-4. Exemplo das relatividades sobre as definições relacionadas com o "Barrett": Paciente com DRGE e esofagite erosiva. Nota-se que a metade direita da circunferência esofágica está recoberta por epitélio colunar e que esse epitélio estende-se cranialmente por 2 a 3 cm. A melhor referência endoscópica para definir-se o fim do esôfago e início do estômago é o começo do pregueado gástrico.[20] Esse caso mostra a pertinência da classificação de Praga ao evitar adjetivações para essa doença e descrevê-la apenas morfologicamente quanto à extensão circunferencial e cranial da mucosa metaplásica.[18]

O interesse pelo esôfago de Barrett envolve uma gama muito ampla de especialidades médicas: epidemiologistas, profissionais das ciências básicas (ligados à morfologia e à biologia molecular), anatomopatologistas, endoscopistas, clínicos e cirurgiões. Os questionamentos em cada uma destas áreas têm repercussão em todas as outras.

EPIDEMIOLOGIA (RASTREAMENTO E VIGILÂNCIA)

1. Justificam-se programas de rastreamento para a detecção do EB na população em geral ou em populações selecionadas?
Provavelmente, a **resposta é não**.

Qualquer programa de rastreamento populacional *(screening)* em busca do "Barrett" exigiria estrutura logística sofisticada e recursos econômicos vultosos para resultados discutíveis. Mesmo se dirigido a populações selecionadas, essas objeções são válidas. No final dos anos 1990, o *American College of Gastroenterology* sugeriu o rastreamento para portadores de DRGE de longa data, caucasianos, com mais de 50 anos.[21] A mais recente publicação do consenso da mesma instituição questiona a recomendação.[22] As restrições a esse tipo de programa começam com os altos números de pacientes potencialmente envolvidos. A doença do refluxo gastroesofágico é de alta prevalência nas populações ocidentais (12 a 20%),[23] incluindo o Brasil.[24] De qualquer forma, no Brasil, esse rastreamento é exercido empiricamente pela própria dimensão da endoscopia nacional: raro o paciente com DRGE de longa duração que não tenha sido submetido ao exame.

Levantamentos clássicos mostraram que o EB está presente em 6 a 12% dos pacientes submetidos à endoscopia digestiva por DRGE,[25] e a prevalência do "Barrett curto" chega a ser de 20% entre os "refluidores".[11] As biópsias das pequenas irregularidades da linha Z, que muitos passaram a referir como "Barrett ultracurto" *(ultra-short segment Barrett's)*, revelaram metaplasia com células intestinalizadas em até 36% dos pacientes.[11,15] No Brasil, apesar de poucos estudos, os números parecem ser semelhantes aos apresentados anteriormente. Levantamento prospectivo realizado pelos autores deste capítulo demonstrou prevalência de "Barrett curto" em torno de 20% dos portadores de DRGE.[26]

Existem evidências de aumento na incidência de esôfago de Barrett nas últimas décadas.[27] Por vezes, a literatura atribui esse aumento ao crescimento da endoscopia. Entretanto, há estudos demonstrando que a incidência do EB cresce, independente do número de endoscopias realizadas na população em geral.[28]

Métodos endoscópicos considerados mais fáceis para o rastreamento, como a endoscopia transnasal sem sedação e a cápsula endoscópica, foram comparados à clássica endoscopia digestiva alta, e os resultados confirmaram a pouca sustentabilidade na busca pelo EB, mesmo em populações selecionadas.[29]

Pelo que foi exposto nos parágrafos anteriores, o número de pacientes potencialmente envolvidos em programas preventivos é muito grande – não só quanto aos portadores de DRGE, como aqueles que evoluíram para a principal complicação dessa doença: o Esôfago de Barrett. Números tão altos também justificam as dúvidas com relação à segunda questão desse tópico, envolvendo a epidemiologia.

2. Deve-se exercer a vigilância endoscópica nos pacientes com diagnóstico já estabelecido de EB?
Provavelmente, a **resposta é sim**.

O argumento para vigiar-se endoscopicamente os portadores de EB é a relação dessa doença com o adenocarcinoma do esôfago e a existência de uma cascata de eventos, que vai do epitélio metaplásico ao câncer avançado. A detecção de lesões que representam degraus intermediários dessa cascata melhora muito o prognóstico da doença maligna. Esses degraus incluem lesões pré-neoplásicas, como as displasias, e neoplasias de melhor prognóstico, como as intraepiteliais e adenocarcinomas precoces.

O risco de câncer entre os pacientes com "Barrett" não está claro. A maioria dos estudos refere que ele é 40 a 125 vezes maior do que na população em geral.[30] Metanálises sugerem uma incidência anual de 0,5% de adenocarcinoma entre os portadores da doença (o que corresponde a um caso de tumor por ano a cada 200 pacientes com EB).[30] Outras avaliações mais recentes, metodologicamente bem conduzidas na Dinamarca, consideram os riscos anteriormente referidos como superestimados. Os autores apresentam cifras de malignidade nos portadores de EB somente 11,3 vezes maior que na população, geral, e a incidência de câncer de apenas 0,12% ao ano.[31] Em virtude dos seus resultados, esses autores não recomendam a vigilância.

Estudos realizados em necropsias sugerem que a maioria dos pacientes com Barrett não é diagnosticada.[32] Estima-se que haja cerca de 1 milhão de portadores dessa doença nos Estados Unidos, e a maioria deles é descoberta quando submetida à endoscopia, graças à progressão dos sintomas de um adenocarcinoma instalado.[32]

A questão pertinente a este tópico é como proceder com a minoria diagnosticada antes da instalação de uma displasia ou do câncer. Seguramente, a maioria dos portadores do EB, mesmo os incluídos em programas de vigilância, morre de outras causas e não do câncer de esôfago. Além disso, significativo número de adenocarcinomas do esôfago não mostra evidência de EB: levanta-se a hipótese que tenha origem em segmentos curtos ou ultracurtos.[22,29,30]

A maioria dos centros de referência adota os procedimentos clássicos propostos na década de 1980:[33] biópsias em quatro quadrantes, colhidas a cada 2 cm em toda a extensão do esôfago comprometido, com biópsias adicionais de qualquer área que mostre irregularidades macroscópicas. Essa conduta foi formalmente recomendada pelas três versões dos consensos do *American College of Gastroenterology* (os protocolos de *Seattle*) e pelo primeiro consenso brasileiro, acrescentando que a endoscopia deve ser feita a cada 2 ou 3 anos (persiste a recomendação de biópsias nos 4 quadrantes e a cada 2 cm da porção lesada).[19,22,34,35] Os consensos citados não fazem diferença, quanto à vigilância, entre a apresentação clássica da doença e os segmentos curtos.

A literatura é praticamente unânime ao referir que a primeira endoscopia é a mais importante, e que o tratamento do refluxo é fundamental. Os autores deste capítulo têm insistido nesses conceitos em outras publicações.[36]

A vigilância é praticada pela maioria dos endoscopistas americanos, e é provável que displasias e adenocarcinomas detectados nos programas de vigilância tenham melhor prognóstico.[22,37] A opinião não é unânime. Logo no início de sua implantação, considerou-se: "*o programa de vigilância recomendado pelo American College of Gastroenterology para os pacientes com EB tem-se mostrado oneroso, de difícil execução logística e pouco eficiente na detecção das neoplasias*".[21] Outros críticos são mais radicais: "*...surveillance programmes do more harm than good*".[38]

Um aspecto interessante das displasias que se instalam no EB é que as lesões não evoluem como pólipos, conforme ocorre na maioria dos tumores do cólon (note-se que esses tumores e sua sequência de alterações moleculares têm sido um modelo clássico para o estudo de muitas neoplasias). Esse aspecto evolutivo faz com que os tumores relacionados com o Barrett comportem-se como os intestinais que surgem nas doenças inflamatórias.[39] Em decorrência desse aspecto macroscópico, o exame endoscópico nos portadores de EB deve ser particularmente cuidadoso, utilizando-se técnicas especiais que incluem corantes, endoscopia de magnificação e filtros ópticos especiais.

Há dois aspectos neste debate que os autores acham relevantes:

1. **O psicossocial**: tanto por parte dos médicos como dos pacientes, o EB está estigmatizado como "sinônimo" de câncer. O amplo acesso à internet, onde há grande volume de informações não selecionadas, agrava esse estigma. Muitas vezes, pequenos segmentos curtos de epitélio colunar ou mesmo cardites são diagnosticadas como "*Barrett*" à endoscopia ou em biópsias, principalmente se existirem algumas células intestinalizadas. Os autores deste capítulo, em concordância com a literatura, têm proposto que sejam evitadas biópsias da junção escamocolunar em pacientes que não tenham alterações macroscópicas significativas.[40] Essa conduta é pertinente, principalmente, para uma população com alta prevalência da infecção pelo *Helicobacter pylori*, na qual é grande a incidência de cardites com metaplasia intestinal. Na prática clínica, os histopatologistas não têm meios de distinguir essas metaplasias do EB.
2. **O jurídico**: a partir do momento em que o diagnóstico foi realizado, deve-se oferecer ao paciente a opção da vigilância, recomendada pelos consensos. Seguramente, esse é um argumento forte para a recomendação do procedimento.

3. Caso seja diagnosticada área de displasia, os critérios de vigilância são alterados?

Seguramente a resposta é sim.

Os três Consensos do *American College of Gastroenterology*, conhecidos como protocolos de Seattle, considerados como referência em todo o mundo, recomendam que, ao diagnosticar uma displasia, sejam seguidos os seguintes passos:[22,34,35]

A) Se a displasia for de baixo grau, deve-se tratar o refluxo com doses efetivas de inibidor da bomba de prótons, considerando que esse tipo de displasia é considerada regenerativa ao estímulo agressivo do refluxo. Não há neoplasia estabelecida.

B) Repetir a endoscopia em 6 meses, e caso não haja mais displasia, segue-se o protocolo padrão de vigilância para o EB. Tratar a doença do refluxo clínica ou cirurgicamente é fundamental.

C) Se a displasia for de alto grau, repete-se imediatamente a endoscopia e ouve-se a opinião de, pelo menos, mais de um patologista. Caso confirmada, o paciente deve ser tratado como portador de adenocarcinoma do esôfago.

CIÊNCIA BÁSICA, ANATOMOPATOLOGIA E ENDOSCOPIA

1. Quais são as transformações epiteliais envolvidas na oncogênese do adenocarcinoma do esôfago a partir do "Barrett"?

Há uma **cascata de eventos nessa oncogênese**. Ela está resumida na Fig. 24-5.

Na última década, houve avanços significativos no entendimento das transformações morfológicas, ultraestruturais e biomoleculares em todos os sete degraus da cascata. Persistem muitas dúvidas e não menos divergências.

Basicamente, as transformações epiteliais nos três primeiros degraus da cascata são de natureza metaplásica. A metaplasia é um fenômeno histopatológico, em que um tipo de célula adulta e diferenciada substitui outro tipo de célula, também adulta, porém com outra diferenciação, mas da mesma linhagem tecidual (p. ex., um tipo de epitélio substitui outro). Esse fenômeno ocorre como resposta inflamatória à ação de um agente agressivo e obviamente tem finalidade protetora na busca de um reparo mais rápido do tecido lesado. Nas metaplasias, há mudança das células-mãe *(stem cells)*, indiferenciadas e totipotentes, responsáveis pela reposição das diferenciadas que sofreram apoptose.[41] Na Figura 24-6 estão representados quatro tipos de epitélios, que mantêm alguma relação com o EB e, em destaque, as células-mãe (cm). É notável que da esquerda para a direita, essas células estão cada vez mais posicionadas no fundo das glândulas e sua velocidade de multiplicação para reposição tecidual é maior (Fig. 24-7).[42,43]

A substituição do epitélio escamoso do esôfago pelo epitélio metaplásico que caracteriza o esôfago de Barrett era, na década de 1960, considerada uma progressão cefálica do epitélio colunar gástrico.[44-46] Os argumentos que sustentavam essa hipótese eram três:

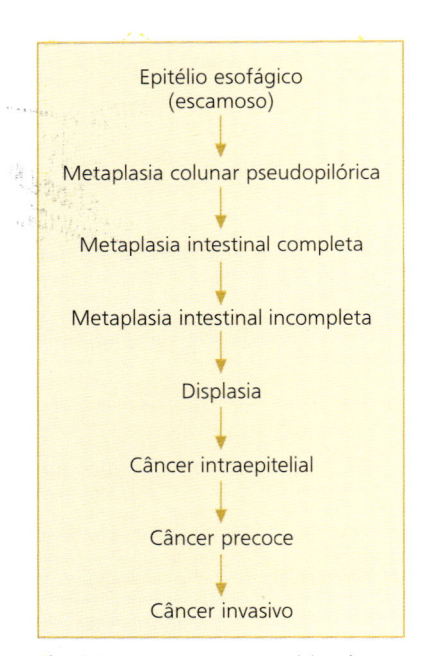

Fig. 24-5. Cascata oncogenética do adenocarcinoma esofágico.

(Fluxograma: Epitélio esofágico (escamoso) → Metaplasia colunar pseudopilórica → Metaplasia intestinal completa → Metaplasia intestinal incompleta → Displasia → Câncer intraepitelial → Câncer precoce → Câncer invasivo)

Epitélio do tubo digestório

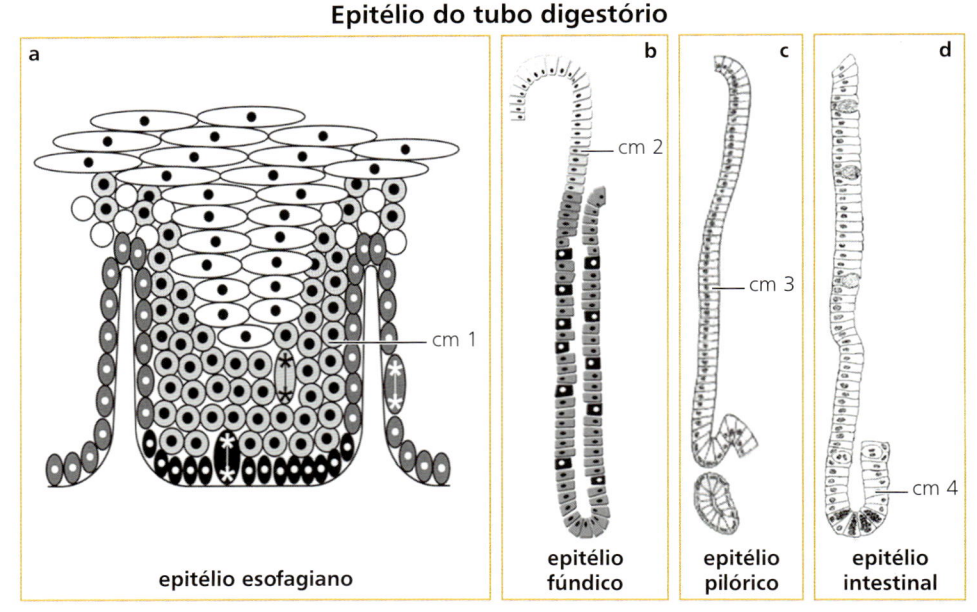

Fig. 24-6. Os quatro tipos de epitélio encontrados na junção escamocolunar. As células-mãe de cada um deles estão assinaladas com "cm". (**a**) O epitélio escamoso (primeiro à esquerda) tem uma reposição assimétrica: após multiplicação, uma de suas filhas caminha para cima, diferenciando-se. A outra migra para o lado, permanecendo na zona intermediária e substituindo a mãe. (**b-d**) Os outros três epitélios são colunares, de uma só camada de células e de reposição simétrica. A célula-mãe divide-se, uma migra para cima, e outra para baixo, buscando sua diferenciação. Note que suas células-mãe estão posicionadas cada vez mais no fundo da cripta, da esquerda para a direita. Também a velocidade de multiplicação e migração é maior nesse sentido.

(a) epitélio esofagiano — cm 1
(b) epitélio fúndico — cm 2
(c) epitélio pilórico — cm 3
(d) epitélio intestinal — cm 4

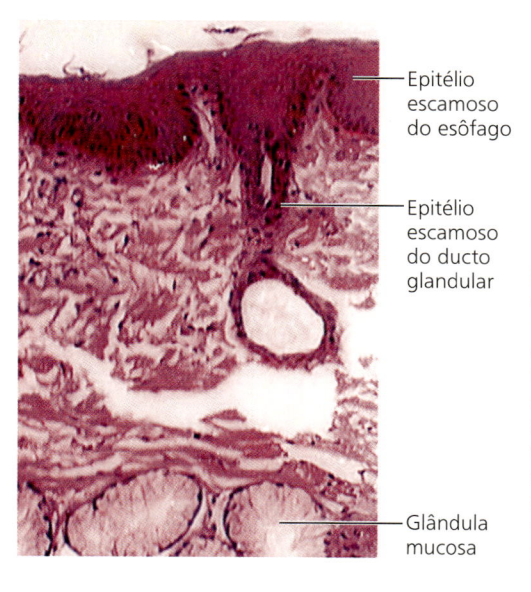

Fig. 24-7. Epitélio escamoso do esôfago mostra o conduto glandular também revestido pelo mesmo epitélio. É provável que as metaplasias colunares tenham origem nessas duas estruturas. Abaixo são vistas as glândulas mucosas.

(Labels: Epitélio escamoso do esôfago; Epitélio escamoso do ducto glandular; Glândula mucosa)

1) a inexistência de qualquer faixa de epitélio escamoso entre o eb e o estômago; 2) eventual aumento na extensão da metaplasia em pacientes com doença do refluxo, acompanhados por longo período; 3) demonstração que o esôfago desnudo pode ser recoberto pela progressão cefálica de mucosa gástrica em modelos experimentais (note-se que nesse estudo, realizado em cães, não havia metaplasia com células intestinalizadas).[47]

A estrutura do epitélio estratificado do esôfago é complexa e constituída de vários compartimentos celulares.[43] A camada basal possui células que se multiplicam, gerando dois clones: um deles substitui as células-mãe, e o outro é formado por células que se posicionam numa zona intermediária. Esse processo histofisiológico é denominado multiplicação assimétrica. As células da camada intermediária continuam a se multiplicar e começam o processo de diferenciação para as células apicais. É esta camada intermediária que tem merecido especial atenção na histogênese do Esôfago de Barrett. Estudos analisando a expressão de citoqueratinas mostraram perfil semelhante de sua distribuição nessa camada e na metaplasia do EB.[48] É clássico que na doença do refluxo gastroesofágico há um aumento na multiplicação e celularidade desta zona.[49] Estudos experimentais mostraram que o refluxo duodenogástrico pode interferir no programa de maturação destas células, induzindo a uma diferenciação colunar.[50] Como o refluxo gástrico não é genotóxico, é possível que sua consequência na transdiferenciação represente mais um efeito epigênico em células pós-mitóticas do que uma anormalidade nas células-mãe.[51] Entretanto, há estudos que mostram alterações no EB em genes reguladores da expressão de outros autossômicos (*master switch genes* ou genes homeobox). Particularmente a expressão do Cdx2, anormal para o epitélio esofágico, pode apontar para algum tipo de envolvimento das células-mãe.[52] As células basais dos ductos das glândulas mucosas têm a mesma estrutura das descritas anteriormente do epitélio escamoso e, provavelmente, estão envolvidas no desenvolvimento das metaplasias.[43,44]

A histofisiologia dos epitélios colunares de revestimento é diferente. Como eles apresentam apenas uma camada de células, apoiadas na lâmina própria, suas células-mãe posicionam-se ao lado das células diferenciadas a que dão origem (esse padrão histofisiológico é chamado simétrico: migração e diferenciação laterais. A velocidade de substituição celular nesse tipo de epitélio é muito maior, tanto para reposição, como para reparação).[30] Essa é a justificativa da existência das metaplasias como resposta biológica protetora.

A maioria dos especialistas admite que a origem do epitélio de Barrett, a partir da agressão representada pelo refluxo, é essa, exposta nos parágrafos anteriores. Outros propõem a possibilidade de três mecanismos na gênese da doença:[53] 1) erosões ou úlceras da junção escamocolunar seriam reparadas por um epitélio que depois se transformaria no "*Barrett*"; 2) progressão cefálica do epitélio colunar da cárdia para pequenos reparos, com posterior metaplasia intestinal e 3) a clássica e já apresentada metaplasia do epitélio escamoso. Esses autores consideram que suas três hipóteses não são excludentes e podem variar na dependência de fatores locais, como a agressividade do conteúdo refluído e do tipo de resposta inflamatória local. Essa última hipótese justifica a inclusão da metaplasia pseudopilórica na cascata oncogenética do "*Barrett*" (Fig. 24-8).

2. Somente o epitélio metaplásico com células intestinalizadas tem potencial de malignização?

Provavelmente **não**.

Os mais importantes autores e consensos sobre DRGE e EB reconhecem a importância das células intestinalizadas, particularmente as colônicas (metaplasia intestinal incompleta), na oncogênese dos adenocarcinomas relacionados com o Esôfago de Barrett.[19,22,54-56] Opiniões mais radicais consideram que, na inexistência de células intestinalizadas em biópsias endoscópicas de pacientes com Esôfago de Barrett, o endoscopista biopsiou uma hérnia hiatal.[56]

Estudos mais recentes têm apontado para a importância dos epitélios colunares, sem células caliciformes, na histogênese do "*Barrett*" e do adenocarcinoma esofágico. Há indícios de que a metaplasia colunar, sem células intestinalizadas (pseudopilórica), seja a resposta inicial que precede a clássica intestinalização. Essas evidências vêm da expressão de marcadores como Cdx2 Vilina, MUC-2 e DAS, nos epitélios metaplásicos pseudopilóricos, todos fatores de transcrição de diferenciação intestinal. Anormalidades do DNA em células desses epitélios também sugerem seu potencial maligno.[57]

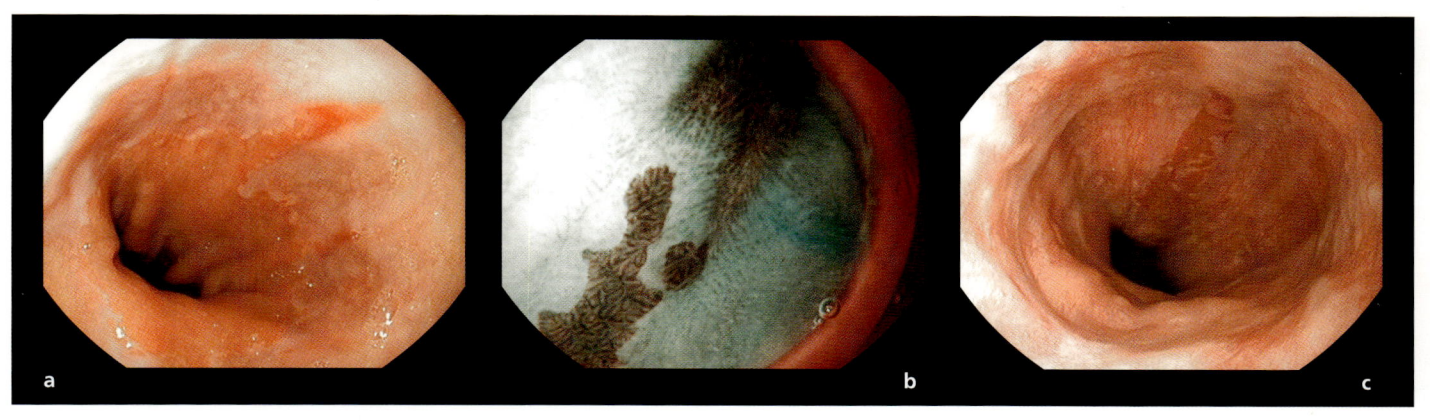

Fig. 24-8. (**a**) Erosão esofágica no ápice de uma área de epitélio colunar. Alguns autores consideram que pequenos reparos de lesões esofágicas são feitos pela progressão cefálica do epitélio gástrico juncional.[53] (**b**) NBI e magnificação da mesma região. A presença de ilhas de epitélio escamoso, alternadas por outras de colunar, sugere origem diferente do que foi exposto em (**a**): metaplasia colunar do epitélio escamoso.[44] (**c**) Após 2 anos de tratamento com dose plena de inibidor da bomba de prótons, houve cicatrização da erosão e discreto alongamento na área de metaplasia. As demais alterações da morfologia são pouco significativas.

3. O debate sobre a origem epitelial do *"Barrett"* tem implicação prática ou é apenas acadêmico?

Há implicações práticas, principalmente para o patologista e o endoscopista.

Importantes formadores de opinião admitem que as metaplasias vindas do epitélio escamoso do esôfago apresentam maior potencial de malignização do que as eventuais transformações dos epitélios colunares.[43,44] Na prática clínica, isso implica na inclusão nos programas de vigilância epidemiológica dos pequenos segmentos de epitélio colunar que recobrem o esôfago, particularmente se houver células intestinalizadas. A população a ser vigiada seria enorme, com as consequentes dificuldades logísticas e econômicas.

4. Podem o anatomopatologista e o endoscopista inferir que um pequeno segmento de epitélio colunar é proveniente de uma metaplasia do epitélio esofágico?

Provavelmente **sim**.

Estudo bem conduzido por um grupo de patologistas mostrou que a partir de alguns elementos presentes nos cortes histológicos essa inferência é possível.[44] Essas alterações morfológicas são:

1. Células intestinalizadas em epitélio colunar, que se alternam com áreas de epitélio escamoso estratificado ao se observarem as células caliciformes "intestinalizadas"- são as coradas pelo *alcian blue* (Fig. 24-9).
2. Conduto de glândula no interior do epitélio esofágico com células metaplásicas intestinalizadas (Fig. 24-10).
3. Glândulas esofágicas profundas com células intestinalizadas (Fig. 24-11).
4. Glândulas mistas com células mucosas e caliciformes (Fig. 24-12).

Esse grupo de investigadores enfatiza a importância da interação entre o patologista e o endoscopista, correlacionando as alterações observadas macro e microscopicamente.[44] Sugerem inclusive que o patologista tenha acesso à foto endoscópica. Dessa forma, seria possível reduzir o sobrediagnóstico histopatológico de Esôfago de Barrett em metaplasias da cárdia (situação não rara no Brasil e que pode trazer consequências para os pacientes, graças ao amplo acesso a informações médicas sem um filtro técnico eficaz – *internet*, por exemplo).

É possível que o endoscopista consiga, em um exame detalhado, observar macroscopicamente essas alterações descritas pelos patologistas.

A Figura 24-13 mostra segmentos ultracurtos de epitélio colunar, cuja biópsia confirmou os critérios histopatológicos que sugerem metaplasia do epitélio escamoso. Em todos havia células "intestinalizadas", e a pesquisa do *Helicobacter pylori* no antro, por dois métodos (urease e histopatológico corado pelo Giemsa), foi negativa.

A introdução de novas técnicas endoscópicas, entre elas a NBI utilizada pelos autores deste capítulo, abre amplas perspectivas para investigações futuras: seguramente inicia-se uma nova era para a endoscopia diagnóstica na DRGE em geral e no Esôfago de Barrett em particular. A Figura 24-14 mostra erosões esofágicas com pequenas estruturas anelares na área erodida. A biópsia mostrou metaplasia intestinal de permeio ao epitélio escamoso, concordante com os critérios histopatológicos citados em parágrafos anteriores.[44]

Essas novas técnicas endoscópicas tornam não só possível, como provável, a identificação de diferentes padrões de criptas no EB e em segmentos curtos e ultracurtos da metaplasia nas endoscopias rotineiras,[58-61] como exemplificados nas Figuras 24-15 a 24-17. Esses padrões amplamente divulgados na literatura, inclusive brasileira, foram descritos inicialmente por endomicroscopia,[62] técnica de mais difícil aplicação rotineira. Essa área de trabalho representa ainda as fronteiras da endoscopia e, por isso, novos estudos são necessários para conclusões com base em maior grau de evidência.

Além do reconhecimento das diferentes estruturas epiteliais adjacentes à transição esofagogástrica, as técnicas endoscópicas modernas abrem a perspectiva da identificação das displasias relacionadas com o EB, o último degrau da cascata oncogenética (a partir dele não se considera mais lesão pré-maligna, mas neoplasia estabelecida). Também na análise morfológica das displasias são necessários mais estudos para melhor assentamento das evidências (Figs. 24-18 e 24-19).[63]

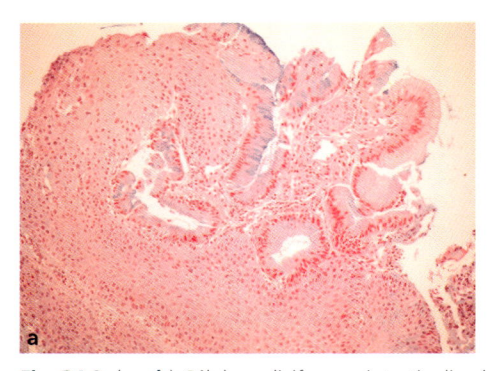

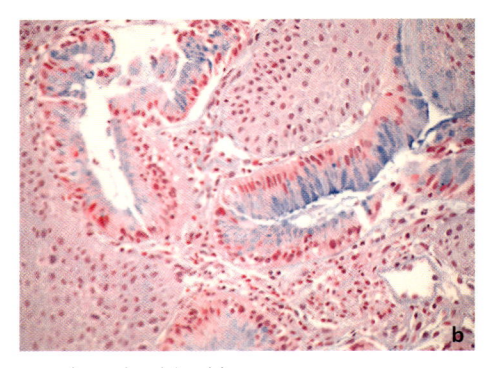

Fig. 24-9. (**a** e **b**) Células caliciformes intestinalizadas, coradas pelo *alcian blue*.

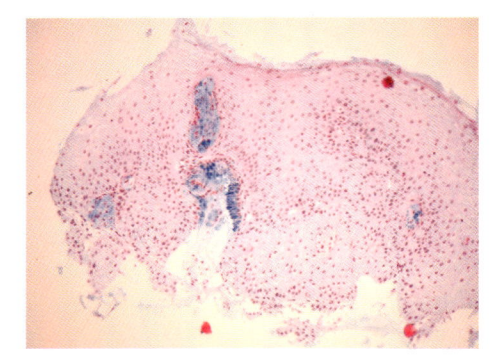

Fig. 24-10. Conduto de glândula no interior do epitélio esofágico com células metaplásicas intestinalizadas.

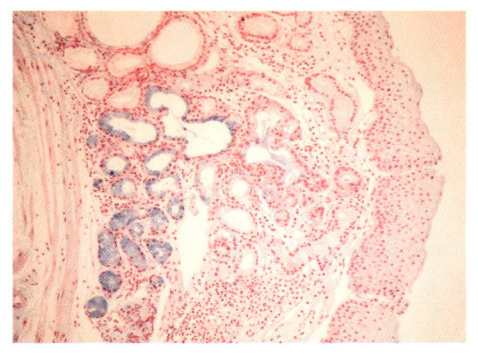

Fig. 24-11. Glândulas esofágicas profundas com células intestinalizadas.

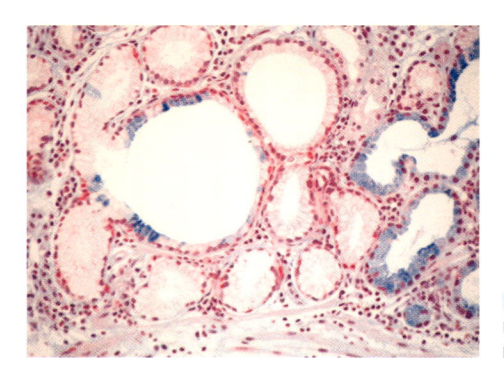

Fig. 24-12. Glândulas mistas com células mucosas e caliciformes.

ESÔFAGO DE BARRETT

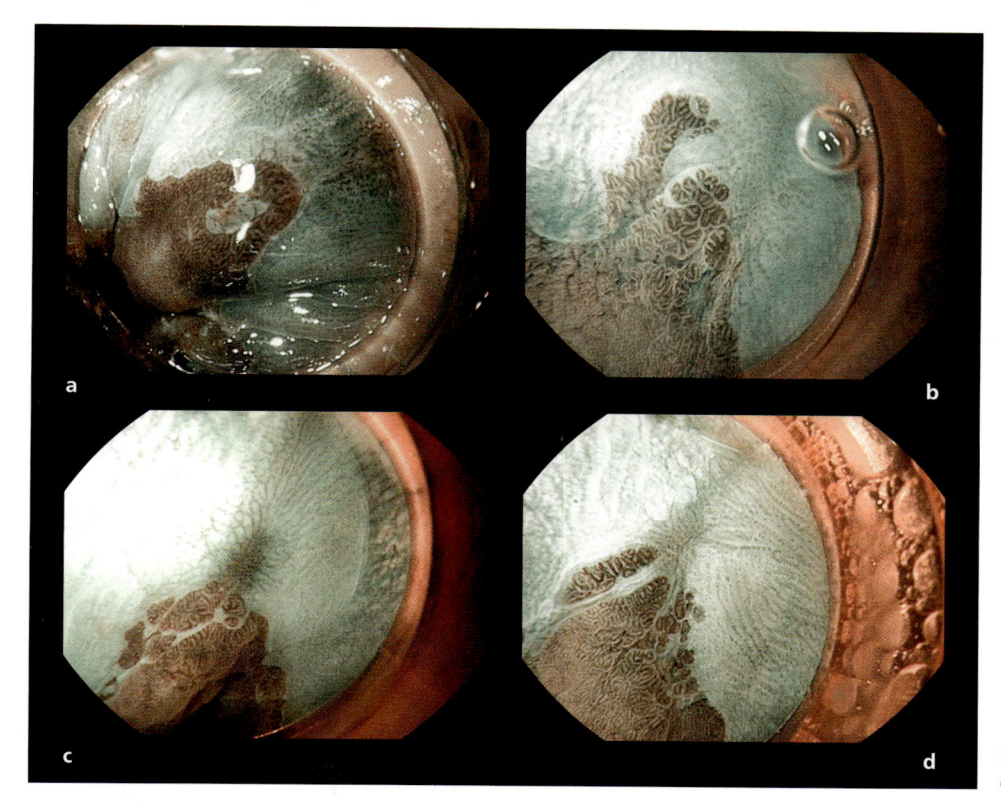

Fig. 24-13. (a-d) Segmentos ultracurtos de epitélio colunar.

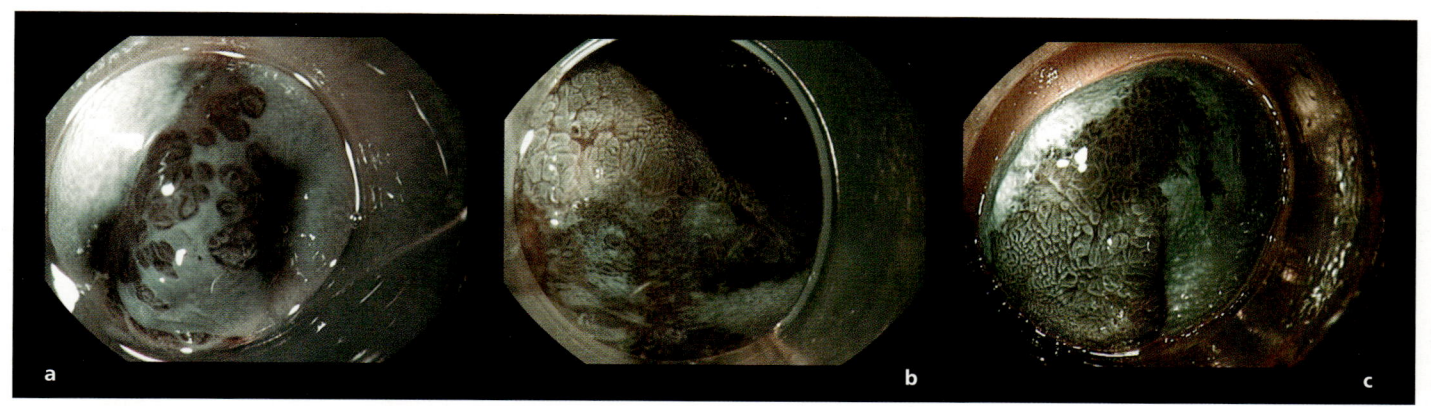

Fig. 24-14. (a-c) Erosões esofágicas com pequenas estruturas anelares na área erodida.

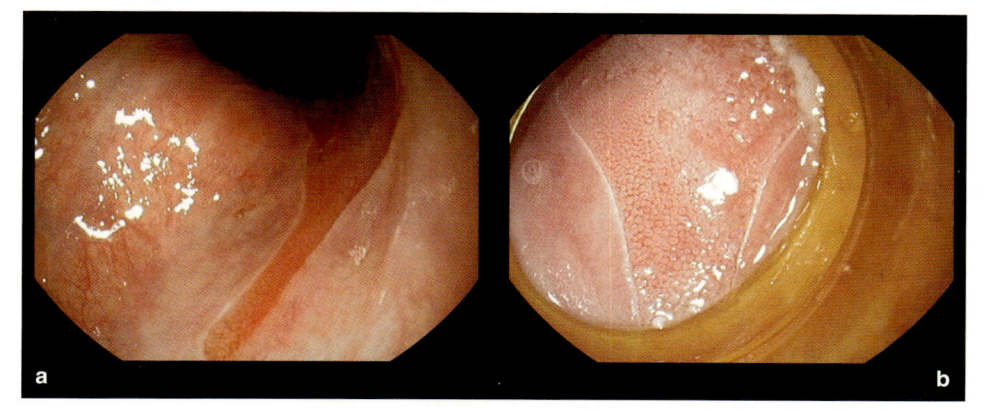

Fig. 24-15. (a) Extenso do segmento de epitélio colunar na porção distal do esôfago de paciente portador de DRGE. **(b)** Mesma área, mostrada em alta resolução, magnificação e aplicação de ácido acético diluído a 1%. O relevo foveolar é muito nítido, as criptas aparecem como pequenos orifícios no centro das papilas, e o conjunto mostra muita simetria, semelhante a um favo de mel. A biópsia dirigida a essa área mostrou epitélio colunar com metaplasia intestinal do tipo completa (epitélio tipo intestino delgado).

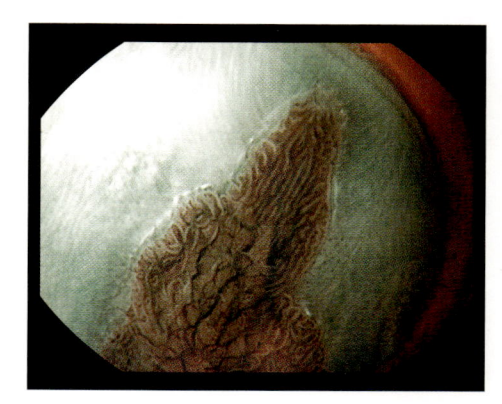

Fig. 24-16. Pequena área de epitelização colunar na porção distal do esôfago, junto à transição escamocolunar. É notável como o relevo foveolar é formado por longas papilas paralelas acima de área atrófica, onde a vascularização é bem visível. Esse padrão foi descrito como "pilórico",[60] e a biópsia confirmou metaplasia pseudopilórica com hiperplasia foveolar.

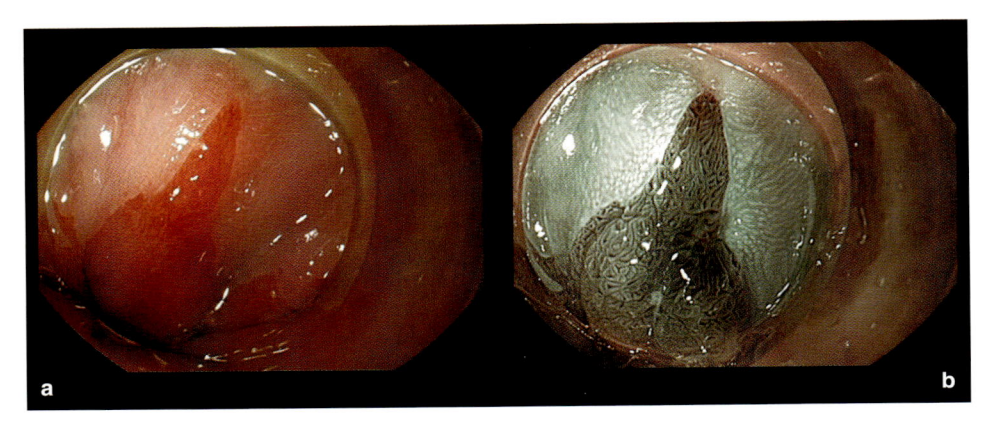

Fig. 24-17. (**a**) Área de epitelização colunar no esôfago que exemplifica bem o conceito de "Barrett curto" (os Consensos Brasileiros da DRGE recomendam evitar esse diagnóstico nos laudos endoscópicos, antes da confirmação pela biópsia da metaplasia intestinal). (**b**) Mesma área em NBI e magnificação mostrando relevo foveolar, tipo cerebriforme, muito sugestivo da metaplasia intestinal. A biópsia confirmou essa suspeita.

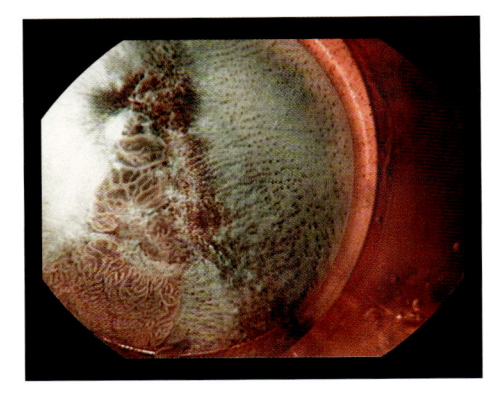

Fig. 24-18. Erosão na porção distal do esôfago, tendo ao lado área de epitelização colunar, com edema e distorção morfológica das papilas. A biópsia mostrou displasia de baixo grau.

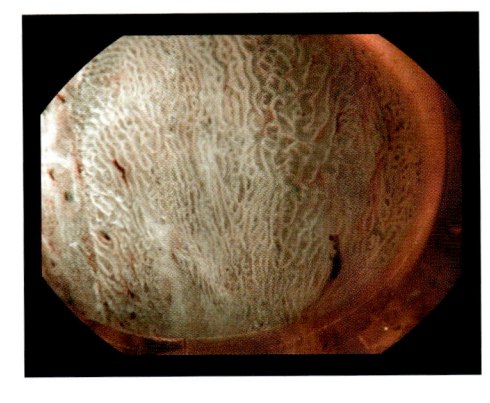

Fig. 24-19. Extensa área de edema e significativas distorções do relevo papilar em paciente com apresentação clássica do EB e esofagite erosiva grau C na classificação de Los Angeles. Como no caso anterior, a biópsia mostrou displasia de baixo grau.

Os termos displasia de baixo e alto graus continuam sendo amplamente utilizados, apesar da baixa concordância interobservadores na análise dos cortes histopatológicos. As divergências são mais significativas quando comparam-se patologistas orientais (que tendem a diagnosticar mais amplamente como graus mais altos) com os ocidentais. Essa divergência motivou a elaboração do Consenso de Viena,[64] que estabeleceu critérios para separar as lesões regenerativas com grande proliferação celular (displasias de baixo grau) daquelas definitivamente neoplásicas (displasias de alto grau, que já devem ser consideradas câncer). Os consensualistas recomendaram também que fossem evitados os termos displasias. Apesar de seus esforços, a classificação de Viena não é amplamente utilizada.

A Figura 24-20 mostra um caso de Esôfago de Barrett com intensa esofagite (exsudato fibrinoso, erosões e áreas de edema que assumem aspecto pseudopolipoide). A biópsia revelou displasia e houve divergência entre dois patologistas quanto ao grau. Após 90 dias com dose dupla de IBP, nova biópsia não mostrou displasia de acordo com os mesmos patologistas. O caso exemplifica também dois outros aspectos do EB: 1) a importância de as biópsias serem realizadas na ausência de processo inflamatório exuberante; 2) provavelmente, o Esôfago de Barrett instala-se muito rapidamente a partir de vários clones celulares distribuídos por todo o segmento que sofrerá a metaplasia, durante episódio de intensa esofagite do refluxo. Fortalece essa hipótese o fato de que são raríssimos os relatos na literatura de pacientes com DRGE, submetidos a várias endoscopias, em que o desenvolvimento da doença pôde ser constatado.[32] O fato de uma vez instalado o EB não progredir nem regredir também fortalece a hipótese de um verdadeiro cataclisma em sua instalação.

A Figura 24-21 mostra pequena área de epitélio colunar acima da linha Z com elevação de aspecto nodular em seu centro. Nesta área elevada, o relevo papilar é muito distorcido, e as criptas praticamente imperceptíveis. A biópsia revelou displasia de alto grau, confirmada por três patologistas. Como o estudo por PET-*scan* mostrou gânglio mediastinal suspeito, foi encaminhado à esofagectomia. A análise da peça confirmou invasão ganglionar. O caso é exemplar de que: 1) as displasias de alto grau devem ser consideradas neoplasias; 2) lesões muito pequenas podem ter gânglios comprometidos; 3) a endoscopia não permite a avaliação da profundidade da lesão; 4) adenocarcinomas podem surgir em segmentos muito curtos de epitélio colunar.

TRATAMENTO DO ESÔFAGO DE BARRETT (CLÍNICO, CIRÚRGICO E ENDOSCÓPICO)

Nos primeiros parágrafos desse capítulo, foi referido que a grande atenção dada ao Esôfago de Barrett é consequência do significativo aumento da frequência de adenocarcinoma do esôfago distal, prin-

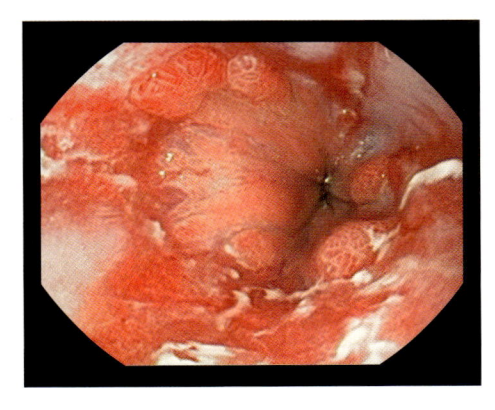

Fig. 24-20. Esôfago de Barrett com intensa esofagite.

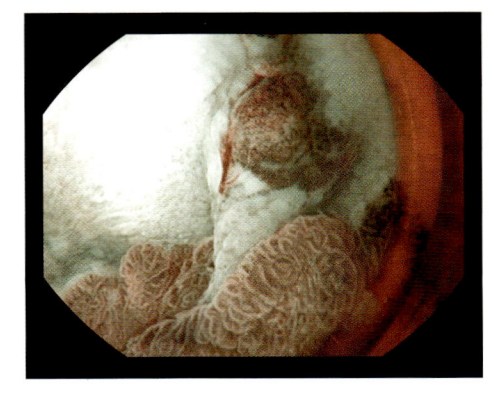

Fig. 24-21. Pequena área de epitélio colunar acima da linha Z com elevação de aspecto nodular em seu centro.

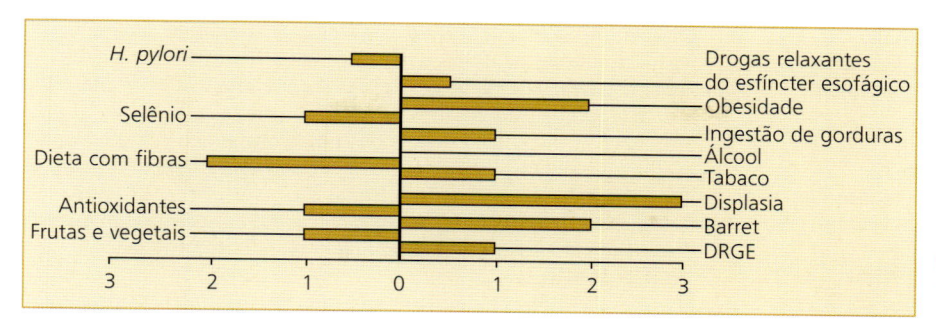

Fig. 24-22. Fatores associados ao desenvolvimento de adenocarcinomas somados ou independentes da existência de EB.

cipalmente nos países ocidentais, e da inegável relação entre as duas doenças. Entretanto, inúmeros fatores com diferentes pesos têm sido associados ao desenvolvimento desses tumores somados ou independentes da existência de EB.[37] Eles estão resumidos na Figura 24-22.

A doença deve ser tratada como multifatorial, sendo que a doença do refluxo gastroesofágico ocupa papel central. Assim, tratar a DRGE de forma eficaz é fundamental. Especificamente quanto à abordagem do epitélio metaplásico, os consensos e metanálises são praticamente unânimes em afirmar que não há conclusões definitivas, fundamentadas em aceitáveis níveis de evidência, de que a terapêutica farmacológica, cirúrgica ou endoscópica previna sua evolução para o adenocarcinoma.[19,22,30,56]

O tratamento cirúrgico tem sido posicionado como mais eficaz do que o tratamento medicamentoso no controle do refluxo.[65] Cita-se o aumento da apoptose celular após a cirurgia antirrefluxo como argumento a seu favor.[66] Outro argumento é o desenvolvimento de pólipos gástricos, após tratamento clínico prolongado com altas doses de inibidores da bomba de prótons.[67] Entretanto, não há referências na literatura que sejam do conhecimento dos autores, das consequências práticas deste fato. A terapêutica clínica também diminui a expressão de oncôgenese pela inibição do efeito genotóxico do ácido.[68]

Estudo randomizado comparando tratamento clínico e cirúrgico em pacientes acompanhados por mais de 5 anos mostrou o desenvolvimento de displasia de alto grau em dois pacientes de cada grupo e nenhum adenocarcinoma.[69] Os autores sugerem que possa haver algum benefício com esses tratamentos, sem diferença entre ambos, porém ressaltando a necessidade de mais provas no futuro.

Metanálises sugerem que a quimioprevenção, com ácido acetilsalicílico e anti-inflamatórios não esteroidais (inclusive os seletivos na inibição da COX-2), possa oferecer alguma proteção contra o desenvolvimento do câncer.[70] Sua indicação, entretanto, deve ser restrita a ensaios controlados.

Com relação à terapêutica endoscópica, particularmente a ablação do epitélio metaplásico por qualquer técnica (mecânica, química, térmica etc.), os resultados iniciais promissores foram substituídos por avaliações mais realistas: a ablação completa é difícil, e a recorrência é frequente.[71] Assim, os consensos várias vezes citados e a expressiva maioria das metanálises e publicações metodologicamente consistentes recomendam o uso de procedimentos endoscópicos terapêuticos somente em protocolos de investigação e centros de referência. Isso é válido para as ablações epiteliais, mucosectomias e dissecções submucosas do epitélio de Barrett, displasias, adenocarcinomas intraepiteliais e precoces (Fig. 24-23).

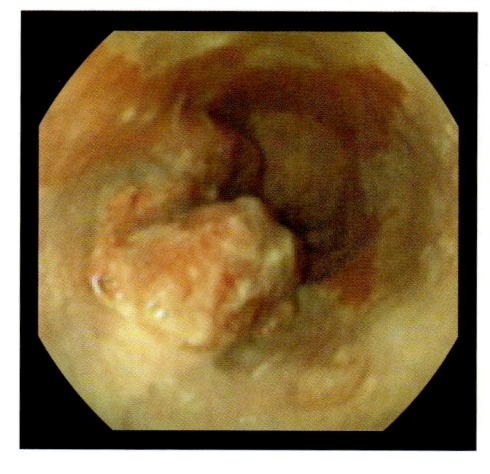

Fig. 24-23. Adenocarcinoma em esôfago de Barrett.

REFERÊNCIAS BIBLIOGRÁFICAS

1. Devesa SS, Blot WJ, Fraumeni Jr JF. Changing patterns in the incidence of esophageal and gastric carcinoma in the United States. *Cancer* 1998 Nov. 15;83(10):2049-53.
2. Lagergren J. Adenocarcinoma of oesophagus: what exactly is the size of the problem and who is at risk? *Gut* 2005 Mar.;54 (Suppl 1):i1-i5.
3. Cameron AJ. The history of Barrett esophagus. *Mayo Clin Proc* 2001 Jan.;76(1):94-96.
4. Barrett NR. Chronic peptic ulcer of the oesophagus and 'oesophagitis'. *Br J Surg* 1950 Oct.;38(150):175-82.
5. Allison PR, Johnstone AS. The oesophagus lined with gastric mucous membrane. *Thorax* 1953;8:87-101.
6. Paull A, Trier JS, Dalton MD et al. The histologic spectrum of Barrett's esophagus. *N Engl J Med* 1976 Aug. 26;295(9):476-80.
7. Offner FA, Lewin KJ, Weinstein WM. Metaplastic columnar cells in Barrett's esophagus: a common and neglected cell type. *Hum Pathol* 1996 Sept.;27(9):885-89.
8. Krishnamurthy S, Dayal Y. Pancreatic metaplasia in Barrett's esophagus. An immunohistochemical study. *Am J Surg Pathol* 1995 Oct.;19(10):1172-80.
9. Weinstein WM. Barrett's esophagus: etiology and transformation to malignancy. In: American Gastroenterological Association. *Envolving concepts in gastrointestinal and liver diseases*. Digestive disease week postgraduate course: 1995. California: AGA, 1995.
10. Skinner DB, Walther BC, Riddell RH et al. Barrett's esophagus. Comparison of benign and malignant cases. *Ann Surg* 1983 Oct.;198(4):554-65.
11. Spechler SJ, Zeroogian JM, Antonioli DA et al. Prevalence of metaplasia at the gastro-oesophageal junction. *Lancet* 1994;344:1533-36.
12. Sharma P, Morales TG, Sampliner RE. Short segment Barrett's esophagus: the need for standartization of the definition and of endoscopic criteria. *Am J Gastroenterol* 1998;93:1033-36.
13. Morales TG, Sampliner RE, Bhattacharya A. Intestinal metaplasia of the gastric cardia. *Am J Gastroenterol* 1997;92:414-18.
14. Nandurkar S, Talley NJ, Martin CJ et al. Short segment Barrett's oesophagus: prevalence, diagnosis and associations. *Gut* 1997;40:710-15.
15. Trudgill NJ, Suvarna SK, Kapur KC et al. Intestinal metaplasia at the squamocolumnar junction in patients attending for diagnostic gastroscopy. *Gut* 1997;41:585-89.
16. Odze RD. Pathology of the gastroesophageal junction. *Semin Diagn Pathol* 2005 Nov.;22(4):256-65.
17. Malfertheiner P, Peitz U. The interplay between Helicobacter pylori, gastro-oesophageal reflux disease, and intestinal metaplasia. *Gut* 2005 Mar.;54(Suppl 1):i13-20.
18. Sharma P, Dent J, Armstrong D et al. The development and validation of an endoscopic grading system for Barrett's esophagus: the Prague C & M criteria. *Gastroenterology* 2006 Nov.;131(5):1392-99.

19. Moraes-Filho J, Cecconello I, Gama-Rodrigues J et al. Brazilian Consensus Group. Brazilian consensus on gastroesophageal reflux disease: proposals for assessment, classification, and management. *Am J Gastroenterol* 2002 Feb.;97(2):241-48.
20. Boyce HW. Endoscopic definitions of esophagogastric junction regional anatomy. *Gastrointest Endosc* 2000 May;51(5):586-92.
21. Spechler SJ. Screening and surveillance for complications related to gastroesophageal reflux disease. *Am J Med* 2001 Dec. 3;111(Suppl 8A):130S-36S.
22. Wang KK, Sampliner RE. Practice Parameters Committee of the American College of Gastroenterology. Updated guidelines 2008 for the diagnosis, surveillance and therapy of Barrett's esophagus. *Am J Gastroenterol* 2008 Mar.;103(3):788-97.
23. Locke GR 3rd, Talley NJ, Fett SL et al. Prevalence and clinical spectrum of gastroesophageal reflux: a population-based study in Olmsted County, Minnesota. *Gastroenterology* 1997 May;112(5):1448-56.
24. Moraes-Filho JP, Chinzon D, Eisig JN et al. Prevalence of heartburn and gastroesophageal reflux disease in the urban Brazilian population. *Arq Gastroenterol* 2005 Apr.-June;42(2):122-27. Epub 2005 Aug. 24.
25. Winters C, Spurling TJ, Chobanian SJ et al. Barrett's esophagus. A prevalent, occult complication of gastroesophageal reflux disease. *Gastroenterol* 1987;92:118-24.
26. Faifer JG, Trentini EA, Tolentino MM. Incidência da metaplasia intestinal (Epitélio de Barrett) em 100 casos consecutivos de doença por refluxo gastroesofágico (estudo prospectivo). *Rev Bras Med* 1996;53:282-88.
27. Cameron AJ. What is the prevalence of long segment Barrett's esophagus? In: Giuli R, Siewert JR, Couturier D et al. (Eds.). *Barrett's esophagus: columnar lined esophagus: 250 questions - 250 answer*. Paris: OESO, 2003:60-62, vol. I.
28. Van Soest EM, Dieleman JP, Siersema PD et al. Increasing incidence of Barrett's oesophagus in the general population. *Gut* 2005;54:1062-66.
29. Chang JY, Talley NJ, Locke GR 3rd et al. Population screening for barrett esophagus: a prospective randomized pilot study. *Mayo Clin Proc* 2011 Dec.;86(12):1174-80.
30. Shaheen N, Ransohoff DF. Gastroesophageal reflux, barrett esophagus, and esophageal cancer: scientific review. *JAMA* 2002 Apr. 17;287(15):1972-81.
31. Hvid-Jensen F, Pedersen L, Drewes AM et al. Incidence of adenocarcinoma among patients with Barrett's esophagus. *N Engl J Med* 2011 Oct. 13;365(15):1375-83.
32. Cameron AJ, Zinsmeister AR, Balard DJ et al. Prevalence of columnar-lined (Barrett´s) esophagus: comparison of population-based clinical and autopsy findings. *Gastroenterology* 1990 Oct.;99(4):918-22.
33. Reid BJ, Weinstein WM, Lewin KJ et al. Endoscopic biopsies diagnose high-grade dysplasia or early operable adenocarcinoma in Barrett´s esophagus without grossly recognizable neoplastic lesions. *Gastroenterology* 1988;94:81-90.
34. Sampliner RE. Practice guidelines on the diagnosis, surveillance, and therapy of Barrett's esophagus. The Practice Parameters Committee of the American College of Gastroenterology. *Am J Gastroenterol* 1998 July;93(7):1028-32.
35. Sampliner RE. Practice Parameters Committee of the American College of Gastroenterology. Updated guidelines for the diagnosis, surveillance, and therapy of Barrett's esophagus. *Am J Gastroenterol* 2002 Aug.;97(8):1888-95.
36. Tolentino MM, Faifer JG, Tolentino EC. Esôfago de Barrett. In: Castro LP, Coelho LGV. (Eds.). *Gastroenterologia*. Rio de Janeiro: Medsi, 2004. p. 659-73.
37. Pera M, Manterola C, Vidal O et al. Epidemiology of esophageal adenocarcinoma. *J Surg Oncol* 2005;92:151-59.
38. Somerville M, Garside R, Pitt M et al. Surveillance of Barrett's oesophagus: is it worthwhile? *Eur J Cancer* 2008 Mar.;44(4):588-99.
39. Jankowski JA, Wright NA, Meltzer SJ et al. Molecular evolution of the metaplasia-dysplasia-adenocarcinoma sequence in the esophagus. *Am J Pathol* 1999;154:965-73.
40. Tolentino MM, Faifer JG, Moron RA et al. Barrett curto, Barrett longo: a mesma doença? In: Savassi-Rocha PR, Coelho LGV, Sanches MD et al. (Eds.). *Tópicos em gastroenterologia 14: controvérsias*. Rio de Janeiro: Guanabara Koogan, 2004. p. 65-80.
41. Madri JA. Inflammation and healing. In: Kissane JM. (Ed.). *Anderson's pathology*. 9th ed. St Louis: Mosby, 1990, vol. 1.
42. Junqueira LC, Carneiro J. *Histologia básica*. 8. ed. Rio de Janeiro: Guanabara Koogan, 1995.
43. Seery JP. Stem cells of the oesophageal epithelium. *J Cell Sci* 2002 May 1;115(Pt 9):1783-89.
44. Srivastava A, Odze RD, Lauwers GY et al. Morphologic features are useful in distinguishing Barrett esophagus from carditis with intestinal metaplasia. *Am J Surg Pathol* 2007 Nov.;31(11):1733-41.
45. Goldman MC, Beckman RC. Barrett syndrome: case report with discussion about concepts of pathogenesis. *Gastroenterology* 1960;39:104-10.
46. Mossberg SM. The columnar-lined esophagus (Barrett's syndrome): an acquired condition? *Gastroenterology* 1966;50:671-76.
47. Bremner CG, Lynch VP, Ellis FH. Barrett's esophagus: congenital or acquired. An experimental study of mucosal regeneration in the dog. *Surgery* 1970;68:209-16.
48. Salo JA, Sihvo EIT. Is there immunocytochemical evidence to support origin of Barrett's epithelium from adjacent squamous epithelium? In: Giuli R, Siewert JR, Couturier D*et al*. (Eds.). *Barrett's esophagus: columnar lined esophagus: 250 questions - 250 answers*: volume I. Paris: OESO, 2003. p. 52-55.
49. Livstone EM, Sheahan DG, Behar J. Studies of esophageal epithelial cell proliferation in patients with reflux esophagitis. *Gastroenterology* 1997;73:1315-19.
50. Pera M, Brito MJ, Poulsom R et al. Duodenal-content reflux esophagitis induces the development of glandular metaplasia and adenosquamous carcinoma in rats. *Carcinogenesis* 2000;21:1587-91.
51. Fein M, Fuchs KH, Stopper H et al. Duodenogastric reflux and foregut carcinogenesis: analysis of duodenal juice in a rodent model of cancer. *Carconogenesis* 2000;21:2079-84.
52. Colleypriest BJ, Farrant JM, Slack JM, Tosh D. The role of Cdx2 in Barrett's metaplasia. *Biochem Soc Trans*. 2010 Apr.;38(2):364-9.
53. Riddell RH. The genesis of Barrett esophagus: has a histologic transition from gastroesophageal reflux disease-damaged epithelium to columnar metaplasia ever been seen in humans? *Arch Pathol Lab Med* 2005 Feb.;129(2):164-69.
54. Spechler SJ. Clinical practice. Barrett's Esophagus. *N Engl J Med* 2002 Mar. 14;346(11):836-42.
55. Watson A, Sampliner RE, Appelman HD et al. The definition of "Barrett's esophagus". Consensus of a Panel at the end of the 6th OESO World Congress. In: Giuli R, Siewert JR, Couturier D et al. (Eds.). *Barrett's esophagus: columnar lined esophagus: 250 questions – 250 answers*. Paris: OESO, 2003. p. 1-4, vol. I.
56. Vakil N, van Zanten SV, Kahrilas P et al. Global Consensus Group. The Montreal definition and classification of gastroesophageal reflux disease: a global evidence-based consensus. *Am J Gastroenterol* 2006 Aug.;101(8):1900-20; quiz 1943.
57. Liu W, Hahn H, Odze RD et al. Metaplastic esophageal columnar epithelium without goblet cells shows DNA content abnormalities similar to goblet cell-containing epithelium. *Am J Gastroenterol* 2009 Apr.;104(4):816-24.
58. Herrero LA, Weusten BL, Bergman JJ. Autofluorescence and narrow band imaging in Barrett's esophagus. *Gastroenterol Clin North Am* 2010 Dec.;39(4):747-58.
59. Tolentino MM, Faifer JG, Tolentino EC et al. Endoscopia digestiva alta na doença do refluxo gastroesofágico. In: Averbach M et al. *Atlas de endoscopia digestiva da SOBED*. Rio de Janeiro: Revinter, 2011. p. 51-63.
60. Silva FB, Dinis-Ribeiro M, Vieth M et al. Endoscopic assessment and grading of Barrett's esophagus using magnification endoscopy and narrow-band imaging: accuracy and interobserver agreement of different classification systems (with videos). *Gastrointest Endosc* 2011 Jan.;73(1):7-14.
61. Singh M, Bansal A, Curvers WL et al. Observer agreement in the assessment of narrowband imaging system surface patterns in Barrett's esophagus: a multicenter study. *Endoscopy* 2011 Sept.;43(9):745-51.
62. Endo T, Awakawa T, Takahashi H et al. Classification of Barrett's epithelium by magnifying endoscopy. *Gastrointest Endosc* 2002 May;55(6):641-47.
63. Mannath J, Subramanian V, Hawkey CJ et al. Narrow band imaging for characterization of high grade dysplasia and specialized intestinal metaplasia in Barrett's esophagus: a meta-analysis. *Endoscopy* 2010 May;42(5):351-59. Review.
64. Schlemper RJ, Riddell RH, Kato Y et al. The Vienna classification of gastrointestinal epithelial neoplasia. *Gut* 2000 Aug.;47(2):251-55.

65. Gurski RR, Peters JH, Ghagen JA et al. Barrett´s esophagus can and does regress after antireflux surgery: a study of prevalence and predictive features. *J Am Coll Surg* 2003;196:706-12.
66. Chen LQ, Hu CY, Der Sarkissian S et al. Apoptosis in Barrett´s oesophagus following antireflux surgery. *Br J Surg* 2002;89:1444-49.
67. Schenk BE, Cats A, Kuipers EJ. Is development of gastric polyps during proton pump inhibitor therapy related to the length of treatment? In: Giuli R, Siewert JR, Couturier D et al. (Eds.). *Barrett's esophagus: columnar lined esophagus: 250 questions – 250 answers*. Paris: OESO, 2003. p. 472-74, vol. II.
68. Svoboda AC, Tillisch-Svoboda S, Morris PL. Can any correlation between gastric polyps development and dysplasia be anticipated in Barrett's patients? In: Giuli R, Siewert JR, Couturier D et al. (Eds.). *Barrett's esophagus: columnar lined esophagus: 250 questions – 250 answers*. Paris: OESO, 2003. p. 474-77, vol. II.
69. Parilla P, Martinez de Haro LF, Ortiz A et al. Long-term results of a randomized prospective study comparing medical and surgical treatment of Barrett´s esophagus. *Ann Surg* 2003;237:291-98.
70. Corley DA, Kerlekowske K, Verma R et al. Protective association of aspirin/NSAIDs and esophageal cancer: a systematic review and meta-analysis. *Gastroenterology* 2003;124:47-56.
71. Koop H. Gastroesophageal reflux disease and Barrett´s esophagus. *Endoscopy* 2004;36:103-9.

CAPÍTULO 25

ESOFAGITES ESPECÍFICAS

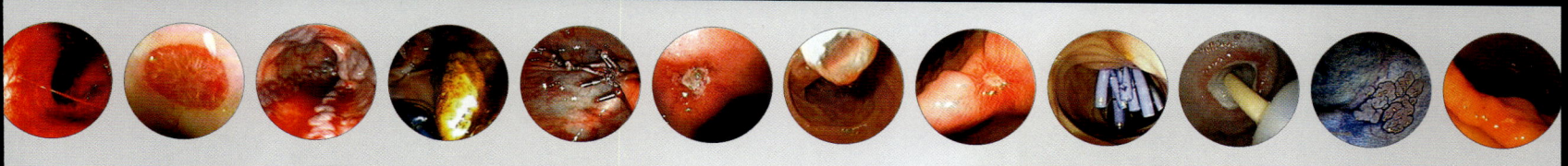

25-1 ESOFAGITE INFECCIOSA

ANA MARIA ZUCCARO

INTRODUÇÃO

O acometimento inflamatório da mucosa do esôfago é uma afecção comum na prática médica, sendo a principal causa o refluxo gastroesofágico. Entretanto, causas menos frequentes, como a esofagite infecciosa (EI), esofagite eosinofílica (EE) e a induzida por comprimidos, fazem parte do painel de lesões da mucosa esofágica.

A EI é uma doença observada, na maior parte dos casos, nos pacientes com comprometimento do sistema imunológico. Nesses indivíduos, ocorre principalmente nos infectados pelo vírus da imunodeficiência humana (HIV) ou submetidos à quimioterapia e/ou uso de imunossupressores, particularmente no tratamento das doenças malignas hematológicas e transplante de órgãos. O acometimento infeccioso do esôfago nos indivíduos com sistema imune preservado ocorre em diversos contextos clínicos.

A partir de 1995, houve redução drástica na prevalência da EI, após o controle da infecção pelo HIV, através da terapia antirretroviral altamente ativa (HAART). Na atualidade, a EI é descrita tanto nos indivíduos com depressão imunológica de outras etiologias, quanto nos imunocompetentes, com incidência e repercussões sistêmicas distintas.

Devemos considerar que a EI cursa com manifestações clínicas importantes, que ocasionam uma morbidade adicional, resultante da redução da ingesta oral de alimentos. A sintomatologia leva ao agravamento do estado nutricional e aumento da morbimortalidade das doenças associadas. Esta complicação clínica adicional da EI nos obriga a uma correta identificação do agente etiológico para o tratamento adequado da doença. A endoscopia digestiva alta (EDA) possui papel fundamental na tomada de decisão terapêutica, sendo considerada padrão ouro para os diagnósticos diferencial e etiológico das lesões inflamatórias da mucosa esofágica.

SINTOMAS CLÍNICOS

Os sintomas mais comuns da doença esofágica são a odinofagia, disfagia e dor torácica retroesternal. As diversas afecções que acometem o órgão podem causar esses sintomas, em maior ou menor grau, que são inespecíficos para a determinação do agente etiológico.

A anamnese clínica cuidadosa, incluindo a avaliação das doenças passadas ou atuais e a listagem de todos os medicamentos de uso contínuo ou recente, é necessária para compor o quadro clínico que nos auxilia no diagnóstico. A anamnese alimentar contribui para delinear a restrição da ingesta oral e o grau de comprometimento nutricional, associados à disfagia e à odinofagia. Outros sintomas, como tosse, febre e emagrecimento, podem estar presentes.

A EI, em condições especiais, manifesta-se por complicações graves, sendo relatadas a hemorragia digestiva, estenose, fistulização ou perfuração.

ROTA DE INVESTIGAÇÃO DIAGNÓSTICA

O diagnóstico da EI é fundamentado nos dados clínicos, exame físico com inspeção da orofaringe, achados endoscópicos e histopatológicos.

Nos pacientes imunocomprometidos, o diagnóstico correto com a identificação do agente etiológico assume especial relevância, podendo impactar na qualidade de vida e sobrevida desses indivíduos.

A endoscopia digestiva alta (EDA) é o procedimento de eleição para o diagnóstico das EIs e o primeiro exame a ser realizado. O método permite o exame direto da mucosa e a obtenção de material para análise, através das biópsias e escovados citológicos. É o método que possui maior sensibilidade e especificidade.

O exame endoscópico possibilita a avaliação ou exclusão de outras lesões concomitantes do trato digestivo alto. Na presença de lesões ulceradas, devemos obter fragmentos das margens e do centro da lesão, de modo a assegurar amostragem de epitélio escamoso (para identificação do herpes *simplex*) e do centro da lesão (para o citomegalovírus). Os escovados citológicos, quando realizados nas áreas de mucosa anormal, melhoram o diagnóstico das biópsias.[31]

O papel do endoscopista é fundamental neste processo diagnóstico. O reconhecimento morfológico das lesões, sua descrição detalhada e a obtenção de material adequado possuem importância crucial na orientação do estudo histopatológico, da necessidade de técnicas especiais, culturas ou imunoistoquímica.

O aspecto macroscópico das lesões é a base para o diagnóstico das esofagites. Esta descrição minuciosa se faz necessária, porque o esôfago é um órgão que possui uma gama limitada de respostas a uma ampla variedade de lesões e agentes etiológicos. Desse modo, os achados histopatológicos de diferentes doenças, muitas vezes, se sobrepõem. O etiológico das lesões inflamatórias do esôfago é dependente da correlação de imagens endoscópicas e microscópicas. Esta importância é ainda mais significativa nos processos infecciosos.[25]

A avaliação endoscópica é mandatória nas queixas típicas, como dor retroesternal, disfagia e/ou odinofagia, principalmente naquelas de instalação súbita. Esta indicação é a mesma, tanto nos indivíduos com sistema imune preservado, em que o tratamento deve ser dirigido para a condição predisponente e o agente infeccioso, quanto nos estados de imunodepressão.

A experiência clínica admite a terapia empírica inicial com drogas antifúngicas nos pacientes imunodeprimidos sintomáticos, sem manifestações sistêmicas concomitantes, especialmente os portadores de AIDS, linfoma ou leucemia. Entretanto, o diagnóstico etiológico da EI é fundamental para o tratamento da infecção e redução da morbimortalidade.[29]

O espectro clínico da EI possui, como principal marcador, a competência imunológica do indivíduo. O comprometimento sistêmico, as manifestações clínicas, o curso evolutivo e as complicações são determinados a partir dela.

ESOFAGITE INFECCIOSA EM INDIVÍDUOS COM SISTEMA IMUNOLÓGICO PRESERVADO

O acometimento infeccioso do esôfago também é relatado em indivíduos com competência imunológica. Neste último grupo, destacam-se, particularmente, os portadores de doenças esofágicas que cursam com estase intraluminal prolongada; alterações motoras ou obstrução mecânica, como, por exemplo, no pós-operatório de fundoplicatura. Pacientes alérgicos em uso de corticoterapia tópica para asma ou rinite também apresentam uma maior incidência de EI, principalmente por fungos.

Candidíase esofagiana (CE)

A *Candida, tropicalis e albicans* em sua maioria, é o principal agente infeccioso nos indivíduos sem comprometimento imunológico por vírus, drogas imunossupressoras ou câncer.[20]

O acometimento do esôfago pelo fungo pode ocorrer apenas através da colonização ou associada a alterações inflamatórias e invasão epitelial – esofagite fúngica.

Nos pacientes portadores de alterações motoras do órgão, a estase prolongada, presente na acalasia e na esclerodermia, é a condição predisponente para a infecção. A CE nos portadores de acalasia é de difícil controle clínico, até que se institua um tratamento efetivo para a doença, com o restabelecimento do esvaziamento esofágico.

Na esclerodermia, um outro fator predisponente para a esofagite fúngica é a supressão do ácido, através do uso de IBP. A prevalência de candidíase esofágica na esclerodermia é de 44% naqueles que não fazem uso de IBP, contra 89%, no curso de supressão ácida.[14]

Como já referido, o uso de corticoides tópicos eleva o risco para a CE. Neste grupo estão incluídos os portadores de EE, em que o tratamento preconizado para a doença é a deglutição de fluticasona.[19]

As demais condições clínicas, igualmente predisponentes para a candidíase esofágica, são o diabetes melito, a insuficiência suprarrenal, a supressão ácida por IBP, o alcoolismo e depressão imunológica biológica própria da idade avançada.[2,19,20,43] A pseudodiverticulose intramural do esôfago também pode estar associada à CE.[16]

São descritos raros casos de complicação clínica, apresentando empiema fúngico secundário à perfuração do esôfago ou fístula do esôfago pleural.[6]

■ Aspecto endoscópico

O aspecto endoscópico de placas esbranquiçadas aderidas à mucosa e enantema, em graus diversos, associadas ou não a ulcerações é fortemente indicativo de EI fúngica. As placas não são removíveis através da lavagem endoscópica, e a sua retirada, com pinça ou escova, pode demonstrar a presença de lesões ulceradas ou mucosa friável (Quadro 25-1 e Fig. 25-1).[14,31]

■ Achados histopatológicos

O diagnóstico etiológico da EI fúngica é obtido pela análise histopatológica, quando se identificam esporos, hifas ou pseudo-hifas compatíveis com *Candida sp,* visualizados especialmente nas colorações especiais pela prata metenamina de Grocott e ácido periódico de Schiff (PAS). A citologia e a cultura também são utilizadas, com elevado acerto diagnóstico, principalmente nas formas leves de infecção (Fig. 25-2).[25]

Esofagite herpética (EH)

A esofagite causada pelo herpes *simplex,* mais prevalente nos pacientes imunodeprimidos, ocorre em indivíduos com imunidade preservada, na forma de infecção primária por propagação direta da lesão da orofaringe ou, mais comumente, como reativação da virose latente. A EH pode acometer indivíduos de todas as idades, incluindo crianças, adolescentes e idosos.[5,8,37]

A infecção herpética orolabial geralmente é causada pelo tipo 1 (HSV – 1), consequentemente, a EH é predominantemente causada pelo HSV-1. Existem relatos esporádicos de lesão por HSV-2, responsável pela infecção herpética genital, em imunocompetentes.[5,8]

A EH pode apresentar a forma subclínica, em pacientes com lesões de orofaringe ou através dos sintomas clássicos de odinofagia (60%), febre (51%) e dor retroesternal (46%) intensa. Apenas 25% dos pacientes apresentam sintomas respiratórios ou lesão orolabial, antecedendo as queixas esofágicas.

Quadro 25-1. Aspecto endoscópico da esofagite por *Candida*

Grau	Descrição
I	Poucas placas brancas elevadas de até 2 mm, com hiperemia, mas sem edema ou ulceração
II	Múltiplas placas brancas elevadas maiores que 2 mm, com hiperemia e edema, mas sem ulceração
III	Placas elevadas confluentes, lineares e nodulares, com hiperemia e ulceração
IV	Achados do Grau III com presença de membranas friáveis e, ocasionalmente, diminuição do lúmen esofágico

Fonte: Kodsi BE *et al.* Candida Esophagitis: a prospective study of 27 cases. Gastroenterology, 1976;71(5):715-19.

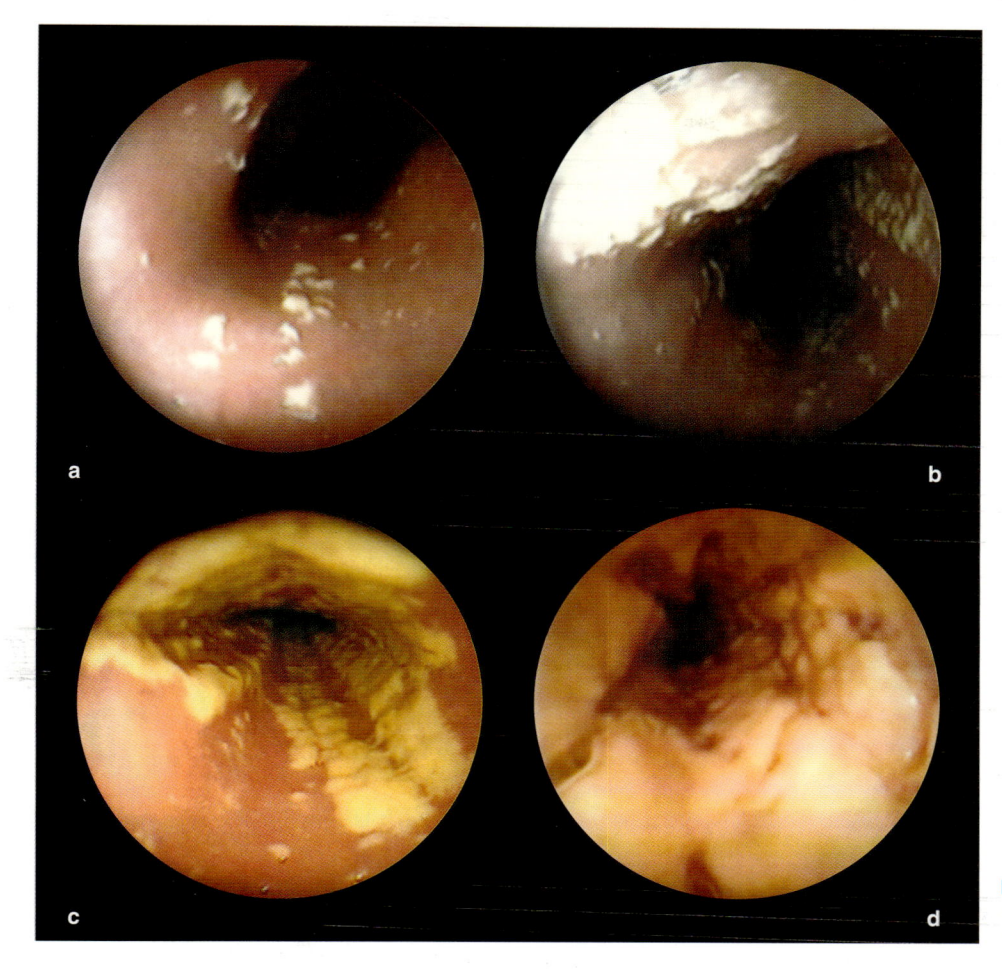

Fig. 25-1. (a-d) Esofagite fúngica. Aspecto endoscópico. Apresentação da classificação de candidíase esofágica.

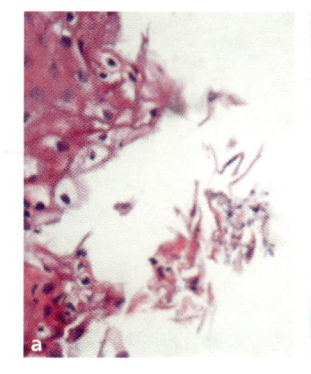

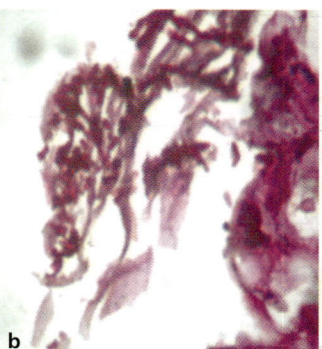

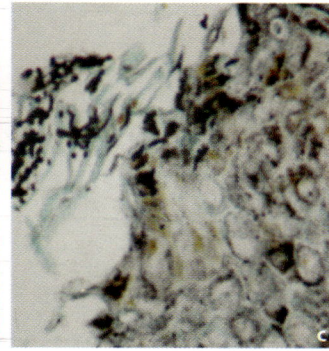

Fig. 25-2. Esofagite fúngica. Aspectos histopatológicos: esporos e hifas septadas na superfície do epitélio. (**a**) Fotomicrografia 400× – coloração hematoxilina eosina. (**b**) Fotomicrografia 400× – coloração PAS. (**c**) Fotomicrografia 400× – coloração prata metenamina de Grocott.

A maioria dos casos cursa com doença autolimitada, de modo similar ao herpes labial. O sangramento digestivo é relatado em 5,3% dos casos. Outras complicações, mais raras, são a impactação alimentar, formação de fístula traqueoesofágica, necrose, perfuração e infecção sistêmica.[8]

A EE, entidade clínica com aumento significativo da incidência nos últimos anos, é descrita em associação à EH. Duas hipóteses são sugeridas para a associação de EE e EH: que a infecção viral cause a lesão da mucosa esofágica, desencadeando uma resposta aumentada que facilita o desenvolvimento posterior da EE ou indivíduos com EE possuam uma possível desregulação da resposta imunológica, alterando a função da barreira esofágica, permitindo a entrada do vírus e o desencadeamento da EH.[4]

■ **Achados endoscópicos**

A EH no indivíduo com imunidade preservada apresenta o aspecto endoscópico de pequenas vesículas arredondadas, de 1 a 3 mm ou pequenas úlceras rasas bem delimitadas (58%), que acomete a mucosa das porções média e distal do órgão (83%). A mucosa de permeio é tipicamente normal do estádio inicial (Fig. 25-3).[14,31]

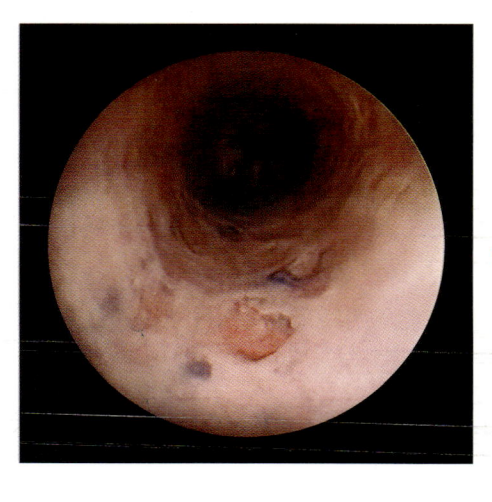

Fig. 25-3. Esofagite herpética. Aspecto endoscópico. Cromoendoscopia com azul de metileno. Mucosa apresentando vesículas e úlceras rasas distribuídas nas porções média e distal do esôfago.

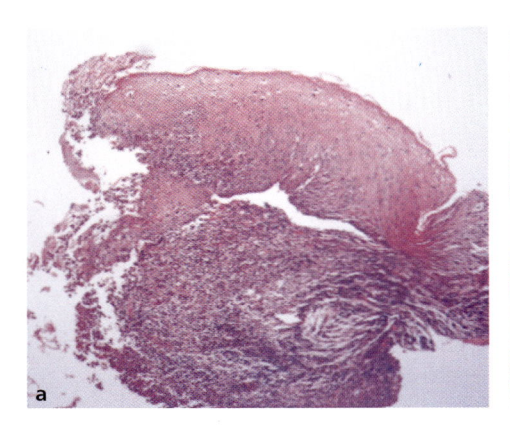

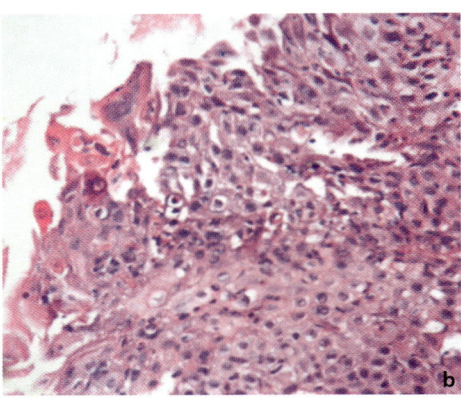

Fig. 25-4. Esofagite herpética. Aspecto histopatológico. (**a**) Fotomicrografia 100× – coloração HE: epitélio escamoso com ulceração mostrando a desintegração das células escamosas. (**b**) Fotomicrografia 400× – coloração HE: células com núcleos "em vidro fosco" e multinucleadas.

▪ Achados histopatológicos

O diagnóstico etiológico é realizado pelo estudo histopatológico. Considerando-se que o HSV fica confinado ao epitélio escamoso, as biópsias possuem positividade, quando realizadas nas margens das úlceras. A associação à imunoistoquímica e à hibridização *in situ* pode aumentar a sensibilidade. As culturas de tecido são mais sensíveis que as culturas obtidas de escovados citológicos (Fig. 25-4).[25,31]

As margens das úlceras apresentam epitélio escamoso necrosado e inflamação aguda. Histiócitos monocitoides podem estar presentes. Os núcleos apresentam aspecto característico de "vidro fosco", observando-se células multinucleadas e amoldamento nuclear.[31]

Papilomavírus (HPV)

O *Human papillomavirus* (HPV) acomete o epitélio escamoso dos indivíduos saudáveis, causando verrugas e condilomas, podendo ser uma doença sexualmente transmissível. A EI pelo HPV é tipicamente assintomática.[20]

A infecção pelo HPV é descrita como fator de risco para o carcinoma de células escamosas em diversos órgãos.[39] A integração do genoma do HPV com o da célula do hospedeiro sugere que a infecção persistente possua um papel importante na carcinogênese.[47]

A associação entre a infecção pelo HPV e o carcinoma de células escamosas do esôfago (CCEE) apresenta resultados divergentes na literatura médica, existindo variações geográficas e regionais marcantes. É descrita, desde a ausência do HPV, até positividade de 60-70% nos fragmentos de biópsias obtidas no CCEE, tanto por reação de cadeia da polimerase (PCR), quanto por hibridização *in situ*. A presença do HPV nos fragmentos de biópsias do CCEE é elevada no sul da África, nordeste da China e no Alaska. Em contraste, o HPV não é detectado em amostras obtidas de CCEE nos Estados Unidos continental, Japão Europa e Hong Kong.[15,47]

▪ Aspecto endoscópico

A lesão esofágica pelo HPV se caracteriza por pequenas elevações verrucosas, isoladas, circundadas por mucosa íntegra, localizadas preferencialmente na porção proximal do órgão. A exérese endoscópica da lesão é realizada com pinças de biópsias ou minialças de polipectomia (Figs. 25-5 e 25-6).

Doença de Chagas (DC)

A tripanossomíase americana, posteriormente denominada Doença de Chagas, é uma importante doença parasitária resultante da infecção pelo protozoário *Trypanosoma cruzi*, endêmico na América do Sul. As formas mais frequentes de transmissão da DC ainda são as vetoriais (seja via lesão resultante da picada de inseto, seja por mucosa ocular ou oral), entretanto, as transmissões transfusional e congênita também apresentam também importância epidemiológica.[38]

Após a infecção, a maioria dos indivíduos apresenta uma fase aguda assintomática. Anos ou mesmo décadas após a fase aguda da infecção, cerca de 40% dos pacientes desenvolvem as formas sintomáticas da fase crônica da doença. Nos indivíduos infectados, 10% apresentam comprometimento gastrointestinal, com o envolvimento do esôfago e dos cólons, que são, frequentemente, associados à forma cardíaca, constituindo a doença crônica mista.[38]

A disfagia é a queixa clínica predominante no megaesôfago chagásico, que pode também manifestar-se por dor retroesternal, regurgitação e tosse. Na fase inicial, os sintomas são similares aos da DRGE, e a disfagia está associada à progressão das alterações motoras. A estase prolongada, típica da DC, favorece a hiperplasia do epitélio escamoso e aumento do risco de CCEE.[20]

O diagnóstico é realizado pelo estudo radiológico contrastado do esôfago, em que a dilatação do órgão é classificada de I a IV, da EDA e manometria esofagiana. As alterações manométricas, carac-

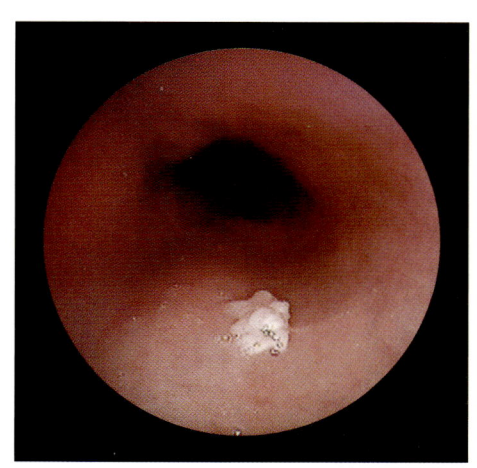

Fig. 25-5. Papiloma esofágico em imunocompetente. Aspecto endoscópico. Mucosa apresentando lesão verrucosa única.

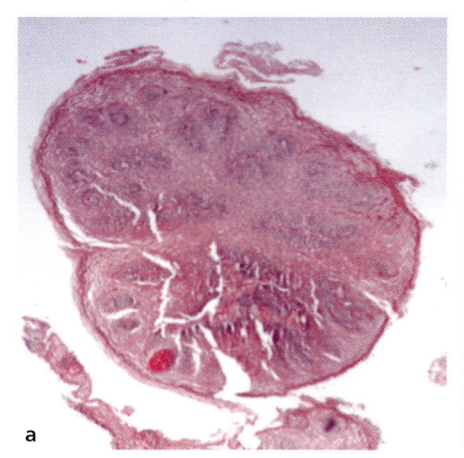

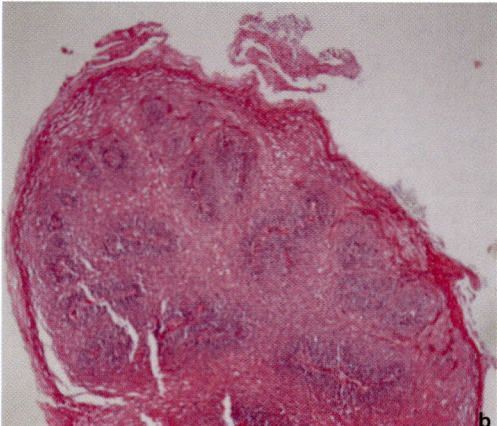

Fig. 25-6. Lesão esofágica pelo HPV. Aspecto histopatológico. (**a**) Fotomicrografia 100× – coloração HE: lesão do epitélio escamoso com paraceratose e papilomatose. (**b**) Fotomicrografia 200× – coloração HE: células paraceratóticas, papilomatose e células com coilocitose.

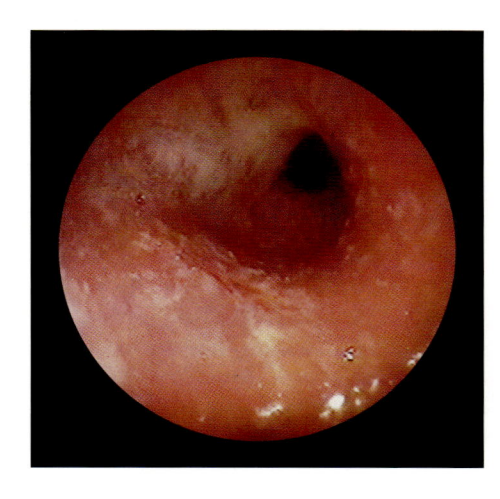

Fig. 25-7. Megaesôfago chagásico com candidíase esofagiana. Aspecto endoscópico. Presença de estase salivar, alimentar e placas de candidíase associada.

terísticas da acalasia, podem ser encontradas nos estágios iniciais da doença, em pacientes soropositivos assintomáticos (Fig. 25-7).[20]

Na DC estabelecida, a avaliação endoscópica possui importância especial na identificação das doenças associadas e/ou complicações, resultantes da estase intraluminal.[38] O diagnóstico e tratamento endoscópico são abordados em capítulo próprio. Ver capítulo Acalasia.

Sífilis

O acometimento do esôfago pelo *Treponema pallidum* é raro em indivíduos imunocompetentes. O diagnóstico de sífilis esofágica deve ser considerado em pacientes com lesões inflamatórias ou estenose do esôfago, na presença de outros sinais de sífilis terciária.[20]

Tuberculose

O trato digestivo é o sexto sítio de infecção extrapulmonar da tuberculose, após o linfático, geniturinário, ósseo, miliar e meníngea. A tuberculose esofágica é uma forma extremamente rara da infecção pelo *Mycobacterium tuberculosis,* sendo responsável apenas por 0,2 a 1% das manifestações gastrointestinais da doença. Ocorre por extensão da doença em órgãos adjacentes – envolvimento linfonodal do mediastino e comprometimento pulmonar; deglutição de secreção traqueal; disseminação hematogênica ou, raramente, como sítio primário.[24]

A apresentação clínica através da disfagia, odinofagia e dor retroesternal, acompanhada de emagrecimento e astenia, pode ser confundida com o tumor de esôfago ou outras EIs. Os pacientes podem apresentar sintomatologia típica do comprometimento esofágico, queixas pulmonares ou tosse associada à deglutição, que pode indicar presença de fístula traqueoesofágica.[24]

■ Achados endoscópicos

O acometimento do esôfago pela tuberculose ocorre predominantemente na porção média do órgão, e o achado endoscópico mais frequente é a forma ulcerada (60%). Também são descritas as apresentações hipertrófica e ulcerada ou pseudotumoral (30%), hipertrófica – espessamento da mucosa (10%), fístulas esofagobrônquicas e a compressão extrínseca do órgão (Fig. 25-8).

Ao contrário das EIs virais ou fúngicas, a doença micobacteriana do esôfago cursa com inflamação transmural. As complicações subsequentes incluem o sangramento digestivo, a fistulização e a perfuração.[24,32,35]

A ecoendoscopia pode ser empregada na avaliação do comprometimento linfonodal do mediastino, na coleta de material através de biópsias por agulha fina.[35]

■ Achados histopatológicos

A coleta de biópsias e escovado por endoscopia permite a identificação histopatológica de bacilo álcool acidorresistente (BAAR) através da coloração especial - Ziehl-Nielsen. Outros meios, como a cultura ou PCR, aumentam a acurácia diagnóstica.[7,24,32,35]

Outras infecções esofágicas nos indivíduos com sistema imunológico preservado

Raramente, outras infecções virais acometem o esôfago em indivíduos com *status* imunológico preservado. Dentre elas, a infecção pelo *Herpes-zóster* e *Epstein-Barr* é relatada como causa de esofagite ulcerada em casos isolados.[42]

O envolvimento do esôfago por outras infecções fúngicas, como a blastomicose e a histoplasmose, é citado, esporadicamente, nos indivíduos imunocompetentes.[40]

■ Achados endoscópicos

As lesões causadas pelo *Histoplasma capsulatum* apresentam-se no exame endoscópico como múltiplos e pequenos nódulos submucosos, arredondados com hiperemia, friabilidade e erosão da mucosa.[31]

ESOFAGITE INFECCIOSA NOS INDIVÍDUOS COM COMPROMETIMENTO IMUNOLÓGICO

A depressão imunológica é um fator determinante na patogenia das EIs. Nas décadas de 1980 e 1990, a doença foi comumente diagnosticada nos indivíduos portadores de imunodepressão pelo HIV. Na atualidade, a EI apresenta um novo aumento de incidência, relacionado com diversos estados de imunossupressão.

Esse ressurgimento não está associado apenas aos casos de AIDS. Ele é decorrente do aumento do número de indivíduos trans-

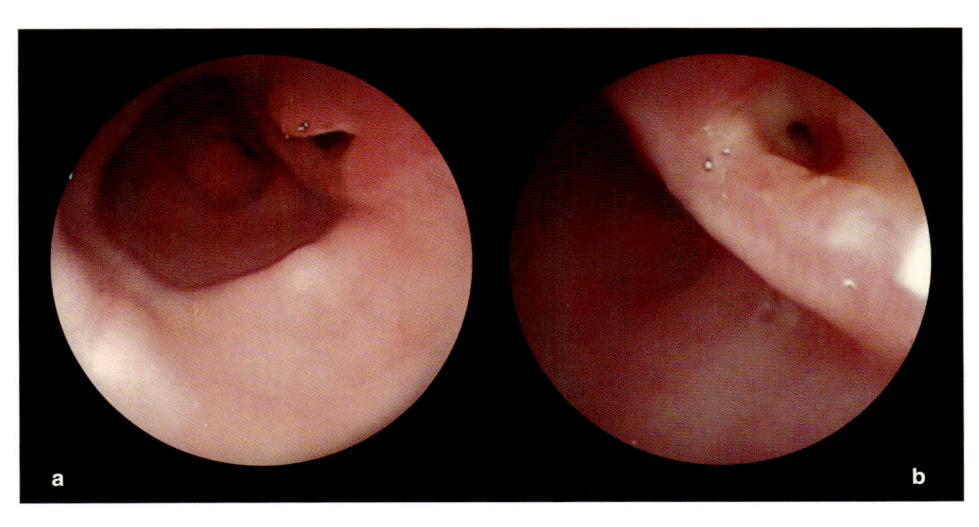

Fig. 25-8. (**a** e **b**) Tubérculos do esôfago em imunocompetente. Aspecto endoscópico. Lesão ulcerada e fistulizada localizada no esôfago médio.

plantados, possivelmente, pelos melhores resultados obtidos pelos transplantes de órgãos sólidos e células hematopoiéticas; ao uso de drogas imunossupressoras para tratamento das doenças malignas e inflamatórias e a incidência elevada de câncer.

Todos esses pacientes possuem um risco maior de acometimento infeccioso do trato gastrointestinal e subsequente morbimortalidade relacionada com a infecção. Desse modo, é necessário o reconhecimento dessas novas condições clínicas de imunossupressão e as infecções associadas, incluindo as EIs.[43]

Embora o mecanismo patogênico envolvido no surgimento da EI seja similar, observamos incidência, manifestação clínica, evolução e aspecto endoscópico distintos, associado à causa imunossupressora.

Infecção pelo vírus da imunodeficiência humana

Desde a sua descrição em 1981 até a introdução de um esquema terapêutico efetivo em 1995, a replicação viral e a consequente deterioração do sistema imunológico foram responsáveis pelo surgimento de inúmeras infecções causadas por germes oportunísticos (IO) e tumores. Nos pacientes infectados pelo HIV, o trato digestivo é acometido por infecções ou neoplasias malignas em 50 a 90% dos casos.[12] A colite infecciosa por diversos patógenos é a principal causa infecciosa, e o esôfago, o segundo sítio de infecções.

Os patógenos envolvidos nas lesões infecciosas do TGI, geralmente, estão associados à doença sistêmica. As infecções podem apresentar-se isoladas ou concomitantes. Os principais agentes infecciosos são fungos – *Candida;* vírus – CMV, HSV, Epstein Barr (EBV), HPV e HIV, as micobactérias e os protozoários – *Cryptosporidium sp* e *Pneumocystis carinii*.[11,12,41]

Em virtude da clara correlação entre a redução da competência imunológica, definida pela contagem de linfócitos CD4 e o surgimento das IOs, é possível uma estratificação de risco, a partir da contagem de CD4. As infecções que acometem os pacientes com mais de 200 células de CD4/mm^3 são causadas por germes comuns, como tuberculose e candidíase oral, e outras doenças não oportunísticas, como o linfoma. Nos pacientes com intenso imunocomprometimento (CD4 < 200 células/mm^3) surgem as IOs: candidíase esofagiana, citomegalovirose, micobacteriose atípica e outras.[42,43]

A introdução da HAART possibilitou o controle da carga viral e reconstituição do sistema imunológico, com drástica redução na incidência dessas complicações. Atualmente, prevalência das EIs nesses pacientes é de 9%. A manutenção dessas taxas nos indivíduos infectados pelo HIV com CD4 normal e controle da viremia possui causa multifatorial, estando relacionadas com a baixa aderência ao tratamento, à resistência viral às drogas e à redução da biodisponibilidade.[12,26,27,44-46]

Desse modo, a avaliação endoscópica permanece mandatória nos pacientes infectados pelo HIV, na vigência de sintomas digestivos.[44]

Ao detectarmos, através da EDA, lesões da mucosa esofágica, está indicada a realização de biópsias e/ou escovado para os diagnósticos diferencial e etiológico. A presença de mucosa esofágica íntegra possui um bom valor preditivo para a ausência de EIs nesses pacientes. Em estudo prospectivo, foram observados patógenos em apenas 0,09% das biópsias realizadas nos exames sem alterações macroscópicas da mucosa.[44] Os sintomas do acometimento esofágico por IOs são similares aos das EIs nos indivíduos com sistema imunológico preservado com intensidade e comprometimento sistêmico em graus variados.

■ Candidíase esofagiana (CE)

Após 15 anos de introdução da terapia antiviral HAART, a CE permanece como a principal doença associada à AIDS, sendo observada em 42 a 79% dos casos.

A *Candida albicans* é o principal agente infeccioso de EI nos indivíduos infectados pelo HIV coexistindo, frequentemente, com outros patógenos, principalmente o CMV. Nesses pacientes, a colonização do esôfago pode ocorrer de modo generalizado com a invasão da mucosa e submucosa.[33]

A esofagite por *Candida* pode ocorrer durante a fase aguda da infecção primária pelo HIV, em decorrência da imunossupressão transitória, antes mesmo da seroconversão ou, posteriormente, associada à deterioração imunológica.[33,44,46]

A presença de candidíase oral possui valor preditivo para a candidíase esofágica, entretanto a ausência do acometimento oral não exclui a possibilidade de lesão do esôfago.[44,46]

Em decorrência da elevada prevalência da CE, alguns autores preconizam o tratamento empírico com drogas antifúngicas em pacientes sintomáticos, reservando a avaliação endoscópica na persistência dos sintomas, após o tratamento.[46]

Aspecto endoscópico

O aspecto endoscópico da CE inclui várias graduações de acometimento, desde mucosa friável, aspecto eritematoso até a presença de pseudomembranas que recobrem toda a mucosa, associadas ou não a ulcerações. As lesões são menos proeminentes na proximidade da junção esofagogástrica. Diferentemente dos resíduos alimentares aderidos à mucosa, as placas esbranquiçadas formadas pela candidíase não podem ser removidas pela lavagem endoscópica (Quadro 25-2).[13]

O diagnóstico histopatológico é similar ao descrito nos imunocompetentes.

■ Esofagite por citomegalovírus

Os pacientes que permanecem sintomáticos após a terapia antifúngica inicial devem ser encaminhados de imediato para exame endoscópico. Em grande parte dos casos, são portadores de lesões ulceradas virais que, se não tratadas adequadamente, contribuem para a deterioração do estado nutricional.[46]

A causa mais comum de esofagite erosiva ou ulcerada nos indivíduos infectados pelo HIV é lesão pelo CMV, estando presente em 45% das lesões ulceradas detectadas pela EDA.[46] É a segunda causa de disfagia, e a coinfecção com *Candida* é frequente. A esofagite por CMV é uma IO emergente na vigência de imunossupressão. Embora a sua incidência nos portadores de AIDS tenha reduzido de modo significativo após a introdução do esquema HAART, a doença vem ressurgindo neste grupo por resistência ou intolerância ao esquema antirretroviral e permanece em ascensão nos pacientes transplantados.[3,9]

Aspecto endoscópico

As lesões acometem a mucosa, principalmente, nas porções média (57%) e distal (32%) do órgão.[20] O aspecto endoscópico é polimórfico e inclui a hiperemia da mucosa; ulcerações pequenas e rasas, similares à esofagite herpética em sua maioria; úlceras lineares ou profun-

Quadro 25-2. Esofagites virais na imunodepressão: aspecto endoscópico

EI	Descrição
CMV	Hiperemia da mucosa
	Lesões ulceradas rasas menores que 20 mm
	Úlceras lineares e profundas com margens regulares e edemaciadas
	Lesões múltiplas na maioria dos casos (58%) ou isoladas
	Acometem as porções média e distal do órgão
UI	Ulceração gigante isolada
	Múltiplas úlceras profundas com sulcos transversais
	Margens irregulares
	Acometem as porções média e distal do órgão
HSV	Pequenas vesículas circundadas por eritema
	Úlceras rasas, bem delimitadas, circundadas por mucosa íntegra
	Úlceras moderadamente profundas, exsudativas e coalescentes

das, isolada ou múltiplas, com margens regulares e edemaciadas. As úlceras maiores que 2 cm ocorrem em apenas 28% dos casos. Raramente apresenta-se sob a forma de massa exofítica ulcerada, que lembra o carcinoma. A lesão é similar à da úlcera idiopática associada à infecção pelo HIV (UI).[44,46] As complicações descritas na EI por CMV são o sangramento, a estenose, a perfuração e a superinfecção bacteriana (Fig. 25-9).[13]

O vírus infecta células estromais, endoteliais e fibroblastos. Os efeitos citopáticos do vírus não são encontrados no epitélio escamoso. Desse modo, as biópsias possuem maior positividade, quando realizadas no centro da lesão e não nas margens.

Aspecto histopatológico

O diagnóstico histológico é realizado pela detecção de grandes células, principalmente fibroblastos e células endoteliais, apresentando, tipicamente, núcleos volumosos, com inclusões virais e halo claro periférico – "olho de coruja". Em alguns casos, a inclusão pode estar ausente. A realização de imunoistoquímica ou hibridização *in situ* aumenta a sensibilidade (Fig. 25-10).[44,46]

■ Esofagite herpética

Em contraste com outros estados de imunodeficiência ou na competência imunológica, a EH é a terceira causa de EI viral na AIDS (2,5 a 16%). Ao contrário dos indivíduos imunocompetentes em que a lesão ocorre predominantemente pelo HSV-1, nos pacientes infectados pelo HIV, a EI é causada principalmente pelo HSV-2 ou concomitantes – HSV-1 e HSV-2.[12]

Aspecto endoscópico

As lesões acometem preferencialmente a mucosa da porção distal do órgão, podendo ser similares às encontradas nos indivíduos sem depressão imunológica.

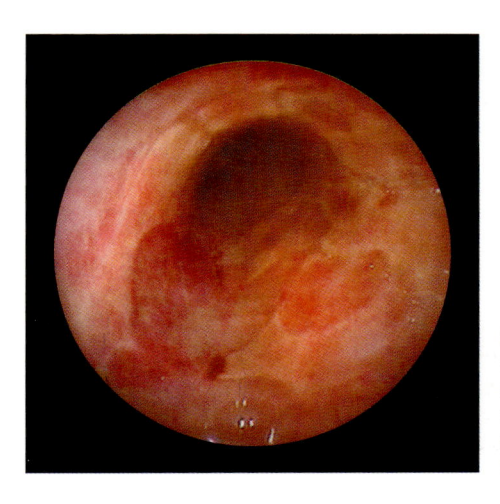

Fig. 25-9. Esofagite por CMV. Aspecto endoscópico. Úlceras rasas e múltiplas acometendo as porções média e distal do órgão.

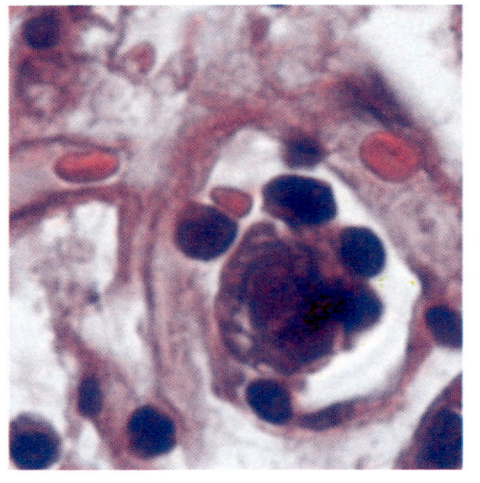

Fig. 25-10. Esofagite por CMV. Aspecto histopatológico. Fotomicrografia 800× – coloração HE: célula endotelial megálica com núcleo volumoso e corpúsculo de inclusão viral. Arquivo da Dra. Ierecê Lins Aymoré.

O aspecto endoscópico é dependente do estádio da infecção. Na fase inicial ocorre o predomínio de pequenas vesículas arredondadas com ápices reticulados, circundadas por eritema. O descolamento dessas vesículas resultam em úlceras rasas, bem delimitadas, dispersas, permeadas por mucosa íntegra. À medida que a infecção progride, podem tornar-se moderadamente profundas, coalescentes e exsudativas.[46] Nos casos mais graves, pode ocorrer o desnudamento completo de todo o epitélio de revestimento. Raramente a EH manifesta-se por úlceras grandes e profundas.[12]

É comum a coinfecção por *Candida* ou CMV.[46] A EI por HS pode complicar com sangramento, estenose, fístula traqueoesofágica, perfuração e infecção disseminada.[20]

As biópsias possuem maior positividade quando obtidas nas margens da lesão, onde encontramos epitélio escamoso, e não no tecido de granulação.[12,44-46]

Aspecto histopatológico

O diagnóstico histopatológico é realizado pela identificação de inflamação aguda intensa, associada a células epiteliais aumentadas de volume, multinucleadas, com inclusão intranuclear e cromatina nuclear com aspecto de "vidro fosco", característico da infecção por HSV.[17]

Nos últimos anos a PCR para HSV é considerada o método mais eficaz, sensível e rápido para o diagnóstico da infecção pelo HSV.

■ Esofagite por varicela herpes-zóster (VHZ)

Embora rara, a reativação da infecção por VHZ ocorre em pacientes imunodeprimidos, com manifestações cutâneas atípicas, neurológicas e oculares.

O VHZ pode causar esofagite necrosante em pacientes gravemente imunossuprimidos na vigência da infecção. A EI por VHZ pode ser indicativo de infecção visceral disseminada, na ausência de lesões cutâneas. O aspecto endoscópico da EI por VHZ é caracterizado por áreas de necrose extensa e vesículas, concomitantes. Há relato na literatura médica de fistulização esôfago-brônquica, similar à da tuberculose.[28]

■ Ulceração idiopática do HIV (UI)

A síndrome da ulceração idiopática inespecífica do HIV é frequente, ocorrendo tanto no estádio inicial da infecção, quanto tardiamente, muito tempo após a seroconversão.[44,46]

A síndrome durante a seroconversão se assemelha à mononucleose com febre, artralgia, erupção cutânea, mialgia, hepatoesplenomegalia e disfagia.[20,44,46]

Aspecto endoscópico

O aspecto endoscópico é similar ao da EI por CMV. A lesão esofágica pode ser uma ulceração única gigante ou múltiplas ulcerações profundas, com sulcos transversais, localizada nas porções média e distal. As margens apresentam graus variados de inflamação e são, geralmente, irregulares (Fig. 25-11).

Aspecto histopatológico

Os achados histopatológicos demonstram ulceração extensa do epitélio com intensa reação inflamatória aguda da submucosa.

Para o diagnóstico da UI é necessário preencher os seguintes critérios: a) aspectos endoscópico e histológico das lesões; b) ausência de evidência de outras infecções virais ou fúngicas, através do estudo histopatológico e imunoistoquímico; c) ausência de sinais de DRGE ou esofagite induzida por comprimidos.[44,46]

■ Micobacteriose

O acometimento do esôfago pela tuberculose pode ocorrer em pacientes imunocompetentes ou imunodeprimidos, nos países com incidência elevada da doença. Entretanto, a tuberculose nos pacientes infectados pelo HIV é mais agressiva, predominantemente extrapulmonar e disseminada.[18]

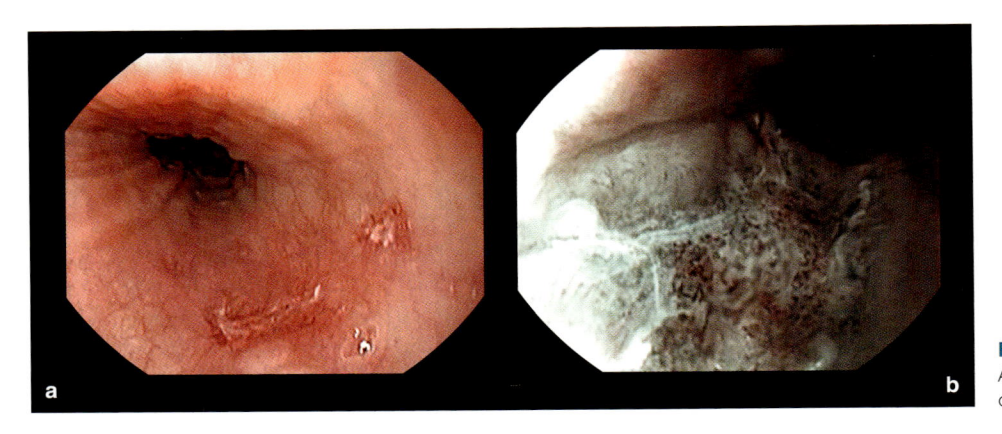

Fig. 25-11. (**a** e **b**) Esofagite idiopática do HIV. Aspecto endoscópico. Videoendoscopia convencional e cromoendoscopia com NBI.

A infecção do TGI pela micobacteriose atípica – *Mycobacterium avium-intracellulare (MAIC)* – ocorre na doença sistêmica, em indivíduos com grave comprometimento do *status* imunológico. As lesões podem acometer todos os segmentos do TGI, sendo frequente na segunda porção do duodeno (Quadro 25-3).

Aspecto endoscópico

O aspecto endoscópico da esofagite por tuberculose é similar ao descrito no indivíduo imunocompetente.[18] Entretanto, observa-se uma necrose extensa, com maior número de bacilos.[17]

Na micobacteriose atípica, as lesões apresentam o aspecto nodular com eritema ou ulcerado com sangramento.[27]

■ Esofagite por HPV

Diferentemente do que ocorre nos pacientes imunocompetentes, em que o acometimento do esôfago pelo HPV é assintomático, nos estados de imunodepressão, a EI por HPV pode apresentar aspecto ulcerado, com lesões profundas e gigantes. A realização de biópsias, escovados e culturas é necessária para o diagnóstico diferencial com as demais esofagites ulceradas infecciosas.[36]

■ Outras EIs na AIDS

A literatura médica possui relatos de casos isolados de esofagites ulceradas em pacientes imunodeprimidos por HIV causadas por outros patógenos incomuns. Dentre esses agentes etiológicos são descritas as infecções por bactérias *(Actinomycosis, Rochalimaea henselae)*, fungos *(Histoplasma, Mucormycosis, Torulopsis)* e protozoários *(Leishmania e criptoesporidiose)*.[17,46]

A EI por *Aspergillus* deve ser considerada nas esofagites refratárias ou recrudescentes. O aspecto endoscópico das lesões esofágicas é indistinguível de outras infecções fúngicas. O diagnóstico diferencial é realizado pelo estudo histopatológico com coloração pelo método da prata metinamina, na qual se identificam as hifas septadas e os conidiófilos característicos do *Aspergillus*.[17]

Síndrome inflamatória da reconstituição imunológica (SIRI)

É inquestionável o papel do esquema HAART na redução significativa da morbimortalidade da infecção pelo HIV. Entretanto, em 10 a 25% dos pacientes, esta restauração do sistema imune provoca uma reação contra as infecções coexistentes, com uma piora paradoxal das IOs e inflamação tecidual intensa. Os dados clínicos e laboratoriais resultantes dessa resposta inflamatória aumentada são denominados SIRI. A piora exacerbada de doença reconhecida ou o surgimento de nova infecção anteriormente inexistente ou não evidenciada depois do início dos antirretrovirais caracterizam esta síndrome. Os principais sítios de lesão são cutâneos, oftalmológicos ou neurológicos. Esta condição clínica é relatada nos pacientes coinfectados por tuberculose ou micobacteriose atípica, podendo apresentar envolvimento do TGI, incluindo o esôfago, como parte da doença sistêmica.[30]

Imunocomprometimento em indivíduos transplantados – transplante de órgãos sólidos (TOS) e células hematopoiéticas (TCH)

Os pacientes submetidos a transplantes apresentam complicações digestivas em 20 a 35% dos casos. Essas complicações são associadas à disfunção do enxerto, efeitos adversos das medicações, IOs e/ou neoplasias malignas.[22]

As drogas imunossupressoras utilizadas nos protocolos dos transplantes ocasionam depressão imunológica, condição favorável ao desenvolvimento de IOs com lesões em diversos órgãos, incluindo o esôfago. As infecções virais, fúngicas e parasitárias são a maior causa de morbimortalidade nesses pacientes, principalmente nos seis primeiros meses pós-transplante.[22]

■ Infecções virais

A infecção pelo CMV é a IO viral mais frequente nos pacientes imunossuprimidos por transplante de órgão, ocorrendo geralmente no primeiro ano pós-transplante. O CMV pode infectar até 80% dos pacientes, entretanto, a doença com invasão tecidual ocorre em cerca de 30% dos casos.[22]

O acometimento dos tratos digestivo e hepatobiliar por IO ocorre em 10% dos indivíduos transplantados. O pico de incidência é, geralmente, entre o 4º e 6º mês pós-transplante e manifesta-se através de sintomas sistêmicos: febre, mialgia e, ocasionalmente, alteração das enzimas hepáticas.[22]

Nos pacientes submetidos ao TCH, a infecção pelo CMV permanece como uma das principais causas de morbidade e mortalidade, apesar de a profilaxia antiviral ter reduzido de modo significativo a sua incidência.[23]

A avaliação endoscópica e a coleta de material através de biópsias e/ou escovado são obrigatórias nos pacientes transplantados sintomáticos. No TCH, o método possibilita o diagnóstico diferencial da EIs com outras afecções do esôfago, como a doença enxerto *versus* hospedeiro, a lesão induzida por comprimidos e o hematoma intramural associado à trombocitopenia acentuada.[21-23]

O aspecto endoscópico das lesões esofágicas por CMV é similar ao encontrado nos pacientes imunodeprimidos pelo HIV. O

Quadro 25-3. EI por micobactérias: aspecto endoscópico

EI	Descrição
Mycobacterium tuberculosis	Espessamento da mucosa (10%)
	Lesões ulceradas profundas e irregulares (60%)
	Lesões hipertróficas ulceradas (30%)
	Fístulas esofagoesofágicas e esofagobrônquicas
	Compressão extrínseca
Mycobacterium avium	Lesões nodulares circundadas por eritema
	Ulcerações polimórficas com sangramento

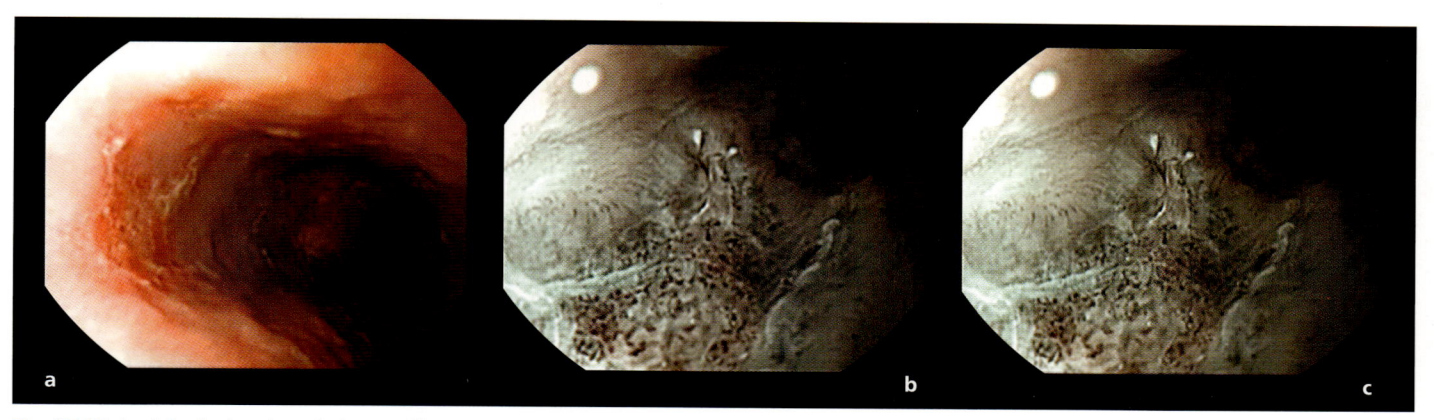

Fig. 25-12. (a-c) Esofagite ulcerada inespecífica em paciente com câncer em quimioterapia. Mucosite. Aspecto endoscópico. Videoendoscopia convencional e cromoendoscopia com NBI.

comprometimento mucoso apresenta o mesmo polimorfismo, com lesões erodidas e/ou ulcerações profundas.[22,23]

A infecção pelo HSV é a segunda causa de IO viral pós-transplante. Em decorrência do tropismo da HSV pelo epitélio escamoso, existe um maior comprometimento do esôfago. O pico de incidência encontra-se entre a 2ª e 4ª semana pós-transplante. Outras infecções virais – EBV, VZH – são incomuns nesses pacientes.[22]

▪ Infecções fúngicas

A instituição de quimioprofilaxia para infecções fúngicas reduziu de modo significativo a incidência desta complicação pós-transplante. Entretanto, a candidíase esofágica pode ocorrer, com frequência, particularmente elevada, nos diabéticos, em uso de antibiótico de largo espectro ou drogas imunossupressoras e na presença de anastomose gastrojejunal em Y de Roux.

Dentre as complicações graves da EI por *Candida* pós-transplante, são relatados a esofagite necrosante com perfuração e o sangramento digestivo.[22]

EI nos pacientes portadores de câncer

Os pacientes portadores de tumores malignos, com relato de dor retroesternal, odinofagia e disfagia, comumente apresentam esofagites de etiologias distintas, como a infecciosa, associada à radio ou quimioterapia e induzida por comprimidos.

A presença de sintomatologia esofágica, mesmo na vigência de rádio ou quimioterapia, indica a necessidade de avaliação endoscópica com biópsias e/ou escovado. O exame é seguro, mesmo após radioterapia, possibilitando o diagnóstico diferencial das esofagites e a exclusão de câncer.[10,34]

As EIs mais frequentes são causadas por *Candida*, HSV, CMV, infecção bacteriana e aspergilose. A mucosite decorrente da radioterapia ou da quimioterapia pode ocasionar esofagite erosiva, clinicamente indistinguível das EIs e, frequentemente, associada à esofagite fúngica (Fig. 25-12).[10,34]

A EI pode complicar com bacteriemia, principalmente por patógeno Gram-positivo (*Streptococus viridans, S. Aureus, Bacillus species*).[34]

A EI bacteriana por *Actinomyces* é uma afecção rara. É relatada em indivíduos com fatores de risco associados, como câncer, desnutrição, alcoolismo e tuberculose. Com frequência observa-se a coinfecção por *Candida*. O aspecto endoscópico apresenta-se como lesão ulcerada extensa com margens irregulares. O diagnóstico etiológico é estabelecido pela identificação da bactéria no exame histopatológico e nas culturas de tecido.[1]

CONCLUSÃO

As EIs fazem parte do leque das possíveis causas das lesões inflamatórias do esôfago dissociadas da doença do refluxo gastroesofágico. As EIs, assim como as EE, são doenças emergentes nas últimas décadas. Descrita principalmente a partir da 1981 com o surgimento da AIDS, a EI atualmente é observada em outros contextos de imunossupressão, principalmente em pacientes em uso de corticoides ou imunossupressores e na depressão biológica, própria do envelhecimento e do câncer. Algumas condições clínicas favorecem o desenvolvimento de EI nos indivíduos com o sistema imune preservado.

O diagnóstico diferencial com as demais esofagites erodidas e/ou ulceradas é necessário, principalmente nos indivíduos com sintomatologia de instalação súbita ou com algum grau de comprometimento do sistema imunológico.

REFERÊNCIAS BIBLIOGRÁFICAS

1. Abdalla J, Myers J, Moorman J. Actinomycotic infection of the oesophagus. *J Infect* 2005;51:E39-43.
2. Bando T, Matsushita M, Kitano M *et al*. Herpes simplex esophagitis in the elderly. *Dig Endosc* 2009;21:205-7.
3. Baroco AL, Oldfield EC. Gastrointestinal cytomegalovirus disease in the immunocompromised patient. *Curr Gastroenterol Rep* 2008;10:409-16.
4. Barrio Torres J, López Carreira M, Gandolfo Cano M *et al*. Herpetic and eosinophilic esophagitis: are these disorders related? *An Pediatr* 2011;74:426-28.
5. Canalejo Castrillero E, García Durán F *et al*. Herpes esophagitis in healthy adults and adolescents: report of 3 cases and review of the literature. *Medicine* (Baltimore) 2010;89:204-10.
6. Cascio A, Barone M, Micali V *et al*. On a fatal case of Candida krusei pleural empyema in a pregnant woman with spontaneous esophagus perforation. *Mycopathologia* 2010;169:451-55.
7. Chong VH, Lim KS. Gastrointestinal tuberculosis. *Singapore Med J* 2009;50:638-45.
8. Domínguez Alcón L, Pita Fernández L, Carretero L. Herpes simplex esophagitis in immunocompetent adult. *Rev Esp Enferm Dig* 2009;101:368-69.
9. Drew WL. Drew WL. Cytomegalovirus Disease in the Highly Active Antiretroviral Therapy Era. *Curr Infect Dis Rep* 2003;5:257-65.
10. Gea-Banacloche J, Palmore T, Walsh TJ *et al*. Infections in cancer patient. In: *Cancer: principles & practice of oncology*. Philadelphia: Lippincott Wiliams & Wilkins, 2008. p. 2595.
11. Gelb A, Miller S. AIDS and gastroenterology. *Am J Gastroenterol* 1986;81:619-22.
12. Généreau T, Lortholary O, Bouchaud O *et al*. Herpes simplex esophagitis in patients with AIDS: report of 34 cases. The Cooperative Study Group on Herpetic Esophagitis in HIV Infection. *Clin Infect Dis* 1996;22:926-31.
13. Kodsi BE *et al*. Candida esophagitis: a prospective study of 27 cases. *Gastroenterology* 1976;71(5):715-19.

14. Hendel L, Svejgaard E, Walsøe I et al. Esophageal candidosis in progressive systemic sclerosis: occurrence, significance, and treatment with fluconazole. *Scand J Gastroenterol* 1988;23:1182-86.
15. Herrera-Goepfert R, Lizano M, Akiba S et al. Human papilloma virus and esophageal carcinoma in a Latin-American region. *World J Gastroenterol* 2009;15:3142-47.
16. Ifrim D, Rickaert F, Van Gossum M. Dysphagia and recurrent esophageal stenosis associated with intramural pseudodiverticulosis of the esophagus. A case report. *Rev Med Brux* 2010;31:529-32.
17. Ioachim HL. *Pathology of AIDS*. Philadelphia: JB Lippincott, 1989. p. 26-65.
18. Jain SK, Jain S, Jain M et al. Esophageal tuberculosis: is it so rare? Report of 12 cases and review of the literature. *Am J Gastroenterol* 2002;97:287-91.
19. Kanda N, Yasuba H, Takahashi T et al. Prevalence of esophageal candidiasis among patients treated with inhaled fluticasone propionate. *Am J Gastroenterol* 2003;98:2146-48.
20. Katzka DA. Esophageal disorders caused by medications, trauma and infection. In: *Gastrointestinal and liver disease*. 9th ed. Philadelphia: Sauders Elsevier, 2010. p. 734-43.
21. Khan K, Schwarzenberg SJ, Sharp H et al. Diagnostic endoscopy in children after hematopoietic stem cell transplantation. *Gastrointest Endosc* 2006;64:379-85.
22. Larson AM, Mc Donald GB. Gastrointestinal and hepatic complications of solid organ and hematopoietic cell transplantation. In: *Gastrointestinal and liver disease*. 9th ed. Philadelphia: Sauders Elsevier, 2010. p. 537-55.
23. Lemonovich TL, Watkins RR. Update on cytomegalovirus infections of the gastrointestinal system in solid organ transplant recipients. *Curr Infect Dis Rep* 2012 Feb.;14(1):33-40.
24. Lozano AS, Leibovich N, Souto G et al. Esophageal tuberculosis: case report and review of the literature. *Acta Gastroenterol Latinoam* 2011;41:47-51.
25. Maguire A, Sheahan K. Pathology of oesophagitis *Histopathology*. 2011, 22:1365-2559.
26. Mönkemüller KE, Lazenby AJ, Lee DH et al. Occurrence of gastrointestinal opportunistic disorders in AIDS despite the use of highly active antiretroviral therapy. *Dig Dis Sci* 2005;50:230-34.
27. Monsour Jr HP, Quigley EM, Markin RS et al. Endoscopy in the diagnosis of gastrointestinal Mycobacterium avium-intracellulare infection. *J Clin Gastroenterol* 1991;13:20-24.
28. Moretti F, Uberti-Foppa C, Quiros-Roldan E et al. Oesophagobronchial fistula caused by varicella zoster virus in a patient with AIDS: a unique case. *J Clin Pathol* 2002;55:397-98.
29. Mulhall BP, Wong RK. Infectious esophagitis. *Curr Treat Options Gastroenterol* 2003;6:55-70.
30. Müller M, Wandel S, Colebunders R et al. Immune reconstitution inflammatory syndrome in patients starting antiretroviral therapy for HIV infection: a systematic review and meta-analysis. *Lancet Infect Dis* 2010;10:251-61.
31. Noyer CM, Simon D. Oral and esophageal disorders. *Gastroenterol Cin North Am* 1997;26:241-57.
32. Park JH, Kim SU, Sohn JW et al. Endoscopic findings and clinical features of esophageal tuberculosis. *Scand J Gastroenterol* 2010;45:1269-72.
33. Parkin DM, Whelan SL, Ferlay J et al. (Eds.). *Cancer incidence in five continents*. Lyon: IARC, 2002, vol. VIII.
34. Perez RA, Early DS. Endoscopy in patients receiving radiation therapy to the thorax. *Dig Dis Sci* 2002;47:79-83.
35. Puri R, Khaliq A, Kumar M et al. Esophageal tuberculosis: role of endoscopic ultrasound in diagnosis. *Dis Esophagus* 2011;21:1442-2050.
36. Quarto G, Sivero L, Somma P et al. A case of infectious esophagitis caused by human papilloma virus. *Minerva Gastroenterol Dietol* 2008;54:317-21.
37. Remmelts HH, van den Brink JW, Laan R, Bac DJ. Herpes simplex virus oesophagitis in a pregnant woman. *Neth J Med* 2011;69:76-78.
38. Brasil. Ministério da Saúde. Secretaria de Vigilancia em Saúde. Consenso Brasileiro em Doença de Chagas. *Revista da Sociedade Brasileira de Medicina Tropical* 2005;38(Supl III):3-29.
39. Shukla S, Bharti AC, Mahata S et al. Infection of human papillomaviruses in cancers of different human organ sites. *Indian J Med Res* 2009;130:222-33.
40. Sutton FM, Graham DY, Goodgame RW. Infectious esophagitis. *Gastrointest Endosc Clin N Am* 1994;4:713-29.
41. Thom K, Forrest G. Gastrointestinal infections in immunocompromised hosts. *Curr Opin Gastroenterol* 2006;22:18.
42. Tzouvala M, Gaglia A, Papantoniou N et al. Herpes simplex Virus Esophagitis in an Immunocompetent Patient with Epstein-Barr Virus Infection. *Case Rep Gastroenterol* 2008;2:451-55.
43. Underwood JA, Williams JW, Keate RF. Clinical findings and risk factors for *Candida* esophagitis in outpatients. *Dis Esophagus* 2003;16:66-69.
44. Werneck-Silva AL, Prado IB. Role of upper endoscopy in diagnosing opportunistic infections in human immunodeficiency virus-infected patients. *World J Gastroenterol* 2009;15:1050-56.
45. Wilcox CM, Saag MS. Gastrointestinal complications of HIV infection. Changing priorities in the HAART era. *Gut* 2008;57:861-70.
46. Wilcox CM. Gastrointestinal consequences of infection with human immunodeficiency virus. In: *Gastrointestinal and liver disease*. 9th ed. Philadelphia: Sauders Elsevier, 2010. p. 523-35.
47. Zhang DH, Zhang QY, Hong CQ et al. Prevalence and association of human papillomavirus 16, Epstein-Barr virus, herpes simplex virus-1 and cytomegalovirus infection with human esophageal carcinoma: a case-control study. *Oncol Rep* 2011;25:1731-38.

25-2 ESOFAGITE EOSINOFÍLICA

MÔNICA MARIA CARDOSO MONNERAT
EPONINA MARIA DE OLIVEIRA LEMME

INTRODUÇÃO

A esofagite eosinofílica (EEo) é uma doença crônica, imune/antígeno-mediada, cujo diagnóstico é fundamentado na presença de sintomas de disfunção esofagiana, denso infiltrado eosinofílico na mucosa e na exclusão de outras condições associadas à eosinofilia esofagiana.[16] Na última década houve maior reconhecimento e prevalência da EEo, que é considerada atualmente a principal causa de disfagia para sólidos e impactação de bolo alimentar em adultos.[33] É mais prevalente em homens jovens, mas pode ocorrer em qualquer faixa etária. A associação da EEo com alergias sugere que o recrutamento de eosinófilos no esôfago seja uma resposta imune a antígenos ambientais em indivíduos geneticamente predispostos. As opções terapêuticas incluem as dietas de eliminação, os corticosteroides tópicos e a dilatação endoscópica das estenoses.

A EEo não limita a expectativa de vida, mas compromete substancialmente a qualidade de vida. O quadro clínico pode evoluir durante anos, inicialmente com sintomas esporádicos, os pacientes modificam seus hábitos alimentares e podem permanecer sem diagnóstico por muito tempo. Destacamos que o endoscopista deve estar alerta para o potencial diagnóstico de EEo antes de realizar a endoscopia digestiva alta (EDA), e que as biópsias do esôfago devem ser colhidas sistematicamente, mesmo que o exame esteja normal.[16] Estas recomendações possibilitam a detecção da EEo antes do desenvolvimento de alterações estruturais e remodelamento do esôfago graças à inflamação eosinofílica crônica e desenfreada.

HISTÓRICO

Em 1978 Landres et al.[15] descreveram o primeiro caso de um paciente adulto de 44 anos que apresentava quadro de dor epigástrica e retroesternal, disfagia, eosinofilia periférica, acalasia e infiltração eosinofílica da cárdia. Após estes relatos iniciais, entretanto, muitas publicações apontavam a doença do refluxo gastroesofágico (DRGE) como causa primária da infiltração eosinofílica do esôfago.

A associação entre eosinofilia esofagiana e DRGE finalmente ganhou novo enfoque em 1993 com o estudo retrospectivo de Attwood et al.[3] em 12 pacientes adultos com eosinofilia esofagiana, sugerindo que a eosinofilia não representava apenas uma reação ao refluxo. Os investigadores concluíram que pacientes com sintomas de disfagia, eosinofilia esofagiana acentuada, EDA e pHmetria normais representam uma entidade clínica distinta. Desde a descrição de Landres[15] este foi o primeiro dentre vários estudos em que a presença de eosinófilos no esôfago foi atribuída a outras causas que não a DRGE.

Previamente considerada uma condição rara, nos últimos anos houve um aumento considerável dos casos publicados de EEo em adultos e crianças.

EPIDEMIOLOGIA E ETIOLOGIA

A epidemiologia da EEo ainda não foi completamente esclarecida. A distribuição geográfica é abrangente, e a EEo já foi relatada em vários países, mas não surgiram ainda publicações oriundas da África. Não está esclarecido ainda se a preponderância da EEo em nações desenvolvidas pode ser secundária ao aumento da prevalência de doenças atópicas, como a asma, ou se pode ser atribuída à melhor documentação dos casos.

A incidência da EEo tem aumentado aceleradamente com o passar dos anos, e este aumento não pode ser atribuído somente a um maior reconhecimento da doença.[4]

Tem sido a principal causa de disfagia e impactação de bolo alimentar em adultos jovens, e, portanto, os gastroenterologistas e endoscopistas devem estar familiarizados com este distúrbio. Já foi relatado que a incidência tem se aproximado à das doenças inflamatórias intestinais.[29]

Prassad et al.[24] identificaram EEo em 15% (33/222) dos pacientes submetidos à EDA em decorrência da disfagia. No estudo prospectivo de Desai et al.,[5] em 17/31 (54,8%) pacientes adultos com história de impactação alimentar, acompanhados por um período de três anos, foi feito diagnóstico de EEo.

Em relação à faixa etária, a EEo pode acometer indivíduos de qualquer idade. Desde crianças menores até pacientes com mais de 90 anos de idade. A média de idade de acometimento está entre 20 e 40 anos, podendo ocorrer em qualquer faixa etária. A doença é mais comum no sexo masculino, sendo 2,8 a 3,4 homens para cada mulher.[13]

História familiar de EEo tem sido descrita em cerca de 7% dos pacientes.[3] Segundo Straumann et al.,[35] história pessoal de atopia ocorre em 50 a 80% dos casos, e 39% dos pacientes relatam história familiar de alergia. Existem sintomas de doença respiratória crônica em cerca de 62% dos pacientes.

Evidências sugerem uma predisposição genética de provável herança autossômica dominante, cujo gene é o codificador da proteína eotaxina-3 e apresenta expressão excessiva. Além disso, outros 574 genes estão desregulados em pacientes com EEo, quando compara-se com o transcriptoma de indivíduos normais. O possível *locus* da suscetibilidade foi identificado no cromossoma 5q22.[16]

A associação da DRGE à EEo pode ocorrer graças às alterações motoras que favoreceriam o refluxo ácido ou então à sobreposição das duas condições em um mesmo paciente, já que a prevalência da DRGE na população saudável é de 10 a 20%, enquanto que a EEo pode afetar até 1% de uma população.[26] Portanto, existe uma chance significativa de sobreposição das duas condições em um mesmo paciente. Isto ratifica que a resposta parcial a IBP não descarta o diagnóstico de EEo.[20]

A associação de EEo e DRGE tem sido um ponto importante de debate. O diagnóstico de EEo requer exclusão da DRGE, com base na persistência de sintomas e infiltração eosinofílica a despeito de terapia antirrefluxo eficaz. Antigamente, qualquer associação entre a DRGE e a EEo era ignorada. Posteriormente, os médicos se familiarizaram um pouco mais com a EEo e passaram a observar pacientes com sintomas de refluxo associados e que apresentavam, pelo menos em parte, resposta à supressão ácida.

Há relatos de que em até 40% dos pacientes com EEo pode haver associação à DRGE.[25] Esta alta proporção não pode ser entendida como mera coincidência. A DRGE e a EEo podem ter ação sinergística, e o refluxo ácido seria mais prevalente na EEo.

Quatro potenciais explicações podem ser consideradas: a primeira hipótese é a de que o refluxo poderia levar a uma inflamação alérgica, com presença de eosinófilos no esôfago distal. A segunda seria uma associação de casualidade, já que a prevalência da DRGE na população é de 10 a 20%. A terceira hipótese sugere que a infiltração de eosinófilos no esôfago causa alterações motoras no esfíncter esofagiano inferior, predispondo ao refluxo; e a quarta associação provável é que o refluxo ácido contribua para a patogênese da EEo causando alargamento dos espaços intracelulares, favorecendo o contato dos antígenos com o subepitélio. A maior exposição aos alérgenos levaria ao aumento do infiltrado eosinofílico, desencadeando aumento do refluxo ácido decorrente da degranulação de eosinófilos e distúrbios da motilidade via MBP (*major basic protein*) ou indiretamente, graças à fibrose, perpetuando o ciclo.[31]

É importante frisar que a EEo difere de uma outra doença chamada gastroenterite eosinofílica, em que há eosinofilia periférica acompanhada de infiltração de eosinófilos no trato gastrointestinal, principalmente estômago e duodeno, evoluindo com má absorção, dismotilidade e ascite. Na EEo o epitélio do estômago e duodeno é normal.

PATOGÊNESE

A patogênese da EEo ainda não foi completamente esclarecida, mas há evidências de que os alérgenos e a genética sejam os prováveis fatores envolvidos. O esôfago habitualmente é desprovido de eosinófilos, mas a partir de um estímulo antigênico respiratório ou gastrointestinal ocorrem síntese, adesão e diapedese de eosinófilos. Os antígenos alimentares mais envolvidos na etiopatogenia da EEo parecem ser o leite de vaca e o ovo, e entre os aeroalérgenos, o pólen seria o principal. Uma cascata de eventos resulta na ativação de linfócitos Th2, com liberação de várias citocinas (incluindo interleucinas IL1, IL3, IL4, IL5, IL13) e mediadores inflamatórios, como leucotrienos, fator de ativação plaquetária, eotaxinas e polipeptídeo intestinal vasoativo.

O papel central no recrutamento de eosinófilos mediado por antígenos cabe ao fator de necrose tumoral alfa (TNF-alfa), às eotaxinas e às interleucinas-5 e 13. Eles agem induzindo crescimento, diferenciação e ativação do eosinófilo em nível medular, levando à eosinofilia periférica, com posterior migração dos eosinófilos para o esôfago, causando infiltrado inflamatório e edema, podendo ocasionar fibrose e subsequente alteração da arquitetura do órgão em alguns pacientes.[19]

Segundo Arora *et al.*,[2] as características clínicas, imunopatogênicas e histopatológicas da EEo são muito semelhantes ao padrão de inflamação crônica de vias aéreas de pacientes com asma brônquica. Estudos experimentais com ratos demonstraram haver aumento dos eosinófilos esofágicos após exposição a alérgenos respiratórios. Foi demonstrada influência sazonal na atividade da doença, já que exacerbações da EEo ocorreram com menor frequência no inverno, e que os níveis de eosinófilos foram mais elevados nos meses do verão e do outono, em que o pólen está presente na atmosfera. Por outro lado, podem ocorrer flutuações espontaneamente, sem a participação de alérgenos inaláveis ou alimentares.[16]

DADOS DEMOGRÁFICOS E SINTOMAS DA EEO

Disfagia é o sintoma mais frequente, assim como impactação de bolo alimentar, com ou sem estenoses esofágicas ou alterações na motilidade do órgão. Pode haver dismotilidade se a infiltração de eosinófilos ocorrer de forma mais intensa, acometendo as camadas musculares. A disfagia está presente em quase todos os pacientes (80 a 100%) em vários trabalhos e não existe um padrão para o sintoma.[5,25,35] Alguns referem disfagia progressiva, em outros, é um sintoma estável ou até diminui com o passar dos anos.

Uma explicação para estas diferentes apresentações seria o fato de existirem diferentes fenótipos, e cada fenótipo teria sintomas que se iniciam em idades diferentes e com evoluções distintas.[32]

A apresentação típica seria de um adulto jovem, com história de atopia, que refere disfagia e impactação de bolo alimentar, com eosinofilia periférica.[25] Dor torácica, pirose e dor em andar superior do abdome são manifestações menos frequentes. Recusa alimentar, dor abdominal, vômitos e déficit de desenvolvimento são mais comuns nas crianças pequenas, enquanto em crianças maiores e adolescentes a disfagia e a impactação alimentar são os sintomas mais comuns.[10,17] A duração dos sintomas antes do diagnóstico pode variar de poucos dias (nos que têm apresentação inicial com disfagia) a vários anos (nos que têm sintomas semelhantes à DRGE). O diagnóstico diferencial entre DRGE e EEo tem sido um desafio, principalmente pela alta prevalência da primeira.[25]

Straumann *et al.*[35] acompanharam 30 adultos com EEo por mais de 11 anos, sendo 22 homens (73,3%). A média de idade da primeira manifestação clínica foi de 28,8 anos (6-52) e do diagnóstico da doença foi de 33,4 anos (6-65). Todos os pacientes apresentaram disfagia com impactação alimentar, e pirose esteve presente em dois pacientes (6,7%). Havia história de atopia em 18 pacientes (60%), sendo a maioria (58,7%) de vias aéreas. Cinco pacientes (16,6%) apresentavam história familiar de EEo.

Na revisão de Sgouros *et al.*,[29] cerca de 50% dos pacientes afetados apresentavam sinais de alergia alimentar, respiratória e/ou dermatite. Estima-se que 28 a 86% dos adultos e 42 a 93% das crianças com EEo apresentem outra doença alérgica. Observam-se história familiar de atopia, eosinofilia periférica e aumento dos níveis de IgE em 20-60% dos casos.[23,24,32]

A infiltração crônica e persistente de eosinófilos no esôfago pode levar a alterações estruturais irreversíveis, causando limitação funcional do órgão. Fox *et al.*[8] demonstraram, com o emprego da ultrassonografia endoscópica, espessamento da parede esofagiana, incluindo mucosa, submucosa e *muscularis* própria, em crianças com EEo.

A despeito do crescente número de estudos sobre a EEo, cerca de 30 anos após o relato do primeiro caso, a história natural dos pacientes não tem sido bem definida. A EEo pode persistir estável por anos ou levar ao remodelamento e fibrose do esôfago. Já foram relatados casos de perfuração esofágica induzida por vômitos (síndrome de Boerhaave), pela passagem do endoscópio, como complicação de biópsias ou procedimentos de dilatação.[10,33]

As informações sobre os potenciais riscos a longo prazo e o desenvolvimento de neoplasia ainda não foram demonstrados, em razão do acompanhamento relativamente curto da maioria dos estudos. Recentemente, foram publicados casos de Esôfago de Barrett associados à EEo, mas talvez possam ser atribuídos apenas a um achado incidental.[9,16]

ABORDAGEM DIAGNÓSTICA EM PACIENTES COM SUSPEITA DE EEO

Um grupo multidisciplinar de 33 *experts* nas áreas de gastroenterologia, imunologia, patologia e genética, com base em extensa revisão da literatura, reuniu-se para reexaminar e atualizar as recomendações do primeiro Consenso sobre EEo, publicado em 2007.[10] Foram discutidos aspectos específicos para o diagnóstico, estudo genético, testes alérgicos, tratamento e complicações da EEo. Estas recomendações atualizadas foram publicadas em julho de 2011,[16] e a EEo foi definida como uma doença crônica, imunomediada, caracterizada clinicamente por sintomas de disfunção esofagiana e histologicamente por denso infiltrado inflamatório eosinofílico. Como parte do critério para o diagnóstico de EEo, a contagem de eosinófilos nas biópsias do esôfago deverá ser maior ou igual a 15 por campo de grande aumento (cga), após exclusão de outras causas de eosinofilia esofagiana, especialmente a DRGE, através de pHmetria esofagiana normal ou que as biópsias sejam colhidas após tratamento durante 4 a 8 semanas com IBP em dose dobrada.[16] Segundo as recomendações atuais, devem ser colhidas 2 a 4 biópsias de cada segmento do esôfago, mesmo quando o aspecto endoscópico está normal, e os fragmentos devem ser fixados em formol. As biópsias devem mostrar microabscessos eosinofílicos e acúmulo de eosinófilos na superfície, com ou sem descamação de células escamosas necróticas e eosinófilos. Em adultos sintomáticos e nas crianças devem ser colhidas biópsias do estômago e duodeno, para exclusão de gastroenteropatia eosinofílica.

Recentemente foi reconhecido um fenótipo de EEo, chamado de ¨eosinofilia esofagiana responsiva aos inibidores da bomba de prótons (IBP)¨, em que a pHmetria é normal, mas há melhora clínica e histológica com o uso de IBP.[16]

ENDOSCOPIA DIGESTIVA ALTA

Na EEo a realização da EDA é fundamental porque possibilita a identificação de lesões que podem sugerir o diagnóstico e, principalmente, viabiliza a coleta de biópsias do esôfago para confirmação histológica. Sgouros *et al.*[29] publicaram uma série de casos de pacientes adultos com EEo confirmada por histologia, em que o aspecto endoscópico estava normal em 8,8% dos pacientes. Na publicação de Liacouras *et al.*[17] sobre achados endoscópicos em 381 crianças portadoras de EEo, o exame endoscópico foi normal em 32%, apesar da eosinofilia tecidual intensa. Segundo Furuta *et al.*,[10] observadores menos experientes podem não reconhecer tênues alterações no aspecto endoscópico. Não existem achados endoscópicos patognomônicos. Em dois estudos, o percentual de pacientes com achados endoscópicos sugestivos de EEo confirmado ao estudo histológico foi de 34 e 38%.[16,24]

Estes são os achados endoscópicos mais sugestivos de EEo:

- *Redução do padrão vascular:* uma das alterações mais representativas de inflamação esofagiana é a atenuação ou perda do padrão vascular, observada por Straumann *et al.*[34] em 93% dos pacientes (Fig. 25-13). A atenuação do padrão vascular está associada à opacificação que resulta do espessamento do epitélio, com expansão da camada basal e edema. A mucosa pode ainda adquirir aspecto granular e friabilidade, do tipo papel crepe.
- *Sulcos longitudinais:* também chamados de estrias, fissuras ou linhas verticais, têm sido relatados em 25 a 100% dos casos (Fig. 25-14). O espessamento da mucosa e da submucosa, evidenciado pela ecoendoscopia, resulta nesta alteração da superfície. Estes sulcos podem estender-se ao longo do esôfago nos casos de EEo, podem estar restritos aos terços médio e distal na DRGE ou ter distribuição aleatória em pacientes com EEo leve ou parcialmente tratada.[7]
- *Grumos brancos/exsudato:* outro achado característico de EEo são os grumos ou exsudato branco na superfície, correspondendo a microabscessos eosinofílicos (aglomerado de 4 ou mais eosinófilos), que são liberados pelo epitélio (Fig. 25-15). O padrão pode ser de um pontilhado branco ou de placas maiores, semelhantes à moniliíase esofagiana. A sensibilidade desses achados varia entre 30 a 50%, mas a especificidade pode chegar a 95%.[29,34]
- *Anéis, estenoses e redução da complacência:* anéis circulares podem aparecer e desaparecer durante a inspeção do esôfago inflamado, sugerindo contração intermitente da camada muscular. O termo "felinização" tem sido aplicado neste achado, graças à semelhança com o esôfago dos felinos. Em alguns casos os anéis são constantes e correspondem a áreas de fibrose com estenose da luz, conferindo ao esôfago o aspecto de traqueia ("traqueização" do esôfago).[16] Os anéis na EEo apresentam comprimento axial de poucos milímetros, enquanto que as estenoses têm mais de 10 mm. A prevalência de estenoses em séries de adultos varia entre 11 e 31%.[16] Estenoses no esôfago superior são altamente sugestivas de doença alérgica, enquanto que estenoses no esôfago médio e distal sugerem DRGE ou sobreposição com EEo. Estenoses que se estendem por todo o esôfago caracterizam o "esôfago de pequeno calibre" e são mais características de EEo. O segmento estenosado pode não ser identificado pelo endoscopista, assim como uma discreta à moderada resistência à progressão do endoscópio, provo-

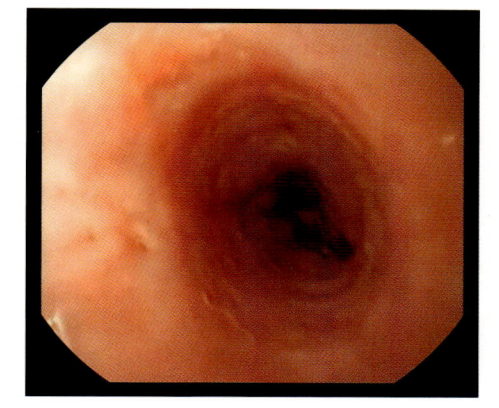

Fig. 25-13. Mucosa esofagiana opalescente em paciente com esofagite eosinofílica

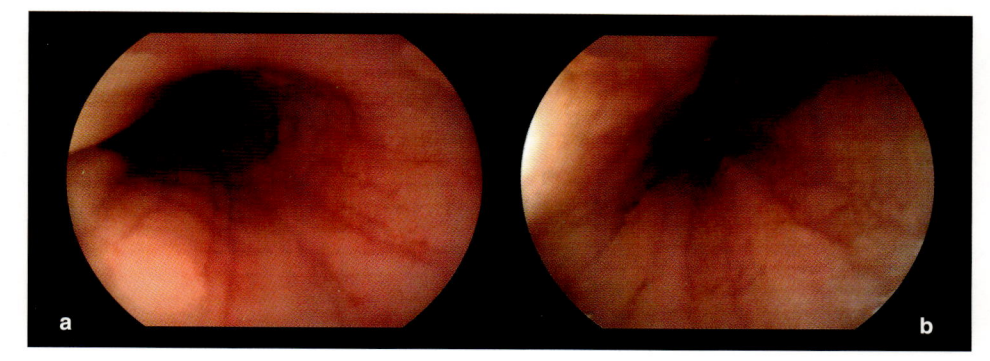

Fig. 25-14. (a e b) Sulcos longitudinais na esofagite eosinofílica.

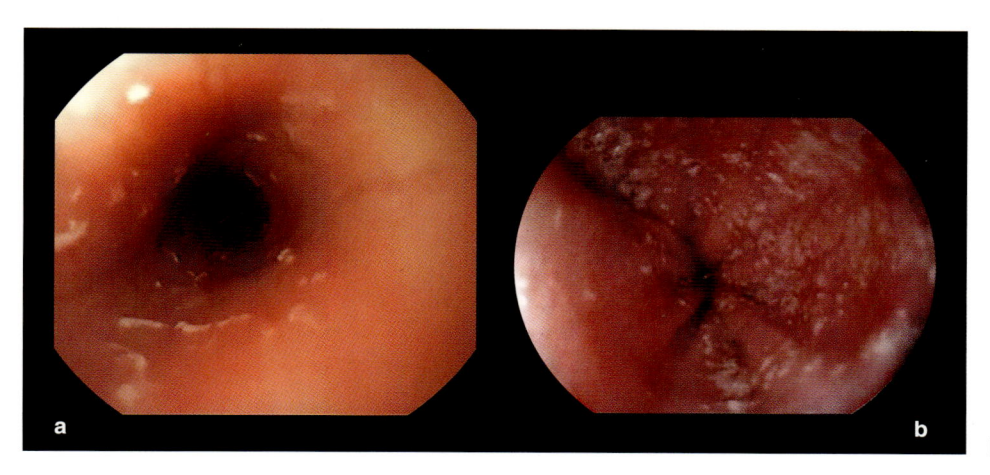

Fig. 25-15. (a e b) Grumos brancos no esôfago.

cando lacerações na mucosa que são vistas apenas na retirada do mesmo.
- *Erosões e ulcerações:* não são características da EEo e habitualmente refletem lesão péptica e DRGE, que podem estar associadas à EEo.[34]
- *Impactação de alimento ou corpo estranho:* uma das causas mais comuns de impactação alimentar no esôfago em crianças e adultos pode ser a EEo. Publicações recentes sugerem que a prevalência de EEo nos pacientes com impactação alimentar seja em torno de 50%.[5,29] Alimentos sólidos (principalmente carne) e corpos estranhos podem ficar alojados no esôfago em virtude de estenoses ou apenas graças à peristalse ineficaz ou espasmo induzido pela inflamação subjacente. Os endoscopistas devem considerar o diagnóstico de EEo em todos os pacientes que apresentarem impactação alimentar, de modo que não se perca a oportunidade do diagnóstico correto e tratamento.
- *Laceração com a passagem do endoscópio:* em decorrência da fragilidade da mucosa, podem ocorrer lacerações na mucosa esofagiana apenas com a passagem do endoscópio (Fig. 25-16).[34] A fragilidade acentuada da parede esofagiana deve-se ao estreitamento da luz e à redução da complacência causada pela fibrose subepitelial.[7] Sendo assim, recomenda-se uma avaliação criteriosa antes de realizar dilatação endoscópica nos pacientes com estenoses esofagianas que não respondem ao tratamento clínico.

BIÓPSIAS DO ESÔFAGO E HISTOLOGIA

Apesar de as alterações endoscópicas na EEo serem altamente sugestivas, o diagnóstico de EEo é clínico e histopatológico. A EEo se distribui de maneira heterogênea na superfície mucosa do esôfago, e, portanto, o número e a localização dos fragmentos colhidos são fatores determinantes da sensibilidade e da especificidade no diagnóstico de EEo. Em uma revisão de 76 pacientes com EEo, Gonsalves *et al.*[11] constataram que a sensibilidade aumentou de 55% para 100% quando o número de biópsias colhidas aumentou de 1 para 5. Shah *et al.*[30] analisaram a sensibilidade do número de fragmentos de biópsias esofagianas em crianças com EEo. Foram colhidos 1, 2, 3 e 6 fragmentos dos esôfagos médio e distal, com sensibilidade de 73, 84, 97 e 100%, respectivamente, utilizando como diagnóstico o número de eosinófilos maior ou igual a 15/cga.

Nestas duas publicações referidas anteriormente,[11,30] biópsias colhidas apenas do esôfago proximal ou do esôfago distal não foram diagnósticas em até 20% dos casos, enfatizando a natureza salpicada da doença e a importância de obter biópsias de locais diferentes. Recomenda-se colher 2 a 4 fragmentos de cada segmento do esôfago (proximal, médio e distal), após tratamento com IBP durante 4 a 8 semanas.[16]

É importante alertar o patologista sobre a suspeita diagnóstica de EEo e solicitar a contagem de eosinófilos nas biópsias esofagianas. Alguns pesquisadores contam os eosinófilos apenas nos locais de maior densidade de eosinófilos, seguindo as recomendações atuais,[16] enquanto outros calculam a média do número de eosinófilos em todos os campos. Finalmente, o tamanho do campo depende das características da ocular de cada microscópio, o que varia entre os estudos.

São considerados critérios maiores para o diagnóstico de EE o número de eosinófilos intraepiteliais maior ou igual a 15/cga (400×) e os microabscessos eosinofílicos, que correspondem a aglomerados de 4 ou mais eosinófilos. São considerados critérios menores a hiperplasia basal, alongamento de papilas, a espongiose (decorrente do aumento do edema intercelular) e o aumento de outras células inflamatórias, particularmente linfócitos e mastócitos.[16]

DIAGNÓSTICO DIFERENCIAL

O diagnóstico diferencial inclui várias condições que causam eosinofilia esofagiana. Dentre estas estão a DRGE, infecções parasitárias e fúngicas, doença de Crohn, colagenoses, reação a drogas (anti-inflamatórios não esteroidais, carbamazepina, rifampicina, tacrolimo), penfigoide bolhoso, doenças mieloproliferativas, síndrome hipereosinofílica e transplante alógeno de medula óssea.[6,10,16] A consideração mais importante no diagnóstico diferencial é a DRGE. Enquanto o diagnóstico de EEo baseia-se na demonstração do infiltrado eosinofílico, o número máximo de eosinófilos que pode ser visto em pacientes com DRGE é desconhecido.

Há relatos de regressão da eosinofilia esofagiana após tratamento apenas com IBP. Em uma série de 36 crianças com contagem de eosinófilos maior ou igual a 15/cga, 14/36 (39%) responderam com melhora histológica após o uso de IBP em dose elevada.[8]

Ratificamos que o diagnóstico de EEo é clínico e histológico, e só pode ser estabelecido mediante exclusão da DRGE, com pHmetria normal ou após tratamento com IBP.

ESOFAGOMANOMETRIA

O exame endoscópico e a esofagografia podem não evidenciar alterações de calibre que justifiquem a disfagia e a impactação alimentar na EEo, que seriam atribuídas a alterações motoras na parede esofagiana, secundárias ao processo inflamatório eosinofílico.[22] Pacientes adultos e pediátricos com EEo já foram estudados por ecoendoscopia, que mostrou espessamento da mucosa, da submucosa e da muscular própria.[8]

Várias alterações motoras associadas à EEo já foram identificadas por esofagomanometria (EMN) e relatadas na literatura: acalasia vigorosa, espasmo esofagiano difuso, esôfago em quebra-nozes, ondas peristálticas de alta amplitude, ondas terciárias, alterações funcionais no EEI, alterações inespecíficas caracterizadas por baixa amplitude e ondas não propagadas. Exames manométricos normais também foram descritos.[18,22]

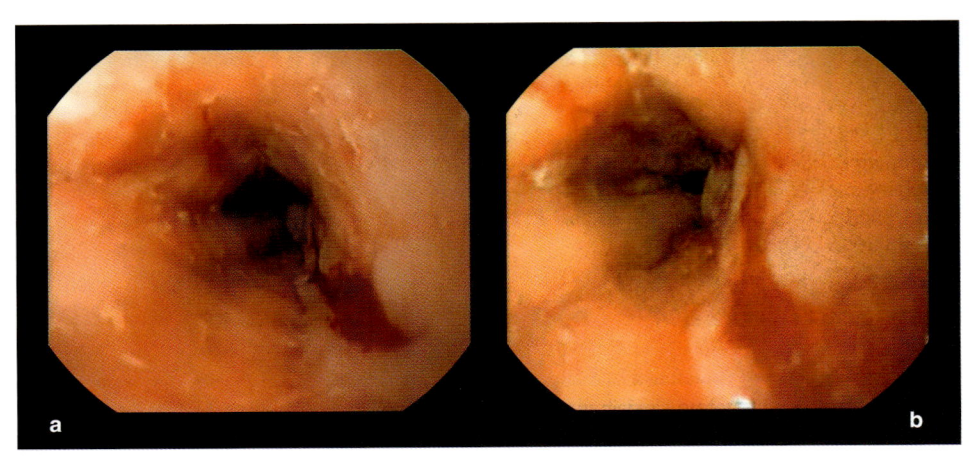

Fig. 25-16. (a e b) Lacerações com a passagem do endoscópio.

Uma associação entre o tipo de distúrbio motor e a duração dos sintomas na EEo sugere que adultos com doença de curta duração têm distúrbios de hipercontratilidade, similares às das crianças, enquanto aqueles com sintomas de longa data tendem aos distúrbios hipocontráteis. O tempo de progressão não está definido, mas parece que, após um período de hipercinesia, o esôfago torna-se "exausto", à semelhança do que ocorre na acalasia. As evidências sugerem que os distúrbios motores da EEo são reversíveis, desde que o infiltrado eosinofílico da parede seja resolvido, o que restabeleceria a contratilidade normal.[18]

Estudamos prospectivamente com esofagomanometria e phmetria prolongada 20 pacientes adultos com diagnóstico de EEo, 17 eram homens e três mulheres, com média de idade de 29 anos. Distúrbios da motilidade foram encontrados em 25% dos pacientes, com predomínio da motilidade esofagiana ineficaz (MEI). A pHmetria revelou refluxo anormal também em 25%, sem relação entre os achados manométricos e pHmétricos.[21]

Segundo o estudo de Korsapati et al.,[14] a EMN avalia apenas a camada circular do esôfago, e por isso nem todos os distúrbios da motilidade são detectados por este método. Utilizando ultrassonografia intraluminal de alta frequência (USIAF) para avaliar a espessura (como marcador de contração muscular) das camadas circular e longitudinal do esôfago, foi constatado comprometimento da camada longitudinal em pacientes com EEo. A espessura das camadas submucosa e muscular é significativamente mais espessa em pacientes com EEo, quando comparada ao grupo-controle. No entanto, durante as contrações a camada circular está preservada, mas a camada longitudinal apresenta contrações de menor amplitude e mais lentas, causando assincronia. Esta foi a primeira observação dinâmica com USIAF realizada em pacientes com EEo, contribuindo assim para o esclarecimento da disfagia nestes pacientes.

PHMETRIA ESOFAGIANA PROLONGADA

A pHmetria esofagiana pode ser realizada principalmente para avaliar associação à DRGE e diagnóstico diferencial, mas este exame é normal em cerca de 80% dos casos. Em nove estudos de pHmetria esofagiana em pacientes adultos com EEo, resultados anormais foram encontrados em 18% dos pacientes.[10,16] Em nosso estudo, dos 5/20 pacientes (25%) que apresentaram refluxo anormal à phmetria, o refluxo era do tipo biposicional (ocorrendo em posições ortostática e supina) em dois e exclusivamente na posição supina em três.[21]

EXAMES LABORATORIAIS

A eosinofilia sérica é encontrada em 10 a 50% dos pacientes adultos e em 20 a 100% das crianças, e sua presença geralmente está associada a uma doença mais sintomática. Segundo Straumann et al.,[35] os valores de IgE estão aumentados em 60 a 69% dos adultos doentes. Nem a elevação por si nem os valores guardam relação com a gravidade da doença e não há modificação nos níveis de IgE durante o tratamento. Na revisão feita por Sgouros et al.,[29] 30 a 50% dos pacientes com EEo apresentavam eosinofilia periférica, enquanto que os níveis séricos de imunoglobulina E (IgE) estavam aumentados em até 55% dos pacientes.

Estão em andamento pesquisas de marcadores não invasivos para EEo. Em sua revisão, Gupta[12] identificou alguns biomarcadores que podem correlacionar atividade de doença, remissão, gravidade e resposta ao tratamento. Esses biomarcadores seriam IgE, CD23, eotaxinas, IL-5, MBP, eosinophil cationic protein (ECP), eosinofilperoxidase (EPO) e neurotoxina derivada de eosinófilos (EDN). Entretanto, a maioria desses marcadores não está disponível ainda, o custo é muito elevado, e não são empregados de rotina.

ESOFAGOGRAFIA

A esofagografia em pacientes com disfagia permite avaliar o calibre e a extensão das estenoses, assim como a existência de estenose proximal associada à estenose em terço distal, com a ressalva de que áreas com redução de calibre observadas na EDA podem não ter correspondência na esofagografia e vice-versa. A esofagografia prepara o endoscopista para uma possível dilatação.

TRATAMENTO DA ESOFAGITE EOSINOFÍLICA

As modalidades de tratamento da EEo incluem os tratamentos farmacológico, endoscópico e dietético, que podem ser empregados isoladamente ou em associação. Os objetivos do tratamento ainda não foram completamente estabelecidos: alívio dos sintomas ou remissão da inflamação esofagiana?[27] Segundo Aceves et al.,[1] a maioria dos pacientes apresenta melhora clínica e histológica quando são tratados com fluticasona deglutida em combinação com a retirada de alérgenos alimentares da dieta. A terapia a longo prazo deve ser individualizada, considerando a interferência dos sintomas na qualidade de vida e os efeitos adversos do tratamento. Vários estudos documentaram a associação a outras alergias, a sensibilização aos aeroalérgenos e variabilidade sazonal em portadores de EEo. É fundamental na abordagem terapêutica o acompanhamento com alergista ou imunologista para a completa avaliação destes pacientes, incluindo a dosagem de IgE específica e a realização de testes alérgicos

- *Supressão ácida*: a terapia antirrefluxo geralmente não é eficaz ou atinge apenas uma resposta parcial. Alguns pacientes apresentam uma boa resposta clínica e histológica a IBP, mesmo quando a pHmetria é normal (eosinofilia responsiva a IBP). No entanto, a terapia antissecretora também pode ser útil em pacientes com EEo estabelecida, já que a mucosa esofagiana inflamada é mais predisposta à lesão (e mais sensível) à exposição ácida fisiológica.[23] Além disso, um subconjunto dos pacientes parece ter DRGE coexistente.[25]

- *Dilatação endoscópica*: a dilatação endoscópica é empregada em pacientes com estenoses ou anéis que não responderam ao tratamento clínico e deve ser realizada com cautela graças à fragilidade da mucosa e possível fibrose da parede esofagiana.[1,28] Permite alívio da disfagia, mas não tem efeito na inflamação subjacente. Pode ser realizada com as velas de Savary-Gilliard ou balões TTS. As velas são preferidas porque pode haver redução da luz esofagiana em vários sítios ou, às vezes, difusamente. Podem ocasionar lacerações profundas e, eventualmente, perfuração, sem que seja percebida resistência durante a passagem do dilatador ou do endoscópio. Portanto, recomenda-se inspecionar cuidadosamente o esôfago após passar cada vela. A esofagoscopia rígida tem sido associada a uma elevada taxa de perfuração e deve ser evitada.

- *Dietas de eliminação*: as abordagens alimentares têm sido estudadas melhor em crianças, em quem são usadas rotineiramente como uma opção para a terapia primária. A dieta elementar (com fórmulas de aminoácidos) tem ação comprovada no tratamento da EEo. As dietas de eliminação direcionadas são fundamentadas nos testes alérgicos, realizados com o objetivo de detectar possíveis alergias. Dados emergentes em adultos sugerem que a dieta de eliminação dos seis alimentos considerados mais alergênicos (leite de vaca, soja, trigo, ovo, amendoim e frutos do mar) pode melhorar os sintomas e a eosinofilia esofagiana. Pode haver recorrência dos sintomas após liberação da dieta.[16,32]

- *Corticoide sistêmico*: é eficaz na EEo, mas os efeitos colaterais limitam seu uso, que deve ser restrito aos casos graves (estenose panesofágica, refratariedade à corticoterapia tópica, exacerbações agudas). A prednisona (1 a 2 mg/kg) permite melhora da eosinofilia tecidual e sérica, além da redução dos níveis de IgE, mas a maioria dos pacientes apresenta recaída após a retirada.[16,17]

- *Corticoide tópico:* o tratamento inicial e de manutenção com corticoterapia tópica deve ser considerado em adultos e crianças com diagnóstico de EEo. Em uma das maiores séries em adultos, 21 pacientes foram tratados com propionato de fluticasona *spray* (2 jatos de 220 mcg/puff, duas vezes por dia sem o espaçador) durante 6 a 8 semanas. Todos os pacientes apresentaram melhora da disfagia em poucos dias, que durou um mínimo de 4 meses. Para aqueles cujos sintomas recorreram após a interrupção, repetiu-se 4 a 6 semanas de tratamento.[2] Os pacientes devem ser instruídos para engolir, em vez de inalar, e não ingerir bebidas nem alimentos durante pelo menos 30 minutos, para permitir que a medicação se espalhe pelo esôfago. Recomenda-se lavar a boca com água, minimizando o risco de monilíase. Portanto, a piora da disfagia durante o tratamento deve alertar para a possibilidade de esofagite infecciosa. Não foi estabelecida a segurança a longo prazo, e doses de fluticasona maiores que 440 mcg/dia têm sido associadas a efeitos colaterais, como catarata, retardo do crescimento, osteoporose e supressão suprarrenal. O risco desses efeitos colaterais pode estar reduzido porque na EEo os corticoides são absorvidos ao invés de inalados, e assim serão metabolizados na primeira passagem no fígado. A eficácia a longo prazo do uso de corticoides não foi bem estudada. Outra forma de terapêutica tópica descrita é a solução de budesonida, também deglutida. A maioria dos pacientes apresenta recorrência dos sintomas 3 a 8 meses após a suspensão do corticoide, evidenciando a natureza crônica da doença.[3,28,35]
- *Outras terapias:* o tratamento da EEo com cromoglicato de sódio, antagonistas dos receptores de leucotrienos e agentes imunossupressores (azatioprina ou 6-mercaptopurina) não é recomendado. Não há evidências até o momento de melhora simultânea dos quadros clínico e histológico, e os potenciais efeitos colaterais superam os potenciais benefícios. Estudos com mepolizumabe (anticorpo monoclonal anti-iL-5) e outros agentes biológicos estão em andamento e por ora não são recomendados para uso de rotina.

PROGNÓSTICO E COMPLICAÇÕES

O prognóstico a longo prazo da EEo não é claro. Caso não tratada, os pacientes podem permanecer sintomáticos ou ter sintomas esporádicos. Não foi elucidado ainda se a doença persiste na vida adulta em crianças afetadas. Em adultos, anedóticas observações sugerem que a doença pode evoluir para uma fase de fibroestenose, em que o sintoma predominante é disfagia intermitente, mas a proporção de pacientes com doença progressiva ainda é desconhecida. Em virtude da natureza crônica e recidivante da EEo, pode ser necessário recomeçar a terapêutica (especialmente a fluticasona), face à recorrência dos sintomas.[1,3]

As complicações na EEo podem estar relacionadas com a própria doença e/ou serem consequência de intervenções terapêuticas. A EEo pode evoluir com fibrose da lâmina própria e estenose da luz. As complicações da dilatação esofagiana em pacientes com EEo incluem a dor intensa com necessidade de analgesia pós-procedimento, as lacerações profundas e a perfuração. As complicações da dilatação estão associadas, principalmente, a pacientes pediátricos com necessidade de dilatações repetidas, estenoses do terço superior e estenoses intransponíveis com o endoscópio antes da dilatação.[16]

REFERÊNCIAS BIBLIOGRÁFICAS

1. Aceves SS, Furuta G.T, Spechler SJ. Integrated approach to treatment of children and adults with eosinophilic esophagitis. *Gastrointest Endosc Clin N Am* 2008 Jan.;18(1):195-217.
2. Arora AS, Yamazaki K. Eosinophilic esophagitis: asthma of the esophagus? *Clin Gastroenterol Hepatol* 2004 July;2(7):523-30.
3. Attwood SE, Smyrk TC, Demeester TR et al. Esophageal eosinophilia with dysphagia, a distinct clinicopathologic syndrome. *Dig Dis Sci* 1993 Jan.;38(1):109-16.
4. Carr S, Watson W. Eosinophilic esophagitis. *Allergy Asthma Clin Immunol* 2011 Nov. 10;7(Suppl 1):S8.
5. Desai TK, Stecevic V, Chang CH et al. Association of eosinophilic inflammation with esophageal food impaction in adults. *Gastrointest Endosc* 2005 June;61(7):795-801.
6. Foroutan M, Norouzi A, Molaei M et al. Eosinophilic esophagitis in patients with refractory gastroesophageal reflux disease. *Dig Dis Sci* 2010 Jan.;55(1):28-31.
7. Fox VL. Eosinophilic esophagitis: endoscopic findings. *Gastrointest Endosc Clin N Am* 2008;18(1):45-57.
8. Fox VL, Nurko S, Teitelbaum JE et al. High-resolution EUS in children with eosinophilic "allergic" esophagitis. *Gastrointest Endosc* 2003 Jan.;57(1):30-36.
9. Francalanci P, De Angelis P, Minnei F et al. Eosinophilic esophagitis and Barrett's esophagus: an occasional association or an overlap disease? Esophageal double-trouble in two children. *Digestion* 2008;77(1):16-19.
10. Furuta GT, Liacouras CA, Collins MH et al. First International Gastrointestinal Eosinophil Research Symposium (FIGERS) Subcommittees. Eosinophilic esophagitis in children and adults: a systematic review and consensus recommendations for diagnosis and treatment. *Gastroenterology* 2007 Oct.;133(4):1342-63.
11. Gonsalves N, Policarpio-Nicolas M, Zhang Q et al. Histopathologic variability and endoscopic correlates in adults with eosinophilic esophagitis. *Gastrointest Endosc* 2006 Sept.;64(3):313-19.
12. Gupta SK. Noninvasive markers of eosinophilic esophagitis. *Gastrointest Endosc Clin N Am* 2008 Jan.;18(1):157-67.
13. Katzka DA. Demographic data and symptoms of eosinophilic esophagitis in adults. *Gastrointest Endoscopy Clin N Am* 2008 Jan.;18(1):25-32.
14. Korsapati H, Babaei A, Bhargava V et al. Dysfunction of the longitudinal muscles of the esophagus in eosinophilic esophagitis. *Gut* 2009 Aug.;58(8):1056-62.
15. Landres RT, Kuster GG, Strum WB. Eosinophilic esophagitis in a patient with vigorous achalasia. *Gastroenterology* 1978 June;74(6):1298-301.
16. Liacouras CA, Furuta GT, Hirano I et al. Eosinophilic esophagitis: updated consensus recommendations for children and adults. *J Allergy Clin Immunol* 2011 July;128(1):3-20.e6.
17. Liacouras CA, Spergel JM, Ruchelli E et al. Eosinophilic esophagitis: a 10-year experience in 381 children. *Clin Gastroenterol Hepatol* 2005 Dec.;3:(12):1198-206.
18. Lucendo AJ, Pascual-Turrión JM, Navarro M et al. Endoscopic, bioptic, and manometric findings in eosinophilic esophagitis before and after steroid therapy: a case series. *Endoscopy* 2007 Sept.;39(9):765-71.
19. Mishra A, Hogan SP, Brandt EB et al. An etiological role for aeroallergens and eosinophils in experimental esophagitis. *J Clin Invest* 2001 Jan.;107(1):83-90.
20. Molina-Infante J, Fernando-Lamara L, Mateos-Rodriguez JM et al. Overlap of reflux and eosinophilic esophagitis in two patients requiring different therapies: a review of the literature. *World J Gastroenterol* 2008 Mar.;14(9):1463-66.
21. Monnerat M, Lemme E. Eosinophilic esophagitis: manometric and phmetric findings. *Arq Gastroenterol* 2012 June;49(2):113-17.
22. Nurko S, Rosen R, Furuta GT. Esophageal dysmotility in children with eosinophilic esophagitis: a study using prolonged esophageal manometry. *Am J Gastroenterol* 2009 Dec.;104(12):3050-57.
23. Orenstein SR, Shalaby TM, Di Lorenzo C et al. The spectrum of pediatric eosinophilic esophagitis beyond infancy: a clinical series of 30 children. *Am J Gastroenterol* 2000 June;95(6):1422-30.
24. Prassad SF, Di Biase JK, Kim HU et al. Patient characteristics, clinical, endoscopic, and histologic findings in adult eosinophilic esophagitis: a case series and systematic review of the medical literature. *Dis Esophagus* 2007;20(4):311-19.
25. Remedios M, Campbell C, Jones DM et al. Eosinophilic esophagitis in adults: clinical, endoscopic, histologic findings, and response to treatment with fluticasone proprionate. *Gastrointest Endosc* 2006 Jan.;63(1):3-12.
26. Ronkainen J, Taley NJ, Aro P et al. Prevalence of esophageal eosinophils and eosinophilic esophagitis in adults: the population-based Kalixanda study. *Gut* 2007 May;56(5):615-20.
27. Rothemberg ME. Biology and treatment of eosinophilic esophagitis. *Gastroenterol* 2009 Oct.;137(4):1238-49.
28. Schoepfer AM, Gschossmann J, Scheurer U et al. Esophageal strictures in adult eosinophilic esophagitis: dilation is an effective

and safe alternative after failure of topical corticosteroids. *Endoscopy* 2008;40:161-64.
29. Sgouros SN, Bergele C, Mantides A. Eosinophilic esophagitis in adults: a systematic review. *Eur J Gastroenterol Hepatol* 2006 Feb.;18(2):211-17.
30. Shah A, Kagalwalla AF, Gonsalves N et al. Histopathologic variability in children with eosinophilic esophagitis. *Am J Gastroenterol* 2009 Mar.;104(3):716-21.
31. Spechler S, Genta R, Souza R. Thoughts on the complex relationship between gastroesophageal reflux disease and eosinophilic esophagitis. *Am J Gastroenterol* 2007 June;102(6):1301-6.
32. Spergel JM, Brown-Whitehorn TF, Beausoleil JL et al. 14 years of eosinophilic esophagitis: clinical features and prognosis. *J Pediatr and Gastroenterol Nutr* 2009 Jan.;48(1):30-36.
33. Straumann A. The natural history and complications of eosinophilic esophagitis. *Thorac Surg Clin* 2011 Nov.;21(4):575-87.
34. Straumann A, Beglinger C. Eosinophilic esophagitis: the endoscopist's enigma. *Gastrointest Endosc* 2006 Jan.;63(1):13-15.
35. Straumann A, Spichtin HP, Grize L et al. Natural history of primary eosinophilic esophagitis: a follow-up of 30 adult patients for up to 11.5 years. *Gastroenterology* 2003 Dec.;125(6):1660-69.

25-3 DOENÇAS DESCAMATIVAS DO ESÔFAGO (PÊNFIGO, EPIDERMÓLISE BOLHOSA)

MARIA DAS GRAÇAS DIAS DA SILVA ■ LAURA HELMAN

INTRODUÇÃO

Nesse capítulo, serão abordadas as principais doenças hereditárias e autoimunes descamativas que podem comprometer o esôfago, como o pênfigo vulgar e a epidermólise bolhosa. Pele e esôfago têm em comum o revestimento de epitélio escamoso estratificado.

PÊNFIGO

Até o século passado a maioria das doenças vesicobolhosas da pele e mucosas era chamada de pênfigo. Os tipos mais conhecidos de pênfigo são: o pênfigo vulgar, o pênfigo foliáceo e o pênfigo paraneoplásico. Em algumas regiões do Brasil o pênfigo foliáceo é endêmico e é conhecido como "fogo selvagem". Dos três tipos descritos, apenas o pênfigo vulgar será estudado nesse capítulo por ser o único a comprometer a mucosa esofágica.

Pênfigo vulgar (PV)

O pênfigo vulgar (PV) é uma doença autoimune vesicobolhosa, intraepidérmica, rara, que afeta pele e mucosas, podendo ser potencialmente fatal. Caracteriza-se pela presença de autoanticorpos contra queratinócitos epidérmicos que se encontram circulantes ou aderidos aos tecidos. Esses autoanticorpos (IgG) são antidesmogleína (Dsg), que é uma molécula de adesão. Isso resulta em acantólise ou seja, perda de coesão entre as células da epiderme, com formação de bolhas e erosões da pele e membranas mucosas. A formação de bolhas típicas deu à doença seu nome, pênfigo, que deriva da palavra grega *pemphix* (bolha). É dito vulgar, do latim *vulgaris*, por ser a forma mais comum de pênfigo.

O PV é a mais grave do grupo de doenças de pênfigo. Tem distribuição universal, porém é mais comum entre população judaica e em países do Mediterrâneo.[35] Cerca de 90% dos pacientes com PV têm envolvimento oral, e entre 50 a 70% dos pacientes inicia o quadro com lesões exulceradas em mucosa oral. No entanto, qualquer área com epitélio escamoso estratificado pode estar afetada.[22]

A incidência na Inglaterra é de 0,7 por 100 mil pessoas por ano e em Israel 1,61 por 100 mil pessoas por ano.[28,35] No Brasil a incidência do PV é desconhecida.

Existe discordância na literatura quanto ao acometimento preferencial em mulheres. Alguns autores afirmam que acomete homens e mulheres igualmente.[22] No entanto, estudos mais recentes observaram predominância do sexo feminino (66 *versus* 34%).[28,38] Ocorre principalmente em pacientes entre a quarta e a sexta décadas de vida; todavia, podem ser afetados indivíduos de qualquer idade, incluindo crianças e recém-nascidos de mães com PV.[13] Alguns recém-nascidos de mães com PV apresentam doença clínica e alterações nos exames laboratoriais de forma transitória, desaparecendo alguns meses após o nascimento, o que mostra, dessa maneira, a passagem dos anticorpos através da placenta.[5]

■ Fisiopatologia

Pacientes com PV têm anticorpos IgG4 patogênicos contra desmogleína 3 (Dsg3), que é uma molécula de glicoproteína com função de adesão celular da epiderme. A bolha no PV é, assim, o resultado da acantólise, ou seja, perda de coesão entre as células da epiderme.

Recentes estudos têm mostrado que pacientes portadores de PV com lesão principalmente em membrana mucosa têm apenas anticorpos antiDsg3. Tardiamente a doença progride, envolvendo membrana mucosa e pele, ocasionando desenvolvimento adicional de anticorpos contra desmogleína 1 (Dsg1). Essas observações levaram à classificação do PV em PV mucoso e PV mucocutâneo. Na forma mucosa o paciente só apresenta anticorpo antiDsg3 e, na forma mucocutânea, tem anticorpos contra Dsg1 e Dsg3.[19,30]

■ Aspectos clínicos

As lesões primárias do PV são bolhas flácidas que surgem na orofaringe e depois na pele normal ou eritematosa.[33] As bolhas são frágeis e rompem-se rapidamente, formando erosões dolorosas, que sangram com facilidade e são recobertas por crostas hemáticas. A realização de pressão na pele aparentemente normal, próxima à lesão, induz ao descolamento epidérmico (sinal de Nikolsky) que indica atividade da doença. As bolhas do PV podem ser localizadas ou generalizadas, e qualquer área da pele pode ser envolvida, embora as áreas de predileção sejam cavidade oral, face, axila, o que se pode dever ao fato de a Dsg3 ter sua maior expressão nessas áreas.[24] Estima-se que todos os pacientes de PV em algum momento da vida vão apresentar lesões na orofaringe. As lesões podem acometer toda a mucosa bucal, mas predominam na mucosa jugal, no palato e nas gengivas. O PV pode apresentar-se como gengivite descamativa. As lesões orais em fase avançada dificultam a alimentação, com comprometimento do estado nutricional. Pode haver comprometimento da mucosa conjuntival, nasal, faríngea, laríngea, esofagiana, labial, vaginal, cervical, uretral e anal.[6]

A prevalência de envolvimento esofágico ainda é desconhecida. Algumas séries mostraram sintomas esofágicos em 57% dos casos.[22] O acometimento do esôfago pode ser subestimado, uma vez que metade dos pacientes pode ser assintomática, e a endoscopia digestiva não é realizada rotineiramente.[22,38] Disfagia e odinofagia são os sintomas mais comuns. Pirose pode ser um sintoma pouco específico, e a hematêmese é rara.

■ Diagnóstico

O diagnóstico de PV requer biópsia de lesões cutâneas, além da apresentação clínica. A histologia de uma vesícula ou da borda de uma erosão recente evidencia acantólise intraepitelial, sem ruptura da membrana basal. A imunofluorescência direta da biópsia de pele normal próxima à área envolvida, utilizando fixador Michel (não formalina), pode demonstrar depósitos de IgG entre as células epidérmicas. A endoscopia digestiva alta identificou envolvimento esofágico em séries de casos com pacientes sintomáticos e assintomáticos.

A endoscopia digestiva alta (EDA) no PV é evitada por alguns autores que argumentam que o atrito do aparelho sobre a frágil mucosa da orofaringe e esôfago poderia provocar agravamento das lesões locais. Outros, no entanto, não observaram nenhuma complicação relacionada com a endoscopia, a biópsia ou a escovação para citologia. Por isso recomendam a EDA por ser segura em mãos habilidosas e útil como meio diagnóstico especialmente no inicio do tratamento.[22]

Os principais achados endoscópicos no esôfago foram eritema localizado, estrias vermelhas longitudinais por toda a extensão, erosões, ulcerações e bolhas que podem levar à esofagite esfoliativa ou dissecante superficial principalmente no terço superior e que podem estar presentes mesmo em pacientes assintomáticos, como manifestação isolada da doença.[4] Daí a advertência de Fukuchi, de que se considere a possível coexistência de doença cutânea bolhosa quando se encontrar esofagite esfoliativa isolada.[20]

Não houve discordância entre os achados endoscópicos e a biópsia e citologia esofágica nos pacientes com PV. Os achados histológicos da biópsia esofágica à microscopia de luz confirmaram a aparência típica de PV, com acantólise intraepitelial suprabasal, edema intracelular, desaparecimento das pontes intercelulares e formações de fenda com células acantólicas, células plasmáticas, linfócitos e eosinófilos (como elementos inflamatórios).[22] Para melhor avaliar a acantólise e o defeito suprabasal, as biópsias endoscópicas devem ser feitas acima e abaixo e não em cima da bolha. Experiência com pinça de biópsia do tipo oval com agulha (RL Linx, Boston Scientific Microvasive Miami, FL, EUA) ofereceu melhor qualidade dos espécimes que devem conter a membrana basal para o diagnóstico definitivo.[21,22]

A imunofluorescência direta de biópsias obtidas da mucosa em qualquer altura do tubo esofágico foi positiva, demonstrando que a imunodeposição ocorre ao longo de toda a extensão do esôfago.[38] A molécula de adesão celular, desmogleína 3 (Dsg3), o antígeno-alvo de anticorpos patogênicos do PV, é fortemente expressa no epitélio esofágico.[29]

O diagnóstico diferencial do PV inclui o vírus do herpes *simplex*, aftas, líquen plano, ou eritema (quando as erosões na boca predominam) e, piodermite, impetigo, ou outras doenças bolhosas, como por exemplo, penfigoide bolhoso e erupções bolhosas causadas por drogas (quando as lesões são generalizadas).

A consulta inicial e o tratamento devem ser conduzidos por dermatologista. O principal objetivo do tratamento consiste em suprimir a produção de autoanticorpos, com o fim de curar as lesões existentes, abortar precocemente os surtos de atividade e prevenir o aparecimento de novas lesões. Ainda não foi estabelecida a terapêutica ideal para o PV, embora imunossupressores e imunomoduladores sejam largamente empregados. Um acompanhamento a longo prazo é fundamental, pois em apenas 10% dos casos a terapia de manutenção prolongada não será necessária.

EPIDERMÓLISE BOLHOSA

A epidermólise bolhosa (EB) pertence a um grupo de afecções cutâneas bolhosas de caráter hereditário, que se caracteriza pela formação de bolhas espontâneas ou induzidas por trauma na pele e membranas mucosas. Erosões e úlceras de difícil cicatrização são vistas com frequência.[13,18,27,31]

A prevalência da doença é de 2-4/100.000 crianças a cada ano.[40] Não há relato da prevalência de EB no Brasil. Existem alguns relatos de caso e algumas séries com poucos pacientes.[8,11,37]

A doença é classificada em três grandes tipos de acordo com o nível ultraestrutural em que as bolhas se desenvolvem, no modo de transmissão genética e no fenótipo clínico. Esses tipos são: epidermólise bolhosa simples (EBS), epidermólise bolhosa juncional (EBJ) e epidermólise bolhosa distrófica (EBD) nas formas dominante e recessiva. Mais recentemente, no terceiro consenso para classificação e diagnóstico da EB (Viena, 2007), foi reconhecido o tipo misto, também conhecido como síndrome de Kindler.[13] Cada tipo por sua vez tem vários subtipos. Os subtipos de EB somente podem ser diferenciados por meio de estudos imunoistoquímicos e ultraestruturais, além da diferenciação genética, o que não está disponível na maioria dos grandes centros.[34] A subclassificação permite determinar o risco de complicações, como comprometimento mucoso, desenvolvimento de neoplasias, de morte prematura e é importante para o aconselhamento genético.[14,15]

Fisiopatologia

O colágeno tipo VII é uma proteína que consiste no maior componente de adesão entre a membrana basal epidérmica e o tecido conectivo na junção dermoepidérmica. A mutação desse gene resulta em alelos funcionalmente nulos.[39] Consequentemente, um pequeno trauma na superfície comprometida induz à perda de coesão da membrana basal e à formação de bolhas. Mais de 20 fenótipos clínicos distintos e centenas de genótipos já foram descritos na EB, incluindo mutações em pelo menos 10 genes estruturais, entre eles o gene COLT7A1 ligado ao colágeno VII, na EB distrófica.[15,36]

Muitos dos genes envolvidos na EB também são expressos em outros epitélios, o que pode resultar em comprometimento extracutâneo da doença, como os tratos gastrointestinal, urogenital e respiratório.[18]

Diagnóstico

O diagnóstico é comumente fundamentado em um exame cuidadoso das manifestações clínicas e no levantamento da história pessoal, familiar e consanguinidade dos pais do paciente. Após o diagnóstico inicial, uma biópsia da pele, logo após esfregão suave, ou bolha pode determinar o nível de separação do tecido e classificar a doença. Tanto a microscopia eletrônica de transmissão, como a microscopia por imunofluorescência são métodos eficazes para determinar o nível de acometimento da pele. O método mais utilizado é a microscopia por imunofluorescência direta, que utiliza imunomapeamento de antígenos específicos, permitindo sua classificação.[36] O diagnóstico final depende, principalmente, da análise das mutações no DNA. No entanto, em geral, não é possível sequenciar todos os 10 genes envolvidos na etiologia da doença em cada paciente.[34]

Epidermólise bolhosa simples

A clivagem ocorre na camada basal, e observa-se depósito de fluorescência no assoalho da bolha (lado dérmico) com todos os marcadores antigênicos. A posição da mutação nos genes da queratina relaciona-se fortemente com a apresentação clínica. A EBS com padrão autossômico recessivo se caracteriza por lesões bolhosas generalizadas e distrofia muscular. Ao final da primeira década de vida, o paciente já começa a apresentar fraqueza muscular.[13,16]

Epidermólise bolhosa juncional

Essa forma de EB é herdada de forma autossômica recessiva e se caracteriza pela formação de bolhas na região da lâmina lúcida. Um dos subtipos (Herlitz) é uma forma grave da doença, sendo que muitas das crianças afetadas apresentam erosões cutâneas intratáveis e bolhas, evoluindo precocemente ao óbito por infecção generalizada.[17]

Epidermólise bolhosa distrófica

A EBD se caracteriza pela formação de bolhas na derme, manifestando-se como lesões bolhosas, cicatriciais e formação de mília. Possui forma autossômica dominante e recessiva, no entanto todas são causadas por mutações no gene *COL7A1*, que codifica o colágeno tipo VII, um componente essencial na formação das fibrilas de ancoramento. De maneira geral, a forma dominante apresenta-se de maneira mais leve que a recessiva.[13]

Aspectos clínicos

A EB hereditária é uma doença rara, afeta principalmente crianças (algumas ao nascimento), e não tem distinção de sexo. As bolhas cutâneas surgem principalmente nas áreas de atrito (virilhas, mãos, pés, cotovelos), mas podem surgir em qualquer região ao menor trauma, pelo descolamento da pele dos tecidos subjacentes. Após a ruptura das bolhas, infecções secundárias podem prejudicar a cicatrização das feridas. No tipo distrófico grave pode haver deformação de extremidades com pseudoancilose (Figs. 25-17 a 25-20).

Todo o paciente com EB é diferente, e seu estado nutricional depende do tipo de EB e da extensão de sua doença. A maioria dos pacientes tem déficit de crescimento, o que pode ser atenuado por complementação alimentar por gastrostomia, podendo ainda assim permanecer com deficiência proteica significativa. Até 77% das crianças com EBDR têm risco de desnutrição, e 86% apresentam baixo peso. Em contrapartida, 57% das crianças com EBJ e apenas 22% das EBS apresentam risco de desnutrição.[31]

Além das graves manifestações cutâneas, várias complicações sistêmicas podem ocorrer, comprometendo o esôfago, intestino delgado, cólon, reto, ânus, bexiga, uretra, traqueia, olhos, orelha e cavidade oral. Neonatos e lactentes com qualquer subtipo de EB podem apresentar bolhas dolorosas e erosões recorrentes na orofaringe, levando à relutância em mamar ou em deglutir alimentos de qualquer consistência, até mesmo líquida. À medida que avança em idade, esse comprometimento se agrava com alimentos quentes, mastigação deficiente e a passagem do bolo alimentar.[25] A recorrente formação de bolhas e cicatrizes na cavidade oral progressivamente limita a abertura da boca. Potencialmente língua e epiglote tornam-se fixas e retraídas. A microstomia e anquiloglossia contribuem para a incoordenação da deglutição, o que dificulta a alimentação e se reflete na nutrição e desenvolvimento da criança. Aos 12 anos de idade, mais de 50% dos pacientes com EBDR têm microstomia e anquiloglossia.[12] Estas alterações devem ser avaliadas antes de qualquer intervenção anestésica com necessidade de entubação orotraqueal.[23] Em alguns casos, o uso do broncoscópio pode ser necessário para assegurar a via aérea para uma anestesia geral. Alguns serviços de anestesiologia com cuidadosos critérios de segurança têm experimentado a sedação profunda, sem entubação oro ou nasotraqueal nos procedimentos invasivos em pacientes com EB.[23]

A incidência do comprometimento esofágico é de cerca de 76%, e a disfagia é a queixa mais comum. Freeman *et al.* observaram diferentes apresentações clínicas nos diversos tipos de EB em 223 crianças. Na EBS (simples) e EBJ (juncional) não foi referido estenose esofágica, mas sim sintomas de refluxo gastroesofágico. No tipo distrófico recessivo (EBDR), disfagia e estreitamento de esôfago foram encontrados em 70 e 65% dos casos, enquanto que na distrófica dominante a ocorrência foi de 4 e 0% respectivamente.[18] Raros casos de tosse com eliminação oral de um molde de mucosa com o formato tubular do esôfago foram descritos em pacientes com EBDR.

Todo esse comprometimento resulta em considerável morbidade, incluindo déficit nutricional acentuado, que leva à anemia refratária, hipoalbuminemia, malabsorção e retardo do desenvolvimento da criança. A combinação de todas essas alterações dificulta a cicatrização de feridas, debilitando ainda mais o sistema imune desses pacientes.

Estenose de esôfago

Os dados da Experiência Cumulativa do Registro Americano de Complicações Gastrointestinais na EB (2008) trazem valiosas informações a partir de aproximadamente 16 anos de observação de 3.280 pacientes com EB.[15] Nos casos graves e acentuados de bolhas intraluminais, a cicatrização pode levar à estenose esofágica associada à disfagia e odinofagia, podendo dificultar a ingestão oral (Fig. 25-21). As estenoses de esôfago são mais frequentes nos pacientes com a forma distrófica recessiva (EBDR) que em todos os outros subtipos de EB.[17] Na série de pacientes pediátricos de Freeman (2008) a frequência de estenose foi de 64,9% para pacientes com a forma EBDR, confirmando os achados de Fine.[15,18] Os pacientes com a forma EBDR apresentam estenose esofágica frequentemente na infância, com apresentação dos sintomas até os 10 anos de idade em mais da metade dos casos (Fig. 25-22). Esta frequência aumenta com a idade, e o risco cumulativo de estenose é de quase 95% aos 45 anos de idade.[3,15,18]

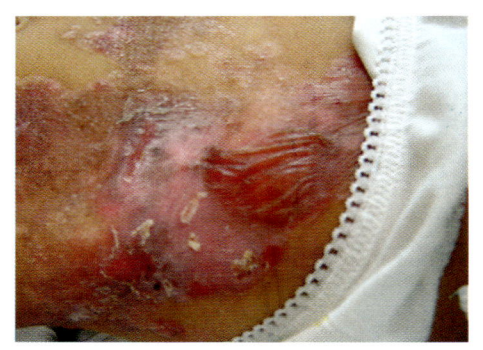

Fig. 25-17. Bolha cutânea e cicatrizes em zona de atrito. Paciente de 7 anos de idade com EBD.

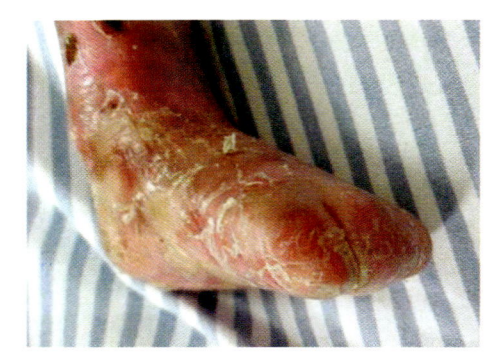

Fig. 25-18. Deformação de extremidade com perda de unhas e fixação de artelhos. Paciente de 6 anos de idade com EBD.

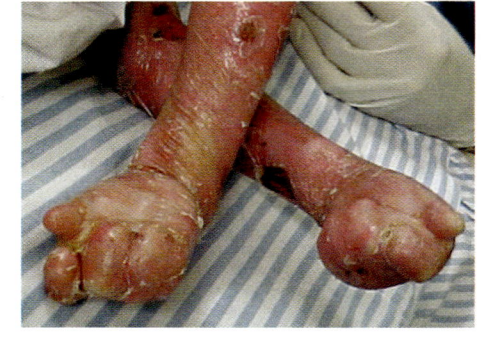

Fig. 25-19. Deformação de extremidade de membros superiores com pseudoancilose de dedos e perda de unhas. Paciente de 6 anos de idade com EBD.

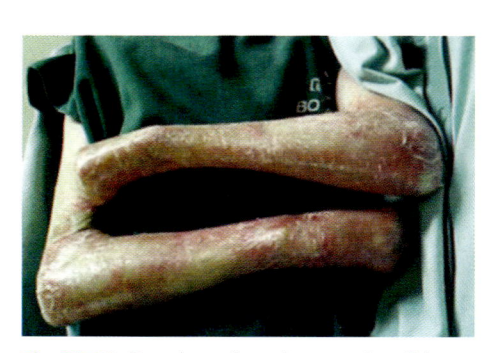

Fig. 25-20. Pseudoancilose de cotovelos. Criança de 10 anos de idade com EBD.

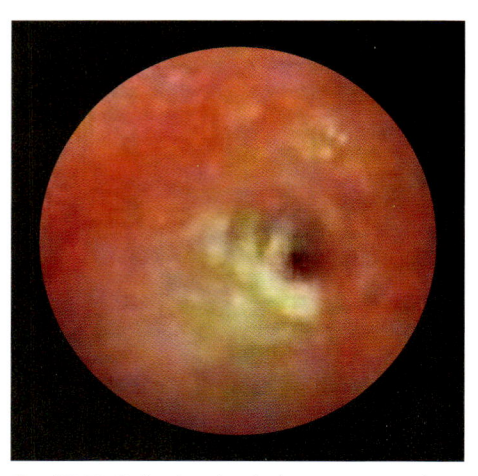

Fig. 25-21. Bolha intraluminal no terço superior do esôfago em EBD.

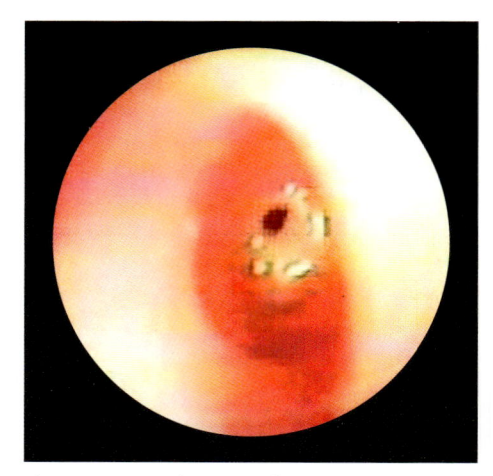

Fig. 25-22. Membrana esofágica com estenose anelar em paciente de 6 anos com EBD.

O estreitamento da luz esofágica vai se estabelecendo pela cicatrização das bolhas com odinofagia e disfagia progressivas. A disfagia é a mais frequente das queixas no comprometimento gastrointestinal da EB. Os pacientes podem ser incapazes de engolir sua própria saliva, se não tratados. Costuma haver, no entanto, uma adaptação natural do paciente a dietas especiais. A intervenção é necessária quando a ingestão dietética é insuficiente para as necessidades do paciente.

A maioria das estenoses ocorre no terço superior, mas pode surgir em qualquer outro lugar ao longo do esôfago.[2,19] As estenoses mais distais podem ser causadas ou agravadas pela DRGE.

As estenoses na EB podem ser únicas ou múltiplas (entre 10 a 40% dos pacientes), e, portanto, o estudo radiológico com contraste deve ser realizado, principalmente, em estenoses do esôfago proximal, que podem envolver também a faringe.[2] O esofagograma oferece maiores informações para o planejamento da estratégia terapêutica.

As estenoses podem ser curtas, com apenas alguns milímetros de comprimento, ou longas, com mais de 10 centímetros (Figs. 25-23 e 25-24). Anéis esofágicos também podem ser encontrados em pacientes com a forma distrófica da doença (Fig. 25-22).[1]

■ Manejo das estenoses esofágicas

A terapia ideal para as estenoses esofágicas na EB ainda não foi estabelecida. O objetivo do tratamento é melhorar a habilidade do paciente para deglutir, melhorando também o estado nutricional. As medidas incluem dietas especiais, terapia médica, dilatação mecânica e cirurgia.[7] Medidas iniciais costumam ser direcionadas para as modificações dietéticas, por exemplo, a ingestão de alimentos macios e pastosos com suplementação nutricional, quando necessário.[25] A terapia médica inclui corticoides, mas apenas alguns casos respondem satisfatoriamente. Quando estas medidas não são suficientes para garantir a ingestão nutricional adequada, a dilatação instrumental do esôfago pode ser necessária.

Os primeiros relatos de dilatação instrumental do esôfago na EB descrevem sucesso com a técnica de buginagem com sondas de borracha preenchidas com mercúrio (S. Maloney), às cegas.[7,19] Outra forma de buginagem às cegas era retrógrada e usava uma série de dilatadores presos entre si, através de gastrostomia e guiados por fio (sondas de Tucker). A modificação da técnica introduziu a visão direta endoscópica até o nível da estenose e, sobre fio-guia uma série de bugias semirrígidas de diâmetros progressivos, tipo Savary-Gilliard, era passada pelo esôfago. Os resultados eram razoáveis, mas a visão endoscópica revelou que o atrito da passagem do endoscópio e das bugias podia provocar extenso descolamento da mucosa, novas bolhas, mais cicatrizes e novos estreitamentos (Fig. 25-25). Após o procedimento, os pacientes referiam queixa dolorosa prolongada, de 7-10 dias, quando então a dieta podia ser liberada. Por essas razões, a dilatação endoscópica por buginagem não tem sido recomendada.[31]

Têm sido publicado bons resultados com a técnica de dilatação por balão hidrostático sob visão endoscópica ou, mais recentemente, mesmo sem endoscopia (para minimizar a iatrogenia) mas sob orientação fluoroscópica.[2,3,7,31] A dilatação com balão produz força radial nas áreas de estenoses, e as lacerações localizadas são significativamente menores e, portanto, provavelmente, menos propensas a causar danos adicionais à mucosa e perfuração esofágica. A técnica de dilatação com balão hidrostático guiada apenas por fluoroscopia vem sendo aplicada e desenvolvida, e os resultados mostram que é bem tolerada e segura em mãos de peritos endoscopistas e anestesiologistas. A maioria dos pacientes pode retomar à dieta sólida 24 horas após o procedimento.[2,7,31] O resultado das dilatações do esôfago é variável e, embora alguns pacientes tenham melhora duradoura depois de apenas um único procedimento, muitos exigirão dilatações repetidas para estenoses recorrentes.[2,3] No estudo de Fine JD et al., do Registro Nacional (Norte Americano) de Epidermolise Bolhosa, aproximadamente um terço de todos os pacientes com EBD foi submetido a pelo menos uma dilatação do esôfago, mas o número de dilatações foi duas vezes maior em pacientes com a forma recessiva (EBDR).[15] O intervalo entre as dilatações para EBDR foi em média 15 meses (variando de um mês a 8 anos) na experiência de De Angelis.[7]

A perfuração esofágica é a complicação mais grave da dilatação instrumental do esôfago, mas, felizmente, parece ser muito incomum.[3,7,31] Abordagem retrógrada através de gastrostomia pode ser bem-sucedida para dilatação do esôfago, quando as estenoses são muito estreitas para permitir a passagem anterógrada de um fio-guia, ou se contraturas orais limitam a abertura da boca. O uso de corticosteroides sistêmicos per e pós procedimento é indicado por alguns autores para reduzir a inflamação das mucosas e edema após dilatatação.[2] Complicação menor é a disfagia transitória observada em cerca de 10,7% das dilatações por balão.[7]

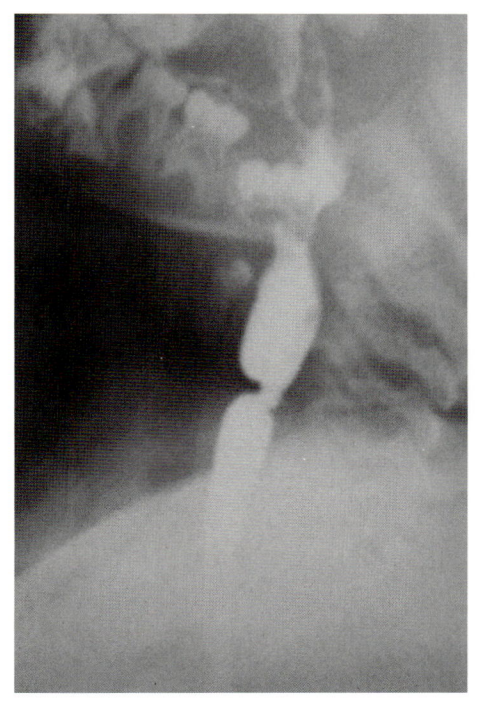

Fig. 25-23. Esofagograma de criança de 6 anos com EBD e disfagia. Estenose única no terço superior com 1 cm de comprimento.

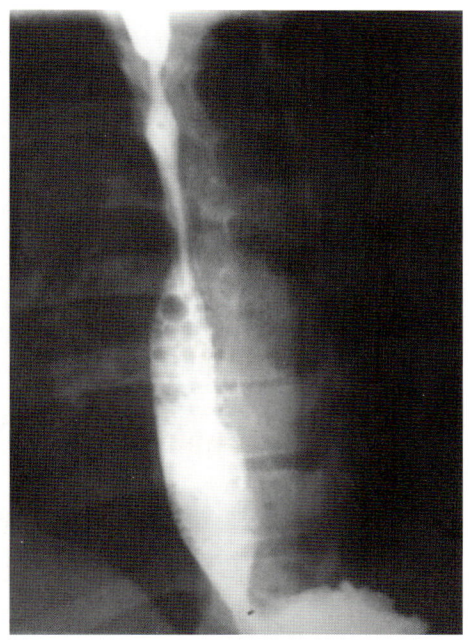

Fig. 25-24. Esofagograma de criança de 8 anos com EBD e disfagia. Duas áreas de estenose foram identificadas: uma proximal curta e outra no terço médio, longa.

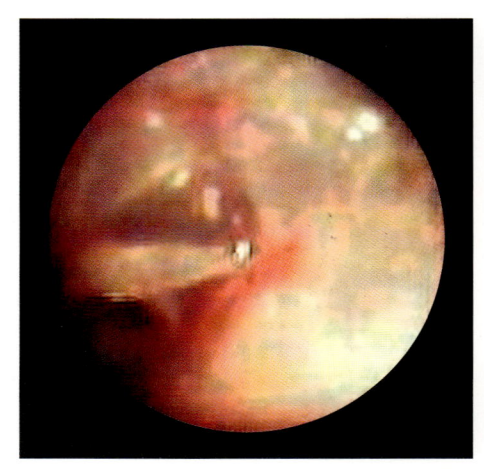

Fig. 25-25. Mucosa esofágica descolada durante endoscopia com dilatação por bugia em paciente com EBD.

Em situações em que a dilatação do esôfago não está disponível ou, para os casos que não respondem satisfatoriamente ao procedimento, uma variedade de intervenções cirúrgicas já foi utilizada, incluindo esofagectomia com interposição de cólon e a ressecção de estenose de esôfago localizada com anastomose términoterminal.[9,10,15] Estes procedimentos são complexos e têm altas taxas de morbimortalidade, e, portanto, eles devem ser reservados para situações, onde a intervenção mais conservadora foi insatisfatória.

Cicatrizes recorrentes da mucosa esofágica podem também resultar em encurtamento do esôfago, predispondo à DRGE. A fibrose do esfíncter inferior do esôfago, fixando-o em uma posição aberta, também piora o refluxo. Hérnia de hiato, peristalse anormal, atonia e perfuração espontânea também podem ocorrer nos casos de EBD.[26]

Finalmente é importante mencionar a forma adquirida da epidermólise bolhosa que é muito rara e de etiologia autoimune. O quadro clínico é semelhante ao da EBH. Ocorre em pacientes adultos, de meia-idade, mas também pode afetar crianças quando, então o diagnóstico é mais difícil.[32]

A epidermólise bolhosa é um grande desafio que deve ser enfrentado a longo prazo por equipe multidisciplinar habilitada. Muitas são as especialidades envolvidas e todas de algum modo devem empenhar-se a encontrar soluções ou meios para minimizar os graves efeitos da doença na vida do paciente e de suas famílias.

REFERÊNCIAS BIBLIOGRÁFICAS

1. Anderson SH, Meenan J, Williams KN et al. Efficacy and safety of endoscopic dilatation of esophageal strictures in epidermolysis bullosa. *Gastrointest Endosc* 2004;59:28-32.
2. Azizkhan R, Stehr W, Cohen AP et al. Esophageal strictures in children with recessive dystrophic epidermolysis bullosa: an 11-year experience with fluoroscopically guided balloon dilatation. *J Pediatr Surg* 2006;41:55-60.
3. Castillo RO, Davies YK, Lin YC et al. Management of esophageal strictures in children with recessive dystrophic epidermolysis bullosa. *J Pediatr Gastroenterol Nutr* 2002;34:535-41.
4. Cesar WGG, Barrios MM, Maruta CW et al. Oesophagitis dissecans superficialis: an acute, benign phenomenon associated with pemphigus vulgaris. *Clin Exp Dermatol* 2009;34:e614-16.
5. Cunha PR, Barraviera SRCS. Dermatoses bolhosas auto-imunes. *An Bras Dermatol* 2009;84:111-24.
6. Cunha PR, de Oliveira JR, Salles MJ et al. Pemphigus vulgaris with involvement of the cervix treated using thalidomide therapy. *Int J Dermatol* 2004;43:682-84.
7. De Angelis P, Caldaro T, Torroni F et al. Esophageal stenosis in epidermolysis bullosum:a challenge for the endoscopist. *J Pediatr Surg* 2011;46:842-47.
8. Delgado L, Aoki V, Santi C et al. Clinical and immunopathological evaluation of epidermolysis bullosa acquisita. *Clin Exp Dermatol* 2011;36(1):12-18.
9. Demiroðullari B, Sönmez K, Türkyilmaz Z et al. Colon interposition for esophageal stenosis in a patient with epidermolysis bullosa. *J Pediatr Surg* 2001;36:1861-63.
10. Elton C, Marshall RE, Hibbert J et al. Pharyngogastric colonic interposition for total oesophageal occlusion in epidermolysis bullosa. *Dis Esophagus* 2000;13:175-77.
11. Fantauzzi RS, Cunha FC, Simões RV et al. Manifestações otorrinolaringológica e esofágica da epidermólise bolhosa. *Rev Bras Otorrinolaringol* 2008;74:657-61.
12. Fine JD, Bauer EA, Gedde-Dahl Jr T. Inherited epidermolysis bullosa: definition and historical over- view. In: Fine JD, Bauer EA, McGuire J et al. (Eds.). *Epidermolysis bullosa: clinical, epidemio logic, and laboratory advances and the findings of the National Epidermolysis Bullosa Registry*. Balti more (MD): Johns Hopkins University, 1999. p. 1-19.
13. Fine JD, Eady RA, Bauer EA et al. The classification of inherited epidermolysis bullosa (EB): report of the Third International Consensus Meeting on Diagnosis and Classification of EB. *J Am Acad Dermatol* 2008;58:931-50.
14. Fine JD, Johnson LB, Weiner M et al. Pseudosyndactyly and musculoskeletal contractures in inherited epidermolysis bullosa: experience of the National Epidermolysis Bullosa Registry, 1986-2002. *J Hand Surg* 2005;30:4-22.
15. Fine JD, Johnson LB, Weiner M et al. Gastrointestinalcomplications of inherited epidermolysis bullosa: cumulative experience of the National Epidermolysis Bullosa Registry. *J Pediatr Gastroenterol Nutr* 2008;46:147-58.
16. Fine JD. Inherited epidermolysis bullosa. *Orphanet J Rare Dis* 2010;5:12.
17. Fine JD, Mellerio JE. Extracutaneous manifestations and complications of inherited epidermolysis bullosa: part II. Other organs. *J Am Acad Dermatol* 2009;61:387-402.
18. Freeman EB, Köglmeier J, Martinez AE et al. Gastrointestinal complications of epidermolysis bullosa in children. *Br J Dermatol* 2008;158:1308-14.
19. Fujimoto T, Lane GJ, Miyano T et al. Esophageal strictures in children with recessive dystrophic epidermolysis bullosa: experience of balloon dilatation in nine cases. *J Pediatr Gastroenterol Nutr* 1998;27:524-29.
20. Fukuchi M, Otake S, Naitoh H et al. A case of exfoliative esophagitis with penphigus vulgaris. *Dis Eso* 2011;24:E23-25.
21. Galloro G, Diamantis G, Magno L et al. Technical aspects in endoscopic biopsy of lesions in esophageal pemphigus vulgaris. *Dig Liver Dis* 2007 Apr.;39(4):363-67.
22. Galloro G, Mignogna M, de Werra C et al. The role of upper endoscopy in identifying oesophageal involvement in patients with oral pemphigus vulgaris. *Dig Liver Dis* 2005;37:195-99.
23. Gottschalk A, Venherm S, Vowinkel T et al. Anesthesia for ballon dilatation of esophageal strictures in children with epidermolysis bullosa dystrophica: from intubation to sedation. *Curr Opin Anaesthesiol* 2010;23:518-22.
24. Hale EK, Bystryn JC. Laryngead and nasal involvement in pemphigus vulgaris. *J Am Acad Dermatol* 2001;44:609-11.
25. Haynes L. Nutritional support for children with epidermolysis bullosa. *Br J Nurs* 2006;15:1097-101.
26. Horan TA, Urschel JD, MacEachern NA et al. Esophageal perforation in recessive dystrophicepidermolysis bullosa. *Ann Thor Surg* 1994;57:1027-29.
27. Horn HM, Tidman MJ. The clinical spectrum of dystrophic epidermolysis bullosa. *Br J Dermatol* 2002;146:267-74.
28. Langan SM, Smeeth L, Hubbard R et al. Bullous pemphigoid and pemphigus vulgaris incidence and mortality in the UK: population based cohort study. *BMJ* 2008;337:a180.
29. Lenz P, Amagai M, Volc-Platzer B et al. Desmoglein 3-ELISA: a pemphigus vulgaris specific diagnostic tool. *Arch Dermatol* 2004;135:90-98.
30. Masayuki A. Autoimmunity against desmosomal cadherins in pemphigus. *J Dermatol Sci* 1999;20:92-102.
31. Mortell AE, Azizkhan RG. Epidermolysis bullosa: management of esophageal strictures and enteric access by gastrostomy. *Dermatol Clin*. 2010;28:311-318.
32. Moura EG, Couto Jr DS, Alvarado-Escobar H et al. Epidermólisis bullosa adquirida complicada por estenosis de esófago. Tratamiento endoscópico con sondas termoplásticas e inyección intralesional de corticoesteroide. *Rev Gastroenterol Mex* 2011;76:279-85.
33. Müller S, Stanley JR. Pemphigus: pemphigus vulgaris and pemphigus foliaceus. In: Wojnarowska F, Briggaman RA. (Eds.). *Management of blistering diseases*. New York: Raven, 1990. p. 43-63.
34. Oliveira ZNP, Périgo AM, Fukumori LMI et al. Imunomapeamento nas epidermólises bolhosas hereditárias. *An Bras Dermatol* 2010;85:856-61.
35. Pisanti S, SharavY, Kaufman E et al. Pemphigusvulgaris: incidence in Jews of different ethnic groups, according to age, sex, and initial lesion. *Oral Surg Oral Med Oral Pathol* 1974;38:382-87.
36. Sawamura D, Nakano H, Matsuzaki Y. Overview of epidermolysis bullosa. *J Dermatol*. 2010;37:214-19.
37. Silva MGD, Raphael A, Milward G. Endoscopia digestiva em crianças com epidermólise bolhosa. In: *IV SBAD*. GED. São Paulo: Redprint Editora, 2000. p. 53, vol. 19.
38. Su O, Onsun N, Meric Teker A et al. Upper airway tract and upper gastrointestinal tract involvement in patients with pemphigus vulgaris. *Eur J Dermatol* 2010;20(6):792-96.
39. Varki R, Sadowski S, Uitto J et al. Epidermolysis bullosa.II. Type VII collagen mutations and phenotype-genotype correlations in the dystrophic subtypes. *J Med Genet* 2007;44:181-92.
40. Wolff K, Goldsmith L, Katz SI et al. *Fitzpatrick´s dermatology in general medicine*. 7th ed. New York: McGraw-Hill, 2008.

CAPÍTULO 26

ESOFAGITE POR INGESTÃO DE AGENTES CORROSIVOS E ACTÍNICA

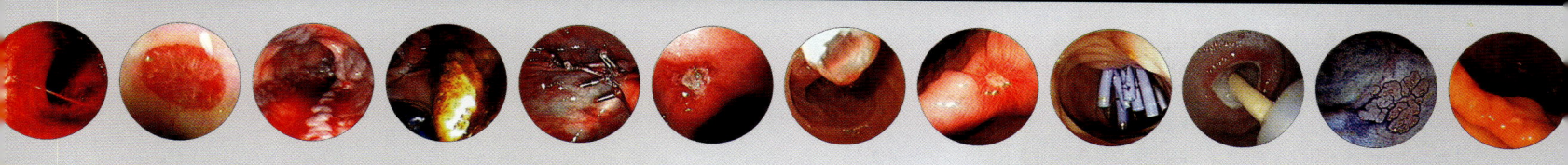

FERNANDA C. SIMÕES PESSORRUSSO
EDUARDO GUIMARÃES HOURNEAUX DE MOURA ■ PAULO SAKAI

INTRODUÇÃO

A lesão causada por ingestão de agentes corrosivos como consequência de ingestão acidental ou tentativa de suicídio tem-se tornado cada vez menos comum; ainda assim o problema mantém a maior causa de mortalidade infantil tanto em nações desenvolvidas como em desenvolvimento. Em torno de 50% das ingestões por agentes corrosivos lesam o esôfago, frequentemente resultando em sérias sequelas a longo prazo.

A ingestão de agentes corrosivos pode causar acentuado dano tecidual em cavidade oral, laringe, esôfago, estômago e duodeno, dependendo da quantidade ingerida, concentração da substância e tempo de exposição. Essas substâncias podem ser encontradas com facilidade em produtos de limpeza, alvejantes, cosméticos, produtos para tratamento de piscina, baterias e pilhas, fato que deve despertar atenção e gerar medidas de prevenção da ingestão acidental por crianças.

Todos os casos requerem avaliação minuciosa quanto às características físicas do agente e as manifestações clínicas do paciente, podendo, na maioria das vezes, necessitar de avaliação endoscópica, que deverá ser efetuada o mais precocemente possível.

Após a avaliação inicial há possibilidade de definir melhor conduta, desde a liberação do paciente até a terapêutica cirúrgica de ressecção emergencial.

EPIDEMIOLOGIA

Ocorrem cerca de 20 mil casos de ingestão de substâncias corrosivas por ano nos Estados Unidos, sendo que mais da metade ocorre em crianças. Em crianças, a lesão esofágica cáustica normalmente representa a ingestão acidental, metade delas antes dos quatro anos de idade, enquanto a maioria de ingestões em adolescentes e adultos representa tentativas de suicídio. Acidentes de trabalho envolvendo os agentes mais concentrados, continuam a representar uma pequena porcentagem de casos de esofagite corrosiva.

ETIOLOGIA

As soluções alcalinas líquidas são responsáveis pela maioria das lesões cáusticas graves do esôfago e estômago, podendo produzir necrose em ambos os órgãos.

Entre os materiais mais comumente ingeridos estão produtos de limpeza para esgoto, água sanitária, detergentes e solução de bateria (Quadro 26-1).

PATOGÊNESE

Em geral, substâncias alcalinas (soda cáustica, detergentes) produzem maior profundidade de lesão que ácidos. A história natural do paciente pós-ingestão depende de numerosos fatores, como a quantidade ingerida, o pH da substância, a duração da exposição à mucosa e o estado físico do agente (sólido ou líquido). Observam-se lesões mais severas quando há ingestão de substâncias alcalinas, agentes líquidos e na tentativa de suicídio.

Substâncias alcalinas tendem a lesar a mucosa esofagiana mais acentuadamente que os ácidos, pois em segundos formam proteinatos básicos, sabões, determinando necrose de liquefação do tecido, de progressão rápida em extensão e profundidade. Estudos prévios têm mostrado que o pH necessário para ocasionar lesão esofágica é de 12,5. O local do esôfago mais acometido pela lesão cáustica geralmente é o arco aórtico, a sua porção mais estreita.

Os agentes ácidos produzem necrose por coagulação de proteínas, formando uma camada protetora que limita a penetração do agente às camadas mais profundas do epitélio esofagiano. Substâncias ácidas são depuradas pelos movimentos peristálticos do esôfago e são neutralizadas pela ingestão de bicarbonato salivar, limitando a sua capacidade de lesar o esôfago. Nos primeiros 10 dias após a lesão esofágica cáustica, o tecido de granulação começa a substituir

Quadro 26-1. Principais agentes das lesões esofágicas

Agente	pH	Onde é encontrado
Ácido sulfúrico	1,5	Baterias
Ácido oxálico	5,0	Agentes antiferrugem
Tripoliofosfato de sódio	9,5	Detergente
Hipoclorito de sódio	10,5	Água sanitária
Hidróxido de cálcio	12,8	Cal, alisantes de cabelo
Hidróxido de sódio	13,5	Soda cáustica

o epitélio necrótico; por 21 dias fibroblastos estão produzindo fibrose epitelial.

As reações teciduais reativas ao agente corrosivo podem ser divididas em:

- *Fase aguda (primeiros 10 dias)*: reação química tecidual imediata, com formação de lesões de liquefação ou coagulação, a depender do agente causador básico ou ácido, respectivamente. Neste período é ativada a cascata inflamatória, com formação de tecido de granulação, deposição do colágeno e início de reepitelização da mucosa.
- *Fase subaguda ou fase traiçoeira (10 dias a 8 semanas)*: consolidação dos mecanismos de reparação, com deposição do colágeno e reepitelização. O paciente pode evoluir com estenose a partir desta fase. Neste momento há melhora da disfagia, e o paciente volta a alimentar-se normalmente.
- *Fase crônica (a partir de 8 semanas)*: podem surgir estenose cicatricial e reaparecimento da disfagia.

QUADRO CLÍNICO

Os sinais e os sintomas pós-ingestão de agente corrosivo incluem queimaduras em lábios, palato e orofaringe, podendo manifestar-se como úlceras extensas e dolorosas. Outros sintomas, como salivação, disfagia, odinofagia, náuseas, vômitos, dor retroesternal, hematêmese, dor abdominal, melena, podem aparecer como parte do quadro clínico.

Sintomas tardios relacionados com a estenose incluem disfagia, impactação de alimentos e emagrecimento.

TRATAMENTO

O objetivo do tratamento na ingestão de corrosivos é prevenir o desenvolvimento de perfuração, fibrose e formação de estenoses.

O manejo inicial é direcionado para estabilização hemodinâmica e avaliação das vias aéreas e extensão da lesão. Recomendam-se iniciar reposição hídrica e antibióticos de largo espectro na suspeita de lesões graves. Não se devem provocar vômitos, e os pacientes devem ser colocados em jejum e submetidos a uso de sonda de aspiração oral.

O uso de corticosteroides é controverso. Em baixas dosagens, permite-se ação anti-inflamatória (antiedematosa), sendo proibitivo o emprego em doses que inibem o processo cicatricial, pois estão diretamente relacionadas com maior incidência de mediastinite e óbito. Em associação, deve ser usada uma associação de analgésicos simples a opiáceos nas primeiras 48 horas.

Os inibidores de bomba de prótons estão relacionados com a diminuição da ocorrência de hemorragias, além de prevenir a formação de estenoses através do controle do refluxo gástrico.

Pacientes com lesão importante dos lábios, língua e boca devem ser monitorados urgentemente em virtude de uma possível evolução para insuficiência respiratória. Roncos, estridor, tiragem intercostal, cianose ou qualquer outro sinal de insuficiência respiratória determinam necessidade de acesso à via aérea. Exame do nariz e garganta pode identificar acometimento importante da faringe ou laringe. Caso a epiglote ou as pregas vocais estejam edemaciadas, a entubação orotraqueal está contraindicada, e a traqueostomia deve ser o procedimento de escolha.

A associação de insuficiência respiratória, dor abdominal e instabilidade hemodinâmica pode sinalizar para perfuração do esôfago ou estômago.

Radiografias de tórax e abdome, complementadas pela tomografia, podem revelar derrame pleural, mediastinite ou perfuração franca, indicando severa lesão esofágica. O estudo através de esofagografia contrastada com material hidrossolúvel e esofagoscopia criteriosa pode ser feito precocemente para avaliar a gravidade e extensão da lesão e descartar perfuração esofágica ou necrose gástrica. Caso confirmada a perfuração, o paciente deve ser encaminhado à cirurgia.

A maioria dos casos tem boa apresentação inicial, com sintomas e quadro clínico restritos à lesão corrosiva dos órgãos afetados. Nestes pacientes o tratamento é de apoio, com finalidade de evitar futura estenose esofágica.

O estudo endoscópico é atualmente considerado imprescindível na orientação terapêutica. A endoscopia deve ser realizada nas primeiras 6-12 horas, quando o risco de perfuração é menor, devendo ser evitada quando passadas 48 horas. A exploração endoscópica permite classificar os pacientes segundo seu potencial de gravidade (Quadro 26-2).

Quadro 26-2. Tratamento na ingestão de corrosivos

Fase aguda
■ Não provocar vômito
■ Jejum
■ Sonda nasogástrica/nasoenteral: para manutenção do trajeto do lúmen do esôfago, bem como a alimentação e facilitadora quando a endoscopia é realizada
■ Hidratação
■ Inibidores de bomba de prótons
■ Analgesia
■ Corticosteroides em baixas dosagens
■ Exames radiológicos
■ Endoscopia digestiva alta
Fase crônica – a partir de 8 semanas
■ Estudo contrastado do esôfago, estômago e duodeno: avaliar trajeto esofágico
■ Cromoscopia esofágica
■ Dilatação: emprego de sondas termoplásticas através da "regra dos três"
■ Triancinolona: quatro punções de 10 mg por sessão, injetadas após a dilatação nas margens das lacerações, semanalmente durante um mês, para os casos de difícil controle e com pouca progressão no calibre da sonda
■ Estenotomia: casos refratários após seis meses de dilatação
■ Próteses autoexpansíveis
■ Cirurgia

PAPEL DA ENDOSCOPIA NA AVALIAÇÃO DAS LESÕES

O diagnóstico é fundamentado na anamnese e nos achados clínicos. Sintomas, como vômitos, disfagia, dor abdominal, lesão de mucosa oral, não são diretamente relacionados com achados endoscópicos. Alguns autores recomendam que todos os pacientes com evidência de ingestão, manifestada por sintomas ou achados físicos envolvendo a boca, devem fazer endoscopia em até 48 horas para estadiamento da lesão esofagiana. Pacientes assintomáticos têm menores riscos de complicações adicionais e não requerem endoscopia para estadiamento.

A avaliação precisa de localização, extensão e gravidade dos danos é um fator importante no acompanhamento e tratamento do paciente a curto e longo prazos. Achados comuns na endoscopia após ingestão corrosiva incluem edema, hemorragia e ulcerações. Infelizmente esses achados não são confiáveis em predizer a profundidade da lesão. A partir da classificação de Zargar *et al.*, 1991 (Quadro 26-3 e Fig. 26-1), podem-se planejar condutas de acordo com a magnitude da lesão. A ecoendoscopia pode determinar a profundidade da lesão e tem eficiência igual ou superior à endoscopia no estadiamento da lesão corrosiva esofagiana (Fig. 26-2).

A endoscopia tem papel importante em diversos momentos após a ingestão cáustica.

Quadro 26-3. Graduação da severidade da lesão esofágica

Grau	Achado	Risco de estenose
Grau 0	Normal	Zero
Grau 1	Edema e hiperemia da mucosa	< 10%
Grau 2a	Friabilidade, hemorragia, erosão, bolhas, úlcera superficial	< 10%
Grau 2b	Friabilidade, hemorragia, erosão, bolhas, úlcera superficial associados à ulceração profunda ou circunferencial	15-30%
Grau 3a	Áreas pequenas com erosões e pequenas áreas de necrose	70%
Grau 3b	Necrose extensa	90%

Fonte: Zargar *et al.*, 1991.

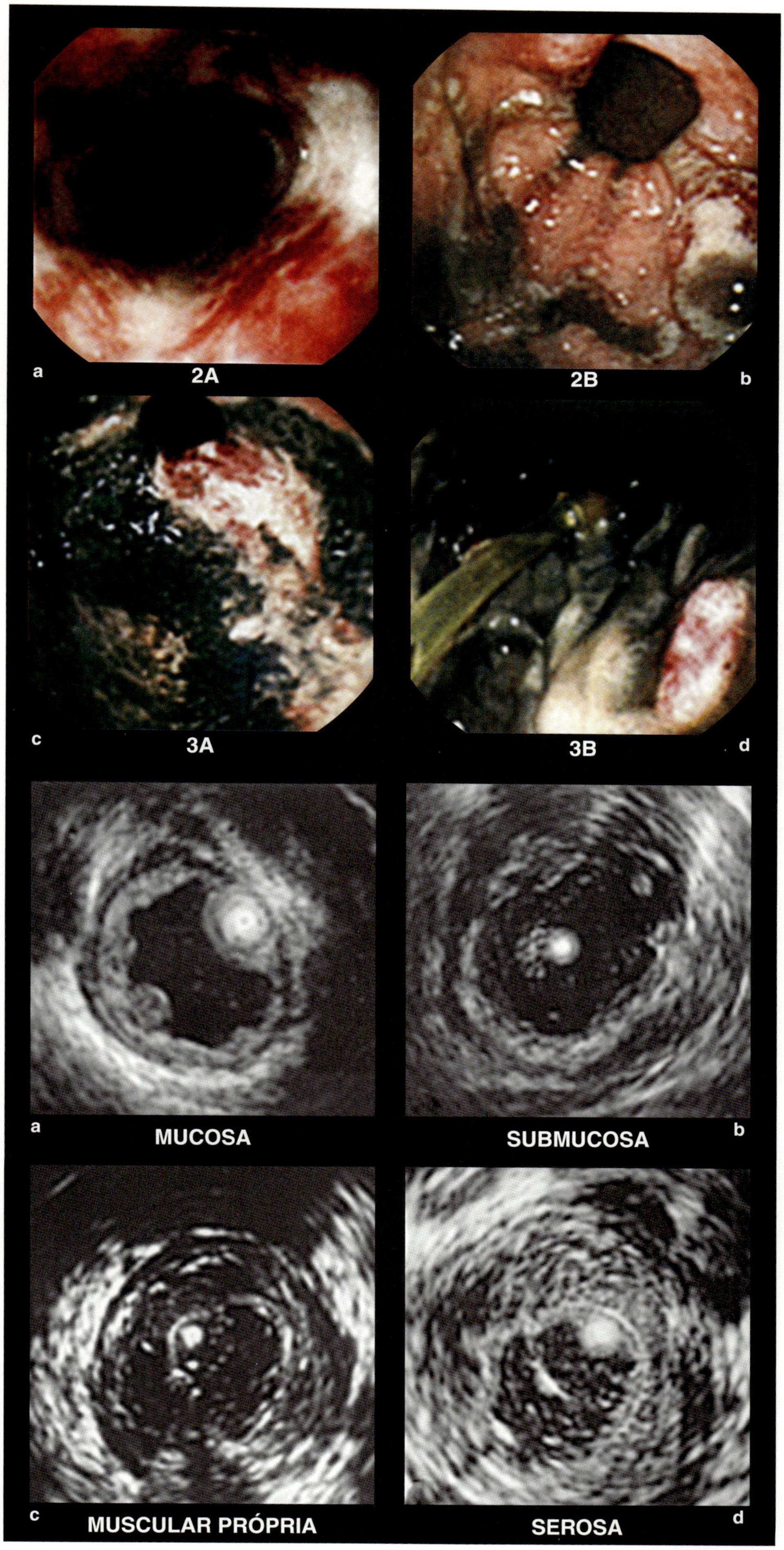

▲ **Fig. 26-1.** Estadiamento da lesão corrosiva esofágica.

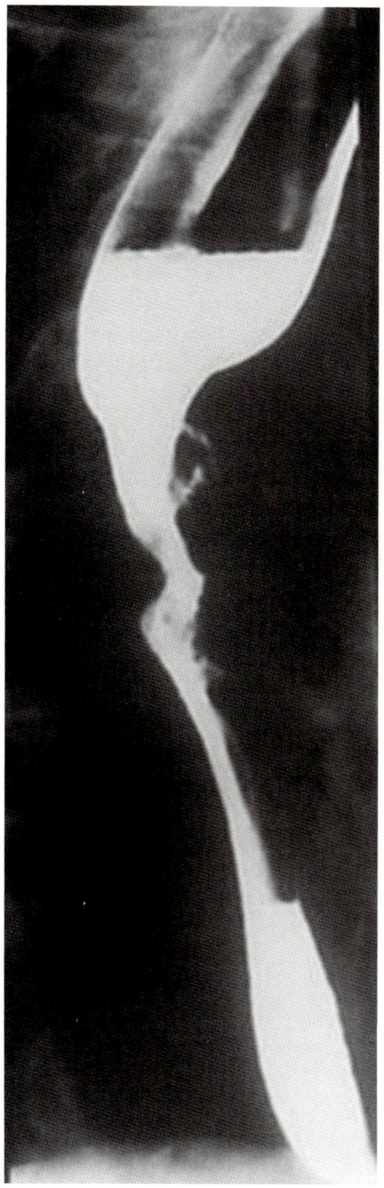

◄ **Fig. 26-2.** Ecoendoscopia na avaliação das lesões.

Avaliação inicial

Deve-se realizar uma avaliação endoscópica do paciente de preferência entre 6 e 12 horas da ingestão do agente. Não é recomendado o exame endoscópico após 48 horas da ingestão, sob o risco de perfuração em razão do intenso processo inflamatório.

A endoscopia na fase inicial tem o objetivo de estadiar a lesão, conforme exposto anteriormente, além de possibilitar a passagem de sonda enteral ou gastrostomia, em casos selecionados. Pacientes com lesões Grau 0, 1 e 2a têm menos chances de sequela e podem ser candidatos à alta precoce.

Além do esôfago, o acometimento gástrico simultâneo é superior a 90%, e o duodenal, 30% (Fig. 26-3).

Avaliação a longo prazo

Os achados endoscópicos da lesão por ingestão de corrosivos a longo prazo vão desde pequenas retrações cicatriciais até grandes estenoses e desvios do eixo esofagogástrico. Pode ainda haver encurtamento do órgão graças à fibrose ocasionada pelo processo inflamatório. As estenoses são mais frequentes nos pacientes com lesões iniciais dos tipos 2b e 3, principalmente quando ocorrem ulcerações profundas e necrose transmural, independente do tratamento imediato; geralmente aparecem a partir do segundo mês.

A peristalse esofagiana distal pode ser afetada, resultando numa diminuição do *clearance* do refluxo gastroesofágico. Além da identificação e tratamento das estenoses, deve-se lembrar do risco desses pacientes em desenvolver carcinoma esofágico, sendo indicada, portanto, cromoscopia esofágica periódica, com intervalo máximo de 1 ano.

Nos pacientes que desenvolvem estenose sintomática a dilatação é a técnica de escolha, com emprego de sondas termoplásticas através da "regra dos três": que define o emprego a partir do menor número até dois a partir da resistência do emprego das sondas. Quando da sessão subsequente inicia-se a partir da intermediária do exame prévio. Recomenda-se realizar sessões de dilatação 1 vez por semana nos 2 primeiros meses, a cada 15 dias no 3º mês, 1 vez a cada 3 semanas no 4º e 5º mês e finalmente 1 vez por mês no 6º mês.

A injeção de triancinolona está indicada para os casos de difícil controle e com pouca progressão no calibre da sonda. A técnica consiste em quatro punções de 10 mg por sessão, injetadas após a dilatação nas margens das lacerações, semanalmente durante 1 mês.

Ainda, casos em que não se observa melhora clínica pode-se realizar estenotomia (casos refratários após 6 meses de dilatação) ou o uso de próteses autoexpansíveis removível ou bioabsorvível; esta última ainda não disponível no Brasil.

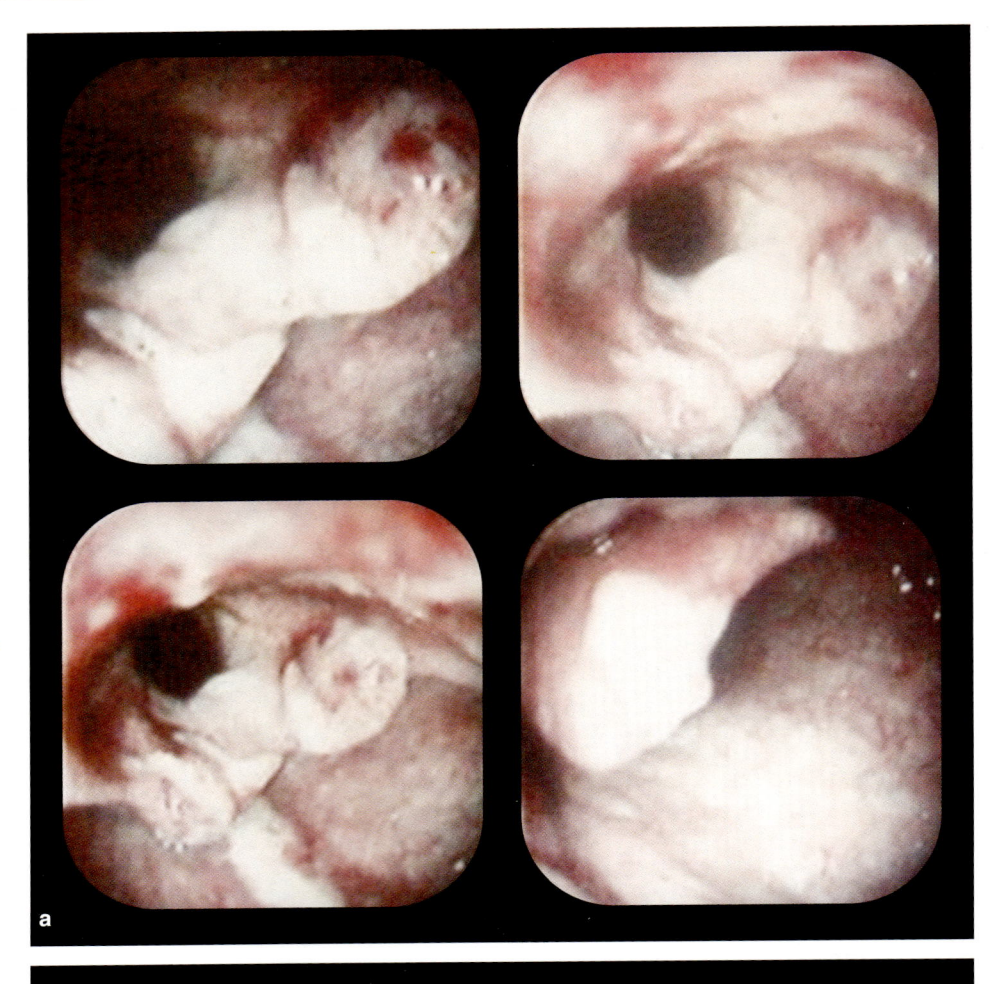

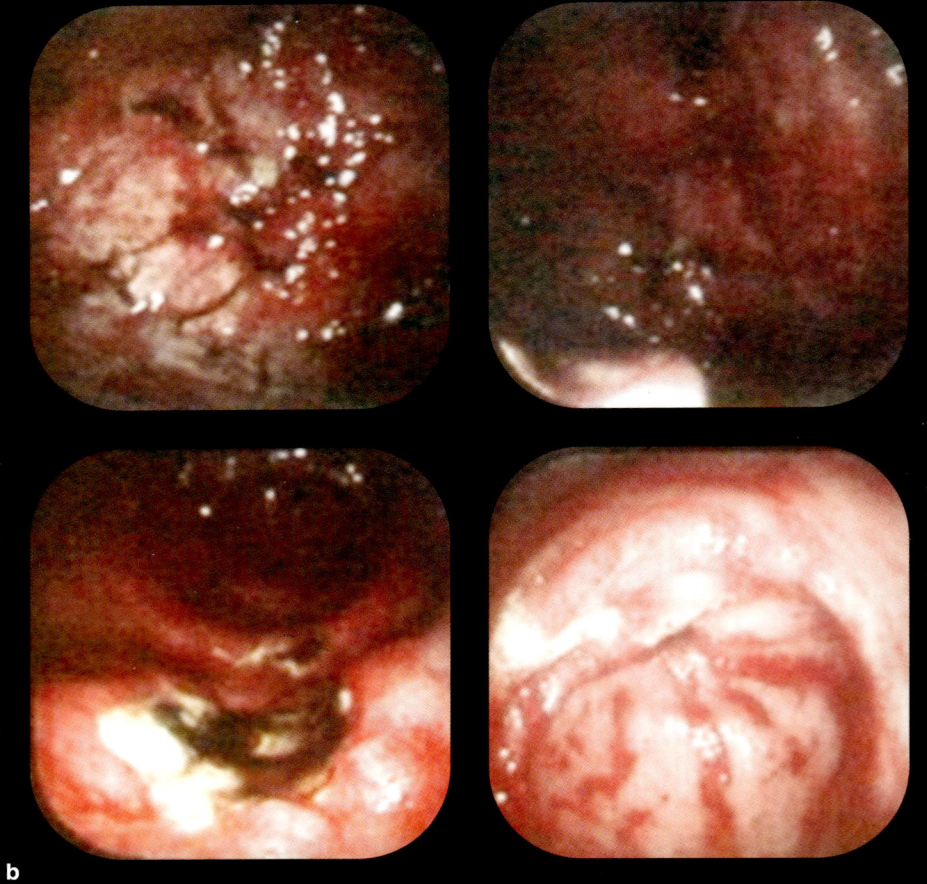

Fig. 26-3. Aspecto endoscópico 4 dias após ingestão cáustica. (**a**) Laringe. (**b**) Estômago.

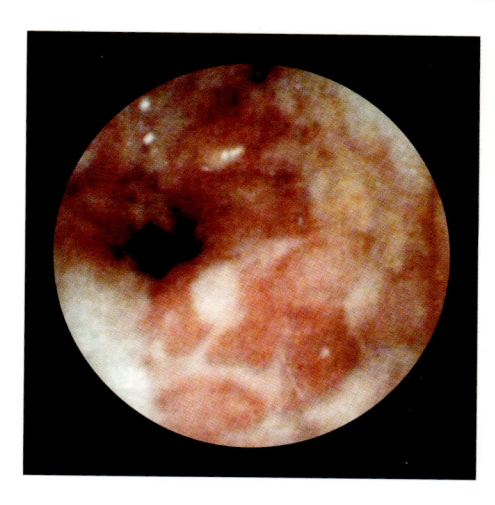

Fig. 26-4. Cromoscopia esofágica.

A despeito de existência de estenose, pelo menos um exame endoscópico deve ser realizado anualmente para pesquisa de carcinomas precoces, através da cromoscopia esofágica (Fig. 26-4), uma vez que estes pacientes têm maior tendência a desenvolver tumores, com chances de 1.000 vezes maiores que a população normal.

ESOFAGITE POR RADIAÇÃO

Ocorre por causa da radioterapia no tórax em níveis de dose excedendo 30 Gy (3.000 rads). Com níveis superiores a 60 Gy podem ocorrer esofagite grave e ulceração, levando à hemorragia, perfuração ou fístula. Quimioterapia concomitante com agentes citotóxicos pode potencializar a lesão causada pela radiação.

Dor retroesternal, odinofagia e disfagia são típicas. Um estudo de deglutição de bário e endoscopia podem demonstrar a extensão e a gravidade da inflamação da mucosa, ulceração e estenose luminal. A endoscopia tem o benefício adicional da biópsia para exclusão de esofagite infecciosa. Serão de utilidade uma dieta líquida ou administração de líquidos intravenosos e cuidados clínicos; pode-se optar por alimentação enteral no processo agudo. No caso de haver constrição, talvez seja necessário um tratamento de dilatação ou mesmo esofagectomia.

BIBLIOGRAFIA

Abaskharoun RD, Depew WT, Hookey LC. Nonsurgical management of severe esophageal and gastric injury following alkali ingestion. *Can J Gastroenterol* 2007;21(11):757-60.

Ben Soussan E *et al*. Acute esophageal necrosis: a 1-year prospective study. *Gastrointest Endosc* 2002;56(2):213-17.

Betalli P, Falcheti D, Giuliani S *et al*. Caustic ingestion in childrem: is endoscopy always indicated? The results of an Italian multicenter observational study. *Gastrointest Endosc* 2008;68(3):434-39.

Chiu HM *et al*. Gastric corrosive injury. *Gastrointest Endosc* 2003;(57):237.

Chiu HM, Lin JT, Huang SP *et al*. Prediction of bleeding and stricture formation after corrosive ingestion by EUS concurrent with upper endoscopy. *Gastrointest Endosc* 2004;60(5):827-33.

Dogan Y *et al*. Caustic gastroesophageal lesions in childhood: an analysis of 473 cases. *Clin Pediatr* 2006;45(5):435-38.

Ertekin C *et al*. The results of caustic ingestion. *Hepatogastroenterology* 2004;51(59):1397-400.

Evrad S *et al*. Self-expanding plastic stents for benign esophageal lesions. *Gastrointest Endosc* 2004;60(6):894-900.

Gumürdülü Y, Karakoç E, Kara B *et al*. The efficiency of sucralfate in corrosive esophagitis: a randomized, prospective study. *Turk J Gastroenterol* 2010;21(1):7-11.

Manta R, Conigliaro R, Bertani H *et al*. Self-expandable metal stenting of refractoru upper gut corrosive strictures: a new role for endoscopy? *Case Rep Gastrointest Med* 2011;2011:346413.

Moura EGH, Maluf-Filho F, Azzam RS *et al*. Corrosive eophagitis and esophageal cancer. Definitions of preditive signs of cancer by endoscopic and pathologic evaluation. In: Peracchia A. (Ed.). *Recent advances in diseases of the esophagus*. Bologna: Monduzz, 1995. p. 954-60.

Moura EGH, Maluf-Filho F, Azzam RS *et al*. Corrosive esophagitis and esophageal câncer. Definitions os predictive signs of câncer by long-term endoscopic and pathologic evaluation. *Gut* 1996;39(Suppl 3): A111(abstract).

Moura EGH, Maluf-Filho F, Zaguer E *et al. Caustic esophageal stricture resistant to dilatation. Annual control of triamcinolone acetonide injection*. In: Annals of the ISDE, Montreal, Canada, 1998.

Moura EGH. *Esofagite por ingestão de hidróxido de sódio e câncer esofágico. Avaliação endoscópica e anatomopatológica para determinação de fatores preditivos* [Dissertação]. São Paulo: IBEPEGE, 1994. 50 p.

Nunes AC *et al*. Risk factors for stricture development after caustic ingestion. *Hepatogastroenterology* 2002;49(48):1563-66.

Pace F, Antinori S, Repici A. What is new in esophageal injury? *Curr Op Gastroenterol* 2009;25:372-79.

Poley JW *et al*. Ingestion of acid and alkaline agents: outcome and prognostic value of early upper endoscopy. *Gastrointestinal Endosc* 2004;60(3):372-77.

Ramasamy K *et al*. Corrosive ingestion in adults. *J Clin Gastroenterol* 2003;37(2):119-24.

Santos S, Pires E, Revés L *et al*. Lesões cáusticas do tracto gastrointestinal superior – revisão da literatura e proposta de protocolo de actuação. *J Port Gastroenterol* 2008;15:63-70.

Satar S *et al*. Ingestion of caustic substances in adults. *Am J Ther* 2004;11(4):258-61.

Sugawa C. Caustic injury at upper gastrointestinal tract in adults: a clinical and endoscopic study. *Gastrointestinal Endosc* 1999;106(4):802-7.

Zargar SA, Kochhar R, Mehta S *et al*. The role of fiberoptic endoscopy in the management of corrosive ingestion and modified endoscopic classification of burns. *Gastrointest Endosc* 1991;37(2):165-69.

CAPÍTULO 27

DISTÚRBIOS MOTORES DO ESÔFAGO

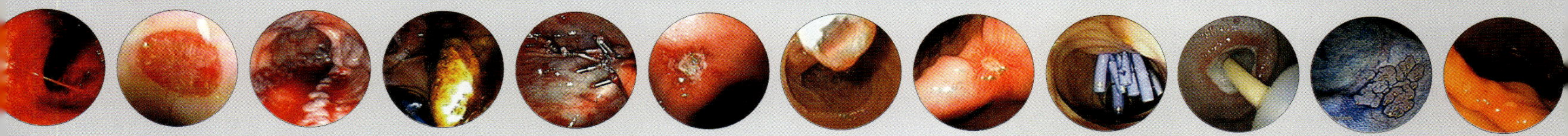

27-1   DISTÚRBIOS DA DEGLUTIÇÃO

Luiz João Abrahão Júnior ▪ Eponina Maria de Oliveira Lemme
Milton Melciades Barbosa da Costa

INTRODUÇÃO

O esôfago é um órgão constituído de musculatura estriada em seu terço proximal e de musculatura lisa em seus dois terços distais.

É um órgão muscular, situado entre a traqueia e a coluna vertebral, cuja principal função é o transporte de alimentos da boca ao estômago.

Sua constituição estrutural é composta por uma musculatura circular interna e uma longitudinal externa (Fig. 27-1). No terço proximal a musculatura é estriada, nos dois terços distais há musculatura lisa, e o trecho entre as duas musculaturas contém ambos os tipos musculares em proporções variáveis, a chamada área de transição. Entre as camadas musculares longitudinal e circular, existe uma rede nervosa, o plexo mioentérico, dotada de neurônios de comunicação entre o nervo vago e o músculo liso.[1]

O esôfago é dotado de dois esfíncteres, o esfíncter esofagiano superior (EES), que o separa da faringe, e o esfíncter esofagiano inferior (EEI), que o separa do estômago. Estes são esfíncteres de defesa, o primeiro, impedindo a aspiração de conteúdo do esôfago, e o segundo, dificultando o refluxo gastroesofágico. No ato da deglutição, ocorre abertura do EES, e a onda peristáltica primária percorre o esôfago em sentido aboral, encontrando o EEI aberto, pronto para receber o bolo alimentar. Após a deglutição, os esfíncteres assumem seu tônus basal de repouso, assumindo atitude de defesa, o inferior contra o refluxo gastroesofágico, e o superior contra a aspiração de conteúdo esofágico.

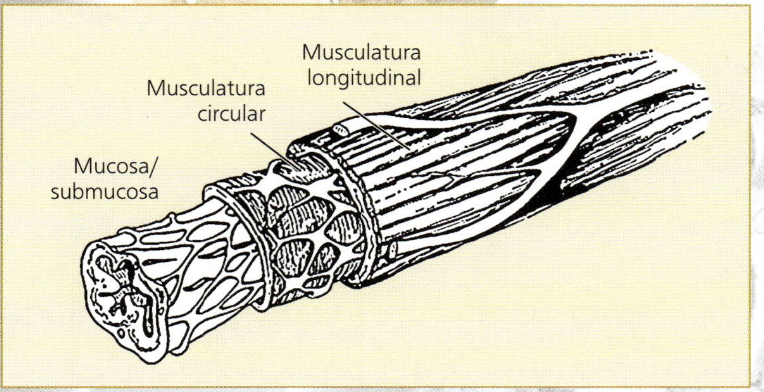

O esôfago pode ser sede de doenças orgânicas e de doenças funcionais. Nas doenças orgânicas, ocorrem alterações anatômicas, frequentemente de caráter obstrutivo, com origem benigna ou maligna e de localização intrínseca ou extrínseca. Nas doenças funcionais, existem distúrbios da motilidade esofagiana, sem evidência de lesão estrutural obstrutiva.

Os principais sintomas relacionados com as doenças do esôfago são disfagia, pirose, sensação de *globus* e dor torácica.

Disfagia *sensu-latu*, significa dificuldade de deglutição. A deglutição pode ser dividida em quatro fases: 1) *preparatória oral*, que é responsável pela ensalivação, mastigação e posicionamento do bolo alimentar na cavidade oral para o transporte para a faringe; 2) *fase oral*, que é voluntária, em que ocorre a transferência do bolo até a faringe; 3) *fase faríngea*, responsável pelo transporte do bolo da faringe para o esôfago; 4) *fase esofágica*, em que ocorre o transporte do esôfago até o estômago.

Existem dois tipos básicos de disfagia em relação à sua localização e mecanismos fisiopatológicos, a *disfagia orofaríngea (DOF)*, também chamada disfagia de transferência, e a disfagia esofagiana, também intitulada de disfagia de transporte.

Neste capítulo vamos abordar os distúrbios da deglutição, com ênfase nas fases oral e faríngea, abordando seus principais aspectos clínicos, diagnósticos e terapêuticos.

EPIDEMIOLOGIA

A prevalência das disfagias orais e faríngeas aumenta com a idade, sendo estimada de 16 a 22% em indivíduos acima de 50 anos.[2,3] Em internações de curta duração, a prevalência de distúrbios da deglu-

Fig. 27-1. Camadas do esôfago.

tição pode atingir de 12 a 13% dos pacientes, chegando a 60% em asilos para idosos.[4,5]

A prevalência de DOF em pacientes vítimas de acidente vascular encefálico agudo é de 25 a 40%, e a mortalidade em 6 meses dos que apresentam disfagia varia de 45 a 68%, relacionada com as complicações nutricionais e pulmonares.[6-8] Em portadores de doença de Parkinson a prevalência de DOF pode atingir 52%, havendo correlação direta entre o tempo entre o início da doença e da disfagia com sobrevida a longo prazo.[9,10]

A identificação e o tratamento de pacientes com DOF são de vital importância, uma vez que pode acarretar graves consequências, como desidratação, desnutrição, aspiração (cerca de 20 a 30% dos pacientes apresentam aspiração "silente"), pneumonias aspirativas, perda do prazer na alimentação e isolamento social. Pacientes DOF e aspiração apresentam elevada mortalidade que atinge até 45% em 12 meses.[11]

FISIOPATOLOGIA

O mecanismo da deglutição é complexo e envolve 7 pares cranianos e 26 grupos musculares. Estima-se que um indivíduo normal degluta mais de 600 vezes por dia e cerca de 1 vez por minuto durante o sono.

Os mecanismos responsáveis pelo início da deglutição ainda não estão completamente esclarecidos, e estudos experimentais demonstram que a entrada do bolo alimentar na hipofaringe é seu principal estímulo, sendo necessária a ação sinérgica do *input* sensorial dos aferentes orofaríngeos e dos centros nervosos superiores.[12]

Uma vez iniciada a deglutição, a faringe sofre uma reconfiguração funcional, transformando-se de um órgão respiratório para um órgão da deglutição em um processo que dura cerca de um segundo. Constituem etapas fundamentais a elevação e a retração do palato mole com consequente fechamento da nasofaringe; elevação e anteriorização da laringe com abertura do esfíncter superior e fechamento do vestíbulo laríngeo, ejeção lingual e, por fim, a depuração faríngea.

As disfagias orais e faríngeas designadas como orofaríngeas são causadas por alterações que afetam a cavidade oral e a faringe, em especial o esfíncter esofagiano superior.

Na fase oral, as disfunções de preparo, qualificação e organização terminam por afetar a ejeção, que, por danos neuromusculares, podem estar por si mesma comprometida.

Na faringe, disfunções na dinâmica de exclusão da rinofaringe e condução faríngea com abertura inadequada, da transição faringoesofágica (TFE), em tempo e dimensão, são as principais causas de comprometimento. Destaque-se a abertura da TFE, dependente da dinâmica hiolaríngea, que também atua como importante elemento na mecânica de proteção das vias aéreas.

DIAGNÓSTICO CLÍNICO

Disfagia orofaríngea

Os sintomas se relacionam com o ato de deglutir, e a anamnese pode fazer o seu diagnóstico. Os pacientes referem dificuldade de deglutição, apontando a região cervical.

A dificuldade com frequência é acompanhada de engasgos e algumas vezes com regurgitação de líquidos pelas fossas nasais. Por esta razão, as refeições são longas, o que frequentemente afasta os pacientes do convívio familiar.

Com o prolongamento do quadro, pode ocorrer perda de peso e desnutrição. A possibilidade de aspiração, que muitas vezes acompanha o quadro, leva ao desenvolvimento de pneumonias e óbitos.

É frequente o paciente "se alimentar tossindo", sugerindo, pelo menos, tentativa de proteção das vias aéreas. A retenção de saliva ou resíduos na faringe gera a alteração vocal conhecida como "voz molhada".

As causas mais frequentes de DOF são neurológicas, seguidas pelas alterações estruturais e doenças musculares (Quadro 27-1) além de diversos medicamentos através de mecanismos distintos (Quadro 27-2).

O diagnóstico clínico da DOF se inicia pela suspeição, por meio de uma história cuidadosa. As circunstancias do início, duração e progressão da disfagia, na maioria das vezes, dão importantes subsídios

Quadro 27-1. Causas de disfagia orofaríngea[20]

Sistema nervoso central
▪ Acidente vascular encefálico
▪ Síndrome extrapiramidal (Parkinson, coreia de Huntington, doença de Wilson)
▪ Tumores do tronco cerebral
▪ Doença de Alzheimer
▪ Eslcerose lateral amiotrófica
▪ Drogas (Quadro 27-2)
Sistema nervoso periférico
▪ Atrofia muscular espinhal
▪ Síndrome de Guillan-Barré
▪ Síndrome pós-polimielite
▪ Drogas (toxina botulínica, procainamida, citotóxicos)
Miogênica
▪ Miastenia *gravis*
▪ Dermatomiosite, polimiosite
▪ Miopatia tireotóxica
▪ Síndrome paraneoplásica
▪ Drogas (amiodarona, álcool, drogas redutoras de colesterol)
Alterações estruturais
▪ Divertículo de Zencker
▪ Barra ou estenose do cricofaríngeo
▪ Anel cervical
▪ Tumores de orofaringe
▪ Cirurgia de cabeça e pescoço
▪ Radioterapia

Quadro 27-2. Causas medicamentosas de disfagia orofaríngea

Medicamento	Mecanismo
Anticolinérgicos/antimuscarínicos	Altera a função da musculatura lisa e coordenação esofágica
Inibidores da ECA, antiarrítmicos, bloqueadores de canais de cálcio, diuréticos, antieméticos, anti-histamínicos e descongestionantes, inibidores da recaptação da serotonina, tricíclicos	Xerostomia
Anestésicos locais	Perda do estímulo sensório aferente
Antipsicóticos e neurolépticos	Parkinsonismo
Antineoplásicos e imunossupressores	Efeitos citotóxicos na mucosa
Corticosteroides por tempo prolongado	Atrofia da musculatura esofágica
Benzodiazepínicos, narcóticos, relaxantes musculares	Sonolência e torpor (redução do controle voluntário)
AAS, AINHs, bifosfonados, antibióticos ácidos, ferro, vitamina C, antiarrítmicos, potássio	Irritação local
Estatinas	Miosite

para o diagnóstico. O início súbito, frequentemente associado a outros sinais ou sintomas neurológicos geralmente sugere um evento cerebrovascular. Vertigens, náuseas, vômitos, soluços, rouquidão, diplopia ajudam a localizar a lesão quando no tronco cerebral. Sintomas neuromusculares mais amplos, como disartria, diplopia, fraqueza de membros ou fadiga, podem sugerir etiologia muscular ou comprometimento do neurônio motor. O paciente idoso com DOF necessita uma cuidadosa investigação, que deve ter como objetivo: 1) identificar achados de doença sistêmica ou metabólica; 2) localizar, se possível, o nível neuroanatômico e a gravidade da lesão neurológica causadora, se presente; 3) detectar alterações, como possibilidade de aspiração, sepse pulmonar ou deficiência nutricional, que são importantes indicadores da gravidade da disfagia.

Na maioria das vezes, entretanto, o paciente se apresenta cronicamente doente, com graus mais ou menos intensos de disfagia e dependendo da duração e intensidade do quadro, comprometimento mais ou menos importante do estado geral.

Disfagia esofagiana

Na disfagia esofagiana ou de transporte a dificuldade de passagem do alimento ocorre após o ato da deglutição. As causas de disfagia esofagiana podem ser de natureza orgânica, quando existe um distúrbio obstrutivo, seja de natureza intrínseca ou extrínseca, benignos ou malignos, ou de natureza funcional, quando a alteração responsável pelo sintoma é um distúrbio da motilidade esofágica. Estes distúrbios podem ser *primários*, quando a alteração motora esofagiana é a própria manifestação da doença ou *secundários*, se a doença de base é sistêmica e o comprometimento esofagiano apenas uma de suas manifestações.[13]

As causas mais frequentes de disfagia esofagiana estão listadas no Quadro 27-3.

O diagnóstico da disfagia esofagiana, tal como na DOF, inicia-se pela suspeição, por meio de uma história cuidadosa. As circunstancias do início, duração e progressão da disfagia também fornecem importantes subsídios para o diagnóstico. O início súbito de disfagia para sólidos, acompanhada de sensação de desconforto torácico e sialorreia, sugere impactação de corpo estranho em áreas estenosadas benignas ou anéis.

Na maioria das vezes, entretanto, o paciente se apresenta cronicamente doente. Disfagia progressiva com importante emagrecimento em curto espaço de tempo, antecedentes de tabagismo e etilismo sugerem lesão maligna. Disfagia exclusiva para sólidos de longa duração ou lentamente progressiva é característica das estenoses benignas. O paciente muitas vezes se adapta a outras consistências alimentares e mantém o estado geral. Antecedentes de pirose e regurgitação ácida apontam para estenose péptica.

Disfagia intermitente para sólidos e líquidos, entremeada de episódios de dor torácica, sugere alteração funcional, como, por exemplo, espasmo esofagiano difuso. Disfagia para sólidos e líquidos de longa duração, com estado geral relativamente conservado ou emagrecimento rápido apenas no início do quadro, sugere acalasia. A disfagia na acalasia é acompanhada de regurgitações, semelhantes à clara de ovo, e com o progredir do quadro, alimentares, surgindo até horas após as refeições, não raramente à noite, provocando tosse, engasgos e sensação de sufocação. Nas fases iniciais da doença pode haver dor torácica espontânea que melhora com ingestão de líquidos, podendo preceder por meses ou anos o surgimento da disfagia.

Outros sintomas que podem acompanhar as disfagias, notadamente as funcionais, são a sialorreia e os soluços ou singultos por vezes em crises prolongadas.

O exame físico em pacientes com disfagia esofagiana é pobre, evidenciando-se emagrecimento acentuado e possíveis sinais metastáticos, em casos de lesão maligna, desnutrição em alguns, na dependência da intensidade e duração do quadro, sinais de doença sistêmica em portadores de colagenoses e por vezes hipertrofia das parótidas notadamente em portadores de doença de Chagas.

Nas doenças funcionais a disfagia também é de localização baixa em sua maioria, ocorre tanto para alimentos sólidos, como para alimentos líquidos, e na dependência da doença em questão ela é intermitente ou lentamente progressiva. Alguns pacientes a referem ao nível da fúrcula esternal *(disfagia alta referida)*, diferenciando-se da disfagia orofaríngea, por ocorrer após o ato da deglutição e não ser acompanhada de sintomas de disfunção oral ou faríngea.

MÉTODOS COMPLEMENTARES

Videofluoroscopia da deglutição

O estudo videofluoroscópico (videofluoroscopia da deglutição ou videodeglutograma) e o estudo endoscópico funcional da deglutição (FESS) são os métodos complementares que mais subsídios oferecem ao estudo das disfagias altas, embora observações manométricas possam também contribuir, em especial, quando associadas à videofluoroscopia, método que se pode designar como videomanometria.

A videofluoroscopia é método radiológico não invasivo, que registra em tempo real a dinâmica das fases da deglutição, sendo considerado o método que mais subsídios oferece ao estudo, em especial, das fases oral e faríngea da deglutição.[14] As doses de radiação necessárias ao estudo da deglutição (produto dose área- DAP) são significativamente baixas na relação custo/benefício[15] e, além da possibilidade da análise qualitativa dos fenômenos registrados permite a quantificação em dimensão e tempo de estruturas e eventos.[16] Nas disfagias orais e faríngeas, permite-se observar a eficiência do preparo, da organização e da ejeção do bolo, assim como na faringe, a presença de escapes do conteúdo da oro para a rinofaringe e ainda o trânsito faríngeo, a efetividade da abertura da transição faringoesofágica e eficiência dos mecanismos de proteção das vias aéreas que, quando ineficientes, se caracterizam por penetração e/ou aspiração.

Em uma série de 26 pacientes portadores de DOF encaminhados à Unidade de Esôfago do Serviço de Gastroenterologia do Hospital Universitário Clementino Fraga Filho da UFRJ para realização de videofluoroscopia da deglutição, as causas mais frequentes foram o acidente vascular encefálico em 5 (19,2%), miopatias em 5 (19,2%), acalasia, anemia perniciosa, pós-traqueostomia pós-fundoplicatura e após perfuração esofágica em cada 1 (4%) e sem doenças associadas em 11 (42,3%). O exame foi normal em apenas dois pacientes (8%), sendo as principais alterações encontradas a perda de dentes em 21 (80,8%), resíduo anormal pós-deglutição em hipofaringe em 17 (65,4%), escape intraoral em 15 (57,7%) elevação/anteriorização ruins da laringe em 7 (26,9%), incoordenação faringe-EES em 6 (23,1%), ejeção lingual fraca em 6 (23,1%), penetração para via aérea em 4 (15,4%), aspiração em 3 (11,5%), barra faríngea em 2 (7,7%) e escape palatal em 1 (3,8%).[17]

Quadro 27-3. Causas mais frequentes de disfagia esofagiana

Doenças orgânicas	Doenças funcionais
Intrínsecas	**Primárias**
▪ Estenose péptica	▪ Acalasia
▪ Anel de Schatzki	▪ Espasmo esofagiano (EED)
▪ Tumores benignos e malignos	▪ Esôfago em quebra-nozes (EQN)
▪ Membranas	▪ Esfíncter inferior hipertenso
▪ Divertículos	▪ Distúrbio motor inespecífico (DMI)
▪ Impactação de corpo estranho	**Secundárias**
▪ Esofagite por pílula	▪ Esclerose sistêmica progressiva (ESP)
▪ Esofagite eosinofílica	▪ Outras doenças do colágeno
Extrínsecas	▪ Doença de Chagas
▪ Compressão vascular (aorta, disfagia lusória)	▪ Doença do refluxo gastroesofágico
▪ Doenças do mediastino	

Estudo endoscópico funcional da deglutição

O estudo endoscópico funcional da deglutição – FESS *(functional endoscopic swallow study)* é método que permite a visão direta das estruturas e dinâmica faríngea com emprego do fibroscópio, De introdução nasal, sua pequena espessura não interfere significativamente na dinâmica palatal. Estrutura faríngea, morfologia do adito laríngeo, estrutura e dinâmica das pregas vocais podem ser diretamente observadas. A dinâmica de abertura e fechamento da transição faringoesofágica também pode ser estimada. Com o uso de corante pode-se analisar a proteção das vias aéreas. Um de seus maiores ganhos é a possibilidade de definir a maior ou menor capacidade reflexa de proteção das vias aéreas com o emprego de pulso de ar, ou leve toque em nível das paredes que delimitam o espaço interaritenoide. Sua maior inconveniência é a limitação de sua observação à fase faríngea[18] (Fig. 27-2).

Manometria computadorizada

O estudo manométrico da faringe, geralmente realizado em associação ao do esôfago, onde o método é considerado como um dos de maior eficiência, pode informar os valores pressóricos da faringe, a pressão basal e residual pós-relaxamento do esfíncter superior. Na faringe a pressão *intrabolus* e aquela gerada pelo contato da parede com os transdutores podem ser informadas, na dependência da sensibilidade dos mesmos. Sua associação à videofluoroscopia, método ainda em desenvolvimento, prenuncia ganho tanto para manometria, quanto para a videofluoroscopia.[19]

O estudo manométrico da faringe e do esfíncter esofagiano superior geralmente é normal em pacientes com DOF, embora possa demonstrar em um pequeno número de pacientes alterações, como relaxamentos incompletos do EES (pressão residual de relaxamento elevada) ou incoordenação entre a abertura do esfíncter e a contração da faringe (Fig. 27-3).

TRATAMENTO

O tratamento de pacientes portadores de DOF deve ser individualizado, não havendo estratégia única a ser aplicada e geralmente exige uma equipe multidisciplinar composta por gastroenterologista, neurologista, otorrinolaringologista, nutricionista, fonoaudiologista entre outros.

Os princípios básicos do tratamento são o de identificar e tratar, quando possível, doenças de base que possam causar a DOF; compensar ou contornar o distúrbio fisiopatológico responsável pela disfagia e finalmente eliminar ou, ao menos, minimizar o risco de aspiração.

A avaliação clínica e de métodos complementares irá, na maioria dos casos, fornecer informações quanto à etiologia da disfagia e seus principais mecanismos fisiopatológicos, além de informar sobre o risco de aspiração em diferentes consistências alimentares, informações cruciais na programação terapêutica.

O tratamento de pacientes com DOF secundário a lesões estruturais, como, divertículos, anéis, membranas e estenoses, será abordado em outros capítulos desta obra.

Uma vez excluída causa orgânica, identificada e tratada potencial doença de base e assegurada a segurança da alimentação via oral, o tratamento será instituído por manipulações dietéticas, tratamento fonoterápico, tratamento endoscópico (botox, dilatação ou miotomia) ou tratamento cirúrgico.

Em casos selecionados em que se identifica elevado risco de aspiração através da avaliação clínica e principalmente videofluoroscópica, a alimentação via oral é suspensa, e a nutrição enteral, instituída.

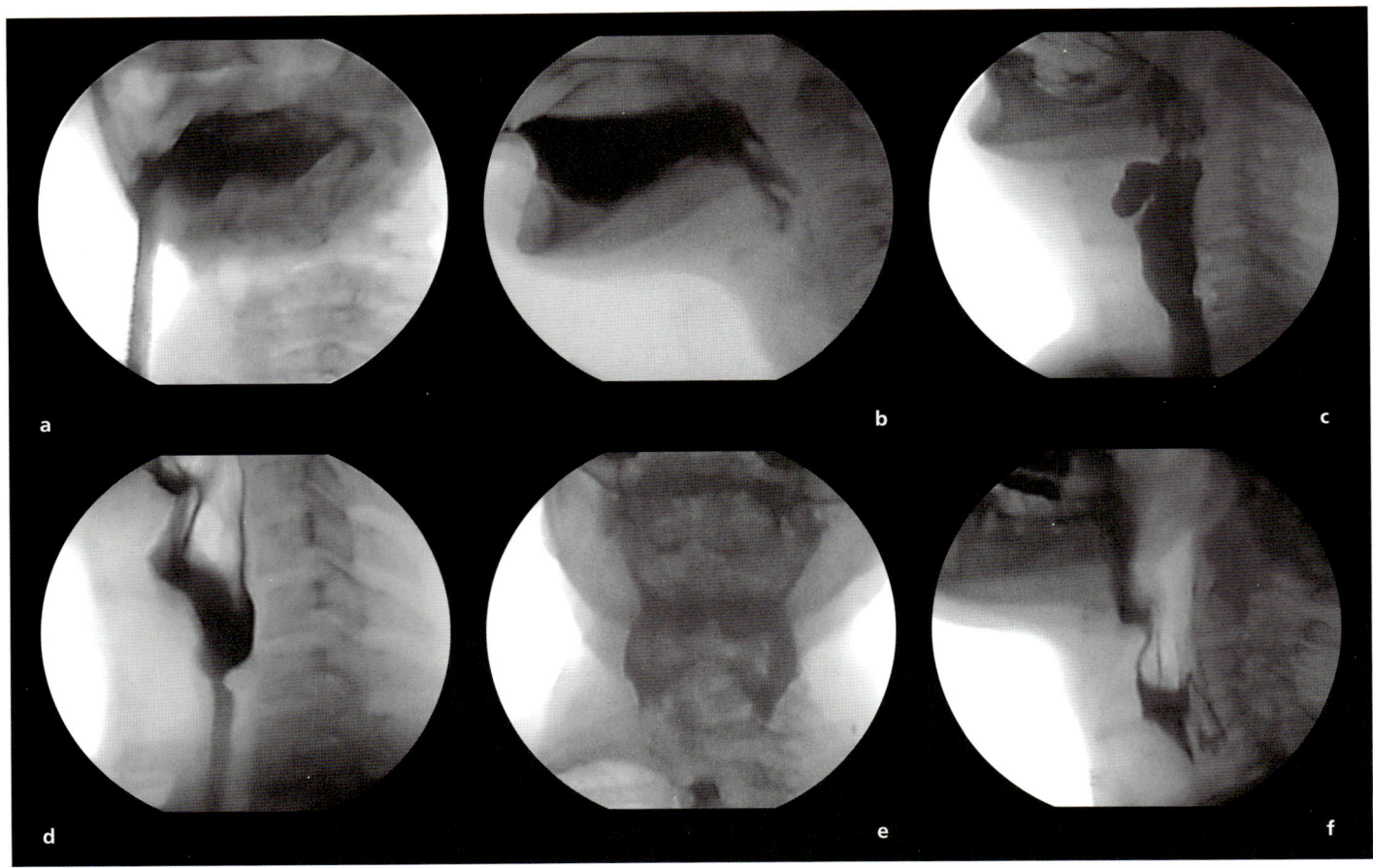

Fig. 27-2. Achados videofluoroscópicos em pacientes com disfagia orofaríngea. (**a**) Escape oral. (**b**) Escape paraorofaringe. (**c**) Penetração. (**d**) Barra faríngea. (**e**) Resíduo em hipofaringe (perfil). (**f**) Resíduo em hipofaringe (AP).

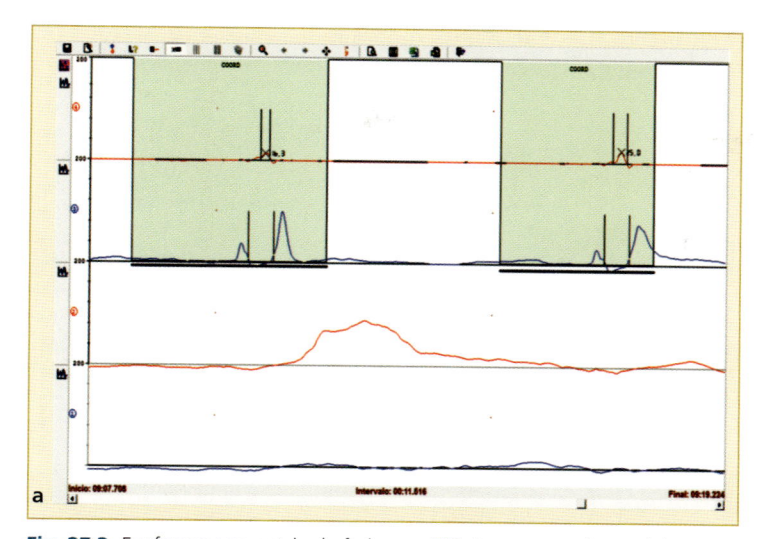

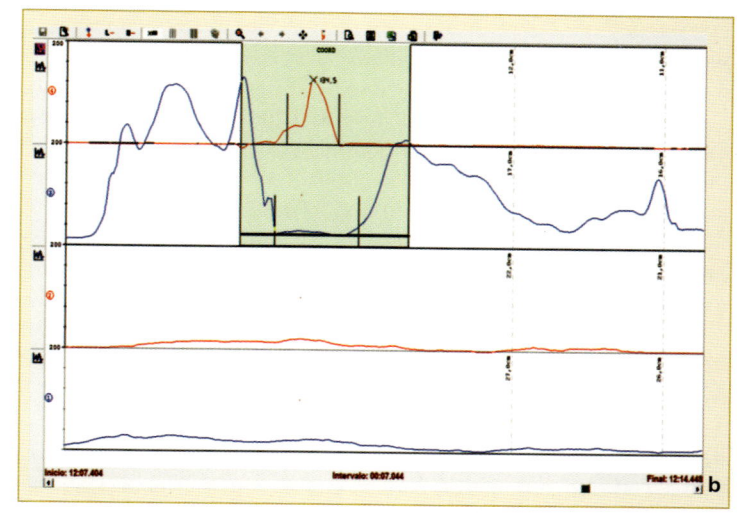

Fig. 27-3. Esofagomanometria da faringe e EES demonstrando em (**a**) contrações fracas da faringe e em (**b**) relaxamento incompleto do EES.

Dieta

O uso de espessantes pode ser útil em pacientes com disfunções linguais, escapes orais pré-deglutitivos ou em pacientes com fechamento glótico incompleto, reduzindo a possibilidade de aspiração e facilitando a deglutição, enquanto a utilização de líquidos mais fluidos pode ser útil em pacientes com contrações faríngeas fracas ou abertura incompleta do cricofaríngeo.

Em pacientes com elevado risco de aspiração, a dieta via oral deve ser suspensa, e dieta enteral, instituída. A escolha da via de administração enteral, por sonda ou gastrostomia, dependerá de fatores, como prognóstico e reversibilidade da doença de base, disponibilidade dos dois procedimentos e de dietas industrializadas, respeitadas as questões éticas, como, por exemplo, o desejo do paciente e de familiares.

Nos casos de DOF pós-AVE agudo, a recomendação inicial em pacientes com elevado risco de aspiração é de instituir dieta enteral por sonda nas primeiras 3 a 4 semanas, quando o paciente é reavaliado por videofluoroscopia e decidido pelo retorno da dieta oral ou confecção de gastrostomia endoscópica (nos casos de persistência do risco de aspiração).[20]

Uma recente revisão, que incluiu nove artigos randomizados comparando a taxa de sucesso e complicações da nutrição enteral por sonda e por gastrostomia, demonstrou uma taxa de falha de 12,1% nos pacientes com GTT e de 39,8% nos com dieta por sonda (p = 0,01) com taxas semelhantes de complicações, tendo concluindo que a nutrição enteral via gastrostomia é mais eficaz e mais recomendada para nutrição a longo prazo.[21]

Fonoterapia

Modificações posturais no ato da deglutição ou utilização de manobras deglutitivas têm como objetivo o fortalecimento de grupamentos musculares orofaríngeos enfraquecidos ou mudança seletiva no mecanismo da deglutição, facilitando o movimento do bolo alimentar e prevenindo a aspiração.

Com frequência o fonoaudiólogo utiliza os exercícios combinados a modificações dietéticas que têm como objetivo alterar a sensibilidade/percepção do bolo alimentar e/ou sua consistência, associado ou não ao exame videofluoroscópico que permite acompanhar os efeitos das manobras em tempo real.

As modificações posturais mais utilizadas são a manobra de queixo para baixo *(chin tuck)*, de rotação ou inclinação da cabeça para o lado acometido, e inclinação da cabeça para trás pode ser utilizada na dependência da alteração fisiopatológica encontrada.

Manobras de deglutição, como deglutição supraglótica, super-supraglótica, manobra de Mendelson e deglutição forçada, podem melhorar a incursão anterossuperior da laringe, melhorando o fechamento das pregas vocais, prevenindo aspirações.

Dilatação do cricofaríngeo

Poucos estudos avaliaram a dilatação endoscópica em pacientes com disfunção primária do cricofaríngeo (hipertensão do EES, relaxamentos incompletos ou atrasados do EES, incoordenação faringe-EES, fechamento prematuro do EES, redução da complacência do EES (p. ex.: barra cricofaríngea), em sua maioria pequenas séries de casos.[22]

Solt *et al.* realizaram a dilatação com balão TTS em 5 pacientes com disfunção primária do cricofaríngeo, até o diâmetro máximo de 20 mm, com melhora imediata da disfagia em todos. Apenas 1 paciente apresentou recidiva da disfagia após acompanhamento de 18 meses, que foi tratada com nova dilatação. Todos os pacientes apresentaram melhora objetiva nos parâmetros radiológico e manométrico após o procedimento.[22]

Wang *et al.* realizaram dilatação endoscópica em 6 pacientes com DOF e disfunção do cricofaríngeo. Destes, 3 eram portadores de divertículo de Zenker, e em 5 foram utilizados dilatadores de Savary até o diâmetro máximo de 51 a 60 F. Apenas 1 paciente foi submetido à dilatação com balão TTS de 20 mm. Todos os pacientes apresentaram melhora sintomática após a dilatação, e em 3 houve recidiva sintomática após 6, 8 e 22 meses após a dilatação, embora em menor intensidade.[23]

É importante ressaltar que em nenhum dos dois trabalhos houve relato de complicação grave, revelando-se um procedimento seguro mesmo em pacientes com elevado risco cirúrgico.

Toxina botulínica

O uso da toxina botulínica no tratamento de pacientes com DOF foi objeto de vários pequenos estudos não controlados na literatura.

Os estudos possuem pequeno número de pacientes, que na maioria dos casos apresentam fatores etiológicos diversos e utilizam técnicas variadas de injeção (visão direta por endoscopia rígida ou flexível, transcutânea guiada por eletromiografia ou por TC), dificultando a comparação dos resultados.

Um dos maiores estudos foi publicado por Shaw *et al.* em 12 pacientes com DOF secundária à disfunção do cricofaríngeo de diferentes etiologias. Nove pacientes foram submetidos à endoscopia rígida, 1 à endoscopia flexível e em 2 a toxina foi injetada por via direta. Melhora sintomática ocorreu em 11 pacientes, porém em 5 a melhora durou 2 meses ou menos. Um paciente apresentou piora da disfagia e permaneceu em nutrição enteral por sonda por 3 meses.[24]

Outras potenciais complicações do uso da toxina botulínica na disfunção do cricofaríngeo são paralisia de prega vocal e até mesmo insuficiência respiratória, necessitando entubação orotraqueal. Estudos duplo-cegos e placebo controlados são necessários para determinar a eficácia e segurança deste tratamento. Casos selecionados com disfunções específicas podem beneficiar-se dessa forma de tratamento.[25]

Miotomia do cricofaríngeo

A miotomia endoscópica ou cirúrgica do cricofaríngeo é um tratamento eficaz e bem estabelecido em pacientes com doenças estruturais, como divertículo de Zenker, estenose pós-cricoide ou membranas.

Na disfunção primária do cricofaríngeo a resposta à miotomia não é tão boa, com eficácia média de 63%, e mortalidade de 1,8%.[12]

Não existem estudos controlados e randomizados avaliando a miotomia do cricofaríngeo na disfunção primária.

Fatores preditivos de boa resposta compreendem capacidade de iniciar a deglutição intacta, propulsões lingual e faríngea preservadas, evidência manométrica e/ou radiológica de obstrução funcional do EES com bom prognóstico da doença de base.

Outras opções cirúrgicas para prevenir aspiração compreendem as técnicas conservadoras que preservam a voz (elevação da laringe, medialização ou alongamento das pregas vocais, epiglotoplastia) ou os procedimentos mais radicais que promovem a separação laringotraqueal e impedem a fonação (fechamento glótico, desvio traqueoesofágico, separação laringotraqueal e laringectomia total).[20]

REFERÊNCIAS BIBLIOGRÁFICAS

1. Tack J, Janssens J. The esophagus and noncardiac chest pain. In: Castell DO, Richter JE. (Eds.). *The esophagus*. 4th ed. Philadelphia: Lippincott Williams & Wilkins, 2004. p. 215-34.
2. Bloem BR, Lagaay AM, van Beek W et al. Prevalence of subjective dysphagia in community residents aged over 87. *BMJ* 1990;300(6726):721-22.
3. Lindgren S, Janzon L. Prevalence of swallowing complaints and clinical findings among 50-79-year-old men and women in an urban population. *Dysphagia* 1991;6(4):187-92.
4. ME GRB. The prevalence of swallowing disorders in two teaching hospitals. *Dysphagia* 1986;1:3-6.
5. Siebens H, Trupe E, Siebens A et al. Correlates and consequences of eating dependency in institutionalized elderly. *J Am Geriatr Soc* 1986;34(3):192-98.
6. Schmidt J, Holas M, Halvorson K et al. Videofluoroscopic evidence of aspiration predicts pneumonia and death but not dehydration following stroke. *Dysphagia* 1994;9(1):7-11.
7. Barer DH. The natural history and functional consequences of dysphagia after hemispheric stroke. *J Neurol Neurosurg Psychiatry* 1989;52(2):236-41.
8. Gresham SL. Clinical assessment and management of swallowing difficulties after stroke. *Med J Aust* 1990;153(7):397-99.
9. Müller J, Wenning GK, Verny M et al. Progression of dysarthria and dysphagia in postmortem-confirmed parkinsonian disorders. *Arch Neurol* 2001;58(2):259-64.
10. Edwards LL, Pfeiffer RF, Quigley EM et al. Gastrointestinal symptoms in Parkinson's disease. *Mov Disord* 1991;6(2):151-56.
11. Achem SR, Devault KR. Dysphagia in aging. *J Clin Gastroenterol* 2005;39(5):357-71.
12. Cook IJ, Kahrilas PJ. AGA technical review on management of oropharyngeal dysphagia. *Gastroenterology* 1999;116(2):455-78.
13. Spechler SJ, Castell DO. Classification of oesophageal motility abnormalities. *Gut* 2001;49(1):145-51.
14. Costa MMB, Monteiro JS. Exame videofluoroscópico das fases oral e faríngea da deglutição. In: Costa M, Castro LP. (Eds.). *Tópicos em deglutição e disfagia*. Rio de Janeiro: Medsi, 2003. p. 273-84.
15. Costa MMB, Canevaro LV, Azevedo ACPd. Análise dosimétrica do método videofluoroscópico aplicado ao estudo da dinâmica da deglutição dosimetric analysis of videofluoroscopy for the study of swallowing dynamics. *Radiol Bras* 2000;33(6):353-57.
16. Costa MMB, Moreno MPR. Videomed. Software sem registro de patente desenvolvido pelo Núcleo de Computação Eletrônica da Universidade Federal do Rio de Janeiro. Rio de Janeiro: NCE/UFRJ, 2000p.
17. Abrahao Jr L, Monteiro L, Costa M et al. Videofluoroscopia da deglutição - Experiência do HUCFF – UFRJ. GED Gastroenterologia Endoscopia Digestiva. 2011;30(Supl 4):323.
18. Doria S, Abreu MAB, Buch R et al. Estudo comparativo da deglutição com nasofibrolaringoscopia e videodeglutograma em pacientes com acidente vascular cerebral Comparison of functional endoscopic swallow study (FESS) vs. videofluoroscopy (VF) in patients with stroke. *Rev Bras Otorrinolaringol* 2003;69(5):636-42.
19. Haylett KR, Vales P, McCloy RF et al. Technical report: The introduction of a new synchronized oesophageal manometry and digital video-fluoroscopy (fluoromanometry) system into the radiology suite. *Clin Radiol* 1998;53(8):596-98.
20. Cook IJ. Oropharyngeal dysphagia. *Gastroenterol Clin North Am* 2009;38(3):411-31.
21. Gomes CA, Lustosa SA, Matos D et al. Percutaneous endoscopic gastrostomy versus nasogastric tube feeding for adults with swallowing disturbances. *Cochrane Database Syst Rev* 2010;(11):CD008096.
22. Solt J, Bajor J, Moizs M et al. Primary cricopharyngeal dysfunction: treatment with balloon catheter dilatation. *Gastrointest Endosc* 2001;54(6):767-71.
23. Wang AY, Kadkade R, Kahrilas PJ et al. Effectiveness of esophageal dilation for symptomatic cricopharyngeal bar. *Gastrointest Endosc* 2005;61(1):148-52.
24. Shaw GY, Searl JP. Botulinum toxin treatment for cricopharyngeal dysfunction. *Dysphagia* 2001;16(3):161-67.
25. Ravich WJ. Botulinum toxin for UES dysfunction: therapy or poison? *Dysphagia* 2001;16(3):168-70.

27-2 DISTÚRBIOS MOTORES PRIMÁRIOS E SECUNDÁRIOS

LAURA HELMAN ■ MARIA HELENA LOUZADA PEREIRA
EPONINA MARIA DE OLIVEIRA LEMME

Os distúrbios motores do esôfago (DME) podem cursar com disfagia, dor torácica, pirose e/ou regurgitação, sendo esses sintomas não específicos. A endoscopia digestiva alta tem papel fundamental para excluir obstrução benigna ou maligna do esôfago, assim como lesões de mucosa que causam sintomas semelhantes. Não obstante, a endoscopia tem papel limitado para a avaliação da peristalse e do esvaziamento do esôfago.

Para o diagnóstico dos DME, faz-se necessário o uso de exames complementares, como a esofagografia, a cintilografia e a manometria esofágica. Algumas vezes são necessárias informações de mais de um exame complementar para a definição do diagnóstico.

Atualmente a ultrassonografia intraluminal de alta frequência (USIAF) e a manometria de alta resolução (MAR) têm sido utilizadas para refinar o diagnóstico de alguns dos DME e com isso orientar a melhor conduta terapêutica.

A manometria esofágica convencional avalia as características do esfíncter esofágico inferior (EEI), a presença, característica e transmissão das contrações do corpo esofágico, assim como o esfíncter superior do esôfago (EES).[31] Este exame classifica os DMEs topograficamente em dois grandes grupos: os da musculatura estriada, quando são consequentes das alterações da faringe, terço superior do esôfago e/ou do esfíncter esofágico superior; e os distúrbios da musculatura lisa, quando o acometimento se situa nos dois terços inferiores do esôfago e/ou no EEI.

Os DMEs de musculatura lisa podem ser **primários** (Quadro 27-4), quando a alteração motora esofagiana é a própria manifestação da doença, e **secundários** (Quadro 27-5), quando a doença de base é sistêmica, e o comprometimento esofagiano é apenas uma de suas manifestações. A maior parte das alterações concentra-se nos dois terços distais graças à presença da musculatura lisa nessa região.[31]

Os distúrbios motores primários do esôfago são divididos em quatro grupos descritos no Quadro 27-4, com base na análise dos achados manométricos.

Quadro 27-4. Distúrbios motores primários do esôfago
- Acalasia
- Espasmo esofagiano distal
- Esôfago hipercontrátil
  - Esôfago em quebra-nozes
  - EEI hipertenso
- Esôfago hipocontrátil
  - Motilidade esofagiana ineficaz
  - EEI hipotenso

Quadro 27-5. Distúrbios motores primários do esôfago
- Doença de Chagas
- Colagenoses
  - Esclerose sistêmica progressiva
  - Dermatomiosite
  - Lúpus eritematoso sistêmico
  - Síndrome de Sjögren
- Diabetes melito
- Hiper e hipotireoidismo

A anestesia tópica, a sedação empregada e o calibre do endoscópio podem interferir na motilidade esofagiana, no entanto, a avaliação endoscópica pode sugerir alguns distúrbios motores do esôfago.

Ainda que o EEI seja usado como sinônimo de JEG, essa última é uma estrutura valvular complexa que tem a função de prevenir o refluxo durante o período não deglutitivo e facilitar o fluxo durante seu relaxamento às deglutições. O EEI é apenas um componente dessa junção, composta também pelos elementos diafragmáticos. Logo, a pressão medida pela esofagomanometria consiste na pressão da JEG.[18]

A presença de esofagite por refluxo pode explicar a dor torácica, e alguns achados endoscópicos podem corroborar com a suspeita de DME ou mesmo detectar alterações relacionadas com o distúrbio motor, como, por exemplo, a presença de divertículos. Portanto, deve ser o primeiro exame a ser solicitado, exceto nos casos de disfagia, quando a investigação pode ser iniciada pela esofagografia.[17]

ACALASIA
Nesse capítulo será abordado o papel da manometria esofágica convencional, da MAR e da USIAF para o diagnóstico. Todos os outros aspectos serão descritos no capítulo de acalasia.

Manometria esofágica convencional
É o método padrão ouro para o diagnóstico da acalasia. O padrão típico é a falta de relaxamento ou relaxamento incompleto do EEI e a peristalse do corpo esofagiano (Fig. 27-4). Por vezes os relaxamentos são completos, porém de curta duração. A hipertensão do EEI é encontrada em cerca de 40 a 60% dos pacientes portadores da doença. No corpo esofagiano, a perda da peristalse pode ser registrada como ausência de contrações ou contrações simultâneas, em geral de baixa amplitude (< 30 mmHg), algumas vezes de caráter repetido.[11] Mais raramente, as contrações simultâneas atingem amplitude mais elevada do que as habitualmente registradas, sendo esta entidade denominada de acalasia vigorosa.[29]

Manometria de alta resolução (MAR)
A MAR é um método de alta tecnologia que emprega numerosos sensores de pressão (até 36) ao longo de todo o esôfago, gerando um mapa detalhado com imagens topográficas coloridas que facili-

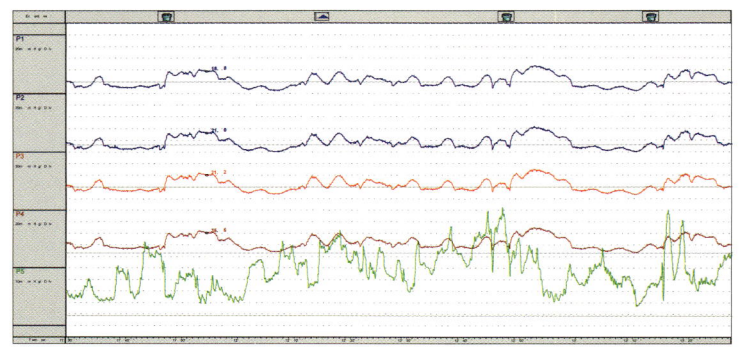

Fig. 27-4. Esofagomanometria de paciente com acalasia. No canal distal (P5), o EEI apresenta-se com relaxamentos incompletos. Nos quatro canais proximais (P1-P4): a peristalse do corpo esofagiano (distância entre os sensores 5 cm).

ta a análise. A classificação para os DMEs avaliados pela MAR é conhecida como Classificação de Chicago.[15]

A MAR permite avaliação mais cuidadosa da JEG, classificando a acalasia em três padrões: tipo I – dificuldade de relaxamento JEG associado à dilatação esofagiana e mínima pressurização (acalasia clássica); tipo II – acalasia com compressão esofagiana (Fig. 27-5); tipo III – contrações espásticas do segmento distal do esôfago. A importância dessa classificação baseia-se na definição do prognóstico, principalmente a do tipo II que apresenta melhor resposta independentemente do tipo de tratamento (injeção de toxina botulínica, esofagomiotomia de Heller e dilatação endoscópica pneumática da cárdia).[25]

Ultrassonografia intraluminal de alta frequência (USIAF)

A USIAF é um método de imagem que avalia a espessura das camadas musculares. Na acalasia, as musculaturas lisas circular e longitudinal, tanto da JEG quanto do corpo do esôfago, encontram-se espessadas em relação a controles assintomáticos, sendo o DME em que esta anormalidade é mais pronunciada.[22]

ESPASMO ESOFAGIANO DISTAL

O termo espasmo esofagiano difuso é o mais empregado na maior parte dos trabalhos, porém admite-se que ele não seja o mais apropriado, visto que as alterações da contratilidade restringem-se quase que exclusivamente ao terço distal, enquanto o terço proximal, com musculatura estriada, é relativamente poupado. Portanto, o nome mais adequado para designar este distúrbio motor e atualmente mais utilizado é espasmo esofagiano distal (EED).[35]

É um distúrbio raro e tem etiologia desconhecida, sendo destacada anormalidade no mecanismo de inibição pós-deglutição, sugerindo defeito na síntese e/ou degradação do óxido nítrico endógeno, o que leva à incoordenação das contrações esofágicas.[36] Acomete qualquer faixa etária, predominando em pacientes acima de 50 anos, principalmente do sexo feminino.[31]

O EED é um distúrbio motor incomum que se manifesta habitualmente por dor torácica e disfagia, sendo observado em até 10% das manometrias anormais de pacientes com dor torácica[20] e até 5% dos pacientes com disfagia[35] A dor torácica tem intensidade, frequência e localização variáveis, por vezes com características indistinguíveis da dor coronariana, inclusive com boa resposta ao uso de nitrato, sendo mandatória a avaliação cardiovascular.

A disfagia habitualmente é intermitente, não progressiva, associada a alimentos sólidos e líquidos, podendo ser precipitada pelo estresse, líquidos com temperaturas extremas ou rápida ingestão alimentar. O refluxo gastroesofágico pode coexistir com o espasmo esofagiano e pode estar implicado em sua patogênese.[36]

Cerca de 32% dos pacientes com EED apresentam doença do refluxo gastroesofágico (DRGE) definido por pHmetria e/ou endoscopia através da presença de esofagite erosiva, sendo os achados clínicos, manométricos e de esofagografia, semelhantes entre esses grupos.[34]

Endoscopia

A endoscopia digestiva alta é o exame mais importante a ser solicitado na avaliação inicial dos pacientes com sintomas consistentes com EED. Permite a exclusão de esofagite, obstrução mecânica, estenose esofágica, saculações, divertículos e atividade contrátil excessiva ao longo dos esôfagos médio e distal.[17] Raramente percebe-se a forte contração da musculatura circular ou helicoidal esofágica.

Quando o sintoma predominante for disfagia, devem ser realizadas biópsias ao longo do esôfago para exclusão de esofagite eosinofílica.[32]

Não existem alterações endoscópicas características, porém o espasmo e a dor torácica podem ser induzidos durante a insuflação de ar ao longo do exame.

Manometria esofágica convencional

Caracteriza-se pela presença de contrações simultâneas, de amplitude maior que 30 mmHg, em pelo menos 20% das deglutições.[30] Observa-se, em alguns casos, elevada pressão basal do EEI ou relaxamento incompleto do mesmo.[35]

Manometria esofágica de alta resolução

Nesse aspecto a MAR contribui como uma avaliação mais detalhada da JEG, diferenciando o EED da acalasia espástica.

Apesar de ser descrito como uma alteração da coordenação motora com contrações simultâneas, esse achado ocorre em uma variedade de pacientes que podem ou não apresentar sintomas relevantes. Com esse intuito, a MAR apura o diagnóstico e diferencia esses pacientes em grupos mais homogêneos, com predomínio de sintomas de disfagia ou dor torácica e orientando o melhor tipo de tratamento.[26]

Esofagografia

A esofagografia pode ser normal ou, em alguns casos, evidenciar contrações terciárias, com segmentação do esôfago, atraso no tempo de trânsito do meio de contraste baritado, ou a presença de di-

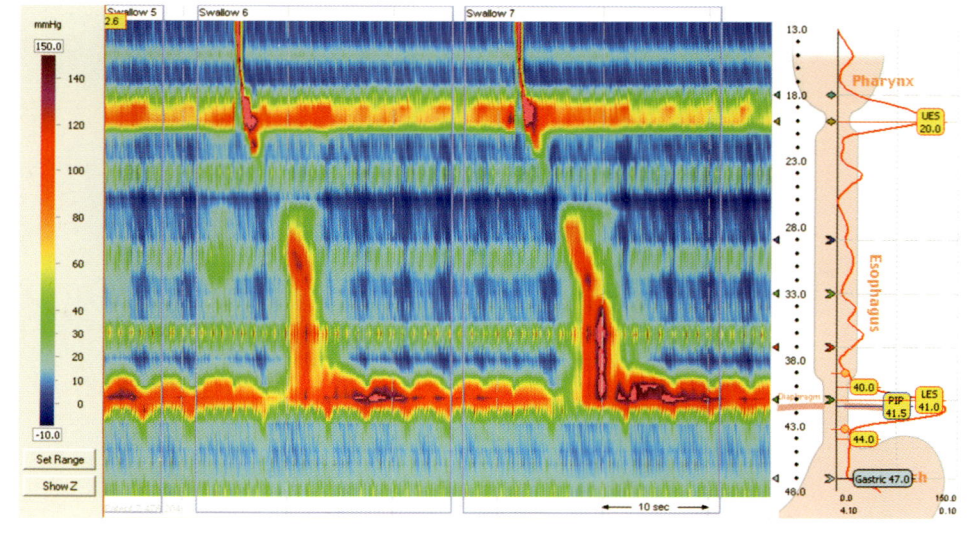

Fig. 27-5. Manometria de alta resolução demonstrando contrações simultâneas de elevada amplitude no corpo esofágico associado a relaxamentos incompletos da junção esofagogástrica, diagnósticos de acalasia tipo II. (Imagem cedida pelo Prof. Dr. Luiz João Abrahão Júnior da Unidade de Esôfago do Serviço de Gastroenterologia do HUCFF – UFRJ.)

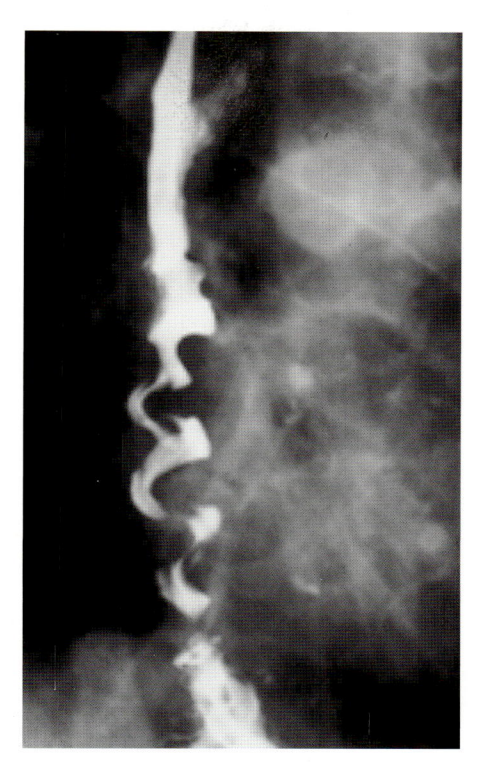

Fig. 27-6. Esofagografia de um espasmo esofagiano distal com aspecto em saca-rolhas.

vertículos. Em alguns casos as contrações tornam-se pronunciadas, conferindo ao esôfago o aspecto de contas de rosário ou de saca-rolhas (Fig. 27-6), porém este aspecto não é patognomônico do EED. O resultado da esofagografia pode variar ao longo dos dias e não se correlaciona efetivamente com os sintomas.

Diagnóstico diferencial

Contrações simultâneas similares às do EED idiopático são observadas em pacientes com diabetes melito, alcoolismo, amiloidose, esclerodermia e DRGE isolada. Nos casos em que a dor torácica predomina, devem ser excluídas outras causas, como a DRGE, a hipersensibilidade visceral e, especialmente, a doença coronariana isquêmica.

Tratamento

O tratamento tem por objetivo reduzir a amplitude das contrações esofágicas e/ou a pressão da JEG, porém tem pouca eficácia no controle sintomático.[31]

Em decorrência do quadro frequente de dor torácica, alguns pacientes apresentam melhora sintomática apenas com a afirmação de que a dor é proveniente do esôfago e não de etiologia cardiológica. Relaxantes de músculo liso, como os nitratos, bloqueadores do canal de cálcio, anticolinérgicos e o sildenafil, podem reduzir a amplitude da contração esofagiana e, em alguns casos, aliviar a dor torácica.[31,32]

Antidepressivos podem melhorar o desconforto e alterar a resposta do paciente à dor, sem interferir no distúrbio motor.[13]

De acordo com séries de casos e estudos controlados com pouco número de pacientes, a injeção de toxina botulínica, em diferentes níveis do esôfago, pode auxiliar no tratamento do EED. A técnica de injeção consiste em atingir profundamente a camada muscular do esôfago com 100 a 200 unidades da toxina em doses divididas por 10, iniciando-se pela JEG e seguindo proximalmente com intervalos a cada 1 cm.[17]

A dilatação esofagiana por endoscopia com uso de velas não tem boa resposta terapêutica, porém a dilatação pneumática da cárdia e o uso de injeção de toxina botulínica podem auxiliar na melhora sintomática, principalmente em pacientes com intensa disfagia, alteração do esvaziamento esofagiano e refratariedade ao tratamento clínico.[31]

Graças à importante associação do EED à DRGE, o tratamento inicial com inibidores de bomba de prótons 2 vezes ao dia por pelo menos 8 semanas[13] é recomendado, seguido por relaxantes musculares e analgésicos.[36]

A miotomia cirúrgica alongada pode trazer bons resultados nos casos de dor intensa, porém condutas mais invasivas devem ser criteriosamente avaliadas, pois alguns sintomas ainda assim podem permanecer.[31]

ESÔFAGO EM QUEBRA-NOZES

O esôfago em quebra-nozes (EQN) é um distúrbio hipercontrátil que tem como principal característica a dor torácica. A dor tem origem esofagiana, localizada na região retroesternal, podendo irradiar-se para o dorso, pescoço e braços. Pode ser desencadeada por tensão emocional, esforço físico e ser atenuada pelo uso de vasodilatadores, sendo de difícil diferenciação com a dor de origem coronariana, tornando a avaliação cardiológica apropriada. Acomete em sua maioria pacientes na sexta década, predominantemente do sexo feminino.[3]

A partir de sua descoberta, o EQN foi reconhecido como o distúrbio motor mais prevalente entre os pacientes com dor torácica não cardíaca[5] ou, como mais recentemente proposto por Castell, dor torácica de origem indeterminada (DTOI), visto que mesmo com coronárias normais, resta a possibilidade de angina microvascular.[6]

A disfagia é o segundo sintoma mais prevalente, descrito em 10 a 30% dos casos. É intermitente, frequentemente referida na região cervical e em sua maioria tanto para sólidos como para líquidos.[3]

A pirose é o terceiro sintoma, encontrada em 14 a 45% dos pacientes com EQN,[3] associando-se à disfagia em alguns pacientes.

A fisiopatologia não é plenamente conhecida, porém parece compartilhar algumas características dos outros distúrbios motores.[16] Estudos fundamentados na utilização de USIAF demonstram que a espessura da parede esofagiana em pacientes com EQN se encontrava aumentada em 30% dos casos, sendo a correlação entre este achado e a amplitude das ondas peristálticas ainda controversa.[21]

Os sintomas podem persistir mesmo após o tratamento com bloqueadores de canal de cálcio, apesar da regressão manométrica. Entretanto, as ondas de grande amplitude, observadas no EQN, poderiam ser marcadores de distúrbios motores mais acentuados, com relatos isolados da progressão do EQN para outros DMEs como acalasia[2] e EED, admitindo-se, portanto, que estas anormalidades sejam espectro da mesma doença. Aspectos psicológicos e emocionais têm sido avaliados, pois muitos apresentam características depressivas ou de somatização.

Em torno de 35-40% dos portadores do EQN há associação à DRGE,[1] demonstrado por pHmetria, sendo incomum a esofagite erosiva. A DRGE deve ser sempre excluída antes de ser instituída a terapêutica.

Endoscopia digestiva alta (EDA)

A EDA tem pouco valor para a suspeita diagnóstica do EQN por não haver qualquer achado endoscópico característico. Sua importância é afastar lesões inflamatórias da mucosa esofagiana. A esofagite erosiva tem sido encontrada em 7-8%, e hérnia hiatal, em 25% dos casos.[1]

Esofagografia

O papel fundamental é afastar causas orgânicas para os sintomas, em especial a disfagia. A esofagografia é normal em 50% dos casos visto que a peristalse primária não é perdida nesse distúrbio. Alterações inespecíficas como contrações terciárias, podem ser observadas.

Divertículos esofagianos podem ser encontrados em associação a EQN, principalmente os epifrênicos e menos frequentemente os de terço médio.

Manometria esofágica convencional

O diagnóstico do EQN é exclusivamente manométrico, a partir da demonstração de ondas peristálticas no esôfago distal com amplitude maior que o valor da média acrescido de mais dois desvio padrão do valor encontrado em indivíduos saudáveis.

A maioria dos trabalhos existentes na literatura utiliza 180 mmHg para a amplitude média das ondas registradas em esôfago distal como valor de corte, a partir do qual é feito o diagnóstico de EQN.[28]

A duração das ondas peristálticas também pode estar prolongada, sendo a JEG normal na maioria das vezes, podendo apresentar-se com pressão de repouso alterada ou mais raramente com relaxamentos incompletos. No entanto, a significância clínica dos achados manométricos ainda permanece indefinida, visto que raramente observa-se dor torácica concomitante às contrações esofágicas, além da falta de reprodutibilidade em exames posteriores.[16]

Manometria esofágica de alta resolução

A MAR classifica o EQN em três tipos com base nas características da hipercontratilidade: tipo "britadeira" ou *Jackhemmer* (hipercontratilidade com múltiplos picos sincronizados pela inspiração); múltiplos picos não sincronizados com a inspiração e tipo hipercontrátil sem múltiplos picos.

O esôfago em britadeira é um distúrbio raro (cerca de 4,1%), associado à obstrução funcional da JEG, manifestado principalmente por disfagia.[33]

pHmetria esofagiana prolongada

Refluxo anormal é encontrado à pHmetria prolongada em 30-40% dos pacientes com EQN. Este achado é de extrema importância, uma vez que tem implicação direta com o tratamento, já que os bloqueadores de canal de cálcio reduzem a pressão do EEI e podem agravar o refluxo.

ESFÍNCTER ESOFAGIANO INFERIOR HIPERTENSO

É um achado da manometria esofágica e caracteriza-se pelo aumento da pressão do EEI, definido como acima de 45 mmHg, ou dois desvios-padrão acima do encontrado em grupo-controle assintomático.[28]

O EEI hipertenso é observado em uma pequena parcela de pacientes portadores de disfagia funcional ou DTOI (cerca de 2%), estando também presente em alguns pacientes com DRGE.[20]

TRATAMENTO DOS DMES HIPERCONTRÁTEIS

Serão abordados juntos, uma vez que as opções de tratamento são as mesmas para estas entidades. Embora sejam muitas, existem poucos estudos controlados que comprovem a real eficácia da maioria delas.

TRATAMENTO NÃO FARMACOLÓGICO

Todo o paciente com DME e DTOI deve ser tranquilizado a respeito da ausência de doença cardíaca e da natureza benigna e não progressiva de seus sintomas. Muitos se beneficiam de tratamento psicoterápico, embora não existam experimentos clínicos que comprovem sua eficácia.

TRATAMENTO FARMACOLÓGICO

Caso exista DRGE associada, o que pode ocorrer em qualquer destes DMEs, mais frequentemente nos portadores de EQN, esta deve ser tratada de maneira apropriada. Preconiza-se preferencialmente um inibidor de bomba de prótons em dose dupla, por 6-8 semanas, com boa resposta. Excluída DRGE, existem algumas modalidades de tratamento.

Relaxantes de musculatura lisa

Os relaxantes de musculatura lisa, tais como os nitratos de ação prolongada, os bloqueadores de canal de cálcio e os anticolinérgicos são as drogas mais empregadas no tratamento destes distúrbios motores do esôfago, tendo a propriedade de reduzir a amplitude das contrações esofagianas e a pressão da JEG,[13] embora nem sempre aliviem os sintomas. A nifedipina, em pacientes com EQN com doses de 10-30 mg 3 vezes ao dia, pode reduzir a amplitude das contrações esofagianas e a pressão do EEI, porém nem sempre com boa resposta clínica.

Por outro lado, o diltiazem (bloqueador de canal de cálcio) em pacientes com EQN, na dose de 60-90 mg 4 vezes ao dia, demonstrou redução da amplitude das contrações e melhora da dor torácica.[13]

Sedativos/tranquilizantes/antidepressivos

Pacientes com EED e principalmente os portadores de EQN têm elevada incidência de transtornos mentais, como ansiedade e depressão. A utilização de medicamentos sedativos e antidepressivos em pacientes com DTOI tem demonstrado benefício no controle dos sintomas.

Alprazolam e buspirona podem ser úteis em pacientes com sintomas de ansiedade. O antidepressivo trazodona (100-150 mg/dia/6 semanas) é utilizado em pacientes com DTOI e distúrbios motores do esôfago com significativa melhora, sem qualquer interferência no padrão de motilidade.[13]

A imipramina em dose de 50 mg/dia foi capaz de reduzir a frequência das crises de dor. Graças à teoria da hipersensibilidade visceral no EQN e ao conceito de esôfago irritável (aquele que reage da mesma forma a vários tipos de estímulo),[37] estes antidepressivos têm sido empregados em dose baixa, como redutores de sensibilidade,[27] ou seja, para diminuir a percepção da dor, embora não existam estudos controlados a este respeito.

MOTILIDADE ESOFAGIANA INEFICAZ

A motilidade esofagiana ineficaz (MEI) é um distúrbio motor hipocontrátil, caracterizado por ondas peristálticas de baixa amplitude (< 30 mmHg) e/ou falhas de contração no esôfago distal, ocorrendo em pelo menos 30% das deglutições, durante o estudo de manometria.

A MEI está frequentemente associada à DRGE e tem sido responsabilizada por retardo do esvaziamento esofagiano, aumento de exposição esofagiana ao ácido, sintomas extraesofágicos e disfagia. Estudos mais recentes revelaram que apenas a MEI acentuada se associa à lenta depuração e à maior exposição ácida, especialmente no período de decúbito. Até o momento não está claro se a MEI é um DME primário ou secundário à inflamação crônica.[14]

A reversibilidade da MEI associada à DRGE dependeria do mecanismo envolvido, ou seja, se há alterações no controle neuromuscular, fibrose extensa ou hipotrofia muscular acentuada. O EEI hipotenso pode ser uma associação em pacientes à MEI ou um achado isolado.[19]

A MEI tem sido encontrada com igual prevalência na DRGE com e sem esofagite, sendo mais prevalente no esôfago de Barrett, confirmando achados anteriores em que as anormalidades motoras na DRGE se acentuam com a gravidade da doença, uma vez que reduzem a depuração esofágica de ácido.[14]

Entretanto, ainda está para ser determinado se estas observações têm importância prática em influenciar condutas diagnósticas e terapêuticas na DRGE, principalmente em relação aos resultados de cirurgia antirrefluxo.

O emprego da impedanciomanometria tem contribuído para clarificar certas anormalidades da função esofagiana, uma vez que permite o registro pressórico simultâneo à determinação do tempo de trânsito de um bolo líquido ou viscoso.

ESFÍCTER ESOFAGIANO HIPOTENSO

O achado manométrico de baixa pressão do EEI (<10 mmHg) é habitualmente visto em pacientes com DRGE, sugerindo que esta baixa tonicidade possa ser secundária à lesão crônica pelo ácido.[31]

A hipotensão do EEI é tanto mais acentuada quanto mais intensa é a DRGE, sendo sua prevalência maior no esôfago de Barrett e na doença erosiva, seguido da forma não erosiva.

Tratamento

O tratamento dos distúrbios hipocontráteis depende das queixas do paciente e do diagnóstico final. Como a maioria dos portadores desta alteração motora apresenta DRGE, este deve ser tratado apropriadamente. No entanto as alterações motoras não desaparecem após o controle adequado do refluxo, procinéticos ou com cirurgia antirrefluxo.

A disfagia em pacientes com MEI é geralmente discreta e quando mais intensa, a associação com esofagite de refluxo ou estenose péptica deve ser pesquisada. Infelizmente, nenhuma droga disponível aumenta a amplitude da peristalse.[31]

DISTÚRBIOS MOTORES SECUNDÁRIOS

Diversas doenças podem acompanhar-se de distúrbios motores esofagianos, como diabetes melito, cirrose hepática, amiloidose, etilismo, mixedema, pseudo-obstrução crônica idiopática, o comprometimento esofagiano da doença de Chagas e o da esclerose sistêmica progressiva.

DOENÇA DE CHAGAS

As manifestações esofagianas podem ser indistinguíveis das da acalasia idiopática, porém dentro do espectro da esofagopatia chagásica, há também um grupo de pacientes com esôfago não dilatado que apresenta disfagia leve e muitas vezes intermitente. Nestes pacientes, tem sido descrita uma gama de anormalidades menos acentuadas à manometria esofágica, como ondas peristálticas com múltiplos picos, aperistalse total ou limitada ao esôfago inferior com relaxamento normal do EEI.[24]

Um grupo considerável de pacientes com doença de Chagas e disfagia pode não apresentar progressão da doença com o passar do tempo, interferindo diretamente na conduta terapêutica.

ESCLEROSE SISTÊMICA PROGRESSIVA (ESP)

A ESP é a doença do colágeno que mais se acompanha de comprometimento esofagiano, encontrado em 50-70% dos pacientes. Acomete a musculatura lisa do esôfago, gerando fibrose progressiva, cuja consequência é a redução do tônus de repouso do EEI e diminuição gradual da peristalse esofagiana, até seu completo desaparecimento. Em virtude da hipotonia do EEI, ocorre em DRGE e diminuição da peristalse, gerando lentificação na depuração do ácido refluido. A permanência do ácido no esôfago por períodos prolongados lesa a mucosa, ocasionando quadros de esofagite extremamente graves e que frequentemente evoluem para estenose.

A avaliação deve iniciar-se pela EDA, que pode revelar esofagite em graus variados, inclusive com esôfago de Barrett. Nota-se relação direta entre a gravidade da esofagite e a alteração motora.

O estudo radiológico pode demonstrar hipotonia e algum grau de dilatação esofagiana. Na ausência de estenose, nota-se a JEG aberta, diferenciando-a da acalasia.

Manometria esofágica

A anormalidade mais característica é a combinação de hipotonia do EEI, com aperistalse esofagiana. Entretanto, alterações semelhantes às da motilidade ineficaz também podem ser encontradas, assim como hipotensão isolada do EEI.

Esses achados manométricos descritos não são específicos dessa doença, podendo ser observados em outras colagenoses, como artrite reumatoide, lúpus eritematoso sistêmico e doença mista do tecido conectivo.

Diagnóstico diferencial

Manifestações cutâneas da esclerodermia podem estar ausentes em até 5% dos pacientes, tornando a suspeição diagnóstica da ESP difícil nos pacientes com sintomas isolados da DRGE. Em pacientes jovens com disfagia sem quadro cutâneo associado, impõe-se o diagnóstico diferencial com a esofagite eosinofílica, que pode ser excluída por EDA com múltiplas biópsias esofágicas. Acalasia pode ser suspeitada em pacientes que apresentam dilatação do esôfago e peristalse deficiente à esofagografia. Nestes casos a esofagomanometria é fundamental, mostrando os achados característicos de hipotensão do EEI e aperistalse nos terços médio e distal do esôfago.

Tratamento

O tratamento das manifestações esofagianas depende da sintomatologia e da existência de esofagite. Esta deve ser tratada com IBP, em dose única no caso de esofagite leve e dose dupla nas mais graves. Para as estenoses são utilizadas as dilatações instrumentais, devendo intensificar-se o tratamento antirrefluxo durante esse período.[23]

Para indicação cirúrgica da DRGE em pacientes com ESP deve-se considerar o grau de comprometimento da peristalse e a provável progressão para aperistalse, que pode-se seguir de intensa disfagia pós-operatória após uma válvula antirrefluxo.[23]

Em geral se evita a cirurgia graças à aperistalse e alterações imunológicas. Quando necessário o alongamento esofágico pela técnica de Collis e a fundoplicatura parcial podem ser utilizados. Em casos especiais cirurgias mais invasivas como a de Serra-Doria.

O tratamento da esclerodermia não determina melhora da função esofágica desses pacientes.

DERMATOMIOSITE

É uma miopatia inflamatória de base autoimune que afeta predominantemente a musculatura estriada. A disfagia orofaríngea está presente em 32 a 84% dos pacientes através do acometimento da musculatura esquelética da orofaringe e do EES, com disfunção do músculo cricofaríngeo.

A manometria convencional pode mostrar hipotensão do EEI com relaxamento normal e contrações simultâneas de baixa amplitude, o que caracteriza a hipomotilidade esofagiana. Esses pacientes habitualmente apresentam atividade de doença e cursam com pirose, apresentando boa resposta ao tratamento da doença de base. A endoscopia pode confirmar a esofagite erosiva e, ocasionalmente, estenose pela DRGE. Casos de divertículos esofagianos também foram relatados.[9]

LÚPUS ERITEMATOSO SISTÊMICO

Os pacientes são menos sintomáticos em comparação com as outras colagenoses. O comprometimento motor do esôfago pode estar presente, não havendo correlação significativa entre sintomas, anormalidades manométricas, atividade de doença ou tratamento. Pode acometer o terço proximal do esôfago em 14% dos pacientes. O estado hipocontrátil ou a ausência de peristalse esofagiana acontece em decorrência da reação inflamatória na musculatura esofágica ou da lesão do plexo de Auerbach por vasculite. A ulceração graças à isquemia por vasculite pode ocasionalmente cursar com perfuração esofagiana.[8]

SÍNDROME DE SJÖGREN

A manifestação clínica mais evidente dessa doença é a disfagia, presente em 30 a 81% dos pacientes. Pode ser decorrente da xerostomia, presença de membranas esofágicas, ou de distúrbios motores, que correspondem a 36% dos casos. Pirose pode ser encontrada em 24 a 62% dos pacientes, relacionada com a DRGE com pHmetria prolongada anormal.[8]

HIPOTIREOIDISMO

O hipotireoidismo pode cursar com DME, como hipotensão da JEG e diminuição da amplitude de contração do corpo esofágico, causando disfagia e DRGE. Esses achados habitualmente melhoram com a compensação desse distúrbio endócrino.[4,10]

DIABETES

Apesar da patogênese dessa disfunção ainda não ser plenamente esclarecida, sugere-se que a fisiopatologia se baseie na neuropatia autonômica diabética, visto que grande parte dos pacientes diabéticos com disfunção esofagiana apresenta neuropatia motora periférica ou autonômica associada.

Tem sido observado espessamento mucoso e submucoso da parede esofagiana, possivelmente contribuindo para alterações da motilidade esofágica.[12]

Na manometria convencional pode ser observada a presença de contrações simultâneas do esôfago em pacientes com diabetes de longa data, e observam-se, ainda, contrações peristálticas com múltiplos picos.

Logo, como a disfunção esofagiana é proveniente de lesão neurológica autonômica, especialmente vagal, pode-se inferir que exista uma correlação entre a disfunção e o tempo de doença.

REFERÊNCIAS BIBLIOGRÁFICAS

1. Achem SR, Kolts BE, Wears R et al. Chest pain associated with nutcracker esophagus: a preliminary study of the role of gastroesophageal reflux. Am J Gastroenterol 1993;88:187-92.
2. Anggiansah A, Bright NF, McCullagh M et al. Transition from nutcracker esophagus to achalasia. Dig Dis Sci 1990;35:1162-66.
3. Bassotti G, Fiorella S, Germani U et al. The nutcracker esophagus: a late diagnostic yield not withstanding chest pain and dysphagia. Dysphagia 1998;13:213-17.
4. Bassotti G, Pagliacci MC, Nicoletti I et al. Intestinal pseudo obstruction secondary to hypothyroidism. Importance of small bowel manometry. J Clin Gastroenterol 1992;14:56-58.
5. Benjamin SB, Gerhardt DC, Castell DO. High amplitude peristaltic esophageal contractions associated with chest pain and/or dysphagia. Gastroenterology 1979;77:478-83.
6. Castell DO. Chest pain of undetermined origin: overview of pathophysiology. Am J Med 1992;92:2S-4S.
7. Ebert EC. Gastrointestinal and hepatic manifestations of sjogren syndrome. J Clin Gastroenterol 2012;46:25-30.
8. Ebert EC, Hagspiel KD. Gastrointestinal and hepatic manifestations of systemic lupus erythematosus. J Clin Gastroenterol 2011;45:436-41.
9. Ebert EC. Review article. Review article: the gastrointestinal complications of myositis. Aliment Pharmacol Ther 2010;31:359-65.
10. Ebert EC. The Thyroid and the Gut. J Clin Gastroenterol 2010;44:402-6.
11. Farrokhi F, Vaezi MF. Idiopathic (primary) achalasia. Orphanet J Rare Dis 2007;2:38-47.
12. Frokjaer JB, Andersen SD, Ejskjaer N et al. Impaired contractility and remodeling of the upper gastrointestinal tract in diabetes mellitus type 1. World J Gastroenterol 2007;13:4881-90.
13. Hershcovici T, Achem SR, Jha LK et al. Systematic review: the treatment of noncardiac chest pain. Aliment Pharmacol Ther 2012;35:5-14.
14. Ho SC, Chang CS, Wu CY et al. Ineffective esophageal motility is a primary motility disorder in gastroesophageal disease. Dig Dis Sci 2002;47:652-56.
15. Kahrilas PJ, Ghosh SK, Pandolfino JE. Esophageal motility disorders in terms of pressure topography: the Chicago Classification. J Clin Gastroenterol 2008;42:627-35.
16. Konturek T, Lembo A. Spasm, nutcracker and IEM: real or manometry findings? A J Clin Gastroenterol 2008;42:647-51.
17. Kopelman Y, Triadafilopoulos G. Endoscopy in the diagnosis and management of motility disorders. Dig Dis Sci 2011;56:635-54.
18. Kwiatek MA, Kahrilas PJ et al. Physiology of the LES. Diseases of the esophagus 2011 Mar. 8. doi: 10.1111/j.1442-2050.2011.01184.x. [Epub ahead of print].
19. Kim KY, Kim GH, Kim DU et al. Is ineffective esophageal motility associated with gastropharyngeal reflux disease? World J Gastroenterol 2008;21;14:6030-35.
20. Lemme EM, Moraes Filho JP, Domingues G et al. Manometric findings of esophageal motor disorders en 240 Brazilian patients with non-cardiac chest pain. Dis Esophagus 2000;13:117-21.
21. Melzer E, Ron Y, Tiomni E et al. Assessment of the esophageal wall by endoscopic ultrasonography in patients with nutcracker esophagus. Gastrointest Endosc 1997;46:223-25.
22. Mittal RK, Liu J, Puckett JL et al. Sensory and Motor Function of the Esophagus: Lessons From Ultrasound Imaging. Gastroenterology 2005;128:487-97.
23. Moraes Filho JPP, Cecconello I, Gama Rodrigues J et al. Brazilian Consensus Group. Brazilian consensus on gastroesophageal reflux disease: proposals for assessment classification and management. Am J Gastroenterol 2002;97:241-48.
24. de Oliveira RB, Rezende Filho J, Dantas RO et al. The spectrum of esophageal disorders in Chagas' disease. Am J Gastrotenterol 1995;90:1119-24.
25. Pandolfino JE, Kwiatek MA, Nealis T et al. Achalasia: a new clinically relevant classification by high-resolution manometry. Gastroenterology 2008;135:1526-33.
26. Pandolfino JE, Roman S, Carlson D et al. Distal esophageal spasm in high-resolution esophageal pressure topography: defining clinical phenotypes. Gastroenterology 2011;141:469-75.
27. Peghini PL, Katz PO, Castell DO. Imipramine decreases oesophageal pain perception in human male volunteers. Gut 1998;42:807-13.
28. Richer JE, Wu WC, Johns DN et al. Esophageal manometry in 95 healthy adult volunteers. Variability of pressures with age and frequency of "abnormal" contractions. Dig Dis Sci 1987;32:583-92.
29. Richter J. Achalasia – An update. J Neurogastroenterol Motil 2010;16:232-42.
30. Richter JE, Castell DO. Diffuse esophageal spasm: a reappraisal. Ann Intern Med 1984;100:147-57.
31. Richter JE. Oesophageal motility disorders. Lancet 2001;358:823-28.
32. Roman S, Kahrilas PJ. Distal esophageal spasm. Dysphagia 2012 Mar.;27(1):115-23.
33. Roman S, Pandolfino JE, Chen J et al. Phenotypes and Clinical Context of Hypercontractility in High-Resolution Esophageal Pressure Topography (EPT). Am J Gastroenterol 2012;107:37-45.
34. Silva LF, de Oliveira Lemme EM. Are there any differences between nutcracker esophagus with and without reflux? Dysphagia 2007;22:245-50.
35. Sperandio M, Tutuian R, Gideon RM et al. Diffuse esophageal spasm: not diffuse but distal esophageal spasm (DES). Dig Dis Sci 2003;48:1380-84.
36. Tutuian R, Castell DO. Review article: oesophageal spasm—diagnosis and management. Aliment Pharmacol Ther 2006;23:1393-402.
37. Vantrappen G, Janssens J. What is irritable esophagus? Another point of view. Gastroenterology 1988;95:1092-94.

27-3 ENDOSCOPIA DIGESTIVA NO MEGAESÔFAGO

MARCIA HENRIQUES DE MAGALHÃES COSTA
PAULA AMORIM NOVAIS ▪ EPONINA MARIA DE OLIVEIRA LEMME

INTRODUÇÃO

A acalasia (AC) é um distúrbio motor primário do esôfago, que acomete a musculatura lisa do órgão. É caracterizada pela associação da aperistalse do corpo esofágico à falta de relaxamento ou relaxamento incompleto do esfíncter esofagiano inferior (EEI). A doença é causada por alterações da inervação intrínseca do esôfago, havendo redução dos neurônios do plexo mioentérico, com comprometimento da inervação inibitória e manutenção da inervação excitatória (colinérgica), principalmente na etiologia chagásica.[29]

Em relação a sua epidemiologia, trata-se de uma afecção rara, com incidência anual de aproximadamente 1/100.000 e prevalência de 1/10.000. Acomete igualmente ambos os sexos e pode ser diagnosticada em qualquer faixa etária, sendo mais frequente, entretanto, entre os 30 e 60 anos.[12]

Em sua maioria, os casos de AC apresentam etiologia indefinida (AC idiopática), exceto nas regiões endêmicas de doença de Chagas, onde a infecção pelo *Trypanosoma cruzi* pode ser responsável pela doença (AC Chagásica). No Brasil, estados, como Goiás, São Paulo, Bahia e Minas Gerais, são os principais afetados pela endemia.[8] Outros países da América Latina, como Argentina, Chile, Venezuela e Bolívia, também apresentam grande prevalência da forma chagásica da doença.

DIAGNÓSTICO DA ACALASIA

O diagnóstico da AC é suspeitado pelo quadro clínico, apresentando como sintoma predominante a disfagia, que ocorre em 90 a 100% dos pacientes. A regurgitação é o segundo sintoma mais frequente, estando presente em 80% dos casos. A disfagia tem característica baixa, tanto para líquidos como para sólidos, inicialmente intermitente e com progressão lenta. Em geral é percebida na região retroesternal, porém alguns pacientes referem-na ao nível da fúrcula esternal. Outros sintomas relatados incluem dor torácica, emagrecimento, halitose, pirose e tosse noturna.[32]

Além dos dados suspeitos da anamnese, achados do estudo radiológico do esôfago (esofagografia) podem sugerir o diagnóstico, porém, sua comprovação só é feita pela esofagomanometria (EMN), considerada padrão ouro para esta finalidade (ver Seção 27-2). A esofagografia deve ser solicitada com objetivo de classificar o grau de megaesôfago (Quadro 27-6), quando é empregada a mensura-

Quadro 27-6. Classificação radiológica de Ferreira-Santos[13]

Megaesôfago	Achados
Grau I	Diâmetro do esôfago distal < 4 cm + Incoordenação motora e retenção do meio de contraste
Grau II	Diâmetro do esôfago distal entre 4-7 cm
Grau III	Diâmetro do esôfago distal > 7 cm. Sem tortuosidade
Grau IV	Diâmetro do esôfago distal > 7 cm + tortuosidade e grande retenção do meio de contraste

ção do diâmetro distal do esôfago. Esta classificação auxilia na escolha terapêutica e avaliação prognóstica. Megaesôfago graus III e IV são considerados estádios avançados da doença (Fig. 27-7).

PAPEL DA ENDOSCOPIA DIGESTIVA ALTA NO DIAGNÓSTICO DA ACALASIA

O papel mais importante da endoscopia digestiva alta (EDA) no contexto diagnóstico da AC consiste na exclusão de alteração orgânica como causa da disfagia (pseudoacalasia) e eventualmente no diagnóstico de complicações, como o carcinoma epidermoide de esôfago, esofagite por estase e impactação alimentar. A mucosa do esôfago costuma apresentar-se normal e não é incomum o achado de resíduos salivares e alimentares (Fig. 27-8) no esôfago, apesar do jejum adequado recomendado rotineiramente, o que já pode sugerir o diagnóstico. Dessa forma, quando há suspeita do diagnóstico, o paciente deve ser orientado de um preparo especial prévio, com dieta líquida coada nas últimas 24 a 48 horas, sem leite e jejum mínimo de 12 horas, graças ao enorme risco de broncoaspiração durante a endoscopia. Quando, apesar do jejum prolongado e preparo especial, ainda é observada quantidade considerável de resíduos alimentares no esôfago no exame, pode-se proceder a lavagem do mesmo com uma sonda gástrica calibrosa do tipo Fouchet (Fig. 27-9).

A presença de alimentos de forma persistente no esôfago pode levar à esofagite de estase.[3] Nas fases iniciais da doença a endoscopia pode ser normal. Nas fases posteriores, a junção esofagogástrica (JEG) encontra-se geralmente fechada, com luz virtual, podendo oferecer alguma dificuldade na progressão do aparelho. A presença de candidíase esofagiana resulta da associação de baixa imunidade

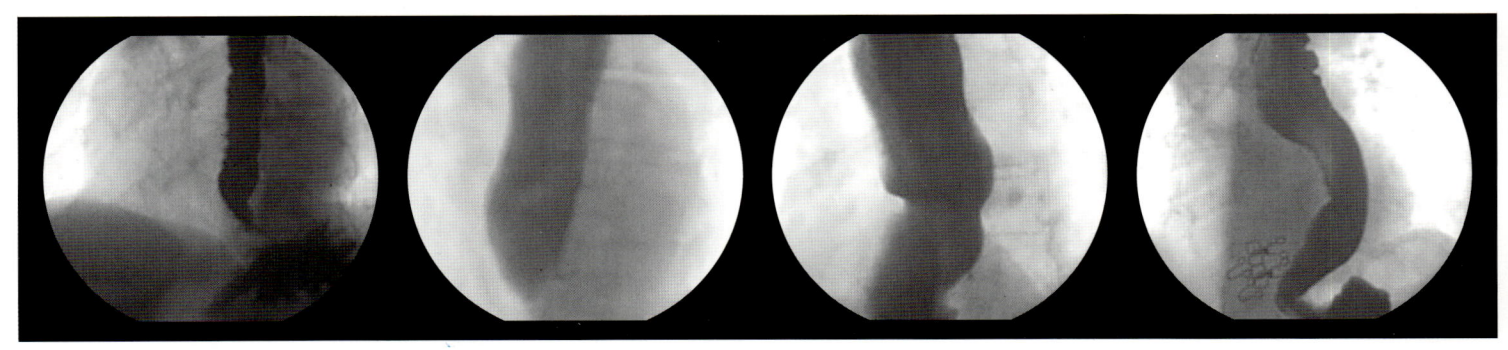

Fig. 27-7. Esofagografias de pacientes com acalasia e megaesôfago graus I, II, III e IV, respectivamente (Classificação de Ferreira-Santos). (Fotos cedidas pelo Dr. Luiz João Abrahão Júnior – UFRJ.)

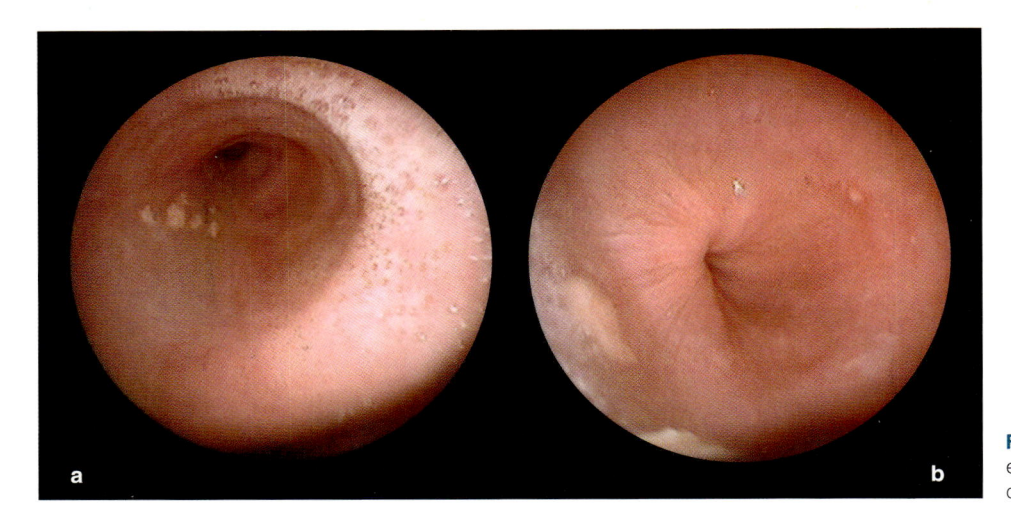

Fig. 27-8. Endoscopia digestiva alta evidenciando estase salivar e resíduos sólidos em pequena quantidade no esôfago de um paciente com acalasia.

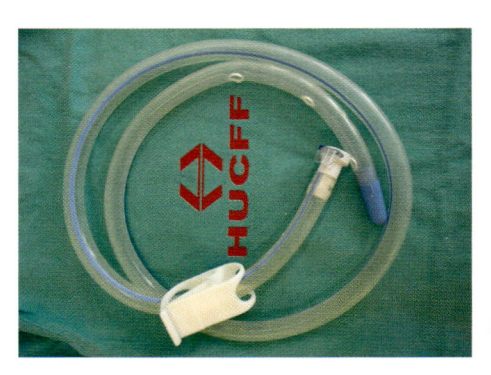

Fig. 27-9. Sonda tipo Fouchet.

(causada pela desnutrição) e estase com esofagite, além de perda das defesas da mucosa. O corpo do esôfago pode apresentar-se claramente aumentado de calibre, porém a avaliação da dilatação esofágica pela EDA é muitas vezes subjetiva. É importante a avaliação minuciosa da JEG e do fundo gástrico para excluir neoplasias de esôfago distal e estômago proximal. Nas lesões suspeitas devem ser realizadas biópsias. Nos casos suspeitos, não esclarecidos pela EDA, a ultrassonografia endoscópica pode ser empregada para esclarecer o diagnóstico.[23]

TRATAMENTO DA ACALASIA

Uma vez que a degeneração dos neurônios do plexo mioentérico do esôfago é irreversível, os tratamentos existentes visam à melhora sintomática do paciente, facilitando o trânsito esofágico, além da prevenção da evolução para o megaesôfago e suas complicações.

Todas as opções terapêuticas, com exceção da esofagectomia, objetivam diminuir a pressão no esfíncter esofagiano inferior (PEEI) para desobstruir o trânsito alimentar, facilitando o esvaziamento do esôfago. Essa redução da PEEI pode ser alcançada pelo tratamento clínico, endoscópico ou cirúrgico.

O tratamento clínico é com base na utilização de medicamentos usados por via sublingual (bloqueador de canal de cálcio ou nitratos). O efeito da medicação é rápido e fugaz, sendo considerado apenas um tratamento paliativo com efeitos colaterais frequentes como cefaleia e vasodilatação, não substituindo os outros métodos.

Atualmente o tratamento endoscópico pode ser realizado por três diferentes técnicas: injeção de toxina botulínica no EEI, dilatação da junção esofagogástrica por balões pneumáticos (DPC), ou, mais recentemente, a miotomia endoscópica peroral (POEM).

A abordagem cirúrgica com a secção das camadas musculares do esôfago (esofagomiotomia de Heller com ou sem fundoplicatura), juntamente com a DPC são considerados os únicos métodos definitivos de tratamento.[36]

A superioridade dos métodos terapêuticos considerados definitivos na AC ainda não está bem estabelecida, pois não existe consenso em relação à eficácia de cada método. Os estudos realizados para elucidar a questão são, em sua maioria, muito heterogêneos quanto à metodologia empregada, sendo as taxas de sucesso relatadas, bastante variáveis. Entretanto, a maior parte dos autores concorda que a terapia farmacológica é a que apresenta bons resultados por menor tempo, seguida pela injeção de toxina botulínica, DPC e cirurgia respectivamente.[36]

No Hospital Universitário Clementino Fraga Filho, HUCFF da UFRJ, realizamos um estudo prospectivo com análise de 94 pacientes com AC (não submetidos a qualquer tipo de tratamento prévio), que foram randomizados para dois grupos de tratamento (DPC e esofagomiotomia de Heller com fundoplicatura). O estudo constatou que a curto prazo, a taxa de melhora da disfagia é bastante similar nos grupos, entretanto, o grupo submetido à DPC apresentou incidência significativamente maior de refluxo gastroesofágico (RGE) – 31 × 4%.[25]

O RGE é uma das complicações mais frequentes, tanto do tratamento cirúrgico quanto da DPC, com incidência variável de 13%, e 4 a 8% dos casos respectivamente,[9] dessa forma, alguns autores recomendam realização de pHmetria em todos os pacientes com AC antes do tratamento endoscópico ou cirúrgico, principalmente se houver queixas de pirose e/ou dor torácica. Também é recomendada realização de nova pHmetria nos pacientes já tratados, com o objetivo de documentar a ocorrência de complicação do procedimento.[30]

INJEÇÃO DE TOXINA BOTULÍNICA NO EEI

A toxina botulínica é uma neurotoxina potente que inibe a liberação de cálcio-dependente de acetilcolina das terminações nervosas, que tem ação excitatória no tônus do EEI. Dessa forma sua utilização tem como objetivo a denervação química do músculo, com relaxamento do esfíncter em questão.[2]

Muitos ensaios clínicos têm demonstrado benefícios a curto prazo na injeção dessa toxina nas camadas musculares da JEG. Infelizmente seu efeito é limitado pelo tempo de ação da toxina, com o índice de recorrência maior que 50% em alguns meses. A ação da medicação dura, em média, 6 meses, podendo em casos raros chegar a 1,3 ano.[19]

A técnica consiste na injeção de cerca de 80 a 100 UI diluídos em solução de 5 a 10 mL de solução salina, divididos em quatro ou cinco sítios de punção, geralmente quatro quadrantes da JEG, através de uma agulha de esclerose de 5 mm.[28]

O método é de fácil execução, com 11-32% de efeitos colaterais menores (dor torácica, derrame pleural de pequena monta e refluxo gastroesofágico) e relatos isolados raros de complicações maiores, como arritmias cardíacas e mediastinite.[21]

Metanálise publicada em 2009 por Campos *et al.* revisou os resultados de 315 pacientes submetidos à injeção de toxina botulínica no EEI, demonstrando que o índice de sucesso foi de 40,6% em um acompanhamento médio de 12 meses.[5]

A injeção da toxina apresenta como benefício a possibilidade de avaliação da resposta terapêutica em pacientes que não responderam bem à cirurgia, diferenciando se a causa da persistência dos sintomas é, ainda, hipertonia do EEI ou se esta é decorrente das tortuosidades do megaesôfago.[31]

Vários estudos tentaram estabelecer preditores de resposta para a toxina botulínica. Os dados mostram que idade maior de 50 anos, sexo feminino e a presença de AC vigorosa poderiam apresentar melhor resposta a esta modalidade terapêutica.[24]

As desvantagens do método são sua breve durabilidade e a possível dificuldade de abordagem cirúrgica posterior. Alguns cirurgiões relatam que pacientes que receberam injeções prévias de toxina botulínica no EEI apresentaram maior aderência entre as camadas musculares,[34] secundário ao processo inflamatório e fibrose decorrentes da injeção, fato não observado por outros autores.[33]

Dessa forma, a injeção de toxina botulínica é mais bem indicada para pacientes idosos e com alto risco cirúrgico que não puderem ser submetidos a DPC ou cirurgia.[36]

DILATAÇÃO PNEUMÁTICA DA CÁRDIA

A dilatação pneumática da cárdia consiste na ruptura das fibras musculares do EEI por pressão. É atualmente o método endoscópico terapêutico mais utilizado, onde balões pneumáticos com marcador radiopaco são introduzidos por um fio-guia metálico flexível, posicionado na JEG e inflado com ar até que ocorra a dilatação do EEI (Figs. 27-10 a 27-12). Vários tipos de balão são disponíveis, com três diferentes calibres (30, 35 e 40 mm). O emprego da fluoroscopia para guiar o posicionamento do balão é usado em muitos serviços, mas não é indispensável, uma vez que a visão direta pelo endoscópio também permite avaliar a localização adequada do balão dilatador. O acompanhamento fluoroscópico, no entanto, é fundamental quando não é empregado fio-guia no procedimento. Não há consenso sobre a melhor técnica de insuflação. É variável conforme protocolo de cada Serviço, sendo geralmente utilizado primeiro o balão de menor calibre, insuflado a uma pressão de 10 libras por polegada quadrada (psi) por um total de 60 segundos. Entretanto, a decisão sobre o calibre do balão, tempo de insuflação e número de balões inflados a cada sessão também varia conforme a experiência individual do endoscopista.

No HUCFF – UFRJ as dilatações são preferencialmente realizadas em pacientes mais idosos e/ou com alto risco cirúrgico e evitadas em pacientes com grau de megaesôfago avançado (grau IV de Ferreira-Santos – Quadro 27-6). O procedimento é realizado ambulatorialmente, utilizando balões pneumáticos de polietileno do tipo Rigiflex (Boston Scientific®, Boston, MA, EUA – Figura 27-10), nos diâmetros de 30, 35 e 40 mm, introduzidos com auxílio de EDA através de um fio-guia metálico (Figs. 27-11 e 27-12), inflados por 1 minuto com pressão de 10 psi. As dilatações são iniciadas com o balão de 30 mm, e o controle endoscópico é realizado antes de progredir para um balão de calibre maior. Na ausência de lacerações ou quando estas são rasas, dá-se a progressão para o balão de 35 mm na mesma sessão, repetindo a conduta na evolução para o diâmetro de 40 mm. Quando ocorrem lacerações médias ou profundas, o procedimento é interrompido sem progressão de calibre de balões na sessão. Todo o processo é guiado apenas por visão endoscópica sem aumento do risco de complicações. Após o procedimento, os pacientes permanecem em observação no setor por um período mínimo de 4 horas, ainda em jejum. Esofagografia com meio de contraste iodado é realizada em pacientes que apresentem dor torácica persistente (após 1 hora do procedimento) ou quando houver lacerações profundas com suspeita de perfuração. No momento da alta, os pacientes são orientados a manter dieta líquida por 24 horas, e, a partir de então, progredir gradualmente a consistência dos alimentos.

O índice de sucesso da DPC é de 70-95% e na maioria dos estudos são mantidos resultados satisfatórios com uma ou mais dilatações nos primeiros 5 anos. No entanto, tem sido demonstrado que mais de 50% dos pacientes apresentam recorrência dos sintomas.[17] A excelente metanálise publicada recentemente por Campos *et al.* incluiu 1.065 pacientes submetidos à DPC, reportando uma taxa de sucesso de 84,8% no primeiro mês, reduzida, entretanto, para 68,2% no 12º mês e 58,4% após 36 meses. Outra conclusão do mesmo estudo foi a relação do alívio dos sintomas com o tamanho e tempo de insuflação do balão.[5]

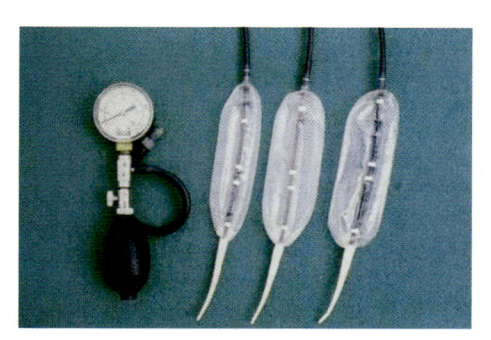

Fig. 27-10. Balões pneumáticos Rigiflex (Boston Scientific®, Boston, MA, EUA). Acervo pessoal de Eponina Lemme.

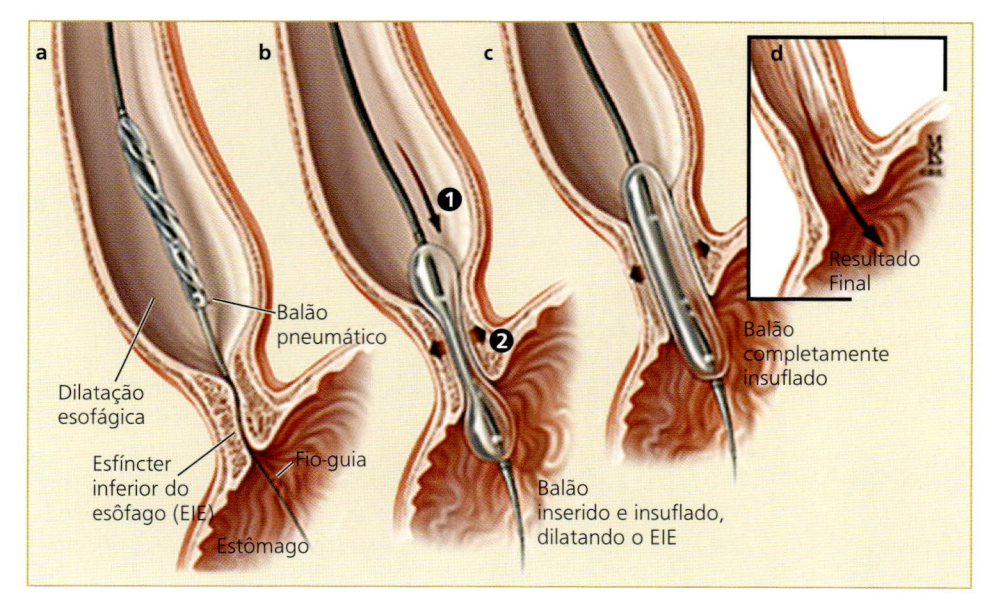

Fig. 27-11. Desenho esquemático da sequência de dilatação pneumática da cárdia. (http://www.hopkins-gi.org).

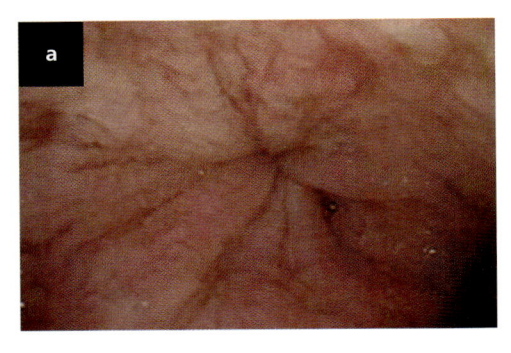

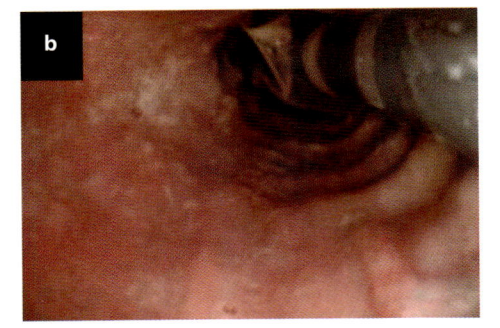

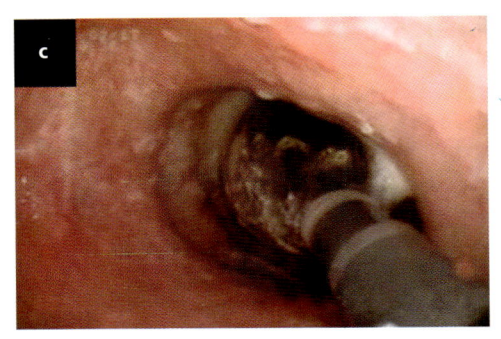

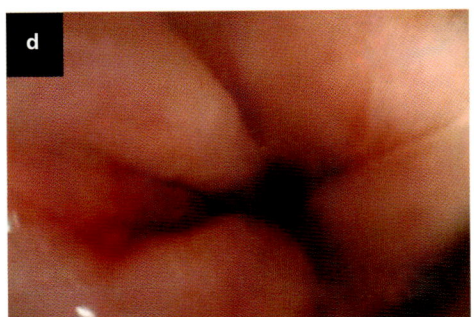

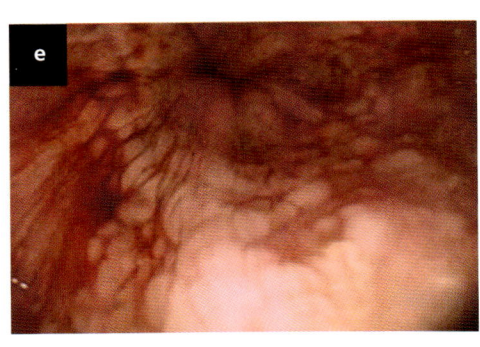

Fig. 27-12. Sequência de dilatação pneumática da cárdia. (**a**) Imagem pré-dilatação. (**b**) Balão pneumático passado por fio-guia, posicionado e desinsuflado. (**c**) Balão pneumático insuflado. (**d**) Laceração da junção esofagogástrica. (**e**) Visão endoscópica pós-dilatação.[16] (Fotos cedidas pelo Dr. Luiz João Abrahão Júnior – UFRJ.)

A EMN parece ser o exame que melhor avalia a resposta ao tratamento e deve ser realizada como controle em todos os pacientes, entretanto, o melhor momento para sua solicitação ainda não está estabelecido. Os preditores manométricos determinantes da boa resposta à dilatação são a presença de PEEI < 10 mmHg pós-procedimento e mais de 50% de queda da PEEI em relação ao valor basal (pré-procedimento).[11]

Uma das vantagens da DPC é que, além de poder ser repetida, pode também ser utilizada antes ou após outros procedimentos sem prejudicar a resposta aos mesmos. Muitos gastroenterologistas preferem a utilização da DPC como tratamento inicial da AC, uma vez que, além de eficaz, pode e deve ser realizada ambulatorialmente, o que diminui significativamente, pelo menos a curto prazo, os custos do procedimento.[26] Em nosso serviço (HUCFF), assim como em outros, encorajamos a indicação de cirurgia após falência de resposta com duas sessões de DPC.

A DPC é um método seguro, com baixa morbidade e mortalidade. As principais complicações são a perfuração do esôfago, a doença do refluxo gastroesofágico e o sangramento digestivo na região da dilatação, o que pode ocorrer em cerca de 1,3% dos casos.[18] Outras complicações ainda mais raras incluem a formação de hematoma intramural, divertículos da cárdia, dor torácica prolongada pós-procedimento e febre. Dentre as complicações do procedimento, a mais temida é a perfuração esofágica, e grandes séries demonstram que sua incidência varia em torno de 0,4 a 5,4% dos casos, com mortalidade de 1%.[5,22] O aumento gradual do calibre dos balões e o uso da fluoroscopia para guiar o procedimento conferem maior segurança ao método, sendo medidas importantes para diminuir o risco dessa complicação.

Alguns fatores podem ser considerados como preditores de melhor resposta terapêutica às dilatações, como a idade avançada e a queda da PEEI para metade do valor pré-procedimento. A presença de PEEI pré-procedimento > 30-50 mmHg, calibre esofagiano maior que 3 cm na esofagografia, sexo masculino e a presença de sintomas pulmonares parecem estar relacionados com uma resposta insatisfatória à DPC, enquanto a longa duração da doença, a idade avançada, o sexo feminino e a queda significativa da PEEI pós-tratamento foram fatores de resposta favorável ao método.

MIOTOMIA ENDOSCÓPICA PERORAL

Recentemente vem sendo publicada a experiência de alguns Serviços com um novo método para tratamento endoscópico da acalasia, a miotomia endoscópica peroral, também conhecida como POEM – *peroral endoscopic myotomy*.

Desenvolvida no Japão em 2008 por Inoue *et al.*, a técnica consiste na confecção de um túnel na submucosa e posterior miotomia de cerca de 12 cm das fibras musculares circulares (abrangendo 10 cm do esôfago e 2 cm da cárdia). O paciente é submetido ao procedimento sob anestesia geral, e o equipamento utilizado é um aparelho de videoendoscopia comum com *cap* de proteção transparente (MH-588, Olympus) fixado em sua extremidade distal. Um acessório tipo *Triangle-tip knife* (KD-640L, Olympus) é utilizado para dissecção da submucosa e das fibras musculares circulares. O procedimento é dividido em quatro etapas, conforme descrição adiante e pode ser visualizado on-line no endereço da revista *Endoscopy* a seguir: www.thieme-connect.de/ejournals/abstract/endoscopy/doi/10.1055/s-0029-1244080.

1ª etapa: Criação de um túnel na submucosa
Inicialmente é realizada a injeção submucosa de 10 mL de solução salina com Indigo Carmim estéril no esôfago médio (cerca de 13 cm da junção esofagogástrica - JEG). Uma incisão longitudinal mucosa de 2 cm é feita para criar um acesso pela submucosa. A dissecção da submucosa é feita até o estômago (3 cm abaixo da JEG), permitindo a passagem do endoscópio (Fig. 27-13 a e b).

2ª etapa: Dissecção do esfíncter
A dissecção das fibras musculares, usando acessório *Triangle-tip knife*, inicia-se 3 cm abaixo da entrada na submucosa, cerca de 7 cm acima da JEG e estende-se até 2 cm abaixo da mesma. Uma pinça hemostática (Coagrasper, FD 411QR, Olympus) é usada para coagulação de vasos maiores encontrados durante a dissecção (Fig. 27-13 c e d).

3ª etapa: Avaliação do lúmen natural esofágico
Após a miotomia, o endoscópio é introduzido até o estômago pelo lúmen natural para confirmar a passagem fácil do aparelho pelo EEI.

4ª etapa: Fechamento do acesso mucoso
O fechamento do acesso mucoso criado no esôfago médio, com cerca de 2 cm de diâmetro, é realizado em geral utilizando-se cinco hemoclipes (EZ- CLIP, HX 110QR; Olympus) (Fig. 27-13 e).

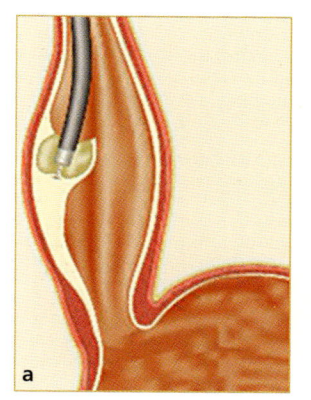

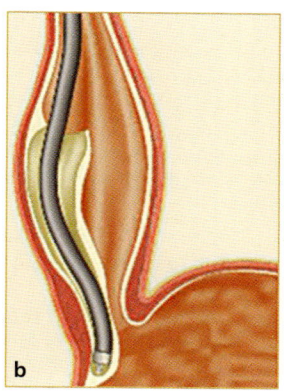

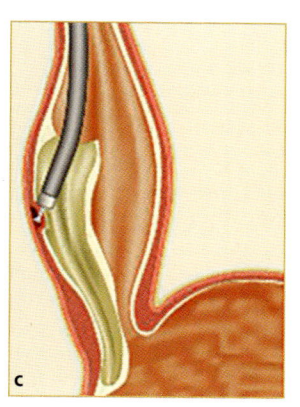

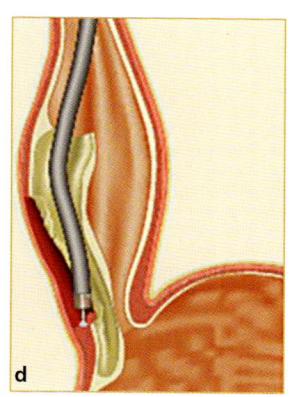

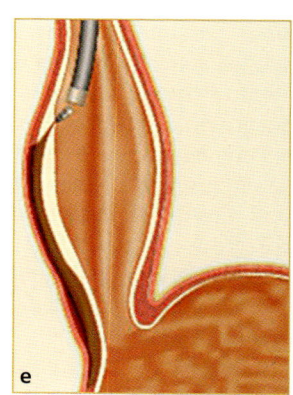

Fig. 27-13. Sequência da miotomia endoscópica peroral (POEM). (**a**) Entrada na submucosa após injeção mucosa. (**b**) Tunelização da submucosa. (**c**) Início da miotomia das fibras musculares circulares. (**d**) Término da miotomia endoscópica. (**e**) Fechamento da entrada da mucosa com hemoclipe.[16]

A maior série de casos publicada até o momento envolveu 43 pacientes, incluindo casos de acalasia avançada (grau IV), e segundo os autores houve melhora significativa dos sintomas e dos padrões manométricos (queda da PEEI de 52,1 para 18,8 mmHg). Nenhuma complicação foi relatada.[15] Outra grande série, publicada por chineses utilizando a mesma técnica, também encontrou excelentes resultados sem complicações a curto prazo (tempo médio de acompanhamento de 2,5 meses).[39]

A nova técnica endoscópica de tratamento ainda está em avaliação, devendo ser observada em estudos prospectivos mais longos, envolvendo uma amostra maior para uma real avaliação de sua eficácia e complicações.

PRÓTESES ENDOSCÓPICAS

Outra técnica endoscópica cogitada para o tratamento da acalasia foi através da colocação temporária de próteses esofágicas. Um grupo de investigadores chineses publicou alguns trabalhos com a utilização de próteses metálicas autoexpansíveis parcialmente recobertas com diâmetros de 20, 25 e 30 mm liberadas sob visão radiológica e removidas endoscopicamente após períodos de 3 a 7 dias. Resultados melhores foram com próteses de 30 mm, entretanto são divergentes e a comparação com a dilatação pneumática que foi em geral subterapêutica, além das múltiplas complicações reportadas como migração das próteses, sangramento, dor torácica e refluxo gastroesofágico, não mostram ser uma boa opção terapêutica.[7]

ACOMPANHAMENTO

O acompanhamento dos pacientes com acalasia é recomendado basicamente por três motivos. Primeiramente deve ser avaliada a eficácia terapêutica com parâmetros objetivos, EMN ou escores de avaliação clínica, principalmente escore Eckardt (Quadros 27-7 e 27-8).[10] Conforme mencionado anteriormente, apesar de não haver o momento definido para que esta avaliação seja realizada, é recomendada precocemente após o tratamento, com período variando entre imediatamente após o tratamento escolhido até 4 semanas do mesmo.[14] São considerados sinais de melhor prognóstico de resposta terapêutica a longo prazo uma pressão de repouso do EEI < 10-15 mmHg e uma melhora > 50% no tamanho da coluna de bário da esofagografia 1 minuto após a ingestão do meio de contraste.[10,14]

O segundo motivo para o acompanhamento regular dos pacientes com acalasia é porque este permite a detecção precoce de recorrência dos sintomas. Essa avaliação pode ser realizada com pesquisas sistemáticas, utilizando os escores de avaliação clínica, empregados em intervalos sistemáticos, geralmente a cada 2 anos após comprovação de tratamento inicial eficaz.[10]

O terceiro grande motivo para o acompanhamento a longo prazo destes pacientes é a prevenção, ou melhor, detecção precoce de complicações tardias, como o carcinoma de esôfago. Apesar do maior risco conhecido de evolução para o carcinoma epidermoide (CE) de esôfago, alguns poucos casos de adenocarcinoma em esôfago de Barrett em pacientes com AC também foram relatados e geralmente ocorrendo após a miotomia.[4] Avaliações de esofagectomia de pacientes com acalasia avançada evidenciaram importante hiperplasia da camada escamosa. Esta hiperplasia, secundária à irritação crônica da mucosa esofágica pelo alimento e o supercrescimento bacteriano no lúmen esofágico poderia evoluir para displasia, justificando a evolução para carcinoma.[27] A prevalência relatada de CE de esôfago nos pacientes com AC gira em torno de 0,4 a 9,2%,[35] com estudos em necropsias, chegando, a reportar uma prevalência de 20-29%.[6] A incidência varia de 1 para 2.443 a 1 para 173 casos de CE por paciente-ano de acompanhamento.[37] Um risco de 7 a 140 vezes de desenvolvimento de CE de esôfago comparado com a população em geral.[4,35] A ampla variação é influenciada, em geral, pela diferença dos números de pacientes observados e da duração do acompanhamento entre os estudos.

Ainda não está claro se os tratamentos cirúrgico, endoscópico ou mesmo clínico afetam esse risco.[4] Independente da opção terapêutica, principalmente nos casos onde já existe megaesôfago, o esvaziamento esofágico apenas melhora e como a aperistalse do corpo esofágico persiste, a irritação crônica da mucosa é mantida, elevando o risco de desenvolvimento neoplásico.[20]

A idade média do diagnóstico do CE na maioria dos estudos foi de 48-71 anos, e a duração dos sintomas antes do diagnóstico em geral foi maior que 15 anos.[4]

Como os sintomas relacionados com o câncer esofágico podem ser muito semelhantes aos da acalasia, o diagnóstico da neo-

Quadro 27-7. Sistema de classificação clínica para acalasia (escore Eckardt)[10]

	Sintomas			
Escore	Perda ponderal (kg)	Disfagia	Dor retroesternal	Regurgitação
0	Ausente	Ausente	Ausente	Ausente
1	< 5	Ocasional	Ocasional	Ocasional
2	5-10	Diária	Diária	Diária
3	> 10	Todas as refeições	Todas as refeições	Todas as refeições

Quadro 27-8. Estagiamento clínico da acalasia[10]

Estágio	Escore Eckardt	Impacto clínico
0	0-1	Remissão
I	2-3	Remissão
II	4-6	Falha terapêutica
III	> 6	Falha terapêutica

plasia geralmente é realizado em estágios avançados, com prognóstico ruim e cerca de 80% dos pacientes inoperáveis neste momento.[4] Apesar de ainda controversa pela ausência de evidências quanto ao custo-benefício, a EDA pode apresentar importante papel no rastreamento nos pacientes com acalasia. Vários autores sugerem a realização de EDA periódicas após 15 anos de início dos sintomas de AC, entretanto, sem intervalo definido para os exames posteriores. O grupo turco de Akyuz et al. sugere contudo, um protocolo diferente, com uma EDA realizada no primeiro ano do diagnóstico e repetida a cada 4 anos, independente do tipo de tratamento realizado.[1]

A utilização de métodos adjuvantes, como a cromoscopia com lugol, pode auxiliar na detecção de áreas de displasia ou carcinoma precoce, dificilmente reconhecíveis à endoscopia convencional.[38] A aplicabilidade de equipamentos com cromoscopia virtual, como FICE e NBI, neste grupo específico de pacientes ainda requer estudos.

AGRADECIMENTOS

Agradecimento ao Dr. Luiz João Abrahão Júnior, médico do Serviço de Gastroenterologia do Hospital Universitário Clementino Fraga Filho, UFRJ, pelas imagens cedidas de seu acervo pessoal para ilustração do capítulo.

REFERÊNCIAS BIBLIOGRÁFICAS

1. Akyuz F, Ibrisim D, Balik E et al. Evaluation of malignancy risk and endoscopic follow up in achalasia: case report. *Turk J Gastroenterol* 2006;17(1):46-49.
2. Bansal R et al. Intrasphincteric botulinum toxin versus pneumatic balloon dilation for treatment of primary achalasia. *J Clin Gastroenterol* 2003;36:209-14.
3. Belsey RH. Functional disease of the esophagus. *J Thorac Cardiovasc Surg* 1966;52:164-88.
4. Brücher BLDM, Stein HJ, Bartels H et al. Achalasia and esophageal câncer: incidence, prevalence and prognosis. *World J Surg* 2001;5:192-205.
5. Campos G, Vittinghoff E, Charlotte Rabl C. Endoscopic and Surgical Treatments for Achalasia.A Systematic Review and Meta-Analysis. *Ann Surg* 2009;249:45-57.
6. Carter R, Brewer LA. Achalasia and esophageal carcinoma. Studies in early diagnosis for improved surgical management. *Am J Surg* 1975;130:114-20.
7. Cheng YS et al. Temporary self-expanding metallic stents for achalasia: a prospective study with a long-term follow-up. *World J Gastroenterol* 2010;16:5111-17.
8. Dantas RO. Comparison between idiopathic achalasia and achalasia caused by Chagas' disease: a review about thepathophysiology of the diseases. *Arq Gastroenterol* 2003;40:126-30.
9. Dobrucali A, Erzin Y, Tuncer M et al. Long-term results of graded pneumatic dilatation under endoscopic guidance in patients with primary esophageal achalasia. *World J Gastroenterol* 2004;15:3322-27.
10. Eckardt VF et al. Predictors of outcome in patients with achalasia treated by pneumatic dilatation. *Gastroenterology* 1992;103:1732-38.
11. Eckardt VF, Gockel I, Bernhard G. Pneumatic dilation for achalasia: late results of a prospective follow up investigation. *Gut* 2004;53:629-33.
12. Farrokhi F, Vaezi MF. Idiopathic (primary) achalasia. *Orphanet J Rare Dis* 2007;10:1172-86.
13. Ferreira-Santos R. Aperistalsis of the esophagus and colon (megaesophagus and megacolon) etiologically related to Chagas' disease. *Am J Dig Dis* 1961;6:700-26.
14. Hulselmans M et al. Long-term outcome of pneumatic dilatation in the treatment of achalasia. *Clin Gastroenterol Hepatol* 2010;8:30-35.
15. Inoue H, Kudo SE. Per-oral endoscopic myotomy (POEM) for 43 consecutive cases of esophageal achalasia. *Nihon Rinsho* 2010 Sept.;68(9):1749-52.
16. Inoue H, Minami H, Kobayashi Y. Peroral endoscopic myotomy (POEM) for esophageal achalasia. *Endoscopy* 2010;4:265-71.
17. Karamanolis G, Sgouros S, Karatzias G et al. Long-term outcome of pneumatic dilation in the treatment of achalasia. *Am J Gastroenterol* 2005;100:270-74.
18. Katsinelos P, Kountouras J, Paroutoglou G et al. Long-term results of pneumatic dilation for achalasia: a 15 years Experience. *World J Gastroenterol* 2005;11:5701-5.
19. Lake JM, Wong RK. Review article: the management of achalasia – a comparison of different treatment modalities. *Aliment Pharmacol* 2006;24:909-18.
20. Liu JF, Zhang J, Tian ZQ et al.Long-term outcome of esophageal cardiomyotomy for achalasia. *World J Gastroenterol* 2004;10:287-91.
21. Mac Iver R, Liptay M, Johnson Y. A case of mediastinitis following botulinum toxin type A treatment for achalasia. *Nature Clin Pract Gastroenterol Hepatol* 2007;4:579-82.
22. Metman EH, Lagasse JP, d'Alteroche L et al. Risk factors for immediate complications after progressive pneumatic dilation for achalasia. *Am J Gastroenterol* 1999;94:1179-85.
23. Miller L, Dai Q, Korimilli A et al. Use of endoluminal ultrasound to evaluate gastrointestinal motility. *Dig Dis* 2006;24:319-41.
24. Neubrand M, Scheurlen C, Schepke M et al. Long-term results and prognostic factors in the treatment of achalasia with botulinum toxin. *Endoscopy* 2002;34:519-23.
25. Novais PA, Lemme EM. 24-h pH monitoring patterns and clinical response after achalasia treatment with pneumatic dilation or laparoscopic Heller myotomy. *Aliment Pharmacol Ther* 2010 Nov.;32(10):1257-65. doi: 10.1111/j.1365-2036.2010.04461.x. Epub 2010 Sept. 25.
26. O'Connor JB, Singer ME, Imperiale TF et al.. The cost-effectiveness of treatment strategies for achalasia. *Dig Dis Sci* 2002;47:1516-25.
27. Pajecki D, Zilberstein B, dos Santos MA et al. Megaesophagus microbiota: a qualitative and quantitative analysis. *J Gastrointest Surg* 2002;6:723-29.
28. Pankaj J, Pasricha MD, William J et al. Intrasphincteric botulinum toxim for the treatment of achalasia. *N Engl J Med* 1995;332:774-78.
29. Park W, Vaezi MF. Etiology and pathogenesis of achalasia: the current understanding. *Am J Gastroenterol* 2005;100:1404-14.
30. Patti MG, Arcerito M, Tong J et al. Importance of preoperative and postoperative pH Monitoring in patients with esophageal achalasia. *J Gastrointest Surg* 1997;1:505-10.
31. Pehlivanov N, Pasricha PJ. Achalasia: botox, dilatation or laparoscopic surgery. *Neurogastroenterol Motil* 2006;18:799-804.
32. Pereira VLC, Lemme EMO. Aspectos clínicos e epidemiológicos da Acalásia em pacientes do HUCFF-UFRJ. *GED* 1995;14:30-31.
33. Rakita S, Bloomston M, Villadolid D et al. Esophagotomy during laparoscopic Heller myotomy cannot be predicted by preoperative therapies and does not influence long-term outcome. *J Gastrointest Surg* 2005;9:159-64.
34. Richardson WS, Willis GW, Smith JW. Evaluation of scar formation after botulinum toxin injection or forced balloon dilation to the lower esophageal sphincter. *Surg Endosc* 2003;17:696-98.
35. Sandler RS, Nyren O, Ekborn A et al. The risk of esophageal cancer in patients with achalasia. A population-based study. *JAMA* 1995;274:1359-62.
36. Stefanidis D, Richardson W, Farrell TM et al. SAGES guidelines for the surgical treatment of esophageal achalasia. *Surg Endosc* 2012 Feb.;26(2):296-311.
37. Streitz Jr JM, Ellis Jr FH, Gibb SP et al. Achalasia and squamous cell carcinoma of the esophagus: analysis of 241 patients. *Ann Thorac Surg* 1995;59:1604-9.
38. Yamamuro EM, Cecconello I, Iriya K et al. Lugol dye endoscopy for analysis of esophageal mucosa in achalasia. *Hepatogastroenterology* 1999;46:1687-91.
39. Zhou PH, Cai MY, YaoIQ et al. Peroral endoscopic myotomy for esophageal achalasia: report of 42 cases. *Zhonghua Wei Chang Wai Ke Za Zhi* 2011 Sept.;14(9):705-8.

CAPÍTULO 28

ANÉIS E MEMBRANAS

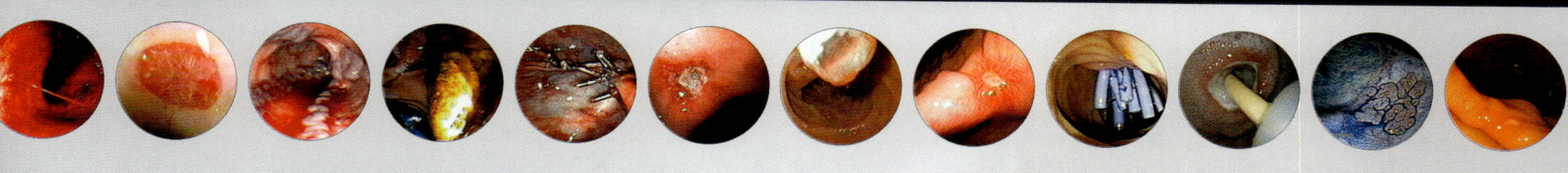

PAULA PERUZZI ELIA

INTRODUÇÃO

Anéis e membranas do esôfago são afecções benignas, muitas vezes encontradas de maneira incidental em exames radiológicos ou endoscópicos. São pouco frequentes e podem cursar com sintomas de disfagia intermitente para sólidos e líquidos, fazendo parte do diagnóstico diferencial de processos pépticos ou neoplásicos.

ANÉIS DO ESÔFAGO

Conceito e quadro clínico

Os anéis são estreitamentos anulares e simétricos encontrados no terço distal do esôfago. São compostos, geralmente, pelas camadas mucosa e submucosa, e raramente podem conter também a camada muscular. A etiologia ainda não é bem definida, mas acredita-se que os anéis possam ser congênitos, secundários a tecido mucoso redundante que se torna sintomático durante a contração esofagiana ou secundários à lesão por refluxo ácido de longa data.[11]

Podem ser divididos em dois tipos (A e B), de acordo com parâmetros anatômicos, composição de suas camadas e se são móveis ou fixos (Fig. 28-1).[7]

O anel tipo A, ou anel muscular, localiza-se alguns centímetros acima da junção escamocolunar do epitélio e corresponde à região proximal do esfíncter esofagiano inferior (EEI). É revestido por tecido epitelial escamoso.[15]

O anel tipo B, também conhecido como anel esofágico inferior ou anel mucoso esofágico, localiza-se na transição mucosa esofagogástrica, correspondendo à porção distal do EEI. Normalmente, não se identifica estrutura anular nesta região, e a sua presença é um critério diagnóstico para hérnia hiatal. É revestido por epitélio escamoso na sua porção proximal e por epitélio colunar na sua porção distal. Pode ser fixo ou móvel às manobras de inspiração profunda. Quando móvel, é identificado apenas durante a inspiração profunda, não causa disfagia e denomina-se anel de Templeton.[15] Quando o anel é constante durante todo o exame, denomina-se anel de Schatzki-Gary.

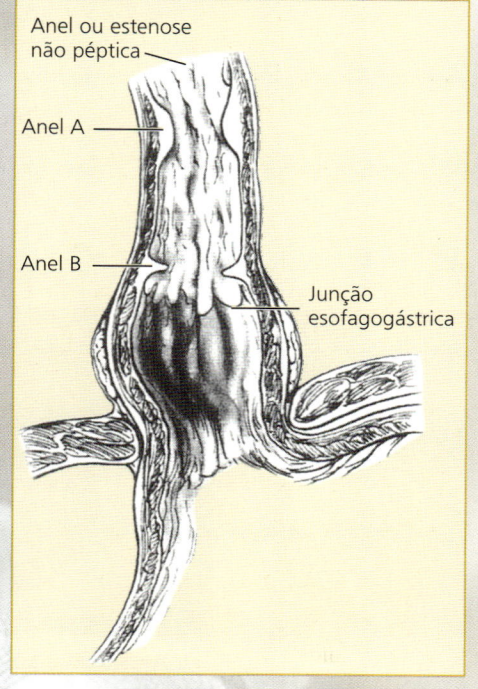

Fig. 28-1. Posicionamento dos anéis do esôfago. (Dryden GW Tech Gastrointest Endoscopy, 2011.)

O anel de Schatzki-Gary corresponde a 4 a 10% dos estreitamentos benignos do esôfago.[7] É composto frequentemente por camadas mucosa e submucosa, sugerindo uma etiologia adquirida. A sua fisiopatologia ainda não é bem definida, sendo controverso se este anel é causado por doença do refluxo gastroesofágico (DRGE). No entanto, alguns estudos com PHmetria têm demonstrado refluxo patológico em 65% dos pacientes com anel de Schatzki-Gary.[15]

Quadro clínico e diagnóstico

Os anéis tipo A são geralmente achados durante exame radiológico, raramente causam redução da luz do órgão, com sintomas de disfagia e impactação de corpo estranho. O anel de Schatzki-Gary pode causar sintomas dependendo do seu diâmetro. Quando maior que 20 mm é assintomático. Quando mede entre 13 a 20 mm pode causar disfagia intermitente, e se menor ou igual a 13 mm causa disfagia constante.[15]

O quadro clínico mais característico encontrado nos pacientes com anel de Schatzki é o de disfagia intermitente, com alimentos sólidos em refeições feitas às pressas. Em alguns casos observam-se episódios súbitos de impactação de bolo alimentar. Na literatura há relatos de quadros de impactação de corpo estranho e esofagite eosinofílica associados à presença deste anel (Fig. 28-2).[18]

O diagnóstico dos anéis do esôfago pode ser feito por exame radiológico contrastado, realizado por profissional experiente, com ingestão da quantidade adequada de bário para realizar-se máxima distensão do esôfago distal.[15] A esofagografia, além de permitir o diagnóstico, possibilita a visualização da estenose, da sua localização e da extensão, bem como auxilia no planejamento de futuras dilatações.[12]

O anel tipo A apresenta-se durante a esofagografia como uma constrição anelar móvel, dependente dos movimentos respiratórios e da contração ou relaxamento da musculatura esofágica.[18] Radiologicamente, o anel de Schatzki corresponde a um anel de diâmetro constante e fixo, localizado no esôfago distal.[15]

O diagnóstico dos anéis esofagianos também pode ser realizado por um exame endoscópico minucioso. Para o endoscopista realizar este diagnóstico, é fundamental que ele tenha paciência e observe cuidadosamente o esôfago distal. Frequentemente os anéis não oferecem resistência à passagem do endoscópio e podem não sere identificados durante a endoscopia digestiva alta. Com o endoscópio no terço distal do esôfago, o ar deve ser insuflado gentilmente para obter-se uma distensão adequada do órgão e visualizar estreitamentos súbitos. As ondas esofagianas secundárias podem dificultar esta visualização, sendo necessário que o endoscopista tenha perseverança.[10]

O anel de Schatzki-Gary pode ser identificado na endoscopia digestiva alta como um anel regular, de consistência amolecida, de espessura menor que 3 a 4 mm, com diâmetro variável, localizado no terço distal do esôfago (Fig. 28-3). O diâmetro do endoscópio (geralmente de 9,8 mm ou 30 Fr em um endoscópico diagnóstico) e o diâmetro da pinça de biópsia aberta (geralmente de 8 mm) auxiliam na determinação do diâmetro da estenose e na escolha do dilatador, caso seja realizado procedimento terapêutico.[7]

Em alguns casos, a ecoendoscopia pode ser necessária para auxiliar no diagnóstico diferencial com neoplasias infiltrativas.[3,18]

O diagnóstico diferencial dos anéis esofagianos inclui diversas doenças benignas que causam disfagia, como: o relaxamento inadequado do esfíncter esofagiano, contrações esofagianas distais não peristálticas, estenose péptica (Fig. 28-4), estenose cáustica (Fig. 28-5), esofagite infecciosa (Fig. 28-6), esofagite por pílula e disfagia funcional.[10,13]

As causas mais comuns de disfagia benigna são as estenoses e os anéis esofagianos, não sendo muitas vezes fácil separar estas duas doenças em categorias diferentes.[2] A avaliação histológica do anel de Schatzki mostra em muitos casos um processo fibromuscular misto, e os anéis clássicos têm sido associados à DRGE, que é a causa mais comum de estenose de esôfago. É importante ressaltar que alguns anéis têm componentes fibróticos, e algumas estenoses têm aspecto anular ou aspecto membranoso. Logo, não é surpreendente que a abordagem destas doenças, aparentemente diferentes, apresente uma sobreposição.

Mais de 75% das estenoses são curtas e finas, porém o seu aspecto endoscópico pode variar desde lesões circunferenciais até lesões assimétricas, não circunferências e estreitamentos incompletos.[10] O denominador comum nas estenoses é o seu aspecto fibrótico e fixo.

No esôfago podemos observar também anéis reversíveis, parciais, associados a algumas outras doenças, como, por exemplo, a esofagite eosinofílica que pode apresentar um aspecto de traqueização ou felinização deste órgão (Fig. 28-7).[10,17]

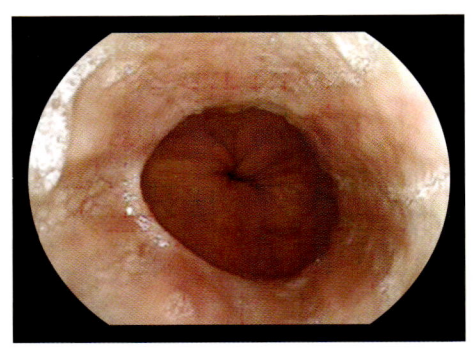

Fig. 28-2. Anel de Schatzki em paciente com esofagite eosinofílica.

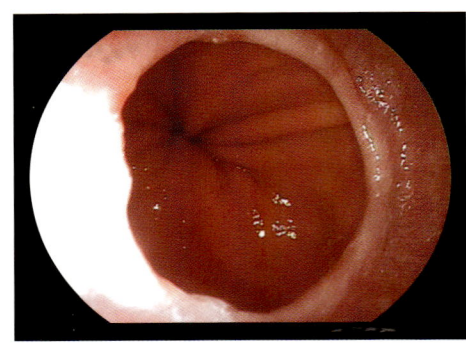

Fig. 28-3. Anel de Schatzki em paciente com hérnia hiatal.

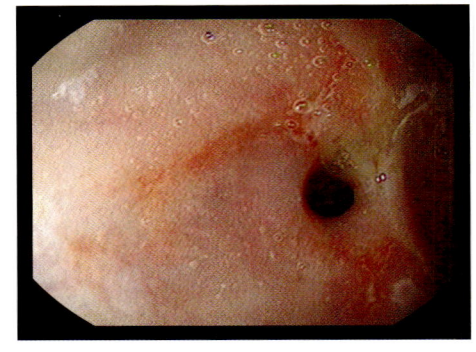

Fig. 28-4. Estenose péptica do esôfago.

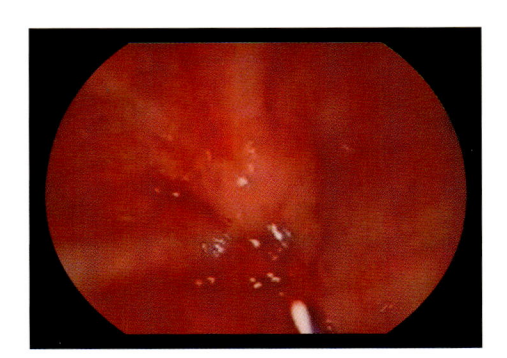

Fig. 28-5. Estenose cáustica de esôfago.

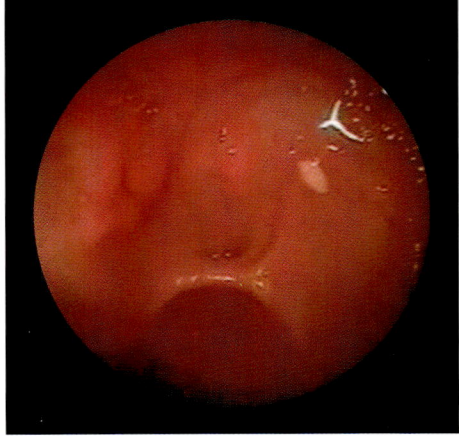

Fig. 28-6. Estenose completa do esôfago por esofagite por citomegalovírus em criança com AIDS.

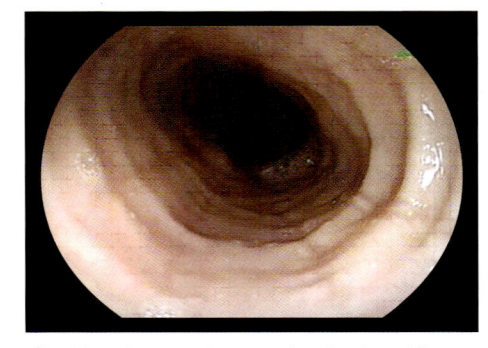

Fig. 28-7. Aspecto de traqueização do esôfago em criança com esofagite eosinofílica.

Tratamento

O tratamento de escolha para os anéis do esôfago vai depender da sintomatologia do paciente. Nos casos dos anéis tipo A, raramente o paciente apresenta sintomas, não sendo necessário tratamento.[18]

Nos pacientes com anel de Schatzki, a escolha do tratamento vai depender da sintomatologia apresentada.[8] Nos quadros leves, podem-se tentar apenas medidas comportamentais e mudança dos hábitos alimentares. Em casos não responsivos ou com sintomatologia acentuada, pode-se realizar o tratamento endoscópico, com sondas ou balão pneumático calibrado.[16] Graças ao baixo risco de perfuração relacionado com a dilatação dos anéis de esôfago, recomenda-se iniciar a dilatação com dilatadores de grande calibre (18 mm ou mais). Recomenda-se repetir o procedimento apenas se necessário, embora com frequência seja necessária mais de uma sessão de dilatação.[18] Estima-se que cerca de 66% dos pacientes submetidos à dilatação endoscópica do anel de Schatzki com velas apresentem recorrência da disfagia.[6]

A estenotomia radiada com *laser* ou eletrocautério pode ser realizada nos casos refratários à dilatação.[4,20] Uma outra alternativa para tratamento endoscópico foi descrita em 1960 por Som *et al.*[19] e consiste na realização de biópsia nos 4 quadrantes do anel. Um estudo randomizado, controlado, comparando o tratamento com dilatação com Maloney e a biópsia dos quatro quadrantes, mostrou que as duas técnicas têm resultados semelhantes no alívio da disfagia de pacientes com anel de Schatzki.[5]

Outros tratamentos ainda estão em estudo, como, por exemplo, o uso de toxina botulínica, drogas anticolinérgicas e miotomia cirúrgica.[18]

MEMBRANAS DO ESÔFAGO

Conceito e quadro clínico

As membranas esofagianas correspondem a estruturas membranosas, adelgaçadas, compostas por mucosa e submucosa e que comprometem a permeabilidade da luz esofágica. As membranas podem localizar-se em qualquer local do trato gastrointestinal (Fig. 28-8), quando no esôfago ocorrem mais comumente no terço proximal.[8,15]

O tipo mais comum de membrana no esôfago é a de Plummer-Vinson. Esta membrana está relacionada com a síndrome de Patterson-Kelly, que corresponde a um quadro de anemia ferropriva, disfagia alta, atrofia da mucosa oral, fragilidade ungueal, em mulheres brancas, após menopausa.[15] Eventualmente pode estar associada à acloridria e esplenomegalia.[1]

As membranas do terço médio do esôfago são raras. No terço distal podem estar associadas a processos inflamatórios secundários ao refluxo gastroesofágico.

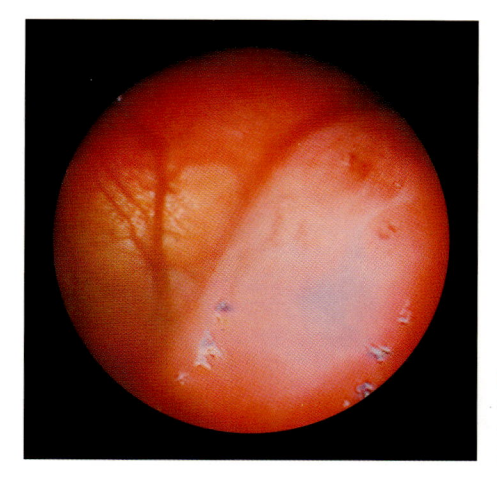

Fig. 28-8. Membrana duodenal congênita em criança com síndrome de Down.

Outros tipos menos frequentes de membrana podem ocorrer em outras localizações e serem manifestações de doenças sistêmicas, como o pênfigo vulgar, a epidermólise bolhosa e a doença do enxerto *versus* hospedeiro após transplante de medula óssea.[15]

Diagnóstico

O "padrão ouro" para o diagnóstico de membrana esofagiana é o exame radiológico contrastado, com a ingestão cuidadosa de grande volume de bário, preferencialmente com projeção lateral.[15] A membrana apresenta-se como uma estenose constante, delgada, concêntrica, com um grau de estreitamento variável e que se projeta a partir da parede anterior do músculo cricofaríngeo.[18]

O exame endoscópico visualiza projeções endoluminais de aspecto membranoso e, às vezes, fibrótico que podem ser facilmente rompidas durante a progressão do aparelho.[18] O exame deve ser realizado com insuflação e introdução cuidadosa do endoscópio.

Tratamento

As membranas esofagianas podem ser rompidas durante a introdução do aparelho, o que pode ser suficiente para aliviar a disfagia. Quando não há melhora clínica, recomenda-se a dilatação endoscópica com a introdução de sondas de grosso calibre no esôfago superior, como Savary-Gilliard ou Malloney.[14,18]

É importante lembrar que nos pacientes com membrana de Plummer-Vinson pode ser necessário o tratamento sistêmico, com correção da anemia e dos distúrbios nutricionais. Estes pacientes devem ter um acompanhamento a longo prazo com endoscopia e cromoscopia, pois apresentam uma maior incidência de neoplasias associadas de boca, hipofaringe e esôfago proximal.[1]

REFERÊNCIAS BIBLIOGRÁFICAS

1. Anthony R, Sood S, Strachan DR *et al.* A case of Plummer-Vinson syndrome in childhood. *J Pediatr Surg* 1999;34(10):1570-72.
2. Aydinli M, Koruk I, Dag MS *et al.* Ultrathin endoscopy for gastrointestinal strictures. *Dig Endoscopy* 2011;1:1-4.
3. Bocus P, Realdon S, Eloubeidi MA *et al.* High-frequency minprobes and 3 dimensional EUS for preoperative evaluation of the etiology of congenital esophageal stenosis in children. *Gastrointest Endosc* 2011;74(1):204-7.
4. Chao HC, Chen SY, Kong MS. Successful treatment of congenital esophageal web by endoscopic electrocauterization and balloon dilatation. *J Pediatr Surg* 2008;43:E13-15.
5. Chotiprasidhi P, Minocha A. Effectiveness of single dilatation with Maloney dilator versus endoscopic rupture of Schatzki's ring using biopsy forceps. *Dig Dis Sci* 2000;45(2):281-84.
6. DiSario JA, Pedersen PJ, Canoutas CB *et al.* Incision of recurrent distal esophageal (Schatzki) ring after dilatation. *Gastrointest Endosc* 2002;56(2):244-48.
7. Dryden GW, McClave SA. Methods of treating dysphagia caused by benign esophageal strictures. *Tech Gastrointest Endoscopy* 2001;3(3):135-43.
8. Ein Sh, Palder SB, Filler RM. Babies with esophageal and duodenal atresia: a 30-year review of a multifaceted problem. *J Pediatr Surg* 2006;41:530-32.
9. Forte V, Chait P, Sommer D. Endoscopic management of tracheal and esophageal strictures. *Semin Pediatr Surg* 2003;12(1):71-79.
10. Gyawali CP, Clouse RE. Esophageal strictures and rings: do we practice what we preach. *Tech Gastrointest Endoscopy* 2001;3(3):135-43.
11. Olson JM, Lieberman DA, Sonnenberg A. Practice patterns in the management of patients with esophageal strictures and rings. *Gastrointest Endosc* 2007;66(4):670-75.
12. Mullick T, Falk GW. Esophageal strictures: etiology and diagnosis. *Tech Gastrointest Endoscopy* 2001;3(3):128-34.
13. Romeo E, Foschia F, Angelis P *et al.* Endoscopic management of congenital esophageal stenosis. *J Pediatr Surg* 2011;46:838-41.
14. Roy GT, Coehn RC, Williams. Endoscopic laser division of an esophageal web in a child. *J Pediatr Surg* 1996;31(3):439-40.

15. Sakai P, Ishioka S, Muluf Filho F *et al.* Anéis e membranas do esôfago. In: *Tratado de endoscopia digestiva diagnóstica e terapêutica – esôfago*. 2. ed. São Paulo: Atheneu, 2005, vol. 1.
16. Scolapio JS, Pasha TM, Gostuot CJ *et al.* A randomized prospective study comparing rigid to balloon dilators for benign esophageal strictures and rings. *Gastrointest Endosc* 1999;50(1):13-17.
17. Shafi MA, Eisen GE, Al-Kawas FH *et al.* Multiple esophageal webs (feline esophagus): case reports of the endoscopic and pathological characteristics of 10patients. *Gastrointest Endosc* 1997;46(4):AB82.
18. Silva JFA, Imada RR. Anéis e membranas esofágicos. In: *SOBED. Endoscopia gastrointestinal terapêutica*. São Paulo: Tecmedd, 2006. p. 341-44.
19. Som ML, Wolf BS, Marshak RH. Narrow esophagastric ring treated endosocopically. *Gastroenterology* 1960;39:634-38.
20. Wills JC, Hilden K, DiSario JA *et al.* A randomized, prospective trial of electrosurgical incision followed by rabeprazole versus bougie dilatation followed by rabeprazole of symptomatic esophageal (Schatzki's) rings. *Gastrointest Endosc* 2008;67(6):808-13.

CAPÍTULO 29

AFECÇÕES CONGÊNITAS DO ESÔFAGO

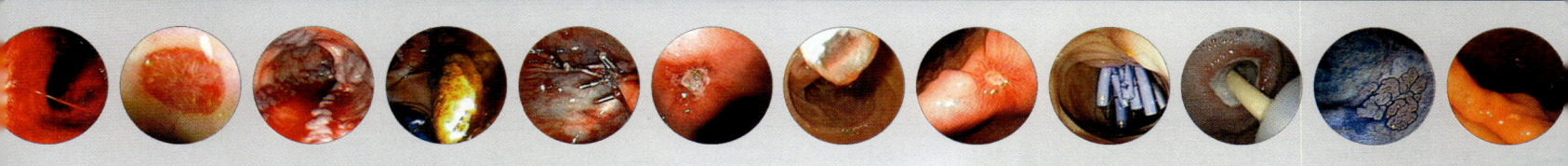

RENATO BARACAT • FLÁVIO C. FERREIRA

INTRODUÇÃO

As afecções congênitas do esôfago permanecem, até o presente momento, desafiando os profissionais envolvidos com a neonatologia, tanto no aspecto diagnóstico quanto terapêutico. A abordagem destas afecções é de caráter multidisciplinar, reservando papel relevante ao endoscopista, desde o diagnóstico pré-operatório até o tratamento das complicações do pós-operatório. Ressalta-se que os avanços no atendimento neonatal em unidades de terapia intensiva e o aprimoramento das técnicas cirúrgicas têm permitido melhores resultados no tratamento das afecções congênitas do esôfago, reservando maior importância no acompanhamento pós-operatório e tratamento de condições associadas.

A endoscopia pediátrica é habitualmente feita sob anestesia geral, com entubação orotraqueal, uma vez que a proporção de endoscopias terapêuticas é maior, em comparação com as endoscopias diagnósticas. Dessa forma previne-se a possibilidade de broncoaspiração, pneumonia aspirativa e desconforto respiratório durante o procedimento terapêutico, notadamente dilatação.

Segundo dados da literatura mundial, as malformações congênitas atingem cerca de 3 a 6% dos nascidos vivos, sendo responsável por 20% da mortalidade neonatal. Dentre as malformações congênitas esofágicas, a atresia do esôfago com fístula traqueoesofágica distal, é a afecção mais comum.[1,2]

A incidência de malformações do trato gastrointestinal é maior em pacientes com síndromes genéticas, sendo as mais frequentes a defeitos de rotação, doença de Hirschsprung, divertículo de Meckel, atresia esofágica e malformações anorretais.

ATRESIA DE ESÔFAGO E FÍSTULA TRAQUEOESOFÁGICA

A atresia esofágica (AE) ocorre aproximadamente em 1 a cada 3.000 nascidos vivos, sendo fatal se não diagnosticada e tratada por correção cirúrgica precocemente.

A atresia de esôfago com fístula traqueoesofágica (FTE) distal foi descrita pela primeira vez em 1696 por Gibson, com os primeiros sobreviventes de correção cirúrgica relatados por Ladd e Leven em 1939, utilizando um tubo subcutâneo retroesternal.[3,4] Em 1941, foi descrita a primeira correção cirúrgica da fístula com anastomose primária do esôfago por Haight e Towsley.[5,6] Com o avanço das técnicas cirúrgicas nestas 5 décadas, a sobrevivência pós-operatória tem atingido cifras próximas a 100%, portanto a morbimortalidade desta afecção passou a relacionar-se mais com a gravidade das anomalias associadas e com as complicações pós-operatórias.[7]

EMBRIOLOGIA

Entre a 3ª e a 4ª semana pós-concepção, a porção ventral do embrião forma um sulco de epitélio colunar estratificado que irá desenvolver-se em traqueia e brônquios. Normalmente, a separação entre esôfago e traqueia começa na carina e se estende em direção cefálica.[8] Uma interrupção neste processo resulta em FTE. Falha na separação ao nível da laringe resulta em fenda laringotraqueal (cleft). AE isolada pode ocorrer de um crescimento dorsal inadequado dos sulcos esofágicos laterais.[9]

CLASSIFICAÇÃO

Existem cinco tipos anatômicos de FTE. O tipo mais comum é AE proximal com FTE distal, o que ocorre em 85% dos pacientes. Nesta condição, o coto esofágico proximal termina entre C7 e T5, enquanto a fístula se origina da porção membranosa da traqueia e se projeta inferiormente ao coto esofágico distal. Com incidência bem menor, oscilando em diferentes amostragens, os demais tipos são: FTE isolada (em H ou N) de 3 a 8%; AE isolada (geralmente com longo hiato entre os cotos) de 3 a 7%; AE com FTE proximal e distal (em K, com curto hiato entre os cotos) de 1 a 6%; AE com FTE proximal (com hiato longo entre os cotos) de 1 a 2% (Figs. 29-1 e 29-2).

QUADRO CLÍNICO

A gravidade dos sintomas e a época de seu aparecimento dependem do tipo de anomalia. Na atresia esofágica, os sintomas respiratórios iniciam-se nas primeiras horas de vida por causa da incapacidade de deglutir saliva, resultando em obstrução respiratória, atelectasia e pneumonia aspirativa.

Pacientes com fístula traqueoesofágica distal apresentam como consequência mais grave a pneumonite química, decorrente

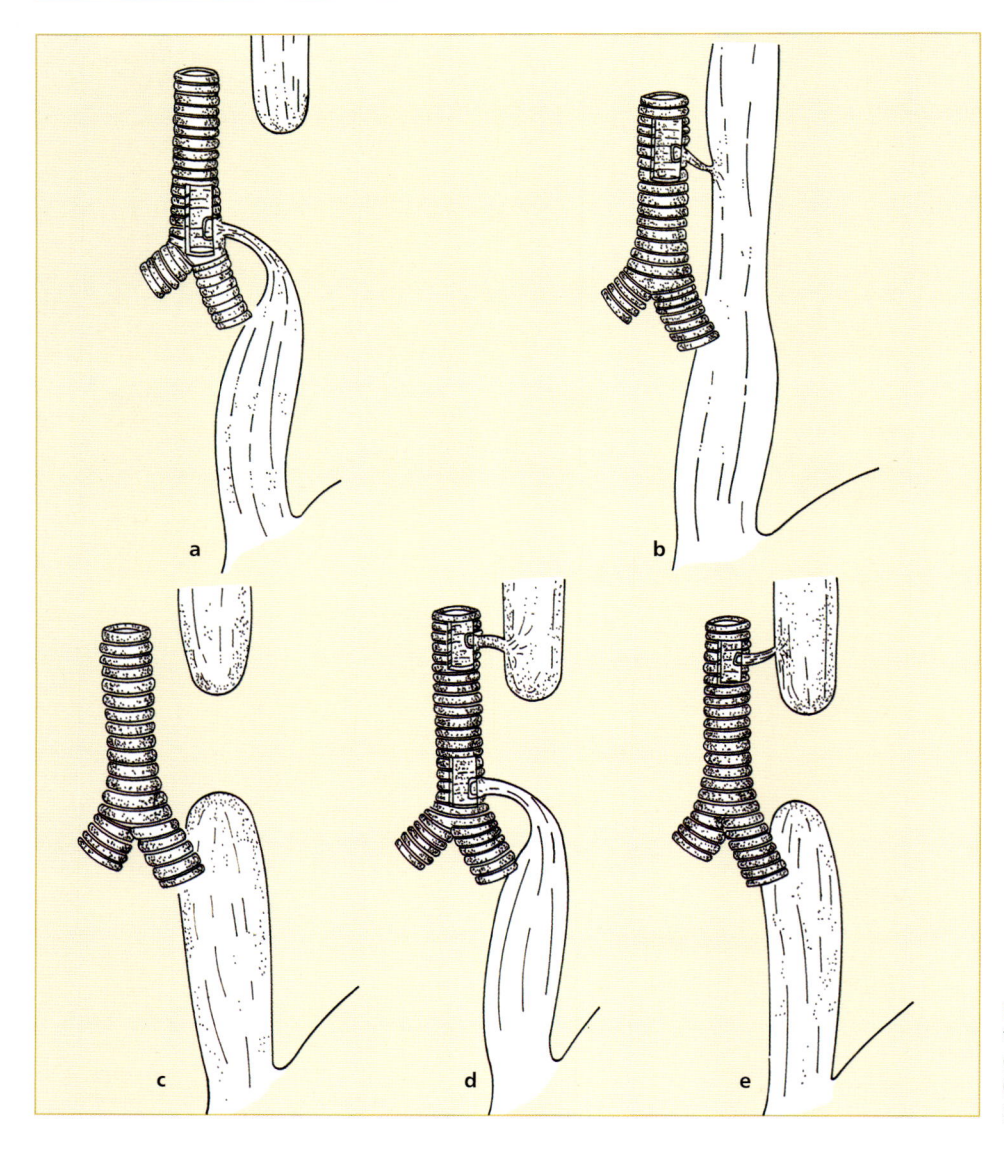

Fig. 29-1. Tipos de atresia de esôfago (AE) e fístula traqueoesofágica (FTE). (**a**) AE com FTE distal; (**b**) FTE isolada, em "H" ou "N"; (**c**) AE isolada sem FTE; (**d**) AE com FTE proximal e distal; (**e**) AE com FTE proximal.

do refluxo gastroesofágico próprio do neonato, uma vez que o suco gástrico é mais lesivo aos pulmões do que a secreção salivar. A passagem de ar da traqueia para a FTE distal promove distensão abdominal que agrava a insuficiência respiratória.

Em pacientes com FTE isolada, tipo H, o aparecimento dos sintomas é mais tardio, durante a infância. Pneumonia recorrente, traqueobronquite ácido-induzida e tosse com sufocação, especialmente após ingesta de líquidos, compõem o quadro clínico desta afecção.

Aproximadamente 50% dos pacientes apresentam anomalias associadas. As mais comuns são as cardíacas, em 30% dos casos, seguidas pelas gastrointestinais, em 12%, especialmente a atresia

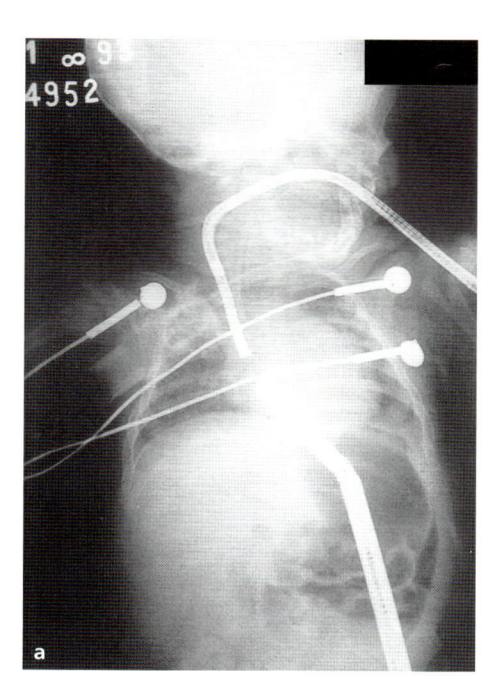

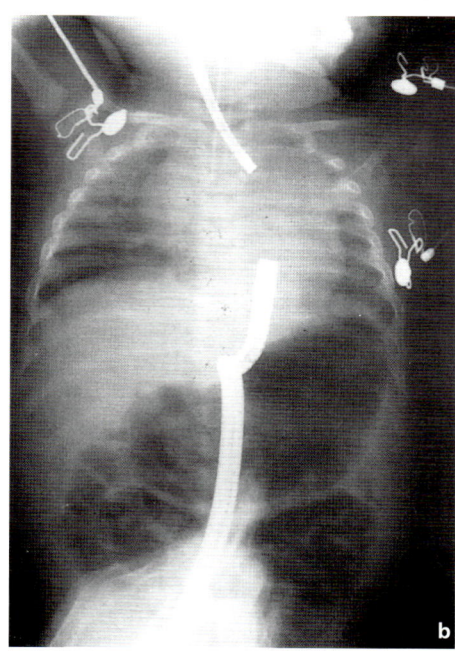

Fig. 29-2. Recém-nascido portador de AE sem FTE. (**a**) Hiato entre os cotos esofágicos proximal e distal menor que três corpos vertebrais possibilita a anastomose primária; (**b**) Hiato maior que três corpos vertebrais indica necessidade de interposição gástrica ou de cólon.

anal. Anomalias neurológicas, geniturinárias e vertebrais, em conjunto, completam o quadro chamado de VACTERL (*vertebral defects*, atresia anal, *cardiac*, T-E fistula, renal *and limb*), agravando o quadro clínico e piorando o prognóstico.[10]

DIAGNÓSTICO RADIOLÓGICO

A suspeita de AE surge no berçário, quando o neonato apresenta inabilidade para deglutir a saliva e não é possível a passagem de uma sonda nasogástrica. O primeiro exame solicitado deve ser a radiografia simples que, na AE com FTE distal, exibe um fundo cego superior, cheio de ar, associado à presença de ar no estômago e intestinos, elevando o diafragma. A ausência de ar no abdome caracteriza AE isolada. O próximo passo é a instilação cuidadosa de pequeno volume de contraste hidrossolúvel não iônico para confirmar a presença do coto esofágico superior, terminando em fundo cego (Fig. 29-3). Este exame, contudo, não exclui a presença de uma pequena FTE proximal. A esofagografia contrastada pode não demonstrar a existência de FTE isolada (em H) pequena e provocar pneumonite grave nas fístulas grandes.

DIAGNÓSTICO ENDOSCÓPICO

A endoscopia cuidadosa é útil no pré-operatório, podendo demonstrar o fundo cego esofágico proximal, determinar o tipo de fístula, diagnosticar fístulas em H e descartar a presença de traqueomalacia associada.[11] Geralmente é realizada no mesmo ato anestésico-cirúrgico, podendo modificar a abordagem operatória. A broncoscopia visualiza a abertura maior da fístula em parede posterior da traqueia, sendo evidenciada sua mucosa maculada por secreção gástrica ou infectada. A avaliação do aspecto esofágico da fístula é mais difícil, pois sua abertura é significativamente menor. Duas técnicas são propostas no diagnóstico da FTE isolada, quando não confirmada por radiologia ou a visualização endoscópica de sua abertura não é clara. A primeira técnica consiste na instilação, após entubação orotraqueal, de poucos mililitros de soro fisiológico, ao mesmo tempo em que se hiperventila o paciente com pressão positiva, podendo-se observar o borbulhamento na abertura esofágica da fístula. A outra técnica consiste na introdução de uma fina sonda uretral no esôfago, insuflação do balão (entre 1 e 3 mL dependendo da idade da criança) e ancoragem logo abaixo do cricofaríngeo. A seguir introduz-se um broncoscópio até a região subglótica e inicia-se instilação lenta de azul de metileno pela sonda esofágica, enquanto se examina a traqueia atentamente em busca da coloração de um possível óstio da fístula (Fig. 29-4).

Na AE isolada sem fístula a medição do hiato entre os cotos é de grande utilidade para a programação do tipo de reparação cirúrgica. Introduz-se o broncoscópio ou sonda preenchida por contraste no saco esofágico proximal até seu fundo cego seguidos da introdução do gastroscópio através da abertura da gastrostomia até o fundo cego do saco esofágico distal, obtendo-se radiografias simples. Se o hiato for maior do que três corpos vertebrais, dificilmente será possível a anastomose primária entre os cotos, optando-se pela interposição de tubo gástrico ou cólon (Fig. 29-2).

TRATAMENTO ENDOSCÓPICO DAS COMPLICAÇÕES PÓS-OPERATÓRIAS

O papel principal da endoscopia no pós-operatório da atresia esofágica com ou sem fístula traqueoesofágica é avaliar e tratar as complicações (Fig. 29-5). A exceção fica por conta da deiscência da anastomose, que tem diagnóstico clinicorradiológico e tratamento con-

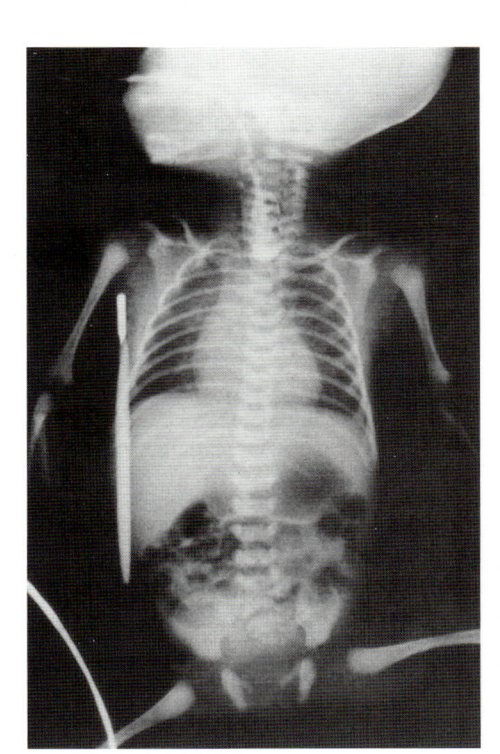

Fig. 29-3. Recém-nascido portador de AE com FTE distal. A instilação de pequena quantidade de contraste por sonda revela o saco esofágico superior terminando em fundo cego, associado à presença de ar no estômago e intestinos.

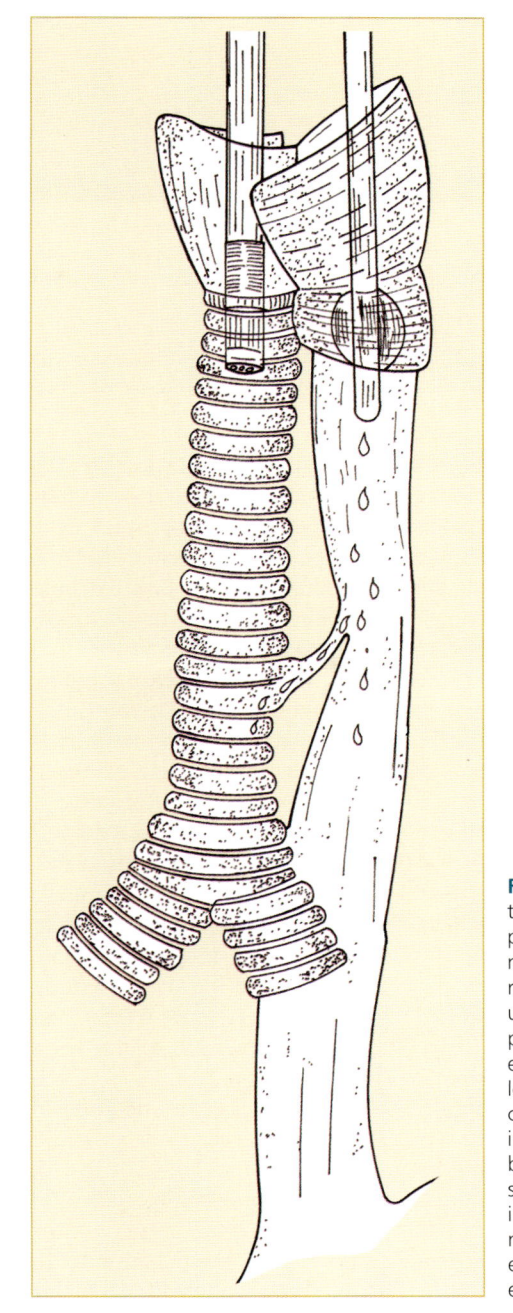

Fig. 29-4. Uma das técnicas propostas para pesquisa de FTE isolada, não confirmada por radiologia: introdução de uma sonda uretral de pequeno calibre no esôfago e ancoragem logo abaixo do cricofaríngeo; a seguir introduz-se um broncoscópio até a região subglótica e inicia-se a instilação de azul de metileno pela sonda esofágica, enquanto se examina a traqueia.

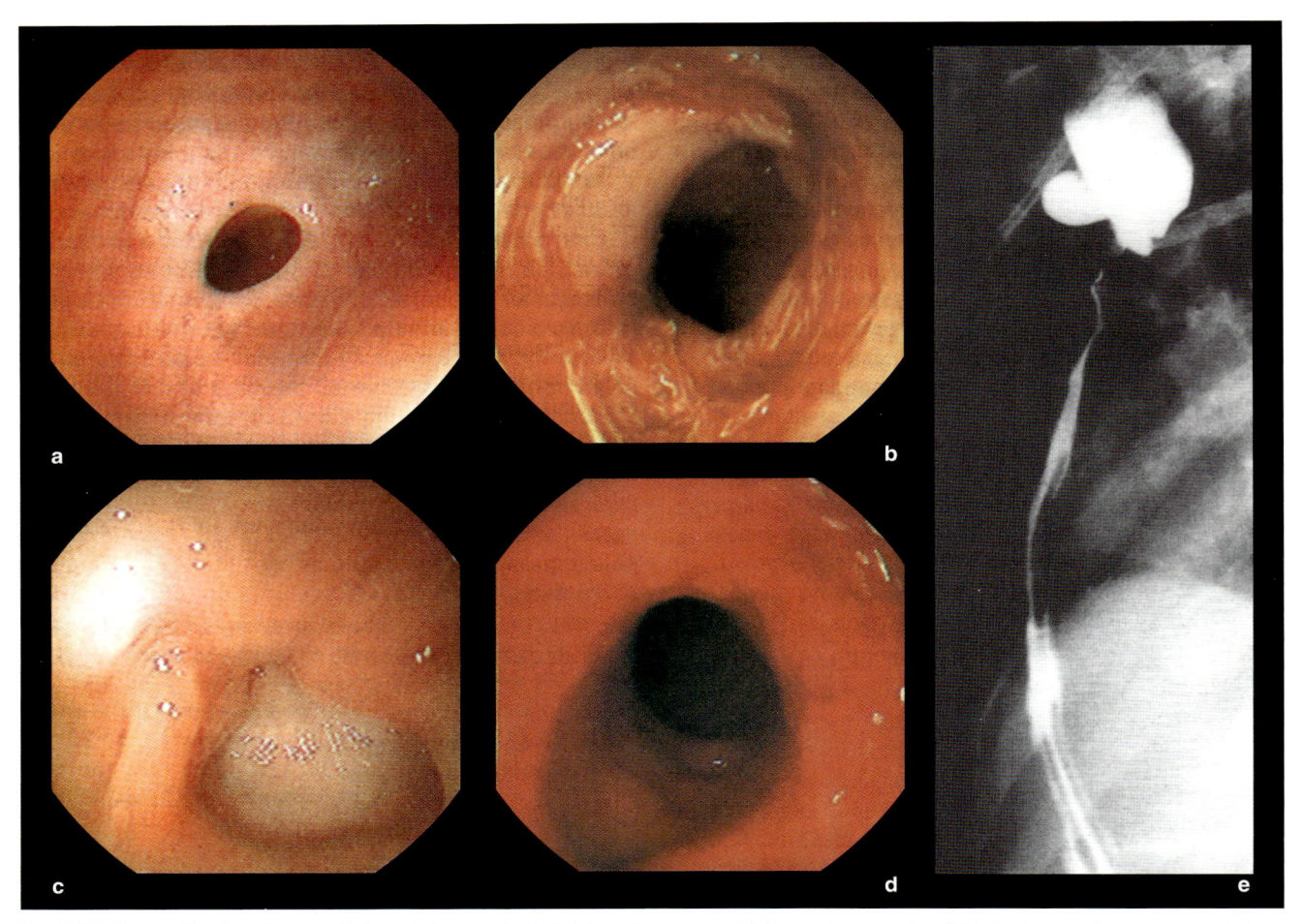

Fig. 29-5. A complicação pós-operatória mais frequente da AE é a estenose parcial da anastomose. (**a** e **b**) Estenose moderada apresenta boa resposta à dilatação; (**c** e **d**) estenose grave requer injeção local de triancinolona pós-dilatação; (**e**) radiografia contrastada da criança com estenose grave exibe dilatação do coto esofágico proximal e segmento estenótico com mais de 1cm de extensão.

servador com jejum e nutrição parenteral. Ressalta-se que a ocorrência de deiscência predispõe a estenose da anastomose, posteriormente.

A incidência de estenose parcial da anastomose varia de 20 a 60%, a longo prazo, principalmente na técnica de reparo em duas camadas, proposto por Haight.[11-13] A dilatação endoscópica deve ser precoce, enquanto a fibrose é menos intensa, utilizando-se aparelho flexível, sob anestesia geral. Introduz-se fio-guia, de extremidade macia, preferencialmente sob monitoramento radioscópico, sendo possível palpá-lo no estômago, em razão da fina espessura da parede abdominal em crianças. Na impossibilidade de progressão anterógrada do fio-guia, graças à angulação da anastomose, é mais fácil a transposição retrógrada do fio-guia, via gastrostomia. A dilatação inicial deve ser parcimoniosa, observando-se a estenose antes da introdução de cada sonda maior, uma vez que as lacerações, em crianças, são mais exuberantes, bem como o risco de perfurações.[11,14,15] A injeção local de triancinolona pós-dilatação melhora o prognóstico nos casos mais refratários. O desbridamento com estilete, milimétrico, deve ser reservado apenas como auxílio para a passagem do fio-guia, nos casos de estenoses graves. Por outro lado, nos casos leves, a dilatação com balão hidrostático pode ser eficaz. O refluxo gastroesofágico (RGE) coexistente é fator predisponente da estenose, piorando os resultados das dilatações e podendo provocar situações de risco de perfuração. Este risco é proporcionado pela formação de segundo anel estenótico abaixo da anastomose, de etiologia péptica, fora do campo de visão no momento da introdução do fio-guia.[16-19] A alta incidência de RGE é, em parte, ocasionada por distúrbio de motilidade característico do pós-operatório da AE.[20-22] Pacientes com longo hiato entre os cotos que são submetidos à interposição colônica e evoluem com estenose grave apresentam maior risco na dilatação em virtude da maior fragilidade da parede colônica, propiciando maior risco tanto pela introdução do fio-guia, quanto dos dilatadores.

Corpos estranhos (CE), especialmente impactação de pedaços de carne ou alimentos secos, são frequentemente encontrados no pós-operatório da atresia esofágica. Na maioria dos casos a remoção é feita com aparelho flexível, uma vez que o CE não está impactado ao nível do cricofaríngeo. Em caso de dificuldade de remoção, contudo, deve-se utilizar o esofagoscópio rígido, adequado para idade, de grande eficácia na captura e remoção do CE.

Fístulas recorrentes podem ocorrer após reparo cirúrgico da fístula traqueoesofágica. A tentativa de obliteração da fístula pode ser feita por injeção de cianoacrilato ou colas de fibrina, fibrinogênio e trombina.[23,24] Requer injeções repetidas, e o resultado a longo prazo não costuma ser satisfatório.

ESTENOSE CONGÊNITA DO ESÔFAGO

A estenose congênita do esôfago (ECE) é afecção rara, frequentemente confundida com estenose adquirida, uma vez que os sintomas e o diagnóstico podem ocorrer tardiamente, quando a ingesta de alimentos sólidos for predominante. Existem dois tipos de ECE: membranas ou diafragma congênito, normalmente no terço superior do esôfago, e remanescentes cartilaginosos traqueobrônquicos que persistem dentro da parede do esôfago (coristoma), em terço inferior.[25,26] Este último se apresenta como anel obstrutivo ou elevação assimétrica da parede esofágica. Embriologicamente se origina no período de separação entre esôfago e traqueia, e pode estar associado à AE com FTE (Fig. 29-6).

A esofagografia pode exibir segmento estenótico com dilatação a montante e pobreza da peristalse esofágica. A endoscopia faz o diagnóstico diferencial com estenose péptica e pode ter função tera-

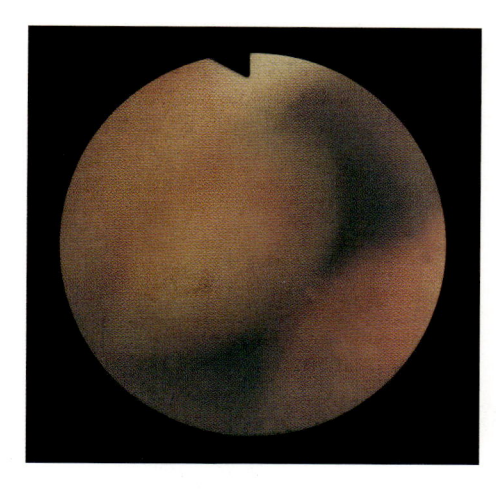

Fig. 29-6. Estenose congênita do esôfago. Remanescente cartilaginoso traqueal que persiste dentro da parede do esôfago, como uma elevação assimétrica da mesma (coristoma).

pêutica no primeiro exame. A membrana congênita responde bem a dilatações com sondas guiadas ou balões hidrostáticos e desbridamento com estilete. Já o remanescente cartilaginoso traqueal (coristoma), em forma de anel obstrutivo, não se beneficia de dilatações devendo ser ressecado por cirurgia.

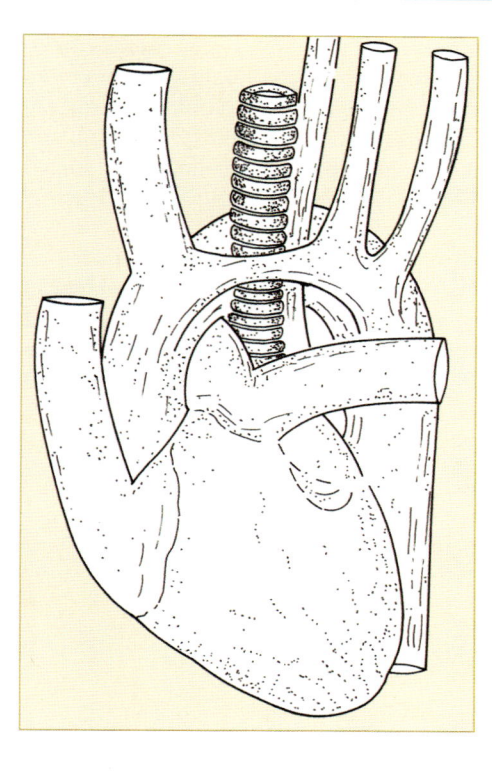

Fig. 29-8. O duplo arco aórtico é um anel completo que provoca disfagia.

DUPLICAÇÕES ESOFÁGICAS

Representam 20% das duplicações do trato gastrointestinal, encontradas acidentalmente em radiografia de tórax, sendo integrante do diagnóstico diferencial de massa mediastinal na infância.[27] Localiza-se predominantemente no terço distal do órgão, apresentando-se de duas formas: cistos intramurais confinados à parede do esôfago, por vezes projetando-se para seu lúmen, sem comunicação com a luz esofágica, ou, mais raramente, comunicando-se com a luz esofágica, tanto em uma como nas duas bocas, formando desvio completo (Fig. 29-7).[10]

Pacientes que são sintomáticos apresentam disfagia graças à compressão esofágica, sangramento decorrente de ectopia de mucosa gástrica ou angústia respiratória por compressão dos pulmões. O diagnóstico é radiológico, tomográfico ou por ressonância magnética, restringindo-se a utilidade da endoscopia aos pacientes com duplicações comunicantes. O tratamento é cirúrgico, indicado em razão da gravidade dos sintomas.

ANÉIS VASCULARES

As malformações vasculares que envolvem o arco aórtico e seus ramos são conhecidas por anéis vasculares. O duplo arco aórtico, mais raro, é considerado como anel completo e provoca disfagia (Fig. 29-8).[28] Os anéis incompletos são mais comuns, especialmente da artéria subclávia direita aberrante (Fig. 29-9). Estão associados a ducto arterioso e provocam a chamada disfagia lusória, que depende da quantidade e consistência dos alimentos ingeridos. A radiografia simples do tórax sugere o diagnóstico do duplo arco aórtico quando há alargamento do mediastino, arco aórtico direito ou estreitamento traqueal. A artéria subclávia direita aberrante aparece no esofagograma baritado como compressão extrínseca posterior, mais bem avaliada na radiografia de perfil. A endoscopia exibe uma compressão extrínseca tipicamente assimétrica, suave, pulsátil, em esôfago superior. A ressonância magnética confirma os casos de diagnóstico duvidoso. A divisão cirúrgica do anel é indicada apenas para os casos sintomáticos. Fístula aortoesofágica é complicação rara, potencialmente fatal do anel vascular, relacionada com a presença por longo tempo de sonda gástrica.[29] A endoscopia, nesta situação, revela erosão no local da fístula, porém só deve ser realizada no intraoperatório, após toracotomia.

FENDA LARINGOTRAQUEOESOFÁGICA

A fenda laringotraqueoesofágica (*cleft*) é anomalia rara que representa a forma extrema da FTE isolada.

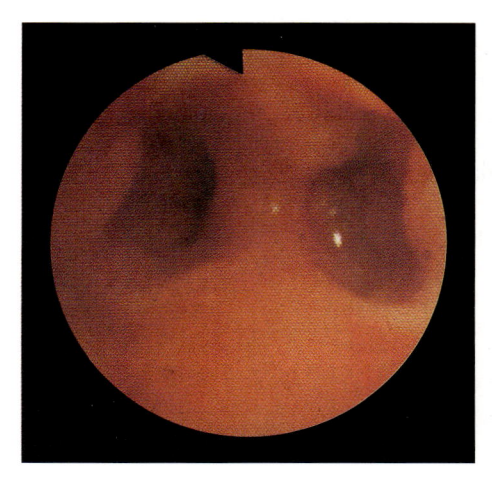

Fig. 29-7. Duplicação do esôfago com comunicação com a luz do órgão, formando um desvio completo.

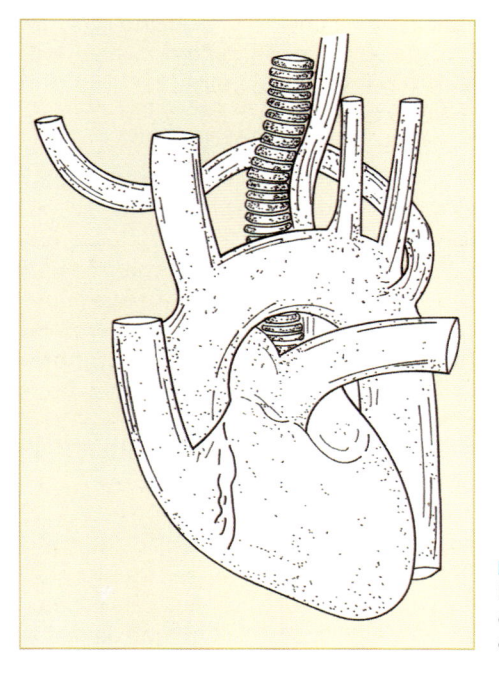

Fig. 29-9. O anel incompleto, subclávia direita aberrante, provoca disfagia lusória.

Foram descritos três tipos de fendas: tipo I – limitada à comissura posterior da laringe; tipo II – fenda parcial do esôfago com a parede membranosa da traqueia; tipo III – fenda completa se estendendo da laringe até a carina traqueal. Os sintomas, como angústia respiratória agravada pela alimentação, choro ausente, estridor, cianose e pneumonia aspirativa, variam de acordo com o tipo de fenda.

O diagnóstico é feito com o deglutograma contrastado, na maioria dos casos deixando dúvidas nos casos de incoordenação motora da deglutição, em neuropatas sem fenda. A laringoscopia e a broncoscopia são exames obrigatórios e definitivos para a escolha do tratamento. O tipo I, quando oligossintomático, tende a melhorar com o crescimento. Os demais tipos têm indicação precisa de cirurgia, apesar da considerável taxa de insucesso, recorrência e complicações pós-operatórias.[30,31]

REFERÊNCIAS BIBLIOGRÁFICAS

1. Corradini H et al. Anomalias congênitas: malformações. In: Marcondes E, Vaz FAC, Ramos JLA et al. (Eds.). *Pediatria geral e neonatal*. 2005. p. 280-90.
2. Nascimento L, Pinto C, Proença F, Gotlieb S. Prevalência de anomalias congênitas em São José dos Campos, São Paulo, em 2001. *Rev Paul Pediatria* 2006;1(24):47-51.
3. Ladd W. The surgical treatment of esophageal atresia and distal tracheoesophageal fistula. *N Eng J Med* 1944;230:625.
4. Leven N. Congenital atresia of the esophagus with tracheoesophageal fistula: report of successful ligation of fistulous comunication and cervical esophagostomy. *J Thorac Surg* 1940;10:648.
5. Haight C, Townsley H. Congenital atresia of the esophagus with tracheoesophageal fistula. Extrapleural ligation of fistula and end-to-end anastomosis of esophageal segments. *Surg Gynecol Obstet* 1943;76:672.
6. Holder TM. Esophageal atresia and tracheoesophageal malformations. In: Ascraft K, Holder T. (Eds.). *Pediatric surgery*. Philadelphia: Saunders, 1993.
7. Holland AJA, Fitzgerald DA. Oesophageal atresia and tracheo-oesophageal fistula: current management strategies and complications. *Paediat Respirat Rev* 2010;11(2):100-7.
8. Hopkins W. The esophagus. In: Gray S, Skandalakis J. (Eds.). *Embriology for surgeons*. Philadelphia: WB Saunders, 1972.
9. Smith EI. The early development of trachea and esophagus in relation to atresia of the esophagus and tracheoesophageal fistula. *Contrib Embryol Carnegie Inst Wash* 1957;36:41.
10. Quan L, Smith DW. The VATER association. Vertebral defects, Anal atresia, T-E fistula with esophageal atresia, Radial and Renal dysplasia: a spectrum of associated defects. *J Pediatr* 1973;82(1):104-7.
11. Benjamin B, Robb P, Glasson M. Esophageal stricture following esophageal atresia repair: endoscopic assessment and dilation. *Ann Otol Rhinol Laryngol* 1993;102(5):332-36.
12. Chetcuti P, Phelan P. Gastrointestinal morbidity and growth after repair of esophageal atresia and tracheoesophageal fistula. *Arch Dis Child* 1993;(68):163-66.
13. Engum S, Grosfeld JL, West K. Analysis of morbidity and mortality in 227 cases of esophageal atresia and or tracheoesophageal over two decades. *Arch Surg* 1995;130:502-8.
14. Dalzell AM, Shepherd RW, Cleghorn GJ et al. Esophageal stricture in children: fiber-optic endoscopy and dilatation under fluoroscopic control. *J Pediatr Gastroenterol Nutrit* 1992;15(4):426-30.
15. Navarro FA, Menasha M, Benjamin SB et al. Transluminal dilation of esophageal strictures in infants following atresia repair. *Gastrointest Endosc* 1985;31(3):200-2.
16. Ashcraft KW, Goodwin C, Amoury RA et al. Early recognition and aggressive treatment of gastroesophageal reflux following repair of esophageal atresia. *J Pediatr Surg* 1977;12(3):317-21.
17. Jolley SG, Johnson DG, Roberts CC et al. Patterns of gastroesophageal reflux in children following repair of esophageal atresia and distal tracheoesophageal fistula. *J Pediatr Surg* 1980;15(6):857-62.
18. Montgomery M, Frenckner B. Esophageal atresia: mortality and complications related to gastroesophageal reflux. *Eur J Pediatr Surg* 1993;3(6):335-38.
19. Parker AF, Christie DL, Cahill JL. Incidence and significance of gastroesophageal reflux following repair of esophageal atresia and tracheoesophageal fistula and the need for anti-reflux procedures. *J Pediatr Surg* 1979;14(1):5-8.
20. Nakazato Y, Landing BH, Wells TR. Abnormal Auerbach plexus in the esophagus and stomach of patients with esophageal atresia and tracheoesophageal fistula. *J Pediatr Surg* 1986;21(10):831-37.
21. Orringer MB, Kirsh MM, Sloan H. Long-term esophageal function following repair of esophageal atresia. *Ann Surg* 1977;186(4):436-43.
22. Romeo G, Zuccarello B, Proietto F et al. Disorders of the esophageal motor activity in atresia of the esophagus. *J Pediatr Surg* 1987;22(2):120-24.
23. Filston HC, Rankin JS, Kirks DR. The diagnosis of primary and recurrent tracheoesophageal fistulas: value of selective catheterization. *J Pediatr Surg* 1982;17(2):144-48.
24. Gutierrez C, Barrios JE, Lluna J et al. Recurrent tracheoesophageal fistula treated with fibrin glue. *J Pediatr Surg* 1994;29(12):1567-69.
25. Scherer LR, Grosfeld JL. Congenital esophageal stenosis, esophageal duplication, neuroenteric cyst and esophageal diverticulum. In: Ashcraft KW, Holder TM, editors. *J Pediatr Surg* 1986. p. 53-71.
26. Yeung CK, Spitz L, Brereton RJ et al. Congenital esophageal stenosis due to tracheobronchial remnants: a rare but important association with esophageal atresia. *J Pediatr Surg* 1992;27(7):852-55.
27. Macpherson RI. Gastrointestinal tract duplications: clinical, pathologic, etiologic, and radiologic considerations. *Radiographics* 1993;13(5):1063-80.
28. Sissman N. Anomalies of the aortic aortic complex. In: Adams F, Emmanoulides G. (Eds.). *Moss heart disease infants, children and adolescents*. Ed.: Baltimore: Williams & Wilkins. 1983. p. 199-215.
29. Sigalet D, Laberge J, DiLorenzo M. Aortoesophageal fistula: congenital and acquired causes. *J Pediatr Surg* 1994;29:1212-14.
30. Donahoe PK, Gee PE. Complete laryngotracheoesophageal cleft: management and repair. *J Pediatr Surg* 1984;19(2):143-48.
31. Wolfson PJ, Schloss MD, Guttman FM et al. Laryngotracheoesophageal cleft. An easily missed malformation. *Arch Surg* 1984;119(2):228-30.

CAPÍTULO 30

CORPO ESTRANHO DE ESÔFAGO

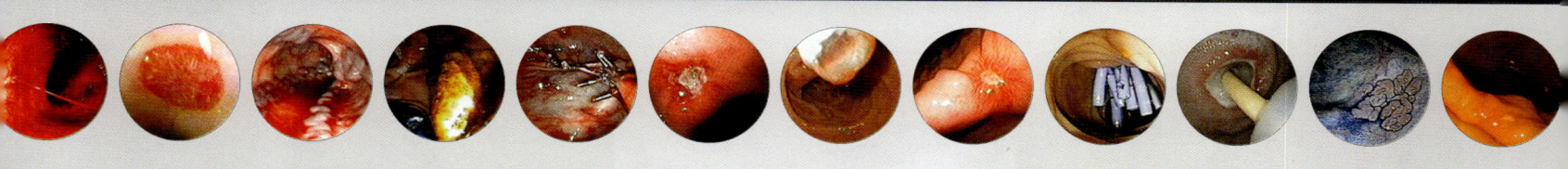

ALEXANDRE PELOSI ■ PATRÍCIA ABRANTES LUNA

INTRODUÇÃO

A ingestão e impactação de corpos estranhos (CE) no esôfago é considerada uma urgência médica na grande maioria das vezes. Estes pacientes, que têm características muito variadas de acordo com faixa etária e tipo de CE ingerido, geralmente chegam à emergência dos nossos hospitais e têm sua avaliação inicial realizada por um clínico ou mais raramente por um otorrinolaringologista.

O endoscopista geralmente é requisitado pois a endoscopia flexível, além de importante papel no diagnóstico, é um método com alta taxa de sucesso na retirada dos CE e ao mesmo tempo tem um índice muito baixo de complicações.

Ainda que seja importante na resolução do problema, o papel do endoscopista se inicia antes disso. Cabe a nós orientar os procedimentos diagnósticos pré-endoscópicos, definir o melhor momento para o exame, orientar o tempo de jejum e definir junto com a equipe de emergência a prescrição destes pacientes.

Neste capítulo, pretendemos abordar todos estes aspectos para, de formas prática e objetiva, uniformizar o conhecimento e a conduta nesta situação.

ANATOMIA

O esôfago é um órgão tubular com pouco mais de 20 cm com uma porção cervical, uma torácica e uma abdominal. Ao longo de sua extensão podem-se notar quatro áreas de constrição fisiológica: o esfíncter esofagiano superior, a impressão do arco aórtico, a impressão do brônquio fonte esquerdo, que poucas vezes é percebida, e o esfíncter esofagiano inferior. A impactação de CE se faz comumente em uma dessas regiões, em especial o esfíncter superior.

Doenças que alterem a anatomia normal e, de alguma forma, reduzam o calibre do órgão aumentam as chances de impactação. Assim, além dos tumores, anéis, membranas e estenoses, devemos considerar compressões por órgãos adjacentes, como, por exemplo, um átrio esquerdo aumentado ou um aneurisma de aorta torácica como um fator de risco.

Também existem relatos de variações anatômicas como causa de disfagia e até impactação. É o caso das variantes, também chamadas de anomalias vasculares do arco aórtico. A mais comum delas é a implantação anômala da artéria subclávia direita (prevalência de até 1,8% na população em geral) que cruza a linha média entre o esôfago e a coluna vertebral em 80% dos casos e entre o esôfago e traqueia em 20%. São causas de redução do calibre do esôfago, de disfagia, conhecidas como "disfagia lusória" e de impactacão.[1]

EPIDEMIOLOGIA

Estudos anteriores ao advento da endoscopia mostram que, em 80% dos casos de ingestão acidental de CE, não é necessário qualquer tipo de intervenção, pois ocorre passagem espontânea do CE pelo trato digestivo.[2]

Nos 20% que impactam, a distribuição de idade é bimodal, com um pico nas crianças entre 1 e 5 anos, e um segundo entre 40 e 80 anos.[3]

Nos adultos, o CE mais comum é o bolo alimentar, e nas crianças, as moedas.

Nas crianças existe relato de impactação de CE em lactentes com menos de 1 mês de idade.[4] Bellussi (2010), analisando 320 crianças, mostrou que a grande maioria (304) ingeriu o corpo estranho enquanto brincava, e em 85,3% das vezes, um adulto estava presente no momento da ingestão.

Em adultos, Dellon (2011), avaliou 548 pacientes com impactação esofagiana de CE e não encontrou qualquer alteração anatômica em 48% dos casos (Fig. 30-1).

No restante, os achados mais comuns foram DRGE (10%), estenose esofagiana (12%), anel de Schatzki (7%), acalasia (5%) e tumores (2%). A esofagite eosinofílica foi um diagnóstico frequente nos casos de impactação alimentar e será abordada mais à frente (Fig. 30-2).[3]

Um subgrupo especial é composto de indivíduos que fazem ingestão intencional de CE. Este grupo é composto por pacientes psiquiátricos, com distúrbios cognitivos e indivíduos que buscam ganhos secundários como presidiários. Nestes casos, os CEs tendem a ser múltiplos, e as ingestões, repetidas.

SINTOMAS

O grau de desconforto de cada paciente varia de acordo com o local da impactação e o grau de obstrução esofagiana. Impactações mais

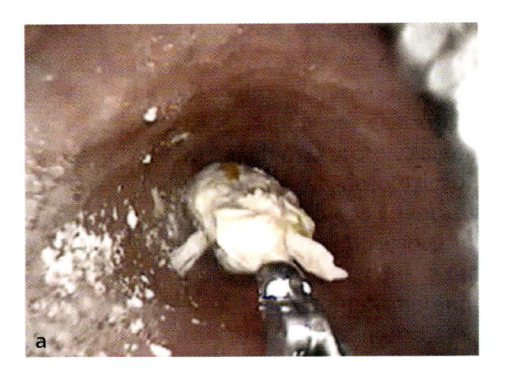

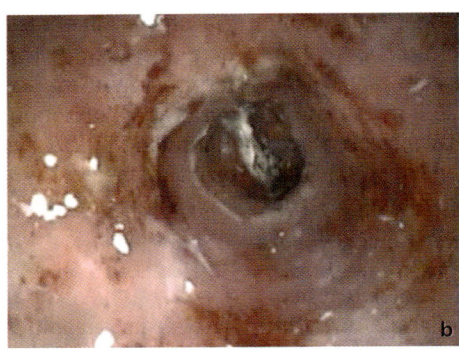

Fig. 30-1. (**a**) Bolo alimentar no esôfago distal. Impactação por 12 horas. (**b**) Trauma na mucosa esofagiana pela impactação.

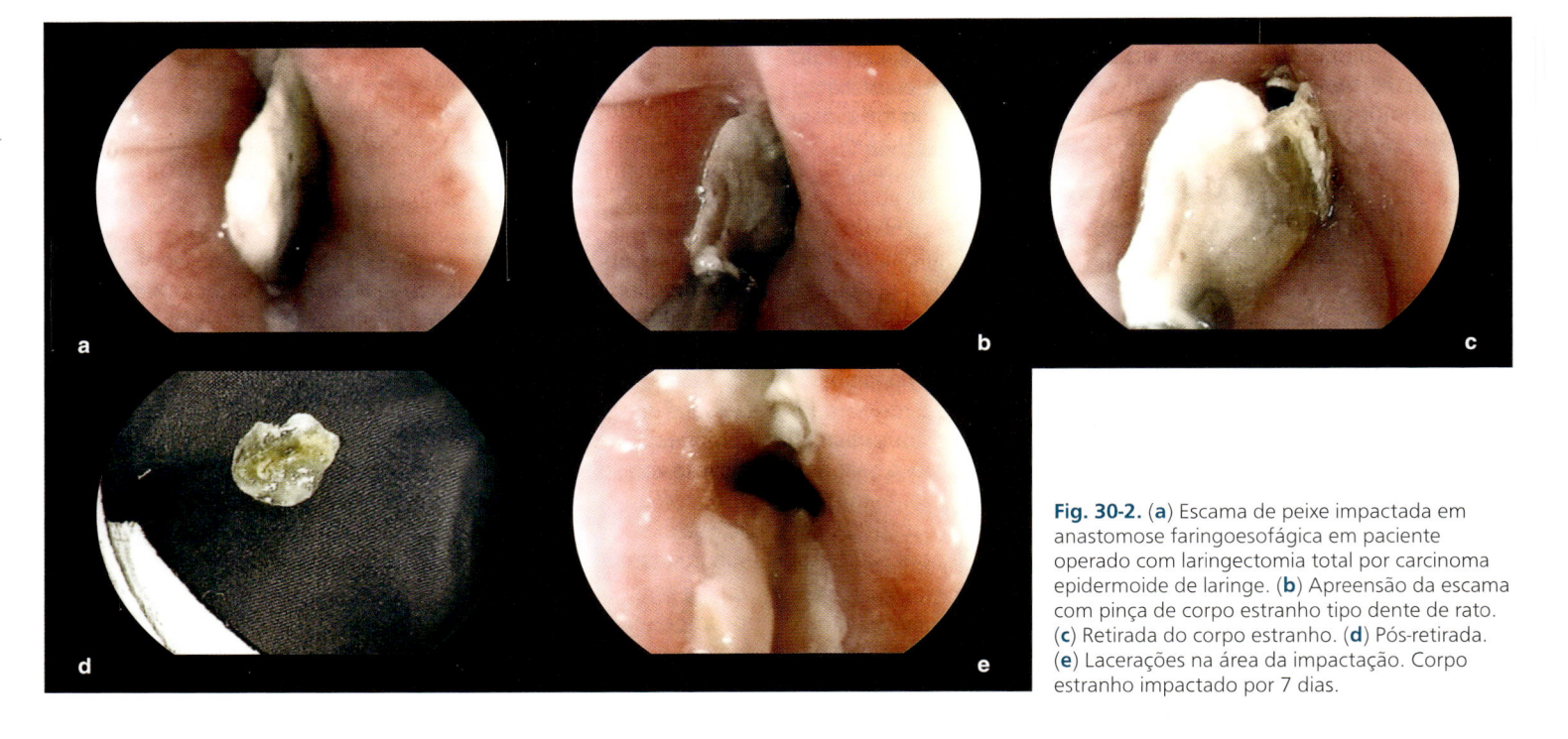

Fig. 30-2. (**a**) Escama de peixe impactada em anastomose faringoesofágica em paciente operado com laringectomia total por carcinoma epidermoide de laringe. (**b**) Apreensão da escama com pinça de corpo estranho tipo dente de rato. (**c**) Retirada do corpo estranho. (**d**) Pós-retirada. (**e**) Lacerações na área da impactação. Corpo estranho impactado por 7 dias.

altas tendem a ser mais sintomáticas, e impactações distais, sem obstrução, podem ser completamente assintomáticas.

Entre os sintomas mais frequentes estão a sensação de corpo estranho, a disfagia, a odinofagia e os vômitos. Salivação intensa é bastante comum nas obstruções completas e altas. Curiosamente, a área apontada como região do desconforto não se correlaciona sempre com o local da impactação.[5]

Crianças, que têm a cartilagem traqueal mais fina e maleável, podem ter, por compressão da via respiratória, cornagem, dispneia ou até mesmo disfonia por compressão da laringe.

ABORDAGEM PRÉ-ENDOSCÓPICA

Além de uma anamnese detalhada e exame físico minucioso, alguns passos, ainda na emergência, podem auxiliar o diagnóstico e a conduta terapêutica. Um simples exame da hipofaringe e laringe, com um laringoscópio comum, realizado sob anestesia local por um otorrinolaringologista ou pelo próprio clínico, pode ser suficiente para diagnosticar e tratar corpos estranhos que estejam acima do esfíncter esofagiano superior.

A realização de exames contrastados está contraindicada pelo risco de vômitos e broncoaspiração.

As radiografias simples são úteis, entretanto, não são capazes de detectar CEs radiotransparentes. Além disso, é um engano achar que pequenas estruturas ósseas e espinhas de peixe sempre serão vistos. Wong (1990) mostrou que apenas 32% das espinhas de peixe foram identificadas nas radiografias em um estudo prospectivo com 358 pacientes.[6]

CEs metálicos, especialmente moedas, são facilmente identificados por radiografias simples. É comum, inclusive, que exames repetidos sejam realizados antes do procedimento endoscópico, para definir se a topografia se mantém ou se houve migração do CE durante o período de espera pelo endoscopista. Alguns autores mostram que detectores de metais portáteis são ferramentas baratas e úteis no acompanhamento desses casos, evitando radiografias adicionais, quando decide-se por uma conduta conservadora, com monitorização da migração da moeda para o estômago.[7]

A Tomografia Computadorizada pode revelar não só o tamanho, mas o tipo, a localização e a relação do CE com outros órgãos adjacentes. Apesar de boa sensibilidade e especificidade, é um método mais importante no diagnóstico das complicações.[8]

USO DE MEDICAMENTOS

Vários agentes farmacológicos já foram investigados como terapia não invasiva para tratamento dos CEs impactados no esôfago. O raciocínio é fundamentado, na informação de que quase a totalidade dos CEs que chegam ao estômago será eliminada nas fezes sem gerar sintomas. A maioria dos estudos é realizada em pacientes com impactação alimentar.

Glucagon, nifedipina, nitroglicerina sublingual e benzodiazepínicos são exemplos de agentes usados como relaxantes da musculatura esofagiana.

Anatomicamente o esôfago tem, em seu terço proximal, predomínio de musculatura estriada, no seu terço distal, predomínio de musculatura lisa e no seu terço médio, uma mistura dos dois.

Excetuando-se os benzodiazepínicos, todas as outras drogas, incluindo a n-butilescopolamina (hioscina), comum em nosso meio, teriam efeito exclusivo na musculatura lisa, portanto poderiam ser benéficas em CEs mais distais.

Depois da seleção dos dois artigos com melhor desenho, num total de 25 artigos analisando o uso da n-butilescopolamina (hioscina) IV, viu-se que ainda não há nível evidência que suporte o uso deste medicamento.[9-10]

Outro medicamento bastante estudado é o glucagon que tem os vômitos como seu efeito colateral mais comum e ainda é considerada uma droga cara, com custo aproximado de US 70,00 por ampola de 1 mg.[11] A posição atual da ASGE com relação ao uso desta droga em impactação alimentar é que seu uso é aceitável por ser uma droga segura, mas estudos prospectivos e randomizados ainda são necessários para uma recomendação com nível de evidência maior.[12]

MOMENTO DA ENDOSCOPIA

Pacientes com obstrução esofagiana completa e incapacidade de manejar as secreções, aqueles com baterias ou objetos pontiagudos impactados no esôfago certamente devem ser submetidos à endoscopia digestiva o mais rápido possível. A proteção de vias aéreas com entubação orotraqueal ou uso de *overtubes* pode ser necessária, já que muitas vezes não temos um tempo de jejum suficiente para que o estômago esteja vazio.[12] Nas outras situações, a endoscopia deve ser realizada dentro das primeiras 24 horas já que, após este tempo, aumenta-se o risco de complicações, incluindo as perfurações, e reduz-se a taxa de sucesso da terapia endoscópica (Quadro 30-1).[13,14]

SITUAÇÕES ESPECÍFICAS

Impactação de bolo alimentar

Como já mencionamos anteriormente, é o evento mais comum de impactação em adultos. Em menos de 20% dos casos, ocorre resolução espontânea ou após administração de relaxantes musculares. Como este número reflete uma minoria, conclui-se que não se deve aguardar muito para realizar a endoscopia terapêutica, principalmente nos pacientes muito sintomáticos.[15] Na grande maioria das vezes é possível identificar um fator de risco, como anéis, estenoses ou compressões extrínsecas.[16] Além disso, a prevalência de esofagite eosinofílica é bem alta, chegando a 54% em alguns estudos.[17]

Alguns autores há anos sugeriam que fossem usadas enzimas proteolíticas, mais especificamente a papaína como agente capaz de "dissolver" o bolo alimentar e, então, desobstruir o esôfago. Apesar de uma boa taxa de sucesso, as complicações, por vezes fatais, como pneumonites químicas e perfurações, contraindicam o seu uso atualmente.[18] O mesmo raciocínio pode ser aplicado quando considera-se o uso de substâncias efervescentes e/ou gasosas.[19]

O tratamento endoscópico é mais fácil quando feito mais precocemente. Em impactações prolongadas, por mais de 12 horas, é comum que o bolo alimentar já esteja bastante amolecido, impedindo sua retirada em bloco, o que dificulta a abordagem, muitas vezes obrigando o endoscopista realizar múltiplas entradas com o aparelho para sua retirada em fragmentos.

Tradicionalmente, a técnica endoscópica mais aceita é a retirada do bolo alimentar. Entretanto, diversos estudos mostram que empurrar gentilmente o bolo alimentar com a ponta do aparelho em direção ao estômago, ainda que haja alguma patologia obstrutiva, tem uma taxa de sucesso alta, em torno de 97% com uma taxa de complicações baixa, sendo considerado hoje, um procedimento seguro.[19,20]

Nos casos em que há diagnóstico de estenoses de esôfago com indicação de dilatação endoscópica, é seguro realizar o procedimento no mesmo momento, caso a impactação não seja prolongada e não haja grandes danos na mucosa, causados pela presença do CE (Fig. 30-3).

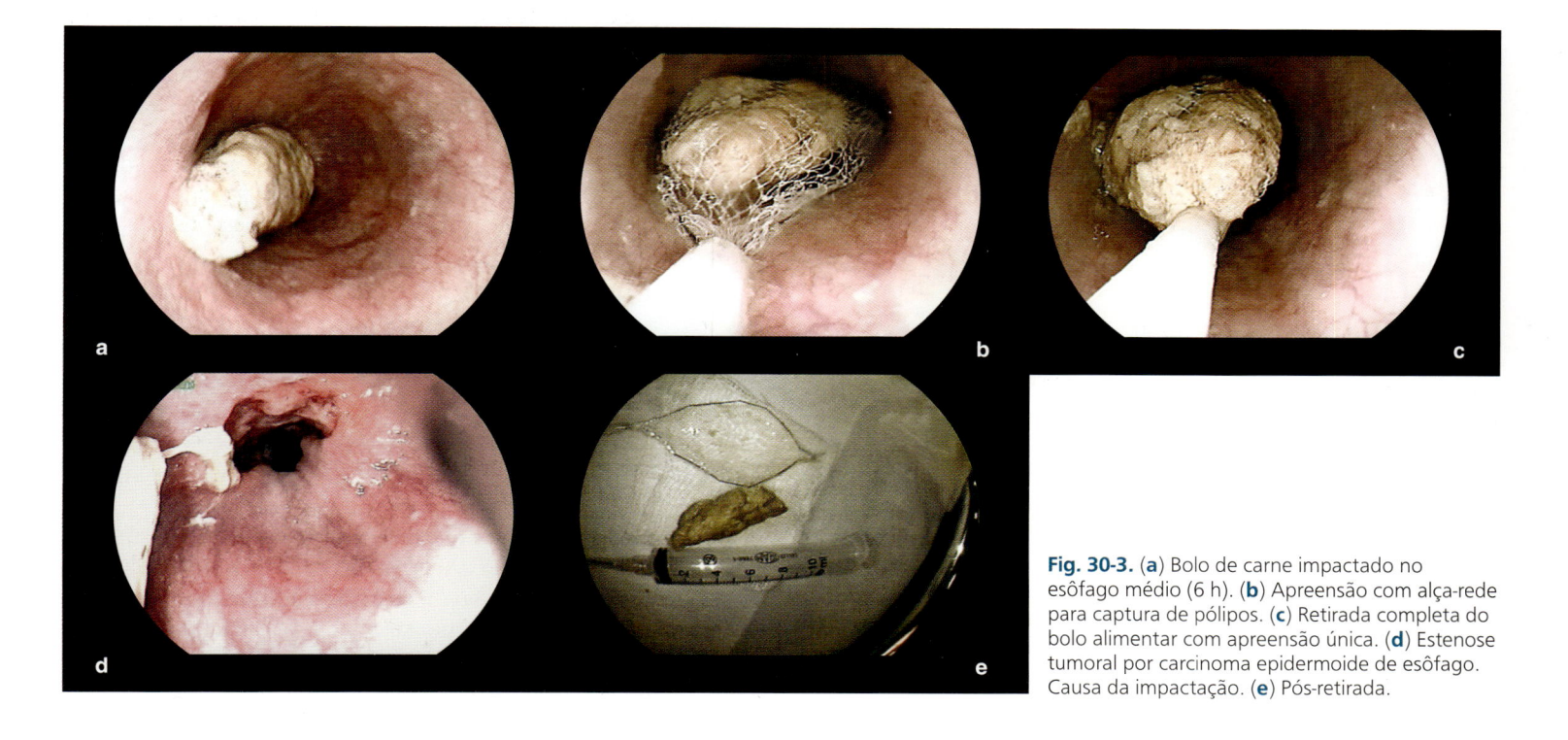

Quadro 30-1. Tipos de endoscopia

Endoscopia em caráter de urgência	Obstrução esofagiana completa (dificuldade de manejo de secreções)
	Baterias impactadas no esôfago
	Objetos puntiagudos impactados no esôfago
Endoscopia em caráter de emergência	CEs não pontiagudos impactados no esôfago
	Ímãs impactados no esôfago
	Bolo alimentar impactado, sem obstrução completa
Endoscopia "eletiva"	Moedas em pacientes assintomáticos
	Observação 12-24 horas

Fig. 30-3. (**a**) Bolo de carne impactado no esôfago médio (6 h). (**b**) Apreensão com alça-rede para captura de pólipos. (**c**) Retirada completa do bolo alimentar com apreensão única. (**d**) Estenose tumoral por carcinoma epidermoide de esôfago. Causa da impactação. (**e**) Pós-retirada.

Ingestão de moedas

É o evento mais comum em crianças. Feito o diagnóstico de impactação, a passagem espontânea posterior das moedas acontece em cerca de 1/3 dos casos. Um período de observação de 8 a 16 horas naqueles com pouco sintomas pode evitar alguns procedimentos endoscópicos, reduzindo, assim, os riscos da endoscopia, além dos riscos de uma anestesia geral com entubação orotraqueal nas crianças.[21] Quando impactadas no esfíncter superior ou logo abaixo, as moedas geralmente causam muitos sintomas, e a chance de resolução espontânea é baixa. O raciocínio inverso pode ser aplicado para moedas no esôfago distal.[21,22] Concluindo: moedas impactadas no esôfago cervical devem ser abordadas mais precocemente.[21,22]

Ingestão de baterias

Em cerca de 62% dos casos as baterias ingeridas por crianças, são retiradas de dentro do seu local de uso, seja ele um brinquedo, um controle remoto ou qualquer outro aparelho eletrônico. Nos adultos, o evento é mais comum após a 6ª década de vida e muitas vezes são confundidas com comprimidos.[22] As baterias dos aparelhos auditivos são as mais ingeridas pelos adultos.

A melhor maneira de evitar a ingestão acidental é melhorar os compartimentos dos produtos em que as baterias ficam acondicionadas, tornando mais difícil sua abertura.

De 1985 a 2009 dados do *National Poison Data System* nos EUA mostram um aumento de 6,7 vezes no número de acidentes com ingestão de baterias. Também houve um aumento importante no percentual de ingestão de baterias com mais de 20 mm de diâmetro de 1 para 18% ao longo deste período. Os casos mais graves e os fatais são mais comuns em crianças com menos de 4 anos e com ingestão de baterias consideradas grandes, ou seja, com mais de 20 mm.

A impactação de baterias no esôfago é uma emergência médica, e a recomendação atual é que em, no máximo, 2 horas o CE seja removido.[23]

As lesões acontecem por quatro mecanismos básicos:

1. Intoxicação por metais pesados. Incomum, pois não há mais baterias de mercúrio no mercado.
2. Vazamento de conteúdo alcalino.
3. Efeito mecânico compressivo sobre tecidos adjacentes.
4. Lesão por corrente eletrolítica que gera hidrólise dos fluidos teciduais com produção de hidróxido.

Este último fator, sem dúvida o mais importante, acontece sempre no polo negativo da bateria, onde geralmente há o maior dano tecidual, que pode estender-se até dias depois da remoção do CE. Por depender da corrente elétrica gerada, baterias novas são responsáveis por danos maiores.

Atualmente as baterias de diâmetro maior são compostas de lítio e para reconhecer este e outros tipo de bateria, já que a maioria das vezes não se tem a informação antes do momento da ingestão, basta ver as especificações na embalagem ou no produto utilizado.

Todas as baterias são codificadas com duas letras, sendo CR o código do lítio e quatro números, sendo os dois primeiros a medida de diâmetro em milímetros, e os dois últimos a altura, também em milímetros com uma casa decimal.

Assim uma inscrição CR2032, por exemplo, significa que trata-se de uma bateria de lítio com 20 mm de diâmetro e 3,2 mm de altura.

Reafirmando, a remoção endoscópica de baterias no esôfago é sempre recomendada imediatamente e deve-se evitar uso, às cegas, de sondas imantadas, pois o aspecto endoscópico é importante para definir o prognóstico do paciente.

Ingestão de ímãs

A ingestão de um ímã não requer nenhum cuidado especial se for possível afirmar que foi o único CE ingerido. O risco existe e é considerável, caso dois ímãs ou um ímã e alguma outra estrutura metálica for ingerida em conjunto. Neste casos, a força de atração entre os dois objetos pode encarcerar a parede de uma alça entre eles e criar perfurações e fístulas. Existem, inclusive, protótipos de *kits* compostos por ímãs que causam intencionalmente estas fístulas em casos de necessidade de gastrojejunoanastomose em pacientes com obstruções gástricas.[24] Portanto ímãs também devem ser removidos logo que possível, especialmente quando múltiplos.

ESOFAGITE EOSINOFÍLICA (EE)

Historicamente, a incidência de impactações alimentares aumentou cerca de 7 vezes entre 2002 e 2009. Acredita-se que tal fato tenha relação com o aumento da incidência de EE. Alguns estudos mostram que mais de 50% dos casos de impactação têm relação com este diagnóstico que provavelmente ainda é subestimado já que biópsias de esôfago são feitas em menos de 30% dos casos. Ainda assim, é possível afirmar que a EE é considerada o maior preditor independente de impactações alimentares repetidas.[16]

Nos últimos anos, diversos estudos têm sido publicados com critérios diagnósticos para EE bem variados, além de protocolos de biópsias também muito distintos.[25]

Na tentativa de uniformizar o conhecimento, em 2007, os participantes do "First International Gastrointestinal Eosinophil Research Symposium" (FIGERS) determinaram os critérios necessários para o diagnóstico de EE, realizando biópsias de esôfago proximal e distal:[26]

Sintomas clínicos de disfunção esofagiana associados a:

- Quinze ou mais eosinófilos por campo de grande aumento.
- Ausência de resposta histológica em 6-8 semanas de bloqueador de bomba de prótons em dose alta (2 mg/kg/dia) ou pHmetria normal.

Devemos, portanto, estar atentos a este diagnóstico e nunca deixar de realizar biópsias de esôfago em todos os casos de impactação alimentar.

ACESSÓRIOS ENDOSCÓPICOS

O sucesso na retirada endoscópica de CE está relacionada com a experiência do endoscopista, mas está vinculado também ao armamentário disponível no momento do exame. Pinças de biópsia convencionais não devem ser usadas por não terem força de apreensão suficiente, e acessórios especialmente desenvolvidos para a tarefa são imprescindíveis. É o caso das pinças de corpo estranho que têm tamanhos, graus de abertura e formatos variados (dente de rato, jacaré ...). Com estas pinças e alças de polipectomia convencionais é possível resolver a maioria dos casos.

Em algumas situações especiais como CEs esféricos e lisos, os *baskets* e as pinças com três (tipo tripé) ou mais hastes podem ser utilizados.

Baterias e pequenos CEs são mais facilmente recuperados com redes.[27]

Sempre que for preciso retirar CEs longos e/ou pontiagudos, a pega deve ser feita em uma das extremidades, obviamente a menos traumática para a mucosa e o CE retirado, de forma que seu maior eixo esteja alinhado com o eixo esofagiano. Em algumas situações, quando não é segura a retirada de um CE em uma determinada posição, pode ser necessário levá-lo até o estômago e, assim, conseguir uma pega em uma posição mais favorável para retirada atraumática (Fig. 30-4).

Como forma de proteger a mucosa esofagiana de CEs que podem causar algum trauma, podemos lançar mão de *caps* ajustáveis às pontas dos aparelhos ou ainda a um *cap* longo e flexível feito em látex, em formato de sino ou capuz (hood, em inglês) que na introdução do aparelho se molda de forma invertida ao corpo do mesmo e na retirada se everte recobrindo o corpo estranho (Fig. 30-5).[28]

O uso de *overtubes* também é uma opção, no entanto, nos últimos anos vem perdendo popularidade. Existem várias descrições de complicações na passagem do acessório, como lacerações, sangramento e perfuração esofagiana. Ainda assim pode ser útil em alguns casos em que é preciso proteger a via aérea, além da mucosa esofagiana ou em situações em que sejam necessárias múltiplas introduções e retiradas do aparelho em um mesmo procedimento (Fig. 30-6).[28,29]

COMPLICAÇÕES

Várias complicações decorrentes da ingestão de CEs estão descritas como abscessos na região cervical 8, paralisia de nervo laringeo recorrente, perfurações, pneumotórax, pneumomediastino, fistulas, incluindo as esofagoarteriais, causadoras de hemorragia maciça e até óbito.[23,30] Dentre as características estudadas como fatores de risco para perfuração esofagiana, os dois dados mais significativos são a impactação prolongada por mais de 24 horas e a dor torácica contínua.[31]

O julgamento adequado do endoscopista deverá protegê-lo dos riscos de complicação relacionado com o procedimento. Na maioria dos casos é possível realizar o procedimento sob sedação consciente, mas, por vezes, a figura do anestesista pode ser necessária. Lembre-se que sempre existirão situações em que a endoscopia flexível não será capaz de resolver o caso, e a conduta mais prudente é encaminhar o paciente à cirurgia ou a métodos alternativos, como a endoscopia rígida (Fig. 30-7).

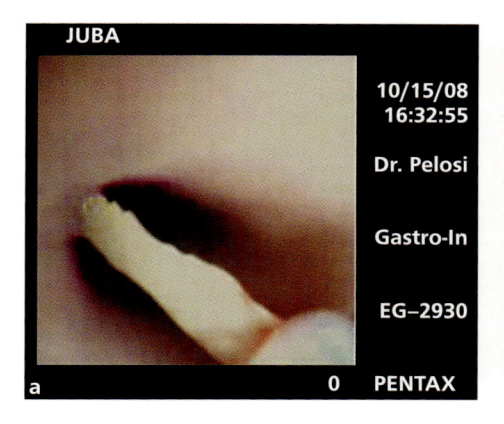

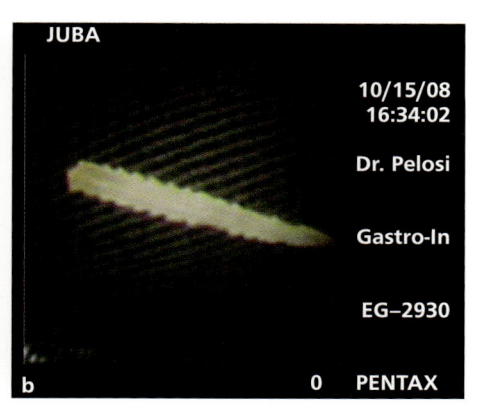

Fig. 30-4. (**a**) Espinha de peixe. Apreensão em sua extremidade para retirada, mantendo eixo paralelo ao eixo esofagiano. (**b**) Espinha retirada.

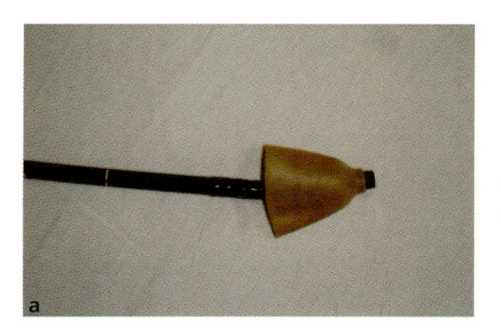

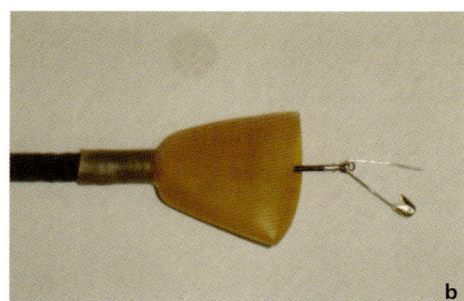

Fig. 30-5. (**a**) Capuz *(hood)* evertido sobre o corpo do endoscópio. (**b**) Inversão do *hood*, recobrindo o corpo estranho e protegendo a parede esofagiana.

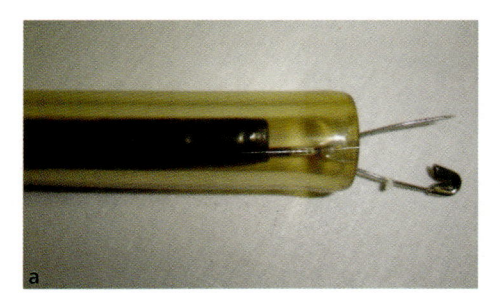

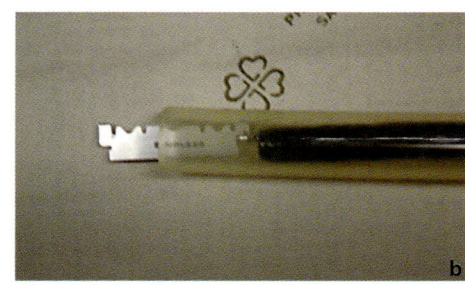

Fig. 30-6. *Overtube*. (**a**) Opção para retirada de objetos pontiagudos. (**b**) Opção para retirada de objetos cortantes.

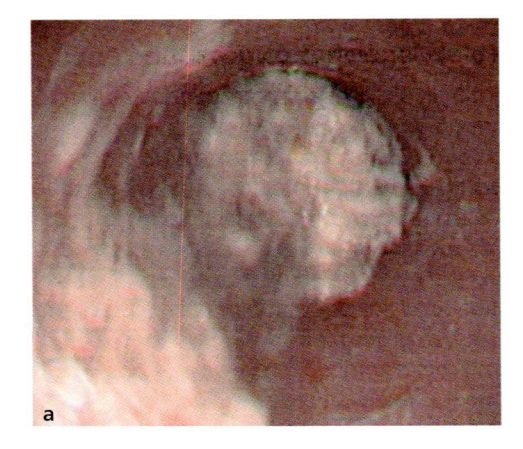

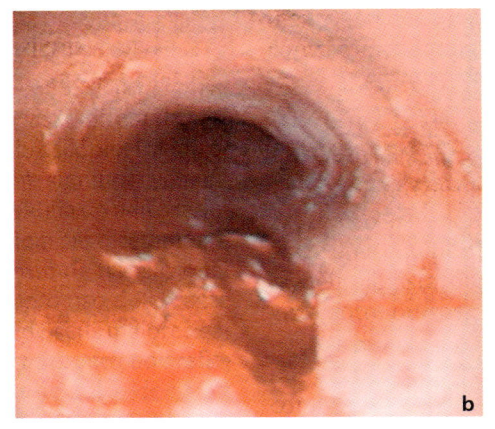

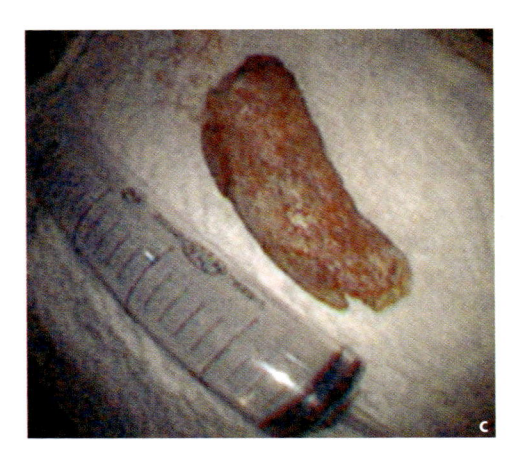

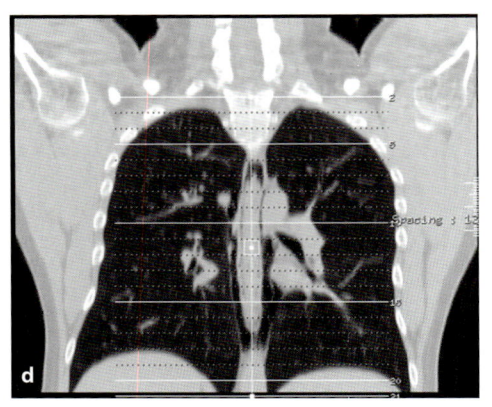

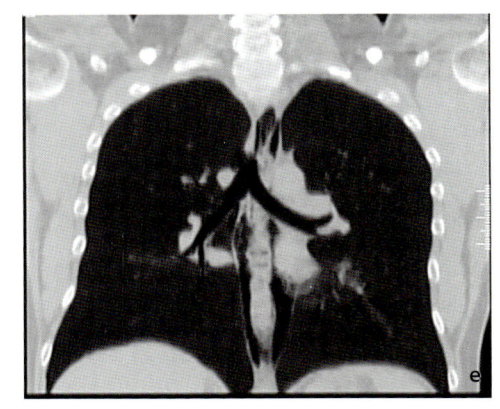

Fig. 30-7. (**a**) Bolo alimentar impactado por mais de 48 horas no esôfago médio. (**b**) Grande laceração após retirada com alça. (**c**) Pós-retirada com alça de polipectomia. (**d** e **e**) Imagens tomográficas após retirada do bolo alimentar e laceração. Note o evidente pneumomediastino formado.

REFERÊNCIAS BIBLIOGRÁFICAS

1. Brauner E, Lapidot M, Kremer R et al. Aberrant right subclavian artery. suggested mechanism for esophageal foreign body impaction: case report. World J Emerg Surg 2011;6:12.
2. Carp L. Foreing Bodies in the intestine. Ann Surg 1927;85:575-91.
3. Sperry SLW, Crockett SD, Miller B et al. Esophageal foreign.body impactions: epidemiology, time trends, and the impact of the increasing prevalence of eosinophilic esophagitis. Gastrointest Endosc 2011 Nov.;74(5):985-91.
4. Zameer M, Kanojia RP, Thapa BR et al. Foreign body oesophagus in a neonate: A common occurrence at an uncommon age. African J Pediatr Surg 2010;7:114-16.
5. Connoly AA, Birchall M, Walsh-Waring GP. Ingested foreing bodies: patient guided localization is a useful clinical tool. Clin Otolaryngol 1992;17:520-24.
6. Ngan JH, Fok PJ, Lai EC et al. A prospectivestudy on fish bone ingestion. Experience of 358 patients. Ann Surg 1990;211:459-62.
7. Salisu AD. Metallic foreign body in esophagus: Are multiple radiographs necessary? Ann Afric Med 2010;9:73-76.
8. Yang SW, Chen T, Chen TA. Migrating fish bone complicating a deep neck abscess. Chang Gung Med J 2005;28(12):872-75.
9. Basavaraj S, Penumetcha KR, Cable HR et al. Buscopan in oesophageal food bolus: is it really effective? Eur Arch Otorhinolaryngol 2005;262:524-27.
10. Thomas L, Webb C, Duvv S et al. Is buscopan effective in meat bolus obstruction? Clin Otolaryngol 2005;30:183-85.
11. Ferguson DD, Ward EM, Raimondo M. The use of glucagon in acute esophageal food impaction (EFI): how often does it work? Am J Gastroenter 2003;98(9), Suppl.
12. Guideline: management of ingested foreign bodies and food impactions. Gastrointes Endosc 2011;73(6):1085-91.
13. Loh KS, Tan LK, Smith JD et al. Complications of foreign bodies in the esophagus. Otolaryngol Head Neck Surg 2000;123:613-16.
14. Park JH, Park CH, Park JH. Review of 209 cases of foreign bodies in the upper gastrointestinal tract and clinical factors for successful endoscopic removal. Korean J Gastroenterol 2004;43:226-33.
15. Sharma P, Rathgaber S. Retrospective analysis of the treatment of esophageal food impaction in a community gastroenterology practice. Am J Gastroenterol 2003;98:(9), Suppl.
16. Longstreth GF, Longstreth KJ, Yao JF. Esophageal food impaction: epidemiology and therapy. A retrospective, observational study. Gastrointest Endosc 2001;53:193-98.
17. Desai TK, Stecevic V, Chang CH et al. Association of eosinophilic inflammation with esophageal food impaction in adults. Gastrointest Endosc 2005;61:795-801.
18. Cavo Jr JW, Koops HJ, Gryboski RA. Use of enzymes for meat impactions in the esophagus. Laryngoscope 1977;87:630-34.
19. Lee J, Anderson R. Effervescent agents for oesophageal food bolus impaction. Emerg Med J 2004;21:333-38.
20. Vicari JJ, Johanson JF, Frakes JT. Outcomes of acute esophageal food impaction: success of the push technique. Gastrointest Endosc 2001;53(2):178-81.
21. Ping CT, Nunes CA, Guimarães GR et al. Accidental ingestion of coins by children: management of the ENT Department of João XXIII Hospital. Rev Bras Otorrinolaringol 2006;72(4):470-74.
22. Litovitz T, Whitaker N, Clark L. Preventing battery ingestions: an analysis of 8648 cases. Pediatrics 2010;125:1178-83.
23. Litovitz T, Whitaker N, Clark L et al. Emerging battery-ingestion hazard: clinical implications. Pediatrics 2010;125:1168-77.
24. van Hooft JE, Vleaggaar FP, Le Moine O et al. Endoscopic magnetic gastroenteric anastomosis for palliation of malignant gastric outlet obstruction: a prospective multicenter study. Gastrointest Endosc 2010 Sept.;72(3):530-35.
25. Sperry SLW, Shaheen NJ, Dellon ES. Toward uniformity in the diagnosis of Eosinophilic Esophagitis (EoE): the effect of guidelines on variability of diagnostic criteria for EoE. Am J Gastroenterol 2011;106(5):824-32.
26. Furuta GT, Liacouras CA, Collins MH et al. Eosinophilic esophagitis in children and adults: a systematic review and consensus recommendations for diagnosis and treatment. Gastroenterology 2007;133:1342-63.
27. Tierney WM. Asge Technology Committee. Endoscopic retrieval devices. Gastrointest Endosc 2009;69(6):997-1003.
28. Bertoni G, Sassatelli R, Conigliaro R et al. Simple latex protector hood for safe endoscopic removal of sharp.pointed gastroesophageal foreign bodies. Gastrointest Endosc 1996;44(4):458-61.
29. Wells CD, Fleischer DE. Overtubes in gastrointestinal endoscopy. Am J Gastroenterol 2008;103:745-52.
30. Sutcliffe RP, Rohatgi A, Forshaw MJ et al. Recurrent laryngeal nerve palsy due to impacted dental plate in the thoracic oesophagus: case report. World J Em Surg 2007 Nov. 12;2:30.
31. Kim JH, Lee Y, Lee KM et al. Analysis of risk factors of esophageal perforation in patients with esophageal foreign bodies. Gastrointest Endosc 2009;69(5).

CAPÍTULO 31

DIVERTÍCULOS ESOFÁGICOS E FARINGOESOFÁGICOS

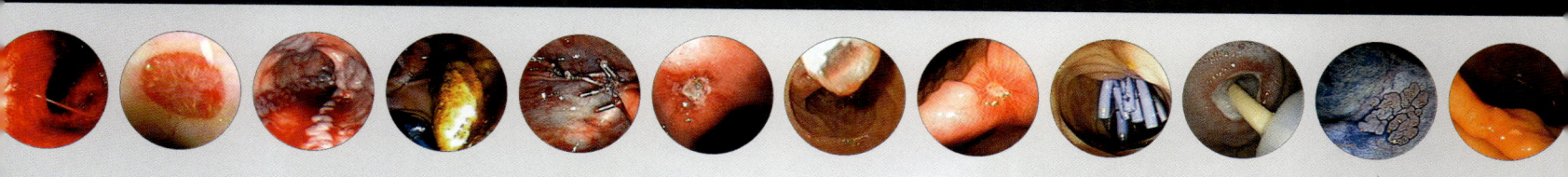

RICARDO SATO UEMURA • FÁBIO YUJI HONDO • PAULO SAKAI

INTRODUÇÃO

Os divertículos esofágicos são formações saculares ou receptáculos ocasionados pela protrusão de uma ou mais camadas da parede esofágica. As primeiras descrições datam do século passado, devendo-se a Rokitanski (1840), Zenker e Von Ziensen (1878) a primazia dos relatos mais detalhados e, em particular, a Ludlow (1764) sobre o divertículo faringoesofágico.[13,21,31] Quase todos os divertículos são adquiridos e classificados conforme o local de ocorrência, a sua constituição e o mecanismo de formação. Os divertículos verdadeiros são formados por todas as camadas da parede esofagiana, incluindo a mucosa, submucosa e muscular, enquanto os divertículos falsos contêm a mucosa e submucosa. Os divertículos esofágicos são classificados de acordo com a sua localização em divertículo faringoesofágico, torácico superior, médio (mesoesofágico) e inferior (epifrênico). Em relação a sua etiopatogenia são divididos em divertículos de tração e pulsão.

A incidência dos divertículos do esôfago é pequena, e os de pulsão foram detectados em 0,045% dos exames radiológicos, segundo Wheeler (1947),[29] com predomínio na 5ª década de vida, e 2 vezes mais frequentes nos homens do que nas mulheres. Por outro lado, os divertículos faringoesofágicos, embora raros, foram encontrados em 0,11% de 20.000 exames radiológicos estudados pelo mesmo autor.

Os divertículos torácicos do esôfago superior e inferior (de pulsão), pelo mecanismo de formação, sendo constituídos pelas camadas mucosa, submucosa e algumas fibras musculares remanescentes, são falsos divertículos. A localização é mais frequente no esôfago inferior, atingindo tamanhos grandes; podendo ser múltiplos; também são denominados epifrênicos.

Em geral, estão associados a outras afecções do esôfago com alterações motoras, tais como megaesôfago, hérnia de hiato e espasmo esofagiano difuso do esôfago.

O divertículo torácico do esôfago médio (mesoesofágico) é uma entidade rara com uma prevalência desconhecida, principalmente, por não apresentarem sintomas. A maioria dos divertículos é achada incidentalmente durante uma endoscopia ou um exame radiológico. Tradicionalmente, os divertículos mesoesofágicos eram considerados como divertículos de tração decorrentes de doenças mediastinais, como a tuberculose ou histoplasmose, onde a inflamação e linfadenopatias causam a tração da parede esofágica. Entretanto, estudos recentes utilizando a manometria e fluoroscopia indicam que os divertículos mesoesofágicos são causados por distúrbios da motilidade esofágica. Em particular, os trabalhos sugerem que o espasmo difuso ou o aumento do tônus do esôfago distal associado a uma peristalse normal ou hiperativa resultam num aumento da pressão do esôfago médio, formando o divertículo.

O divertículo faringoesofágico (DFE) não pertence ao esôfago anatomicamente, porém sua localização na transição entre faringe e esôfago cervical, e a destacada importância clínica, justificam seu estudo no mesmo contexto. Os divertículos faringoesofágicos são o Zenker e o Killian-Jamieson.

O divertículo de Killian-Jamieson é um raro divertículo faringoesofágico. Em decorrência da falta de familiaridade com esta rara entidade, o divertículo de Killian-Jamieson é frequentemente diagnosticado como divertículo de Zenker. Apesar do divertículo de Killian-Jamieson e do divertículo de Zenker se originarem próximo ao segmento faringoesofágico, os dois tipos de divertículos são anatomicamente distintos. O divertículo de Killian-Jamieson se origina por um espaço no músculo na parede anterolateral do esôfago cervical inferior ao músculo cricofaríngeo e superior ao músculo longitudinal do esôfago, enquanto o Zenker é formado numa área de fragilidade, conhecida como triângulo de Killian, localizado na parede posterior, inferior ao músculo constritor inferior da faringe e acima do músculo cricofaríngeo (Fig. 31-1).[12,22] O diagnóstico diferencial entre o divertículo de Zenker do Killian-Jamieson é realizado pelo exame contrastado do esôfago, identificando o divertículo de Zenker se originando da parede posterior do esôfago e o Killian-Jamieson da parede anterolateral.

Postlethwait,[18] em levantamento de 2.183 casos coletados de divertículos, refere 63,1% de faringoesofágicos, 16,5% de mesoesofágicos e 20,4% de epifrênicos. No Serviço de Cirurgia do Esôfago do Hospital das Clínicas da Faculdade de Medicina da Universidade de São Paulo, o divertículo faringoesofágico constitui 2,8% dos pacientes internados com disfagia e 2% dos que apresentam afecção esofágica.[3]

Outra característica relaciona-se com a ocorrência predominante do sexo masculino, na proporção de 2:4, no divertículo faringoesofágico, e de 2:1, nos esofágicos de pulsão. Quanto à raça, há referências na literatura de que o divertículo não é encontrado em indivíduos negros; entretanto, tem sido descrito por outros autores e também em nosso meio, reconhecendo-se nítida preponderância em brancos.[3,10,18]

Os divertículos intramurais são também bastante raros e se caracterizam por pequenos receptáculos (1 a 4 mm) contidos nas camadas mucosa e submucosa, ao longo do esôfago, e suas primeiras descrições e estudos se devem a Mendl et al.,[14] Boyd et al.[2] Considerando sua localização intramural, portanto sem exteriorização através da parede do esôfago, foi sugerida a denominação pseudodivertículo intramural, como mais apropriada.[26] O estudo anatomopatológico das peças ressecadas demonstra dilatações dos ductos excretores das glândulas de muco que se situam na submucosa, com reação inflamatória adjacente. Provavelmente, o rompimento destes ductos daria formação às pequenas depressões na mucosa.

QUADRO CLÍNICO

A sintomatologia dos pacientes portadores de divertículo de esôfago é variável confome seu tipo. Geralmente, os divertículos mesoesofágicos são assintomáticos graças ao pequeno tamanho. Porém, os sintomas mais comuns são disfagia e regurgitação. Estes divertículos podem complicar quando eles aumentam de tamanho, ocasionando inflamação, fístulas brônquicas, pleurais e até aórtica, evoluindo com hemorragia maciça. Outra complicação rara é a formação de carcinoma no divertículo.

Os divertículos de pulsão do esôfago, de localização superior ou inferior (epifrênicos), apresentam sintomas variados e, de modo geral, estão relacionados com o de tamanhos maiores. Queixas de desconforto ou dor retroesternal, regurgitações e disfagia são relatadas.

Por outro lado, deve-se ressaltar que estes divertículos podem estar associados a outras afecções do esôfago e do sistema digestivo alto, bem como as cardiorrespiratórias e os sintomas podem ser confundidos, razão pela qual o estudo propedêutico deve ser realizado, adequadamente, por anamnese e por exames complementares, para orientar o tratamento correto.

O divertículo faringoesofágico, também de pulsão, se destaca de modo especial do ponto de vista clínico, pois sua manifestação é exuberante, com repercussões importantes quanto à deglutição e complicações. Assim sendo, alguns sintomas vagos, como desconforto, sensação de corpo estranho e de secreção mucoide na hipofaringe, são referidos na fase inicial, enquanto o divertículo é pequeno. À medida que cresce, queixas importantes surgem, como ruído à deglutição, regurgitações, tosse e disfagia alta, que se acentuam conforme se alimenta, pois em divertículos maiores a repleção progressiva comprime o esôfago cervical, provocando obstrução. Como esta afecção tem incidência predominante na sexta década, com o decorrer dos anos a dificuldade gradual de deglutição leva a emagrecimento e desnutrição crônica. Este quadro clínico é muitas vezes agravado pelos episódios de aspiração por ocasião das regurgitações, levando a bronquites, bronquiectasias e até abscessos pulmonares.[19]

A queixa principal dos portadores de divertículo intramural é a disfagia, geralmente de longa data, na maioria dos casos, e cerca de 80%, apresentando afecções concomitantes do esôfago como as estenoses pépticas, em geral, decorrentes da doença do refluxo gastroesofágico.[26]

ASPECTO ENDOSCÓPICO

A confirmação da presença do divertículo esofágico deve ser feita de preferência pelo exame radiológico contrastado; entretanto, como na maioria é assintomático, sua descoberta é feita por ocasião do estudo do trato digestivo alto e das afecções associadas do esôfago, tais como megaesôfago, estenose do esôfago, hérnia do hiato e espasmo difuso do esôfago.

Portanto, no diagnóstico diferencial da regurgitação e da disfagia, o exame radiológico é fundamental para evidenciarem-se divertículos pequenos ou grandes, localização, número, retenção de material de contraste e compressão do esôfago (Fig. 31-2).

Mais recentemente, em decorrência do enorme progresso do método endoscópico desde a década de 1970, com o advento e grande aceitação dos endoscópios flexíveis de visão frontal, que permitem avaliação sistemática do esôfago, estômago e duodeno, os exames radiológicos foram gradativamente relegados para segundo plano.[11]

Por outro lado, além da importância que o exame endoscópico passou a ter no diagnóstico das afecções do trato digestivo, a técni-

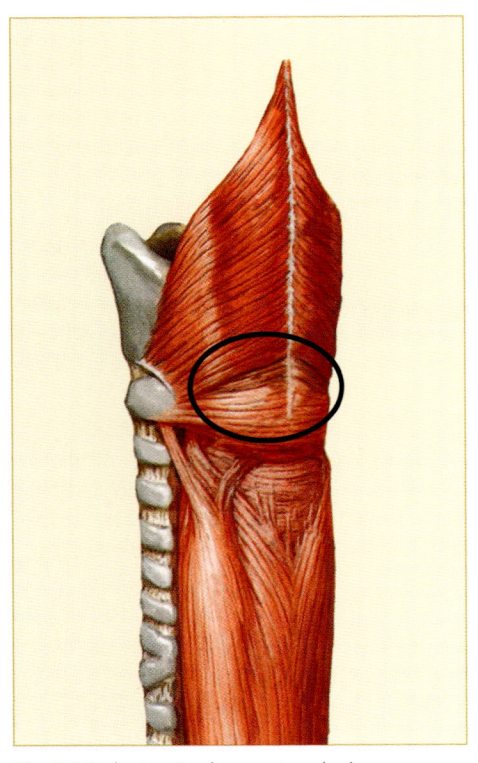

Fig. 31-1. Ilustração demonstrando área denominada "triângulo de Killian".

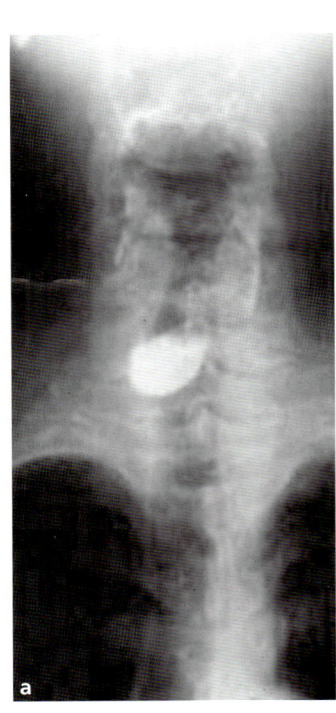

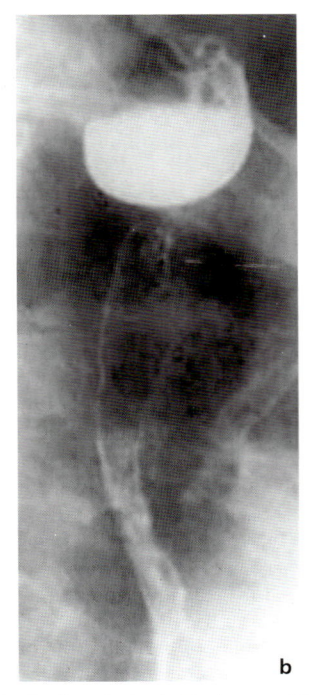

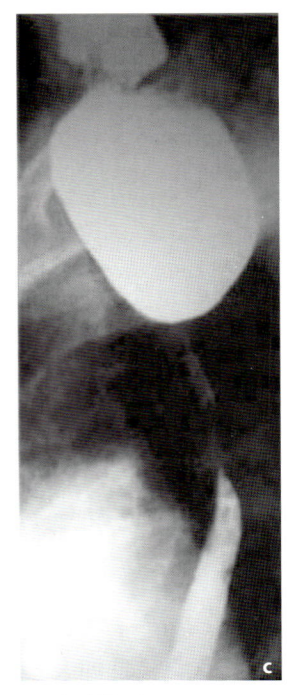

Fig. 31-2. (a-c) Radiografia contrastada de divertículo de Zenker em diferentes incidências.

ca endoscópica utilizada com insuflação intermitente ou contínua de ar durante o exame é a principal vantagem para a detecção dos divertículos.

Assim sendo, pequenos ou grandes recessos com colo largo podem ser verificados quanto ao aspecto da mucosa e, por vezes, a presença de resíduos alimentares retidos pode ser observada naqueles com colo estreito ou em divertículos maiores. Além da inspeção, biópsias são efetuadas para diagnóstico diferencial entre processo inflamatório e neoplasia maligna.

Da mesma forma que no estudo radiológico, o exame endoscópico permite definir a localização, o tamanho, o número e, também, afecções concomitantes que frequentemente são as responsáveis pelas queixas e pelos sintomas do que propriamente pela presença do divertículo.

Ênfase deve ser assinalada no que concerne às complicações do exame endoscópico, pois ainda persiste o temor das perfurações do esôfago em pacientes com divertículo, sobretudo na época em que a esofagoscopia era praticada de rotina com tubos rígidos. O conhecimento prévio da presença do divertículo através do exame radiológico contrastado era imprescindível, constituindo-se fator de risco importante ou até contraindicação.

Atualmente, com a técnica da visão frontal, insuflação de ar e devidos cuidados, os divertículos faringoesofágicos e do esôfago são detectados com facilidade e examinados com segurança.

Os divertículos do esôfago torácico, quer seja de pulsão ou tração, podem ser identificados com facilidade e, conforme suas características, devem ser avaliados quanto à presença de erosões ou ulcerações, processos neoplásicos e retenções alimentares.

O estudo adequado se justifica no sentido de que divertículos de tração assintomáticos e mesmo os de pulsão assintomáticos não carecem necessariamente de tratamento cirúrgico.

Outra função importante do exame endoscópico é a detecção de outras afecções associadas do esôfago, como a esofagite, hérnia do hiato, estenose, concomitância de outros divertículos, megaesôfago, bem como doenças que afetam o estômago e o duodeno.

A avaliação endoscópica adequada do divertículo faringoesofágico é feita desde que o exame seja precedido de um estudo radiológico contrastado. Entretanto, na atualidade, a maioria deles é constatada no momento do exame endoscópico, de maneira casual quando assintomáticos, e sua presença é confirmada quando os pacientes apresentam queixas sugestivas.

Nestas condições, o exame endoscópico deve ser conduzido de modo criterioso, pois alguns divertículos pequenos e assintomáticos podem passar despercebidos; em outras circunstâncias, a passagem do endoscópio para o esôfago é dificultada, e manobras intempestivas podem provocar perfuração. Quando existem queixas condizentes e o divertículo já é evidente pelo seu tamanho, a investigação endoscópica é mais segura, pois há tendência natural para a entrada do aparelho no divertículo com a identificação do fundo de saco quando vazio, e mais frequentemente o encontro de resíduos alimentares.

O estudo endoscópico no divertículo faringoesofágico é importante, do ponto de vista clínico, pela necessidade de esclarecer suas características quanto ao tamanho, forma, aspecto da mucosa relacionadas com processo inflamatório e eventual concomitância de neoplasia maligna.[30] Esta avaliação também deve incluir a verificação de outras afecções do esôfago, pois no tratamento do DFE sintomático a conduta é eminentemente cirúrgica e também endoscópica.

Do ponto de vista do exame endoscópico, a inspeção sequencial do DFE e do esôfago nem sempre é bem-sucedida como se espera, pois dificuldades ocorrem para a identificação do óstio correspondente à entrada do esôfago junto ao divertículo. Por outro lado, encontra-se, com frequência, resistência à introdução do endoscópio através do óstio esofágico em consequência do espasmo do músculo cricofaríngeo. Nestas circunstâncias, já é conhecida a técnica de introdução de pinça de biópsia ou de um fio-guia metálico através do óstio com a finalidade de orientar a entrada do aparelho.[10]

O aspecto endoscópico dos divertículos intramurais é caracterizado pela presença de múltiplos orifícios pequenos em comunicação com depressões rasas ou saculares ao longo do trajeto esofágico. Deve-se tomar o devido cuidado quando se trata de poucos divertículos, pois poderão passar despercebidos quando os óstios são diminutos ou quando não se atenta para a possibilidade desta entidade. A radiografia contrastada é mais adequada para o diagnóstico, apresentando-se com aspecto característico quase sempre associado a alguma alteração motora do esôfago ou a processo inflamatório, como a esofagite e a estenose.

TRATAMENTO DOS DIVERTÍCULOS MESOESOFÁGICOS E EPIFRÊNICOS

A maioria dos portadores de divertículos do esôfago é assintomática, sobretudo os mesoesofágicos, quando não complicados, ou de pulsão ainda pequenos, não carecendo, portanto, de alguma forma de tratamento específico.

Por outro lado, quando o divertículo é de tamanho considerável ou o paciente apresenta queixas importantes, como regurgitação, vômitos, tosse e complicações pulmonares por aspiração, dores retroesternais ou precordiais, assim como algumas das outras formas de complicação, o tratamento é essencialmente cirúrgico.[6,16]

Tendo em vista a concomitância frequente de outras afecções do esôfago, que na realidade poderão ser responsáveis pelos sintomas, o tratamento cirúrgico deve abranger os dois aspectos. Dessa forma, os divertículos são tratados com a diverticulectomia, podendo associar-se à miotomia e outro procedimento complementar, como a esofagogastrofundoplicatura, nos divertículos epifrênicos.[3,9,17,28]

Bak et al.[1] relataram pela primeira vez o tratamento endoscópico do divertículo mesoesofágico, colocando-se clipes metálicos no septo antes da secção do mesmo, evitando-se uma ampla separação da superfície de corte e consequente perfuração. Em 2004, Schubert et al.[27] descreveram a diverticulotomia endoscópica do esôfago médio sem a colocação de hemoclipes.

TRATAMENTO DO DIVERTÍCULO FARINGOESOFÁGICO

O tratamento do divertículo faringoesofágico é indicado para os pacientes sintomáticos, independentemente do tamanho da bolsa, podendo ser tratado cirúrgica ou endoscopicamente. O tratamento adequado diretamente dirigido é anormalidade motora responsável pela formação da bolsa.

A técnica cirúrgica comumente empregada é a miotomia cricofaríngea associada à ressecção do divertículo através do grampeamento cirúrgico (Fig. 31-3). Outro método cirúrgico pode ser a realização da diverticulopexia, suspendendo a bolsa, associado à miotomia cricofaríngea.

O tratamento endoscópico do divertículo faringoesofágico caracteriza-se fundamentalmente pela sua importância no alívio da disfagia, que é o principal e mais inconveniente dos sintomas.

Embora a técnica endoscópica tenha sido descrita e empregada inicialmente por Mosher (1917) e Seiffert (1937), consistindo na secção da parede entre o esôfago e o divertículo com emprego de instrumental rígido, ficou temporariamente abandonada após algumas complicações fatais ocorridas.[15,25] Mais tarde, coube a Dohlman e Mattson (1960) retomarem a técnica, com o emprego de um espéculo esofágico especialmente desenvolvido com fenda bilabiada na extremidade distal, para apreender e expor o septo entre a luz esofágica e a cavidade do divertículo.[4] Estes autores preconizaram também a secção do septo com o eletrocautério, pois antes era utilizada apenas a tesoura endoscópica, evitando, assim, hemorragias por vezes importantes (Fig. 31-4).

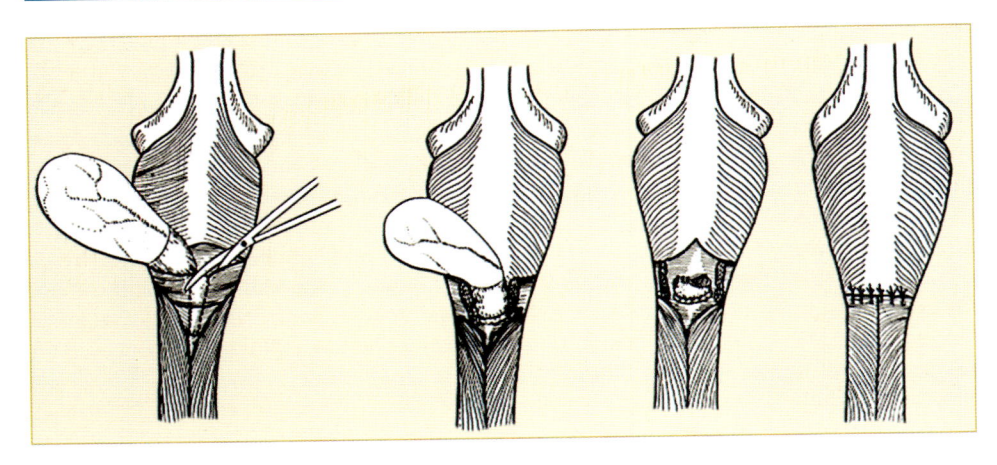

Fig. 31-3. Esquema ilustrativo do tratamento cirúrgico do divertículo faringoesofágico.

A eficiência do método endoscópico é comparável à do tratamento cirúrgico, a ponto de ser considerado como alternativa adequada para aqueles pacientes com elevado risco operatório. Na maioria dos casos, são indivíduos idosos, emagrecidos ou desnutridos, com problemas cardiopulmonares, hipertensos ou diabéticos, por vezes na vigência de broncopneumonia aspirativa.[7,10,23]

Tendo em vista o número limitado de médicos praticantes, na época, e a evolução progressiva do tratamento cirúrgico com bons resultados, novamente o método endoscópico foi relegado e praticamente esquecido.

Com o surgimento dos endoscópios flexíveis de fibras ópticas com visão frontal, por volta de 1970, e sua enorme difusão constatou-se que no exame de alguns pacientes portadores do DFE era possível identificar com clareza o septo entre o divertículo e o esôfago. Com base nas experiências da técnica endoscópica cirúrgica, Sakai,[24] em 1982, utilizando o fibroscópio, realizou com sucesso a eletrossecção do septo, pela primeira vez em nosso meio, com a denominação de diverticulotomia (Fig. 31-5).

A partir desta experiência bem-sucedida, tal modalidade de tratamento endoscópico foi adotada no Serviço de Endoscopia Gastrointestinal do Hospital das Clínicas da Faculdade de Medicina da Universidade de São Paulo, revivendo um método clássico que havia sido praticamente abandonado. Casuísticas expressivas do Serviço com bons resultados, traduzidos pelo desaparecimento da disfagia em 93%, foram apresentadas posteriormente, sendo o método novamente difundido paulatinamente.[10,11]

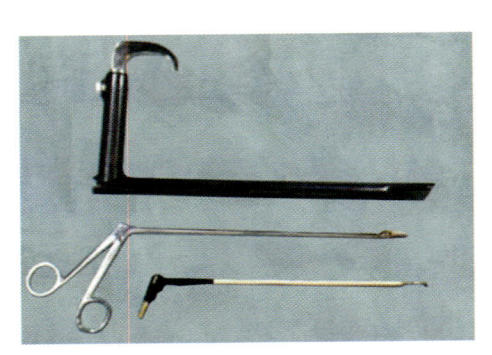

Fig. 31-4. Laringoscópios rígidos bilabiados.

TÉCNICA OPERATÓRIA

O procedimento endoscópico pode ser efetuado sob sedação profunda, porém, a anestesia geral e com entubação orotraqueal é recomendada sempre que possível pela maior segurança ao paciente e conforto ao operador.

A posição do paciente adotada para o procedimento é idêntica às endoscopias de rotina, isto é, decúbito lateral esquerdo, podendo-se mudá-la quando a exposição do septo não for conveniente, usando-se, às vezes, o decúbito dorsal.

Após sedação adequada, introduz-se o endoscópio sob visão direta por um dos seios piriformes, penetrando-se quase sempre diretamente no interior do divertículo, tomando-se o cuidado de aspirar o conteúdo líquido quando existente, a fim de evitar regurgitação e aspiração. Feita a inspeção sumária do divertículo, quanto ao aspecto da mucosa e seu tamanho, procura-se o orifício do esôfago no colo do divertículo.

Conforme o estado de relaxamento muscular conseguido pela sedação, a identificação do septo que separa o divertículo do esôfago se faz espontaneamente, permitindo fácil passagem para o esôfago, bem como o acesso operatório imediato. Esta condição favorável não ocorre frequentemente, sendo necessário sincronizar a introdução do aparelho através do óstio com sua abertura no momento da deglutição.

Quando nenhuma das situações mencionadas ocorre, lança-se mão das manobras da passagem da pinça de biópsia ou do fio-guia para orientar a progressão do aparelho. Na prática, quando se necessita de auxílio para o acesso ao esôfago, costuma-se deixar o fio-guia localizado no estômago, pois geralmente a apresentação do septo também é problemática; com frequência necessita-se da sonda que é passada pelo fio-guia e que irá orientar a identificação e a incisão do septo. Uma alternativa eficaz é a utilização de *cap* que auxilia na exposição e incisão do septo (Figs. 31-6 e 31-7).

Uma vez conseguida uma boa apresentação do septo, pelo adequado posicionamento do aparelho e acesso correto ao local com o bisturi elétrico, procede-se à eletrossecção. O ponto ideal para o início da secção do septo é no seu ponto médio, entre as

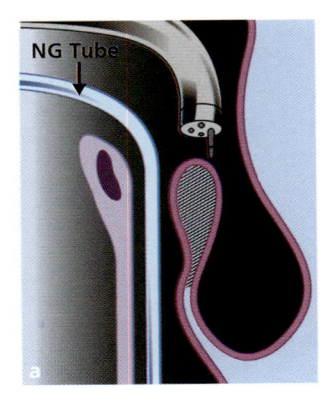

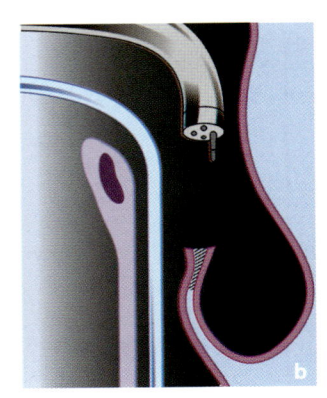

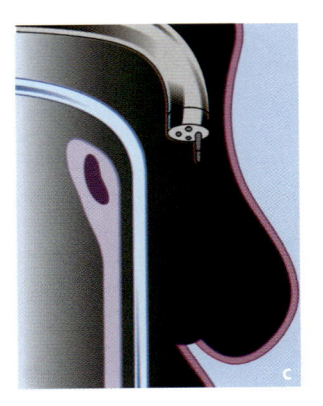

Fig. 31-5. (a-c) Esquema ilustrativo da diverticulotomia por endoscopia flexível.

Divertículos Esofágicos e Faringoesofágicos

duas bocas (a do esôfago e a do divertículo), devendo-se prolongar longitudinalmente ao longo da luz do esôfago (Fig. 31-8). Quando não se utiliza a sonda como referência, a secção longitudinal obedecendo à direção do eixo do esôfago é importante, pois do contrário poderá ocorrer perfuração ou outro acidente grave pela lesão de alguma estrutura adjacente.

Logo após a abertura inicial de 1 a 2 cm, frequentemente as paredes se autoapresentam no campo operatório, à medida que se promove a insuflação de ar, pois a secção do feixe muscular cricofaríngeo ocasiona certa flacidez e facilita o prosseguimento da operação com segurança.

Pelo contrário, quando se dispõe da sonda orientadora, logo que se consegue a exposição do septo, inicia-se a incisão pelo mesmo ponto central, devendo-se prosseguir acompanhando o eixo da sonda, sem que haja outros riscos.

Quanto à extensão do corte ao longo do septo, esta vai depender do tamanho do divertículo, pois naqueles menores, com cerca de 2 cm, apenas a secção do feixe cricofaríngeo é suficiente para a melhora da disfagia. Entretanto, divertículos maiores exigem secções longas, do ponto de vista do tratamento completo, pois do contrário persistirão sintomas de disfagia e retenção de alimentos.

Ainda em relação à extensão da abertura do septo, recomenda-se que a secção atinja até próximo do fundo do divertículo. Para alcançar bons resultados é importante seccionar todas as fibras musculares do cricofaríngeo para se considerar tratamento completo. Por outro lado, quando se depara com dificuldades técnicas, o procedimento poderá ser realizado em duas ou três etapas. Em geral, quando se consegue apenas a abertura do óstio do esôfago, já ocorre melhora da disfagia, e a apresentação do septo no campo operatório em tempos subsequentes se faz com facilidade e em boas condições para prosseguimento da eletrossecção.

Terminada a operação, o resultado anatômico imediato é de uma fenda longitudinal na parede do esôfago, comunicando amplamente a cavidade do divertículo com a luz do esôfago, permitindo passagem direta do aparelho, bem como do conteúdo deglutido.

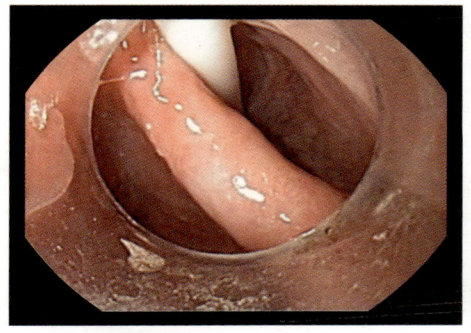

Fig. 31-6. Visão endoscópica utilizando *cap* transparente do septo entre o divertículo faringoesofágico e o lúmen esofágico.

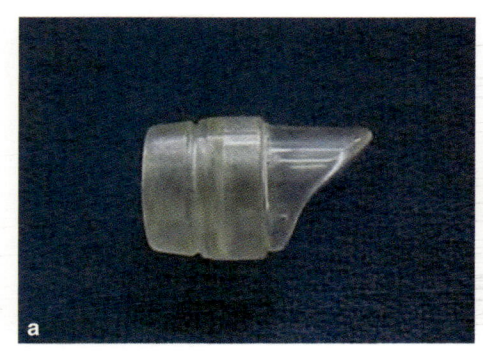

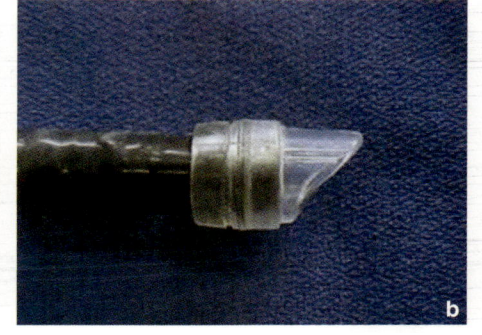

Fig. 31-7. *Cap* oblíquo acoplado na ponta flexível do endoscópio.

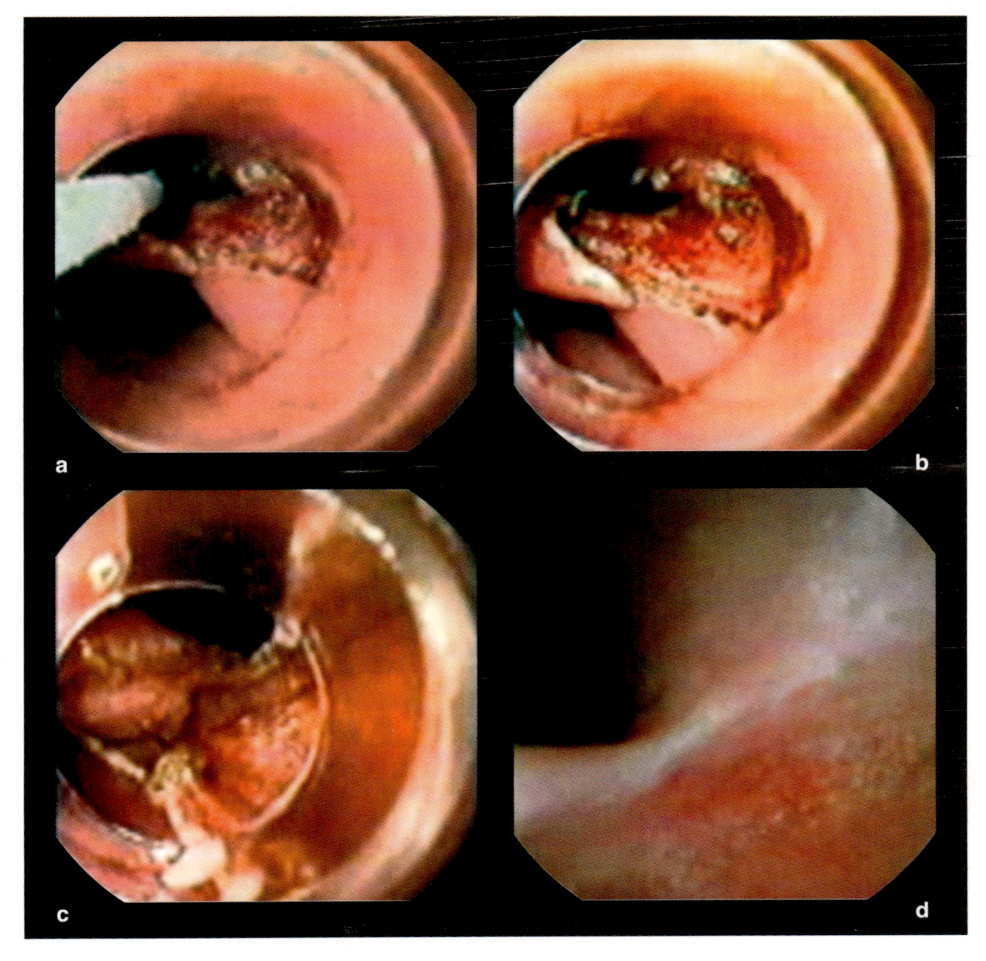

Fig. 31-8. (a-d) Sequência endoscópica do tratamento endoscópico flexível com *cap* transparente.

VARIAÇÕES TÉCNICAS

Evrard et al.[5] desenvolveram um diverticuloscópio flexível que proporciona uma melhor exposição e estabilidade do septo diverticular, condições necessárias para uma incisão precisa e profunda. Após a avaliação do divertículo, o diverticuloscópio é introduzido sobre o endoscópio em direção ao divertículo. Sob visão endoscópica, o diverticuloscópio é ajustado para isolar o septo que separa o esôfago do divertículo até uma adequada estabilidade para a realização da incisão (Fig. 31-9). Repici et al.[20] descreveram a técnica de diverticulotomia utilizando o *hook-knife*, originalmente desenvolvido para a realização de ESD. O *hook-knife* permite seletivamente apreender e dissecar as fibras musculares do divertículo, proporcionando um maior controle da profundidade e direção da incisão durante o procedimento (Fig. 31-10).

Hondo et al.[8] descreveram a técnica de diverticulotomia com a aplicação do bisturi harmônico utilizado em cirurgias laparoscópicas, obtendo-se secção efetiva do septo diverticular. O bisturi harmônico proporciona uma adequada hemostasia através da coagulação coaptiva, em que vasos são tamponados e selados por um coágulo de proteína ou dissecção do tecido, ou ambos. Para a realização do procedimento é utilizado o diverticuloscópio flexível, com a passagem do bisturi paralelamente ao endoscópio de fino calibre (Fig. 31-11).

CUIDADOS IMEDIATOS

As precauções imediatas decorrentes da diverticulotomia endoscópica são as de revisão de hemostasia da área cruenta e verificação minuciosa de eventual perfuração, a qual, mesmo que diminuta, pode ser percebida pela palpação cervical e constatação de enfisema subcutâneo. A tomografia computadorizada de tórax é necessária na suspeita de perfuração para identificação de pneumomediastino e pneumotórax.

Como medida de rotina, deve-se manter jejum do paciente por 12 ou 24 horas, para que a área operada permaneça limpa e esteja

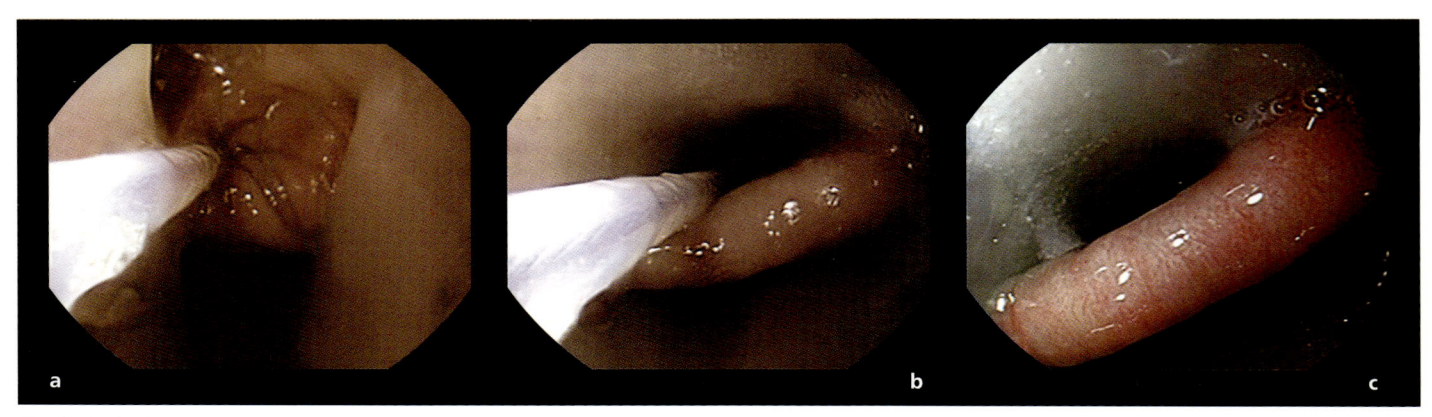

Fig. 31-9. (a-c) Sequência endoscópica de colocação do diverticuloscópio flexível e individualização do septo faringoesofágico.

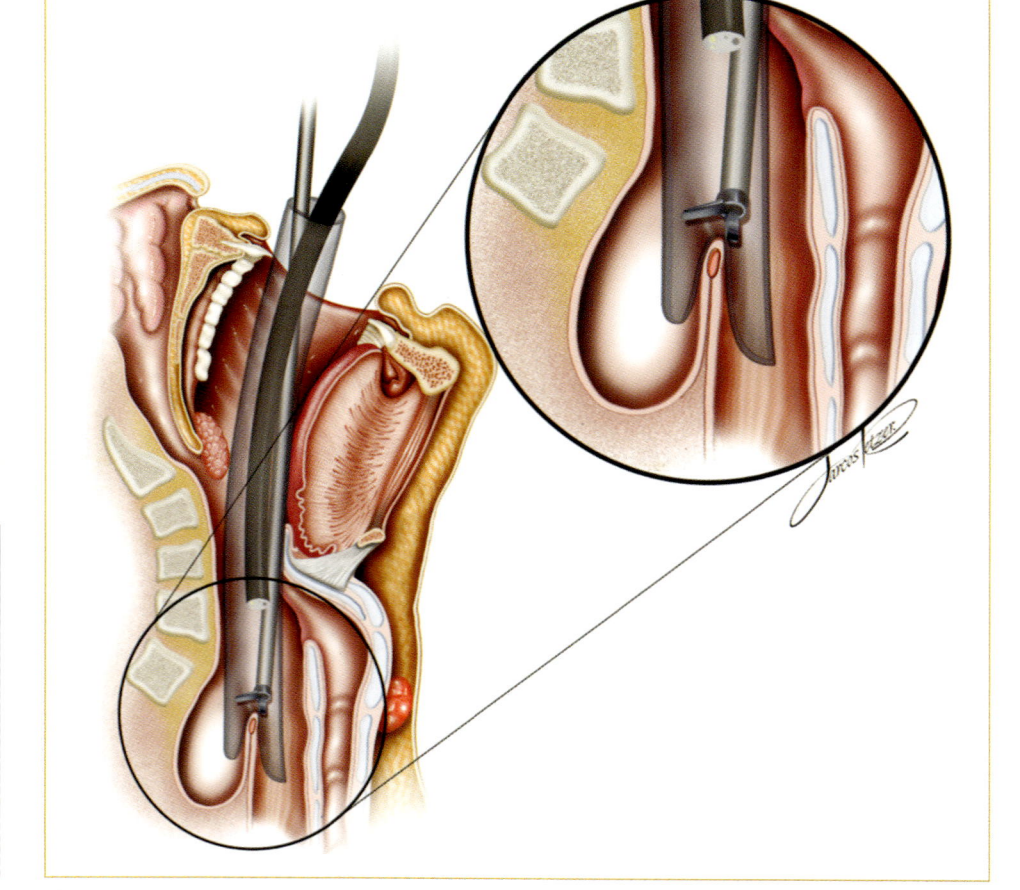

Fig. 31-10. Diverticulotomia de septo do divertículo de Zenker utilizando *hook-knife*.

Fig. 31-11. Esquema ilustrativo da utilização do diverticuloscópio flexível e bisturi harmônico no tratamento endoscópico do divertículo de Zenker.

em condições de ser avaliada na eventual necessidade de revisão operatória. De modo geral, pacientes operados por divertículo pequeno apresentam queixas de odinofagia, por vezes importante e duradoura, razão pela qual prefere-se manter a sonda nasoenteral.

Os portadores de divertículos grandes, por outro lado, se queixam menos deste desconforto, e com frequência o procedimento se realiza sem a sonda, sendo assim mantidos para observação.

Quanto ao reinício da alimentação, procede-se de modo gradativo, pois decorridas as primeiras 12 ou 24 horas sem intercorrências, e se o paciente consegue deglutir sem sentir dores, oferece-se água fresca aos pequenos goles e em seguida dieta líquida por dois a três dias, passando-se gradativamente para alimentos sólidos.

Em pacientes com sonda nasoenteral, a alimentação enteral é iniciada após 12 horas e mantida conforme as condições de restabelecimento da deglutição e possibilidade de aceitação por via oral, em geral após 24 a 48 horas.

COMPLICAÇÕES

Entre as intercorrências sérias desta técnica, as de manifestação imediata são os sangramentos de grande vulto que, apesar de raros, não podem ser controlados por meio endoscópico, necessitando de tratamento cirúrgico de urgência. Os pequenos sangramentos da área cruenta podem cessar espontaneamente durante o procedimento, tendo como maior inconveniência o fato de dificultar e prolongar o ato operatório. Estes sangramentos são passíveis de hemostasia pelos métodos endoscópicos, através de injeção de solução vasoconstritora ou com o uso de hemoclipes.

A perfuração é outra complicação importante e deve ser percebida no ato, pela própria observação do campo operatório ou presumida em casos de maior dificuldade técnica. Poderá ser constatada indiretamente pela manifestação do enfisema subcutâneo na região cervical ou pela cianose, desconforto respiratório, dor torácica e hipotensão decorrente de pneumomediastino ou até pneumotórax. Na suspeita de enfisema mediastinal, sem enfisema subcutâneo cervical, deve-se realizar a radiografia ou tomografia computadorizada de tórax para confirmar o diagnóstico.

Quando o enfisema cervical é constatado, não se recomenda a continuidade ou a insistência do procedimento, devendo-se tentar o tratamento com aplicação de clipes no local da suposta perfuração. A seguir deve-se proceder a passagem de sonda nasoenteral para promover a orientação da drenagem salivar e posterior alimentação. O tratamento sistêmico com antibioticoterapia deve ser instituído de imediato.

A mediastinite é a complicação mais temida e frequentemente fatal. Porém, isto somente acontece quando a perfuração não é percebida no ato operatório, sobretudo quando a incisão é extensa e ultrapassa o limite entre a aderência da parede do divertículo com a do esôfago.

A complicação tardia é a recidiva da disfagia, que decorre da secção incompleta do músculo cricofaríngeo no septo ou pela estenose cicatricial. Nestas circunstâncias, é realizada a complementação com ampliação da miotomia do septo através de novo procedimento endoscópico.

RESULTADOS

O tratamento endoscópico do DFE, como alternativa ao tratamento cirúrgico, além do resultado bastante satisfatório na cura da disfagia, atende a outra tendência da moderna cirurgia como procedimento minimamente invasivo e de caráter ambulatorial.

Dessa forma, do grupo de 42 pacientes operados com esta técnica no Serviço de Endoscopia Gastrointestinal do Hospital das Clínicas da Faculdade de Medicina da Universidade de São Paulo, até 1992, 29 (69,6%) foram tratados sem necessidade de internação.[11] Na atualidade, em casuística maior, esta conduta foi adotada em mais de 80%, pois determinados pacientes já se encontravam internados por causa do estado geral precário ou pelas doenças associadas.

Além desta vantagem, o desaparecimento da disfagia com resultado imediato em todos os pacientes é um aspecto gratificante, talvez justificado pela redução da pressão do esfíncter superior do esôfago em 50%, conforme foi constatado no estudo de Ishioka et al.[10]

O tratamento cirúrgico, através de cervicotomia, diverticulectomia e miotomia, é atualmente a conduta indicada, proporcionando índices de 90% de bons resultados funcionais, com morbidade da ordem de 10 a 12% e mortalidade da ordem de 10 a 12% e mortalidade de 2 a 5% nas grandes séries.[3,7,18] Apesar de serem incluídos pacientes idosos e de alto risco neste grupo, considerando o manuseio cirúrgico limitado na região cervical e a boa técnica operatória, estas cifras podem ser consideradas relativamente elevadas.

Dessa forma, o tratamento endoscópico com índices de 93% de sucesso para o alívio da disfagia a longo prazo e morbidade em torno de 5% e nenhuma mortalidade, em grupo de pacientes com predominância de idosos e com problemas clínicos associados, justifica sua atualidade como alternativa importante de tratamento.

O acompanhamento destes pacientes durante 38,2 meses mostrou que três (7,1%) apresentaram tardiamente queixa de disfagia leve ou moderada (12,22 e 60 meses, respectivamente) e em todos verificou-se certa redução da abertura do esôfago com retração de aspecto fibrótico. A ampliação da mesma, com nova incisão no mesmo ato da revisão, foi suficiente para o desaparecimento do sintoma.[11]

No Quadro 31-1 são apresentadas as diversas séries de estudo, com complicações e resultados, com diferentes técnicas.

Quadro 31-1. Série de estudos: diferentes técnicas de diverticulotomia: complicações e resultados

Autor/Ano	n	Dispositivo endoscópico	Incisão	Sessão	Enfisema	Sangramento	Recidiva	Resolução clínica
Hondo 2011[8]	20	Diverticuloscópio	Bisturi harmônico	1,05 (1-2)	1 (5%)	Nenhum	1 (5%)	100%
Sakai 2001[12]	10	Cap oblíquo	Estilete	1	Nenhum	Nenhum	Nenhuma	100%
Ishioka 1995[14]	20	Nenhum	Estilete	1,8	1 (2%)	1 (2,4%)	3 (7,1%)	92,80%
Mulder 1995[15]	42	Nenhum	Fórceps coagulação	3 (1-12)	Nenhum	Nenhum	n.r.	n.r.
Hashiba 1999[16]	47	Nenhum	Estilete	(1-4)	6 (13%)	1 (2,1%)	n.r.	96%
Mulder 1999[17]	125	Nenhum	Argônio	1,8 (1-12)	19 (15%)	2 (1,6%)	n.r.	100%
Costamagna 2007[18]	28	Cap	Estilete	n.r.	5 (18%)	4 (14%)	8 (2,9%)	43%
Costamagna 2007[18]	11	Diverticuloscópio	Estilete	n.r.	Nenhum	Nenhum	1 (9%)	91%
Rabenstein 2007[19]	41	Cap	Argônio	3 (2-10)	1 (3%)	Nenhum	17%	95%
Christaens 2007[20]	21	Cap oblíquo	Fórceps monopolar	1,1 (1-2)	1 (4,8%)	Nenhum	10%	100%
Vogelsang 2007[21]	31	Cap	Estilete	1,4 (1-3)	7 (23%)	1 (3,3%)	35%	84%

REFERÊNCIAS BIBLIOGRÁFICAS

1. Bak YT, Kim HJ, Jo NY et al. Endoscopic "clip and cut" diverticulotomy for a giant midesophageal diverticulum. *Gastrointest Endosc* 2003;57(6):777-79.
2. Boyd RM, Bogoch A, Greig JH et al. Esophageal intramural pseudodiverticulosis. *Radiology* 1974;113:267.
3. Cecconello I, Zilberstein B, Pinotti HW. Divertículo faringoesofágico. In: *Tratado de clínica cirúrgica do aparelho digestivo*. São Paulo: Atheneu, 1994. p. 283-91.
4. Dohlman G, Mattson O. The endoscopic operation for hypopharyngeal diverticula. A roentgencinematographic study. *Arch Otolaryngol* 1960;71:744-52.
5. Evrard S, Le Moine O, Hassid S et al. Zenker's diverticulum: a new endoscopic treatment with a soft diverticuloscope. *Gastrointest Endosc* 2003;58(1):116-20.
6. Fernando HC, Luketich JD, Samphire J et al. Minimally invasive operation for esophageal diverticula. *Ann Thorac Surg* 2005;80(6):2076-80.
7. Hollinger PH, Schild JA. The Zenker's (hypopharyngeal) diverticulum. *Ann Otol Rhinol Laryngol* 1969;78:679-88.
8. Hondo FY, Maluf-Filho F, Giordano-Nappi JH et al. Endoscopic treatment of Zenker's diverticulum by harmonic scalpel. *Gastrointest Endosc* 2011;74(3):666-71.
9. Hoshino M, Omura N, Yano F et al. Laparoscopic Heller myotomy and Dor fundoplication combined with laparoscopic diverticular introversion suturing for achalasia complicated by epiphrenic diverticulum: report of a case. *Surg Today* 2010;40(2):158-61.
10. Ishioka S. *Contribuição ao tratamento cirúrgico endoscópico do divertículo faringoesofágico*. Tese: Faculdade de Medicina da Universidade de São Paulo. São Paulo, 1986.
11. Ishioka S, Sakai P, Maluf Filho F et al. Endoscopic incision of Zenker's diverticula. *Endoscopy* 1995;27:433-37.
12. Lee CK, Chung IK, Park JY et al. Endoscopic diverticulotomy with an isolated- tip needle-knife papillotome (Iso-Tome) and a fitted overtube for the treatment of a Killian-Jamieson diverticulum. *World J Gastroenterol* 2008;14(42):6589-92.
13. Ludlow A. Obstructed deglutition from a pretermatural dilatation of, and bag formed in pharinx. *Med Obs Soc Phys* 1767;1:86-101.
14. Mendl K, McKay J, Tanner C. Intramural diverticulosis of the esophagus and Rokstansky Aschoff sinuses in the gallbladder. *Br J Radiol* 1960;33:494-501.
15. Mosher HP. Webs and pouches of the oesophagus, their diagnosis and treatement. *Surg Gynec Obst* 1917;25:175-87.
16. Palanivelu C, Rangarajan M, Senthilkumar R et al. Combined thoracoscopic and endoscopic management of mid-esophageal benign lesions: use of the prone patient position: Thoracoscopic surgery for mid-esophageal benign tumors and diverticula. *Surg Endosc* 2008;22(1):250-54.
17. Pinotti HW, Cecconello I, Zilberstein B et al. Tratamento cirúrgico do divertículo faringoesofágico. In: Pinotti HW, Zilberstein B, Ceccanellol et al. *Atlas de cirurgia do esôfago*. São Paulo: Edição particular, 1983. p. 54-59.
18. Postlethwait RW. Diverticula of the esophagus. In: Postlethwait RW. *Surgery of the esophagus*. New York: Appleton Century Crofts, 1986. p. 129-59.
19. Raia AA, Pinotti HW, Pollara WM. Divertículos do esôfago. In: *Raia AA, Correa Netto A. Clínica cirúrgica Alípio Corrêa Netto*. São Paulo: Sarvier, 1988;146-54.
20. Repici A, Pagano N, Romeo F et al. Endoscopic flexible treatment of Zenker's diverticulum: a modification of the needle-knife technique. *Endoscopy* 2010;42(7):532-35.
21. Rokitansky P. Spindelformige estweiterung der speistohre. *Med Jahrb DKK Oesterr Staates* 1840;21:219.
22. Rubesin SE, Levine MS. Killian-Jamieson diverticula: radiographic findings in 16 patients. *Am J Roentgenol* 2001;177(1):85-89.
23. Sakai P. *Tratamento cirúrgico endoscópico das estenoses inflamatórias anulares do esôfago*. Tese: Faculdade de Medicina da Universidade de São Paulo. São Paulo, 1980.
24. Sakai P, Ishioka S. *Diverticulotomia de Zenker pela fibroendoscopia*. IV Congresso Brasileiro de Endoscopia Digestiva. Temas livres. Resumo 048. São Paulo, 1982.
25. Seiffert A. Operation endoscopique d'un gros diverticule de pulsien. *Bronchosc Oesophagosc Gastrosc* 1937;7:232-34.
26. Shay SS. Benign structural lesions of the esophagus: rings, webs, diverticula and extrinsic lesions. In: Gastrointestinal disease - an endoscopic aproach. *Blackwell Science* 1997;1:241-49.
27. Schubert D, Kuhn R, Nestler G et al. Endoscopic treatment of a mid-esophageal diverticulum. *Endoscopy* 2004;36(8):735-37.
28. Tedesco P, Fisichella PM, Way LW et al. Cause and treatment of epiphrenic diverticula. *Am J Surg* 2005;190(6):891-94.
29. Wheeler D. Diverticula of the foregut. *Radiology* 1947;40:476-81.
30. Wychulis AR, Gunnlaugson GH, Claggett OT. Carcinoma occuring in pharyngoesophageal diverticulum: report of three cases. *Surgery* 1969;66:976-79.
31. Zenker FA, Zienssen H. Diseases of the esophagus. In: *Cycolopedia of the practice of medicine*. New York: Willian Wood, 1878;8:1-214.

CAPÍTULO 32

ABORDAGEM ENDOSCÓPICA DE COMPLICAÇÕES PÓS-CIRÚRGICAS E TRAUMÁTICAS DO ESÔFAGO

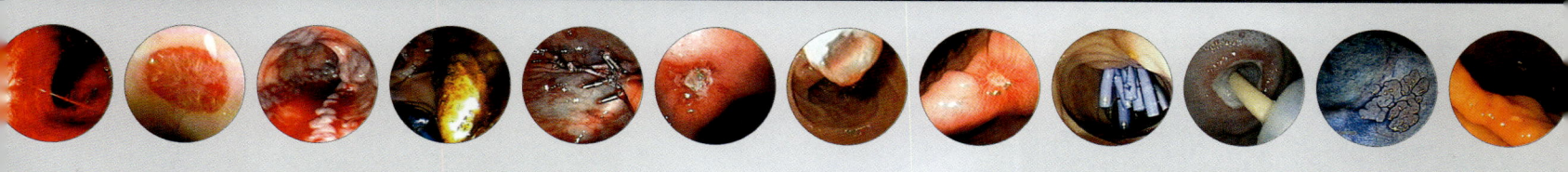

SÉRGIO EIJI MATUGUMA ▪ EDSON IDE

INTRODUÇÃO

Apesar dos avanços atuais das técnicas cirúrgicas menos ou minimamente invasivas, tais como a neoadjuvância, cirurgia laparoscópica (associada ao uso de grampos para sutura de anastomoses) e a tecnologia robótica (minimamente invasiva), a manipulação cirúrgica do esôfago ainda apresenta taxas de morbidade pós-operatórias precoces e tardias consideráveis. Mesmo os cirurgiões especializados em cirurgias esofágicas ainda têm grande preocupação no que se refere às complicações pós-operatórias deste órgão. A literatura demonstra taxas de complicações em torno de 13% e mortalidade de 6,7%, mesmo na última década, quando houve um grande desenvolvimento tecnológico e cirúrgico.[1,2] Outro agravante é que uma reintervenção operatória esofágica geralmente apresenta maior chance de complicações sequelares. Isto é facilmente compreendido pelas condições locais, tais como maior dificuldade técnica pelas aderências, isquemia tecidual local e maior complexidade cirúrgica quanto ao tipo de reconstrução. Todos estes fatores juntos podem resultar em sequelas definitivas e limitar a qualidade de vida do paciente.

A endoscopia tem sido um auxiliar constante na tentativa de resolução ou minimização das sequelas pós-operatórias do esôfago. Ao longo dos anos, técnicas foram desenvolvidas, e materiais mais específicos foram otimizados para a manipulação endoscópica das complicações esofágicas.

COMPLICAÇÕES PÓS-CIRÚRGICAS

As complicações pós-cirúrgicas do esôfago são predominantemente localizadas na região da anastomose ou adjacências. Podem ser divididas em:[3,4]

- Deiscência de anastomose:
  - Sem fístula.
  - Com fístula.
- Estenose de anastomose.
- Desvio de eixo da anastomose.

Fisiopatologia

Deiscência

A fisiopatologia da deiscência inicia pela isquemia tecidual da anastomose por:

- Desvascularização do coto esofágico.
- Tensão inadequada da linha de sutura.
- Tensão inapropriada na arcada arterial que supre o órgão em anastomose (gástrico, colônico ou enteral).

A isquemia retarda o processo de cicatrização e também a defesa celular tecidual local. Esta condição colabora para a sua contaminação e facilita o desenvolvimento de infecção. Como o processo de cicatrização é comprometido pela insuficiente irrigação microarteriolar, a reconstituição do tecidual é lentificada, e a integridade da anastomose é comprometida. Paralelamente, a infecção se associa e colabora para prejudicar a cicatrização que já se situa comprometida. Assim, instala-se a deiscência da sutura. A deiscência pode provocar também desvio do eixo axial do esôfago. Este desvio de trajeto pode favorecer o fluxo salivar/alimentar mais em direção ao orifício deiscente que para a luz da anastomose (trajeto alimentar normal). Esta situação propicia o maior acúmulo de secreção salivar e perpetua a infecção.

Fístula

Com acúmulo de secreção salivar, infecção ativa e deiscência da sutura, há a formação de abscessos periesofágicos, junto à anastomose. Geralmente situam-se em topografia cervical ou torácica, próximo da área cirúrgica. A secreção infectada acumulada no abscesso tende a percorrer trajetos onde os tecidos não estão ainda firmemente organizados, tais como os espaços intermusculares, interfasciais e subcutâneos que são próprios da área do acesso cirúrgico. A deiscência se manifesta na primeira semana, em média a partir do 5º dia pós-operatório, quando se observa a saída de secreção infectada pela incisão da cervicotomia ou mesmo pelos drenos cervicais ou torácicos.[5] A secreção salivar pode ser encontrada nos frascos coletores dos drenos ou no curativo oclusivo local. Quando ainda há dúvidas sobre a fistulização do conteúdo salivar, a dosagem de amilase da secreção coletada pode elucidar objetivamente o diagnóstico. O teste de ingestão de corante pode também ser realizado. O teste consiste na deglutição de solução de azul de metileno diluído em água. A confirmação de fístula se faz pela saída de secreção associada à solução do corante deglutido pela incisão cirúrgica ou pelos drenos presentes. Quando necessário, a documentação radiológica pode ser obtida com exame de deglutograma preferencialmente para analisar o trajeto fistuloso.

■ Estenose

Complicação frequente nas anastomoses esofágicas (esofagogástrica ou esofagocolônica), em cerca de 5 a 45%.[4,6-8]

Sua etiologia é multifatorial e envolve:

- Comprometimento da microvascularização do coto esofágico pela desvascularização excessiva.
- A insuficiência vascular do segmento gástrico ou colônico em anastomose com esôfago, quer seja na estrutura da microvasculatura da parede ou pela arcada arterial que a nutre, seja pela tensão da arcada, seja pela arcada vascular angulada que diminui a irrigação do segmento.
- Deiscência prévia da anastomose. Quanto maior a circunferência envolvida, maior a chance de desenvolver estenose.
- Infecção prévia na anastomose. A infecção retarda o processo de cicatrização e induz formação maior de tecido de granulação. Por fim, o tecido de granulação é substituído por fibrose. A fibrose retrai a anastomose e suas adjacências, a qual resulta em estenose em diferentes graus.

A fisiopatologia da estenose da anastomose esofágica ou da região perianastomótica ocorre pelos seguintes mecanismos:

- Envolvimento de tecido fibrótico na anastomose esofágica por isquemia crônica (sem desenvolvimento de ulceração ou deiscência).
- Retração cicatricial da anastomose por úlcera isquêmica e/ou área de deiscência (com ou sem fístulas) previamente resolvida.
- Associação a efeitos de radioterapia.

Quando o tecido fibrótico acomete apenas a linha de sutura da anastomose, forma um anel concêntrico, menor que 20 mm de espessura, a estenose parece estar limitada à linha de sutura. Entretanto, quando a fibrose se estende em regiões além da anastomose (no segmento esofágico ou do órgão em anastomose) e diminui a luz, de modo segmentar, há um componente de isquemia segmentar associada, o que pode dificultar o tratamento endoscópico.

■ Desvio de eixo da anastomose

Por vezes, não há uma real diminuição do diâmetro da luz da anastomose ou da região perianastomótica, mas nota-se uma dificuldade de transposição alimentar pela acentuada angulação que se desenvolveu no pós-operatório. Isto ocorre em maior frequência nas reconstruções (esofagogástricas ou esofagocolônicas) que utilizam o espaço retroesternal que o espaço transmediastinal. O trajeto do coto esofágico cervical remanescente se situa sempre em topografia posterior, junto à coluna cervical. Na reconstrução retroesternal, o segmento gástrico ou colônico é posicionado posterior ao osso externo, ou seja, em direção ao mediastino anterior. Com isso forma-se uma angulação da anastomose esofagogástrica ou esofagocolônica, em sentido anterior do paciente. Embora a reconstrução transmediastinal tenha os mesmos tipos de anastomoses (esofagogástrica ou esofagocolônica), o leito do segmento alimentar situa-se no mesmo eixo do coto esofágico remanescente, sem formação de angulações.

ABORDAGEM ENDOSCÓPICA DE COMPLICAÇÕES PÓS-CIRÚRGICAS

Deiscência de sutura

A deiscência pode ser:

- *Completa ou total*: quando envolve toda a circunferência da anastomose.
- *Parcial*: quando envolve parte da circunferência da anastomose. Neste caso, o envolvimento pode ser graduado pela porcentagem da circunferência acometida pela deiscência.

Na deiscência total da sutura, há o desgarre completo da anastomose. No exame endoscópico, pode haver dificuldade de se identificar a luz da anastomose em razão da deformidade do eixo provocado pelo desgarre das mucosas anastomosadas. Convém tomar o máximo cuidado para não provocar maior desgarre. Nesta situação, a endoscopia não ajuda na resolução da deiscência completa, e o desenvolvimento de estenose circunferencial na fase cicatricial é de alta probabilidade. O tratamento definitivo e de eleição é o cirúrgico. A passagem de sonda nasoenteral pode ser realizada no intuito de orientar o trajeto esofágico/anastomose ao cirurgião, no ato intraoperatório e, temporariamente, alimentar o paciente.

Na deiscência parcial, o manejo endoscópico dependerá da graduação da deiscência. Nas deiscências parciais de até 50% da circunferência, há uma tendência da passagem da secreção salivar em direção ao recesso da deiscência e menor passagem pela luz anastomótica. Para que favoreça a passagem correta, recomenda-se a dilatação da anastomose. A dilatação promove uma maior amplitude da luz na anastomose e favorece a passagem maior da saliva, recuperando o curso natural da cirurgia. Esta dilatação preferencialmente deve ser realizada com dilatadores balonados, modelo TTS *(through the scope)*, que possibilitam a passagem do balão pelo canal de trabalho do aparelho (9,8 mm) e, sob visão direta, a colocação do dilatador na anastomose. A vantagem da utilização do dilatador balonado é que sua expansão radial (perpendicular ao eixo do esôfago) promove excelente efetividade da força dilatadora.[9] A dilatação é graduada e progressivamente controlada, em função da pressão do líquido colocado no balão. Geralmente, os dilatadores balonados se apresentam com três medidas de expansão progressivas no mesmo balão. Além disso, sua extensão longitudinal do balão é curta, o que torna mais seguro para anastomoses realizadas com alças intestinais.

As sondas dilatadoras rígidas necessitam de fios-guia flexíveis para orientar as dilatações. Esta modalidade de dilatação oferece risco potencial de perfuração do segmento intestinal por possuir parede mais delgada. Quando a anastomose é esofagogástrica, pela parede gástrica ser mais resistente à força longitudinal da sonda de bulginagem, o risco de perfuração é minimizado.

Os dilatadores balonados modelo OTW *(over the wire)* necessitam de fio-guia flexível locado e transposto pela região que necessita ser dilatada. O dilatador é passado sobre o fio-guia flexível e geralmente ocorre paralelamente ao aparelho. Isto oferece menor estabilidade e fixação, no ato da expansão do balão, por estar fora do canal de trabalho do aparelho, dificultando o controle da estabilidade do balão pelo endoscopista.

Um exame de controle após 7 a 10 dias da dilatação inicial é recomendado para verificar a evolução endoscópica quanto à luz residual. Caso haja persistência do desvio de eixo ou sem melhora clínica, nova dilatação pode ser realizada com diâmetro maior que o utilizado no procedimento prévio. Uma outra revisão pode ser programada, em período mais precoce, cerca de 5 a 7 dias. Três insucessos da terapêutica indicam mau prognóstico por método endoscópico, e a modalidade cirúrgica deve ser estudada.

Muito se discutiu sobre a possibilidade de a endoscopia selar hermeticamente o local da deiscência da sutura e diminuir o tempo de fechamento. Diversas modalidades foram utilizadas no intuito de fechar o orifício deiscente pelo acesso endoluminal:

- Clipes metálicos.
- Adesivos teciduais (cola biológica, cianoacrilato).
- Matrizes sintéticas acelulares (*Surgisis*).
- Agentes corrosivos (solução cáustica).

Na literatura, os resultados se demonstram diversos, provavelmente graças à heterogenicidade dos grupos estudados. Os tipos de deiscências, as proporções das áreas deiscentes, as condições infecciosas e as isquemias teciduais locais são fatores muito variados, o que torna difícil um estudo homogêneo. A tentativa de fechamento endoscópico da região deiscente deve ser analisada caso a caso, considerando também a relação custo-benefício.

Sabe-se que os resultados podem ser favoráveis:

- Quando o diagnóstico da área deiscente é precoce: Quanto mais precoce, menor será a área de contaminação e melhor o resultado final.
- Quanto menor a área deiscente. Quanto menor a área deiscente, menor a área necessária para recobrir com tecido de granulação (cicatrização por segunda intenção), menor o tempo de cicatrização e melhor o prognóstico de fechamento.
- Quando existe drenagem externa associada: A deiscência da anastomose, complicada com abscesso ou fístulas e sem alguma forma de drenagem, perpetua a infecção e dificulta a formação de tecido de granulação sadio para o seu fechamento. A drenagem de abscessos ou presença de fístula direcionada para extravasamento externo é importante para minimizar a infecção persistente e otimizar o fechamento da deiscência.
- Quando a deiscência se associa à fistulização em via aérea, não há como manter estável as substâncias, como adesivos teciduais, agentes corrosivos ou depósitos de materiais indutores de proliferação celular, pois a pressão negativa das vias aéreas, a cada inspiração, desloca estes materiais e potencialmente pode causar quadros aspirativos.

Estenose de anastomose esofágica

O manejo endoscópio no tratamento das estenoses pós-cirúrgicas consiste predominantemente em dilatações do segmento acometido. Como a grande maioria destas sequelas ocorre na topografia da anastomose, as dilatações são predominantemente focadas nesta região. Lembrar que as estenoses também podem ocorrer em tecidos esofágico, gástrico, jejunal ou colônico, proporcional à extensão comprometida da irrigação sanguínea dos segmentos em anastomose.

As dilatações podem ser efetuadas com:

- Dilatador balonado (tipo TTS).[3,10]
- Sondas dilatadoras (de polivinil).[3,10]
- Dilatação associada à injeção de corticoide.
- Estenotomia.
- Próteses esofágicas.

Antes da dilatação, as condições locais da estenose devem ser analisadas para o planejamento e segurança do procedimento. Recomenda-se a análise prévia com a endoscopia digestiva alta e o radiológico contrastado de esôfago.

A endoscopia digestiva alta possibilita:

- Avaliação da estenose da anastomose (medir o diâmetro residual aproximado da luz).
- Possibilidade de permeabilização da luz residual com o aparelho para avaliar a extensão do segmento de estenose.
- Descartar processos neoplásicos (recidivas) e complementar com biópsias para confirmação diagnóstica.

O exame contrastado de esôfago nos auxilia a estimar a:

- Medida da dimensão da luz residual.
- Extensão longitudinal da estenose.
- Conformação do trajeto da estenose.

■ Dilatador balonado

Se o achado for uma estenose de conformação anelar, de curta extensão (< 20 mm), o balão dilatador é suficiente para dilatar todo o segmento estenosado, pois engloba toda a extensão. Porém, se o segmento de estenose for longo, haverá a necessidade de se dilatar sucessivamente, desde o segmento proximal em direção ao segmento distal, através de várias insuflações e esvaziamentos do balão, numa mesma sessão. Nas estenoses de segmentos extensamente longos e de trajetos tortuosos, a dilatação balonada é trabalhosa. Neste caso, se possível, a técnica de dilatação por sondas dilatadoras pode ser uma alternativa prática e viável,

Uma estenose com trajeto de conformação retilínea possibilita maior segurança na introdução do dilatador balonado pelo pertuito estenótico. Esta situação oferece baixa chance de perfuração acidental no momento de locar o dilatador. Quando há uma conformação tortuosa no trajeto da estenose, o endoscopista poderá apresentar dificuldade na inserção do dilatador pelo pertuito estenótico. Se houver resistência à passagem do dilatador, não se deve forçar sua introdução, pois há alto risco de falso trajeto ou, até mesmo, perfuração. Nestas situações, o auxílio da radioscopia é essencial. Inicia-se com exame contrastado do esôfago. Deve-se ter o cuidado de se utilizar somente contrastes iodados pelo eventual risco de aspiração pulmonar. Nunca utilizar contraste baritado. A radioscopia pode nos fornecer a imagem contrastada do trajeto tortuoso e possibilita orientar o eixo em que a extremidade do dilatador balonado deve posicionar-se para permeabilizar a estenose. Uma vez transposta a estenose, a radioscopia nos auxilia também na confirmação da imagem do balão dilatador situado exatamente na topografia da estenose (imagem de "cintura"). No momento da dilatação, demonstra-nos a imagem da expansão completa do balão dilatador (imagem de "apagamento da cintura"). Esta visão radiológica nos assegura de que se atingiu o diâmetro desejado e programado na sessão dilatadora (Fig. 32-1). Após o esvaziamento do balão dilatador, realiza-se novo contrastado de esôfago para avaliar:

- A permeabilidade do contraste na região após a dilatação.
- A presença de extravasamento do contraste, fora do trajeto da anastomose, o que confirma perfuração. Neste caso, a passagem de sonda nasoenteral, sob visão direta, jejum absoluto, antibiótico intravenoso, hidratação e internação hospitalar devem ser prontamente instituídos. Na maioria dos casos, o tratamento clínico é suficiente para a resolução, pois a fibrose da região da anastomose minimiza a chance de disseminação de infecção para o mediastino.

O acompanhamento evolutivo pode ser dado, no início, a cada 7 dias. Com boa manutenção da luz, quinzenalmente. Com persistência da luz dilatada, sem necessidade de mais sessões de dilatações, o controle evolutivo pode ser mensal, trimestral ou semestral, conforme o caso.

■ Sondas dilatadoras

Nas dilatações pelo método de sondas dilatadoras, o uso de sondas de polivinil, em diâmetros sucessivamente progressivos, é utilizado. São elas, as sondas tipo Savary-Gilliard (Fig. 32-2). O mecanismo de dilatação envolve força longitudinal associada à dilatação radial.[9]

O uso da radioscopia oferece maior segurança ao procedimento, uma vez que as sondas têm extensões longas na extremidade dilatadora e percorrem segmentos longos. Quando a anastomose envolve alças intestinais (delgado ou cólon), deve-se evitar este mé-

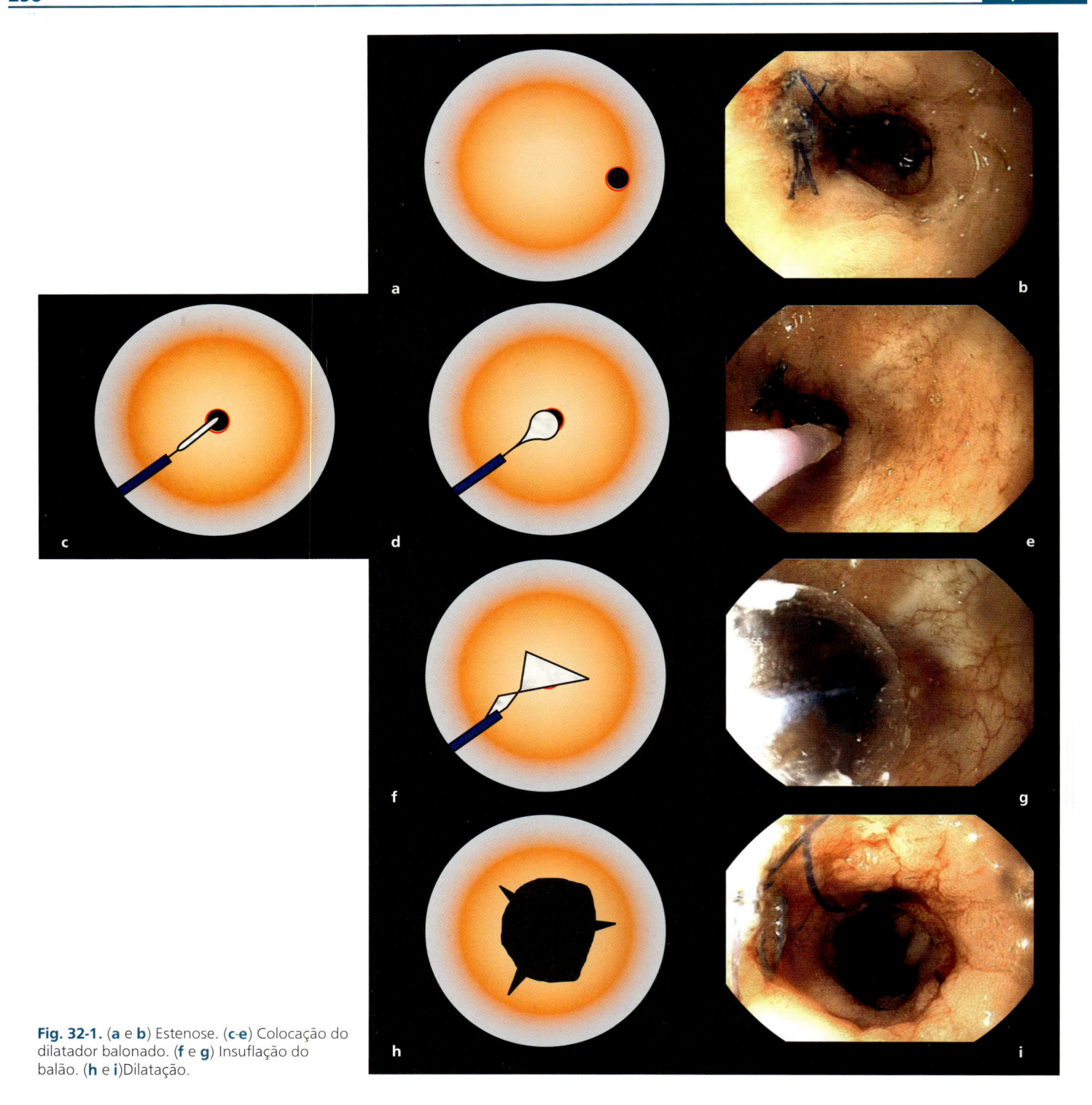

Fig. 32-1. (**a** e **b**) Estenose. (**c-e**) Colocação do dilatador balonado. (**f** e **g**) Insuflação do balão. (**h** e **i**)Dilatação.

todo pelo risco de perfuração intestinal pela extremidade afilada da sonda dilatadora.

Após o fio-guia flexível transpor a estenose, locada pela endoscopia e orientada pela radioscopia, inicia-se a dilatação com a progressão da sonda dilatadora de calibre imediatamente maior ao calibre mensurado da estenose. Na dúvida quanto à medida do diâmetro da estenose, iniciar com a sonda de menor calibre disponível. Após a primeira sonda transposta, dilata-se com sondas de maiores calibres, sucessivamente com aumento médio de 1 mm a 1 mm, até que haja aumento de 3 mm na sessão ("regra dos 3"). Esta regra visa a reduzir o risco de perfuração.[11,12] Não há um consenso sobre até qual diâmetro final da sonda a ser atingida, e os estudos variam como o calibre máximo a ser dilatado entre 11 mm a 14 mm.

Até que se atinja o diâmetro final desejado, dilatações semanais devem ser programadas, com boa manutenção da luz, quinzenalmente. Com persistência da luz dilatada, sem necessidade de mais sessões de dilatações, o controle evolutivo pode ser mensal, trimestral ou semestral, semelhante à dilatação balonada.

■ Injeção de corticoide

No intuito de otimizar eficácia das estenoses refratárias às dilatações balonadas ou com sondas, uma das alternativas é a associação das dilatações à injeção de corticoide.[13-16] O corticoide deve ter características de acúmulo local, ou seja, com baixa absorção sistêmica. O acetato de triancinolona ou acetonido de triancinolona são os anti-inflamatórios esteroidais utilizados para diminuir a resposta inflamatória da região dilatada e reduzir a formação de colágeno. Isto minimiza a formação de fibrose e pode evitar a recidiva da estenose.

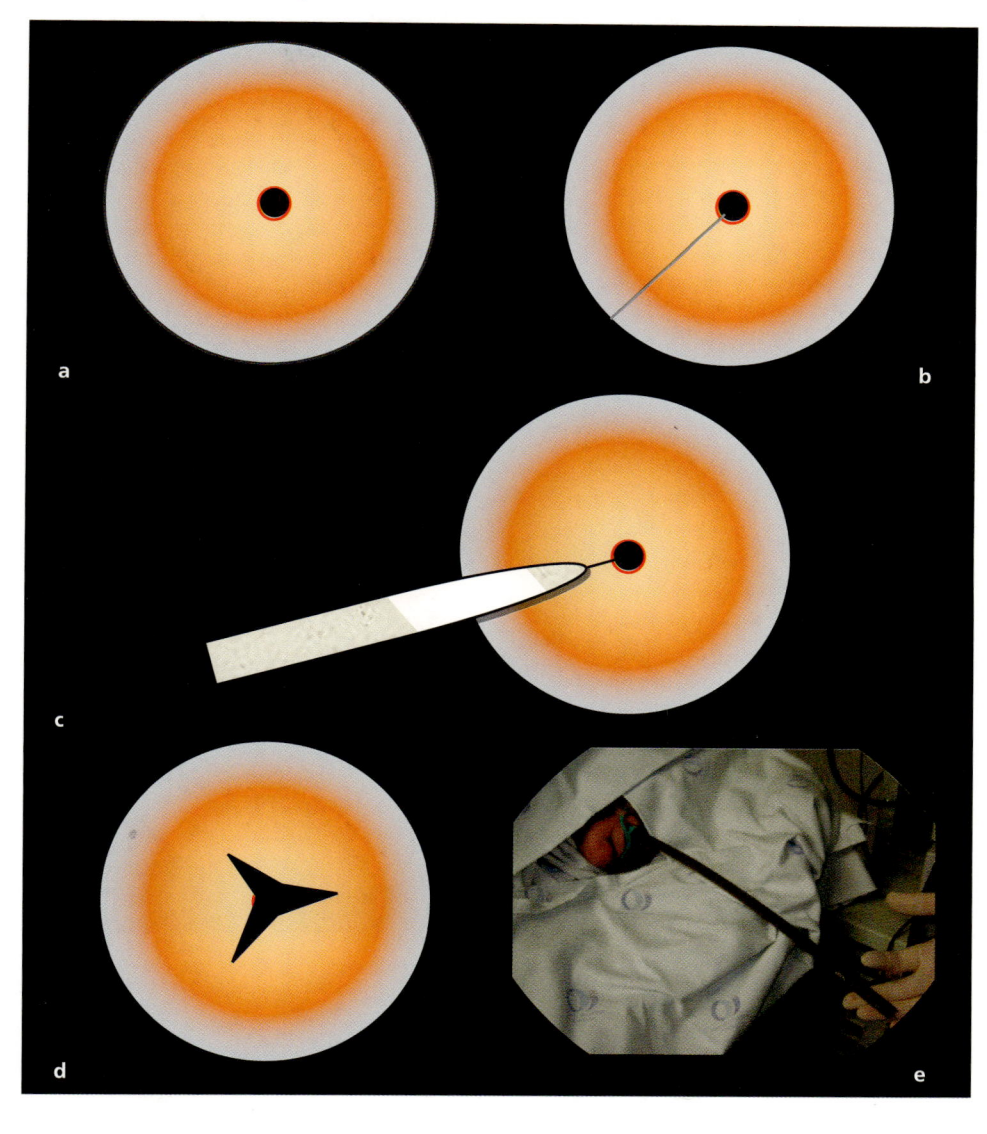

Fig. 32-2. (**a**) Estenose. (**b**) Colocação de fio-guia flexível. (**c**) Dilatação com sondas. (**d**) Dilatação. (**e**) Dilatação com sondas.

As injeções com catéter injetor são realizadas após a dilatação do segmento estenótico com dilatador balonado ou sondas dilatadoras. Os locais de injeção são junto às margens cruentas das lacerações, consequentes das dilatações. A intenção é a infiltração do corticoide na camada muscular própria e adjacências. Em cada sessão, utilizam-se, aproximadamente, quatro punções de 10 mg de triancinolona, em solução diluída com soro fisiológico de 10 mg/mL, isto é, 1 mL por punção. Programam-se quatro sessões semanais consecutivas de dilatações com injeção de corticoide, o que totaliza 40 mg de corticoide por semana (Fig. 32-3). Após as quatro sessões, prossegue-se o acompanhamento mensal, trimestral ou semestral, conforme a manutenção da luz desejada.

■ Estenotomia

Particularmente, em estenoses anelares e curtas (até 10 mm de espessura), com nítido tecido fibrótico e refratária às dilatações convencionais, a estenotomia pode ser útil.

A estenotomia consiste em se realizar pequenas incisões com eletrocautério, em sentido radial ao eixo esofágico, com auxílio de cateter estilete ou alça de polipectomia ou papilótomo.[17-22] Os cortes devem ser de extensões radialmente milimétricas, apenas para romper a fibrose. Preferencialmente manipula-se o acessório, em sentido da luz para direção à trave fibrosa da estenose. As incisões radiadas e simetricamente opostas equilibram os cortes realizados e otimizam uma dilatação circunferencialmente homogênea (Fig. 32-4).

A associação de estenotomia à dilatação balonada mostrou-se eficaz em diminuir o número de sessões necessárias para obter-se satisfatória dilatação. A complementação da estenotomia com uso de coagulador de plasma de argônio junto à cicatriz se demonstrou efetiva no tratamento de estenoses esofágicas curtas.

Recentemente, há relatos do uso do acessório tipo IT-*knife* para realizar a ressecção circunferencial do tecido fibrótico de anastomose, com bons resultados.

■ Próteses esofágicas

Atualmente, tem-se estudado o uso de próteses plásticas e autoexpansíveis metálicas para o tratamento de estenoses refratárias às dilatações convencionais.[23-25] Inicialmente, a utilização das próteses esofágicas se restringia apenas a tumores esofágicos malignos avançados e irressecáveis, pois a estrutura da prótese não se possibilitava sua remoção. Na última década, têm sido desenvolvidas próteses metálicas autoexpansíveis, totalmente recobertas, com mecanismos que possibilitam sua remoção. Particularmente esta facilidade em remover as próteses tornou possível a intenção de colocar uma prótese metálica autoexpansível na estenose, tanto para dilatar o segmento estenosado como para manter uma "moldura temporária" de diâmetro fixo, durante um período mais longo no processo de cicatrização (Fig. 32-5). A prótese diminui os números de sessões dilatadoras e mantém um diâmetro luminal entre 18 a 25 mm de diâmetro, considerados diâmetros maiores que os obtidos por sondas ou dilatadores balonados. Assim, casos isolados de estenoses tiveram melhoras clí-

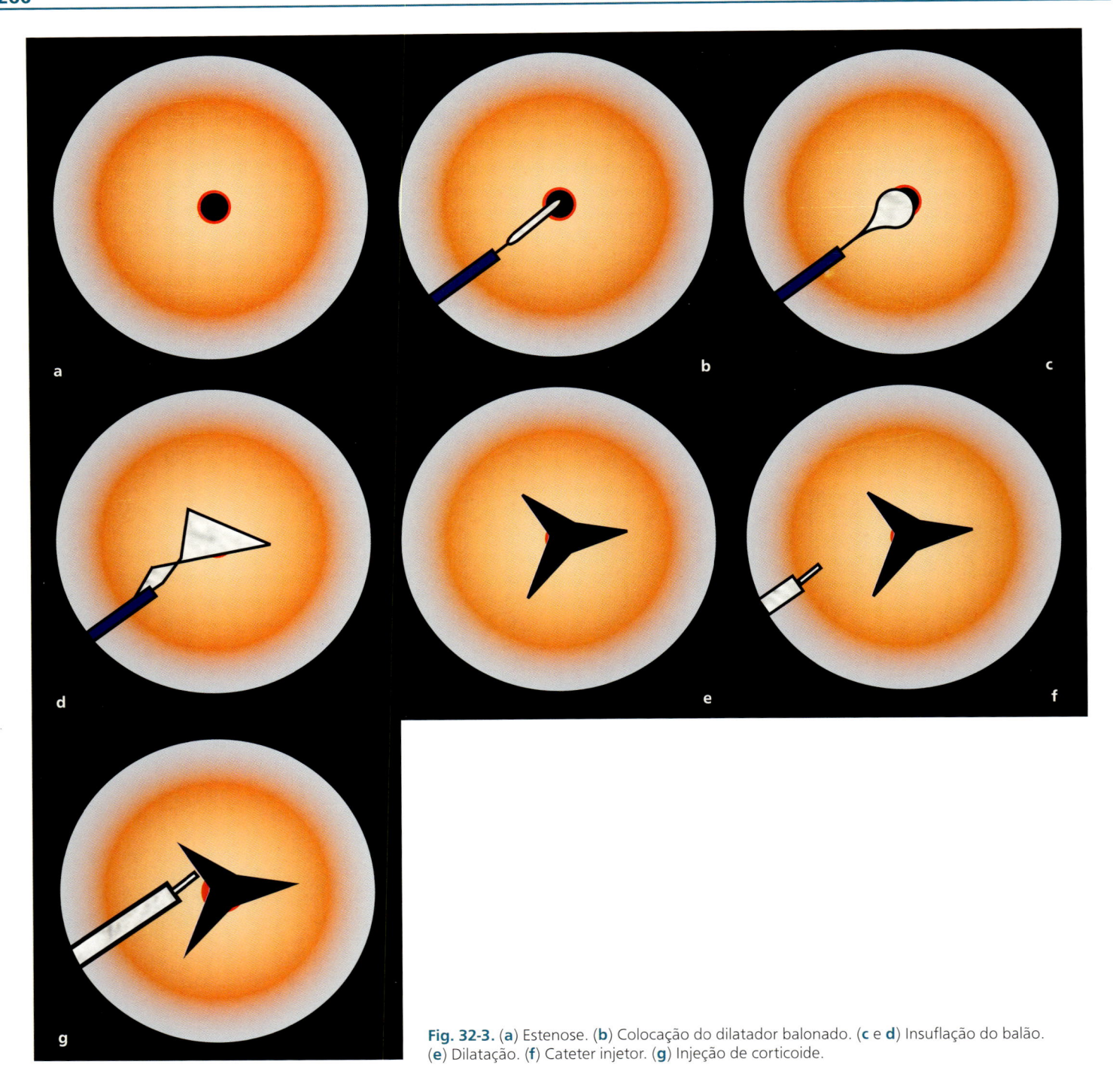

Fig. 32-3. (**a**) Estenose. (**b**) Colocação do dilatador balonado. (**c** e **d**) Insuflação do balão. (**e**) Dilatação. (**f**) Cateter injetor. (**g**) Injeção de corticoide.

nicas. Porém, a taxa de migração das próteses metálicas autoexpansíveis ainda continua considerável, pois o tecido fibrótico da região de estenose cede à força dilatadora expansiva. Nisto, perde-se o mecanismo de ancoragem da prótese, e as ondas peristálticas esofágicas deslocam a prótese do local previamente colocado. A taxa de migração das próteses é ainda considerável (20 a 25%).[23] Mecanismos de contenção de migração das próteses foram associados, tais como fios ancorados à prótese que são fixados na face, semelhante à sonda nasoenteral. Mesmo com uso desta fixação, a migração não pode ser plenamente evitada. Outro problema é o crescimento tecidual hiperplásico que se forma nas extremidades da prótese locada.[3] Pensa-se que o contato do material metálico, em franca pressão de expansão, induza à formação de hiperplasia tecidual benigna. Esta formação diminui a taxa de migração, mas dificulta a remoção da prótese graças à aderência da sua estrutura metálica ao tecido hiperplásico. Estenoses próximas ao cricofaríngeo (até 2 cm distais) têm contraindicação ao uso de próteses pela sensação de corpo estranho e odinofagia provocada.[26-28] Estudos com próteses parcialmente recobertas e próteses biodegradáveis estão sendo realizados.[26,27,29]

Por hora, ainda não há prótese ideal para esta finalidade. O desenvolvimento de futuras próteses, com conformações mais adequadas, materiais ou diferentes mecanismos de fixações, é uma grande expectativa de tratamento efetivo para as estenoses esofágicas refratárias.

Desvio de eixo

O desvio de eixo da anastomose geralmente ocorre nas anastomoses esofágicas, quando se utiliza o espaço retroesternal para acomodar o segmento em anastomose (gástrico ou colônico). A angulação se torna acentuada, em sentido anterior ou anterolateral es-

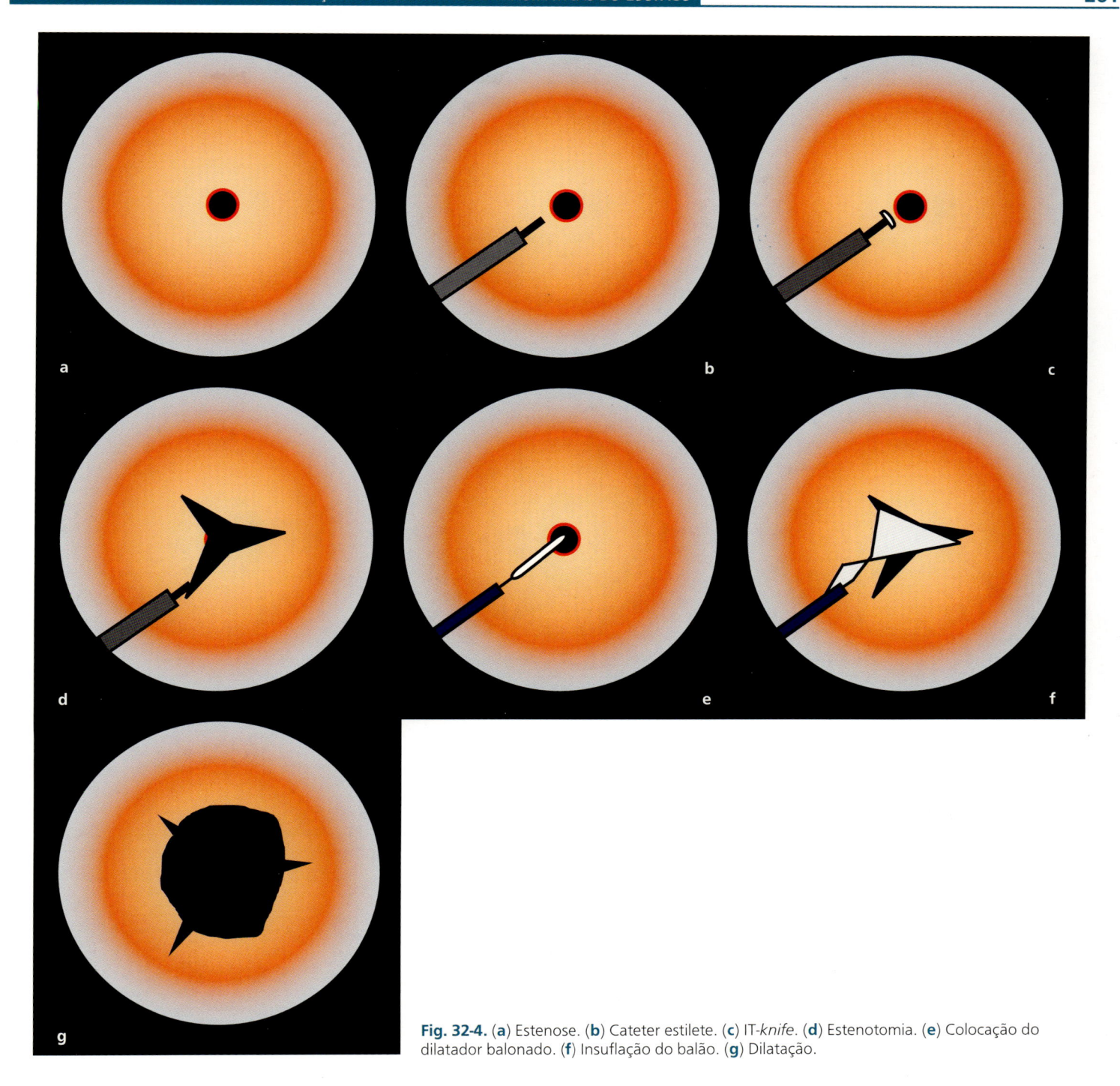

Fig. 32-4. (**a**) Estenose. (**b**) Cateter estilete. (**c**) IT-*knife*. (**d**) Estenotomia. (**e**) Colocação do dilatador balonado. (**f**) Insuflação do balão. (**g**) Dilatação.

querda, face à junção anastomótica comunicar entre dois espaços espacialmente distintos e distantes de seus eixos naturais.

Sintomas de disfagia são semelhantes ao quadro de estenose de anastomose esofágica. Na endoscopia digestiva alta, encontra-se uma angulação acentuada, entre o coto esofágico, anastomose e segmento em anastomose, que dificulta a passagem do aparelho. A anastomose se encontra íntegra, sem diminuição da luz. O diagnóstico é confirmado por exame contrastado de esôfago que demonstra a angulação do coto esofágico e adjacências.

O manejo do desvio de eixo do coto esofágico e da anastomose esofágica é ainda controverso. Na maioria dos casos, a dilatação com dilatadores balonados ou com sondas dilatadoras são as únicas opções disponíveis para tentar retificar o segmento angulado. Suas eficácias clínicas não são comprovadamente estudadas.

Geralmente, a correção do desvio de eixo se demonstra refratária às dilatações, possivelmente em decorrência da fibrose que envolve ao redor do segmento que o mantém fixo e angulado, junto às partes moles adjacentes. Estas aderências extrínsecas do segmento parecem ser rígidas e difíceis de serem rompidas com as dilatações endoscópicas. O tratamento cirúrgico parece ter melhor resolutividade.

MANEJO ENDOSCÓPICO NO TRAUMA DE ESÔFAGO

O segmento cervicotorácico protege várias estruturas vasculares (vasos cervicais, vasos da base, coração), viscerais (laringe, traqueia, brônquios, pulmão, esôfago) e neurais (coluna e espinha dorsal) importantes ao organismo. No trauma da região cervicotorácica, as lesões destas estruturas podem ocultar-se, justamente por localizarem-se em compartimentos profundos, e assim retardar o diagnóstico. Como consequência, possibilita o aumento nas taxas de complicações, mortalidade e tempo de hospitalização.[30,31] A mortalidade por traumatismo penetrante cervical é de cerca de 8,9 a 11%.[32] Para que não ocorra o diagnóstico tardio, protocolos de atendimento de trauma direcionam a busca ativa das lesões, quando a topografia cervicotorácica é envolvida.

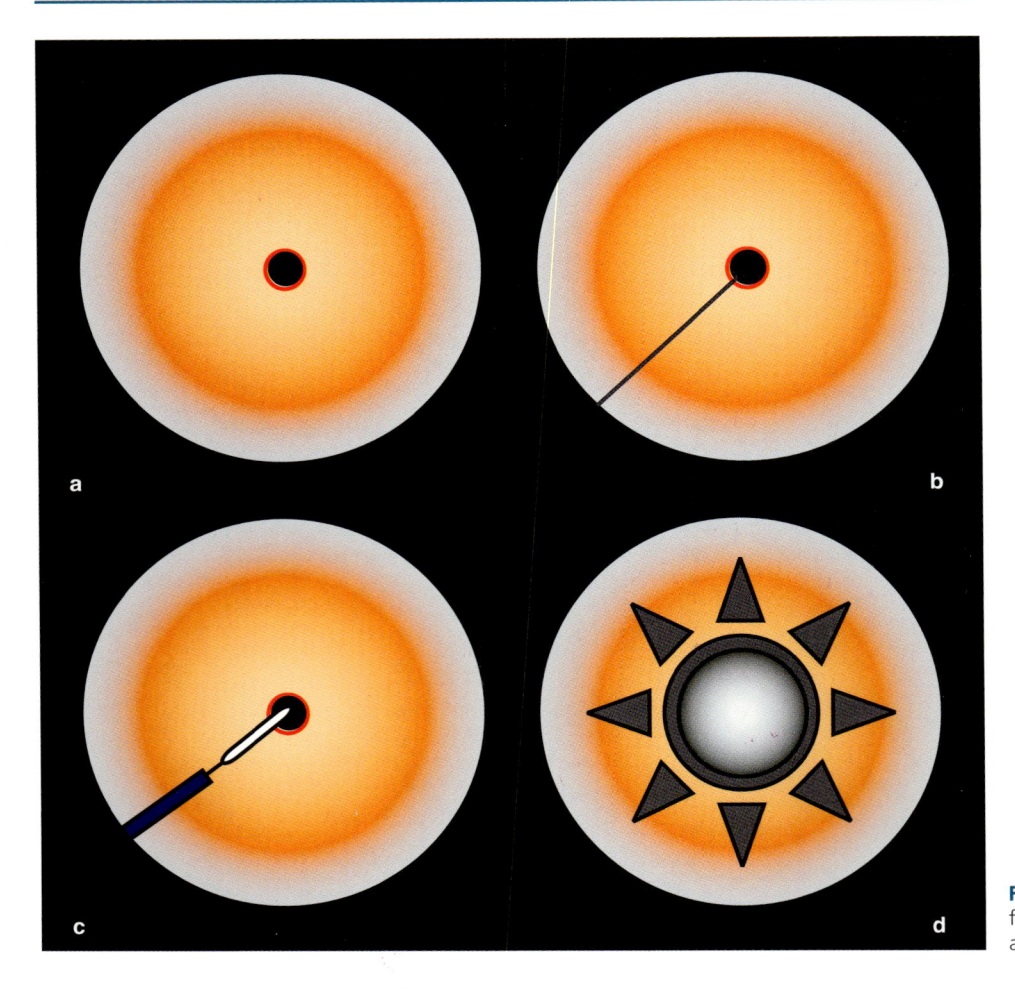

Fig. 32-5. (**a**) Estenose. (**b**) Colocação de fio-guia flexível. (**c**) Introdução da prótese metálica autoexpansível. (**d**) Prótese metálica autoexpansível.

Traumas do esôfago cervical

Os traumas cervicais podem causar lesões em vias aéreas, esôfago, vasculares e neurológicas.

Os traumas focados na região cervical podem ser classificados em:

- *Contusos:* sem solução de continuidade com a pele.
- *Ferimentos:* possuem solução de continuidade com a pele.
  - Penetrantes: quando ultrapassam o músculo platisma.
  - Não penetrantes: quando não ultrapasssam o músculo platisma.

A classificação segundo as zonas anatômicas:[33]

- *Zona I:* das clavículas à cartilagem cricoide. Possibilita lesões da artéria carótida comum, artéria vertebral, artéria subclávia, grandes vasos do mediastino, ápices pulmonares, esôfago, traqueia e ducto torácico. Apresenta maior mortalidade entre as zonas por ter difícil controle, tratamento das lesões vasculares e torácicas.
- *Zona II:* da cartilagem cricoide ao ângulo da mandíbula. Engloba a artéria carótida, artéria vertebral, veia jugular, laringe, traqueia, esôfago, nervo vago, nervo recorrente laríngeo e medula espinal.
- *Zona III:* do ângulo da mandíbula à base do crânio. Constitui risco para lesões de artéria carótida, artéria vertebral, glândulas salivares e parótidas, faringe, medula espinal e nervos cranianos (IX a XII).

Considerando os ferimentos penetrantes, a frequência de acometimento, em ordem decrescente, é vascular, (25%), vias respiratória (10%) e esofágica (5%).[32]

Primeiramente, faz-se o atendimento inicial, e se instituem medidas para estabilização do paciente. Uma vez estabilizados, os exames complementares para a avaliação podem ser:

- *Radiografia de coluna cervical (anteroposterior e perfil):* procura de fraturas, localização de projéteis, inferência de trajeto de projétil, desvio ou obstrução da coluna aérea e enfisemas subcutâneo ou retrofaríngeo.
- *Tomografia computadorizada:* pode definir o trajeto do projétil e fraturas de laringe.
- *Esofagograma:* tem positividade de 62%.[34]
- *Angiotomografia e arteriografia:* observa lesões hemorrágicas ou tromboses. Localiza e define extensão da lesão.

Os métodos endoscópicos podem auxiliar na detecção de trauma de vias aéreas ou do trato digestivo alto. Podem permitir a identificação, localização, quantificação das lesões ou mesmo afastar a presença das mesmas.

Laringotraqueoscopia direta

Deve ser realizada com broncoscópio flexível, principalmente nos quadros em que se suspeitam acometimento de faringe, laringe ou traqueia.[7] Sinais, como edemas, hematomas, hemorragias, lacerações, paralisias da prega vocal, fraturas com desabamento laríngeo, presença de corpos estranhos (projéteis, dentes), podem ser detectados.

Auxilia também na entubação difícil. A aspiração de secreções, sangue e coágulos das vias aéreas e localização de fraturas em vias aéreas é útil no momento agudo do evento.

A laringofibroscopia descreve 71% de achados de lesões penetrantes de hipofaringe.[35] Lourenço descreve acurácia de 89,47%, sensibilidade de 62,50%, especificidade de 96,66% e valor preditivo negativo de 90,62% nas endoscopias respiratórias de vítimas de trauma cervical.[36]

Endoscopia digestiva alta

Método seguro, rápido e sempre realizado com endoscópio flexível para evitar a movimentação do segmento cervical que é risco de agravamento de potencial lesão medular. Indicada na suspeita de lesão esofágica. Os achados podem ser desde edema localizado, hematomas, hemorragias, lacerações e perfurações. A insuflação de ar pode causar enfisema subcutâneo e pneumomediastino em radiografia após o exame endoscópico.[9]

Possibilita ser executada no intraoperatório para localizar lesões não visíveis pela equipe cirúrgica. A detecção de borbulhamento ("manobra do borracheiro") na imersão do órgão, em soro fisiológico, no campo operatório pode ser um método para otimizar na localização de perfurações.

Lourenção descreve acurácia de 92,10%, sensibilidade de 77,77%, especificidade de 96,55% e valor preditivo negativo de 93,33% em análise de 38 pacientes.[36]

Trauma do esôfago toracoabdominal

Os traumatismos torácicos são classificados em:[32]

- *Abertos:* chamados ferimentos, apresentam solução de continuidade com a pele. Subdivididos em:
  - Não penetrantes: com pleura íntegra.
  - Penetrantes: com lesão de pleura.
- *Fechados:* chamados contusos, não apresentam continuidade com a pele.

Ferimentos traqueobrônquicos

A suspeita de lesão traqueobrônquica é maior quando há sintomas de desconforto respiratório, hemoptise e sinais de enfisema subcutâneo, principalmente nos ferimentos penetrantes de mediastinos superior e médio.

No trauma torácico fechado, a associação a fraturas dos três primeiros arcos costais ou esterno, lesão vascular e esofagiana é frequente.

Nas lesões traqueais, a topografia mais comum situa a 2,5 cm acima da carina principal em traumas fechados. E quando há lesão brônquica, à direita é mais frequentemente atingida que a esquerda.

A radiografia simples torácica pode revelar pneumotórax hipertensivo, enfisemas cervical e mediastinal. A complementação com a broncoscopia deve ser realizada. A broncoscopia flexível permite:

- Localização exata de ruptura endoluminal.
- Aspiração de sangue e secreções.
- Diagnosticar e remover possíveis corpos estranhos endoluminais na via aérea.

Ferimentos de esôfago

Sintomas mais frequentes são dor retroesternal e torácica, sem ou com associação à hematêmese, disfagia ou sialorreia. Enfisema subcutâneo supraclavicular é o sinal mais específico para este tipo de lesão. Dor abdominal e sinais de irritação peritoneal podem ser sugestivos, quando a lesão esofágica se situa no segmento abdominal.

O ferimento traumático penetrante por arma branca ou arma de fogo é a causa mais frequente de lesões esofágicas.

O trauma fechado abdominal pode desencadear uma ruptura do esôfago distal pelo aumento abrupto da pressão abdominal. Provoca dor retroesternal, enfisemas mediastinal e cervical com empiema pleural predominantemente à esquerda. Na radiografia de tórax, enfisema subcutâneo, pneumomediastino, pneumoperitônio ou derrame pleural podem ser encontrados. O esofagograma mostra extravasamento do conteúdo esofágico.

A endoscopia digestiva alta localiza e dimensiona o tamanho da lesão. É importante que sempre se faça a drenagem torácica previamente ao exame endoscópico, quando há risco de pneumotórax hipertensivo durante o exame.

REFERÊNCIAS BIBLIOGRÁFICAS

1. Wu PC, Posner MC. The role of surgery in the management of oesophageal cancer. *Lancet Oncology* 2003 Aug.;4(8):481-88. Citado em: 6 May 2012. Disponível em: <http://linkinghub.elsevier.com/retrieve/pii/S1470204503011677>
2. Jamieson GG, Mathew G, Ludemann R et al. Postoperative mortality following oesophagectomy and problems in reporting its rate. *Br J Surg* 2004 Aug.;91(8):943-47. Citado em: 18 Mar. 2012. Disponível em: <http://www.ncbi.nlm.nih.gov/pubmed/15286953>
3. Siersema PD, de Wijkerslooth LRH. Dilation of refractory benign esophageal strictures. *Gastrointest Endosc* 2009 Nov.;70(5):1000-12. Citado em: 10 May 2012. Disponível em: <http://www.ncbi.nlm.nih.gov/pubmed/19879408>
4. Honkoop P, Siersema PD, Tilanus HW et al. Benign anastomotic strictures after transhiatal esophagectomy and cervical esophagogastrostomy: risk factors and management. *J Thorac Cardiovasc Surg* 1996 June;111(6):1141-46. Citado em: 10 May 2012. Disponível em: <http://www.ncbi.nlm.nih.gov/pubmed/8642814>
5. Pross M, Manger T, Reinheckel T et al. Endoscopic treatment of clinically symptomatic leaks of thoracic esophageal anastomoses. *Gastrointest Endosc* 2000 Jan.;51(1):73-76. Citado em: 11 May 2012. Disponível em: <http://www.ncbi.nlm.nih.gov/pubmed/10625803>
6. Pierie JP, de Graaf PW, Poen H et al. Incidence and management of benign anastomotic stricture after cervical oesophagogastrostomy. *Br J Surg* 1993 Apr.;80(4):471-74. Citado em: 10 May 2012. Disponível em: <http://www.ncbi.nlm.nih.gov/pubmed/8495314>
7. Said A, Brust DJ, Gaumnitz EA et al. Predictors of early recurrence of benign esophageal strictures. *Am J Gastroenterol* 2003 June;98(6):1252-56. Citado em: 10 May 2012. Disponível em: <http://www.ncbi.nlm.nih.gov/pubmed/12818265>
8. Hordijk ML, van Hooft JE, Hansen BE et al. A randomized comparison of electrocautery incision with Savary bougienage for relief of anastomotic gastroesophageal strictures. *Gastrointest Endosc* 2009 Nov.;70(5):849-55. Citado em: 10 May 2012. Disponível em: <http://www.ncbi.nlm.nih.gov/pubmed/19573869>
9. Abele JE. The physics of esophageal dilatation. *Hepatogastroenterology* 1992 Dec.;39(6):486-89. Citado em: 10 May 2012. Disponível em: <http://www.ncbi.nlm.nih.gov/pubmed/1483657>
10. Spechler SJ. AGA technical review on treatment of patients with dysphagia caused by benign disorders of the distal esophagus. *Gastroenterology* 1999 July;117(1):233-54. Citado em: 10 May 2012. Disponível em: <http://www.ncbi.nlm.nih.gov/pubmed/10381933>
11. Siersema PD. Treatment options for esophageal strictures. *Nat Clin Pract Gastroenterol Hepatol* 2008 Mar.;5(3):142-52. Citado em: 10 May 2012. Disponível em: <http://www.ncbi.nlm.nih.gov/pubmed/18250638>
12. Lew RJ, Kochman ML. A review of endoscopic methods of esophageal dilation. *J Clin Gastroenterol* 2002 Aug.;35(2):117-26. Citado em: 10 May 2012. Disponível em: <http://www.ncbi.nlm.nih.gov/pubmed/12172355>
13. Holder TM, Ashcraft KW, Leape L. The treatment of patients with esophageal strictures by local steroid injections. *J Pediatr Surg* 1969 Dec.;4(6):646-53. Citado em: 11 May 2012. Disponível em: <http://www.ncbi.nlm.nih.gov/pubmed/5371094>
14. Kochhar R, Makharia GK. Usefulness of intralesional triamcinolone in treatment of benign esophageal strictures. *Gastrointest Endosc* 2002 Dec.;56(6):829-34. Citado em: 11 May 2012. Disponível em: <http://www.ncbi.nlm.nih.gov/pubmed/12447293>
15. Altintas E, Kacar S, Tunc B et al. Intralesional steroid injection in benign esophageal strictures resistant to bougie dilation. *J Gastroenterol Hepatol* 2004 Dec.;19(12):1388-91. Citado em: 11 May 2012. Disponível em: <http://www.ncbi.nlm.nih.gov/pubmed/15610312>
16. Ramage JI, Rumalla A, Baron TH et al. A prospective, randomized, double-blind, placebo-controlled trial of endoscopic steroid injection therapy for recalcitrant esophageal peptic strictures. *Am J Gastroenterol* 2005 Nov.;100(11):2419-25. Citado em: 11 May 2012. Disponível em: <http://www.ncbi.nlm.nih.gov/pubmed/16279894>
17. Hagiwara A, Togawa T, Yamasaki J et al. Endoscopic incision and balloon dilatation for cicatricial anastomotic strictures. *Hepatogastroenterol* 2012;46(26):997-99. Citado em: 11 May 2012. Disponível em: <http://www.ncbi.nlm.nih.gov/pubmed/10370654>

18. Schubert D, Kuhn R, Lippert H *et al*. Endoscopic treatment of benign gastrointestinal anastomotic strictures using argon plasma coagulation in combination with diathermy. *Surg Endosc* 2003 Oct.;17(10):1579-82. Citado em: 11 May 2012. Disponível em: <http://www.ncbi.nlm.nih.gov/pubmed/12874683>
19. Brandimarte G, Tursi A. Endoscopic treatment of benign anastomotic esophageal stenosis with electrocautery. *Endoscopy* 2002 May;34(5):399-401. Citado em: 11 May 2012. Disponível em: <http://www.ncbi.nlm.nih.gov/pubmed/11972272>
20. Hordijk ML, Siersema PD, Tilanus HW *et al*. Electrocautery therapy for refractory anastomotic strictures of the esophagus. *Gastrointest Endosc* 2006 Jan.;63(1):157-63. Citado em: 11 May 2012. Disponível em: <http://www.ncbi.nlm.nih.gov/pubmed/16377340>
21. Simmons DT, Baron TH. Electroincision of refractory esophagogastric anastomotic strictures. *Dis Esophagus* 2006 Jan.;19(5):410-14. Citado em: 11 May 2012. Disponível em: <http://www.ncbi.nlm.nih.gov/pubmed/16984542>
22. Lee TH, Lee SH, Park JY *et al*. Primary incisional therapy with a modified method for patients with benign anastomotic esophageal stricture. *Gastrointest Endosc* 2009 May;69(6):1029-33. Citado em: 11 May 2012. Disponível em: <http://www.ncbi.nlm.nih.gov/pubmed/19215919>
23. Repici A, Hassan C, Sharma P *et al*. Systematic review: the role of self-expanding plastic stents for benign oesophageal strictures. *Aliment Pharmacol Ther* 2010 June;31(12):1268-75. Citado em: 11 May 2012. Disponível em: <http://www.ncbi.nlm.nih.gov/pubmed/20236257>
24. Eloubeidi MA, Lopes TL. Novel removable internally fully covered self-expanding metal esophageal stent: feasibility, technique of removal, and tissue response in humans. *Am J Gastroenterol* 2009 June;104(6):1374-81. Citado em: 11 May 2012. Disponível em: <http://www.ncbi.nlm.nih.gov/pubmed/19491851>
25. Wadhwa RP, Kozarek RA, France RE *et al*. Use of self-expandable metallic stents in benign GI diseases. *Gastrointest Endosc* 2003 Aug.;58(2):207-12. Citado em: 11 May 2012. Disponível em: <http://www.ncbi.nlm.nih.gov/pubmed/12872087>
26. Macdonald S, Edwards RD, Moss JG. Patient tolerance of cervical esophageal metallic stents. *J Vasc Interv Radiol* 2000 July-Aug.;11(7):891-98. Citado em: 11 May 2012. Disponível em: <http://www.ncbi.nlm.nih.gov/pubmed/10928528>
27. Saito Y, Tanaka T, Andoh A *et al*. Usefulness of biodegradable stents constructed of poly-l-lactic acid monofilaments in patients with benign esophageal stenosis. *World J Gastroenterol* 2007 Aug. 7;13(29):3977-80. Citado em: 11 May 2012. Disponível em: <http://www.ncbi.nlm.nih.gov/pubmed/17663513>
28. Choi EK, Song HY, Kim JW *et al*. Covered metallic stent placement in the management of cervical esophageal strictures. *J Vasc Interv Radiol* 2007 July;18(7):888-95. Citado em: 11 May 2012. Disponível em: <http://www.ncbi.nlm.nih.gov/pubmed/17609449>
29. Repici A, Vleggaar FP, Hassan C *et al*. Efficacy and safety of biodegradable stents for refractory benign esophageal strictures: the BEST (Biodegradable Esophageal Stent) study. *Gastrointest Endosc* 2010 Nov.;72(5):927-34. Citado em: 13 Mar. 2012. Disponível em: <http://www.ncbi.nlm.nih.gov/pubmed/21034894>
30. Gussack GS, Jurkovich GJ. Treatment dilemmas in laryngotracheal trauma. *J Trauma* 1988 Oct.;28(10):1439-44. Citado em: 11 May 2012. Disponível em: <http://www.ncbi.nlm.nih.gov/pubmed/3172302>
31. Kelly JP, Webb WR, Moulder PV *et al*. Management of airway trauma. II: Combined injuries of the trachea and esophagus. *Ann Thorac Surg* 1987 Feb.;43(2):160-63. Citado em: 11 May 2012. Disponível em: <http://www.ncbi.nlm.nih.gov/pubmed/3813705>
32. Birolini D, Utiyama E *et al*. Cirurgia de emergência com testes de avaliação. Sao Paulo: Atheneu, 1997.
33. Kendall JL, Anglin D, Demetriades D. Penetrating neck trauma. *Emerg Med Clin North Am* 1998 Feb.;16(1):85-105. Citado em: 11 May 2012. Disponível em: <http://www.ncbi.nlm.nih.gov/pubmed/9496316>
34. Armstrong WB, Detar TR, Stanley RB. Diagnosis and management of external penetrating cervical esophageal injuries. *Ann Otol Rhinol Laryngol* 1994 Nov.;103(11):863-71. Citado em: 11 May 2012. Disponível em: <http://www.ncbi.nlm.nih.gov/pubmed/7979000>
35. Fetterman BL, Shindo ML, Stanley RB *et al*. Management of traumatic hypopharyngeal injuries. *Laryngoscope* 1995 Jan.;105(1):8-13. Citado em: 11 May 2012. Disponível em: <http://www.ncbi.nlm.nih.gov/pubmed/7837918>
36. Lourenção JL, Akaishi EH. Ferimentos penetrantes da região cervical. *Rev Col Bras Cir* 1988;15:121.

CAPÍTULO 33

LESÕES BENIGNAS DO ESÔFAGO

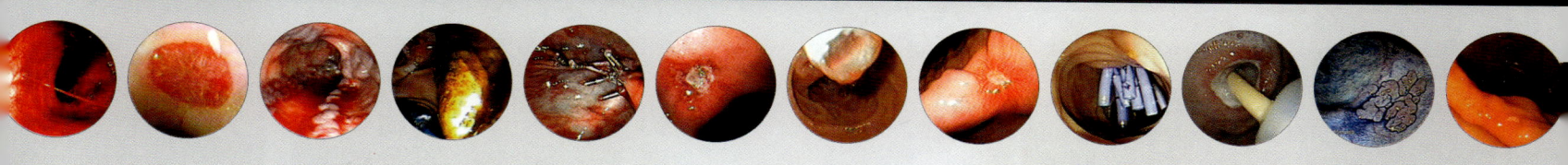

WALTON ALBUQUERQUE • LUIZ CLAUDIO MIRANDA DA ROCHA
KLEBER BIANCHETTI DE FARIA • RODRIGO ALBUQUERQUE CARREIRO
ROBERTO MOTTA PEREIRA

INTRODUÇÃO

Os tumores benignos do esôfago (TBE) são classificados em lesões epiteliais, pseudotumorais e submucosas, conforme a orientação da Organização Mundial de Saúde (Quadro 33-1).[68]

Na fase inicial, os TBEs não apresentam sintomas e, portanto, são achados de exames endoscópicos que obrigam ao endoscopista à tomada de posição em relação à conduta. Para tal, deve-se conhecer perfeitamente a natureza da lesão e sua evolução natural para que se possa orientar o manejo. As principais possibilidades de conduta frente aos TBEs são: 1) não será preciso endoscopia de controle; 2) deverão ser feitas endoscopias de controle em períodos determinados, sobretudo para avaliar a mudança de comportamento da lesão; 3) deve-se avançar na melhor definição da lesão, como, por exemplo, realizar a ecoendoscopia, especialmente nas lesões de submucosa; 4) deve-se indicar algum tipo de tratamento e decidir entre a abordagem endoscópica ou cirúrgica. Nos TBEs sintomáticos a conduta terapêutica é mais clara, sendo o sintoma mais frequente a disfagia, podendo haver também dor retroesternal, pirose, tosse, odinofagia, perda de peso e sangramento digestivo.[61]

PAPILOMA DE CÉLULAS ESCAMOSAS DE ESÔFAGO

O papiloma de célula escamosa do esôfago (PCEE) é uma lesão rara, ocorrendo em 0,01 a 0,04% de indivíduos e em menos de 1% dos exames de endoscopia.[12,31,53] Foi descrito, pela primeira vez, no final da década de 1950. É mais comum no homem em proporção de 2:1.[45] Embora existam relatos de casos em todas as idades, essas lesões ocorrem mais comumente entre a quinta e a sétima década de vida.[12]

O PCEE é um achado acidental de exames endoscópicos, já que não provoca sintomas e geralmente é uma lesão simples, isolada, localizada no terço médio ou inferior do esôfago e comumente atribuído à irritação crônica do esôfago pelo refluxo gastroesofágico (RGE), existindo relato de associação do PCEE com hérnia hiatal.[38,45] No entanto, a relativa frequência de hérnia hiatal e RGE na população em geral contrasta com a raridade do PCEE, sugerindo uma relação mais de coincidência do que de causa e efeito.[45]

Embora o PCEE seja assintomático na maioria das vezes, foram relatados casos de disfagia em razão de seu crescimento polipoide, com melhora após a ressecção endoscópica e também de estenose acentuada do lúmen do esôfago com necessidade de dilatações frequentes.[15,38]

Endoscopicamente o PCEE tem aparência característica, mas não patognomônica. Apresenta-se como lesão elevada, de forma séssil, menos comumente subpediculada ou pediculada, medindo entre 3 e 5 mm no maior eixo, dificilmente ultrapassando a 10 mm, de superfície rugosa, coloração esbranquiçada, normalmente solitária, embora possa ser encontrada em grupos.[53] A aparência endoscópica pode ser confundida com acantose *nigricans*, hiperplasia de células escamosas com atipia (leucoplasia), margem verrucosa de um carcinoma de células escamosas e, especialmente, com o carcinoma verrucoso Fig. 33-1).[45]

Histologicamente, o PCEE é uma neoplasia epitelial benigna, caracterizada por múltiplas projeções de delicados eixos fibrovasculares centrais, cobertos por um epitélio escamoso estratificado, dando aspecto verrucoso ou digitiforme na superfície.[53,55] O PCEE deve ser distinguido do carcinoma verrucoso, que também é uma lesão papilar bem diferenciada, mas que apresenta displasia epitelial e invasão carcinomatosa superficial. Se houver dúvida com base no aspecto endoscópico e na histologia dos fragmentos de biópsias colhidos por endoscopia, a ressecção endoscópica deverá ser realizada.[28]

Quadro 33-1. Classificação dos tumores benignos do esôfago, conforme a Organização Mundial de Saúde

Tumores epiteliais	Lesões pseudotumorais	Tumores submucosos
Papiloma de células escamosas	Pólipos fibrovasculares	Leiomioma
Papiloma viral	Cistos	Lipoma
Adenoma	Pólipo inflamatório	Células granulares
	Acantose glicogênica	Vasculares
	Leiomiomatose difusa	Neurogênicos
	Heterotopias (melanoblásticas, de glândulas sebáceas, de glândulas pancreáticas, de nódulo tireoidiano)	

A presença de papilomatose de esôfago ocorre raramente e, quando presente no esôfago proximal, tem sido associada à infecção pelo papilomavírus humano (HPV) e denominado papiloma viral.[55] Embora a presença de papilomas na laringe e no trato genital feminino esteja relacionada com a infecção pelo HPV e seja considerada condição pré-maligna, a associação de papilomatose, HPV e carcinoma do esôfago não está bem estabelecida. Alguns autores relatam casos isolados de carcinoma associado ou complicando pacientes com PCEE ou papilomatose, enquanto outros negam esta possível natureza pré-maligna, considerando que o PCEE não predispõe ao câncer do esôfago e não está associado ao HPV.[35,36,65,66] O aspecto endoscópico das lesões é mais grosseiro que o papiloma isolado, com lesões múltiplas, ora esparsadas ora aglomeradas, com tamanho variado, coloração brancacenta e superfície rugosa (Fig. 33-2).

Quando presente ao exame endoscópico, o PCEE deve ser removido com a menor manipulação possível, normalmente usando uma pinça de biópsias e, ocasionalmente, alça de polipectomia, com confirmação do diagnóstico pela histologia. Na presença de papilomatose, a associação ao HPV é confirmada pelos efeitos citopáticos (alterações celulares de etiologia viral) e pela detecção do vírus no tecido (imunofluorescência). Uma vez confirmado o diagnóstico de PCEE, ele é removido e não se justifica acompanhamento endoscópico em razão da natureza benigna desta afecção e pela raridade de associação a lesões malignas.[12,45]

ADENOMA

O adenoma de esôfago surge quase que exclusivamente no esôfago de Barrett e provavelmente representa a forma polipoide ou nodular da displasia do que mesmo um adenoma polipoide isolado.[30] Adenoma que ocorre em ausência de esôfago de Barrett já foi descrito apenas em relato de casos mais antigos (Fig. 33-3).[62]

Lesões grandes de 15 mm ou múltiplas, dando aparência de polipose esofagiana, já foram relatadas.[26,43,70]

A experiência no manejo desses lesões é limitada. Se a lesão parecer com um adenoma, sugere-se a inspeção endoscópica cuidadosa da mucosa adjacente para avaliar o epitélio. Melhora das técnicas endoscópicas de imagens, tais como NBI ou cromoendoscopia deve ser considerada. Se não houver aparência de epitélio metaplásico ao redor, biópsias podem ser colhidas com esta finalidade. Se as biópsias confirmarem epitélio metaplásico, o manejo poderá ser similar à lesão nodular ou displásica do esôfago de Barrett.[69]

Se o adenoma for isolado, sem associação a esôfago de Barrett, a estratégia poderá ser similar ao adenoma de cólon; lesões menores que 1 cm podem ser ressecadas endoscopicamente com uma alça. Em lesões maiores e com displasia de alto grau, deve-se considerar a ressecção em monobloco com técnicas mais avançadas.

PÓLIPOS FIBROVASCULARES DO ESÔFAGO

Correspondem a uma variedade de lesões que incluem fibromas, fibrolipomas, miomas e lipomas diferenciados pelo estudo histológico. Estes pólipos contém uma mistura de fibrose, vasos e tecido adiposo cobertos por epitélio escamoso.

São raros, correspondem a 0,5 a 1% das lesões do esôfago e mais encontrados nos homens (75% dos casos) com mais de 50 anos de idade.[3,9,41] Habitualmente são pediculados e comumente estão localizados no terço proximal do esôfago (80%) bem próximo ao cricofaríngeo.

A patogênese da lesão não foi completamente estudada, mas acredita-se que o crescimento se faz a partir de um espessamento da mucosa redundante que se alonga pelos movimentos de deglutição.

Os pacientes geralmente são assintomáticos na época do diagnóstico, porém disfagia, tosse crônica e/ou náuseas podem estar presentes. As lesões maiores que 20 mm podem ser aspiradas à faringe após episódios de tosse, levando à dispneia e que melhora ao engolir novamente a lesão. Há relato de ulcerações e sangramento em pólipos que se alongam ao estômago.[40]

A endoscopia revela uma massa no lúmen do esôfago, mas apesar do seu tamanho, a lesão pode passar despercebida graças à proximidade com esfíncter esofágico superior e o aspecto normal da mucosa. A tomografia computadorizada e a ressonância podem mostrar uma massa intraluminal, de densidade ou intensidade variável.[16]

A ecoendoscopia auxilia na decisão do tratamento pela avaliação da presença de grandes vasos no pedículo da lesão e sua camada de origem, além do diagnóstico diferencial com outras lesões. Os pólipos fibrovasculares podem ser hipoecoicos ou hiperecoicos e originar-se da submucosa.

A ressecção endoscópica pode ser realizada, porém lesões muito próximas ao esfíncter superior e com a presença de grandes vasos podem ser tecnicamente difícil. O tratamento cirúrgico é o clássico, e a via de acesso varia conforme a localização da lesão, sendo a esofagotomia cervical a via mais comum. Em casos de pedículo longo a via transoral pode ser utilizada. O tratamento endoscópico, principalmente das lesões menores, poderá ser realizado utilizando alça de polipectomia, com cuidado na hemostasia do pedículo (injeção de substâncias vasoconstritoras, clipes, *endoloops*) (Fig. 33-4).[10]

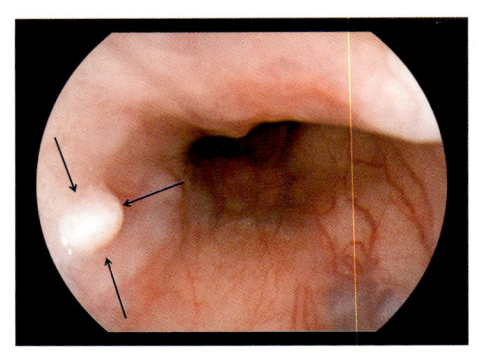

Fig. 33-1. Papiloma de células escamosas do esôfago: aspecto endoscópico. Observa-se no esôfago uma pequena lesão elevada, séssil, de coloração brancacenta e superfície verrucosa, aspecto endoscópico clássico de papiloma de células escamosas.

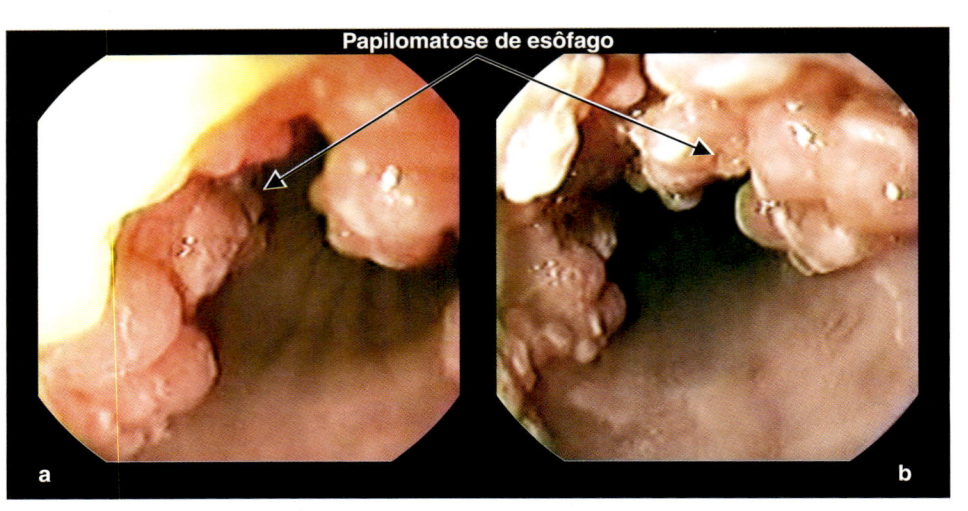

Fig. 33-2. Papilomatose de esôfago: aspecto endoscópico. Observam-se difusamente no esôfago várias lesões elevadas, sem pedículos definidos, com superfícies verrucosas e coloração brancacenta. As lesões foram removidas completamente com alça de polipectomia, em duas sessões. A histologia confirmou a impressão endoscópica de papilomas de células escamosas de esôfago (papilomatose).

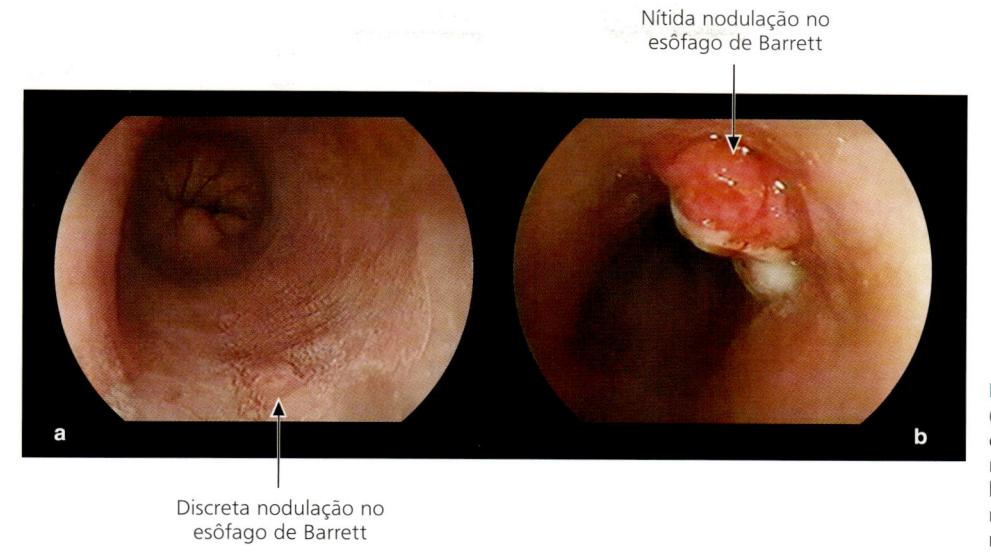

Fig. 33-3. Nodulações em esôfago de Barrett. (**a**) Pequena nodulação no esôfago de Barrett, só observada após o uso de ácido acético. (**b**) Nítida nodulação, também em esôfago de Barrett. Ambas as lesões foram ressecadas endoscopicamente, e o resultado final da histologia mostrou adenocarcinoma, necessitando de tratamento cirúrgico (esofagectomia).

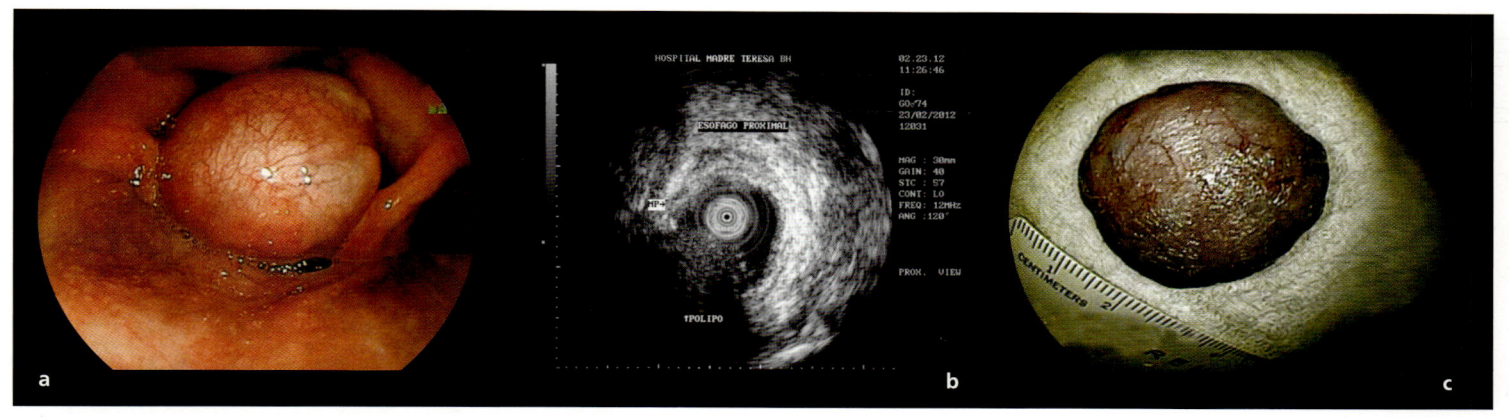

Fig. 33-4. Pólipo fibrovascular de esôfago. Observou-se lesão pediculada, com mucosa íntegra, no esôfago proximal. (**a**) Durante a endoscopia, o paciente fez esforço de vômitos e exteriorizou pela faringe, até a cavidade oral, uma lesão arredondada, pediculada, macia, com mucosa íntegra. (**b**) A ecoendoscopia identificou lesão hipoecogênica, heterogênea, na submucosa. (**c**) Peça de ressecção endoscópica, utilizando *endoloop* e alça de polipectomia.

CISTOS

Os cistos do esôfago, apesar de serem raros, são os segundos tumores benignos mais encontrados.[12] Podem ser classificados com base em suas origens, localização e epitélio de revestimento. Podem ser congênitos (duplicação, broncogênicos, gástricos e de inclusão), cistos neuroentéricos e adquiridos (retenção).

Cistos broncogênicos e cistos heterogêneos

Cistos broncogênicos do esôfago são raros quando comparados aos localizados intrapulmonares. Os dois cistos são malformações da árvore brônquica, podendo ser periesofágicos, mediastinais ou intrapulmonares. Contêm material de aspecto "leitoso", coberto por epitélio colunar, músculo liso, cartilagem e tecido glandular, enquanto os cistos heterogêneos contêm muco esverdeado, coberto por epitélio gástrico ou intestinal.

Aparecem à endoscopia como protrusões subepiteliais, cobertas por mucosa normal. Os níveis de CA 19-9 e CA 125 estão sempre elevados e diminuem após a ressecção do cisto.[5,6] A ecoendoscopia auxilia no diagnóstico. Dependendo do tamanho, podem levar à disfagia.

Cistos gástricos

Os cistos gástricos se localizam mais frequentemente no lado direito do esôfago e no mediastino posterior. São caracterizados por estarem no lúmen esofágico, contendo uma ou mais camadas musculares e recobertos por epitélios gástricos. São diagnosticados nos primeiros meses de vida pela compressão sobre os brônquios e pela secreção ácida de sua mucosa.

Cistos de inclusão

Os cistos de inclusão são intramurais e contêm epitélio respiratório ou do tipo escamoso e não possuem cartilagens ou as duas camadas musculares. Quando localizados no terço superior (10%), podem apresentar sintomas respiratórios antes dos dois anos. Quando localizados no terço médio (24%) e no terço inferior (66%), podem causar disfagia, dor torácica e tosse.

Cistos neuroentéricos

Os cistos neuroentéricos se localizam no mediastino posterior, são formados por camadas musculares bem desenvolvidas, cobertos por mucosa gástrica ou gastrointestinal. Os sintomas geralmente são causados por atividade desta mucosa. Podem estar aderidos à pleura, pericárdio ou esôfago. Estão associados a variadas anormalidades da coluna vertebral, caracterizando a *Split Notochord Syndrome*.[12]

Cistos de duplicação

Anomalias congênitas no período embrionário levam à formação destes cistos. Podem ser encontradas no esôfago, estômago e intestino. É a segunda malformação mais comum do trato digestivo, correspondendo ente 10 a 15% dos casos.[2] Podem ser pequenas (redondas ou esféricas) ou longas estruturas tubulares.

São definidos por três critérios: crescem com a parede do esôfago, são cobertos por duas camadas musculares, contêm epitélio escamoso ou tecido semelhante ao esôfago embrionário. Geralmente não comunicam-se com o esôfago (80%). Predominam no sexo masculino na proporção de 2:1. A localização mais comum é o terço distal (60%), seguido do terço proximal (23%) e terço médio (17%).[2]

Disfagia, dor epigástrica e dor retroesternal podem ocorrer bem como sintomas respiratórios (tosse, estridor) mais comuns na infância, quando geralmente são diagnosticados. O tratamento cirúrgico está indicado nos casos sintomáticos (Fig. 33-5).

Cistos adquiridos

Os cistos adquiridos ou de retenção são formados pela obstrução dos ductos de diversas glândulas presentes na mucosa e submucosa do esôfago. Normalmente são únicos, mais localizados no terço superior, porém podem estar presentes em toda a extensão do esôfago (Fig. 33-6).

A ecoendoscopia define os seguintes dados da lesão: a origem intramural ou extramural, extensão, ecogenicidade (sólida ou cística) e presença de camadas musculares. Geralmente não há necessidade de tratamento (Fig. 33-7).

PÓLIPO INFLAMATÓRIO

Assim como o pólipo fibrovascular, o pólipo inflamatório engloba uma variedade de lesões com tecido de reparação, envolvendo vasos, fibroblastos e células inflamatórias. São raros, podendo ser encontrados, além do esôfago, no estômago, intestino delgado e cólon.

A patogênese destas lesões não é clara, porém acredita-se haver correlação com o refluxo ácido do estômago, algumas vezes recebendo a denominação de pólipo sentinela. Observado na junção esofagogástrica, às vezes rente a uma erosão ou ulceração esofágica (Fig. 33-8).

São considerados lesões benignas, de origem inflamatória, geralmente encontradas de maneira incidental, podendo ser causa de hemorragia ou disfagia. Podem apresentar crescimento rápido. Deve-se fazer o diagnóstico diferencial com adenomas em esôfago de Barrett.

A ressecção somente é indicada nos pacientes sintomáticos, e as biópsias da lesão confirmam o diagnóstico e evidenciam epitélio colunar com inflamação aguda ou crônica.

Com o tratamento antirrefluxo há tendência de diminuição e até desaparecimento da lesão.[12]

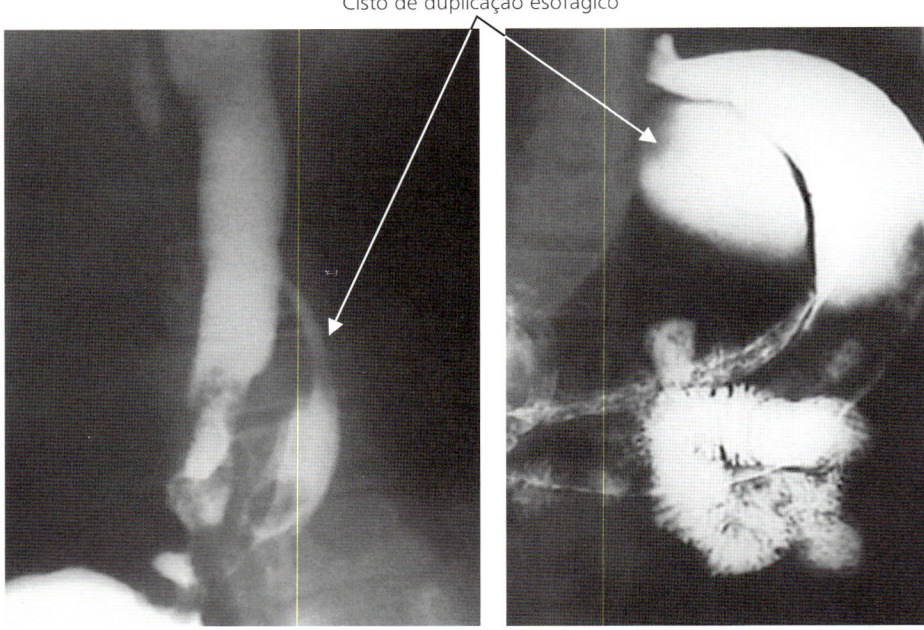

Fig. 33-5. Cisto de duplicação esofágico. Ao estudo contrastado com bário do esôfago e estômago, observa-se uma estrutura tubular alongada, paralela ao esôfago e terminando na luz gástrica, caracterizando a duplicação cística do esôfago.

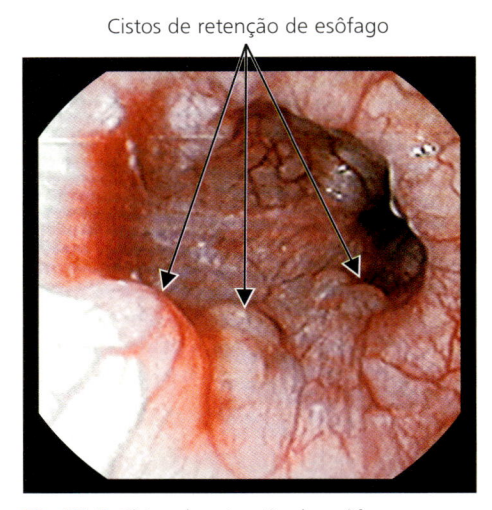

Fig. 33-6. Cistos de retenção do esôfago. Algumas pequenas lesões elevadas e arredondadas, com mucosa fina, deixando transparecer discretamente o conteúdo líquido-claro no interior, localizadas no terço inferior do esôfago, caracterizando os cistos de retenção.

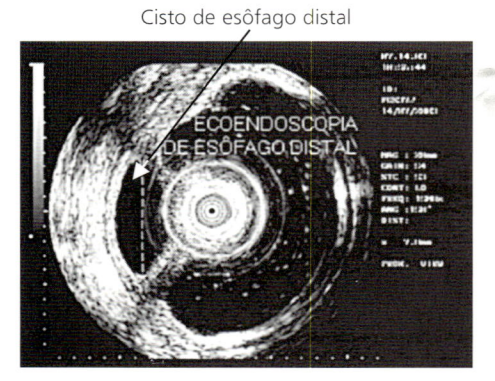

Fig. 33-7. Cisto de esôfago distal: aspecto ecoendoscópico. No esôfago distal, identifica-se pequena lesão anecoica, sem comunicação com outras estruturas, comprometendo a mucosa profunda e a submucosa, caracterizando lesão cística.

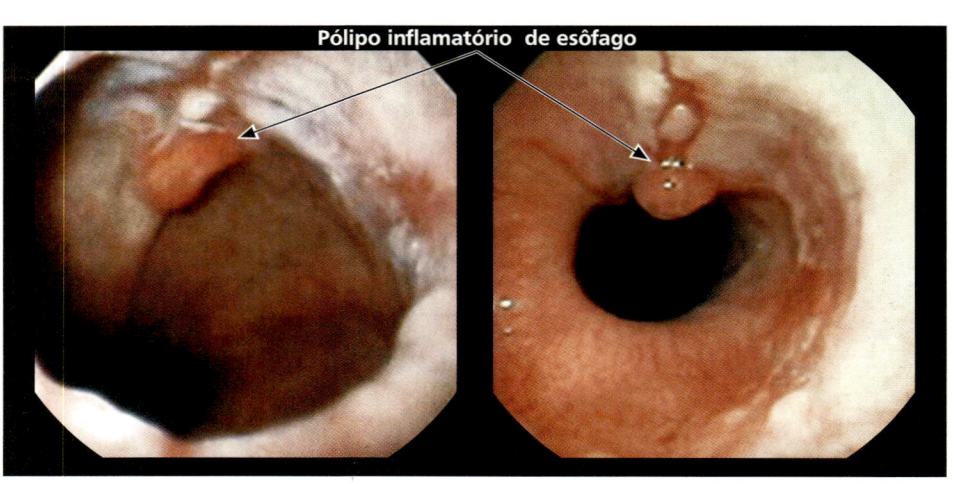

Fig. 33-8. Pólipo inflamatório de esôfago. Na transição esofagogástrica, identifica-se pequena prega de mucosa gástrica elevada, arredondada, convergindo para uma erosão no esôfago, conhecida como prega sentinela.

ACANTOSES GLICOGÊNICAS

A etiologia dessas lesões é desconhecida. São encontradas em até 15% das endoscopias, e em alguns estudos de necropsias a prevalência pode atingir até 100%.[6,64] Esta discrepância é parcialmente explicada pelo lado da endoscopia, pois haveria pouco interesse em diagnosticar ou relatar essas alterações, e a distensão das pregas pela insuflação de ar durante o exame poderia prejudicar o diagnóstico; pelo outro lado, efeitos na pós-morte poderiam aumentar a detecção nas necropsias.

Tipicamente são múltiplas, uniformes, arredondadas, esbranquiçadas, adjacentes à mucosa normal, mais frequentes no terço médio do esôfago. Variam de 2 a 10 mm e são assintomáticas, e seu significado clínico é desconhecido. O diagnóstico é feito por biópsia, cujo estudo anatomopatológico mostra epitélio escamoso, hiperplásico, acantótico, com grande número de células epiteliais alargadas com grande acúmulo celular de glicogênio, sem hiperqueratose. A cromoscopia com lugol mostra lesões fortemente coradas de marrom (Fig. 33-9).

HETEROTOPIAS

As heterotopias mais comumente encontradas no esôfago são as de epitélio gástrico. Foram descritas pela primeira vez por Schaffer.[57] Podem ser encontrados ainda glândulas sebáceas, tecido pancreático ou nódulos tireoidianos que se apresentam por lesões elevadas, de coloração brancacenta, cobertas por mucosa normal.

Heterotopias gástricas

Mais frequentemente encontradas no terço superior do esôfago, as heterotopias de mucosa gástrica consistem em áreas planas, de colorações alaranjada, arredondada ou ovalada, únicas ou múltiplas e quando duplas, uma em frente para a outra e de tamanhos semelhantes, são chamadas "lesões em espelho" (Fig. 33-10).

A patogênese não é conhecida, porém há evidências que sua origem é de tecido gástrico embrionário. Seria uma falha de diferenciação celular durante o período embrionário, quando ocorre a troca da mucosa colunar por epitélio escamoso estratificado, por volta da vigésima semana, inicialmente no terço médio em direção aos terços proximal e distal.[4,20] Existe uma teoria chamada de mista em que pacientes com alguma anormalidade congênita da lâmina própria, após a exposição a traumas repetidos, evoluem para a perda do epitélio escamoso e aparecimento do epitélio gástrico.

As biópsias levam ao diagnóstico e evidenciam tecido colunar típico de qualquer área gástrica, como antro, corpo ou fundo, podendo coexistir mais de um tipo de epitélio. Estas heterotopias podem produzir ácidos além de outros peptídeos, como gastrina e somatostatina.[24]

Complicações relacionadas com as heterotopias são raras, porém erosões, ulcerações, estenoses, fístulas, metaplasia intestinal, displasia ou adenocarcinoma podem ocorrer.

LEIOMIOMA

Esta neoplasia benigna do esôfago tem incidência global em estudos de necropsias de 1:1119,4, acometendo mais homens do que mulheres (1,6:1), na idade entre 20 e 59 anos, sendo rara nas crianças.[8,11,58] Entretanto, sua real incidência é desconhecida, pois pequenas lesões são assintomáticas e podem passar despercebidas em necropsias. Tipicamente apresenta-se como lesão subepitelial e é disparadamente o tumor benigno não epitelial mais frequente do esôfago.[12] Origina-se da muscular própria e, raramente, da muscular da mucosa. Geralmente é assintomático, sendo um encontro casual em endoscopias digestivas de rotina ou até que atinjam grande tamanho para apresentar sintomas, como disfagia, dor retroesternal, pirose, tosse, odinofagia, perda de peso e sangramento digestivo.[61]

A morfologia da lesão mais comum é a ovalada, mas pode ser arredondada, semicircular ou "em ferradura" e até mesmo anular, simulando, às vezes, um quadro de acalasia (Fig. 33-11).[23]

Localiza-se preferencialmente nos terços médio e inferior do esôfago, com tamanho variável, consistência endurecida, apresentando superfície lisa e regular e, em alguns casos, multilobulada, recoberta por mucosa de coloração normal, sem solução de continuidade, que desliza livremente sobre a lesão, a não ser que apresente erosão ou ulceração apical.[11]

O diagnóstico endoscópico é presuntivo em razão de ser a lesão benigna não epitelial mais frequente do esôfago, porém, as biópsias endoscópicas convencionais habitualmente não atingem o plano muscular de origem das lesões, inclusive são contraindicadas por alguns autores pelo baixo rendimento e poder prejudicar uma conduta subsequente (enucleação).[11] Em algumas situações, é desejável estender a propedêutica para um diagnóstico mais seguro, dependendo do contexto clínico.

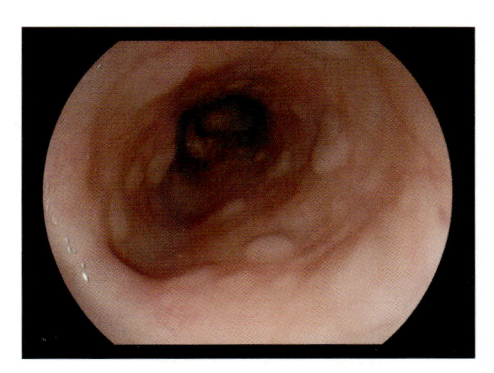

Fig. 33-9. Glicoacantose do esôfago. Observam-se algumas pequenas placas levemente elevadas e brancacentas nos esôfagos médio e distal.

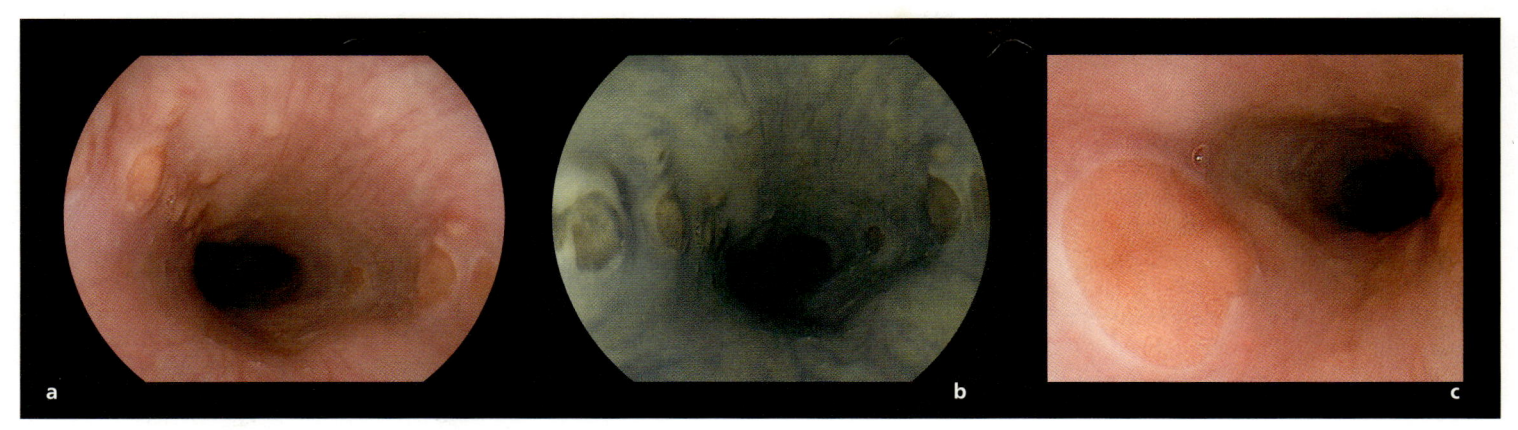

Fig. 33-10. Mucosa gástrica heterotópica no esôfago. Presença de algumas pequenas áreas de mucosa arredondada, alaranjada, superfícies lisa e brilhante, localizadas no esôfago proximal logo após o cricofaríngeo. (**a**) Endoscopia com luz branca. (**b**) Endoscopia com cromoscopia digital. (**c**) Endoscopia com *zoom*.

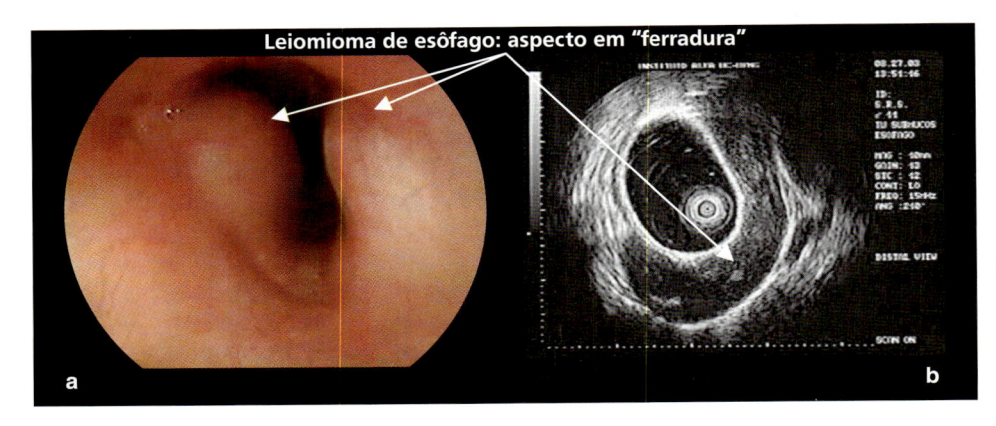

Fig. 33-11. Leiomioma de esôfago: aspecto em "ferradura". (**a**) O aspecto endoscópico do esôfago é de dois abaulamentos regulares da mucosa, mas a ecoendoscopia mostrou uma lesão hipoecogênica, localizada na camada muscular própria e circundando o órgão, (**b**) aspecto conhecido como "em ferradura".

A ecoendoscopia é uma excelente ferramenta para estreitar o diagnóstico em casos de suspeita endoscópica de lesão subepitelial de esôfago. Ela oferece os seguintes dados:

- Se for uma lesão mural, compressão extrínseca ou simplesmente uma impressão anatômica normal na parede do esôfago.
- Se lesão mural, qual a camada que ela origina.
- Tamanho da lesão e se o crescimento for endofítico, exofítico ou misto.
- Ecogenicidade da lesão.
- Contorno da lesão e estruturas adjacentes.
- Vascularização.

Habitualmente o leiomioma do esôfago está localizado na muscular própria (quarta camada), é hipoecogênico e bem delimitado, sem invasão de estruturas adjacentes e sem linfoadenomegalias. Em geral não necessita de ressecção, podendo ser acompanhado por endoscopias com intervalos longos (não há protocolo definido do tempo exato) graças a seu crescimento lento ou mesmo estabilização.[19] O tratamento estará indicado nos casos sintomáticos ou quando houver dúvida sobre a natureza da lesão, sendo realizada ressecção por endoscopia (mesmo aquelas localizadas na muscular própria) ou toracoscopia (Fig. 33-12).[42,46]

Há relatos do PET-CT para diagnóstico diferencial entre tumores benigno e maligno mas se deve tomar cuidado em virtude de falso-positivo que poderá complicar a conduta.[14]

LIPOMA

O lipoma de esôfago é uma afecção rara. Em um estudo com mais de 4.000 casos de neoplasias benignas do TGI, os lipomas em geral corresponderam a 4,1% e, especificamente do esôfago, 0,4%.[38] A maioria ocorre na região cervical e esôfago torácico alto. Frequentemente são lesões pequenas e descobertas incidentalmente durante métodos de imagens e, muito raramente, apresentam complicações.[29,33,67]

Os lipomas são constituídos por adipócitos maduros, com ou sem elementos teciduais mesenquimais. Há uma variedade de subtipos histológicos: lipoma de células fusiformes, angiolipomas, fibrolipoma, lipoma mixoide.[17,54]

O lipoma de células fusiformes apresenta uma variedade de feixes lipomatosos uniformemente distribuídos com as células fusiformes e elementos mixoides.[54] É incomum o encapsulamento, o

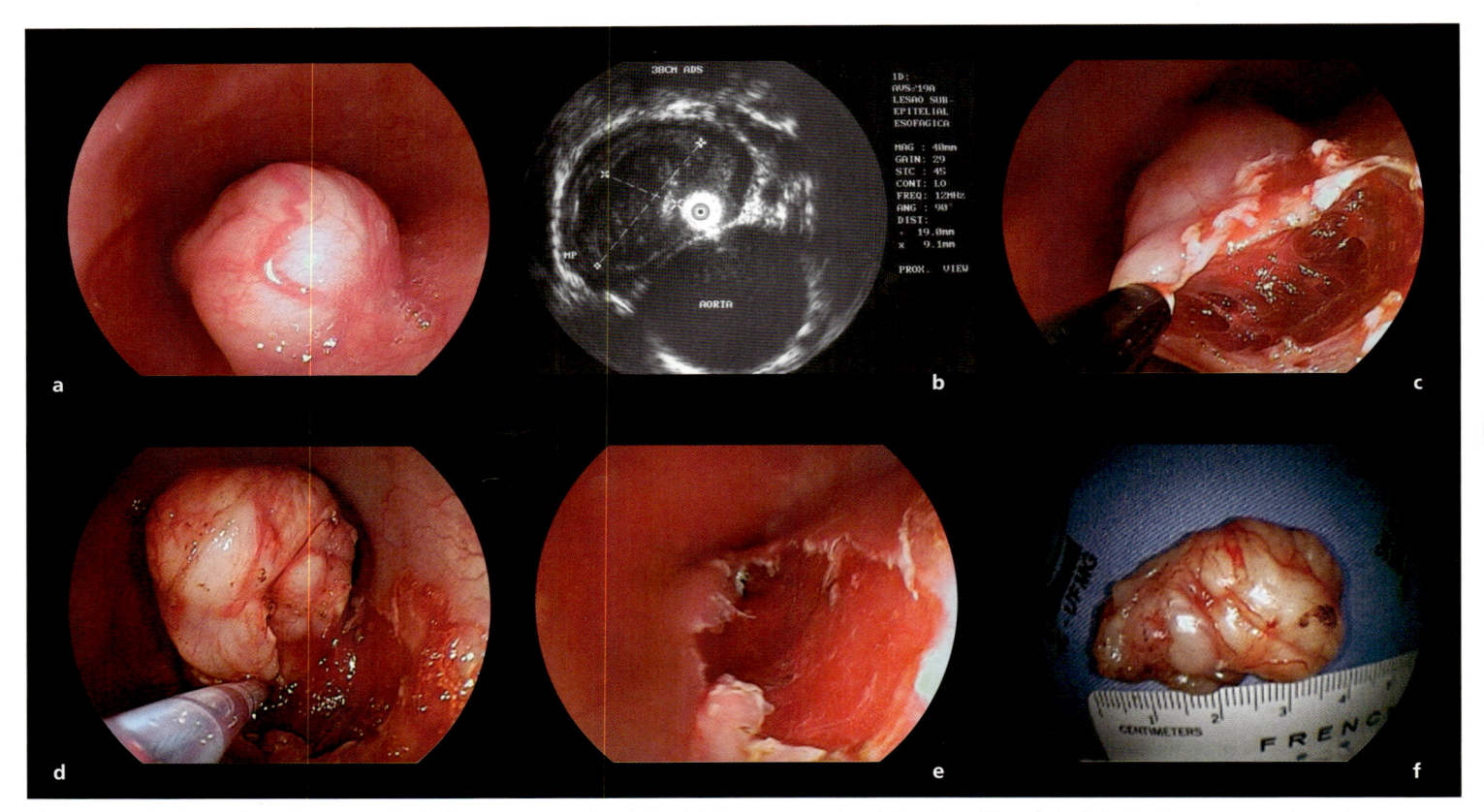

Fig. 33-12. Leiomioma de esôfago: sequência de ressecção endoscópica. (**a**) O aspecto endoscópico do esôfago é de dois abaulamentos regulares da mucosa. (**b**) A ecoendoscopia mostrou uma lesão hipoecogênica, localizada na camada muscular da mucosa e da submucosa. (**c**) Incisão da mucosa e da submucosa com início de exposição da lesão. (**d**) Fase final de dissecção da lesão. (**e**) Leito de ressecção da lesão, mostrando a muscular própria íntegra. (**f**) Peça de ressecção que confirmou tratar-se de um leiomioma de 4 cm.

CD34 é fortemente positivo; S100, fator VIII e alfa actina de músculo liso são negativos.[44]

Durante a endoscopia, pode-se observar, no esôfago proximal, abaulamento regular da mucosa, macio à compressão com pinça de biópsias, às vezes levemente amarelado, séssil ou pediculado se de grande tamanho. A ecoendoscopia identifica-se na 3ª camada da parede do esôfago (submucosa), lesão hiperecogênica, de margens lisas e regulares.

A conduta nos lipomas de esôfago depende do tamanho, localização, sintomas, grau de certeza diagnóstica e condições clínicas do paciente. As opções incluem observação, se assintomáticos, e com diagnóstico seguro até ressecção endoscópica ou cirúrgica nos casos sintomáticos ou diagnóstico incerto.[49]

TUMOR DE CÉLULAS GRANULARES

O tumor de células granulares (TCG) foi descrito inicialmente em 1926 por Abrikossoff.[1] Pode acometer a pele, língua, mama e o TGI. Aproximadamente 10% acometem o TGI e deste, mais de 65% ocorrem no esôfago. Sua incidência em séries endoscópicas foi estimada em aproximadamente 0,033%, representando em torno de 1% dos tumores benignos de esôfago.[18,39] A idade media ao diagnóstico é de 45 anos, 60% são homens e mais de 1/3 dos pacientes relatam disfagia.[39]

Ao exame endoscópico, o TCG é tipicamente elevado, séssil, branco-amarelado, endurecido, de tamanho variado, geralmente único, com mucosa de revestimento lisa, quando pequeno, e desenhando a lesão, quando maior. Ao se tentar realizar as biópsias endoscópicas, a pinça tende a escorregar graças à firmeza da lesão. Embora seja subepitelial, há nichos de células da lesão logo abaixo do epitélio e pode-se conseguir o diagnóstico histológico, fazendo "biópsias sobre biópsias" (Fig. 33-13).[9]

Histologicamente, o TCG é composto por células poligonais largas, contendo numerosos grânulos eosinofílicos. A semelhança com células de Schwann e coloração positiva para proteína S100, sugere uma origem neural.[63]

A ecoendoscopia é uma excelente ferramenta para auxiliar no diagnóstico e conduta nos TCG de esôfago. Quando se usa a miniprobe de alta frequência, é possível diferenciar todas as camadas do esôfago, observando a localização submucosa dessas lesões, geralmente hipoecogênicas e bem delimitadas, embora menos que os leiomiomas. É fundamental identificar que a muscular própria está preservada para definir a tática de ressecção.[27]

A maioria dos TCG é benigna. Entretanto, numa revisão de 183 casos, oito lesões (4%) eram malignas; dessas, todas eram maiores que 4 cm.[39] Em decorrência do potencial maligno, embora raro, alguns autores recomendam a ressecção endoscópica sistemática (Fig. 33-14).[52,69]

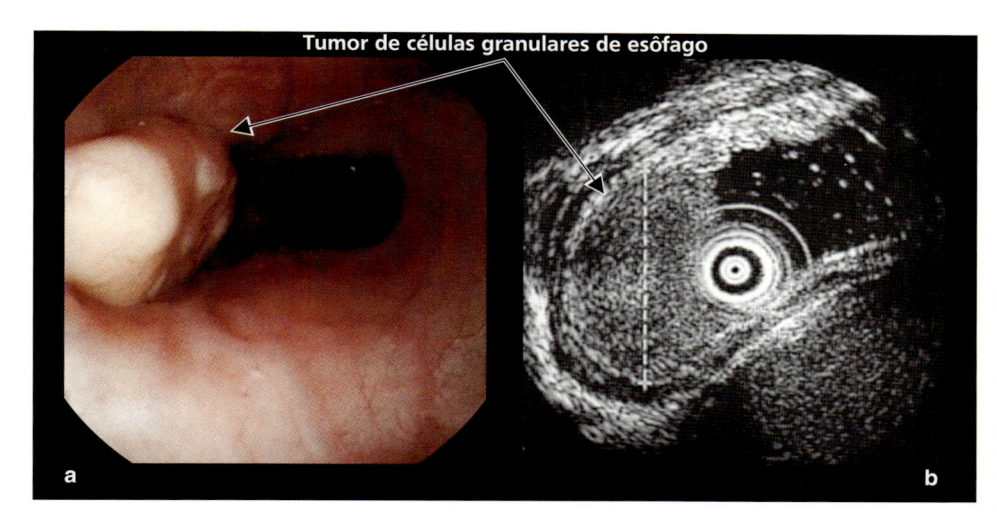

Fig. 33-13. Tumor de células granulares de esôfago. (**a**) Nota-se no esôfago uma lesão elevada e ovalada, com discreta retração da mucosa, endurecida à palpação com pinça de biópsias. (**b**) A ecoendoscopia mostrou uma lesão hipoecogênica, originária da submucosa, mas atingindo a mucosa profunda. Esta lesão foi retirada com alça de polipectomia, e a histologia mostrou tratar-se de tumor de células granulares.

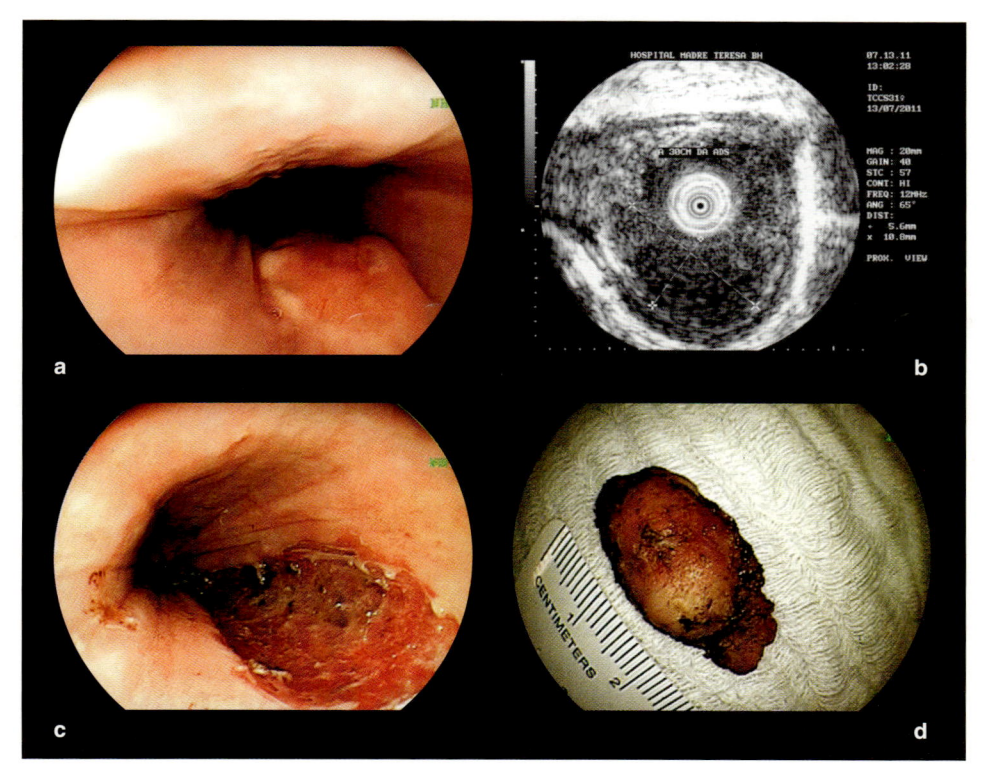

Fig. 33-14. (**a**) Tumor de células granulares de esôfago: sequência de tratamento endoscópico. Nota-se no esôfago uma lesão elevada e ovalada, endurecida à palpação com pinça de biópsias. (**b**) A ecoendoscopia mostrou uma lesão hipoecogênica, heterogênea, originária da submucosa, mas atingindo a mucosa profunda. (**c**) Esta lesão foi retirada em monobloco com dissecção endoscópica da submucosa. (**d**) Aspecto da peça de ressecção.

TUMORES VASCULARES

Os hemangiomas do esôfago são raros, com prevalência na população em geral de 0,04% em séries de necropsias.[34] A maioria é cavernosa, embora lesões capilares também foram descritas.

Ocorrem igualmente em ambos os gêneros e, em geral, é único. Quando múltiplos, estão associados à doença de Osler-Weber-Rendu, síndrome de Klippel-Trénaunay, ou síndrome de *blue rubber bleb*. Distribuem-se ao longo de todo o esôfago, porém é mais frequente no terço inferior, seguido dos terços médio e superior, variando de tamanho, com média entre 2 e 3 cm, podendo apresentar pedículo graças à propulsão do peristaltismo esofagiano, coloração variando de azulado ao vinhoso, podendo esvaziar-se quando se aplica uma pressão com o endoscópio e retornando ao tamanho e à coloração normal ao se desfazer a pressão.[48] A ecoendoscopia mostra lesão anecoica na submucosa, sem envolvimento de estruturas adjacentes (Fig. 33-15).

Raramente os hemangiomas apresentam sintomas ou sinais, mas podem ser causa de hemorragia digestiva alta, disfagia e dispneia.[51] Quando sintomáticos, o tratamento clássico é o cirúrgico, mas a abordagem endoscópica também já foi relatada.[60]

Pequenas dilatações venosas azuladas (flebectasias) podem ser encontradas no esôfago, sem significado clínico (Fig. 33-16).

GLÂNDULAS SEBÁCEAS HETEROTÓPICAS

As glândulas sebáceas heterotópicas são raras, geralmente encontradas em tecidos de origem ectodérmica, como a genitália externa, glândula parótida, palmas das mãos e plantas dos pés, cílios, lábios, boca e língua (onde são conhecidos como *Fordyce spots*). São raras em tecidos de origem endodérmica, como o esôfago.

A patogênese é incerta. Não foram encontradas em grandes séries de necropsias em crianças, sugerindo que não são congênitas.[50] Uma teoria é que resultam de metaplasia reativa em tecido heterotópico no esôfago deslocado durante o desenvolvimento embrionário.[7] No entanto, a observação que o número e o tamanho dessas lesões não mudam com o tempo sugere que resultam de heterotoplia de mucosa e não de metaplasia.[32]

Endoscopicamente, as glândulas sebáceas aparecem como placas cinza-amareladas, lembrando os xantelasmas.[22,37,47] Elas frequentementes ficam aglomeradas, com casos relatados de até 100 lesões.[7,22] Microscopicamente, as lesões aparecem com lóbulos de células com diferenciação sebácea dentro da lâmina própria.[32] Focos de processo inflamatório inespecífico têm sido ocasionalmente descritos adjacentes aos lóbulos sebáceos (Fig. 33-17).[7]

A análise histológica das biópsias endoscópicas padrão são suficientes para se fazer o diagnóstico. Vigilância ou ressecção não são necessárias, pois não têm potencial maligno.[32]

MELANOSE DE ESÔFAGO

A melanose pode ser encontrada no duodeno, íleo, cólon e reto, mas no esôfago é extremamente rara. Nos poucos trabalhos sobre o assunto tem sido relatada sua presença associada a outras malignidades, como, por exemplo, melanoma primário do esôfago e o carcinoma espinocelular do trato digestivo superior em homens alcoólatras, porém também pode ser encontrada de forma isolada.

A apresentação endoscópica é de área plana e enegrecida da mucosa do esôfago. O estudo histopatológico evidencia cortes da mucosa escamosa, apresentando acantose e discreto acúmulo de pigmento acastanhado (melanina) na camada basal (Fig. 33-18).[13,21,59,71,72]

XANTELASMA DE ESÔFAGO

Os xantelasmas ou xantomas de esôfago são lesões muito raras, assintomáticas, que podem ser identificadas ocasionalmente em exa-

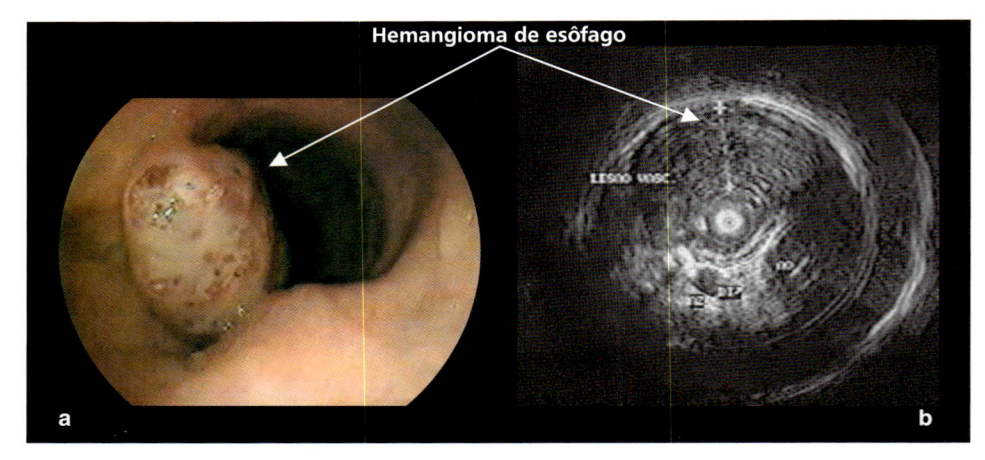

Fig. 33-15. (a) Tumor vascular do esôfago. Identifica-se, nos terços médio e inferior do esôfago, volumosa lesão protrusa e alongada, de coloração levemente avermelhada, macia e regular.
(b) A ecoendoscopia mostrou tratar-se de lesão anecoica, sem comunicação com outras estruturas, de origem na submucosa, projetando-se em direção à mucosa.

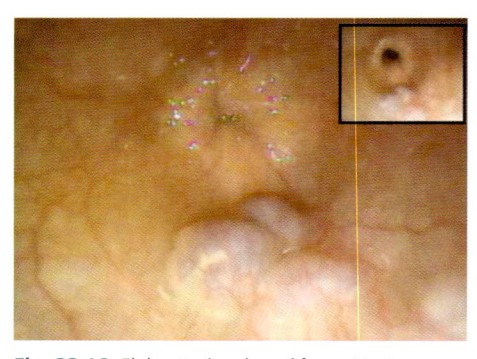

Fig. 33-16. Flebectasias do esôfago. No terço superior do esôfago, observam-se pequenas dilatações venosas azuladas e arredondadas.

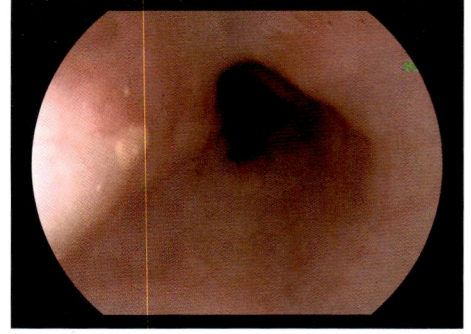

Fig. 33-17. Glândula sebácea no esôfago. Pequena lesão plana, amarelada, com mucosa adjacente normal, cuja biópsia mostrou tratar-se de glândula sebácea no esôfago.

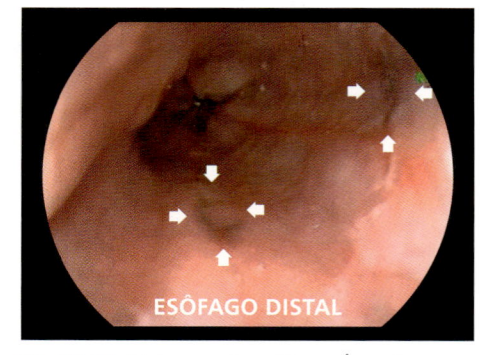

Fig. 33-18. Melanose do esôfago. Área de mucosa enegrecida no esôfago, cujas biópsias mostraram melanose.

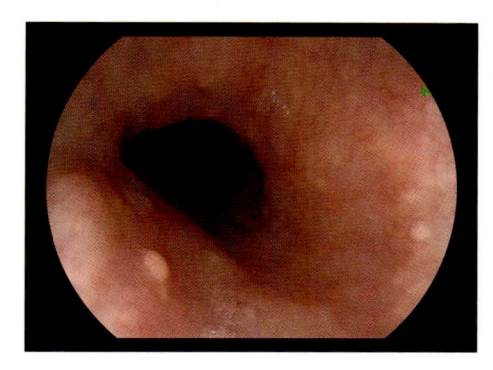

Fig. 33-19. Xantelasma do esôfago. Pequena área levemente elevada, discretamente amarelada, com mucosa adjacente normal.

mes endoscópicos. É de natureza benigna, são semelhantes às glândulas sebáceas heterotópicas no esôfago e possuem poucos relatos na literatura.[5]

No trato gastrointestinal superior os locais mais frequentemente encontrados são estômago, duodeno e esôfago.[25]

Geralmente são planos, superficialmente elevados, únicos ou múltiplos, menores que 10 mm. Histologicamente as lesões aparecem como aglomerado de grandes células de adipócitos dentro do tecido conectivo na lâmina própria (Fig. 33-19).

REFERÊNCIAS BIBLIOGRÁFICAS

1. Abrikossoff AI. Über Myome, ausgehend von der quergestreiften willkürlichen Muskulatur. *Virchows Arch Pathol Anat* 1926;260:214.
2. Arbona JL, Fazzi JGF, Mayoral J. Congenital esophageal cysts: case report and review of the literature. *Am J Gastroenterol* 1984;79:177.
3. Avezzano EA, Fleischer DE, Merida MA *et al*. Giant fibrovascular polyps of the esophagus. *Am J Gastroenterol* 1990;85:229.
4. Avidan B, Sonnenberg A, Chejfec G *et al*. Is there a link between cervical inlet patch and Barrett`s esophagus? *Gastrointest Endosc* 2001;53:717.
5. Becheanu G, Dumbrava M, Arbanas T *et al*. Esophageal xanthoma – report of two new cases and review of the literature. *J Gastrointestin Liver Dis* 2011 Dec.;20:431.
6. Bender MD, Allison J, Cuartas F *et al*. Glycogenic acanthosis of the esophagus: a form of benign epithelial hyperplasia. *Gastroenterology* 1973;65:373.
7. Bertoni G, Sassatelli R, Nigrisoli E *et al*. Ectopic sebaceous glands in the esophagus: report of three new cases and review of the literature. *Am J Gastroenterol* 1994;89:1884.
8. Bourque MD, Spigland N, Bensoussan AL *et al*. Esophageal leiomyoma in children: two cases reports and review of the literature. *J Pediatric Surg* 1989;24:1103.
9. Brady PG, Nord HJ, Connar RG. Granular cell tumor of esophagus: natural history, diagnosis and therapy. *Dig Dis Sci* 1988;33:1329.
10. Burdick JS, Seidel SPL, Larsen BR. Echoendosonographic and histologic correlation of a fibrovascular polyp of the esophagus. *Gastrointest Endosc* 1994;40:81.
11. Choi SH, Kim YT, Han KN *et al*. Surgical management of the esophageal leiomyoma: lessons from aretrospective review. *Dis Esophagus* 2011;24:325.
12. Choong CK, Meyrs BF. Benign esophageal tumors: introduction, incidence, classification and clinical features. *Semin Thorac Cardiac Surg* 2003;15:3.
13. De La Pava S, Nigogosyan G, Pickren JW *et al*. Melanosis of the esophagus. *Cancer* 1963;16:48.
14. Depypere L, Coosemans W, Nafteux P. Fluorine-18-fluorodeoxyglucose uptake in a benign oesophageal leiomyoma: a potential pitfall in diagnosis. *Interact Cardiovasc Thorac Surg* 2012;14:234.
15. Dumot JA, Vargo JJ, Zuccaro G. Esophageal squamous papiloma causing dysphagia. *Gastrointest Endosc* 2000;52:660.
16. Eliashar R, Saah D, Sichel J. Otolaryngol. Fibrovascular polyp of the esophagus. *Head Neck Surg* 1998;118:734.
17. Enzinger FM, Harvey DA. Spindle cell lipoma. *Cancer* 1975;36:1852.
18. Gershwind ME, Chiat H, Addel KA *et al*. Granular cell tumors of the esophagus. *Gastrointest Radiol* 1978;2:327.
19. Glanz I, Grunebaum M. The radiological approach to leiomyoma of the oesophagus with a long-term follow-up. *Clin Radiol* 1977;28:197.
20. Gray SW, Skandalikis JE. *Embryology for surgeons*. Philadelphia: WB Saunders, 1972. p. 63-100.
21. Horowitz M, Nobrega MM. Primary anal melanoma associated with melanosis of the upper gastrointestinal tract. *Endoscopy* 1998;30:662.
22. Hoshika K, Inoue S, Mizuno M *et al*. Endoscopic detection of ectopic multiple minute sebaceous glands in the esophagus. Report of a case and review of the literature. *Dig Dis Sci* 1995;40:287.
23. Idenburg FJ, Akkermans LM, Smout AJ *et al*. Leiomyoma of the distal oesophagus mimicking achalasia. *Neth J Surg* 1991;43:79.
24. Jacobs E, Dehou MF. Heterotopic gastric mucosa in upper esophagus: a prospective study of cases e review of literature. *Endoscopy* 1997;29:710.
25. Kaiserling E, Heinle H, Itabe H *et al*. Lipid islands in human gastric mucosa: morphological and immunohistochemical fidings. *Gastroenterology* 1996;110:369.
26. Keeffe EB, Hisken EC, Schubert F. Adenomatous polyp arising in Barrett's esophagus. *J Clin Gastroenterol* 1986;8:271.
27. Kim DU, Kim GH, Ryu DY *et al*. Endosonographic features of esophageal granular cell tumors using a high-frequency catheter probe. *Scand J Gastroenterol* 2011;46:142.
28. Koerfgen HP, Husemann B, Gield J *et al*. Verrucous carcinoma of the esophagus. *Endoscopy* 1988;20:326.
29. Lecleire S, Di Fiore F, Roque I *et al*. Asphyxia due to a laryngeal lipoma, following esophageal endosonography. *Endoscopy* 2003;35:254.
30. Lee RG. Adenomas arising in Barrett's esophagus. *Am J Clin Pathol* 1986;85:629.
31. Lombardi JP, Tang D, Myhre OA. Squamous cell papilloma of the esophagus: a case report and review of the literature. *Int Surg* 1980;65:459.
32. Marcial MA, Villafaña M. Esophageal ectopic sebaceous glands: endoscopic and histologic findings. *Gastrointest Endosc* 1994;40:630.
33. Mayi CW, Pagutalunan PJG, Brown DJ. Lipoma of the alimentary tract. *Surgery* 1963;53:598.
34. Moersch HJ, Harrington SW. Benign tumor of the esophagus. *Ann Otol Rhnol Laryngol* 1944;53:800.
35. Moretó M. Diagnosis of esophagogastric tumors. *Endoscopy* 2003;35:36.
36. Mosca S, Manes G, Monaco R *et al*. Squamous papilloma of the esophagus: long term follow up. *J Gastroenterol Hepatol* 2001;16:857.
37. Nakanishi Y, Ochiai A, Shimoda T *et al*. Heterotopic sebaceous glands in the esophagus: histopathological and immunohistochemical study of a resected esophagus. *Pathol Int* 1999;49:364.
38. Narayani RI, Young GJ. Recurrent proximal esophageal stricture associated with dysplasia in squamous cell papilomatosis. *Gastrointest Endosc* 2002;56:591.
39. Orlowska J, Pachlewski J, Gugulski A *et al*. A conservative approach to granular cell tumors of the esophagus: four cases reports and literature review. *Am J Gastroenterol* 1993;88:311.
40. Owens JJ, Donovan DT, Alford EL. Life-threatening presentations of fibrovascular esophageal and hypopharyngeal polyps. *Ann Otol Rhinol Laryngol* 1994;103:838.
41. Palanivelu C, Rangarajan M, John SJ *et al*. A rare cause of intermittent dysphagia: giant fibrovascular polyp of the proximal esophagus. *J Coll Physicians Surg Pak* 2007;17:51.
42. Palanivelu C, Rangarajan M, Senthilkumar R *et al*. Thoracoscopic management of benign tumors of the mid-esophagus: a retrospective study. *Int J Surg* 2007;5:328.
43. Paraf F, Fléjou JF, Potet F *et al*. Adenomas arising in Barrett's esophagus with adenocarcinoma. Report of three cases. *Pathol Res Pract* 1992;188:1028.
44. Piatelli A, Fioroni M, Rubini C. Spindle cell lipoma of the oral cavity: report of a case. *J Oral Maxillofac Surg* 1999;57:624.
45. Politoske EJ. Squamous papilloma of the esophagus associated with the human papillomavirus. *Gastroenterology* 1992;102:668.
46. Shi Q, Zhong YS, Yao LQ *et al*. Endoscopic submucosal dissection for treatment of esophageal submucosal tumors originating from the muscularis propria layer. *Gastrointest Endosc* 2011;74:1194.
47. Ramakrishnan T, Brinker JE. Ectopic sebaceous glands in the esophagus. *Gastrointest Endosc* 1978;24:293.

48. Rasalkar DD, Chiu PW, Teoh AY et al. Oesophageal haemangioma: imaging characteristics of this rare condition. *Hong Kong Med J* 2010;16:230.
49. Razzak R, Bedard ELR, Hunt I et al. Spindle cell lipoma of the esophagus. *Eur J Cardiothorac Surg* 2009;35:542.
50. Rector LE, Connerley ML. Aberrant mucosa in esophagus in infants and in children. *Arch Pathol* 1941;31:285.
51. Rice TW. Benign esophageal tumors: esophagoscopy and endoscopic esophageal ultrasound. *Semin Thorac Cardiovasc Surg* 2003;15:20.
52. Rocha LCM, Lima GF, Carvalho MA et al. Ressecção endoscópica de tumor de células granulares do esôfago. *GED* 2002;21:189.
53. Sablich R, Benedetti G, Bignucolo S et al. Squamous cell papilloma of the esophagus. Report on 35 endoscopic cases. *Endoscopy* 1988;20:5.
54. Said-Al-Naief N, Zahurullah FR, Sciubba JJ. Oral spindle cell lipoma. *Ann Diagn Pathol* 2001;5:207.
55. Sandvik AK, Aase S, Kveberg KH et al. Papillomatosis of the esophagus. *J Clin Gastroenterol* 1996;22:35.
56. Sashiyama H, Miyazaki S, Okasaki Y. Esophageal broncogenic cyst successfully excised by endoscopic mucosal resection. *Gastrointest Endosc* 2002;56:141.
57. Schaffer J. Ephitel und drusen der Speidserrohre. *Wien Klin Wschr* 1898;11:533.
58. Seremetis MG, Lyons WS, de Guzman VC et al. Leiomyomata of the esophagus. An analysis of 838 cases. *Cancer* 1976;38:2166.
59. Sharma SS, Venkateswaran S, Chacko A et al. Melanosis of the esophagus. An endoscopic, histochemical and ultrastructural study. *Gastroenterology* 1991;100:13.
60. Sogabe M, Taniki T, Fukui Y et al. A patient with esophageal hemangioma treated by endoscopic mucosal resection: a case report and review of the literature. *J Med Invest* 206;53:177.
61. Solomon MP, Rosenblum H, Rosato FE. Leiomyoma of the esophagus. *Ann Surg* 1984;199:246.
62. Spin FP. Adenomas of the esophagus: a case report and review of the literature. *Gastrointest Endosc* 1973;20:26.
63. Stenfansson K, Wollmann RL. S-100 protein in granular cell tumors (granular cell myoblastomas). *Cancer* 1982;49:1834.
64. Stern Z, Sharon P, Ligumsky M et al. Glycogenic acanthosis of the esohagus. A benign but confusing endoscopic lesion. *Am J Gastroenterol* 1980;74:261.
65. Van Cutsem E, Geboes K, Visser L et al. Squamous papillomatosis of the esophagus with malignant degeneration and demonstration of the human papilloma virus. *Eur J Gastroenterol* 1991;3:561.
66. Waluga M, Hartieb M, Sliwinski ZK et al. Esophageal squamous-cell papillomatosis complicated by carcinoma. *Am J Gastroenterol* 2000;95:1592.
67. Wang CY, Hsu HS, Wu YC et al. Intramural lipoma of the esophagus. *J Chin Med Assoc* 2005;68:240.
68. Watanabe H, Jass JR, Sobin LH. Histological classification of esophageal tumours. In: World Health Organization. *Histological typing of esophageal and gastric tumours*. 2nd ed. Berlim: Springer-Verlag, 1990.
69. Wild D, Guelrud M. *Benign lesions of the esophagus*. Acesso em: Mar. 2012. Disponível em: <www.uptodate.com>
70. Wong RS, Temes RT, Follis FM et al. Multiple polyposis and adenocarcinoma arising in Barrett's esophagus. *Ann Thorac Surg* 1996;61:216.
71. Yokoyama A, Mizukami T, Omori T et al. Melanosis and squamous cell neoplasms of the upper aerodigestive tract in japanese alcoholic men. *Cancer Sci* 2006;97:905.
72. Yokoyama A, Omori T, yokoyama T et al. Esophageal melanosis, an endoscopic finding associated with squamous cell neoplasms of the upper aerpdigestive tract, and inactive aldehyde dehydrogenase 2 in alcoholic japanese men. *J Gastroenterol* 2005;40:676.

CAPÍTULO 34

CARCINOMA PRECOCE DO ESÔFAGO

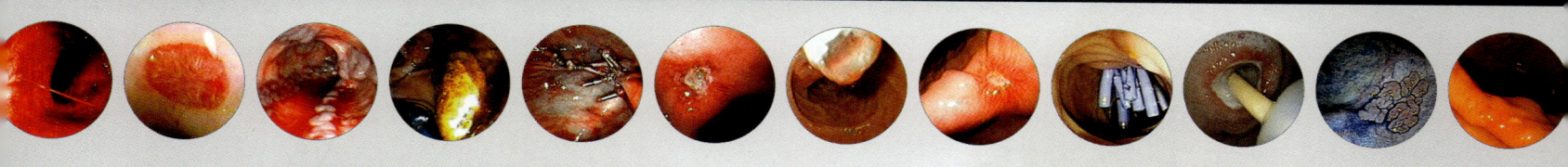

FAUZE MALUF-FILHO ■ FRED OLAVO ARAGÃO ANDRADE CARNEIRO
CEZAR FABIANO MANABU SATO

DEFINIÇÃO

Denomina-se carcinoma precoce do esôfago, quando a lesão se estende até a submucosa, sem ultrapassá-la, sem apresentar metástases linfonodais. Trata-se, portanto, de diagnóstico que só pode ser firmado pelo estudo anatomopatológico da lesão e das cadeias linfáticas associadas (Quadro 34-1).[3]

O carcinoma superficial do esôfago se refere à situação quando, durante o exame endoscópico ou radiológico de duplo contraste do esôfago, detecta-se pequena lesão que se julga restrita às camadas mais superficiais, isto é, mucosa e submucosa. Trata-se, portanto, de definição endoscópica ou radiológica (Quadro 34-2).

Quadro 34-1. Tipos de carcinoma precoce do esôfago, segundo a profundidade de invasão na parede

Denominação	Camada invadida pelo carcinoma	Metástase linfonodal
M1	Epitélio	Ausente
M2	Lâmina própria	Ausente
M3	Muscular da mucosa	Ausente
Sm1	1/3 superior da submucosa	Ausente
Sm2	1/3 médio da submucosa	Ausente
Sm3	1/3 distal (mais profundo) da submucosa	Ausente

Quadro 34-2. Risco da presença de metástases linfonodais segundo a profundidade de invasão do carcinoma precoce esofágico

Localização	Metástase linfonodal (%)*
M1	0
M2	1
M[3]	5
Sm1	20
Sm2	30
Sm[3]	40

*Dados obtidos de estudo multicêntrico, envolvendo 1.690 lesões diagnosticadas em 143 instituições no Japão.[11]

A partir dos dados do Quadro 34-2, compreende-se a tendência em se redefinir o carcinoma precoce do esôfago como aquele restrito à mucosa, tornando implícito o potencial de cura apenas com a ressecção completa da lesão. Como veremos mais adiante, no caso do carcinoma esofágico, dentre as lesões precoces, aquelas M1 e M2 são aquelas indicadas para tratamento endoscópico através de mucosectomia.

CLASSIFICAÇÃO MACROSCÓPICA

A classificação macroscópica do carcinoma precoce do esôfago é derivada daquela utilizada para o câncer gástrico precoce.

A lesão identificada durante o exame endoscópico ou radiológico, como "superficial", é denominada tipo 0 (zero), a fim de diferenciá-la dos tipos 1-5, utilizados na classificação de Borrmann (1926) e da Associação Japonesa do Câncer Gástrico, para as lesões avançadas (Quadro 34-3).

As lesões superficiais (tipo 0) são divididas em três grupos: tipo **0-I** ou protruso, tipo **0-II** ou não protruso/não ulcerado e, finalmente, tipo **0-III** ou escavado/ulcerado (Quadro 34-4).[22]

Enquanto a lesão do tipo 0-I (protrusa) se sobreleva mais do que 1 mm acima do nível da mucosa normal, a lesão do tipo 0-IIa o faz em valor inferior a 1 mm. Da mesma forma, diferencia-se a lesão 0-IIc (deprimida) daquela 0-III (ulcerada), quando a lesão se deprime menos do que 0,5 mm ou mais do que 0,5 mm em relação à mucosa normal adjacente, respectivamente. É sugerido o uso da con-

Quadro 34-3. Classificação macroscópica da Associação Japonesa do Câncer Gástrico, também aplicada para o carcinoma esofágico

Tipo	Característica macroscópica
0	Superficial: polipoide, elevada, plana, deprimida, ulcerada
1	Avançado: polipoide, de base larga
2	Avançado: ulcerada, de margens elevadas e bem delimitadas
3	Avançado: ulcerada, de margens infiltrativas
4	Avançado: infiltração difusa, sem ulceração
5	Avançado: não classificável

Quadro 34-4. Carcinoma superficial de esôfago, Japanese Society for Esophageal Diseases (1993)

Tipo protruso (0-I)	Polipoide 0-Ip
	Platô 0-1pl
	Elevado 0-IIa
Tipo plano (0-II)	Plano 0-IIb
	Deprimido 0-IIc
Tipo escavado (9-III)	

Modificado de www.gastrocentro.unicamp.br.

cha da pinça de biópsia que tem cerca de 1,2 mm para fins de mensuração.[19]

A partir do aspecto macroscópico (endoscópico ou radiológico) da lesão, pode-se inferir a extensão da invasão da mesma na parede esofágica. Assim, praticamente a totalidade de lesões M1 tem aspecto macroscópico 0-IIb (Quadro 34-5). Por outro lado, frente a lesões do tipo 0-I (polipoide) ou 0-III (escavada-ulcerada), é quase certa a invasão da submucosa.

CLASSIFICAÇÃO MICROSCÓPICA

As neoplasias malignas do esôfago podem ser divididas em epiteliais e não epiteliais. Dentre as primeiras, destacam-se:

- Carcinoma espinocelular ou de células escamosas ou epidermoide.
- Adenocarcinoma.
- Carcinoma cístico adenoide.
- Carcinoma adenoescamoso.
- Carcinoma mucoepidermoide.

Dentre as lesões não epiteliais, identificam-se:

- Sarcomas.
- Linfoma.
- Apudomas.
- Melanoma primário.
- Metástases (mama, pulmão, melanoma).

O carcinoma epidermoide e o adenocarcinoma constituem 95% de todos os tipos de câncer esofágico. Na América do Norte, até a década de 1960, o primeiro era responsável por 90% de todos os casos. Atualmente, apresentam frequências semelhantes naquele continente. No Quadro 34-6, foram descritas algumas diferenças de apresentação destes dois tipos de câncer esofágico.

Neste capítulo, será abordado o carcinoma superficial epidermoide do esôfago. O adenocarcinoma foi discutido no Capítulo de Esôfago de Barrett (Capítulo 25).

Quadro 34-5. Correlação entre profundidade do carcinoma precoce e aspecto macroscópico da lesão[1]

Profundidade do carcinoma	Frequência de apresentação endoscópica (%)
M1	0-IIb (100)
M3	0-IIa (33) 0-IIb (38) 0-IIc (24)
SM	0-IIa (50) 0-I (33) 0-III (10) 0-IIc (7)

Quadro 34-6. Carcinoma epidermoide e adenocarcinoma do esôfago

	Carcinoma epidermoide	Adenocarcinoma
Incidência	6.000	6.000
Homem:mulher	3:1	7:1
Negro:branco	6:1	1:4
Localização mais comum	Esôfago torácico médio	Esôfago distal
Fatores de risco	Fumo, álcool	Metaplasia colunar

EPIDEMIOLOGIA E GRUPOS DE RISCO DO CARCINOMA EPIDERMOIDE DO ESÔFAGO

Segundo o INCA, em 2009, as taxas brasileiras de mortalidade por câncer de esôfago em homens e mulheres foram de 5,42 e 1,33/100.000 habitantes, equiparáveis às taxas mundiais de 6,57 e 1,59/100.000, respectivamente (www.inca.gov.br). Em contraposição a estas cifras, no estado de Rio Grande do Sul, no mesmo período, foram de 13,56 e 4,00/100.000 habitantes, respectivamente, refletindo uma maior incidência nesta região e predomínio no sexo masculino. Por outro lado, são também notórias a maior incidência na raça negra e a partir da 5ª década da vida.

Este mesmo padrão não se repete na Ásia Central, no chamado "cinturão do câncer esofágico", que engloba regiões do Irã, Afeganistão e China, principalmente. Nestes locais, a incidência do câncer no sexo masculino é apenas 1,1× maior.[6]

Estas nuanças epidemiológicas parecem se relacionar com a patogênese do carcinoma epidermoide, onde fatores dietéticos e ambientais estão envolvidos: o baixo conteúdo de molibdênio do solo e consequente elevada concentração de nitritos e nitratos; liberação de hidrocarbonetos aromáticos policíclicos, como subprodutos do uso do carvão para o cozimento de alimentos; baixa ingesta de frutas cítricas e vitamina C; consumo de mate, um chá derivado da erva *Llex paraguensis*, em alta temperatura; consumo de álcool e tabagismo.

Alguns grupos de risco para carcinoma epidermoide esofágico podem ser identificados. Embora representem menos de 5% de todos os casos diagnosticados, são grupos em que o diagnóstico de lesões em fase precoce é mais frequente e, portanto, para os quais se justifica vigilância endoscópica.

Pacientes com estenose provocada por ingestão de corrosivo apresentam maior risco para câncer epidermoide esofágico. Em nosso meio, Moura et al.[15] avaliaram 37 pacientes com estenose por ingestão de hidróxido de sódio há mais de 10 anos. Os autores detectaram dois casos de carcinoma precoce e quatro casos avançados, num total de câncer em 16,2% dos pacientes. Observaram que a presença de estenoses mais cerradas, de superfície granulosa, em que as biópsias demonstraram esofagite crônica com atrofia suprapapilar, relacionou-se com a presença de neoplasia. Esta mesma progressão de esofagite crônica → atrofia suprapapilar → displasia → carcinoma é postulada para a patogênese do câncer no "cinturão do câncer esofágico", onde a prevalência de esofagite crônica, atrofia suprapapilar e displasia atingem 65, 10 e 4% dos habitantes desta região, respectivamente. Estes achados levantam a discussão do tratamento cirúrgico profilático em pacientes com estenose por ingestão de corrosivo há mais de 10 anos que apresentem os achados endoscópico e anatomopatológico anteriormente descritos.

Outro reconhecido grupo de risco para o carcinoma epidermoide esofágico são pacientes que já apresentaram outro carcinoma escamoso nos segmentos cefálico e cervical. Em nosso meio, Hashimoto et al. avaliaram 40 pacientes, identificando quatro tumores sincrônicos (10%), sendo dois precoces e dois avançados.[8] Esta cifra entre 10 e 15% é reproduzida por outros estudos.[18,23]

Ainda em nosso meio, Yamamuro avaliou 36 pacientes portadores de acalasia chagásica, identificando um caso (2,7%) de carcinoma epidermoide precoce.[27]

Recomenda-se vigilância endoscópica para pacientes portadores de acalasia com mais de 15 anos de evolução da doença, que ainda não receberam tratamento específico ou quando houve falha da terapêutica.[20]

Outros grupos de risco para carcinoma espinocelular esofágico são:

- *Síndrome de Plummer-Vinson ou Paterson-Blown-Kelly:* caracterizada pela associação de anemia, distrofia ungueal, queilose, glossite, queda de cabelo e membranas de esôfago cervical. Deve-se destacar que a neoplasia pode aparecer em qualquer porção do esôfago.

- *Tilose palmoplantar ou síndrome de Howel-Evans:* doença autossômica dominante, de penetrância completa, que leva ao desenvolvimento de hiperqueratose palmoplantar na adolescência ou adulto jovem. Ao atingir a 5ª década de vida, estimam-se chances de 90% da presença de carcinoma esofágico.

Embora ainda não existam diretrizes explícitas a este respeito, recomenda-se a realização de exame endoscópico do esôfago com cromoscopia com solução de Lugol, anualmente, em pacientes dos grupos de risco supracitados.

APRESENTAÇÃO CLÍNICA E HISTÓRIA NATURAL DO CARCINOMA SUPERFICIAL EPIDERMOIDE ESOFÁGICO

O carcinoma superficial esofágico não provoca sintomas. Alguns autores reportam a ocorrência de disfagia leve, transitória ou recorrente, sintomas inespecíficos à deglutição, pirose, desconforto retroesternal à deglutição de alimentos em extremos de temperatura entre outros.[1] Contudo, a maior parte destas lesões é detectada durante exame endoscópico de controle de outras lesões gastroduodenais ou durante exame de vigilância em pacientes pertencentes a grupos de risco para esta lesão.

Nas províncias chinesas, onde se descreve a maior incidência mundial de carcinoma epidermoide esofágico (cerca de 120/100.000 habitantes), realiza-se rastreamento populacional por citologia esofágica esfoliativa. Esta é obtida com o uso de balão recoberto por malha de náilon que é introduzido até a câmara gástrica, inflado e removido por via oral. As células aprisionadas pela malha de náilon são analisadas por um esfregaço, encaminhando-se o paciente para exame endoscópico, conforme o achado. Cerca de 75% dos casos de carcinoma detectados por esta técnica são precoces.[28] Graças a estes estudos, foi possível se observar que o tempo decorrido para que lesão precoce se torne invasiva pode chegar a 3 ou 4 anos.

PECULIARIDADES DOS EXAMES ENDOSCÓPICO E ECOENDOSCÓPICO

Embora o exame endoscópico do esôfago seja simples, alguns erros técnicos podem comprometer sua acurácia.

Quando a introdução do aparelho se faz com o auxílio do movimento de deglutição, a primeira imagem esofágica que se apresenta está a cerca de 18 a 21 cm da arcada dentária superior, isto é, na transição do esôfago cervicotorácico, na altura do manúbrio esternal. Assim, pouco ou nada se examinou da porção cervical do órgão, que tem cerca de 5 cm de extensão. Ao retirar o aparelho, deve-se analisá-la atentamente. Se necessário, o uso de "cap" transparente na extremidade do tubo pode ser útil, uma vez que afasta as paredes do órgão na região do esfíncter superior do esôfago, permitindo o exame detalhado desta região.

Quando o exame se prolonga, especialmente pela identificação de alterações nos segmentos gastroduodenais, é comum a sedação mostrar-se insuficiente. Com isto, o paciente passa a se tornar pouco colaborativo, e o exame do esôfago é feito às pressas. Neste momento, deve-se lembrar de que o esôfago não é órgão de "passagem". Deve-se aumentar o nível de sedação, a fim de permitir o exame adequado do órgão.

Com os aparelhos endoscópicos de visão frontal, obtêm-se imagens tangenciais da superfície mucosa esofágica, o que colabora para que pequenas lesões passem despercebidas. Resíduos alimentares e secreções devem ser removidos para possibilitar o exame completo do órgão. Isto é particularmente importante nos casos de acalasia, quando dieta líquida e até a lavagem do órgão com sonda calibrosa podem ser necessárias.

No Serviço de Endoscopia Gastrointestinal do HCFMUSP, o uso de cromoscopia da mucosa esofágica com o uso da solução de lugol a 2,0% é rotineiro em três situações:

- Frente à lesão suspeita para carcinoma superficial.
- Em paciente com queixa de disfagia.
- Grupo de risco para carcinoma epidermoide (abuso de álcool e tabaco, carcinoma de cabeça e pescoço, esofagite por ingestão de corrosivo, megaesôfago entre outros).

Em pacientes com alguma contraindicação ao uso de solução iodada, tais como histórico de hipersensibilidade ou tireoideopatia descompensada, não se deve utilizar a solução de lugol.

No Quadro 34-7, identificam-se as alterações endoscópicas que levantam suspeitas para o carcinoma precoce esofágico.

O achado de qualquer uma destas lesões indica a realização imediata da cromoscopia com solução de lugol a 2,0%. Para tal, pode-se utilizar cateter teflonado com ponta metálica ou multiperfurado, a fim de dar efeito de *spray*. Inicialmente, a superfície mucosa de todo o órgão é lavada com água ou solução fisiológica, sempre no sentido craniocaudal. Da mesma maneira, é espalhada a solução de lugol. O excesso é aspirado, seguindo-se nova lavagem do esôfago com água ou solução fisiológica, a cerca de 2-3 minutos mais tarde. Espera-se que o epitélio escamoso, rico em glicogênio, assuma a coloração marrom-escura. Todas as áreas hipocoradas ou não coradas devem ser biopsiadas. Para melhor rendimento, a pinça de biópsia é levemente pressionada sobre a lesão e somente é fechada após aspiração do lúmen esofágico e colabamento das paredes sobre o endoscópio. Com isto, são maiores as chances de obter-se fragmento maior. Quatro fragmentos devem ser obtidos, no mínimo. As lesões biopsiadas são identificadas quanto à parede acometida e altura em relação à arcada dentária superior. É fundamental que a suspeita endoscópica seja comunicada ao médico patologista. Mais recentemente, tem sido descrito sinal endoscópico sugestivo para carcinoma espinocelular após a cromoscopia com solução de lugol. Trata-se da coloração rósea *(pink sign)* que a área não corada adquire, cerca de 1-2 minutos após a utilização da solução.

Após a tomada de biópsias, pode-se usar a solução de hipossulfito de sódio a 5% para remoção mais rápida da solução de lugol.

Apesar de a cromoscopia com solução de lugol ser o método mais utilizado para rastreamento de carcinoma epidermoide do esôfago, este procedimento geralmente causa dor e desconforto torácico face à irritação da mucosa causada pelo iodo. Outra opção de rastreamento é a tecnologia de banda estreita ou NBI *(narrowband imaging)*, que é fundamentada na utilização de filtros ópticos que permitem apenas a passagem da luz nas faixas correspondentes aos espectros luminosos azul e verde.

Uso de NBI nesse intuito tem sido descrito com ou sem associação de magnificação de imagem. Com o uso do NBI, a cor verde da superfície mucosa é considerada padrão normal e, quando se observa lesão de cor marrom, a área é considerada suspeita. Yoshida *et al.*, combinando NBI com magnificação de imagem, conseguiram determinar a profundidade de invasão do carcinoma superficial do esôfago através da avaliação da arquitetura capilar da mucosa, conhecida por *Intrapapilary Capilary Loop* – IPCL.[29] Chiu *et al.*, comparando a cromoscopia com solução de Lugol a NBI associada à magnificação, obtiveram resultados iguais na sensibilidade dos métodos (92,3%), atingindo o NBI melhor especificidade (91,7 × 72,2%).[4]

Em nosso meio, Ide *et al.* avaliaram 136 pacientes portadores de carcinoma escamoso de cabeça e pescoço, comparando NBI sem magnificação com cromoscopia com solução de Lugol para rastreamento de câncer esofágico precoce, obtendo 100% de sensibilidade em ambas as técnicas e melhor especificidade do NBI (86,7 × 72,5%).[9] Estes dados sugerem que NBI com ou sem magnificação podem ser

Quadro 34-7. Alterações endoscópicas do carcinoma esofágico superficial

Achados endoscópicos do carcinoma epidermoide esofágico superficial
- Desaparecimento do padrão vascular
- Elevação ou depressão com hiperemia ou nacaramento
- Granularidade na superfície mucosa

alternativas ao exame convencional de cromoscopia com lugol. Outros autores corroboram esta visão sobre o assunto.[5,26]

Adicionalmente, o uso do NBI permite o rastreamento do CEC da hipofaringe e laringe, locais onde a aplicação da solução de Lugol não é possível. Assim, tem sido nossa rotina o exame endoscópico do esôfago com luz branca, seguido do exame sob "NBI". Em caso de suspeita ou dúvida com qualquer uma destas avaliações, utiliza-se a solução de lugol.

Confirmado o diagnóstico de carcinoma epidermoide, impõe-se o estadiamento da lesão. Como visto anteriormente, através da classificação endoscópica da mesma, é possível inferir a profundidade da mesma. Contudo, esta tarefa é mais bem realizada pela ecoendoscopia.

Uma vez que geralmente se trata de lesões superficiais, de até 2 ou 3 cm, a ecoendoscopia realizada com minissonda radial de frequência igual ou superior a 12 MHz é a técnica mais adequada. Na Figura 34-1d, observa-se que, com frequências maiores (30 MHz, no caso), a parede esofágica se divide em nove camadas, sendo a quarta camada, a muscular da mucosa. Diferentemente, com ecoendoscópios convencionais, de 5 e 7,5 MHz, a parede esofágica se divide em cinco camadas, não sendo possível a diferenciação da lesão restrita à lâmina própria (M2) daquela mais profunda (M3 ou SM).

A fim de se obter a janela acústica entre a lesão e a sonda, três alternativas podem ser utilizadas. A introdução de água no lúmen esofágico é a que oferece as melhores imagens, contudo o risco de broncoaspiração deve ser considerado. A forma mais segura de se realizar o exame é carregando a sonda em cateter com balão na extremidade. Por outro lado, o conjunto cateter-sonda só pode ser passado por canal operatório de 3,2 mm. Finalmente, o acoplamento de *condom* na extremidade distal do endoscópio e seu preenchimento com água permitem a formação da janela acústica.

Murata *et al.*[16] descreveram 84% de acurácia na diferenciação do carcinoma restrito à lâmina própria (M2), daquele mais profundo, utilizando minissondas de 15 e 20 MHz, em 54 pacientes submetidos à mucosectomia[22] e à esofagectomia.[25] Analisando 10 pacientes portadores de carcinoma epidermoide superficial do esôfago, Maluf-Filho *et al.* obtiveram 90% de acurácia na diferenciação da lesão intramucosa daquela com invasão submucosa, utilizando minissonda de 30 MHz.[14]

A fim de se surpreender a presença de metástases linfáticas, o exame ecoendoscópico de tronco celíaco, cárdia, mediastino posterior e região cervical é obrigatório, utilizando-se ecoendoscópio de frequências mais baixas (5 e 7,5 MHz). Em 54 pacientes portadores de carcinoma epidermoide esofágico superficial e avançado, a acurácia do exame ecoendoscópio linfonodal com minissonda foi de 48 *vs.* 90% para o exame com ecoendoscópio de menores frequências.[17]

O achado de linfonodo em cadeia distante da lesão principal indica a punção ecoguiada, para confirmação de seu caráter metastático. Por outro lado, não se deve realizar punção ecoguiada de linfonodo perilesional, uma vez que o resultado não terá impacto sobre a conduta (Fig. 34-1e).

INDICAÇÕES, TÉCNICA E RESULTADOS DO TRATAMENTO ENDOSCÓPICO

Várias técnicas endoscópicas podem ser realizadas com finalidade curativa. Embora métodos de ablação, tais como coagulação bipolar, plasma de argônio e *laser*, possam ser utilizados, dá-se preferência a métodos de ressecção, como a mucosectomia[13,21] ou a dissecção de submucosa, pois estes oferecem material para estudo anatomopatológico, o que permite confirmação diagnóstica e avaliação do grau de profundidade de invasão na parede do órgão.

As indicações para ressecção endoscópica de carcinoma epidermoide esofágico podem ser visualizadas no Quadro 34-8. Geralmente incluem lesões restritas até a lâmina própria e para pacientes com alto risco de complicações e óbito pós-esofagectomia, nos quais pode-se indicar tratamento endoscópico combinado à radioterapia.

Quadro 34-8. Critérios de indicação para tratamento endoscópico do carcinoma epidermoide esofágico superficial

- Sinais endoscópicos de lesões superficiais ou exame ecoendoscópico confirmando tumor limitado à mucosa ou até a camada submucosa superficial (Sm1)
- Confirmação histológica de carcinoma epidermoide ou neoplasia intraepitelial de alto grau restrita à mucosa (M1 e M2)
- Lesões com invasão de M3 ou Sm1 sem envolvimento linfático ou vascular, com tamanho superficial menor que 2,5 mm
- Ausência de acometimento linfonodal

Fonte: Chaves et al.[25]

Atualmente existem vários métodos de mucosectomia que podem ser divididos de acordo com a técnica de captura da mucosa nas seguintes categorias: tração *(strip-biopsy* ou *lift–and-cut),* sucção (ligadura elástica ou por *cap*) e compressão (alça monofilamentar).

Dissecção endoscópica de submucosa (ESD) é técnica que permite a retirada completa e em bloco da lesão, independentemente do tamanho, permitindo análise adequada do material (margens e profundidade de invasão), determinando uma menor recorrência local quando comparada às técnicas de mucosectomia.[7]

A técnica de ESD utilizando *IT-knife (insulation-tipped diathermic knife)* foi a primeira descrita.[12] Modificações foram descritas com o uso de diferentes tipos de acessórios, como: *hook-knife, flex-knife, triangle-tipped-knife* e, mais recentemente, *flush-knife* e *dual-knife*. Porém a maior parte delas seguem os mesmos princípios básicos:

1. Demarcação das margens da lesão: o uso da solução de Lugol é mandatório. Contudo, durante o procedimento, o corante costuma se diluir e desaparecer. Daí a recomendação de demarcar as margens da lesão através da aplicação de pontos de coagulação, utilizando-se cateter tipo estilete *(needle-knife)* ou a ponta da alça de polipectomia.
2. Injeção da lesão ou *lifting*: a solução mais utilizada é a de 250 mL de manitol (10%) + 2 mL de índigo-carmim (0,5%). Outras opções são soluções de ácido hialurônico (0,4%) que também podem ser adicionadas com índigo-carmim. A injeção na submucosa tem vários objetivos, entre eles, separar a lesão da muscular própria, evitando a transmissão de corrente para esta camada e consequente necrose ou perfuração. Também é provável que a injeção afaste os vasos mais profundos e calibrosos da área de dissecção. Durante o procedimento, pode-se reinjetar a solução várias vezes, a fim de cumprir os objetivos anteriores. Além disso, a injeção aumenta a espessura da submucosa, tornando-a mais acessível à dissecção com *IT-Knife*. Finalmente, se a lesão não se elevar, isto é, se não houver *lifting sign*, isto é sinal sugestivo de invasão ou fibrose na submucosa. Não se recomenda o uso de vasoconstritor misturado à solução, uma vez que uma hemorragia mais intensa não é evitada, e a área isquêmica se torna menos visível. A injeção deve ser feita a partir da margem mais distal da lesão, a fim de que a "bolha" aproxime-a do campo de trabalho do endoscopista.
3. Corte circunferencial da mucosa: primeiramente realizam-se pequenas incisões na mucosa ao redor da lesão nos quatro pontos cardinais, utilizando a convencional *needle-knife*. As incisões previamente realizadas servem para inserção da ponta do *IT-knife* na camada submucosa e, a partir delas, utiliza-se o *IT-knife* para realizar um corte circunferencial da lesão, unindo-as.
4. Dissecção da submucosa: utilizando o mesmo instrumento, *IT-knife*, a camada submucosa abaixo da lesão é diretamente dissecada, fazendo um movimento lateralizado. É importante que o corte seja tangencial para que se evite perfuração. A qualquer momento, pode ser feita injeção de solução na submucosa, para mantê-la elevada. Utilização de um *cap* na extremidade do endoscópio pode ser útil na dissecção, pois este melhora a visualização da área de trabalho e ajuda a expor a submucosa.[10]

Uma completa dissecção de submucosa pode ser adquirida, obtendo-se uma ressecção em bloco sem limitação pelo tamanho da lesão.

5. Após a ressecção, as margens da úlcera resultante devem ser coradas. Se houver áreas residuais de tumor, deve-se ampliar a ressecção. Caso contrário, as margens são biopsiadas.
6. O material ressecado deve ser esticado e fixado sobre superfície firme (cortiça, por exemplo), indicando as margens proximal, distal e lateral da lesão. O ideal é que o procedimento seja acompanhado pelo médico patologista.
7. O médico patologista deve dar algumas informações a respeito do material ressecado:
   - Tipo histológico.
   - Margens laterais e vertical de ressecção.
   - Profundidade de invasão tumoral.
   - Êmbolos sanguíneos e linfáticos.

   Se as margens laterais forem positivas para neoplasia, porém os outros critérios forem favoráveis, podem-se ampliar as margens ou queimá-las com plasma de argônio, coagulação bipolar ou *laser*.
8. Inibidor de bomba de prótons em dose-padrão deve ser prescrito por 8 semanas. O uso de antibióticos e a aplicação de clipes metálicos são recomendáveis quando se suspeita de perfuração.
9. Após uma sessão bem-sucedida de ESD, o paciente deve ser reexaminado a cada 3 meses no primeiro ano, semestralmente no segundo ano, e anualmente por 5 anos.

Em um estudo comparando as técnicas de mucosectomia e ESD, Takahashi *et al.* observaram uma maior recorrência local no grupo tratado com mucosectomia, sendo extremamente rara a recorrência após tratamento com ESD.[25] Apesar de a ESD ser uma técnica recente e com necessidade de treinamento específico, em nosso meio, Chaves *et al.* demonstraram que é factível e apresenta baixos índices de complicações locais, semelhantes aos obtidos com mucosectomia.[2]

Parece razoável aceitar que, baseando-se nas evidências oferecidas pela literatura, o tratamento endoscópico do câncer epidermoide esofágico restrito ao epitélio ou à lâmina própria (M1 e M2) apresenta índices de cura semelhantes ao tratamento cirúrgico convencional, podendo, então, ter indicação primária para esta afecção.[24]

BANCO DE IMAGENS

Para fins de ilustração de vários aspectos comentados neste capítulo, selecionamos algumas figuras representativas de carcinomas epidermoides esofágicos superficiais, sob luz branca, NBI, cromoscopia com solução de lugol, bem como algumas imagens ecoendoscópicas e de ESD (Figs. 34-1 a 34-5).

Fig. 34-1. CEC esofágico I. (**a**) Aspecto endoscópico da lesão sob luz branca – lesão 0-IIc. (**b**) Aspecto endoscópico da lesão sob NBI. (**c**) Aspecto endoscópico da lesão sob cromoscopia com lugol. (**d**) Aspecto imediato após ressecção completa da lesão em monobloco por ESD. (**e**) Controle endoscópico 2 meses após ESD.

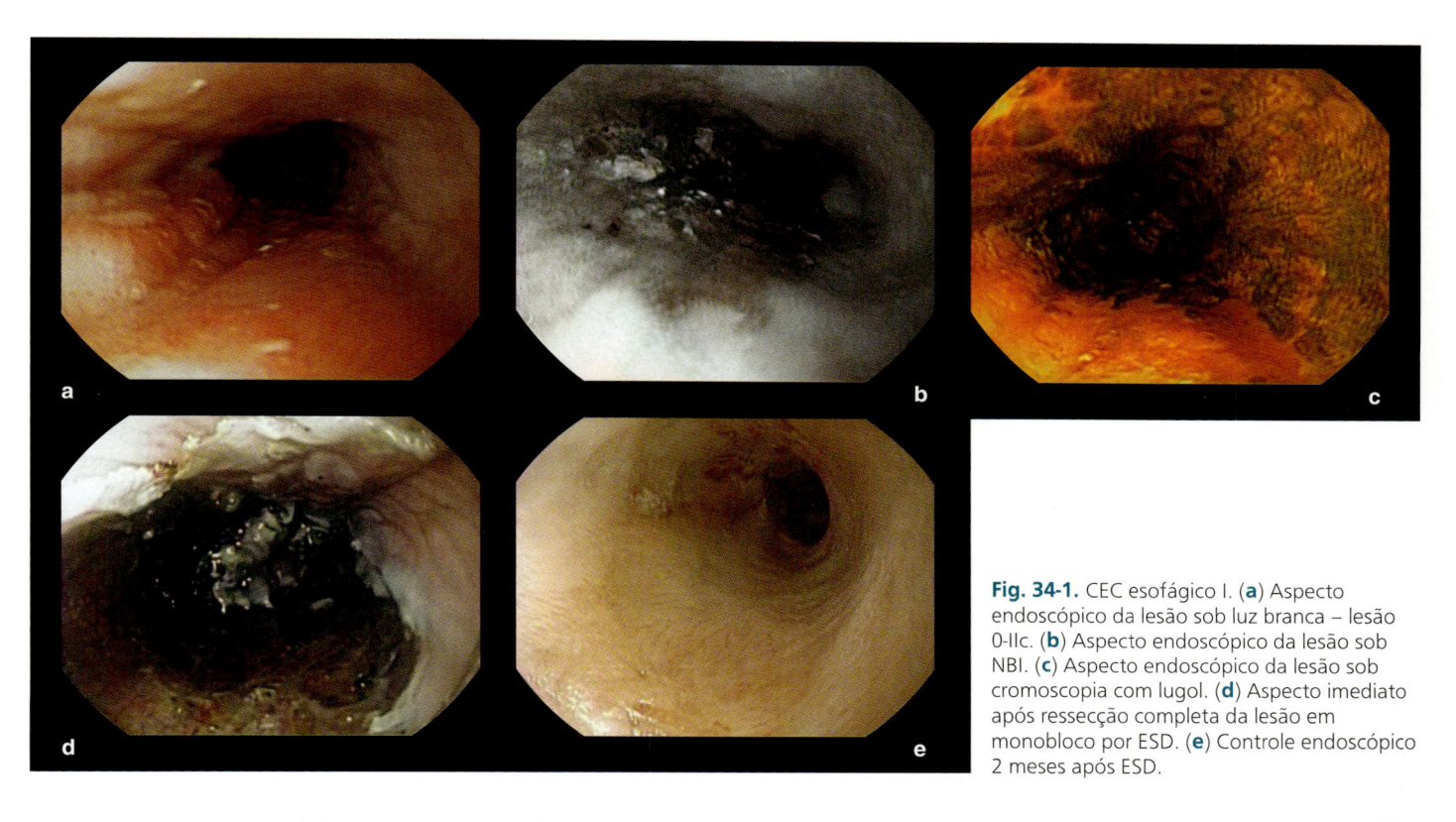

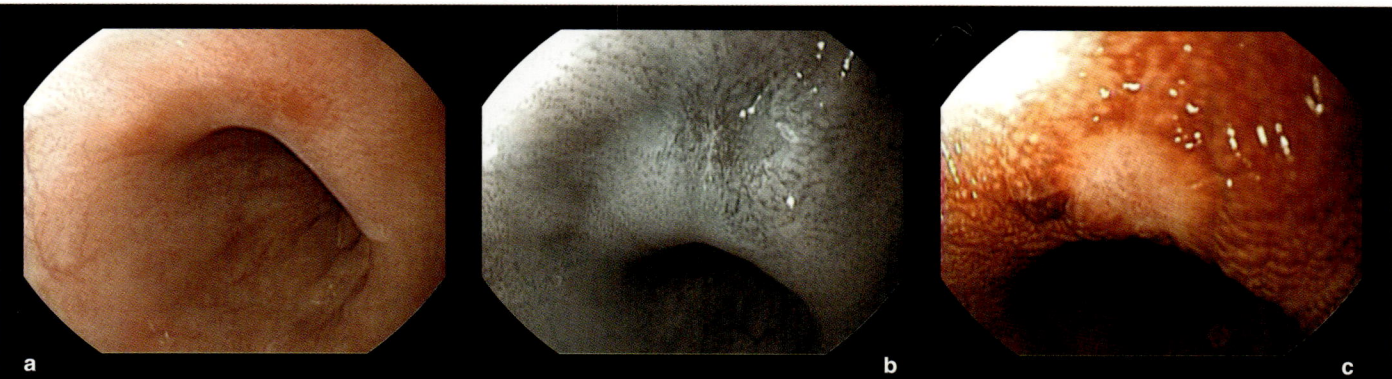

Fig. 34-2. CEC esofágico II. (**a**) Aspecto endoscópico – pequena área discrômica avermelhada – lesão 0-IIc. (**b**) Aspecto endoscópico da lesão sob NBI. (**c**) Aspecto endoscópico da lesão sob cromoscopia com lugol.

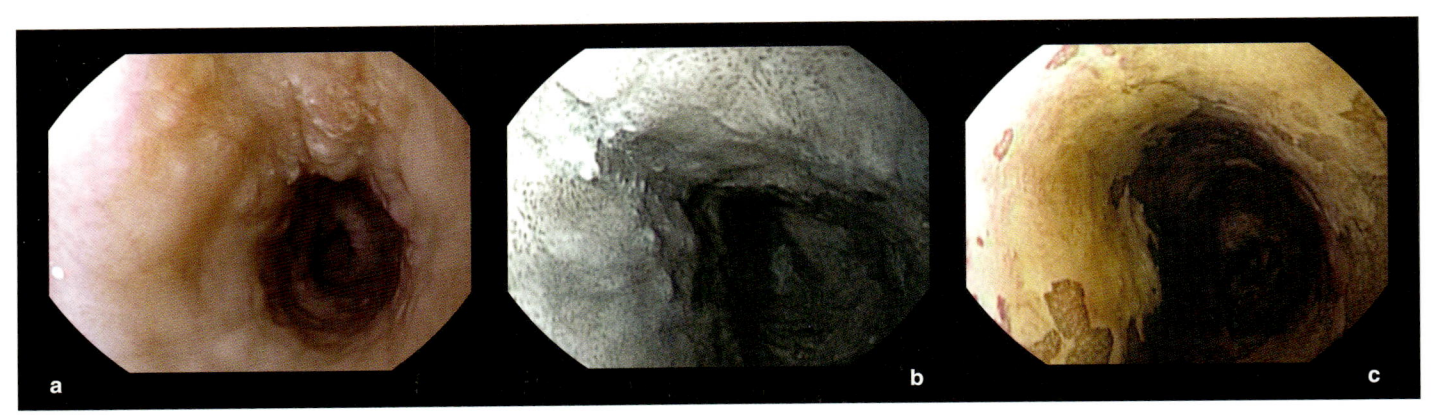

Fig. 34-3. CEC esofágico III. (**a**) Forma macroscópica deprimida 0-IIc, sob luz branca. Note o aspecto de "gotas perláceas (nacaradas)" sobre a área neoplásica. (**b**) Aspecto endoscópico da lesão sob NBI. (**c**) Aspecto endoscópico da lesão sob cromoscopia com Lugol.

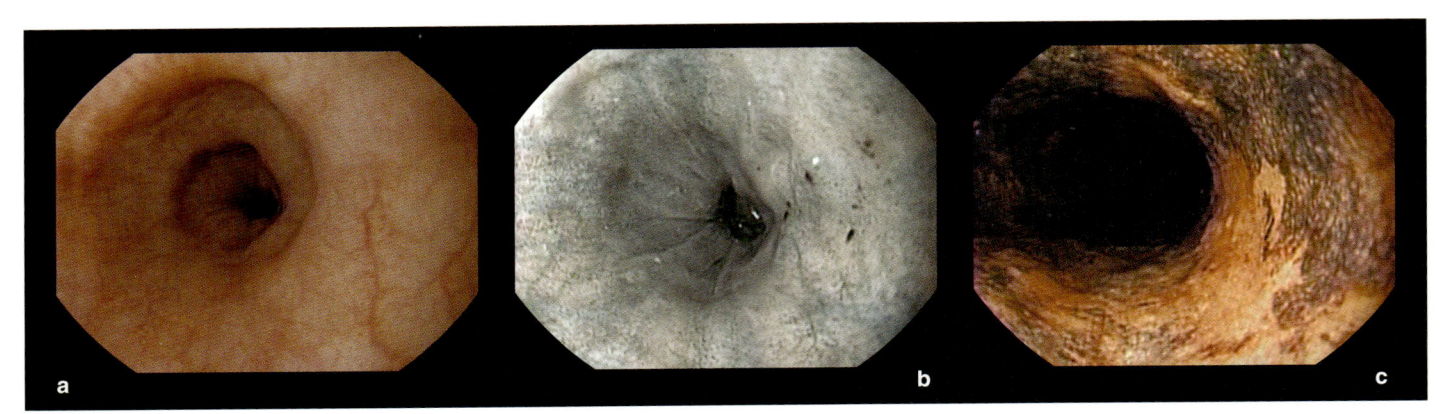

Fig. 34-4. CEC esofágico IV. (**a**) Lesão 0-IIc extensa, não detectável sob luz branca, em aparelho de alta definição. (**b**) Aspecto endoscópico da lesão sob NBI. (**c**) Aspecto endoscópico da lesão sob cromoscopia com Lugol.

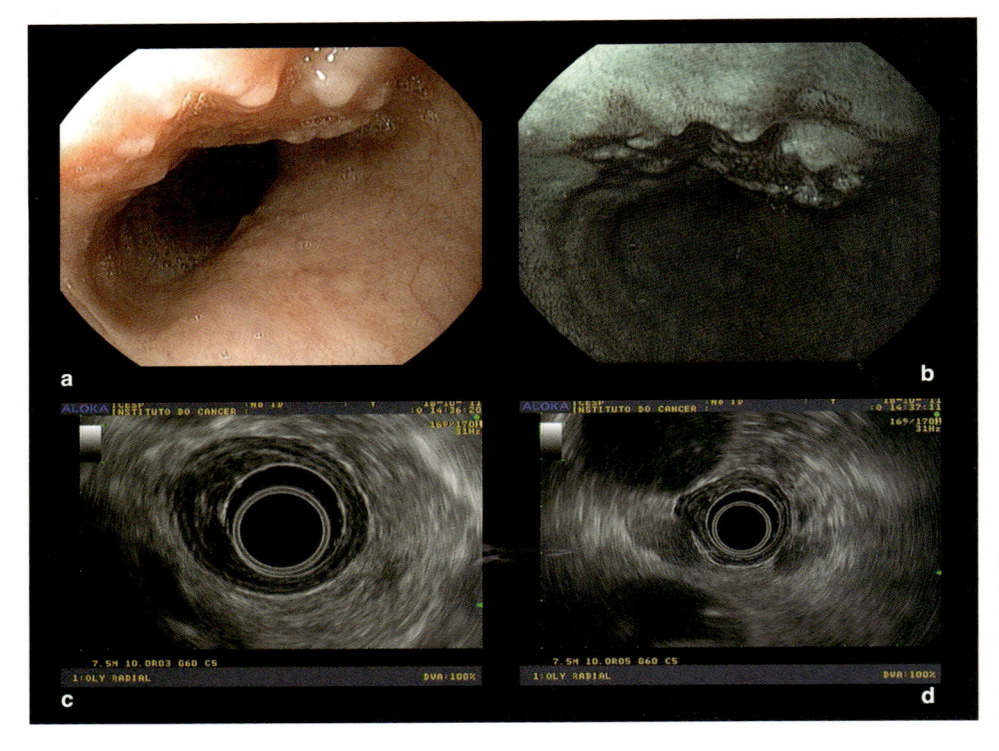

Fig. 34-5. CEC esofágico V. (**a**) Aspecto endoscópico da lesão sob luz branca – lesão 0-IIa+IIc. (**b**) Aspecto endoscópico da lesão sob NBI. (**c**) Aspecto ecoendoscópico da lesão: invasão da terceira camada hiperecoica, isto é, a submucosa. (**d**) Linfonodos perilesionais detectados à ecoendoscopia.

REFERÊNCIAS BIBLIOGRÁFICAS

1. Adachi Y, Kitamura K, Tsuitsui S et al. How to detect early carcinoma of the esophagus. *Hepatogastroenterol* 1993;40:207-11.
2. Chaves DM, Maluf Filho F, de Moura EG et al. Endoscopic submucosal dissection for the treatment of early esophageal and gastric cancer – Initial experience of a western center. *Clinics* (São Paulo) 2010 Apr.;65(4):377-82.
3. Chaves DM et al. Câncer precoce de esôfago. In: Sakai P, Ishioka S, Maluf-Filho. *Tratado de endoscopia digestiva diagnóstica e terapêutica.* São Paulo: Atheneu, 1999. p. 141-50.
4. Chiu PW, Cheung FK, Tsang RK et al. Narrow Band Imaging (NBI) against conventional Lugol chromo endoscopy for detection of superfifial esophageal neoplasia in high risk patients – A prospective comparative study. *Gastrointest Endosc* 2007;65:AB159.
5. Curvers WL, van den Broek FJ, Reitsma JB et al. Systematic review of narrow-band imaging for the detection and differentiation of

abnormalities in the esophagus and stomach (with video). *Gastrointest Endosc* 2009 Feb.;69(2):307-17.
6. Day NE. The geographic pathology of cancer of the esophagus. *Br Med J* 1984;40:329.
7. Gotoda T. Endoscopic resections of early gastric cancer. *Gastric Cancer* 2007;11:10-1.
8. Hashimoto CL, Moraes Filho JPP, Iriya K et al. Diagnóstico do câncer precoce do esôfago em pacientes com câncer primário de cabeça e pescoço através da técnica cromoendoscópica. *Rev Bras Med* 1996;53:114.
9. Ide E, Maluf-Filho F, Chaves DM et al. Narrow-band imaging without magnification for detecting early esophageal squamous cell carcinoma. *World J Gastroenterol* 2011 Oct. 21;17(39):4408-13.
10. Inoue H, Takeshita K, Hori H et al. Endoscopic mucosal resection with a cap-fitted panendoscope for esophagus, stomach, colon mucosal lesions. *Gastrointest Endosc* 1993;39:58-62.
11. Kodama M, Kakegawa T. Treatment of superficial cancer of the esophagus: a summary of responses to a questionnaire on superficial cancer of the esophagus in Japan. *Surgery* 1998;123:432-39.
12. Makuuchi H. Endoscopic mucosal resection for mucosal cancer in the esophagus. *Gastrointest Endosc Clin N Am* 2001;11:445-48.
13. Maluf-Filho F, Artifon E, Sakai P,. IX World Congress of Endoscopic Surgery. *Endoscopic Mucosal Resection* (EMR). P.53-60, 2004.
14. Maluf-Filho F, Matuguma S, Marques P et al. Accuracy of 30Mhz for superficial esophageal and gastric cancer: can submucosal invasion be reliably detected? *Gastrointest Endosc* 2002;55:AB233.
15. Moura EGH, Maluf Filho F, Azzam RS et al. Corrosive esophagitis and esophageal cancer. Definitions of predictive signs of cancer by endoscopic and pathologic evaluation. *Gut* 1996;39(Suppl 3):A111 [abstract].
16. Murata Y, Suzuki S, Ohta M et al. Small ultrasonic probes for determination of the depth of superficial esophageal cancer. *Gastrointest Endosc* 1996;44:23-28.
17. Nesje LB, Svanes K, Viste A et al. Comparison of a linear miniature ultrasound probe and a radial-scanning echoendoscope in TN staging of esophageal cancer. *Scand J Gastroenterol* 2000;35:997-1002.
18. Okumura T, Aruga H, Inohara H et al. Endoscopic examination of the upper gastrointest tract for the presence of second primary cancers in head and neck cancer patients. *Acta Otolaryngol* 1993;(Suppl 50):103-6.
19. Participants in the Paris workshop. The Paris endoscopic classification of the superficial neoplastic lesion: esophagus, stomach and colon. *Gastrointest Endosc* 2003;58:S3-27.
20. Porschen R, Molsberg G, Kuhn A et al. Achalasia associated squamous cell carcinoma of the esophagus: flow cytometric and histological evaluation. *Gastroenterology* 1995;108:545-49.
21. Sakai P, Maluf Filho F, Iriya K et al. Endoscopic technique for resection of small gastrointestinal carcinomas. *Gastrointest Endosc* 1996;44:65-68.
22. Schlemper RJ, Hirata I, Dixon MF. The macroscopic classification of early neoplasia of digestive tract. *Endoscopy* 2002;34:163-68.
23. Shiozaki H, Tahara H, Kobayashi K et al. Endoscopic screening of early esophageal cancer with Lugol dye method in patients with head and neck cancers. *Cancer* 1990;66:2068-71.
24. Soetikno RM, Gotoda T, Nakanishi Y et al. Endoscopic mucosal resection. *Gastrointest Endosc* 2003;57:567-79.
25. Takahashi H, Arimura Y, Masao H et al. Endoscopic submucosal dissection is superior to conventional endoscopic resection as a curative treatment for early squamous cell carcinoma of the esophagus (with video). *Gastrointest Endosc* 2010 Aug.;72(2):255-64, 264.e1-2.
26. Takenaka R, Kawahara Y, Okada H et al. Narrow-band imaging provides reliable screening for esophageal malignancy in patients with head and neck cancers. *Am J Gastroenterol* 2009 Dec.;104(12):2942-48.
27. Yamamuro EM. *Aspectos macroscópicos e histológiocs da mucosa esofágica no megaesôfago*. Dissertação de Mestrado apresentada à Faculdade de Medicina da Universidade de São Paulo, 1996. 130 p.
28. Yang CS. Research on esophageal cancer in China: a review. *Cancer Res* 1980;40:2633.
29. Yoshida T, Inoue H, Usui S et al. Narrow band imaging system with magnifying endoscopy for superficial esophageal lesions. *Gastrointest Endosc* 2004;59(2):288-95.

CAPÍTULO 35

CARCINOMA AVANÇADO DO ESÔFAGO E CÁRDIA

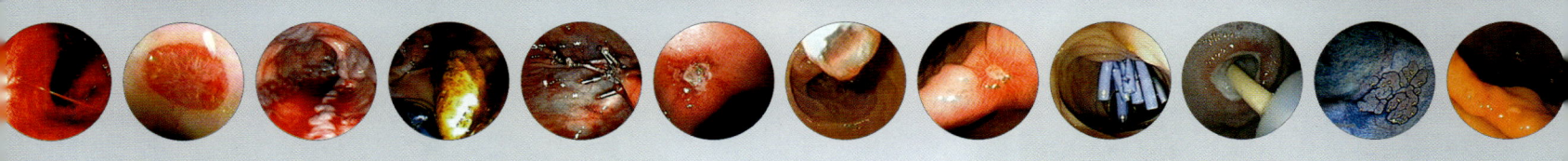

WAGNER COLAIACOVO ■ EMILIANO DE CARVALHO ALMODOVA
ALESSANDRINO TERCEIRO DE OLIVEIRA

EPIDEMIOLOGIA

O câncer de esôfago é o oitavo câncer mais comum no mundo, com 481 mil novos casos ao ano (3,8% do total de cânceres), e a sexta causa mais comum de morte por câncer, com 406 mil mortes (5,4% do total de cânceres) por ano. Mais de 80% destas mortes ocorrem em países em desenvolvimento.[1]

Os índices de incidência variam pelo mundo, com os maiores índices no sul e leste da África e leste da Ásia. O cinturão do câncer de esôfago que vai do Irã, passa pela Ásia Central, chegando ao norte e centro da China, 90% dos casos são carcinoma de células escamosas (CEC).[2,3] Os fatores de risco nestas áreas incluem a pobre nutrição, baixa ingestão de frutas e vegetais, bebidas muito quentes, fumo e ingestão de álcool.[4]

A maioria dos casos de câncer do esôfago são CEC ou adenocarcinoma. Enquanto a incidência de CEC de esôfago diminui nos EUA, aumenta a incidência de adenocarcinomas decorrentes do esôfago de Barret.[5]

No Brasil, o câncer de esôfago figura entre os 10 mais incidentes (6º entre os homens e 9º entre as mulheres). O tipo de câncer de esôfago mais frequente é o CEC, responsável por 96% dos casos. Outro tipo, o adenocarcinoma, vem aumentando significativamente. Em 2012 estima-se 10.420 novos casos, sendo 7.770 homens e 2.650 mulheres. Em 2009 ocorreram 7.375 mortes causadas pelo câncer de esôfago, sendo 5.674 homens e 1.701 mulheres.[6]

A presença de doenças preexistentes no esôfago, como a acalasia, aumenta consideravelmente a prevalência do câncer de esôfago em até 16 vezes, sendo diagnosticada, em média, após 15 anos de doença.[7] A prevalência também aumenta nos pacientes que tiveram ingestão de cáusticos na infância, porém, o tempo médio para o diagnóstico é maior.[8] A tilose, uma doença rara, associada à hiperqueratose das palmas das mãos e plantas dos pés, também tem alta associação a CEC de esôfago.[9] A ASGE (American Society of Gastrointestinal Endoscopy) recomenda o início do acompanhamento endoscópico aos 30 anos, com intervalos de três anos, porém, este intervalo não está adequadamente estabelecido.[10]

Nos últimos 30 anos a frequência de adenocarcinoma do esôfago distal, transição esofagogástrica e cárdia vêm aumentando dramaticamente nos países ocidentais, chegando a ultrapassar a incidência do CEC.[11] A maioria dos adenocarcinomas, mas não todos, se desenvolve a partir da metaplasia epitelial do Barrett, graças ao refluxo gastroesofágico. Nesses pacientes, o risco de desenvolver câncer esofágico é 30 vezes maior que a população em geral, porém, o risco absoluto é baixo (0.12%), mostrado em estudo dinamarquês.[12]

A obesidade é outro fator predisponente ao adenocarcinoma de esôfago distal e cárdia, por favorecer a doença do refluxo.[13]

A presença de *H. pylori* não contribui para o esôfago de Barrett, porém, é fator significante para a inflamação da cárdia e desenvolvimento de metaplasia intestinal no local, podendo ser um precursor do adenocarcinoma nesta região.[14]

MANIFESTAÇÃO CLÍNICA

Tanto CEC quanto o adenocarcinoma têm manifestação similar em relação aos sintomas. A evolução do tumor causa progressiva disfagia para sólidos e frequente perda de peso. Os sintomas costumam surgir apenas quando o diâmetro do esôfago passa a ter menos de 13 mm, o que, infelizmente, já indica a presença de doença avançada. Regurgitação de saliva ou alimentos, sem suco gástrico, pode ser indicativa de tumor obstrutivo. Pneumonia aspirativa pode ocorrer, assim como rouquidão, nos casos de comprometimento do nervo laríngeo recorrente. Anemia é frequente pela falta de ingestão adequada e perda por sangramento, às vezes com melena. A presença de tosse francamente produtiva, pneumonias intratáveis e abscessos pulmonares são indicativos da presença de fístulas para a via respiratória. A expectativa de vida para esses pacientes, caso não sejam adequadamente tratados, é menor que 4 semanas (Fig. 35-1).[15] O diagnóstico precoce é difícil pela pobre sintomatologia e por não haver programas de rastreamentos adequadamente estabelecidos.

DIAGNÓSTICO E ESTADIAMENTO

O diagnóstico pode ser feito, ainda, por exame contrastado do esôfago, este cada vez mais em desuso. O diagnóstico definitivo é realizado pela endoscopia digestiva alta e coleta de material para exame anatomopatológico através de biópsias endoscópicas. Devem ser tomadas pelo menos seis amostras, o que leva ao diagnóstico em quase 100% dos casos.[16] O estadiamento deve ser feito levando-se

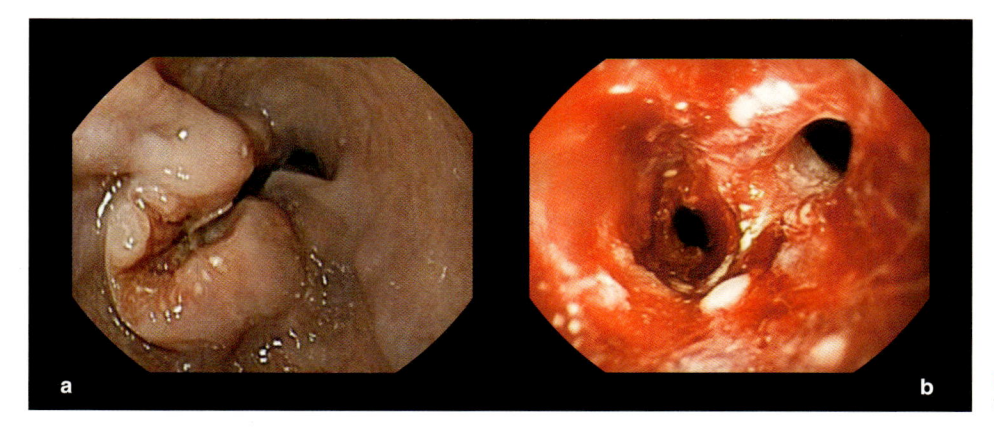

Fig. 35-1. (**a**) Carcinoma obstrutivo de esôfago. (**b**) Carcinoma com fístula esofagobrônquica.

em conta a classificação TNM feita pela AJCC (American Joint Committee on Cancer) e pela UICC (International Union Against Cancer), atualizada em 2010.[17]

Após o diagnóstico histológico, inicia-se o estadiamento pela TC de tórax e abdome, avaliando-se a região do tumor primário e a presença de metástases a distância, porém, seu valor é limitado para avaliação locorregional. Os sítios mais comuns das metástases a distância do CEC são linfonodos, fígado, pulmões, ossos e suprarrenais; já para os adenocarcinomas são fígado e peritônio.[18] A ecoendoscopia é a técnica mais acurada para estadiamento locorregional, com acurácia de 80 a 90% para T e N.[19] No entanto, a acurácia pode ser menor para tumores maiores que 5 cm, tumores estenosantes e localizados na TEG, principalmente quando se usam os *probes*, o que limita a avaliação da profundidade em apenas 3 cm.[20]

Para indicação do tratamento paliativo endoscópico do câncer avançado do esôfago e da cárdia, vamos considerar os tumores T3 e T4.

Os tumores no estádio T3 já são extraesofágicos, atingindo a camada adventícia do órgão. Os tumores T4 passam a muscular própria, a adventícia e envolvem estruturas mediastinais, como pericárdio, aorta, brônquios e pleura.

Os tumores da cárdia, denominados por Siewert como adenocarcinomas da junção esofagogástrica (JEG), são classificados pelo mesmo autor em Tipo I para os tumores com epicentro no esôfago distal até 5 cm acima da JEG, Tipo II para aqueles com epicentro na cárdia propriamente dita e Tipo III para os tumores gástricos subcárdicos, até 5 cm abaixo da JEG. Todos devem envolver a transição esofagogástrica, como mostra a Figura 35-2.[21] Tal classificação tem relevância na estratégia cirúrgica e deve ser mencionada no laudo do exame endoscópico.

TRATAMENTO ENDOSCÓPICO

Existem várias formas para aliviar a disfagia nos pacientes com cânceres avançado e obstrutivo do esôfago. Como opção de tratamento não endoscópico, temos a radioterapia, associada ou não à quimioterapia. No entanto, a melhora da disfagia com esses tratamentos pode demorar várias semanas e nem sempre o paciente os tolera.

Pacientes que não sejam candidatos à quimioterapia ou que têm recorrência da doença após tratamento definitivo por QT/RT, se beneficiam bastante do tratamento paliativo endoscópico.

- *Dilatação do esôfago tumoral:* a dilatação do tumor esofágico pode ser realizada por balão hidrostático TTS ou por dilatadores de Savary-Gilliard, sob controles endoscópico e radioscópico. Pode-se dilatar o tumor com cuidado até 15 mm de diâmetro em várias sessões, necessitando-se de um espaço de duas a três semanas entre elas. Existe o risco de perfuração ou fratura do tumor, principalmente nos casos de recidiva após radioterapia. Lembramos que este tratamento tem efeito apenas fugaz, e que outro tipo de tratamento, com resultado mais prolongado, possa ser programado.[22]
- *Injeção de álcool absoluto*: método químico com injeção de álcool a 100% para ablação da porção vegetante do tumor obstrutivo. Apesar de simples e barato, pode apresentar sérias complicações, incluindo dor intensa, perfuração com mediastinite, formação de fístulas etc. Em nosso serviço não mais utilizamos este método, porém, em alguns lugares ainda é utilizado.[23]
- *Injeção de cisplatina/epinefrina em gel:* método também químico, minimamente invasivo, fazendo-se a injeção da substância diretamente no tumor. No estudo piloto, pareceu haver boa resposta na melhora da disfagia após múltiplas sessões. A utilidade deste tratamento ainda necessita mais estudos.[24]
- *Coagulação com argon plasma:* APC é uma técnica de coagulação monopolar que causa necrose do tumor. Sua resposta também é fugaz, e muitas sessões são necessárias, além de ser muito superficial.[25]
- *Crioablação, laser e PDT*: procedimentos de alto custo, não disponíveis no Brasil.
- *Stents metálicos autoexpansíveis (SEMS):* esta forma de tratamento endoscópico vem sendo usada progressivamente como alternativa nos tumores intraluminais do trato gastrointestinal, particularmente no câncer do esôfago, firmando-se como método de escolha para a paliação da disfagia nesses casos, sendo a primeira opção em nosso Hospital, bem como nos demais centros oncológicos no Brasil e no mundo. Os *stents* têm ótima indicação nos tumores do terço médio do órgão, porém, também podem ser inseridos, com alguns cuidados, em tumores das porções proximal e distal do esôfago. Quando inseridos nas porções proximais pode haver compressão traqueal, sensação de corpo estranho e interferência no mecanismo de deglutição. Já quando implantados no terço distal e cárdia levam a refluxo gastroesofágico, condição minimizada com a utilização de medidas dietéticas, posturais e medicamentosas, ou preferencialmente, com a utilização de próteses com válvula antirrefluxo.

Os *stents* são, na maioria, construídos com fios de uma liga metálica, chamada Nitinol, composta por Níquel e Titânio, com grande flexibilidade e características físicas excepcionais. Existem vários fabricantes, de inúmeros países, com medidas distintas de diâmetro e comprimento (Quadro 35-1). Para prevenir a invasão tumoral da malha metálica do *stent*, este pode ser recoberto, parcial ou totalmente, por poliuretano ou silicone. Stents recobertos diminuem a necessidade de reintervenção para tratamento da invasão tumoral da malha.[26]

TÉCNICA DE INSERÇÃO DO *STENT*

O *stent* esofágico melhora a disfagia em mais de 90% dos casos, restaura rapidamente a ingestão oral e diminui muito o tempo de hospitalização do paciente, quando comparado a outros métodos.[27] Os *stents* são inseridos com alto índice de sucesso, próximo a 100%, baixos índices de complicações e levam à melhora da disfagia em mais de 90% dos casos.[28] Para tanto, são necessários: sala de endoscopia munida de radioscopia, fios-guia metálicos, hidrofílicos, sondas de dilatação, cateter de colangiografia, contraste iodado, escleroinjetor e, claro, próteses de diversos tamanhos e modelos para escolha do endoscopista. O *staff* deve conhecer a técnica passo a passo.

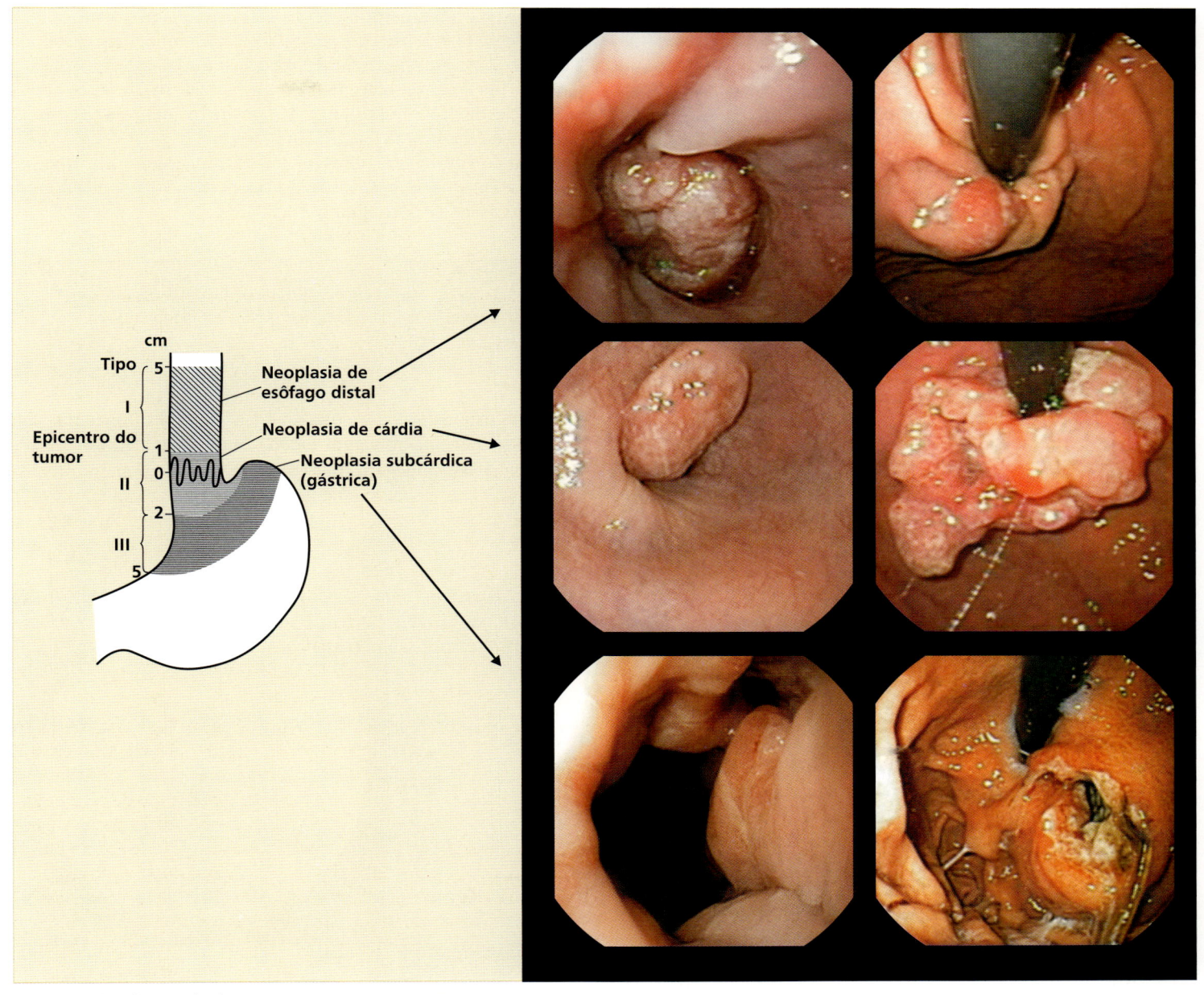

Fig. 35-2. Classificação de Siewert.

- *Primeiro passo:* identificar e mensurar o tumor, o que pode ser feito endoscopicamente, quando a estenose maligna for transponível ao endoscópio. Caso contrário, identifica-se a obstrução tumoral endoscopicamente e, sob controle radioscópico, injeta-se contraste com cateter, para avaliar a extensão, limites, presença de fístulas e avaliação do órgão abaixo da lesão (esôfago, estômago e duodeno) (Fig. 35-3a).

- *Segundo passo (fundamental para o sucesso):* passagem do fio-guia (Fig. 35-3b). A transposição do fio-guia, no mínimo 20 cm abaixo da obstrução, praticamente garante o sucesso do procedimento. Quando o tumor for transponível endoscopicamente tudo se torna simples, mas quando há necessidade de tunelização do tumor, esta será orientada por radioscopia, tornando-se fundamental que o endoscopista seja capaz de interpretar imagens radiológicas, pois estas garantirão a segurança de que o fio-guia está locado no estômago e não em algum falso trajeto.

- *Terceiro passo:* dilatação do tumor com dilatadores de passagem (preferencialmente) ou balão hidrostático, permitindo a passagem do endoscópio.

- *Quarto passo:* marcação das extremidades proximal e distal da estenose (Fig. 35-3c e d). Externamente com material radiopaco ou internamente com injeção submucosa de contraste iodado.

- *Quinto passo:* escolha e liberação do *stent*. A prótese deve ter entre 3 e 4 cm a mais que o tumor, e suas extremidades precisam distar ao menos 2 cm dos esfíncteres naturais.[29] Em geral, são utilizadas próteses de esôfago parcialmente recobertas. Em paci-

Quadro 35-1. Tipos de SEMS

Stent	Fabricante	Descoberta	Recoberta	Material	Válvula antirrefluxo
Wallflex	Boston Scientific	Não	Total e parcialmente	Nitinol	Não
Ultraflex	Boston Scientific	Sim	Parcialmente	Nitinol	Não
Z-stent	Cook	Não	Parcialmente	Aço inoxidável	Sim
Evolution	Cook	Não	Total e parcialmente	Nitinol	Não
Choo stent	M. I. Tech	Não	Total e parcialmente	Nitinol	Sim e não
Braile	Braile Oncologia	Sim	Parcialmente	Nitinol	Não

entes muito selecionados, que ainda serão submetidos à rádio e quimioterapia, pode-se optar por próteses descobertas como forma de diminuir a possibilidade de migração por diminuição do tamanho do tumor.

O *stent* escolhido deve ser inserido sobre o fio-guia, sob controle radiológico associado ou não à visão endoscópica. A liberação é feita sob radioscopia a fim de manter a prótese centrada entre as marcas radiopacas previamente feitas (Fig. 35-3e-g). Imediatamente após a liberação faz-se o controle da expansibilidade e posicionamento da prótese através de um exame radiológico, com injeção de contraste pelo endoscópio, observando se há extravasamento extraluminal e oclusão de possíveis fístulas.

Por fim é conveniente realizar esofagograma 24 horas após a inserção da prótese para observar posicionamento e a completa expansão da mesma (Fig. 35-3h-j).

Nossa experiência conta com mais de uma centena de *stents* de esôfago inseridos, com altos índices de sucesso. Apresentamos nossa casuística parcial no DDW 2011.[30]

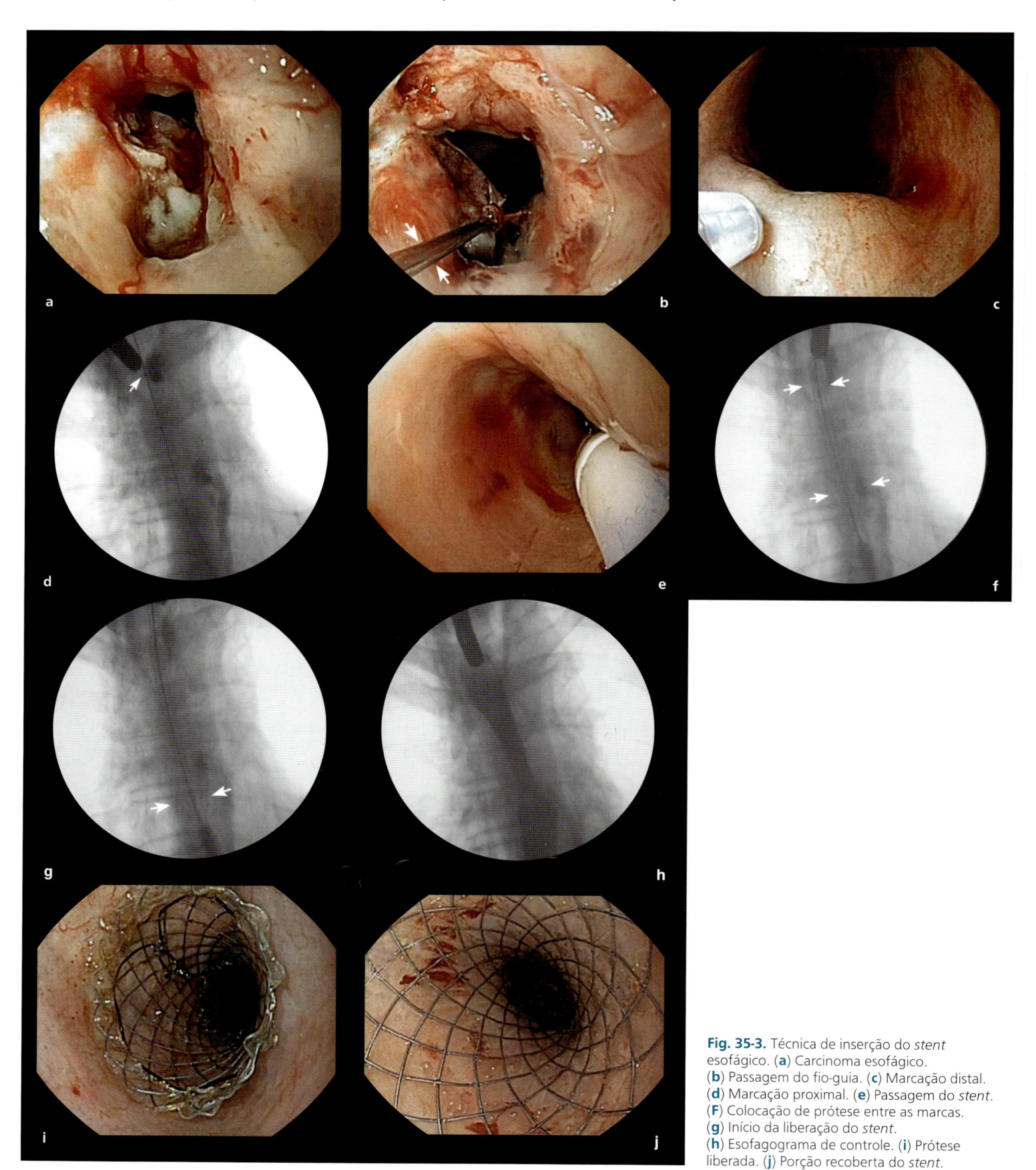

Fig. 35-3. Técnica de inserção do *stent* esofágico. (**a**) Carcinoma esofágico. (**b**) Passagem do fio-guia. (**c**) Marcação distal. (**d**) Marcação proximal. (**e**) Passagem do *stent*. (**F**) Colocação de prótese entre as marcas. (**g**) Início da liberação do *stent*. (**h**) Esofagograma de controle. (**i**) Prótese liberada. (**j**) Porção recoberta do *stent*.

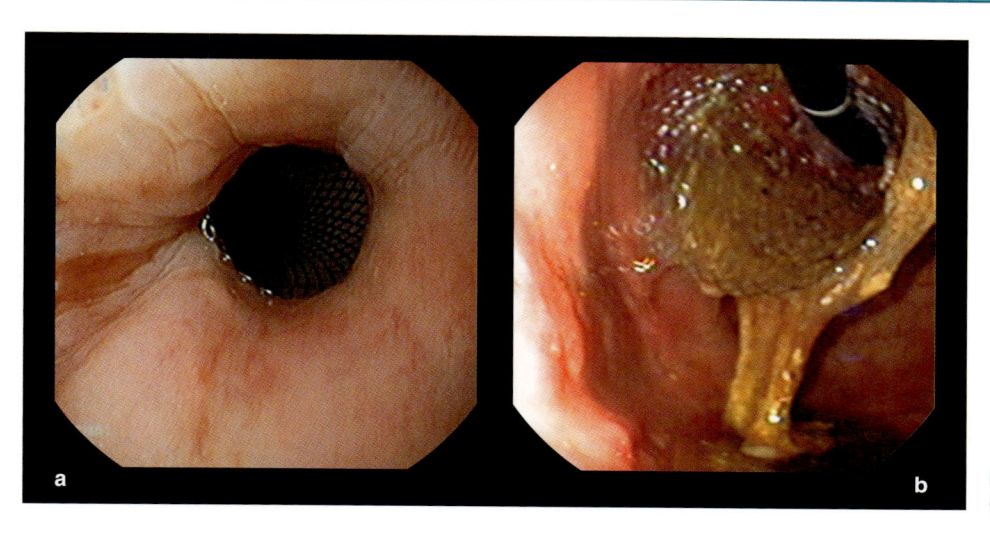

Fig. 35-4. (**a**) Prótese de cárdia/extremidade esofágica. (**b**) Extremidade gástrica.

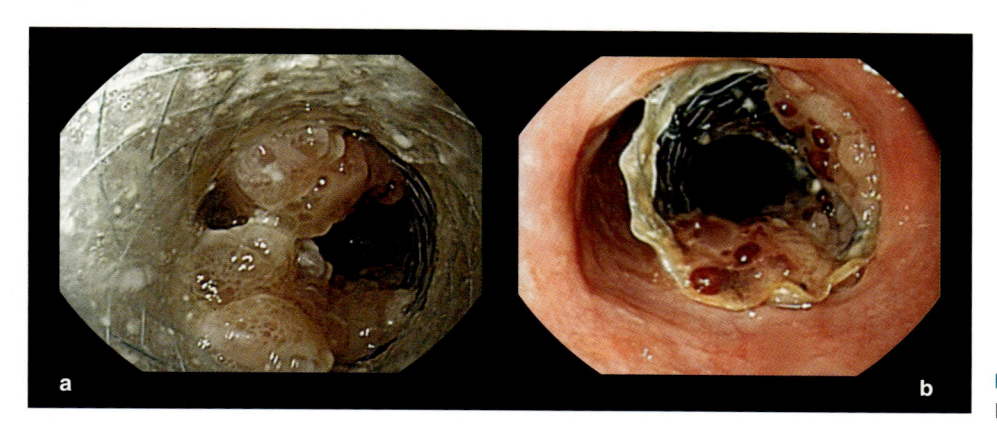

Fig. 35-5. (**a** e **b**) *Ingrowth* de tecido hiperplásico na porção descoberta do *stent*.

Com relação às condições especiais, é importante salientar que já existem próteses com características específicas para serem colocadas a menos de 2 cm do esfíncter superior do esôfago; tais próteses possuem um diâmetro menor e um formato mais retangular que circunferencial e são chamadas *Low Profile*. Também há disponibilidade de *stents* específicos para serem colocados pela cárdia com sistema antirrefluxo (Fig. 35-4).

EFICÁCIA

Mais de 95% dos pacientes submetidos à inserção de *stent* esofágico melhora da disfagia a ponto de ingerir pelo menos líquidos e pastosos. Nos pacientes com fístula, a utilização de *stents* recobertos trata o local em 70 a 100% dos casos.[31]

COMPLICAÇÕES

Químio e radioterapia prévias podem estar associadas a maior índice de complicações, que incluem reobstrução (11%), migração (7%), dor torácica (12%), refluxo gastroesofágico e pneumonia por aspiração (8%) e fístula tardia (2%).[32]

A mortalidade estimada é de 0,5 a 3,3% (Fig. 35-5).[33]

CONCLUSÃO

A obstrução do esôfago e da cárdia é causa frequente de complicações em pacientes portadores de câncer avançado. O tratamento paliativo endoscópico desses pacientes parece ser uma alternativa interessante, de baixo custo, baixa morbimortalidade, principalmente quando comparada à cirurgia paliativa. A associação de tratamentos, como a quimioterapia, a radioterapia e a inserção de *stents* parece ser a melhor alternativa entre os demais tratamentos. O desenvolvimento dos *stents*, sejam nacionais ou importados, com menor custo, boa tecnologia e menor índice de complicações, deve levar esses pacientes a uma melhora clínica e grande evolução na qualidade de vida.

REFERÊNCIAS BIBLIOGRÁFICAS

1. IARC – International Agency for Reserch on Cancer - GLOBOCAN 2008. Disponível em: <http://globocan.iarc.fr; 26/01/2012>
2. Gholipour C, Shalchi RA, Abbasi M. A histopathological study of esophageal cancer on the western side of the Caspian littoral from 1994 to 2003. *Dis Esophagus* 2008;21(4):322.
3. Tran GD, Sun XD, Abnet CC *et al.* Prospective study of risk factors for esophageal and gastric cancers in the Linxian general population trial cohort in China. *Int J Cancer* 2005;113(3):456.
4. Engel LS, Chow WH, Vaughan TL *et al.* Population attributable risks of esophageal and gastric cancers. *J Natl Cancer Inst* 2003;95(18):1404.
5. Pohl H, Sirovich B, Welch HG. Esophageal adenocarcinoma incidence: are we reaching the peak? *Cancer Epidemiol Biomarkers Prev* 2010;19(6):1468.
6. INCA – Instituto Nacional de Cancer. Disponível em: <http://www.2.inca.gov.br/wps/wcm/connect/tiposdecancer/site/home/esofago; 26/01/2012>
7. Sandler RS, Nyrén O, Ekbom A *et al.* The risk of esophageal cancer in patients with achalasia. A population-based study. *JAMA* 1995;274(17):1359.
8. Appelqvist P, Salmo M. Lye corrosion carcinoma of the esophagus: a review of 63 cases. *Cancer* 1980;45(10):2655.
9. Stevens HP, Kelsell DP, Bryant SP *et al.* Linkage of an American pedigree with palmoplantar keratoderma and malignancy (palmoplantar ectodermal dysplasia type III) to 17q24. Literature survey and proposed updated classification of the keratodermas. *Arch Dermatol* 1996;132(6):640.
10. Hirota WK, Zuckerman MJ, Adler DG *et al.* Standards of Practice Committee. American Society for Gastrointestinal Endoscopy. ASGE

guideline: the role of endoscopy in the surveillance of premalignant conditions of the upper GI tract. *Gastrointest Endosc* 2006;63(4):570.
11. Brown LM, Devesa SS. Epidemiologic trends in esophageal and gastric cancer in the United States. *Surg Oncol Clin N Am* 2002;11(2):235.
12. Hvid-Jensen F, Pedersen L, Drewes AM et al. Incidence of adenocarcinoma among patients with Barrett's esophagus. *N Engl J Med* 2011;365(15):1375.
13. Lagergren J, Bergström R, Nyrén O. Association between body mass and adenocarcinoma of the esophagus and gastric cardia. *Ann Intern Med* 1999;130(11):883.
14. Goldblum JR, Vicari JJ, Falk GW et al. Inflammation and intestinal metaplasia of the gastric cardia: the role of gastroesophageal reflux and H. pylori infection. *Gastroenterology* 1998;114(4):633.
15. Sampliner RE, Gibson KM, Tanabe KK et al. Epidemiology, pathobiology, and clinical manifestations of esophageal câncer. *Uptodate* 19.3
16. Graham DY, Schwartz JT, Cain GD et al. Prospective evaluation of biopsy number in the diagnosis of esophageal and gastric carcinoma. *Gastroenterology* 1982;82(2):228.
17. Edge SB, Byrd DR, Compton CC et al. (Eds.). *American Joint Committee on Cancer Staging Manual.* 7th ed. New York: Springer, 2010. p. 103.
18. Meltzer CC, Luketich JD, Friedman D et al. Whole-body FDG positron emission tomographic imaging for staging esophageal cancer comparison with computed tomography. *Clin Nucl Med* 2000;25(11):882.
19. Rösch T. Endosonographic staging of esophageal cancer: a review of literature results. *Gastrointest Endosc Clin N Am* 1995;5(3):537.
20. Hünerbein M, Ghadimi BM, Haensch W et al. Transendoscopic ultrasound of esophageal and gastric cancer using miniaturized ultrasound catheter probes. *Gastrointest Endosc* 1998;48(4):371.
21. Rüdiger Siewert J, Feith M, Werner M et al. Adenocarcinoma of the esophagogastric junction: results of surgical therapy based on anatomical/topographic classification in 1,002 consecutive patients. *Ann Surg* 2000;232(3):353.
22. Lundell L, Leth R, Lind T et al. Palliative endoscopic dilatation in carcinoma of the esophagus and esophagogastric junction. *Acta Chir Scand* 1989;155(3):179.
23. Moreira LS, Coelho RC, Sadala RU et al. The use of ethanol injection under endoscopic control to palliate dysphagia caused by esophagogastric cancer. *Endoscopy* 1994;26(3):311.
24. Harbord M, Dawes RF, Barr H et al. Palliation of patients with dysphagia due to advanced esophageal cancer by endoscopic injection of cisplatin/epinephrine injectable gel. *Gastrointest Endosc* 2002;56(5):644.
25. Eickhoff A, Jakobs R, Schilling D et al. Prospective nonrandomized comparison of two modes of argon beamer (APC) tumor desobstruction: effectiveness of the new pulsed APC versus forced APC. *Endoscopy* 2007;39(7):637.
26. Vakil N, Morris AL, Marcon N et al. A prospective, randomized, controlled trial of covered expandable metal stents in the palliation of malignant esophageal obstruction at the gastoesophageal junction. *Am J Gastroenterol* 2001;96:1791-96.
27. Aoki T, Osaka Y, Takagi Y et al. Comparative study of self-expandable metallic stent and bypass surgery for inoperable esophageal cancer. *Dis Esophagus* 2001;14:208-11.
28. Ramirez FC, Dennert B, Zierer ST et al. Esophageal self-expandable metallic stents–indications, practice, techniques, and complications: results of a national survey. *Gastrointest Endosc* 1997 May;45(5):360-64.
29. Baron TH, Harewood GC. Enteral self-expandable stents. *Gastrointest Endosc* 2003 Sept.;58(3):421-33.
30. Colaiacovo W, Fresca A, Almodova EC et al. Self-Expanding Metal Stent (SEMS) for Pallition of Squamous Cell Carcinoma of the Esophagus (SCCE): results of 80 patients. *Gastrointest Endosc* 2011;73-74:AB281.
31. Raijman I, Siddique I, Ajani J et al. Palliation of malignant dysphagia and fistulae with coated expandable metal stents: experience with 101 patients. *Gastrointest Endosc* 1998;48(2):172.
32. Kim JH, Tôo BM, Lee KJ et al. Self-expanding coil stent with a long delivery system for palliation of unresectable malignant gastric obstruction: a prospective study. *Endoscopy* 2001;33:838-42.
33. Bartelsman JFW, Bruno MJ, Jensema AJ et al. Palliation of a covered expandable modified Gianturco-Z endoprosthesis: experiences in 153 patients. *Gastrointest Endosc* 2000;51:134-38.

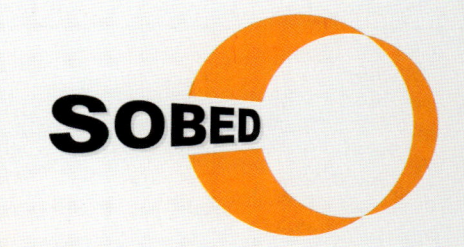

Parte IV

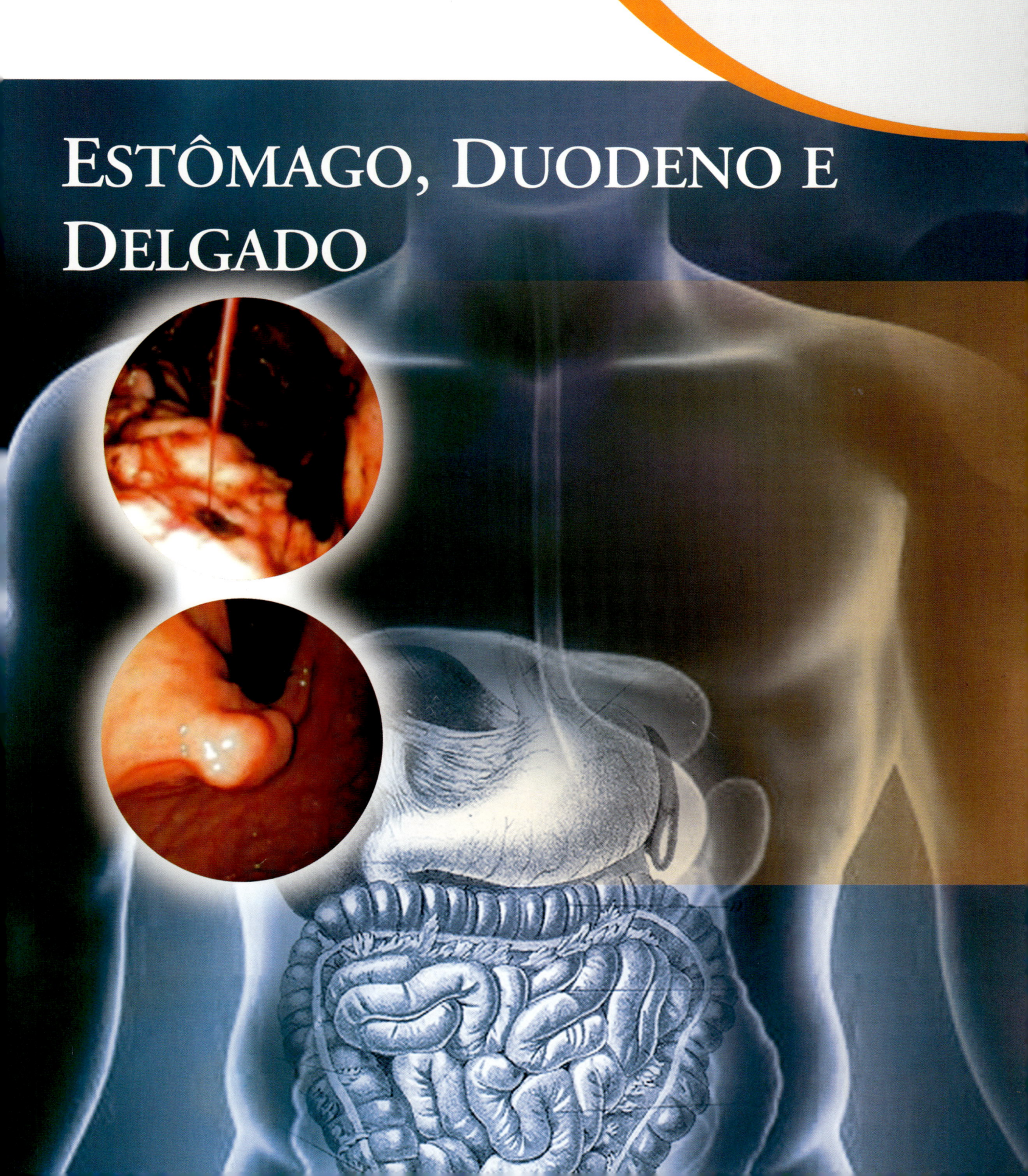

Estômago, Duodeno e Delgado

CAPÍTULO 36

GASTRITES E "HELICOBACTER PYLORI"

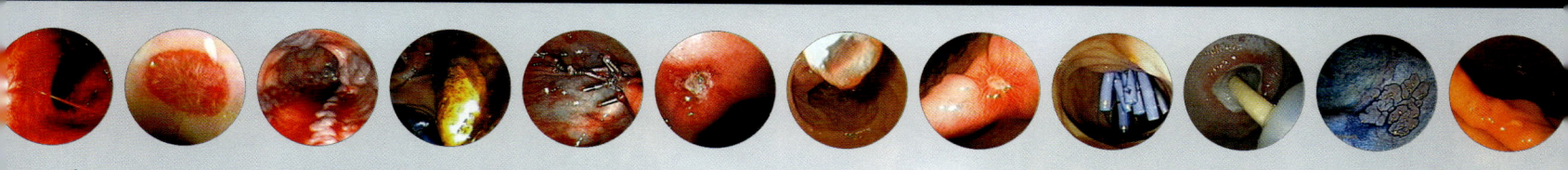

LUIZ GONZAGA VAZ COELHO ■ MARCIO MATHEUS TOLENTINO

INTRODUÇÃO: O CONCEITO DE GASTRITE

A palavra **gastrite**, por conter o sufixo grego *ite*, implica formalmente a existência de processo inflamatório do estômago.[1] Em alguns países, em especial no Brasil, poucos termos médicos são tão amplamente empregados e têm o sentido tão distorcido como gastrite. Erroneamente, passaram a fazer parte do universo das gastrites: queixas dispépticas funcionais ou não investigadas, sintomas da doença do refluxo gastroesofágico, manifestações e lesões por drogas e até gastroenterites infecciosas (sem contar as inexistentes "*gastrites nervosas*").

O forte enraizamento cultural dessas distorções, por parte de médicos e pacientes, torna a missão educativa para corrigi-las muito difícil, senão impossível. A principal proposta pedagógica deste capítulo é a divulgação de conceitos mais precisos sobre essa inflamação.

As bases para o entendimento dos processos inflamatórios envolvidos nas gastrites e sua evolução biológica datam do início do século XX. Entretanto, em 1982, a descoberta do *Helicobacter pylori* mudou significativamente os rumos da investigação científica, ao estabelecer que expressiva maioria das gastrites é de origem infecciosa.

As publicações neste novo campo cresceram significativamente graças ao interesse despertado entre os pesquisadores das ciências básicas, os gastroenterologistas, os microbiologistas, os patologistas e epidemiologistas. Nessa mesma época, a endoscopia digestiva alta também cresceu exponencialmente com relação ao número de profissionais, volume de exames e avanço nos recursos técnicos.

Os profissionais envolvidos nessas diversas áreas, muitas vezes, falavam diferentes línguas e defendiam seu *protagonismo* no universo das gastrites.[2] Com isso, a estruturação de consensos passou a ser inevitável. O mais importante deles ocorreu em 1990, no Congresso Mundial de Gastroenterologia de Sydney, gerando seis publicações referendadas, sendo que três merecem citação especial.[3-5]

CLASSIFICAÇÃO DAS GASTRITES

O Sistema Sydney para a classificação das gastrites estabelece duas grandes divisões que se interagem: a **histológica** e a **endoscópica**. Pela primeira vez, o endoscopista passa a ter o "direito" de diagnosticar gastrite.

A primeira adaptação desse sistema para a língua portuguesa, no Brasil, foi feita pelos professores Luiz de Paula Castro, Celso Afonso de Oliveira e João Carlos Prolla, e publicada na GED em 1991.[6] Até hoje, essa adaptação tem sido adotada nas publicações e apresentações nacionais. O Quadro 36-1 mostra o resumo das divisões histológica e endoscópica, com seus desdobramentos, que foram fundamentadas na publicação original dos autores citados.

Algumas considerações sobre esse sistema são pertinentes:

1. O grupo de especialistas que concebeu o Sistema Sydney enfatizou, em suas publicações originais, a importância de revisões periódicas, após a experiência gerada com sua aplicação e o desenvolvimento de novas técnicas. Infelizmente, não ocorreram revisões em sua divisão endoscópica, salvo raros *guidelines* que incluem aspectos endoscópicos ao tratar de situações específicas, como a da carcinogênese gástrica.[7] Na divisão histológica, houve importantes revisões consensuais que serão comentadas em parágrafos posteriores.[8,9] Essas revisões privilegiaram a importância do *Helicobacter pylori* na etiologia e evolução das gastrites e a cascata oncogenética do câncer gástrico, a partir desta inflamação crônica.

2. Sob vários aspectos, esse sistema mimetiza a dermatologia que há séculos descreve lesões elementares da pele. Na dermatologia, a partir da associação dessas lesões elementares, são compostas categorias de doenças, que caminham em busca de suas etiologias. Aqui, a visão macroscópica das lesões, muitas vezes, se sobrepõe aos achados histopatológicos que passam a ser apenas complementares. Deve ser enfatizado que a endoscopia é um exame anatomopatológico macroscópico.

3. Quando o Sistema Sydney estava sendo estruturado, o *Helicobacter pylori* já havia sido redescoberto, e a descrição de sua presença foi incluída na divisão histológica, no segmento que trata dos termos morfológicos. Sua importância para a medicina em geral, e para as gastrites em particular (incluindo aqui o entendimento biomolecular da cascata carcinogenética do câncer gástrico), ainda não havia sido completamente reconhecida. Justifica-se, assim, a presença pouco valorizada da bactéria na classificação. Sabe-se, hoje, um fato notável: expressiva maioria das gastrites é causada pelo *Helicobacter pylori*.

Quadro 36-1. Resumo das divisões histológica e endoscópica das gastrites

Divisão histológica que contempla	Divisão endoscópica que contempla
1. *Análise da etiologia* • Etiologia definida (que deve ser referida) • Associações patogênicas	1. *Análise da topografia* • Pangastrite • Gastrite do corpo • Gastrite do antro
2. *Características evolutivas* • Gastrite aguda • Gastrite crônica • Formas especiais	2. *Termos descritivos dos achados macroscópicos* • Edema • Enantema • Friabilidade • Exsudato • Erosão plana • Erosão elevada • Nodosidade • Hiperplasia de pregas • Atrofia de pregas • Visibilidade do padrão vascular • Áreas de hemorragia intramural *As variáveis anteriores devem conter graduação (discreta, moderada ou intensa)*
3. *Topografia* • Pangastrite • Gastrite do corpo • Gastrite do antro	3. *Categorias de gastrites endoscópicas* • Enantematosa/exsudativa • Erosiva plana • Erosiva elevada • Atrófica • Hemorrágica • De refluxo • Hiperplásica *As categorias das gastrites devem conter graduação (discreta, moderada ou intensa)*
4. *Termos morfológicos* • Inflamação • Atividade • Atrofia • Metaplasia intestinal • Displasia • *Helicobacter pylori* *As variáveis anteriores devem conter graduação (discreta, moderada ou intensa)* • Não específicas • Específicas *Estas duas variáveis não têm graduação*	

4. A segunda causa mais frequente de alterações macro e microscópicas que esse sistema inclui no universo das *gastrites* é a lesão por drogas, particularmente os anti-inflamatórios não esteroidais e o ácido acetilsalicílico (AAS). Há autores que preferem chamá-las de *gastropatias*,[10,11] exatamente por faltar a estas lesões o componente inflamatório. Em consonância com o primeiro parágrafo deste capítulo, essa proposta é academicamente consistente. Entretanto, a análise macroscópica-endoscópica ainda não se desenvolveu suficientemente, a ponto de distinguir *gastrites* de *gastropatias*.
5. Excluindo-se as gastrites pelo *Helicobacter pylori* e as lesões por drogas, o Sistema Sydney, na sua vertente etiológica, passa a contemplar apenas raridades.
6. Um marco importante do sistema é a nítida separação topográfica das gastrites. As diferenças fisiológicas das mucosas fúndica e antral fazem com que as doenças de cada uma tenham comportamento significativamente diverso.

A seguir é mostrada uma série de fotos endoscópicas, de achados frequentes, com seus termos descritivos. São casos de pacientes *Helicobacter* positivos pelo método da urease e/ou biópsia corada pelo Giemsa.

Edema, enantema, friabilidade e exsudato

O exame histopatológico dos casos mostrados nas Figuras 36-1 a 36-3 evidenciou gastrite crônica com moderado grau de atividade. Apesar do endoscopista não estar autorizado a relatar a atividade da gastrite, é possível inferi-la pela exuberância macroscópica do processo inflamatório.

A endoscopia é uma especialidade jovem, e incontáveis questões abrem enorme campo para investigações. Admitindo-se que a positividade para o *Helicobacter pylori* nos casos apresentados signifique que a etiologia da gastrite está esclarecida, é notável como um

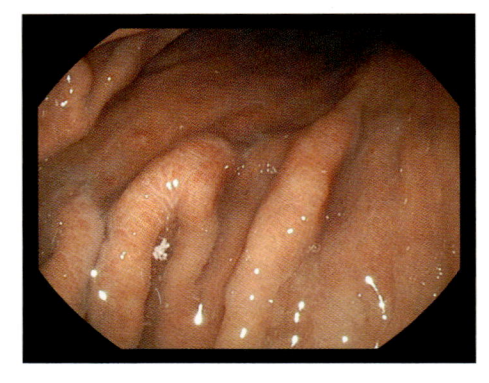

Fig. 36-1. Exsudato e enantema discreto da mucosa fúndica. Edema moderado. Gastrite exsudativa e enantemática discreta e edematosa moderada do corpo gástrico.

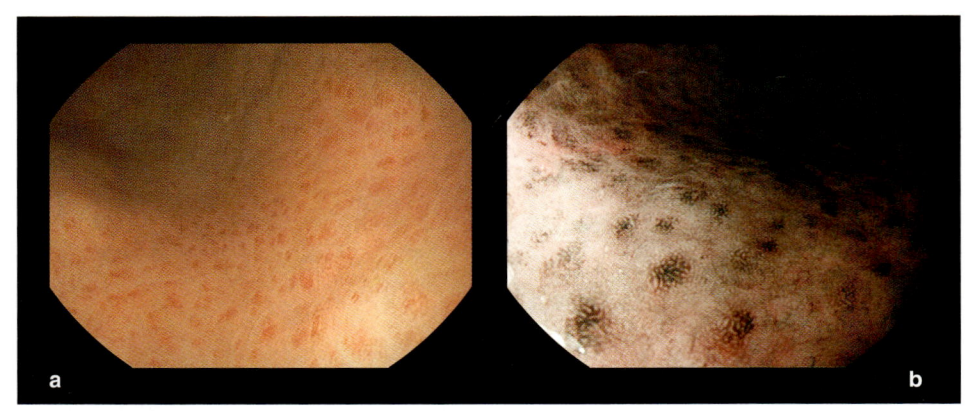

Fig. 36-2. (**a**) Pequenas áreas enantemáticas distribuídas em toda grande curvatura da transição corpo/antro. Esse tipo de apresentação morfológica é dito *morbiliforme,* semelhante ao visto na maioria das doenças exantemáticas da área dermatológica. Gastrite enantemática moderada do corpo gástrico. (**b**) Imagem feita com endoscópio de alta resolução, filtro óptico especial (*Narrow Band Imaging* – NBI) e magnificação de 45×.

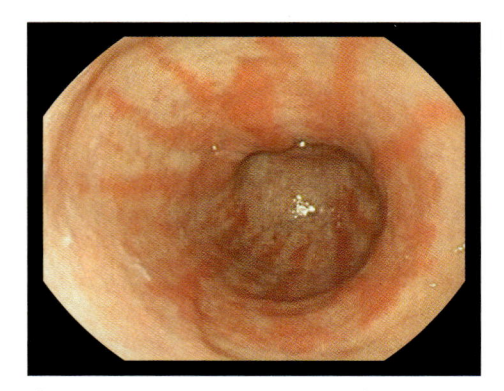

Fig. 36-3. Antro com extensas manchas enantemáticas. Gastrite enantemática intensa do antro gástrico.

mesmo fator etiológico pode causar diferentes manifestações clínicas, endoscópicas e histopatológicas. Esta diversidade depende de fatores genéticos do hospedeiro, da patogenicidade da bactéria e de fatores ambientais (tabagismo, nutrição etc.). Essa observação vale para todos os tipos de gastrite e para a cascata de eventos que, a partir de um processo inflamatório, origina o câncer gástrico.[7]

Erosão plana e erosão elevada

Há recomendação do Sistema Sydney para a gradação das gastrites erosivas em discretas (até cinco erosões), moderadas (de 5 a 10) e intensas (mais do que 10).

Antes desse consenso, havia grande diversidade quanto à nomenclatura das erosões, assim como de sua classificação. Ao dividi-las em planas ou elevadas, é inegável a influência de uma sistematização anterior: 1) erosão completa que correspondia às lesões consideradas crônicas (seriam as elevadas no novo sistema); 2) erosão incompleta ou lesões agudas (as planas atualmente). A interpretação dos aspectos evolutivos (agudo ou crônico) das erosões é desconsiderada nessa nova classificação, e os termos completa ou incompleta pertencem ao passado (Figs. 36-4 a 36-6).

Nodosidade

Apesar de a classificação de Sydney não incluir a gastrite nodular como forma específica de gastrite (apenas cita os nódulos na abordagem dos aspectos descritivos), essa forma de apresentação da gastrite (muitas vezes referida na literatura como gastrite folicular) é reconhecida como doença bem definida desde suas primeiras descrições. Normalmente, não há folículos linfoides no estômago: eles podem desenvolver-se em algumas doenças, sendo a mais importante e comum a infecção pelo *Helicobacter pylori*. O estímulo antigênico da bactéria é responsável pela resposta inflamatória da submucosa. A mucosa é preservada.[12-14]

Até 81% dos pacientes com gastrite nodular têm sintomas dispépticos (55% com dor e 26% com desconforto epigástrico), sendo sua frequência maior entre mulheres jovens. Além disso, a gastrite nodular é uma das mais importantes manifestações da infecção pelo *Helicobacter pylori* na pediatria, onde pode ser responsabilizada por quadros dolorosos (Fig. 36-7).

Áreas de hemorragia intramural

O paciente da Figura 36-8 foi incluído nesta coleção porque, além da infecção pelo *Helicobacter pylori*, ele tem antecedente de ingestão de cetoprofeno. O aspecto macroscópico de suas lesões, assim como a hemorragia intramural, realmente sugere a etiologia envolvendo anti-inflamatórios não esteroidais ou AAS.[15] Há recomendações para que a bactéria seja erradicada em usuários dessas medicações, particularmente os com maior risco de lesão ou que efetivamente apresentaram lesões, como neste caso.[16]

HIPERPLASIAS, ATROFIAS E VISIBILIDADE DO PADRÃO VASCULAR

As imagens que exemplificam estes termos descritivos, assim como as correspondentes categorias de gastrites, serão apresentadas na sequência do capítulo, nos diferentes tópicos correspondentes a elas.

Já foi citado em parágrafos anteriores que, consistente com um formalismo acadêmico, as lesões gástricas que não apresentem processo inflamatório à biópsia deveriam ser referidas como gastropatias e não gastrites.[10] A existência dessa condição já era admitida por Schindler na década de 1960 do século passado.[17] Apesar do Sistema Sydney não referenciar estas considerações, é crescente o número de adeptos de uma revisão do sistema. O reposicionamento das lesões por drogas (particularmente AINHs e AAS) em um universo das gastropatias, e não gastrites, seguramente traria grande consequência para as análises epidemiológicas das doenças do estômago. Entre elas, salvo raridades, as "verdadeiras" gastrites seriam causadas por um só agente: o *Helicobacter pylori*. Qualquer que seja o caminho tomado, é inegável a importância dessa bactéria,

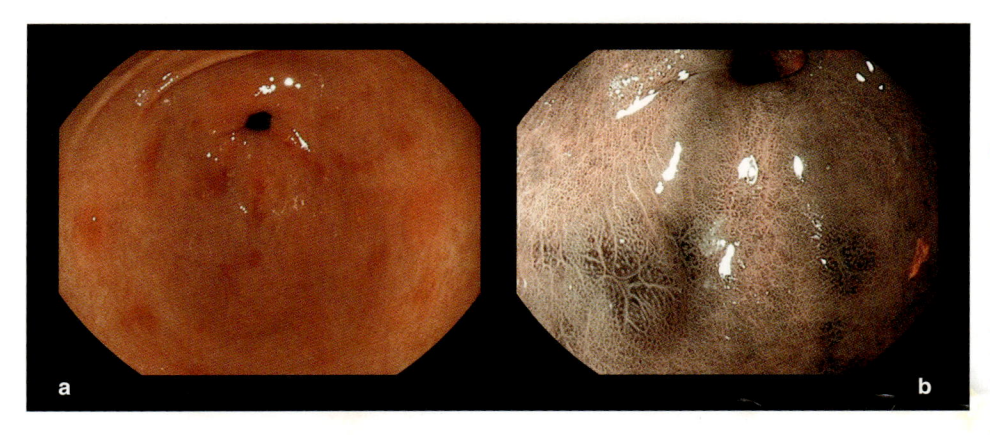

Fig. 36-4. (**a**) Paciente apresenta manchas arredondadas, avermelhadas, esparsas por todo o antro, em um quadro de aparente gastrite enantemática em grau moderado. (**b**) Uma das áreas de enantema, vista com endoscópio de alta resolução, magnificação de 50 vezes e filtro óptico especial (NBI). Fica evidente a solução de continuidade da mucosa: há erosão plana. Esse caso foi incluído para exemplificar que novas técnicas endoscópicas podem mudar a categoria de uma gastrite. Gastrite erosiva plana, moderada do antro.

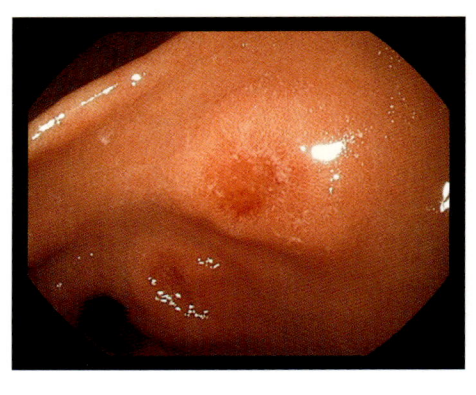

Fig. 36-5. Erosões elevadas no antro. Gastrite erosiva elevada discreta do antro.

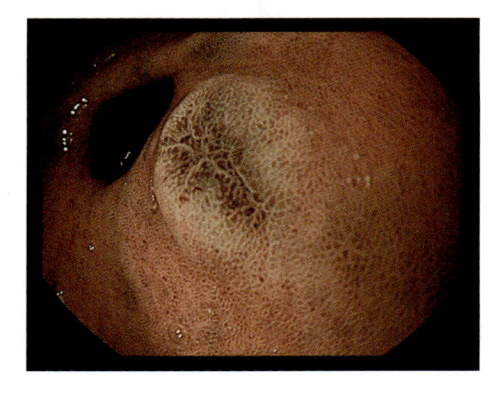

Fig. 36-6. Erosão vista com endoscópio de alta resolução e NBI. É notável o aspecto em fissura da lesão e sua evidente fase de reepitelização.

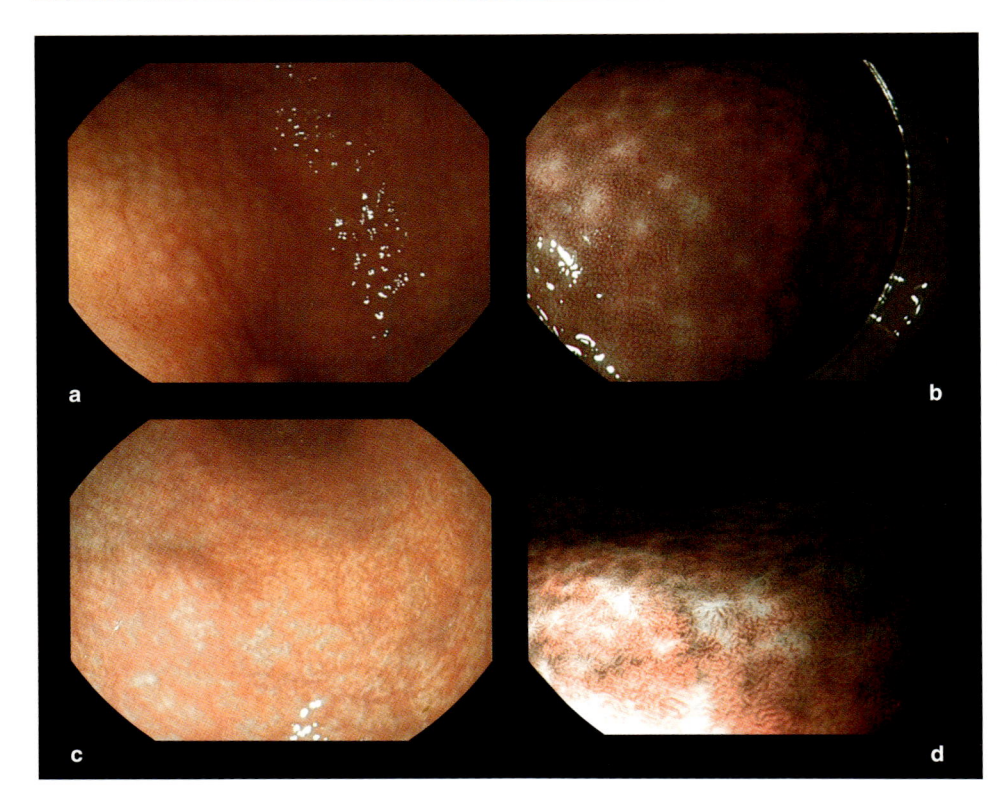

Fig. 36-7. (**a**) Alteração do relevo da mucosa antral decorrente de pequenos nódulos (nódulo significa lesão elevada abaixo do epitélio, constituindo uma das lesões elementares da dermatologia e incluída na nomenclatura endoscópica). Gastrite nodular moderada do antro. (**b**) Área vista com endoscópio de alta resolução, magnificação de 50× e NBI do mesmo caso da foto anterior. Nota-se alteração da cor e do relevo papilar sobre os nódulos, com discreta atrofia da mucosa. (**c** e **d**) Resultado 1 ano após a erradicação bem-sucedida do *Helicobacter pylori*. Notam-se algumas pequenas áreas esbranquiçadas onde havia nódulos, que não mais existem. As áreas pálidas conferem à mucosa antral um padrão reticular visto nas gastrites atróficas desta região. Estudos de pesquisadores orientais confirmam essa observação.[12-14]

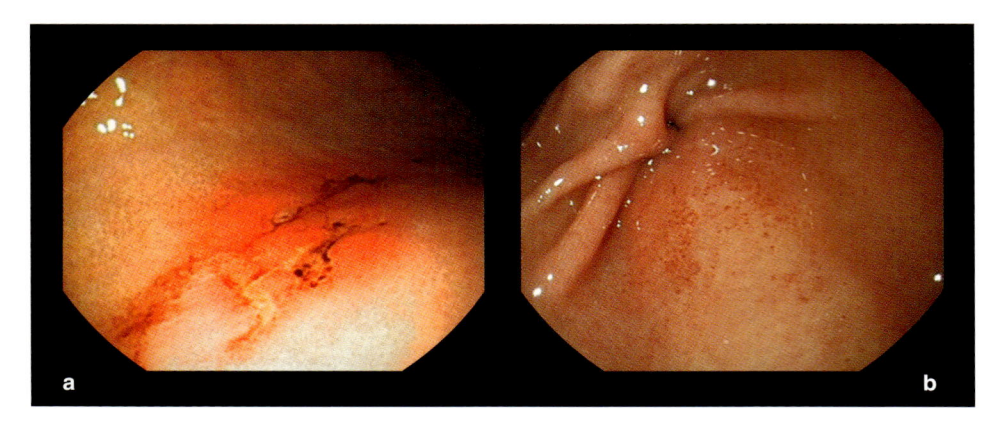

Fig. 36-8. (**a**) Grande curvatura do corpo gástrico mostrando extensa erosão plana, com limites irregulares e áreas de hemorragia. (**b**) Áreas de hemorragia intramural no antro gástrico. Gastrite erosiva plana intensa e hemorrágica discreta do corpo gástrico e gastrite hemorrágica discreta do antro.

justificando o detalhamento de suas manifestações conforme os tópicos seguintes.

Gastrite aguda por *Helicobacter pylori*

Adquirido por via oral, o microrganismo penetra a camada de muco do estômago e se multiplica em contato íntimo com suas células epiteliais. O epitélio responde com depleção de mucina, esfoliação celular e alterações regenerativas sinciciais. As bactérias aí assentadas liberam diferentes agentes quimiotáticos, que penetram através do epitélio lesado e induzem a migração de polimorfonucleares para a lâmina própria e epitélio.

Os produtos bacterianos também ativam os mastócitos e, através de sua degranulação, há liberação de outros ativadores inflamatórios que aumentam a permeabilidade vascular, a expressão de moléculas de adesão de leucócitos nas células endoteliais e contribuem para uma maior migração de leucócitos.

O *Helicobacter pylori* estimula a mucosa gástrica a produzir uma potente citocina, a interleucina-8. Essa produção é potencializada pelo fator de necrose tumoral e pela interleucina-1, liberados pelos macrófagos em resposta ao lipopolissacarídeo bacteriano. Nos poucos casos de infecção aguda estudados, parece haver igual envolvimento do antro e corpo gástricos.

Ocorrem, nessa fase, pronunciada hipocloridria e ausência de secreção de ácido ascórbico para o suco gástrico. A secreção ácida retorna ao normal após várias semanas, e a secreção de ácido ascórbico para o suco gástrico persiste reduzida, enquanto durar a gastrite crônica.[18]

Essa fase aguda é de curta duração. Com exceção de algumas crianças, que eliminam espontaneamente a bactéria, a resposta imune é incapaz de eliminar a infecção e após 3 a 4 semanas ocorre um gradual aumento de células inflamatórias crônicas. Como consequência, a gastrite neutrofílica aguda dá lugar a uma gastrite crônica ativa.[19]

Embora a primoinfecção por *Helicobacter pylori* passe despercebida pela maioria dos pacientes, às vezes, após um período de incubação variável de 3 a 7 dias, alguns indivíduos desenvolvem um quadro clínico caracterizado por dor ou mal-estar epigástrico, pirose, náuseas, vômitos, flatulência, sialorreia, halitose, cefaleia e astenia. Tais casos expressam a ocorrência de gastrite aguda à histologia, conforme comprovado em alguns estudos. Os sintomas tendem a permanecer por 1 a 2 semanas. Embora o quadro clínico seja autolimitado, evoluindo sem sintomas, ou com os mesmos persistindo por até 2 semanas, na quase totalidade dos casos a infecção, se não tratada, permanece indefinidamente, e se acompanha sempre de quadro histológico de gastrite crônica. O diagnóstico laboratorial da infecção aguda pode ser feito pela histologia, testes respiratórios com carbono 13 ou 14, cultura e teste da urease. A sorologia também pode ser usada, embora, em pacientes recentemente infectados, possam ocorrer resultados falso-negativos.

A abordagem terapêutica, quando decidida, é feita de maneira usual. Embora se acredite que a hipossecreção ácida possa facilitar a resposta ao tratamento, há relato da necessidade de vários cursos de tratamento para obtenção da erradicação nesse estádio do acometimento gástrico pelo *Helicobacter pylori*.[20]

As anormalidades macroscópicas são extremamente variáveis à endoscopia, desde pequeno enantema até erosões, úlceras ou mesmo lesões pseudotumorais.[19] Na maioria dos pacientes, as alterações concentram-se fundamentalmente no antro, podendo, às vezes, comprometer também o corpo gástrico. Há poucos casos publicados sobre os achados endoscópicos nessa gastrite aguda e, portanto, não é sustentável o estabelecimento de um quadro morfológico característico.

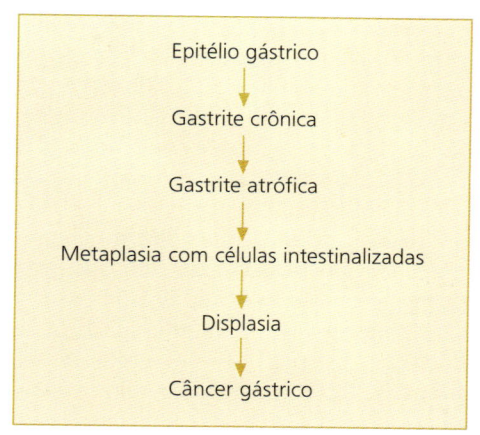

Fig. 36-9. Sequência de eventos que precedem o câncer gástrico

Epitélio gástrico → Gastrite crônica → Gastrite atrófica → Metaplasia com células intestinalizadas → Displasia → Câncer gástrico

Gastrite crônica associada ao *Helicobacter pylori*

Embora a presença do *Helicobacter pylori* evoque resposta imune local e sistêmica, a infecção, uma vez adquirida, persiste para sempre, sendo raramente eliminada de forma espontânea e sempre acompanhada por gastrite histológica, de intensidade variável.

O antro é tipicamente a primeira região a ser acometida, podendo, em alguns casos, predominar o comprometimento do corpo ou mesmo de todo o órgão (pangastrite). A distribuição do *Helicobacter pylori* no estômago é importante, pois parece ser um indicador do padrão de evolução da gastrite. Assim, indivíduos com gastrite predominantemente antral terão secreção gástrica normal ou elevada, graças à manutenção de mucosa oxíntica íntegra e poderão ter um risco aumentado para úlcera duodenal. Indivíduos com gastrite afetando de forma predominante o corpo do estômago terão secreção ácida reduzida, em consequência da destruição progressiva da mucosa oxíntica. Histologicamente, exibem uma mistura de gastrite crônica superficial e alterações atróficas, com tendência a progredir com o passar dos anos (ou décadas), podendo também ocorrer o desenvolvimento de metaplasia intestinal.

A gastrite crônica do antro associada ao *Helicobacter pylori* é habitualmente uma condição assintomática. Apesar de alguns estudos tentarem associá-la à dispepsia funcional ou não ulcerosa, a maioria dos estudos não encontrou correlação entre sintomas gastrointestinais e a extensão ou intensidade da gastrite. Estima-se que é necessário realizar tratamento antibacteriano em até 15 pacientes portadores de dispepsia funcional, para obter alívio sintomático em apenas um deles.[21] Dessa forma, o principal significado clínico da gastrite crônica associada ao *Helicobacter pylori* reside em sua estreita associação etiológica com a úlcera péptica duodenal e com o carcinoma e linfoma gástrico.

O exame histológico das biópsias dos casos apresentados nas Figuras 36-1 a 36-7 mostrou gastrite crônica ativa sem atrofia ou metaplasias. Esses casos exemplificam os aspectos macroscópicos-endoscópicos dessa doença.

Gastrite atrófica e metaplasia intestinal: condições pré-malignas

Em 1992, Pelayo Correa demonstrou que o desenvolvimento do câncer gástrico do tipo intestinal se seguia a uma série de eventos, em que a inflamação crônica da mucosa gástrica progrediria através de condições pré-malignas, como gastrite atrófica, metaplasia intestinal e, eventualmente, displasia, para o adenocarcinoma gástrico.[22] A cascata da carcinogênese gástrica, proposta por esse autor, está resumida na Figura 36-9.

Desde então, vários estudos têm demonstrado a existência de maior risco de câncer gástrico em pacientes com lesões pré-malignas.[23-25] Recentemente, uma extensa coorte, realizada na Holanda em portadores de lesões pré-malignas, estimou os seguintes riscos para desenvolvimento de câncer gástrico, dentro de um período de 10 anos após o diagnóstico inicial: 0,8% para portadores de gastrite atrófica, 1,8% para portadores de metaplasia intestinal, 3,9% para portadores de displasia leve à moderada e 32,7% para portadores de displasia intensa.[26] Tais achados sugerem que programas de rastreamento de câncer gástrico podem reduzir a mortalidade e que o acompanhamento endoscópico está indicado em pacientes com lesões pré-malignas intensas.

Metaplasia intestinal

Metaplasia intestinal no estômago se refere à reposição progressiva do epitélio gástrico pelo epitélio tipo intestinal, ou seja, por um epitélio neoformado que apresenta características bioquímicas e morfológicas (tanto à microscopia óptica como eletrônica) do epitélio intestinal, seja do delgado ou do cólon. Assim sendo, o epitélio metaplásico pode ser constituído por diferentes linhagens de células próprias da mucosa intestinal, como células caliciformes, células absortivas, células de Paneth e células endócrinas.[25,27]

A metaplasia intestinal costuma ser dividida em completa (tipo I) e incompleta (tipo II). Na metaplasia tipo I, ou completa, o epitélio intestinal metaplásico reproduz muito de perto, morfológica e bioquimicamente, o epitélio do intestino delgado, inclusive com o desenvolvimento de vilosidades e criptas nos estádios mais avançados. A presença das células de Paneth, de vilosidades características da bordadura em escova *(brush border)* e de muitas outras características de epitélio intestinal absortivo, motivou sua denominação de completa; muitos desses aspectos faltam aos outros tipos de metaplasia com células intestinais. Na metaplasia completa (tipo I), a sialomucina constitui o tipo predominante de glicoproteína, podendo ocorrer somente pequenas quantidades de mucinas neutras e mesmo sulfomucinas, estas últimas características da mucosa do cólon.

Na metaplasia tipo II, ou incompleta, as células absortivas, com borda em escova, estão ausentes, persistindo células mucosas com aspecto semelhante àquelas das fovéolas gástricas. Nessa metaplasia, há predomínio secretório de mucinas neutras ou de sulfomucinas. Dependendo desse comportamento funcional, essas células mucossecretoras podem ser identificadas histoquimicamente com facilidade e, com base nesta característica tintorial, a metaplasia incompleta costuma ser subdividida em tipos IIA (predomínio de mucinas neutras) e tipo IIB ou III (predomínio de sulfomucinas).

A presença de glândulas ou de epitélio tipo intestinal na mucosa gástrica pode ser facilmente reconhecida, na maioria das vezes, através do exame histopatológico rotineiro, corado pela hematoxilina e eosina.

Entretanto, a estrutura morfológica das células metaplásicas não mostra diferenças detectáveis entre um tipo e outro e, como enfatizado anteriormente, são necessários métodos especiais de coloração para evidenciar, com bom grau de especificidade, os diferentes tipos de metaplasia intestinal. A abordagem inicial consiste na utilização da coloração pelo *Alcian blue* em pH 2,5 e da reação do ácido periódico (reagente de Schiff; PAS), abreviadamente designados PAS/*Alcian blue*. Como o muco tipo intestinal é constituído predominantemente por mucinas ácidas (inclusive as sulfomucinas, que são fortemente acídicas), a coloração pelo PAS/*Alcian blue*, em pH 2,5, vai fornecer boa individualização do muco intestinal (predominantemente ácido, *Alcian blue* positivo = azul), em contraste com o muco neutro do estômago que se mostrará PAS positivo = vermelho. Outros métodos são necessários para diferenciar os tipos II e III. A coloração pelo *Alcian blue* em pH 0,5-1,0 revela as células produtoras das sulfomucinas, fortemente ácidas, diferenciando-se daquelas produtoras principalmente de sialomucinas. Entretanto, o manuseio dos cortes histológicos em meio muito ácido é difícil, limitando sua aplicação rotineira. Outra técnica tintorial utilizada com essa finalidade é o da diamina férrica, que revela, com muita precisão, células secretoras de sulfomucinas.

Como referido anteriormente, a metaplasia intestinal representa um estádio dentro de um processo prolongado que pode chegar ao câncer gástrico. Infecção por *Helicobacter pylori*, elevada ingestão de sal na dieta, tabagismo, consumo de álcool e refluxo biliar crônico constituem fatores de risco para o desenvolvimento de metaplasia intestinal.[28-32]

Endoscopicamente, um observador cuidadoso pode diagnosticar pequenas áreas de atrofia que habitualmente ocorrem em epitélio antral. Em geral, a metaplasia começa perto da junção antro-corpo, na altura da incisura angular (Fig. 36-10).

A adjetivação da gastrite como *focal* não está explícita no Sistema Sydney, seja entre os termos descritivos ou entre as categorias de gastrite, porém tem sido usada nas mais importantes publicações recentes sobre as formas de apresentação da doença.[26,33]

Estas novas abordagens, com evidentes implicações na cascata carcinogenética do câncer gástrico, têm acrescentado alguns degraus à clássica sequência de eventos, inicialmente concebida por Pelayo Correa,[22] mostrada no Quadro 36-2. Entre a gastrite crônica e a gastrite atrófica, existiria a intermediária atrofia multifocal, mostrada na Figura 36-10. Uma abordagem promissora no estudo dos degraus intermediários da carcinogênese refere-se às células-mãe *(stem cels)*, responsáveis pela reposição dos vários tipos de epitélio do tubo digestivo.[34] A metaplasia é uma resposta defensiva à agressão representada pelo processo inflamatório. As mudanças fenotípicas, observadas nas transformações epiteliais, exprimem alterações na velocidade de reposição celular na busca de uma reparação mais rápida (a velocidade de reposição do epitélio fúndico é menor do que o antral, que por sua vez é menor que o intestinal). Essas alterações morfológicas finais são precedidas por mudanças na expressão de genes do homeobox *(master switch genes)* das células-mãe. Esses genes são responsáveis pela regulação de outros responsáveis pela diferenciação celular. Na detecção de outros degraus intermediários da cascata carcinogenética, nesta abordagem biomolecular, duas formas de metaplasia têm sido motivo de atenção: a pseudopilórica e a foveolar.[34]

Com o avanço do processo, os focos de atrofia e metaplasia aumentam e tendem a coalescer, acometendo a mucosa subjacente do antro e corpo (Figs. 36-11 e 36-12).

Focos de displasia podem ocorrer em áreas de metaplasia intestinal: por serem diminutos são dificilmente identificáveis. A intensidade e o tempo de progressão de todas as etapas da cascata de lesões pré-malignas podem ser influenciados pela virulência da cepa infectante de *Helicobacter pylori*, por fatores genéticos do hospedeiro ou por fatores ambientais.[35]

Gastrite atrófica

A gastrite atrófica, a atrofia gástrica e a metaplasia intestinal constituem sequelas frequentes de gastrite crônica secundária à infecção por *Helicobacter pylori*. Um grande estudo multicêntrico japonês relatou a presença de gastrite atrófica em 89,2% dos indivíduos infectados e em apenas 9,8% daqueles não infectados. Da mesma forma, metaplasia intestinal foi detectada em 43,1% dos indivíduos *Helicobacter pylori* positivos, enquanto somente 6,2% daqueles não infectados apresentavam tal anormalidade.[28]

A atrofia glandular da mucosa gástrica, quando discreta, pode trazer dificuldades diagnósticas, em especial na mucosa antral, que geralmente apresenta o conjuntivo da lâmina própria mais desen-

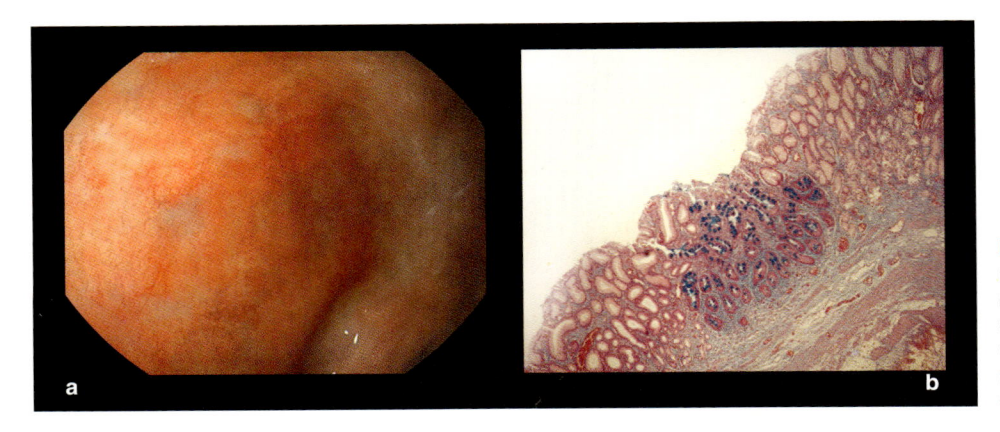

Fig. 36-10. (a) Área vista com endoscópio de alta resolução do antro gástrico, com pequenas áreas discretamente deprimidas de mucosa pálida. Gastrite de atrofia *focal*, discreta do antro. (b) Macrobiópsia de uma das áreas deprimidas, corada pelo *Alcian blue*, mostrando atrofia de glândulas e metaplasia com células intestinais.

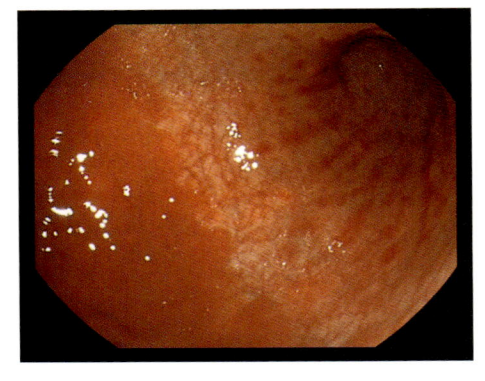

Fig. 36-11. Antro gástrico com mucosa atrófica. Observa-se vascularização submucosa bem-visível, característica das atrofias. Os laivos longitudinais avermelhados são áreas preservadas da mucosa antral (frequentemente, esse aspecto é confundido com gastrite enantemática). Gastrite atrófica moderada do antro.

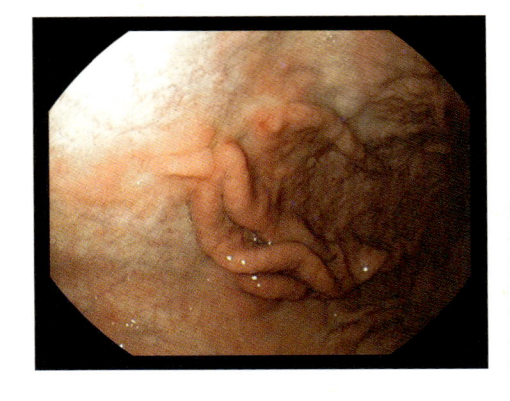

Fig. 36-12. Corpo gástrico com gastrite atrófica. Há pregas gástricas preservadas na grande curvatura. Gastrite atrófica moderada do corpo gástrico.

volvido do que na mucosa do corpo gástrico; por isso, o reconhecimento histopatológico de atrofia glandular, discreta ou moderada, da mucosa do corpo, guarda menor grau de subjetividade do que aquela do antro. A presença de infiltrado inflamatório denso de permeio às glândulas gástricas pode levar à conclusão errônea de atrofia e, como consequência, à interpretação equivocada de regressão da atrofia após erradicação do *Helicobacter pylori* e resolução do infiltrado inflamatório.

Recentemente, biomarcadores sorológicos, como pepsinogênios séricos, gastrina-17 e anticorpos anti-*Helicobacter pylori* entre outros, têm sido empregados, isolados ou em conjunto, para predizer a presença ou não de gastrite atrófica intensa e para auxiliar no manuseio desses pacientes (Fig. 36-13).

Os pepsinogênios, pró-enzimas da pepsina, são classificados de acordo com suas propriedades bioquímicas e imunológicas em dois tipos: pepsinogênio I (PGI) e pepsinogênio II (PGII). Ambos são produzidos pela mucosa gástrica, porém em locais diferentes. Enquanto o PGI é produzido exclusivamente pelas células principais e mucosas do corpo gástrico, o PGII é produzido por essas células, mas também pelas células mucosas da região cárdica, glândulas pilóricas e glândulas de Brünner na mucosa duodenal. Ambas pró-enzimas são excretadas, principalmente, para a luz gástrica. Entretanto, uma porção mínima (em torno de 1%) se difunde para a corrente sanguínea e pode ser mensurada. Sabe-se hoje que os níveis séricos de PGI refletem a morfologia e a função da mucosa oxíntica, bem como a presença de processo inflamatório.[36,37]

A gastrina-17 pertence a um subgrupo da gastrina composto por 17 aminoácidos, sendo produzida exclusivamente pelas células G do antro gástrico e considerada um indicador da função antral. Seus níveis estão intimamente relacionados com o pH intraluminal do estômago, ou seja, acham-se reduzidos em meio ácido e anormalmente elevados em caso de hipo ou acloridria. Sipponen *et al.*, na Finlândia, estudaram 100 pacientes dispépticos, com e sem atrofia antral, e observaram relação concordante entre o declínio dos níveis de gastrina-17 e a intensidade da atrofia antral.[38]

O emprego conjunto da determinação sérica de pepsinogênios I e II e da relação PGI/PGII, associado à dosagem da gastrina sérica e presença ou não de infecção por *Helicobacter pylori*, detectada pela pesquisa sorológica de anticorpos anti-*helicobacter pylori* (Gastro Panel), constituiu ferramenta promissora para avaliação e manuseio das gastrites atróficas (Fig. 36-14).

CONDUTA CLÍNICA E ACOMPANHAMENTO ENDOSCÓPICO DA INFECÇÃO PELO *HELICOBACTER PYLORI*, DA METAPLASIA INTESTINAL E DA ATROFIA GÁSTRICA

Infecção pelo *Helicobacter pylori*

Como referido em parágrafos anteriores, a infecção por essa bactéria constitui a principal causa de condições pré-malignas, sendo sua erradicação recomendada em pacientes infectados, embora ainda exista alguma controvérsia sobre os benefícios da erradicação na prevenção do câncer gástrico, quando a metaplasia intestinal encontra-se já instalada.[39-41] Outras evidências sugerem que a cura da infecção atenua o processo pré-maligno.[42-45] Com relação ao diagnóstico da presença de *Helicobacter pylori*, vale lembrar que a bactéria não coloniza o epitélio com metaplasia intestinal completa, podendo, entretanto, estar presente no epitélio não metaplásico adjacente e em áreas de metaplasia intestinal incompleta.[46] Assim, muitas vezes, outros métodos diagnósticos (urease, teste respiratório com 13C-ureia, pesquisa antígeno fecal ou sorologia) podem ser necessários para o correto diagnóstico da infecção por *Helicobacter pylori*.

Além do tratamento da infecção por *Helicobacter pylori*, outras recomendações para os portadores de metaplasia intestinal incluem o consumo adequado de frutas e vegetais (fontes de micronutrientes antioxidantes), além da supressão do tabagismo e do consumo excessivo de sal.

O controle de erradicação deve ser feito preferencialmente por métodos não invasivos. Quando não disponíveis, a endoscopia está indicada e deve ser feita, no mínimo, 60 dias após a erradica-

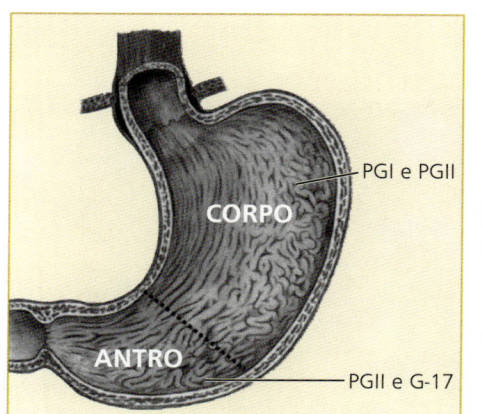

Fig. 36-13. Local de secreção dos biomarcadores sorológicos.
PGI: pepsinogênio I;
PGII: pepsinogênio II;
G-17: gastrina-17.
(Adaptada de Di Mario & Cavallaro.[37])

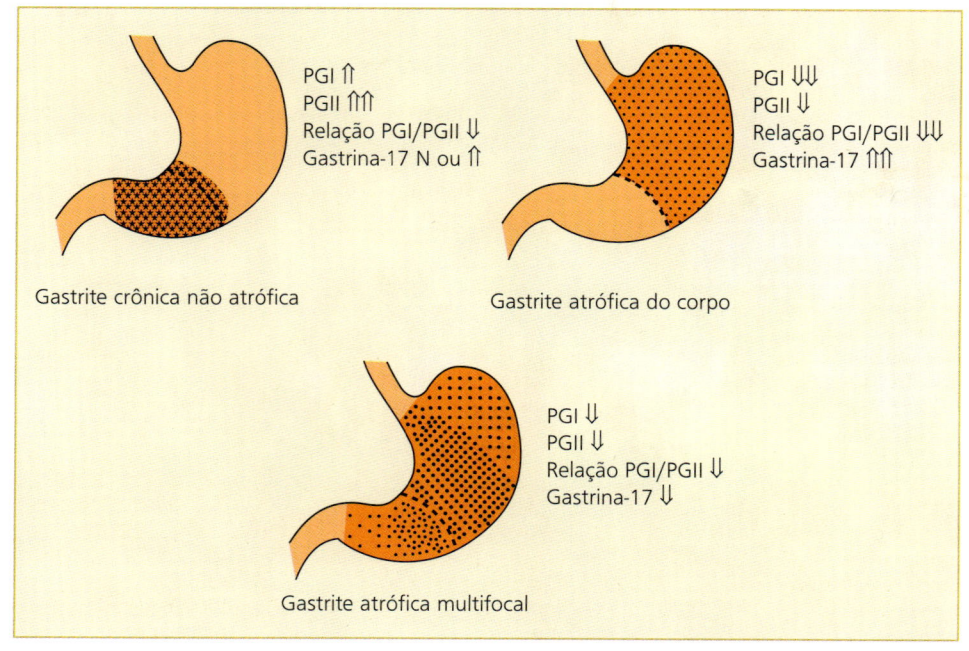

Fig. 36-14. Biomarcadores sorológicos e gastrite crônica. PGI = Pepsinogênio I; PGII = Pepsinogênio II; N = Normal. (Adaptada de Di Mario & Cavallaro.[37])

ção. A pesquisa da bactéria deve incluir dois métodos: o teste rápido da urease e biópsias coradas pelo Giemsa. Para esse controle, recomenda-se a retirada de cinco fragmentos: dois do antro gástrico, dois do corpo e um da incisura angular.[47]

Metaplasia intestinal

A simples inclusão do termo metaplasia intestinal no laudo histopatológico de uma biópsia gástrica é sempre acompanhada por um sentimento de incerteza quanto à conduta a ser tomada, por parte do gastroenterologista, e de preocupação ou mesmo pânico, por parte do paciente. Vale lembrar que, embora aumentado, o risco de câncer gástrico em portadores de metaplasia intestinal é baixo e considerado semelhante, ou mesmo inferior, ao risco de desenvolvimento de adenocarcinoma em portadores de esôfago de Barrett.[26,48]

Para uma melhor definição da conduta a ser tomada em pacientes com metaplasia intestinal, é recomendado que o patologista a classifique, no mínimo, como completa ou incompleta e também avalie sua extensão. Sua classificação pode, quase sempre, ser obtida apenas pelo emprego da coloração de hematoxicilina-eosina. Para definição de sua extensão é sugerido que se considere como metaplasia extensa aquela acometendo, no mínimo, duas localizações no estômago ou sendo moderada ou intensa em mais de um fragmento de biópsia.[31] Tais recomendações implicam na necessidade de exame endoscópico com adequado mapeamento gástrico, com realização de biópsias no antro, corpo, incisura angular e quaisquer outras lesões visíveis ao exame endoscópico.

Na avaliação do tipo de metaplasia intestinal encontrada – tipo I (completa), tipo IIA (incompleta) e tipo IIB ou III (incompleta) – persistem dúvidas se elas representam uma evolução cronológica do processo metaplásico.[49-51] A experiência acumulada em espécimes humanos sugere que as mucinas neutras (metaplasia completa), presentes na mucosa normal, decrescem gradualmente com o desenvolvimento inicial da metaplasia intestinal, dando lugar ao surgimento das sialomucinas que passam a predominar (metaplasia incompleta IIA). Nos estádios mais avançados de metaplasia intestinal surgem as sulfomucinas (metaplasia incompleta IIB ou III), que se tornam as mucinas predominantes.[23,35,52] Como regra, o achado de metaplasia completa não constitui indicação para acompanhamento e monitoramento endoscópico prolongado, enquanto vários estudos sugerem uma relação significativa entre metaplasia incompleta e câncer gástrico.[23,35,53-55] Da mesma forma, diferentes estudos também demonstram que a extensão da metaplasia constitui fator de risco para o desenvolvimento do câncer gástrico.[32,56,57]

Salvo quando as lesões são extensas e intensas, o exame endoscópico convencional apresenta discutível sensibilidade e especificidade para a detecção de pequenos focos metaplásicos.[7] Novas técnicas endoscópicas, como a cromoscopia com magnificação e a NBI, são promissoras nesta abordagem diagnóstica e no acompanhamento de pacientes com maior risco para o carcinoma gástrico. Há perspectiva de que essas técnicas possam diferenciar as metaplasias em seus vários tipos.[7,58,59] A Figura 36-15 a-c são exemplos dessas perspectivas.

Atrofia gástrica

Para avaliação histológica da presença e intensidade da atrofia, foi recentemente proposto[9] e já validado[60] um sistema que integra um escore de intensidade da atrofia com a topografia da mesma, denominado Sistema OLGA de estadiamento das gastrites (Quadro 36-2).

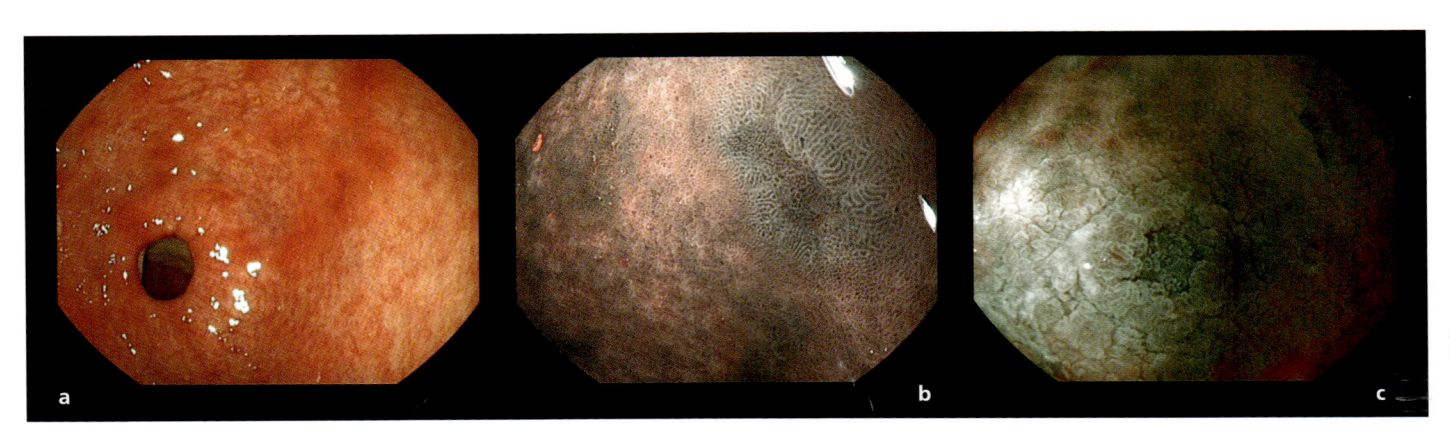

Fig. 36-15. (**a**) Antro gástrico com esparsas e pequenas manchas avermelhadas, arredondadas, conferindo aspecto de provável gastrite enantemática. (**b**) Visão de uma das manchas da foto anterior com magnificação de 50× e NBI. Note o aspecto circinado da lesão, com as margens discretamente elevadas e relevo papilar sugestivo de hiperplasia foveolar. No centro deprimido, o aspecto viloso caracteriza epitélio metaplásico. (**c**) Após a aplicação de ácido acético diluído a 1%, os achados descritos na foto anterior são confirmados, e o relevo viloso do centro da lesão lembra epitélio absortivo de intestino delgado. A biópsia confirmou metaplasia intestinal completa.

Quadro 36-2. Sistema OLGA para estadiamento das gastrites[9]

		Corpo			
	Escore de atrofia	Sem atrofia (Escore 0)	Atrofia leve (Escore 1)	Atrofia moderada (Escore 2)	Atrofia intensa (Escore 3)
Antro	Sem atrofia (Escore 0) (incluindo incisura angular)	Estágio 0	Estágio I	Estágio II	Estágio II
	Atrofia leve (Escore 1) (incluindo incisura angular)	Estágio I	Estágio I	Estágio II	Estágio II
	Atrofia moderada (Escore 2) (incluindo incisura angular)	Estágio II	Estágio II	Estágio III	Estágio IV
	Atrofia intensa (Escore 3) (incluindo incisura angular)	Estágio III	Estágio III	Estágio IV	Estágio IV

OLGA: *Operative Link on Gastritis Assessment*; Atrofia: perda de glândulas apropriadas (com ou sem metaplasia). Atrofia é graduada em dois diferentes compartimentos gástricos: mucosas antral e oxíntica (corpo e fundo gástricos) em escala de 0 a 3, de acordo com a escala visual analógica do Sistema Sydney de Classificação das gastrites, atualizado em Houston.[70] O estadiamento resulta da combinação de alterações atróficas encontradas em ambos os compartimentos.

O emprego desse estadiamento, combinado com a pesquisa de infecção por *Helicobacter pylori,* é capaz de fornecer informações relevantes para o correto manuseio dos pacientes portadores de lesões pré-malignas do estômago.

Conquanto já empregada em vários países, principalmente no Japão, a utilização dos níveis séricos de PGI e PGII e da relação PGI/PGII, associada à determinação dos níveis de gastrina-17 e presença de *Helicobacter pylori,* para avaliar a extensão das alterações atróficas e, consequentemente, do risco de câncer gástrico, são ainda pouco usadas entre nós.[37,61-65] A introdução de novas e fáceis metodologias (ELISA substituindo radioimunoensaio) para avaliação dos pepsinogênios, assim como a possibilidade da realização simultânea de diversos biomarcadores deverão favorecer a disseminação de seu emprego em futuro próximo.

A Figura 36-16 exibe um algoritmo proposto por Pelayo Correa para acompanhamento de pacientes com lesões pré-neoplásicas.[35]

O achado de metaplasia intestinal completa não é, por si só, indicação de acompanhamento endoscópico prolongado, a não ser que existam outros indicadores de risco para desenvolvimento de câncer gástrico (história familiar de câncer gástrico, por exemplo). A presença ou não de infecção por *Helicobacter pylori* deve ser adequadamente investigada, empregando-se, quando necessário, outros métodos diagnósticos além da histologia e do teste da urease. Todos os pacientes infectados pela bactéria devem ser tratados, e sua erradicação, confirmada após o tratamento. Pacientes portadores de metaplasia intestinal do tipo incompleto devem ser submetidos à endoscopia digestiva com biópsias de antro, corpo e incisura angular para avaliação de sua extensão e eventual presença de lesões mais

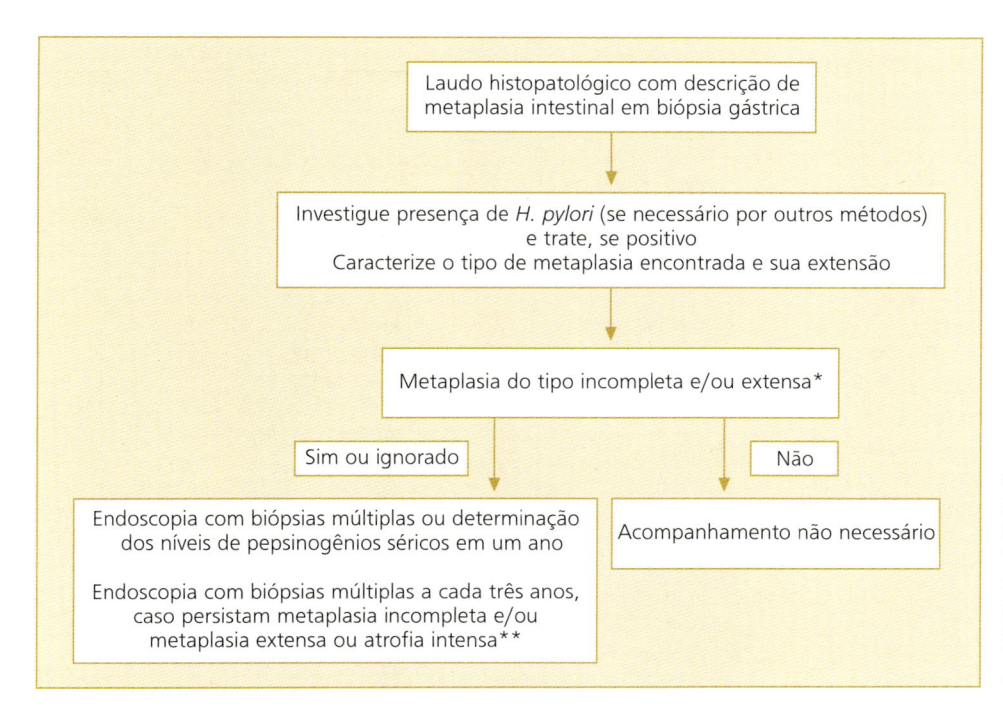

Fig. 36-16. Algoritmo proposto por Pelayo Correa para acompanhamento de pacientes com metaplasia intestinal.[35]
*Metaplasia extensa = aquela que acomete, no mínimo, duas localizações no estômago ou é moderada ou intensa em mais de um fragmento de biópsia.
**Atrofia extensa = nível sérico de pepsinogênio I (PGI) < 70 μg/L e relação PGI/PGII < 3.

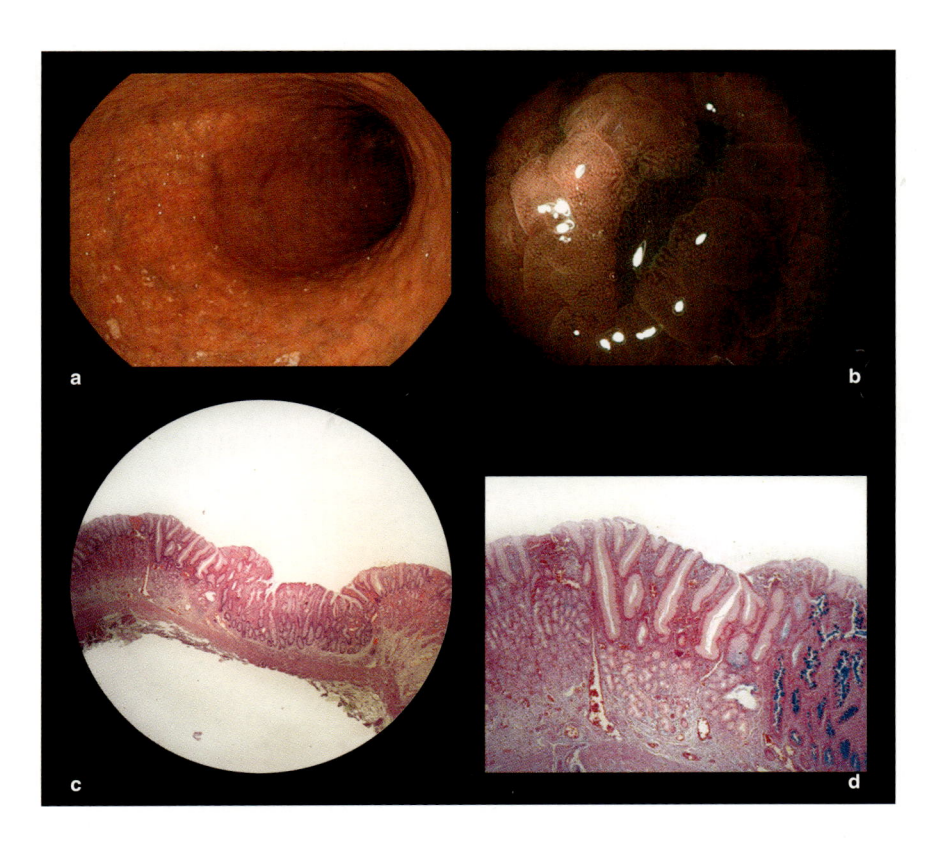

Fig. 36-17. (a) Visão do corpo gástrico com atrofia da mucosa. Tênue alteração do relevo e possível discreto edema sugerem a existência de atividade inflamatória. Há vasos visíveis. Gastrite atrófica intensa do corpo e antro. **(b)** Uma das pequenas depressões, vista com magnificação de 50× e NBI. O relevo da depressão central tem papilas de aspecto cerebriforme e lembra mucosa colônica (é nítida a diferença com as vilosidades da Figura 36-15 b e c). A morfologia das papilas das margens da depressão, ligeiramente elevadas, sugere hiperplasia foveolar. **(c)** Macrobiópsia da lesão, confirmando a existência de vários tipos epiteliais. **(d)** Foto em maior aumento da margem da lesão mostrada nas fotos anteriores, coradas pelo *Alcian blue:* à direita, em azul, metaplasia intestinal incompleta; no centro, hiperplasia foveolar em metaplasia pseudopilórica, e à esquerda, mucosa com porção glandular preservada.

avançadas, como displasia ou adenocarcinoma precoce. A avaliação da extensão da atrofia pode ser determinada pela histologia (Sistema OLGA) e/ou pelos níveis séricos de pepsinogênios I e II. Portadores de metaplasia intestinal incompleta e portadores de metaplasia intestinal ou atrofia extensas deverão ser acompanhados com endoscopia digestiva, com biópsias múltiplas, a cada 3 anos (Fig. 36-17).

Displasia gástrica

Pacientes com diagnóstico de displasia de alto grau (carcinoma *in situ*) deverão ter o diagnóstico confirmado por dois patologistas e encaminhados para ressecção endoscópica ou cirúrgica, em decorrência da elevada possibilidade de coexistência ou desenvolvimento de carcinoma invasivo.[66,67] A conduta na presença de displasia de baixo grau também requer confirmação por dois patologistas para confirmação diagnóstica. Duas sugestões de acompanhamento têm sido propostas: endoscopia anual com biópsias[6] ou endoscopias com biópsias múltiplas a cada 3 meses, pelo menos no primeiro ano, podendo o acompanhamento ser suspenso quando duas endoscopias consecutivas mostrarem resultados negativos.[69]

CONCLUSÃO

Apesar de frequentemente encontradas na prática diária, não existem evidências científicas sólidas para orientação adequada aos portadores de condições pré-cancerosas. O mais recente *guideline* corrobora as sugestões aqui contidas.[7] Novos estudos são necessários para avaliar a contribuição de recentes tecnologias endoscópicas (cromoscopia digital, endoscopia confocal etc.) na otimização do diagnóstico dessas lesões, bem como o papel dos biomarcadores sorológicos na seleção daqueles pacientes, entre a imensa massa de portadores de lesões pré-neoplásicas, que, realmente, irão necessitar de acompanhamento clínico rigoroso, para o diagnóstico precoce de neoplasia gástrica.

REFERÊNCIAS BIBLIOGRÁFICAS

1. Rezende JM. *Linguagem Médica*. 3. ed. Goiânia: AB, 2004.
2. Sipponen P, Price AB. The Sydney System for classification of gastritis 20 years ago. *J Gastroenterol Hepatol* 2011 Jan.;26(Suppl 1): 31-34.doi:10.1111/j.1440-1746.2010.
3. Misiewicz JJ. The Sydney System: a new classification of gastritis. *J Gastroenterol Hepatol* 1991 May-June;6(3):207-8.
4. Tytgat GN. The Sydney System: endoscopic division. Endoscopic appearances in gastritis/duodenitis. *J Gastroenterol Hepatol* 1991 May-June;6(3):223-34. Review.
5. Price AB. The Sydney System: histological division. *J Gastroenterol Hepatol* 1991 May-June;6(3):209-22. Review.
6. Castro LP, Oliveira CA, Prolla JC et al. Sistema Sydney: Uma nova classificação das gastrites. *GED* 1991;10:75-82.
7. Dinis-Ribeiro M et al. Management of precancerous conditions and lesions in the stomach (MAPS): guideline from the European Society of Gastrointestinal Endoscopy (ESGE), European Helicobacter Study Group (EHSG), European Society of Pathology (ESP), and the Sociedade Portuguesa de Endoscopia Digestiva (SPED). *Endoscopy* 2012 Jan.;44(1):74-94.
8. Dixon MF, Genta RM, Yardley JH et al. Classification and grading of gastritis. The updated Sydney System. International workshop on the histopathology of gastritis, Houston 1994. *Am J Surg Pathol* 1996 Oct.;20(10):1161-81.
9. Rugge M, Meggio A, Pennelli G et al. Gastritis staging in clinical practice: the OLGA staging system. *Gut* 2007;56:631-36.
10. Genta RM. Differential diagnosis of reactive gastropathy. *Semin Diagn Pathol* 2005 Nov.;22(4):273-83.
11. Parfitt JR, Driman DK. Pathological effects of drugs on the gastrointestinal tract: a review. *Hum Pathol.* 2007 Apr.;38(4):527-36.
12. Miyamoto M et al. Nodular gastritis in adults is caused by Helicobacter pylori infection. *Dig Dis Sci* 2003 May;48(5):968-75.
13. Shimatani T et al. Prevalence of Helicobacter pylori infection, endoscopic gastric findings and dyspeptic symptoms among a young Japanese population born in the 1970s. *J Gastroenterol Hepatol* 2005 Sept.;20(9):1352-57.
14. Lin MH et al. Childhood functional abdominal pain and Helicobacter pylori infection. *Hepatogastroenterology* 2006 Nov.-Dec.;53(72):883-86.
15. Kendall BJ, Peura DA. NSAID Gastropathy - Too much or not enough ado? What to do? In: Barkin JS, Rogers AI. *Difficult decisions in digestive diseases*. 2nd ed. St Louis: Moby, 1994. p. 69-77.
16. Fock KM et al. Second Asia-Pacific Consensus Guidelines for Helicobacter pylori infection. *J Gastroenterol Hepatol* 2009 Oct.;24(10):1587-600.
17. Schindler R. Gastritis. In: Shindler R. *Gastroscopy. The endoscopic Study of Gastric Pathology*. 2nd ed. New York: Hafner, 1966. p. 211-51.
18. Dixon MF. Acute Helicobacter pylori gastritis. In: Grahan DY, Genta RM, Dixon MF. (Eds.). *Gastritis*. Philadelphia: Williams & Wilkins, 1999. p. 169-75.
19. Castro LP, Coelho LGV, Barbosa AJA. Acute Helicobacter pylori infection. In: Pajares Garcia JM, Correa P, Pérez Pérez GI. (Eds.). *Helicobacter pylori infection in gastroduodenal lesions*. The second decade, Barcelona: Prous Science, 2000. p. 137-48.
20. Morris AJ, Ali MR, Nicholson GI et al. Long-term follow-up of voluntary ingestion of Helicobacter pylori. *Ann Int Med* 1991;114:662-63.
21. Moayyedi P, Soo S, Deeks J et al. Eradication of Helicobacter pylori for non-ulcer dyspepsia. *Cochrane Database Syst Rev* 2001;(1):CD002096.
22. Correa P. Human gastric carcinogenesis: a multistep and multifactorial process – First American Cancer Society Award Lecture on Cancer Epidemiology and prevention. *Cancer Res* 1992;52:6735-40.
23. Filipe MI, Munoz N, Matko I et al. Intestinal metaplasia types and the risk of gastric cancer: a cohort study in Slovenia. *Int J Cancer* 1994;57:324-29.
24. Whiting JL, Sigurdsson A, Rowlands DC et al. The long term results of endoscopic surveillance of premalignant gastric lesions. *Gut* 2002;50:378-81.
25. El-Zimaity HM, Ramchatesingh J, Saeed MA et al. Gastric intestinal metaplasia: subtypes and natural history. *J Clin Pathol* 2001;54:679-83.
26. de Vries AC, van Grieken NC, Loomam CW et al. Gastric cancer risk in patients with premalignant gastric lesions: a nationwide cohort study in the Netherlands. *Gastroenterology* 2008;134:945-52.
27. Mingazzini P, Carlei F, Malchiodi-Abedi F et al. Endocrine cells in intestinal metaplasia of the stomach. *J Pathol* 1984;144:171-78.
28. Asaka M, Sugiyama T, Nobuta A et al. Atrophic gastritis and intestinal metaplasia in Japan: results of a large multicenter study. *Helicobacter* 2001;6:294-99.
29. Dias-Neto M, Pintalhão M, Ferreira M et al. Salt intake and risk of gastric intestinal metaplasia: systematic review and meta-analysis. *Nutr Cancer* 2010;62:133-47.
30. Peleteiro B, Bastos J, Barros H et al. Systematic review of the prevalence of gastric intestinal metaplasia and its area-level association with smoking. *Gac Sanit* 2008;22:236-47.
31. de Vries AC, Haringsma J, de Vries RA et al. The use of clinical, histologic, and serologic parameters to predict the intragastric extent of intestinal metaplasia: a recommendation for routine practice. *Gastrointest Endosc* 2009;70:18-25.
32. Leung WK, Sung JJ. Review article: Intestinal metaplasia and gastric carcinogenesis. *Aliment Pharmacol Ther* 2002;16:1209-16.
33. Correa P, Houghton J. Carcinogenesis of Helicobacter pylori. *Gastroenterology* 2007 Aug.;133(2):659-72.
34. Mills JC, Shivdasani RA. Gastric epithelial stem cells. *Gastroenterology* 2011 Feb.;140(2):412-24.
35. Correa P, Piazuelo B, Wilson KT. Pathology of gastric intestinal metaplasia: clinical implications. *Am J Gastroenterol* 2010;105:493-98.
36. Samloff IM. Pepsinogens I and II: purification from gastric mucosa and radioimmunoassay in serum. *Gastroenterology* 1982;82:26-33.
37. di Mario F, Cavallaro LG. Non-invasive tests in gastric diseases. *Dig Liv Dis* 2008;40:523-30.
38. Sipponen P, Ranta P, Helske T et al. Serum levels of amigdated gastrin-17 and pepsinogen I in atrophic gastritis: an observational case–control study. *Scand J Gastroenterol* 2002;37:785-91.

39. de Vries AC, Kuipers EJ, Rauws EA. Helicobacter pylori eradication and gastric cancer: when is the horse out of the barn? *Am J Gastroenterol* 2009;104:1342-45.
40. Wong BC, Lam SK, Wong WM et al. Helicobacter pylori eradication to prevent gastric cancer in a high-risk region of China: a randomized controlled trial. *JAMA* 2004;291:187-94.
41. Watari J, Das KK, Amenta PS et al. Effect of eradication of Helicobacter pylori on the histology and cellular phenotype of gastric intestinal metaplasia. *Clin Gastroenterol Hepatol* 2008;6:409-17.
42. Leung WK, Lin SR, Ching JY et al. Factors predicting progression of gastric intestinal metaplasia: results of a randomised trial on Helicobacter pylori eradication. *Gut* 2004;53:1244-49.
43. Correa P, Fontham ET, Bravo JC et al. Chemoprevention of gastric dysplasia: randomized trial of antioxidant supplements and anti–Helicobacter pylori therapy. *J Natl Cancer Inst* 2000;92:1881-88.
44. Mera R, Fontham ET, Bravo LE et al. Long term follow up of patients treated for Helicobacter pylori infection. *Gut* 2005;54:1536-40.
45. You WC, Brown LM, Zhang L et al. Randomized double-blind factorial trial of three treatments to reduce the prevalence of precancerous gastric lesions. *J Natl Cancer Inst* 2006;98:974-83.
46. Bravo JC, Correa P. Sulphomucins favour adhesion of Helicobacter pylori to metaplastic gastric mucosa. *J Clin Pathol* 1999;52:137-40.
47. Coelho LG, Zaterka S. Federação Brasileira de Gastroenterologia e Núcleo Brasileiro para o Estudo do Helicobacter. Second Brazilian Consensus Conference on Helicobacter pylori infection. *Arq Gastroenterol* 2005 Apr.-June;42(2):128-32.
48. Fennerty MB. Gastric intestinal metaplasia on routine endoscopic biopsy. *Gastroenterology* 2003;125:586-90.
49. Gutierrez-Gonzalez L, Wright NA. Biology of intestinal metaplasia in 2008: more than a simple phenotypic alteration. *Dig Liver Dis* 2008;40:510-22.
50. Reis CA, David L, Correa P et al. Intestinal metaplasia of human stomach displays distinct patterns of mucin (MUC1, MUC2, MUC5AC, and MUC6) expression. *Cancer Res* 1999;59:1003-7.
51. Silva E, Teixeira A, David L et al. Mucins as key molecules for the classification of intestinal metaplasia of the stomach. *Virchows Arch* 2002;440:311-17.
52. Piazuelo MB, Haque S, Delgado A et al. Phenotypic differences between esophageal and gastric intestinal metaplasia. *Mod Pathol* 2004;17:62-74.
53. Heilmann KL, Hopker WW. Loss of differentiation in intestinal metaplasia in cancerous stomachs. A comparative morphologic study. *Pathol Res Pract* 1979;164:249-58.
54. Rokkas T, Filipe MI, Sladen GE. Detection of an increased incidence of early gastric cancer in patients with intestinal metaplasia type III who are closely followed up. *Gut* 1991;32:1110-13.
55. Silva S, Filipe MI. Intestinal metaplasia and its variants in the gastric mucosa of Portuguese subjects: a comparative analysis of biopsy and gastrectomy material. *Hum Pathol* 1986;17:988-95.
56. Cassaro M, Rugge M, Gutierrez O et al. Topographic patterns of intestinal metaplasia and gastric cancer. *Am J Gastroenterol* 2000;95:1431-38.
57. Inoue M, Tajima K, Kobayashi S et al. Protective factor against progression from atrophic gastritis to gastric cancer: data from a cohort study in Japan. *Int J Cancer* 1996;66:309-14.
58. Capelle LG et al. Narrow band imaging for the detection of gastric intestinal metaplasia and dysplasia during surveillance endoscopy. *Dig Dis Sci* 2010 Dec.;55(12):3442-48.
59. Alaboudy AA et al. Conventional narrow-band imaging has good correlation with histopathological severity of Helicobacter pylori gastritis. *Dig Dis Sci* 2011 Apr.;56(4):1127-30.
60. Satoh K, Osawa H, Yoshizawa M et al. Assessment of atrophic gastritis using the OLGA system. *Helicobacter* 2008;13:225-29.
61. Dinis-Ribeiro M, Yamaki G, Miki K et al. Meta-analysis on the validity of pepsinogen test for gastric carcinoma, dysplasia or chronic atrophic gastritis screening. *J Med Screen* 2004;11:141-47.
62. Ren JS, Kamangar F, Qiao YL et al. Serum pepsinogens and risk of gastric and oesophageal cancers in the general population nutrition intervention trial cohort. *Gut* 2009;58:636-42.
63. Storskrubb T, Aro P, Ronkainen J et al. Serum biomarkers provide an accurate method for diagnosis of atrophic gastritis in a general population: the Kalixanda study. *Scand J Gastroenterol* 2008;43:1448-55.
64. Mizuno S, Kobayashi M, Tomita S et al. Validation of the pepsinogen test method for gastric cancer screening using a follow-up study. *Gastric Cancer* 2009;12:158-63.
65. Con SA, Con-Wong R, Con-Chin GR et al. Serum pepsinogen levels, Helicobacter pylori CagA Status, and cytokine gene polymorphisms associated with gastric premalignant lesions in Costa Rica. *Cancer Epidemiol Biomarkers Prev* 2007;16:2631-36.
66. Hirota WK, Zuckerman MJ, Adler DG et al. ASGE guideline: the role of endoscopy in the surveillance of premalignant conditions of the upper GI tract. *Gastrointest Endosc* 2006;63:570-80.
67. Farinati F, Rugge M, Di Mario F et al. Early and advanced gastric cancer in the follow up of moderate and severe gastric dysplasia patients. A prospective study. I.G.G.E.D.–Interdisciplinary Group on Gastric Epithelial Dysplasia. *Endoscopy* 1993;25:261-64.
68. Lauwers GY, Srivastava A. Gastric preneoplastic lesions and epithelial dysplasia. *Gastroenterol Clin North Am* 2007;36:813-29.
69. Kyrlagkitsis I, Karamanolis DG. Premalignant lesions and conditions for gastric adenocarcinoma: diagnosis, management and surveillance guidelines. *Hepatogastroenterology* 2003;50:592-600.
70. Dixon MF, Genta RM, Yardley JH et al. Classification and grading of gastritis. The updated Sydney system. International workshop on the histopathology of gastritis, Houston, 1994. *Am J Surg Pathol* 1996;20:1161-81.

CAPÍTULO 37

GASTRITES E OUTRAS GASTROPATIAS

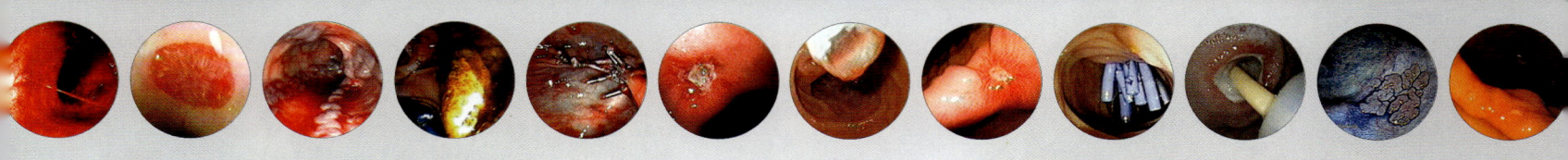

IGELMAR BARRETO PAES ■ MARÍLIA CRISTINA OTA NAGAMINE MURICY
LUCIANA LEAL

INTRODUÇÃO

O termo **gastrite** foi usado pela primeira vez, em 1728, por Stahl. O início do século XX foi conhecido como "era cirúrgica" da gastrite, já que os estudos se baseavam nos espécimes cirúrgicos de pacientes submetidos a cirurgias gástricas do tipo Billroth I e Billroth II. Na década de 1960 iniciou-se a era endoscópica com a introdução da endoscopia flexível por Basil Hirschowitz, e, posteriormente, com a introdução do canal de biópsia nos aparelhos houve a possibilidade de coleta dirigida da mucosa gástrica. Gastrite é uma entidade histológica marcada pela presença de inflamação da mucosa, representando a resposta do estômago a uma agressão. No entanto, vem sendo usada por pacientes para nomear uma série de sintomas dispépticos e por médicos para descrever achados do exame endoscópico e até mesmo radiológico.[1]

Histologicamente, a mucosa gástrica é formada por: a) epitélio cilíndrico simples de revestimento; b) glândulas tubulosas ramificadas e não ramificadas; c) lâmina própria e d) muscular da mucosa, localizada na região mais basal. No homem distinguem-se três tipos de mucosa gástrica: a mucosa antral, produtora abundante de muco e local onde se situam as células G contendo gastrina; a mucosa oxíntica (do corpo e fundo gástrico), responsável pela secreção de ácido e pepsinogênios, entre outros elementos, e a mucosa cárdica, contendo glândulas mucosas com aspecto histológico semelhante ao da mucosa antral. Toda mucosa gástrica é revestida por uma camada de muco de 0,2 cm que é uma importante barreira na proteção do epitélio.[2]

CONCEITO

Histologicamente, a gastrite exibe lesão celular, processo regenerativo e infiltração inflamatória da mucosa, acrescida da presença de folículos linfoides. Contudo, existem situações em que ocorre lesão epitelial com regeneração celular sem que haja processo inflamatório. Carpenter e Talley propuseram, em 1995, que tais agressões à mucosa gástrica fossem denominadas como gastropatia.[3] Poderíamos citar a gastrite pelo *Helicobacter pylori* como um exemplo importante de lesão de epitélio com atividade inflamatória, e a gastropatia por anti-inflamatórios não esteroidais (AINHs), como exemplo de dano epitelial sem inflamação.

Em 1990, uma comissão multidisciplinar elaborou a classificação de Sydney com a intenção de uniformizar as diversas terminologias utilizadas, uma vez que existiam várias nomenclaturas para definir os mesmos padrões de doença. Esse sistema foi criticado por Correa e Yardley e por Rubin. Em 1994, um novo consenso foi realizado em Houston, e conhecido com classificação de Sydney modificada (Houston) (Quadro 37-1).

O sistema Sydney apresenta duas divisões: histológica e endoscópica.

A divisão histológica é composta por:

- *Topografia:* antro, corpo ou todo o estômago.
- *Morfologia:* descreve os detalhes (inflamação, atividade, atrofia, metaplasia intestinal, *H. pylori*) e tem uma fórmula comum de graduar a intensidade dos aspectos descritos (leve, moderada e acentuada).
- *Etiologia:* se houver (*H. pylori*, autoimune, etc.).

O diagnóstico de gastrite somente pode ser estabelecido por biópsia gástrica. Infelizmente a correlação entre as aparências endoscópicas e histológicas apresenta-se fraca, entretanto, essa classificação recomenda, pelo menos, cinco amostras de biópsias:

- Grande e pequena curvatura do antro distal.
- Incisura angular, na qual ocorrem principalmente as alterações atrófico-metaplásicas mais precocemente.
- Paredes anterior e posterior do corpo proximal.

Quadro 37-1. Classificação de Sydney revisada – Divisão endoscópica

Topografia	Tipo	Intensidade
Pangastrite	Enantematosa	Leve
Gastrite do antro	Erosiva plana	Moderada
Gastrite do corpo	Erosiva elevada	Intensa
	Atrófica	
	Hemorrágica	
	Por refluxo	
	Com hiperplasia de pregas mucosas	

Deve-se, ainda, biopsiar separadamente qualquer lesão específica. Ao menos um fragmento deve ser retirado das áreas grosseiramente anormais.

Termos descritivos utilizados: edema, enantema, friabilidade, exsudato, erosões plana e elevada, nodosidade, hiperplasia de pregas mucosas, atrofia das pregas mucosas, visibilidade do padrão vascular e áreas de hemorragia intramural.

A recente diferenciação entre gastrites e gastropatias que têm sido muito defendidas e valorizadas tornou necessária a criação de uma nova classificação.[1,3] O fato é que não existe, na prática, nenhum sistema amplamente aceito e utilizado para se dividir as várias formas de alterações gástricas. Neste sentido, o Quadro 37-2, objetiva facilitar uma orientação diagnóstica e terapêutica das várias formas de gastrites e gastropatias como orientação.

FORMAS COMUNS

Gastrite por infecção por *Helicobacter pylori*

A infecção pelo *H. pylori* promove um processo inflamatório no estômago, caracterizado, na fase aguda, por intenso infiltrado de neutrófilos e eosinófilos na lâmina própria, na camada de muco e na luz glandular, sendo substituído por linfócitos e plasmócitos na fase crônica. O *H. pylori* é uma bactéria Gram-negativa espiralada que coloniza a mucosa gástrica, localizando-se na superfície ou entre as células epiteliais, dentro da camada de muco. Após penetrar a barreira mucosa, com ajuda dos flagelos, a bactéria se adere ao epitélio por meio de adesinas e estimula diretamente proteínas de ativação neutrofílica e, indiretamente, um importante fator ativador e quimiotático de neutrófilos, a interleucina-8, outras citocinas da cascata inflamatória, (interleucinas-1 e 6) e o fator de necrose tumoral.[2]

Quadro 37-2. Formas de gastrites e gastropatias

Formas comuns
▪ Gastrite por infecção por *Helicobacter pylori*
• Forma aguda
• Forma Crônica
▪ Gastrite atrófica
• Autoimune
• Ambiental
▪ Gastropatia por uso de AINE
▪ Gastropatia por uso de outros agentes químicos/gastropatias reativas
Formas raras
▪ Gastrite infecciosa
▪ Gastrite eosinofílica
▪ Gastrite linfocítica
▪ Gastrite granulomatosa
• Doença de Crohn
▪ Gastropatia hiperplásica

Essa infecção deve acometer mais de 50% da população mundial, com prevalência maior nos países subdesenvolvidos, já que sua transmissão é fundamentalmente fecal/oral. O *H. pylori* é hoje considerado o principal fator etiológico em mais de 95% das gastrites crônicas. Sua colonização pode ser assintomática ou acompanhada de manifestações clínicas inespecíficas, como epigastralgia, pirose, náusea, vômito e empachamento pós-prandial.

Com relação à endoscopia digestiva alta, o único achado que apresenta boa especificidade (90%) para a infecção pelo *H. pylori* é a presença de nodularidade na mucosa antral.[4] Porém a maioria dos pacientes infectados não apresenta tal achado. Outras alterações encontradas incluem erosões, ulcerações, friabilidade da mucosa, ou hemorragia focal. A gastrite crônica associada ao *H. pylori* envolvendo a mucosa antral acompanha cerca de 70% dos casos de úlcera gástrica e mais de 90% dos casos de úlcera duodenal (Fig. 37-1).

O antro é tipicamente a primeira região a ser acometida, podendo, às vezes, predominar o comprometimento do corpo ou, mesmo, de todo o órgão (pangastrite). A distribuição do *H. pylori* no estômago é importante, pois parece ser um indicador do padrão de evolução da gastrite. Assim, indivíduos com gastrite predominantemente antral terão secreção ácida normal ou elevada, graças à manutenção da mucosa oxíntica íntegra, e poderão ter um risco aumentado para úlcera duodenal. Indivíduos com gastrite afetando de forma predominante o corpo do estômago terão secreção ácida diminuída.

O diagnóstico laboratorial da infecção pode ser feito pela histologia que possui alta especificidade, entre 95 e 99%, mas sua sensibilidade varia de 73 a 96% e depende da experiência do patologista. Por isso convém realizar em conjunto o teste da urease – que apresenta maior sensibilidade – principalmente, quando o exame histológico for negativo.[1,2] Outros testes diagnósticos são: testes respiratórios, com carbono 13 ou 14, cultura, sorologia, biologia molecular.

Com relação ao tratamento, sabemos que há consenso de que o *H. pylori* deve ser erradicado quando estiver associado a úlceras, ao adenocarcinoma e ao linfoma gástrico. Nos casos em que somente gastrite for encontrada, a indicação de tratamento é controversa. Uma reunião de consenso realizada em Maastricht, em 2000, não recomenda o seu rastreamento na população assintomática.

A erradicação do *H. pylori* reduz quase totalmente os infiltrados inflamatórios linfocítico e eosinofílico em apenas algumas semanas, já os folículos linfoides podem demorar mais de um ano para desaparecer ou mesmo persistirem após a erradicação.[5] Também as alterações arquiteturais que caracterizam a gastrite atrófica e a metaplasia intestinal persistem mesmo após a eliminação do microrganismo.

Gastrite erosiva plana de antro intensa

▪ Gastrite atrófica

A metaplasia tem papel fundamental na fisiopatologia e nas complicações da gastrite atrófica. Definir o tipo e a distribuição da meta-

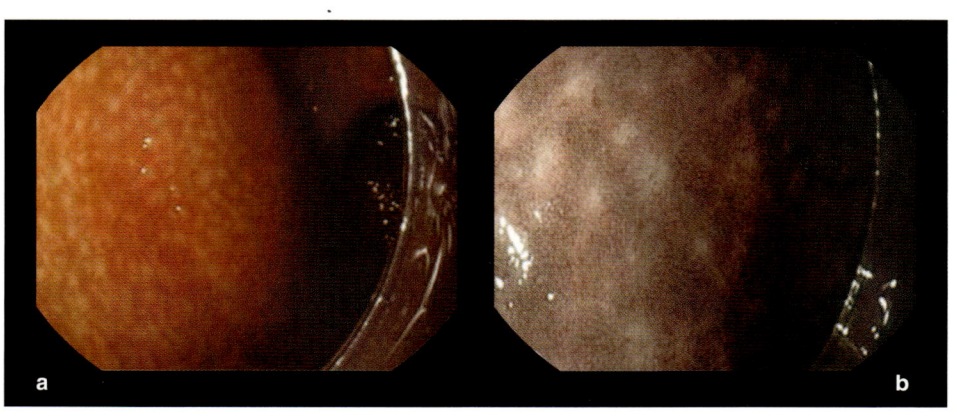

Fig. 37-1. (a) Gastrite nodular de antro de grau intenso. (b) Visão da gastrite nodular com a cromoscopia digital.

plasia tem grande relevância na identificação das duas formas de gastrite atrófica: a autoimune e a ambiental.[2,6]

A gastrite atrófica metaplásica autoimune é uma doença hereditária autossômica dominante que acomete principalmente populações do norte europeu. É mais frequente no sexo feminino. São encontrados anticorpos séricos contra célula parietal e fator intrínseco. A histologia da mucosa acometida revela infiltrado linfocítico e destruição parcial ou completa, das células oxínticas com consequente hipocloridria ou acloridria com redução, também, da secreção de fator intrínseco, com risco de desenvolvimento de deficiência de vitamina B12 e anemia perniciosa.[7] Como as células parietais é que são lesadas, podemos encontrar este tipo de gastrite no corpo e no fundo. São nestas regiões que se identificam áreas de metaplasia, que podem ser tanto do tipo intestinal, quanto do tipo pseudopilórico. Muito raramente, pequenas áreas do antro gástrico podem estar acometidas. No exame endoscópico encontra-se atrofia da mucosa, caracterizada por mucosa de aspecto liso, brilhante e delgado, adelgaçamento da mucosa – com perda da coloração rósea habitual, atrofia do preguedo mucoso, padrão vascular marcadamente visível, irregularidade e discreta nodularidade do relevo e, por vezes, friabilidade.

A preservação funcional das células da mucosa antral resulta em estimulação constante das células G com hipergastrinemia e hiperplasia de células enterocromafins. Com isso, há risco de desenvolvimento de tumores carcinoides.[2,8] Este tipo de neoplasia raramente acarreta maiores prejuízos à saúde, e menos de 2% se associam a metástases a distância. Também a incidência de adenocarcinoma gástrico está aumentada nos pacientes com gastrite atrófica autoimune, na ordem de 3 a 18 vezes. Por isso, recomenda-se realizar exame endoscópico nestes pacientes pelo menos a cada 3 anos para detecção precoce do tumor.[9] Não há tratamento específico e, quando houver anemia perniciosa, haverá necessidade de reposição de vitamina B12.

A gastrite atrófica metaplásica ambiental é encontrada principalmente no antro, distribui-se de forma multifocal, não está associada à hipergastrinemia, e não se identificam anticorpos contra estruturas das células gástricas. Admite-se que a atrofia e a metaplasia se iniciem na zona transicional entre corpo e antro na pequena curvatura (incisura angular). Apesar de o acometimento ser muito mais evidente no antro, encontra-se, também, atrofia das células parietais secundária à baixa produção de gastrina pela atrofia das células G antrais. Sua prevalência aumenta com a idade. Dentre os fatores etiológicos, presume-se que alguns tipos de dieta e também o *H. pylori* possam estar relacionados.[10] A metaplasia intestinal é considerada como um campo para cancerização na mucosa. Porém, admite-se que o maior preditor de evolução para o câncer gástrico do tipo intestinal seja a atrofia gástrica. Estima-se que a gastrite crônica do corpo, associada à atrofia acentuada, eleva três a quatro vezes o risco de carcinoma gástrico, do tipo intestinal.[11]

Contudo, não existem evidências estabelecidas quanto à necessidade de um programa de acompanhamento endoscópico nestes casos. Também não se conhece nenhuma forma eficiente de tratamento (Fig. 37-2).

Gastropatia por uso de AINHs

A ampla utilização desta classe de medicamentos é responsável por um número significativo de internações por complicações advindas do seu uso

Mais de 50% dos usuários de AINH apresentam sintomas dispépticos em algum momento do tratamento, e 2% apresentam hemorragia digestiva alta anualmente.[1,2,12]

A fisiopatologia da lesão gástrica nesta situação ainda não está totalmente esclarecida, mas parece envolver tanto um efeito tópico como, sobretudo, efeito sistêmico.

A aspirina parece ser o AINH com efeito tópico mais importante, porém sabe-se que o uso continuado do medicamento promove citoproteção adaptativa, com aumento da produção de prostaglandinas, e este mecanismo de lesão deixa de existir. Os efeitos sistêmicos dos anti-inflamatórios envolvem seu mecanismo de ação: a inibição da ciclo-oxigenase, resultando no decréscimo das prostaglandinas endógenas, em especial a PGE1, PGE2 e PGI2. Com a inibição das produção das prostaglandinas, vários mecanismos de defesa da mucosa gástrica ficam prejudicados. Ocorre redução na produção de mucina e bicarbonato e aumento na produção de ácido. Além disso, o fluxo sanguíneo fica diminuído, pois os AINHs promovem adesão de neutrófilos ao endotélio vascular, induzindo lesão por isquemia. Também a regeneração celular no tecido lesado fica prejudicada.[13,14]

Sabemos que os AINHs são capazes de inibir tanto a ciclo-oxigenase constitutiva, ou COX-1, quanto a sua forma induzível, a COX-2. Acredita-se que a inibição da COX-2 seja responsável pelos efeitos anti-inflamatórios do medicamento e a redução da atividade COX-1 implicada na maior parte dos efeitos colaterais, inclusive na gastropatia. Estudos recentes têm demonstrado que os AINHs mais seletivos para COX-2 causam menos lesões.[15] Contudo, já foram relatados casos de hemorragia digestiva em pacientes que usavam estes medicamentos. Na verdade, parece que a inibição tanto da COX-1 quanto da COX-2 atuaria na gastropatia pelos AINHs.[16]

Os achados endoscópicos mais comuns são petéquias e hemorragias subepiteliais, erosões (30 a 50% dos usuários) e úlceras. Diversos estudos indicam uma prevalência de úlcera que varia de 6 a 30% dos usuários.[17] As lesões podem ocorrer em todo o estômago, mas predominam no antro. A suspensão dos AINHs cursa com melhora rápida das lesões, constituindo ponto central no tratamento. Nos pacientes com úlceras e naqueles em que o medicamento não puder ser descontinuado, recomenda-se o uso de medicamentos protetores da mucosa. O medicamento mais eficaz é o inibidor da bomba de prótons. O misoprostol, um análogo da prostaglandina, também tem boa eficácia, mas seu uso se torna restrito por ser indutor de aborto. Com eficácia mais reduzida, os bloqueadores H2 podem ser utilizados quando não houver acesso aos outros tratamentos.[18]

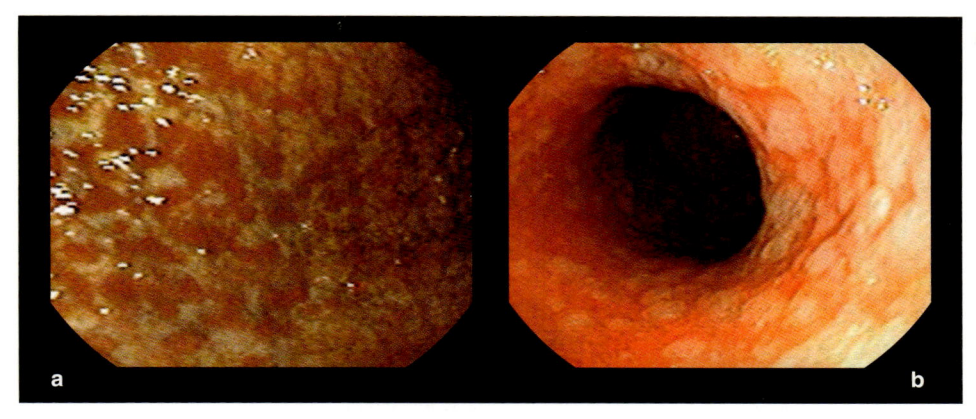

Fig. 37-2. (**a** e **b**) Gastrite atrófica do corpo gástrico.

Estes medicamentos podem ser utilizados na profilaxia da gastropatia associada aos AINH. Seu uso está indicado especialmente nos pacientes de risco para aparecimento de úlceras ou sangramento induzidos por AINHs: idade superior a 60 anos; uso concomitante de corticoide; história de úlcera ou sangramento prévio; uso de mais de um AINHs; uso de AINH em alta dosagem; insuficiência orgânica relevante (insuficiência cardíaca, renal ou respiratória) e uso concomitante de anticoagulante oral (Figs. 37-3 e 37-4).

Gastropatia química por outros agentes/gastropatia reativas

■ Gastropatia biliar

Refluxo enterogástrico é um fenômeno comum quando o esfíncter pilórico é incompetente ou, após procedimentos de ressecções gástricas, independente do tipo de reconstrução do trânsito e em cirurgias de vagotomia troncular com piloroplastia. Os achados histológicos incluem pouco ou nenhum infiltrado inflamatório, hiperplasia foveolar, edema, congestão vascular e aumento de fibras musculares na lâmina própria.[2,18,19]

A maioria dos pacientes com gastrite e/ou refluxo é assintomática. Alguns sintomas que podem aparecer são dor epigástrica, vômitos biliosos e perda de peso. Dessa forma, o diagnóstico se baseia na presença de sintomas e na exclusão de outras situações, como úlcera pós-operatória, obstrução pilórica, síndrome de alça aferente, cólon irritável e afecções biliopancreáticas entre outras. Nenhum tratamento clínico tem-se mostrado eficaz na abordagem desta síndrome (Fig. 37-5).

■ Gastropatia aguda hemorrágica

Pode ser secundária ao uso de AINH, como já abordado anteriormente, como também por álcool e situações clínicas, como choques, trauma, cirurgias extensas, queimaduras, septicemias, insuficiência respiratória, hepática ou renal, entre outras. Histologicamente, o quadro acomete todo o estômago, para posteriormente predominar no antro e duodeno. As alterações histológicas se localizam apenas em áreas imediatamente adjacentes às lesões e se caracterizam na zona subepitelial, por edema difuso da lâmina própria, congestão capilar e diferentes graus de hemorragia intersticial. Erosões podem ou não estar presentes, já que são rapidamente reparadas (Fig. 37-6).

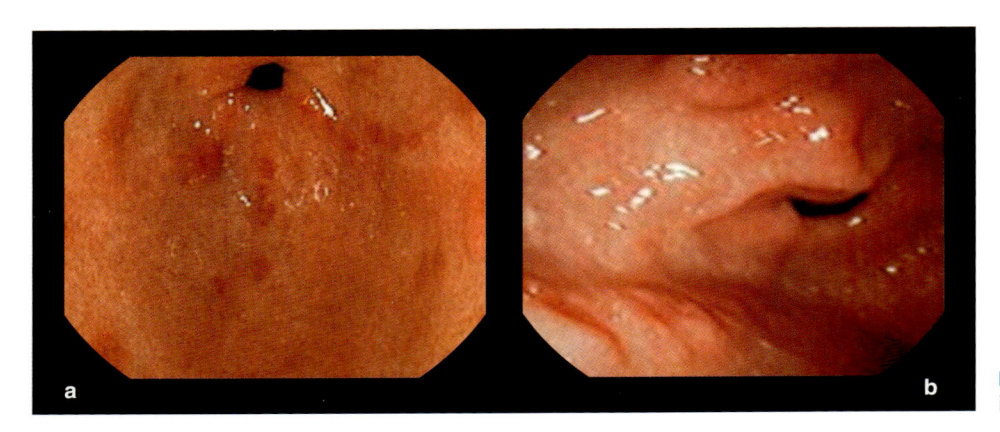

Fig. 37-3. Gastrite erosiva. (**a**) Plana de antro de grau intenso. (**b**) Elevada de antro de grau moderado.

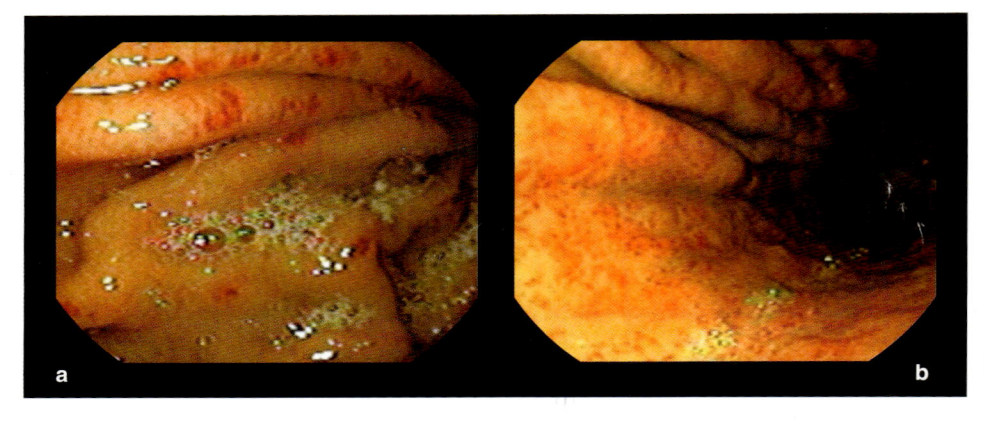

Fig. 37-4. Gastrite enantematosa de corpo gástrico. (**a**) De grau moderado. (**b**) De grau intenso.

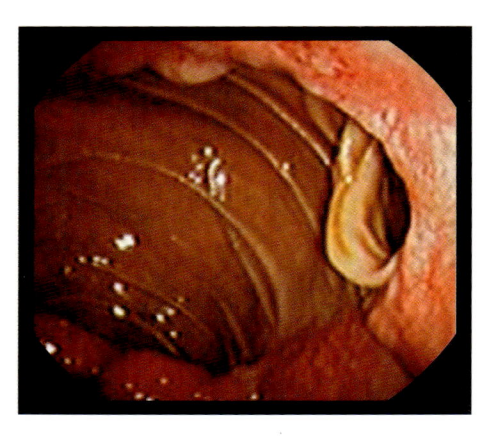

Fig. 37-5. Gastropatia leve por refluxo alcalino (gastrectomia Billroth II).

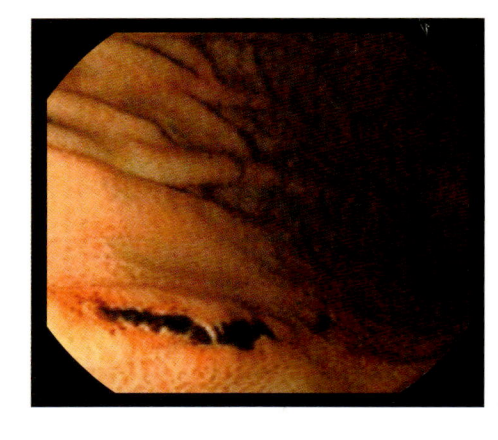

Fig. 37-6. Lesão aguda hemorrágica do corpo gástrico.

Gastropatia hipertensiva portal (GHP)

A fisiopatologia dessa condição ainda não foi esclarecida. Os achados histológicos característicos são sugestivos de congestão vascular, com dilatação e tortuosidades das veias submucosas, ectasia dos capilares e veias mucosos e fibrose perivascular. Graças às alterações vasculares na GHP serem predominantemente submucosas, biópsias profundas são necessárias para a demostração histológica. As alterações endoscópicas da gastropatia hipertensiva portal são mais evidentes na mucosa do corpo e fundo do estômago. Os aspectos endoscópicos incluem padrão de eritema fino, difuso e pontilhado, *rash* escarlatiforme ou o padrão conhecido como "pele de cobra" ou "mosaico", onde se observam áreas avermelhadas, pequenas e poligonais delimitadas por margens deprimidas e amarelas claras.[20] A gastropatia severa é caracterizada pela presença de pontos vermelho-escuros *(cherry red spots)* e áreas de hemorragia mucosa difusa ("gastrite hemorrágica").[21]

Em estudos endoscópicos com grande amostragem de cirróticos assintomáticos, mais que 50% apresentam sinais de gastropatia hipertensiva portal, sendo o achado mais comum o padrão mosaico no estômago proximal. Não há correlação clara entre a severidade da GHP e o calibre das varizes esofágicas, o grau da disfunção hepática ou o nível da hipertensão porta. Apesar de também ocorrer em pacientes com trombose venosa portal extra-hepática, a gastropatia é encontrada menos frequentemente que naqueles com cirrose.[22] A GHP é mais comum naqueles pacientes submetidos à escleroterapia de varizes. Em 1994, o NIEC (New Italian Endoscopic Club) propôs nova classificação para padronizar as descrições da GHP. A classificação se baseia em quatro sinais endoscópicos elementares (Quadro 37-3 e Fig. 37-7).[23]

FORMAS RARAS DE GASTRITE E GASTROPATIAS

Essa categoria contém uma variedade de entidades em que o epitélio ou o infiltrado inflamatório tem um modelo reconhecido, com implicações clínicas ou patogênicas estabelecidas, embora seja desconhecida a etiologia exata.

Gastrite linfocítica

Etiologia desconhecida. Está associada à doença celíaca, doença de Ménétrier, colite colágena e uso de ticlodipina. Não há achados clínicos ou endoscópicos típicos.[2,24] A gastrite varioliforme é uma variante da gastrite linfocítica que apresenta aspecto endoscópico de múltiplas nodulações pequenas e esbranquiçadas com uma depressão ou erosão central, localizadas nas cristas das pregas gástricas que, muitas vezes, se apresentam espessadas. Acomete corpo, fundo e, mais raramente, também o antro. O exame histológico observa a presença de mais de 30 linfócitos intraepiteliais/100 células epiteliais, enquanto, em estômagos normais, observam-se, no máximo, sete linfócitos intraepiteliais/100 células epiteliais.

Clinicamente pode cursar com sintomas de cólicas abdominais e náuseas. Não há um tratamento bem definido, mas o uso do misoprostol parece promissor.[18]

Gastrite eosinofílica

Consiste num intenso infiltrado de eosinófilos em todos os folhetos da parede gástrica, incluindo a serosa. Normalmente afeta outros órgãos do tubo digestivo, constituindo na gastroenterite eosinofílica. No estômago, o antro é a principal região acometida. Está associada a condições de alergia e à eosinofilia no sangue periférico. O quadro clínico é variável e depende dos órgãos acometidos, podendo cursar com náuseas, vômitos, dor abdominal, enterorragia, síndrome má absortiva e enteropatia perdedora de proteínas. O diagnóstico pode ser firmado com biópsia do antro, mas, às vezes, tornam-se necessárias múltiplas biópsias também em intestino. No exame endoscópico, as pregas gástricas podem ficar espessadas e a mucosa do antro ficar com aspecto de paralelepípedo. Não há tratamento específico, mas os pacientes respondem bem com corticoterapia. A evolução da doença costuma ser benigna, mas pode haver recaídas.[18]

Gastrite granulomatosa

A presença de granulomas não caseosos transmurais com espessamento de parede e estreitamento da luz do órgão são os principais achados da gastrite granulomatosa idiopática. Acomete principalmente antro e pode cursar com estenose do órgão. Em torno de 25% dos pacientes com granulomas gástricos, esta manifestação aparece de forma isolada. No restante, o achado pode estar associado à doença de Crohn, sarcoidose, tuberculose, paracoccidioidomicose e outras afecções. Na granulomatose gástrica isolada, pode haver resposta à corticoterapia, mas condutas cirúrgicas podem ser necessárias nos casos de estenose.[25]

Em torno de 1 a 5% dos pacientes com doença de Crohn têm doença no estômago. Nestes, os achados endoscópicos mais comuns são edema, hiperemia, nodulações, aspecto de pavimentação, erosões e ulcerações que podem ser aftoides. A gastrite associada ao Crohn acomete mais o antro e pode ter distribuição focal ou global por todo o órgão. Nem sempre se consegue evidenciar granulomas nos fragmentos biopsiados. O quadro clínico é inespecífico, mas vale lembrar que o Crohn de delgado também pode ter sintomatologia dispéptica, quando ocorre estreitamento luminal. O tratamento é o mesmo de quando a doença acomete somente o intestino, centrado no uso dos compostos 5-ASA e de corticoide.[26]

Gastrite infecciosa

A gastrite associada a agentes infecciosos que não o *H. pylori* é muito incomum. Está associada a condições, como metaplasia intestinal significativa, pós-gastrectomias parciais, incidência aumentada de AIDS, bem como o progressivo aumento de pacientes, com transplantes de órgãos e em quimioterapia antineoplásica.

Toxoplasmose

Infecção oportunista muito comum em pacientes imunodeprimidos, de envolvimento digestivo raro. Clinicamente podem-se verifi-

---

Quadro 37-3. Classificação da GHP (Milão-1994)

1. Padrão mosaico (*mosaic-like pattern*-MLP) graduado como leve, moderado ou severo
2. Marcas avermelhadas (*red-marks*-RM), que incluem lesões puntiformes vermelhas (*red point lesion*-RPL) e pontos vermelho cereja (*cherry red spots*-CRS)
3. Pontos marrons escuros (*black bronon spots*-BBS)

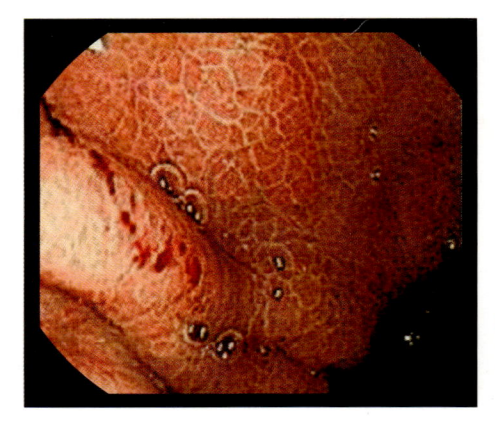

Fig. 37-7. Gastropatia hipertensiva portal. Nota-se o padrão em mosaico da mucosa.

car sintomas dispépticos, além de sintomas sistêmicos, como febre, emagrecimento e cefaleia. No estômago, o *Toxoplasma gondii* está associado a edema, espessamento e necrose coagulativa da parede, levando à formação de úlceras. Endoscopicamente já foi descrito espessamento das pregas gástricas com úlceras serpiginosas profundas com base exsudativa.[27] O tratamento proposto para a toxoplasmose gástrica é o mesmo da doença com envolvimento central, com sulfadiazina, pirimetamina e ácido folínico.

▪ Citomegalovírus

O citomegalovírus (CMV) pode estar presente no trato gastrointestinal em 30 a 40% dos pacientes com AIDS.[28] A citomegalovirose gástrica e duodenal produz tipicamente múltiplas úlceras de mucosa sem aspecto endoscópico característico. Clinicamente este quadro pode resultar em dor abdominal, febre, diarreia e sangramento digestivo. O diagnóstico pode ser firmado por biópsias das áreas acometidas, pelo exame histológico, cultura, coloração por imunoperoxidase ou reação de cadeia de polimerase para DNA viral no tecido. O tratamento de escolha é o ganciclovir, com uma taxa de cura com desaparecimento dos sintomas e cicatrização das úlceras em torno de 80%.

▪ Gastrite flegmonosa ou supurativa

A gastrite flegmonosa ou supurativa se caracteriza por infecção bacteriana purulenta que acomete principalmente a submucosa do estômago. É uma doença rara que está associada à desnutrição, alcoolismo, infecções sistêmicas, traumas e gastrite crônica. O agente etiológico mais comum – 70% dos casos – é o estreptococo hemolítico. O quadro clínico envolve dor epigástrica intensa, náuseas, vômitos purulentos, febre, sinais de peritonite e alívio da dor, quando o paciente se senta. O diagnóstico é firmado normalmente na análise da peça cirúrgica ou em necropsia. O melhor tratamento é a ressecção cirúrgica associada à antibioticoterapia, com mortalidade superior a 30%.[29]

▪ Gastrite enfisemantosa

A gastrite enfisematosa é uma variante ainda mais rara da gastrite flegmonosa. É causada por microrganismos produtores de gás, particularmente coliformes, *Clostridium perfringens* e *Clostridium welchii*. Situações, como câncer gástrico, ingestão de corrosivos, cirurgia gástrica recente e septicemia, estão associadas. O quadro clínico é semelhante ao da gastrite flegmonosa. Podem-se evidenciar bolhas na parede gástrica através de exames de imagem, como radiografias simples ou tomografia computadorizada. Nos pacientes não tratados a mortalidade chega a 100%, caindo para 20% com terapia cirúrgica e antimicrobiana adequada (Fig. 37-8).[30]

▪ Sífilis

Em torno de 1% dos pacientes com sífilis apresenta doença no estômago, sendo este o local preferencial de acometimento no tubo digestivo. Tal manifestação pode ocorrer em todas as fases da sífilis. O quadro clínico é muito variável e depende do tipo e localização da lesão luética. Perda de peso, dor epigástrica, náuseas e vômitos são sintomas relativamente comuns.[7] Os achados endoscópicos mais comuns incluem edema e hiperemia da mucosa, espessamento de pregas, erosões, ulcerações superficiais de margens irregulares e lesões nodulares. As lesões se localizam com maior frequência no antro e podem ser confundidas com câncer. Pode ocorrer intenso processo infiltrativo antral com enrijecimento da parede. O diagnóstico pode ser firmado com base nos achados sorológicos, no encontro do treponema nos fragmentos de biópsia (coloração pela prata) e na melhora da sintomatologia com o tratamento. A terapêutica indicada é a penicilina por via parenteral, geralmente com boa resposta.[31]

▪ Tuberculose

Cerca de 0,2% dos pacientes com tuberculose apresentam acometimento no estômago, sendo a prevalência desta doença no intestino muito maior. Está frequentemente associada à infecção pulmonar importante. Em virtude da pandemia da infecção pelo HIV, sua incidência parece estar aumentando. A tuberculose gástrica se localiza preferencialmente no antro e piloro. Podem surgir ulcerações com margens edemaciadas e fundo necrótico, bem como espessamento de parede, podendo levar a quadros obstrutivos. O paciente costuma cursar com sintomas de emagrecimento e massa epigástrica. O diagnóstico pode ser firmado com base nos achados epidemiológicos, endoscópicos e histológicos. Na microscopia, observa-se granuloma caseoso, e raramente se encontra o bacilo.[32] O tratamento a princípio é o mesmo da tuberculose pulmonar, mas condutas cirúrgicas podem ser necessárias.

▪ Fungos

Condições de imunossupressão predispõem à ocorrência das infecções fúngicas no estômago. Destas, a candidíase parece ser a mais frequente. Na endoscopia, a candidíase gástrica provoca ulcerações rasas confluentes recobertas por membranas esbranquiçadas. Raramente pode ocorrer perfuração. O diagnóstico é firmado com base, nos achados da biópsia, e o tratamento pode ser feito com fluconazol, oral ou anfotericina endovenosa nos casos mais graves.

Gastropatia hipertrófica

Conhecida também como doença de Ménétrier, constitui uma entidade específica, de origem obscura, caracterizada pela tríade de pregas gigantes no corpo e fundo gástrico, hipoalbuminemia secundária à gastropatia perdedora de proteínas e quadro histológico de hiperplasia foveolar acompanhadas ou não de atrofia das glândulas oxínticas, dilatação cística e espessamento da mucosa. O paciente pode apresentar perda de peso, epigastralgia, náuseas, vômitos, sangramento e diarreia. Pelo menos 20% dos portadores têm gastropatia perdedora de proteínas com hipoalbuminemia.[33] O curso da doença também não está muito bem definido. Uma parcela dos portadores pode evoluir para gastrite atrófica e remissão dos sintomas. Quando houver a presença de pólipos hiperplásicos, ocorre maior risco de transformação neoplásica. De 2% a 15% destas lesões estão associadas ao adenocarcinoma na doença de Ménétrier. Não existe tratamento farmacológico efetivo, mas o uso de drogas anticolinérgicas melhora o nível de albumina sérica. Nos casos em que houver persistência dos sintomas ou alterações neoplásicas, o melhor tratamento é a gastrectomia total.

Vale lembrar que a síndrome de Zollinger-Ellison também é uma forma de gastropatia hiperplásica. Nela, ao contrário da doença de Ménétrier, a hiperplasia ocorre nas células parietais e não no epitélio foveolar (Fig. 37-9).

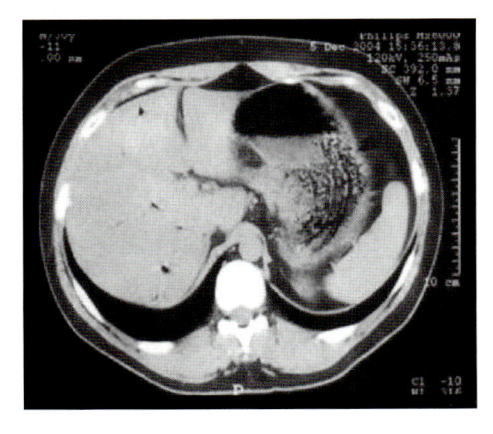

Fig. 37-8. TC Scan de abdome, demonstrando espessamento da parede gástrica, com presença de ar no espaço intramural.

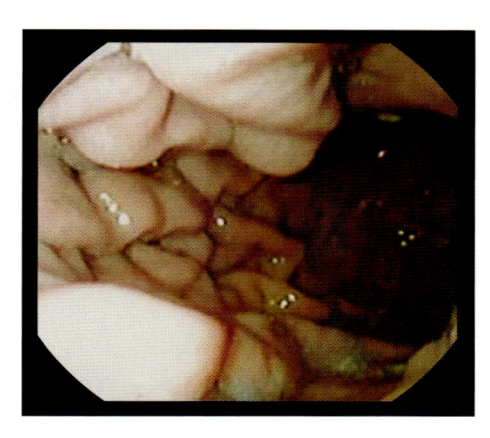

Fig. 37-9. Doença de Ménétrier.

REFERÊNCIAS BIBLIOGRÁFICAS

1. Zeitune JMR, Monici LT. Gastrites. Rev Bras Med 2000 Dez; 57(12).
2. Dickson BA, Feldman M. *Classification and diagnosis of gastritis and gastrophaty,* 2010.
3. Carpenter HA, Talley NJ. Gastroscopy is incomplete without biopsy: clinical relevance of distinguishing gastropathy from gastritis. *Gastroenterology* 1995;108:917.
4. Cohen H, Laine L. Endoscopic methods for the diagnosis of Helicobacter pylori. *Aliment Pharmacol Ther* 1997;11(Suppl 1):3.
5. Genta RM, Hammer HW, Grahan DY. Gastric lymphoid follicles in Helicobacter pylori infection: frequency, distribution, response to triple therapy. *Hum Pathol* 1993;24:557.
6. Correa P. Chronic gastritis: a clinico-pathological classification. *Am J Gastroenterol* 1998;83:504.
7. Nilsson-Ehle H, Landahl S, Lindstedt G et al. Low serum cobalamin levels in a population study of 70 and 75 year old subjects. *Dig Dis Sci* 1989;34:716.
8. Borch K, Renvall H, Liedberg G. Gastric endocrine cell hyperplasia and carcinoid tumors in pernicious anemia. *Gastroenterology* 1985;88:638.
9. Schfer LW, Larson DE, Melton LJ et al. Risk of development of gastric carcinoma in patients wuith pernicious anemia. *Mayo Clin Proc* 1985f;60:444.
10. Craanen ME, Dekker W, Blok P et al. Intestinal metaplasia and Helicobacter pylori: an endoscopic bioptic study of the gastric antrum. *Gut* 1992;33:16.
11. Correa P. Human gastric carcinogenesis: a multistep and multifactorial process. *Cancer Res* 1992;52:6735.
12. Zeidler H. Epidemiology of NSAID induced gastropathy. *J Rheumatol* 1991;18:2.
13. Hawkey CJ. Nonsteroidal anti-inflammatory drug gastropathy. *Gastroenterology* 2000;119:521.
14. Wallace J. Prostaglandins, NSAID, and cytoprotection. *Gastroenterol Clin North Am* 1992;21:631.
15. Masferrer JL, Zweifel BS, Manning PT et al. Selective inhibition of inducible cyclooxygenase 2 in vivo is antiinflamatory and nonulcerogenic. *Proc Natl Acad Sci USA* 1994;91:3228-32.
16. Wallace JL, Mcknight W, Reuter BK et al. NSAID-induced gastric damage in rats: requirement for inhibition of both cyclooxygenase 1 and 2. *Gastroenterology* 2000;119:706.
17. Hawkey CJ. NSAID and peptic ulcers. *BMJ* 1990;300:764.
18. Trounce JQ, Tanner MS. Eosinofilic gastroenteritis. *Arch Dis Child* 1985;60:1186.
19. Niemela S, Karttunen T, Heikkila J et al. Characteristis of reflux gastritis. *Scand J Gastroenterol* 1987;22:349.
20. McCormick TT et al. Gastric lesions in portal hypertension; inflammatory gastritis or congestive gastropathy. *Gut* 1985;26:1226-32.
21. Viggiano TR, Gostout CJ. Portal hypertensive intestinal vasculopathy: a review of the clinical, endoscopic and histological features. *Am J Gastroenterol* 1992;87:944-54.
22. Papazian A et al. Portal hypertensive gastric mucosa: an endoscopic study. *Gut* 1986;27:1199-203.
23. Spina GP et al. Gastric endoscopic features in portal hypertension: final report of a consensus conference, Milan, Italy, September, 1992. *J Hepatol* 1994;21:461-67.
24. Rutgeerts L, Stuer A, Vandenborre K et al. Lymphocytic gastgritis. Clinical and endoscopic presentation and long-term follow-up. *Acta Gastroenterol Belg* 1995;58:238-42.
25. Brown KM, Kass M, Wilson R. Isolated granulomatous gastritis. Treatment with corticosteroids. *J Clin Gastroenerol* 1987;9:442.
26. Tanaka M, Kimura K, Sakai H et al. Long-term follow-up for minute gastroduodenal lesions in Crohn's disease. *Gastrointest Endosc* 1986;32:206.
27. Kofman E, Khorsandi A, Sarlin J et al. Gastric toxoplasmosis: case report and review of the literature. *Am J Gast* 1996;91:2436-38.
28. Lai IR, Chen KM, Shun CT et al. Cytomegalovirus enteritis causing massive bleeding in a patient with Aids. *Hepato-Gastroenterol* 1996;43:987-91.
29. Ross DA, Vincenti AC. Acute phlegmonous gastritis: a rare condition with a potentialy common cause. *Br J Hosp Med* 1994;52:115-16.
30. Cherney CL, Chutuape A, Fikrig M. Fatal invasive gastric mucormycosis occuring with emphysematous gastritis: case report and literature review. *Am J Gastroenterol* 1999;94:252-56.
31. Atten MJ, Attar BM, Teopengco E et al. Gastric syphilis: a disease with multiple manifestations. *Am J Gastroenterol* 1994;89:2227-29.
32. Quantrill SJ, Archer GJ, Hale RJ. Gastric tuberculosis presenting with massive hematemesis in association with acute myeloid leukemia. *Am J Gastroenterol* 1996;91:1259-60.
33. Komorowski RA, Caya JG. Hyperplastic gastropathy. Clinical correlations. *Am J Surg Pathol* 1999;15:577.

CAPÍTULO 38

ÚLCERA PÉPTICA

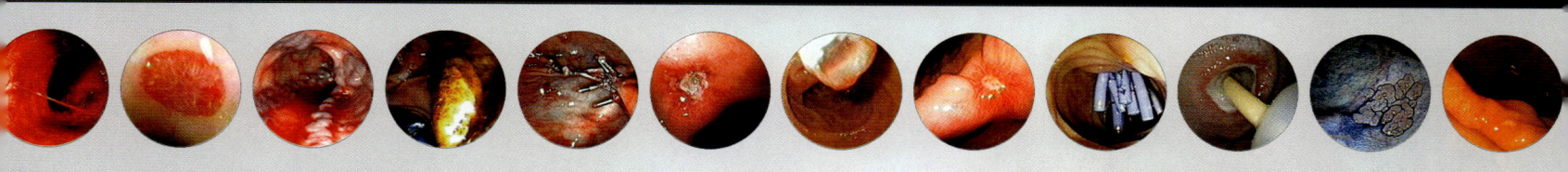

Sérgio Luiz Bizinelli ■ Bruno Eugênio Canhetti Mondin ■ Fernanda Bizinelli

INTRODUÇÃO

Úlcera péptica é caracterizada pela solução de continuidade da mucosa gastroduodenal, que ultrapassa a camada *muscularis mucosae*. Este evento está diretamente relacionado com o aumento dos fatores agressivos, bem como com a redução dos fatores protetores.

Os sinais e os sintomas incluem dispepsia, hemorragia digestiva, anemia e obstrução gástrica ou duodenal.

Por mais de um século a úlcera péptica foi considerada uma doença crônica e incurável, com uma história natural na qual predominava frequentes exacerbações e recorrências da lesão, ocasionando alta morbidade e relevante mortalidade. Esta história mudou em 1980 com a descoberta do *Helicobacter pylori*, uma bactéria Gram-negativa, e sua relação com a úlcera péptica, revolucionando a fisiopatologia e o tratamento desta doença.

Aliado a isso, a disseminação de métodos endoscópicos diagnósticos e drogas inibidoras da bomba de prótons foram responsáveis pela queda importante na incidência da doença ulcerosa péptica nas últimas décadas.

Assim, atualmente cresce a importância de outras causas como o uso indiscriminado de anti-inflamatórios não esteroidais (AINHs) e ácido acetilsalicílico (AAS).

PATOGÊNESE

A patogênese complexa e multifatorial da úlcera péptica, em última análise, pode ser resumida como o desequilíbrio entre os fatores agressores, sejam eles o ácido clorídrico, pepsina ou agentes ambientais e os fatores protetores da barreira mucosa, como a produção de bicarbonato, a regeneração epitelial e o fluxo sanguíneo.

Os principais agentes envolvidos na etiologia da úlcera estão listados no Quadro 38-1.

A infecção pelo *H. pylori* é a principal causa da doença ulcerosa péptica, sendo responsabilizada por mais de 90% das úlceras duodenais e mais de 70% das gástricas. Esta bactéria acomete cerca de 50% da população mundial; apesar disso, somente 5-10% desta população desenvolve úlcera.

Esta constatação mostra que outros fatores, além da presença da bactéria, são determinantes na indução das lesões, como, por exemplo, o padrão histológico da gastrite, a localização da infecção, a cepa da bactéria, os fatores genéticos, a presença de metaplasia gástrica duodenal e a interação dos fatores imunopatogênicos com os fatores protetores da mucosa.

Quadro 38-1. Classificação etiológica da úlcera gastroduodenal

Helicobacter pylori
AINHs
Síndrome de Zollinger-Ellison
Neoplasias (linfoma, adenocarcinoma)
Úlcera de boca anastomótica
Úlcera de Cameron (úlcera presente na mucosa herniada através do diafragma)
Causas específicas raras
- Doença de Crohn
- Mastocitose sistêmica
- Gastroenterite eosinofílica
- Radiação
- Infecções (citomegalovírus, herpes, *Helicobacter heilmannii*)
- Doença sistêmica grave

Úlcera idiopática

A maioria dos pacientes com gastrite crônica pelo *H. pylori* possui acometimento uniforme do corpo e antro com possível atrofia mucosa. Nestes pacientes, a ação da bactéria resulta em redução da secreção ácida, e vários mecanismos são propostos para explicar este fenômeno; entre eles se inserem o dano direto de toxinas ou polissacarídeos e os danos indiretos, ocasionados pelas citocinas resultantes da inflamação, comprometendo, sobremaneira, as defesas da mucosa.

Outro padrão de infecção menos frequente é o acometimento não atrófico, predominante do antro, que resulta na redução da secreção de somatostatina com consequente aumento da ação da gastrina, evento que ocasiona o aumento da secreção ácida seguida da formação da metaplasia gástrica no bulbo duodenal. Embora ainda haja controvérsias, acredita-se que este epitélio metaplásico infectado pela bactéria pode levar à duodenite focal e, posteriormente, úlcera duodenal.

Por outro lado, os pacientes com úlcera gástrica possuem, em geral, produção ácida normal ou reduzida, sugerindo que a lesão tenha como causa predominante a disfunção dos fatores protetores da mucosa, em detrimento do dano ocasionado pelo ácido.

A segunda causa mais importante se refere ao uso de AINHs e AAS. Estas medicações estão entre as mais utilizadas ao redor do mundo. Estudos mostram que 15 a 30% dos usuários desta classe de fármacos desenvolvem úlcera péptica.

O mecanismo principal de lesão consiste na inibição das isoenzimas COX-1 e COX-2, reduzindo os níveis de prostaglandinas circulantes e, consequentemente, os fatores protetores e reparadores da mucosa.

Estudos de revisão sistemática corroboram com o efeito sinérgico da infecção pelo *H. pylori* com o uso de AINHs no aumento do risco de desenvolvimento da úlcera péptica. Da mesma maneira, a erradicação da bactéria reduz o risco de se desenvolver úlcera, bem como de hemorragia digestiva ulcerosa, nos usuários crônicos de AINHs.

A descoberta de inibidores da isoforma COX-2, na década de 1990, levou à obtenção da segunda geração de anti-inflamatórios não esteroidais, como celecoxibe, rofecoxibe, lumiracoxibe entre outros. Entretanto, o rofecoxibe foi retirado do mercado em 2004 em razão da constatação de efeitos cardiovasculares decorrentes, em parte, da inibição da isoforma COX-2 presente no endotélio vascular, levando a um desequilíbrio do processo homeostático entre a produção de prostaciclina no endotélio vascular e tromboxano A2 nas plaquetas.

Apesar de os inibidores seletivos da COX-2 não terem qualquer efeito sobre a COX-1, ainda não está claro se eles são capazes ou não de induzir dano ao trato gastrointestinal. Estudos que os compararam com os não seletivos demonstram que a incidência de úlceras entre os pacientes que usaram celecoxibe foi significativamente menor comparados a naproxeno; no entanto, em outro ensaio clínico, os resultados, após 1 ano de uso, não demonstraram diferenças significativas, quando se comparou celecoxibe a ibuprofeno ou diclofenaco.

Nos indivíduos não infectados e não usuários de AINHs, o desenvolvimento de úlcera é raro. As causas menos frequentes estão listadas no Quadro 38-1.

DIAGNÓSTICO

O diagnóstico geralmente é estabelecido pela endoscopia digestiva alta, sendo considerado o exame padrão ouro para este fim.

Este exame está indicado para os casos de suspeita da doença em pacientes acima de 50 anos, com história familiar de câncer gástrico ou que apresentem qualquer sinal de alarme, como, por exemplo, sangramento gastrointestinal, anemia, disfagia, saciedade precoce, perda de peso inexplicada, ou para aqueles pacientes que persistem com sintomas apesar do tratamento.

Os aspectos endoscópicos são variáveis, e o diagnóstico diferencial com úlceras não pépticas deve ser feito de maneira cuidadosa.

As úlceras geralmente têm diâmetro maior que 5 mm, no entanto esta medida é arbitrária para diferenciá-la de erosões, já que o fator preponderante para essa diferenciação é a profundidade da lesão. Na maioria das vezes são únicas (90%), tendo sua localização mais frequente no bulbo duodenal e incisura angular. Localizações menos frequentes, como na segunda porção duodenal, devem despertar maior atenção, já que podem estar relacionadas com doenças subjacentes, como, por exemplo, o gastrinoma, doença de Crohn ou isquemia.

Devem ser avaliadas quanto a sua localização, tamanho, forma, número, profundidade, aspecto da base, margem, mucosa subjacente e pregas ao redor.

Apesar de menos frequente, a grande curvatura do corpo gástrico pode ser sede de úlcera benigna, no entanto as regiões mais acometidas são aquelas não produtoras de ácido.

Algumas características devem proporcionar sua diferenciação das lesões neoplásicas. O aspecto de base irregular, com proliferação mucosa, bem como margens irregulares, com as pregas terminando a certa distância da base, fundidas, em "ponta de lápis" ou em "bastão" devem levantar a suspeita de causa neoplásica (Fig. 38-1).

Em 1971 Sakita *et al.* descreveram o ciclo de evolução do câncer gástrico precoce e correlacionou-o com a evolução da úlcera péptica. Estas observações deram origem à classificação de Sakita para úlceras pépticas, dividindo-a em três fases: *ative* (A), *healing* (H) e *scar* (S). Cada uma destas são subdivididas em duas, como demonstrado na Figura 38-2.

Com base nos achados endoscópicos, o principal dignóstico diferencial é o adenocarcinoma gástrico. Embora o aspecto possa sugerir ou não malignidade, a literatura demonstra prevalência que varia entre 1,1 a 5,0% de malignidade entre as úlceras gástricas consideradas benignas na endoscopia.

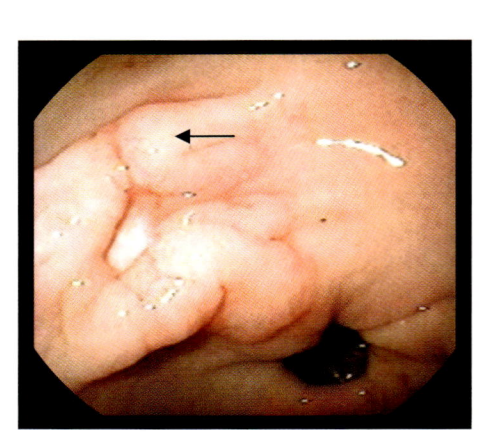

Fig. 38-1. Adenocarcinoma gástrico – úlcera com pregas fundidas em "bastão".

A ("active")	A1	Base com depósito espesso de fibrina, com ou sem hematina, margem edemaciada e hiperemiada, sem evidências de epitélio regenerativo ou convergência de pregas	
	A2	Base com fibrina clara e limpa, com margem menos edemaciada, hiperemiada, discreta convergência de pregas e certo grau de regeneração epitelial	
H ("healing")	H1	Depósito central de fibrina delgada, com alterações reparativas e convergência das pregas até a lesão	
	H2	Base diminui, e o depósito de fibrina torna-se uma fina película. Predomina área cicatricial, podendo adquirir formas variadas, como fusiforme, halter, semicircular ou oval	
S ("scar")	S1	O epitélio reparativo ocupa toda a lesão, com convergência de pregas até área deprimida avermelhada, sem fibrina. Pode adquirir formato linear, puntiforme ou semicircular	
	S2	Retração cicatricial linear, semicircular ou puntiforme, de coloração esbranquiçada e convergência de pregas ao redor	

Fig. 38-2. Classificação de Sakita – úlcera péptica.

Com base nestes dados, havia a recomendação de que todas as úlceras gástricas, sejam elas cicatrizadas ou não, deveriam ser biopsiadas (Fig. 38-3). No entanto, atualmente, considera-se que em populações com baixa incidência de câncer gástrico, em pacientes jovens, usuários de AINHs, com úlcera de aparência endoscópica benigna e causa definida, a biópsia pode não ser necessária.

Quando indicada, as biópsias devem ser colhidas das margens e do fundo da lesão, adquirindo-se pelo menos sete fragmentos, bem como da mucosa normal do antro e corpo para pesquisa da bactéria *H. pylori* por meio do teste da urease, histologia ou cultura.

Em virtude da baixa prevalência de malignidade das úlceras duodenais, biópsias destas lesões não são recomendadas de rotina, embora haja a necessidade de se pesquisar *H. pylori* com biópsias gástricas, caso ainda não se tenha o diagnóstico desta infecção.

VIGILÂNCIA E TRATAMENTO

A abordagem do paciente com sintomas dispépticos é variável, dependendo da idade, prevalência da infecção por *H. pylori* e presença ou não de sinais de alarme ou complicações.

De maneira geral, todos os pacientes com suspeita de doença ulcerosa péptica devem receber tratamento antissecretor.

Naqueles com dispepsia não investigada, o método *test and treat* é razoável e consiste na pesquisa não invasiva da infecção pelo *H. pylori* e, se positivo, erradicada. Esta abordagem é recomendada para populações que possuem alta prevalência da infecção (maior que 10-15%).

Em populações com baixa prevalência, o tratamento empírico com inibidores da bomba de prótons é equivalente ao *test and treat*.

No entanto, caso se faça o dignóstico da presença do *H. pylori* por qualquer método em coexistência com a úlcera péptica, é mandatório seu tratamento e controle da erradicação, sendo o exame mais indicado para este fim o teste respiratório.

Nos pacientes não infectados, o uso de AINHs, se presente, deve ser suspenso e iniciado tratamento antissecretor por, no mínimo, 4-8 semanas. Outros fatores agressores à mucosa gástrica também devem ser retirados, como, por exemplo, o uso de cigarro e álcool.

Em pacientes não infectados, que não possuem qualquer fator agressor identificável, devem-se investigar minuciosamente outros fatores que podem contribuir para o desenvolvimento da úlcera. Dentre estes fatores encontram-se comorbidades que possam induzir à isquemia gastroduodenal ou à hipersecreção ácida, bem como estado nutricional inadequado.

Após o tratamento, a decisão de se realizar vigilância endoscópica deve ser individualizada.

De maneira geral, mais de 90% das úlceras duodenais não complicadas cicatrizam em 4 semanas de tratamento. Assim não se recomenda nova endoscopia, a menos que haja persistência dos sintomas ou presença de úlcera gigante.

Quanto à vigilância da úlcera gástrica, não há consenso, e os dados da literatura com relação a sua eficácia são divergentes.

A decisão de se repetir a endoscopia deve ser analisada caso a caso, podendo ser desnecessária quando se trata de um paciente jovem, com úlcera gástrica de aparência endoscópica e biópsias compatíveis com benignidade e causa definida (AINHs e/ou *H. pylori*).

Por outro lado, úlceras que possuem características endoscópicas suspeitas, mesmo com pesquisa histológica demonstrando benignidade, devem ser submetidas à vigilância com novas biópsias após 8 a 12 semanas de tratamento.

Da mesma maneira, considera-se a vigilância em grupos étnicos e áreas com alta prevalência de câncer gástrico, bem como na presença de *H. pylori* associado à gastrite atrófica, maiores de 50 anos, úlceras gigantes (> 2 a 3 cm) e naqueles que persistem com sintomas apesar do tratamento (Fig. 38-4).

ÚLCERAS REFRATÁRIAS

São consideradas refratárias as úlceras que não cicatrizam após 8 a 12 semanas de tratamento.

Dessa maneira, devem ser pesquisados fatores que estejam contribuindo para a não cicatrização, como, por exemplo, a má aderência ao tratamento, persistência da infecção pelo *H. pylori*, uso inadvertido de AINHs, tabagismo, estados hipersecretores, comorbidades, rápida metabolização de antissecretores e causas incomuns de úlcera, como doença de Crohn, gastroenterite eosinofílica, infecções diversas e câncer.

COMPLICAÇÕES DA DOENÇA ULCEROSA PÉPTICA (DUP)

Hemorragia, perfuração e obstrução são as principais complicações da DUP; ocorrem em cerca de 25% desses pacientes e são mais frequentes em idosos.

O uso de ácido acetilsalicílico (AAS), anti-inflamatórios não esteroidais (AINH) e a infecção pelo *H. pylori* contribuem para estas complicações

Sangramento

A hemorragia digestiva alta ocorre em 15 a 20% dos pacientes com DUP. É a complicação mais comum nestes pacientes, e 80 a 85% dos casos cessam espontaneamente. É a principal causa de morte e indicação cirúrgica na doença.

Estes pacientes podem apresentar-se com melena, hematêmese (sangue vivo ou em "borra de café"), fadiga, anemia, síncope, taquicardia ou choque; nos pacientes idosos cerca de 30% dos pacientes com DUP são assintomáticos.

A restauração precoce e intensiva das condições hemodinâmicas de pacientes com hemorragia digestiva alta modifica a história natural e reduz significativamente a mortalidade.

Terapia antissecretora com inibidores da bomba de prótons deve ser prescrita, oral ou endovenosa, em altas doses (40-80 mg em *bolus*, seguidos de infusão contínua de 6 mg/h a 8 mg/h ou me-

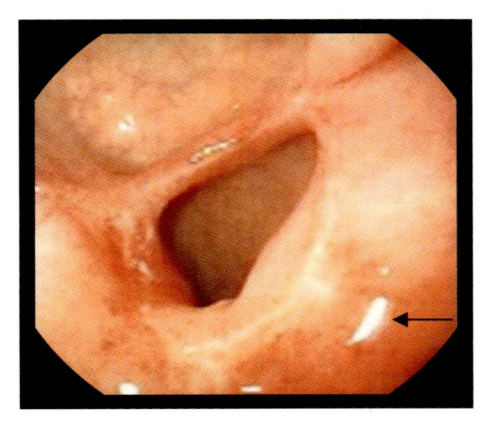

Fig. 38-3. Úlcera bulbar cicatrizada – Sakita A2.

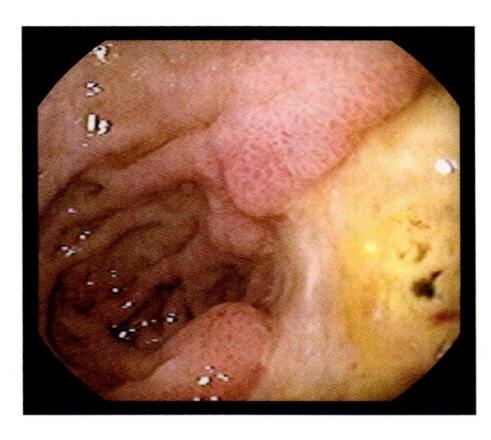

Fig. 38-4. Úlcera gigante de parede posterior do bulbo – Sakita A1.

Quadro 38-2. Escore de Glasgow-Blatchford

Marcadores de risco na admissão	Escores
Uréia (mg/dL)	
≥ 18,2–< 22,4	2
≥ 22,4 < 28	3
≥ 28 < 70	4
≥ 70	6
Hemoglabina (g/L) para homens	
≥ 12,0 < 13,0	1
≥ 10,0 < 12,0	3
< 10,0	6
Hemoglobina (g/L) para mulheres	
≥ 10,0 < 12,0	1
< 10,0	6
Pressão arterial sistólica (mmHg)	
100-109	1
90-99	2
< 90	3
Outros marcadores	
Pulso ≥ 100/minuto	1
Melena	1
Síncope	2
Doença hepática	2
Falência cardíaca	2

Quadro 38-3. Classificação de Forrest

Classificação	Achado endoscópico	Ressangramento (%)	Mortalidade (%)
I	IA	Sangramento ativo em jato	55	11
	IB	Sangramento ativo laminar		
II	IIA	Coto vascular visível	43	11
	IIB	Coágulo aderido	22	7
	IIC	Base com hematina	10	3
III		Base limpa	5	2

tade da dose inicial por via endovenosa, 2 vezes ao dia). Após o procedimento endoscópico, manter a infusão endovenosa contínua por 72 horas, na mesma dose. Após este período, e naqueles pacientes que apresentam HDA por doença péptica sem estigmas de ressangramento (ver adiante), utilizar IBP via oral em doses maiores (p. ex.: Omeprazol 80 mg, Lanzoprazol 60 mg, Pantoprazol 80 mg, ou outro bioequivalente).

Eritromicina endovenosa (250 mg, em *bolus* ou 3 mg/kg em 30 minutos), iniciados 30 a 90 minutos antes da EDA melhora o esvaziamento gástrico, permitindo uma melhor avaliação da mucosa.

O tempo exato para a realização da endoscopia digestiva alta (EDA) ainda não é bem definido; a maioria dos consensos recomenda que o procedimento seja realizado nas primeiras 24 horas. O escore de Glasgow-Blatchford faz uma triagem pré-endoscópica destes pacientes, mas o ponto de corte para o procedimento mais precoce ainda não foi definido (Quadro 38-2).

A aparência endoscópica da úlcera é um forte preditor do risco de ressangramento e mortalidade. Com base nos achados endoscópicos as lesões podem ser classificadas de acordo com a Classificação de Forrest, sendo que as úlceras classificadas com Forrest IA ou B, IIA e IIB são lesões com estigmas de alto risco de ressangramento (Quadro 38-3 e Fig. 38-5).

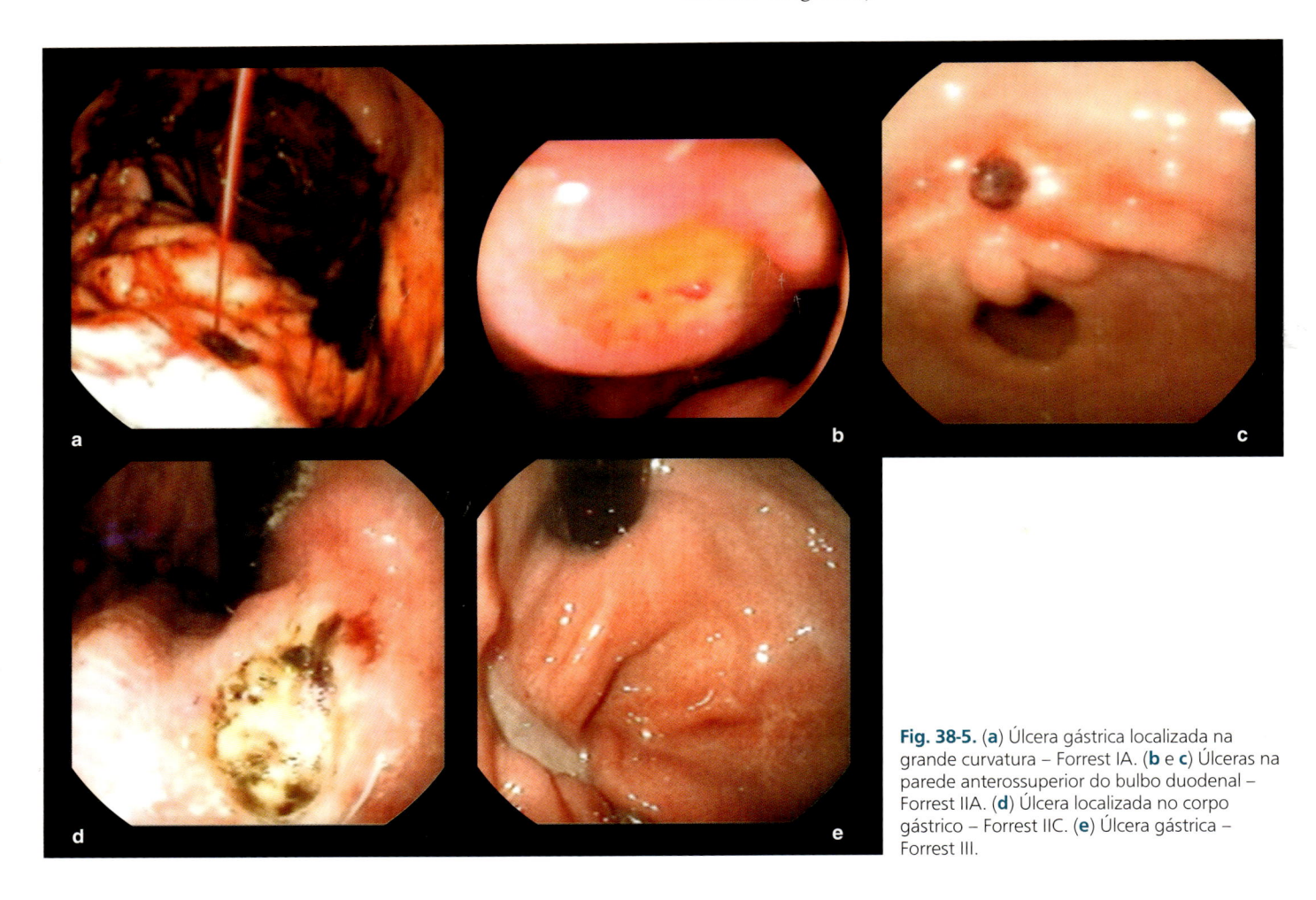

Fig. 38-5. (**a**) Úlcera gástrica localizada na grande curvatura – Forrest IA. (**b** e **c**) Úlceras na parede anterossuperior do bulbo duodenal – Forrest IIA. (**d**) Úlcera localizada no corpo gástrico – Forrest IIC. (**e**) Úlcera gástrica – Forrest III.

Os pacientes estáveis, que ao exame de EDA, apresentam úlceras sem estigmas de alto risco de sangramento podem receber alta hospitalar após o exame. Já os pacientes com estigmas de alto risco de ressangramento (sangramento ativo ou vaso visível) se beneficiam de terapêutica endoscópica. Os pacientes com coágulo aderido são pacientes com risco intermediário de ressangramento, e o seu manejo é controverso. Nestes casos, a lesão leve ser lavada abundantemente, na tentativa de remoção do coágulo e reclassificação da lesão. Caso isso não seja possível, não há consenso quanto ao manejo clínico ou endoscópico.

Em pacientes com ressangramento após a terapêutica endoscópica inicial, uma nova tentativa endoscópica pode ser realizada antes de considerar intervenção cirúrgica ou radiológica.

Atualmente não há evidências para a reavaliação endoscópica de rotina.

A infecção não tratada pelo *H. pylori* está relacionada com maior risco de ressangramento. No entanto, o teste rápido da urease, que é usado rotineiramente para o diagnóstico dessa infecção, parece apresentar menor sensibilidade e especificidade nos pacientes com hemorragia digestiva alta; o melhor teste nesta situação seria o teste respiratório com ureia marcada.

A terapêutica endoscópica pode ser feita com métodos térmicos, mecânicos ou injetáveis.

■ Método injetável

A injeção usada nos casos de hemorragia digestiva alta por DUP age primeiramente por tamponamento, graças ao seu efeito de volume, e alguns agentes têm efeitos farmacológicos secundários. Os agentes usados para tamponamento são salina comum, salina hipertônica ou adrenalina diluída, sendo que a adrenalina apresenta ainda efeito vasoconstritor, que tem duração de, aproximadamente, 20 minutos.

A adrenalina é bastante usada por ser um método barato e seguro; a diluição mais usada é de 1:10.000. São realizadas injeções de 0,5 a 2 mL nos quatro quadrantes da lesão e na sua base. O procedimento pode ser repetido até que a mucosa se torne pálida, e a hemostasia seja alcançada; o volume comumente usado é de 15 a 25 mL.

Outras substâncias podem ser usadas associadas ou como alternativa à adrenalina, como agentes esclerosantes (etanolamina, polidocanol e álcool) e adesivos teciduais.

O uso das substâncias esclerosantes está associado à trombose vascular com hemostasia definitiva, mas pode estar associado a complicações sérias, que incluem: perfuração, necrose, ulceração, trombose venosa e hemorragia (Fig. 38-6).

O álcool absoluto é usado em pequenas alíquotas, de 0,1 a 0,2 mL, com um volume máximo de 2 mL.[13]

■ Método térmico

O aquecimento do tecido que está sangrando leva à coagulação. Para isso pode ser usado: *heater probe* e *gold probe*, que são métodos de contato e coagulação com plasma de argônio (CPA), que é um método sem contato.

A porção distal do *heater probe* deve ser aplicada inicialmente no local do sangramento, com 4 ou 5 pulsos de 30 J. Se o sangramento persistir, o procedimento pode ser repetido. Ao final, alguns pulsos de 15 a 20 J/pulso são feitos na mucosa ao redor.

O *gold probe* é um cateter combinado que inclui agulha e um cateter bipolar para eletrocoagulação.

A CPA é uma modalidade que apenas recentemente tem sido usada para o tratamento de sangramento por úlceras. A vantagem é a segurança e facilidade de uso.

■ Método mecânico

O princípio do método mecânico para cessar o sangramento de úlceras gástricas ou duodenais é o mesmo das cirurgias, através da oclusão direta do fluxo sanguíneo; para isso são utilizados diferentes tipos de clipes.

O posicionamento desses dispositivos pode ser difícil, se a aplicação for tangencial ou em lesões no fundo gástrico, que precisem ser tratadas em retrovisão.

Os clipes normalmente ficam posicionados por 1 a 2 semanas após a sua aplicação, mas alguns podem permanecer na posição por meses. Pacientes hemofílicos, clipes em áreas estreitas (cárdia ou bulbo duodenal distal) e inexperiência do endoscopista são fatores que podem induzir trauma da mucosa adjacente e sangramento secundário.

O uso dos clipes em lesões com alto risco de ressangramento, que possam necessitar de tratamento com angiografia, oferece ainda o benefício de marcar a lesão.

■ Métodos combinados

O método combinado consiste na injeção prévia de adrenalina diluída, que permite uma melhor visualização do sítio do sangramento, seguido de um segundo método (injeção de outra substância, uso de clipes ou método térmico). Este é o método mais usado atualmente.

O uso do método combinado parece diminuir a taxa de ressangramento, de cirurgias de emergência e mortalidade, mas complicações, como perfuração e a necrose da parede gástrica, apesar de infrequentes, são mais comuns nesses pacientes do que nos pacientes que usam epinefrina isoladamente.

Perfuração

A perfuração ocorre em 2 a 10% dos pacientes com DUP. Os principais fatores relacionados com essa complicação são o uso de AINHs e a infecção pelo *H. pylori*, e o local mais acometido é a parede anterior do duodeno (60% dos casos).

Pacientes com suspeita de perfuração não devem ser submetidos ao exame de EDA.

A perfuração resulta em peritonite química e bacteriana e é uma emergência cirúrgica. Esses pacientes apresentam-se na maio-

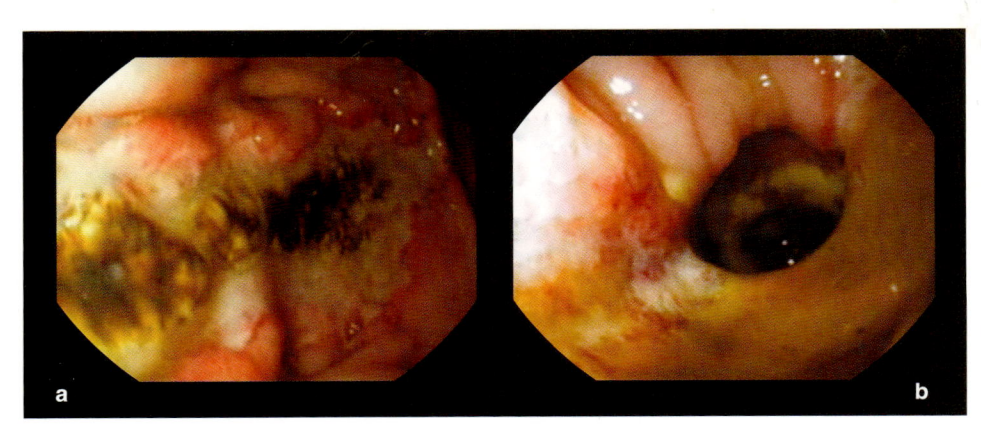

Fig. 38-6. (a) Necrose da parede da grande curvatura gástrica, antro, canal pilórico e duodeno (b) visto 3 dias após tratamento endoscópico com adrenalina diluída e 2 mL de álcool absoluto de úlcera duodenal Forrest IIA.

ria das vezes com dor abdominal de forte intensidade, de início súbito, exacerbada pelo movimento; ao exame físico, sinais de irritação peritoneal e rigidez da parede abdominal são frequentes. Em pacientes idosos, em uso de corticoides, imunossupressores ou analgésicos, o quadro pode ser menos intenso.

O diagnóstico é feito com radiografia abdominal em posição ortostática ou decúbito lateral, que pode mostrar pneumoperitônio, mas a sua ausência não exclui perfuração. A ecografia e a tomografia são confirmatórias.

O tratamento deve ser feito com ressuscitação volêmica, sonda nasogástrica e antibioticoterapia, inicialmente, seguida de tratamento cirúrgico.

Em idosos, a taxa de mortalidade dessa complicação é de 30 a 50%.

Obstrução

A DUP é causa de obstrução ao esvaziamento gástrico em menos de 8% dos pacientes com esse quadro. As neoplasias são as principais causas, sendo responsáveis por mais de 50% dos casos. Os pacientes com úlceras duodenais ou de canal pilórico, recorrentes, podem apresentar estenose pilórica em decorrência de inflamação aguda, espasmo, edema ou fibrose.

Os sintomas que sugerem obstrução são: episódios recorrentes de vômitos, de grande volume, saciedade precoce, dor abdominal e perda de peso.

O diagnóstico pode ser feito com radiografia ou EDA. O exame endoscópico tem a vantagem de ser diagnóstico, descartar neoplasias e tratar.

Os quadros obstrutivos decorrentes de inflamação aguda e edema respondem muito bem à descompressão gástrica, uso de bloqueadores H2 ou inibidores da bomba de prótons e erradicação do *H. pylori*. O uso de procinéticos deve ser evitado.

Obstruções crônicas podem ser tratadas de maneira segura com dilatação endoscópica. Cerca de 65% dos pacientes têm melhora sustentada dos sintomas após uma dilatação. A cirurgia deve ser reservada para os pacientes com falha ao tratamento endoscópico.

BIBLIOGRAFIA

Aabakken L. Current endoscopic and pharmacological therapy of peptic ulcer bleeding. *Best Prac Res Clin Gastroenterol* 2008;22(2):243-59.

Adamu MA, Schöttker B, Weck MN *et al.* Helicobacter pylori infection is strongly associated with gastric and duodenal ulcers in a large prospective study. Clin Gastroenterol Hepatol 2012 May;10(5):487-93.e1.

Adler DG, Leighton JA, Davila RE *et al.* Asge guideline: the role of endoscopy in acute non-variceal upper-GI hemorrhage. *Gastrointest Endosc* 2004;60(4):497-504.

Banerjee S, Cash BD, Dominitz J *et al.* The role of endoscopy in the management of patients with peptic ulcer disease. *Gastrointest Endosc* 2010;71(4):663-68.

Calvet X, Vergara M, Brullet E *et al.* Addition of a second endoscopic treatment following epinephrine injection improves outcome in high-risk bleeding ulcers. *Gastroenterology* 2004;126(2):441-50.

Chan FKL, Lau JYW, Treatment of peptic ulcer disease. In: Feldman M, Friedman LS, Brandt LJ. *Sleisenger and fordtran's gastrointestinal and liver disease*. Estados Unidos: Saunders Elsevier, 2010. p. 869-86.

Dore MP, Graham DY. Ulcers and gastritis. *Endoscopy* 2004 Jan.;36(1):42-47.

Ford AC, Delaney BC, Forman D *et al.* Eradication therapy for peptic ulcer disease in Helicobacter pylori positive patients. *Cochrane Database of Systematic Rev* 2006 Jan.;(2,):CD003840.

Gabriel SE, Jaakkimainen L, Bombardier C. Risk for serious gastrointestinal complications related to use of nonsteroidal anti-inflammatory drugs. A meta-analysis. *Ann Int Med* 1991 Nov. 15;115(10):787-96.

Hilton D, Iman N, Burke GJ *et al.* Absence of abdominal pain in older persons with endoscopic ulcers: a prospective study. *Am J Gastroenterol* 2001;96(2):380-84.

Holster IL, Kuipers EJ. Update on the Endoscopic Management of Peptic Ulcer Bleeding. *Curr Gastroenterol Rep* 2011;13(6):525-31.

Huang JQ, Sridhar S, Hunt RH. Role of helicobacter pylori infection and non-steroidal anti-inflammatory drugs in peptic-ulcer disease: a meta-analysis. *Lancet* 2002 Jan. 5;359(9300):14-22.

Hunt RH, Yuan Y. Acid-NSAID/aspirin interaction in peptic ulcer disease. *Digestive Diseases* (Basel, Switzerland) 2011 Jan.;29(5):465-68.

Kato S, Ozawa K, Koike T *et al.* Effect of Helicobacter pylori infection on gastric acid secretion and meal-stimulated serum gastrin in children. *Helicobacter* 2004 Abr.;9(2,):100-5.

Laine L. Review article: the effect of Helicobacter pylori infection on nonsteroidal anti-inflammatory drug-induced upper gastrointestinal tract injury. *Aliment Pharmacol Ther* 2002 Mar.;16(Suppl 1):34-39.

Lau JY, Sung J, Hill C *et al.* Systematic review of the epidemiology of complicated peptic ulcer disease: incidence, recurrence, risk factors and mortality. *Digestion* 2011;84(2):102-13.

Lim CH, Ahmed MM. The optimal timing for urgent endoscopy in nonvariceal upper gastrointestinal bleeding. *Endoscopy* 2011;43(11):1018; author reply 1018.

Lim LG, Ho KY, Chan YH *et al.* Urgent endoscopy is associated with lower mortality in high-risk but not low-risk nonvariceal upper gastrointestinal bleeding. *Endoscopy*, 2011;43(4):300-6.

Malfertheiner P, Chan FKL, Mccoll KEL. Peptic ulcer disease. *Lancet* 2009 Out. 24;374(9699):1449-61.

Marshall BJ, Warren JR. Unidentified curved bacilli in the stomach of patients with gastritis and peptic ulceration. *Lancet* 1984 June 16;1(8390):1311-15.

McColl KE, El-Omar EM, Gillen D. The role of H. pylori infection in the pathophysiology of duodenal ulcer disease. *J Physiol Pharmacol*; an official *J Polish Physiological Society* 1997 Sept.;48(3):287-95.

McColl KEL. Clinical practice. Helicobacter pylori infection. *New Engl J Med* 2010 Abr. 29;362(17):1597-604.

Najm WI. Peptic ulcer disease. *Primary Care* 2011;38(3):383-94.

Park WG, Yeh RW, Triadafilopoulos G. Injection therapies for nonvariceal bleeding disorders of the GI tract. *Gastrointest Endosc* 2007;66(2):343-54.

Ramakrishnan K, Salinas RC. Peptic ulcer disease. *Am Fam Physician* 2007;76(7):1005-12.

Souza CDC, Parente JML, Lima MM *et al. Hemorragia digestiva alta não varicosa*. Projeto Diretrizes. Sociedade Brasileira de Endoscopia Digestiva, 2008.

Spiegel BMR. Endoscopy for acute upper GI tract hemorrhage: sooner is better. *Gastrointest Endosc* 2009;70(2):236-39.

Tytgat GNJ. Etiopathogenetic principles and peptic ulcer disease classification. *Dig Dis* 2011 Jan.;29(5):454-58.

Wu JCY. Pharmacologic therapy for nonvariceal upper gastrointestinal bleeding. *Gastrointest Endosc Clin North Am* 2011;21(4):671-79.

CAPÍTULO 39

PÓLIPOS GÁSTRICOS

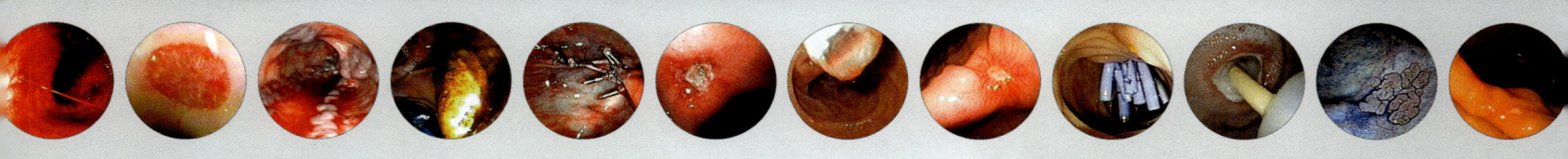

BEATRIZ MÔNICA SUGAI ■ KENDI YAMAZAKI

INTRODUÇÃO

Os pólipos gástricos são lesões elevadas da mucosa que podem ser únicas ou múltiplas. A incidência varia de 0,33 a 6,35%, e a sua distribuição é semelhante em fundo (21 a 24%), corpo (38 a 40%) e antro (35 a 40%). Quanto ao tamanho, a maioria se encontra abaixo de 1 cm (60 a 82%), lesões maiores do que 1 cm são mais raras (18 a 40%). Esta grande variação observada nos vários estudos se deve aos diferentes modos de estudo: retrospectivos ou com base em dados anatomopatológicos, e também estão relacionados com as diferentes populações estudadas, com características ambientais distintas, como a prevalência do *Helicobacter pylori*.

Os sintomas relacionados com a presença de pólipos são pouco evidentes, pois muitas vezes vêm acompanhados de outros achados que podem superpor-se, como a presença de gastrite entre outros. Observam-se sintomas mais específicos, quando os pólipos são grandes e próximos ao piloro, ocasionando uma obstrução intermitente ou náuseas. Pólipos maiores com erosões e presença de sangramento podem cursar com melena ou anemia.

A endoscopia digestiva alta (EDA) com alta definição de imagem é o método diagnóstico de escolha para o diagnóstico e tratamento de pólipos gástricos. Estudo comparativo entre EDA, cápsula endoscópica, ressonância magnética e radiografia contrastada em pacientes portadores de PAF (polipose adenomatosa familiar), demonstrou resultados superiores da EDA para diagnóstico de pólipos gástricos. Além disso este exame possibilita a realização de biópsias e polipectomias com estudo histopatológico do material obtido.

CLASSIFICAÇÃO HISTOPATOLÓGICA E CARACTERÍSTICAS ENDOSCÓPICAS

A Classificação de Yamada é utilizada para estudo dos pólipos quanto ao aspecto morfológico macroscópico, sendo Yamada I lesão ligeiramente elevada sem distinção das margens, Yamada II lesão elevada séssil, Yamada III lesão subpediculada e Yamada IV lesão pediculada.

O escopo da Classificação de Paris são as lesões neoplásicas, porém considerando que muitas vezes as lesões podem estar numa situação indefinida endoscopicamente, podemos usar esta classificação para as lesões polipoides, definindo-as como tipo 0 (restritas à mucosa e submucosa), I por serem elevadas e "s" quando sésseis e "p" quando pediculadas. Portanto são lesões tipo 0-Is ou 0-Ip.

Os tipos histopatológicos destas lesões epiteliais são principalmente pólipos de glândulas fúndicas (PGF), pólipos hiperplásicos (PH) e pólipos adenomatosos (PA). Sua incidência varia, dependendo da população estudada. Os pólipos mais prevalentes são os PGF (7,4 a 77%) seguidos pelos PH (17 a 71,5%), e os adenomas variam de 0,69 a 23% (Figs. 39-1 a 39-3).

Endoscopicamente os PGFs têm aparência lisa, rosada e transparente, séssil, consistência amolecida e com diâmetro menor do que 0,5 cm, em geral. São isolados ou múltiplos e localizados no

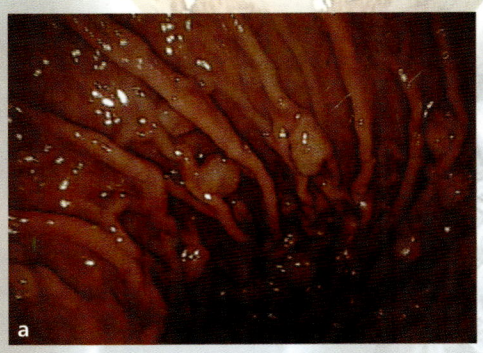

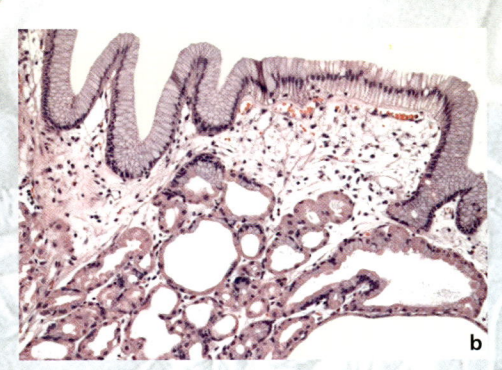

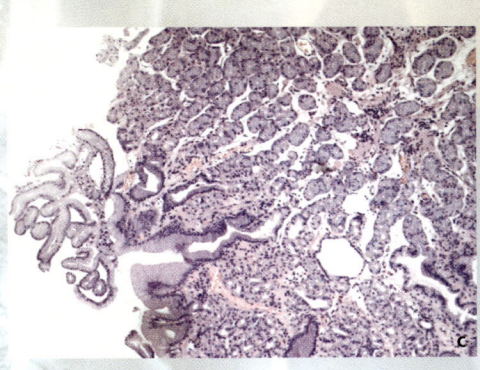

Fig. 39-1. Pólipos de glândulas fúndicas. (**a**) Imagem endoscópica com múltiplos pólipos em corpo gástrico, com tamanhos variados e aspecto translúcido. (**b**) Aspecto histológico em médio aumento, com glândulas dilatadas, circundadas por células parietais ou mucosas. (**c**) Aspecto histológico em pequeno aumento.

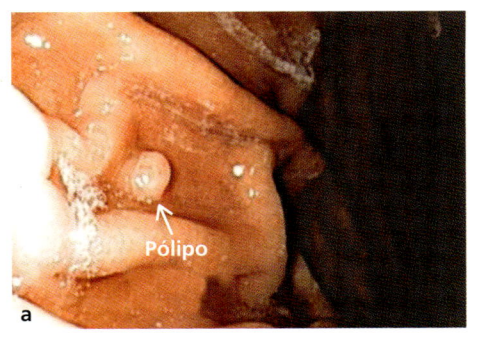

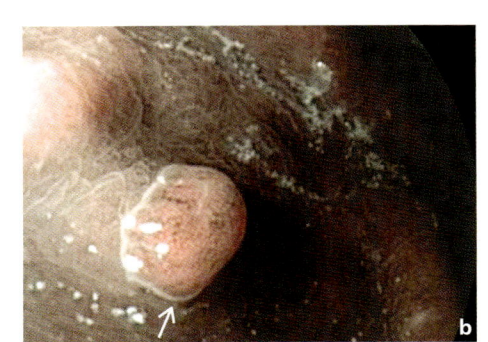

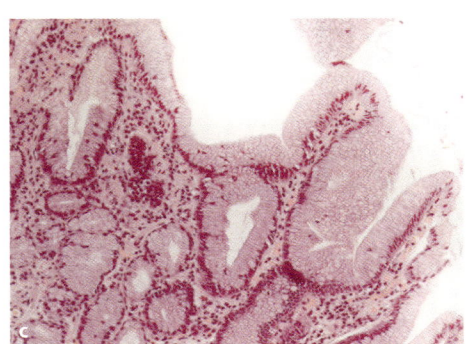

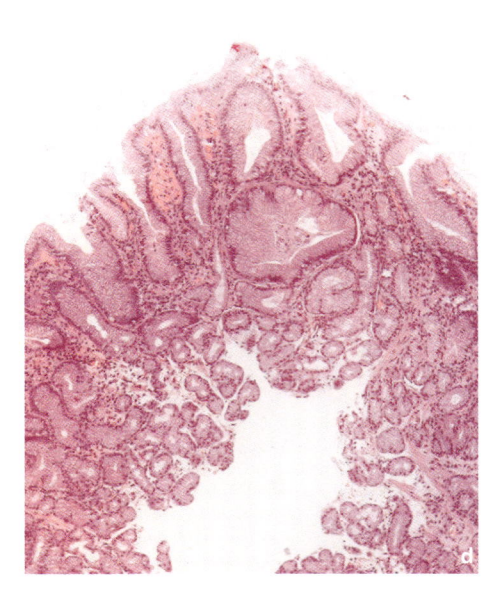

Fig. 39-2. Pólipo hiperplásico. (**a**) Aspecto endoscópico de pólipo único em corpo gástrico, com cerca de 3 mm, superfície regular. (**b**) Endoscopia com cromoscopia digital – NBI mostrando pólipo com padrão de criptas sugestivo de hiperplasia. (**c** e **d**) Pólipo hiperplásico em maior aumento.

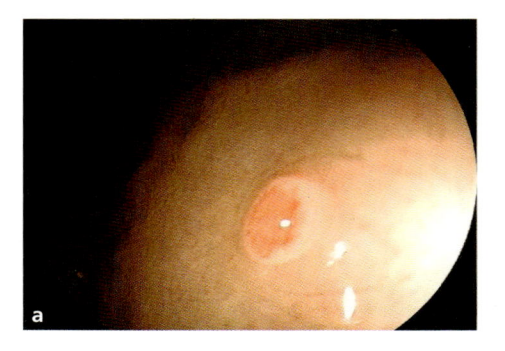

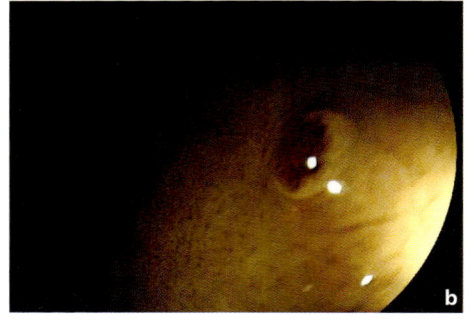

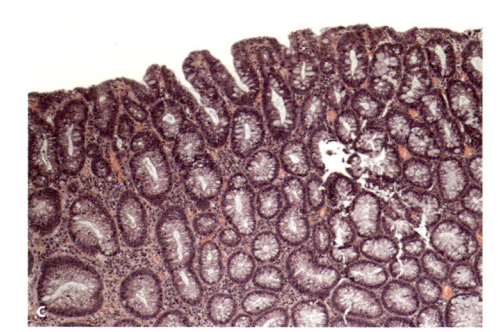

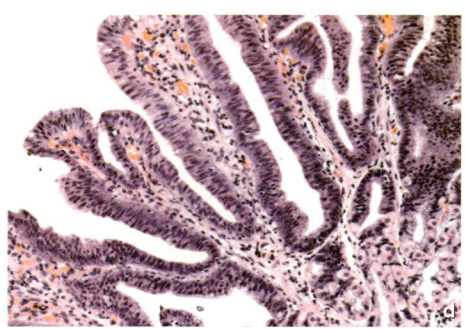

Fig. 39-3. Pólipo adenomatoso. (**a**) Pólipo único em corpo, com cerca de 3 mm, com superfície lisa e hiperemiada. (**b**) Cromoscopia digital com FICE. (**c**) À histologia, nota-se lesão exofítica constituída por proliferação de estruturas tubulares. (**d**) No grande aumento, observam-se pseudoestratificação nuclear, núcleos alongados e hipercromáticos.

fundo e corpo gástrico. Histologicamente, consiste em uma ou mais glândulas oxínticas com dilatações císticas, recobertas por células parietais ou mucosas. A mucosa adjacente raramente apresenta associação a *Helicobacter pylori*.

Os PGFs são pouco agressivos, sendo que relatos de displasia ocorrem em menos do que 1%. Existem casos publicados com presença de displasia encontrados em pacientes portadores de PAF, e o risco de displasia aumenta de 30 a 50%.

Vários autores apontam a relação entre o uso contínuo de inibidores da bomba de prótons (IBP) e o aparecimento de PGF, o que sugere que o mecanismo inibitório da secreção ácida possa estar envolvido na sua fisiopatologia. Estudos demonstraram esta associação quando a utilização do IBP é por um período longo acima de 1 ano. Estudo prospectivo realizado no Japão por Hongo *et al.* mostrou o aparecimento de PGF em 13,6% e de PH em 8,9% após o uso contínuo de rabeprazol 10 mg por 104 semanas. A presença de *Helicobacter pylori* e a gastrinemia basal elevada (> 400 pg/mL) são fatores de risco significativos para o aparecimento de PHs neste estudo.

Os pólipos hiperplásicos raramente acometem a mucosa gástrica normal, sendo comumente associados à gastrite crônica ou atrófica, infecção por *Helicobacter pylori* e anemia perniciosa. Endoscopicamente são lisos, arredondados, com diâmetro variando de 0,5 a 1,5 cm, podendo apresentar erosões no seu ápice. São encontrados mais frequentemente no antro e são múltiplos, entretanto podem ser observados adjacentes a úlceras ou margens de anastomose e também na cárdia, relacionados com a doença do refluxo gastroesofágico. Histologicamente, são representados por dilatações foveolares hiperplásicas, alongadas, grosseiramente distorcidas, sobre estroma edemaciado e ricamente vascularizado, com diferentes graus de inflamação. Os PHs isolados raramente têm transformação neoplásica, por outro lado as poliposes gástricas hiperplásicas podem apresentar degeneração neoplásica.

Apesar de a degeneração maligna destes pólipos ser rara, existe um risco crescente de evolução de tumores sincrônicos em outras áreas da mucosa gástrica. Isto pode ser graças à sua associação à gastrite atrófica que é um conhecido fator de risco para o câncer gástrico. Como a probabilidade de adenocarcinoma na mucosa adjacente é provavelmente mais alta do que no próprio pólipo hiperplásico, biópsias dirigidas da mucosa gástrica (mapeamento gástrico) têm sido recomendadas por alguns autores.

A relação entre infecção por *Helicobacter pylori* e o aparecimento de pólipos ocorre em cerca de 25% dos PH. Ji *et al.* demonstraram através de estudo randomizado e controlado que os PHs regridem após a erradicação do *Helicobacter pylori*. Pacientes com lesões menores do que 1 cm concomitantes com *H. pylori* devem ser tratados clinicamente com antibióticos antes de se proceder a qualquer tratamento endoscópico de ressecção.

Dentre os pólipos hiperplásicos ou inflamatórios ressaltamos os pólipos fibroides inflamatórios, em geral são raros (< 1% dos pólipos gástricos), solitários, sésseis ou subpediculados, consistência firme e com superfície ulcerada, localizados predominantemente na região pré-pilórica (80%). Sua etiologia é considerada reativa, entretanto é comum apresentar mutações genéticas, sugerindo um processo neoplásico. Apesar disso, quando ressecados, em geral, não são recorrentes e não necessitam de acompanhamento após ressecção.

Os pólipos adenomatosos esporádicos são raros no Ocidente (0,5 a 3,75%). Sua localização mais frequente é na incisura angular e antro, tem aspecto aveludado, com a superfície discretamente lobulada, com aspecto séssil ou pediculado e, em geral, são únicos (82%), menores do que 2 cm de diâmetro. A mucosa adjacente apresenta gastrite atrófica com metaplasia intestinal.

Adenomas são lesões proliferativas. Portanto, há aumento do número de estruturas glandulares tubulares e diminuição proporcional da quantidade de estroma interglandular. Observa-se pseudoestratificação nuclear com perda variável da polarização. Os núcleos apresentam-se de tamanho aumentado, com pleomorfismo que varia de leve a acentuado e nucléolo mais proeminente.

Os adenomas podem ser lesões precursoras dos adenocarcinomas gástricos e, em cerca de 30% dos casos, apresentam lesões sincrônicas, e lesões maiores do que 2 cm apresentam focos de adenocarcinoma em 50% dos casos. O exame detalhado de toda a mucosa gástrica, assim como a excisão completa da lesão, com acompanhamento para assegurar a não recorrência da lesão são recomendados.

Lesões elevadas polipoides devem ser consideradas como diagnósticos diferenciais dos pólipos, apresentando outros tipos histológicos, como tumores neuroendócrinos (carcinoides), heterotopia pancreática, xantelasma, lipomas, GIST (*gastrointestinal stromal-tumors* ou tumores estromais gastrointestinais), como os pólipos fibroides inflamatórios e leiomiomas, linfomas, perfazendo cerca de 1%. Alguns autores descrevem uma alta incidência de lesões polipoides biopsiadas, sem uma definição no estudo histopatológico (16 a 37,5%). Verificou-se que cerca da metade destas lesões era menor do que 3 mm.

Os pólipos gástricos podem fazer parte de síndromes congênitas, como a polipose adenomatosa familiar (PAF), polipose juvenil, síndrome de Peutz-Jeghers, síndrome de Cronkhite-Canada, síndrome de Gardner, doença de Cowden, polipose associada ao MYH.

O risco de câncer gástrico em pacientes com PAF é baixa no Ocidente (< 1%), entretanto no Japão e na Coreia, o risco de adenocarcinomas nestes pacientes é 10 vezes maior do que na população em geral. O adenocarcinoma é, em geral, proveniente dos adenomas, mas também está descrito como proveniente de pólipos de glândulas fúndicas, nesta população. Os pólipos de glândulas fúndicas ocorrem em cerca de 50% dos pacientes com PAF, localizados em fundo e corpo, e os pólipos adenomatosos são mais prevalentes no antro. Pacientes com PAF devem ser submetidos à endoscopia digestiva alta, utilizando-se aparelhos com visões frontal e lateral, iniciando-se aos 30 anos, com intervalos de 3 anos.

MANEJO E ACOMPANHAMENTO

De uma forma geral os pólipos gástricos devem ser biopsiados para estudo histológico inicial. Quando na presença de vários pólipos gástricos, deve-se dar preferência para a retirada de fragmentos dos pólipos maiores ou com alterações superficiais suspeitas de malignidade. Os PGFs e PHs menores do que 1cm não necessitam ser totalmente ressecados.

A prevalência das alterações displásicas entre PH é menor que 2%, sendo mais frequente em pólipos maiores que 2 cm, frente a isso todos os pólipos grandes devem ser ressecados. Em caso de múltiplos pólipos hiperplásicos, o acompanhamento dos pólipos remanescentes tem sido recomendado, com o tratamento do *H. pylori* quando positivo e não a ressecção endoscópica de todas as lesões. Em revisões de literatura o tempo de acompanhamento endoscópico é variável, ficando em torno de 1 ano, sendo que a identificação de um PH serve como um sinal de alerta para rastreamento de outras lesões gástricas durante o exame de endoscopia.

Pacientes em uso de IBP e com PGF pequenos (< 0,5 cm), o diagnóstico é confirmado com a biópsia, e a terapia com IBP pode ser mantida. Displasia em pólipos de glândulas fúndicas tem sido associada a lesões maiores que 1 cm, razão pela qual devam ser ressecadas, e se clinicamente indicado, a terapia com IBP descontinuada.

Os pólipos adenomatosos devem ser ressecados por completo, portanto se as margens de ressecção inicial não forem livres no material estudado, a EDA deve ser repetida até a sua completa excisão. Após a remoção completa o acompanhamento deve ser feito em 1 ano para avaliar a possível recorrência. Se o exame for negativo, o intervalo para nova EDA é de 3 a 5 anos. Nos pólipos com displasias de alto grau, a recomendação de acompanhamento deve ser individualizada.

As técnicas utilizadas na ressecção de pólipos são variadas e dependem principalmente do tamanho, localização e característica do pólipo:

- O uso das pinças de biópsias são recomendadas em pólipos menores que 5 mm. Uma das vantagens desta técnica seria o risco quase inexistente de perfuração. O uso de pinças de biópsias com eletrocautério *(hot biopsy)* vem caindo em desuso, em razão de lesões residuais em 17 a 22% dos casos. O intuito da polipectomia seria a ressecção completa da lesão, sendo que a presença de lesões residuais pode ocasionar a sua recidiva. Em estudos observacionais comparando técnicas de polipectomia comprovou-se que as ressecções com alça de polipectomia raramente deixavam pólipos residuais, ao contrário das ressecções realizadas com pinça de biópsia.
- Alças de polipectomias são comumente usadas em pólipos maiores que 1,0 cm e variam de tamanho e formato, sendo as mais utilizadas a Oval e Hexagonal. Geralmente são utilizadas com eletrocautério, diminuindo o risco de sangramento durante o procedimento. Em lesões menores podem ser usadas as minialças pela técnica de polipectomia a frio, ou seja, sem eletrocautério. Quando bem

indicado, a técnica de polipectomia a frio pode ser vantajosa graças ao tempo de procedimento e ausência absoluta de lesões térmicas transmurais. As injeções submucosas de diversos tipos de soluções (solução salina, HPMC, ácido hialurônico, etc.) têm sido uma ferramenta eficaz na ressecção de lesões maiores. O coxim submucoso resultante afasta a lesão da camada muscular, diminuindo as chances de perfuração durante a polipectomia.

A complicação mais comum nas ressecções de pólipos é a hemorragia e pode ser classificada em precoce (em menos de 12 horas do procedimento) ou tardia (após 12 horas e até 30 dias pós-procedimento). A sua incidência varia entre 0,5 a 2,2%. Diversos fatores contribuem ao risco de sangramento durante o procedimento, entre eles as características do pólipo (tamanho, pólipos malignos), tipo de eletrocautério (corte puro ou corte misto), experiência do operador e fatores inerentes ao próprio paciente (coagulopatia, hipertensão arterial sistêmica). Lesões com pedículos largos (> 10 mm) sugerem a presença de vasos calibrosos nutrindo o pólipo, nesses casos é preconizado o uso de *endoloop* ou hemoclipes profiláticos, para prevenção de sangramento precoce ou tardio.

Complicações menos usuais seriam a perfuração, bacteriemia e a síndrome pós polipectomia que serão discutidos em outro capítulo.

AGRADECIMENTOS

Agradecimento à Dra. Luciane Choppa do Valle pela revisão da Anatomia Patológica e ao Serviço de Anatomia Patológica e de Endoscopia do Fleury Medicina e Saúde pelas fotos.

BIBLIOGRAFIA

Anon APC. Associated Polyposis Conditions. GeneReviews™ - NCBI Bookshelf.

Anon. The Paris endoscopic classification of superficial neoplastic lesions: esophagus, stomach, and colon. *Gastrointest Endosc* 2003 Dec.;58(6):S3-43. doi:10.1016/S0016-5107(03)02159-X. Disponível em: <http://linkinghub.elsevier.com/retrieve/pii/S001651070302159X>

Carmack SW, Genta RM, Graham DY et al. Management of gastric polyps: a pathology-based guide for gastroenterologists. *Nature reviews. Gastroenterol Hepatol* 2009 June;6(6):331-41. doi:10.1038/nrgastro.2009.70. Disponível em: <http://www.ncbi.nlm.nih.gov/pubmed/19421245>

Dirschmid K, Platz-Baudin C, Stolte M. Why is the hyperplastic polyp a marker for the precancerous condition of the gastric mucosa? *Virchows Archiv Int J Pathol* 2006 Jan.;448 (1):80-84. doi:10.1007/s00428-005-0068-2. Disponível em: <http://www.ncbi.nlm.nih.gov/pubmed/16189701>

García-Alonso FJ, Martín-Mateos RM, González Martín JA et al. Gastric polyps: analysis of endoscopic and histological features in our center. *Revista Española de Enfermedades Digestivas* 2011 Aug.;103(8):416-20. Disponível em: <http://www.ncbi.nlm.nih.gov/pubmed/21867351>

Gencosmanoglu R, Sen-Oran E, Kurtkaya-Yapicier O et al. Gastric polypoid lesions: analysis of 150 endoscopic polypectomy specimens from 91 patients. *World J Gastroenterol* 2003 Oct.;9(10):2236-39. Disponível em: <http://www.ncbi.nlm.nih.gov/pubmed/14562385>

Goddard AF, Badreldin R, Pritchard DM et al. The management of gastric polyps. *Gut* 2010 Sept.;59(9):1270-76. doi:10.1136/gut.2009.182089. Disponível em: <http://www.ncbi.nlm.nih.gov/pubmed/20675692>

Hirota WK, Zuckerman MJ, Adler DG et al. ASGE guideline: the role of endoscopy in the surveillance of premalignant conditions of the upper GI tract. *Gastrointest Endosc* 2006 Apr.;63(4):570-80. doi:10.1016/j.gie.2006.02.004. Disponível em: <http://www.ncbi.nlm.nih.gov/pubmed/16564854>

Hongo M, Fujimoto K. Incidence and risk factor of fundic gland polyp and hyperplastic polyp in long-term proton pump inhibitor therapy: a prospective study in Japan." *J Gastroenterol* 2010 June;45(6):618-24. doi:10.1007/s00535-010-0207-7. Disponível em: <http://www.ncbi.nlm.nih.gov/pubmed/20177714>

Ji F, Wang ZW, Ning JW et al. Effect of drug treatment on hyperplastic gastric polyps infected with Helicobacter pylori: a randomized, controlled trial. *World J Gastroenterol* 2006 Mar. 21;12(11):1770-73. Disponível em: <http://www.ncbi.nlm.nih.gov/pubmed/16586550>

Lee SY. Future candidates for indications of Helicobacter pylori eradication: do the indications need to be revised? *J Gastroenterol Hepatol* 2012 Feb.;27(2):200-11. doi:10.1111/j.1440-1746.2011.06961.x. Disponível em: <http://www.ncbi.nlm.nih.gov/pubmed/22098099>

Malaty HM. Epidemiology of Helicobacter pylori infection. *Best Pract Res Clin Gastroenterol* 2007 Jan.;21(2):205-14. doi:10.1016/j.bpg.2006.10.005. Disponível em: <http://www.ncbi.nlm.nih.gov/pubmed/17382273>

Morais DJ, Yamanaka A, Zeitune JM et al. Gastric polyps: a retrospective analysis of 26,000 digestive endoscopies. *Arq Gastroenterol* 2007;136(1):14-17.

Tescher P, Macrae FA, Speer T et al. Surveillance of FAP: a prospective blinded comparison of capsule endoscopy and other GI imaging to detect small bowel polyps." *Hered Cancer Clin Pract* 2010 Abr.;8(1):3. doi:10.1186/1897-4287-8-3. Disponível em: <http://www.pubmedcentral.nih.gov/articlerender.fcgi?artid=2859487&tool=pmcentrez&rendertype=abstract>

Weston BR, Helper DJ, Rex DK. Positive predictive value of endoscopic features deemed typical of gastric fundic gland polyps. *J Clin Gastroenterol* 2003;36(5):399-402. Disponível em: <http://www.ncbi.nlm.nih.gov/pubmed/12702980>

Yang MH, Son HJ, Lee JH et al. Do we need colonoscopy in patients with gastric adenomas? The risk of colorectal adenoma in patients with gastric adenomas. *Gastrointest Endosc* 2010 Apr.;71(4):774-81. doi:10.1016/j.gie.2009.11.042. Disponível em: <http://www.ncbi.nlm.nih.gov/pubmed/20363417>

CAPÍTULO 40

LESÕES SUBEPITELIAIS DE ESTÔMAGO E DUODENO

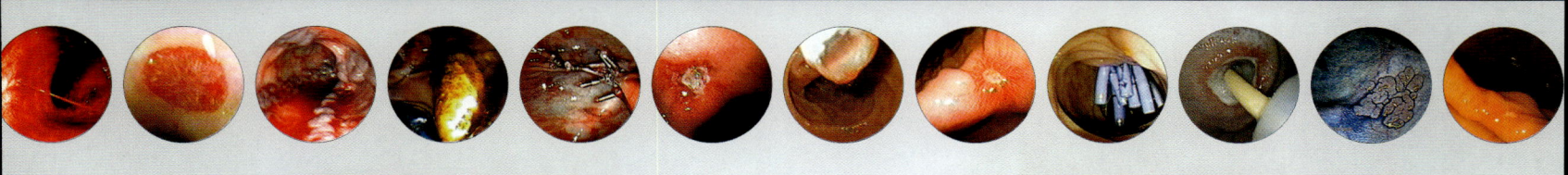

SIMONE GUARALDI ■ EVANDRO DE OLIVEIRA SÁ

INTRODUÇÃO

Lesões subepiteliais (LSE) são formações recobertas por mucosa típica, protrusas para a luz do trato digestivo (TGI), que determinam abaulamento parietal. Podem originar-se em qualquer das camadas da parede gastrointestinal, sendo, portanto, de natureza intramural. Diferenciam-se das compressões extrínsecas (CE) as quais têm aspecto endoscópico semelhante, mas origem extramural (estruturas adjacentes). Por abrigar lesões de origem citológica diversa, podem ser de natureza benigna ou não. Entre as LSE gastroduodenais mais frequentes estão lesões mesenquimais, vasculares, neuroendócrinas, císticas e malignas não epiteliais.

A maioria apresenta-se de forma assintomática, sendo identificada incidentalmente à endoscopia digestiva alta (EDA) (Fig. 40-1). Eventualmente, a seriografia, a ultrassonografia abdominal e a tomografia computadorizada podem identificar a lesão. Embora não caracterizem a origem da lesão, sobretudo as parietais de pequeno tamanho, são úteis na identificação e caracterização de tumores abdominais extramurais. Quando crescem, em geral determinam sintomas, como dor torácica ou abdominal, disfagia, sangramento digestivo ou massa palpável.

Por demonstrar as camadas da parede do TGI (mucosa, submucosa e muscular própria) e os tecidos e órgãos adjacentes, a ecoendoscopia (EE) permite identificar a camada de origem destes tumores, complementando sua descrição morfológica. Dessa forma, interfere no manejo terapêutico e no acompanhamento dos mesmos (Fig. 40-2).

Constitui objetivo deste capítulo discutir as LSE que se originam no estômago e/ou duodeno.

O PAPEL DA ENDOSCOPIA DIGESTIVA ALTA

Durante o exame de endoscopia digestiva alta (EDA), quando a maioria destas lesões é identificada pela primeira vez, o(a) endoscopista deve avaliar os seguintes aspectos: tamanho, formato, presença ou não de pulsação, "sinal da prega-em-ponte", consistência ao toque da pinça ("sinal da almofada"), mobilidade ("sinal do rolamento"), coloração e aspecto da superfície mucosa (Fig. 40-3). O "desaparecimento" da lesão pela mudança de decúbito e insuflação de ar constituiu recursos simples e eficientes no diagnóstico diferencial favorecendo a CE. Outra informação relevante é a localização da lesão, uma vez que lesões de corpo gástrico proximal, diferente das lesões mais distais, tendem a ser de origem estromal. Num estudo multicêntrico, a EDA apresentou taxa de sensibilidade (SENS) de 87% e de especificidade (ESP) de 29% para a distinção entre massa intramural e CE (B), não sendo exata quanto à caracterização do con-

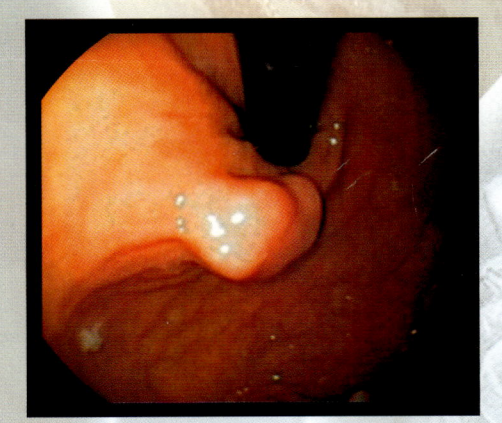

Fig. 40-1. Lesão subepitelial identificada pela endoscopia digestiva alta.

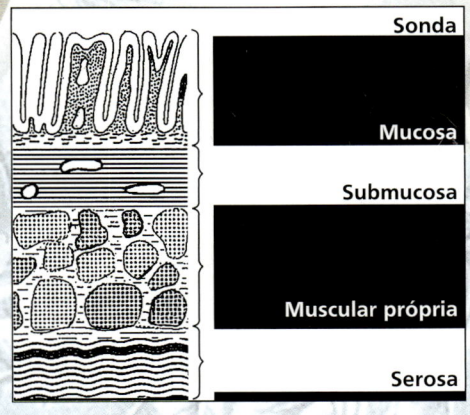

Fig. 40-2. Correlação das camadas da parede do TGI com as camadas identificadas pela EE.

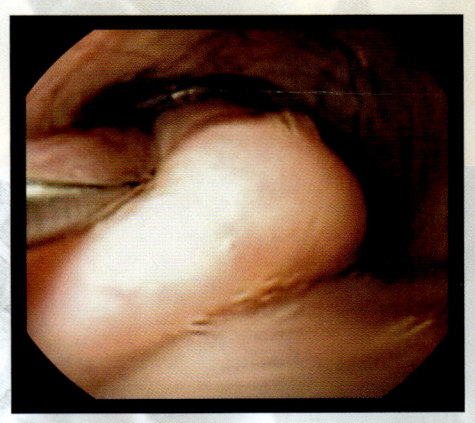

Fig. 40-3. EDA demonstrando "sinal da almofada" positivo.

teúdo (sólido, líquido, homogêneo, heterogêneo), da profundidade ou dos limites (regular, irregular) da lesão. Assim, a EDA é limitada para definir etiologicamente a LSE.[30]

Outrora realizada de maneira rotineira, a biópsia endoscópica convencional tem baixo rendimento diagnóstico por não ultrapassar a camada epitelial. Quando a lesão apresentar erosão superficial sem risco de sangramento, pode-se realizar a biópsia direta. Nas lesões nodulares de fundo gástrico, deve-se tomar muito cuidado em virtude da possibilidade da origem vascular. Neste caso, a biópsia está contraindicada.

O PAPEL DA ECOENDOSCOPIA

A EE, realizada por videoecoendoscópio (radial ou setorial) ou por minissonda (cateter que trabalha com frequência de até 30 MHz), permite caracterizar por visão transmural a morfologia da lesão e, em alguns casos, coletar material (biópsia ecoguiada, EE-PAAF) para estudo anatomopatológico. Embora exista boa correlação entre a estimativa de tamanho determinada pela EDA e pela EE (r = 0,72 a 0,88 com p < 0,001) (B), a EE é o método de escolha padrão para este fim.[14]

Na avaliação da LSE, constituem seus objetivos principais: 1) distinção entre lesões intra e extramural; 2) identificação da camada de origem na parede gastrointestinal; 3) descrição dos critérios morfológicos: ecogenicidade, homogeneidade, tamanho, conteúdo (calcificações, áreas císticas etc.), contornos e presença ou não de invasão de estruturas vizinhas e 4) pesquisa de linfonodomegalia(s) (Figs. 40-4 a 40-7).

A combinação das informações fornecidas pela EDA e pela EE permite o diagnóstico etiológico em até 80% dos casos. Em função dos achados ecoendoscópicos, da técnica e material empregados na EE-PAAF e seguindo criterioso julgamento anatomopatológico, é possível estabelecer o diagnóstico citológico. Dessa forma, a EE tem sido progressivamente mais utilizada na propedêutica destas lesões, orientando a conduta terapêutica mais apropriada para cada paciente.

LESÕES SUBEPITELIAIS

Entre as LSE gástricas destacam-se os tumores estromais, as CEs e o pâncreas ectópico; entre as duodenais, os pólipos benignos e as lesões estromais.

Compressão extrínseca

As lesões extramurais ou estruturas anatômicas típicas, situadas na vizinhança do estômago e do duodeno, podem comprimir a parede do TGI e projetar-se para seu lúmen, mimetizando uma lesão intramural com aspecto subepitelial. No estômago, as principais causas de CE não patológica são: vesícula biliar, lobo hepático esquerdo, baço e vasos esplênicos. Entre as estruturas que podem comprimir o duodeno destacam-se: pseudocisto pancreático, linfonodos, aneurismas e lesões metastáticas.

Na EDA, observa-se lesão elevada recoberta por mucosa típica, em geral com forma arredondada que "desaparece" ou tem sua forma alterada na mudança de decúbito e/ou com a insuflação de ar. A EE demonstra a parede gastroduodenal típica, disposta em camadas homogêneas, sem espessamento ou área nodular (Fig. 40-4). As taxas de exatidão para seu diagnóstico são altas, respectivamente, 94% (B).[10]

Lesão mesenquimal

A lesão mesenquimal é a neoplasia não epitelial de comportamento benigno que ocorre em maior frequência no TGI. Estima-se sua prevalência em 1% entre as neoplasias malignas primárias deste siste-

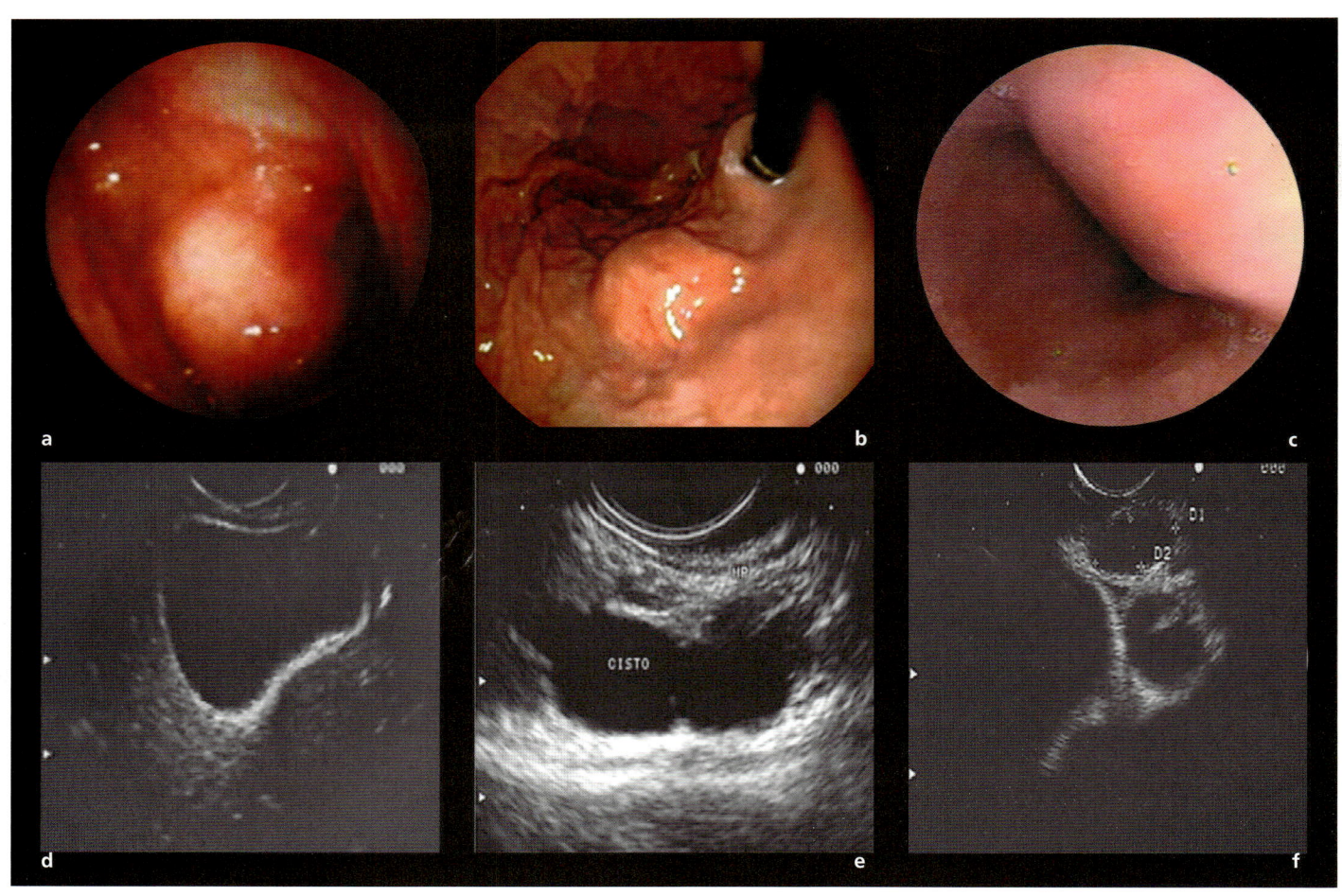

Fig. 40-4. EE demonstrando compressão extrínseca por diferentes estruturas intra-abdominais.

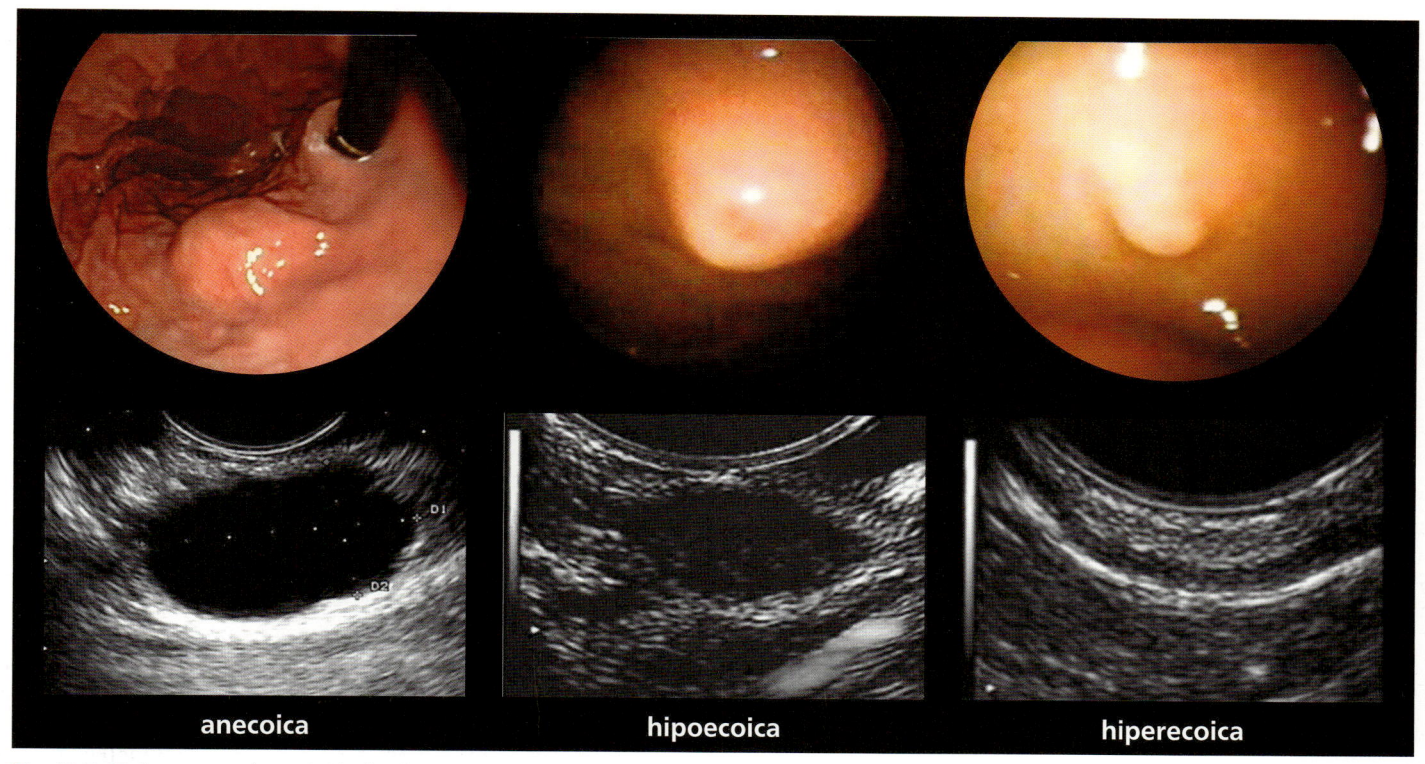

Fig. 40-5. EE demonstrando o critério "padrão ecoico", investigado nas LSEs.

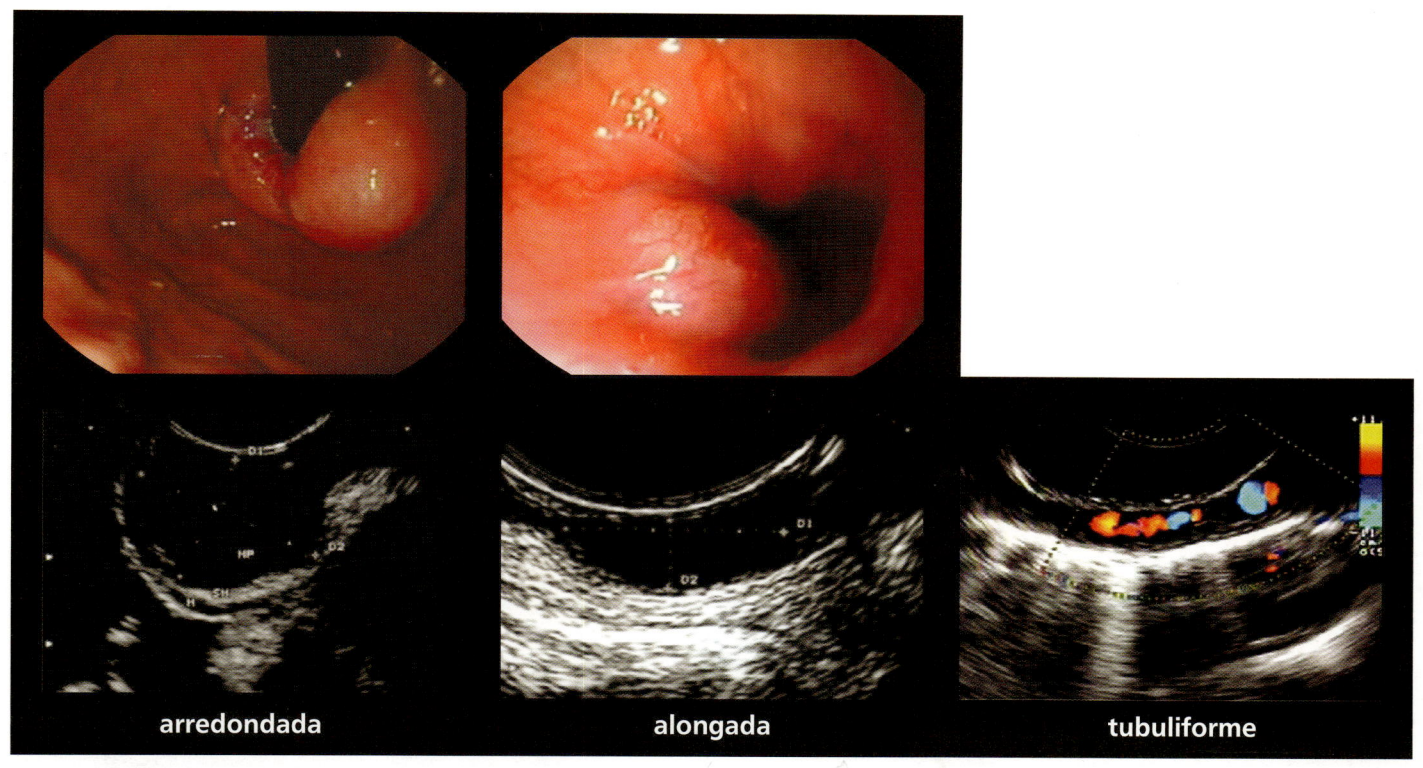

Fig. 40-6. EE demonstrando o critério "forma", investigados nas LSEs.

ma.[17] Dividem-se em dois grupos principais: 1) tumores estromais gastrointestinais (GIST) que ocorrem mais frequentemente no estômago e no intestino delgado proximal e 2) tumores com semelhanças entre si, incluindo lipomas, lipossarcomas, leiomiomas, leiomiossarcomas verdadeiros, tumores desmoides e *schwannomas*.

GIST

Lesão mesenquimal de comportamento biológico variável com potencial para transformação maligna que tem origem mural, na camada muscular própria (Fig. 40-8). Estudos epidemiológicos demonstram prevalência anual de GIST em 11 a 14,5/milhões de habitantes.[26] Dados mais recentes revelam que a frequência de lesões milimétricas pode ser maior do que o registrado.[1] Considerando que a incidência de GIST sintomático é baixa, apenas poucos progridem e tornam-se malignos. Ocorrem predominantemente em adultos e idosos (idade média = 63 anos, registro SEER), sendo raro abaixo dos 40 anos (B).[36]

Quanto à patogênese, a lesão tem origem em função de mutações que ocorrem predominantemente (75%) no éxon 11 do gene *KIT* determinando dimerizaçao espontânea e estímulo contínuo (80%) do receptor *KIT*. Em 95% dos pacientes, o gene *KIT* está supe-

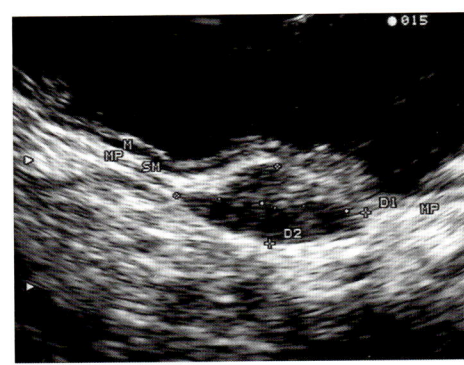

Fig. 40-7. EE demonstrando os critérios "camada de origem" e "tamanho" investigados nas LSEs.

22 x 9mm – 4ª camada

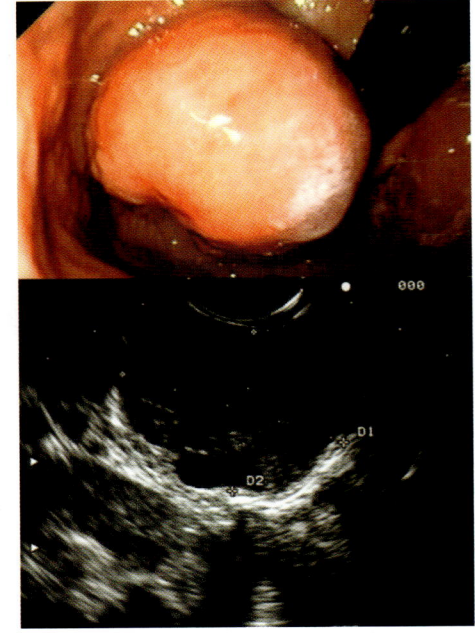

42 x 28mm – 4ª camada

rexpresso. Em outros casos, a mutação está presente no éxon 9, 13, ou 17, resultando num mecanismo estrutural biológico diferente com "ganho de função" no gene *KIT*, ainda com significado pouco compreendido, que pode ter relação com o padrão de resposta ao tratamento (C).[6]

No que se refere à origem celular, esta ainda permanece objeto de discussão. A associação às células de Cajal sugere que estas poderiam ser multipotenciais, com função do tipo células-tronco, candidatas prováveis à histogênese do GIST (C).[6] Com relação à composição histológica, predominam células fusiformes (70%), seguidas pelas epitelioides (20%). Ocasionalmente, são pleomórficas (10%).

O estudo imunoistoquímico e molecular do GIST tem-se tornado cada vez mais importante no manuseio destas lesões. A imunopositividade para o antígeno CD117 (c-*kit*) constitui o principal critério diagnóstico (> 90%) nestas lesões. Pode haver também imunopositividade para outros antígenos (não específicos): nestina (90%–100%) e CD34 (70%) (B).[21] Entre 4 e 15% dos GIST não expressam CD117 (c-*kit* negativo), possivelmente graças à mutação na tirosinoquinase que atua no receptor do fator de crescimento das plaquetas alfa (PDGFRA).[6]

Diferente dos grupos anteriores, o GIST sem expressão CD117 ou com reação fraca constitui subgrupo composto parte pelo tumor com mutação PDGFRA, parte pelo tumor com mutação KIT. Nestes casos, a análise mutacional "precoce" é necessária para classificar melhor a lesão. Sua identificação parece estar relacionada com o tipo de resposta ao tratamento. Com isso, a fibromatose e o leiomiossarcoma são provavelmente as lesões mais frequentemente confundidas com o GIST. Recentemente, West *et al.*[38] descreveram o gene DOG1 com expressiva imunodetecção no GIST, útil na identificação dos tumores CD117 negativo. Nos GIST sem mutação detectada nos genes KIT/PDGFRA, parece haver a inativação do complexo enzimático desidrogenase (SDH).

Sob o ponto de vista atual, os tumores classificados como GIST são identificados rapidamente por meio da expressão KIT. No entanto, são classificados de forma mais específica pela identificação da presença e do tipo de mutação instalada nos genes KIT/PDGFRA. Esta distinção parece ser relevante para direcionar e avaliar resposta à terapêutica citorredutora.

Com relação ao quadro clínico, são assintomáticos na maioria das vezes. Quando crescem, podem apresentar úlceras em sua superfície e manifestar-se pela dor abdominal ou por sangramento gastrointestinal (Fig. 40-9). Mais recentemente, tem-se chamado a atenção para a aplicação da tomografia por emissão de pósitrons, que pode identificá-los.

O diagnóstico diferencial do GIST inclui leiomiomas, leiomiossarcomas, schwannomas, tumor miofibroblástico inflamatório, lipossarcomas, tumores metastáticos e tumores desmoides, e a distinção entre eles é feita tomando por base o quadro clínico, os achados histológicos e, principalmente, moleculares. O potencial maligno do GIST está relacionado com o tamanho, com a taxa de mitoses e com a presença de necrose tumoral.

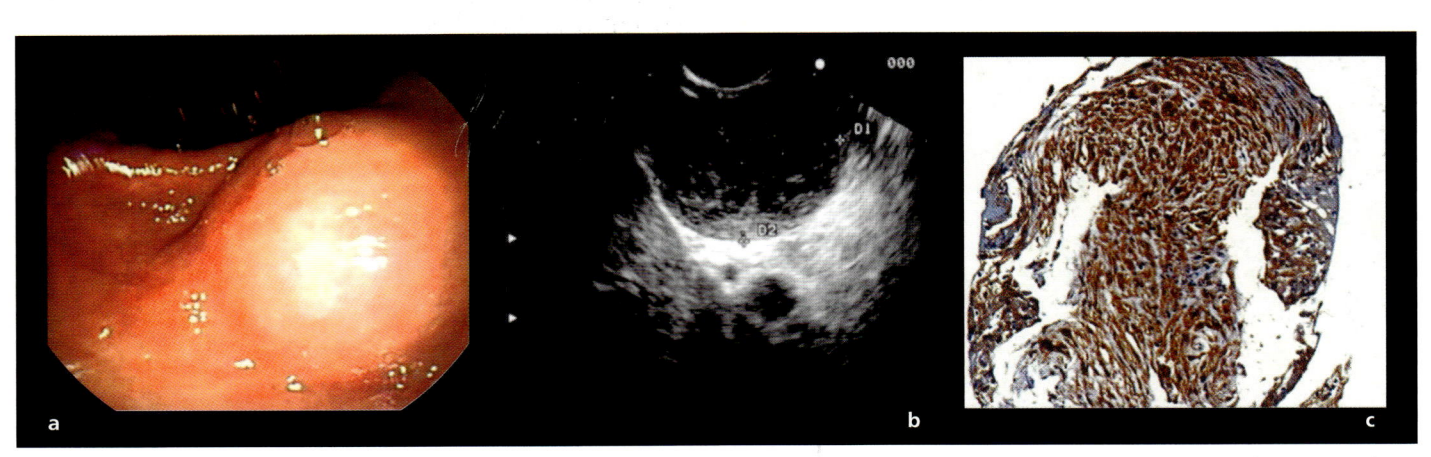

Fig. 40-8. GIST gástrico. (**a**) Aparência endoscópica. (**b**) Características ecoendoscópicas. (**c**) Conteúdo histológico (c-*kit* positivo) colhido por meio de punção ecoguiada.

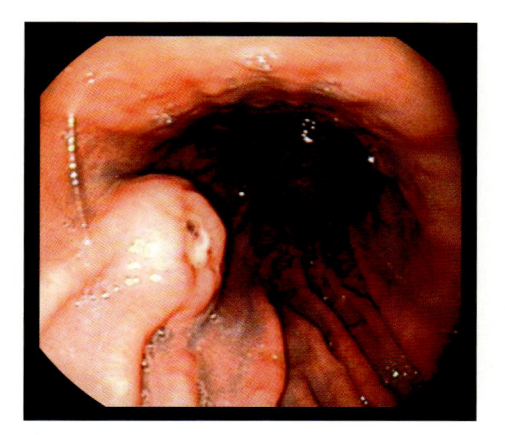

Fig. 40-9. Aspecto endoscópico de uma LSE ulcerada.

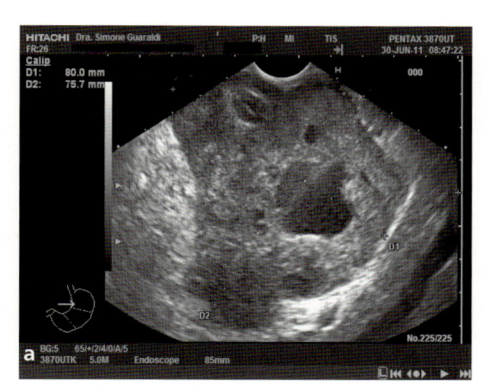

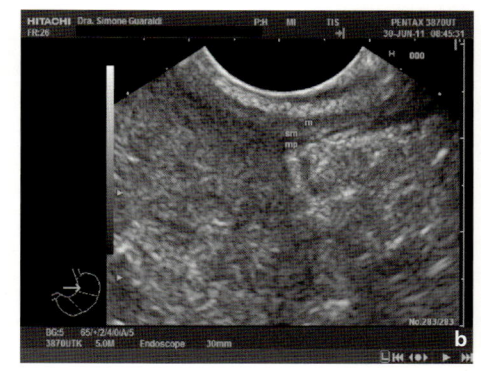

Fig. 40-10. Aspecto ecoendoscópico do GIST gástrico. (**a**) Lesões hipoecoica e heterogênea com contorno irregular, contendo áreas anecoicas em seu interior com origem na (**b**) camada muscular própria.

Na maioria das vezes, a lesão não apresenta ulceração superficial e corresponde, por via transmural, à formação fusiforme ou arredondada com origem na camada muscular própria, conteúdo sólido, hipoecoico e homogêneo, cujas margens são bem definidas e de tamanho variável (Figs. 40-8 e 40-10). A lesão também pode originar-se da 2ª camada (camada muscular da mucosa). O aspecto heterogêneo pode corresponder à presença de necrose, tecido fibroso ou degeneração hialina (C),[6] o que atrapalha um pouco a definição etiológica. Sinais sugestivos de malignidade incluem: tamanho > 4,0 cm, aspecto irregular, contorno externo irregular, heterogeneidade, focos internos ecogênicos, espaços internos anecoicos (císticos) > que 4,0 mm e presença de linfonodomegalias (B).[28] A SENS da EE para detectar malignidade varia entre 80 a 100% (C).[6] Palazzo et al.[28] (B) sugerem que a presença de pelo menos um sinal ecográfico (contorno extraluminal irregular, espaços anecoicos ou linfonodomegalias) reflete SENS, ESP e valor preditivo positivo (VPP) de 91, 88 e 93%, respectivamente. Quando presentes pelo menos dois sinais, o VPP torna-se 100%. Os elementos ecográficos mais relacionados com a benignidade foram: contorno regular, tamanho tumoral ≤ 3,0 cm e aspecto ecoico homogêneo (B).[28]

A EE-PAAF é o método de eleição para coleta de aspirado da lesão. A quantidade de fragmentos de tecido recolhido está diretamente relacionada com a possibilidade de realizar estudos histológicos complementares (imunoistoquímica, estudo molecular) e de estabelecer um diagnóstico definitivo. A critério da técnica empregada, recomenda-se o uso da agulha ProCore® de 22 G ou de 19 G (COOK MEDICAL, EUA), ou da agulha convencional de 19 G (mais calibrosa) para a coleta do aspirado. A agulha ProCore® apresenta uma abertura em sua extremidade de punção que permite produzir pequenas "fatias" de tecido. São elementos limitantes para a conclusão diagnóstica: agulha fina, aspirado exíguo, incapacidade para julgar a adequacidade do aspirado e o grau desmoplásico da lesão.

Quando a lesão é de duodeno, pode ser tecnicamente mais difícil. Em função do trajeto geralmente tortuoso, deve-se tomar o cuidado ao posicionar o aparelho no momento da punção para evitar danos ao paciente e ao equipamento. A agulha *tru-cut* está sendo progressivamente menos utilizada.

O desempenho para detectar malignidade da combinação "EE + EE-PAAF" foi melhor do que EE sozinha, respectivamente 91 e 78% (B).[3] Somada ao estudo do índice Ki-67, esta taxa subiu para 100%. Os achados histopatológicos preditivos de mau prognóstico incluem: pleomorfismo nuclear, hipercromasia, alta taxa mitótica (> 5/50 hpf) e relação núcleo-citoplasma alta.

O acompanhamento do GIST ainda é assunto controverso. Em geral refratários à quimioterapia e radioterapia convencionais, constitui tratamento padrão para o GIST primário não metastático à ressecção cirúrgica completa "em bloco". Com o desenvolvimento de fármacos inibidores da tirosinoquinase, o próprio marcador, que tem função diagnóstica, hoje constitui alvo terapêutico quimioterápico (B).[37] Nos casos que requerem citorredução pré-operatória, a terapia neoadjuvante (terapia com mesilato de imatinibe ou seus derivados) está indicada. Não sendo completa a ressecção ou havendo ruptura tumoral à manipulação cirúrgica, situações determinantes de pior prognóstico (B), a terapia adjuvante deve ser considerada.[18]

Os fatores prognósticos se dividem em: 1) histológico (índice mitótico, celularidade alta, pleomorfismo celular e a presença de necrose) e 2) clínico (tamanho tumoral, presença de invasão macroscópica de estruturas ou órgãos vizinhos, presença de metástases no momento do diagnóstico, ruptura tumoral durante a cirurgia e a ressecção incompleta) (Quadros 40-1 e 40-2). As diretrizes

Quadro 40-1. Proposta de modificação do Consenso da NIH para classificação por categorias de risco no GIST[13]

	Consenso NIH, 2002[8]			Classificação proposta[13]	
Risco	Tamanho	Mitoses/ 50 campos*	Risco	Tamanho	Mitoses/ 50 campos*
Muito baixo	< 2 cm	< 5	I	< 5 cm	< 5
Baixo	2-5	< 5	II	< 5	6-10
Intermediário	< 5	6-10		5-10	< 5
	5-10	< 5	III	≤ 5	> 10
Alto	> 5	> 5		5-10	6-10
	> 10	Qualquer		> 10	< 5
	Qualquer	> 10	IV	> 5	> 10

*Campos de grande aumento.[8]

Quadro 40-2. Taxas de sobrevida livre de doença (GIST gástrico ou duodenal) segundo índice mitótico e tamanho tumoral

Grupo	Tamanho tumoral	Índice mitótico nº de mitoses/campo*	Pacientes (%) SEM evidência de doença durante o acompanhamento/risco de metástase	
			Gástrico	Duodeno
1	≤ 2 cm	≤ 5/50	100/nenhum	100/nenhum
2	2 a 5 cm	≤ 5/50	98,1/muito baixo	91,7/baixo
3a	5 a 10 cm	≤ 5/50	96,4/baixo	66*/alto
3b	> 10 cm	≤ 5/50	88/moderado	
4	≤ 2 cm	> 5/50	100**/não mencionado	–
5	2 a 5 cm	> 5/50	84/moderado	50/alto
6a	5 a 10 cm	> 5/50	45/alto	14*/alto
6b	10 cm	> 5/50	14 alto	

*Dados combinados para tumores > 5 cm.
**Número de casos pequeno.
***Campo de grande aumento.
Modificado de Miettinem et al.[22]

mais atuais recomendam dividir o GIST em categorias de risco: muito baixo, baixo, intermediário e alto (C) (C).[8,13] Os de alto risco apresentam grande potencial para disseminação e metástase (C).[8] A sobrevida em 5 anos para os pacientes tratados com ressecção cirúrgica completa varia entre 35-60% (C).[6]

Leiomioma e leiomiossarcoma

Raros no estômago e duodeno, 2,5% (B), se comportam biologicamente de forma semelhante aos leiomiomas esofagianos, com baixa atividade mitótica, embora possa ocorrer atipia focal.[21] De origem na 4ª (camada muscular própria) ou 2ª camada (mucosa profunda/muscular da mucosa) são lesões arredondadas, revestidas por mucosa intacta sem ulceração, de consistência firme. Na EE corresponde à lesão sólida, fusiforme e hipoecoica. A presença da heterogeneidade pode sugerir transformação maligna. A biópsia ecoguiada revela células fusiformes, típicas do tecido muscular. O perfil imunoistoquímico revela positividade para as proteínas actina (músculo liso) e desmina, e negatividade para o marcador CD117 (c-kit) (Fig. 40-11). Histologicamente, a distinção entre o leiomiossarcoma bem diferenciado e o leiomioma poder ser difícil (C).[6]

Os leiomiossarcomas duodenais, como os retroperitoneais, são tumores malignos raros, em torno de 3% (B),[21] constituídos por células fusiformes irregulares, com graus variados de displasia. Quando predomina o componente epitelioide, são chamados de leiomioblastoma. O comportamento clínico dos leiomioblastomas pode variar entre o maligno (leiomiossarcoma epitelioide) e o benigno (leiomioma epitelioide).

Para o diagnóstico etiológico e avaliação do potencial maligno da lesão, utiliza-se a EE-PAAF. O tratamento constitui a ressecção cirúrgica. Se restrita à camada muscular da mucosa, é possível avaliar a ressecção endoscópica, desde que respeitados os princípios oncológicos.

A sobrevida em 5 anos varia em função do tamanho e do grau de diferenciação tumoral, podendo chegar, naqueles tratados cirurgicamente, a 30-40% (B).[21]

Lipoma

Lesão benigna composta por lipócitos maduros, seu diagnóstico frequentemente é estabelecido de forma incidental durante EDA. Mais frequentes no estômago, a maioria é assintomática e de pequeno tamanho (< 4,0 cm) (B) (Fig. 40-12).[20] O lipoma duodenal é raro, 2,8% e de curso assintomático (B) (Fig. 40-13).[20] Eventualmente, podem, ocorrer, eventualmente, sangramento intestinal, dor abdominal e obstrução intestinal.

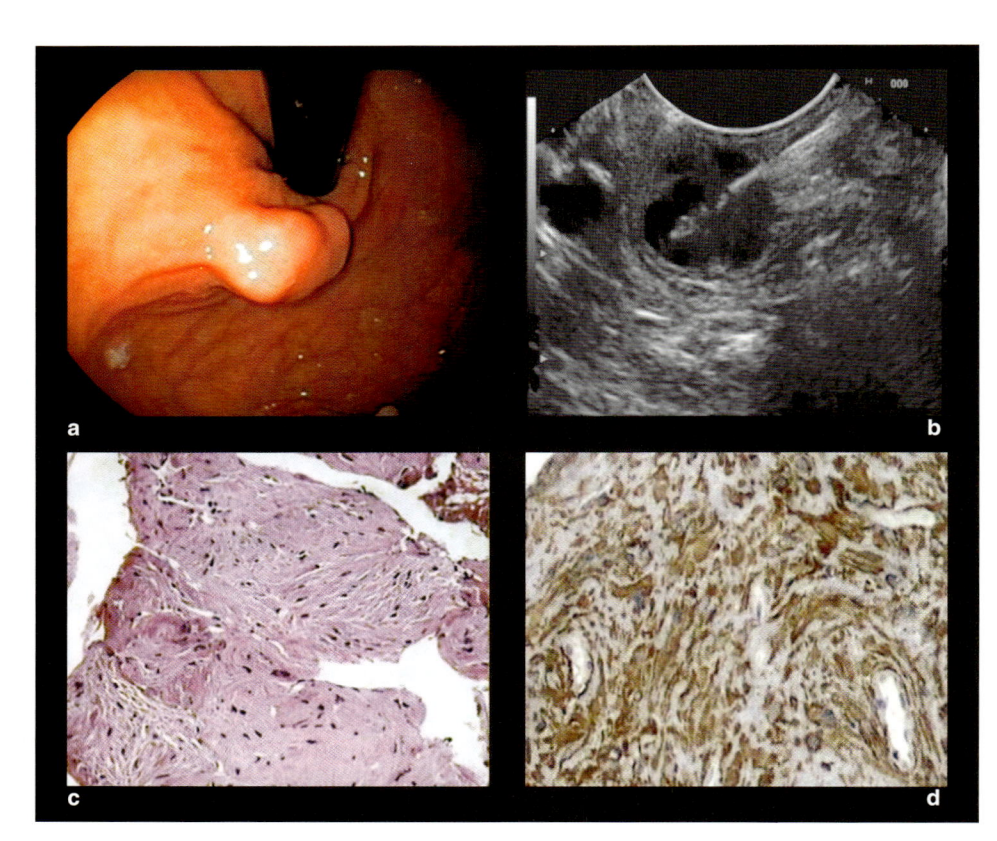

Fig. 40-11. Aspectos endoscópico, ecoendoscópico e histológico do leiomioma gástrico. (**a**) Lesão elevada recoberta por mucosa íntegra que, por visão transmural, corresponde à (**b**) formação hipoecoica e heterogênea com contorno regular. (**b**) A punção ecoguiada revela (**c**) células fusiformes sem atipia, figuras de mitose ou necrose. (**d**) O estudo imunoistoquímico revela positividade para os marcadores musculares desmina e HHF-35 e negatividade para proteína c-Kit).

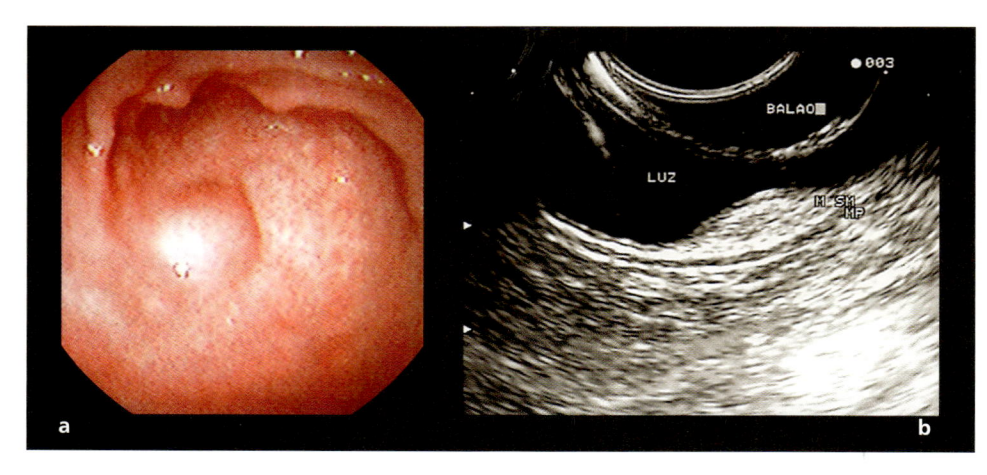

Fig. 40-12. Aspectos endoscópico e ecoendoscópico do lipoma gástrico: (**a**) Lesão elevada recoberta por mucosa íntegra que, por visão transmural, corresponde à (**b**) formação hiperecoica e homogênea com origem na camada submucosa.

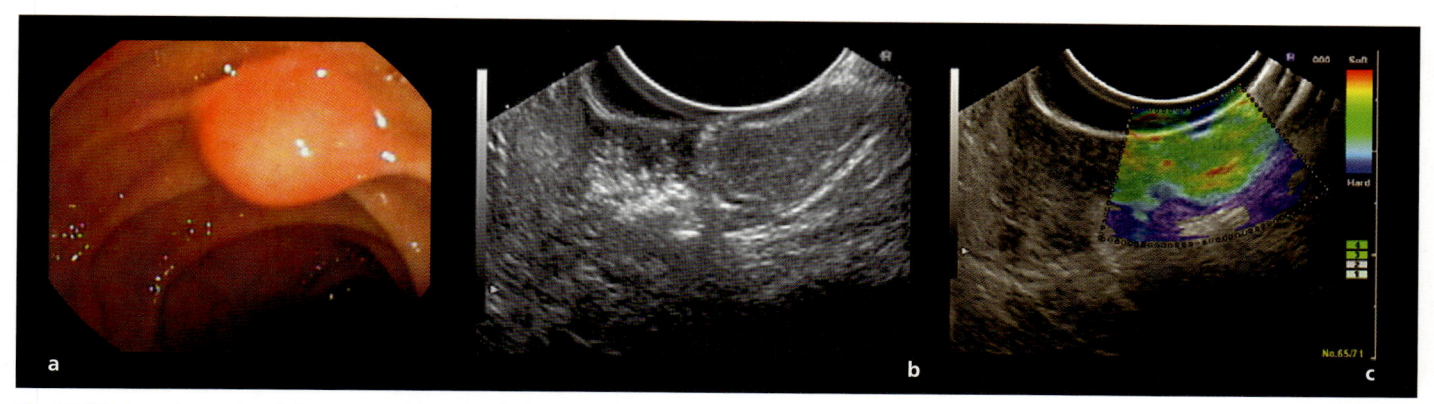

Fig. 40-13. Aspectos endoscópico e ecoendoscópico do lipoma duodenal. (**a**) Lesão elevada recoberta por mucosa íntegra que, por visão transmural, corresponde à (**b** e **c**) formação isoecoica e homogênea com origem na camada submucosa que revela padrão predominantemente verde à elastografia.

Na EDA, trata-se de lesão solitária, abaulada, arredondada, recoberta por mucosa típica, exibindo coloração amarelada e relevo regular. Quando comprimida pela pinça, revela consistência macia ("sinal do travesseiro ou da almofada") e quando tracionada sua superfície mucosa, observa-se o "sinal da tenda", sugerindo situação anatômica submucosa. Este aspecto não é uma regra, estudo registra baixa SENS (40%) e alta ESP (99%) para o "sinal do travesseiro" (C).[17] A biópsia convencional não contribui para o diagnóstico etiológico. Excepcionalmente, na ausência de EE e considerando-se o diagnóstico tecidual necessário, pode ser obtido material da lesão pela técnica de biópsia sobre biópsia, macrobiópsia com alça diatérmica. Na EE, este corresponde à formação sólida com origem na camada submucosa (3ª camada), margens regulares e conteúdo hiperecoico e homogêneo.

Os lipomas incidentais são de conduta expectante. Não é necessário acompanhamento endoscópico ou ecoendoscópico. A ressecção local é recomendada, quando são sintomáticos, ou quando não é possível o diagnóstico diferencial com a lesão maligna (p. exemplo: lipossarcoma). A polipectomia já foi descrita, mas pode estar associada à perfuração ou sangramento, risco particularmente aumentado nas lesões > 2,0 cm de diâmetro (C).[25]

Varizes

Varizes são vasos sanguíneos ectasiados em função da hipertensão estabelecida no sistema venoso portal ou esplênico. O diagnóstico é estabelecido, na maioria das vezes, pelo aspecto endoscópico que demonstra estruturas tubuliformes com tortuosidade variável e coloração azulada, na maioria das vezes dispostas em sentido longitudinal. Podem surgir em todo o trato digestivo. Na EE, estas correspondem a estruturas anecoicas situadas na lâmina própria ou na submucosa, que revelam sinal Doppler positivo, confirmando sua natureza vascular (Fig. 40-6). É comum haver desaparecimento parcial ou completo pela compressão local durante a avaliação ecoendoscópica, recomendando-se afastar a sonda à medida que se instila solução líquida.

A variz duodenal é rara, incidindo em 0,4% dos pacientes com hipertensão porta (C).[11] O bulbo é o local mais comum, seguido pela 2ª porção duodenal. Na EDA, ela apresenta aspecto semelhante às lesões varicosas descritas para outros sítios, com relevo mucoso liso, róseo, diferente do aspecto habitualmente visualizado no esôfago, o que pode confundir a interpretação diagnóstica da mesma. O aspecto ecoendoscópico é semelhante ao descrito anteriormente. O tratamento depende do contexto clínico.

Linfangioma

Lesão benigna rara que se origina de malformação do sistema linfático compondo espaços uni ou multiloculares. Em geral, de pequeno tamanho (< 5,0 mm), apresenta aspecto translúcido e amarelado, podem ser sésseis ou pediculadas (menos comum), facilmente compressível durante o exame endoscópico. Por terem origem na camada submucosa, a biópsia convencional revela tecido normal ou células inflamatórias inespecíficas. A EE é ferramenta indispensável para diferenciá-las de outros tumores parietais, demonstrando lesão cística na camada submucosa (3ª camada).[16]

Em geral, de conduta conservadora, o tratamento, quando indicado, consiste na ressecção endoscópica que é segura e contribui para um diagnóstico definitivo. No entanto, é definido em função do tamanho, localização da lesão ou se ocorrem complicações.[2] O aspecto histológico dos espécimes ressecados revelam espaços dilatados revestidos internamente por camada celular endotelial plana, contendo material eosinofílico.

Hemangioma

Tumor diagnosticado de forma incidental e assintomática, de ocorrência extremamente rara no estômago (C) ou no duodeno,[5,9] pode ocorrer de forma isolada ou associado a pelo menos outra anomalia vascular em outro órgão. Entretanto, pode apresentar sintomas, como sangramento, obstrução ou ruptura. No exame endoscópico, apresenta aspecto nodular, consistência macia, coloração vermelho-azulada e, à compressão, muda de cor, tornando-se esbranquiçada. A EE, a tomografia computadorizada e a ressonância magnética são as modalidades diagnósticas mais comuns e sensíveis. A EE pode colaborar demonstrando sua aparência e limites, o que pode facilitar a terapêutica endoscópica.

O tratamento consiste, na maioria dos casos, em ressecção cirúrgica, cuja técnica é definida em função da extensão da doença (em cunha, gastrectomia). Contudo, na literatura também há relato de enucleação e escleroterapia (gás argônio), embolização[32] entre outros. Os achados histológicos se dividem nos tipos cavernoso (mais frequente), capilar e difuso.

Tumor de células granulares

Cerca de 8 a 10% dos tumores de células granulares (TCG) ocorrem no TGI, sendo incomuns no estômago (C) e/ou no duodeno (C).[4,29] Na maioria das vezes considerado tumor benigno, a forma maligna é descrita na literatura, embora seja rara (B).[29] Pode ocorrer isoladamente ou, mais frequente, simultânea com outros lugares, como no esôfago em 50% dos casos.[29]

Quanto aos dados epidemiológicos, não há diferença em relação ao gênero (60%, homem), acometendo preferencialmente da 4ª a 6ª década (C).[29] Quanto aos aspectos étnicos, é mais descrito na população japonesa.

Quanto ao quadro clínico, cerca de 1/3 dos pacientes refere disfagia, sendo a maioria, assintomática. Na EDA, este se apresenta como lesão única, pequena (< 4,0 cm), séssil, branco-amarelada, recoberta por mucosa normal. Sua consistência é firme (tipo "borracha") quando comprimida pela pinça de biópsia.[29] Na EE, corresponde à lesão isoecoica ou hipoecoica, homogênea, com limites bem definidos e origem nas camadas da mucosa profunda e/ou submucosa (2ª ou 3ª camadas) (C) (Fig. 40-14).[29] Podem apresentar um padrão infiltrativo, não havendo *interface* nítida com a camada muscular própria.

Diferente do recomendado no início do capítulo, a biópsia endoscópica convencional pode fornecer material suficiente para o diagnóstico em 50% dos casos (C).[29] A biópsia mais profunda (biópsia sobre biópsia) e a punção ecoguiada são igualmente eficazes para obtenção de tecido. O espécime é composto histologicamente por células poligonais grandes e fusiformes, contendo numerosos grânulos eosinofílicos, dispostas em "ninhos" que expressam positividade para a proteína S-100 e, morfologicamente, se assemelham às células de Schwann, sugerindo a origem neural (C).[29]

Com relação à terapêutica, para as lesões pequenas e assintomáticas, é possível considerar, mediante discussão com o(a) paciente, o acompanhamento endoscópico com EE para monitoramento do seu tamanho a cada 1 ou 2 anos (B).[17] Contudo, diferente das outras lesões, o tumor de células granulares tem potencial para malignizar-se. Portanto, se não houver contraindicação cirúrgica, recomenda-se a ressecção da lesão por via endoscópica (lesão pequena) ou cirúrgica.

Os elementos associados ao potencial de transformação maligna são: recidiva local, crescimento rápido (> 4 cm), necrose tumoral, atipia celular, atividade mitótica alta, núcleo vesicular com nucléolo grande e relação núcleo-citoplasma alto (C).[29] No estudo imunoistoquímico, taxa de positividade > 50% e >10% para, respectivamente, p53 e Ki-67 pode estar fortemente relacionada com o grau de malignidade (C).[29] A extensão da infiltração, a quantidade de microvasos ou o pleomorfismo focal não parecem constituir critério diagnóstico de malignidade.

Pâncreas ectópico

O pâncreas ectópico, também conhecido como pâncreas heterotópico, constitui tecido pancreático existente em outro órgão que não o pâncreas (Fig. 40-7). Possui aspecto endoscópico típico: lesão elevada com umbilicação central. Na EE, corresponde à formação sólida com margens pouco precisas, conteúdo heterogêneo predominantemente hipoecoico, localizada predominantemente na camada submucosa (C).[39] Pode apresentar estrutura anecoica central, que corresponde ao componente ductular. Não raramente, a ectopia pancreática se origina da 2ª ou 4ª camada. Histologicamente, o pâncreas ectópico pode conter alguns ou todos os elementos do pâncreas normal.

Cistos de duplicação

Os cistos de duplicação são anomalias congênitas benignas, oriundas do desenvolvimento embriológico, mas frequentes no intestino delgado proximal, sendo também identificados no estômago. Eles são definidos por três critérios: a) fazem parte da parede gastrointestinal; b) são cobertos por duas camadas musculares e c) contêm revestimento epitelial compatível com o achado embrionário. Até 1/3 destes cistos contêm mucosa ectópica gástrica e mucosa consistente com as placas de Peyer (B).[15] Cerca de 80% destes não se comunicam com o lúmen. Quando crescem, produzem sintomas diversos, entre eles a hematêmese (B).[15] Pela infrequente protrusão intraluminal, o diagnóstico é feito mais comumente pela tomografia ou ressonância magnética.

A EE é útil na caracterização da lesão e distinção desta para as lesões sólidas. Ela demonstra formações regulares, arredondadas com conteúdo anecoico, em geral homogêneo. Surgem frequentemente a partir da camada submucosa (3ª camada), e suas paredes podem apresentar aspecto de três ou cinco camadas. Podem também conter septos, fluidos ou material ecogênico, consistindo em camadas superpostas de mucina e *debris*. As lesões sintomáticas, geralmente, requerem tratamento cirúrgico.

Neoplasia neuroendócrina

Não se recomenda o uso do termo "carcinoide" para denominar estas lesões e sim "tumores neuroendócrinos" (TNE). Estes correspondem a 0,5 a 1,2% de todas as neoplasias malignas. Destes, 2/3 são identificados no TGI (B).[23] A incidência dos TNE gástricos aumentou 10 vezes nos últimos 35 anos, atribuído a melhores meios diagnósticos. Em relação aos TNEs do TGI, o de origem duodenal incide em torno de 2,6% (B).[23]

Em geral, de curso clínico assintomático são diagnosticados na EDA realizada por motivo diverso (anemia, dor abdominal inespecífica ou doença do refluxo gastroesofagiano).[33] Por outro lado, as formas mais avançadas da doença cursa com queixas abdominais, hemorragia digestiva, diarreia e/ou perda de peso. Associados à produção de aminas e peptídeos, entre outras substâncias, secretam predominantemente serotonina que é, subsequentemente, metabolizado a 5-hidroxindolacético, resultando em deficiência do ácido nicotínico e pelagra. A cromogranina, a enolase neurônio, específica e a sinaptofisina são marcadores de tecido neuroendócrino.

A EDA combinada com a EE são os procedimentos de escolha para detecção dos TNEs gastroduodenais, apresentando SENS de 82 a 94% (A).[35] Podem apresentar aspecto endoscópico subepitelial constituindo lesões amareladas (conteúdo lipídico alto), hipoecoicas, bem delimitadas, situadas nas 2ª/3ª camadas (mucosa e submucosa) (Fig. 40-15). Para aquelas lesões com < 2,0 cm de tamanho, a SENS em torno de 88% (A) é maior do que a da tomografia computadorizada, ressonância magnética e cintigrafia com somatostatina.[31] Entretanto, para detectar TNEs duodenais, a SENS é menor, em torno de 38 a 40% dos casos (A).[19] A literatura enfatiza a importância da EE na detecção precoce, no estadiamento (tamanho da lesão,

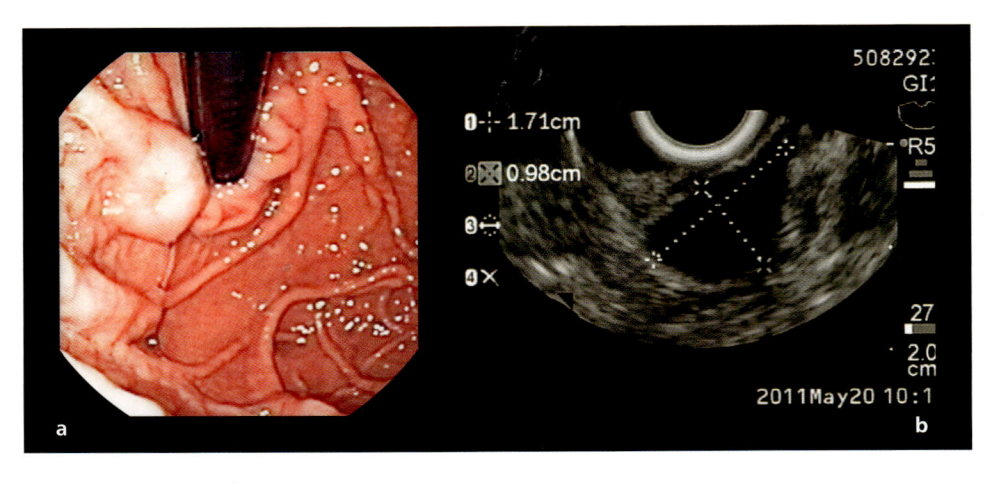

Fig. 40-14. Aspectos endoscópico e ecoendoscópico do tumor de células granulares gástrico (região subcárdia). (**a**) Lesão elevada recoberta por mucosa íntegra que, por visão transmural, corresponde à (**b**) formação hipoecoica e homogênea situada predominantemente na camada submucosa, mas sem interface com a camada muscular própria.

LESÕES SUBEPITELIAIS DE ESTÔMAGO E DUODENO

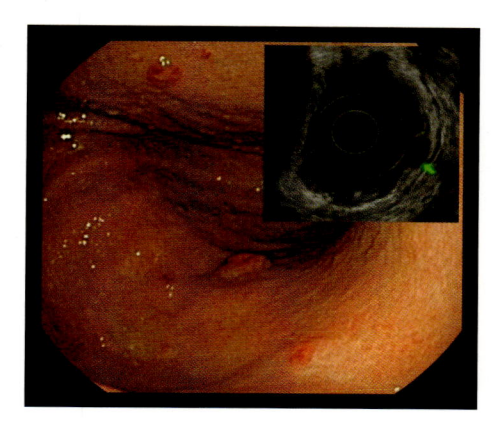

Fig. 40-15. Aspectos endoscópico e ecoendoscópico do tumor neuroendócrino gástrico, tipo 1: lesão elevada enantematosa que, por visão transmural, corresponde à formação sólida, hipoecoica com origem na camada mucosa (detalhe). *Fonte:* ENDOINCA, 2010

Quadro 40-3. Classificação dos TNEs pela Organização Mundial de Saúde (C)[33]

- TNE bem diferenciado
- Carcinoma neuroendócrino bem diferenciado (angioinvasão ou invasão da camada muscular própria)
- Carcinoma neuroendócrino pouco diferenciado

Quadro 40-4. Critérios considerados na classificação TNM dos TNEs (C)[33]

- Tamanho do tumor
- Profundidade da invasão
- Linfonodos +
- Metástase +

grau de invasão parietal) e no monitoramento destes tumores, especialmente naqueles pacientes com lesões não funcionantes (A).[35]

O TNE é classificado segundo diferentes componentes, entre eles sítio anatômico, grau de diferenciação celular, profundidade da invasão, atividade proliferativa, grupo clinicopatológico (Quadros 40-3 a 40-5).[33] A combinação destes permite agrupar os pacientes segundo suas características clinicopatológicas em quatro grupos diferentes (Quadro 40-6).

O tratamento deve tomar por base a categoria correta à qual pertence a lesão do paciente. Os TNEs tipos 1 e 2 podem ser ressecados endoscopicamente e controlados periodicamente. Acima de 2,0 cm, com invasão da muscular própria ou que classificados como tipo 3, apresentam maior propensão à metastatização e devem ser tratados por cirurgia (C).[33]

Quadro 40-5. Classificação dos TNEs segundo o grau de atividade proliferativo expresso pelo Ki-67 e índice mitótico (C)[33]

G1	0-2%
G2	3-20%
G3	> 20%

Em relação às lesões de origem duodenal, alguns estudos sugerem que as > 2,0 cm de diâmetro permanecem restritas à camada submucosa e, portanto, teriam um potencial metastático limitado, podendo ser tratadas pela ressecção local (B).[24] Os TNEs periampulares, mesmo os < 1,0 cm, apresentam comportamento clínico mais agressivo, não relacionado com o tamanho do tumor e com a atividade mitótica, com metástase linfonodal periduodenal, possivelmente

Quadro 40-6. Classificação dos pacientes com TNE segundo suas características clíinicopatológicas (C)[33]

	Tipo 1	Tipo 2	Tipo 3	Tipo 4 (proposto)
Frequência	70 a 80%	5 a 6%	4 a 25%	6 a 8%
Gênero	M > H*	M = H		
Faixa etária	40 a 60 anos	~ 45 anos	~ 50 anos	> 60 anos
Descrição	Pólipos múltiplos	Pólipos múltiplos	Solitários	Solitários/ulcerados
Tamanho	< 10 mm	< 10-15 mm	> 10-20 mm	~50-70 mm
Local	Corpo e fundo	Corpo e fundo	Qualquer local	Qualquer local
Associação	Anemia perniciosa GAC (autoimune)@ HCEC#	MEN1† ZESβ	Não	
Gastrina sérica	Muito alta ou alta	Muito alta ou alta	Normal	
pH gástrico	Não ácido	Hiperácido	Normal	
Histologiaα	Bem diferenciado-G1 Padrão trabecular ou sólido	Bem diferenciado – G1 Padrão trabecular	Bem diferenciado – G1/G2 Padrão sólido ou trabecular	Pouco diferenciado – G3 Padrão sólido
Atividade proliferativa Ki-67, índice MIB1	≤ 2%	< 2%	> 2%	> 20-30%
Mucosa +	24%	91%	Não descrito	
Submucosa +	64%		Não descrito	
Muscular própria +	9%	Não descrito	Sim	
Imunoexpressão	Serotonina/somatostatina/ sinaptofisina/cromogranina A/ VMAT2&/alfa-GCH**	Sinaptofisina/ cromogranina A/VMAT2&	VMAT2&	Sinaptofisina Raro cromogranina A
Metástase +	< 10%	10 a 30%	50 a 100%	
Óbito relacionado com a doença	Não	< 10%	25 a 30%	~50% morrem em 12 meses
SOBREVIDA 5 anos	100%	60-75%	< 50%	100%

*Mulher/Homem.
**Gonodotrofina coriônica humana alfa.
@Gastrite atrófica crônica.
#Hiperplasia de células tipo enterocromafins.
&Monoamina de transporte vesicular 2.
†Neoplasia endócrina múltipla tipo 1.
βSíndrome de Zollinger-Ellison.
αG1 e G2, bem diferenciado/G3, pouco diferenciado.

refletindo a necessidade de ser tratado de forma mais agressiva (B).[40] Os fatores que expressam a agressividade da lesão são tamanho > 2 mm, infiltração da muscularis própria, número de mitoses e/ou componente angioinvasivo.

Paraganglioma gangliocítico

O paraganglioma gangliocítico, também conhecido como ganglioneuroma duodenal ou paraganglioneuroma, é um tumor raro (C).[27] Ele é composto por uma mistura de três tipos celulares: epitelioide (predominante), fusiforme e células ganglionares. Sua patogênese ainda é desconhecida. Na maioria das vezes, estas lesões têm comportamento benigno, embora já tenham sido descritas metástases linfonodais. Com relação aos achados clínicos, pode ter evolução assintomática ou apresentar dor abdominal e sangramento digestivo alto, este sendo o quadro clínico mais frequente.

No duodeno, estas lesões ocorrem preferencialmente na 2ª porção duodenal. Elas apresentam aspecto polipoide, sésseis ou pediculados, com tendência à ulceração e hemorragia. O tamanho varia entre 0,5 e 10,0 cm, com média de 2,9 cm (C).[34] A lesão se localiza tipicamente na camada submucosa, e a biópsia convencional endoscópica, em geral, não faz o diagnóstico. Seu contorno é bem definido e não encapsulado, mas pode comprometer a camada muscular própria (C).[27] A importância da EE está na caracterização da camada de origem e na avaliação do grau de penetração da lesão na parede duodenal. Quando associada à endoscopia das vias biliares (CPER), é possível excluir o envolvimento intraductal pela lesão, colaborando na decisão terapêutica.

Com relação ao tratamento local, existem poucos trabalhos descrevendo a ressecção endoscópica (C).[12]

ABORDAGEM DA LESÃO SUBEPITELIAL

Diante do diagnóstico de LSE, é necessário refletir sobre a necessidade de investigá-la (Quadro 40-7 e Fig. 40-16). Um passo é considerar os elementos que traduzem crescimento ou atividade mitótica da lesão, como: tamanho, aspecto da lesão, presença de sintomas, condição clínica do paciente. Em paralelo, ponderar sobre os recursos propedêuticos disponíveis. Lesões elevadas e umbilicadas de antro, típicas de ectopia pancreática, a rigor, podem ser observadas por endoscopia e, em função de sua evolução, ser avaliadas por ecoendoscopia

Quadro 40-7. Recomendações em lesões subepiteliais gastroduodenais, adaptadas da Diretriz da SOBED

LSE	• Achados endoscópicos frequentes (1 de cada 300 exames)
1ª ação	• Refletir sobre a necessidade de investigá-la/segui-la • Em função dos dados clínicos, distinguir entre lesão intramural e compressão extrínseca
EDA	• Limitado e impreciso • Exceção: varizes, pâncreas ectópico com umbilicação e lipoma com sinal da "almofada" positivo
LSEs gastroduodenais	• Até 20% das lesões são potencialmente malignas ou malignas • Assintomáticos, particularmente se > que 1 cm, devem incluir o estudo dos critérios morfológicos ecoendoscópicos (padrão ecoico, camada de origem e o tamanho real, entre outros) os quais podem indicar o diagnóstico mais provável • Ulceradas ou com tamanho > 3 cm: tratamento cirúrgico • Lesões císticas, lipomatosas e o pâncreas ectópico, assintomáticas, não requerem tratamento específico • Necessidade de acompanhamento deverá ser individualizada, considerando-se o tamanho, a localização e a idade do paciente
Acompanhamento	• Lesões subepiteliais < 2 cm com aspecto ecoendoscópico benigno parece ser seguro, porém o intervalo de acompanhamento deverá ser individualizado
EE-PAAF	• Tumores hipoecoicos < 3 cm • Se o resultado histológico tiver impacto no tratamento • Necessidade de classificação celular (terapia neoadjuvante)
Ressecção endoscópica	• Alternativa de tratamento para as lesões hipoecoicas < 3 cm situadas nas camadas mucosa profunda ou submucosa • Evitar: lesões da camada muscular própria • Ressecção endoscópica da submucosa: espécime adequado para a confirmação histológica do tumor, estudo imunoistoquímico e contagem do índice mitótico • Considerar: acompanhamento endoscópico

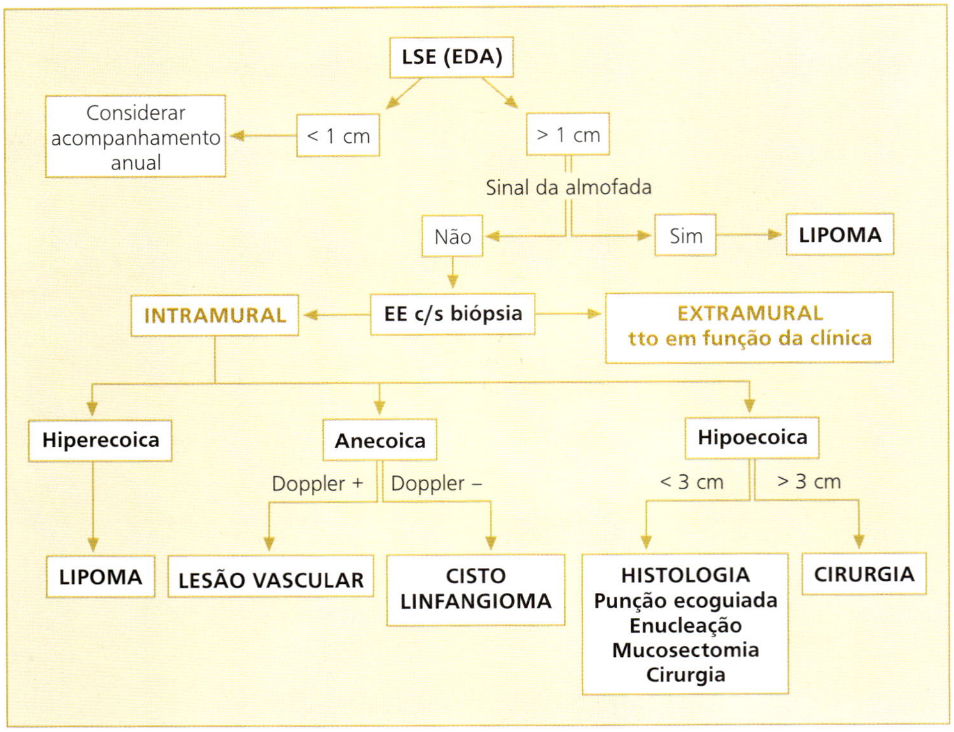

Fig. 40-16. Algoritmo para abordagem das LSEs, modificado.[17]

(D).⁷ Segundo alguns autores, nódulos subepiteliais inferiores a 1,0 cm, particularmente em pacientes idosos assintomáticos ou com comorbidades importantes, poderiam ser seguidos clinicamente sem intervenção (C).[17] A maioria das LSE tem comportamento benigno. Contudo, no estômago e duodeno, até 22% destas lesões são malignas ou possuem potencial de malignidade; portanto requerem prosseguir na investigação etiológica (C).[17] Por outro lado, a ressecção sistemática pode resultar em operações desnecessárias. Para estes casos, o acompanhamento endoscópico ou ecoendoscópico, com monitoramento periódico do tamanho do nódulo, constitui opção a ser discutida com o paciente (D).⁷ A desvantagem é o seu alto custo, sem contar o impacto emocional negativo da possibilidade de se portar um tumor maligno.

A maioria das lesões hiperecogênicas situadas na submucosa corresponde ao lipoma que, se assintomático, dispensa acompanhamento ou ressecção. Tumores hipoecoicos da submucosa ou muscular própria representam diagnóstico diferencial entre lesões benignas e potencialmente malignas, e o diagnóstico definitivo idealmente requer estudo histopatológico (C).[17]

Biópsias convencionais, em geral, são inconclusivas, salvo para TNEs gastroduodenais. Se a lesão se situar na mucosa profunda ou submucosa e possuir até 2,0 cm, a melhor opção é a ressecção endoscópica.

Foram descritas várias técnicas de ressecção endoscópica de LSE: polipectomia simples, *strip biopsy* com aparelho de duplo canal precedido ou não de injeção submucosa, ressecção com auxílio de ligadura elástica ou *cap*, técnica do "destelhamento" e enucleação endoscópica. A polipectomia pode ser indicada se respeitados os seguintes critérios: lesões protrusas < 2,0 cm, originárias das camadas muscular da mucosa ou submucosa, com formato polipoide ou pediculado e que deslizem facilmente ao toque da pinça, sem fixação na parede gástrica (C).[17] Para LSE profundas, originárias da camada muscular própria, a polipectomia simples deve ser evitada sob o risco de haver perfuração e/ou ressecção incompleta. Outro recurso é a utilização do aparelho de duplo canal, empregando-se a pinça para apreensão e tração da lesão, associada à alça diatérmica para ressecção, técnica *strip biopsy*, uma alternativa eficiente. A ligadura elástica e o emprego do "cap" podem ser vantajosos na remoção de lesões menores que 1,0 cm, situadas em local de difícil acesso, tais como a pequena curvatura e a parede posterior do corpo gástrico. A técnica do "destelhamento" consiste na secção do nódulo submucoso em seu meio, removendo-se apenas a metade superior, tendo sido empregada no diagnóstico de lesões de comportamento benigno, como o lipoma e o linfangioma cístico (C).[17]

Alguns autores utilizam a injeção submucosa antes da ressecção endoscópica para prevenir complicações. Ocasionalmente, esta inviabiliza a realização do procedimento pela tendência de tornar a lesão mais séssil ou de aprofundá-la na parede gástrica. Uma alternativa é fazer a injeção submucosa ecoguiada. Outra opção é a enucleação da lesão que exige técnica meticulosa (C).[17] Embora promissora, neste momento, deve ser considerada experimental e sua aplicação em lesões da camada muscular própria restrita a protocolos de investigação científica.

Lesão sintomática sugestiva de GIST, em geral, tem indicação de tratamento cirúrgico. Se o diagnóstico etiológico prévio for essencial, a punção ecoguiada está indicada. Tumores gástricos maiores que 4,0 cm com ulceração e características ecoendoscópicas sugestivas de malignidade (espaços císticos, focos ecogênicos, contorno irregular) devem ser tratados cirurgicamente, ficando a EE-PAAF reservada quando há indicação de neoadjuvância para citorredução. Se existir a possibilidade de origem celular diversa (por exemplo, lesão metastática) ou estiver situada em topografia de difícil abordagem cirúrgica (por exemplo: cárdia), a EE-PAAF também está indicada.

Resumindo, a histologia das microbiópsias obtidas a partir da EE-PAAF em LSEs gástricas e duodenais pode ter valor em alguns contextos clínicos, permitindo o diagnóstico diferencial de vários tumores hipoecoicos com elevado rendimento e baixo índice de efeitos adversos. Os estudos genético e molecular complementares permitem classificar algumas das lesões, em especial o GIST e podem ter impacto na terapêutica desta lesão.

A ressecção endoscópica de LSE não é isenta de complicações, com índice semelhante aos observados em mucosectomias. O benefício desta estratégia é fornecer ao patologista material suficiente para análise histológica e ser curativo para lesões benignas. Nos últimos anos, o desenvolvimento de meios reparadores eficazes para controlar complicações hemorrágicas e perfurações gastrointestinais iatrogênicas tem permitido ao endoscopista intervir em afecções até pouco tempo dominadas exclusivamente pelos cirurgiões, a exemplo da enucleação de tumores de camada muscular própria. Contudo, é importante enfatizar que estas intervenções devem ser realizadas em centros de referência.

REFERÊNCIAS BIBLIOGRÁFICAS

1. Agaimy A, Wünsch PH, Hofstaedter F et al. Minute gastric sclerosing stromal tumors (GIST tumorlets) are common in adults and frequently show c-KIT mutations. *Am J Surg Pathol* 2007;31:113-20.
2. Agret F, Nahon S, Tuszinsky T et al. Hemorrhagic cystic lymphangioma of the duodenum treated successfully by argon plasma. *Gastroenterol Clin Biol* 2004;28:1181-82.
3. Ando N, Goto H, Niwa Y et al. The diagnosis of GI stromal tumors with EUS-guided fine needle aspiration with immunohistochemical analysis. *Gastrointest Endosc* 2002;55:37-43.
4. Cacovean D, Gheorghe C, David L et al. Upper digestive haemorrhage of a rare cause: benign duodenal schwannoma. *Chirurgia* 2004;99:571-74.
5. Chen XZ, Yang K, Lu T et al. Uncommon giant submucosal tumor of stomach. *Dig Surg* 2008;25:333-34.
6. Demetri G, Morgan J, Raut C. *Epidemiology, classification, clinical presentation, and diagnostic work-up of gastrointestinal mesenchymal neoplasms including GIST*.
7. Faigel DO. *Managing subepithelial lesions: when and how to use EUS*. In: ASGE, ed. Los Angeles, CA, USA: Ann Postgraduate Course Syllabus, 2006. p. 41-50.
8. Fletcher CD, Berman JJ, Corless C et al. Diagnosis of gastrointestinal stromal tumors: a consensus approach. *Hum Pathol* 2002;33:459-65.
9. Fujikawa T, Kurata M, Takaori K et al. Solitary cavernous hemangioma of the duodenum: report of a case. *Surg Today* 1996;26:807-9.
10. Gress F, Schmitt C, Savides T et al. Interobserver agreement for EUS in the evaluation and diagnosis of submucosal masses. *Gastrointest Endosc* 2001;53:71-76.
11. Hashizume M, Tanoue K, Ohta M et al. Vascular anatomy of duodenal varices: angiographic and histopathological assessments. *Am J Gastroenterol* 1993;88:1942-45.
12. Hengstler P, Binek J, Meyenberger C. Endoscopic resection of a juxtapapillary gangliocytic paraganglioma. *Endoscopy* 2003;35:633-34.
13. Huang HY, Li CF, Huang WW et al. A modification of NIH consensus criteria to better distinguish the highly lethal subset of primary localized gastrointestinal stromal tumors: a subdivision of the original high-risk group on the basis of outcome. *Surgery* 2007;141:748-56.
14. Hwang JH, Saunders MD, Rulyak SJ et al. A prospective study comparing endoscopy and EUS in the evaluation of GI subepithelial masses. *Gastrointest Endosc* 2005;62:202-8.
15. Ildstad ST, Tollerud DJ, Weiss RG et al. Duplications of the alimentary tract. Clinical characteristics, preferred treatment, and associated malformations. *Ann Surg* 1988;208:184-89.
16. Kim HS, Lee SY, Lee YD et al. Gastric lymphangioma. *J Korean Med Sci* 2001;16:229-32.
17. Krinsky M, Binmoeller K. Endoscopic ultrasound for the characterization of subepithelial lesions of the upper gastrointestinal tract. *UpToDate*. www.uptodate.com: Wolters Kluwer Health; 2012.
18. Kwon SJ. Surgery and prognostic factors for gastric stromal tumor. *World J Surg* 2001;25:290-95.
19. Langer P, Kann PH, Fendrich V et al. Prospective evaluation of imaging procedures for the detection of pancreaticoduodenal

19. endocrine tumors in patients with multiple endocrine neoplasia type 1. *World J Surg* 2004;28:1317-22.
20. Mendes da Costa P, Beernaerts A. Benign tumours of the upper gastro-intestinal tract (stomach, duodenum, small bowel): a review of 178 surgical cases. Belgian multicentric study. *Acta Chir Belg* 1993;93:39-42.
21. Miettinen M, Kopczynski J, Makhlouf HR et al. Gastrointestinal stromal tumors, intramural leiomyomas, and leiomyosarcomas in the duodenum: a clinicopathologic, immunohistochemical, and molecular genetic study of 167 cases. *Am J Surg Pathol* 2003;27:625-41.
22. Miettinen M, Lasota J. Gastrointestinal stromal tumors: pathology and prognosis at different sites. *Semin Diagn Pathol* 2006;23:70-83.
23. Modlin IM, Lye KD, Kidd M. A 5-decade analysis of 13,715 carcinoid tumors. *Cancer* 2003;97:934-59.
24. Mullen JT, Wang H, Yao JC et al. Carcinoid tumors of the duodenum. *Surgery* 2005;138:971-77; discussion 977-78.
25. Nakamura S, Iida M, Suekane H et al. Endoscopic removal of gastric lipoma: diagnostic value of endoscopic ultrasonography. *Am J Gastroenterol* 1991;86:619-21.
26. Nilsson B, Bümming P, Meis-Kindblom JM et al. Gastrointestinal stromal tumors: the incidence, prevalence, clinical course, and prognostication in the preimatinib mesylate era—a population-based study in western Sweden. *Cancer* 2005;103:821-29.
27. Nwakakwa V, Kahaleh M, Bennett A et al. EMR of ampullary gangliocytic paragangliomas. *Gastrointest Endosc* 2005;62:318-22.
28. Palazzo L, Landi B, Cellier C et al. Endosonographic features predictive of benign and malignant gastrointestinal stromal cell tumours. *Gut* 2000;46:88-92.
29. Patti R, Almasio PL, Di Vita G. Granular cell tumor of stomach: a case report and review of literature. *World J Gastroenterol* 2006;12:3442-45.
30. Rosch T, Kapfer B, Will U et al. Accuracy of endoscopic ultrasonography in upper gastrointestinal submucosal lesions: a prospective multicenter study. *Scand J Gastroenterol* 2002;37:856-62.
31. Ruszniewski P, Amouyal P, Amouyal G et al. Localization of gastrinomas by endoscopic ultrasonography in patients with Zollinger-Ellison syndrome. *Surgery* 1995;117:629-35.
32. Rákóczy G, Szlávy L, Verebély T et al. A case of successfully treated duodenal hemangioma. *Orv Hetil* 1991;132:33-34.
33. Scherübl H, Cadiot G, Jensen RT et al. Neuroendocrine tumors of the stomach (gastric carcinoids) are on the rise: small tumors, small problems? *Endoscopy* 2010;42:664-71.
34. Smithline AE, Hawes RH, Kopecky KK et al. Gangliocytic paraganglioma, a rare cause of upper gastrointestinal bleeding. Endoscopic ultrasound findings presented. *Dig Dis Sci* 1993;38:173-77.
35. Thomas-Marques L, Murat A, Delemer B et al. Prospective endoscopic ultrasonographic evaluation of the frequency of nonfunctioning pancreaticoduodenal endocrine tumors in patients with multiple endocrine neoplasia type 1. *Am J Gastroenterol* 2006;101:266-73.
36. Tran T, Davila JA, El-Serag HB. The epidemiology of malignant gastrointestinal stromal tumors: an analysis of 1,458 cases from 1992 to 2000. *Am J Gastroenterol* 2005;100:162-68.
37. Tuveson DA, Willis NA, Jacks T et al. STI571 inactivation of the gastrointestinal stromal tumor c-KIT oncoprotein: biological and clinical implications. *Oncogene* 2001;20:5054-58.
38. West RB, Corless CL, Chen X et al. The novel marker, DOG1, is expressed ubiquitously in gastrointestinal stromal tumors irrespective of KIT or PDGFRA mutation status. *Am J Pathol* 2004;165:107-13.
39. Xu GQ, Wu YQ, Wang LJ et al. Values of endoscopic ultrasonography for diagnosis and treatment of duodenal protruding lesions. *J Zhejiang Univ Sci B* 2008;9:329-34.
40. Zyromski NJ, Kendrick ML, Nagorney DM et al. Duodenal carcinoid tumors: how aggressive should we be? *J Gastrointest Surg* 2001;5:588-93.

CAPÍTULO 41

CÂNCER GÁSTRICO PRECOCE

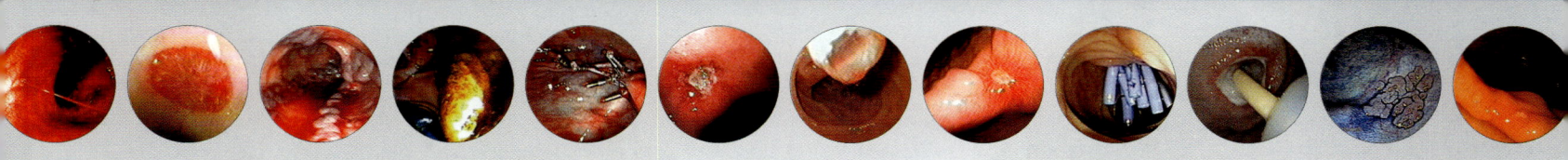

DALTON MARQUES CHAVES ■ JOSÉ LUIZ PIMENTA MÓDENA

INTRODUÇÃO

Apesar das enormes dificuldades econômicas do Japão, após a Segunda Guerra Mundial, estabeleceram-se programas para detecção de câncer gástrico, principalmente nas populações de risco, com grandes investimentos iniciais em equipamentos radiológicos e endofotográficos. Várias empresas investiram no desenvolvimento da fibrogastrocâmera e do fibroscópio inventado por Hirschowitz em 1956,[1-3] destacando-se os aparelhos construídos por Machida, Olympus e, posteriormente, pela Asahi Pentax e Fujinon.

O resultado desses esforços conjugados de entidades públicas e privadas foi o número progressivamente crescente de casos de cânceres gástricos precoces diagnosticados a cada ano que se passava no Japão, chegando atualmente a ultrapassar 50% dos casos de neoplasia gástrica tratados nas maiores instituições.[4-6] Nos países ocidentais, esse número gira entre 5 e 25%, sendo que no Hospital das Clínicas da Faculdade de Medicina de Ribeirão Preto da Universidade de São Paulo, de abril de 1971 a março de 2006, foram diagnosticados 1.274 casos de adenocarcinomas gástricos, dos quais 138 eram precoces (11%). Já no Hospital das Clínicas de São Paulo, de 1974 a 1991, 13,8% dos casos eram precoces.[7]

CONCEITO DE CÂNCER GÁSTRICO PRECOCE E CLASSIFICAÇÃO MACROSCÓPICA

Da análise metódica e cuidadosa da peça cirúrgica (tão no feitio dessa raça oriental) e da curva de sobrevida de 400 pacientes operados e coletados em todo o Japão, até 1962, feita por uma comissão de endoscopistas, radiologistas, patologistas, clínicos e cirurgiões japoneses, da qual participaram Tasaka, Murakami, Sakita, Ashizawa, Utsumi e Shirakabe, dentre outros, surgiu o conceito do *early gastric cancer*, traduzido por câncer gástrico precoce ou incipiente, que é aquele localizado na mucosa ou, no máximo, na submucosa, não importando a presença de linfonodos metastáticos, passíveis de cura pela cirurgia, com sobrevida após 5 anos em torno de 90% dos casos.[8] Nesta análise, eles verificaram que o câncer gástrico de localização mucosa elevava a sobrevida para quase 100% dos casos. Entretanto, restringir a definição apenas para o câncer mucoso diminuiria muito o número de casos, e consideraram que 90% de sobrevida, com a adição dos casos com invasão da submucosa, ainda seria um índice satisfatório.

Essa comissão propôs, então, uma classificação macroscópica com base na classificação de Borrmann,[9] em que, levando em conta a espessura da lesão e seu aspecto na superfície de corte do órgão, determinaram três tipos fundamentais: tipo I (protruso), tipo II (superficial) e tipo III (ulcerado ou escavado), com três subtipos no grupo II (IIa-superficialmente elevado, IIb-plano, IIc-superficialmente deprimido). Essa classificação foi aceita pela Sociedade Japonesa de Endoscopia Gastroenterológica e que se difundiu progressivamente, tendo hoje aceitação mundial, encaixando-se como o grupo 0 de Borrmann. Assim, a denominação atual, segundo a classificação de Paris,[10] é: tipo 0-I, 0-II e 0-III. O tipo 0-II nos subgrupos 0-IIa, 0-IIb, 0-IIc; quando for lesão mista, 0-IIc+III, por exemplo. Na tentativa de padronizar as neoplasias superficiais do tubo digestivo, subdividiu-se o tipo 0 em tipo 0-Ip para as lesões protrusas com pedúnculo, e tipo 0-Is para as protrusas sésseis (Fig. 41-1).[10-12] Denomina-se lesão neoplásica superficial quando seu aspecto endoscópico sugere que ela não ultrapassa a submucosa.

DIAGNÓSTICO ENDOSCÓPICO DO CÂNCER PRECOCE

O endoscopista deve estar familiarizado com as características morfológicas dos diferentes tipos do câncer gástrico precoce, pois somente assim pode-se aumentar a acurácia diagnóstica da endoscopia, independente o equipamento que está sendo utilizado.

Câncer gástrico tipo 0-I ou protruso

A lesão tipo 0-I tem um aspecto similar ao Borrmann I e frequentemente se confundem. Deve-se avaliar a lesão de visões frontal e lateral, sendo sua base de implantação larga, e geralmente a lesão não ultrapassa a 2 cm de diâmetro (Fig. 41-2). A presença de nodulações ou mucosa infiltrada junto à base da lesão é altamente favorável à neoplasia avançada. O diagnóstico diferencial com pólipos benignos também é importante. As lesões benignas geralmente apresentam superfície mais regular, sem depressões e menos friáveis. Entretanto, não é raro encontrar lesões hiperplásicas com superfície irregular e avermelhada. O formato pedunculado é pouco frequente nas lesões malignas.

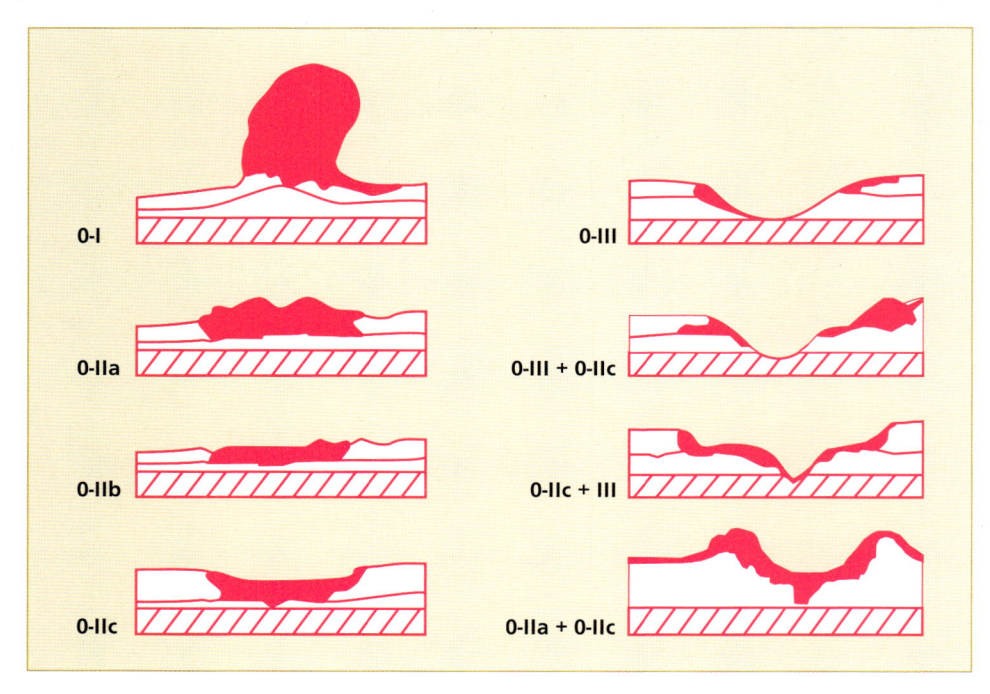

Fig. 41-1. Classificação macroscópica do câncer gástrico precoce.

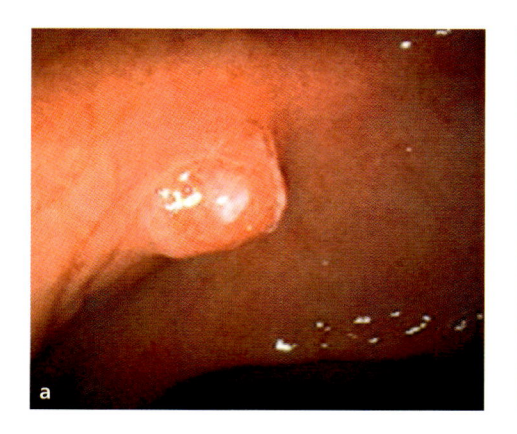

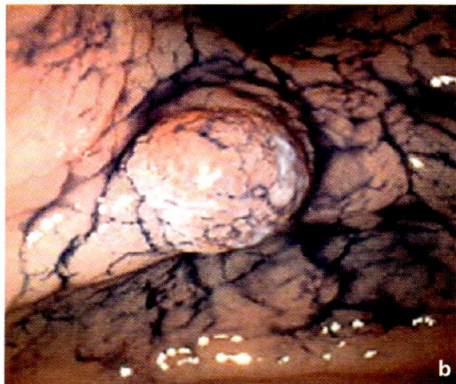

Fig. 41-2. (**a** e **b**) Lesão tipo 0-I. Pré e pós-cromoscopia com índigo-carmim.

Câncer gástrico tipo 0-IIa ou superficialmente elevado

Os japoneses definiram esta lesão como uma elevação que não ultrapassa o dobro da espessura da mucosa. Geralmente apresenta forma e superfície irregulares, coloração mais pálida ou opaca que o restante da mucosa gástrica (Fig. 41-3). Entretanto, lesões mais avermelhadas também podem ocorrer. A presença de erosões na superfície ou friabilidade favorece o diagnóstico de malignidade. A associação à depressão central, passa-se a pensar em lesão mista (IIa+IIc). A parte deprimida pode ser avermelhada ou com discreta fibrina, com principal diagnóstico diferencial pela gastrite erosiva.

Câncer tipo 0-IIb ou plano

Este tipo de lesão é de difícil diagnóstico. Endoscopicamente, apresenta-se como uma alteração de coloração da mucosa ou como discreta irregularidade de superfície. O uso de corantes pode auxiliar no diagnóstico, assim como a cromoscopia virtual que ainda tem a vantagem de demonstrar alterações do padrão vascular da mucosa.

Câncer tipo 0-IIc ou superficialmente deprimido

Seu diagnóstico é de grande importância, pois costuma ser o tipo mais frequente. Apresenta-se como uma depressão de contorno

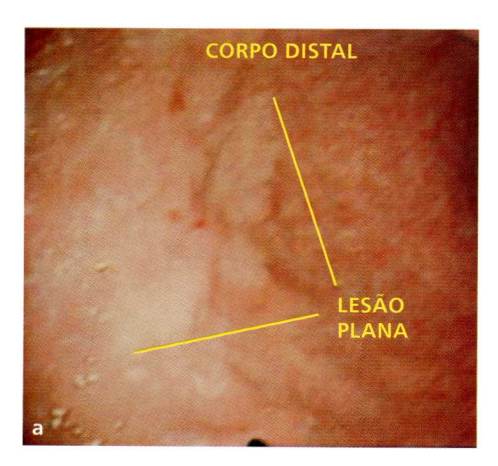

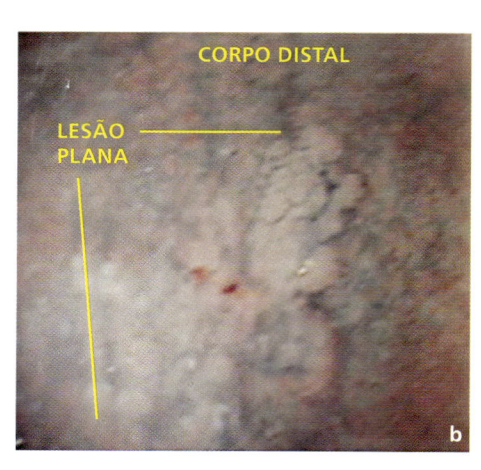

Fig. 41-3. (**a** e **b**) Lesão tipo 0-IIa mais bem visualizada depois da cromoscopia com azul de metileno.

bem delimitado, margem irregular, às vezes com aspecto carcomido, e com convergência de pregas alteradas, apresentando diversas formas (Figs. 41-4 e 41-5).

Câncer tipo 0-III ou ulcerado

A presença de margens irregulares, carcomidas e de pregas com aspecto maligno, como descrito na Figura 41-2, são fortes sinais de malignidade. Entretanto, na grande maioria das vezes há grande dificuldade diagnóstica graças ao aspecto muito similar ao da úlcera péptica benigna. Esta dificuldade de diagnóstico diferencial justifica a premissa de que toda úlcera gástrica deve ser biopsiada (Fig. 41-6). Na endoscopia de controle pós-tratamento da úlcera gástrica pode-se suspeitar de malignidade na presença de área deprimida (IIc) com ou sem ulceração central. Murakami descreveu o ciclo de cicatrização da úlcera maligna. À medida que a úlcera cicatriza, surge uma área deprimida, fazendo com que a lesão tipo 0-III passe para formas mistas, como 0-III + 0-IIc, 0-IIc + 0-III e, finalmente, 0-IIc quando a úlcera cicatriza.

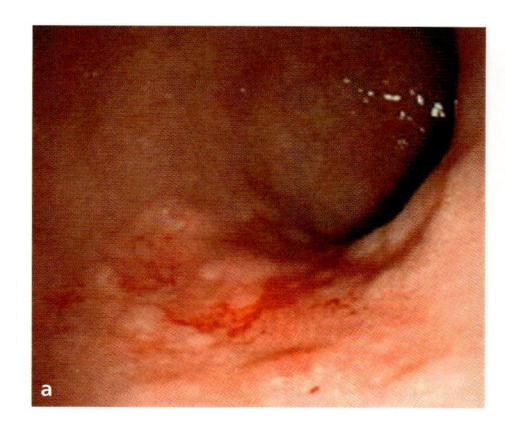

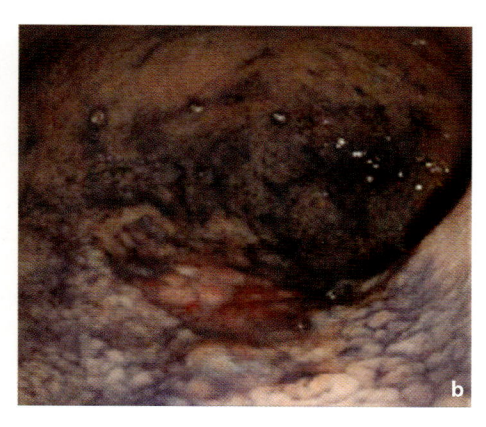

Fig. 41-4. (a e b) Lesão tipo 0-IIc. Pré e pós-cromoscopia com índigo-carmim.

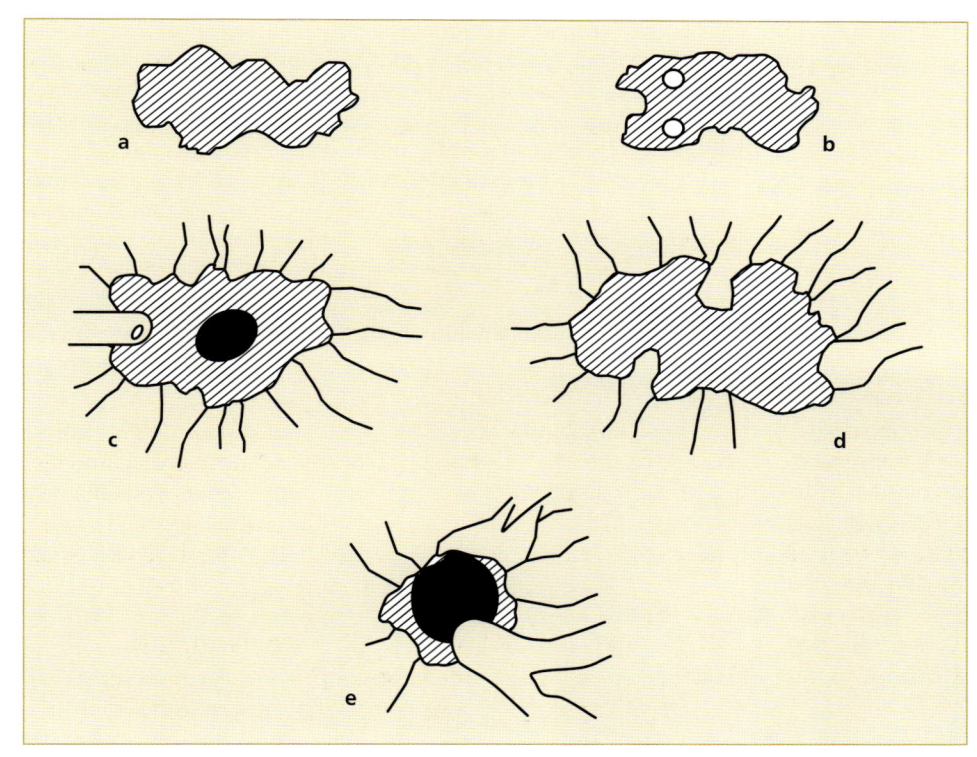

Fig. 41-5. Ilustração dos possíveis aspectos endoscópicos do câncer tipo 0-IIc. (a) Depressão com margem irregular. (b) Ilhas de mucosa normal sobre a área deprimida. (c) Aspecto que pode ser observado no Ca precoce tipo 0-IIc + 0-III. Pregas irregulares, amputadas ou que invadem a lesão, corroídas na extremidade (aspecto em ponta de lápis), espessadas na extremidade (baqueta de tambor), que convergem para uma área deprimida com ulceração central. (d) Lesão tipo 0-IIc também pode apresentar as mesmas alterações de convergência de pregas. (e) Câncer avançado. Pregas com grandes alterações, espessadas e fundidas, que invadem a área deprimida com ulceração central.

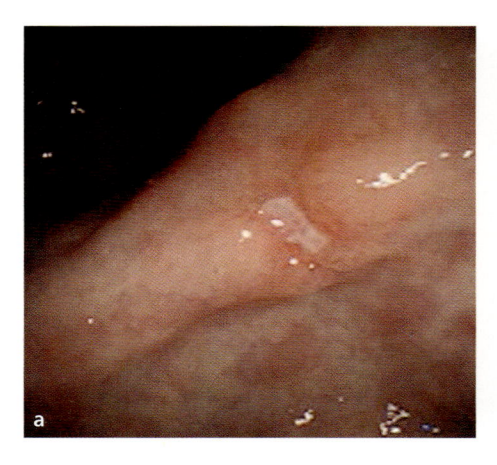

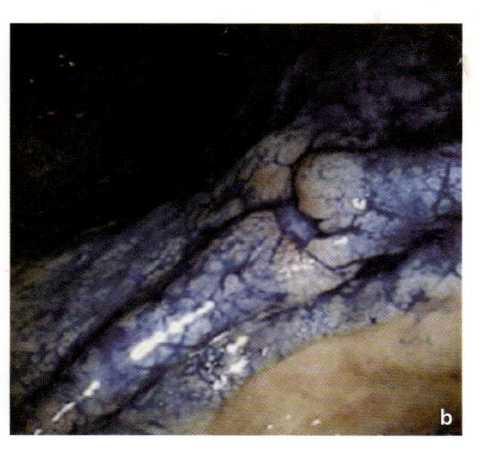

Fig. 41-6. (a e b) Lesão tipo 0-III. Pré e pós-cromoscopia com azul de metileno.

Formas mistas

A forma mista ocorre quando uma lesão apresenta mais de mais de um aspecto macroscópico. Para representá-las são utilizados os mesmos símbolos descritos anteriormente, sendo que o primeiro símbolo representa a forma dominante. Como exemplo podemos citar a forma 0-IIc+I0-II, onde a área deprimida predomina sobre a ulcerada.

ASPECTOS ENDOSCÓPICOS RELACIONADOS COM O GRAU DE INVASÃO DA LESÃO

A lesão tipo I é muito difícil estimar adequadamente a profundidade de invasão na parede gástrica. Somente o tamanho da lesão acima de 4 cm que possui relação com alta incidência de invasão da submucosa.

A lesão tipo IIa com superfície preservada ou pouco alterada, geralmente, encontra-se restrita à mucosa. A presença de depressões, elevações e erosões pode ser sinal de invasão da submucosa.

A lesão tipo IIc com pregas em baqueta de tambor ou fundidas que interrompem na margem da lesão, é sinal de invasão da submucosa. A presença de acentuada irregularidade e elevação da margem da lesão, também é sinal favorável de invasão da submucosa.

CROMOSCOPIA NO CÂNCER GÁSTRICO PRECOCE

O emprego de corantes para ressaltar as alterações de relevo da mucosa gástrica é de longa data na endoscopia, sendo de fundamental importância para definir com maior precisão as características de malignidade e os limites do câncer gástrico precoce.

Os dois corantes de uso rotineiro são o azul de metileno e o índigo-carmim nas concentrações de 0,5 a 1,0%. No passado tentou-se utilizar o azul de metileno, como corante vital, absorvido pela mucosa metaplásica, para rastreamento do câncer gástrico, porém sem validação na prática clínica.

Deve-se salientar que o uso destes corantes de contraste geralmente é direcionado para uma área suspeita de câncer, previamente identificada no exame convencional. Este contribui para uma análise detalhada da superfície e dos contornos da lesão, assim como das características das pregas de mucosa que convergem para a mesma (Fig. 41-7).

O desenvolvimento da cromoscopia óptica ou virtual, também, trouxe contribuições para melhor definição das lesões suspeitas de câncer precoce.

Com bae nas alterações do relevo mucoso e no padrão de vascularização, especialmente se associada ao recurso de magnificação de imagem, podem-se delimitar com maior precisão os limites da lesão (Figs. 41-8 e 41-9). Diferente do câncer esofágico, a cromoscopia virtual no estômago não tem aplicabilidade no rastreamento de lesões, uma vez que a imagem é escura em função do maior tamanho da câmara gástrica. Assim, como nos corantes, este recurso de imagem deve ser direcionado para áreas suspeitas ou duvidosas. Mudança no padrão das criptas e da vascularização orienta melhor as biópsias e ajuda a delimitar melhor o adenocarcinoma bem diferenciado, com limitações nos indiferenciados.[13]

CORRELAÇÃO COM METÁSTASES GANGLIONARES

No câncer gástrico precoce é rara a presença de metástases a distância, assim como a carcinomatose peritoneal, porque o tumor está totalmente confinado à parede do órgão. Só é possível a metastatização para os linfonodos e por via sanguínea.

Em 1988, Hirao et al.[14] citaram que, nas grandes séries de casos publicadas em revistas japonesas,[15,16] a incidência de metástases nodais no câncer mucoso era praticamente nula, aumentando para 4,1% quando havia úlcera no seu interior. Com invasão da submucosa, essa incidência subia para 11 até 40% dos casos. Considera-se que todo o tumor mucoso, sem úlcera ou sem cicatriz de úlcera, não apresenta metástases ganglionares, independentemente do tamanho.[17]

A incidência e a extensão das metástases ganglionares são diretamente proporcionais à profundidade da invasão tumoral na parede gástrica.[18] Como os coletores linfáticos iniciam-se na submucosa, explica-se por que é raro o tumor mucoso dar metástases ganglionares (0 a 3,5% dos casos), enquanto o tumor submucoso, dependendo de seu tamanho, pode dar metástases em até 46% dos

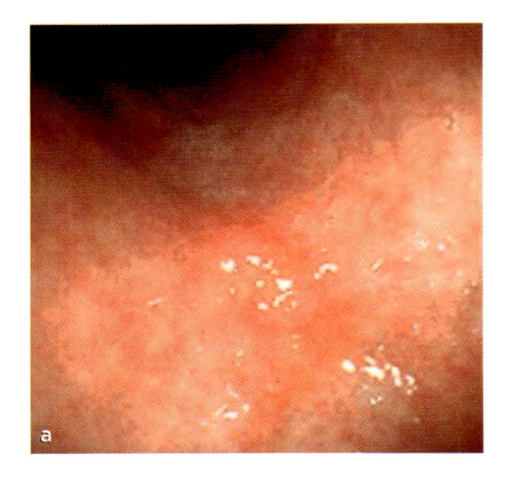

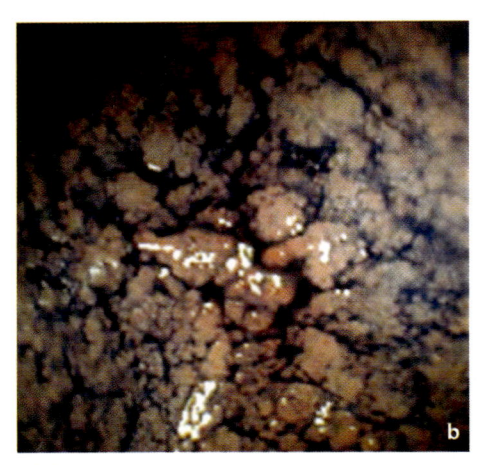

Fig. 41-7. Ilustração do benefício do uso de corante para melhor definição do aspecto da lesão. (**a**) Imagem pré-cromoscopia. (**b**) Imagem pós-cromoscopia com índigo-carmim, definindo melhor a lesão.

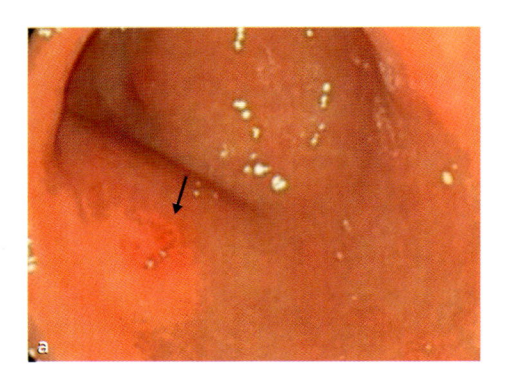

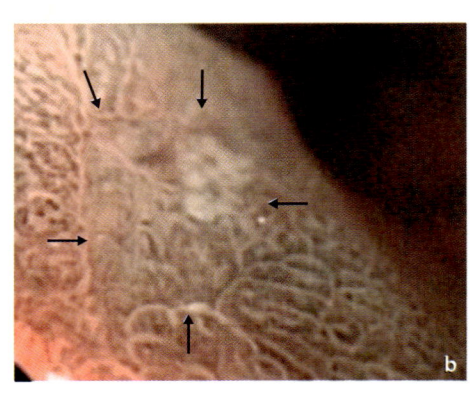

Fig. 41-8. (**a**) Imagem endoscópica de um pequeno adenocarcinoma 0-IIc na grande curvatura do antro. (**b**) Magnificação de imagem com sistema NBI demonstrando os limites da lesão.

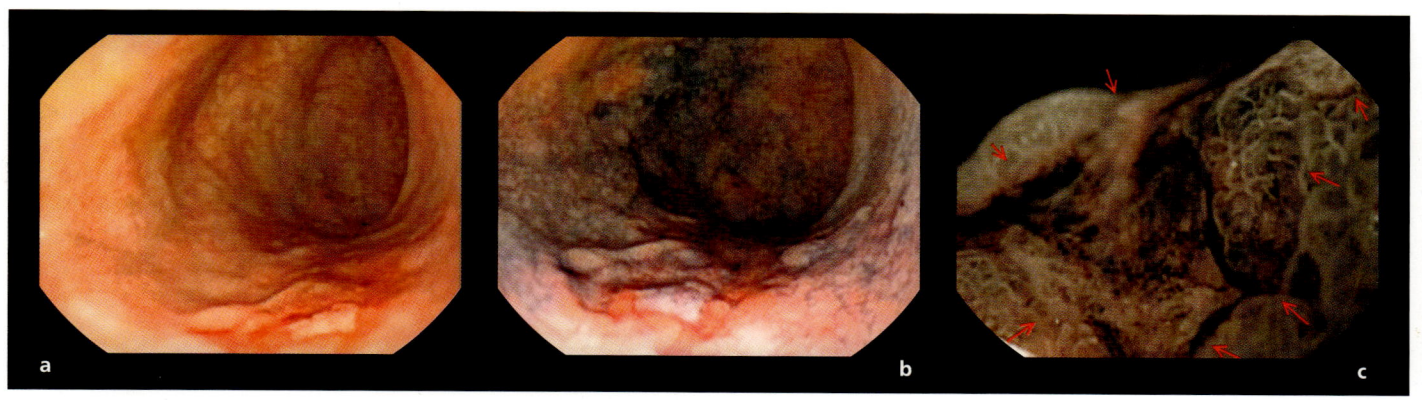

Fig. 41-9. (**a**) Adenocarcinoma gástrico 0-IIc. (**b**) Imagem pós-cromoscopia com índigo-carmim. (**c**) Magnificação de imagem com sistema NBI demonstrando a margem da lesão.

casos. Quanto mais profundo o tumor na submucosa, maior a incidência de metástases nodais. Tsuchiya et al.[19] verificaram que tumores no terço superior da submucosa (Sm1) dão metástases em 9%; no terço médio (Sm2), em 17%, e quando no terço mais profundo (Sm^3), em 50% dos casos. Alguns autores consideram que invasões superficiais da submucosa, limitadas ao seu terço superior (Sm1), não dão metástases; para outros, entretanto, a ausência de metástases não pode ser provada diretamente em cada caso, havendo sempre a possibilidade de ocorrer micrometástases.[20-25]

Em publicação do Instituto do câncer de Tóquio,[26] com 10 mil casos de câncer gástrico ressecados, as lesões tipo IIc, restritas à mucosa e menores que 1 cm, não cursam com metástase ganglionar, portanto nas menores que 2 cm a incidência é de 0,4%. As lesões tipo IIa menores que 2 cm, restritas à mucosa ou à submucosa, também não cursam com metástase ganglionar. Entretanto, quando menores de 3 cm e com invasão da submucosa, a incidência de metástase ganglionar foi de 28,6%.

Em geral considera-se a incidência de metástase ganglionar para as lesões restritas à mucosa de 0 a 3%, e de 9 a 19% quando invade a submucosa.[27]

Em um estudo conduzido no National Cancer Center Hospital e no Cancer Institute Hospital de Tokyo,[28] foram avaliados 5.265 pacientes que haviam sido submetidos à gastrectomia com dissecção ganglionar D2. Três mil e dezesseis lesões eram restritas à mucosa, e 2.249 invadiam a submucosa. A incidência de metástase ganglionar foi de 2,2% para as lesões restritas à mucosa e 17,9% quando invadia a submucosa. Novecentos e vinte e nove lesões restritas à mucosa, sem ulceração ou cicatriz, bem diferenciadas, não cursaram com metástase ganglionar independente do tamanho da lesão. Entretanto, lesões com cicatriz ou ulceradas, maiores que 30 mm e a presença de invasão linfática ou vascular, estavam associadas à metástase ganglionar. Para as lesões indiferenciadas, a incidência geral de metástase ganglionar foi de 4,2%. Entretanto, nenhuma destas lesões sem ulceração, menor que 2,0 cm, apresentava mestástase ganglionar. De 145 lesões que invadiam a submucosa em até 500 μm (Sm1), menores que 3,0 cm, bem diferenciadas, sem invasão linfática ou vascular, não apresentavam metástase ganglionar. Com base neste estudo, criaram os critérios expandidos do tratamento endoscópico do câncer gástrico.

INDICAÇÕES DO TRATAMENTO DO CÂNCER GÁSTRICO PRECOCE

Fundamentado nos resultados do tratamento endoscópico e na incidência de metástase ganglionar, a Sociedade Japonesa de Câncer Gástrico definiu, no início da década de 1990,[29] os seguintes critérios para ressecção endoscópica do câncer gástrico: lesões não ulceradas ou cicatrizadas; lesões do tipo diferenciada (IIa e IIb) menores que 2 cm e lesões tipo IIc menores que 1 cm. Entretanto, caso o paciente não apresente condição cirúrgica, estenderia as indicações para lesões acima de 2 cm e para as que invadiam até o 1/3 superior da submucosa (Sm1). Para lesões indiferenciadas, muitos autores não aconselhavam o tratamento endoscópico, graças ao crescimento difuso que frequentemente ocorre nestas lesões.

Observações clínicas, utilizando os critérios de ressecção endoscópica, citados anteriormente, demonstram que um número significativo de pacientes era submetido desnecessariamente à cirurgia. Mais recentemente, Gotoda et al.[28] publicaram os critérios expandidos do tratamento endoscópico do câncer gástrico, com base na análise de dados de mais de 5 mil gastrectomias por câncer gástrico, onde não encontrou metástase ganglionar (Quadro 41-1). Estes critérios posteriormente foram validados com a técnica de dissecção submucosa, permitindo a ressecção em monobloco mesmo nas lesões maiores que 2 cm.

MÉTODOS DE TRATAMENTO ENDOSCÓPICO

O tratamento endoscópico das neoplasias do trato digestivo visa à ressecção ou à ablação do tecido neoplásico.

A ablação consiste em destruir o tecido neoplásico por métodos térmicos e não térmicos. Entre os métodos térmicos destacam-se a eletrocoagulação, *heater probe*, coagulador de plasma de argônio (APC) e, mais recentemente, a crioterapia. Entre os métodos não térmicos podem-se empregar a terapia fotodinâmica e a injeção de agentes necrosantes.

A ressecção do tecido neoplásico por técnicas endoscópicas, conhecida como mucosectomia, graças ao fato de envolver a ressecção da mucosa, tem como vantagem em relação aos métodos de ablação, permitir a análise histológica do segmento ressecado. A análise das amostras ressecadas possibilita a confirmação diagnóstica e determinar o grau de profundidade da lesão na parede do órgão. Fato este importante para determinar se a ressecção endoscópica for curativa ou não.

Quadro 41-1. Critérios expandidos para tratamento do câncer gástrico precoce

Critérios	Metástase ganglionar
Ca intramucoso	
Bem diferenciado, sem invasão linfática, Tu < 3 cm, independente de sinais de úlcera	0/123 (0%)
Bem diferenciado, sem invasão linfática, sem sinais de úlcera, independente do tamanho da lesão	0/929 (0%)
Indiferenciado, sem invasão linfática, Tu < 2,0 cm, sem sinais de úlcera	0/141 (0%)
Ca submucoso (Sm1) < 500 mμ	
Ca bem diferenciado, sem invasão linfática, Tu < 3,0 cm	0/145 (0%)

Atualmente dispomos de várias técnicas de mucosectomias, que podem ser divididas quanto à forma de apreensão da mucosa em: métodos de tração; de sucção e compressão.

Técnica de tração

As primeiras ressecções de neoplasias gástricas pediculadas ou subpediculadas, empregando alça de polipectomia, foram descritas em 1974, à semelhança das polipectomias que vinham sendo realizadas na colonoscopia.

Porém, somente em 1984, Tada et al.[30] empregando um aparelho de duplo canal, que descreveram a técnica de *strip biopsy* ou *lift and cut*. Após injeção salina na submucosa, a lesão é tracionada por uma pinça de tração tipo *aligator* por dentro de uma alça de polipectomia entreaberta, que, ao ser fechada, apreende a lesão e permite sua ressecção sob corrente elétrica (Figs. 41-10 e 41-11).

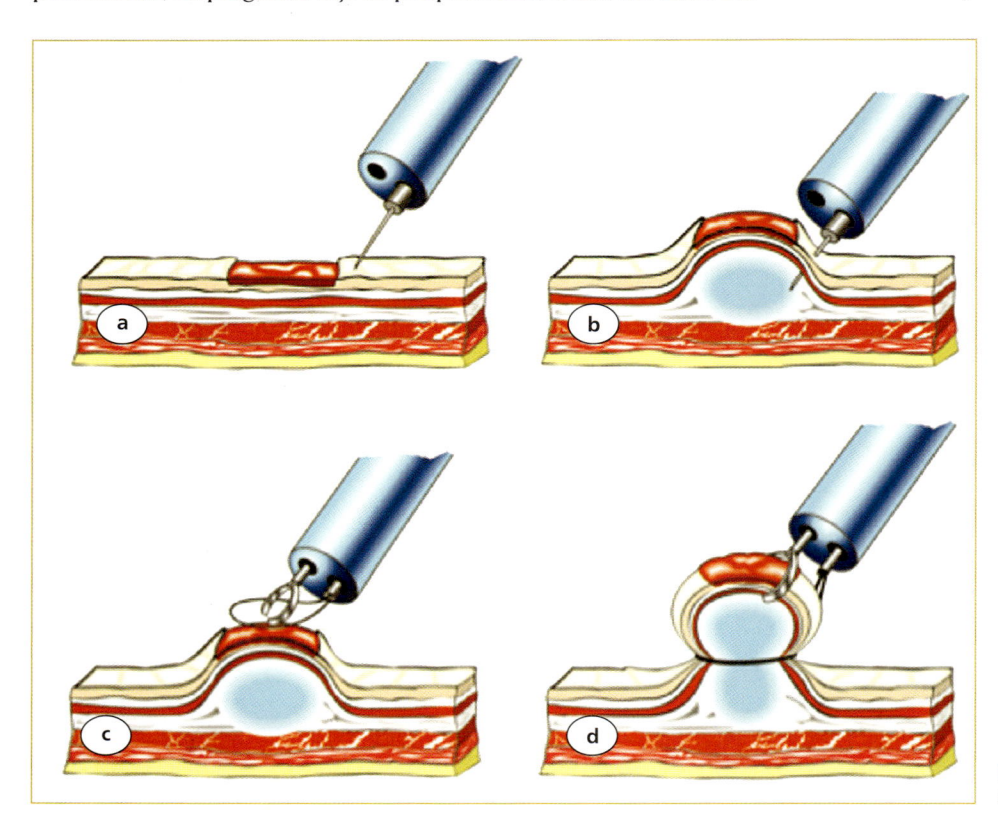

Fig. 41-10. (a-d) Ilustração da técnica de tração (*lift and cut*) com aparelho de duplo canal.

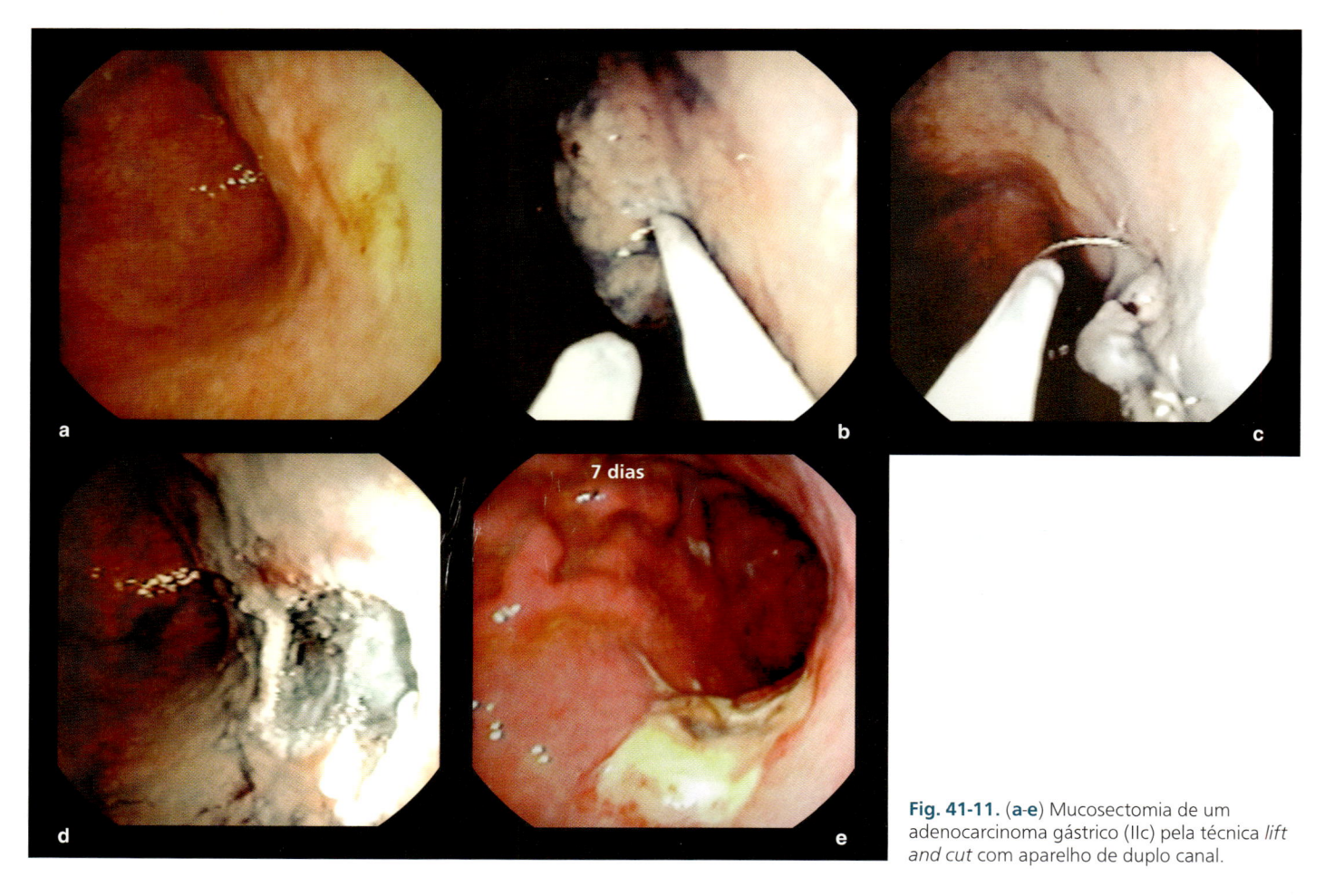

Fig. 41-11. (a-e) Mucosectomia de um adenocarcinoma gástrico (IIc) pela técnica *lift and cut* com aparelho de duplo canal.

Técnica de sucção

A técnica do *cap* foi descrita pela primeira vez em 1992 por Inoue *et al.*[31] e consiste na sucção da lesão para dentro de um *cap* transparente adaptado na ponta do endoscópio. A lesão ao ser aspirada é apreendida por uma alça e polipectomia adaptada na margem interna do *cap*, introduzida pelo canal de biópsia do aparelho (Figs. 41-12 a 41-14).

A técnica da ligadura elástica, que foi descrita pela primeira vez 1995 em nosso serviço, utilizando o *kit* de ligadura elástica para ligadura de varizes esofágicas (Fig. 41-15). A dificuldade técnica de apreensão das lesões planas, com uma simples alça de polipectomia, nos fez pensar em aspirar e ligar uma lesão plana à semelhante da ligadura de varizes. Após a ligadura da lesão, transformando-a de plana em polipoide, permite sua fácil ressecção com alça de polipectomia. Mais recentemente, Soendra *et al.*[34] idealizaram um dispositivo que permite a ligadura e imediata secção da lesão sem a remoção do *cap*, ao utilizar uma alça monofilamentar fina introduzida pelo canal de biópsia juntamente com *kit* de ligadura (Fig. 41-16).

A grande vantagem destas técnicas é por serem de execução simples e utilizarem os aparelhos convencionais, ao contrário da técnica de *lift and cut* que necessita do aparelho de duplo canal. Porém, tem a limitação de permitir ressecções em monobloco de lesões, medindo, no máximo, 1,5 a 2,0 cm de diâmetro.

Técnica de compressão

Esta técnica foi descrita por Soendra *et al.*[35] para mucosectomia em esôfago à semelhança do que se fazia no cólon, porém sem a injeção salina prévia na submucosa. Empregando uma alça de polipectomia monofilamentar, que graças a sua maior rigidez possibilita sua compressão sob a lesão, a qual invagina para dentro da mesma ao diminuir a distensão do órgão com a aspiração do ar (Fig. 41-17). No serviço de endoscopia do HC FMUSP de São Paulo, é a técnica de eleição para mucosectomia de câncer precoce de esôfago, com alto índice de sucesso e sem complicações. No estômago, à semelhança no cólon, nas lesões planas geralmente faz-se necessária a injeção de solução salina na submucosa para elevar a lesão.

Dissecção submucosa

A desvantagem de as técnicas anteriores não ressecarem, em um só bloco, lesões superiores a 2 cm, o que dificulta a análise do patologista e cursa com importante incidência de recidiva, fez com que fosse desenvolvida a técnica de dissecção submucosa.

A primeira técnica de dissecção submucosa efetivamente descrita foi com o insulation-tipped diatermic knife *(IT-knife)*, que consiste em um estilete com uma esfera de porcelana na sua extremi-

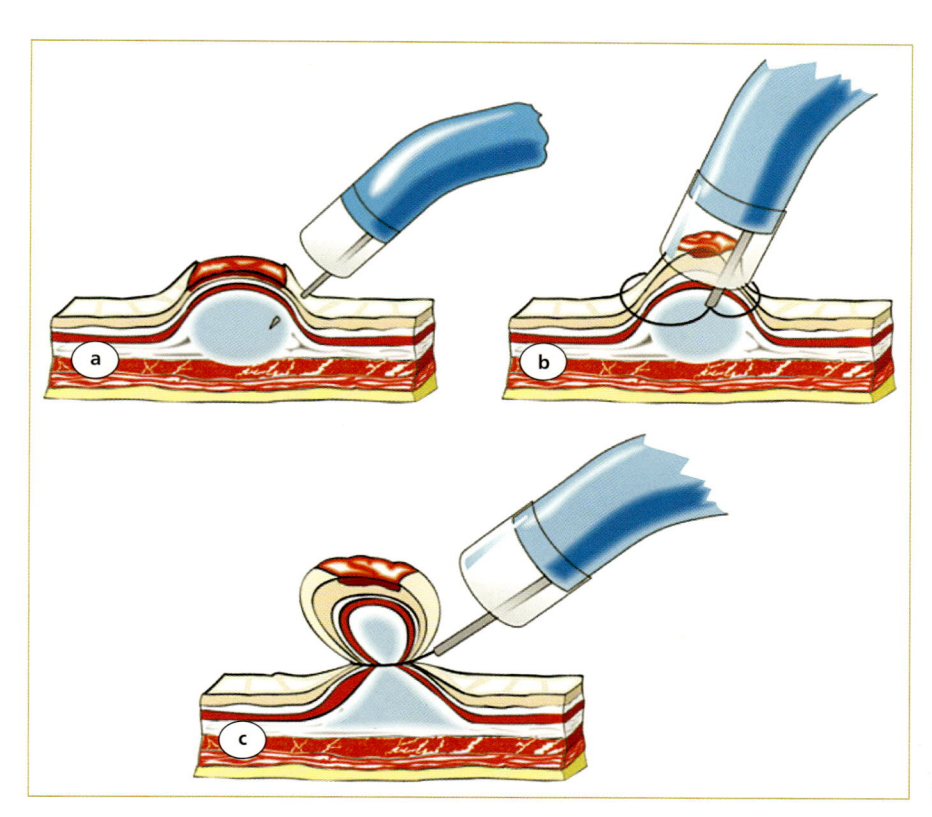

Fig. 41-12. (a-c) Ilustração da técnica do *cap*.

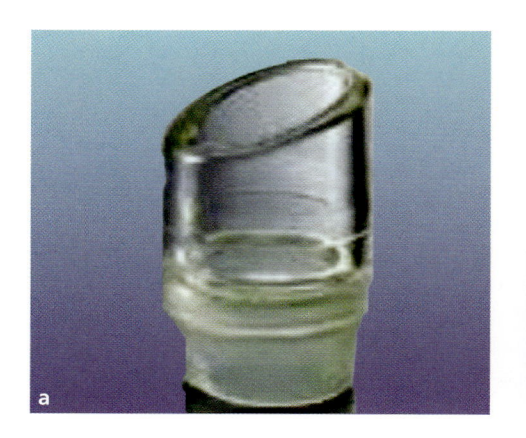

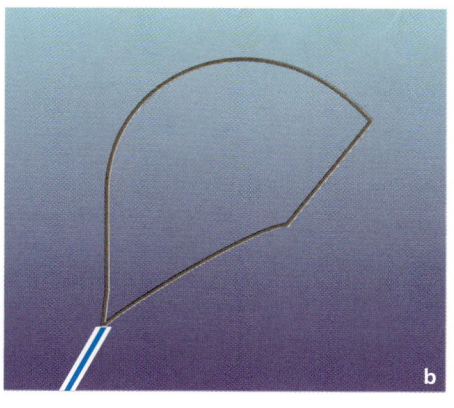

Fig. 41-13. (a) Imagem de um *cap* de mucosectomia. A fenda do vinco interno do *cap* deve ser voltada em direção ao canal de biópsia do endoscópio, permitindo, assim, a passagem do cateter de esclerose. (b) Alça de polipectomia tipo crescente, própria para ancorar no *cap*.

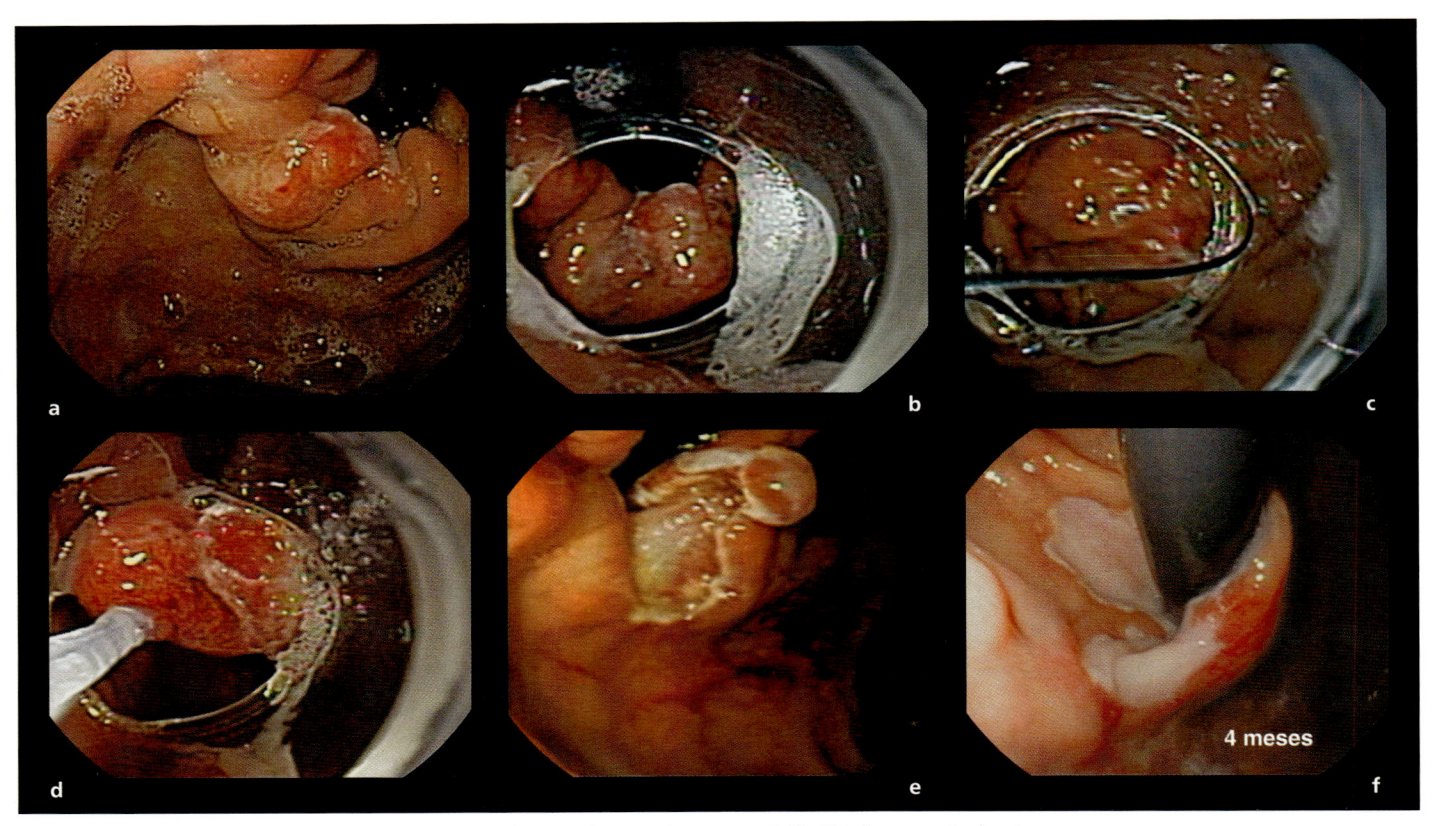

Fig. 41-14. (a-f) Imagens endoscópicas da ressecção de um adenocarcinoma na cárdia (0-IIa) com a técnica do *cap*.

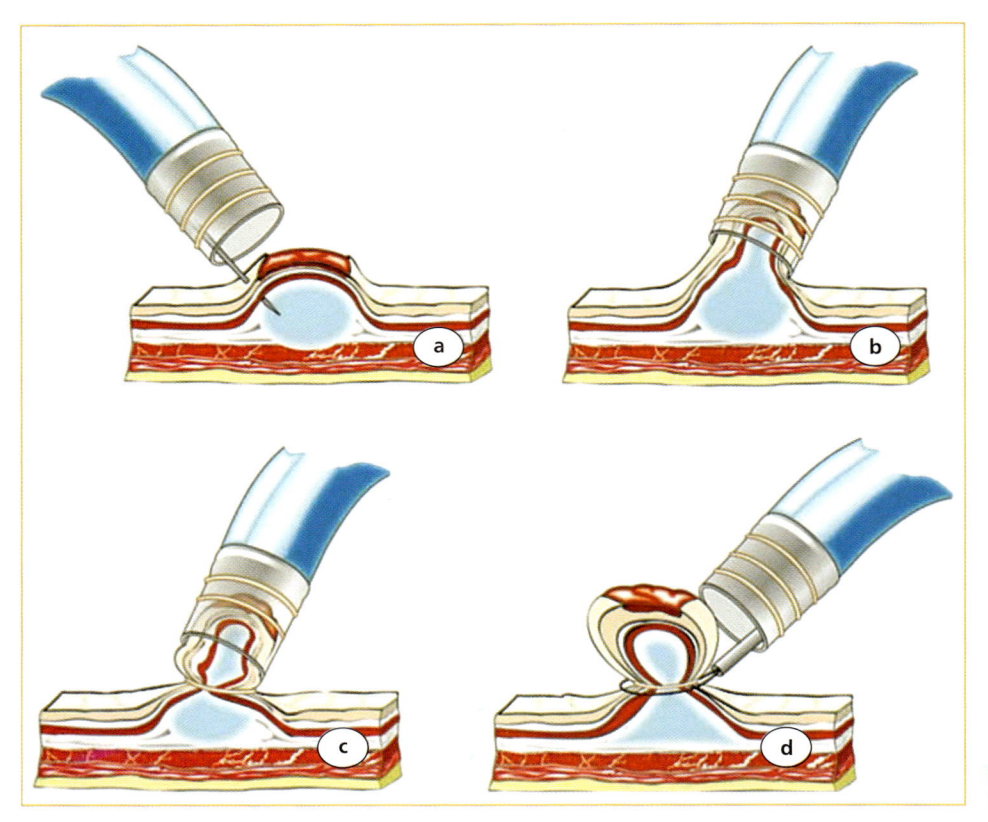

Fig. 41-15. (a-d) Ilustração de técnica de ligadura elástica.

dade.[36,37] Posteriormente surgiram outras técnicas de dissecção submucosa, empregando diferentes acessórios, como: *hook*, *flex-knife*, *triangle-tipped*, *flush-knife*, *dual-knife*. (Fig. 41-18).

A técnica de dissecção submucosa consiste nas seguintes etapas básicas: delimitação da periferia da lesão com pontos de cauterização no módulo de coagulação *forced* 20 W ou coagulação *soft* 80 W (ICC200, Erbe, Tubingen, Germany); injeção salina na submucosa na seguinte concentração (250 mL de soro fisiológico + 1/2 ampola de epinefrina + 1 mL de índigo-carmim a 0,5%); incisão pré-corte da mucosa adjacente à lesão, com *needle-knife* (Olympus) no módulo *endocut* (80-W) efeito 3 (ICC200) Erbe, se for utilizar o IT-*knife*; contorno de toda a lesão com o acessório de dissecção o qual será utilizado no procedimento; dissecção da submucosa de toda a lesão.

Esta técnica tem a vantagem de permitir a ressecção de toda a lesão em um só bloco independente do tamanho, possibilitando uma análise detalhada das margens de ressecção e apresentar uma

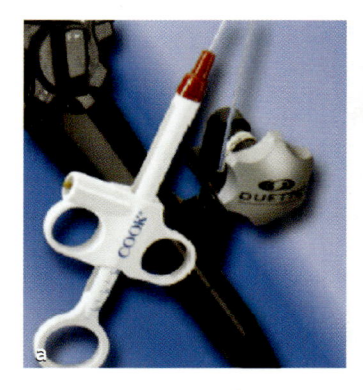

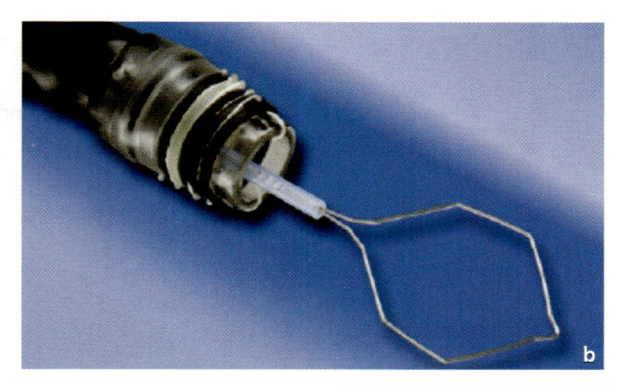

Fig. 41-16. (**a** e **b**) *Kit* comercializado para mucosectomia com a técnica de ligadura elástica.

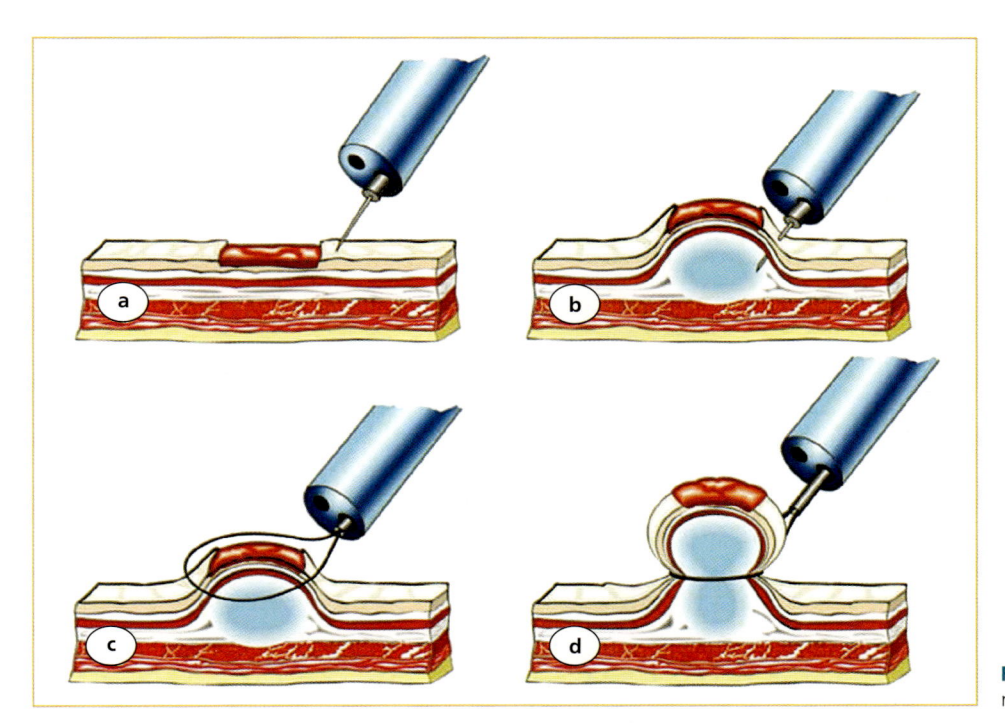

Fig. 41-17. (**a-d**) Ilustração da técnica com monofilamento.

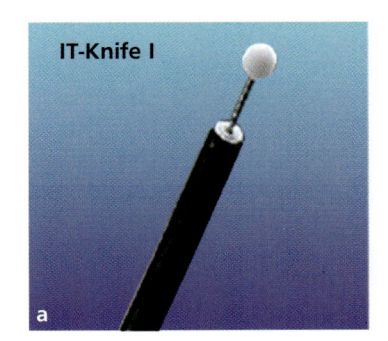

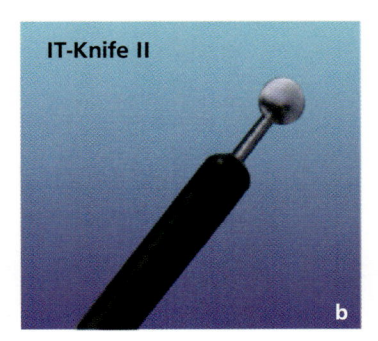

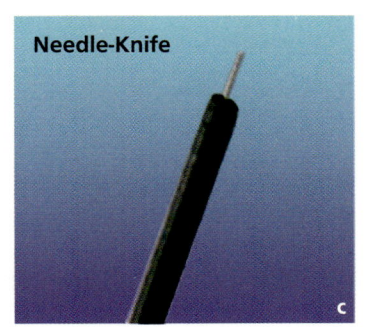

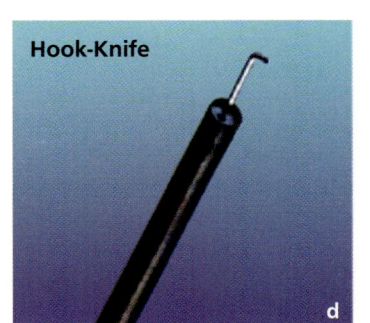

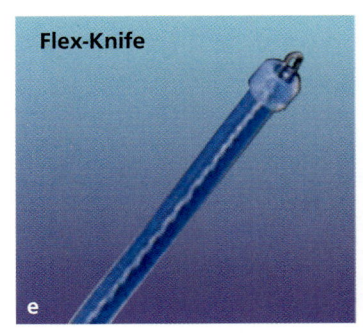

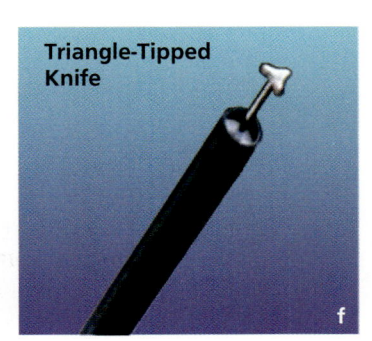

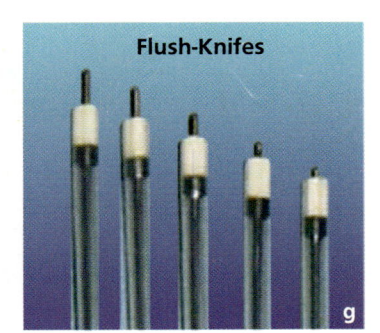

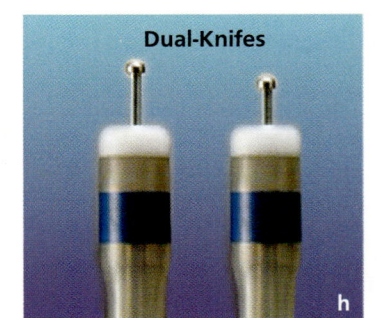

Fig. 41-18. (**a-h**) Diversos tipos de acessórios que podem ser utilizados para dissecção submucosa.

menor recidiva local em relação às técnicas de mucosectomia (Figs. 41-19 e 41-20).

Um acessório de dissecção, que vem sendo muito utilizado nos últimos anos, é o *Flush-Knife*. Este estilete é dotado de um pequeno canal que possibilita injetar soro fisiológico na sua extremidade, o que dispensa a agulha de esclerose para injetar solução salina na submucosa durante a dissecção.

No Brasil a técnica de dissecção submucosa vem sendo cada vez mais utilizada. Em uma análise multi-institucional, uma análise para publicação mostra que esta técnica é factível no nosso meio com alto índice de sucesso e baixo índice de complicação (Quadro 41-2). Entretanto, chamo a atenção de que para realizar este tipo de procedimento, deve-se ser submetido a um treinamento experimental prévio assistido por expertes que já dominam a técnica.

Mucosectomia (EMR) *versus* dissecção submucosa (ESD)

As mucosectomias (EMR) em múltiplos fragmentos dificultam uma análise histológica acurada da peça ressecada em relação às margens lateral e profunda da lesão, assim como da invasão de vasos linfáticos e venosos.

Ao contrário das técnicas de mucosectomias, a dissecção submucosa (ESD) veio permitir grandes ressecções em um só bloco, contribuindo para uma melhor avaliação da peça ressecada e consequentemente uma menor recidiva local da neoplasia. A incidência de recidiva local pós-EMR varia de 2,3 a 36,5%, enquanto que na ESD, em estudos iniciais, tem demonstrado uma incidência de 0 a 1%.[38]

Em relação à ressecção em monobloco das neoplasias gástricas, o sucesso das duas técnicas se equivale para as lesões inferiores a 1 cm de diâmetro, sendo acima de 90%. Para lesões maiores que 1 cm, a dissecção submucosa permanece com sucesso acima de 90%, porém nas mucosectomias cai para a metade.[39]

O tempo do procedimento e a incidência de complicações na ESD estão diretamente relacionados com a experiência do endoscopista com o método.

A incidência de perfuração com diferentes técnicas de EMR varia de 0 a 4,0% e com a ESD de 0 a 5,0%. Comparando os dois métodos, Watanabe *et al.*[39] não verificaram diferença estatística na inci-

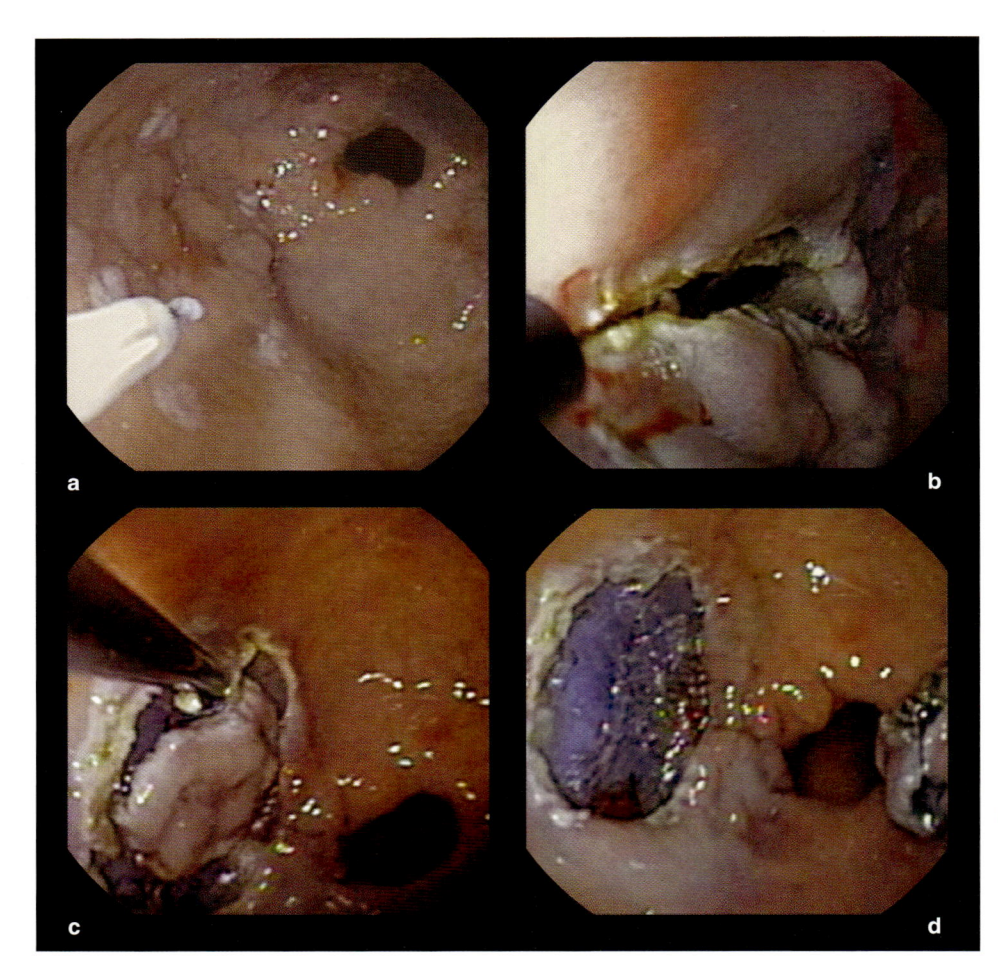

Fig. 41-19. Dissecção submucosa de um adenocarcinoma gástrico (0-IIa+0-IIc) com *IT-knife*. (**a**) Demarcação da lesão. (**b**) Contorno da lesão com *IT-Knife*. (**c**) Toda lesão contornada. (**d**) Pós-ressecção completa da lesão.

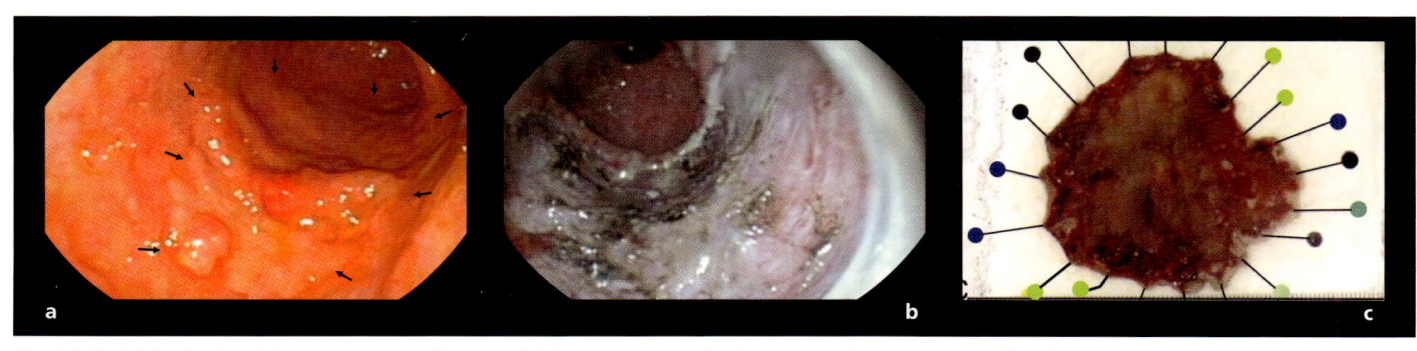

Fig. 41-20. (**a**) Lesão tipo 0-IIa com 4 cm de diâmetro. (**b**) Pós-ressecção da lesão em monobloco com *IT-Knife*. (**c**) Fragmento ressecado com 5 cm de diâmetro.

Quadro 41-2. Análise multi-institucional no Brasil dos pacientes submetidos a tratamento do câncer gástrico precoce pela técnica de dissecção submucosa

Pacientes/lesões	61/62
Masculino (%), feminino (%)	33 (54,0%), 28 (46%)
Média de idade	68 (32-83)
Localização, N (%)	
Antro, corpo, cárdia, incisura angular	31 (50,0%), 22 (35,4%), 6 (9,6%), 3 (5,0%)
Diâmetro médio da lesão-mm	18,9 (6-50)
Classificação macroscópica, N (%)	
0-IIa, 0-IIb	24 (38,7%), 3 (4,8%)
0-IIc, 0-IIa+0-IIc	16 (25,8%), 18 (29,0%)
Não classificada	1 (1,6%)
Tempo médio do procedimento-minuto	119,45 (20-300)
Ressecção em monobloco, N (%)	51 (82,2%)
Grau de invasão	
M1 (%), M2 (%)	25 (40,3%), 13 (20,9%)
M3 (%)	20 (32,2%)
Sm1 (%), Sm2 (%)	3 (4,8%), 1 (1,6%)
Margens laterais	
Comprometidas, N (%)	3 (4,8%)
Não analisadas, N (%)	0
Tipo histopatológico, N (%)	
Adenocarcinoma bem diferenciado	52 (83,8%)
Adenocarcinoma indiferenciado	3 (4,8%)
Adenoma	4 (6,4%)
Tu carcinoide	1 (1,6%)
Metaplasia intestinal	1 (1,6%)
Hiperplásica	1 (1,6%)
Complicações, N (%)	
Sangramento imediato, sangramento tardio	0, 0
Perfuração, pneumomediastino, estenose	3 (4,8%), 0, 0
Mortalidade, N (%)	0

dência de perfuração, sendo 3,2% para EMR e 4,2% para a ESD. Entretanto, Oka et al.,[40] analisando somente lesões não ulceradas, verificaram uma incidência de 0,5% para EMR e 9,7% para a ESD, com diferença estatística.

O sangramento é a complicação mais frequente entre as técnicas de ressecção endoscópica. Sua incidência na EMR é de até 8% e na ESD de até 7%. Oka et al.[40] verificaram uma incidência durante e após a EMR de 7,6 e 3,9%, para lesões não ulceradas, enquanto na ESD a incidência foi de 22,6% durante e 6,2% após o procedimento.

Felizmente, tanto a perfuração quanto o sangramento são tratados por técnicas endoscópicas com grande sucesso.

REFERÊNCIAS BIBLIOGRÁFICAS

1. Uji T, Shirotokoro T, Hayashida T. The gastrocamara. *Tokyo Med J* 1952;61:135 (In Japanese with English abstract).
2. Curtiss LE, Hirschowitz BI, Peters CW. A long fiberscopefor internal medical examinations. *J Am Optical Soc* 1956;46:1030.
3. Hirschowitz BI, Curtiss LE, Peters CW et al.Demonstration of a new gastroscope, the "fiberscope". *Gastroenterology* 1958;35:50-53.
4. Shimizu S, Tada M, Kawai K. Early gastric cancer: itssurveillance and natural course. *Endoscopy* 1995;27:27-31.
5. Ono H, Kondo H, Gotoda T et al. Endoscopic mucosal resection for treatment of early gastric cancer. *Gut* 2001;48:225-29.
6. Inoue M, Tsugane S. Epidemiology of gastric cancer in Japan. *Postgrad Med J* 2005;81:419-24.
7. Gam-Rodrigues J, Bresciani C, Matsuda M et al. *Trends of distribution of early gastric cancer of the stomach wall*. Study of a 104 cases series in a 24 years period. International Gastric Cancer Congress. Bologna (Italy): Monduzzi 1995. p. 325-27.
8. Tasaka S. The survey of early gastric carcinoma. *Gastroenterol Endosc* 1962;4:4 (In Japanese with English abstract).
9. Borrmann R. Geschwulste des magens und duodenum. In: Henke F, Lubarch O. *Handbuch der speziellen pathologischen anatomie und histologie*. Berlin: Springer-Verlag, 1926.
10. Participants in the Paris workshop. The Paris endoscopic classification of superficial neoplastic lesions: esophagus, stomach and colon. *Gastrointest Endosc* 2003;58(Suppl 6):S3-43.
11. Japanese Gastric Cancer Association. Japanese classification of gastric carcinoma 2nd ed. *Gastric Cancer* 1998. p. 10-24.
12. Lambert R, Axon A, Diebold MD et al. Update of the Paris classification of superficial neoplastic lesions in the digestive tract. *Endoscopy* 2005;37:570-78.
13. Nagahama T, Yao K, Maki S et al. Usefulness of magnifying endoscopy with narrow-band imaging for determining the horizontal extent of early gastric cancer when there is an unclear margin by chromoendoscopy. *Gastrointest Endosc* 2011;74:1259-67.
14. Hirao M, Masuda K, Asanuma T et al. Endoscopic resection of early gastric cancer and others tumors with local injection of hypertonic saline-epinefrine. *Gastrointest Endosc* 1988;34:264-69.
15. Sano R, Hirota T, Shimoda T. Pathological evaluation of 300 cases of early stage gastric cancer with particular refe- rence to ulcerative malignant lesions. *Naika* (Intern Med) 1970;26:15-21 (In Japanese).
16. Hirota Tetal. Pathology of theear lystomachcancer. Special reference to morphological types and prognosis. *Shokakigeka* 1981;4:295-300 (In Japanese).
17. Shimada S, Yagi Y, Shiomori K et al. Characterization of early gastric cancer and proposal of the optimal therapeutic strategy. *Surgery* 2001;129:714-19.
18. Yasuda K, Shiraishi N, Suematsu T et al. Rate of detection of lymph node metastasis is correlated with the depth of submucosal invasion in early stage gastric carcinoma. *Cancer* 1999;85:2119-23.
19. Tsuchiya A, Kikuchi Y, Ando Y et al. Lymph nodes metastases in gastric cancer invading the submucosal layer. *Eur J Surg Oncol* 1995;21:248-50.
20. Takekoshi T, Fujii A, Takagi K et al. Curative endoscopic polypectomy in the treatment of early gastric cancer. *Gan No Rinsho* (Jpn J Cancer Clin) 1986;32:1185-90 (In Japanese with English abstract).
21. Takekoshi T, Fujii A, Takagi K. Radical endoscopic treatment of early gastric cancer. Indication for and evaluation of en- doscopic resection. *Gan To Kagaku Ryoho* (Jpn J Cancer Chemother) 1988;15:1449-59 (In Japanese with English abstract).
22. Takekoshi T, Takagi K, Kato Y. Radical endoscopic treatment of early gastric cancer. *Gann Monograph on Cancer Research* 1990;37:111-26.
23. Takekoshi T, Baba Y, Ota H et al. Endoscopic resection of early gastric carcinoma: results of a retrospective analysis of 308 cases. *Endoscopy* 1994;26:352-58.
24. Yamada H, Nihei Z, Yamashita T et al. Is lymphadenectomy needed for all submucosal gastric cancers? *Eur J Surg* 2001;167:199-203.
25. Tada M, Tanaka Y, Matsuo N et al. Mucosectomy for gastric cancer: current status in Japan. *J Gastroenterol Hepatol* 2000;15(Suppl):D98-102.
26. Nakajima T. Tabular analysis of 10.000 cases of gastric cancer in CIH. *Gan To Kagaku Ryoho* (Jpn J Cancer Chemother) 1994;21:1813-97 (In Japanese with English abstract).
27. Kojima T, Parra-Blanco A, Takahashi H et al. Outcome of endoscopic mucosal resection for early gastric cancer: review of the Japanese literature. *Gastrointest Endosc* 1998;48:550-54.
28. Gotoda T, Yanagisawa A, Sasako M et al. Incidence of lymph node metastasis from early gastric cancer: estimation with a large number of cases at two large centers. *Gastric Cancer* 2000;3:219-25.
29. Tada M, Murakami A, Karita M et al. Endoscopic resection of early gastric cancer. *Endosocopy* 1993;25:445-50.
30. Tada M, Shimada M, Murakami F et al. evelopment of strip-off biopsy (in Japanese with English abstract). *Gastroenterol Endosc* 1984;26:833-39.
31. Inoue H, Takeshita K, Hori H et al. Endoscopic ucosal resection with a cap-fi tted panendoscope for esophagus, stomach, and colon mucosal lesions. *Gastrointest Endosc* 1993;39:58-62.
32. Chaves DM, Sakai P, Mester M et al. A new endoscopic technique for the resection of flat polypoid lesions. *Gastrointest Endosc* 1994;40:224-26.

33. Sakai P, Filho FM, Iryia K *et al.* An endoscopic technique for resection of small gastrointestinal carcinomas. *Gastrointest Endosc* 1996;44:65-67.
34. Soehendra N, Seewald S, Groth S *et al.* Use of modified multiband ligator facilitates circumferential EMR in Barrett's esophagus. *Gastrointest Endosc* 2006;63:847-52.
35. Soehendra N, Binmoeller KF, Bohnacker S *et al.* Endoscopic snare mucosectomy in the esophagus without any additional equipment: a simple technique for resection of flat early cancer. *Endoscopy* 1997;29:380-83.
36. Hosokawa K, Yoshida S. Recent advances in endoscopic mucosal resection for early gastric cancer (in Japanese with English abstract). *Jpn J Cancer Chemother* 1998;25:483.
37. Gotoda T, Kondo H, Ono H *et al.* A new endoscopic mucosal resection (EMR) procedure using an insulation-tipped diathermic (IT) knife for rectal flat lesions. *Gastrointest Endosc* 1999;50:560-63.
38. Gotoda T. Endosocopic ressection of early gastric cancer. *Gastric Cancer* 2007;10-1:11.
39. Watanabe K, Ogata S, Kawazoe S *et al.* Clinical outcomes of EMR for gastric tumors: historical pilot evaluation between endoscopic submucosal dissection and conventional mucosal resection. *Gastrointest Endosc* 2006;63:776-82.
40. Oka S, Tanaka S, Kaneko I *et al.* Advantage of endoscopic submucosal dissection compared with EMR for early gastric cancer. *Gastrointest Endosc* 2006;64:877-83.

CAPÍTULO 42

CÂNCER GÁSTRICO AVANÇADO

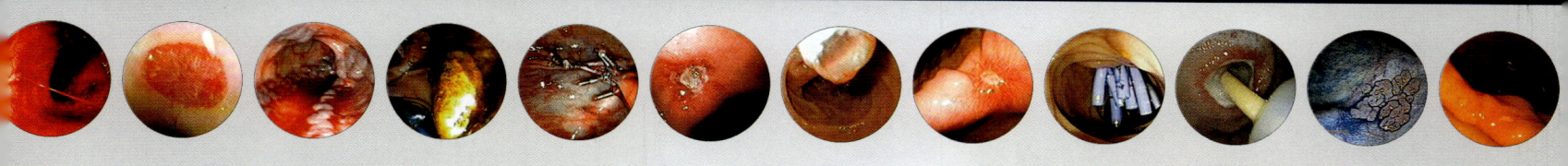

JIMI IZAQUES BIFI SCARPARO ■ SÉRGIO LUIZ BIZINELLI
FÁBIO SEGAL ■ THIAGO FESTA SECCHI ■ RICARDO ANUAR DIB

INTRODUÇÃO E CONCEITO

As neoplasias do sistema digestivo constituem um dos mais importantes problemas da patologia humana. Os resultados precários, obtidos atualmente no tratamento, estão diretamente relacionados com o diagnóstico tardio. A responsabilidade no atraso do diagnóstico é tanto do paciente como da equipe multidisciplinar, inclusive do endoscopista, que o atendeu. Em decorrência da dificuldade e da displicência diagnóstica pelo endoscopista de lesões gástricas neoplásicas precoces, é considerado câncer precoce aquele que ainda não atingiu a camada muscular do estômago, isto é, limita-se à mucosa e submucosa. Este conceito é válido apenas para adenocarcinomas e é com base exclusivamente no grau de invasão histológica da parede gástrica, não importando a presença de metástases a distância, inclusive linfonodais, nem da extensão da lesão, tampouco da duração dos sintomas e estado clínico do paciente por ocasião do diagnóstico. Quando a lesão atinge a camada muscular da parede gástrica passa a ser considerada como neoplasia gástrica avançada.

O endoscopista tem atuação limitada no tratamento do câncer gástrico avançado, pois na maioria dos casos atua apenas realizando métodos paliativos. O advento da ecoendoscopia permitiu a diferenciação diagnóstica entre neoplasias precoces e avançadas, além de estabelecer melhores critérios de ressecabilidade endoscópica.

EPIDEMIOLOGIA

Constituem também intrigante problema as diferentes frequências das neoplasias nas várias regiões do globo, com suas implicações etiopatogênicas, bem como as modificações de prevalência de certas neoplasias, a exemplo da gástrica, em determinados países.

A incidência do câncer gástrico vem decrescendo progressivamente nos países industrializados desde a metade deste século, não obstante tenha sido considerado em 1980 o câncer mais comum no mundo.[29] A neoplasia gástrica apresenta alta incidência nos países como Japão, Chile, Costa Rica, Colômbia, Hungria, Polônia, Rússia, Itália e Brasil. A alta taxa de mortalidade acompanha a incidência em países como o Chile e a Costa Rica e ultrapassa 40:100.000 habitantes. No Japão, apesar da alta incidência (100:100.000 habitantes), está havendo queda na mortalidade nos últimos anos.[27] É notório também que em lugares como os Estados Unidos e Europa houve aumento significativo da incidência de câncer localizado na região proximal do estômago e na junção esofagogástrica, enquanto a incidência na porção distal diminuiu.[5,10] Isso significa que o adenocarcinoma daquelas regiões tem patogênese comum e provavelmente diferente daqueles localizados na parte distal do órgão. O adenocarcinoma costuma ser classificado em dois tipos: intestinal e difuso. A diminuição da incidência de câncer gástrico ocorrida nas últimas décadas pode ser atribuída à diminuição da incidência do tipo intestinal, enquanto houve aumento do tipo difuso.

Segundo a Fundação do Sistema Estadual de Análise de Dados do Estado de São Paulo, as taxas padronizadas de mortalidade mostraram redução no período de 1970 a 2000. Assim no sexo masculino houve queda de 35,7:100.000 habitantes em 1970 para 18,3:100.000 em 2000 (queda de 51%), enquanto entre as mulheres esta diminuição foi de 16,0 para 7,2, ou seja, redução de 45%.

Nos Estados Unidos, em 1935, a incidência era de 33:100.000 habitantes, caindo para 9:100.000 habitantes em 2000. No Japão representa 54% de todos os tipos de câncer no homem, e a mortalidade é 5 vezes maior que nos indivíduos da raça branca nos EUA. Em jovens japoneses (25-29 anos) a taxa de mortalidade por câncer gástrico é 18 vezes maior do que jovens brancos dos EUA.[20]

No Brasil a **estimativa de novos casos para o ano de 2012 é de** 20.090, sendo 12.670 novos casos para o sexo masculino e de 7.420 para o sexo feminino. Em 2011 o **número de mortes foi de** 22.035, sendo 8.633 homens e 13.402 mulheres. Assim sendo, o câncer gástrico permanece como uma das mais graves patologias no Brasil.[23] Na região Norte, por exemplo, entre os anos de 1999 e 2000, o estado do Pará apresentou o câncer gástrico como primeira causa de morte por neoplasia maligna. Atualmente, a cidade de Belém apresenta-se como a 11ª maior incidência de câncer gástrico no mundo.[25] Alguns estudos sugerem que esta alta incidência deve-se a fatores culturais e socioeconômicos da região.

No Brasil, a despeito destes números, segue o padrão de decréscimo na taxa de incidência do câncer gástrico. O Brasil é considerado como país de médio risco. Assim sendo, segundo o MS/INCA, dentre as neoplasias mais frequentes, o câncer gástrico figurou nas estimativas da última década, para as taxas brutas de incidência e mortalidade, por 100.000 habitantes, para o sexo masculino, em quarto e segundo lugares, respectivamente.[6] Alguns estados brasileiros apresentam elevada taxa de incidência e mortalidade para cada 100.000 habitantes. Os cinco maiores foram São Paulo (24,97). Mato Grosso do Sul (20,99), Paraná (19,54), Mato Grosso (18,98) e Santa Catarina (18,74).[15,18]

ETIOPATOGENIA

O câncer de estômago é uma neoplasia que ocorre, na maioria dos casos, como um crescimento desordenado das células gástricas. A patogênese desta doença ainda não é bem compreendida, porém, há bastante tempo a ocorrência do câncer gástrico vem sendo associada à exposição de fatores relacionados com a dieta, o que vem reforçando a ideia da associação entre essa neoplasia e alguns alimentos encontrados em certos padrões de dieta, dentre eles o sal, hoje imputado como o fator que lesa a mucosa gástrica, facilitando a ação de agentes genotóxicos.[7]

Também começou a ser reconhecido o potencial carcinogênico das nitrosaminas e nitrosamidas genericamente chamadas de N-compostos (NOC), substâncias formadas com a interação entre um grupo de nitrogênio secundário e um nitrito. Foi demonstrado por Sander & Schweinsberg (1972) que aminas e nitritos ingeridos na dieta podiam reagir *in vivo* para produzir N-nitrosaminas e N-nitrosamidas. Mirvish *et al.* (1972) mostraram que o ascorbato reduz formação de tumores em animais, quando seguidos pela alimentação de nitritos e aminas, provavelmente por inibir a formação de NOC *in vivo*. Esses achados foram consistentes com trabalhos epidemiológicos que evidenciavam o papel de dietas ricas em precursores dos N-compostos como fatores de risco para o câncer gástrico[3] e dietas ricas em alimentos que contêm vitaminas C, um potente antioxidante, como protetoras contra o câncer gástrico.[36]

Além disso, estudos prospectivos mostram o discreto risco aumentado entre os fumantes.[17,28] Entre os estudos não prospectivos, alguns apontam aumento do risco,[14] e outros não.[16] Considerando-se o consumo de álcool, alguns trabalhos demonstram risco aumentado para câncer gástrico;[12,16] no entanto, a maior parte dos estudos, coorte ou caso-controle, não demonstra o mesmo.

A partir de 1983, com a descrição de bactérias Gram-negativas flageladas e espiraladas por Warren & Marshall (1983)[21] – *Helicobacter pylori* –, vários estudos começaram a ser feitos no sentido de determinar a patogenicidade desses organismos e sua relação com o câncer gástrico. O *H. pylori* parece adaptar-se facilmente ao ambiente hostil do estômago, e há evidências de que, dentre outros danos, ela provoca o bloqueio do mecanismo natural da mucosa gástrica de concentrar e secretar o ácido ascórbico para o lúmen do estômago,[33,34] além de aumentar a taxa de proliferação do epitélio gástrico e reduzir o nitrato a nitrito.[21]

Sendo assim, podemos enumerar os fatores etiológicos e patogênicos do câncer gástrico da seguinte forma (Fig. 42-1):

a) **Dietéticos**: consideram-se fator de risco dietas com baixo teor de proteína e gordura animal, alto teor de carboidratos complexos, grandes quantidades de carnes e peixes salgados, alto teor de nitratos (os nitratos são convertidos a um nitrito carcinogênico pelas bactérias). Tais bactérias podem ser introduzidas pelo consumo de alimentos parcialmente decompostos. Já o consumo de vegetais crus, frutas cítricas e pães com alto teor de fibras está associado a um risco menor de câncer gástrico. O ácido ascórbico e o betacaroteno encontrados em frutas e vegetais agem como antioxidantes, enquanto o ácido ascórbico também pode prevenir a conversão de nitratos em nitritos.[28]

b) **Ambientais**: alimentos defumados ou conservados no sal, falta de refrigeração, água potável de má qualidade (água de poço) e tabagismo.

c) **Sociais**: classe social baixa.

d) **Clínicas**: cirurgia gástrica prévia, infecção pelo *Helicobacter pylori*, gastrite atrófica, pólipos adenomatosos e sexo masculino.

Dentre todos os fatores de risco para o câncer gástrico queremos salientar a importância destes:

Helicobacter pylori

Diferentes cepas deste microrganismo desencadeiam níveis diferentes de resposta de anticorpos. Por exemplo, a infecção com a cepa *cag-A* desencadeia mais inflamação mucosa do que as cepas *cag-A* negativas e também confere um risco maior para o desenvolvimento de câncer gástrico. Os fatores genéticos do hospedeiro também tendem a exercer um papel, em que os indivíduos com a infecção pelo *H. pylori* eventualmente desenvolvam câncer gástrico.[21]

Os polimorfismos de agrupamento do gene *interleukina-1*, que intensificam a produção da *interleukina-1β*, estão associados a um risco aumentado de hipocloridria induzida pelo *H. pylori* e, logo, câncer gástrico. Portanto, o agrupamento familiar de infecção pelo *H. pylori* associado aos polimorfismos genéticos, ligados à hipocloridria, podem, explicar o aumento no risco de câncer em indivíduos com história familiar de câncer gástrico.

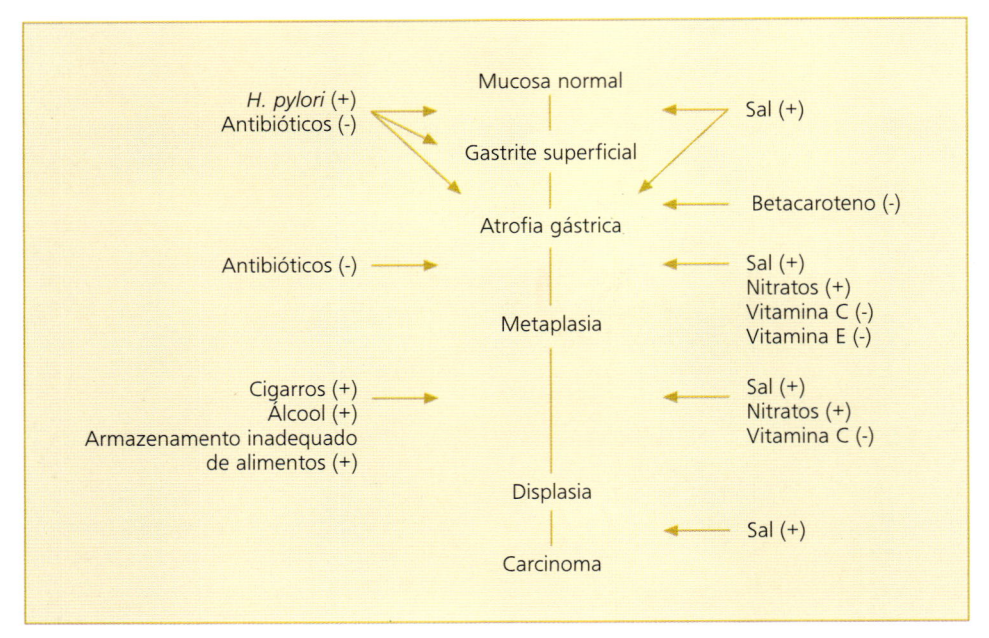

Fig. 42-1. Fatores etiológicos e patogênicos no processo de carcinogênese gástrica. Adaptada de Huang *et al.*[30]

Alterações genéticas

Recentemente foram identificadas várias alterações genéticas associadas ao adenocarcinoma gástrico:

1. Proto-oncogene *c-met*: é o receptor para o fator de crescimento do hepatócito, e, frequentemente, é expresso no câncer gástrico, assim como os oncogêneses *k-sam* e *c-erb*, gene APC que tendem a ser mais frequentes nos cânceres gástricos do tipo intestinal.
2. Inativação dos genes de supressão tumoral: por exemplo, inativação dos genes supressores tumorais p53 e p16 nos cânceres dos tipos difuso e intestinal.
3. Redução da adesão celular: redução ou uma perda na molécula de adesão celular *(E-cadherina)* é encontrada em, aproximadamente, 50% dos cânceres gástricos do tipo difuso.[22]
4. Reativação da telomerase.
5. Presença de instabilidade microssatélite: a instabilidade microssatélite pode ser encontrada em aproximadamente 20 a 30% dos cânceres gástricos tipo intestinal. Os microssatélites são extensões de DNA em que uma sequência curta de aproximadamente 15 nucleotídeos é repetida várias vezes. A instabilidade do microssatélite reflete um ganho ou uma perda desta repetição de nucleotídeos em um alelo da linhagem germinativa, indicando a expansão clonal típica de uma neoplasia.[11]

Cirurgias prévias no estômago – gastrectomias

Existe um risco aumentado de câncer no remanescente gástrico em pacientes com gastrectomia parcial prévia. No entanto, o risco é observado apenas após uma latência de 15 anos, e está aumentado em pacientes operados por úlceras gástricas, mas não duodenais.

Anemia perniciosa

Os pacientes com anemia perniciosa também estão sob maior risco de desenvolvimento de câncer gástrico. A anemia perniciosa ocorre em decorrência de uma gastrite autoimune, comprometendo a mucosa oxíntica que aumenta o risco de câncer gástrico, assim como os outros tipos de inflamação crônica. A acloridria é a característica definidora desta condição, pois a reação autoimune destrói as células principais e parietais. A mucosa se torna muito atrófica e desenvolve metaplasias antral e intestinal.

Pólipos gástricos

Os pólipos hiperplásicos, o tipo histológico mais comum, são benignos. No entanto, sua presença está associada a um risco aumentado de câncer gástrico, pois eles formam-se em estômagos com gastrite estabelecida, um fator de risco conhecido para o carcinoma.[30]

Os pólipos adenomatosos apresentam risco definido para o desenvolvimento de malignidade do pólipo. A atipia mucosa é frequente, e observou-se a progressão de displasia para o carcinoma *in situ*. O risco para o desenvolvimento de carcinoma é de, aproximadamente, 10 a 20% e aumenta com o crescimento do pólipo. A remoção endoscópica é suficiente, se o pólipo for completamente removido e não existirem focos de câncer invasivo no exame histológico. Se o pólipo for maior do que 2 cm ou for séssil, ou apresentar foco comprovado de carcinoma invasivo, então justifica-se a excisão cirúrgica.

PATOLOGIA

Os tumores do estômago se apresentam, predominantemente, na forma de três tipos histológicos: adenocarcinoma (responsável por 95% dos tumores), linfoma, diagnosticado em cerca de 3% dos casos, e leiomiossarcoma, iniciado em tecidos que dão origem aos músculos e aos ossos. Quanto à localização ele é mais frequente no antro e na pequena curvatura, atingindo o antro em 53,8%, corpo em 15%, fundo em 2%, cárdia em 13,6%, coto gástrico em 6%, podendo atingir varias localizações concomitantes em 9,6% dos casos.[30] Neste capítulo nos atemos nos carcinomas, vistos os linfomas terem capítulo específico.

Em virtude do pleomorfismo no crescimento dos adenocarcinomas gástricos, torna-se difícil a elaboração de uma classificação que contemple pré-requisitos essenciais, como reprodutibilidade, natureza histogênica da lesão e significâncias prognósticas e epidemiológicas. Dentre as classificações existentes, nenhuma delas preenche adequadamente estes requisitos. Basicamente dois aspectos foram escolhidos para elaboração das classificações existentes: os aspectos macroscópicos e os microscópicos.[32]

Quanto ao aspecto microscópico, surgiram as classificações de Lauren, de Ming e da Organização Mundial de Saúde.

Em 1965 Lauren classificou os tumores gástricos apenas em dois tipos, com base na sua citoarquitetura.

1. **Tipo difuso de Lauren**: composto por células solitárias ou em grupos, sem compor padrão glandular. O carcinoma infiltra difusamente e tem padrão sólido; é composto por células isoladas ou por pequenos grupos de células com formação ocasional de estruturas glandulares. É baixo o grau de metaplasia intestinal, e o seu crescimento é do tipo infiltrativo (Fig. 42-2a).[30]
2. **Tipo intestinal de Lauren**: a arquitetura glandular lembra o padrão do intestino delgado ou colônico. O carcinoma tem predomínio de formação tubular; é composto por glândulas moderadamente diferenciadas, revestidas por células caliciformes e células com características de absorção e margens estriadas. O grau de metaplasia intestinal é alto, e o seu crescimento é do tipo expansivo (Fig. 42-2b).[30]

De todas as classificações organizadas esta apresentou maior concordância entre os patologistas e a de melhor adequação aos estudos epidemiológicos, confirmando maior incidência do tipo intestinal em áreas de alto risco dessa neoplasia e o tipo difuso com incidência similar nas de baixo e de alto riscos, além de confirmar distribuição diferente entre os dois tipos quanto a sexo e à idade.[1] Por esses méritos é a mais utilizada, especialmente na Europa.

Ming, em 1977, propôs outra classificação com base no padrão de crescimento e de invasão do tumor, categorizando dois tipos:

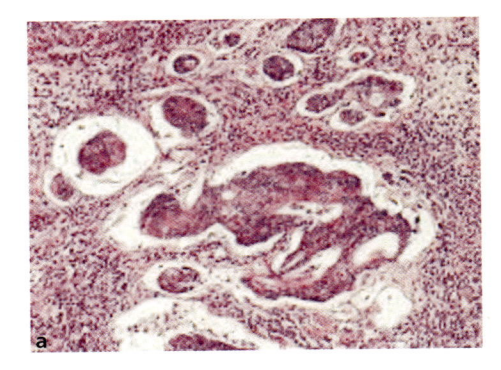

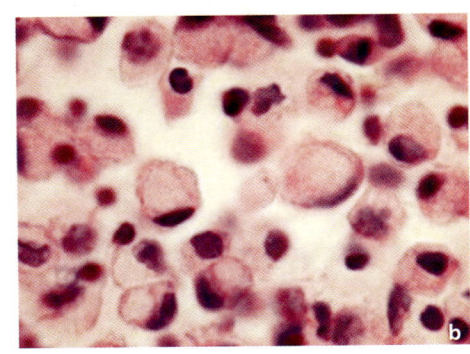

Fig. 42-2. Classificação de Lauren. (**a**) Tipo difuso. (**b**) Tipo intestinal.

1. **Tipo expansivo**: caracterizando o crescimento celular em massa e por expansão.
2. **Tipo infiltrativo**: onde as células invadem a parede gástrica isoladamente ou em grupos.

Esta classificação assemelha-se à de Lauren, sendo o tipo expansivo equivalente ao tipo intestinal e o infiltrativo ao difuso, porém, peca ao basear-se essencialmente no grau de infiltração marginal do tumor, portanto, não se prestando ao estudo de biópsias, mas apenas a de peças cirúrgicas.

A OMS em 1989 tentou simplificar a classificação desta neoplasia, centralizando apenas os aspectos histológicos e sua reprodutibilidade, porém, falhando quanto à significância de prognóstico ou de tratamento. Foi classificado em cinco tipos:

1. **Tipo tubular**: onde o carcinoma assume arranjo glandular.
2. **Tipo papilar**: onde predomina o arranjo papilar.
3. **Tipo mucinoso**: onde há abundante secreção de mucina produzida pelas células com formação de vacúolos ou lagos.
4. **Tipo carcinoma com células em "anel de sinete"**: constituído por células isoladas e com mucina que desloca o músculo perifericamente.
5. **Tipo indiferenciado**: quando não assume qualquer arranjo característico.

Equivalência entre os tipos:

Lauren	Tipo intestinal	Tipo difuso
Ming	Expansivo	Infiltrativo
OMS	Tubulopapilífero	Anel de sinete/indiferenciado

Classificação de Borrmann

No tocante ao aspecto macroscópico, Borrmann, em 1926, baseando-se na morfologia macroscópica dos tumores avançados, desenvolveu uma classificação que é utilizada até hoje por oferecer melhor unificação descritiva endoscópica, facilitando a compreensão do tipo de tumor, programação cirúrgica e previsões prognósticas (Fig. 42-3).[32]

ANATOMOPATOLOGIA

O desenvolvimento do câncer gástrico requer um longo período, e sabe-se que esta neoplasia precede a seis estádios morfologicamente definidos:

- Gastrite crônica.
- Gastrite crônica atrófica.
- Hipocloridria.
- Metaplasia intestinal.
- Displasia.
- Câncer.

Nestes últimos estádios acredita-se terem influência tanto fatores moduladores como carcinógenos (compostos n-nitrosos), irritantes (sal), infecciosos *(H. pylori)*, agentes protetores (micronutrientes), como fatores genéticos. É bem conhecida a relação da metaplasia intestinal e o câncer gástrico tipo intestinal, enquanto o tipo difuso não traz tal correlação, admitindo-se uma origem direta de uma mucosa gástrica normal. O endoscopista deve ter sempre em mente as etapas de alterações histopatológicas, lembrando que nem sempre existe correlação estrita entre o aspecto endoscópico da mucosa e os achados histológicos, portanto, não deve basear-se em diagnóstico endoscópico de atrofia ou metaplasia intestinal sem a devida realização de biópsias confirmatórias.

Na fisiopatologia do câncer gástrico a mucosa adquire um fenótipo progressivamente regressivo, com substituição das células normais pelas do intestino, no sentido inverso ao que ocorre durante o desenvolvimento fetal. Esse processo de transmutação da mucosa gástrica ocorre a longo prazo e sugere que fatores de risco para o câncer gástrico atuam desde a mais tenra idade e por longo período. Os estádios pré-malignos, no tipo intestinal, são longos e bem definidos e resultam na transformação de uma mucosa normal em metaplásica. No tipo difuso já não há períodos tão longos, e as alterações não se mostram bem definidas. Portanto, estes dois tipos de tumores têm diferentes mecanismos patogenéticos. Retirar - Há anos esses tumores difusos foram histologicamente caracterizados pela citoarquitetura constituída de células neoplásicas ora isoladas ora agrupadas, sem formações tubulares, com núcleos hipercromáticos e acentuado desarranjo citoarquitetural, com secreção mucinosa distribuída por todo o citoplasma ou, se extracelular, dispersa no estroma. Em torno de 7 a 15% podem apresentar células em "anel de sinete", que se caracterizam pelo deslocamento periférico do núcleo em consequência da quantidade de muco intracitoplasmático, dando formato ao núcleo de 'anel de sinete'. Estas são mais encontradas em indivíduos jovens, no sexo feminino, e nos tumores da porção proximal do estômago e da cárdia.[30] O crescimento destes tumores é difuso na parede gástrica, forma pouca adesão celular, estende-se pela submucosa, podendo evoluir para a linite plástica e metástase precoce. Na gênese destes tu-

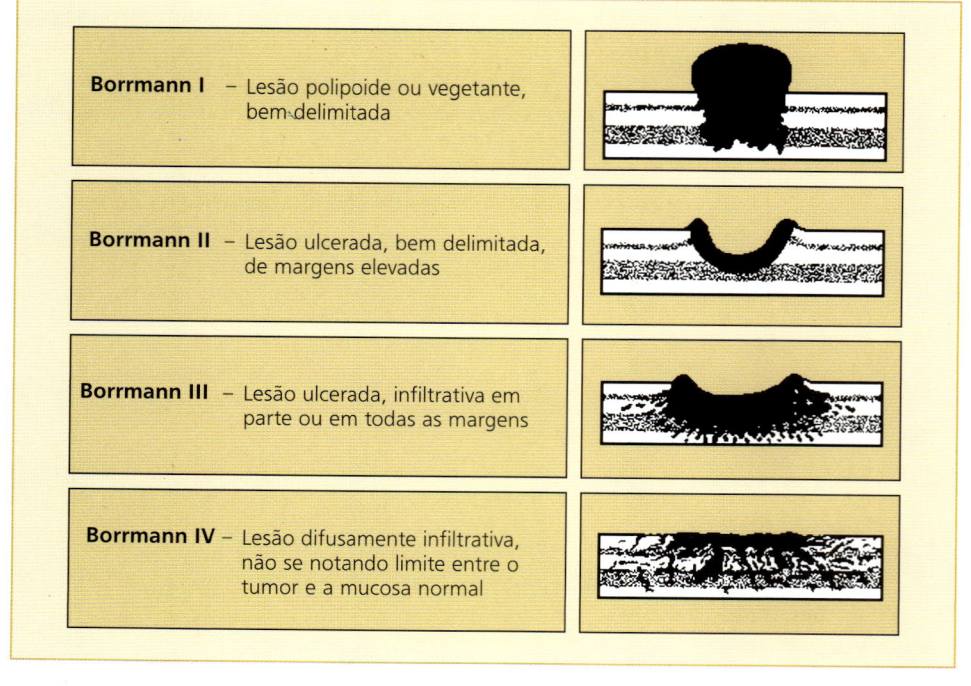

Borrmann I – Lesão polipoide ou vegetante, bem delimitada

Borrmann II – Lesão ulcerada, bem delimitada, de margens elevadas

Borrmann III – Lesão ulcerada, infiltrativa em parte ou em todas as margens

Borrmann IV – Lesão difusamente infiltrativa, não se notando limite entre o tumor e a mucosa normal

Fig. 42-3. Classificação de Borrmann.

mores do tipo difuso não se têm observado lesões pré-neoplásicas. Estudos mais recentes têm demonstrado a influência de alterações genéticas no câncer difuso, de ocorrência familiar, onde mutações do gene CDH1 que codifica *E-cadherina*, uma molécula de adesão da célula epitelial, num padrão autossômico dominante. Isso tem gerado discussão em torno de se realizar gastrectomia total profilática em indivíduos com essa alteração, argumentando-se que carcinoma intramural com células em anel de sinete foi encontrado em regiões do estômago não detectadas pelo exame endoscópico.

Quanto ao tipo intestinal, este advém, em geral, de alterações prévias na mucosa gástrica, como gastrite crônica, metaplasia intestinal, gastrite atrófica e displasia. Ocorre com mais frequência no antro e em indivíduos mais idosos, pobres, residentes na zona rural, de baixo nível de industrialização.[26] Apresenta citoarquitetura, com formação de glândulas, densamente distribuídas em volta do tecido conectivo, ocorrendo geralmente em mucosa com metaplasia intestinal e, microscopicamente, lembra o adenocarcinoma do cólon.

ASPECTOS CLÍNICOS

Habitualmente esta neoplasia é diagnosticada em fase avançada e, naturalmente, fora de possibilidade de cura. Por esse motivo é que na maioria dos países a taxa de mortalidade aproxima-se da de incidência. As razões para esse diagnóstico tardio são múltiplas. No Brasil o fator baixa renda da população, justamente onde a incidência desta neoplasia é maior, traz consigo a desinformação sobre riscos e sintomas, bem como a dificuldade de acesso a um exame endoscópico e histológico de qualidade, especialmente numa rede pública de saúde deficitária. Na fase precoce o tumor é praticamente assintomático, e, quando apresenta sintomas, estes são vagos.

O adenocarcinoma gástrico não apresenta sintomas específicos precocemente na evolução da doença. Os pacientes frequentemente ignoram o desconforto epigástrico vago e a dispepsia, que são quase sempre confundidos com gastrite, levando a um tratamento sintomático durante 6 a 12 meses antes de serem solicitados estudos diagnósticos. A dor epigástrica é similar à dor causada pelas úlceras benignas, podendo simular angina. Tipicamente a dor é constante, não se irradia, não alivia com a ingestão de alimentos. A doença mais avançada pode apresentar-se com perda de peso, anorexia, fadiga e vômitos. Os sintomas frequentemente refletem o sítio de origem do tumor: os tumores proximais envolvendo a junção GE frequentemente se apresentam com disfagia. Os tumores distais antrais podem apresentar-se como uma obstrução do trato de saída. O comprometimento mural difuso pelo tumor, como ocorre na linite plástica, leva a uma distensibilidade reduzida do estômago e as queixas de saciedade precoce. O sangramento gastrointestinal clinicamente significativo é raro, mas até 15% dos pacientes podem desenvolver hematêmese, e 40% dos pacientes estão anêmicos. Tumores muito grandes podem erodir através do estômago e para dentro do cólon transverso, apresentando-se como uma obstrução do intestino grosso.[32]

Os sinais clínicos desenvolvem-se tardiamente no curso da doença, mais comumente associados a uma doença localmente avançada ou doença metastática.

Os pacientes podem apresentar-se com massa abdominal palpável, linfonodo supraclavicular palpável (de Virchow), periumbilical (de Irmã Maria José), metástases peritoneais pelo exame retal (prateleira de Blumer), uma massa ovariana palpável (tumor de Krukenberg). Conforme a doença progride, os pacientes podem desenvolver hepatomegalia secundária a metástases, icterícia, ascite e caquexia.[32]

ESTADIAMENTO – TNM

A classificação é aplicável somente para carcinomas (Quadro 42-1). Deve haver confirmação histológica da doença.[35] Os procedimentos para avaliação das categorias T, N e M são os seguintes:

Categoria T	Exame físico, diagnóstico por imagem, endoscopia, e/ou exploração cirúrgica
Categoria N	Exame físico, diagnóstico por imagem e/ou exploração cirúrgica
Categoria M	Exame físico, diagnóstico por imagem e/ou exploração cirúrgica

Quadro 42-1. TNM – Classificação clínica

T – Tumor primário	
TX	O tumor primário não pode ser avaliado
T0	Não há evidência de tumor primário
Tis	Carcinoma *in situ*: tumor intraepitelial sem invasão da lâmina própria
T1	Tumor que invade a lâmina própria ou a submucosa
T2	Tumor que invade a muscular própria ou a subserosa
T2a	Tumor que invade a muscular própria
T2b	Tumor que invade a subserosa
T3	Tumor que penetra a serosa (peritônio visceral) sem invadir as estruturas adjacentes
T4	Tumor que invade as estruturas adjacentes

Notas:
1. O tumor pode penetrar a muscular própria com extensão para os ligamentos gastrocólico ou gastro-hepático ou para o omento maior ou menor, sem perfuração do peritônio visceral que cobre estas estruturas. Nesse caso, o tumor é classificado como T2b. Se existir perfuração do peritônio visceral que reveste os ligamentos gástricos ou os omentos, o tumor é classificado como T3.
2. As estruturas adjacentes ao estômago são o baço, cólon transverso, fígado, diafragma, pâncreas, parede abdominal, suprarrenal, rim, intestino delgado e retroperitônio.
3. A extensão intramural para o duodeno ou esôfago é classificada pela profundidade da maior invasão em qualquer desses locais, inclusive o estômago.[35]

N – Linfonodos regionais	
NX	Os linfonodos regionais não podem ser avaliados
N0	Ausência de metástase em linfonodos regionais
N1	Metástase em 1 a 6 linfonodos regionais
N2	Metástase em 7 a 15 linfonodos regionais
N3	Metástase em mais de 15 linfonodos regionais

Quadro 42-1. TNM – Classificação clínica *(Cont.)*

M – Metástase a distância	
MX	A presença de metástase a distância não pode ser avaliada
M0	Ausência de metástase a distância
M1	Metástase a distância

pTNM – Classificação patológica	
As categorias pT, pN e pM correspondem às categorias T, N e M.	
pN0	O exame histológico do espécime de uma linfadenectomia regional incluirá, geralmente, 15 ou mais linfonodos. Se os linfonodos forem negativos, mesmo que o número geralmente examinado seja não encontrado, classifica-se como pN0

Graduação histopatológica	
GX	O grau de diferenciação não pode ser avaliado
N0	Ausência de metástase em linfonodos regionais
G1	Bem diferenciado
G2	Moderadamente diferenciado
G3	Pouco diferenciado
G4	Indiferenciado

Classificação R

Grupamento por estádios

Estádio	T	N	M
Estádio 0	Tis	N0	M0
Estádio IA	T1	N0	M0
Estádio IB	T1	NI	M0
	T2 a/b	N0	M0
Estádio II	T1	N2	M0
	T2 a/b	N1	M0
	T3	N0	M0
Estádio IIIA	T2 a/b	N2	M0
	T3	N1	M0
	T4	N0	M0
Estádio IIIB	T3	N2	M0
	T4	N1, N2, N3	M0
Estádio IV	T1	N3	M0
	T2	N3	M0
	T3	N3	M0
	Qualquer T	Qualquer N	M1

Resumo esquemático

Estômago	
T1	Lâmina própria, submucosa
T2	Muscular própria, subserosa
T2a	Muscular própria
T2b	Subserosa
T3	Penetra a serosa
T4	Estruturas adjacentes
N1	1 a 6 linfonodos
N2	7 a 15 linfonodos
N3	> 15 linfonodos

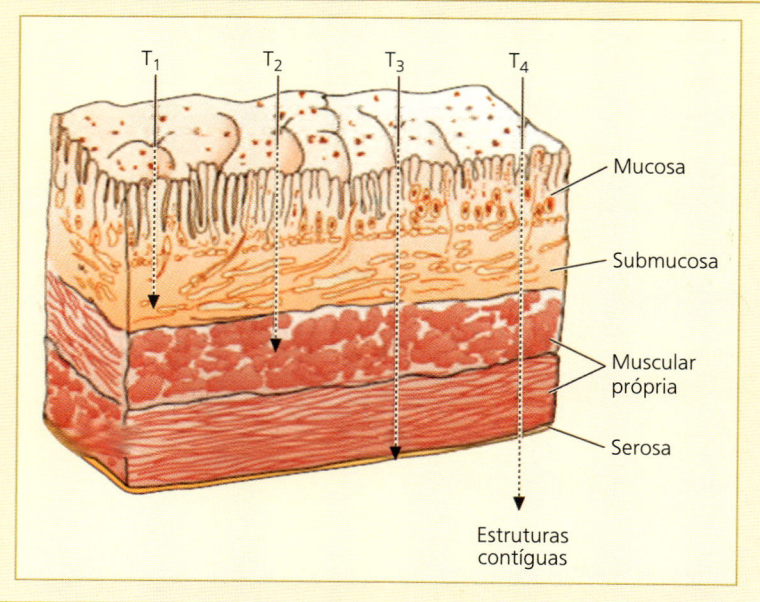

- Sublocalizações anatômicas:
  1. Cárdia (e junção gastroesofágica) (C16.0).
  2. Fundo do estômago (C16.1).
  3. Corpo do estômago (C16.2).
  4. Antro gástrico (C16.3) e piloro (C16.4).

Linfonodos regionais

Os linfonodos regionais do estômago quando atingidos são os perigástricos ao longo da pequena e grande curvatura e os localizados ao longo das artérias gástrica esquerda, hepática comum, esplênica e celíaca, e os linfonodos hepatoduodenais. Os linfonodos regionais da junção esofagogástrica são os paracárdicos, gástricos esquerdos, celíacos, diafragmáticos e os mediastinais inferiores paraesofageianos. O envolvimento de outros linfonodos intra-abdominais, como os retropancreáticos, mesentéricos e para-aórticos, é considerado metástases a distância.[35]

DIAGNÓSTICO ENDOSCÓPICO NO CÂNCER GÁSTRICO AVANÇADO

Sendo a endoscopia o método mais eficiente no diagnóstico do câncer gástrico, o laudo endoscópico deve conter informações detalhadas e que sejam úteis na decisão do tratamento a ser seguido. Localização, tamanho, presença ou não de sangramento, necrose, aspecto macroscópico, limites de invasões proximal e distal em relação à cardia, à incisura e ao piloro, anormalidades na mucosa adjacente, como pólipos ou sinais sugestivos de atrofia, são itens que não podem ser negligenciados.[32]

Alguns cuidados devem ser lembrados em relação às biópsias:

1. Escolher de preferência as áreas desprovidas de tecido necrótico.
2. Nas lesões ulceradas, escolher a vertente interna das margens de maior irregularidade, onde se podem colher amostras mais ricas em tecido viável.
3. Biópsias nos quatro quadrantes, se possível.
4. A qualidade e o tamanho das biópsias são mais importantes que o número delas realizadas. Acima de seis fragmentos obtém-se mais de 98% de positividade.
5. A primeira biópsia deve sempre ser realizada na margem proximal da lesão, pois o sangue escoará em direção cranial, evitando o alagamento sanguíneo da lesão.
6. Tentar classificar a lesão quanto a Borrmann.[32]
    - *Borrmann I – lesão polipoide (Fig. 42-4):* facilmente identificável à endoscopia pelo seu aspecto exofítico, em couve-flor, projetado para dentro da luz gástrica. Encontra-se com mais frequência no antro e no corpo, adquire grandes volumes e exibe superfície friável e sangrante, podendo haver zonas de ulceração associada. Esta forma de apresentação está mais associada a pólipos gástricos.
    - *Borrmann II – lesão ulcerada (Fig. 42-5):* é o tipo mais frequente e pode ser confundido com úlcera péptica em 5 a 10% dos casos. Normalmente o assoalho da lesão é necrótico, as margens são "irregulares, friáveis às biópsias e ao toque do aparelho. Notam-se geralmente pregas desarranjadas consequentes à infiltração marginal, ora terminando em forma de baquetas, ora fundindo-se entre si antes de atingir a margem da lesão (Fig. 42-5c). Este tipo apresenta sintomatologia dolorosa mais precocemente e mais intensa que os outros tipos.
    - *Borrmann III – lesão úlcero-infiltrativa (Fig. 42-6):* caracteriza-se pela graduação entre a infiltração e a ulceração. Observa-se a ulceração central com margens em geral pouco elevadas que fazem continuidade com o tecido adjacente infiltrado e decrescente à medida que se afasta da ulceração.

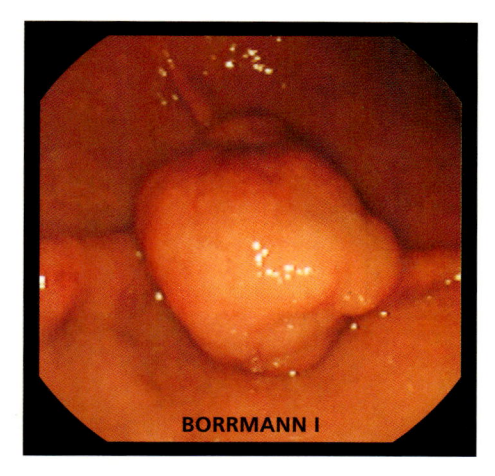

Fig. 42-4. Borrmann I – Tumor polipoide.

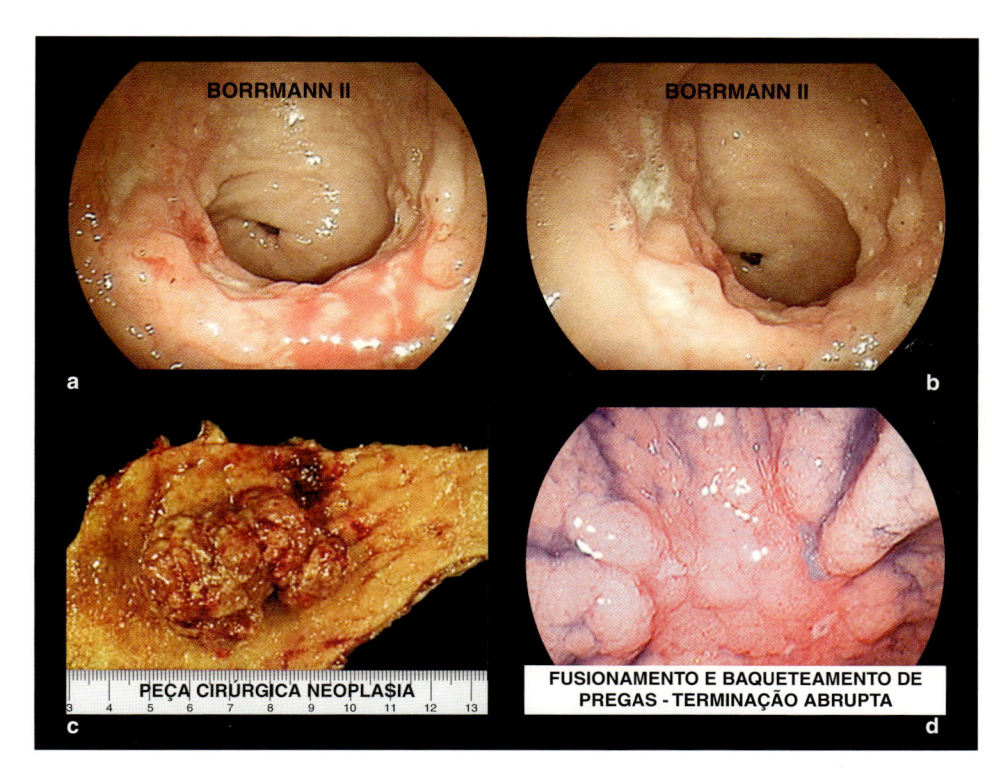

Fig. 42-5. (**a-d**) Borrmann II – tumores ulcerados. (**c**) Peça cirúrgica – neoplasia. (**d**) Fusão e baqueteamento de pregas - terminação abrupta.

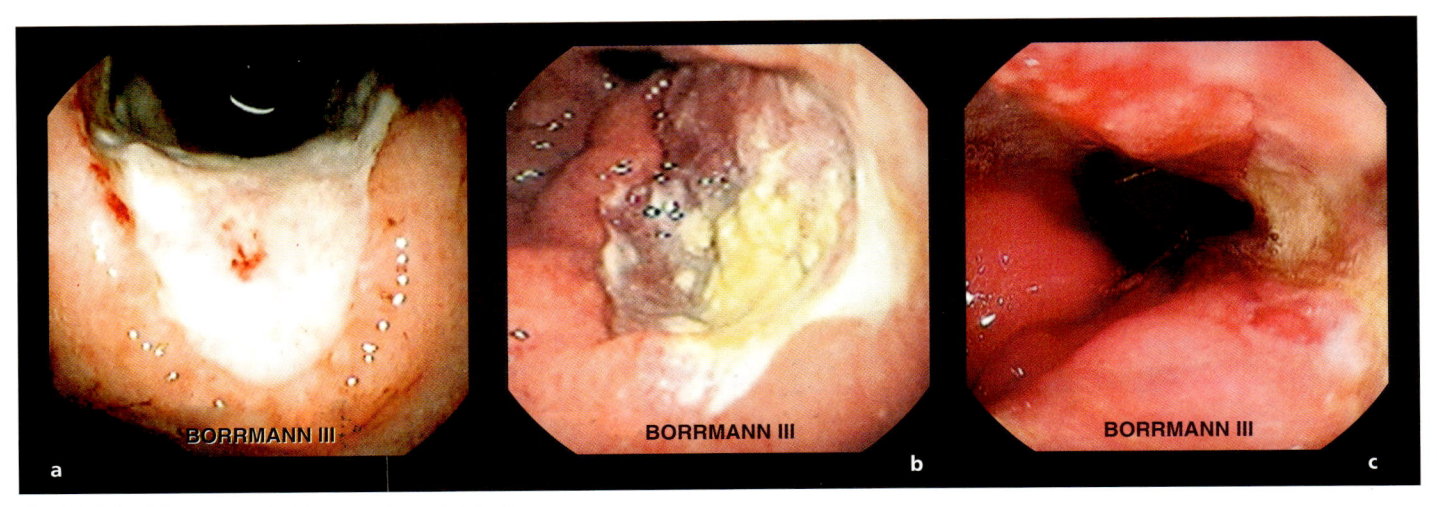

Fig. 42-6. (a-c) Borrmann III – Tumores úlcero-infiltrativos.

- *Borrmann IV – lesão infiltrativa (Fig. 42-7):* caracteriza-se pelo seu crescimento nas camadas mais profundas da parede gástrica, inicialmente de aspecto superficial, poupando a mucosa e posteriormente comprometendo todas as camadas e crescendo no sentido craniocaudal, sem protrusões para o lúmen, dando ao estômago um aspecto rígido, comumente conhecida como linite plástica (Fig. 42-7b-d). Este tipo tem prognóstico pior que os outros tipos, talvez pelo seu nível infiltrativo de crescimento, dificultando o diagnóstico. Na fase inicial os achados são escassos, estando a mucosa ainda preservada, sendo a pouca expansibilidade da câmara gástrica o único indício que deve chamar a atenção. É bastante possível em um exame menos minucioso não perceber a infiltração, e o paciente receber laudo endoscópico dentro da normalidade. Mesmo que haja suspeita diagnóstica as biópsias podem não ser confirmatórias em virtude da não haver infiltração suficiente da camada mucosa a ponto de ser atingida por pinça de biópsia comum. A localização mais frequente é em antro e em pequena curvatura e o principal diagnóstico diferencial deste tipo é com linfoma gástrico.

Um outro aspecto endoscópico que o endoscopista deve se lembrar é que a incidência de tumores gástricos proximais e da cárdia está aumentando (Fig. 42-8). Estes tumores são biologicamente mais agressivos e exigem tratamento mais complexo. Isso demanda atenção especial do endoscopista quanto às alterações da mucosa nestas regiões, sabidamente de maior dificuldade técnica de visualização e biópsias, quando comparado ao antro e, portanto, de menor acurácia diagnóstica, principalmente nas lesões subcárdicas, de aspecto infiltrativo, vista apenas pela retrovisão e com as conhecidas limitações técnicas para realizar biópsia.

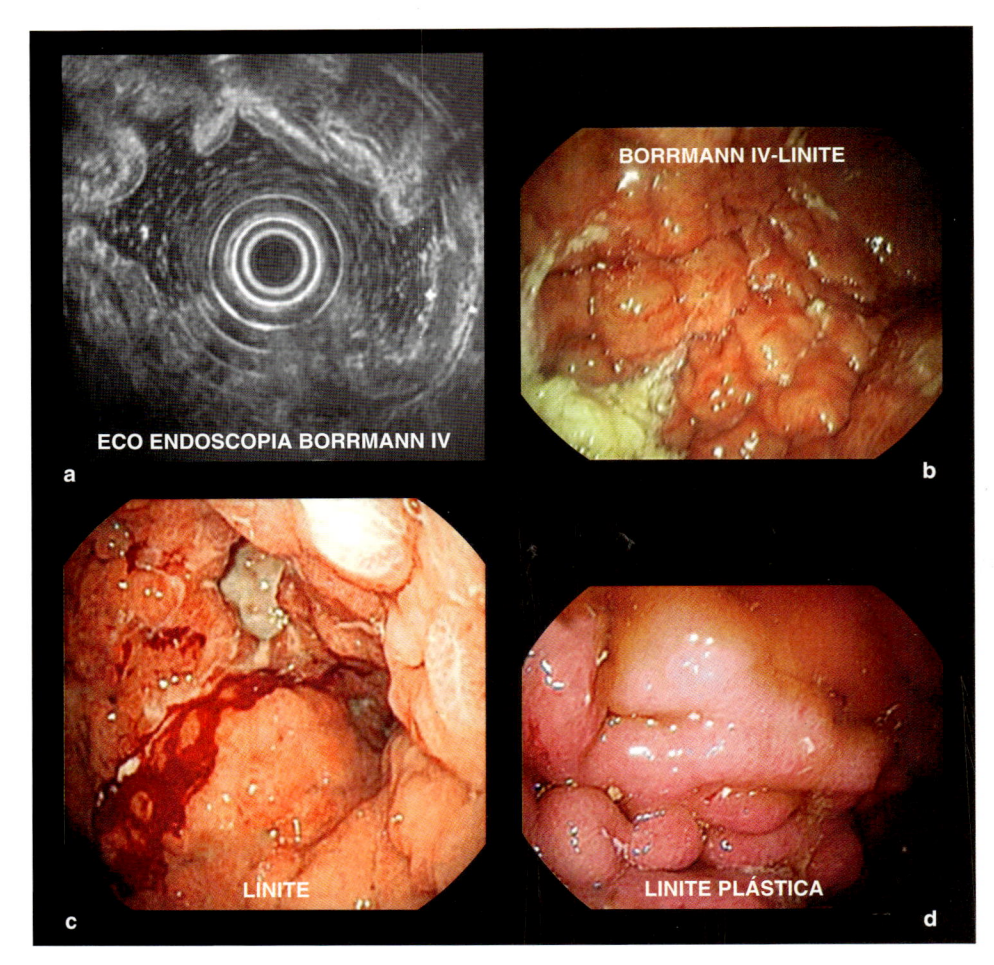

Fig. 42-7. Borrmann IV – Tumores infiltrativos. (a) Ecoendoscopia. (b-d) Linite plástica.

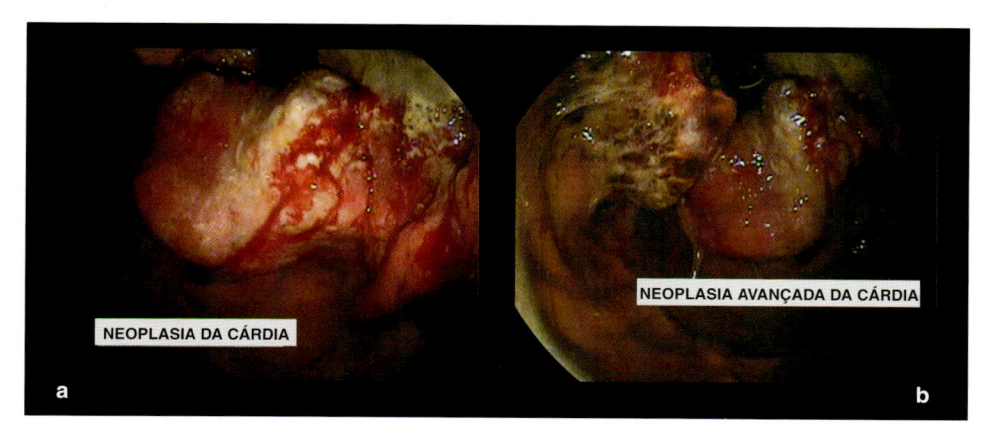

Fig. 42-8. (**a** e **b**) Neoplasia da cárdia. Em (**b**) nota-se a lesão avançada.

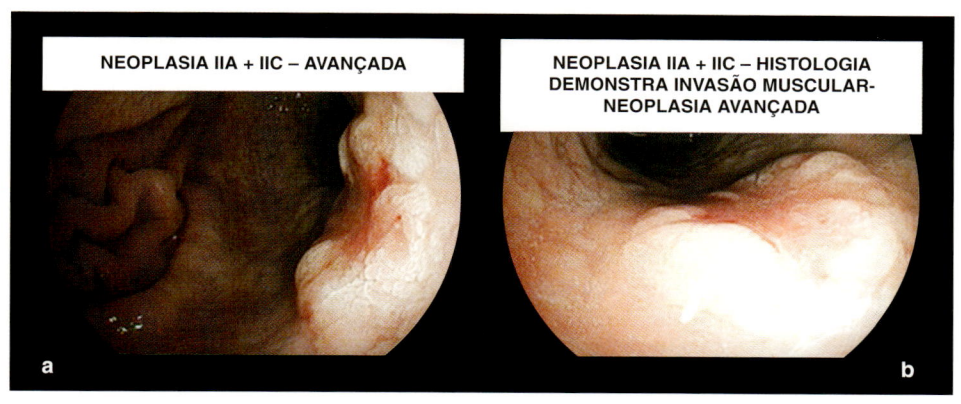

Fig. 42-9. Neoplasia IIA + IIC. (**a** e **b**) Neoplasia avançada. Em (**b**) a histologia demonstra invasão muscular.

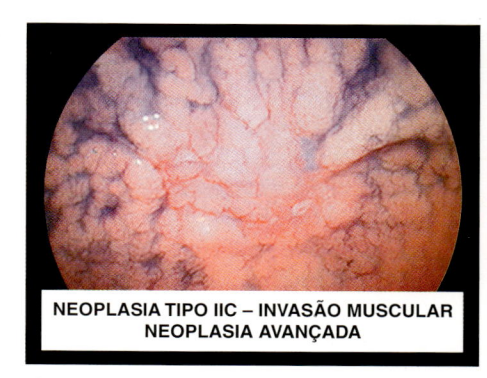

Fig. 42-10. Neoplasia IIC – invasão muscular em neoplasia avançada.

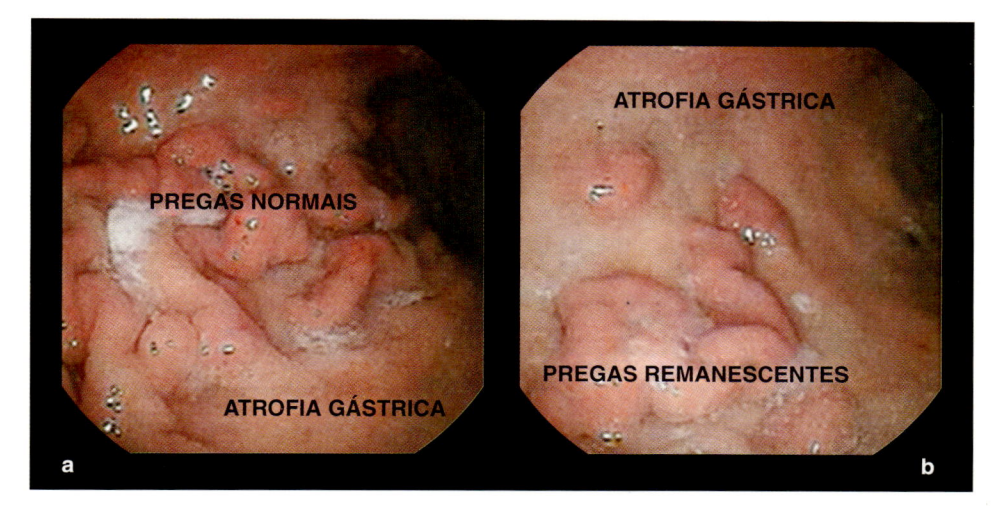

Fig. 42-11. Atrofia gástrica. (**a**) Pregas normais. (**b**) Pregas remanescentes.

ECOENDOSCOPIA PARA O ESTADIAMENTO DO ADENOCARCINOMA GÁSTRICO (SEGUNDO O I CONSENSO BRASILEIRO DE ECOENDOSCOPIA)

1. Em pacientes com câncer gástrico avançado, apesar da elevada acurácia da ecoendoscopia nos estadiamentos T e N, as informações oferecidas pelo método não terão impacto na conduta, uma vez que a ressecção cirúrgica continua sendo indicada como primeira opção terapêutica. Estas informações serão úteis se protocolos de quimioterapia adjuvante forem aplicados.
   - Recomendação D – votação 100%. Evidência nível 5.[2]

   Cruzando-se as palavras-chave "EUS-endosonography-endoscopic ultrasonography-gastric cancer-gastric neoplasm", foram encontrados pouco mais de uma centena de artigos relacionados. À exceção da lesão T1 intramucosa e da lesão M1, em todos os outros estadiamentos está indicada a gastrectomia, parcial, radical, paliativa ou a exploração laparoscópica, e a informação oferecida pela ecoendoscopia terá pouco ou nenhum impacto na conduta. Não existem estudos comparativos utilizando a ecoendoscopia nesta situação, provavelmente porque há a sensação generalizada do baixo impacto do método. Ainda assim, os relatores deste consenso decidiram por colocar esta recomendação, no sentido de se reduzir morbidade e riscos acrescentados por exames desnecessários. Por outro lado, a maior parte dos estudos de neoadjuvância agrupa pacientes com adenocarcinoma avançado T3 e T4, sendo necessária a ecoendoscopia para a inclusão dos pacientes nestes protocolos.[9]

2. **Em pacientes com câncer gástrico avançado, em que os estudos tomográfico e ultrassonográfico convencionais não demonstram ascite ou carcinomatose, a ecoendoscopia identifica, em até 10%, pacientes com pequenos derrames na cavidade abdominal, que podem estar relacionados com a carcinomatose peritoneal.**
   - Recomendação A – votação 100%. Evidência nível 1.[2]

   Esta recomendação é fundamentada em estudo com casuística expressiva, onde 402 pacientes com adenocarcinoma gástrico e exame tomográfico sem evidências de ascite ou carcinomatose peritoneal foram submetidos à ecoendoscopia com minissonda de 12 Mhz, na busca de pequenos derrames cavitários, em especial, aqueles localizados na retrocavidade dos epíplons. Com razão de verossimilhança de 105 (é 105 vezes mais provável que exista ascite do que o contrário seja verdade), sensibilidade de 60,7% e especificidade de 99,4%, a ecoendoscopia identificou ascite em 36 dos 56 pacientes. A identificação destes pequenos derrames peritoneais se relacionou com carcinomatose na maioria dos casos.

3. **Quando o aspecto endoscópico do câncer gástrico deixar dúvida de seu caráter intramucoso, fica indicada a ecoendoscopia para estadiamentos T e N antes da mucosectomia endoscópica com fins curativos.**
   - Recomendação D – votação 100%. Evidência nível 5.[2]

   Embora seja reconhecida a elevada acurácia da ecoendoscopia para os estadiamentos T e N do câncer gástrico, atingindo cerca de 85 e 75%, respectivamente, a diferenciação do câncer intramucoso daquele com invasão da submucosa não é tarefa fácil para o método. Comparando a acurácia do exame endoscópico com o ecoendoscópico no diagnóstico diferencial do adenocarcinoma precoce gástrico, ambos os métodos avaliaram corretamente as lesões intramucosas e submucosas em 70% dos casos. Houve discreta vantagem do método ecoendoscópico para lesões do corpo gástrico, refletindo provavelmente a correta incidência do feixe sonoro sobre a lesão, tarefa difícil de ser completada no antro. A ecoendoscopia mais superestadiou, graças à reação desmoplásica, do que subestadiou em razão das invasões microscópicas e micrometástases. Os relatores do consenso reconhecem que, provavelmente, o endoscopista formado no Japão tenha mais facilidade em identificar endoscopicamente sinais de invasão da submucosa, explicando o fato de que a ecoendoscopia não seja considerada imprescindível antes da mucosectomia endoscópica, naquele país. Esta realidade pode não ser aplicável em nosso meio, justificando a recomendação acima e o seu nível de evidência.

4. **Frente ao quadro endoscópico de espessamento de pregas gástricas, com biópsia negativa, a ecoendoscopia diferencia os níveis de acometimento da parede gástrica, direcionando possibilidades diagnósticas. O envolvimento da submucosa e muscular própria sugere fortemente malignidade. Ascite e linfonodos são outros achados que podem ser oferecidos pela ecoendoscopia, e que reforçam a hipótese de doença maligna.**
   - Recomendação A – votação 100%. Evidência nível 1.[2]

   Uma ou mais pregas gástricas com mais de 10 mm de espessura, após insuflação da câmara gástrica, define hipertrofia de pregas gástricas. São vários os diagnósticos diferenciais possíveis, desde adenocarcinoma, linfoma, até doença de Ménétrier, passando por gastrite eosinofílica, Crohn e tuberculose, apenas para citar algumas. Quando as biópsias endoscópicas convencionais não são úteis, a ecoendoscopia desempenha papel fundamental. Analisando-se 61 pacientes com esta condição e submetidos à ecoendoscopia, o achado de espessamento de camadas profundas (submucosa e muscular própria) se correlacionou com malignidade, gerando razão de verossimilhança de 45 quando este achado esteve presente e de 0,102 quando esteve ausente. Foi o fator preditivo de malignidade mais importante detectado naquele estudo.

5. **A fim de obter fragmentos para análise histopatológica, a macrobiópsia feita com alça diatérmica tem melhor rendimento do que biópsia convencional ou com pinça jumbo. A macrobiópsia se relaciona com maior chance de complicação, mormente hemorragia.**
   - Recomendação B – votação 100%. Evidência nível 2.[2]

   Frente à situação de espessamento de camadas profundas à ecoendoscopia e biópsia convencional negativa, a comparação de biópsias realizadas com fórceps "jumbo" e macrobiópsias efetuadas com alça diatérmica em pequena casuística (n = 8) revelaram eficácia de 50% para a primeira e 75% para a segunda, à custa de hemorragia clinicamente significativa em um dos casos submetidos à macrobiópsia com alça. Embora todos os 8 pacientes tenham sido seguidos e os casos negativos tenham recebido biópsias de espessura total para confirmação de benignidade, o reduzido número de 24 pacientes e a falta de aleatorização comprometeram a força da evidência dos achados (Figs. 42-12 e 42-13).

TRATAMENTO

Tratamento cirúrgico

O tratamento cirúrgico radical ainda é a única forma de tratamento que oferece chance de cura da neoplasia e tem, por finalidade, além da remoção do câncer, a toalete linfonodal e a remoção de órgãos vizinhos desde que comprometidos macroscopicamente para posterior estudo anatomopatológico e realização do estadiamento póscirúrgico. Apesar destes procedimentos, os resultados não têm sido satisfatórios, pois a sobrevida após cinco anos é de 10 a 20%. No câncer gástrico precoce, utilizando-se a ressecção cirúrgica ou a mucosectomia por via endoscópica, pode-se obter a cura na maioria dos casos.[4,19,31]

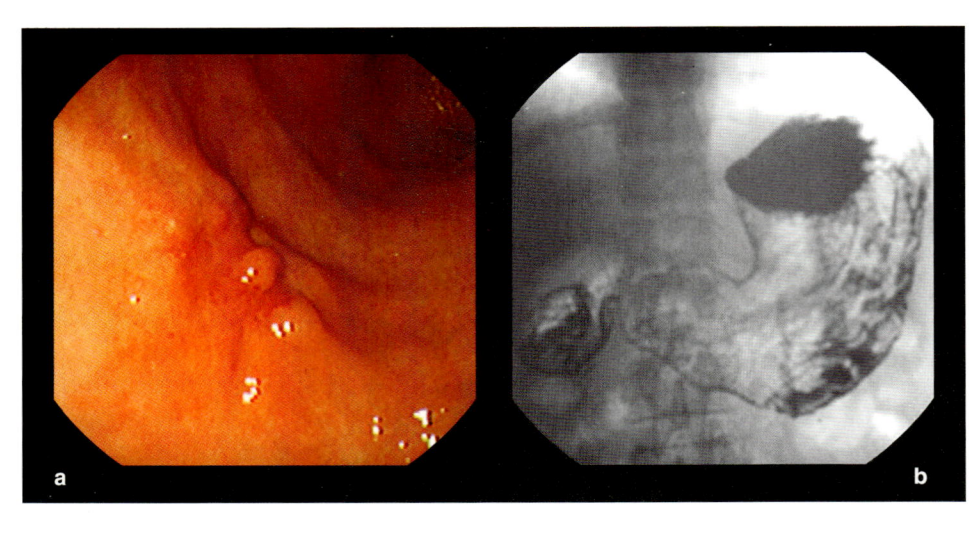

Fig. 42-12. (**a** e **b**) Neoplasia gástrica. Em (**b**) nota-se a lesão avançada.

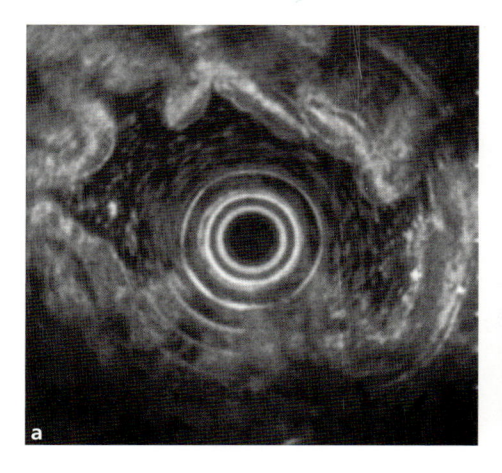

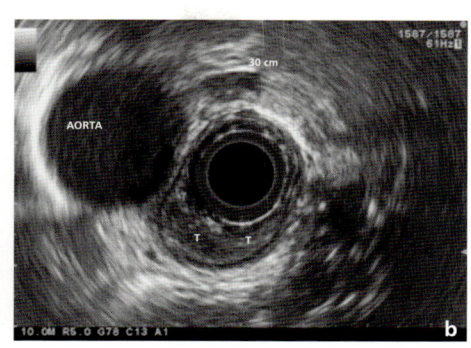

Fig. 42-13. (a e b) Exames ecoendoscópicos em câncer gástrico avançado.

Tratamento quimioterápico

A quimioterapia é indicada quando não for possível a ressecção cirúrgica do tumor ou quando a sua retirada for incompleta ou, ainda, na presença de metástases. O objetivo da quimioterapia é aumentar a sobrevida, melhorar a qualidade de vida ou, ainda, aumentar o índice de ressecabilidade. Os esquemas quimioterápicos FAM (5-fluoracil, adriamicina e mitocina), FAMe (onde a mitocina é substituída pelo metotrexato), ELF (etoposide, leucovorin e 5-fluoruracil), EAP (etoposide, adriamicina e cisplatina) foram estudados em vários centros com respostas que variaram entre 20 e 50%, mas por um período curto de acompanhamento e com sobrevida média de 6 meses a 1 ano. O uso do paclitaxel pode ser uma alternativa terapêutica nos tumores gástricos avançados. O tratamento adjuvante após ressecção cirúrgica total do tumor pode ser indicado nos tumores com grande risco de recidiva, ou seja, nos tumores estádio III. Este tratamento não é realizado em todos os centros, por que a maioria dos estudos randomizados não demonstrou sobrevida maior que os pacientes tratados unicamente com cirurgia como única forma de tratamento.[8]

Tratamento endoscópico: paliação

O endoscopista deve ter em mente que, nesse contexto, câncer avançado, a doença já triunfou sobre a cura. Neste momento não mais está se tratando a doença, apenas o paciente. Nesse sentido o tratamento endoscópico, através da paliação, busca apenas melhorar a qualidade de vida do paciente.

A recidiva da neoplasia, em coto gástrico remanescente ou ao nível de anastomose esôfago-jejunal, causa obstrução com vômitos ou regurgitações repetidos, acarretando intenso desconforto, impedindo sono, alimentação oral e elevando o risco de broncoaspiração. O objetivo da paliação é a recanalização do trânsito digestivo para alívio dos sintomas descritos. A opção endoscópica mais utilizada e com melhores resultados em relação às demais é o uso de prótese, principalmente a do tipo metálica, recoberta e autoexpansível, por oferecer melhora imediata e mais prolongada da disfagia ou da permeação da estenose gástrica distal. Comparando este método com a cirurgia, demonstrou-se haver menor tempo de hospitalização e menor custo com o uso de próteses. Modelos mais modernos dispensam radioscopia para sua aplicação, o que a torna mais cômoda e de menor custo. Por outro lado, pode ocorrer obstrução pelo crescimento do tumor acima *(overgrowth)* ou abaixo *(undergrowth)* da prótese. Nessa situação, recorre-se à recanalização por *laser* ou aposição de nova prótese sobre a anterior. A migração proximal ou distal neste tipo de prótese é rara, em decorrência de sua fácil aderência ao tumor. Fator limitante para este recurso é seu alto custo de aquisição. Nos tumores comprometendo a cárdia, pode utilizar-se a esclerose por injeções de álcool absoluto sobre o ponto mais proeminente da lesão exofítica da recidiva. O inconveniente deste método é a necessidade de repetidas sessões, às vezes semanais, com efeito fugaz da disfagia, em pacientes com condições de saúde precária. Escleroterapia endoscópica com intuito de hemostase tem efeito pouco duradouro, provavelmente pelos tecidos frouxo, necrótico e extenso não permitir ação do esclerosante de forma satisfatória. Não é raro o endoscopista deparar-se com tumores que apresentam intercorrências concomitantes: obstrução total, sangramento e penetração profunda das paredes gástricas, e assim nenhum método endoscópico é passível de aplicação.

REFERÊNCIAS BIBLIOGRÁFICAS

1. Anssen CW, Maatman-Moe H, Lie RT *et al.* Age and sex distribution of intestinal type and diffuse gastric carcinoma. *APMIS* 1991;99:78-82.
2. Ardengh JC, Lima LFP, Maluf-Filho F *et al.* I Consenso Brasileiro de Ecoendoscopia. ARQ Gastroenterol 2007 Oct. dec, 44(4).
3. Armijo R, Coulson AH. Epidemiology of stomach cancer in Chile: the role of nitrogen fertilizers. *Int J Epidemiol* 1975;4:301-9.
4. Bittner R, Butters M, Ulrich M *et al.* Total gastrectomy. Updated operative ortality and long-term survival with particular reference to patients older than 70 years of age. *Ann Surg* 1996;224(1):37-42.
5. Bloss RS, Miller TA, Copeland EM. Carcinoma of the stomach in the young adult. *Surg Gynecol Obstet* 1980;150:883-86.
6. Brasil. Ministério da Saúde. Secretaria Nacional de Assistência à Saúde. Instituto Nacional de Câncer. *Estimativa da incidência e mortalidade por câncer no Brasil 1999*. Rio de Janeiro: INCA, 1999.
7. Capoferro R, Torgensen O. The effect of hypertonic saline on the uptake of tritiated 7, 12 dimethylben(a)anthracene by the gastric mucosa. *Scandinavian J Gastroenterol* 1974;9:343.
8. Damhuis RAM, Tilanus HW. The influence of age on resection rates and postoperative mortality in 2773 patients with gastric cancer. *Eur J Cancer* 1995;31(6):928-31.
9. Dupont Jr JB, Burton GR, Cohn Jr I. Adenocarcinoma of the stomach: review of the 1497 cases. *Cancer* 1978;41(3):941-47.
10. Hansson LE, Sparen P, Nyren O. Increasing incidence of carcinoma of the gastric cardia in Sweeden 1970-1985. *Br J Surg* 1993;80:374-77.
11. Hayden JD, Cawkwell L, Sueling H *et al.* Assessment of microsatellite alterations in young patients with gastric adenocarcinoma. *Cancer* 1997;79:684-87.
12. Hoey J, Montvernay C, Lambert R. Wine and tobacco: risk factors for gastric cancer in France. *American Journal of Epidemiology*, 1981;113:668-74.
13. Howson CP, Hiyama T, Winder EL. The decline in gastric cancer: epidemiology of an inplanned triumph. *Epidemiol* 1986;8:1-27.
14. Hu J, Zhang S, Jia E *et al.* Diet and cancer of the stomach: a case-control study in China. *Int J Cancer* 1988;41:331-35.
15. Brasil. Ministério da Saúde. Instituto Nacional de Câncer. *Estimativas da incidência e mortalidade por câncer no Brasil, 2003*. Rio de Janeiro: INCA, 2003. Disponível em: <http://www.inca.gov.br/>
16. Jedrychowski W, Wahrendorf J, Popiela T *et al.* A case-control study of dietary factors and stomach cancer risk in Poland. *Int J Cancer* 1986;37:837-42.
17. Kneller RW, McLaughlin JK, Bjelke E. A cohort study of stomach cancer in a high risk american population. *Cancer* 1991;68:672-78.

18. Koifman S, Koifman RJ. Stomach cancer incidence in Brazil: an ecologic study with selected risk factores. *Caderno de Saúde Pública, Rio de Janeiro* 1997;13(Suppl 1):85-92.
19. Katai H, Sasako M, Sano T Et al. The outcome of surgical treatment for gastric carcinoma in the elderly. *Jpn J Clin Oncol* 1998 Feb.;28(2):85.
20. Katai K, Sasako M, Sano T et al. Gastric carcinoma in young adults. *Jpn J Clin Oncol* 1996;26(3):139-43.
21. Marshall BJ. Helicobacter pylori. *Am J Gastroenterol* 1994;89:116s.
22. Mecklin JP, Nordling S, Saario I. Carcinoma of the stomach and its heredity in young patients. *Scand J Gastroenterol* 1998;23:307-11.
23. Brasil. Ministério da Saúde. Instituto Nacional do Câncer. *Coordenação de controle de câncer. Câncer no Brasil- Dados dos registros de base populacional*. Rio de Janeiro, 1995, vol. II.
24. Mirvish SS, Wallcave L, Eagen M et al. Ascorbate nitrite reaction: possible means of blocking the formation of carcinogenic N-nitroso compounds. *Science* 1972;177:65.
25. Motta FJN. *Instabilidade de microsatélites em tumores gástricos na população paraense*. 2004.
26. Nakamura T, Ohno M, Tabuchi Y et al. *Gastric cancer in the elderly. Proceedings of the 4th International Gastric Cancer Congress*. New York, USA 30 Apr.-2 May 2001. p. 1097-103.
27. Nishi K, Tokunaga A, Shimizu Y et al. Immunohistochemical study of intracellular estradiol in human gastric cancer. *Cancer* 1987;59:1328-32.
28. Nomura A, Grove JS, Stemmermann GN et al. A prospective study of stomach cancer and its relation to diet, cigarettes and alcohol consumption. *Cancer Research* 1990;50:627-31.
29. Parkin DM, Loara E, Muir CS. Estimates of the worldwide frequency of sixteen major cancer in 1980. *Int J Cancer* 1998;41:184-97.
30. Possik R, Mincis M. *Câncer gástrico. Gastroenterologia e hepatologia – Diagnóstico e tratamento*. 2. ed. São Paulo: Lemos, 1997.
31. Rinnovati A, Torricelli F, Pelo E et al. The role of surgery in the treatment of gastric cancer in the elderly. *Proceedings of the 4th International Gastric Cancer Congress*. 30 New York, USA Apr.-2 May 2001. p. 1097-103.
32. Sampaio JA, Lima AJA, Arcanjo JMA. *Câncer Gástrico Avançado; Endoscopia Digestiva Diagnóstica e Terapêutica*. Rio de Janeiro: SOBED, 2003.
33. Sobala GM, Schorah CJ, Sanderson M et al. Ascorbic acid in the human stomach. *Gastroenterology* 1989;97:357-63.
34. Taylor DN, Blaser MJ. The epidemiology of Helicobacter pylori infection. *Epidemiol Rev* 1991;13:42-59.
35. UICC/União Internacional Contra O Câncer. TNM – *Classificação de tumores malignos*. Genebra: 1987. p. 43-46.
36. Weisburger JH. Causes of gastric and esophageal cancer: possible approach to prevention by vitamin C. *Int J Vitamin Nutr Res* 1985a;27:381s-402s.

CAPÍTULO 43

LINFOMA MALT GÁSTRICO

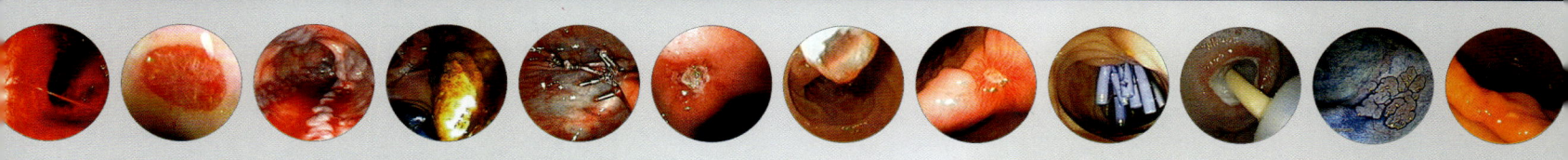

Ricardo Anuar Dib ■ Dario José Del Carlo Romani
Maria Lúcia M. Magalhães ■ Otávio Micelli Neto ■ Tomas Navarro Rodriguez

INTRODUÇÃO

O linfoma gastrointestinal é o tipo mais comum de linfoma extranodal, correspondendo por 30-40% dos casos.[1] Destes, o local mais comumente envolvido é o estômago, (60-70% dos casos), seguido por íleo, ceco e reto.

Os linfomas gástricos primários são comumente linfomas não Hodgkin (LNH), sendo representados em mais de 95% dos casos pelo linfoma difuso de grandes células B e pelo MALT (tecido linfoide associado à mucosa). O linfoma MALT destaca-se por ser uma forma de câncer secundária à estimulação antigênica crônica exercida por uma bactéria chamada *Helicobacter pylori* (HP). No outro polo, o linfoma difuso de células B (LDGCB) possui patogênese duvidosa, podendo tratar-se de uma transformação do LNH MALT.[2]

Este tipo de linfoma possui distribuição mundial, destacando-se áreas com altas taxas de infecção pelo HP.

CONCEITO

Isaacson e Wright, em 1983, sugeriram o termo LNH MALT a partir de observações de semelhanças histológicas e imunoistoquímicas entre o linfoma do Mediterrâneo e o envolvimento primário do estômago por linfoma, sugerindo uma histogênese distinta dos linfomas linfonodais.[2]

Posteriormente este conceito de linfoma MALT incluiu também casos de outros sítios extranodais, como glândula salivar, tireoide e pulmão. Desde então, os linfomas MALT foram reconhecidos como entidade própria na Classificação Real (Revised European-American Classification of Liphoid Neoplasms) e atualmente na classificação da Organização Mundial de Saúde (OMS) como linfoma da zona marginal extranodal do tecido linfoide associado à mucosa.[2]

HELICOBACTER PYLORI E LINFOMA MALT

Como já sabemos, não há tecido linfoide no estômago normal. A associação entre o LNH MALT e HP foi sugerida há quase 20 anos, a partir da constatação de que a infecção crônica por esta bactéria estaria relacionada com o aparecimento de MALT adquirido no estômago.[2] Em estudo retrospectivo, Wotherspoon *et al.* identificaram esta associação em 92% dos casos.

O LNH MALT gástrico surge de MALT adquirido como consequência da infecção crônica pelo HP, porém apenas uma minoria dos pacientes infectados pela bactéria acaba por desenvolver a doença. O desafio agora é o de estabelecer fatores à bactéria ou ao hospedeiro, que estariam relacionados com o desenvolvimento do linfoma.

O *citotoxin-associated gen A* (CagA), à semelhança do observado no adenocarcinoma gástrico, pode ter seu papel no desenvolvimento do linfoma MALT por causar intensa atividade inflamatória, produção de citocinas, ativação de neutrófilos e danos ao DNA, facilitando translocações.[2]

ONCOGÊNESE

Evidências mostram forte ligação entre gastrite crônica pelo HP e linfoma gástrico primário tipo MALT. O HP causa uma resposta imunológica, levando à formação de folículos linfoides no estômago.[3] Estes são compostos por células T reativas, por células plasmáticas e células B ativadas.[4] A formação do tecido linfoide associado à mucosa gástrica é uma tentativa de controle imunológico da infecção local, causada pela bactéria. O HP pode ser encontrado na mucosa em praticamente todos os casos, e a regressão do LNH MALT de baixo grau foi demonstrada após a erradicação do microrganismo.[4,5]

Em 1993, Wotherspoon e Isaacson propuseram um ordenamento do estímulo provocado pelo HP e a transformação para LNH MALT:[6]

- 0 = Normal.
- 1 = Gastrite crônica ativa.
- 2 = Gastrite crônica ativa com folículos linfoides.
- 3 = Infiltrado linfoide suspeito, provável reação.
- 4 = Infiltrado linfoide suspeito, provável linfoma.
- 5 = Linfoma MALT.

Os eventos moleculares responsáveis pela progressão descrita anteriormente ainda não estão esclarecidos. Sabe-se, no entanto, que estímulos antigênicos, fatores genéticos, inclusive instabilidade genética de trissomia 3, mutação do p53, supressão do p16, translocações t(11;18)(q21;q21) e expressão do BCL10, têm sido associados à evolução para o LNH MALT.[7] A trissomia 3 está associada em 60% dos casos, mas não é específica para este linfoma.[8]

A translocação t(11;18)(q21;q21) tem frequência variável no linfoma MALT, estando associada à presença do CagA positivo em 93,3% dos casos. Nos casos sem esta translocação, o CagA foi encontrado em apenas 51,9% dos casos. Isto indicaria maior agressividade da cepa GagA, levando a uma produção maior de radicais livres e possibilidade de lesão do DNA.[9] Portanto, a translocação t(11;18)(q21;q21) é um marcador molecular de linfoma MALT gástrico agressivo e provavelmente não respondedor à terapia de erradicação do HP.[7]

Hussel et al. demonstraram que o HP leva à ativação de linfócitos T-helper, que produzem citocinas, com a interleucina-2, sendo responsável pela proliferação policlonal de linfócitos B na mucosa gástrica. A partir daí, poderiam surgir a proliferação monoclonal de linfócitos B, não mais dependente dos linfócitos T-helper, e o desenvolvimento do MALT.[3]

Um espectro de linfoproliferação, de policlonal para monoclonal, parece ser fundamental para a transformação de uma entidade benigna em uma doença francamente neoplásica. Estudos recentes têm demonstrado seleção antigênica e expansão clonal em clones de células B de linfoma MALT.[10,11] A proliferação desses clones pode ser subclínica ou insignificante até que ocorram mudanças genéticas adicionais, e o processo se torne irreversível. Cada célula B contém genes de imunoglobulinas de cadeia pesada em uma configuração que atua como marcador para pequenas populações de células B monoclonais, que podem ser identificadas em espécimes patológicos por PCR *(polimerase chain reaction)*.

Zucca *et al.*, em 1998, mostraram dois casos cujas biópsias gástricas obtidas vários anos antes do diagnóstico de Linfoma MALT evidenciaram clone de células B (PCR) no sítio da gastrite crônica, sugerindo que a análise da clonalidade das células B por PCR pode auxiliar no controle de pacientes com gastrite-HP positivo. Zucca *et al.* sugerem ainda que estes pacientes deveriam ser submetidos à antibioticoterapia com o objetivo de reduzir o risco de linfoma.[11]

Acredita-se que no linfoma de baixo grau a erradicação do HP acabe com o estímulo antigênico, levando à regressão da doença. Já nos linfomas MALT de alto grau, o processo não depende mais do estímulo antigênico (Fig. 43-1).[12]

HISTOLOGIA E IMUNOISTOQUÍMICA

Em condições normais, o estômago não apresenta tecido linfoide. Quando há infecção pelo HP, a submucosa desenvolve resposta inflamatória com formação de folículos linfoides. O achado histológico é de gastrite folicular.

Histologicamente, o linfoma MALT, ou o linfoma extranodal do tipo MALT da zona marginal, é classificado em dois grupos: baixo grau (LG) ou linfoma de células B da zona marginal, e alto grau (HG) ou linfoma difuso de grandes células B.

No de LG, observamos células linfoides de tamanho pequeno a médio, com moderada faixa citoplasmática, núcleo irregular, semelhante a centrócitos (pequenas células clivadas). Porém, o achado mais característico no linfoma MALT gástrico é a presença de lesões linfoepitelioides, ou seja, infiltração de criptas das glândulas da mucosa por agregados de células linfoides, que finalmente causam a lesão das células epiteliais. Assim, as lesões linfoepitelioides permitem diferenciar o MALT gástrico de gastrite folicular, na qual existem apenas folículos linfoides evidentes, sem infiltração das criptas das glândulas da mucosa (Fig. 43-2).

No de HG, o infiltrado maligno consiste em grandes blastos linfoides, lembrando centroblastos, imunoblastos e plasmoblastos (Fig. 43-3).

A presença concomitante pode ocorrer, sendo considerado um reflexo da progressão tumoral.

Os achados imunoistoquímicos do Linfoma MALT correspondem aos das células normalmente encontradas na zona marginal das placas de Peyer. As células tumorais expressam os antígenos de superfície pan-B (CD19, CD20, CD22) (Fig. 43-4). Cerca de 40% dos casos mostraram positividade para anticorpos monoclonais que identificam imunoglobulina de citoplasma, sendo a maioria deles do tipo IgM. Ainda utilizando anticorpos monoclonais, o linfoma MALT pode ser diferenciado da leucemia linfoide crônica, linfoma de células do manto e linfomas do centro folicular por não expressar os antígenos CD5 e CD10.

MANIFESTAÇÕES CLÍNICAS

O linfoma MALT gástrico é uma doença que predomina em pacientes de meia-idade (maiores de 50 anos), com pico na sétima década de vida, mas pode aparecer em qualquer idade. Há uma discreta predominância de pacientes do sexo masculino em relação ao sexo feminino (1,5:1).

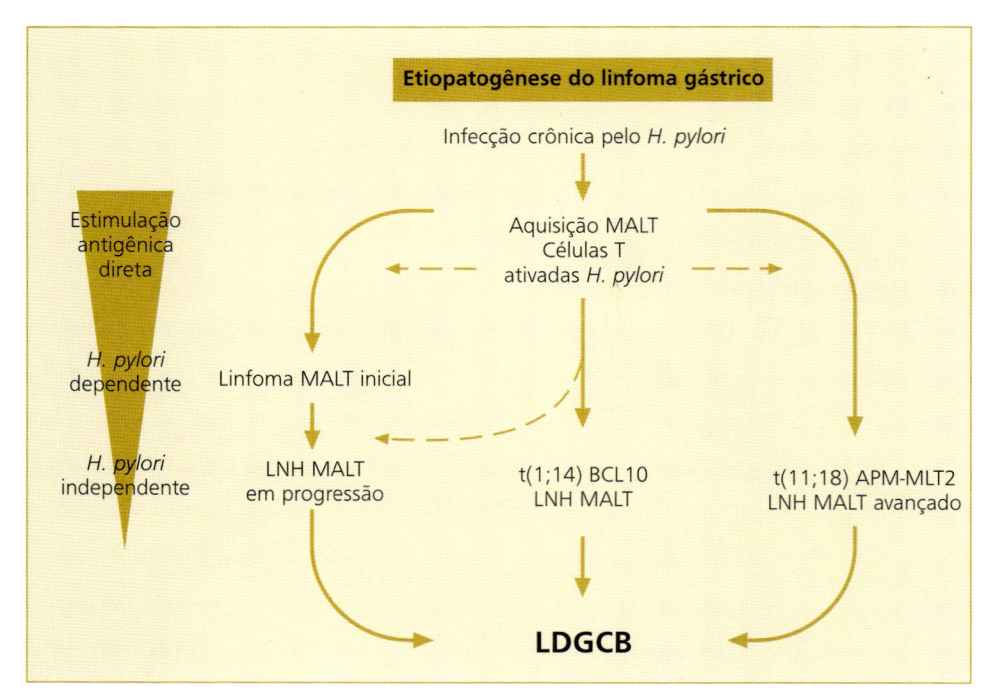

Fig. 43-1. Etiopatogênese do linfoma gástrico – modificado de "Linfoma Gástrico Primitivo", Università degli Studi di Perugia, Anna Marina Libertati; Lorenzo Falchi.

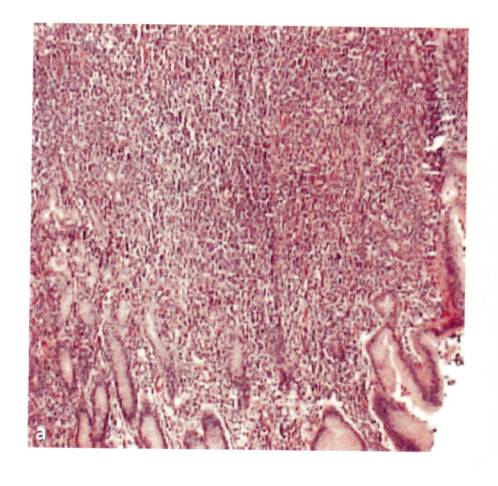

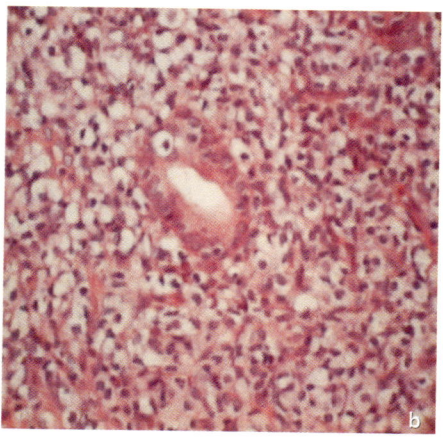

Fig. 43-2. (a) Denso infiltrado linfocitário na lâmina própria. HE 100×. **(b)** Infiltrado de pequenas células linfoides que invadem glândulas gástricas (linfoma MALT de baixo grau). HE 200×.

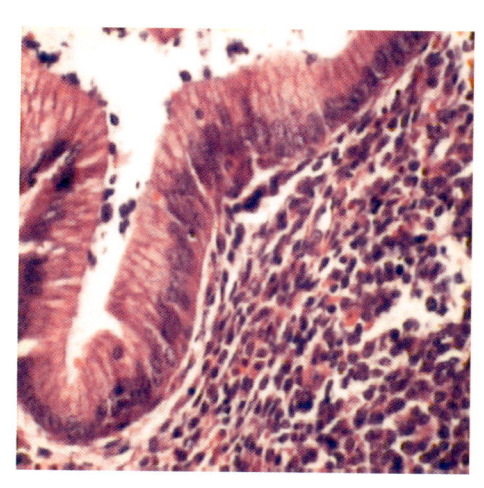

Fig. 43-3. Linfoma gástrico tipo MALT de alto grau. Observa-se um infiltrado linfocitário denso em lâmina própria constituído por linfócitos de maior tamanho que os observados nos linfoma MALT de baixo grau. HE 200×.

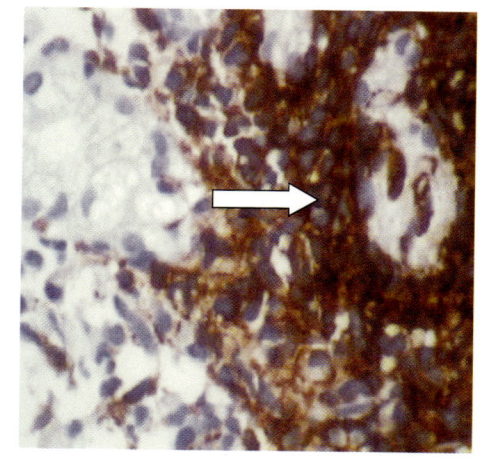

Fig. 43-4. Imunoistoquímica com CD 20 (pan B), observam-se lesões linfoepiteliais proeminentes *(seta)*.

Clinicamente, a doença manifesta-se com sintomas inespecíficos, como uma síndrome dispéptica comum, tais como dor epigástrica como achado principal, passando por náuseas, vômitos, perda de peso, inapetência, anemia, hematêmese, melena. Em estádios avançados da doença, podemos encontrar ainda massa abdominal palpável, hepatomegalia, linfadenopatia periférica, elevados níveis de DHL entre outros.

DIAGNÓSTICO

A maioria dos casos, na ocasião do diagnóstico, apresenta doença extranodal localizada (estádio IE, como veremos à frente), e 20% dos casos apresentam comprometimento de linfonodos locorregionais (IIE). O envolvimento da medula óssea é raro (apenas 5-10% dos casos), porém a biópsia da mesma faz parte do estadiamento.

Endoscopia

Segundo Blazquez *et al.* o aspecto endoscópico das lesões sugerem malignidade em apenas 50% delas. No restante, a endoscopia descreveu gastrite enantematosa, pequenos nódulos, espessamento ou erosões das pregas gástricas, sugerindo condições benignas.[13]

Os achados endoscópicos no linfoma MALT gástrico são muito variáveis. Podem aparecer como ulcerações, pregas espessas, múltiplas erosões, pólipos e áreas de enantema.

Sakai *et al.* propuseram três tipos de apresentação:[14]

- *Exofítico:* nodulação ou massa polipoide, recoberto por mucosa normal ou por ulcerações. Podem ser tumores polipoides e sésseis, variando de tamanho (Fig. 43-5).

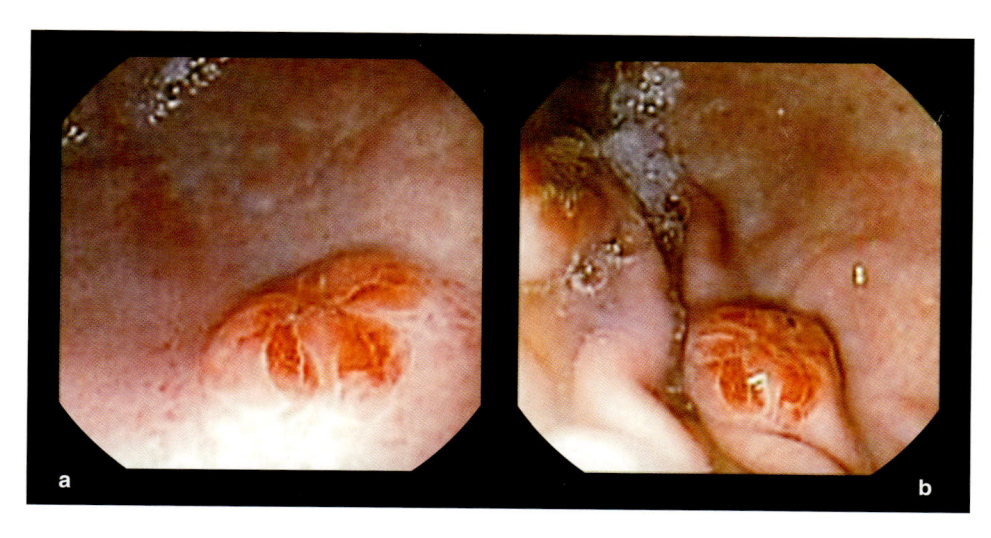

Fig. 43-5. (a e b) Lesão no antro gástrico. A biópsia revelou linfoma difuso de grandes células B.

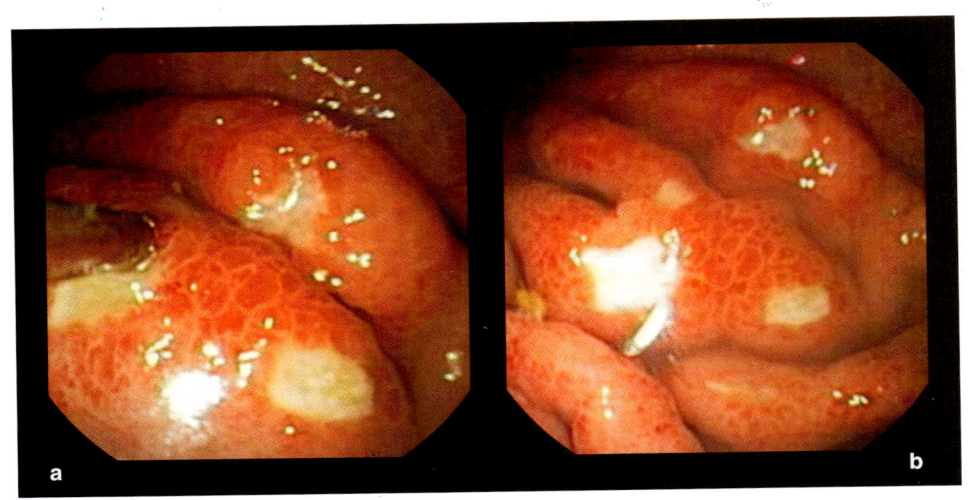

Fig. 43-6. (a e b) Várias lesões ulceradas em corpo gástrico.

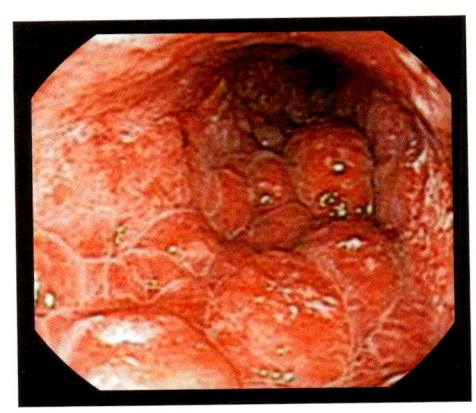

Fig. 43-7. Linfoma MALT gástrico tipo *linitis plástica*.

- *Ulcerado:* mais comum (73% dos casos). Quando ulcerações multicêntricas costumam ser rasas e ter base infiltrada. Quando únicas são profundas, com margens elevadas, apresentando base amarelo-esbranquiçada. As margens podem ser irregulares, auxiliando na suspeita de malignidade. O local mais comum é no antro (Fig. 43-6).
- *Infiltrativo:* característico dos linfomas gástricos, apresenta-se como uma lesão infiltrativa da mucosa. Apresentam pregas espessadas, edemaciadas ou hipertróficas, de formato cerebriforme, com presença ou não de múltiplas depressões superficiais. Pode simular uma úlcera péptica cicatrizada, ou até mesmo uma *linitis plástica* (Fig. 43-7). O diagnóstico tanto endoscópico quanto histológico é difícil.

Para nós, endoscopistas, é importante saber que a apresentação deste tipo de doença é muito variável, por isso, sempre temos que levantar esta hipótese diagnóstica. Alguns autores recomendam retirar de 10 a 15 fragmentos do local suspeito. A quantidade de material colhido é importante para o patologista, principalmente quando há necessidade de imunoistoquímica.

ESTADIAMENTO

Feito o diagnóstico do Linfoma MALT Gástrico, são necessários alguns exames complementares para o estadiamento, a fim de excluir doença disseminada. Estes exames incluem biópsias de medula óssea, ecoendoscopia (que será abordada mais à frente), tomografia computadorizada de tórax, abdome e pelve, hemograma, DHL, Creatinina, TGO/TGP, bilirrubinas, Fosfatase Alcalina, Gama-GT, Albumina e Cálcio sérico.

Com os exames complementares descritos anteriormente, poderemos enfim estadiar o paciente, utilizando o sistema de estadiamento de *An Arbor* modificado por Musshoff, que é o mais utilizado para linfomas do trato gastrointestinal (Quadro 43-1).[15-17]

Quadro 43-1. Classificação de *An Arbor* modificada por Musshoff para linfomas gastrointestinais

Estádio	Características
EI	Doença limitada ao estômago (E), sem invadir serosa
EII	Doença limitada ao E+envolvimento de cadeias linfonodais
EII 1	Acomete linfonodos regionais contíguos ao E
EII 2	Acomete linfonodos a distância não contíguos ao E
EIII	Envolve linfonodos de ambos os lados do diafragma
EIV	Envolvimento de outros órgãos

ECOENDOSCOPIA

A ecoendoscopia (EE) é uma importante arma tanto no estadiamento da lesão, avaliando o envolvimento de órgãos e linfonodos locorregionais, como para determinar a profundidade da lesão. As lesões mais precoces apresentam-se por espessamento de segunda camada hipoecoica (mucosa profunda), podendo envolver também a terceira camada (submucosa com interface da muscular própria). Essa alteração patológica não se encontra apenas nas lesões observadas pela endoscopia convencional, mas também em áreas onde a mucosa aparece normal.[18]

Existe ainda uma correlação entre profundidade e o tipo histológico de linfomas. Nos casos restritos à submucosa, 80% são de baixo grau e, nas lesões que ultrapassam a submucosa, também em torno de 80% dos casos são classificados como de alto grau.

Outra utilidade deste método é na avaliação da resposta tumoral ao tratamento. Comparada às técnicas convencionais de diagnóstico por imagem, a EE parece eficiente no acompanhamento de pacientes tratados conservadoramente e na detecção de recorrências locorregionais. Ela é o método mais sensível para identificação dessas alterações na parede gástrica e na identificação de linfonodos locorregionais.[18]

TRATAMENTO

O tratamento do linfoma MALT gástrico é particular a cada caso, dependendo do tipo histológico e do estadiamento. Deve-se sempre objetivar a cura e, ela pode ser alcançada apenas com a erradicação do HP, quimioterapia (QT), radioterapia (RDT), cirurgia ou até uma combinação dos métodos citados.

Linfomas MALT gástricos de baixo grau

Pacientes portadores de linfomas MALT gástrico de baixo grau e HP positivos devem ser tratados com a erradicação da bactéria. Se a infecção pelo HP for persistente, deve-se retentar a erradicação, com segmento endoscópico a cada 3-6 meses. Não obtida a remissão completa em 12 meses, o paciente deve ser submetido à RDT ou QT isolada, se a RDT for contraindicada.

Pacientes HP negativos, HP resistentes, em Estádio EII, e/ou com translocação t(11;18) (q21;q21) a RDT parece ser uma opção razoável. Até o presente momento não existe um consenso sobre tratamento de linfoma MALT gástrico de baixo grau que não responde à erradicação do HP.[1] Várias tentativas foram feitas combinando métodos, sem sucesso. O linfoma MALT é sensível à RDT, e o seu uso preserva a função gástrica, além de ser segura. Por isso, vem-se tornando o método de escolha nesses casos.[19]

Linfomas MALT gástricos de alto grau

Aqui a controvérsia é maior. Não existe consenso sobre o melhor tratamento. A única certeza é a erradicação do HP. Ferreri et al. falam da QT combinada, às vezes acrescentando RDT, com resultados iguais ou melhores que os obtidos com a terapia cirúrgica associada. Além disso, Aviles et al., em um estudo prospectivo randomizado, compararam pacientes tratados com QT isolada e pacientes submetidos à gastrectomia seguida de QT. As taxas de sobrevida obtidas em 10 anos foram de 96 e 91% respectivamente, concluindo que a gastrectomia é desnecessária.[20] Estudos anteriores sugeriram que a gastrectomia, especialmente em pacientes em estádios EI e EII, melhora a sobrevida, além de 'prevenir' complicações, como hemorragias e perfurações.[21,22] No entanto, a questão está aberta, e mais estudos são necessários para responder a nossas perguntas.

Concluindo, é amplamente aceito que os linfomas MALT são principalmente tratados com erradicação do HP, obtendo-se remissões duradouras da doença. O tratamento conservador com QT parece ser a melhor escolha em relação aos linfomas de alto grau, substituindo a gastrectomia.

ACOMPANHAMENTO

Não existem diretrizes para o acompanhamento de pacientes com linfoma MALT gástrico. Parece de bom tom realizarmos endoscopia com biópsias a cada 3-6 meses nos 2 primeiros anos, e, após, anualmente.[2]

REFERÊNCIAS BIBLIOGRÁFICAS

1. Psyrri A, Papageorgiou S, Econopoulos T. Linfomas extranodais primários do estômago: apresentação clínica, diagnósticos e gestão de armadilhas. *Ann Oncol* 2008 Dez.
2. Costa RO, Hallack AEN, Chamone DAF et al. Linfoma não hodgkin gástrico. *Rev Bras Hemat Hemoter* 2010 Fev.;32(1).
3. Hussel T, Isaacson PG. Helicobacter pyloric-specific tumor-infiltrating T cells provide contact dependent help for growth of malignant B cells in low grade gastric lymphoma of mucosa – associated of limphoid tissue. *J Pathol* 1996;178:122-27.
4. Ahmad A, Govil Y, Frank BB. Gastric mucosa-associated lymphoid tissue lymphoma. *Am J Gastroenterol* 2003;98:975-86.
5. Genta RM, Hammer RW, Graham DY et al. Gastric lymphoid follicles in *Helicobacter pylori* infection: frequency, distribuition and response to therapy. *Hum Patol* 1993;4:577-83.
6. Cammarota G, Tursi A. The growth of low primary low grade B-cell gastric lymphoma is sustained by Helicobacer pylori. *Scand J Gastroenterol* 1997;32:285-87.
7. Liu H, Dogan A, Ranaldi R et al. T(11;18)(q21;q21) is associated with avanced mucosa-associated lymphoid tissue lymphoma that Express nuclear BCL10. *Blood* 2001;98:1182-87.
8. Cavalli F, Isaacson PG, Gascoyne RD et al. MALT lymphomas. *Hematology Am Soc Hematol Educ Program* 2001:241-58.
9. Ye H, Liu H, Isaacson PG et al. Variable frequencies of t(11;18)(q21;q21) in MALT lymphomas of differents sites: significant association with CagaA strains of H. pylori in gastric MALT lymphoma. *Blood* 2003;102:1012-18.
10. Du M, Diss TC, Xu C et al. Ongoing mutation in MALT lymphoma immunoglobulin gene suggests that antigen stimulation plays a role in the clonal expansion. *Leukemia* 1996;10:1190-97.
11. Zucca E, Bertoni MD, Roggero E et al. Molecular analysis of the progression from Helicobacter pylori-associated chronic gastritis to mucosa-associated lymphoid tissue lymphpoma of the stomach. *NEJM* 1998;338:804-10.
12. Tall BG, Burgers JMV, vam Heerde P et al. The clinical spectrum and treatment of prymari non-Hodgkin Lymphoma of the stomach. *Ann Oncol* 1993;4:839-46.
13. Blazquez M, Haioun C, Chaumette MT et al. Low grade B cell mucosaassociated lymphoid tissue lymphoma of the stomach: clinical and endoscopic features, treatment, and outcome. *Gut* 1992;345:1591-94.
14. Sakai P, Ishioka S, Maluf Filho F. Tratado de endoscopia digestuva diagnóstica e terapêutica. *Limfoma e linfoma MALT* 2001;20:179-88.
15. Hsi AD, Eisbruch A, Greenson JK et al. Classification of primary lymphomas according to histologic features. *Am J Pathol* 1998;22(1):17-27.
16. Stolte M, Eidit S. Helicobacter pylori and gastric mucosa associate lymphoid tissue lymphoma. In: Grahan DY, Genta RM, Dixon MF. (Eds.). *Gastritis*. Philadelphia: Lippincott Williams & Wilkins 1999. p. 225-32.
17. Zucca E, Bertoni F, Roggero E et al. Prymari extranodal non-Hodgkin's lymphomas. Part 1: Gastrointestinal, cutaneous and genitourinary lymphomas. *Ann Oncol* 1997;8:727-32.
18. Ardengh JC et al. Ecoendoscopia na prática da gastroenterologia São Paulo: Sarvier, 2007. p. 229-46, cap. 18.
19. Schechter NR, Yahalom J, Portlock CS. Low grade MALT lymphoma of the stomach: a review of treatment options. *Int J Radiat Oncol Biol Phys* 2000;46:1093-106.
20. Aviles A, Nambo MJ, Neri N et al. O papel da cirurgia no linfoma MALT gástrico: resultados de um ensaio controlado. *Ann Surg* 2004;240:44-50.
21. Economopoulos T, Alexopoulos C, Stathakis N et al. Linfoma gástrico primário: a experiência de um hospital geral. *Br J Câncer* 1985;52:391-97.
22. Tedeschi L, Romanelli A, Dallavalle G et al. Estágios I e II de linfoma não Hodgkin do trato gastrointestnal: análise retrospectiva de 79 pacientes e revisão de literatura. *J Clin Gastroenterol* 1994;18:99-104.

CAPÍTULO 44

TUMORES NEUROENDÓCRINOS GASTRODUODENAIS

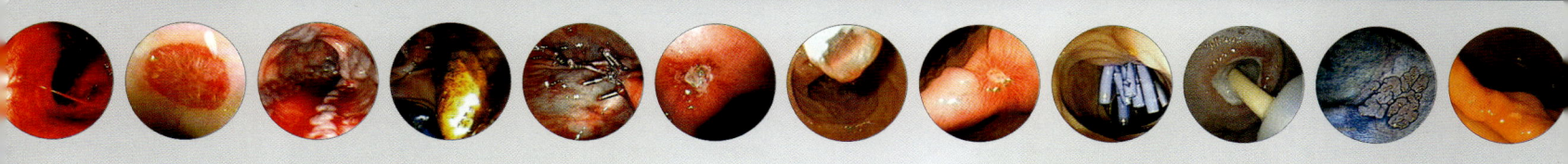

José Celso Ardengh

INTRODUÇÃO

Os tumores neuroendócrinos (TNE) do sistema digestivo ocorrem no estômago/duodeno (25%), reto (14%), apêndice vermiforme (12%) e pâncreas em menor frequência.[1,2] O tumor carcinoide (TC) é o mais frequente de todos os TNEs e se localizam frequentemente na parede do trato digestivo, enquanto os outros: insulinoma, vipoma, somatostatinoma e glucagonoma têm como sítio preferencial a glândula pancreática, além da parede do sistema digestivo.[3] Os TNEs gastrointestinais estão sendo diagnosticados com mais frequência. Os últimos dados de vigilância epidemiológica americana mostraram que, nos últimos 35 anos, o número de TNE/carcinomas do intestino delgado aumentou em cerca de 300 a 500%.[4,5] A causa desse impressionante aumento é desconhecida e é muitas vezes atribuída ao fato de que imagens de alta resolução e a endoscopia estão sendo usadas mais comumente na prática clínica diária, além da imunoistoquímica na patologia.[6]

Outros fatores de risco para pequenos TCs incluem o álcool e o tabagismo em um estudo,[7] mas não em outro,[6] no sexo feminino e uma história familiar positiva de câncer.[6] Pequenos TCs podem ocorrer com maior frequência em síndromes hereditárias pouco frequentes. Especificamente com a alteração autossômica dominante, chamada de neoplasia endócrina múltipla do tipo 1 (NEM-1), onde há um aumento na ocorrência de gastrinomas duodenais e com a doença de von Recklinghausen (neurofibromatose 1; NF-1) há um aumento da ocorrência de somatostatinomas duodenais, caracteristicamente periampulares.[8-10]

Os TCs gastrointestinais são malignos e enigmáticos, embora de crescimento lento se comparado ao adenocarcinoma, podem comportar-se de forma agressiva.[3] Sua epidemiologia é mal conhecida em razão de sua raridade.[2] Manifestam-se por efeito de massa, sangramento, obstrução ou até com perfuração resultado da sua detecção acidental durante cirurgia de emergência. Seus sintomas relacionam-se com secreção de aminas e peptídeos diversos. O diagnóstico bioquímico é estabelecido pela elevação sérica da cromogranina A (CGA), da serotonina ou através dos níveis urinários do ácido 5 hidroxi-indolacético (5-HIAA).[1] O estudo histológico se faz pela imunoistoquímica (cromogranina + e sinaptofisina +).[1]

Quanto à localização essa pode ser determinada pela endoscopia, cintilografia com receptores de somatostatina (CRS), tomografia computadorizada helicoidal (TCH) ou pela ecoendoscopia (EE).[1,2,11] Para os TCs gástricos (TCG), duodenais (TCD) e retais (TCR) pequenos a remoção endoscópica parece ser o tratamento mais adequado.[1,2] A sobrevivência total de 5 anos para os TCs do apêndice é de 98%, para os TCG é de 81%, TCR de 87%, TCD pequenos de 60%, os do cólon de 62%, e os TCG avançados de 33%.[1]

À EE, são frequentemente hipoecoicos e se desenvolvem na mucosa e submucosa.[12] Sua característica superficial explica a frequente positividade da biópsia endoscópica. Às vezes eles se desenvolvem na muscular própria sendo ecogênicos e difíceis de diferençar dos Schwannomas, nesse caso a biópsia endoscópica será negativa, pois se apresentam como tumores subepiteliais.[12,13] A EE faz parte do arsenal diagnóstico nos casos de TC secretores onde o tumor primitivo não é conhecido, permitindo a identificação dos tumores intraparietais gástricos ou duodenais.[14] Este capítulo centrar-se-á de forma clara na discussão da patogenia, diagnóstico e opções de tratamento atualmente em prática para o TCG do tipo I e TCDs incluindo os não funcionantes e os produtores de gastrina sérica, causadores da síndrome de Zollinger-Ellison (SZE).

GENERALIDADES

Tumores carcinoides gástricos

São raros, mas têm sido o foco de escrutínio científico acirrado nas últimas décadas; como o conhecimento mais adequado de sua patogênese e o significado de sua evolução clínica, fatos esses até então de difícil previsão. Esses conhecimentos determinaram uma melhor identificação e manejo terapêutico. Esta melhora resultou da compreensão da sua fisiopatologia, da ampla disponibilidade da endoscopia digestiva alta e do maior refinamento e menor invasão do paciente em relação às novas opções de tratamento.

Três tipos são descritos, cada um com uma apresentação clínica e tratamento diferentes (Quadro 44-1). O TCG do tipo I tende a ser benigno, com baixo risco de progressão ou metástases. Destarte o objetivo da vigilância e o tratamento é uma questão de considerável debate! Os TCGs compõem 7% de todos os carcinoides gastrointestinais e 2% de todos os pólipos gástricos excisados.[3,5] Embora raro, sua incidência tem aumentado significativamente nos últimos 50 anos. O percentual de TCG entre todos os tumores malignos gástricos aumentou de 0,3 para 1,77% desde 1950. A propor-

Quadro 44-1. Características clínicas dos TCGs

	Tipo I	Tipo II	Tipo III
Frequência	70-80%	5-10%	10-15%
Doenças associadas	GCrA, anemia perniciosa	NEM 1, Síndrome de Zollinger-Ellison	Nenhuma
Número de tumores	> 1	> 1	1
Tamanho do tumor (cm)	< 1	< 1	> 1
Local do tumor	Fundo e corpo	Fundo e corpo e ocasionalmente antro	Antro e fundo
Gastrina sérica	Alta	Alta	Normal
Prognóstico	Bom	Razoável	Pobre

GCrA: Gastrite crônica atrófica; NEM 1: neoplasia endócrina múltipla 1.

ção de TCG entre todos os TCs do trato gastrointestinal aumentou 2,4 para 8,7%.[3] Sem dúvida, o aumento da vigilância endoscópica e a melhor avaliação das biópsias gástricas são parcialmente responsáveis por esse aumento. Além disso, o uso indiscriminado e substancial da terapia de supressão ácida também tem sido imputado como contribuinte para o aumento da sua incidência. No entanto, não há estudos que mostrem que essa suspeita seja verdade! Curiosamente, também tem havido um aumento significativo na incidência (800%) em mulheres brancas, e a relação homem/mulher diminuiu de 0,90 para 0,54.[3] Essas mudanças na distribuição populacional podem refletir uma propensão genética. Setenta a 80% dos TCGs são do tipo I, sendo geralmente assintomáticos e fortemente associados a gastrites crônicas autoimune e atrófica.[15,16]

Tumores carcinoides duodenais

Os TCs do intestino delgado, especialmente os localizados no duodeno (TCD), são cada vez mais detectados em estádios iniciais e facilmente tratáveis (com diâmetro ≤ 10 mm).[17-19] Esses pequenos tumores são na sua maioria não funcionantes (hormônio inativo) e geralmente não causam qualquer desconforto ou sintoma aos pacientes. Eles são geralmente diagnosticados durante uma EGD que está sendo realizada por outras razões.[17-19] No caso de ele apresentar hipersecreção hormonal (SZE ou carcinoide) a situação é diferente e mais delicada, mas felizmente isso é raro! Os TCDs funcionantes geralmente têm metástases no momento do diagnóstico.[18,20,21] Atualmente, cerca de 22% de todos os TCs do intestino delgado surgem no duodeno, enquanto o íleo continua a ser o local mais frequente no intestino delgado (> 70%).[22]

No geral, o aumento da detecção precoce da TC do intestino delgado tem levado a um melhor prognóstico.[22,23] A taxa de sobrevivência de cinco anos subiu de 51,9% em 1970 e 1980 para 60,5% na década de 1990.[24] Em uma análise atual de 1999 a 2004, Strosberg *et al.* observaram uma sobrevivência média em 5 anos de 75%.[25] A proporção de doença avançada (no momento do diagnóstico) caiu de 31,3% na década de 1970 e 1980 para 22,4% na década de 1990 e, finalmente, a < 18,9% entre 2002-2004.[25] O manejo desses tumores avançados se localizados no intestino delgado tem recebido muita atenção, porém o tratamento clínico de um TC no intestino delgado detectado precocemente tem recebido pouca atenção. O tratamento baseia-se em uma confiável classificação dos TCs do intestino delgado. Em muitos países, os TCs intestinais bem diferenciados são classificados como carcinoides do intestino delgado. A terminologia muitas vezes serve para categorizar os tumores do intestino delgado em duodenal, dos intestinos médio e ileal.[25]

PATOGÊNESE

Tumores carcinoides gástricos

Os TCGs do tipo 1 associam-se frequentemente à gastrite atrófica crônica (Quadro 44-1). Cerca de 5% dos pacientes com gastrite autoimune crônica atrófica desenvolvem TCG.[7,15] A teoria mais aceita hoje é que a gastrite crônica atrófica causa hipocloridria ou acloridria, resultando em aumento da gastrinemia que estimula a hiperplasia de células enterocromafins-*like* (ECL) com formação dos TCGs (Fig. 44-1). Ao penetrar no estômago o alimento estimula as células G do antro a secretarem a gastrina, que se liga predominantemente na CCK-2, receptores localizados nas membranas das células ECL. Essas células (ECL), localizadas principalmente no corpo e no fundo, liberam histamina, quando acionadas. A histamina se liga aos receptores H2 das células parietais, estimulando a secreção de ácido clorídrico. No paciente com gastrite crônica autoimune, as células parietais são incapazes de produzir ácido, resultando em hiperplasia das células produtoras de gastrina e com consequente hipergastrinemia. Esse hormônio atua como fator de crescimento para a transformação da hiperplasia das células ECL, que em alguns casos pode resultar em TCG. No entanto, destaca-se que nem todos os pacientes com gastrite atrófica crônica desenvolvem TCG do tipo I. Annibale *et al.* constataram que de 130 pacientes com gastrite atrófica, apenas cinco (4%) tinham displasia das células ECL e 1 (0,7%) tinha TCG.[17] Isto determina que não só a hipergastrinemia é necessária para o desenvolvimento de um TCG.

Uma série de fatores, incluindo a mutação genética, a regulação do fator de crescimento e a infecção bacteriana, tem sido proposta para o desenvolvimento de um TCG. Embora mutações no gene da NEM-1 associam-se à TCG do tipo II, a perda de heterozigosidade dessa síndrome tem sido demonstrada em 17 a 73% dos pacientes com TCG tipo I.[10,26] Estudos anteriores investigaram a infecção pelo *Helicobacter pylori* e a administração de drogas supressoras de ácido, como potenciais contribuintes para o desenvolvimento do TCG. A hipergastrinemia causada pelo *Helicobacter pylori* é um fator isolado para causar o desenvolvimento de TCG em roedores e animais. No

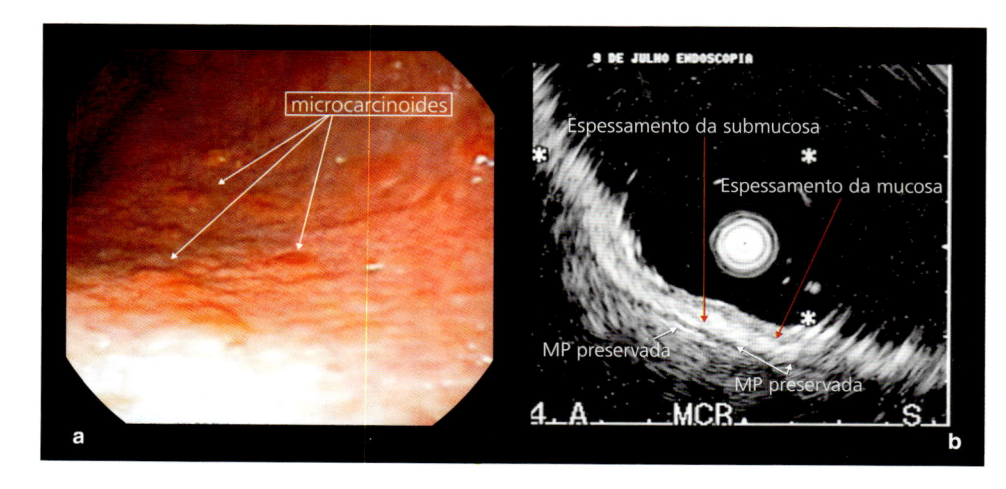

Fig. 44-1. (**a**) Visão endoscópica do estômago de paciente com TCG tipo 1 associada à gastrite crônica atrófica. Note a diminuição importante das pregas gástricas associadas às inúmeras elevações da mucosa (microcarcinoides). (**b**) Imagem ecoendoscópica mostrando espessamento tênue da mucosa profunda e da submucosa.

entanto, em humanos, há pouca evidência tanto para a infecção pelo *Helicobacter pylori* ou pela supressão ácida estarem diretamente envolvidas no desenvolvimento desses tumores.[27]

Tumores carcinoides do intestino delgado

Os TCs do intestino delgado são como aqueles encontrados em outros sítios, classificados de acordo com a OMS em: *TCs bem diferenciados*, *carcinoma neuroendócrino (NEC, do inglês "neuroendocrine carcinoma") bem diferenciado* (definido pela presença de metástases, ou infiltração na muscular própria e/ou invasão vascular) e *carcinoma neuroendócrino pouco diferenciado*.[28,29] O primeiro apresenta como marcadores principais a sinaptofisina e a CRG A, enquanto os casos de NEC e os NECs pouco diferenciados (subtipos de células pequenas e grandes) marcam a sinaptofisina e muito raramente a CRaG A. O termo tumor carcinoide (TC) deve ser usado tanto para o tumor carcinoide bem diferenciado, como para os NECs bem diferenciados, enquanto os NECs pouco diferenciados devem ser chamados de carcinomas neuroendócrinos pouco diferenciados ou simplesmente NEC.

Nos últimos anos, uma classificação TNM com base no tamanho do tumor, profundidade de invasão e presença de nódulos linfáticos metastáticos e/ou metástases a distância foi proposta (Quadro 44-2). Ambos os TCs (G1 e G2) considerados bem diferenciados, e enquanto o G3 caracteriza o NEC pouco diferenciado. Destaca-se que os TCs diferenciados são muito mais comuns do que os NECs pouco diferenciados.

Os TCs e os NECs do intestino delgado geralmente ocorrem no duodeno ou no íleo. O jejuno e o divertículo de Meckel são locais raros. Os TCs não funcionantes do duodeno são frequentes, esporádicos (não herdados), bem diferenciados e de crescimento lento.[28] Entre os funcionantes os que produzem gastrina são os mais comuns (62%), seguidos pelos tumores que produzem somatostatina (18-21%), paragangliomas gangliocíticos (9%) e tumores que podem produzir vários hormônios, como a serotonina ou calcitonina (5,6%). Os NECs são raros (1,8%).[19] Aqueles produtores de gastrina geralmente estão localizados no duodeno proximal, são menores que 20 mm e limitados à mucosa/submucosa. Nesses pacientes metástases linfonodais são encontradas em 11 a 50%, e metástases a distância são observadas em menos de 10% dos casos. Por outro lado os tumores produtores de somatostatina ocorrem predominantemente na região ampular e/ou periampular. Normalmente envolvem a muscular própria, têm tamanho maior que 2 cm, e risco de metástase é maior que 50%.[19] No entanto, mesmo tumores com diâmetro inferior a 1 e 2 cm podem apresentar metástases em nódulos linfáticos periduodenais.[30,31] No fígado as metástases são raras. Em caso de recidiva o fígado é o local mais comum de metástase. Aproximadamente 20 a 30% dos somatostatinomas associam-se à NF-1.

Os paragangliomas gangliocíticos caracterizam-se por sua diferenciação celular trifásica, consistindo em células neuroendócrinas (produção de somatostatina e/ou polipeptídeo pancreático), fusiformes (células de Schwann) e células ganglionares. Eles costumam ocorrer na região periampular e seguem um curso benigno.

Quadro 44-2. Proposta de classificação para os tumores neuroendócrinos do intestino delgado[10,29]

Grau	Contagem de mitoses (10 CAP)[1]	Índice Ki-67 (%)[2]
G1	< 2	≤ 2
G2	2-20	3-20
G3	> 20	> 20

[1]10 CAP = campo de alta potência = 2 mm², pelo menos 40 campos (ampliação de 40×) avaliaram em áreas de maior densidade mitótica;
[2]MIB1 anticorpos,% de 2.000 células tumorais em áreas de maior marcação nuclear.

No entanto, ocasionalmente, tumores grandes (tamanho > 2 cm) podem espalhar-se para gânglios linfáticos locais, principalmente atribuível ao componente endócrino da lesão.[30,31] Os NECs ocorrem principalmente na região ampular. Eles geralmente se apresentam em estádios avançados, ou seja, com nódulos linfáticos, metástases hepáticas ou a distância. A média de tempo de sobrevida em pacientes com metástases é de 14,5 meses.[32]

Tumores carcinoides duodenais funcionantes

Aproximadamente 50% dos esporádicos (não herdados) são produtores de gastrina e associam-se à SZE. Esses tumores são chamados clinicamente de gastrinomas. Eles são bem diferenciados, crescem lentamente e localizam-se na sua imensa maioria (60 a 75%) no duodeno e só raramente no pâncreas.[28] Vinte a 30% dos pacientes com SZE têm NEM1 e nesta condição a maioria, senão todos os pacientes, tem seus gastrinomas no duodeno.[33-35] Uma diferença importante entre um gastrinoma esporádico e o NEM1 é que os últimos são sempre múltiplos. Metástases em linfonodos regionais têm sido relatadas em 50-90% dos gastrinomas duodenais. Essas metástases linfonodais podem ser muito maiores que a primária que pode ser inferior a um milímetro de tamanho e podem ser erroneamente considerados tumores pancreáticos, especialmente se eles estiverem localizados na margem superior da cabeça do pâncreas ou como um nódulo linfático (Fig. 44-2). Metástases locais linfáticas parecem ter pouca influência na sobrevivência de pacientes com SZE. A taxa de sobrevivência de 10 anos dos pacientes com gastrinoma duodenal (59%) é significativamente melhor do que para pacientes com gastrinomas pancreáticos (9%), provavelmente porque as metástases para o fígado são mais frequentes nos tumores pancreáticos que naqueles localizados no duodeno.[36]

Um TC produtor de serotonina é incomum no duodeno. Depreende-se que apenas um TCD excepcionalmente pode dar origem à síndrome carcinoide clássica, associada a metástases hepáticas.

APRESENTAÇÃO CLÍNICA E PROGNÓSTICO

Tumores carcinoides gástricos

O TCG do tipo I é geralmente assintomático e é encontrado por acaso durante uma endoscopia digestiva alta.[23] Os sintomas mais co-

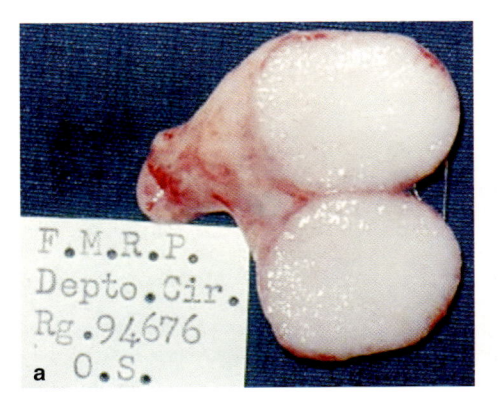

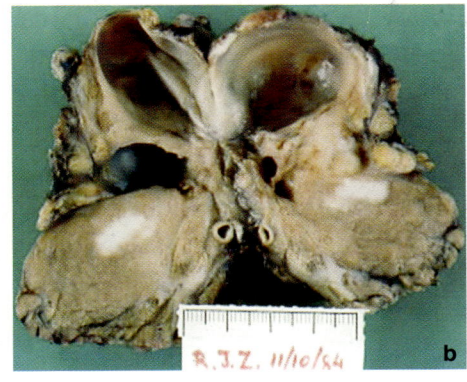

Fig. 44-2. Pacientes com SZE. (**a**) Peça operatória: nódulo linfático de grandes proporções, sítio primário do gastrinoma e (**b**) produto de gastroduodenopancreatectomia com tumor calcificado. (Fotos gentilmente cedidas do acervo do Prof. Dr. José Luiz Pimenta Módena e equipe cirúrgica do HCFMRP-USP.)

muns podem ser queixas banais até efeitos mecânicos ou neuroendócrinos. As principais queixas são: dor abdominal, vômitos, sangramento e a clássica síndrome carcinoide, com rubor, taquicardia e diarreia. Apesar de a síndrome carcinoide ser raramente encontrada no TCG do tipo I. À endoscopia, esse tipo de carcinoide tem a aparência de pólipo da mucosa (Fig. 44-3a). Esses pólipos são geralmente encontrados no corpo gástrico ou fundo. O TCG do tipo I geralmente é benigno, com uma taxa de sobrevida em 5 anos de 96% e em 10 anos de 74%, não diferindo da população geral de mesma faixa etária.[37] Parece que o único fator que influencia a sobrevivência a longo prazo é a presença de metástases.[37] Além disso, há uma correlação positiva entre o diâmetro, a profundidade e o grau de infiltração do tumor e a ocorrência de metástases. Não há correlação entre a multicentricidade e a ocorrência de metástases.[37] Tendo em conta estes achados, o tratamento para o TCG do tipo I geralmente leva em conta o tamanho, profundidade da invasão e a presença de metástases. Nesse caso a EE pode nos auxiliar no tratamento, pois identifica com precisão o grau de profundidade de pólipos gástricos (Fig. 44-3b).

DIAGNÓSTICO

Os TCGs do tipo I são geralmente encontrados durante a endoscopia como lesões maiores que 5 mm de diâmetro, o diagnóstico é confirmado pela imunoistoquímica, sendo essencial realizar biópsias adicionais de amostragem gástrica. É importante a avaliação pormenorizada da pequena e grande curvatura durante a endoscopia para identificar microcarcinoides (Fig. 44-1a). Além da imunoistoquímica direta dos pólipos da mucosa, a pesquisa recente mostrou a presença de outros marcadores séricos valiosos para o diagnóstico e vigilância para os TCGs. A CGA é uma proteína armazenada nos grânulos de secreção das células neuroendócrinas, incluindo as células ECL. O papel funcional dessa proteína não foi claramente definido até hoje, mas especula-se que ela possa ser um precursor para os peptídeos biologicamente ativos sendo liberados na circulação sistêmica juntamente com os conhecidos fatores bioativos. O nível sérico da CGA apresenta-se aumentado em 80 a 90% dos pacientes com TCG tipo I.[37] Contudo, o seu nível não é específico para a detecção de um TC. Salienta-se que o nível sérico aumentado da CGA pode ser o resultado de hipergastrinemia e hiperplasia das células ECL e não é específico para indicar a presença de um TCG. Além disso, outras células neuroendócrinas do estômago (particularmente as G), bem como tumores não funcionantes do pâncreas endócrino e câncer medular da tireoide, podem também elevar os níveis de CGA.[38] Como tal, CGA é mais útil como um marcador de vigilância para monitorar a progressão da doença. Estudos têm demonstrado uma significativa diminuição no nível CGA depois da terapia médica e tratamento cirúrgico de um TC.[39] Mas sabe-se que os níveis de CGA podem diminuir em até 70% dentro de 3 meses após a antrectomia.[40]

A sinaptofisina é outro marcador que pode ser útil como ferramenta diagnóstica para o TCG do tipo I. Ela é uma glicoproteína da membrana 38 kDa encontrada na membrana secretora das vesículas em células neuronais e neuroendócrinas.[41] Em uma avaliação de dez diferentes alvos imunoistoquímicos em TCG, a sinaptofisina foi encontrada frequentemente nos TCGs.[42] Além da CGA e sinaptofisina, pesquisadores também estão examinando transportador vesicular e VMAT monoamina-2 como possíveis marcadores para a identificação de TCG.[43]

Dependência da gastrina

Se o tratamento para o TCG for a segmentação do fator de crescimento de gastrina (i. e., antrectomia), um teste de supressão com o octreotide deve ser feito para avaliar se o crescimento do tumor permanece dependente da gastrina. Houve um caso documentado de teste de supressão com octreotide orientado por Higham et al. que infundiram octreotide por 72 horas antes da cirurgia de um paciente. A infusão diminuiu significativamente o nível plasmático de gastrina e causou a redução acentuada nos marcadores da função das células ECL (CGA e histidina descarboxilase). O teste de supressão com octreotide é relativamente simples, mas crucial para a análise da garantia de que eliminando a fonte de gastrina através da cirurgia irá remover a condução de estímulo de progressão do TC.[44]

MÉTODOS DE IMAGEM

A endoscopia com múltiplas biópsias é a ferramenta padrão para o diagnóstico dos TCGs. Para o estadiamento dessas lesões pode-se usar a tomografia computadorizada e a CRS. Além disso, a EE está sendo usada com mais frequência na definição da profundidade e invasão do tumor. Nossa experiência está cada vez mais galgada em seus achados para a possível remoção desses tumores. Apesar de raros, os TCGs tipo I têm potencial de metástase. Em um estudo com 51 pacientes com TCG tipo I, quatro pacientes tinham metástases no momento do diagnóstico (três com linfonodos regionais positivos e um com metástase hepática).[37] A TCH do abdome e pelve pode ser uma modalidade adequada para a avaliação da disseminação local e metástase a distância. No entanto, ela não é capaz de detectar lesões carcinoides. Um estudo demonstrou que 40% dos pacientes submetidos à TCH tinham evidência de tumor primário como espessamento da parede gástrica.[45]

A CRS tem sido usada desde o início dos anos 1990 para identificar TC primários e metástases a distância, pois na maioria dos casos eles expressam receptores de somatostatina. Em comparação a TC convencional, a CRS tem melhor sensibilidade e especificidade.[46] No entanto, CRS não detecta 10 a 15% dos tumores que não expressam os receptores de somatostatina.[47] Além disso, o limite de detecção do tamanho do tumor é de cerca de 0,5 cm, tornando extremamente difícil sua identificação no estômago, pois a maioria é pequena e

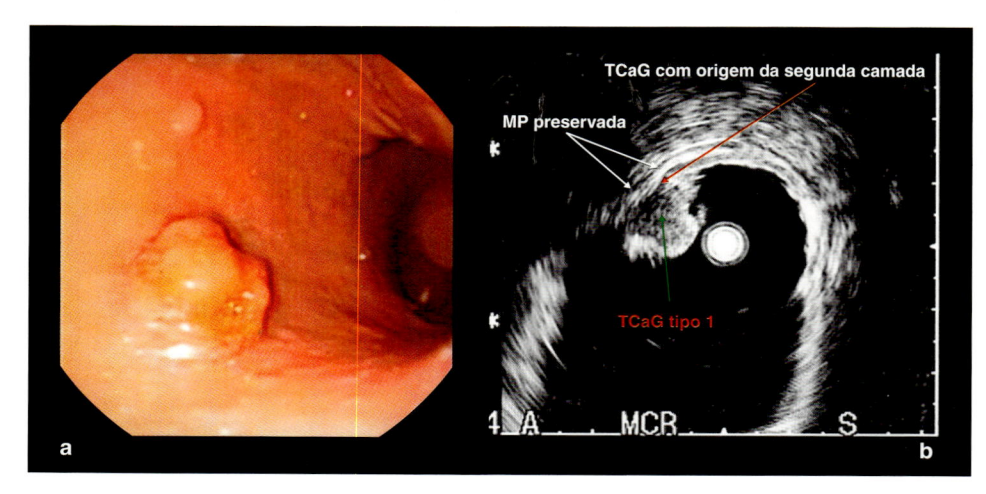

Fig. 44-3. (**a**) Formação polipoide gástrica, que a biópsia revelou tumor carcinoide gástrico do tipo I. (**b**) A ecoendoscopia mostrou lesão com acometimento da submucosa, sem comprometimento da muscular própria, portanto um TCG bem diferenciado é passível de remoção endoscópica.

multicêntrica. As imagens obtidas também fornecem uma avaliação anatômica relativamente pobre. Em um estudo, a CRS demonstrou anormalidade em apenas 30% dos pacientes com TCG tipo I.[45] Na melhor das hipóteses, a sensibilidade do CRS na localização de um TCG pode ser de 75%, com uma especificidade de 95% e um valor preditivo positivo e negativo de 63 e 97%, respectivamente.[48]

Estudos têm demonstrado que a EE não é a modalidade de imagem ideal para o diagnóstico de um TCG ou duodenal.[49] Fato esse que nós concordamos de forma inconteste. No entanto ela é útil, fornecendo dados fundamentais pré-operatórios a respeito de um TCG ou duodenal.[50] Ela é precisa em identificar a profundidade da lesão, definir a camada de origem e a possibilidade de extirpação de um TC, através da endoscopia digestiva.[51] O aspecto de um TC à EE é hipoecoico, homogêneo, de limites bem definidos e pode ser encontrado na primeira, segunda e terceira camadas (Fig. 44-4). Mas a informação mais importante fornecida pela EE é se a lesão pode ser ressecada de forma segura por via endoscópica ou se a mesma deve ser enviada à cirurgia. Isso se baseia principalmente no acometimento ou não da muscular própria.

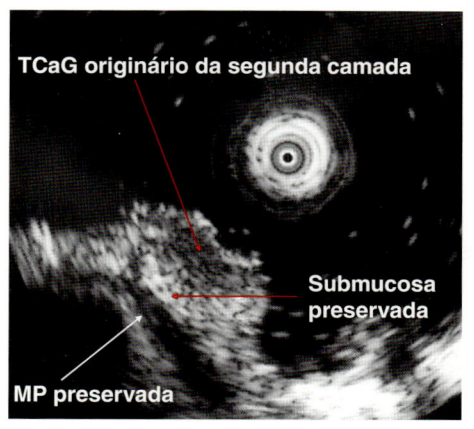

Fig. 44-4. Imagem ecoendoscópica de um TCG do tipo I que é hipoecoico, heterogêneo e se origina da segunda camada. A submucosa e a muscular própria estão preservadas.

DOENÇA METASTÁTICA

As metástases hepáticas frequentemente revelam a presença de um NEC. Os métodos convencionais de imagem (US, TCH e RM) devem ser utilizados na tentativa de excluir outras metástases a distância, mas falham na identificação dos tumores primitivos. A pesquisa da lesão primitiva é fundamental para a adoção de uma estratégia terapêutica curativa (extirpação do tumor e hepatectomia), e a pesquisa do tumor intrapancreático ou da parede do sistema digestivo repousa sobre a endoscopia e EE (Figs. 44-5 e 44-6). As metástases hepáticas podem ser tratadas por ablação com radiofrequência e embolização isolada ou com substâncias citotóxicas. O transplante hepático raramente pode apresentar algum tipo de benefício nesses casos.[1]

TRATAMENTO

Tumores carcinoides gástricos

Provavelmente os TCGs tipo I foram *overtreated* num passado recente, e, como tal, há uma tendência atual em direção à realização de tratamentos mais conservadores como as polipectomias e/ou mucosectomias endoscópicas e a vigilância. Os tumores menores que 1 cm são geralmente ressecados por endoscopia, com acompanhamento endoscópico a cada 6 ou 12 meses. Se o tumor recidivar, a antrectomia ou a excisão local pode, então, ser feita para remover a fonte de gastrina.[44] Muitos estudos têm mostrado que a remoção bem-sucedida de TCGs pequenos com a mucosectomia não apresenta recorrência frequente em acompanhamentos não muito longos.[52] Além disso, a taxa de sobrevivência é a mesma para pacientes submetidos à ressecção endoscópica se comparada à ressecção gástrica.[53] Atualmente, a maioria dos médicos concorda que a mucosectomia deve ser realizada para os TCGs confinados à submucosa.

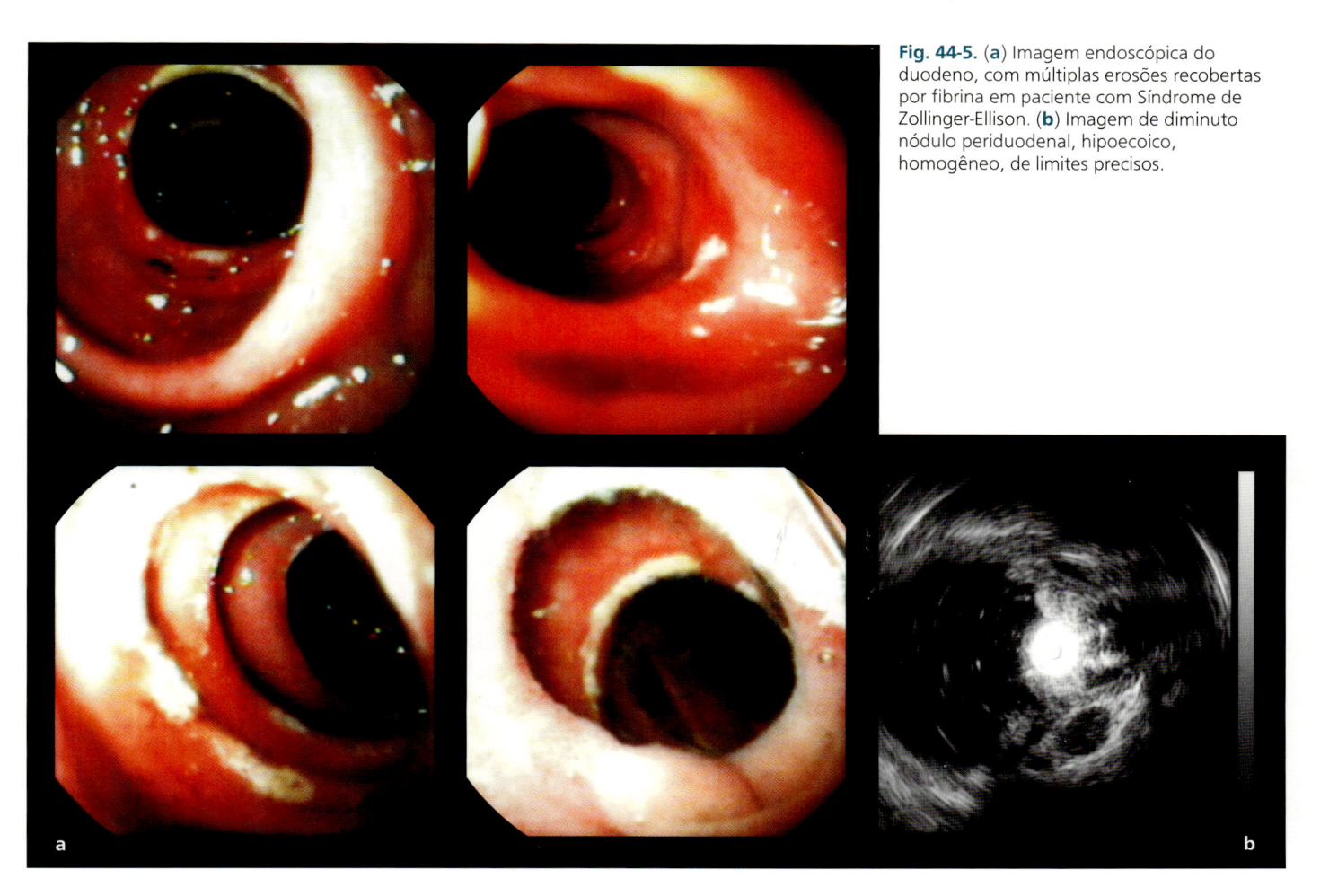

Fig. 44-5. (**a**) Imagem endoscópica do duodeno, com múltiplas erosões recobertas por fibrina em paciente com Síndrome de Zollinger-Ellison. (**b**) Imagem de diminuto nódulo periduodenal, hipoecoico, homogêneo, de limites precisos.

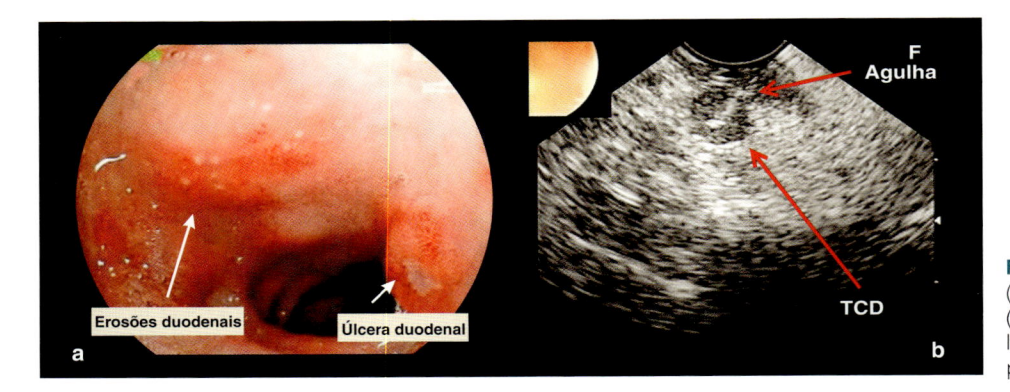

Fig. 44-6. Paciente com hipergastrinemia.
(a) EGD revelou erosões elevadas e úlcera duodenal.
(b) O exame ecoendoscópico mostrou o local do tumor localizado na parede duodenal e confirmou o achado por meio da punção por agulha fina.

No entanto, um estudo recente mostra que a taxa de sobrevivência não difere significativamente entre os pacientes com infiltração do tumor na submucosa em relação ao acometimento da muscular própria. O único fator que influencia a sobrevivência a longo prazo é a presença de metástases.[37] Isto sugere que a profundidade além da invasão submucosa talvez não devesse ser uma exigência para a realização de uma mucosectomia contra a intervenção cirúrgica.

A antrectomia é uma possibilidade no tratamento dessa doença. O primeiro caso foi relatado em 1987, e desde então tem sido realizado rotineiramente para pacientes com TCGs maiores que 1 cm de diâmetro e com um maior número de lesões. O procedimento cirúrgico usa a via laparoscópica ou aberta. O procedimento de escolha é a gastrectomia distal, com ou sem excisão do TCG.[40] O trânsito é restaurado à Billroth I ou II ou por reconstrução à Y de Roux. Embora a antrectomia não seja a cura definitiva para o TCG tipo I, ela remove o estímulo da gastrina. Com a ressecção do antro, os níveis de gastrina diminuem em 94 a 98% após 2 e 5 meses de acompanhamento.[45] Sem o estímulo da gastrina, a maioria dos TCGs tipo I vistos no momento da cirurgia regredirá ou desaparecerá ao longo do tempo. Como tal, a maioria deles não necessita ser extirpado por via endoscópica ou cirúrgica durante a antrectomia. Estima-se que o tumor desapareça em cerca de 70 a 85% dos pacientes em 3 a 5 anos de acompanhamento. O restante dos pacientes apresenta recidiva do tumor ou persistência.[37] Isto pode ser causado por outros fatores que não envolvam a hipergastrinemia na sua patogênese. Alguns têm sugerido que pacientes com TCG recorrente após antrectomia podem precisar de uma gastrectomia total. Isso deve ser pesado contra o relativo curso benigno que esses tumores apresentam em sua história natural.

O tratamento clínico é outra opção e deve ser reservado a pacientes que não são candidatos ao tratamento cirúrgico. Por não ser tão eficaz a opção de tratamento para eliminar carcinoides clinicamente deve ser determinada por diversos fatores, como a idade do paciente, comorbidades, cirurgias prévias e a conformidade com a terapia médica. Além disso, a vigilância endoscópica é necessária, se a opção for o tratamento clínico. No passado a acidificação, via modificação da dieta ou ingestão oral de ácido clorídrico diluído, foi usada para tratar os TCGs tipo I.[54] Atualmente, o tratamento clínico consiste na injeção intramuscular mensal dos análogos de somatostatina de longa ação. Tratamentos não cirúrgicos são geralmente bem tolerados e têm efeitos colaterais mínimos. Múltiplos estudos de coorte de pequeno porte têm estudado o tratamento clínico para o TCG tipo I, mostrando, todos, uma redução no nível sorológico de gastrina e CGA. No entanto, existem vários resultados sobre a sua eficácia na regressão do tumor. Até recentemente, os estudos (coortes com 5 e 10 pacientes) têm demonstrado a regressão do tumor em cerca de 40 a 50% dos pacientes. Dois estudos recentes com 12 pacientes, na sua totalidade, mostraram regressão ou desaparecimento completo do TCG em 100% dos pacientes após 12 meses de terapia com somatostatina. Novas pesquisas com maior amostragem são necessárias para determinar se esse tratamento é, de fato, eficaz para regredir esse tumor. Há um estudo que examinou a progressão do TCG após sua descontinuação do tratamento. Fykse *et al.* não encontraram recorrência do TCG visível nem a progressão de 1 ano após a descontinuação do tratamento. O estudo mostra um aumento significativo da gastrina e um ligeiro aumento da CGA.[55]

Tumores carcinoides duodenais

A diferenciação histológica, localização, tipo, biologia, estádio do tumor e as circunstâncias individuais devem ser levados em consideração no planejamento terapêutico.[56] O tratamento dos TCDs não funcionantes e bem diferenciados, sem fatores de risco para metástases, limitados à mucosa/submucosa, com até 10 mm de tamanho e sem invasão vascular pode ser removido por via endoscópica, pois esses tumores têm baixo risco para o desenvolvimento de metástases linfonodais ou a distância (Fig. 44-7).[57] O uso recente da EE para avaliar a invasão duodenal desse tumor e identificar a presença de metástases linfáticas é possível e particularmente importante para estabelecer um estádio adequado da lesão.[8] Uma vez que os TCDs podem infiltrar a submucosa, várias técnicas endoscópicas têm sido consideradas. Hoje em dia, a mucosectomia é a mais amplamente realizada. O objetivo da ressecção endoscópica é remover o tumor completamente (ressecção R0). Até agora, nenhuma recorrência do tumor tem sido observada após uma polipectomia/mucosectomia que afetasse o prognóstico geral do paciente.

Mesmo assim, o tratamento continua a ser controverso para os TCDs não funcionantes, bem diferenciados (G1), limitados à mucosa/submucosa, com 10 a 20 mm de tamanho, sem invasão angiolinfática e sem metástases. Ambos os tratamentos cirúrgico e endoscópico são possíveis nessa situação.[8,58] De qualquer forma estudos mais rígidos e controlados sobre essas duas formas de abordagens ainda devem ser realizados.[10] Por outro lado, há amplo consenso de que em pacientes com TCDs não funcionantes e maiores que 20 mm, bem como os gastrinomas esporádicos devem ser submetidos à cirurgia.[59] Os TCDs não funcionantes, bem diferenciados (G1, G2), com fatores de risco para doença metastática, que se estendam além do submucosa (T2-T4) ou apresentem linfonodos locorregionais e/ou comprometimento vascular representam risco prognóstico relevante, portanto, eles devem ser tratados cirurgicamente (Fig. 44-8).[59] No entanto, muitos pacientes no momento do diagnóstico são idosos e têm comorbidades significativas. Por esta razão, a decisão sobre se a cirurgia nesses casos necessita de uma discussão interdisciplinar com terapia individualizada. Por sua vez os TCDs indiferenciados são raros, com mais de 30 casos relatados.[60] Esses são tumores altamente invasivos (G3), com linfonodos regionais e/ou metástases a distância que se apresentam geralmente no momento do diagnóstico, e a maioria dos pacientes morre da doença.[60] No caso incomum de um paciente sem metástases a distância em exames de imagem, com o diagnóstico de um NEC a ressecção cirúrgica deve ser considerada (Quadro 44-3).[60]

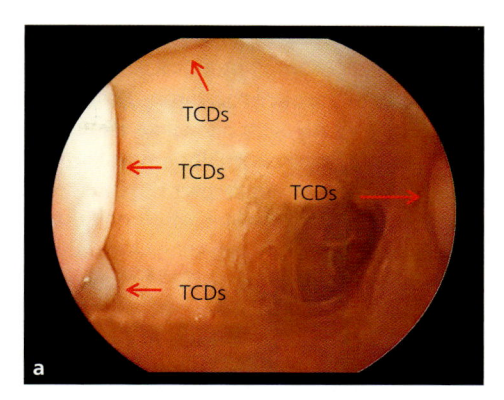

Fig. 44-7. Paciente com quatro TCDs. (**a**) Visão endoscópica da entrada do piloro. (**b** e **c**) Imagens ecoendoscópicas de três deles onde foi possível observar que a muscular própria encontrava-se preservada. Esse sinal corroborou com a ressecção com alça de polipectomia de todos os tumores sem complicações.

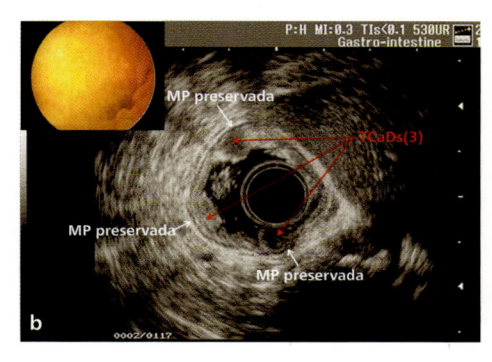

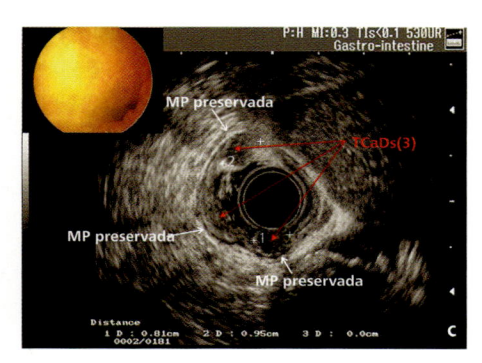

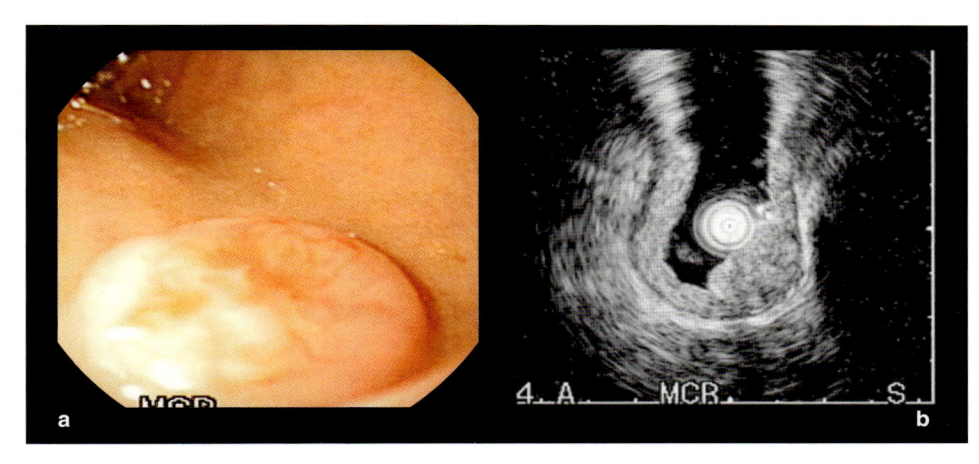

Fig. 44-8. (**a**) Imagem endoscópica de TCDs isolado. (**b**) Observa-se a ecoendoscopia com a lesão invadindo levemente a camada muscular própria. Graças aos achados da ecoendoscopia esse paciente foi encaminhado para a cirurgia.

Quadro 44-3. Terapia dos TCs duodenais

Tamanho	Sem fatores de risco		Com fatores de risco[1]
	< 1 cm	1-2 cm	
TCD esporádico (sem hipergastrinemia ou NEM1)	Mucosectomia	Cirurgia (em caso de risco cirúrgico: mucosectomia com acompanhamento)	Cirurgia
Gastrinoma esporádico	Cirurgia[2]	Cirurgia[2]	Cirurgia[2]
Gastrinoma e NEM1	Tratamento com IBP e acompanhamento (ou cirurgia)	Cirurgia (particularmente se o gastrinoma crescer) ou terapia com IBP associada a acompanhamento	Cirurgia (ou IBP com acompanhamento em gastrinoma G1 e/ou com risco cirúrgico

[1]Fator de risco para metástase com angioinvasão (grau histológico G2-G3), com infiltração da muscular própria ou tamanho maior que 2 cm, ou nódulos linfáticos metastáticos;
[2]Cirurgia é a terapia de escolha no gastrinoma esporádico (sem metástases a distância). Em idosos o tratamento conservador pode ser preferido à cirurgia.
TCD: tumor carcinoide duodenal; IBP: inibidor da bomba de prótons; NEM1: neoplasia endócrina múltipla tipo1; G1 e G2: bem diferenciados; G3: pouco diferenciado (graduação histológica: G1 (Ki-67de 0 a 2%); G2 (Ki-67 de 3-20%); G3 (Ki-67 > 20%).

Tratamento dos gastrinomas duodenais

O gastrinoma esporádico: ou seja, aquele sem NEM1, pode apresentar metástases em 40 a 70% do casos, e até mesmo os tumores menores que 10 mm já podem exibir nódulos linfáticos metastáticos periduodenais e/ou peripancreáticos.[10,61] Com isso em mente, a ressecção cirúrgica do tumor independe do tamanho e deve associar-se à linfadenectomia como terapia de escolha nos casos de gastrinoma duodenal esporádico (Fig. 44-2).[10,61] A SZE pode ser tratada a longo prazo e de forma eficaz com os inibidores da bomba de prótons (IBP), mas o paciente deve decidir se é contra a cirurgia, ou por apresentar alto risco, ou se a doença já se encontra em estádio avançado.[8,10,62]

O tempo de duplicação de células bem diferenciadas de um gastrinoma é superior a 180 dias, pacientes com mais de 65 anos hoje em dia muitas vezes morrem de outra doença e não de um gastrinoma bem diferenciado, mesmo se os mesmos não sofram tratamento cirúrgico. Cerca de 25% dos gastrinomas duodenais associam-se à NEM1.[8,10,62] Isso porque o TCD quase sempre é múltiplo, pequeno, e cerca de 40 a 70% têm metástase no momento do diagnóstico. Nesses casos a cirurgia agressiva não é recomendada, pois pacientes com NEM1 geralmente não são curados pela cirurgia.[8,10,62] Portanto, a SZE associada à NEM1 tem que ser tratada de forma mais eficaz e por longos períodos com um inibidor de bomba de prótons.[63] Além disso, a presença de hiperparatireoidismo nesses pacientes pode tornar o controle da hipersecreção gástrica mais difícil com doses mais frequentes e maiores de IBP.[63] Portanto, é recomendável que o hiperparatireoidismo deva ser tratado adequadamente (ressecção cirúrgica de pelo menos 3 paratireoides) e seguir os pacientes com cuidado, pois eles podem apresentar recidiva.[63,64] Seguindo-se esses parâmetros pacientes com SZE associado à MEN1 devem ser tratados em clínicas especializadas, onde a opção cirúrgica deve ser considerada apenas em centros especializados e somente após uma discussão interdisciplinar do tratamento individualizado de cada paciente (Quadro 44-3).

Tratamento dos TCs localizados na papila duodenal

Cerca de 20% dos TCDs se localizam na região periampular e/ou ampular. Nessa localização eles devem ser submetidos a um tratamento especial, pois eles podem ter um curso clínico e atividade biológica diferente se comparada a outros TCDs.[8,31] Os maiores que 2,0 cm com frequência causam icterícia, no entanto, no início, se pequenos são cada vez mais diagnosticados incidentalmente em pacientes assintomáticos (Fig. 44-9a). Infelizmente, não existem estudos controlados sobre o tratamento adequado desses pequenos tumores localizados na região papilar. A papilotomia endoscópica, ampulectomia e ressecção cirúrgica do tumor podem ser curativas, se a doença se encontrar no seu início (Fig. 44-9b e c). Por outro lado, pacientes com TCDs ampulares > 2 cm a ressecção à Whipple, ou a duodenopancreatectomia com preservação pilórica ou até mesmo a duodenectomia podem ser consideradas como tratamento de escolha.[65] O tratamento endoscópico para tumores em fase inicial caracteriza-se por baixa morbimortalidade. A limitação óbvia de uma ampulectomia de um tumor endoluminal é que a drenagem linfática pode possivelmente estar afetada sem ser imperceptível na avaliação antes da intervenção. Essa situação é o oposto de um procedimento cirúrgico. Assim sendo, a dissecção linfática cirúrgica não só permite uma preparação ideal do local, mas também remove possíveis metástases desses nódulos. A desvantagem da ressecção cirúrgica com dissecção de linfonodos é a elevada morbidade e letalidade. Mas devemos enfatizar que a frequência de metástases linfonodais em tumores bem diferenciados (G1) até o momento é desconhecida, assim sendo o autor tem a tendência em realizar o tratamento desse tumor através de uma ampulectomia ampla, com controle periódico por exames de imagem.

Os procedimentos cirúrgicos propostos para esses pacientes devem ser realizados em centros especializados, que apresentam baixa morbimortalidade. Por outro lado se houver preferência pela ressecção endoscópica de uma TCD ampular bem diferenciado (G1), o paciente deve ser encaminhado para um centro especializado nesse tipo de abordagem. Graças à biologia tumoral favorável de um TCD ampular bem diferenciado, menor que 20 mm de diâmetro, se completamente ressecado (R0), o prognóstico presuntivo desse paciente é bom ou excelente. Se durante o acompanhamento metástases linfáticas forem detectadas, uma cirurgia radical deve ser considerada. Lembrar que antes do tratamento definitivo, doenças associadas devem ser pesquisadas, como a neurofibromatose tipo 1 ou MEN1.[8,26,30] Pacientes idosos, com TCDs ampulares bem diferenciados apresentam comorbidades significativas, nessa situação de alto risco, opta-se pelo tratamento conservador ou pela abordagem endoscópica. A abordagem terapêutica para TCDs localizados, pouco diferenciados (G3), envolve a ressecção cirúrgica agressiva, e se possível associação à quimioterapia sistêmica.[60]

Tratamento clínico

TCDs com síndrome carcinoide são raros, mas quando isso acontece o tratamento é realizado com os análogos da somatostatina. Eles são os agentes iniciais de escolha para controlar os sintomas da síndrome carcinoide.[27] A sua eficácia chega a 90%, no entanto com o tempo esses análogos podem tornar-se ineficazes, e o tratamento com interferon-2α pode ser considerado.[27] O tratamento com os análogos da somatostatina ou interferon provoca uma resposta tumoral citostática e raramente causa a diminuição no tamanho do tumor.[27,59]

Resultados e técnicas do tratamento endoscópico

Várias técnicas têm sido descritas para a ressecção endoscópica desses tumores: a) técnica convencional com alça de polipectomia, b) uso de injeção de várias soluções com posterior apreensão pela alça de polipectomia, c) aspiração da lesão com *cap* e d) apreensão da lesão com banda elástica para posterior remoção.[66]

A técnica de ressecção endoscópica usando alça de polipectomia com ou sem a injeção submucosa de solução salina tem sido aplicada para a remoção de diminutos carcinoides. Nishimori *et al.*[13] utilizaram a EE para guiar a injeção salina em dois casos de TCDs e promoveram a ressecção ecoguiada. Em um deles foi possível a elevação e separação completa da lesão em relação à muscular própria, optando-se pela ressecção endoscópica. Em outro, isso não foi possível, optando-se pela cirurgia. Esse relato comprova

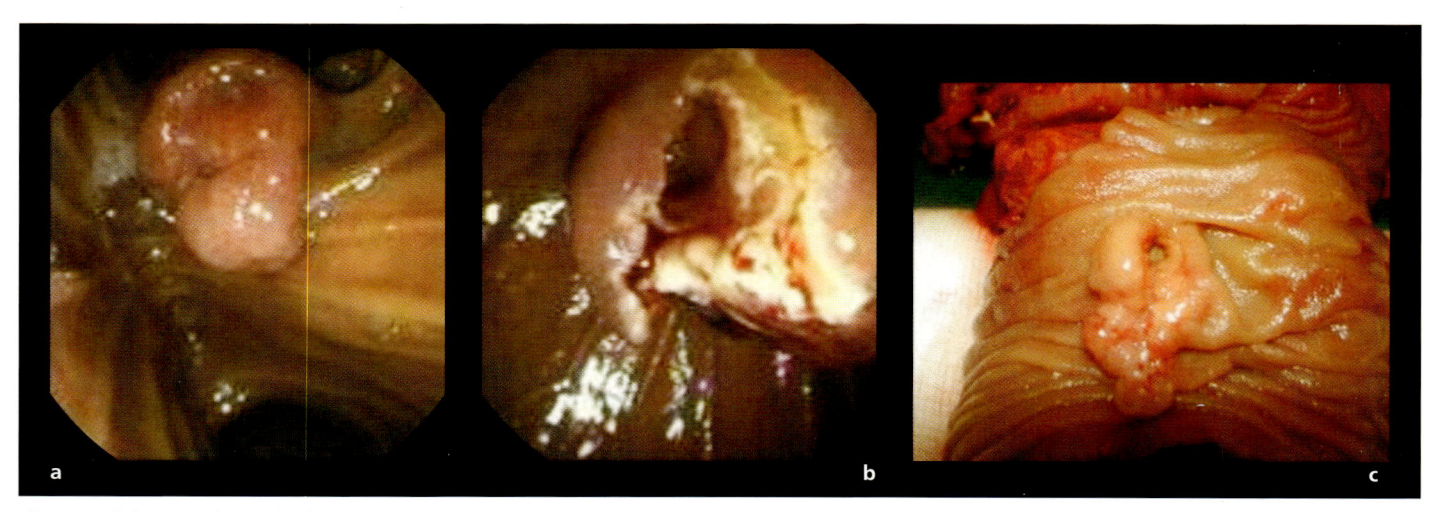

Fig. 44-9. (**a**) Tumor da papila duodenal em paciente com quadro de icterícia. (**b**) Realizada papilotomia e biópsia que mostrou TC. (**c**) O paciente foi submetido à gastroduodenopancreatectomia. (Fotos gentilmente cedidas pelos Drs. José Flávio Coelho, Djalma Ernesto Coelho e José Manso.)

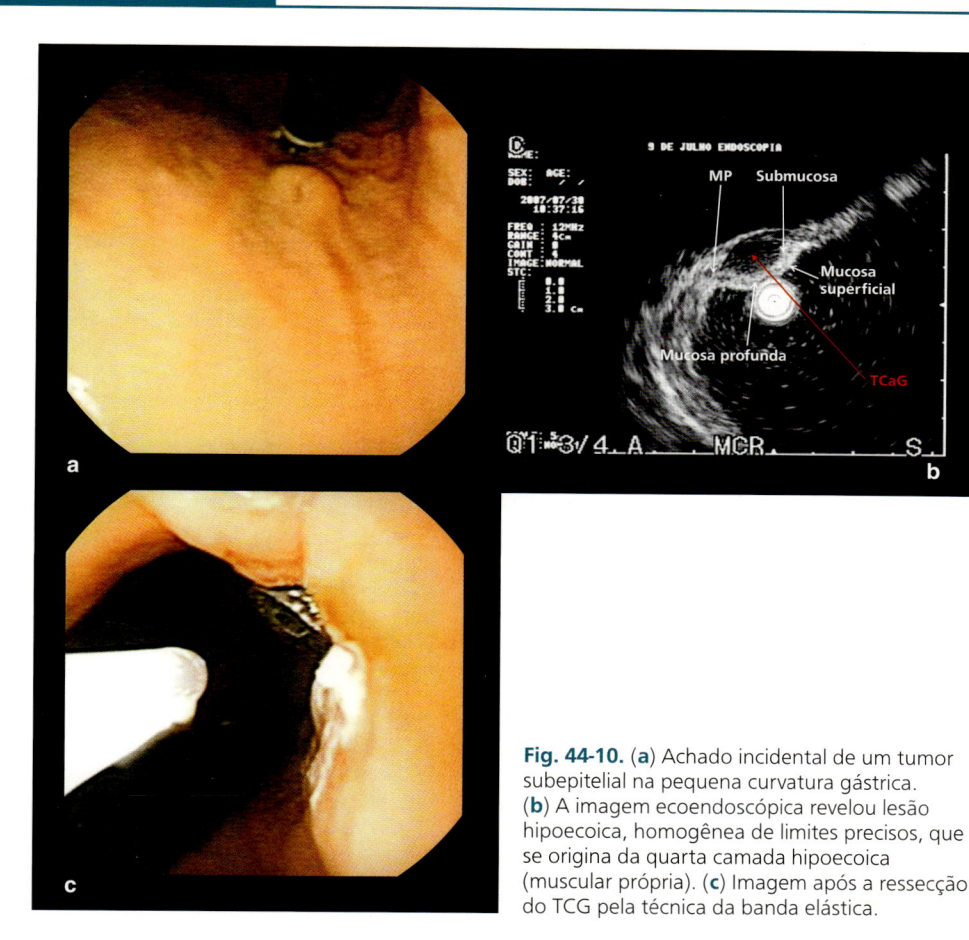

Fig. 44-10. (a) Achado incidental de um tumor subepitelial na pequena curvatura gástrica. (b) A imagem ecoendoscópica revelou lesão hipoecoica, homogênea de limites precisos, que se origina da quarta camada hipoecoica (muscular própria). (c) Imagem após a ressecção do TCG pela técnica da banda elástica.

não só o valor da EE para o estádio locorregional, como também dá ao exame uma possibilidade de controle ecoguiado da terapia.

Yoshikane e al.[67] acreditam que diminutos TCGs ou duodenais confinados à submucosa possam ser removidos endoscopicamente, mas para que isso ocorra é necessária a avaliação da EE pré-operatória, para determinar com segurança a ressecção (Fig. 44-10). O mesmo autor avaliou a utilidade da EE em 29 pacientes com TCs gastrointestinais (5 gástricos, 7 duodenais e 17 retais). A característica ecográfica de praticamente todas as lesões foi de homogeneidade e hipoecogenicidade, com margens limitadas e lisas (Fig. 44-7b e c). A maioria deles se encontrava na terceira camada. A acurácia da EE em determinar a classificação T e N foi de 75%, para ambas as categorias. Os autores concluem que a EE é útil para o estádio locorregional (TN) desses tumores (Figs. 44-1b, 44-3b, 44-4, 44-7b, 44-7c, 44-8b e 44-10b).

Algumas vezes a obtenção de tecido pela biópsia endoscópica não permite ao patologista o diagnóstico histológico, principalmente se a lesão apresentar aspecto subepitelial (Fig. 44-9). Nessa situação a EE-PAAF pode ser útil, pois permite esse diagnóstico após a coleta de material do centro do TC, possibilitando o diagnóstico (Fig. 44-6b).[68]

As complicações mais frequentes são: sangramento e perfuração. As taxas de sua ocorrência são relativamente baixas; o sangramento é mais comum e varia de 0 a 7,7%, geralmente é autolimitado e ou pode ser tratado efetivamente por procedimentos endoscópicos, particularmente nos TCGs.[66] A EE pode ser usada para identificar estruturas vasculares com uma sensibilidade de até 100%.[69] A perfuração pode ocorrer entre 2 a 4,3%, sendo que esse tipo de complicação também pode ser tratado endoscopicamente. O Quadro 44-4 faz uma revisão da literatura sobre o tratamento endoscópico

Quadro 44-4. Revisão da literatura sobre o tratamento endoscópico dos tumores carcinoides gastroduodenais

Autor e ano	Nº de casos	Perfuração	Sangramento	Remoção completa	Acompanhamento
Kajiyama, 1996	3 (Cap, BE, P)	–	–	87% 74%	–
Yoshikane, 1998	7 TCD (P)	1/7 (14%)	0%	100%	6-46 m
Ichikawa, 2003	5 TCG (P)	–	–	100%	6-66 (32 m)
Varas, 2003	9 (P) e 1 (BE)	0%	0%	100%	–
Higashino, 2004	8 TCG	0%	0%	75%	30 m
Martinez, 2004	22 (P) e 2 (BE) 21 TCa com 24 Tus	0%	1 (4%)	100%	12 m
Varas, 2009	13 TCG (P e BE)	1/13 (7,7%)	0%	100%	12 m
Hopper, 2009	8 TCG 7/8 tipo 1 e 1/8 tipo 3	0%	0%	100%	–
Muro, 2009	4 TCG	0	0	100%	18 m
Varas, 2010	13 TCG/4 TCD	1 (4,3%)	0%	90,5%	–
Ardengh	16 TCG/13 TCD	2 (6,8%) 1 óbito (3,4%)	0%	72,4%	16 m
Total	132	3,7%/óbito 0,7%	0,7%	57-100% (86%)	4-76 m

Cap: polipectomia com Cap; BE: ligadura elástica; P: polipectomia; Tus: tumores.

dos TCGs e duodenais e mostra os resultados do autor nos últimos 8 anos com o uso da ecoendoscopia para avaliação e ressecção.

PERSPECTIVAS

Os TCDs serão diagnosticados com muito mais frequência no futuro. O rápido avanço tecnológico na descrição de perfis moleculares tumorais irá identificar moléculas e biomarcadores que possam prever corretamente sua agressividade biológica num futuro próximo. Esses biomarcadores terão um significado clínico importante particularmente no tratamento de lesões incidentais. Esses pacientes devem ser monitorados para cânceres secundários (estômago, cólon, próstata nos homens, de mama em mulheres) que se associam em 15 a 25% dos casos.

A realização de uma polipectomia endoscópica de pólipos duodenais é rápida, segura, permitindo o diagnóstico e o tratamento da esmagadora maioria das lesões. Essa conduta é a melhor forma de abordagem, já que é difícil distinguir macroscopicamente diminutas elevações benignas de tumores carcinoides.

CONCLUSÃO

Apesar de raros, os TCGs foram o foco de investigação considerável e debate por muitos e muitos anos e ainda tem sido. O aumento da conscientização e a incidência podem ser parcialmente atribuídos ao aumento da prevalência de endoscopias diagnósticas. No entanto, há indícios de uma propensão genética, referentes aos diferentes tipos de carcinoides. O TCG tipo I deve ser diferenciado a partir de outros mais agressivos, dado que possui um curso relativamente benigno. No entanto, os pacientes com o tipo I devem ser submetidos a uma investigação rigorosa, pois eles podem facilmente apresentar o risco de serem tratados excessiva ou minimamente. À medida que expandimos o nosso conhecimento da fisiopatologia e da evolução clínica, novas diretrizes para o tratamento desses tumores serão consideradas. O futuro do tratamento dessa doença repousa sobre a possibilidade de encontrarmos uma definição molecular sobre os TCGs e a probabilidade de apresentarem metástases.

REFERÊNCIAS BIBLIOGRÁFICAS

1. Modlin IM, Kidd M, Latich I et al. Current status of gastrointestinal carcinoids. Gastroenterology 2005;128:1717-51.
2. Norton JA. Intra-operative procedures to localize endocrine tumours of the pancreas and duodenum. Ital J Gastroenterol Hepatol 1999;31(Suppl 2):S195-97.
3. Modlin IM, Oberg K, Chung DC et al. Gastroenteropancreatic neuroendocrine tumours. Lancet Oncol 2008;9:61-72.
4. Scherubl H, Jensen RT, Cadiot G et al. Neuroendocrine tumors of the small bowels are on the rise: Early aspects and management. World J Gastrointest Endosc 2010;2:325-34.
5. Yao JC, Hassan M, Phan A et al. One hundred years after "carcinoid": epidemiology of and prognostic factors for neuroendocrine tumors in 35,825 cases in the United States. J Clin Oncol 2008;26:3063-72.
6. Hassan MM, Phan A, Li D et al. Risk factors associated with neuroendocrine tumors: A U.S.-based case-control study. Int J Cancer 2008;123:867-73.
7. Chen CC, Neugut AI, Rotterdam H. Risk factors for adenocarcinomas and malignant carcinoids of the small intestine: preliminary findings. Cancer Epidemiol Biomarkers Prev 1994;3:205-7.
8. Hoffmann KM, Furukawa M, Jensen RT. Duodenal neuroendocrine tumors: Classification, functional syndromes, diagnosis and medical treatment. Best Pract Res Clin Gastroenterol 2005;19:675-97.
9. Jensen RT, Gibril F, Termanini B. Definition of the role of somatostatin receptor scintigraphy in gastrointestinal neuroendocrine tumor localization. Yale J Biol Med 1997;70:481-500.
10. Jensen RT, Niederle B, Mitry E et al. Gastrinoma (duodenal and pancreatic). Neuroendocrinology 2006;84:173-82.
11. Zimmer T, Ziegler K, Liehr RM et al. Endosonography of neuroendocrine tumors of the stomach, duodenum, and pancreas. Ann N Y Acad Sci 1994;733:425-36.
12. Lachter J, Chemtob J. EUS may have limited impact on the endoscopic management of gastric carcinoids. Int J Gastrointest Cancer 2002;31:181-83.
13. Nishimori I, Morita M, Sano S et al. Endosonography-guided endoscopic resection of duodenal carcinoid tumor. Endoscopy 1997;29:214-17.
14. Varas-Lorenzo MJ, Munoz-Agel F, Espinos-Perez JC et al. Gastrointestinal carcinoid tumors. Rev Esp Enferm Dig 2010;102:533-37.
15. Hauso O, Gustafsson BI, Kidd M et al. Neuroendocrine tumor epidemiology: contrasting Norway and North America. Cancer 2008;113:2655-64.
16. Hemminki K, Li X. Incidence trends and risk factors of carcinoid tumors: a nationwide epidemiologic study from Sweden. Cancer 2001;92:2204-10.
17. Annibale B, Azzoni C, Corleto VD et al. Atrophic body gastritis patients with enterochromaffin-like cell dysplasia are at increased risk for the development of type I gastric carcinoid. Eur J Gastroenterol Hepatol 2001;13:1449-56.
18. D'Adda T, Keller G, Bordi C et al. Loss of heterozygosity in 11q13-14 regions in gastric neuroendocrine tumors not associated with multiple endocrine neoplasia type 1 syndrome. Lab Invest 1999;79:671-77.
19. Solcia E, Fiocca R, Villani L et al. Hyperplastic, dysplastic, and neoplastic enterochromaffin-like-cell proliferations of the gastric mucosa. Classification and histogenesis. Am J Surg Pathol 1995;19(Suppl 1):S1-7.
20. Kagawa J, Honda S, Kodama M et al. Enterocromaffin-like cell tumor induced by Helicobacter pylori infection in Mongolian gerbils. Helicobacter 2002;7:390-97.
21. Safatle-Ribeiro AV, Ribeiro Jr U, Corbett CE et al. Prognostic value of immunohistochemistry in gastric neuroendocrine (carcinoid) tumors. Eur J Gastroenterol Hepatol 2007;19:21-28.
22. Tang LH, Luque EA, Efstathiou JA et al. Gastrin receptor expression and function during rapid transformation of the enterochromaffin-like cells in an African rodent. Regul Pept 1997;72:9-18.
23. Sjoblom SM. Clinical presentation and prognosis of gastrointestinal carcinoid tumours. Scand J Gastroenterol 1988;23:779-87.
24. Rappel S, Altendorf-Hofmann A, Stolte M. Prognosis of gastric carcinoid tumours. Digestion 1995;56:455-62.
25. Strosberg J, Gardner N, Kvols L. Survival and prognostic factor analysis of 146 metastatic neuroendocrine tumors of the mid-gut. Neuroendocrinology 2009;89:471-76.
26. Jensen RT, Berna MJ, Bingham DB et al. Inherited pancreatic endocrine tumor syndromes: advances in molecular pathogenesis, diagnosis, management, and controversies. Cancer 2008;113:1807-43.
27. Scherubl H, Faiss S, Zeitz M. Neuroendocrine tumors of the gastrointestinal tract—diagnosis and therapy. Dtsch Med Wochenschr 2003;128 (Suppl 2):S81-3.
28. Kloppel G, Rindi G, Anlauf M et al. Site-specific biology and pathology of gastroenteropancreatic neuroendocrine tumors. Virchows Arch 2007;451(Suppl 1):S9-27.
29. Rindi G, Kloppel G, Couvelard A et al. TNM staging of midgut and hindgut (neuro) endocrine tumors: a consensus proposal including a grading system. Virchows Arch 2007;451:757-62.
30. Garbrecht N, Anlauf M, Schmitt A et al. Somatostatin-producing neuroendocrine tumors of the duodenum and pancreas: incidence, types, biological behavior, association with inherited syndromes, and functional activity. Endocr Relat Cancer 2008;15:229-41.
31. Makhlouf HR, Burke AP, Sobin LH. Carcinoid tumors of the ampulla of Vater: a comparison with duodenal carcinoid tumors. Cancer 1999;85:1241-49.
32. Sata N, Tsukahara M, Koizumi M et al. Primary small-cell neuroendocrine carcinoma of the duodenum - a case report and review of literature. World J Surg Oncol 2004;2:28.
33. Anlauf M, Garbrecht N, Henopp T et al. Sporadic versus hereditary gastrinomas of the duodenum and pancreas: distinct clinico-pathological and epidemiological features. World J Gastroenterol 2006;12:5440-46.
34. Donow C, Pipeleers-Marichal M, Schroder S et al. Surgical pathology of gastrinoma. Site, size, multicentricity, association with multiple

endocrine neoplasia type 1, and malignancy. *Cancer* 1991;68:1329-34.

35. Pipeleers-Marichal M, Somers G et al. Gastrinomas in the duodenums of patients with multiple endocrine neoplasia type 1 and the Zollinger-Ellison syndrome. *N Engl J Med* 1990;322:723-27.

36. Weber HC, Venzon DJ, Lin JT et al. Determinants of metastatic rate and survival in patients with Zollinger-Ellison syndrome: a prospective long-term study. *Gastroenterology* 1995;108:1637-49.

37. Borch K, Ahren B, Ahlman H et al. Gastric carcinoids: biologic behavior and prognosis after differentiated treatment in relation to type. *Ann Surg* 2005;242:64-73.

38. Nobels FR, Kwekkeboom DJ, Coopmans W et al. Chromogranin A as serum marker for neuroendocrine neoplasia: comparison with neuron-specific enolase and the alpha-subunit of glycoprotein hormones. *J Clin Endocrinol Metab* 1997;82:2622-28.

39. Campana D, Nori F, Pezzilli R et al. Gastric endocrine tumors type I: treatment with long-acting somatostatin analogs. *Endocr Relat Cancer* 2008;15:337-42.

40. Zhang L, Ozao J, Warner R et al. Review of the pathogenesis, diagnosis, and management of type I gastric carcinoid tumor. *World J Surg* 2011;35:1879-86.

41. Rehm H, Wiedenmann B, Betz H. Molecular characterization of synaptophysin, a major calcium-binding protein of the synaptic vesicle membrane. *EMBO J* 1986;5:535-41.

42. Bordi C, Yu JY, Baggi MT et al. Gastric carcinoids and their precursor lesions. A histologic and immunohistochemical study of 23 cases. *Cancer* 1991;67:663-72.

43. Rindi G, Paolotti D, Fiocca R et al. Vesicular monoamine transporter 2 as a marker of gastric enterochromaffin-like cell tumors. *Virchows Arch* 2000;436:217-23.

44. Higham AD, Bishop LA, Dimaline R et al. Mutations of Reglalpha are associated with enterochromaffin-like cell tumor development in patients with hypergastrinemia. *Gastroenterology* 1999;116:1310-18.

45. Dakin GF, Warner RR, Pomp A et al. Presentation, treatment, and outcome of type 1 gastric carcinoid tumors. *J Surg Oncol* 2006;93:368-72.

46. Shi W, Johnston CF, Buchanan KD et al. Localization of neuroendocrine tumours with [111In] DTPA-octreotide scintigraphy (Octreoscan): a comparative study with CT and MR imaging. *QJM* 1998;91:295-301.

47. Warner RR, O'Dorisio TM. Radiolabeled peptides in diagnosis and tumor imaging: clinical overview. *Semin Nucl Med* 2002;32:79-83.

48. Gibril F, Jensen RT. Comparative analysis of diagnostic techniques for localization of gastrointestinal neuroendocrine tumors. *Yale J Biol Med* 1997;70:509-22.

49. Eckardt AJ, Wassef W. Diagnosis of subepithelial tumors in the GI tract. Endoscopy, EUS, and histology: bronze, silver, and gold standard? *Gastrointest Endosc* 2005;62:209-12.

50. Ichikawa J, Tanabe S, Koizumi W et al. Endoscopic mucosal resection in the management of gastric carcinoid tumors. *Endoscopy* 2003;35:203-6.

51. Chak A. EUS in submucosal tumors. *Gastrointest Endosc* 2002;56:S43-48.

52. Gilligan CJ, Lawton GP, Tang LH et al. Gastric carcinoid tumors: the biology and therapy of an enigmatic and controversial lesion. *Am J Gastroenterol* 1995;90:338-52.

53. Guillem P. Gastric carcinoid tumours. Is there a place for antrectomy? *Ann Chir* 2005;130:323-26.

54. Yalow RS, Berson SA. Radioimmunoassay of gastrin. *Gastroenterology* 1970;58:1-14.

55. Fykse V, Sandvik AK, Waldum HL. One-year follow-up study of patients with enterochromaffin-like cell carcinoids after treatment with octreotide long-acting release. *Scand J Gastroenterol* 2005;40:1269-74.

56. de Herder WW. Tumours of the midgut (jejunum, ileum and ascending colon, including carcinoid syndrome). *Best Pract Res Clin Gastroenterol* 2005;19:705-15.

57. Scherubl H, Cadiot G, Jensen RT et al. Neuroendocrine tumors of the stomach (gastric carcinoids) are on the rise: small tumors, small problems? *Endoscopy* 2010;42:664-71.

58. Soga J. Early-stage carcinoids of the gastrointestinal tract: an analysis of 1914 reported cases. *Cancer* 2005;103:1587-95.

59. Eriksson B, Kloppel G, Krenning E et al. Consensus guidelines for the management of patients with digestive neuroendocrine tumors—well-differentiated jejunal-ileal tumor/carcinoma. *Neuroendocrinology* 2008;87:8-19.

60. Nilsson O, Van Cutsem E, Delle Fave G et al. Poorly differentiated carcinomas of the foregut (gastric, duodenal and pancreatic). *Neuroendocrinology* 2006;84:212-15.

61. Norton JA, Alexander HR, Fraker DL et al. Does the use of routine duodenotomy (DUODX) affect rate of cure, development of liver metastases, or survival in patients with Zollinger-Ellison syndrome? *Ann Surg* 2004;239:617-25; discussion 26.

62. Gibril F, Jensen RT. Advances in evaluation and management of gastrinoma in patients with Zollinger-Ellison syndrome. *Curr Gastroenterol Rep* 2005;7:114-21.

63. Jensen RT. Management of the Zollinger-Ellison syndrome in patients with multiple endocrine neoplasia type 1. *J Intern Med* 1998;243:477-88.

64. Norton JA, Venzon DJ, Berna MJ et al. Prospective study of surgery for primary hyperparathyroidism (HPT) in multiple endocrine neoplasia-type 1 and Zollinger-Ellison syndrome: long-term outcome of a more virulent form of HPT. *Ann Surg* 2008;247:501-10.

65. Hartel M, Wente MN, Sido B et al. Carcinoid of the ampulla of Vater. *J Gastroenterol Hepatol* 2005;20:676-81.

66. Varas MJ, Gornals JB, Pons C et al. Usefulness of endoscopic ultrasonography (EUS) for selecting carcinoid tumors as candidates to endoscopic resection. *Rev Esp Enferm Dig* 2010;102:577-82.

67. Yoshikane H, Suzuki T, Yoshioka N et al. Duodenal carcinoid tumor: endosonographic imaging and endoscopic resection. *Am J Gastroenterol* 1995;90:642-44.

68. Acs G, McGrath CM, Gupta PK. Duodenal carcinoid tumor: report of a case diagnosed by endoscopic ultrasound-guided fine-needle aspiration biopsy with immunocytochemical correlation. *Diagn Cytopathol* 2000;23:183-86.

69. Zhou PH, Yao LQ, Xu MD et al. Endoscopic ultrasonography and submucosal resection in the diagnosis and treatment of rectal carcinoid tumors. *Chin Med J* 2007;120:1938-39.

CAPÍTULO 45

LESÕES DUODENAIS

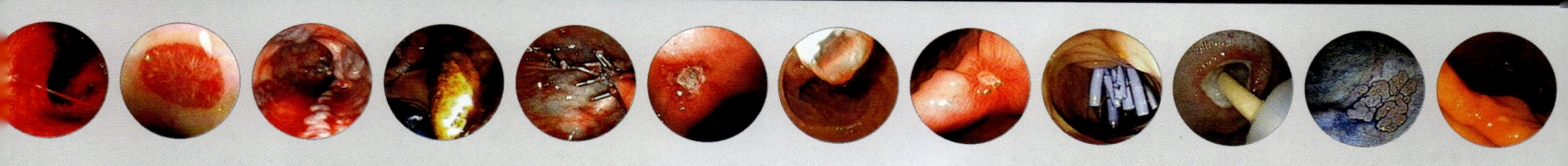

Júlio Cesar Souza Lobo
Bruno Eugênio Canhetti Mondin ■ Fernanda Bizinelli

INTRODUÇÃO

O duodeno é o segmento proximal do intestino delgado, com cerca de 25 a 30 cm de comprimento, desde o bulbo até o ângulo duodenojejunal, onde é suspenso pelo ligamento de Treitz.

É dividido em quatro porções, com o bulbo representando a primeira. Esta porção inicial possui aproximadamente 5 cm de comprimento e é recoberto por mucosa lisa, finamente vilosa, de coloração rosa clara (Figs. 45-1 e 45-2).

A segunda porção adquire trajeto descendente, facilmente diferenciada do bulbo pela presença das pregas de Kerckring e da papila maior do duodeno, embora nem sempre seja possível a visualização desta estrutura com o endoscópio de visão frontal.

LESÕES BENIGNAS

Metaplasia gástrica duodenal

Este termo é utilizado para descrever a substituição de parte do epitélio absortivo duodenal, principalmente bulbar, por epitélio foveolar gástrico de padrão oxíntico.[30]

Embora sua relação com a bactéria *Helicobacter pylori* não esteja completamente estabelecida, esta alteração propicia um ambiente favorável à colonização desta bactéria no duodeno, sendo responsável pela maior prevalência de duodenite e úlcera duodenal nesses pacientes.[18]

Os achados endoscópicos, quando presentes, se caracterizam por espessamento das pregas mucosas, nodularidade focal ou difusa, geralmente agrupadas próximas ao piloro, podendo ter coloração rósea ou esbranquiçada (Fig. 45-3). O corante azul de metileno pode ser utilizado para auxílio no diagnóstico, já que cora as áreas absortivas normais do duodeno, realçando as áreas não coradas da metaplasia gástrica, embora o diagnóstico preciso só possa ser firmado com a biópsia.[11]

Em geral, não há conduta específica para os pacientes com este diagnóstico, já que os estudos que abordaram os efeitos da erradicação do *H. pylori* na regressão da metaplasia intestinal obtiveram resultados conflitantes.[35]

Hiperplasia de glândulas de Brunner

As glândulas de Brunner, presentes na submucosa do duodeno proximal, são responsáveis pela secreção mucinosa rica, predominantemen-

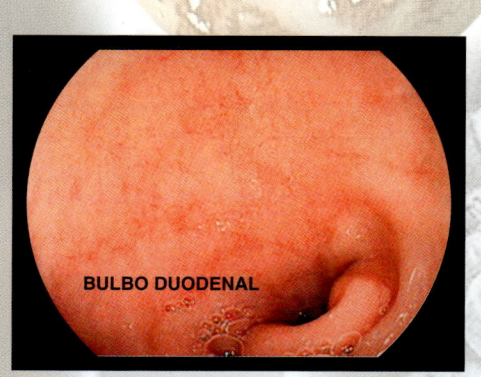

Fig. 45-1. Bulbo duodenal normal.

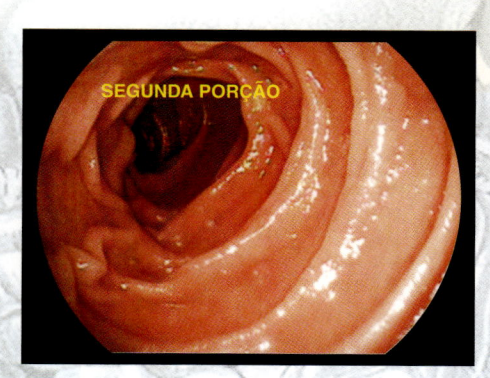

Fig. 45-2. Segunda porção duodenal normal.

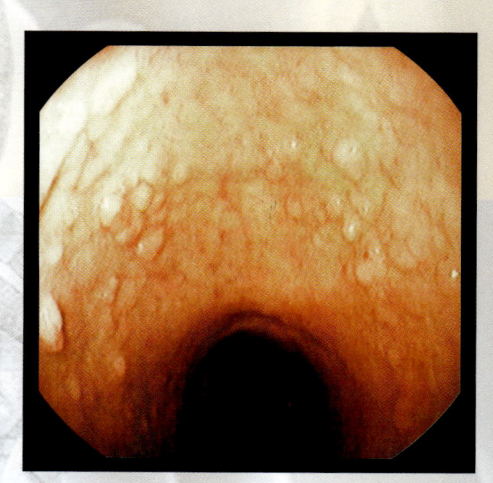

Fig. 45-3. Metaplasia gástrica no bulbo duodenal.

375

te, em bicarbonato, que tem como objetivo a neutralização do conteúdo ácido proveniente do estômago e proteção da mucosa duodenal.[24]

A hiperplasia ds glândulas de Brunner não tem sua etiologia bem definida, no entanto, estudos mostram sua relação com hipersecreção ácida e pancreatite crônica.[27,28]

Representam somente 5 a 11% dos tumores benignos do duodeno e em 70% dos casos situam-se no bulbo, na maioria das vezes são descobertos incidentalmente já que, em geral, são assintomáticos.[4]

Endoscopicamente as lesões podem assumir aspecto séssil ou pediculado, geralmente menores que 2 cm, contudo, podem evoluir com características histológicas de adenoma, adquirindo dimensões maiores com possíveis complicações, como, por exemplo, sangramento e obstrução (Fig. 45-4).[21]

A ecoendoscopia pode auxiliar no diagnóstico, demonstrando sua origem nas camadas mucosa ou submucosa, não acometendo a quarta camada (muscular própria).

Os adenomas de glândulas de Brunner são lesões raras, comumente localizados na parede posterior do duodeno, na junção entre o bulbo e a segunda porção. Quando os achados histológicos incluem tecidos ductais, linfoides ou adiposos, alguns autores denominam a lesão como hamartoma.

A ressecção das lesões sintomáticas ou com complicações deve ser realizada preferencialmente por via endoscópica, entretanto, caso não haja possibilidades técnicas para isto, indica-se a intervenção cirúrgica.

A ressecção dos adenomas assintomáticos tem indicação controversa, visto que a malignização é extremamente rara, com poucos casos descritos na literatura.[4,28]

Adenoma duodenal

Os adenomas duodenais podem apresentar-se de maneira esporádica ou associados a síndromes poliposas. Embora a forma esporádica seja rara, sua incidência tem aumentado em razão do amplo uso de métodos endoscópicos diagnósticos.

A prevalência de pólipos esporádicos em endoscopia digestiva de rotina gira em torno de 0,3 a 4,6%, entretanto, somente 7% destes pólipos são adenomas ou possuem algum grau de displasia.[21]

Em acordo com a sequência adenoma-carcinoma que ocorrem nas lesões colônicas, os adenomas duodenais são considerados lesões pré-malignas, assim, sua ressecção está indicada, bem como a realização de colonoscopia para complementar o rastreamento, já que estes pacientes possuem maior risco de possuírem adenomas colônicos.

Os adenomas papilares possuem prevalência em série de necropsias de 0,04 a 0,12%. Quando presentes, possuem potencial de malignização de até 70% e apresentam com maior frequência componente viloso. Nos pacientes com polipose adenomatosa familiar, colectomizados, este tipo de lesão é considerado como a maior causa do desenvolvimento de adenocarcinoma e morte.[3]

Morfologicamente podem apresentar-se na forma polipoide ou plana elevada, com maior frequência são sésseis, solitários e maiores que 10 mm; sendo encontrados, em geral, na segunda porção duodenal (Fig. 45-5).

Os adenomas não papilares possuem baixo potencial de malignização, e o tratamento endoscópico com uso de polipectomia, ressecção local ou da submucosa é curativo. Maior cuidado deve ser tomado nas lesões com componente viloso, já que 30% destes podem albergar focos de malignidade; apesar disso, a ressecção endoscópica também pode ser curativa quando se trata de um adenocarcinoma não invasivo.[37]

Contudo, os adenomas papilares não relacionados com a PAF possuem uma abordagem diferente, pois existe grande dificuldade em se fazer o diagnóstico pré-operatório, principalmente no que se refere à presença de focos de adenocarcinoma e invasão. Apesar disso, a ressecção submucosa endoscópica local é factível, mesmo quando existe componente viloso ou displasia de alto grau na lesão, com diversos estudos comprovando os resultados aceitáveis a longo prazo, com sucesso em 46 a 92% dos casos, e taxas de recorrência variando de 0 a 33%.[6,17]

Com relação aos adenomas com focos de adenocarcinoma *in situ*, o tratamento endoscópico surge como opção, no entanto a cirurgia ainda é o tratamento de escolha.

Doença celíaca

A doença celíaca (DC) é uma doença crônica, autoimune, caracterizada por atrofia da mucosa do intestino delgado, induzida pelo glúten, podendo levar à síndrome da má absorção.[14] A prevalência da doença celíaca em adultos saudáveis varia de 1:100 a 1:300 na maior parte do mundo.[2]

Clinicamente apresenta-se na forma clássica, com desconforto e distensão abdominal, diarreia, perda de peso e anemia; na forma silenciosa, assintomática com sorologia e histologia duodenal alteradas ou na forma latente, que se caracteriza por alternar histologia duodenal normal, durante os períodos com dieta livre de glúten, com atrofia vilositária em fase anterior.[14]

O diagnóstico é fundamentado no quadro clínico, testes sorológicos, e o padrão ouro é a histologia da biópsia duodenal, graduada conforme a Classificação de Marsh (Quadro 45-1).

Os testes sorológicos podem ser usados para avaliar pacientes com suspeita de DC, monitorar a aderência e a resposta à dieta isenta de glúten e rastrear pacientes assintomáticos. Os testes mais usados são: pesquisa do antiendomísio IgA (EMA) e o antitransglutaminase tecidual IgA (anti tTG IgA), com sensibilidade de 90 e 93% e especificidade de 99 e 95%, respectivamente.[14]

Trabalhos recentes têm mostrado que anticorpos contra peptídeos deaminados da gliadina podem ser bastante sensíveis para o diagnóstico de pacientes com doença celíaca, mesmo em estádio inicial, com morfologia dos vilos normal.[22]

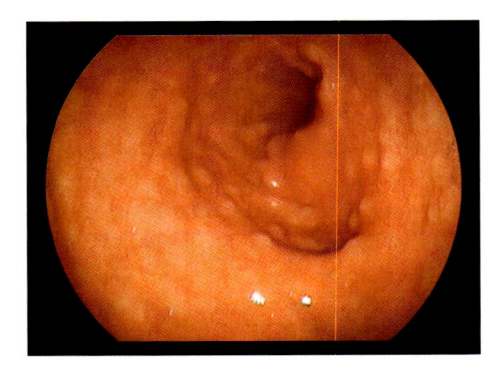

Fig. 45-4. Hiperplasia de glândulas de Brunner no bulbo duodenal.

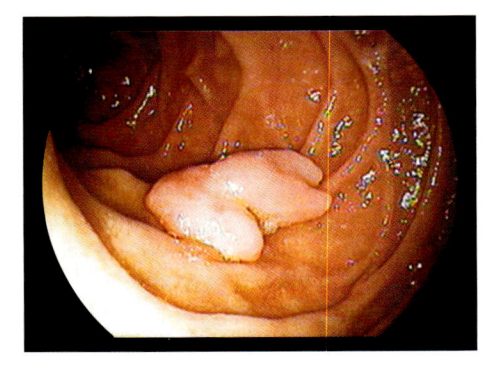

Fig. 45-5. Adenoma na segunda porção duodenal.

Quadro 45-1. Classificação de Marsh

Estádio 0	Mucosa pré-infiltrativa; 5% dos pacientes com dermatite herpetiforme têm biópsias normais
Estádio I	Aumento do número de linfócitos intraepiteliais > 30/100 enterócitos
Estádio II	Hiperplasia das criptas, sem redução na altura dos vilos
Estádio III	Atrofia de vilos. É a lesão celíaca clássica
Estádio IV	Atrofia completa dos vilos

A deficiência seletiva de IgA é a imunodeficiência primária mais comum, com incidência de 1:400-500. Esses pacientes têm 10-20 vezes mais risco de ter DC e ao menos 2,6% dos pacientes celíacos têm deficiência seletiva de IgA; por isso muitos autores indicam a dosagem de IgA para o rastreamento de DC, para evitar falsos negativos. Nos pacientes com deficiência de IgA, o anticorpo antitransglutaminase tecidual da classe IgG pode ser usado como um marcador sorológico altamente eficaz para o diagnóstico de DC, com sensibilidade de 98,7% e especificidade de 98,6%.[5]

Indivíduos com parentes de 1º grau acometidos por DC ou com outras doenças autoimunes, são considerados com alta probabilidade do diagnóstico; nestes casos, indica-se a realização dos testes sorológicos, associados à biópsia com histologia duodenal para o diagnóstico definitivo. Em indivíduos com baixa probabilidade do diagnóstico, se os anticorpos forem negativos, o diagnóstico será excluído; se positivos, é necessário realizar a biópsia duodenal (Quadro 45-2).[2]

Os achados endoscópicos relacionados são a redução ou ausência de pregas duodenais, aparência nodular das pregas, maior evidência do padrão vascular submucoso, padrão em mosaico e fissuras/sulcos mucosos (Figs. 45-6 e 45-7).

Quadro 45-2. Recomendações das Diretrizes da SOBED-2010

- Indivíduos sintomáticos com algum fator de risco devem ser investigados para DC
- Pacientes com anemia, submetidos à endoscopia digestiva, devem realizar biópsia duodenal
- Pacientes com diabetes tipo I, submetidos à endoscopia digestiva, devem realizar biópsia duodenal
- Pacientes sintomáticos, com alto risco de ter DC, devem ser testados, com anticorpos antiTTG IgA e, se possível, com biópsia duodenal
- Situações que devem ser individualmente consideradas incluem diabetes tipo I, tireoidite autoimune, síndrome de Sjögren, perda fetal recorrente, atraso puberal, deficiência seletiva de IgA, síndrome do intestino irritável, síndrome de Turner, neuropatia periférica, ataxia cerebelar, enxaqueca, crianças com baixa estatura e parentes de segundo grau de celíacos. Essas situações devem ser consideradas durante avaliação médica, principalmente se houver sintomas

Para o diagnóstico histológico são recomendadas biópsias da segunda porção duodenal ou além, para evitar dificuldades de interpretação, relacionadas com a presença das glândulas de Brunner, metaplasia gástrica ou duodenite no bulbo, pois a doença tem caráter segmentar e em alguns casos ocorre acometimento isolado desta região. Recomenda-se, portanto, entre quatro e seis fragmentos duodenais, sendo um deles da primeira porção.[16,34]

Pseudomelanose duodenal

É uma condição rara, benigna, descrita pela primeira vez em 1976 por Bisordi e Kleinman, caracterizada endoscopicamente por pequenas manchas planas e hiperpigmentadas na mucosa duodenal (Fig. 45-8).

A avaliação histológica mostra pigmento escuro, principalmente sulfeto de ferro (FeS), dentro dos macrófagos da lâmina própria (Fig 45-9). Existem alguns casos de diagnóstico histológico, em pacientes com mucosa duodenal normal.[12]

A pseudomelanose duodenal é mais frequente em mulheres, a partir da 7ª década de vida e normalmente está associada à insuficiência renal crônica, hipertensão arterial sistêmica e/ou diabetes melito e ao uso de algumas medicações (sulfato ferroso, hidralazina, propranolol, hidroclortiazida e furosemida). Nenhuma terapia quelante ou segmento são propostos na literatura.[12]

Lipoma duodenal

Os lipomas são lesões submucosas, que correspondem a aproximadamente 4% dos tumores benignos do trato gastrointestinal, localizam-se mais comumente no cólon (64%), seguido do intestino delgado (26%), duodeno (4%), principalmente na segunda porção, estômago (3%) e esôfago (2%) (Fig. 45-10).[19]

Endoscopicamente, os lipomas têm coloração alaranjada, recobertos por mucosa de aspecto normal; por esse motivo biópsias superficiais não conseguem fazer o diagnóstico definitivo, mas, se necessário, exames de imagem, como a tomografia computadori-

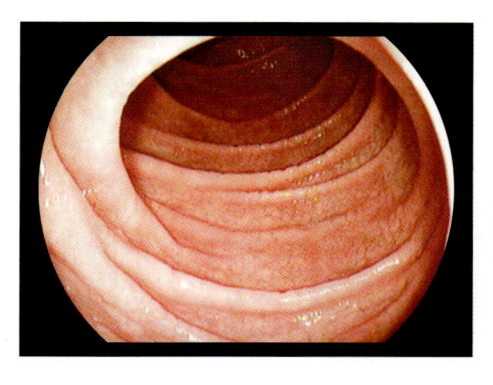

Fig. 45-6. Segunda porção duodenal com aparência nodular das pregas, padrão em mosaico e fissuras da mucosa.

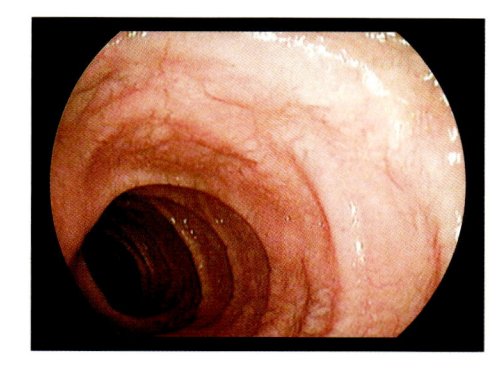

Fig. 45-7. Segunda porção duodenal mostrando redução das pregas duodenais e mucosa com padrão em mosaico.

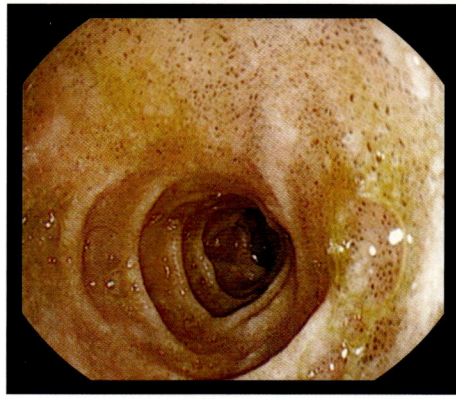

Fig. 45-8. Segunda porção duodenal mostrando manchas planas e hiperpigmentadas.

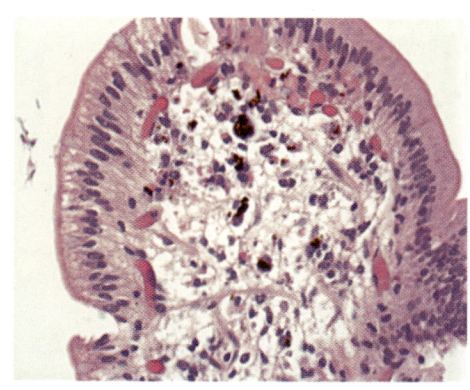

Fig. 45-9. Histologia duodenal mostrando pigmentos escuros na lâmina própria.

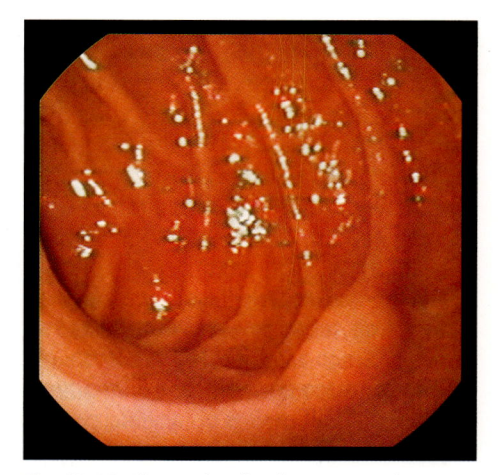

Fig. 45-10. Lipoma localizado na segunda porção duodenal.

zada e a ultrassonografia endoscópica, podem caracterizar bem os tumores benignos do trato gastrointestinal alto.[19]

Normalmente o diagnóstico é acidental, visto que a maioria é assintomática. Os sintomas estão relacionados, principalmente, com o tamanho da lesão. Tumores maiores que 4 cm podem causar dor ou desconforto abdominal, obstrução ou anemia ferropriva, em decorrência de ulceração e sangramento.[8,19]

Os casos sintomáticos merecem tratamento, que pode ser endoscópico ou cirúrgico; dependendo do tamanho e do tipo da lesão (polipoide ou séssil). Lesões grandes e sésseis são tecnicamente mais difíceis e propensas a perfurações e sangramento, quando optado pelo tratamento endoscópico.[19]

Trabalhos recentes têm mostrado que o uso do *endoloop* pode auxiliar no tratamento endoscópico de grandes lipomas. Antes do tratamento endoscópico, o paciente deve ser submetido a uma tomografia computadorizada para avaliar a ressecabilidade e a exata natureza da lesão.[8]

Hiperplasia nodular linfoide

Condição caracterizada pela presença de numerosos nódulos mucosos, normalmente menores que 5 mm, que histologicamente correspondem a folículos linfoides hiperplásicos localizados na lâmina própria e na submucosa superficial, pode envolver o estômago, intestino delgado ou cólon (Fig. 45-11).[20]

A etiologia não é conhecida. Em crianças, pode estar associada à infecção, parasitoses, principalmente a *Giardia lamblia* ou alergia alimentar, quando tem curso benigno e normalmente regride espontaneamente. Em adultos, a hiperplasia nodular linfoide é rara e está presente em 20% dos pacientes adultos com imunodeficiência comum variável. Estudos recentes mostram associação à infecção pelo *H. pylori* e nestes casos a sua erradicação pode levar à melhora clínica e endoscópica.[20]

Divertículo duodenal

O duodeno é o segundo local mais frequente de divertículos em todo o trato gastrointestinal, atrás do cólon. Eles são raros antes dos 40 anos de idade, e a prevalência deste achado em exames endoscópicos (colangiopancreatografia endoscópica retrógrada) é de 25%. Podem não ser vistos com o uso de endoscópios de visão frontal.[15]

Os divertículos duodenais podem ser extraluminais e intraluminais. Os divertículos extraluminais ocorrem em áreas da parede duodenal, onde os vasos penetram na muscular ou no local de fusão entre o pâncreas ventral e dorsal; cerca de 75% estão localizados até 2 cm da papila duodenal e neste caso são chamados de divertículos justapapilares; na maioria das vezes o fundo e o corpo destes divertículos estão no retroperitônio, próximo ao ducto biliar comum e ao ducto pancreático. Os divertículos duodenais intraluminais normalmente são assintomáticos, mas podem apresentar complicações, como perfuração, inflamação, sangramento, cálculos nos ductos biliares ou pancreatite.

Os divertículos duodenais extraluminais são estruturas saculares originadas na segunda porção duodenal, algumas vezes com uma abertura na sua porção distal, recobertos interna e externamente por mucosa duodenal (Fig. 45-12). São causados por uma recanalização anormal, mantendo uma rede duodenal que, ao longo do tempo, com os movimentos peristálticos, vai levar à formação do divertículo. Estes divertículos são muito raros, com menos de 100 casos descritos na literatura. Podem ser sintomáticos em qualquer fase da vida, principalmente com quadro de obstrução duodenal incompleta.[15]

Doença de Crohn

Desde a descrição inicial da doença de Crohn (DC) em 1937, com localização no íleo distal, um grande número de casos tem sido relatado, sabendo-se que atualmente esta afecção pode comprometer qualquer segmento do tubo digestivo, desde a boca até o ânus. O envolvimento duodenal, no entanto, e mais raro **não chegando a 2% dos casos** de todos os indivíduos portadores da doença. O envolvimento gastroduodenal da doença pode manifestar-se como edema da mucosa, focal ou vermelhidão difusa, erosões agudas ou crônicas, ou como lesões nodulares do antro e duodeno proximal. Em contraste com as lesões pépticas, as úlceras e erosões na doença de Crohn são serpiginosas ou longitudinais, raramente redondas ou ovais (Fig. 45-13). Redução discreta ou acentuada da distensibilidade do orgão graças ao comprometimento transmural da doença, bem como o aparecimento de estenoses, principalmente nas porções mais proxi-

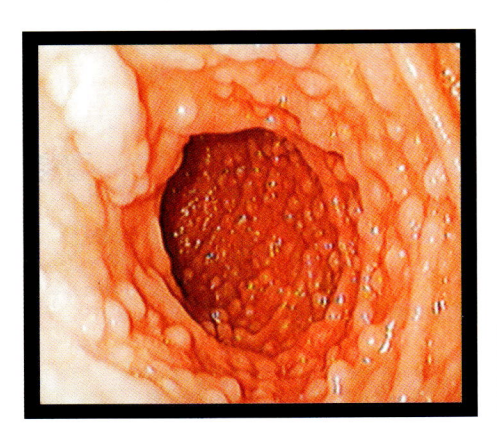

Fig. 45-11. Segunda porção duodenal em paciente com hiperplasia nodular linfoide.

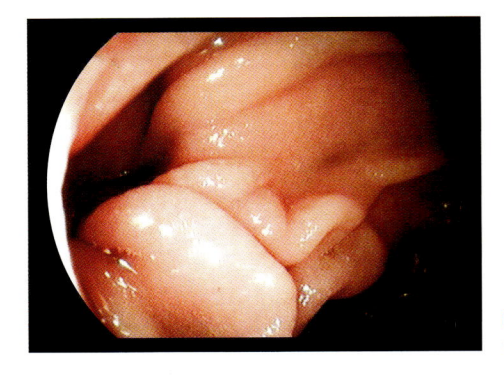

Fig. 45-12. Divertículo extraluminal periampular.

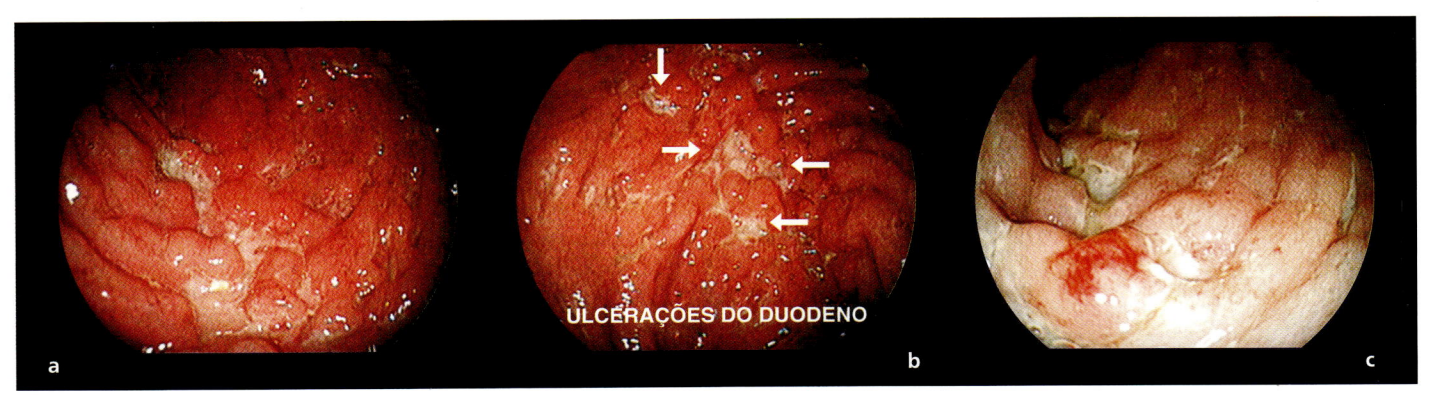

Fig. 45-13. (a-c) Mucosa da segunda porção duodenal com ulcerações lineares confluentes – Doença de Crohn.

mais do duodeno, podem ser o primeiro achado, porém contribuem em muito para a suspeição diagnóstica, bem como o aparecimento de fístulas. Os princípios médico-terapêuticos são os mesmos que para a doença de Crohn em outras partes do trato digestivo. A cirurgia é necessária em 10-69% dos casos. Indicações absolutas para a cirurgia são sangramento maciço, estenose progressiva e formação de fístulas extensas. A doença de Crohn proximal deve ser sempre considerada em qualquer paciente com doença de Crohn distal e sintomatologia do trato digestivo superior.[25,32]

Linfangiectasia intestinal

Linfangiectasia intestinal primária (LIP) é um distúrbio linfático raro de etiologia desconhecida. Consiste na ectasia dos vasos linfáticos digestivos, podendo provocar ruptura com enteropatia exsudativa. A apresentação clínica é variável, e os sintomas relacionam-se com a deficiência de proteínas, linfócitos, imunoglobulinas e má absorção de gorduras, vitaminas e cálcio. A linfangiectasia secundária resulta de uma obstrução linfática com pressão linfática elevada ou lesão direta dos canais linfáticos, por situações como fibrose retroperitoneal, pancreatite crônica, tumores abdominais ou retroperitoneais, tuberculose mesentérica, doença de Crohn, má rotação intestinal, doença de Whipple, doença celíaca, pericardite constritiva e insuficiência cardíaca congestiva. Quando localizada e assintomática, pode estar relacionada com o retardo do esvaziamento gástrico, sem consequências clínicas detectáveis. Aspecto endoscópico: visualização dos vasos quilíferos de aspecto branco-opalescente (Fig. 45-14).[36]

Lesão duodenal por anti-inflamatórios não esteroidais

Anti-inflamatórios não esteroidais (AINHs), analgésicos e antitérmicos correspondem a heterogêneo grupo de drogas, geralmente compostas por ácidos orgânicos, cujo protótipo é o ácido acetilsalicílico (AAS), sintetizado há 100 anos. Apesar da heterogeneidade química, este grupo de fármacos tem atividades terapêuticas e efeitos colaterais comuns. Dentre estes efeitos destaca-se a quebra da barreira mucosa, que desguarnece a mucosa digestiva de suas defesas, tornando-a vulnerável aos fatores agressivos endógenos ou exógenos. Sendo o principal mecanismo da ação a inibição da ciclo-oxigenase (COX). As lesões gástricas dos pacientes que fazem uso crônico de AINHs variam de 30 a 75%, enquanto que para as lesões duodenais, 27 a 54%. Podendo o aspecto endoscópico variar de erosões múltiplas a ulcerações complicadas com sangramento ou perfuração (Fig. 45-15).[9]

Duodenites infectoparasitárias

As parasitoses intestinais constituem grave problema de saúde pública em países subdesenvolvidos e em desenvolvimento. Associando-se a quadros de diarreia crônica e desnutrição são um dos principais fatores debilitantes da população. A incidência de parasitas intestinais tem relação direta com condições ambientais, higiênicas e sanitárias às quais uma população está submetida. Em crianças das camadas mais carentes da população, as parasitoses intestinais são especialmente graves por causarem déficits orgânicos graves, com consequências nos desenvolvimentos físico e intelectual, além da mortalidade. Outras patologias de origem infecciosa, mais raras, que podem atingir o duodeno são: doença de *Whipple, candidíase, micobacterioses, sífilis, histoplasmose, sarcoidose* entre outros.

DOENÇAS PARASITÁRIAS

Estrongiloidíase

Doença parasitária intestinal, frequentemente assintomática, causada pelo helminto *Strongyloides stercolaris*.[23,26] As manifestações intestinais podem ser de média ou grande intensidade, com diarreia, dor abdominal e flatulência, acompanhadas ou não de anorexia, náusea, vômitos e dor epigástrica, que pode simular quadro de úlcera pépti-

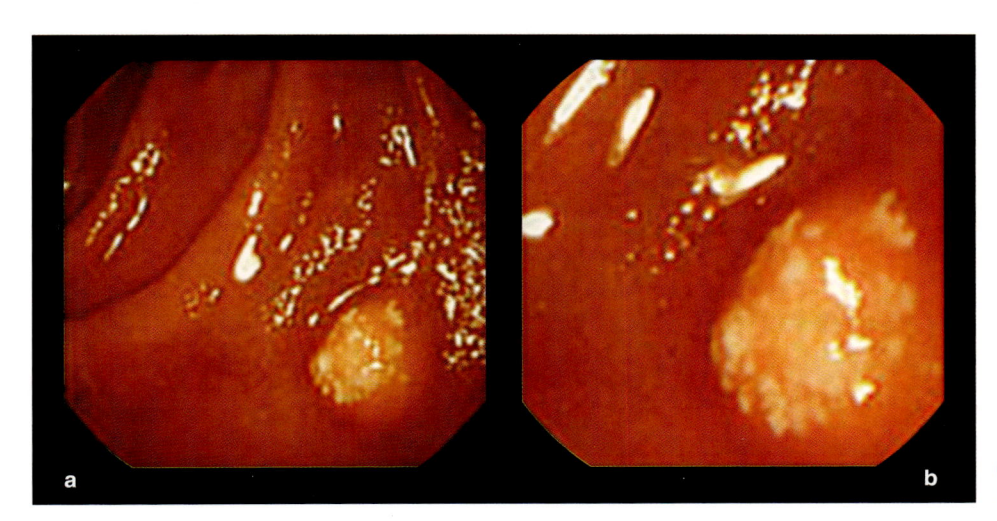

Fig. 45-14. (a e b) Vasos quilíferos no detalhe – Linfangiectasia intestinal.

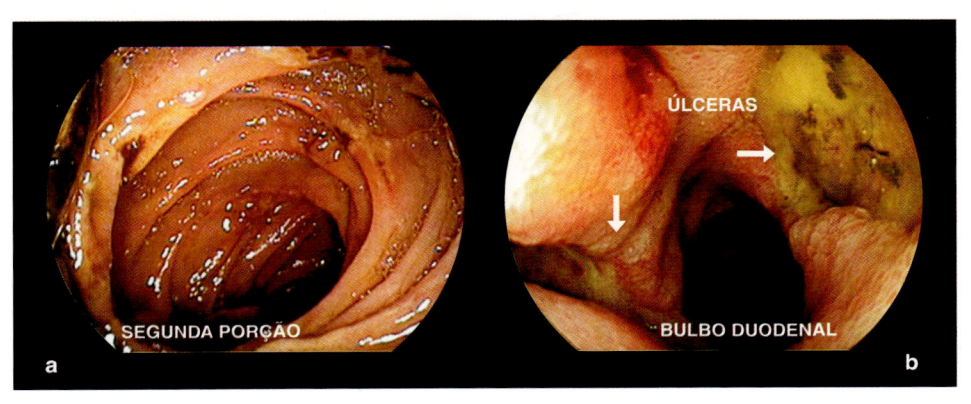

Fig. 45-15. (a e b) Múltiplas erosões na segunda porção duodenal e úlceras bulbares.

ca. Os quadros de estrongiloidíase grave (hiperinfecção) se caracterizam por febre, dor abdominal, anorexia, náuseas, vômitos, diarreia profusa, manifestações pulmonares (tosse, dispneia e broncospasmos e, raramente, hemoptise e angústia respiratória).[26] Não há alterações endoscópicas patognomônicas, e os achados dependem da gravidade da parasitose, desde um discreto edema, hiperemia e congestão da mucosa e nos casos graves friabilidade, sangramento, microulcerações, nodulações, desaparecimento do relevo mucoso e atrofia mucosa (Fig. 45-16). O diagnóstico é realizado com a aspiração do conteúdo duodenal para pesquisa das larvas do *S. stercoralis* e pelo exame histopatológico, da mucosa biopsiada, que pode encontrar ovos ou larvas na intimidade da mucosa (Fig. 45-17).[29,33]

Ascaridíase

Causada pelo *Ascaris lumbricoides*, verme nematelminte (asquelminte), vulgarmente denominado lombriga, cujo corpo é alongado e cilíndrico, com as extremidades afiladas. O comprimento varia entre 15 e 35 cm. Os machos apresentam a cauda enrolada e são menores que as fêmeas. A dimensão do corpo destes vermes varia de acordo com o seu número e intensidade do parasitismo.[29,33] O número pode chegar a 600 exemplares num mesmo hospedeiro. O verme adulto não produz lesões na mucosa duodenal. Tem como sintomatologia gastrointestinal: flatulência, dor abdominal, cólica, digestão difícil, náusea, vômitos, diarreia e até presença de vermes nas fezes. Nas parasitoses maciças, principalmente em crianças, podem ocorrer oclusão intestinal, morte e migração errática para outras regiões. O diagnóstico endoscópico é feito pelo encontro do verme adulto na luz intestinal (Fig. 45-18).[23,26]

Ancilostomose

Causada pelo *Ancilostoma duodenale* (mais comum no Brasil) e *Necator americanus*. Seu tamanho varia de 0,8 a 1,3 cm. Quando eliminados nas fezes são avermelhados por causa da hematofagia e histiofagia que fazem no trato gastrointestinal dos hospedeiros.[23,26] O local preferencial de instalação no intestino é no final do duodeno e porções iniciais do jejuno, mas ocasionalmente pode atingir o íleo ou ceco (em infecções maciças), onde torna-se verme adulto. Agride a mucosa duodenal aderindo-se com suas cápsulas bucais, através das quais aspiram a mucosa, causando dilaceração e maceração da mucosa (Fig. 45-19). Estima-se que o volume de sangue consumido pelo *Ancilostoma duodenale* seja de 0,1 a 0,2 mL por dia, determinando no seu hospedeiro anemia do tipo ferropriva com todos os sintomas que acompanham esta afecção.[23,26] Os aspectos endoscópicos incluem edema, erosões e pequenas ulcerações hemorrágicas (Fig. 45-20). Na histopatologia observa-se infiltrado leucocitário com predomínio de eosinófilos.

Giardíase

Uma infecção causada pelo protozoário *Giardia lamblia*, que atinge, principalmente, a porção superior do intestino delgado. A maioria das infecções é assintomática e ocorre tanto em adultos quanto em crianças. A infecção sintomática pode apresentar-se de forma aguda com diarreia, acompanhada de dor abdominal (enterite aguda) ou de natureza crônica, caracterizada por fezes amolecidas, com aspecto gorduroso, fadiga, anorexia, flatulência e distensão abdominal. Anorexia, associada à má absorção, pode ocasionar perda de peso e anemia. Não há invasão da mucosa intestinal. A patogenicidade da *Giardia* se dá por sua ação mecânica, produzindo irritação das vilosidades, aderindo à superfície da mucosa, formando um revestimento que interfere na absorção (Fig. 45-21). Do ponto de vista endoscópico a mucosa é geralmente de aspecto normal; dessa forma, é recomendada análise laboratorial do aspirado duodenal à procura do parasita, bem como o exame histopatológico de espécime obtido por biópsia endoscópica (Fig. 45-20).[23,26]

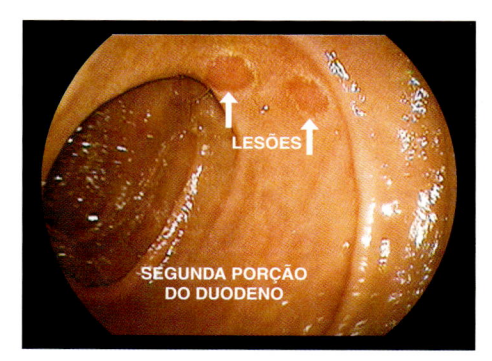

Fig. 45-16. Aspecto endoscópico da infecção pelo *Strongyloides stercolaris*.

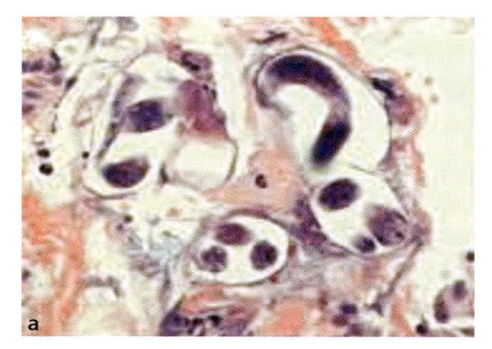

Fig. 45-17. (a e b) Histopatológico de duodeno com larvas e ovos de *Strongyloides stercolaris*.

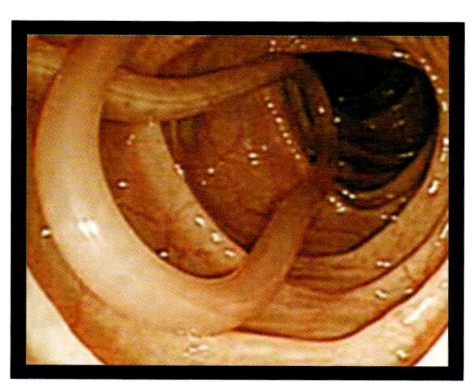

Fig. 45-18. *Ascaris lumbricoides* adulto.

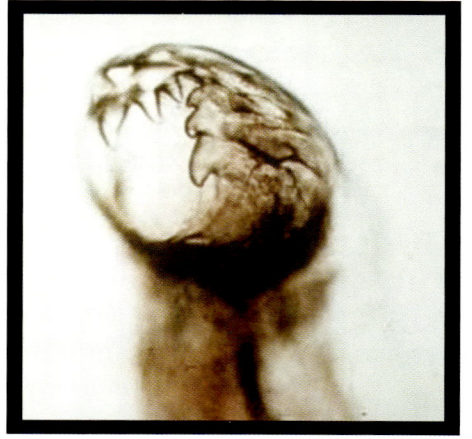

Fig. 45-19. Cápsulas bucais do *Ancilostoma duodenale*.

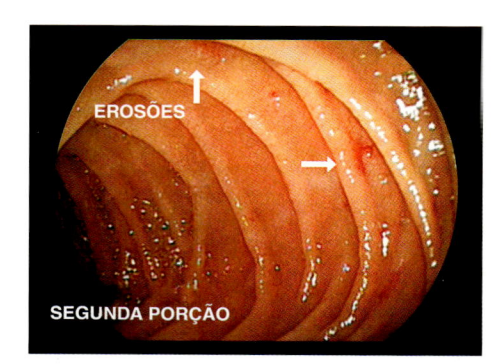

Fig. 45-20. Pequenas ulcerações hemorrágicas na segunda porção duodenal– Ancilostomose.

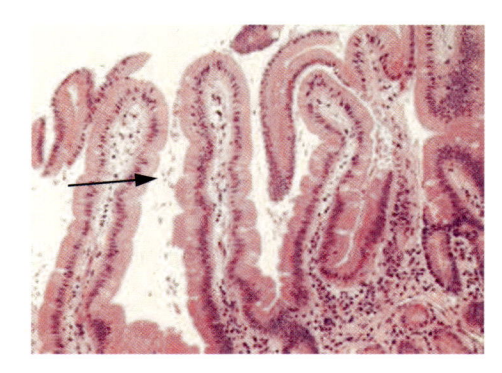

Fig. 45-21. Histopatológico da mucosa duodenal com a seta indicando inúmeros protozoários *Giardia lamblia*.

INFECCIOSAS

Doença de Whipple

Doença bacteriana sistêmica rara, com maior incidência entre a quarta e sexta décadas, no sexo masculino e na raça caucasiana. Cursa com infiltração por macrófagos com grânulos PAS positivos nos órgãos e tecidos afetados. O microrganismo responsável é o bacilo Gram-positivo intracelular *Tropheryma whippelli*. Sintomatologia de início insidioso com febre, dor abdominal, má absorção, artralgias, perda ponderal, sintomas de esteatorreia, poliartrite, linfadenopatìa, artrite, exantema maculoso, vários achados neurológicos, além de anemia, hipoalbuminemia, hipocarotenemia. Os achados endoscópicos observados são o espessamento da mucosa, pontilhado branco, nódulos e placas amarelo-esbranquiçadas entre as pregas e friabilidade e petéquias, que podem ocorrem graças à distensão das vilosidades (Fig. 45-22). A biópsia da mucosa do intestino delgado revela células mononucleares espumosas típicas, contendo material que se cora pelo ácido periódicoschiff (PAS); a microscopia eletrônica revela bacilos em múltiplos órgãos afetados (Fig. 45-23).[31]

Candidíase (candidose, moniliíase)

Infecção causada por cepas de *Candida*, especialmente a *Candida albicans*. A infecção das membranas mucosas, como ocorre na boca ou na vagina, é comum em indivíduos com sistema imunológico normal. No entanto, essas infecções são mais comuns ou persistentes em indivíduos com diabetes, AIDS, neoplasias ou em gestantes. Estes indivíduos com comprometimento do sistema imunológico normalmente apresentam maior incidência de candidemia (infecção da corrente sanguínea pela *Candida*), com consequente infecção em outros órgãos de acometimento raro em pacientes com imunidade normal. Os achados endoscópicos da Candidíase caracterizam-se por edema, hiperemia e placas esbranquiçadas aderentes à mucosa (Fig. 45-24).[29,33]

Sífilis ou lues

Doença infectocontagiosa, sexualmente transmissível, causada pela bactéria *Treponema pallidum*. Pode também ser transmitida verticalmente, ou seja, da mãe para o feto, por transfusão de sangue ou por contato direto com sangue contaminado. Se não for tratada precocemente, pode comprometer vários órgãos, como olhos, pele, ossos, coração, cérebro e sistema nervoso, sendo pouco comum o acometimento do trato gastrointestinal superior, exceto a boca (fase secundária). Os achados endoscópicos no estômago e duodeno variam desde nodularidade e de hiperemia mínimas até ulcerações profundas. As complicações da sífilis incluem a obstrução gastrointestinal e perfuração. O diagnóstico pode ser confirmado pelos testes sorológicos, pela demonstração das espiroquetas coradas pelo método de Levaditi (prata) ou por imunofluorescência do material coletado nas biópsias gastrointestinais.

Histoplasmose

Doença fúngica causada pelo *Histoplasma capsulatum*. É rara em imunocompetentes; no entanto, em pacientes imunossuprimidos, a infecção ocorre de forma disseminada e grave, podendo acometer vários órgãos, incluindo o trato gastrointestinal. Fungo bastante comum em solos que contêm fezes de morcegos e aves. Sabe-se que a presença das fezes destes animais no solo aumenta o crescimento do fungo, acelerando a sua esporulação. Os achados endoscópicos no acometimento do estômago incluem eritema antral, ulcerações, pregas gástricas hipertrofiadas ou uma massa que mimetiza o carcinoma. A doença intestinal pode manifestar-se por ulcerações, sangramentos e perfuração com peritonite. O diagnóstico histológico demonstra infiltrado inflamatório linfo-histiocitário, contendo pequenos esporos intracelulares.[10]

Sarcoidose

Doença granulomatosa sistêmica não caseoso de etiologia desconhecida que normalmente afeta os pulmões, pele e olhos. Envolvimento gastrointestinal tem sido relatado em 5,2 a 10% em estudos de necropsia de pacientes com sarcoidose, mas poucos tinham características clinicamente evidentes. Sarcoidose gastrointestinal sintomática é rara, mostra uma incidência de apenas 0,7%. Entre os acometimentos do trato gastrointestinal, sarcoidose gátrica é a mais comum, mas o envolvimento de outras regiões do trato GI tem sido relatado. Doença no intestino delgado é a forma menos comum, e envolvimento duodenal é raro. Infiltração granulomatosa sarcoide causando ulceração e até mesmo sangramento tem sido relatada, mas a doença estava geralmente no estômago; poucos relatos demonstram sangramento duodenal.[7]

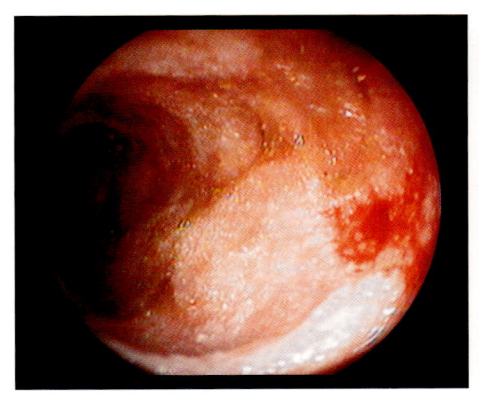

Fig. 45-22. Espessamento da mucosa c pontilhado branco característico da doença de Whipple.

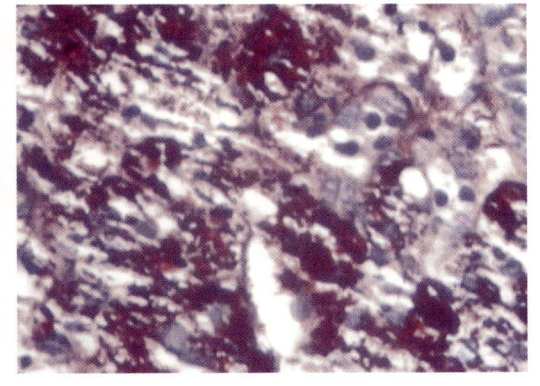

Fig. 45-23. Células monomorfonucleares repletas de material PAS positivo.

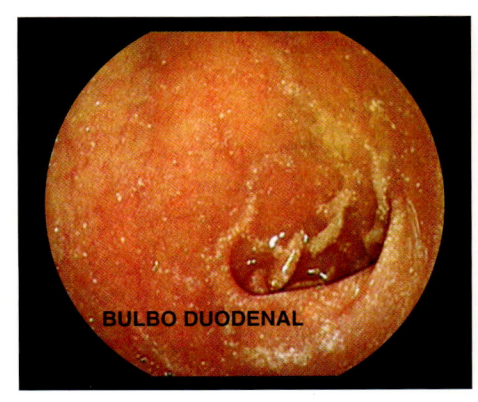

Fig. 45-24. Candidíase duodenal.

Tuberculose (Tb)

Cerca de um terço da população mundial está infectado com o bacilo de Koch, mas nem todos os indivíduos infectados têm doença clínica. A bactéria causa a doença, quando o sistema imunológico está enfraquecido, como em pacientes idosos e em pacientes que são HIV positivos. O controle da Tb tem sido um desafio por causa da história natural da doença e do padrão de variação em que ela se manifesta em diferentes grupos. O acometimento do trato gastrointestinal (GI) é um grave problema de saúde em muitos países subdesenvolvidos. Um recente aumento significativo tem ocorrido em países desenvolvidos, especialmente em associação à infecção pelo HIV. Necropsias de pacientes com Tb pulmonar antes da era de um tratamento eficaz demonstraram o envolvimento intestinal em 55-90% dos casos. A associação observada anteriormente entre Tb pulmonar e intestinal não mais prevalece, e apenas uma minoria dos pacientes (< 50%) com Tb abdominal agora tem achados radiológicos anormais no tórax. No entanto, aproximadamente 20-25% dos pacientes com Tb GI têm Tb pulmonar. Qualquer segmento do sistema gastrointestinal pode ser acometido, embora o íleo e o cólon são os locais comuns. A tuberculose intestinal pode ser de três formas: ulcerativa, hipertrófica ou úlcero-hipertrófica. A primeira, que ocorre em 60% dos casos, apresenta-se com ulcerações únicas ou múltiplas, superficiais ou profundas, com fundo necrótico de margens indefinidas e com hiperemia ao redor (aftoide) e é frequentemente pós-bulbar quando afeta o duodeno. A forma hipertrófica (10%) assume o aspecto esquirroso e endurecido, facilmente confundido com carcinoma. A forma úlcero-hipertrófica (30%) causa sintomas obstrutivos em decorrência da hipertrofia associada às deformidades cicatriciais. O diagnóstico se faz com biópsias ou lavado, que normalmente trazem resultados frustrantes. O diagnóstico diferencial é principalmente com doença de Crohn, neoplasias e Yersiniose.[1,13]

REFERÊNCIAS BIBLIOGRÁFICAS

1. Assi M, McKinsey DS, Driks MR et al. Gastrointestinal histoplasmosis in the acquired immunodeficiency syndrome: report of 18 cases and literature review. *Diagn Microbiol Infect Dis* 2006 July;55(3):195-201.
2. Bai J, Zeballos E, Fried M et al. Celiac Disease. World Gastroenterology Organisation Practice Guidelines. *Anais* 2007 Sept.;[S.l: s.n.].
3. Block KP, PH D, Frick TJ et al. Gastrointestinal Bleeding From a Brunner's Gland Hamartoma?: Characterization by Endoscopy, Computed Tomography, and Endoscopic Ultrasound. *Science* 2000;95(6):1-3.
4. Botsford TW, Crowe P, Crocker DW. Tumors of the small intestine. A review of experience with 115 cases including a report of a rare case of malignant hemangio-endothelioma. *Am J Surg* 1962 Mar.;103:358-65.
5. Cataldo F, Lio D, Marino V et al. IgG(1) antiendomysium and IgG antitissue transglutaminase (anti-tTG) antibodies in coeliac patients with selective IgA deficiency. Working Groups on Celiac Disease of SIGEP and Club del Tenue. *Gut* 2000 Sept.;47(3):366-69.
6. Chini P, Draganov PV. Diagnosis and management of ampullary adenoma: the expanding role of endoscopy. *World J Gastrointest Endosc* 2011 Dez. 16;3(12):241-47.
7. Colombo AL, Guimarães T. Epidemiology of hematogenous infections due to Candida spp. *Rev Soc Bras Med Trop* 2003;36(5):599-607.
8. Efe C, Purnak T, Ozaslan E et al. Which is the best approach for the hemorrhagic duodenal lipoma: endoscopic resection or surgery? *Am J Surg* 2012 Apr.;203(4):558.
9. Feldman, M. *NSAIDs (including aspirin): pathogenesis of gastroduodenal toxicity*. 2011 [S.l: s.n.]. Disponível em: <www.uptodate.com>.
10. Flemmer MC, Flenner RW. Current insights in whipple's disease. *Curr Treat Options Gastroenterol* 2003 Fev.;6(1):13-16.
11. Genta RM, Kinsey RS, Singhal A et al. Gastric foveolar metaplasia and gastric heterotopia in the duodenum: no evidence of an etiologic role for Helicobacter pylori. *Human Pathology* 2010 Nov.;41(11):1593-600.
12. Giusto D, Jakate S. Pseudomelanosis duodeni: associated with multiple clinical conditions and unpredictable iron stainability – A case series. *Endoscopy* 2008 Fev.;40(2):165-67.
13. Hage CA, Ribes JA, Wengenack NL et al. A multicenter evaluation of tests for diagnosis of histoplasmosis. *Clin Infect Dis* 2011 Sept.;53(5):448-54.
14. Harford W, Jeyarajah D. Celiac disease and refractory celiac disease. In: Feldman M, Friedman L, Brandt L. (Eds.). *Sleisenger and fordtran's gastrointestinal and liver disease*. 9. ed. [S.l.]. Philadelphia: Saunders, 2010a. p. 1797-820.
15. Harford W, Jeyarajah D. Diverticula of the pharynx, esophagus, stomach and small intestine. In: Feldman M, Friedman L, Brandt L. (Eds.). *Sleisenger and fordtran's gastrointestinal and liver disease*. [S.l.]. Philadelphia: Saunders, 2010b. p. 371-78.
16. Hopper AD, Cross SS, Sanders DS. Patchy villous atrophy in adult patients with suspected gluten-sensitive enteropathy: is a multiple duodenal biopsy strategy appropriate? *Endoscopy* 2008 Mar.;40(3):219-24.
17. Ito K, Fujita N, Noda Y. Endoscopic diagnosis and treatment of ampullary neoplasm (with video). *Dig Endosc* 2011a Abr.;23(2):113-17.
18. Ji R, Yu T, Gu XM et al. Gastric metaplasia of the duodenum: in vivo diagnosis by endomicroscopy and its relationship with functional dyspepsia. *J Gastroenterol Hepatol* 2011 Jan.;26(1):73-77.
19. Kadaba R, Bowers KA, Wijesuriya N et al. An unusual cause of gastrointestinal bleeding: duodenal lipoma. *Case reports in gastroenterology* 2011 Jan.;5(1):183-88.
20. Khuroo MS, Khuroo NS, Khuroo MS. Diffuse duodenal nodular lymphoid hyperplasia: a large cohort of patients etiologically related to Helicobacter pylori infection. *BMC Gastroenterol* 2011 Jan.;11:36.
21. Krause WJ. Brunner's glands: a structural, histochemical and pathological profile. *Prog histochem Cytochem* 2000 Jan.;35(4):259-367.
22. Kurppa K, Lindfors K, Collin P et al. Antibodies against deamidated gliadin peptides in early-stage celiac disease. *J Clin Gastroenterol* 2011 Sept.;45(8):673-78.
23. Ludwig KM et al. Correlação entre condições de saneamento básico e parasitoses intestinais na população de Assis, Estado de São Paulo. *Rev Soc Bras Med Trop* 1999;32(5):547-55.
24. Mann, N. S.; Mann, S. K.; Rachut, E. Heterotopic gastric tissue in the duodenal bulb. *J Clin Gastroenterol* 2000 Abr.;30(3):303-6.
25. Ross TM, Fazio VW, Farmer RG. Long-term results of surgical treatment for Crohn's disease of the duodenum. *Ann Surg* 1983 Abr.;197(4):399-406.
26. Santos RB et al. Perfil clínico, endoscópico e histopatológico de casos de duodenite parasitária diagnosticados por endoscopia digestiva alta. *Arq Gastroenterol* 2011;48(4).
27. Stokes JF, Turnberg L, Hawksley JC. Hyperplasia of Brunner's glands. *Gut* 1964 Jan.;5(5):459-62.
28. Stolte M, Schwabe H, Prestele H. Relationship between diseases of the pancreas and hyperplasia of Brunner's glands. *Virchows Arch A Pathol Anat Histol* 1981;394(1-2):75-77.
29. Suarez A, Sánchez C. Strongyloides stercoralis: histopathological findings of duodenal mucosa (1999-2005). *Rev Gastroenterol Perú* 2006;26(1):44-48.
30. Tam W, Cooper JE, Schoeman MN et al. Images of interest. Gastrointestinal: gastric metaplasia in the duodenal bulb. *J Gastroenterol Hepatol* 2001 Mar.;16(3):347.
31. Tavares W et al. *Rotinas de diagnósticos e tratamento das doenças infecciosas e parasitárias*. 2. ed. São Paulo, Rio de Janeiro, Ribeirão Preto, Belo Horizonte: Atheneu, 2007. p. 148-50.
32. Tursi A. Duodenal Crohn's disease successfully treated with adalimumab. *Endoscopy* 2011 Jan.;43(Suppl 2):E22.
33. Vadlamudi RS, Chi DS, Krishnaswamy G. Intestinal strongyloidiasis and hyperinfection syndrome. *Clin Mol Allergy* 2006 Jan.;4:8.
34. Vogelsang H, Hänel S, Steiner B et al. Diagnostic duodenal bulb biopsy in celiac disease. *Endoscopy* 2001 Abr.;33(4):336-40.
35. Voutilainen M, Juhola M, Färkkilä M et al. Gastric metaplasia and chronic inflammation at the duodenal bulb mucosa. *Dig Liver Dis* 2003 Fev.;35(2):94-98.
36. Yokocama M, Neto F. Linfangiectasia intestinal. *The Electronic Journal Pediatric Gastroenterology, Nutrition and Liver Diseases* 2003;7.
37. Zollinger RM. Primary neoplasms of the small intestine. *Am J Ssurg* 1986 June;151(6):6545-8.

CAPÍTULO 46

GASTROSTOMIA E JEJUNOSTOMIA ENDOSCÓPICAS PERCUTÂNEAS

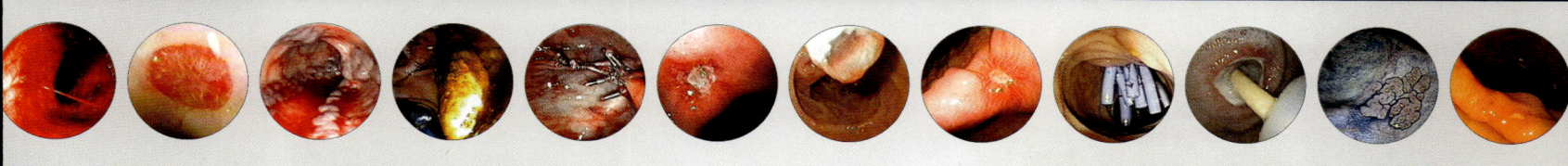

LINCOLN EDUARDO VILLELA VIEIRA DE CASTRO FERREIRA ■ FELIPE GAZETA MARIOSA

INTRODUÇÃO

A dieta enteral deve ser o método de escolha para fornecimento nutricional a pacientes que apresentam um trato gastrointestinal (TGI) íntegro e funcional, mas não podem manter uma ingestão oral adequada.[1,2] A nutrição enteral impede atrofia da mucosa gastrointestinal (GI), mantém integridade intestinal e previne translocação bacteriana do lúmen GI para o resto do corpo por manter a permeabilidade normal da barreira da mucosa GI. Além disso, é menos onerosa, oferece melhores resultados clínicos e apresenta, significativamente, menores complicações, quando comparada à nutrição parenteral.[3]

A via enteral, tradicionalmente utilizada, para entrega de nutrientes diretamente no estômago, se dá por sonda nasogástrica ou gastrostomia (alimentação pré-pilórica). O conceito de alimentação enteral através de uma via pós-pilórica foi desenvolvido ao longo das últimas décadas e tornou-se parte da rotina, como suporte nutricional, em muitos países.[3] Uma ampla variedade de dispositivos para nutrição enteral pós-pilórica encontra-se atualmente disponível e inclui diferentes tipos de sondas nasoduodenais ou nasojejunais, além de sondas para jejunostomia.

Desde a descrição da gastrostomia endoscópica percutânea (GEP) em 1980,[4,5] testemunhamos um extraordinário avanço no suporte nutricional enteral, com surgimento de novas técnicas de acesso enteral pré e pós-pilóricas, permitindo além da oferta de nutrientes, administração de medicamentos e descompressão do TGI alto, quando indicado. Em casos selecionados, algumas técnicas endoscópicas, adaptadas do procedimento original da GEP, podem permitir a infusão de dieta, distalmente, no duodeno ou jejuno (gastroduodenostomia ou gastrojejunostomia endoscópica percutânea).

A partir daí, a via endoscópica tornou-se o método de escolha para o acesso enteral aos pacientes que necessitavam de suporte nutricional enteral prolongado (> 3 a 4 semanas). Comparativamente a gastrostomia cirúrgica, a GEP não necessita de laparotomia e anestesia geral, pode ser executada na sala de endoscopia ou à beira do leito nos pacientes internados em centros de terapia intensiva, propicia um pós-operatório menos doloroso, é mais fácil de se realizar, diminui o tempo de hospitalização e reduz custos.[6,7]

CONSIDERAÇÕES PRÉ-PROCEDIMENTO

A introdução de uma sonda via endoscópica, para nutrição enteral a longo prazo, pode ser realizada no leito, na sala de endoscopia ou no centro cirúrgico. Independentemente da técnica utilizada, algumas considerações fazem-se necessárias antes da realização do procedimento:

- *Termo de consentimento informado:* deve conter, de forma clara, as principais indicações e contraindicações, complicações mais frequentes referentes aos procedimentos endoscópico e anestésico, com as respectivas taxas de êxitos e insucesso. Além disso, o termo deve constar as alternativas ao método proposto. Com frequência, esses pacientes podem não consentir por si próprios, sendo necessário o consentimento de um responsável.

- *Preparo gástrico:* os pacientes que serão submetidos ao procedimento devem fazer jejum de pelo menos 8 horas.

- *Uso de anticoagulantes e antiagregantes plaquetários:* recentes *guidelines* relatam a necessidade de se interromper o uso de anticoagulantes, como, por exemplo, a varfarina que deve ser substituída pela heparina de baixo peso molecular, principalmente nos pacientes com alto risco de tromboembolismo. O uso do ASS não deve ser descontinuado para realização de GEP ou jejunostomias. Já o clopidogrel deve ser interrompido, e substituído sempre que possível pelo AAS. Todavia, um contato com o cardiologista assistente pode ser necessário.[8,9]

- *Parâmetros de coagulação pré-procedimento:* publicações científicas sugerem que as plaquetas devam estar acima de 50.000, e o RNI abaixo de 1,4.[8]

- *Antibiótico profilaxia:* duas grandes metanálises disponíveis sobre o assunto confirmaram que a profilaxia com dose única de um antibiótico intravenoso (IV) de largo espectro leva a uma redução estatisticamente significativa na frequência de infecção na ferida periestomal.[10] Os principais responsáveis pela infecção seriam bactérias do trato aerodigestivo.[11] Não foi observada diferença, estatisticamente significativa, entre a utilização de penicilinas ou de cefalosporinas para realização de profilaxia.[12] Comumente, uma única dose IV de amoxicilina/clavulanato é dada uma hora antes do procedimento. Pacientes que já estão em uso de antibióticos de largo espectro não requerem profilaxia para realização de gastrostomia ou jejunostomia endoscópicas.[8]

- *Ectoscopia abdominal:* a visualização do abdome do paciente é um procedimento simples e fundamental. Cirurgias prévias podem provocar aderências, que por sua vez podem impedir a transiluminação, com consequente risco de inserção da sonda fora da luz enteral.[13]
- *Sedação:* comumente, a sedação consciente com benzodiazepínicos é utilizada. Em algumas ocasiões, a presença do anestesista se faz necessária graças ao quadro neurológico do paciente. Akira *et al.* avaliaram retrospectivamente 221 pacientes submetidos à colocação ambulatorial de GEP com baixas doses de propofol (20-40 mg), dose média 34 mg (0,6 mg/kg), o suficiente para fornecer sedação adequada e conforto aos pacientes, minimizando os efeitos hipoxêmicos da droga. Neste estudo, o uso de propofol foi associado a uma menor frequência de depressão respiratória, exceto em pacientes criticamente enfermos (ASA IV). Mesmo em idosos e/ou pacientes ASA III, submetidos à colocação de GEP, a utilização do propofol permitiu uma rápida recuperação. Quando comparado aos benzodiazepínicos, o propofol mostrou-se um bom agente sedativo para procedimentos endoscópicos, no que diz respeito à rapidez de indução da sedação, associando-se também a uma recuperação mais rápida. Este estudo demonstrou que a GEP sob sedação com propofol foi segura, com baixos riscos de depressão respiratória e/ou aspiração. Os autores sugerem o propofol como droga de escolha para realização de GEP, mesmo em nível ambulatorial.[14]
- *Monitoramento:* a pressão sanguínea, oximetria de pulso e eletrocardiograma são parâmetros de monitoramento obrigatórios em todos os pacientes.
- *Posicionamento/preparação:* os pacientes são colocados em posição supina, frequentemente com a cabeceira da cama levantada a 30° para prevenir aspiração. O campo abdominal é cuidadosamente limpo com iodopovidona ou sabão estéril.

GASTROSTOMIA ENDOSCÓPICA PERCUTÂNEA (GEP)

Indicações

Embora a principal indicação para realização da GEP na prática clínica diária seja relacionada com a administração de alimentação enteral a longo prazo para pacientes com disfagia, sua aplicação em diversas condições ou situações, não associadas especificamente ao suporte nutricional, determinou a expansão do espectro de indicações deste procedimento como, descompressão gastrointestinal paliativa, gastropexia para tratamento de volvo gástrico e de hérnias gástricas trans-hiatais volumosas, acesso para cirurgia transgástrica, recirculação para bile drenada via percutânea, acesso para inúmeras medicações não palatáveis na infância entre outras.[15,16]

Contudo, outros candidatos potenciais incluem aqueles com deficiências neurológicas e que apresentam disfagia a partir de uma variedade de causas, como acidente vascular encefálico (AVE), tumores cerebrais, paralisia cerebral, encefalopatia pelo HIV, síndrome da encefalopatia neonatal e doenças neurodegenerativas. Indicações menos comuns incluem distúrbios psicomotores, pseudodemência com desnutrição, traumatismo facial severo, câncer de cabeça e pescoço (CCP) não obstrutivo, assistência ventilatória prolongada, estados hipercatabólicos – queimaduras extensas e doença de Crohn.[17]

Em uma sociedade que aumenta progressivamente sua expectativa de vida, GEP pode tornar-se uma importante indicação em pacientes geriátricos com disfagia neurogênica decorrente de demência. Suzuki *et al.*, num estudo retrospectivo, avaliaram 931 pacientes acima de 65 anos com demência e dificuldade de deglutição que foram submetidos à GEP. Os resultados deste estudo mostraram que mais da metade dos pacientes geriátricos tratados com GEP tiveram sobrevida maior que 2 anos. Idade avançada, proteína C reativa e ureia sérica elevadas foram fatores significativos de mau prognóstico. Albumina sérica elevada, sexo feminino e ausência de história prévia de doença isquêmica do coração foram, marcadamente, fatores de melhor prognóstico.[18]

As principais indicações da GEP encontram-se resumidas no Quadro 46-1.

Contraindicações

Como o aumento da experiência e do conhecimento, as contraindicações diminuíram significativamente com o passar do tempo. Fundamentado nas condições do paciente, como, por exemplo, estado geral, comorbidades, anormalidades anatômicas ou outros fatores, as contraindicações podem sem subdivididas em absoluta ou relativa.

Dentre as contraindicações absolutas, ou seja, as que impossibilitam de forma definitiva a realização de GEP, incluem-se a recusa do paciente, as obstruções completas do trato aerodigestivo superior que impedem o acesso ao estômago, a impossibilidade de conseguir a correta e segura aposição da parede anterior gástrica com a parede abdominal, as coagulopatias não corrigíveis e uma expectativa curta de sobrevida.[19]

Quadro 46-1. Principais indicações de gastrostomia endoscópica

Indicações mais frequentes

- Disfagia secundária a disfunções (benignas ou malignas) do sistema nervoso central:
  • AVE
  • Paralisia cerebral
  • Esclerose lateral amiotrófica
  • Esclerose múltipla
  • Encefalopatia pelo HIV
  • Síndrome da encefalopatia neonatal
  • Doenças neurodegenerativas
- Tumores cerebrais
- Lesões neoplásicas obstrutivas do trato aerodigestivo superior (orofaringe, laringe, hipofaringe ou esôfago)
- Traumatismo facial severo
- Distúrbios psicomotores
- Pseudodemência
- Assistência ventilatória prolongada

Indicações menos frequentes

- Traumatismo da face ou cranioencefálico severos
- Doenças crônicas que necessitam de suplementação nutricional
  • Síndrome do intestino curto
  • Doença de Crohn
  • Síndrome de má absorção
- Descompressão gástrica crônica:
  • Distúrbios motores (atonia gástrica)
  • Obstrução benigna (bridas múltiplas ou obstrução do trato de saída gástrico em pacientes sem condições cirúrgicas)
  • Obstrução maligna (carcinomatose peritoneal, tumores obstrutivos, congelamento pélvico) do TGI
- Condições catabólicas agudas ou crônicas que requerem suporte nutricional complementar
  • Grandes queimados
  • AIDS
  • Fibrose cística
  • Doença cardíaca congênita
- Administração de medicamentos não palatáveis
- Recirculação de bile
- Fixação gástrica em caso de volvo ou hérnias diafragmáticas
- Facilitar o acesso para dilatação retrógrada ou anterógrada de esôfago ou hipofaringe
- Colocação de próteses esofágicas em casos especiais

Gastrostomia e Jejunostomia Endoscópicas Percutâneas

Quadro 46-2. Contraindicações para realização de GEP

Contraindicações absolutas
- Recusa do paciente quando este apresenta capacidade de consentir por si
- Obstruções completas do trato aerodigestivo superior
- Incapacidade de transiluminação da parede abdominal anterior
- Coagulopatias não corrigíveis
- Expectativa curta de sobrevida

Contraindicações relativas
- Hepatopatias descompensadas
- Distúrbios de coagulação tratáveis
- Peritonite
- Curso de diálise peritoneal e ascite volumosa
- Presença de lesões ulceradas, infiltrativas ou infectadas na parede abdominal ou gástrica

Condições que dificultam tecnicamente a realização de GEP
- Hepatomegalia
- Varizes esofagogástricas
- Cateter de derivação ventriculoperitoneal
- Obesidade mórbida
- Hérnia hiatal volumosa
- Cirurgias prévias em andar superior do abdome
- Gastrectomias subtotais
- Outras condições que dificultam tecnicamente a realização de endoscopia digestiva alta

Contraindicações relativas são aquelas que impossibilitam de forma momentânea a realização de GEP, seja por uma condição clínica temporária que não permite a realização imediata do procedimento, seja por condições anatômicas ou funcionais que, em casos específicos, dificultam a cirurgia endoscópica.[19]

As principais contraindicações e condições que dificultam tecnicamente a realização de GEP encontram-se resumidas no Quadro 46-2.

Técnicas de inserção

Três técnicas principais para realização de gastrostomia endoscópica são descritas: a técnica de *tração* (Gauderer-Ponsky) mais co-

Quadro 46-3. Técnica de tração Gauderer-Ponsky

- Após o paciente ser adequadamente sedado e preparado com uso de técnica estéril, o endoscópio é passado, via oral, para o interior do estômago
- O estômago é insuflado e transiluminado
- Após a identificação de um local apropriado de inserção no estômago, injeta-se lidocaína a 2% na parede abdominal
- Utilizando a técnica do *safe tract*, a agulha usada para anestesia é inserida na parede abdominal em direção à luz gástrica com o êmbolo tracionado até que entrem bolhas de ar na seringa. Isso deve ocorrer ao mesmo tempo em que a agulha é vista entrando no estômago
- Faz-se uma pequena incisão na pele (1 cm) com um bisturi nº 11
- Uma agulha calibre 14 é passada pela incisão para o interior do estômago com visualização endoscópica
- Passa-se um fio-guia longo pela agulha, sendo este apreendido pelo endoscopista com alça de polipectomia
- Uma vez que o "fio" esteja preso com segurança, a agulha é removida bem como o endoscópio com a alça, e o fio ligado é retirado pela cavidade oral
- A sonda de alimentação é, então, fixada ao "fio" e bem lubrificada. O assistente traciona o fio-guia pela outra extremidade de modo que a sonda de alimentação seja cuidadosamente guiada pela boca do paciente para dentro do estômago
- Exterioriza-se a sonda de alimentação pela parede abdominal
- Uma vez que a sonda de alimentação tenha sido posicionada pela pele, o endoscópio é reinserido dentro do estômago para garantir a colocação apropriada da sonda de alimentação
- Um anteparo é colocado na pele para manter a aproximação das paredes gástrica e abdominal

Quadro 46-4. Técnica de pulsão (Sachs-Vine)

- Após o paciente ser adequadamente sedado e preparado com uso de técnica estéril, o endoscópio é passado, via oral, para o interior do estômago
- O estômago é insuflado e transiluminado
- Após a identificação de um local apropriado de inserção no estômago, injeta-se lidocaína a 2% na parede abdominal
- Utilizando a técnica do *safe tract*, a agulha usada para anestesia é inserida na parede abdominal em direção à luz gástrica com o êmbolo tracionado até que entrem bolhas do ar na seringa. Isso deve ocorrer ao mesmo tempo em que a agulha é vista entrando no estômago
- Faz-se uma pequena incisão na pele (1 cm) com um bisturi nº 11
- Uma agulha calibre 14 é passada pela incisão para o interior do estômago com visualização endoscópica
- Passa-se um fio-guia longo e rígido pela agulha, sendo este apreendido pelo endoscopista com alça de polipectomia
- Uma vez que o "fio" esteja preso com segurança, a agulha é removida bem como o endoscópio com a alça, e o fio ligado é retirado pela cavidade oral
- A sonda de alimentação é, em seguida, introduzida pela boca e empurrada sobre o fio-guia
- O assistente mantém a tensão no "fio" e agarra a extremidade da sonda de alimentação assim que ela emerge na parede abdominal
- Uma vez que a sonda de alimentação tenha passado pela pele, o fio-guia é retirado e o endoscópio reinserido no estômago para garantir a colocação apropriada da sonda de alimentação
- Um anteparo é colocado na pele para manter a aproximação das paredes gástrica e abdominal

nhecida e realizada atualmente (Quadro 46-3 e Fig. 46-1),[5] de *pulsão* (Sachs-Vine) em que a sonda é empurrada, e não puxada, por sobre um fio-guia, pela cavidade oral, esôfago, estômago e parede abdominal (Quadro 46-4),[20] e a de *punção* descrita por Russell, em que um fio-guia é posicionado no estômago após punção da parede abdominal, sob visão endoscópica (Quadro 46-5). Nessa técnica, o trato é dilatado seriadamente para permitir a introdução da sonda balonada através da parede abdominal.[21] Embora aconselhável na técnica de *punção*, todas as três técnicas podem ser complementadas ou não com a fixação da parede gástrica à parede abdominal por técnicas de gastropexia, como a descrita por Hashiba (Quadro 46-6).[4] Além dessa, outras técnicas de gastropexia podem ser utilizadas, como, por exemplo, o *introducer* GEP-gastropexy ou os T-fasteners: GEP-T.[22,23] Seja qual for a técnica utilizada, um exame endoscópico completo do trato gastrointestinal alto, inclusive com duodenoscopia, é essencial para nos certificarmos de que não há obstrução da saída gástrica ou duodenal.

Quadro 46-5. Técnica de punção (Russell)

- Após o paciente ser adequadamente sedado e preparado com uso de técnica estéril, o endoscópio é passado, via oral, para o interior do estômago
- O estômago é insuflado e transiluminado
- Após a identificação de um local apropriado de inserção no estômago, injeta-se lidocaína a 2% na parede abdominal
- Utilizando a técnica do *safe tract*, a agulha usada para anestesia é inserida na parede abdominal em direção à luz gástrica com o êmbolo tracionado até que entrem bolhas do ar na seringa. Isso deve ocorrer ao mesmo tempo em que a agulha é vista entrando no estômago
- Faz-se uma pequena incisão na pele (0,5 cm) com um bisturi nº 11
- Uma agulha calibre 14 é passada pela incisão para o interior do estômago com visualização endoscópica
- O fio-guia é passado, em seguida, pela agulha e identificado dentro do estômago, sendo a agulha removida
- O fio-guia orienta a passagem de um dilatador, que tem uma bainha externa
- Retiram-se o dilatador e o fio-guia, e passa-se a sonda de gastrostomia pela bainha
- Infla-se o balonete da sonda (anteparo interno)
- Coloca-se o anteparo externo para fixar o estômago à parede abdominal

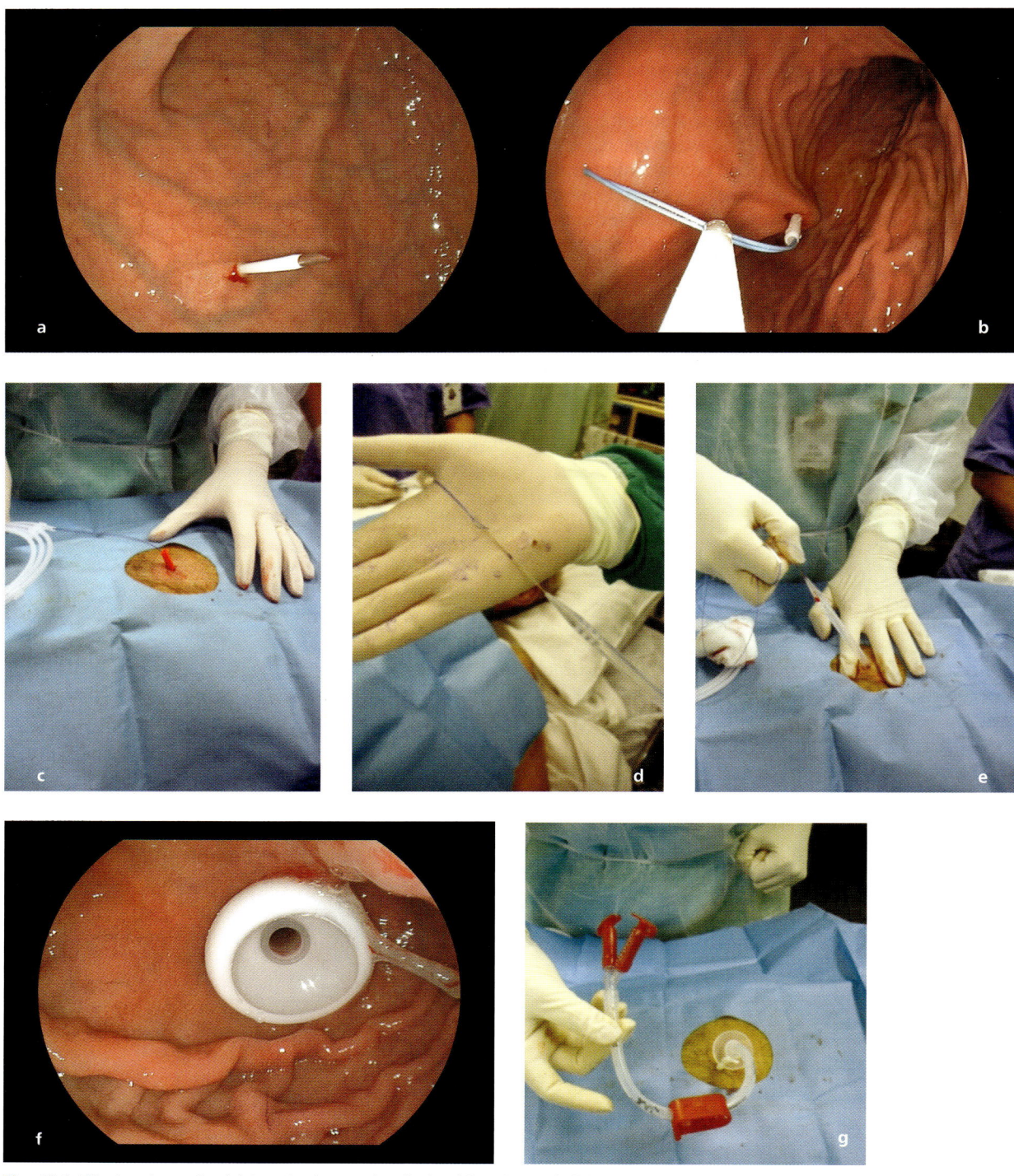

Fig. 46-1. Técnica de tração. (**a**) Punção da parede gástrica (visão interna). (**b**) Captura do fio-guia pela alça de polipectomia (visão interna). (**c**) Fio-guia após ser capturado pela alça de polipectomia (visão externa). (**d**) Fio-guia laçado com a sonda de gastrostomia (visão externa). (**e**) Sonda de gastrostomia tracionada pela parede gástrica (visão externa), (**f**) posicionada (visão interna), (**g**) posicionada (visão externa).

Quadro 46-6. Técnica de sutura (Hashiba)

- Após anestesia do ponto de gastrostomia na parede abdominal com lidocaína a 2%, insere-se uma agulha até o estômago sob visão endoscópica. Essa agulha leva um fio de sutura
- Uma segunda agulha, com uma chanfradura, paralela à primeira, é introduzida, e recupera-se o fio, trazendo-o para o exterior. Confecciona-se assim um ponto em "U"
- Após dois a quatro pontos, faz-se uma pequena incisão com bisturi na área central
- Com os fios de sutura tracionados, introduz-se na incisão um trocarte como os usados em laparoscopia, no interior do qual é passada a sonda de gastrostomia
- Infla-se o balonete (anteparo interno) e retira-se o trocarte
- Amarram-se os pontos, aproximando, assim, as paredes gástrica e abdominal

Geralmente, dois operadores são envolvidos: um controla o gastroscópio realizando, por meio do estômago, a transiluminação da parede abdominal (Fig. 46-2); o outro efetua a digitopressão sobre a parede abdominal anterior, resultando em "recuo" da mucosa gástrica, bem como realiza a inserção da sonda de gastrostomia sob técnica estéril.[8] Escolhe-se, assim, o ponto da gastrostomia, geralmente na parede anterior da junção corpo-antro, que corresponde ao quadrante superior esquerdo do abdome. Todavia, o melhor ponto de punção será aquele onde se obtém melhor transiluminação e digitopressão. Procede-se à aplicação do anestésico local até o lúmen do estômago (Fig. 46-3). A partir daí, opta-se por uma das diferentes técnicas de GEP. Vale ressaltar que Fagundes *et al.*, em um estudo retrospectivo, observaram uma menor incidência de infecção periostomal, quando incisões menores ou iguais a 5 mm foram realizadas na parede abdominal para passagem da sonda de gastrostomia.[24]

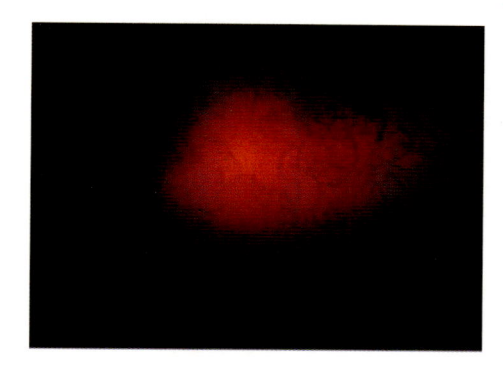

Fig. 46-2. Transiluminação.

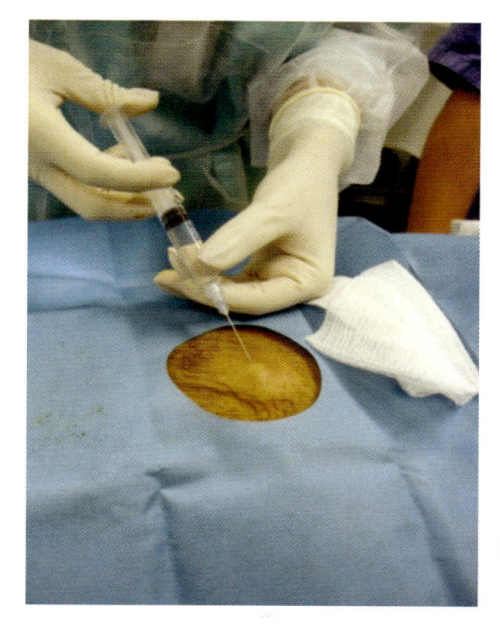

Fig. 46-3. Anestesia local no ponto de punção (visão externa).

Quando comparadas às três técnicas endoscópicas, não existem diferenças em termos de segurança, morbidade e sucesso no posicionamento da sonda, embora a técnica de *punção* seja considerada a mais difícil de ser executada.[25,26] Entretanto, por ser a única que não utiliza a passagem transoral da sonda de gastrostomia, a técnica de *punção* apresentaria pelo menos, em tese, a vantagem de diminuir as taxas de infecção do estoma ou, no caso de pacientes portadores de CCP, reduzir a chance de implante metastático no local de punção da GEP.[27,28]

Apesar de a técnica de tração (Gauderer-Ponsky) ser o método original e mais amplamente utilizado para gastrostomia, em sua última diretriz sobre o assunto, a Sociedade Brasileira de Endoscopia Digestiva (SOBED) recomenda que a escolha da técnica deva levar em consideração fatores, como preferência e experiência pessoal dos médicos envolvidos no procedimento, disponibilidade de material no serviço, doença de base e quadro clínico do paciente.[19]

Considerações pós-procedimento

Não há nenhuma exigência à passagem do endoscópio após a gastrostomia com intuito de verificar a posição do anteparo interno, mas tal conduta pode ser realizada, a critério do endoscopista, principalmente quando houver dúvidas quanto à posição do anteparo gástrico.[8,17]

Embora historicamente, o início da infusão da dieta seja indicado somente 12 a 24 horas após o procedimento, graças principalmente ao receio de broncoaspiração e extravasamento do conteúdo gástrico para cavidade peritoneal, Bechtold *et al.*, em uma metanálise envolvendo 6 estudos randomizados e 467 pacientes, não encontraram diferenças estatisticamente significativas nas complicações (menores e maiores) ou mortalidade (nas primeiras 72 horas) entre os pacientes que receberam alimentação precoce (≤ 4 horas) e aqueles que a receberam tardiamente, após colocação de GEP.[29] Portanto, a alimentação precoce (dentro das primeiras 4 horas) é considerada uma opção segura e bem tolerada pelos pacientes, diminuindo o tempo de hospitalização e custos de internação.[19]

Complicações

A frequência das complicações de GEP observadas em diversos estudos varia consideravelmente, dependendo das definições utilizadas, do tipo de população estudada e, principalmente, do tempo de acompanhamento utilizado. As complicações podem ser secundárias ao ato endoscópico (endoscopia digestiva alta – EDA) e/ou especificamente decorrente da colocação da sonda (complicação da GEP propriamente dita). Complicações relacionadas com o ato endoscópico são pouco comuns (prevalência de 0,13% e mortalidade de 0,004%), ocorrendo geralmente no momento da realização da EDA.[30]

Pacientes submetidos à GEP estão frequentemente expostos a várias complicações em virtude de comorbidades associadas. Pacientes com baixo índice de massa corporal (IMC) ou doença neoplásica avançada estão particularmente sujeitos a complicações mais frequentes e graves – pacientes portadores de CCP apresentam riscos de complicações maiores quando comparados a outros pacientes submetidos à GEP por outra indicação.[19,31]

McClave e Chang relataram taxas de complicações relacionadas com GEP entre 4,9 a 10,3%.[32] Em outro relato, as complicações maiores ocorrem em 0,4 a 8,4% dos casos, enquanto as menores incidem em 13 a 43% dos pacientes.[30] A mortalidade relacionada com o procedimento é de, aproximadamente, 0,5%.[33]

As complicações específicas da GEP correspondem a 1,5 a 4% dos casos e podem ser classificadas de acordo com o período pós-procedimento em precoces (nos primeiros 15 dias) ou tardias (após 15 dias). As complicações precoces podem ser ainda subdividas em imediatas, quando ocorrem no momento da realização da gastrostomia (relacionadas com a EDA e/ou com o procedimento da GEP) ou mediatas, quando ocorrem posteriormente à realização do procedimento, até completar o período de 15 dias. Podem, também, de acordo com a gravidade, ser classificadas em menores (tratadas conservadoramente) ou maiores (frequentemente necessitando de internação hospitalar, hemotransfusão, terapia endoscópica e/ou cirúrgica).[19] As principais complicações encontram-se resumidas no Quadro 46-7.

A broncoaspiração diretamente relacionada com o procedimento ocorre em apenas 0,3 a 1%, tendo como principais fatores de risco a posição supina, idade avançada, sedação e alterações neurológicas. Hemorragia aguda ocorre em até 2,5% e está relacionada com a punção direta de vasos na parede abdominal ou, mais comumente, com a ulceração da mucosa gástrica ocasionada pelo anteparo interno quando ajustado com tensão excessiva.[34]

A perfuração visceral: esôfago, estômago, delgado e cólon é também uma preocupação na colocação de GEP. No que diz respeito ao intestino delgado, aderências podem deslocá-lo para frente do fígado naqueles pacientes que já foram submetidos a cirurgias abdominais. Perfuração do cólon, principalmente o transverso, pode ocorrer quando o estômago não é bem insuflado. O cólon pode não ser completamente deslocado para fora do campo, levando, assim, à perfuração pela sonda de gastrostomia. Como consequência, pode-se formar uma fístula gastrocolocutânea. Os pacientes podem apresentar peritonite, infecção local, fascite ou obstrução à infusão de dieta. Mais comumente, a apresentação é insidiosa, com manifestações crônicas, como aparecimento de fezes ao redor do sítio de punção, perda de peso inexplicável e relato de fezes com o mesmo aspecto da dieta. A cirurgia somente é necessária na presença de peritonite e nos casos raros de persistência do trajeto fistuloso.[35]

Pneumoperitônio pode ser bastante comum naqueles que recebem uma GEP. Isto pode ocorrer quando o ar escapa para a cavidade peritoneal durante a perfuração das paredes abdominal e gás-

Quadro 46-7. Complicações da GEP

Complicações relacionadas com a endoscopia digestiva alta
- Complicações cardiopulmonares (arritmias cardíacas, broncoaspiração)
- Complicações relacionadas com a sedação (hipoxemia, reações medicamentosas, flebite)
- Complicações infecciosas (bacteriemia)
- Complicações mecânicas (perfuração e sangramento)

Complicações específicas da GEP
- Complicações menores
  - Infecção periestomal
  - Dor no local da punção
  - Extravasamento do conteúdo gástrico
  - Alargamento do estoma
  - Dermatite
  - Tecido de granulação
  - Sangramentos menores
  - Hematomas pequenos
  - Pneumoperitônio
  - Íleo temporário
  - Obstrução do trato de saída gástrico
  - Saída acidental tardia da sonda
  - Fístula gastrocutânea persistente após a retirada da sonda
- Complicações maiores
  - Síndrome do sepultamento do retentor interno (Buried Bumper Syndrome)
  - Perfuração
  - Fascite necrosante
  - Peritonite
  - Broncoaspiração
  - Implante metastático no estoma
  - Hematomas expansivos ou volumosos da parede abdominal ou gástrica
  - Sangramentos maiores
  - Fístula gastrocolocutânea
  - Saída acidental precoce da sonda

trica. A grande maioria experimenta resolução completa do pneumoperitônio em menos de 72 horas. Porém caso haja persistência, na ausência de sinais de peritonite, não tem significado clínico e, contudo, não justifica qualquer intervenção adicional.[36]

A remoção inadvertida da sonda de gastrostomia, por pacientes agitados, delirantes ou profissionais de saúde, ocorre em aproximadamente 2% dos procedimentos, podendo levar a complicações significativas se não for prontamente reconhecida e tratada adequadamente. Se essa complicação for identificada imediatamente, os pacientes podem ser tratados, com sucesso, colocando-se uma segunda sonda de gastrostomia usando o mesmo sítio de punção na parede abdominal. Se houver demora na identificação da complicação, e na ausência de sinais de peritonite, deve-se descomprimir o estômago com sonda nasogástrica, iniciar antibiótico de amplo espectro e refazer a gastrostomia em 7 a 10 dias. Inserção de uma nova sonda de gastrostomia, em um novo sítio, é muitas vezes bem-sucedida. Se uma sonda de gastrostomia for inadvertidamente removida e o trajeto estiver maduro (> 3-4 semanas), um cateter com balão, tipo Foley, pode ser inserido, certificando-se do posicionamento intragástrico adequado da sonda por meio de exame endoscópico ou injeção de contraste e controle por fluoroscopia.[37]

A peritonite é uma complicação temida da GEP, presente em até 2,3% dos procedimentos e muitas vezes relaciona-se com altas taxas de mortalidade. Vazamento intraperitoneal do conteúdo gástrico, deiscência da ferida e retardo na maturação do estoma são algumas das causas de peritonite relacionadas com a GEP.[38]

Infecção da ferida é a complicação mais comum podendo ocorrer em até 23% dos casos. Diabetes melito, obesidade, desnutrição, uso crônico de corticoides, técnicas de *tração* e *pulsão*, tração excessiva do anteparo externo são os principais fatores que aumentam os riscos de infecção. Contudo, o uso preventivo de antibiótico IV diminui significativamente os riscos de infecção da ferida operatória.[39]

O vazamento é a complicação mais comum, a longo prazo, embora com incidência relatada em 1-2% dos casos. Pode resultar de fatores mecânicos, tais como torção da sonda com ulceração de um dos lados do trajeto, ausência de anteparo externo e síndrome do sepultamento do anteparo interno *(Buried Bumper Syndrome)*. O tratamento dependerá do fator desencadeante. Nos casos mais graves, pode ser necessária a conversão da GEP para gastrojejunostomia endoscópica percutânea ou remoção completa do sistema e a colocação de sonda nasoentérica para cicatrização do sítio de gastrostomia.[40]

Metástase no sítio de punção é rara. Pacientes portadores de CCP, adenocarcinoma de esôfago, não tratados, podem desenvolver doença metastática na parede abdominal no local de inserção da sonda por GEP. Em um estudo, esse risco foi de 1%, embora a utilização de *overtube* possa diminuí-lo. Se for esperado que o paciente seja submetido à cirurgia com intenção curativa, técnicas que podem causar implantes metastáticos, ao longo do local de inserção da sonda, devem ser evitadas.[41,42]

A síndrome do sepultamento do retentor interno ocorre em até 21%. Seu aparecimento, na grande maioria das vezes, dá-se meses ou anos após a realização da GEP. Os principais sinais e sintomas são dor abdominal, dificuldade de progredir a dieta ou lavagem da sonda e a incapacidade de avançar, recuar ou girar o tubo (Fig. 46-4). O principal fator precipitante é a tensão excessiva entre o anteparo externo e o interno. Outros fatores adicionais incluem: anteparo interno muito rígido, desnutrição, cicatrização ineficaz e ganho de peso excessivo em resposta à nutrição enteral. A incidência vem diminuindo graças à utilização de sondas com anteparos internos mais macios. O tratamento envolve a remoção da sonda (o que pode necessitar de EDA), permitindo, dessa forma, o fechamento do trajeto, enquanto isso um método alternativo de alimentação é estabelecido, e, em seguida, realiza-se a colocação de uma nova sonda por GEP em um local diferente.[43]

Fascite necrosante é rara, mas potencialmente letal. Os pacientes apresentam edema, eritema e equimoses localizados na parede abdominal, que progridem para formação de bolhas e eventualmente choque séptico. O tratamento consiste em antibioticoterapia sistêmica para infecção polimicrobiana e desbridamento cirúrgico.

Apesar de ainda não terem sido identificados fatores preditivos isolados associados a maior risco para complicações da GEP, alguns autores sugerem vários índices prognósticos e fatores relacionados com morbimortalidades precoce e tardia que podem ser utilizados para melhor definição dos critérios para indicação de GEP.

O treinamento continuado da equipe médica e o acompanhamento regular dos pacientes submetidos à GEP podem ser fatores associados a melhores resultados nos índices de morbimortalidade e redução nos custos relacionados com o procedimento.

JEJUNOSTOMIAS POR GASTROSTOMIA (GJEP) E DIRETA (JEPD)

O acesso jejunal endoscópico pode ser conseguido por duas técnicas diferentes: a gastrojejunostomia endoscópica percutânea (GJEP) e a jejunostomia endoscópica percutânea direta (JEPD). A escolha entre

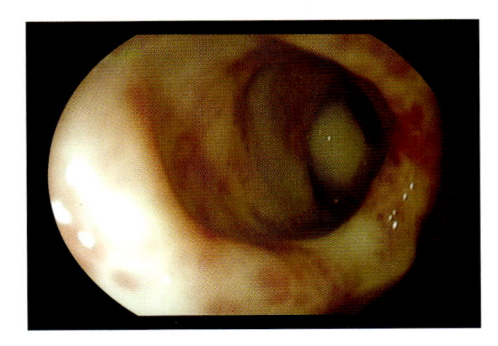

Fig. 46-4. Síndrome de *Buried Bumper*.

os dois acessos vai depender da indicação clínica, da disponibilidade de material, de condições técnicas, além da experiência e preferência do endoscopista.

Indicações

A introdução de uma sonda através de GJEP está indicada em pacientes que necessitam de nutrição enteral a longo prazo, mas que possuem limitações ao uso da GEP ou indicações específicas para a nutrição enteral jejunal, como refluxo gastroesofágico intenso, gastroparesia não responsiva a procinéticos, pneumonias de repetição por aspirações traqueais do conteúdo gástrico, pancreatite aguda grave, fístulas entéricas proximais, hiperêmese gravídica e estenoses pós-cirúrgicas transitórias, causadas por edema. Indicações para JEPD são semelhantes às da GJEP incluindo pacientes que apresentam alterações anatômicas que dificultam ou impossibilitam a realização de GEP, como, por exemplo, gastrectomia subtotal com pequeno coto gástrico remanescente, esofagectomia ou gastrostomia prévias).[17,44]

Contraindicações

Em pacientes com GEP prévia, não existe contraindicação formal para utilização da extensão jejunal, exceto na presença de lesões obstrutivas distais. Por outro lado, se não existir GEP prévia, uma jejunostomia endoscópica percutânea pode ser contraindicada em alguns cenários clínicos graças à incapacidade de realização de EDA como no caso de obstrução completa do esôfago, estômago ou duodeno.

A contraindicação absoluta mais importante para todos os tipos de alimentação pós-pilórica é a obstrução intestinal, perfuração ou fístulas distais. Portanto, informações detalhadas sobre as condições do TGI devem ser obtidas antes de se considerar nutrição enteral pós-pilórica. Adicionalmente, obesidade mórbida, incapacidade de transiluminação através da parede abdominal ou não visualização da impressão digital podem também contraindicar, de forma absoluta, o procedimento.[3]

Contraindicações relativas à realização de jejunostomia endoscópica percutânea, seja por gastrostomia ou jejunostomia direta, são as mesmas descritas para realização de GEP e incluem: ascite, coagulopatias, diálise peritoneal, metástase peritoneal entre outras.

Técnicas de inserção

■ Jejunostomia endoscópica por gastrostomia (GJEP)

Atualmente é a técnica mais utilizada para jejunostomia. A GJEP oferece vantagem em relação à JEPD por permitir a descompressão do estômago pela via gástrica da sonda, concomitantemente à infusão de dieta pela via jejunal, característica importante em pacientes portadores de esvaziamento gástrico alterado.

Na primeira descrição realizada por Ponsky e Aszodi, em 1984, a inserção de uma sonda para nutrição enteral era feita por uma gastrostomia preexistente. O tubo era apreendido pelo endoscópio, na luz gástrica, por uma pinça e levado até o jejuno. Infelizmente, com esta técnica, a sonda, habitualmente, migrava concomitante à retirada do endoscópio e pinça.[45]

Atualmente existem diversas sondas ou tubos de jejunostomia que podem ser inseridas pela GEP. Esses tubos, entretanto, apresentam um menor diâmetro. Nesta técnica, um fio-guia é passado pelo tubo de GEP para dentro do estômago. O fio é, em seguida, apreendido por uma pinça, levado até o delgado através do endoscópio e lá deixado. Em seguida, a sonda jejunal é posicionada sobre o fio-guia até o jejuno (Fig. 46-5). Modificação dessa técnica envolve a passagem de um endoscópio ultrafino através de uma GEP. O aparelho é, então, posicionado no delgado e, através dele, um fio-

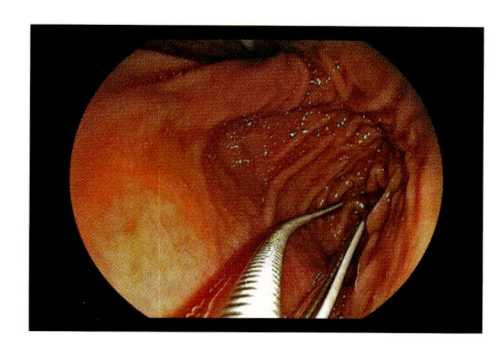

Fig. 46-5. Sonda de jejunostomia sendo colocada sobre fio-guia, mantido tracionado pela pinça de biópsia.

guia mais resistente é posicionado distalmente. Sobre esse fio, passa-se o tubo de jejunostomia. Uma medida suplementar consiste em fixar, na parede do intestino, a extremidade distal da sonda de GJEP com um clipe metálico, para tentar evitar a migração retrógrada do tubo para a cavidade gástrica.[8]

É importante ressaltar que, com a crescente demanda por GJEP, a escolha do ponto de punção durante a GEP é fundamental. Uma gastrostomia posicionada no corpo gástrico pode tornar a GJEP um grande desafio, com formação frequente de *loops* e grande dificuldade em manter a extremidade do tubo jejunal na posição pós-pilórica. Para evitar esse contratempo, durante a realização da GEP devemos buscar rotineiramente um ponto de transiluminação mais próximo do piloro, sempre que possível em posição antral. Muitas vezes o ponto de punção não ficará classicamente no quadrante superior esquerdo, e sim na linha média ou algumas vezes até a direita dela. Dessa forma, a realização da GJEP será bem mais fácil e a migração retrógrada da sonda para o estômago bem menos frequente.

Por fim, deve ser lembrado que o anteparo externo da sonda de gastrostomia tem que ser colocado sempre antes da introdução do tubo jejunal na sonda de gastrostomia, pois a peça adaptadora terminal em "Y" da sonda jejunal não permite a passagem do anteparo depois de posicionada. Igualmente, o *plug* adaptador de GJEP também deve ser retirado após a colocação do fio-guia e antes da passagem da sonda por ele.[46]

■ Jejunostomia endoscópica percutânea direta (JEPD)

Estudos têm demonstrado que a JEPD quando comparada à GJEP, apresenta menores taxas de reintervenções em razão de menor torção, obstrução e/ou migração retrógrada do tubo, além de maior longevidade. Em um estudo prospectivo randomizado, a taxa de reintervenção foi mais elevada na GJEP, chegando a 75% quando comparada a 31% para JEPD.[47]

Maiores taxas de sucessos têm sido descritas em pacientes com anatomia alterada por cirurgias prévias. Adicionalmente, uso de fio-guia de acesso, procedimento guiado com fluoroscopia, sedação anestésica profunda e pacientes com menor índice de massa corpórea (IMC) também têm sido associados a altas taxas de sucesso. Obesidade (IMC > 30) e uma espessura da parede abdominal superior a 3 cm na tomografia computadorizada estão associadas a menores taxas de sucesso e aumento da morbidade. Num estudo em que a taxa de sucesso global de JEPD foi de 81%, a taxa de sucesso entre os pacientes com IMC > 30 alcançou apenas 60%.[48] Incapacidade de transiluminar a parede abdominal ou sobrepor obstruções intraluminais também estão associadas a maiores taxas de insucessos do procedimento.[49]

A técnica de JEPD é uma modificação de GEP. Embora semelhante à GEP, a colocação de uma sonda por JEPD é mais difícil de realizar e requer o uso de colonoscópio pediátrico ou enteroscópio para poder alcançar o jejuno nos pacientes sem cirurgias prévias do TGI superior. Geralmente, os gastroscópios não são suficientemente longos para alcançar o jejuno (a menos que tenha havido uma prévia gastrectomia).[17]

Quando o endoscópio atinge o jejuno, transiluminação e a digitopressão são realizadas. Após a identificação do local apropriado para realização do jejuno, injeta-se lidocaína a 2% na parede abdominal. Posteriormente, utilizando a técnica do *safe tract*, onde a agulha usada para anestesia é inserida na parede abdominal em direção à luz jejunal com o êmbolo tracionado até que entrem bolhas do ar na seringa. Isso deve ocorrer ao mesmo tempo em que a agulha é vista entrando no jejuno. Cuidado adicional deve ser tomado para não tocar a ponta da agulha no endoscópico, já que o espaço disponível é bem menor que o da cavidade gástrica. Realiza-se uma pequena incisão no local da anestesia. O acesso ao intestino delgado é conseguido por um trocarte com bainha mais calibrosa (calibre 14) por onde, em seguida, passa-se um fio-guia até a luz enteral. A sonda de jejunostomia é, então, inserida pela técnica de tração, semelhante à utilizada na GEP. É muito importante que, depois de inserido a anteparo externo, verifique-se se não há excesso de tensão, para evitar úlceras de pressão na pele e mucosa jejunal. A reintrodução do aparelho para avaliação do posicionamento da sonda não é obrigatória, mas geralmente é feita por medida de segurança.

Complicações

As complicações mais comuns nas duas técnicas incluem dor e infecção periestomal, migração retrógrada da sonda para o estômago, diarreia relacionada com a dieta, cólicas abdominais, hiperglicemia, pneumoperitônio transitório imediatamente após a inserção (na maioria dos casos, sem qualquer significado clínico), extravasamento da dieta ao redor do estoma e obstrução da sonda. Outras menos comuns incluem fratura da sonda, intussuscepção do intestino delgado e hemorragia no local da jejunostomia. É importante também considerar os riscos da sedação e do procedimento endoscópico.[3,49]

Para JEPD, complicações têm sido relatadas em 19 a 95% dos pacientes. Em uma série, onde 307 tentativas de JEPD foram realizadas em 286 pacientes, a taxa de sucesso foi de 68% (209 pacientes). Eventos adversos foram relatados em 22,5% dos pacientes. Complicações graves intraoperatórias ocorrem em 4,5% dos casos e incluíram perfurações intestinais, sangramento, volvo jejunal e aspiração, com uma morte. Complicações moderadas, como fístulas enterocutâneas e anteparo parcialmente sepultado, ocorreram em 6,5%. Eventos menores ocorreram em 15,3% dos pacientes, sendo a grande maioria relacionadas com a infecção no sítio da jejunostomia e dor persistente local. Entre as complicações a longo prazo relacionadas com a JEPD, falha no tubo (obstrução, quebra, vazamento) é a mais comumente relatada. Outras complicações incluem dor abdominal, febre, úlcera entérica hemorrágica, íleo, abscesso de parede abdominal e perfurações do cólon. Incidência de pneumonia aspirativa, em pacientes de alto risco, pode diminuir após inserção de sonda por JEPD, embora não seja uma garantia de sucesso.[44]

Como o período de nutrição enteral via GJEP ou JEPD é prolongado, a necessidade de substituição dos dispositivos aumenta. As indicações mais comuns para tal substituição se devem à deterioração e disfunção dos dispositivos. Outras complicações, como alargamento da ostomia, infecção e escoriação da pele periostomais, formação de úlceras e fístulas colocutâneas ou gastrocólicas podem também exigir a troca ou remoção dos dispositivos.[50]

Embora a lista de possíveis complicações seja longa, a maioria delas pode ser evitada com sucesso quando utilizadas técnicas adequadas de inserção e manejo dos dispositivos para nutrição pós-pilórica. As principais complicações relacionadas com a jejunostomia endoscópica percutânea encontram-se no Quadro 46-8.

Considerações pós-procedimento

Após a realização de gastrostomia, seja GJEP ou JEPD, o cuidado mais importante está na irrigação frequente da luz, com água filtrada, da via de entrada gástrica ou jejunal. Assim sendo, as principais orientações são:

- Limpeza da sonda, por meio de água sob pressão, imediatamente após cada infusão intermitente de dieta.
- Limpeza da sonda, por meio de água sob pressão, a cada 6-8 horas durante alimentação contínua.
- Limpeza da sonda, por meio de água sob pressão, imediatamente após administração de quaisquer medicamentos.
- Apenas utilizar líquidos/medicamento completamente dissolvido.[8]

Quadro 46-8. Principais complicações de GJEP e JEPD

Mais frequentes
■ Cólicas abdominais
■ Complicações metabólicas como hiperglicemia
■ Migração retrógrada da sonda de jejunostomia para o estômago
■ Diarreia relacionada com a nutrição
■ Dor persistente no local da jejunostomia
■ Extravasamento em torno da jejunostomia
■ Infecção da pele no local da jejunostomia
■ Pneumoperitônio transitório imediatamente após a inserção
■ Obstrução da sonda de jejunostomia (principalmente com a GJEP)

Menos frequentes
■ Eventos adversos associados à sedação anestésica ou endoscopia (não relacionados com a GJEP ou JEPD)
■ Falha de inserção da jejunostomia
■ Fístulas colocutâneas
■ Fístula jejunocutânea persistente após a remoção da sonda
■ Hemorragia gástrica durante a PEG
■ Hemorragia no local da jejunostomia
■ Perfuração de órgãos internos durante a punção com peritonite
■ Sintomas Dumping-like
■ Úlcera de pressão na parede abdominal graças ao anteparo externo da sonda
■ Úlcera com deslocamento da sonda de jejunostomia por tensão excessiva (JEPD)

REFERÊNCIAS BIBLIOGRÁFICAS

1. Russell M, Stieber M, Brantley S *et al*. American Society for Parenteral and Enteral Nutrition (A.S.P.E.N.) and American Dietetic Association (ADA): standards of practice and standards of professional performance for registered dietitians (generalist, specialty, and advanced) in nutrition support. *Nutr Clin Pract* 2007;22:558-86.
2. Lochs H, Dejong C, Hammarqvist F *et al*. ESPEN guidelines on enteral nutrition. Gastroenterology. *Clin Nutr* 2006;25:260-74.
3. Eva N, Zvi F, Nachum V. Post-pyloric feeding. *World J Gastroenterol* 2009;15:1281-88.
4. Hashiba K. Técnica de abertura de gastrostomia sob controle e manipulação endoscópica. *Rev Paulista Med* 1980;95:38-39.
5. Gauderer MWL, Ponsky JL, Izant Jr RJ. Gastrostomy without laparotomy: a percutaneous endoscopic technique. *J Pediatr Surg* 1980;15:872-75.
6. Jesus T, Ricardo M, Gabriel G *et al*. Jejunostomy: techiniques, indications and complications. *World J Surg* 1999;23:596-602.
7. DiSario JA, Baskin NA, Brown DR *et al*. Endoscopic aproavhes to enteral nutritional support. *Gastrointestinal Endoscopic* 2002;55:901-8
8. Gerard PR, Tony CKT. Endoscopic placement of enteral feeding tubes. *World J Gastrointest Endosc* 2010;2:155-64.
9. Anderson MA, Ben-Menachem T, Gan SI *et al*. ASGE Standards of Practice Committee. Management of antithrombotic agents for endoscopic procedures. *Gastrointest Endosc* 2009;70:1060-70.
10. Banerjee S, Shen B, Baron TH *et al*. ASGE Standards of Practice Committee. Antibiotic prophylaxis for GI endoscopy. *Gastrointest Endosc* 2008;67:791-98.
11. Sharma VK, Howden CW. Meta-analysis of randomized, controlled trials of antibiotic prophylaxis before percutaneous endoscopic gastrostomy. *Am J Gastroenterol* 2000;95:3133-36.

12. Jafri NS, Mahid SS, Minor KS et al. Metaanalysis: antibiotic prophylaxis to prevent peristomal infection following percutaneous endoscopic gastrostomy. *Aliment Pharmacol Ther* 2007;25:647-56.
13. Dennis CG. Colocação de tubo de alimentação através de gastrostomia percutânea (por cirurgião ou gastroenterologista). In: Townsend CM, Eevers BM. *Atlas de técnicas cirúrgicas*. São Paulo: Elsevier, 2011. p. 253-60.
14. Akira H, Yoshiko N, Masashi K et al. Effectivenes of outpatient percutaneous endoscopic gastrostomy replacement using esophagogastroduodenoscopy and propofol sedation. *World J Gastrointest Endosc* 2012;4:45-49.
15. Safadi BY, Marks JM, Ponsky JL. Percutaneous endoscopic gastrostomy: an update. *Endoscopy* 1998;30:781-89.
16. Gauderer MWL. Percutaneous endoscopic gastrostomy and the evolution of contemporary long-term enteral access. *Clin Nutr* 2002;21:103-10.
17. Jain R, Maple JT, Anderson MA et al. ASGE Standards of Practice Committee. The role of endoscopy in enteral feeding. *Gastrointest Endosc* 2011;74:7-12.
18. Suzuki Y, Tamez S, Murakami A et al. Survival of geriatric patients after percutaneous endoscopic gastrostomy in Japan. *World J Gastroenterol* 2010;16:5084-91.
19. Projeto Diretrizes. Sociedade Brasileira de Endoscopia Digestiva. *Gastrostomia Endoscópica Percutânea (GEP)*. [on line] Acesso em: 10 Abr. 2012. Disponível em: www. via URL: http://sobed.org.br/web/pdf/Gastrostomia_Endoscopica_Percutanea.pdf.
20. Sachs BA, Vine HS, Palestrant AM et al. A nonoperative technique for establishment of a gastrostomy in the dog. *Invest Radiol* 1983;18:485-87.
21. Russell TR, Brotman M, Norris F. Percutaneous gastrostomy: a new simplified and cost-effective technique. *Am J Surg* 1984;148:132-37.
22. Shastri YM, Hoepffiner N, Tessmer A et al. New introducer PEG gastropexy does not require prophylactic antibiotics: multicenter prospective randomized double-blind placebo-controlled study. *Gastrointest Endosc* 2008;67:620-28.
23. Timratana P, El-Havek K, Shimizu H et al. Percutaneous endoscopic gastrostomy (PEG) with T-fasteners obviates the need for emergent replacement after early tube dislodgement. *Surg Endosc* 2012[Epub ahead of print].
24. Fagundes RB, Cantarelli Jr JC, Fontana K et al. Percutaneous endoscopic gastrostomy and peristomal infection: an avoidable complication with the use of aminimum skin incision. *Surg Laparosc Endosc Percutan Tech* 2011;21:275-77.
25. Fernandez I, Rodriguez S, Gonzalez A et al. A comparative study of 2 technics of percutaneous endoscopic gastrostomy. *Rev Esp Enferm Dig* 1995;87:357-61.
26. Akkersdijk WL, van Bergeijk JD, van Egmond T et al. Percutaneous endoscopic gastrostomy (PEG): comparison of push and pull methods and evaluation of antibiotic prophylaxis. *Endoscopy* 1995;27:313-16.
27. Deitel M, Bendango M, Spratt EH et al. Percutaneous endoscopic gastrostomy by the "pull" and "introducer" methods. *Can J Surg* 1988;31:102-4.
28. Foster JM, Filocamo P, Nava H et al. The introducer technique is the optimal method for placing percutaneous endoscopic gastrostomy tubes in head and neck cancer patients. *Surg Endosc* 2007;21:897-901.
29. Bechtold ML, Matteson ML, Choudhary A et al. Early versus delayed feeding after placement of a percutaneous endoscopic gastrostomy: a meta-analysis. *Am J Gastroenterol* 2008;103:2919-24.
30. Eisen GM, Baron TH, Dominitz JA et al. ASGE Standards of Practice Committee. Complications of upper GI endoscopy. *Gastrointest Endosc* 2002;55:784-93.
31. Grant DG, Bradley PT, Pothier DD et al. Complications following gastrostomy tube insertion in patients with head and neck cancer: a prospective multi-institution study, systematic review and meta-analysis. *Clin Otolaryngol* 2009;34:103-12.
32. McClave SA, Chang WK. Complications of enteral access. *Gastrointest Endosc* 2003;58:739-51.
33. Wollman B, D'Agostino HB, Walus-Wigle JR et al. Radiologic, endoscopic, and surgical gastrostomy: an institutional evaluation and metaanalysis of the literature. *Radiology* 1995;197:699-704.
34. Larson DE, Burton DD, Schroeder KW et al. Percutaneous endoscopic gastrostomy Indications, success, complications and mortality in 314 consecutive patients. *Gastroenterology* 1987;93:48-52.
35. Hogan RB, DeMarco DC. Percutaneous endoscopic gastrostomy- to push or pull: a prospective randomized controlled trial. *Gastrointest Endosc* 1986;32:253-58.
36. Wiesen AJ, Sideridis K, Fernandes A et al. True incidence and clinical significance of pneumoperitoneum after PEG placement: a prospective study. *Gastrointest Endosc* 2006;64:886-89.
37. Burke DT, Hoaglin H. PEG Misplacement. *Am J Phys Med Rehabil* 2007;86:S109.
38. Lumen W, Kwek KR, Loi KL et al. Percutaneous endoscopic gastrostomy – indications and outcomes of our experience at Singapore General Hospital. *Singapore Med J* 2001;42:460-65.
39. Lee JH, Kim JJ, Kim YH et al. Increased risk of peristomal wound infections after percutaneous endoscopic gastrostomy in patients with diabetes mellitus. *Dig Liver Dis* 2002;34:857-61.
40. Lin HS, Ibrahim HZ, Kheng JW et al. Percutaneous endoscopic gastrostomy: strategies for prevention and management of complications. *Laryngoscope* 2001;111:1847-52.
41. Cruz I, Mamel JJ, Brady PG et al. Incidence of abdominal wall metastasis complicating PEG tube placement in untreated head and neck cancer. *Gastrointest Endosc* 2005;62:708-11.
42. Couto G. Overtube for preventing abdominal-wall metastasis after PEG-tube placement. *Gastrointest Endosc* 2006;63:1087.
43. Horbach T, Teske V, Hohenberger W et al. Endoscopic therapy of the buried bumper syndrome: a clinical algorithm. *Surg Endosc* 2007;21:1359-62.
44. Maple JT, Petersen BT, Baron TH et al. Direct percutaneous endoscopic jejunostomy: outcomes in 307 consecutive attempts. *Am J Gastroenterol* 2005;100:2681-88.
45. Ponsky JL, Aszodi A. Percutaneous endoscopic jejunostomy. *Am J Gastroenterol* 1984;79:113-16.
46. Baskin WN. Percutaneous endoscopic gastrostomy and placement of jejunal extension tube. *Thechinique Gastrointestinal Endosc* 2001;3:30-41.
47. Delegge M, Buck G, Fang J. Randomized Prospective Comparison of Direct Percutaneous Endoscopic Jejunoscopyc (JEPD) Feeding Tube Placemnt Versus Percutaneous Endsocpic Gastrostomy Feeding Tube Placement with Jejunal Extension (PEGJ), for Enteral Feeding. *Gastrointest Endosc* 2006;63:AB160.
48. Mackenzie SH, Haslem D, Hilden K et al. Success rate of direct percutaneous endoscopic jejunostomy in patients who are obese. *Gastrointest Endosc* 2008;67:265-69.
49. Kwon RS, Banerjee S, Desilets D et al. ASGE Technology Committee. Enteral nutrition access devices. *Gastrointest Endosc* 2010;72:236-48.
50. Shinjii N, Hiroshi A, John CF et al. Retrospective analyses of complications associated with transcutaneous replacement of percutaneous gastrostomy and jejunostomy feeding devices. *Gastrointest Endosc* 2011;74:784-91.

CAPÍTULO 47

ENDOSCOPIA NA OBESIDADE

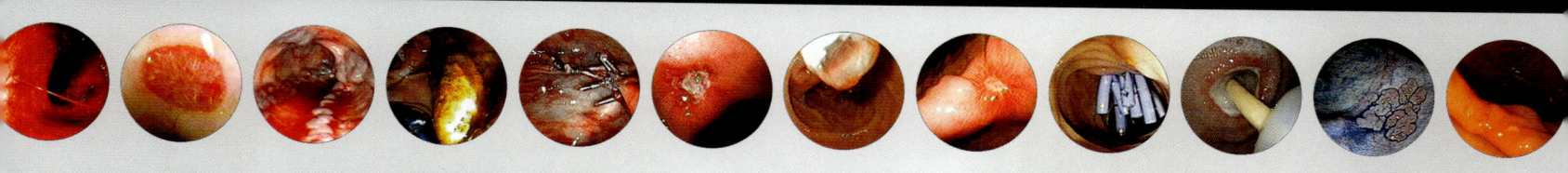

JOSEMBERG MARINS CAMPOS ■ LYZ BEZERRA SILVA
EDUARDO FRANCA PEREIRA ■ MANOEL DOS PASSOS GALVÃO NETO

INTRODUÇÃO

A pandemia da obesidade tem sido um desafio para a saúde pública mundial, principalmente em razão das comorbidades, tais como hipertensão arterial e diabetes melito, que elevam a mortalidade.[1,2] No Brasil, segundo a SBCBM, 51% da população apresenta sobrepeso, 8,5% obesidade leve, 0,6% obesidade moderada e 3% obesidade mórbida.[3]

As condutas antiobesidade mais empregadas são: dieta, hábitos alimentares adequados, exercício físico, medicamentos e métodos endoscópicos e cirúrgicos. O tratamento ideal envolve a aplicação de métodos combinados, seguindo critérios bem estabelecidos e conduzidos por equipe multidisciplinar.[4,5]

A cirurgia bariátrica tem apresentado resultados satisfatórios no controle da obesidade grave; os parâmetros clássicos de indicação cirúrgica foram definidos, em 1991, pelo National Institutes of Health (NIH) nos EUA,[6] os quais ainda são seguidos pela Agência Nacional Saúde – ANS, no Brasil. Em 2009, a Federação Internacional de Diabetes (IDF) publicou orientações de abordagem operatória para diabéticos com IMC entre 30 e 35 kg/m^2, desde que haja insucesso na conduta clínica.[7,8] Todavia, nosso País permanece com a autorização para IMC > 35 kg/m^2 (Quadro 47-1).

Considerando que a maioria das técnicas envolve o trato digestivo superior, tem sido indicada avaliação endoscópica pré e pós-operatória em grande parte dos pacientes. Além disso, o elevado número de pacientes operados tem criado a necessidade de o endoscopista aprofundar o conhecimento em endoscopia bariátrica. Isto resultará em maior apoio diagnóstico e terapêutico ao cirurgião e ao paciente bariátrico.[9]

Este capítulo tem o objetivo de apresentar ao endoscopista um resumo dos aspectos endoscópicos dos seguintes temas: diagnóstico pré-operatório, tratamento das obesidades primária e secundária, alterações anatômicas e a terapêutica das complicações das diversas técnicas.

TRATAMENTO CIRÚRGICO DA OBESIDADE

A modificação operatória da anatomia do trato gastrointestinal diminui o aporte calórico; há duas possibilidades para se alcançar este objetivo: 1) Mecanismo restritivo: reduz o reservatório e a via de saída gástrica; 2) Mecanismo predominantemente disabsortivo: ocorre desvio de um segmento do intestino delgado. Algumas técnicas empregam os dois mecanismos, que são denominadas cirurgias mistas.[10]

Quando não há indicação cirúrgica ou o paciente não aceita, podem-se realizar outras opções endoscópicas antiobesidade. Os principais tipos operatórios são (Fig. 47-1):

Banda gástrica ajustável (BGA)

Este dispositivo é implantado no organismo em três partes: porte de insuflação de metal localizado no subcutâneo abdominal, tubo de conexão e banda de silicone, que envolve o estômago proximal, sendo parcialmente recoberta pela parede gástrica. É confeccionado um pequeno reservatório gástrico, cuja via de esvaziamento é regulada pelo grau de insuflação da banda, que pode ser ajustada ambulatorialmente pelo porte subcutâneo.[8]

Apresenta mecanismo restritivo, causando saciedade precoce. Tem sido pouco utilizada atualmente, com tendência a ser substituída pela gastrectomia vertical.

Gastrectomia vertical *(Sleeve Gastrectomy)*

Também tem mecanismo restritivo a partir da confecção de um tubo gástrico vertical paralelo à pequena curvatura, com volume de cerca de 200 mL; a ressecção tem início em torno de 5 cm do piloro até o ângulo de His.[11]

Switch duodenal

É uma associação de gastrectomia vertical à anastomose duodenoileal, sendo considerada predominantemente disabsortiva, que é indicada principalmente em superobesos.[12]

Cirurgia de Scopinaro

É uma gastrectomia subtotal distal com anastomose gastroileal, a cerca de 50 cm da válvula ileocecal. Também tem mecanismo predominantemente disabsortivo e possui maior risco de desnutrição proteica.[13]

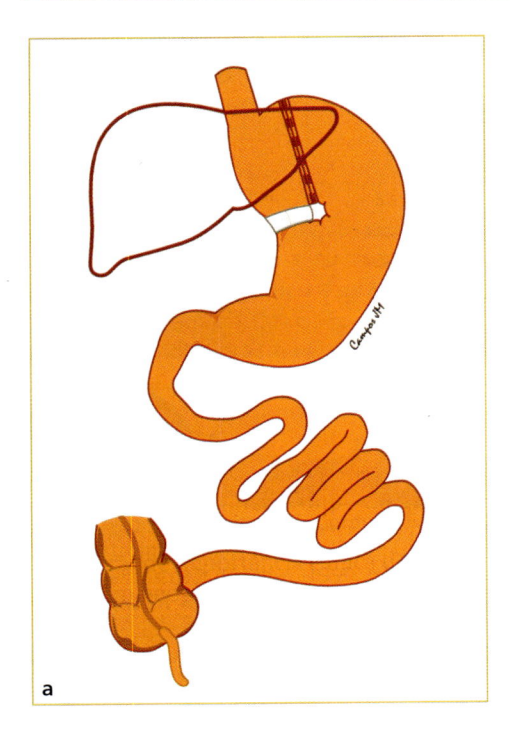

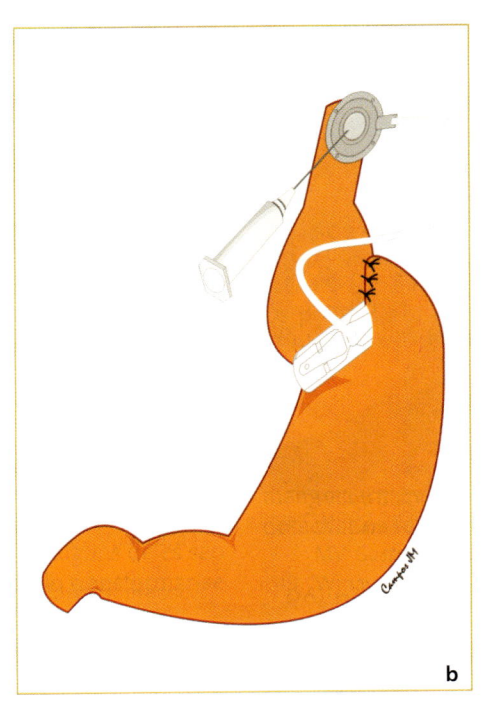

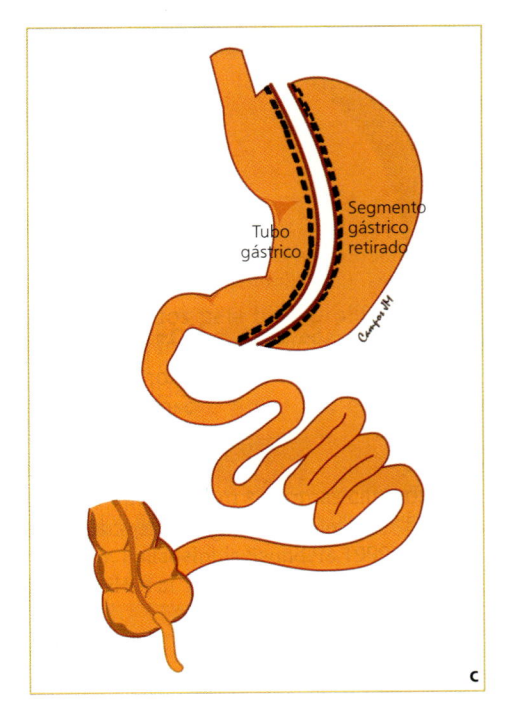

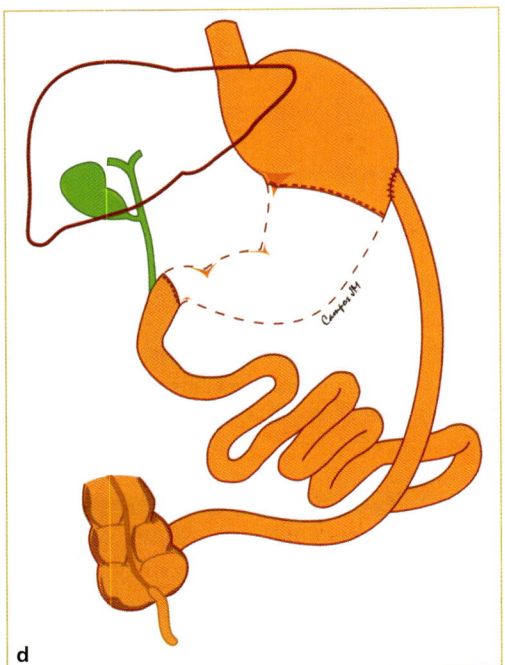

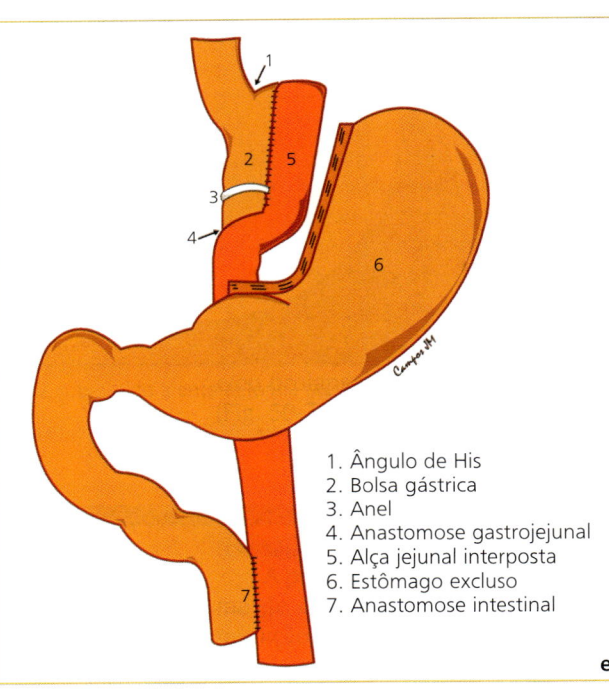

1. Ângulo de His
2. Bolsa gástrica
3. Anel
4. Anastomose gastrojejunal
5. Alça jejunal interposta
6. Estômago excluso
7. Anastomose intestinal

Fig. 47-1. Diferentes técnicas de cirurgia bariátrica. (**a**) Cirurgia de Mason. (**b**) Banda gástrica ajustável. (**c**) Gastrectomia vertical. (**d**) Cirurgia de Scopinaro. (**e**) *Bypass* gástrico em Y de Roux com anel.

Bypass gástrico em Y de Roux (com ou sem anel)

Tem mecanismo misto (restritivo e disabsortivo) e resulta da confecção de bolsa gástrica em torno de 30 mL e de um desvio intestinal.[14] O anel pode ser aplicado envolvendo a bolsa gástrica, com o objetivo de aumentar a restrição e evitar dilatação da bolsa gástrica;[15] essa prótese não deve ser usada quando há doença de refluxo gastroesofágico, dificuldade de esvaziamento esofagogástrico, idade superior a 60 anos ou mastigação inadequada. Todavia, a tendência mundial tem sido o não uso de anel.

O comprimento da bolsa gástrica e da alça alimentar e biliopancreática pode variar conforme o uso de anel e a existência de diabetes melito, respectivamente.

TRATAMENTO ENDOSCÓPICO DA OBESIDADE

Balão intragástrico (BIG)

Em 1982, nos EUA, foi iniciado o princípio do uso de um corpo estranho intragástrico para perda de peso.[16] O BIG é uma prótese de silicone esférica, que é introduzida em formato de tubo no estômago, através de EDA, sob sedação; anestesia geral é indicada em algumas situações especiais, principalmente quando há dificuldade de passagem do balão através da oro e hipofaringe, ou de acordo com o protocolo de cada instituição médica. Pode ser preenchido por líquido *(Bioenterics Intragastric Balloon)*, ou ar *(Heliosphere Bag)* (Fig. 47-2).

- *Indicação:* IMC > 27kg/m² ou em IMC > 35 kg/m² nas seguintes situações: contraindicação ou não aceitação cirúrgica, e preparo pré-operatório em superobeso, tendo essa menor indicação atualmente. O BIG tem vida útil de 6 meses, devendo ser retirado obrigatoriamente até esse período.

- *Contraindicações:* alterações anatômicas no esôfago ou faringe, grande hérnia hiatal, anormalidades congênitas e condições que propiciem hemorragia digestiva alta.

Após a colocação, os pacientes são observados no consultório de endoscopia durante 2 a 3 horas, para recuperação anestésica e observação da tolerância ao dispositivo.[17,18]

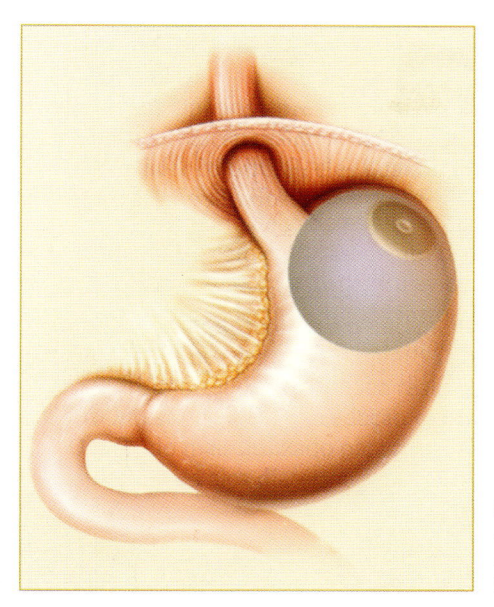

Fig. 47-2. Imagem esquemática do estômago com o balão insuflado.

Bypass duodenojejunal endoluminal (EndoBarrier)

O *EndoBarrier Gastrointestinal Liner* (GI Dynamics Inc, Lexington, MA) é um tubo impermeável de 60 cm, inserido por endoscopia, que fica ancorado no bulbo duodenal e cria um *bypass* duodenojejunal. Previne o contato do alimento digerido com a mucosa do duodeno e jejuno proximal. Tem sido autorizado no Brasil apenas para uso em estudos experimentais, existindo a possibilidade de aplicação clínica em breve (Fig. 47-3).

Tem-se mostrado eficaz no tratamento da obesidade mórbida, com moderada perda de peso a curto prazo e efeitos positivos no controle da glicemia em diabéticos. Quando comparado ao tratamento clínico (dieta), o dispositivo promove maior perda de peso.[19,20]

- *Efeitos colaterais:* dor abdominal, náusea e vômitos, podendo levar à intolerância e eventual necessidade de remoção.

ENDOSCOPIA PRÉ-OPERATÓRIA

Existem possíveis alterações inflamatórias, neoplásicas ou infecciosas *(H. pylori)* no trato gastrointestinal que devem ser tratadas antes da cirurgia. Alguns achados também podem indicar modificação na técnica a ser empregada, a critério do cirurgião-assistente. Como exemplo principal, cirurgias restritivas podem não ser adequadas para pacientes com doença do refluxo gastroesofágico, de intensidade moderada à grave.

É recomendável que se realize endoscopia digestiva alta pré-operatória, principalmente antes de técnicas com exclusão de partes do estômago e intestino. A EDA demonstrou ser valiosa, mesmo na ausência de queixas.[21]

ANATOMIA ENDOSCÓPICA

Banda gástrica ajustável

Na EDA observa-se esôfago normal com calibre e peristalse conservados. Observa-se compressão extrínseca cerca de 2 cm após a TEG, tendo o estômago peristalse e volume normais, com mucosa íntegra. O restante do exame é normal, exceto por uma prega gástrica circular visualizada à retrovisão, semelhante ao que é visto após uma fundoplicatura (Fig. 47-4).

Cirurgia de Mason

Esta gastroplastia vertical está em desuso, representada por uma bolsa vertical ao longo da pequena curvatura. À endoscopia, é visualizada uma bolsa gástrica, medindo cerca de 7 a 8 cm de comprimento e diâmetro variável, terminando em pseudopiloro de cerca de 10 a 12 mm de diâmetro que corresponde à compressão extrínseca do anel.

Após ultrapassar essa área, observam-se antro, piloro e duodeno. À retrovisão, também é possível ver a compressão do anel e o túnel no fundo gástrico (Fig. 47-5).

Gastrectomia vertical *(Sleeve Gastrectomy)*

O esôfago e a junção esofagogástrica apresentam aspecto normal. Abaixo da TEG é visualizado um tubo gástrico com diâmetro semelhante ao do esôfago, terminando no piloro. Não há alterações em duodeno (Fig. 47-6).

Switch duodenal

A visão endoscópica do estômago é semelhante à gastrectomia vertical, havendo uma anastomose duodenoileal logo após o piloro; não é possível a avaliação do restante do duodeno por EDA.

Cirurgia de Scopinaro

O aspecto endoscópico é semelhante ao visualizado em gastrectomia para tratamento de doença ulcerosa péptica ou neoplasia. Observa-se gastrectomia distal com gastroenteroanastomose ampla.

Bypass gástrico em Y de Roux (com ou sem anel)

Esôfago e junção esofagogástrica de aspectos normais, reservatório gástrico visualizado logo após a TEG, medindo entre 3 a 9 cm, e diâ-

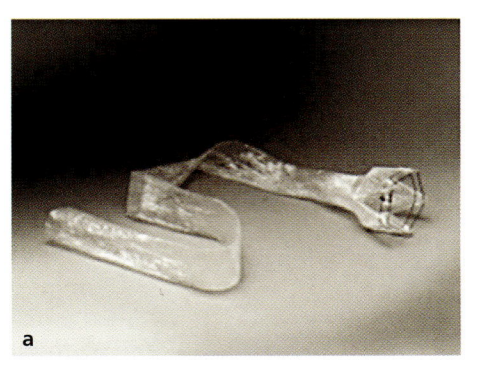

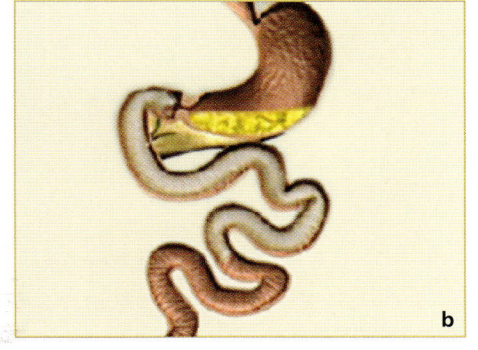

Fig. 47-3. EndoBarrier gastrointestinal Liner (GI Dynamics, Inc, Lexington, MA); EndoBarrier ancorado no duodeno criando *bypass* duodenojejunal.

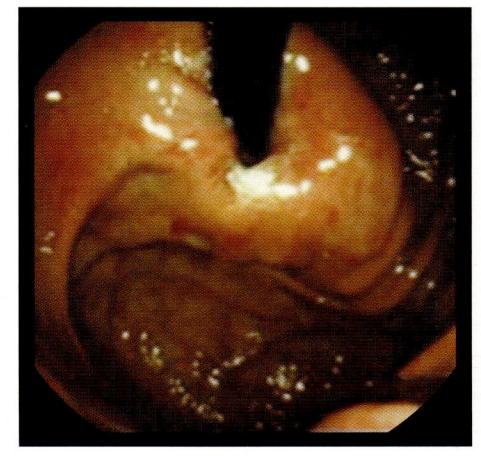

Fig. 47-4. Prega gástrica formada pela banda gástrica ajustável, à retrovisão.

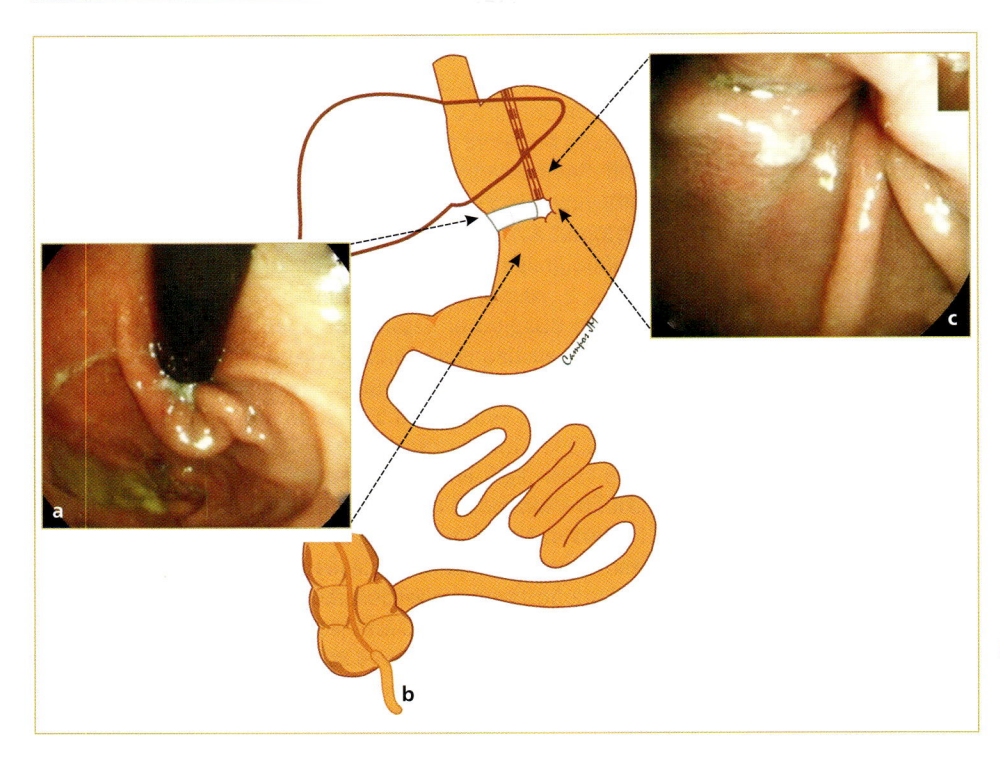

Fig. 47-5. (a) Compressão extrínseca do anel visualizada à retrovisão. (b) Desenho esquemático da cirurgia de Mason. (c) Pseudopiloro correspondendo à compressão extrínseca do anel.

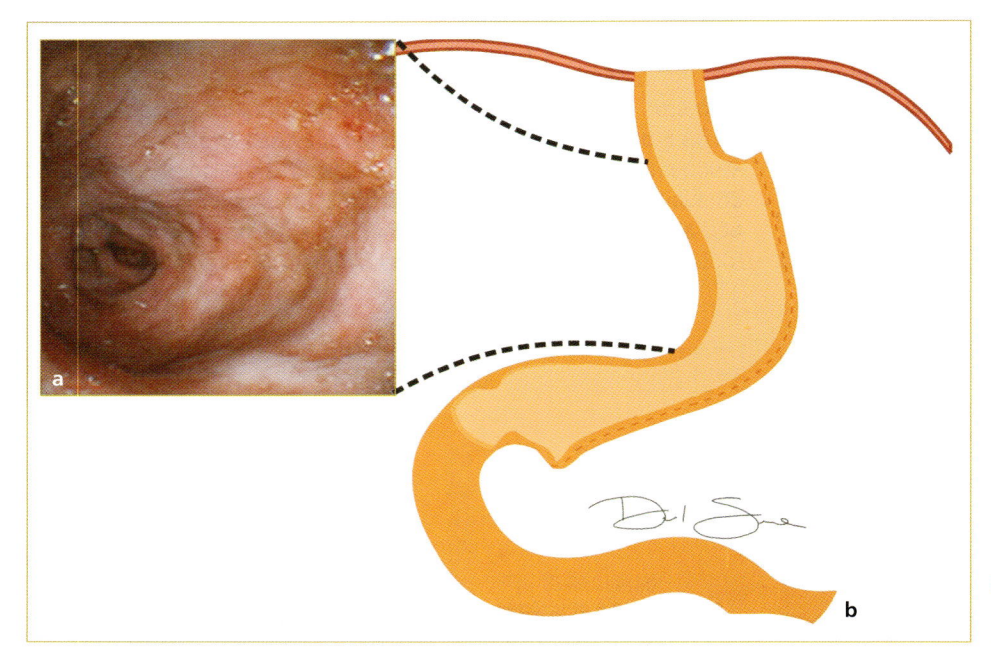

Fig. 47-6. (a) Aspecto endoscópico da gastrectomia vertical. (b) Desenho esquemático da gastrectomia vertical.

metro entre 2 a 4 cm, terminando em anastomose gastrojejunal, que habitualmente tem diâmetro em torno de 12 mm.

O anel, quando indicado, é posicionado cerca de 2 cm acima da anastomose, sendo visualizada na endoscopia uma compressão extrínseca circular, de diâmetro variável, que habitualmente é de 15 mm. Após a anastomose, é vista uma alça interposta em fundo cego, e a alça jejunal alimentar, que permite progressão do aparelho (Fig. 47-7).

TRATAMENTO ENDOSCÓPICO DE COMPLICAÇÕES DE CIRURGIA BARIÁTRICA

Impactação de alimentos

A história clínica sugestiva de obstrução digestiva alta compreende o seguinte: náuseas, vômitos, dor retroesternal e desconforto epigástrico, frequentemente associadas a alguma refeição que desencadeou os sintomas. É mais frequente após cirurgia restritiva, sendo mais comum após BGYR com anel.

A endoscopia confirma o diagnóstico e possibilita tratamento imediato. É aconselhável a realização de sedação mínima para diminuir risco de broncoaspiração. Nem sempre é necessário retirar os alimentos impactados, sendo empurrado cuidadosamente para a alça jejunal, além do fator de restrição (anel ou anastomose gastrojejunal). Pinça *basket* é o acessório mais usado. Após a resolução do quadro, deve ser pesquisada alguma etiologia específica, tal como estenose ou complicações relacionadas com o anel.

Erosão (migração) intragástrica de BGA

De acordo com revisão sistemática, erosão intragástrica de BGA ocorreu em 1,46% de 15.775 pacientes, variando de 0,23 a 32,65% entre os 25 estudos analisados, ocorrendo numa média de 12 meses após sua colocação.[22] Algumas possíveis causas são inflamação peribanda,

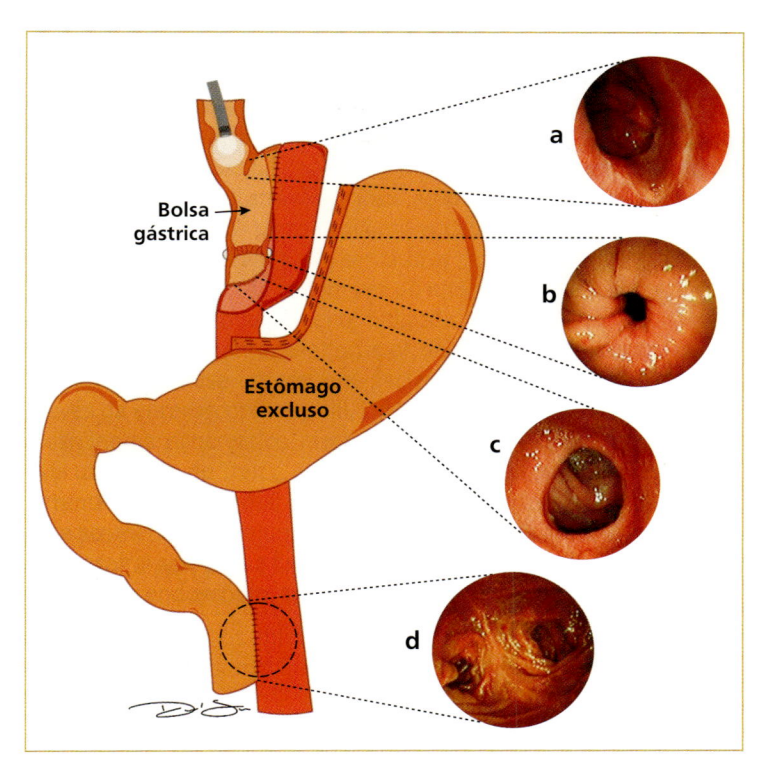

Fig. 47-7. Visão endoscópica do BGYR. (**a**) Transição esofagogástrica. (**b**) Área de compressão extrínseca do anel. (**c**) Anastomose gastrojejunal. (**d**) Alça cega e alça alimentar.

banda muito insuflada e alta pressão, técnica inadequada na criação do túnel retrogástrico e trauma cirúrgico à parede gástrica.

A possibilidade de erosão deve ser avaliada por EDA, quando surgirem sintomas, como dor epigástrica com irradiação para as costas, dor retroesternal ou intensa dor no ombro, infecção no porte subcutâneo ou até reganho de peso.

Geralmente ocorre de forma lenta e gradual, causando uma inflamação com bloqueio ao redor da prótese, impedindo o vazamento de fluidos para a cavidade abdominal. À endoscopia é possível a visualização direta da prótese no interior do lúmen gástrico, em retrovisão. A remoção endoscópica tem sido a terapêutica mais empregada, por ser minimamente invasiva e dispensar sutura da parede, com sucesso de 95%, e baixa taxa de complicações.[23] Ao se visualizar erosão menor que 50% da circunferência da BGA, conduta expectante pode ser adotada, visando a aguardar uma maior penetração e facilidade técnica. Em tais casos, é essencial que o paciente seja mantido em uso de IBP e com reavaliações periódicas, procurando flagrar possíveis complicações, como hemorragia digestiva e infecção intra-abdominal grave.[24,25]

O primeiro passo na retirada endoscópica é a secção da banda, podendo ser feita com cortador de banda gástrica ou tesoura endoscópica.

- *Cortador de banda gástrica:* o fio de corte é passado entre a prótese e a parede gástrica, sendo puxado por dentro da banda até a boca, para que as duas alças envolvam a prótese. Fora do paciente, as alças são introduzidas em uma bainha de metal flexível, que desliza até a banda, evitando a inclusão de mucosa. As alças são giradas em sistema de roldana, estrangulando a prótese até sua secção.
- *Pinça-tesoura:* a secção é realizada após vários cortes da prótese, em retrovisão. Só está indicada na impossibilidade de uso do cortador de banda gástrica ou em próteses de menor consistência.

Após a secção, a banda é tracionada para a luz gástrica com o auxílio de pinça de corpo estranho ou alça de polipectomia. Deve-se fazer um movimento no sentido do antro, para interiorizar completamente a banda, permitindo uma melhor "pega". O porte subcutâneo deve ser, então, retirado por cirurgião.[23,26]

Erosão (migração) de anel

O BGYR sem anel parece ser uma tendência mundial, mas ainda assim, há muitos pacientes já operados, que possuem anel e que podem vir a apresentar complicações, como erosão, estenose, deslizamento ou intolerância alimentar.

A incidência de erosão intragástrica pode variar de 0,9 a 7%, geralmente é tardia, ocorrendo de formas lenta e gradual, com bloqueio inflamatório ao redor do anel, impedindo o vazamento de secreção gástrica para a cavidade. O quadro clínico é inespecífico, com 15% dos pacientes sendo assintomáticos. Os sintomas mais comuns são reganho de peso, dor epigástrica, sintomas obstrutivos e hemorragia digestiva.[27] Diante de pacientes com tais sintomas, é ideal que se realize uma EDA.

A remoção endoscópica é segura e eficaz, numa fase precoce, o único achado pode ser uma úlcera no sítio do anel. Semelhante aos casos de migração de BGA, na presença de migração insuficiente, pode-se adotar conduta expectante visando a uma maior penetração da prótese.

A secção com pinça-tesoura deve ser feita com instrumento que tenha lâminas longas e capazes de envolver e fixar o anel. Pode ser realizada com endoscópio de um e dois canais, tendo o duplo canal a vantagem de facilitar a tração do anel com uma pinça, enquanto a tesoura secciona a prótese através do outro canal (Fig. 47-8).

A pinça deve ser aberta distalmente ao anel migrado, sendo levemente retraída e posicionada de modo a envolver completamente o anel. Após o primeiro corte, pode haver rompimento do fio interno do anel, sendo o suficiente para sua retirada. A manobra deve ser repetida até que a prótese possa ser mobilizada. Após sua secção, pode ser removido com pinça de corpo estranho ou alça de polipectomia.

Deslizamento, estenose e intolerância ao anel

Na presença de vômitos pós-alimentares e outros sintomas obstrutivos, deve ser investigada a possibilidade de deslizamento, estenose ou simples intolerância ao anel. Nos deslizamentos, há cavalgamento do anel sobre a alça jejunal, gerando uma compressão extrínseca que leva à dificuldade de esvaziamento. Mesmo na ausência de estenose, existe um grupo de pacientes que, apesar de normalidade anatômica, apresentam episódios de vômitos frequentes, condição que denominamos de intolerância alimentar secundária à presença do anel.

Os achados endoscópicos são: esofagite, bolsa gástrica dilatada, ausência de compressão extrínseca do anel na bolsa gástrica, impactação alimentar, passagem ou não do endoscópio para o jejuno, convergência de pregas jejunais para a área de estenose, prolapso da mucosa jejunal para o *pouch,* anastomose gastrojejunal ampla e pérvia, alça jejunal eferente em fundo cego, alça eferente com mucosa isquêmica ou necrótica (Fig. 47-9).

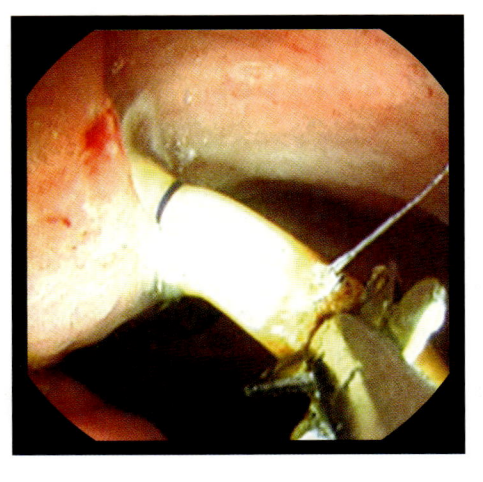

Fig. 47-8. Anel erodido sendo retirado com auxílio de pinça-tesoura.

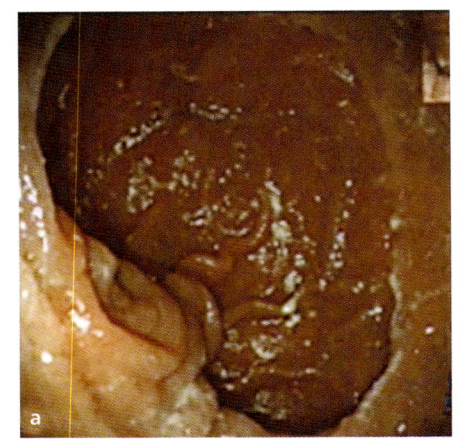

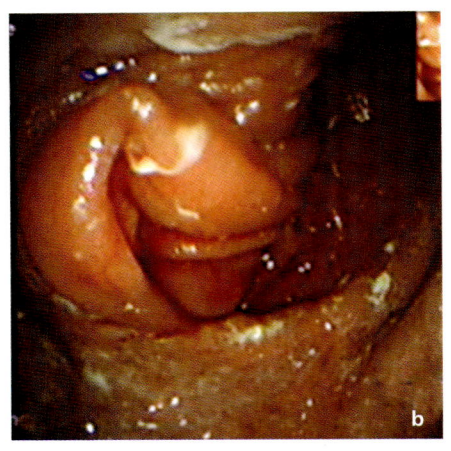

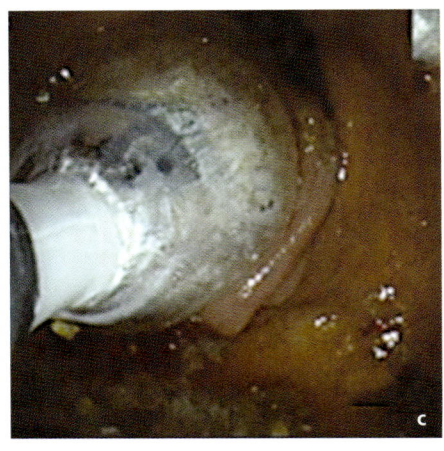

Fig. 47-9. Achados do deslizamento de anel. (**a**) Bolsa gástrica aumentada. (**b**) Prolapso de mucosa jejunal para bolsa gástrica. (**c**) Dilatação do anel com balão de acalasia.

Apesar de ser um método invasivo e com riscos intra e pós-operatórios, a remoção cirúrgica do anel tem sido o tratamento padrão. Dilatação com balão de acalasia é uma opção segura e pouco invasiva. O procedimento leva à ruptura ou dilatação do fio interno do anel, aumentando o diâmetro, resolvendo os sintomas. No entanto, se o anel for fechado com *locker* como numa BGA, ou se houver isquemia na área do anel, dilatação não deve ser tentada.

Os procedimentos são realizados sob sedação profunda, já que a insuflação de balão de 30 mm costuma causar dor abdominal. Pode ser realizado sob fluoroscopia, a depender da segurança do endoscopista. Se o paciente apresentar dor nas costas e ombro, pneumoperitônio deve ser considerado.[28]

Quando a dilatação não surte os efeitos desejados, ou nos casos em que o fio interno do anel não é passível de dilatação, uma prótese plástica autoexpansível pode ser utilizada com a finalidade de promover migração intragástrica e posterior retirada do anel.[29]

Após a dilatação endoscópica, um possível efeito colateral seria o reganho de peso que pode ser observado, por dilatação da anastomose, ao contrário do que acontece com o tratamento através de prótese, visto que no local onde ocorre a migração do anel forma-se um anel de fibrose que também promove o retardo do esvaziamento gástrico e, consequentemente, maior saciedade.

- **Prótese plástica autoexpansível para remoção de anel transgástrica**

Os autores apresentam 22 pacientes que apresentaram estenose gástrica decorrente do anel pós-BGYR, sendo tratados com remoção endoscópica através de prótese (Fig. 47-10). Após um acompanhamento curto menor do que 1 ano, o grupo apresenta melhora da sintomatologia, com boa tolerância alimentar, ingestão sem dificuldade de sólidos, inclusive de carne vermelha. Este procedimento resolve a disfagia sem causar importante reganho de peso, considerando que o processo de migração do anel evita a ocorrência de *pouch* com grande diâmetro, evitando ingestão excessiva de alimentos graças à restrição residual.

Estenose de anastomose gastrojejunal em BGYR

A anastomose gastrojejunal é propositalmente construída com um diâmetro estreito, e a taxa de estenose pode chegar a 27% após procedimentos endoscópicos, geralmente ocorrendo aproximadamente 1 mês após a cirurgia. Não há consenso na literatura sobre a melhor opção de tratamento, sendo que a dilatação endoscópica é uma tendência, em razão da baixa complexidade e morbimortalidade (Fig. 47-11).

Após revisão sistemática, 23 estudos foram analisados, envolvendo 760 pacientes submetidos à dilatação. Os estudos indicaram que um pequeno número de dilatações, entre 1 e 2, é suficiente para resolver a complicação. Nos casos de estenose recorrente, após duas dilatações, ou com fibrose na gastrojejunostomia, o tratamento pode ser feito por estenostomia, utilizando *needle-knife*. Um balão hidrostático pode ser utilizado, sendo gradualmente insuflado com solução salina, sob visão direta. O diâmetro médio do balão utilizado foi de 17 mm.

Balão tipo TTS foi ut4ilizado por 69,5% dos autores, e sonda de Savary-Gilliard foi usada no restante. Apenas 2% dos pacientes necessitaram de revisão cirúrgica após dilatação. A taxa de complicação foi de 2,5%, sendo mais comum a perfuração, ocorrendo em 1,86% dos pacientes, com tratamento conservador em sua grande maioria (Fig. 47-12).

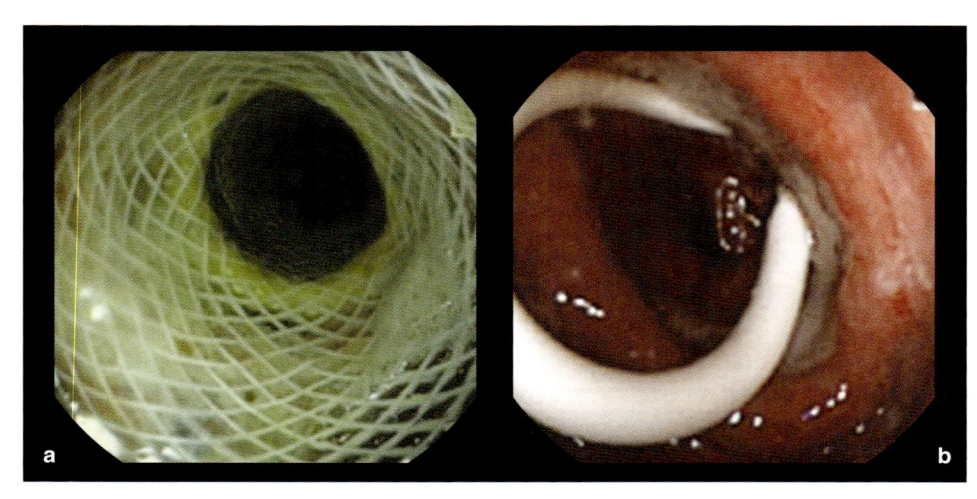

Fig. 47-10. (**a**) Prótese com anel erodido. (**b**) Anel erodido após retirada da prótese.

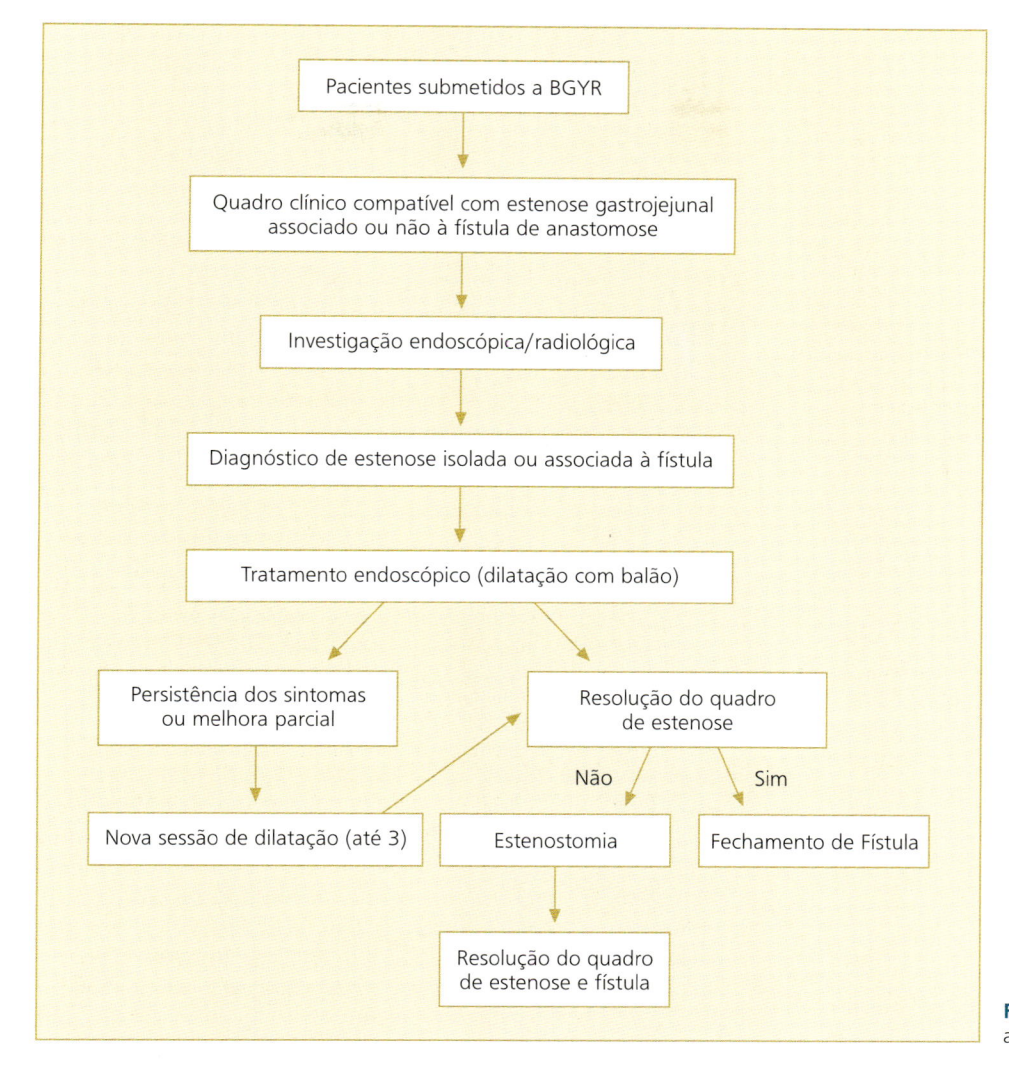

Fig. 47-11. Fluxograma do tratamento da estenose de anastomose gastrojejunal.

Fístula

Costuma ser mais frequente nas primeiras semanas de pós-operatório, tendo baixa incidência (< 1%), mas de considerável morbimortalidade.[30] Isquemia no ângulo de His e alterações mecânicas, como falha de grampeamento ou sutura e aumento de pressão intraluminal, fazem parte da etiopatogenia (Fig. 47-13).

O tratamento clássico envolve reoperação, drenagem de coleções e alimentação distal ao orifício fistuloso. No entanto, a terapêutica pode ser insatisfatória, e a fístula pode evoluir cronicamente, acometendo outras regiões, criando as seguintes fístulas: gastrocutânea, gastrojejunal (comunicação com alça cega), gastrogástrica (comunicação com estômago excluso), gastrocutânea, gastrobrônquica entre outras.[31,32]

Especialmente quando a cirurgia primária é uma gastrectomia vertical ou BGYR, a fístula pode estar relacionada com uma área de estreitamento, que aumenta a pressão endoluminal do *pouch*, dificultando sua cicatrização.[33] Em tais casos, o tratamento cirúrgico é de baixa eficácia pois não costuma resolver a causa subjacente, sendo o tratamento endoscópico uma boa opção, através de uso de prótese, estenostomia, dilatação com balão e septoplastia (Figs. 47-14 e 47-15).[34]

■ Dilatação endoscópica

Quando a cirurgia primária é um BGYR sem anel, a estenose da anastomose gastrojejunal pode ser dilatada com balões de até 20 mm (CRE – Boston Scientific, Natick, MA), durante 3 minutos. Se houver anel, pode ser utilizado um balão de acalasia, de 30 mm (Rigiflex –

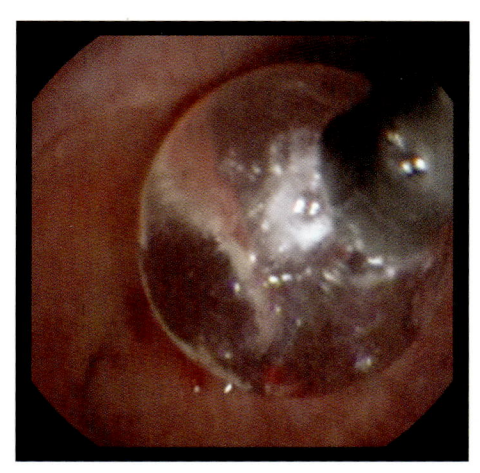

Fig. 47-12. Dilatação de estenose de anastomose gastrojejunal com balão TTS.

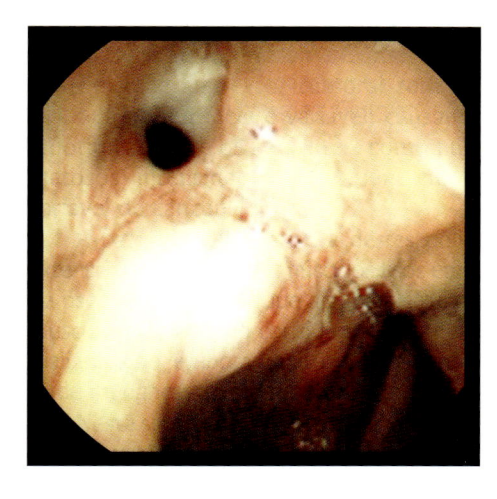

Fig. 47-13. Imagem endoscópica de fístula no ângulo de His.

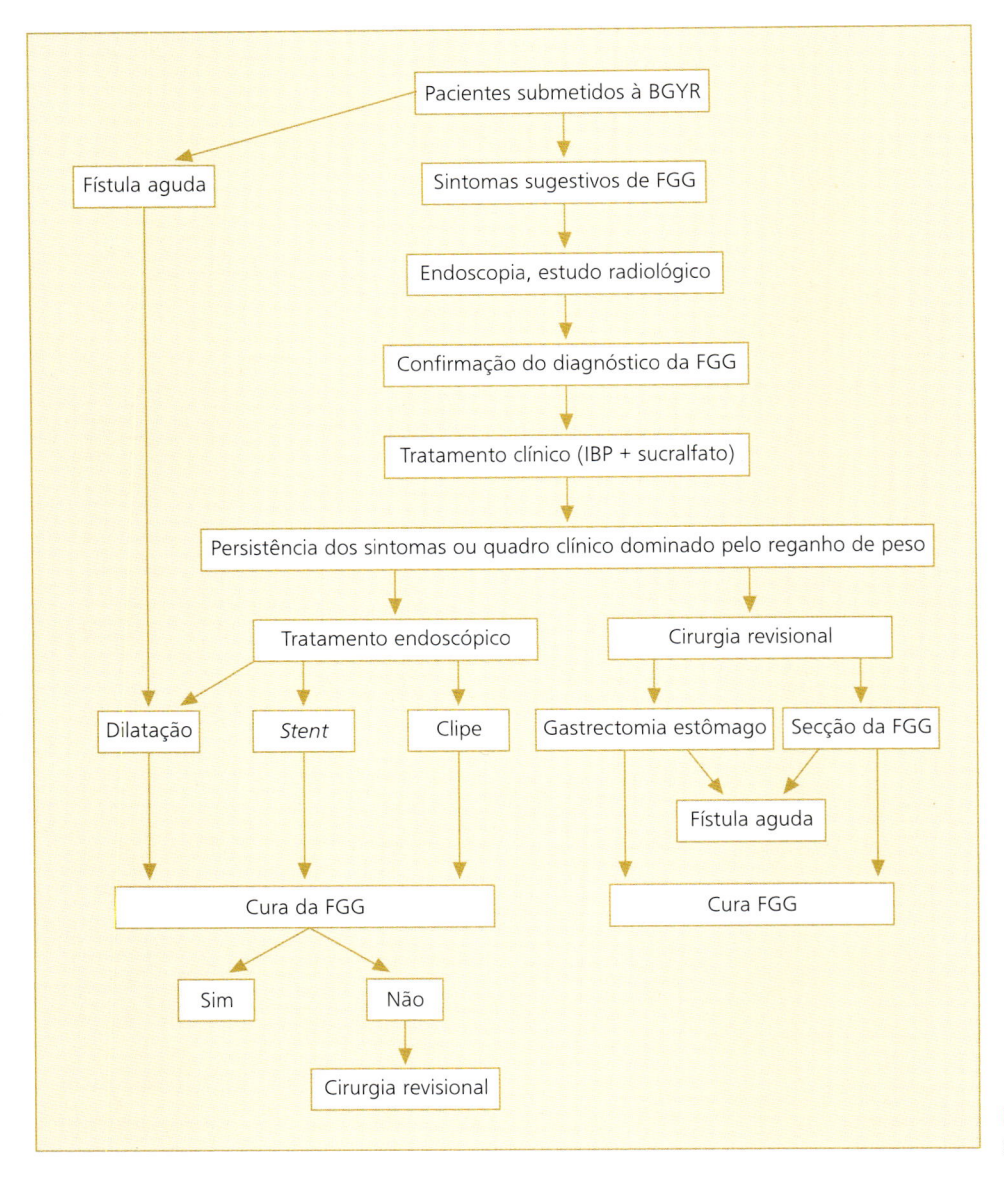

Fig. 47-14. Fluxograma do tratamento da fístula gastrogástrica aguda e crônica.

Boston Scientific, Natick, MA), que é gradualmente insuflado até que haja ruptura ou estiramento do fio interno do anel.[34]

Nos casos de gastrectomia vertical, a área de estreitamento da bolsa gástrica é submetida à dilatação, usando balão de 30 mm, aplicando técnica similar ao BGYR com anel. Raios X contrastados são a melhor maneira de se detectar e avaliar a área de estreitamento; a visão endoscópica também pode complementar este diagnóstico.[34] Atualmente, os RX contrastados têm sido menos indicados em nosso Serviço, sendo realizada endoscopia para confirmação do diagnóstico e imediata dilatação.

▪ Estenostomia

Em BGYR a área de estenose na anastomose gastrojejunal pode ser seccionada, utilizando-se um Micro*knife* XL (Boston Scientific, Natick, MA), seguida de dilatação com balão de 20 mm. Em gastrectomia vertical, habitualmente indicamos dilatação com balão de 30 mm *incisura angularis* (Fig. 47-16).[34]

▪ Septotomia para drenagem interna de abscesso

O septo próximo ao orifício fistuloso facilita a passagem de secreção pelo trajeto da fístula, contribuindo para a formação de abscesso e dificultando a cicatrização. O septo pode ser seccionado por Micro*knife* (Boston Scientific, Natick, MA), seguido por dilatação com balão de 30 mm (Fig. 47-17).[34]

▪ Prótese plástica autoexpansível

A prótese tem sido indicada principalmente na fase precoce da fístula (< 30 dias), que exerce a função de bloqueio interno do orifício da fístula e tratamento da estenose distal. A principal vantagem é a provável diminuição do número de sessões endoscópicas e o possível controle da sepse através da diminuição da contaminação abdominal.

Além disso, o uso da endoscopia no tratamento da fístula traz outras vantagens:

- Diagnóstico mais preciso do orifício fistuloso.
- Diagnóstico da estenose gástrica ao nível do anel, de todo o *pouch* ou na anastomose.
- Visualização de dreno no trajeto fistuloso ou intragástrico.
- Remoção de corpo estranho (fios e anel migrado) na área da fístula.
- Limpeza da cavidade perigástrica, removendo secreções, corpo estranho ou pus.
- Possibilidade de irrigação da cavidade perigástrica através de colocação de sonda nasocavitária.
- Avaliação da fístula e definição da estratégia terapêutica.

Além do tratamento endoscópico, é indicada alimentação por gastrostomia, jejunostomia ou sonda nasoenteral, substituindo a nutrição parenteral total, principalmente após 2 semanas de tratamento.

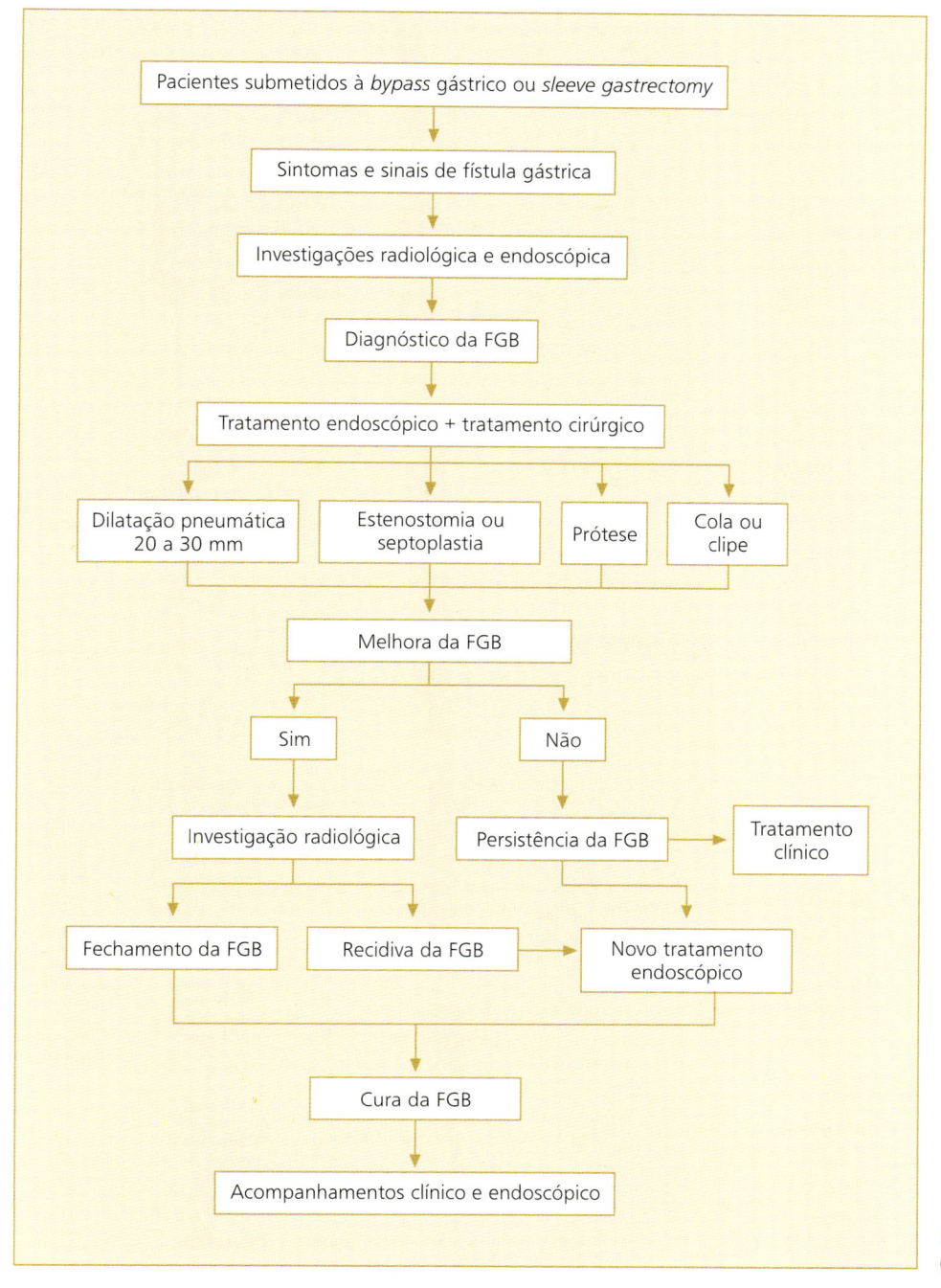

Fig. 47-15. Fluxograma do tratamento da fístula gastrobrônquica (FGB) após cirurgia bariátrica.

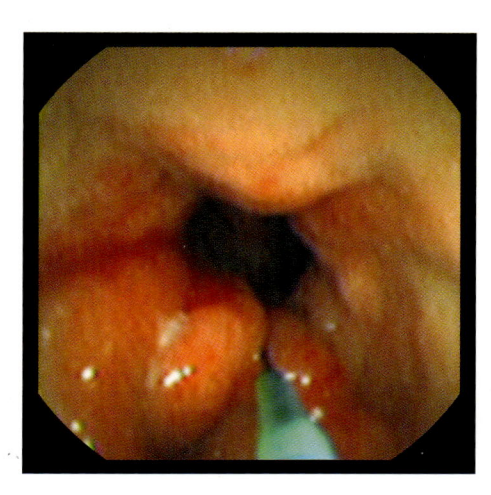

Fig. 47-16. Estenostomia com uso de MicroKnife. (Boston Scientific, Natick, MA.)

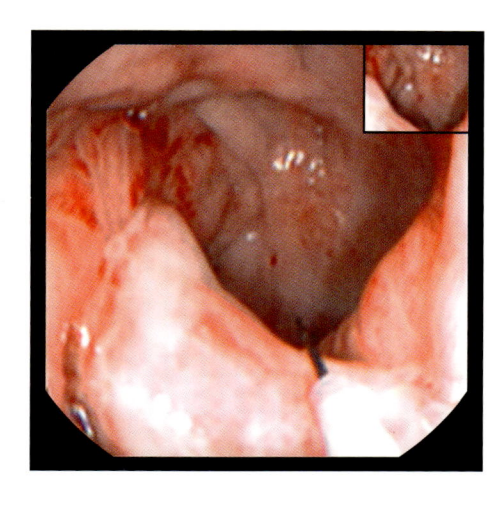

Fig. 47-17. Secção de septo com uso de MicroKnife. (Boston Scientific, Natick, MA.)

Reganho de peso após BGYR

A perda de peso insatisfatória ou o reganho pode estar associado a diversos fatores, como erro alimentar, fístula gastrogástrica, erro na técnica cirúrgica, complicações do anel, *pouch* com capacidade maior que 50 mL e dilatação da anastomose gastrojejunal.

É recomendado que todos os pacientes com tal queixa sejam avaliados quanto à possibilidade de erro alimentar e fatores comportamentais. A anastomose gastrojejunal é considerada dilatada quando possui diâmetro maior que 14 mm, prejudicando o componente restritivo da técnica. A reoperação tem sido a opção mais tradicional, mas ainda assim é procedimento de grande porte com morbimortalidade significativa.[35,36]

A aplicação de plasma de argônio tem sido utilizada por muitos anos para ablação de esôfago de Barrett e tratamento paliativo de malignidades no trato digestivo superior. A APC leva à fusão de tecidos apostos e induz a uma reação inflamatória e resposta fibrótica. O plasma de argônio pode, então, ser aplicado na anastomose gastrojejunal dilatada, com o intuito de levar a uma diminuição do diâmetro da mesma.[37]

Para que se chegue a tal efeito, a coagulação deve ser feita de forma circunferencial, e geralmente é necessária mais de uma sessão (Fig. 47-18). Pode ser utilizado em associação a equipamentos de sutura endoscópica, como o Apollo ou EndoCinch (CR Bard, Murray Hill, NJ, EUA).[38]

CONSIDERAÇÕES FINAIS

- A obesidade e a cirurgia bariátrica vêm crescendo no mundo.
- O endoscopista vem realizando progressivamente endoscopia diagnóstica e terapêutica em pacientes bariátricos. Isto levou à criação do termo endoscopia "bariátrica".
- Os serviços de cirurgia bariátrica devem estar vinculados a serviços de endoscopia com médicos experientes em endoscopia bariátrica.
- As principais técnicas autorizadas e usadas atualmente são: *bypass* gástrico, gastrectomia vertical, banda gástrica ajustável (BGA) e *switch* duodenal.
- O balão intragástrico é a opção mais utilizada de tratamento endoluminal da obesidade, sendo indicado para pacientes com IMC > 27kg/m², principalmente com sobrepeso e obesidade leve. O tratamento multidisciplinar é fundamental.
- O EndoBarrier poderá ser uma opção de tratamento endoluminal da obesidade e DM2.
- A endoscopia digestiva alta no pré-operatório de cirurgia bariátrica deve ser realizada de rotina, pois pode diagnosticar alterações inflamatórias, neoplásicas ou infecciosas *(H. Pylori)*. Isto poderá mudar a técnica operatória. Por ex.: não indicar cirurgia restritiva em pacientes com doença do refluxo esofagogástrica, de intensidade moderada à grave.
- Diante de erosão insuficiente de BGA, conduta expectante deve ser adotada, mantendo vigilância clínica. A remoção endoscópica é segura e eficaz.
- A erosão de anel pós-BGYR é uma complicação tardia, que deve ser removida por endoscopia em regime ambulatorial.
- Deslizamento, estenose ou intolerância ao anel podem ser tratados por dilatação com balão ou remoção endoluminal do anel com prótese; são opções eficazes e de baixa morbidade, que evita reoperação.
- Estenose de anastomose gastrojejunal pós-BGYR é tratada por dilatação com balão TTS, que é o padrão ouro.
- Fístula gástrica após BGYR ou gastrectomia vertical habitualmente está associada à estenose distal. A terapêutica endoscópica inclui dilatação com balão, estenostomia, septotomia e uso de prótese. A terapia precoce parece reduzir o tempo de cura e evitar reoperação.
- Reganho de peso pode estar associado a erro alimentar, fatores comportamentais e anormalidades anatômicas. Anastomose gastrojejunal ampla pode ser estreitada pela aplicação de plasma de argônio e/ou sutura endoscópica.

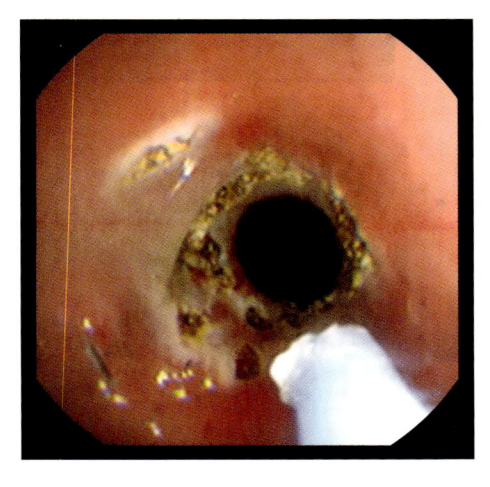

Fig. 47-18. Aplicação de plasma de argônio de forma circunferencial em anastomose gastrojejunal.

REFERÊNCIAS BIBLIOGRÁFICAS

1. Pischon T, Boeing H, Hoffmann K et al. General and abdominal adiposity and risk of death in Europe. *N Engl J Med* 2008 Nov. 13;359(20):2105-20.
2. Li Z, Bowerman S, Heber D. Health ramifications of the obesity epidemic. *Surg Clin North Am* 2005 Aug.;85(4):681-701.
3. SBCBM [homepage on the internet]. São Paulo, SP: SBCBM; [atualizado em outubro 2009; citado em: Junho 2012]. Disponível em: <http://www.sbcb.org.br/obesidade.asp?menu=4>
4. Buchwald H, Oien DM. Metabolic/bariatric surgery Worldwide 2008. *Obes Surg* 2009 Dec.;19(12):1605-11.
5. Buchwald H, Estok R, Fahrbach K et al. Weight and type 2 diabetes after bariatric surgery: systematic review and meta-analysis. *Am J Med* 2009 Mar.;122(3):248-56 e5.
6. NIH conference. Gastrointestinal surgery for severe obesity. Consensus development conference panel. *Ann Intern Med* 1991 Dec. 15;115(12):956-61.
7. IDF Position Statement: Bariatric Surgical and Procedural Interventions in the Treatment of Obese Patients with Type 2 Diabetes – A position statement from the International Diabetes Federation Taskforce on Epidemiology and Prevention 2009.
8. de Sa VC, Ferraz AA, Campos JM et al. Gastric bypass in the treatment of type 2 diabetes in patients with a BMI of 30 to 35 kg/m2. *Obes Surg* 2011 Mar.;21(3):283-87.
9. Huang CS, Farraye FA. Endoscopy in the bariatric surgical patient. *Gastroenterol Clin North Am* 2005 Mar.;34(1):151-66.
10. Ferraz AAB, Campos JM, Evangelista LFL et al. Técnicas atuais em cirurgia bariátrica. In: Campos JM, Galvão Neto MP, Moura EGH. (Eds.). Endoscopia em cirurgia da obesidade. São Paulo: Santos, 2008. p. 27-37.
11. Roa PE, Kaidar-Person O, Pinto D et al. Laparoscopic sleeve gastrectomy as treatment for morbid obesity: technique and short-term outcome. *Obes Surg* 2006 Oct.;16(10):1323-26.
12. Peterli R, Wolnerhanssen BK, Peters T et al. Prospective study of a two-stage operative concept in the treatment of morbid obesity: primary lap-band followed if needed by sleeve gastrectomy with duodenal switch. *Obes Surg* 2007 Mar.;17(3):334-40.
13. Scopinaro N, Marinari GM, Camerini G. Laparoscopic standard biliopancreatic diversion: technique and preliminary results. *Obes Surg* 2002 June;12(3):362-65.
14. Marema RT. Laparoscopic Roux-en-Y gastric bypass: a step-by-step approach. *J Am Coll Surg* 2005 June;200(6):979-82.
15. Evangelista LF, Campos JM, Ferraz AAB et al. Uso de anillo en bypass gástrico: Ventajas y desventajas. *Rev Chilena Cir* 2009;61:571-77.
16. Nieben OG, Harboe H. Intragastric balloon as an artificial bezoar for treatment of obesity. *Lancet* 1982 Jan. 23;1(8265):198-99.
17. Marchesini JCD, Marchesini JB, Galvão Neto MP et al. Balão intragástrico e assistência da equipe multidisciplinar. In: Campos JM, Galvão Neto MP, Moura EGH. (Eds.). *Endoscopia em cirurgia da obesidade*. São Paulo: Santos, 2008. p. 93-104.

18. Doldi SB, Micheletto G, Perrini MN *et al*. Intragastric balloon: another option for treatment of obesity and morbid obesity. *Hepatogastroenterology* 2004 Jan.-Feb.;51(55):294-97.
19. Schouten R, Rijs CS, Bouvy ND *et al*. A multicenter, randomized efficacy study of the EndoBarrier Gastrointestinal Liner for presurgical weight loss prior to bariatric surgery. *Ann Surg* 2010 Feb.;251(2):236-43.
20. Rodriguez-Grunert L, Galvao Neto MP, Alamo M *et al*. First human experience with endoscopically delivered and retrieved duodenal-jejunal bypass sleeve. *Surg Obes Relat Dis* 2008 Jan.-Feb.;4(1):55-59.
21. Sharaf RN, Weinshel EH, Bini EJ *et al*. Endoscopy plays an important preoperative role in bariatric surgery. *Obes Surg* 2004 Nov.-Dec.;14(10):1367-72.
22. Egberts K, Brown WA, O'Brien PE. Systematic review of erosion after laparoscopic adjustable gastric banding. *Obes Surg* 2011 Aug.;21(8):1272-79.
23. Neto MP, Ramos AC, Campos JM *et al*. Endoscopic removal of eroded adjustable gastric band: lessons learned after 5 years and 78 cases. *Surg Obes Relat Dis* 2010 July-Aug.;6(4):423-27.
24. Campos J, Ramos A, Galvao Neto M *et al*. Hypovolemic shock due to intragastric migration of an adjustable gastric band. *Obes Surg* 2007 Apr.;17(4):562-64.
25. Campos JM, Evangelista LF, Neto MP *et al*. Translumenal endoscopic drainage of abdominal abscess due to early migration of adjustable gastric band. *Obes Surg* 2010 Feb.;20(2):247-50.
26. Campos JM, Evangelista LF, Galvao Neto MP *et al*. Small erosion of adjustable gastric band: endoscopic removal through incision in gastric wall. *Surg Laparosc Endosc Percutan Tech* 2010 Dec.;20(6):e215-17.
27. Fobi M, Lee H, Igwe D *et al*. Band erosion: incidence, etiology, management and outcome after banded vertical gastric bypass. *Obes Surg* 2001 Dec.;11(6):699-707.
28. Campos JM, Evangelista LF, Ferraz AA *et al*. Treatment of ring slippage after gastric bypass: long-term results after endoscopic dilation with an achalasia balloon (with videos). *Gastrointest Endosc* 2010 July;72(1):44-49.
29. Blero D, Eisendrath P, Vandermeeren A *et al*. Endoscopic removal of dysfunctioning bands or rings after restrictive bariatric procedures. *Gastrointest Endosc* 2010 Mar.;71(3):468-74.
30. Fernandez Jr AZ, DeMaria EJ, Tichansky DS *et al*. Experience with over 3,000 open and laparoscopic bariatric procedures: multivariate analysis of factors related to leak and resultant mortality. *Surg Endosc* 2004 Feb.;18(2):193-97.
31. Campos JM, Siqueira LT, Ferraz AA *et al*. Gastrobronchial fistula after obesity surgery. *J Am Coll Surg* 2007 Apr.;204(4):711.
32. Campos JM, Siqueira LT, Meira MR *et al*. Gastrobronchial fistula as a rare complication of gastroplasty for obesity: a report of two cases. *J Bras Pneumol* 2007 Aug.;33(4):475-79.
33. Zundel N, Hernandez JD, Galvao Neto M *et al*. Strictures after laparoscopic sleeve gastrectomy. *Surg Laparosc Endosc Percutan Tech* 2010 June;20(3):154-58.
34. Campos JM, Pereira EF, Evangelista LF *et al*. Gastrobronchial fistula after sleeve gastrectomy and gastric bypass: endoscopic management and prevention. *Obes Surg* 2011 Oct.;21(10):1520-29.
35. Higa KD, Boone K, Nimeri A *et al*. Gastric bypass: increased restriction for poor weight loss. *Surg Endosc* 2007 Nov.;21(11):1922-23.
36. Schwartz RW, Strodel WE, Simpson WS *et al*. Gastric bypass revision: lessons learned from 920 cases. *Surgery* 1988 Oct.;104(4):806-12.
37. Aly A. Argon plasma coagulation and gastric bypass—a novel solution to stomal dilation. *Obes Surg* 2009 June;19(6):788-90.
38. Fernandez-Esparrach G, Lautz DB, Thompson CC. Peroral endoscopic anastomotic reduction improves intractable dumping syndrome in Roux-en-Y gastric bypass patients. *Surg Obes Relat Dis* 2010 Jan.-Feb.;6(1):36-40.

CAPÍTULO 48

AFECÇÕES DO INTESTINO DELGADO

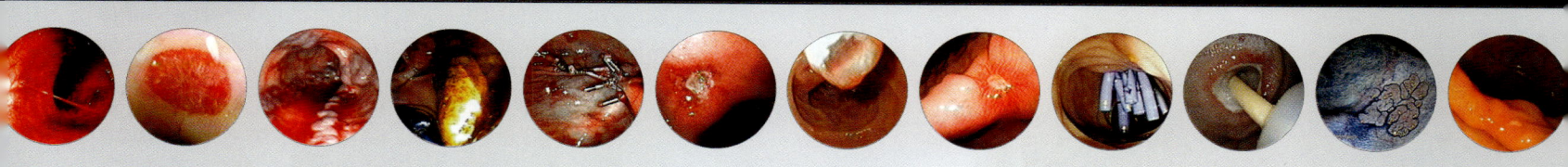

ADRIANA VAZ SAFATLE-RIBEIRO

INTRODUÇÃO

Tanto a cápsula endoscópica (CE) como a enteroscopia assistida por balão (EAB), seja de duplo (EDB) ou balão único (EUB), mudaram o algoritmo diagnóstico e terapêutico das doenças do intestino delgado.[22]

Várias são as indicações para o exame do intestino delgado, tais como: sangramento gastrointestinal obscuro (SGIO), tumores, poliposes, doença de Crohn entre outras.

A CE é método seguro, eficaz e não invasivo, a qual permite adequada avaliação de todo o intestino delgado, além da possibilidade de revisão das imagens.

Por outro lado, o exame total do intestino com EAB é alcançado, geralmente, através da combinação das vias oral e anal com taxa de sucesso que varia de 25 a 80%. Deve-se lembrar, contudo, que nem sempre é necessária a avaliação de todo o delgado para se obter o diagnóstico.

A grande vantagem da EAB se deve à possibilidade da realização de biópsias, além do tratamento endoscópico.[9,32,40,43,45] Hemostasia, dilatação, polipectomia, mucosectomia, passagem de prótese e retirada de corpo estranho são exemplos de procedimentos terapêuticos realizados pela enteroscopia. Tal método possibilita, ainda, a avaliação de pacientes com anatomia alterada, onde o enteroscópio pode ser inserido seletivamente na alça biliopancreática.[10,14,32]

Experiências de todo o mundo, especialmente Japão, EUA, países europeus, ou mesmo no nosso meio, demonstram que o procedimento de EDB apresenta acurácia diagnóstica entre 43 a 80%, sendo a maioria entre 70 e 80%.[21,24,33,43]

INDICAÇÕES DA ENTEROSCOPIA

SGIO

O sangramento gastrointestinal é uma condição clínica comum para o gastroenterologista, especialmente na população mais idosa, que frequentemente requer hospitalização e intervenção, com morbidade e mortalidade expressivas. Em 5% dos casos de sangramento gastrointestinal, não se identifica a fonte da hemorragia após endoscopia digestiva alta e colonoscopia, representando grande desafio no esclarecimento do foco hemorrágico.[9]

Em 2000, a Associação de Gastroenterologia Americana definiu SGIO como aquele de origem desconhecida que persiste ou recorre após EDA e colonoscopia negativas. SGIO pode ser evidente quando visível através de melena e hematoquezia, ou oculto quando há anemia ferropriva e/ou sangue oculto nas fezes.[47]

Outra terminologia para o local do sangramento do trato gastrointestinal surgiu em 2006, em decorrência dos novos métodos de enteroscopia, que incluiu e caracterizou o sangramento do trato gastrointestinal médio como sendo aquele que ocorre distalmente à papila de Vater até o íleo terminal.[8]

As causas mais comuns de SGIO no intestino delgado são: lesões vasculares, neoplasias primárias e metastáticas, síndromes polipoides, divertículo de Meckel, lesões de mucosa por medicações (NSAIDs), doença de Crohn e enteropatia portal hipertensiva.

A incidência varia dependendo da idade dos indivíduos acometidos. Em pacientes com idade inferior a 40 anos, tumores do intestino delgado, doença de Crohn, divertículo de Meckel, síndromes polipoides e angioectasias são, por ordem, as causas mais frequentes; enquanto em pacientes com idade superior a 40 anos, angioectasias, tumores do intestino delgado, lesões de mucosa induzidas por medicamentos e *dieulafoy* são mais comuns.[4]

Pacientes com SGIO representam a indicação mais frequente de enteroscopia, seja ela através da CE ou EAB (30 a 65% dos casos).[6,21,41]

Vários são os métodos hemostáticos endoscópicos, incluindo-se os agentes esclerosantes através de cateteres injetores, métodos térmicos, como o emprego de coagulação com plasma de argônio (APC), o uso de clipes além do tratamento com alça de polipectomia. Terapêutica através de APC pode ser indicada nas angioectasias graças à baixa penetração do efeito térmico nos tecidos, cerca de 1 a 3 mm, minimizando os riscos de perfuração, principalmente no intestino delgado que possui fina espessura. A corrente elétrica monopolar é conduzida pelo fluxo de gás de argônio ionizado, não havendo contato entre a extremidade da sonda e o tecido. Para esclerose, pode-se empregar, como, por exemplo, a injeção de solução de adrenalina 1:10.000 com glicose a 50%, por vezes associada a 1 mL de ethamolin a 5%. Dessa maneira, em muitos casos, a EAB pode conduzir à conduta mais conservadora ou mesmo evitar o tratamento cirúrgico. Nos casos em que o tratamento endoscópico não for possível, tal método pode orientar o local para a terapêutica cirúrgica.[27]

Muitos autores questionam se a CE e a EAB são métodos competitivos ou complementares. CE influencia na conduta clínica em cerca de 50% dos casos com SGIO permitindo exame completo do intestino delgado em mais de 80% dos pacientes, e os resultados da EAB, a maioria decorrente de EDB, demonstram uma taxa diagnóstica de 60%, possibilitando exame endoscópico completo bidirecional em torno de 50% dos casos. Lesões encontradas nos primeiros 75% do tempo de trânsito da CE têm alta probabilidade de ser encontrada na EDB via oral. Estudo negativo na CE sem sangramento persistente parece ter bom prognóstico e pode excluir a necessidade de EAB, porém, diante de grande suspeita de doença no intestino delgado, a EAB deve ser realizada.[1]

Apesar de a CE ser considerada como método inicial para abordagem dos pacientes com SGIO, as implicações clínicas dos resultados negativos da CE ainda permanecem indefinidas. Estudos a longo prazo realizados para esclarecer tais implicações demonstram resultados conflitantes.

Macdonald et al. mostraram que quando a CE é negativa, tal resultado prediz baixa taxa de ressangramento. Identificaram-se lesões em 24 de 42 pacientes consecutivos submetidos à CE decorrente de SGIO (57%), com acompanhamento de 17,3 +/- 6,2 meses. A taxa de ressangramento foi de 28%. Análises univariada e multivariada indicaram diferença estatisticamente significativa na taxa de ressangramento de pacientes com estudos positivos e negativo, 42% versus 11%, respectivamente, p < 0,01. Também, houve associação de uso de anticoagulante com maior risco de ressangramento. Decorrente destes achados, os autores sugerem manter conduta expectante nos pacientes com CE negativa, evitando-se investigação adicional desnecessária.[20]

Por outro lado, Park et al. demonstraram, através de estudo retrospectivo, que CE negativa sem tratamento subsequente através de EDB não prediz taxa de ressangramento em pacientes com SGIO. Tais autores, também, analisaram resultados a longo prazo nos pacientes que se submeteram à CE decorrente de SGIO e tentaram identificar fatores de risco associados ao ressangramento. Tratamento diretamente específico incluiu hemostasia da lesão ou tratamento medicamentoso específico para a doença, enquanto tratamento inespecífico foi feito por tratamento sintomático para anemia. Dos 57 pacientes, a indicação da CE foi SGIO evidente em 46 e oculto em 11. Dentre 51 pacientes com acompanhamento a longo prazo, encontraram-se lesões significativas em 23 (45,1%). A taxa de ressangramento foi de 35,3% durante uma média de acompanhamento de 31,7 meses (variação de 12,8 a 58 meses). Não houve diferença estatisticamente significativa na taxa de ressangramento cumulativa entre pacientes com achados positivos ou negativos da CE (34,8% versus 35,7%, respectivamente; p = 0,989). Contudo, tratamento específico após CE diminuiu significativamente a taxa de ressangramento (p = 0,043). O índice considerável de ressangramento em pacientes com SGIO e resultado negativo da CE indicam que estes devam ser acompanhados de perto.[25]

De qualquer maneira, a CE tem grande impacto no diagnóstico das causas do SGIO. Anemia em pacientes idosos representa causa importante de morbidade e mortalidade. A indicação de CE por anemia ocorreu em 424 dos 652 (65%) casos realizados num período de 5 anos em estudo de Muhammad & Pitchumoni. CE foi positiva em: grupo 1 (idade menor que 50 anos) = 38%, grupo 2 (50 a 64 anos de idade) = 58%, grupo 3 (65 a 85 anos) = 63%, e grupo 4 (idade maior que 85 anos) = 73%. Sangramento ativo foi observado em 48 de 424 (11%) pacientes com anemia. Erosões no intestino delgado, ulcerações e angioectasia observadas pela CE representaram os achados mais frequentes em pacientes com anemia e EDA e colonoscopia negativas. Diagnóstico positivo da CE na avaliação de anemia foi maior conforme a idade.[23]

Contudo, naqueles pacientes que apresentavam exame de CE negativo ou inconclusivo com achados inespecíficos mesmo na vigência de SGIO, alguns autores sugerem que a avaliação endoscópica através de EDB deva ser sempre indicada. Tal conclusão foi feita após revisão retrospectiva de dados coletados prospectivamente de todos os pacientes submetidos à EDB em sete centros terciários norte-americanos, em que EDB detectou lesões não diagnosticadas pela CE. Num período de 18 meses, dos 183 procedimentos de EDB decorrente de SGIO, foram identificados 18 casos com lesões tumorais. Destes, 15 foram submetidos à CE previamente, a qual identificou lesão tumoral somente em cinco pacientes; sangue vivo intraluminal sem identificação da lesão em sete pacientes, e enantema não específico em três pacientes. CE falhou em identificar todos os quatro casos de adenocarcinoma primário do intestino delgado.[30]

Em estudo envolvendo 190 pacientes com SGIO submetidos à CE, os autores relatam que CE seguida de EDB corresponde à estratégia ideal na investigação das causas de SGIO, especialmente na confirmação de achados indefinidos e negativos da CE. A taxa de detecção de sangramento do intestino delgado foi de 86,8% (165/190), contudo somente 63,7% (121/190) pacientes obtiveram o diagnóstico definitivo. EDB foi indicada após achados indefinidos ou negativos pela CE em 51 pacientes, dos quais 44 casos eram indefinidos e sete negativos, porém 18 pacientes com resultados negativos pela CE recusaram a realização através de outro exame. EDB demonstrou achado positivo em 66,7% (34/51) dos pacientes; correspondendo a 33 do grupo indefinido e um do grupo negativo à CE. Após EDB negativa, três casos negativos foram diagnosticados por procedimento cirúrgico. O índice geral diagnóstico foi de 88,9%, incluindo 121 casos pela CE apenas e 48 por ambos CE e EDB. Os valores preditivos tanto negativo como positivo (NPV e PPV) de EDB em CE inconclusiva foram de 81,8 e 100%, respectivamente.[19]

A combinação da EDB e tratamento cirúrgico, através da EDB assistida por laparoscopia, representa tática adicional, especialmente, no SGIO decorrente de lesões vasculares ou neoplasia e em pacientes com cirurgia prévia.[46]

■ Lesões vasculares

A classificação para lesões vasculares proposta por Yano et al., em 2008, foi fundamentada em achados endoscópicos do intestino delgado, analisando-se 102 lesões em 22 pacientes e baseando-se em observações de pulsatilidade. Lesões classificadas como do tipo 1 são venosas e denominadas angioectasias. Lesões tipo 2, caracterizadas como arteriais, são definidas como *dieulafoy*, e as do tipo 3 como mal-formações arteriovenosas com componentes arterial e venoso.[44]

Esta classificação tem grande impacto na terapêutica endoscópica das mesmas, pois lesões venosas (tipo 1) podem ser tratadas com cauterização, porém, lesões com componente arterial (tipos 2 ou 3) devem ser submetidas a tratamento com *clip* hemostático ou, até mesmo, através de cirurgia.[44]

Exemplos de lesões vasculares são demonstrados nas Figuras 48-1 a 48-3.

■ Enteropatia portal hipertensiva

Enteropatia hipertensiva é frequente em pacientes com hipertensão porta decorrente de cirrose hepática e esquistossomose hepatoesplênica, podendo ser causa do SGIO.[7]

Nestes casos, EAB pode ser útil no diagnóstico e na terapêutica das lesões causadas por esta afecção (Figs. 48-4 e 48-5), porém, poucos são os estudos até o momento. Em 15 pacientes com hipertensão porta submetidos à EDB, demonstraram-se alterações em 14 deles, sendo edema em 73%, atrofia em 40%, vermelhidão dos vilos em 47%, além de lesões vasculares-*like* como angioectasias em 67%, vasos dilatados e proliferados em 93% e varizes em 7%.[16]

■ Divertículo de Meckel

É a anomalia congênita mais comum do trato gastrointestinal (aproximadamente 2 a 3% da população). Está localizado, geralmente, numa distância de 100 cm da válvula ileocecal. Há preponderância

AFECÇÕES DO INTESTINO DELGADO

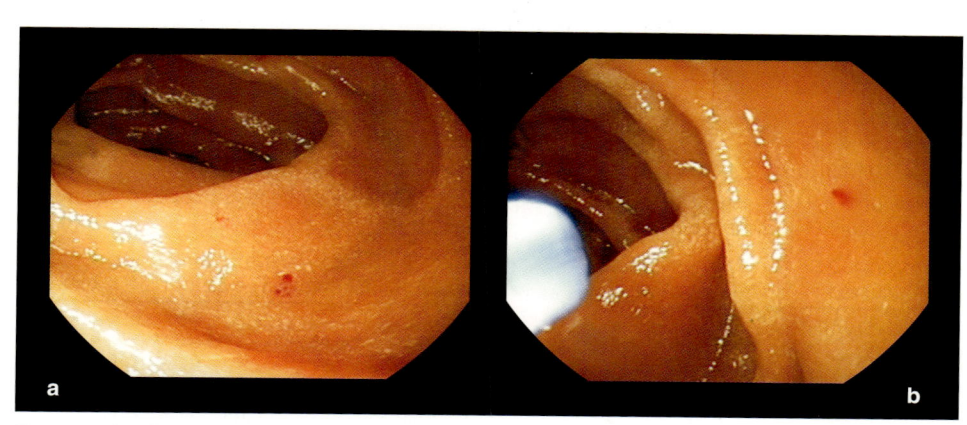

Fig. 48-1. (a e b) Angioectasias tipo 1a da classificação de Yano localizadas em jejuno proximal, previamente ao tratamento por meio da coagulação com plasma de argônio.

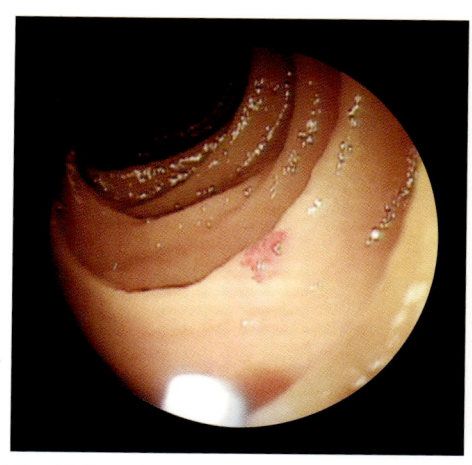

Fig. 48-2. Angioectasia tipo 1b da classificação de Yano em jejuno médio em paciente com síndrome de Rendu-Osler-Weber.

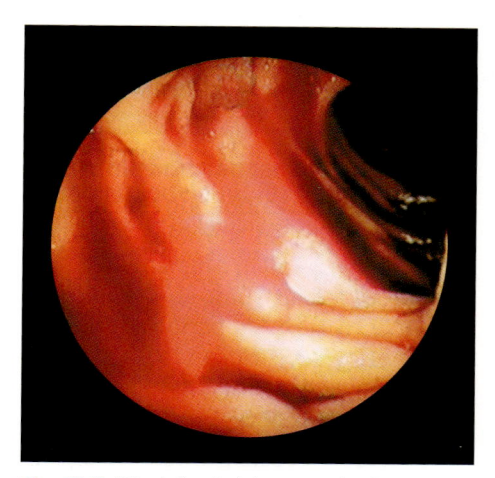

Fig. 48-3. *Dieulafoy* de jejuno proximal com sangramento ativo em jato e pulsátil, diagnosticado por EDB.

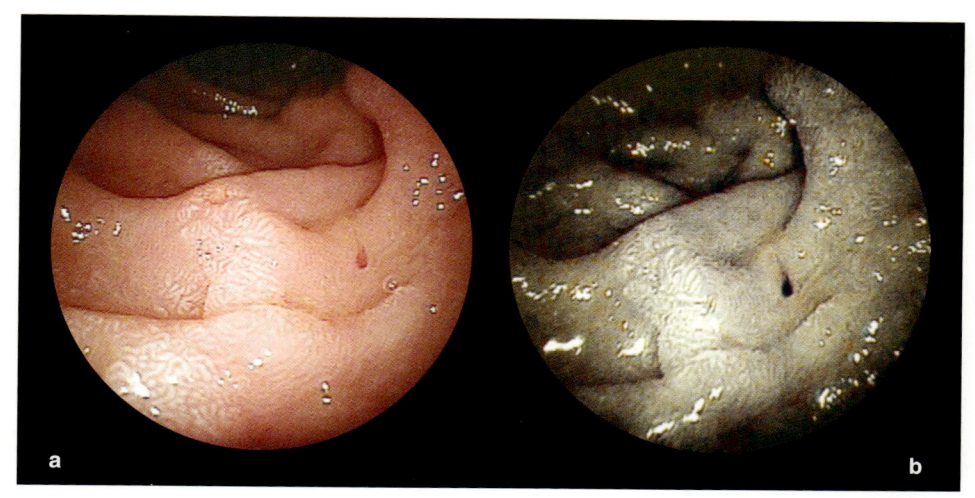

Fig. 48-4. (a e b) Edema, hiperemia e angioectasia–*like* observada sem e com cromoscopia com FICE em paciente com enteropatia hipertensiva.

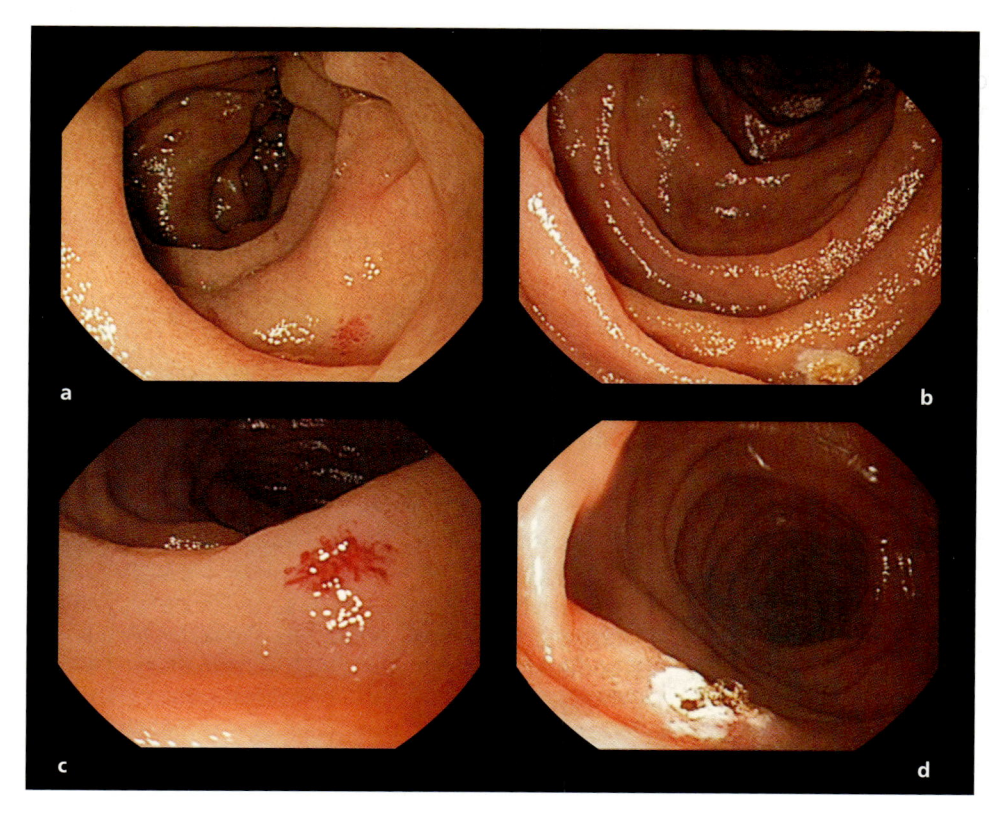

Fig. 48-5. (a-d) Paciente com enteropatia hipertensiva apresentando múltiplas lesões vasculares submetidas ao tratamento endoscópico pelo plasma de argônio.

em homens, e cerca de 60% dos pacientes são diagnosticados antes dos 10 anos de idade. Pacientes com divertículo que contém mucosa gástrica heterotópica (30% dos casos) desenvolvem mais sintomas do que aqueles que contêm somente mucosa intestinal. As complicações mais comuns são: hemorragia em consequência de ulceração péptica, obstrução, intussuscepção, volvo e diverticulite. Com o advento da EAB, aprimorou-se o diagnóstico diferencial do divertículo de Meckel.[8]

■ Lesões de mucosa por medicações (AINHs)

Drogas anti-inflamatórias não esteroidais (AINHs) são bem conhecidas por causarem, como efeito colateral, lesões de mucosa gastroduodenal. Com o advento da CE e EAB, lesões de mucosa no intestino delgado induzidas por AINHs passaram a ser detectadas com maior frequência. Mais de 50% dos pacientes em uso de AINHs apresentam alguma lesão no intestino delgado. Tais lesões podem apresentar quadro clínico exuberante e devem ser prevenidas e tratadas o mais precocemente possível. Enteropatia induzida por AINHs pode caracterizar-se desde estenoses diafragma-*like*, assim como úlceras, erosões, até somente enantema. Lesões hemorrágicas, como úlceras e erosões, podem ser tratadas pela EAB.[12]

Atrofia

A atrofia pode ser encontrada em pacientes com doença celíaca, cujo exame anatomopatológico demonstra alteração da relação vilocripta e linfocitose. Pacientes com imunodeficiência comum variável ou desnutrição grave também podem apresentar atrofia intestinal.

O achado endoscópico de atrofia pode corresponder à diminuição das pregas, por vezes, com aspecto serrilhado da mucosa (Fig. 48-6).

A CE deve ser usada para diagnóstico inicial da extensão da doença celíaca, além de acompanhamento após tratamento com dieta sem glúten e vigilância para complicações como na suspeita de tumor, como o linfoma T enteropático. Na doença refratária, EAB deve ser considerada como método de escolha para realização de biópsia.[39]

Doença de Crohn

A doença de Crohn é uma inflamação transmural crônica que pode envolver qualquer parte do trato digestivo, inclusive o intestino delgado, com complicações, como estenose e suboclusão intestinal.

De acordo com Consenso Internacional da Organização Mundial de Endoscopia Digestiva em doença inflamatória, EAB está indicada quando a visualização endoscópica e biópsias são necessárias de áreas do intestino delgado inacessíveis aos endoscópios convencionais. EAB permite diferenciar estenose fibrótica daquela decorrente de inflamação ativa, além de avaliar a cicatrização após terapia medicamentosa ou cirúrgica. EAB também tem indicação terapêutica, incluindo dilatação de estenoses, retirada de corpo estranho (como CE impactada) e tratamento das lesões hemorrágicas (Figs. 48-7 a 48-11).[3,26,39]

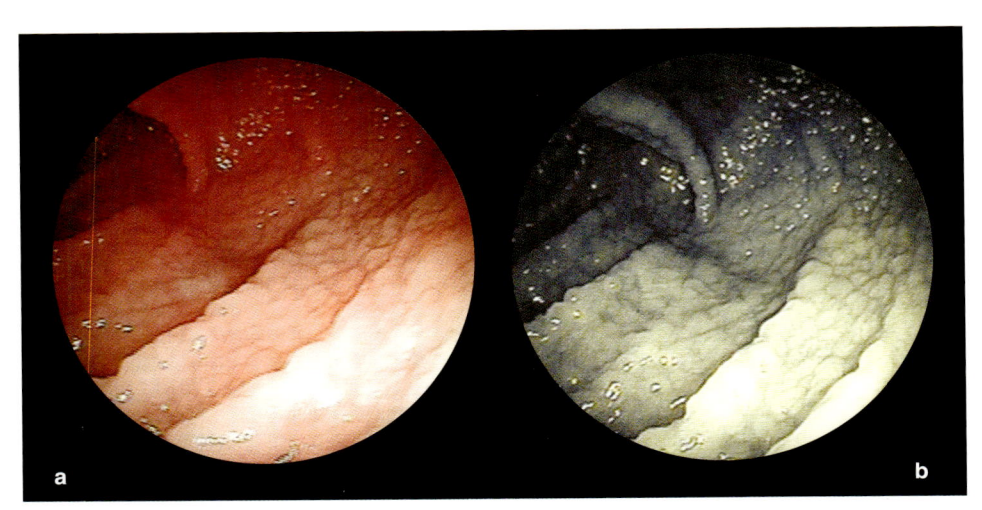

Fig. 48-6. (**a** e **b**) Imagens endoscópicas sem e com cromoscopia (FICE) em paciente com doença celíaca.

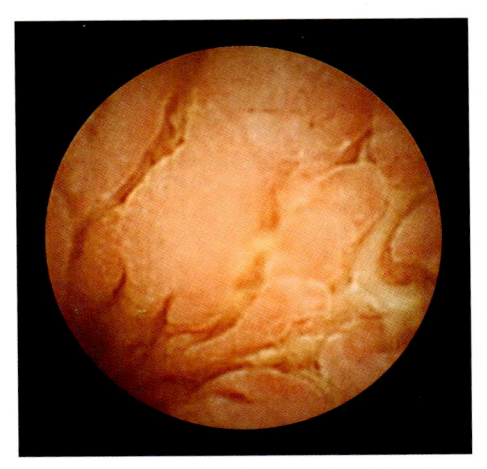

Fig. 48-7. Imagem da cápsula endoscópica de paciente com doença de Crohn, apresentando úlceras serpiginosas.

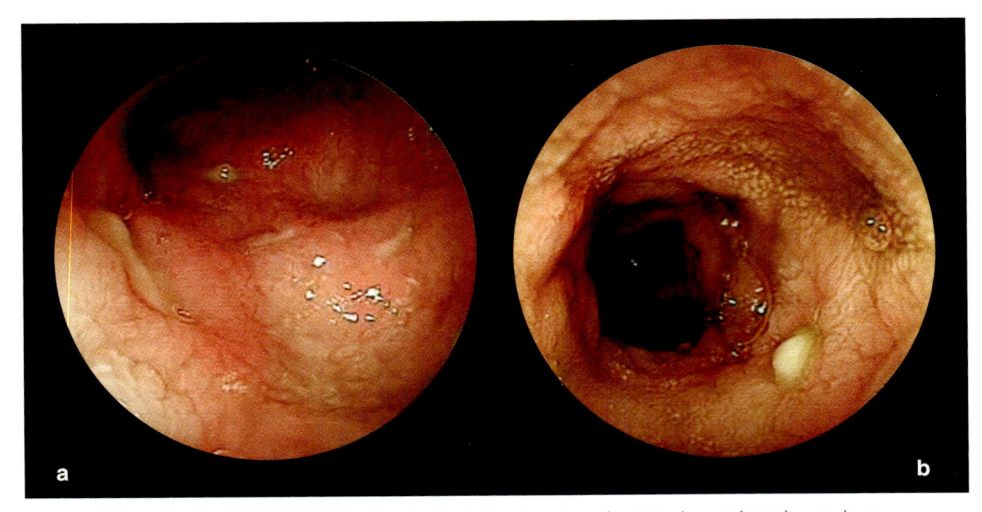

Fig. 48-8. (**a** e **b**) Diagnóstico de doença de Crohn realizado pela EDB via retrógrada, onde se evidenciam úlceras em íleo, em paciente com histórico de anemia.

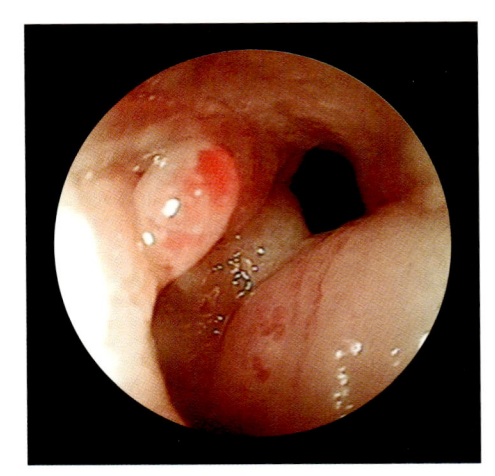

Fig. 48-9. Ileíte ulcerativa, com formação de pseudopólipo.

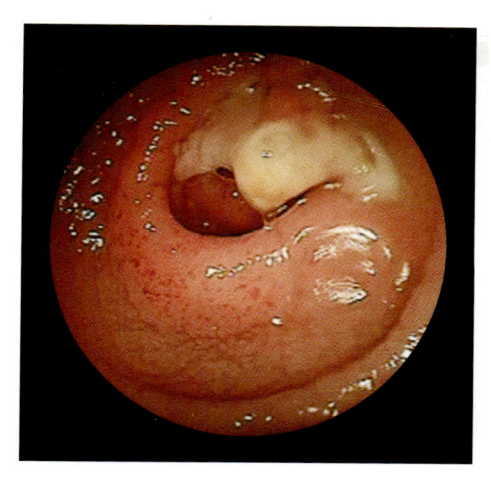

Fig. 48-10. Ileíte ulcerativa com estenose de anastomose ileoileal.

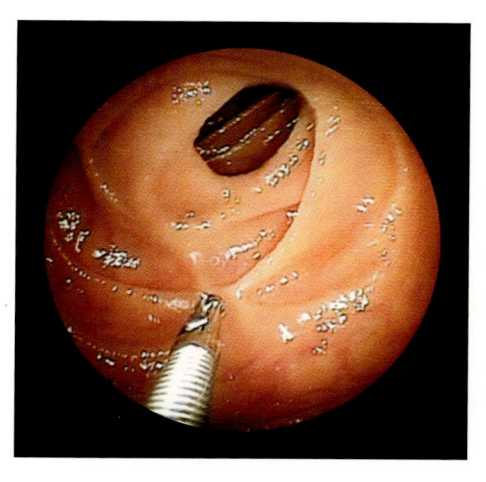

Fig. 48-11. Retração cicatricial e subestenose anelar de jejuno médio, observadas por enteroscopia via oral em paciente com doença de Crohn.

Doença de Behçet

A doença de Behçet representa uma doença inflamatória sistêmica, onde cerca de 10 a 25% dos pacientes apresentam comprometimento do trato digestivo, sendo o íleo distal e ceco mais frequentemente acometidos. Erosões do tipo aftoide e úlceras são os achados mais comuns, como no caso demonstrado a seguir (Fig. 48-12).

Isquemia intestinal

Pacientes com isquemia mesentérica podem desenvolver desde erosões ou úlceras até necrose da alça intestinal (Fig. 48-13). Exame do intestino delgado pode complementar o diagnóstico e confirmar ou não a necessidade de intervenção cirúrgica.

Poliposes

Pacientes com poliposes podem manifestar-se clinicamente com sangramento gastrointestinal e obstrução intestinal decorrente de intussuscepção. Não raramente, a enteroscopia evidencia pólipos com erosão na superfície e com sinal de sangramento recente (Figs. 48-14 e 48-15). Nestes casos, a conduta endoscópica através de polipectomia pode evitar o tratamento cirúrgico.[28]

A síndrome de Peutz-Jeghers caracteriza-se pela presença de pólipos hamartomatosos no trato digestivo, com preponderância para o intestino delgado e pigmentação de melanina na pele e mucosas mucocutâneas. A moléstia está relacionada com a mutação do gene LKB1, localizado no cromossoma 19, responsável pela enzima serina-treonina quinase, que, em condições normais, tem efeito supressor tumoral. Em geral, os pólipos são múltiplos e variam

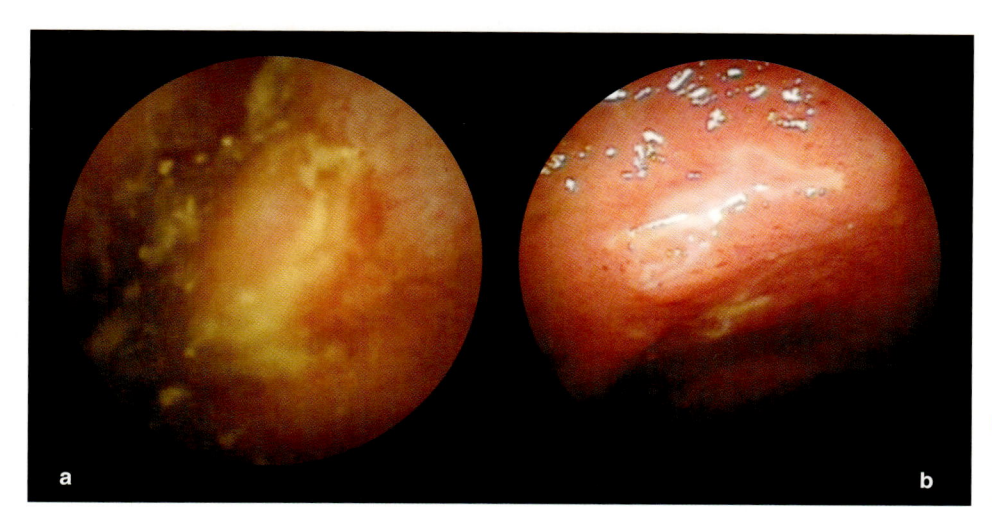

Fig. 48-12. (a e b) Imagens de cápsula endoscópica (exame realizado pela Dra. Sônia Fylyk) e enteroscopia de duplo balão do mesmo paciente com doença de Behçet, apresentando úlcera de íleo.

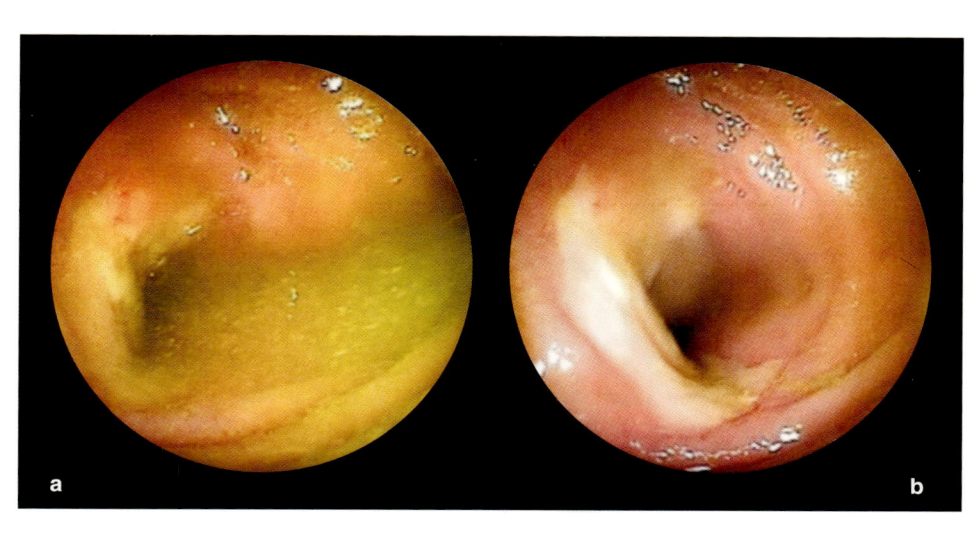

Fig. 48-13. (a e b) Estase e úlcera decorrentes de isquemia mesentérica.

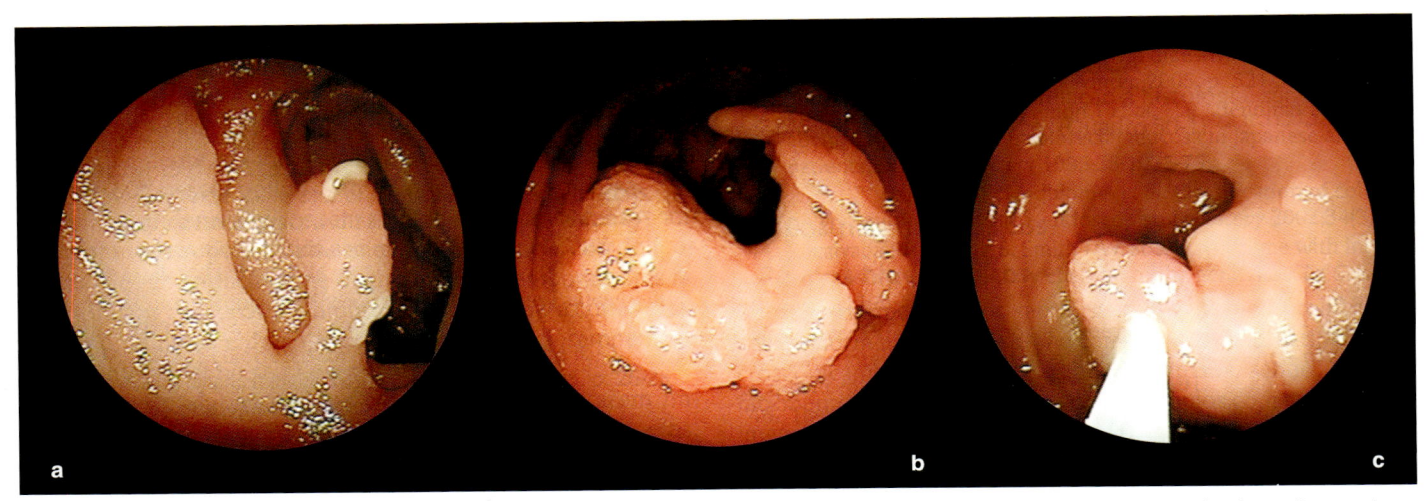

Fig. 48-14. (a-c) Paciente com síndrome de Peutz-Jeghers com enterorragia, apresentando múltiplos pólipos de jejuno e íleo. Realizadas polipectomias.

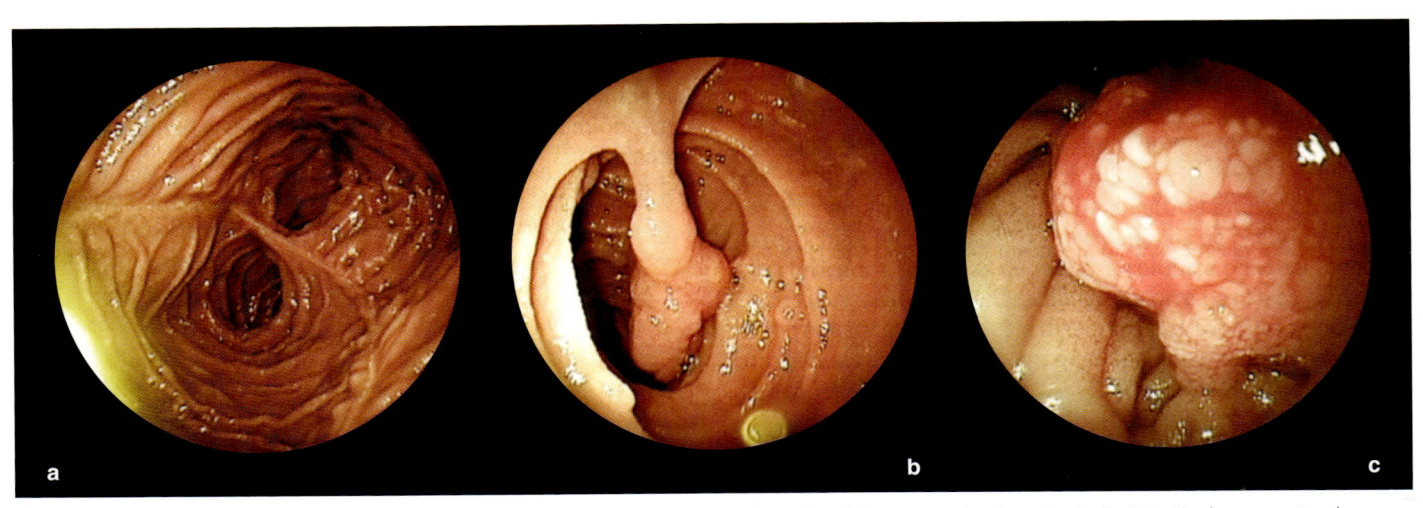

Fig. 48-15. (a-c) Paciente com síndrome de Peutz-Jeghers, já submetido à enterectomia prévia por quadro de suboclusão intestinal, apresentando pólipos, sendo um com sinal de sangramento recente.

em número e tamanho. São mais comuns no intestino delgado e menos frequentes no estômago e no cólon.

O pólipo hamartomatoso é considerado doença benigna, contudo está associado a maior risco de adenocarcinoma no intestino delgado. Não se sabe se originam destes ou de adenomas associados. Rastreamento gastrointestinal do intestino delgado deve ser feito na infância e, quando diagnosticados, os pólipos devem ser submetidos à ressecção endoscópica. A conduta atual limita as ressecções intestinais ao mínimo possível com intuito de diminuir o risco da síndrome do intestino curto; já que a EAB tem sido utilizada rotineiramente no acompanhamento das síndromes poliposas.[31]

Contudo, nos casos complexos, com muitos pólipos grandes e ressecções intestinais prévias, a enteroscopia assistida por laparoscopia representa método útil para lise de bridas e polipectomias num procedimento único.[28]

Sakamoto *et al.* sugeriram estratégia de tratamento endoscópico para pacientes com síndrome de Peutz-Jeghers.[38] Tais autores sugerem usar o *cap* transparente e tratar inicialmente pólipos com diâmetro maior que 20 mm e depois os pólipos entre 5 ou 10 mm. Recomendam, ainda, que pólipos maiores que 30 mm sejam recuperados para histologia. Para prevenir intussuscepção, pólipos maiores devem ser tratados em ordem e por via anal. Quando na presença de múltiplos pólipos num segmento estreito, pólipos pequenos ao redor devem ser ressecados antes do pólipo maior. Pólipos que não requerem estudo histológico podem ser tratados com clipe para que ocorra necrose por isquemia, não necessitando sua recuperação. Em casos com muita aderência, EDB assistida por laparoscopia deve ser realizada.[38]

A polipose adenomatosa familial (PAF) representa uma síndrome de câncer colorretal autossômica dominante, decorrente da mutação germinativa do gene *adenomatous polyposis coli* (APC) no cromossoma 5q21. Adicionalmente ao câncer colorretal, os pacientes apresentam risco até 300 vezes maior que a população em geral de desenvolver adenocarcinoma de duodeno e da ampola de Vater. Acompanhamento endoscópico com biópsia é necessário nestes pacientes, já que muitas vezes a mucosa aparentemente normal pode conter adenoma. Cromoendoscopia deve ser realizada para aprimorar a detecção de lesões (Fig. 48-16).

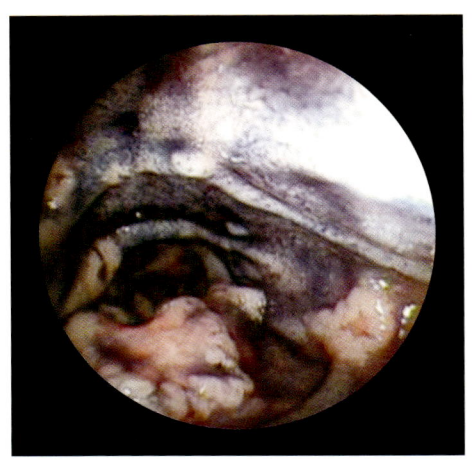

Fig. 48-16. Imagem endoscópica após cromoscopia com índigo-carmim evidenciando várias lesões elevadas e com depressão central, em terceira porção duodenal, cujo anatomopatológico demonstrou carcinoma intraepitelial em paciente com síndrome de Gardner (variante da polipose adenomatosa familial).

Diarreia

Doenças infecciosas, como tuberculose, blastomicose entre outras, podem levar a quadro de diarreia. As fotos a seguir são de paciente com história de blastomicose prévia, que apresentava perda de proteínas nas fezes além de nodulações e espessamento de alça em todo o trajeto do intestino delgado ao trânsito intestinal. EDB revelou nodularidade difusa com extravasamento de linfa às biópsias endoscópicas, e o exame anatomopatológico evidenciou linfangiectasia difusa, provavelmente, decorrente da blastomicose (Fig. 48-17).[34]

Tuberculose intestinal pode também ocasionar diarreia além de anemia, representando importante diagnóstico diferencial com a doença de Crohn (Fig. 48-18).

Tumores

Tanto os tumores benignos como os malignos podem apresentar sangramento além de dor abdominal e obstrução.[2,30,33]

Dentre os tumores benignos, o leiomioma é o mais comum, compreendendo aproximadamente 25% dos casos, seguido dos lipomas (Fig. 48-19), adenomas, hamartomas e angiomas.[17]

Angiomas são tumores originados de vasos sanguíneos ou linfáticos e constituem cerca de 7% dos tumores benignos. Podem causar dor abdominal, hemorragia e obstrução (Fig. 48-20).

Quanto aos tumores malignos, cerca de 90% deles são representados por quatro tipos histológicos: tumor neuroendócrino, adenocarcinoma, linfoma e GIST (*gastrointestinal stromal tumor*).[2,17]

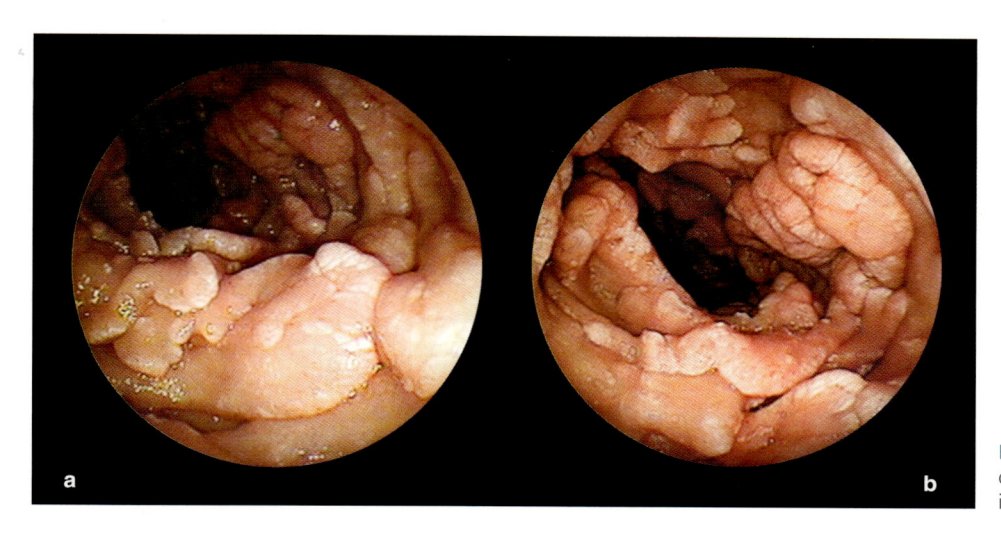

Fig. 48-17. (**a** e **b**) Nodularidade difusa em alça jejunal de paciente com espessamento de alça ao trânsito intestinal.

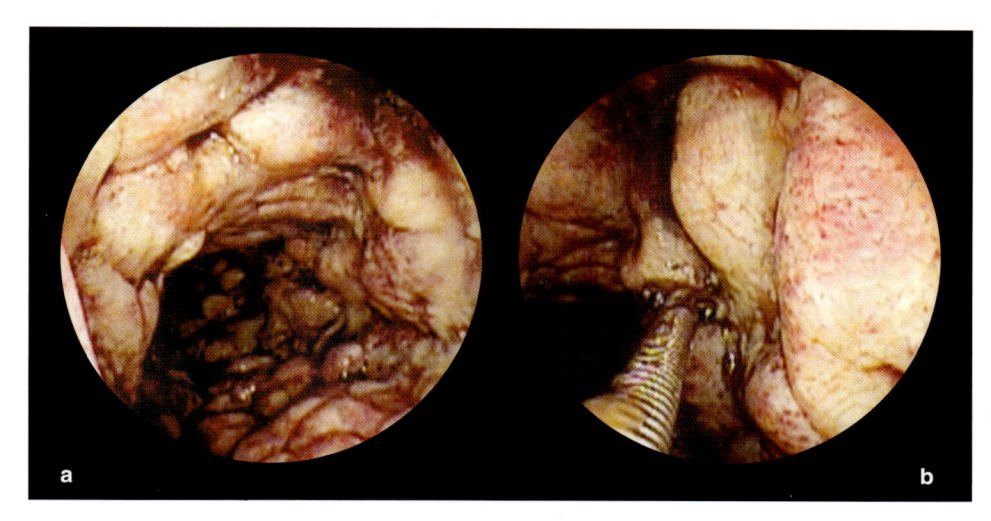

Fig. 48-18. (**a** e **b**) Lesão de jejuno médio, circunferencial, friável, com espessamento de pregas e superfície nodular, medindo 10 cm de extensão, em paciente com tuberculose intestinal.

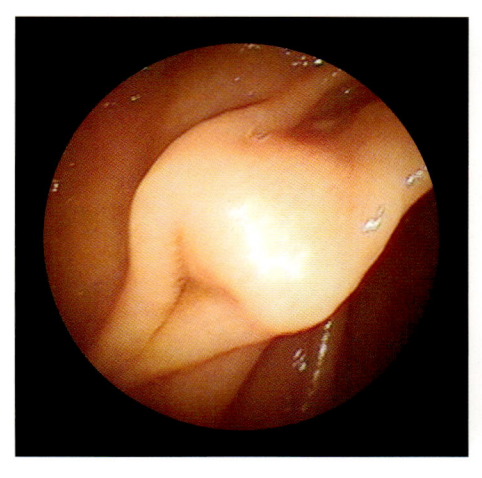

Fig. 48-19. Foto endoscópica de lipoma de jejuno recoberto por mucosa de aspecto preservado.

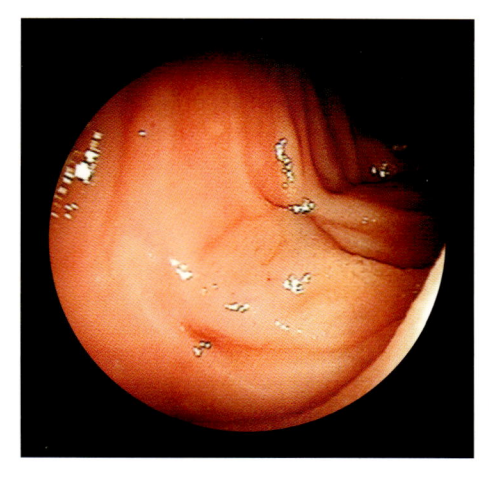

Fig. 48-20. Pequeno hemangioma de íleo médio.

Cerca de 95% dos tumores neuroendócrinos do TGI são carcinoides. Os tumores carcinoides apresentaram a seguinte distribuição no TGI: intestino delgado (44,7%), reto (19,6%), apêndice cecal (16,7%) e estômago (7,2%). São multicêntricos no intestino delgado em cerca de 30% dos casos. Os carcinoides múltiplos ocorrem em pacientes mais jovens e apresentam maior chance de desenvolverem a síndrome carcinoide, sendo o prognóstico pior. Outros tumores meuroendócrinos menos comuns no TGI incluem: paraganglioma gangliocítico, somatostatinomas, vipomas e schwannomas.

Embora a investigação do intestino delgado através da enteroscopia enriqueça as possibilidades diagnósticas dos tumores neuroendócrinos, a enteroscopia deve ser realizada em casos selecionados, especialmente naqueles com exames prévios positivos.

O adenocarcinoma de delgado representa o segundo tipo histológico mais comum dos tumores malignos (Figs. 48-21 e 48-22). Com relação ao duodeno, a segunda porção duodenal é o local de maior incidência do adenocarcinoma (74%), seguida da terceira (13%), quarta (9%) e primeira (4%) porções. Tumores localizados nas primeiras porções do duodeno podem necessitar de duodenopancreatectomia, e nas outras localizações, está indicada a enterectomia segmentar com margem de segurança e ressecção dos linfonodos regionais. Lesões precoces, confinadas à mucosa e submucosa, especialmente os pólipos, podem ser removidas endoscopicamente.[17]

Entre os tumores malignos, 15 a 20% são linfomas, correspondendo à terceira neoplasia maligna mais comum no intestino delgado (Fig. 48-23). Tendem a envolver o jejuno em 35% dos casos, o íleo em 53% dos casos e o duodeno em somente 12% dos casos, podendo ser manifestação de doença sistêmica ou primária.

Os linfomas do intestino delgado formam um grupo heterogêneo, sendo a maioria das lesões originárias de células do tipo B do tecido linfoide associado à mucosa (MALT). Outros tipos incluem: doença imunoproliferativa do intestino delgado (doença da cadeia alfa ou linfoma do Mediterrâneo); linfoma de células do manto; linfoma tipo Burkitt; linfoma folicular e linfocítico; e linfomas associados à imunodeficiência (AIDS, terapias imunossupressoras). O achado endoscópico do linfoma pode caracterizar-se por espessamento da mucosa, causando aspecto granular, por ulcerações, formações polipoides ou até como lesões difusamente infiltrativas. Sua confirmação diagnóstica é feita por biópsias endoscópicas e estudo histológico.

Tumores gastrointestinais derivados do estroma compreendem um grupo de tumores de origem não epitelial que se caracterizam por proliferação imatura das células epitelioides ou fusiformes a partir da camada muscular da parede do trato gastrointestinal. Podem originar-se de células de origem muscular, células da bainha nervosa (sistema nervoso autônomo) e células mesenquimais primitivas (células intersticiais de Cajal, denominados GIST ou *gastrointestinal stromal tumors*) (Fig. 48-24).

Tumores estromais originados do tecido muscular são leiomiomas e leiomiossarcomas. Tumores de origem no tecido nervoso do plexo mioentérico denominam-se schwannomas e tumor autonômico do nervo gastrointestinal. Há ainda os tumores de origem indeterminada, denominados indiferenciados.

GIST são tumores que se originam de células mesenquimais do trato gastrointestinal que expressam, na sua maioria, a proteína do proto-oncogene c-*kit*. A proteína também conhecida como CD117, está localizada na membrana celular e possui atividade tirosinoquinase, atuando como receptor de fator de crescimento. No GIST, ocorre mutação no gene desta molécula, resultando ativação da proliferação celular, inibição da apoptose e angiogênese.

Metástases de tumores no intestino delgado podem ocorrer por disseminação, via sanguínea ou linfática ou por infiltração direta. Podem ser decorrentes de melanoma, câncer de mama, câncer de pulmão entre outros. Porém, estas metástases são diagnosticadas em taxas que variam de apenas 1,5 a 4,4% dos pacientes. Elas podem ocorrer durante o diagnóstico da lesão primária ou décadas mais tarde, como sinal de recorrência. O diagnóstico é, em geral, realizado tardiamente, já que a maioria dos pacientes se apresenta de forma assintomática.

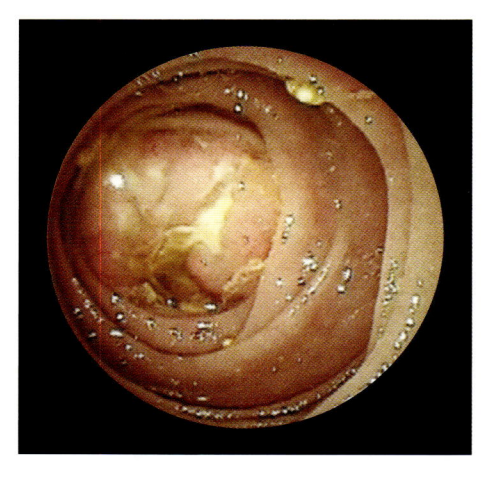

Fig. 48-21. Lesão vegetante e estenosante de jejuno, cujo exame histológico demonstrou adenocarcinoma moderadamente diferenciado.

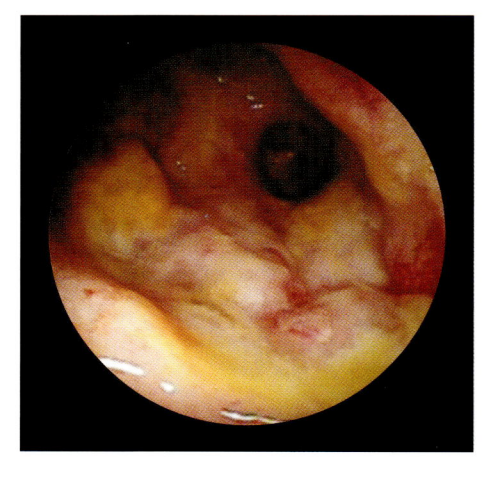

Fig. 48-23. Linfoma do tipo B em jejuno: lesão ulcerada e infiltrativa que acomete circunferencialmente o órgão.

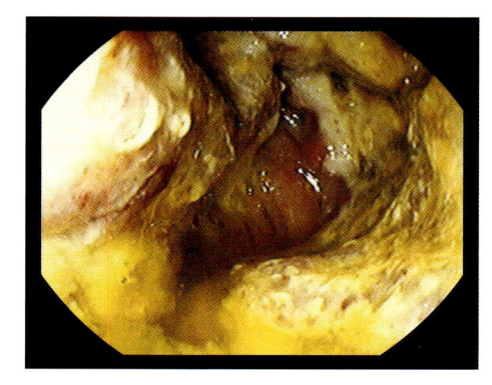

Fig. 48-22. Adenocarcinoma pouco diferenciado de jejuno, diagnosticado pela enteroscopia de balão único: lesão ulcerada, infiltrativa e circunferencial.

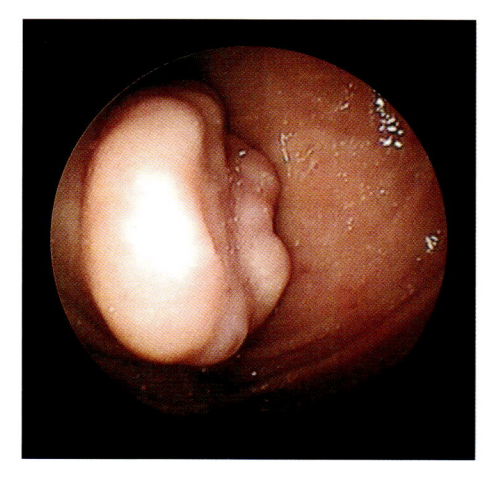

Fig. 48-24. GIST de jejuno: lesão elevada de aspecto subepitelial e com área de depressão central.

Com o advento da EAB, abriu-se nova perspectiva na intervenção terapêutica com o uso de próteses nos pacientes com obstrução intestinal em decorrência de neoplasias no intestino delgado ou acometimento de órgãos adjacentes, causando compressão extrínseca deste órgão. Diante da possibilidade de se manter o *overtube* em posição estável na alça intestinal através da insuflação do balão, pode-se remover o endoscópio. Assim, tanto o diâmetro como a extensão necessária dos acessórios passaram a não ser fatores limitantes já que são inseridos pelo *overtube* de 145 cm em vez do endoscópio de 230 cm. Prótese Ultraflex tem sido geralmente utilizada.[11,15,29,42]

Mais recentemente, Lennon *et al.* descreveram dois casos de colocação de prótese enteral em pacientes com obstrução maligna através da enteroscopia espiral. Um dos pacientes apresentava adenocarcinoma pancreático metastático com obstrução intestinal ao nível do ângulo de Treitz, e o outro tinha metástases peritoneais decorrentes de câncer retal com obstrução quase total da luz por invasão e acometimento jejunal. De acordo com estes autores, a configuração espiral assegura a fixação na alça e a posição adequada da ponta distal do endoscópio, tornando o procedimento exequível.[18]

Dor abdominal

Apesar de dor abdominal representar indicação de enteroscopia, tal método deve ser indicado quando outros falharam ou como complementação diagnóstica.

Diagnóstico de caso raro de histiocitose azul-marinho foi comprovado por EAB em paciente com dor e aumento do volume abdominal.[36] Corresponde à doença congênita autossômica recessiva, em decorrência de erro inato do metabolismo lipídico, cujo nome se deve à coloração azul dos histiócitos pelo método do Giemsa (Fig. 48-25).

Anatomia alterada

EAB representa indicação relevante nos pacientes com anatomia alterada, como aqueles submetidos à gastrectomia, duodenopancreatectomia ou mesmo após cirurgia bariátrica.[32,37,43] Tal método permite a identificação das técnicas empregadas e avaliação tanto das anastomoses como da integridade das alças do delgado.

Exame endoscópico da alça exclusa biliopancreática se faz necessário em casos de necessidade de avaliação duodenal e da papila. A Figura 48-26 exemplifica a indicação de EDB em paciente submetido à gastrectomia com reconstrução em Y de Roux que apresentava tumoração duodenal observada por exame de tomografia computadorizada. EDB permitiu a realização de biópsia endoscópica e confirmação histológica do tumor de papila (Fig. 48-26).

Técnicas de cirurgia bariátrica que envolvem o delgado são geralmente disabsortivas (como as técnicas de *switch* duodenal e de Scopinaro) e mistas que combinam a redução gástrica com algum grau de disabsorção como a gastroplastia vertical com derivação gástrica em Y de Roux.

Tratamento das estenoses de anastomoses biliodigestivas também pode ser realizado pela EAB. As imagens a seguir demonstram o emprego de EUB para colocação de duas próteses endoscópicas au-

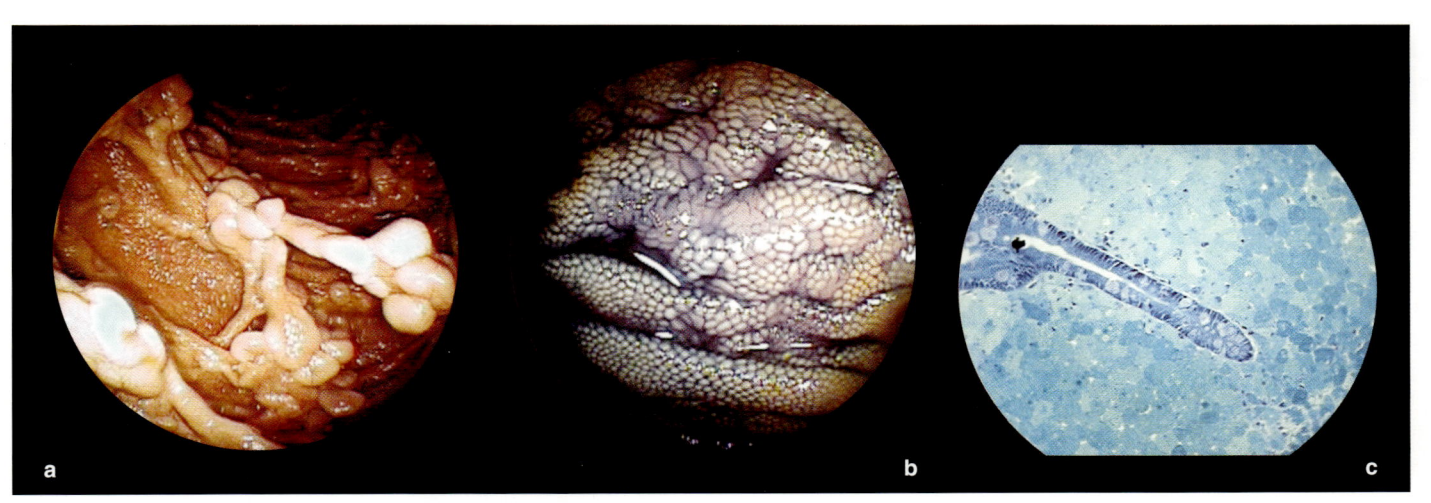

Fig. 48-25. Doença do histiócito azul-marinho. (**a**) Imagem endoscópica de jejuno demonstrando intensa alteração subepitelial, com formação de lesões polipoides em paciente com histórico de dor abdominal. (**b**) EDB via anal com imagem do íleo após cromoscopia com índigo-carmim, realçando a alteração subepitelial. (**c**) Exame anatomopatológico da biópsia revelou histiocitose azul-marinho (Giemsa, ×400).

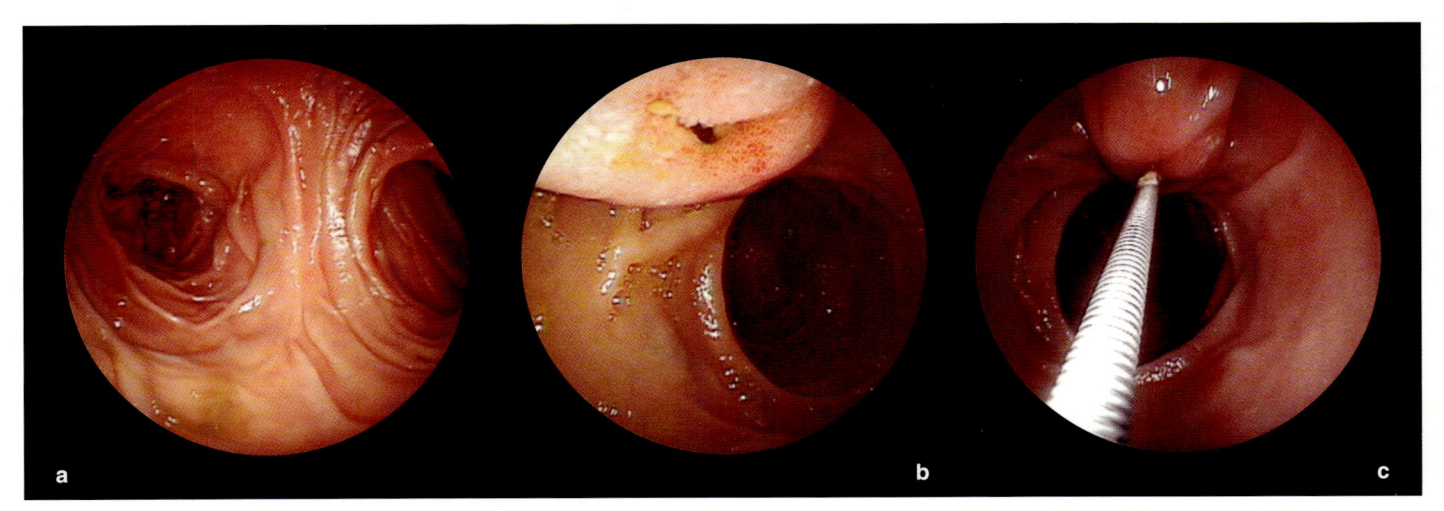

Fig. 48-26. (**a-c**) Imagens endoscópicas de paciente submetido à gastrectomia total com reconstrução em Y de Roux. (**a**) Anastomose jejunojejunal terminolateral. (**b**) Papila abaulada visualizada pelo exame endoscópico da alça biliopancreática. (**c**) Biópsia endoscópica da papila.

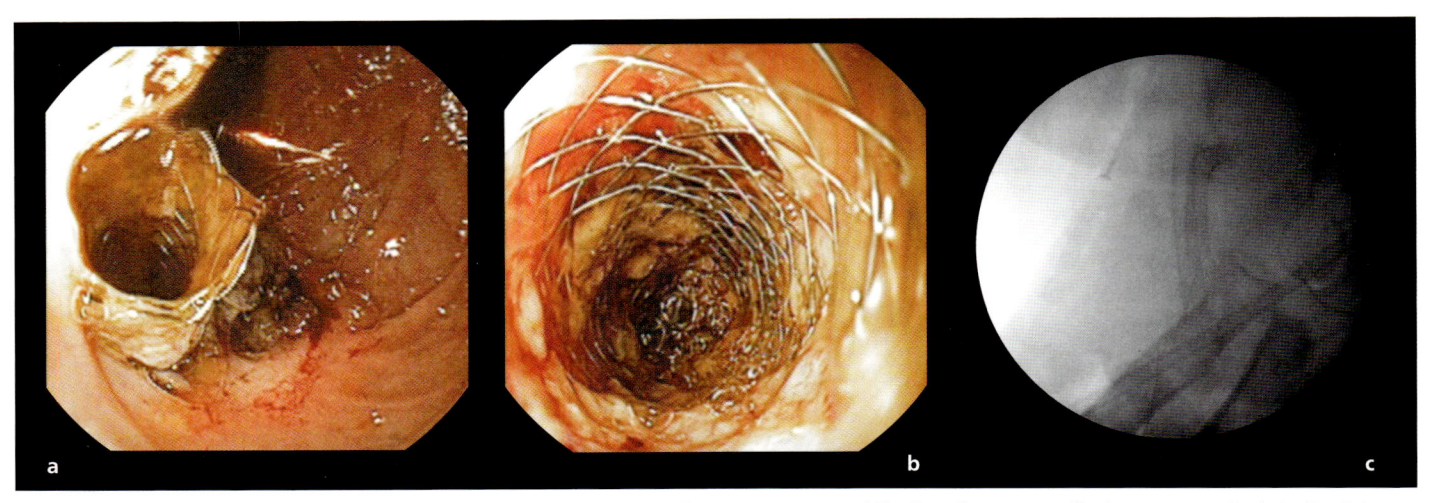

Fig. 48-27. (a-c) Imagens endoscópica e radiológica das próteses colocadas em anastomose biliodigestiva com auxílio da enteroscopia de balão único.

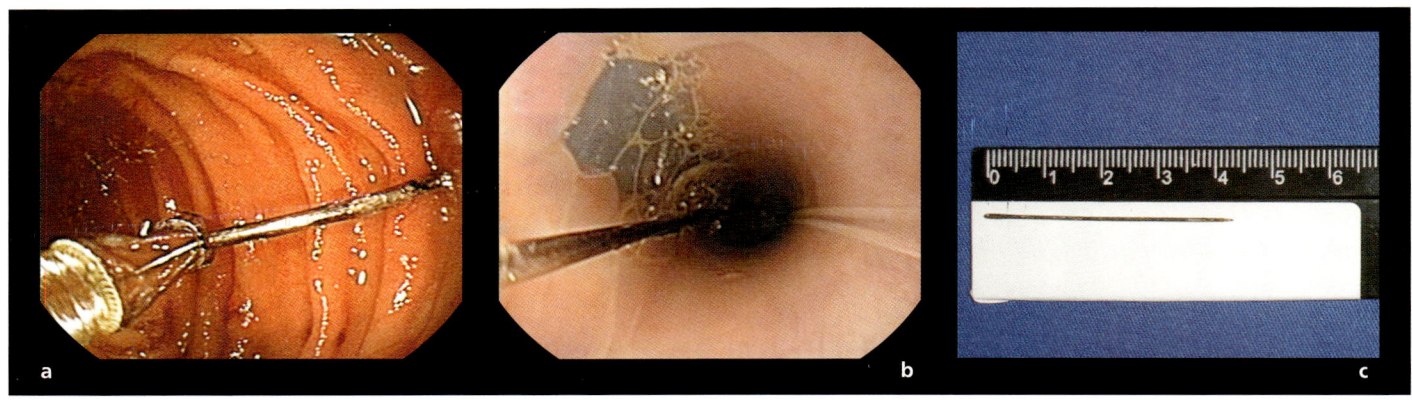

Fig. 48-28. (a) Visão endoscópica da agulha no intestino delgado mostrando apreensão da mesma com pinça de biópsia por meio de enteroscopia de balão único. (b) Retirada da agulha por dentro do *overtube*; (c) corpo estranho medindo 4,5 cm de tamanho.

toexpansíveis em paciente com estenose da anastomose biliodigestiva em decorrência de recidiva de colangiocarcinoma (Fig. 48-27).

Recentemente, com a era do transplante do intestino delgado, a necessidade de avaliação endoscópica parece necessária na detecção precoce de complicações pós-operatórias. Tanto a CE como a EAB podem ser métodos úteis na avaliação da integridade da alça intestinal após o transplante.[5]

Retirada de corpo estranho

Corpos estranhos podem ser retirados endoscopicamente do intestino delgado, assim como no esôfago, estômago ou cólon, evitando-se a intervenção cirúrgica.[21,42] Jeon *et al.* descrevem caso de paciente com quadro de dor abdominal decorrente de impactação de banda gástrica em jejuno, a qual foi colocada 6 anos antes. A mesma foi retirada pela EDB com auxílio de alça de polipectomia.[13]

A Figura 48-28 demonstra um caso de ingestão acidental de agulha de costura em menina de 12 anos de idade, na qual foi realizada EUB com retirada do corpo estranho por dentro do *overtube*, evitando-se o possível trauma da agulha na porção proximal do trato gastrointestinal. Manteve-se o *overtube* em posição jejunal para que após a retirada do corpo estranho pudesse ser feita a introdução do endoscópio para revisão do local.[35]

Jejunostomia endoscópica percutânea

Através da EAB, pode-se realizar jejunostomia endoscópica com visão direta do jejuno. Jejunostomia endoscópica percutânea direta com jejunopexia representa alternativa à gastrostomia endoscópica percutânea como, por exemplo, em casos de pneumonia recorrente por aspiração.

REFERÊNCIAS BIBLIOGRÁFICAS

1. Alexander JA, Leighton JA. Capsule endoscopy and balloon-assisted endoscopy: competing or complementary technologies in the evaluation of small bowel disease? *Curr Opin Gastroenterol* 2009;25:433-37.
2. Bilimoria KY, Bentrem DJ, Wayne JD *et al*. Small bowel cancer in the United States: changes in epidemiology, treatment, and survival over the last 20 years. *Ann Surg* 2009;249:63-71.
3. Bourreille A, Ignjatovic A, Aabakken L *et al*. World Organisation of Digestive Endoscopy (OMED) and the European Crohn's and Colitis Organisation (ECCO). Role of small-bowel endoscopy in the management of patients with inflammatory bowel disease: an international OMED-ECCO consensus. *Endoscopy* 2009;41:618-37.
4. Concha R, Amaro R, Barkin JS. Obscure gastrointestinal bleeding: diagnostic and therapeutic approach. *J Clin Gastroenterol* 2007;41:242-51.
5. Durlik M, Kosmala W, Milewski J *et al*. Feasibility of visualization and biopsy of donor duodenum by double-balloon enteroscopy technique in a recipient of simultaneous enteric-drained pancreas-kidney transplant: case report. *Transplantation* 2006 Aug. 27;82(4):578-79.
6. Ell C, May A. Mid-gastrointestinal bleeding: capsule endoscopy and push-and-pull enteroscopy give rise to a new medical term. *Endoscopy* 2006;38:73-75.
7. Ganc RL, Malheiros CA, Nakakubo S *et al*. Small-bowel lesions caused by portal hypertension of schistosomal origin: a capsule endoscopy pilot study. *Gastrointest Endosc* 2010 Apr.;71(4):861-66.
8. Gasbarrini A, Di Caro S, Mutignani M *et al*. Double-balloon enteroscopy for diagnosis of a Meckel's diverticulum in a patient

with GI bleeding of obscure origin. *Gastrointest Endosc* 2005;61:779-81.
9. Gerson LB. Double-balloon enteroscopy: the new gold standard for small-bowel imaging? *Gastrointest Endosc* 2005:62:71-75.
10. Godeschalk MF, Mensink PB, van Buuren HR et al. Primary balloon-assisted enteroscopy in patients with obscure gastrointestinal bleeding: findings and outcome of therapy. *J Clin Gastroenterol* 2010 Oct.;44(9):e195-200.
11. Hayashi Y, Yamamoto H, Kita H et al. Education and imaging. Gastrointestinal: metallic stent for an obstructing jejunal cancer. *J Gastroenterol Hepatol* 2006;21:1861.
12. Higuchi K, Umegaki E, Watanabe T et al. Present status and strategy of NSAIDs-induced small bowel injury. *J Gastroenterol.* 2009;44:879-88.
13. Jeon SR, Kim JO, Kim HG et al. Migrated anchoring gastric band removed by double-balloon enteroscopy. *Gastrointest Endosc* 2011 July;74(1):225-27. Epub 2011 Jan. 26.
14. Kawamura T, Yasuda K, Tanaka K et al. Clinical evaluation of a newly developed single-balloon enteroscope. *Gastrointest Endosc* 2008;68:1112-16.
15. Kim HK, Ko BM, Park JK et al. A Case of Locally Invasive Obstructive Jejunal Cancer with Curative Resection after Stenting and Chemotherapy. *Korean J Gastroenterol* 2010;56:54-58.
16. Kodama M, Uto H, Numata M et al. Endoscopic characterization of the small bowel in patients with portal hypertension evaluated by double balloon endoscopy. *J Gastroenterol* 2008;43:589-96.
17. Lee BI, Choi H, Choi KY et al. Clinical characteristics of small bowel tumors diagnosed by double-balloon endoscopy: KASID multi-center study. *Dig Dis Sci* 2011 Oct.;56(10):2920-27. Epub 2011 Aug. 4.
18. Lennon A, Chandrasekhara V, Shin EJ et al. Spiral-enteroscopy-assisted enteral stent placement for palliation of malignant small-bowel obstruction (with video). *Gastrointest Endosc* 2010;71:422-25.
19. Li X, Dai J, Lu H et al. A prospective study on evaluating the diagnostic yield of video capsule endoscopy followed by directed double-balloon enteroscopy in patients with obscure gastrointestinal bleeding. *Dig Dis Sci* 2010;55:1704-10.
20. Macdonald J, Porter V, McNamara D. Negative capsule endoscopy in patients with obscure GI bleeding predicts low rebleeding rates. *Gastrointest Endosc* 2008;68:1122-27.
21. May A, Nachbar L, Pohl J et al. Endoscopic interventions in the small bowel using double balloon enteroscopy: feasibility and limitations. *Am J Gastroenterol* 2007;102:527-35.
22. Mönkemüller K, Fry LC, Bellutti M et al. Balloon-assisted enteroscopy: unifying double-balloon and single-balloon enteroscopy. *Endoscopy* 2008;40:537.
23. Muhammad A, Pitchumoni CS. Evaluation of iron deficiency anemia in older adults: the role of wireless capsule endoscopy. *J Clin Gastroenterol* 2009;43:627-31.
24. Ohmiya N, Yano T, Yamamoto H et al. Diagnosis and treatment of obscure GI bleeding at double balloon endoscopy. *Gastrointest Endosc* 2007;66(3 Suppl):S72-77.
25. Park JJ, Cheon JH, Kim HM et al. Negative capsule endoscopy without subsequent enteroscopy does not predict lower long-term rebleeding rates in patients with obscure GI bleeding. *Gastrointest Endosc* 2010;71:990-97.
26. Pohl J, May A, Nachbar L et al. Diagnostic and therapeutic yield of push-and-pull enteroscopy for symptomatic small bowel Crohn's disease strictures. *Eur J Gastroenterol Hepatol* 2007 July;19(7):529-34.
27. Pohl J, Blancas JM, Cave D et al. Consensus report of the 2nd International Conference on double balloon endoscopy. *Endoscopy* 2008;40:156-60.
28. Ross AS, Dye C, Prachand VN. Laparoscopic-assisted double-balloon enteroscopy for small-bowel polyp surveillance and treatment in patients with Peutz-Jeghers syndrome. *Gastrointest Endosc* 2006;64:984-88.
29. Ross AS, Semrad C, Waxman I et al. Enteral stent placement by double balloon enteroscopy for palliation of malignant small bowel obstruction. *Gastrointest Endosc* 2006;64:835-37.
30. Ross A, Mehdizadeh S, Tokar J et al. Double balloon enteroscopy detects small bowel mass lesions missed by capsule endoscopy. *Dig Dis Sci* 2008;53:2140-43.
31. Rossini FP, Risio M, Pennazio M. Small bowel tumours and polyposis syndromes. *Gastrointest Endosc Clin N Am* 1999;9:93-114.
32. Safatle-Ribeiro AV, Kuga R, Iriya K et al. What to expect in the excluded stomach mucosa after vertical banded Roux-en-Y gastric bypass for morbid obesity. *J Gastrointest Surg* 2007;11:133-37.
33. Safatle-Ribeiro AV, Kuga R, Ishida R et al. Is double-balloon enteroscopy an accurate method to diagnose small-bowel disorders? *Surg Endosc* 2007;21:2231-36.
34. Safatle-Ribeiro AV, Iriya K, Couto DS et al. Secondary lymphangiectasia of the small bowel: utility of double balloon enteroscopy for diagnosis and management. *Dig Dis* 2008;26:383-86.
35. Safatle-Ribeiro AV, Couto Jr DS, Ferreira de Souza T et al. Single-balloon endoscopy for removing a foreign body in the small bowel (with video). *Gastrointest Endosc* 2009;70:781-82.
36. Safatle-Ribeiro AV, Baba ER, Iriya K et al. Double-balloon endoscopy reveals sea-blue histiocytosis affecting the small bowel (with video). *Gastrointest Endosc* 2010 Dec.;72(6):1266; discussion 1266-67.
37. Sakai P, Kuga R, Safatle-Ribeiro AV et al. Is it feasible to reach the bypassed stomach after Roux-en-Y gastric bypass for morbid obesity? The use of the double-balloon enteroscope. *Endoscopy* 2005;37:566-69.
38. Sakamoto H, Yamamoto H, Hayashi Y et al. Nonsurgical management of small-bowel polyps in Peutz-Jeghers syndrome with extensive polypectomy by using double-balloon endoscopy. *Gastrointest Endosc* 2011 Aug.;74(2):328-33.
39. Sugano K, Marcon N. The first international workshop on double balloon endoscopy: a consensus meeting report. *Gastrointest Endosc* 2007;66:S7-11.
40. Tsujikawa T, Saitoh Y, Andoh A et al. A novel single-balloon enteroscopy for diagnosis and treatment of the small intestine: preliminary experiences. *Endoscopy* 2008;40:11-15.
41. van Turenhout ST, Jacobs MA, van Weyenberg SJ et al. Diagnostic yield of capsule endoscopy in a tertiary hospital in patients with obscure gastrointestinal bleeding. *J Gastrointestin Liver Dis* 2010;19:141-45.
42. Yamamoto H, Kita H, Sunada K et al. Clinical Outcomes of double-balloon endoscopy for the diagnosis and treatment of small-intestinal diseases. *Clin Gastroenterol Hepatol* 2004;2:1010-16.
43. Yamamoto H, Ell C, Binmoeller KF. Double-balloon endoscopy. *Endoscopy* 2008;40:779-83.
44. Yano T, Yamamoto H, Sunada K et al. Endoscopic classification of vascular lesions of the small intestine (with videos). *Gastrointest Endosc* 2008;67:169-72.
45. Yano T, Yamamoto H. Current state of Double balloon endoscopy: the latest approach to small intestinal diseases. *J Gastroenterol Hepatol* 2009;24:185-92.
46. Yeh TS, Liu KH, Su MY et al. Laparoscopically assisted bowel surgery in an era of double-balloon enteroscopy: from inside to outside. *Surg Endosc* 2009;23:739-44.
47. Zuckerman GR, Prakash C, Askin MP et al. AGA technical review on the evaluation and management of occult and obscure gastrointestinal bleeding. *Gastroenterology* 2000;118:201-21.

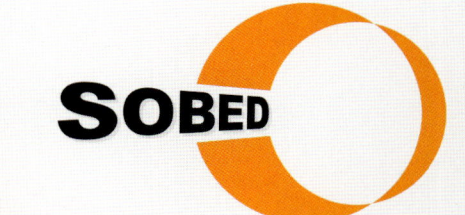

Parte V

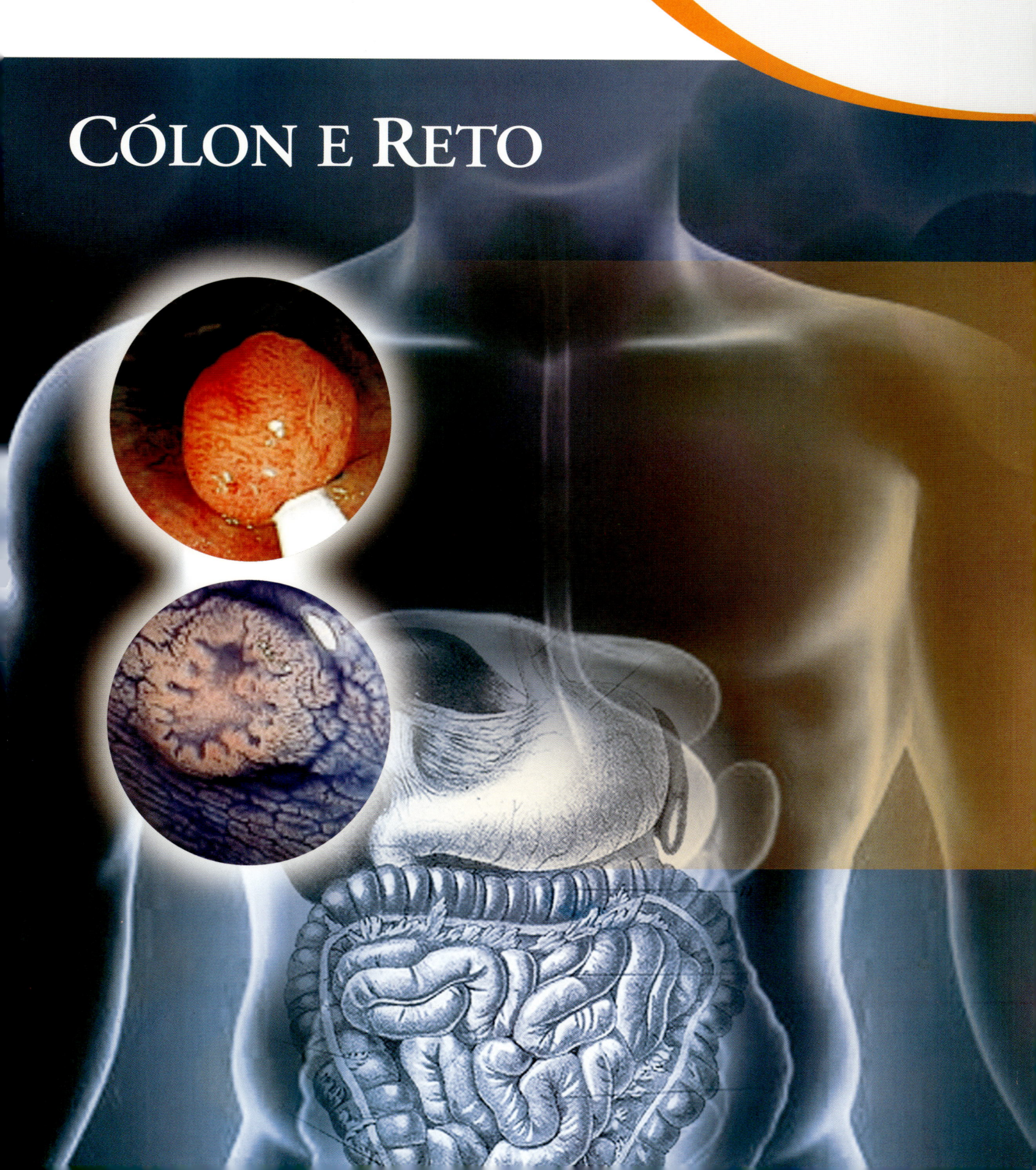

CÓLON E RETO

CAPÍTULO 49

RASTREAMENTO DO CÂNCER COLORRETAL

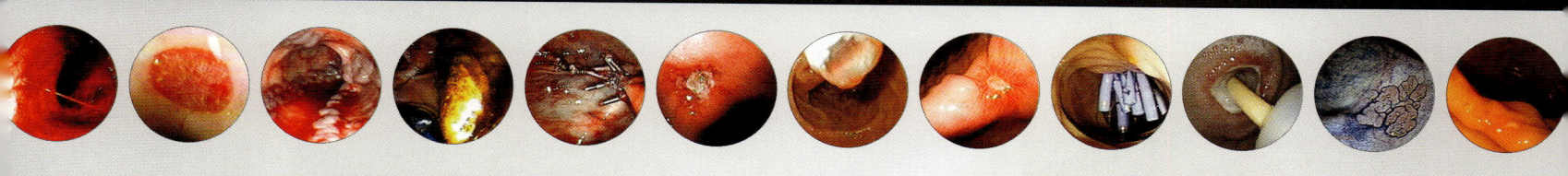

José Luiz Alvim Borges ■ Marcelo Averbach

INTRODUÇÃO

A sequência adenoma-carcinoma é a via habitual de origem do adenocarcinoma do intestino grosso, neoplasia maligna mais frequente neste segmento do tubo digestivo. Assim, o processo de transformação tem seu início no epitélio mucoso superficial, e seu desenvolvimento é estagiado. Estas duas peculiaridades deste tumor implicam a existência de um estádio pré-maligno, muitas vezes assintomático, relativamente longo, quando a neoplasia pode ser detectada pela inspeção endoscópica. A ressecção dos tumores nessa fase impede a progressão para o câncer invasivo.[53] Ademais, o tratamento do câncer colorretal, quando ainda limitado à parede intestinal é seguido de altos índices de cura. Assim sendo, em regiões nas quais apresenta alta prevalência, o adenocarcinoma colorretal atende aos critérios da Union for International Cancer Control (UICC) para neoplasias apropriadas para programas de rastreamento.[41]

RASTREAMENTO

Trata-se, por definição, de um processo de identificação presuntiva de doença presente, mas não diagnosticada. O rastreamento do câncer colorretal diz respeito, portanto, à aplicação de testes e exames à população assintomática em risco com o intuito de detectar lesões pré-malignas, ou câncer em estádios iniciais, evitando-se, assim, a progressão da neoplasia e a morte do indivíduo. Claramente, para assegurar a maior eficiência do rastreamento é necessário conhecer a história natural da doença e dirigir o programa para aqueles grupos que apresentem o maior risco de portar a neoplasia em estádios passíveis de tratamento.

A população em risco, para câncer colorretal, pode ser dividida em um grupo representado por indivíduos de 40 anos ou mais, sem história pessoal ou familiar de câncer colorretal, os quais representam o risco populacional médio e um outro, com maior risco, que inclui indivíduos com história pessoal de neoplasia colorretal (pólipos ou câncer), ou história familiar de câncer colorretal, Existem, ainda, indivíduos com alto risco, são aqueles pertencentes às famílias portadoras de síndromes de câncer colorretal hereditário, como a polipose adenomatosa familial (PAF) e a síndrome do câncer colorretal hereditário sem polipose (HNPCC), além dos portadores de moléstias inflamatórias intestinais, como a retocolite ulcerativa inespecífica e a doença de Crohn. Nestas populações, em que a possibilidade de desenvolvimento de câncer é muito grande, o rastreamento é obrigatório e apresenta aspectos peculiares, como a repetição periódica de exames diagnósticos a partir de determinada idade, adquirindo, nesses casos, características de vigilância e detecção. Já o rastreamento das populações sem fatores adicionais de risco envolve, decorrente dos altos custos relacionados, controvérsias quanto aos métodos e a seleção dos indivíduos a serem submetidos a ele.[31] Existem, no entanto, fortes evidências de que o rastreamento nesse grupo diminui a mortalidade em razão do câncer colorretal, bem como a sua incidência.[9,30,55]

Rastreamento em populações sem fatores adicionais de risco

Os tumores esporádicos são responsáveis por cerca de 90% dos casos de câncer colorretal. O risco nesse tipo de neoplasia cresce com a idade, com sua incidência praticamente dobrando a cada década dos 40 aos 80 anos. Indivíduos de 50 anos apresentam uma chance de 530 em 10 mil de desenvolver câncer colorretal invasivo durante o restante de suas vidas, bem como uma chance de 250 em 10 mil de morrer em decorrência desse tumor.[6] Vários métodos, isolados ou associados, têm sido propostos para desenvolver programas de rastreamento populacional. Entre eles, estão aqueles que se baseiam no exame das fezes, pesquisando sangue oculto pela reação com o guaico (FOBTg), ou o DNA de células exfoliadas (fDNA). Por outro lado, são utilizados, também, exames estruturais como a sigmoidoscopia rígida (RS) ou flexível RSF, a colonoscopia (CF) e a colografia por tomografia computadorizada (C-CT).

■ Pesquisa de sangue oculto nas fezes

Esse teste baseia-se no fato de que o adenocarcinoma colorretal, bem como o adenoma que o precede, tendem a sangrar em quantidades frequentemente não detectadas a olho nu. A importância do teste do guaico, para pesquisa de sangue oculto nas fezes, na detecção e prevenção do câncer colorretal, tem sido exaustivamente investigada. Estudos, envolvendo um grande número de pacientes, foram desenvolvidos e os mais importantes foram submetidos a uma metanálise.[46] Assim, foram analisados quatro estudos randomizados incluindo cerca de 330 mil indivíduos e duas séries não randomizadas envolvendo 113 mil pessoas. Os resultados dos estudos randomizados apontam uma redução de 16% (risco relativo de 0,84 com intervalo de confiança-IC-de 95% entre 0,77 e 0,93). Se os números forem ajustados de acordo com o grau de adesão ao programa de rastreamento, a redução na mortalidade seria de 23% (risco relativo 0,77 com IC de 95% entre 0,57 e 0,89). Dessa forma, se um teste de pesquisa de sangue oculto nas fezes pelo método do guaiaco fosse oferecido a cada 2 anos para uma população de 10 mil pessoas, e 2/3 delas realizassem ao menos um teste, 8,5 (3,6 a 13,5) mortes por câncer colorretal seriam evitadas em um período de 10 anos. A finalização, após 18 anos de seguimento do estudo – Minnesotta Colon Cancer Control – com 46.551 participantes, confirmou a capacidade da pesquisa de sangue oculto nas fezes detectar lesões pré-malignas e diminuir a incidência de câncer colorretal. A incidência cumulativa relativa de câncer no grupo de rastreamento, quando comparada ao grupo controle, foi de 0,80 (intervalo de confiança 95%: 0,70-0,90) e 0,83 (intervalo de confiança 95%: 0,73 – 0,94) para rastreamento anual e bienal, respectivamente.[30]

O teste para pesquisa de sangue oculto nas fezes apresenta, portanto, importância em programas de rastreamento populacional para o câncer colorretal sendo de fácil aplicação, de baixo custo e de boa relação custo-eficácia. A baixa sensibilidade para detectar pólipos pequenos e a baixa especificidade, que acarreta muitos resultados falso-positivos, são alguns dos problemas com o teste. Se considerarmos que os resultados falso-positivos desencadeiam investigação ulterior com colonoscopia, esta deficiência do teste passa a apresentar grande importância.

Mais recentemente, o emprego de métodos imunoquímicos (FIT) para a detecção de sangue oculto nas fezes tem demonstrado aparente vantagem sobre os testes com base em guaiaco.[18,48] Os testes de rastreamento que utilizam técnicas de biologia molecular para pesquisar mutações somáticas no DNA extraído das fezes vêm sendo desenvolvidos, embora os avanços não permitam, ainda, sua utilização clínica rotineira. A vantagem na utilização desses métodos reside na maior estabilidade do DNA com relação à hemoglobina e à maior especificidade das mutações para detectar neoplasias.[1,12,15] Os testes que se baseiam na pesquisa da metilação do DNA e do microRNA também se encontram em fase investigacional.

O teste positivo de sangue oculto nas fezes, por não ser específico, deve ser seguido por investigação diagnóstica específica para neoplasias colorretais. A escolha do método a ser adotado é complexa, pois devem ser levados em conta sua acurácia, os riscos e os custos associados.

■ Retossigmoidoscopia flexível

A retossigmoidoscopia flexível é um método endoscópico que pode ser útil no rastreamento do CCR. Quando comparado à colonoscopia oferece a vantagem de não necessitar de sedação e a desvantagem de não diagnosticar os tumores do cólon proximal isolados, isto é, sem pólipos ou tumores de reto ou sigmoide.

A efetividade desse método foi avaliada em estudos do tipo caso-controle tendo sido demonstrada sua eficácia na redução da mortalidade por câncer colorretal.[32,40]

Outros dois estudos utilizaram o rastreamento por colonoscopia para avaliar a sensibilidade da sigmoidoscopia flexível demonstrando que 70 a 80% das neoplasias avançadas (adenoma maior ou igual a 1 cm com arquitetura vilosa, displasia de alto grau ou câncer) diagnosticadas pela colonoscopia, também o seriam pela sigmoidoscopia flexível. Essa acurácia diminuiu em faixas etárias mais elevadas.[13,21]

Em estudo recente randomizado, a retossigmoidoscopia flexível associou-se a redução de 26% da mortalidade por neoplasia colorretal e de 21% da incidência desta neoplasia. Foi observada, também, uma redução de 50% na mortalidade relacionada com o CCR distal e a redução de 29% na sua incidência. A redução na incidência do CCR proximal foi de 14%, mas não foi observada redução da mortalidade relativa aos tumores com esta localização.

A combinação desse exame com a pesquisa de sangue oculto nas fezes uma única vez foi avaliada em parte de um estudo de rastreamento com colonoscopia, tendo sido observada uma sensibilidade de 76% para neoplasias avançadas, como definidas acima.[23] A modelagem matemática do rastreamento sugere que a realização periódica e regular desse exames pode ser mais efetiva e menos custosa.[7,51] Com base nesses fatos, a American Cancer Society recomenda, como uma das opções de rastreamento, a pesquisa anual de sangue oculto nas fezes acompanhada de sigmoidoscopia flexível quinquenalmente, após os 50 anos, com a ressalva de que os testes positivos devem ser seguidos de colonoscopia.[43]

■ Colonoscopia

A colonoscopia a cada 10 anos é uma das opções de rastreamento recomendadas pela American Cancer Society, no entanto dois estudos recentes demonstram maior eficiência quando o intervalo é de 5 anos após colonoscopia normal.[11,22,43]

A colonoscopia é o único método de rastreamento que permite a identificação e o tratamento dos pólipos diagnosticados, o que, conforme recentemente demonstrado, reduz significativamente a incidência do CCR e a mortalidade relacionada com estes tumores na população geral.[55]

Quando comparada ao teste imunoquímico, este teve um maior grau de aderência mostrando nível de detecção do CCR semelhante à colonoscopia que, por sua vez, identificou uma maior quantidade de adenomas.[36]

A colonoscopia apresenta como maior problema a possibilidade de não detectar algumas lesões presentes. Lesões de 10 mm ou maiores podem deixar de ser diagnosticadas em 2 a 12% dos pacientes.[10,39]

As lesões planas têm o diagnóstico endoscópico especialmente mais difícil requerendo eventualmente requintes técnicos. Assim sendo a qualidade da colonoscopia pode ter impacto na redução do risco do câncer colorretal, sendo importante o monitoramento da qualidade da colonoscopia.

O custo e a disponibilidade de colonoscopistas experimentados seguem sendo as principais limitações para seu emprego em programas de rastreamento populacional.

■ Colonoscopia virtual

A colografia por tomografia computadorizada, também denominada colonoscopia virtual, tem potencialidade de ser aplicada no rastreamento do câncer colorretal.

Estudo randomizado recentemente publicado mostra que a CTC e a colonoscopia têm resultados semelhantes na detecção de neoplasias avançadas, indicando que pode ser utilizada como rastreamento. A sensibilidade na detecção de neoplasias avançadas é de 88%.[5]

O método oferece como vantagens a visualização de todo o cólon, a detecção de lesões avançadas em fases iniciais, a boa aceitação pelo paciente, além de ser menos incômodo do que a colonoscopia.

Apesar de os diversos estudos utilizarem drogas laxativas no preparo do paciente para o exame, algumas séries apresentam a possibilidade da realização da CTC sem laxativos.

A CTC possibilita a detecção de doenças extracólicas, o que foi demonstrado em 0,35% de uma série de 10.280 pacientes.[34] Há questionamentos se o diagnóstico destas afecções teria um aspecto positivo ou não.

O menor risco da CTC com relação à colonoscopia também é discutível, tendo em vista que os riscos dos pacientes que após a CTC são encaminhados à colonoscopia deveriam ser computados à

CTC e desta forma não existe diferença significativa das taxas de complicações relacionadas com os dois procedimentos.[45]

Os aspectos negativos da CTC incluem a necessidade de outro método após a realização do exame, o que acontece em 7,9% dos pacientes, a exposição a radiação e o elevado custo do procedimento.[10]

Enfim, o alto custo do exame, que não é terapêutico, o que implica uma colonoscopia em casos positivos, e a necessidade de equipamentos e radiologistas experientes fazem com que esse método ainda não esteja incorporado a utilização como rastreamento. Talvez os avanços tecnológicos ainda por vir possam torná-lo mais atraente.[19]

Diretrizes para o rastreamento do câncer colorretal em populações sem fatores adicionais de risco

■ Diretriz conjunta da American Cancer Society, da US Multi-Society Task Force on Colorectal Cancer (American Gastroenterological Association (AGA) Institute, American Society for Gastrointestinal Endoscopy e American College of Gastroenterology e do American College of Radiology)[40]

O consenso dos especialistas das várias sociedades envolvidas na construção desta diretriz divide os métodos de rastreamento em testes de prevenção e testes de detecção do câncer. (Os de prevenção são os que proveem imagens estruturais do intestino grosso, identificando câncer e pólipos, como a retossigmoidoscopia flexível), a colonoscopia, o enema opaco pela técnica de duplo contraste e a colografia por tomografia computadorizada, enquanto os testes de detecção, que pesquisam sangue oculto ou DNA tumoral nas fezes, apresentam baixa sensibilidade para pólipos e menor sensibilidade que os exames de imagem para o câncer. Esta diretriz aborda diferentes estratégias para o rastreamento do câncer colorretal, considerando a diversidade de grupos populacionais, que a ele serão submetidos. É, também, discutida a conveniência de apresentar estas diferentes possibilidades ao paciente. Esta questão não é respondida de maneira inequívoca, mas a diretriz afirma, enfaticamente, que a preferência deve ser pelos métodos de prevenção, com início aos 50 anos de idade, para adultos sem riscos adicionais (Quadro 49-1).[20]

■ Diretriz do American College of Gastroenterology, 2008[21]

O American College of Gastroenterolgy, embora tenha participado da elaboração da diretriz acima descrita, em sua mais recente orientação, recomenda a adoção de uma estratégia preferencial: a da prevenção do câncer colorretal por colonoscopia. A diretriz considera alternativas como a sigmoidoscopia flexível para paciente que não podem ser submetidos à colonoscopia, ou não têm acesso a ela (Quadro 49-2).[38]

Quadro 49-1. Diretriz conjunta: American Cancer Society, US Multy-Society Task Force on Colorectal Cancer e American College of Radiology, 2008

Exames de prevenção do CaCR	
1. RSF com inserção até 40 cm, ou até a flexura esplênica	A cada 5 anos
2. FC	A cada 10 anos
3. C-CT	A cada 5 anos
4. EODC	A cada 5 anos
Exames de detecção do CaCR	
1. FOBTg de alta sensibilidade	Anual
2. FIT de alta sensibilidade	Anual
3. fDNA	Incerto

Quadro 49-2. Diretriz do American College of Gastroenterology, 2008

Recomendações preferenciais de rastreamento (prevenção)	
CF	A cada 10 anos. Início aos 50 anos (aos 45 anos para afro-americanos)
Recomendações preferenciais de rastreamento (detecção, para indivíduos que recusam a CF ou outros métodos de prevenção)	
FIT	Anual
Recomendações alternativas de rastreamento (prevenção)	
RSF	A cada 5 anos.
C-CT	A cada 5 anos
Recomendações alternativas de rastreamento (detecção)	
FOBTg alta sensibilidade	A cada 3 anos
fDNA	A cada 3 anos

■ Diretriz da American Cancer Society

A American Cancer Society manteve, em sua última revisão de 2011, suas recomendações para rastreamento do câncer colorretal, que constavam na diretriz de 2008. O início do rastreamento deve ser aos 50 anos de idade (Quadro 49-3).[42]

Rastreamento dos pacientes com risco aumentado e de alto risco

Protocolos específicos têm sido propostos para o rastreamento, ou vigilância, dos indivíduos assintomáticos pertencentes a grupos populacionais, cujo risco para câncer colorretal é aumentado. O rastreamento em populações assintomáticas, que apresentam risco aumentado, envolve menos controvérsias que os programas aplicados às populações de risco médio. Cumpre, ainda assim, separar os pacientes que apresentam risco aumentado daqueles que apresentam alto risco.

Diretrizes para o rastreamento do câncer colorretal em populações com risco aumentado

■ Populações com risco aumentado

Dentre os grupos com risco aumentado encontram-se os indivíduos com história pessoal de pólipos adenomatosos, ou câncer colorretal ou com história familiar de câncer colorretal ou pólipos adenomatosos, antes dos 60 anos de idade (Quadro 49-4).

■ Rastreamento e detecção precoce de adenomas e câncer colorretal em indivíduos com risco aumentado

Pólipos prévios

Aparentemente, pólipos adenomatosos menores que 1 cm, com baixo grau de displasia e sem arquitetura viloglandular, estão associados a baixos índices de recorrência e, portanto, essa população não necessita de esquema diferenciado de rastreamento.[26,44]

Quadro 49-3. Diretriz American Cancer Society, 2011

FOBTG com teste com, ao menos, 50% sensibilidade para câncer ou (FIT) com, ao menos, 50% sensibilidade para câncer	Anual
fDNA	Incerto
RSF	A cada 5 anos
RSF e FOBT ou FIT	A cada 5 anos
EODC	A cada 5 anos
CF	A cada 10 anos
C-TC	A cada 5 anos

Quadro 49-4. Diretriz conjunta: American Cancer Society, US Multy-Society Task Force on Colorectal Cancer e American College of Radiology, 2008

Categoria	Início	Recomendação	Comentário
Pacientes com pólipos em colonoscopia prévia			
Pequenos pólipos hiperplásicos retais	–	Igual para indivíduos sem fatores adicionais de risco	Rastreamento mais frequente para polipose hiperplásica
Pacientes com 1 ou 2 pequenos adenomas tubulares com displasia de baixo grau	5 a 10 anos após a polipectomia inicial	Colonoscopia	
Pacientes com > 10 adenomas em um único exame	< 3 anos após a polipectomia inicial	Colonoscopia	Investigar síndromes familiares
Pacientes com adenoma séssil removido em *piecemeal*	2 a 6 meses para verificar ressecção completa	Colonoscopia	Completitude deve-se basear no exame endoscópico e histopatológico
Pacientes com câncer colorretal			
Pacientes com CaCR devem ser submetidos à "limpeza" peroperatória de alta qualidade	3 a 6 meses após a ressecção do câncer, se não houver metástases irressecáveis. Alternativamente, colonoscopia transoperatória	Colonoscopia	Nos tumores não obstrutivos a "limpeza" pode ser feita no pré-operatório. Em tumores obstrutivos, neoplasias proximais podem ser diagnosticadas por colografia por tomografia computadorizada ou enema opaco com duplo contraste
Pacientes com ressecção curativa de câncer colorretal	1 ano após a ressecção, ou 1 ano após a colonoscopia de "limpeza" de lesões sincrônicas	Colonoscopia	Se a colonoscopia for normal, novo exame deve ser feito em 3 anos. Se esta nova colonoscopia for normal, nova colonoscopia deve ser feita em 5 anos. Em ressecções baixas de câncer retal, exame retal deve ser feito com intervalos de 3-6 meses pelos primeiros 2-3 anos
Pacientes com história familiar			
Câncer colorretal ou pólipos adenomatosos em um parente de 1º grau, antes dos 60 anos, ou 2 ou mais parentes de 1º grau, de qualquer idade	Aos 40 anos ou 10 anos mais cedo do que o caso mais jovem da família	Colonoscopia	A cada 5 anos

Ao contrário, pacientes que apresentem pólipos maiores que 1 cm, viloglandulares ou vilosos, requerem seguimento com colonoscopia. Um estudo realizado pelo National Polyp Study Group propõe um intervalo de 3 anos após a primeira colonoscopia com ressecção de todos os pólipos.[54]

Outro estudo sugere que para pacientes de risco médio 5 anos de intervalo entre colonoscopias poderiam ser adequados.[37]

História familiar de câncer colorretal

Pacientes que apresentam casos de câncer colorretal na família, não se caracterizando um padrão de herança autossômica dominante, apresentam risco aumentado.[27] A simples presença de um familiar de 1º grau com câncer de cólon é um fator que aumenta o risco relativo individual em, ao menos, 75%. Uma metanálise do risco familiar demonstrou que os parentes de 1º grau de pacientes com adenocarcinoma do intestino grosso apresentam um risco relativo médio de 2,25 (intervalo de confiança de 95%, IC95%= 2,00-2,53).[16] A estratificação por localização do tumor do parente, o tipo de parentesco e o número de parentes acometidos revelou os seguintes riscos relativos:

- *Parente de 1º grau com câncer de cólon:* 2,42 (IC95% = 2,20-2,65).
- *Parente de 1º grau com câncer de reto:* 1,89 (IC95% = 1,62-2,21).
- *Parente de 1º grau acometido é um dos pais:* 2,26 (IC95% = 1,87-2,72).
- *Parente de 1º grau acometido é um dos filhos:* 2,57 (IC95% = 2,19-3,02).
- *Mais de um parente acometido:* 4,25 (IC95% = 3,01-6,08).
- *Parente com câncer colorretal antes dos 45 anos:* 3,87 (IC95% = 2,40-6,22).
- *Parente com adenoma:* 1,99 (IC95% = 1,55-2,25).

Recentemente, outra metanálise mostrou o risco relativo de 2,24 (IC 95% 2,06-2,43) para um parente de 1º grau acometido, que aumenta para 3,97 (IC95% 2,60- 6.06) no caso de dois parentes acometidos.[3]

Um estudo de rastreamento submeteu 1.780 parentes de 1º grau de indivíduos com câncer colorretal à colonoscopia. A razão de chances desta população de portar neoplasias avançadas (adenomas? ≥ 10 mm e/ou componente viloso e/ou displasia de alto grau) é de: RC 2,41; CI 95% 1,69-3,43; P < 0,001.[2]

As recomendações para rastreamento desse grupo de pacientes são controversas na literatura. A conduta mais prudente é começar o rastreamento, por colonoscopia, 10 anos mais cedo do que a idade do parente afetado mais precocemente pelo câncer.[24] Outra abordagem é a colonoscopia para todos os membros da família acima de 50 anos e, para indivíduos com mais de um parente afetado ou um parente jovem (menos de 55 anos) com câncer colorretal, realizar a colonoscopia a partir dos 40 anos.[49]

História pessoal de câncer colorretal

Do ponto de vista biológico, os pacientes que tiverem um câncer colorretal esporádico ressecado comportam-se como aqueles que portavam um adenoma com alto grau de displasia. O acompanhamento a longo prazo visa detectar o aparecimento de novos pólipos.

O câncer metacrônico também é decorrente da sequência adenoma-carcinoma e, portanto, se a vigilância for realizada adequadamente, com as necessárias polipectomias, a malignização não deverá ocorrer. Propõe-se, para esse grupo de pacientes, um exame colonoscópico entre 3 e 6 meses após a cirurgia, repetido ao fim do primeiro ano, para verificação de implantes e recidivas na linha anastomótica. Após esse último exame, as colonoscopias poderão ser realizadas a cada 3 anos.

Quadro 49-5. Diretriz conjunta: American Cancer Society, US Multy-Society Task Force on Colorectal Cancer e American College of Radiology, 2008

Síndromes de câncer colorretal hereditário			
Categoria	**Início**	**Recomendação**	**Comentário**
Suspeita clínica, sem comprovação genética de PAF. PAF diagnosticada por teste genético	10 a 12 anos	RSF para verificar expressão fenotípica da PAF e recomendação para teste genético	Rastreamento mais frequente para polipose hiperplásica
Diagnóstico clínico ou genético de HNPCC ou indivíduos em risco de HNPCC	20 a 25 ano de idade ou 10 anos antes do caso mais jovem da família	Colonoscopia 1-2 anos, recomendação para teste genético	
Doença inflamatória intestinal, retocolite ulcerativa inespecífica ou colite de Crohn	O risco começa após 8 anos de pancolite ou 12-15 anos de colite esquerda	Colonoscopia com biópsias para pesquisa de displasia	Investigar síndromes

Diretrizes para o rastreamento do câncer colorretal em populações de alto risco

■ Populações de alto risco

O grupo de alto risco é composto por indivíduos pertencentes a famílias portadoras de síndromes de câncer hereditário e pacientes com doenças inflamatórias colorretais (Quadro 49-5).

■ Rastreamento e detecção precoce de adenomas e câncer colorretal em indivíduos de alto risco

Síndromes de câncer colorretal hereditário

Os pacientes portadores de polipose adenomatosa familial (PAF) ou do câncer colorretal hereditário sem polipose (HNPCC), apresentam, se herdarem a mutação, o risco de desenvolver adenocarcinoma colorretal de praticamente 100%, no caso da PAF o risco é de 70 a 80% para os portadores de HNPCC.[49,50] Portanto, a vigilância desses indivíduos é obrigatória. Alternativamente, os testes genéticos, em membros de famílias com mutações conhecidas, quando negativos, podem demonstrar sua ausência evitando a inclusão de alguns indivíduos em programas de vigilância. Para a PAF recomenda-se iniciar o rastreamento em adolescentes pertencentes a famílias com a síndrome e que não foram submetidos à triagem genética com sigmoidoscopias anuais a partir da puberdade.[4] A incidência elevada de adenocarcinoma em regiões proximais do tubo digestivo (estômago e duodeno) destes pacientes requer seu rastreamento por endoscopias regulares. No caso da HNPCC, a localização frequente dos tumores no cólon proximal torna a colonoscopia o exame obrigatório para detecção do câncer colorretal nos indivíduos em risco que não forem excluídos por triagem genética. O programa de vigilância deve principiar aos 25 anos ou 5 anos mais cedo que a idade do parente mais jovem acometido pelo câncer.[28]

A colonoscopia deve ser repetida anualmente se forem achados pólipos. O encontro de câncer colorretal implica em colectomia total.

O esquema de vigilância deve prever o surgimento de neoplasias em outras localidades, como endométrio, ovário, estômago, duodeno, intestino delgado, pelve renal, ureter e sistema hepatobiliar.

Doenças inflamatórias colorretais

Vigilância na retocolite ulcerativa inespecífica (RCUI)

A incidência de câncer colorretal em pacientes portadores de RCUI é de 9,5 a 13,5%.[17] Além disso, ao se verificar a incidência por idade, observa-se um risco relativo alto em pacientes de faixas etárias mais jovens.[14,35,47,52]

O risco de desenvolver câncer colorretal está associado à extensão da doença e à sua duração. Assim, os pacientes com comprometimento de todo o intestino grosso apresentam risco maior que aqueles que apresentam simplesmente proctite. Esses últimos têm risco semelhante ao da população geral. A incidência de displasia e câncer aumenta significativamente após 7 anos de existência da doença.

Um dos fatores importantes de risco são as lesões ou massas associadas à displasia (DALM). Essas lesões elevadas, sésseis e nodulares ocorrem tipicamente em pacientes com menos que 50 anos, em áreas de atividade da doença.[21]

Um esquema de vigilância proposta para RCUI inclui pacientes com pancolite com, ao menos, 7 anos de duração ou pacientes com doença localizada no hemicólon esquerdo por, ao menos, 15 anos.[17] Nesses casos, está indicada a pesquisa a cada 3 anos nos primeiros 20 anos de doença, a cada 2 anos nos próximos 10 anos e, a seguir, anualmente. Deve-se submeter a exame anual os pacientes com colangite esclerosante primária.

Recomenda-se obter biópsias de todos os segmentos cólicos e das lesões elevadas com, ao menos, 32 espécimes. São considerados positivos todos os achados de displasia, leve ou de alto grau. Nesse caso, indica-se a colectomia total com anastomose ileoanal com bolsa ileal.

Vigilância na doença de Crohn

Os pacientes com, ao menos, 7 anos de doença devem ser submetidos à vigilância. O intervalo dos exames deve ser, inicialmente, de 3 anos, decrescendo até ser anual, de acordo com o tempo de doença. Biópsias devem ser obtidas de lesões elevadas e das áreas estenóticas. A detecção de displasia implica aumento da frequência de colonoscopias e a presença de câncer determina a ressecção cirúrgica.[8]

REFERÊNCIAS BIBLIOGRÁFICAS

1. Ahlquist DA, Sargent DJ, Loprinzi CL et al. Stool DNA and occult blood testing for screen detection of colorectal neoplasia. *Ann Intern Med* 2008;149:441-50.
2. Armelao F, Paternolli C, Franceschini G et al. Colonoscopic findings in first-degree relatives of patients with colorectal cancer: a population-based screening program. *Gastrointest Endosc* 2011;73(3):527-34.
3. Butterworth AS, Higgins JP, Pharoah P. Relative and absolute risk of colorectal cancer for individuals with a family history: a meta-analysis. *Eur J Cancer* 2006;42(2):216-27.
4. Cutait R, Borges JLA, Costa, F. Câncer colo-retal. In: Mincis M. (Ed.). Gastroenterologia e hepatologia: diagnóstico e tratamento. 3. ed. São Paulo: Lemos, 2002. p. 457-70.
5. de Haan MC, Halligan S, Stoker J. Does CT colonography have a role for population-based colorectal cancer screening? *Eur Radiol* 2012;22(7):1495-503.
6. Eddy DM. Screening for colorectal cancer. *Ann Intern Med* 1990;113(5):373-84.
7. Frazier AL, Colditz GA, Fuchs CS et al. Cost-effectiveness of screening colorectal cancer in the general population. *JAMA* 2000;284:1954-61.
8. Friedman S, Rubin PH, Bodian C et al. Screening and surveillance colonoscopy in chronic Crohn's colitis: results of a surveillance program spanning 25 Years. *Clin Gastroenterol Hepatol* 2008;6(9):993-98.

9. Hardcastle JD, Chamberlain JO, Robinson MHE et al. Randomised controlled trial of faecal-occult-blood screening for colorectal cancer. *Lancet* 1996;348:1472-77.
10. Hassan C, Pickhardt PJ, Laghi A et al. Computed tomographic colonography to screen for colorectal cancer, extracolonic cancer, and aortic aneurysm: model simulation with cost-effectiveness analysis. *Arch Intern Med* 2008;168:696-705.
11. Imperiale TF, Glowinski EA, Lin-Cooper C et al. Five-year risk of colorectal neoplasia after negative screening colonoscopy. *N Engl J Med* 2008;359:1218-24.
12. Imperiale TF, Ransohoff DF, Itzkowitz SH et al. Fecal DNA versus fecal occult blood for colorectal cancer screening in an average-risk population. *N Engl J Med* 2004;351:2704-14.
13. Imperiale TF, Wagner DR, Lin CY et al. Risk of advanced proximal neoplasms in asymptomatic adults according to the distal colorectal findings. *N Engl J Med* 2000;343:169-74.
14. Ishibashi N, Hirota Y, Ikeda M et al. Ulcerative colitis and colorectal cancer: a follow-up study in Fukuoka, Japan. *Int J Epidemiol* 1999;28:609-13.
15. Itzkowitz SH, Jandorf L, Brand R et al. Improved fecal DNA test for colorectal cancer screening. *Clin Gastroenterol Hepatol* 2007;5:111-17.
16. Johns LE, Houlston RS. A systematic review and metanalysis of familial colorectal cancer risk. *Am J Gastroenterol* 2001;96(10):2992-3003.
17. Lashmer BA. Colorectal cancer surveillance for patients with inflammatory bowel disease. *Gastrointest Endosc Clin N Am* 2002;12(1):135-43.
18. Levi Z, Birkenfeld S, Vilkin A et al. A higher detection rate for colorectal cancer and advanced adenomatous polyp for screening with immunochemical fecal occult blood test than guaiac fecal occult blood test, despite lower compliance rate: a prospective, controlled, feasibility study. *Int J Cancer* 2011;128:2415-24.
19. Levin B, Brooks D, Smith RA et al. Emerging technologies in screening for colorectal cancer: CT colonography, immunochemical fecal occult blood tests, and stool screening using molecular markers. *CA Cancer J Clin* 2003;53:44-55.
20. Levin B, Lieberman DA, McFarland B et al. Screening and surveillance for the early detection of colorectal cancer and adenomatous polyps, 2008: a joint guideline from the American Cancer Society, the US Multi-Society Task Force on Colorectal Cancer, and the American College of Radiology. *Gastroenterology* 2008;134:1570-95.
21. Lieberman DA, Weiss DG, Bond JH et al. Use of colonoscopy to screen asymptomatic adults for colorectal cancer. *N Engl J Med* 2000;343:162-68.
22. Lieberman DA, Weiss DG, Harford WV et al. Five year colon surveillance after screening colonoscopy. *Gastroenterology* 2007;133:1077-85.
23. Lieberman DA, Weiss DG. Veterans Affairs Cooperative Group 380. One-time screening for colorectal cancer with combined fecal occult blood test and examination of the distal colon. *N Engl J Med* 2001;345:555-60.
24. Lieberman I. Colon cancer screening. clinical update. *Am Soc Gastrointest Endosc* 2003;10:1-4.
25. Lindberg JO, Stenling RB, Rutegard JN. Eighteen-year surveillance of dysplasia-associated lesion in ulcerative colitis. *Endoscopy* 2000;32:359-60.
26. Loffi AM, Spencer RJ, Ilstrup DM et al. Colorectal polyps and the risk of subsequent carcinoma. *Mayo Clin Proc* 1986;61:337-43.
27. Lovett E. Family studies in cancers of the colon and rectum. *Br J Surg* 1976;63:13-18.
28. Lynch HT, Smyrk TC, Watson P et al. Genetics, natural history, tumor spectrum and pathology of hereditary non-polyposis colorectal cancer: an updated review. *Gastroenterology* 1993;104:1535-49.
29. Mandel JS, Bond JH, Church TR et al. Reducing mortality from colorectal cancer by screening for fecal occult blood. *N Engl J Med* 1993;328:1365-71.
30. Mandel JS, Church TR, Bond JH et al. The effect of fecal occult-blood screening on the incidence of colorectal cancer. *N Engl J Med* 2000;343(22):1603-7.
31. Mulcahy HE, Farthing MJ, O'Donoghue DP. Screening for asymptomatic colorectal cancer. *BMJ* 1997;314:285-90.
32. Newcomb PA, Norfleet RG, Storer BE et al. Screening signoidoscopy and colorectal cancer mortality. *J Natl Cancer Inst* 1992;84:1572-75.
33. Pickhardt PJ, Choi JR, Hwang I et al. Computed tomographic virtual colonoscopy to screen for colorectal neoplasia in asymptomatic adults. *N Engl J Med* 2003;349:2191-200.
34. Pickhardt PJ, Kim DH, Meiners RJ et al. Colorectal and extracolonic cancers detected at screening CT colonography in 10,286 asymptomatic adults. *Radiology* 2010;255:83-88.
35. Pohl C, Hombach A, Kruis W. Chronic inflammatory bowel disease and cancer. *Hepatogastroenterology* 2000;47:57-70.
36. Quintero E, Castells A, Bujanda L et al. Colonoscopy versus fecal immunochemical testing in colorectal-cancer screening. *N Engl J Med* 2012;366(8):697-706.
37. Rex DK, Cummings OW, Helper DJ et al. 5-year incidence of adenomas after negative colonoscopy in asymptomatic average-risk persons. *Gastroenterology* 1996;111:1178-81.
38. Rex DK, Johnson DA, Anderson JC et al. American College of Gastroenterology. American College of Gastroenterology guidelines for colorectal cancer screening 2009 [corrected]. *Am J Gastroenterol* 2009;104(3):739-50.
39. Rockey DC, Paulson E, Niedzwiecki D et al. Analysis of air contrast barium enema, computed tomographic colonography and colonoscopy: prospective comparison. *Lancet* 2005;365:305-11.
40. Selby JV, Friedman GD, Queensberry Jr CP et al. A case-control study of screening sigmoidoscopy and mortality from colorectal cancer. *N Engl J Med* 1992;326:653-57.
41. Sloan DA. Rastreamento e detecção precoce. In: Polloock RE. (Ed.). Manual de oncologia clínica da UICC.8. edição. São Paulo: Fundação Oncocentro;2006. p. 139-58.
42. Smith RA, Cokkinides V, Brooks D. Cancer screening in the United States, 2011 A review of current American Cancer Society Guidelines and issues in cancer screening. *CA Cancer J Clin* 2011;61:8-30.
43. Smith RA, CokkinideV, Eyre HJ. American Cancer Society Guidelines for the early detection of cancer, 2003. *CA Cancer J Clin* 2003;53:27-43.
44. Spencer RJ, Molton LJ III, Ready RL et al. Treatment of small colorectal polyps: a population-based study of the risk of subsequent carcinoma. *Mayo Clin Proc* 1984;59:305-10.
45. Stoop EM, de Haan MC, de Wijkerslooth TR et al. Participation and yield of colonoscopy versus non-cathartic CT colonography in population-based screening for colorectal cancer: a randomized controlled trial. *Lancet Oncol* 2012;13:55-64.
46. Towler B, Irwig L, Glasziou P et al. A systematic review of the effects of screening for colorectal cancer using the faecal occult blood test, Hemoccult. *BMJ* 1998;317(7158):559-65.
47. Triantafillidis JK, Emmanouilidis A, Manousos ON et al. Ulcerative colitis in Greece: clinicoepidemiological data, course, and prognostic factors in 413 consecutive patients. *J Clin Gastroenterol* 1998;27:204-10.
48. van Rossum LG, van Rijn AF, Laheij RJ et al. Random comparison of guaiac and immunochemical fecal occult blood tests for colorectal cancer in a screening population. *Gastroenterology* 2008;135:82-90.
49. van Stolk RU. Familial and inherited colorectal cancer. Endoscopic screening and surveillance. *Gastrointest Endosc Clin N Am* 2002;12(1):111-33.
50. Vasen HFA. Clinical diagnosis and management of hereditary colorectal cancer syndromes. *J Clin Oncol* 2000;18:81S.
51. Vijan S, Hwang EW, Hofer TP et al. Wich colon cancer screening test? A comparison of costs, effectiveness and compliance. *Am J Med* 2001;111:593-601.
52. Wandall EP, Damkier P, Moller Pedersen F et al. Survival and incidence of colorectal cancer in patients with ulcerative colitis in Funen county diagnosed between 1973 and 1993. *Scand J Gastroenterol* 2000;35:312-17.
53. Winawer SJ, Zauber AG, Ho MN et al. Prevention of colorectal cancer by colonoscopic polypectomy. The National Polyp Study Workgroup. *N Engl J Med* 1993;329:1977-81.
54. Winawer SJ, Zauber AG, O'Brien MJ et al. Randomized comparison of surveillance intervals after colonoscopic removal of newly diagnosed adenomatous polyps. The National Polyp Study Workgroup. *N Eng J Med* 1993;328:901-6.
55. Zauber AG, Winawer SJ, O'Brien MJ et al. Colonoscopic polypectomy and long-term prevention of colorectal-cancer deaths. *N Engl J Med* 2012;366:687-96.

CAPÍTULO 50

PÓLIPOS E POLIPOSES

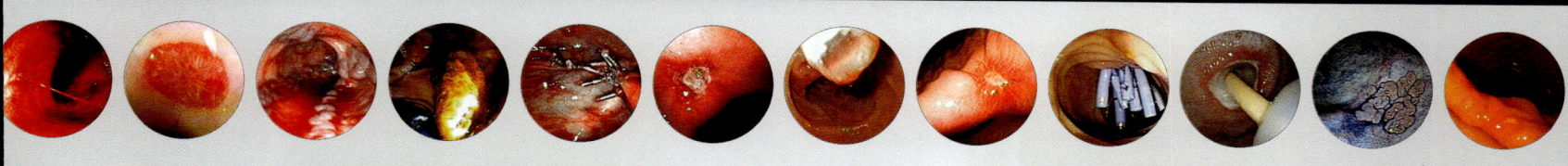

Flávio Antonio Quilici ■ Lisandra Carolina M. Quilici

INTRODUÇÃO

Pólipo é um termo descritivo para toda estrutura tecidual com origem na parede do trato digestivo que se projeta em direção a sua luz, de forma regular e circunscrita, fazendo proeminência no seu lúmen.[7,8,10,33,40,41,47]

Como a parede é composta, em geral, de mucosa, submucosa, muscular própria e serosa, essas lesões podem originar-se em qualquer uma delas.

De acordo com sua apresentação macroscópica o pólipo é chamado de plano (Fig. 50-1), séssil (Fig. 50-2), subpediculado (Fig. 50-3) ou pediculado (Fig. 50-4).

Com relação ao seu tamanho, pode variar de 1 mm a mais de 10 cm de tamanho, sendo classificados como: gigante (> 40 mm), grande (20 a 40 mm), médio (5 a 20 mm) e pequeno (> 5 mm).

Pode ocorrer como lesão única (isolada) ou múltipla. Em geral, quando se apresentam isolados, são assintomáticos.

Há pacientes que são portadores de grande número de lesões polipoides, em geral, acima de 100 pólipos e caracterizam as "síndromes polipoides", todas com origem genética.[7,8,10,27,35,41,47]

Os pólipos são altamente prevalentes na população geral, em especial, com o aumento da idade, a partir da quinta década de vida. Afetam 25% da população com idade acima de 75 anos. Embora os dados da literatura sejam variados, estudos com base em co-

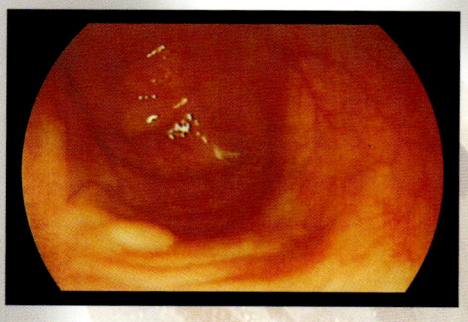

Fig. 50-1. Pólipo plano de cólon direito.

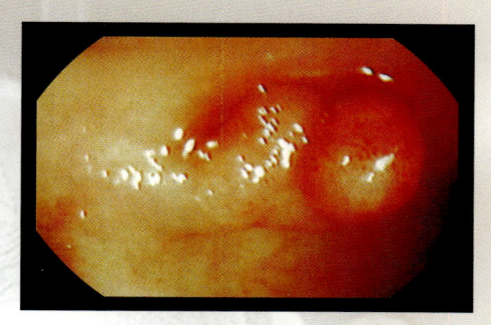

Fig. 50-3. Pólipo subpediculado.

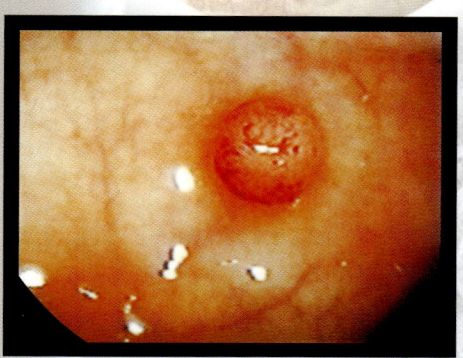

Fig. 50-2. Pólipo séssil.

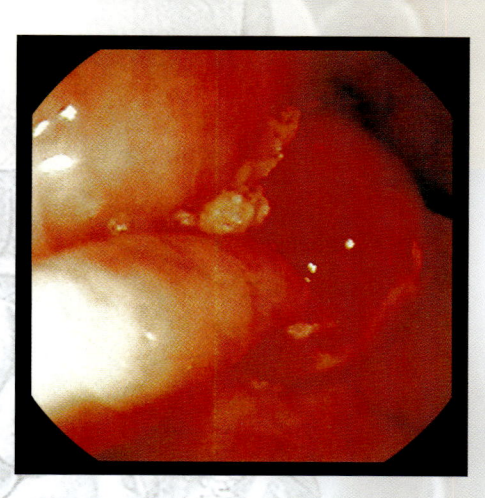

Fig. 50-4. Pólipo pediculado.

425

lonoscopias, radiologia contrastada e necropsias mostram sua presença em até 45% dos casos, dependendo das características das populações estudadas.[10,27,32,41,47]

Quanto à sua localização, ele pode ocorrer em todo o cólon, havendo, atualmente, maior prevalência para o proximal. Aproximadamente 80% desses pólipos são de origem adenomatosa.

Trabalhos epidemiológicos têm sugerido que várias causas ambientais contribuem para as diferenças na incidência dos pólipos em populações geograficamente distintas, muito embora, estes fatores continuam obscuros. As hipóteses são de que as diferenças do consumo de fibras e de antioxidantes na dieta, desempenham um importante papel no seu desenvolvimento.[10]

Por causa de alguns pólipos colorretais apresentarem importante predisposição ao câncer do intestino grosso, eles, quando detectados, devem sempre ser removidos. Há inclusive um aforismo, que diz: "Pólipo diagnosticado é igual a pólipo ressecado".[32,33,40,41,47]

A grande importância clínica dos pólipos é que alguns deles são de origem neoplásica (benigna) e, portanto, podendo transformar-se em maligna e sua remoção pode prevenir ou tratar essa malignização. Pela sua estreita relação com o câncer colorretal, esses pólipos estão sendo alvo de esforços para ter sua formação diminuída ou, até mesmo, suprimida. Há vários estudos clínicos de quimioprevenção, com o uso da aspirina, de seus derivados como os anti-inflamatórios inibidores da cox-2, o sulindac e as vitaminas C e E etc. Seus benefícios, a longo prazo, continuam sem comprovação.[10]

Quadro 50-1. Classificação histológica dos pólipos colorretais

- Neoplásicos
  - Adenoma
  - Carcinoide
- Não neoplásicos
  - Hamartoma
  - Hiperplásico
  - Inflamatório
  - Submucoso e/ou musculatura própria

CLASSIFICAÇÃO HISTOLÓGICA

Os pólipos colorretais, com relação à histologia, são separados em neoplásicos e não neoplásicos (Quadro 50-1).[7,8,10,11,27,32,33,35,39-41,47]

Pólipos não neoplásicos

▪ Pólipos hiperplásicos

Os pólipos hiperplásicos são formados pela hiperproliferação das células normais da mucosa. São com frequência indistinguíveis, macroscopicamente, dos pólipos adenomatosos, sendo, no entanto, facilmente diferenciados pelos colonoscópios com magnificação de imagem ou com sistema FICE ou NBI. Localizam-se, de preferência, em cólon esquerdo, têm tamanho menor de 10 mm e raramente malignizam. Eles, em geral, não apresentam sintomas clínicos, sendo achados fortuitos nas endoscopias (Fig. 50-5).

▪ Pólipos inflamatórios

São lesões resultantes de uma reação epitelial inflamatória da mucosa cólica, manifestando-se como tecido de granulação em regeneração. Em sua maioria, são únicos e podem ser grandes, pediculados e causar sintomas, como sangramento e, até mesmo, obstrução. Não apresentam risco de malignização.

Nos enfermos com doença inflamatória intestinal, em especial na retocolite ulcerativa, eles são chamados de pseudopólipos e são caracterizados por ilhas de mucosa colônica residual, decorrentes da sua ulceração e regeneração que ocorre nas fases crônicas. São, com frequência, múltiplos e dispersos por todas as regiões cólicas, com formas irregulares e, em geral, não apresentam risco de degeneração maligna (Fig. 50-6).

Os pólipos inflamatórios são, também, encontrados em 1% das crianças (infância). Quando presentes em todo o cólon caracterizam a polipose juvenil do cólon. Podem apresentar sangramento e/ou prolapso retal e, em casos raros, retardo do desenvolvimento (Fig. 50-7).[12,41]

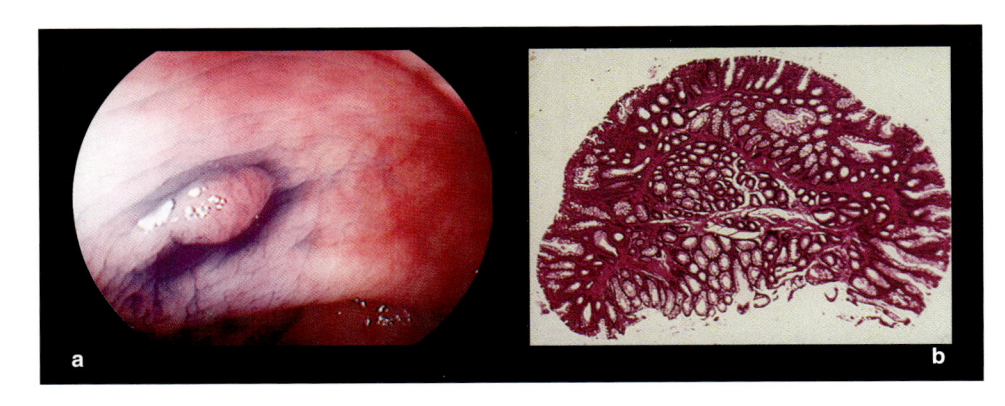

Fig. 50-5. Visão à colonoscopia de pólipo séssil hiperplásico (**a**) e histopatológico (**b**).

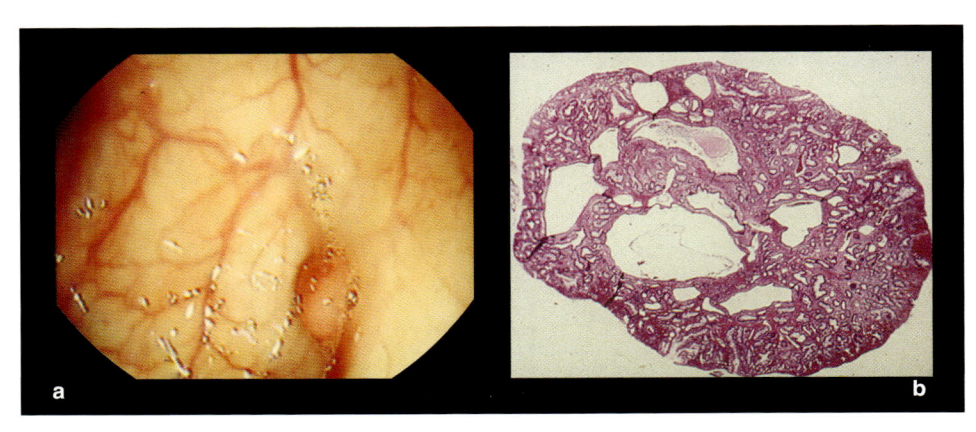

Fig. 50-6. Pólipo juvenil observado à colonoscopia (**a**) e histopatológico (**b**).

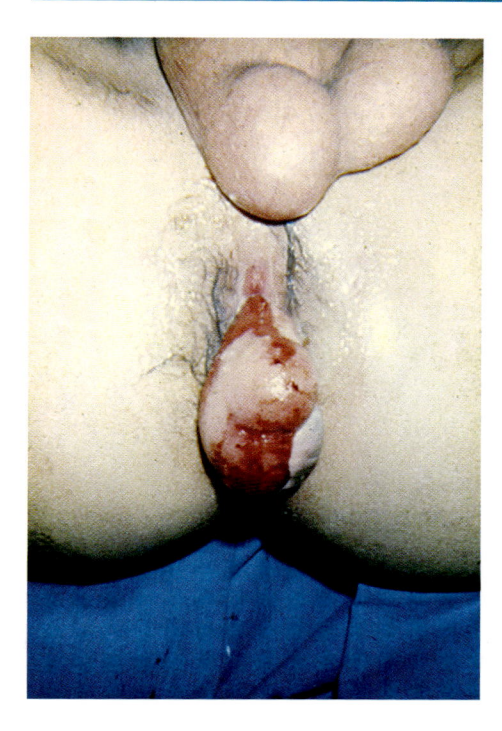

Fig. 50-7. Pólipo juvenil prolabado pelo ânus em criança.

Pólipos da submucosa e muscular própria

Várias lesões da submucosa podem conferir um aspecto polipoide à mucosa intestinal, como os agregados linfoides, lipomas, leiomiomas, pneumatose cistoide intestinal, hemangiomas, fibromas e lesões metastáticas (Fig. 50-8).

Pólipos hamartomatosos

São lesões que contêm uma mistura de vários tecidos normais que compõem a lâmina própria do cólon. Apresentam-se de formas e de tamanhos variados e têm pequeno potencial maligno (Fig. 50-9).

Pólipos neoplásicos

Os pólipos neoplásicos (adenomas), são considerados uma neoplasia benigna que se originam nas glândulas da mucosa de todo o trato digestivo.

O pólipo adenomatoso caracteriza-se, do ponto de vista histológico, por apresentar:[28,41]

- Perda do controle do crescimento epitelial.
- Mitoses generalizadas em todas as camadas das criptas da mucosa.
- Importante distúrbio na renovação celular.
- Menor diferenciação celular.
- Maior produção de muco.

A importância dos pólipos adenomatosos no cólon está na frequência com que podem sofrer degeneração celular. Seu potencial de malignização é cerca de 10%, com um período de evolução estimado entre 4 a 10 anos, e por isso, sendo consideradas lesões pré-malignas.[6,10,23,41,47]

As evidências clínicas da relação entre os pólipos adenomatosos (benignos) e os adenocarcinomas (malignos) são evidenciadas por ambos apresentarem:[1,5,9-11,13,33,35,41,47]

- Mapeamento geográfico idêntico.
- Distribuição e localização similar no cólon e no reto.
- Faixa etária equivalente, com os adenomas precedendo os carcinomas em 5 a 10 anos.

Os adenomas são também importantes por sua alta incidência, sendo diagnosticados, em média, de uma a cada quatro colonoscopias realizadas.[1,11] Estudos de necropsias, em indivíduos com idade acima dos 60 anos, confirmam essa alta incidência, estando os pólipos presentes em aproximadamente 25% dos cólons examinados. A maioria (80%) é menor que 1 cm e sua incidência aumenta com a idade.[25,41]

Quando os adenomas são removidos, possibilita uma queda dramática no aparecimento do adenocarcinoma colorretal, câncer mais frequente nesse segmento intestinal (97% de todos os tumores).

Com relação à histologia, os pólipos adenomatosos diferenciam-se em três tipos:

- *Tubulares:* são os mais comuns, correspondendo a 46% em nossa casuística e podem ser encontrados em qualquer localização colorretal.
- *Tubulovilosos:* com características intermediárias entre os pólipos tubulares e os vilosos, representando 31% em nossa casuística.
- *Vilosos:* têm localização preferencial no reto, tendem a ser maior que os outros dois tipos e apresentam-se à endoscopia com aspectos aveludados, lobulados (tipo couve-flor) e sésseis. São, também, os pólipos com as maiores taxas de morbimortalidade. Em nossa casuística, incidiram de 23%. São os de maior risco de malignização (Fig. 50-10).

Classificação dos adenomas

Os adenomas são denominados de "**adenoma simples**" quando apresentam:

- Tamanho inferior a 10 mm.
- Sem componente viloso.
- Sem displasia ou com displasia de baixo grau.

Os adenomas classificados como "**adenoma avançado**" são aqueles com:

- Tamanho maior a 10 mm.
- Presença de componente viloso.
- Presença de displasia de alto grau.

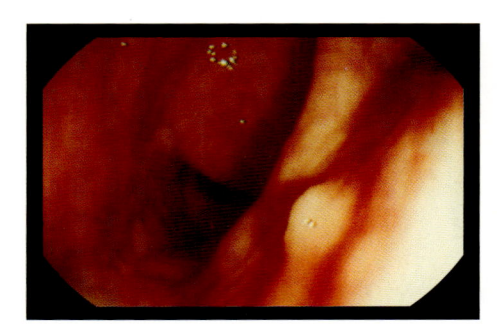

Fig. 50-8. Pólipo de cólon direito – lesão lipomatosa da submucosa (confirmado à histopatologia).

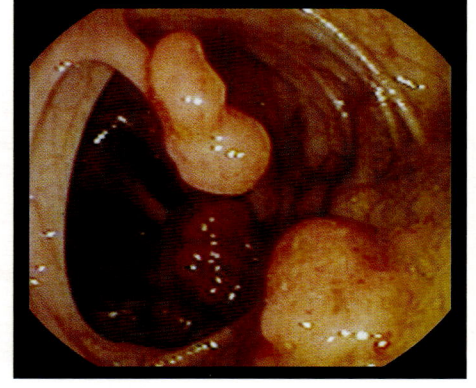

Fig. 50-9. Presença de polipose hamartomatosa de cólon.

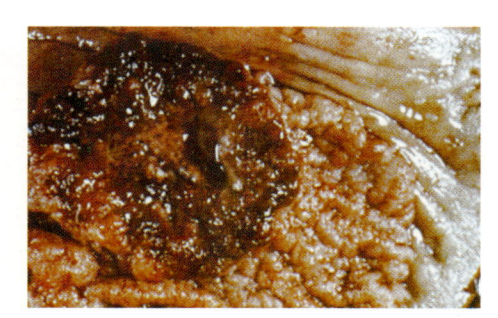

Fig. 50-10. Peça cirúrgica demonstrando área de carcinoma (mais escura na peça) em pólipo viloso de reto.

Essa classificação tem grande importância para definir qual o melhor intervalo de tempo para a realização da vigilância endoscópica (colonoscopias) nesses pacientes, decorrente do seu risco maior de câncer colorretal.[7,8,10,41,47]

■ Tumor carcinoide

É preciso lembrar que os tumores carcinoides originam-se nas células cromo e a fins de Kulchitsky, localizadas nas camadas mais profundas da mucosa, e muitas vezes, são classificadas erroneamente como lesão subepitelial com aspecto polipoide. Quase sempre são assintomáticos, raros e de diagnóstico acidental durante a colonoscopia.[7,8]

Síndromes polipoides

A presença de múltiplos pólipos colorretais, particularmente associados a história familiar de câncer colorretal, deve levar à suspeita da presença de uma síndrome polipoide. Na última década houve grande aumento na compreensão dessas síndromes e na predisposição para o câncer colorretal. Esse progresso no conhecimento dos fatores genéticos que contribuem para seu desenvolvimento tem possibilitado melhorar diagnósticos e condutas. Algumas delas têm manifestações extraintestinais que ajudam a diferenciá-las.[26,27,35,41]

São afecções hereditárias, algumas das quais apresentam alta incidência de degeneração maligna, como a polipose adenomatosa familial (FAP) etc.[27,41,47]

■ Polipose adenomatosa familial (FAP)

Foi Charelaigue, em 1859, quem fez os primeiros relatos definitivos da presença de polipose adenomatosa no cólon de uma jovem de 16 anos e de um homem de 21 anos.[33,41]

A polipose adenomatosa familial (FAP) caracteriza-se pela presença de centenas a milhares de pólipos adenomatosos em todo o cólon e o reto, com incidência de 1:10.000-15.000.[10] Pelo fato do potencial de malignização que os pólipos adenomatosos apresentam, todos os pacientes com esta síndrome desenvolvem o câncer colorretal se não forem tratados adequadamente.

A FAP é, nos dias atuais, a síndrome mais bem compreendida com relação a fatores genéticos. Trata-se de uma afecção hereditária autossômica dominante causada por mutações em trucagem no gene APC (polipose adenomatosa do cólon). Como o defeito genético na linhagem germinativa dos pacientes com FAP está bem conhecido, as síndromes que se pensava serem distintas da FAP, agora são reconhecidas como parte do seu espectro fenotípico. Assim, as síndromes com mutação na linhagem germinativa do gene APC incluem, além da FAP, as síndromes de Gardner, Turcot, MAP (polipose associada ao gene MYH) e a AFAP (polipose adenomatosa familial atenuada).[1,8,10,17,41,47]

O gene APC é um gene supressor de tumor. A proteína APC normal promove a apoptose nas células colorretais. Sua função mais importante é impedir os estímulos do crescimento celular da betacatenina. Assim, quando o gene APC é inativado, essa inativação é o passo inicial para a formação de um pólipo adenomatoso, sendo, por isso, considerado o "porteiro" da neoplasia colorretal. A mutação no APC ocorre na linhagem germinativa (ou seja, hereditária) e resulta em proteína truncada, em geral, por deleção, que impede completamente a função supressora tumoral do APC, iniciando, assim, o crescimento de pólipos adenomatosos.

A maioria dos enfermos com a FAP é, inicialmente, assintomática. A presença de hemorragia retal, diarreia ou dor abdominal em pacientes jovens poderá ser sugestiva da enfermidade. Antecedentes familiares de pólipos e/ou câncer colorretal aos 40 anos de idade ou menos, também são sugestivos, embora até 25% dos pacientes com FAP não tenham antecedentes familiares.

O exame físico destes enfermos é pobre em achados. No entanto, a pigmentação retiniana bilateral e múltipla no fundo ocular é altamente específica para o diagnóstico da FAP.

O diagnóstico poderá ser realizado pela radiografia contrastada de cólon (enema opaco), pela retossigmoidoscopia e/ou pela colonoscopia que evidenciam a presença de centenas a milhares de pólipos colorretais (Fig. 50-11).

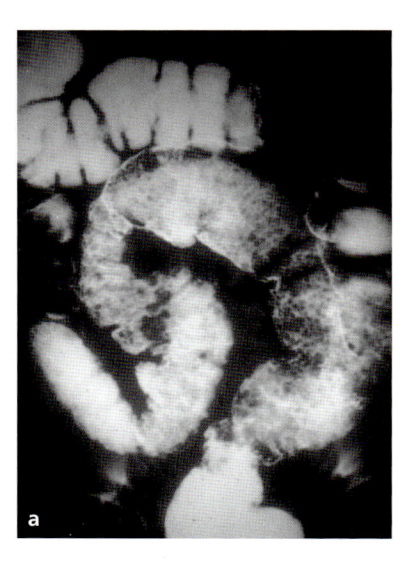

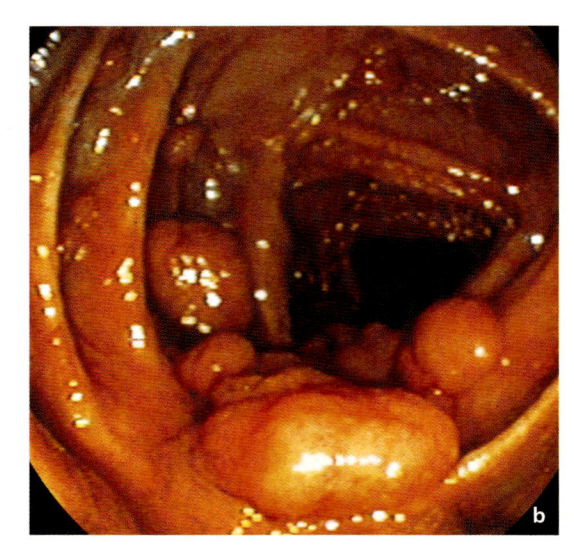

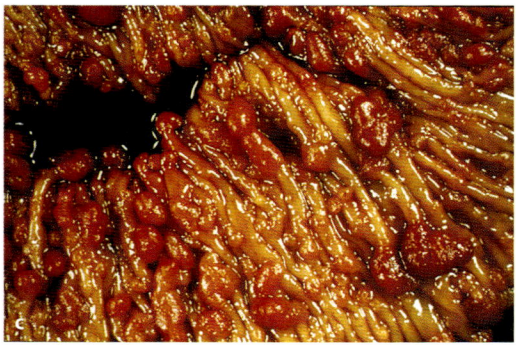

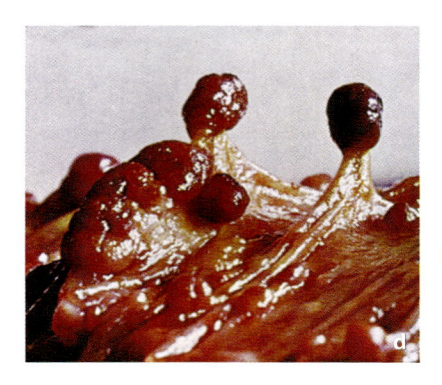

Fig. 50-11. Radiologia contrastada de cólon. (**a**) Imagem típica de polipose de cólon. (**b**) Polipose observada à colonoscopia. (**c** e **d**) Presença de inúmeros pólipos de diferentes tamanhos em peça cirúrgica.

A polipectomia na FAP é importante, pois confirmará, ao exame histopatológico, tratar-se de pólipos adenomatosos. Feito o diagnóstico, o paciente deverá ser submetido a estadiamento da enfermidade: a uma endoscopia digestória alta para pesquisar a presença de adenomas gástricos (fundo e corpo do estômago), duodenais e/ou periampulares; e para avaliar a presença de pólipos no intestino delgado ao exame da cápsula endoscópica, enteroscopia de duplo balão ou radiografia contrastada digital.

A complicação mais importante da FAP é o câncer colorretal, presente em 100% dos enfermos não tratados, seguido do adenocarcinoma periampular em até 12%, e duodenal em 4% deles.

Por causa da inevitabilidade do desenvolvimento do câncer colorretal nestes pacientes, pelo número de pólipos existentes e pela natureza difusa da polipose, a terapia deverá ser cirúrgica. As opções técnicas mais utilizadas são:

- Retocolectomia total com reconstrução do trânsito por meio de anastomose ileoanal associada a reservatório ileal.
- Colectomia total com preservação do reto e anastomose ileorretal.

Ambas necessitarão de acompanhamento endoscópico distal regular, sobretudo, no paciente com a preservação do reto.

Até a realização da cirurgia, estes enfermos deverão ser submetidos à vigilância regular por colonoscopia a, pelo menos, cada 12 meses com a remoção de pólipos de grande tamanho, quando presentes.

O uso dos anti-inflamatórios não esteroides orais, em especial, os inibidores da ciclo-oxigenase-2 (Cox-2), que suprimem a produção de prostaglandina E2, tem sido utilizado para a redução do tamanho e do número dos pólipos dos enfermos com a FAP.

Quanto ao prognóstico, os pacientes, com FAP não tratada, têm expectativa mediana de vida de 42 anos. Esta expectativa se prolonga muito naqueles submetidos à cirurgia (retocolectomia). A probabilidade cumulativa de desenvolvimento de câncer não colorretal, em especial, ao carcinoma periampular, é de 11% aos 50 anos e de 52% aos 75 anos.

■ Síndrome AFAP

A Síndrome da polipose adenomatosa familial atenuada (AFAP) caracteriza-se pela menor penetrância fenotípica do gene APC, cujas mutações ocorrem nos seus cinco primeiros alelos. São pacientes que apresentam as manifestações em idades mais tardias, ao redor dos 50 anos de idade e com menor números de pólipos colorretais. Seu quadro clínico, diagnóstico e conduta são iguais aos da FAP.[10]

■ Síndrome MAP

A polipose associada ao gene heterozigoto MYH (MAP) é uma síndrome autossômica recessiva descrita recentemente com a presença de múltiplos pólipos colorretais, de origem tanto adenomatosos quanto hiperplásicos. Ela resulta de mutações bialélicas na base do gene reparador MYH. Caracteriza-se por predispor ao câncer colorretal com penetrância completa ao redor dos 60 anos de idade.[10]

■ Síndrome de Gardner

Foi Eldon J. Gardner, em 1951, quem primeiro publicou sobre uma polipose do cólon em uma família cujos membros tinham nove óbitos, em média aos 34 anos de idade, por câncer de cólon em três gerações.[18]

Tratava-se de uma síndrome, hoje chamada de síndrome de Gardner, doença com o espectro fenotípico da polipose adenomatosa familial (FAP), originando-se em mutações da linhagem germinativa no gene APC, na banda 5q21-22, com quase 100% de penetrância quando o paciente tem 40 anos de idade. Caracteriza-se pelo desenvolvimento de pólipos adenomatosos em todo o trato GI, com alto risco de transformação maligna, como carcinoma colorretal, gástrico e periampular, hepatoblastoma, osteossarcoma e carcinoma da suprarrenal. São acompanhados por manifestações extradigestórias, incluindo carcinoma papilar da tireoide, osteomas de mandíbula e crânio, anomalias dentárias, cistos epidérmicos e sebáceos, síndrome de Cushing e tumores desmoides (fibromas mesentéricos).

■ Síndrome de Turcot

Em 1959, Turcot relatou os casos de dois irmãos afetados por polipose colorretal e glioma cerebral, cujos pais eram primos em 3º grau.[21] Ficou conhecida como síndrome de Turcot, uma síndrome autossômica recessiva rara, na qual os pacientes apresentam adenomas no cólon que, com frequência, malignizam-se ao redor dos 30 anos de idade. Associa-se a tumores cerebrais (glioblastomas e meduloblastomas), manchas cutâneas de cor marrom, lipomas e carcinoma basocelular do couro cabeludo.

Está relacionada, também, com mutações do gene APC, nas bandas 7p22 e 3p21, e apresentam um número menor de pólipos no cólon (20 a 100 no total) com transformação maligna por volta da terceira década.[21]

■ Síndrome polipoide hiperplásica (HPS)

Os pólipos hiperplásicos são encontrados, com frequência, no intestino grosso e considerados não associados a risco significante de malignidade. Entretanto, na última década a WHO (Organização Mundial de Saúde), definiu uma nova enfermidade, a Síndrome Polipoide Hiperplásica (HPS), caracterizada pela presença de pólipos hiperplásicos múltiplos, grandes e/ou localizados no cólon direito, particularmente, em indivíduos com história familiar ou pessoal de câncer. Embora não exista, no presente, uma base familiar para a HPS, há evidências de uma suscetibilidade genética dominante, porém com baixa penetrância. Ainda não foram identificadas lesões genéticas para a HPS, no entanto, mudanças moleculares na base do gene MYH e MBD4 já foram encontradas nesses enfermos. Devem ser valorizados, também, fatores como fumo, álcool e dietéticos.[4,10]

Os pólipos da HPS são de origem hiperplásica e, com frequência, ocorre miscigenação com pólipos adenomatosos e adenomas serrilhados, daí, apresentar uma predisposição significativa para o câncer colorretal. A HPS requer vigilância pela colonoscopia e avaliação para a indicação de colectomia profilática.[10]

■ Síndrome de Peutz-Jeghers

Em 1896, Hutchinson descreveu pigmentações melânicas na mucosa oral em gêmeas com pólipos intestinais. Foi Peutz quem primeiro caracterizou a associação desta pigmentação mucocutânea com a polipose intestinal, em 1921. Coube a Jeghers et al., em 1944, relatar dois outros casos da enfermidade e, em 1949, mais oito pacientes, quando firmaram as características da enfermidade que passou a ser chamada de síndrome Peutz-Jeghers.[24,30,41]

É afecção hereditária autossômica dominante rara com incidência estimada de 1:120.000. Caracteriza-se por pólipos hamartomatosos intestinais associados a pigmentações melânicas na mucosa oral como máculas melanocíticas cutâneo-mucosas (Fig. 50-12).

A causa desta síndrome é uma mutação na linhagem germinativa do gene supressor tumoral serina-treonina-quinase 11 (STK 11). Sua penetrância é variável, causando variadas manifestações fenotípicas entre os pacientes, como número de pólipos hamartomatosos, intensidade de apresentação das pigmentações e risco variável de câncer.[2,19,20,41]

A patologia característica destes pólipos hamartomatosos inclui extensa arborização dos músculos lisos em todo o pólipo, com aspecto de pseudoinvasão, porque algumas células epiteliais são cercadas por músculo liso. Eles são considerados, em geral, com baixo potencial de malignização, embora, muitos relatos tenham documentado o aumento de mudanças adenomatosas e carcinomatosas nestes hamartomas.

Nesta síndrome existe um risco relativo 15 vezes superior de desenvolver câncer com relação à população geral; o câncer é, primari-

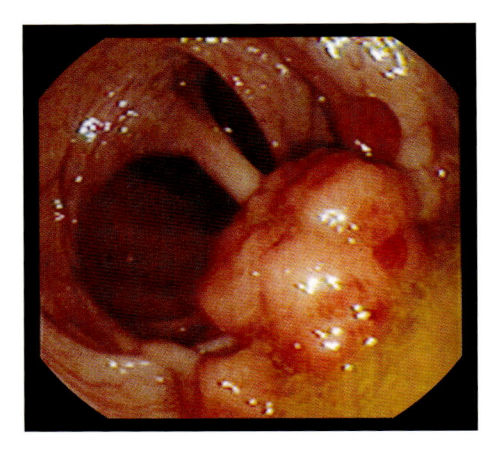

Fig. 50-12. Polipose de cólon na síndrome de Peutz-Jeghers.

amente, do trato gastrointestinal, incluindo o pâncreas e também dos pulmões e dos aparelhos reprodutivo feminino e masculino.

Suas manifestações clínicas podem ser: crises repetidas de dor abdominal em pacientes com menos de 25 anos, sintomas de suboclusão intestinal, hemorragia intestinal, prolapso pelo reto, puberdade precoce, etc. Seu sinal mais característico é a pigmentação cutânea (máculas com 1 a 5 mm) na região perioral (Fig. 50-13).[44]

O diagnóstico é feito por exames de imagem associada à confirmação histopatológica de pólipo hamartomatoso. Os pólipos grandes ou hemorrágicos devem ser retirados, se possível endoscopicamente, para controlar os sintomas. Na presença de suboclusão, ou mesmo, obstrução (intussuscepção ou invaginação do pólipo) está indicada a laparotomia.

O prognóstico para os pacientes com a síndrome de Peutz-Jeghers é o aparecimento do câncer com o seu envelhecimento. Quarenta e oito por cento deles desenvolvem câncer e morrem por causa desta enfermidade por volta dos 57 anos de idade, apresentando um risco cumulativo de 90% aos 64 anos de idade.

■ Polipose juvenil (JPS)

A síndrome da polipose juvenil (JPS) caracteriza-se pela presença de múltiplos pólipos hamartomatosos por todo o trato GI, usualmente em menores de 10 anos de idade. Há heterogeneidade genética, como na síndrome de Peutz-Jeghers, com mutações em pelo menos três genes com penetrância incompleta. É uma síndrome rara com incidência populacional de 1:50.000. Os pacientes afetados apresentam alto risco de desenvolverem cânceres GIs, com taxas variando entre 9 a 68% e probabilidade de 50%.[4,10,27]

■ Síndrome de Riley-Bannayan-Ruvalcaba

Esta síndrome foi descrita por Riley (1961), Bannayan (1971) e Ruvalcaba (1980). Ocorre pela mutação no cromossomo 10q23. Nesta síndrome estão presentes pólipos hamartomatosos colorretais, associados à macrocefalia, lipomas e hemangiomas. A maioria dos casos (80%) foi relatada em homens.[34,41]

■ Síndrome de Cowden

Lloyd e Dennis, em 1963, descreveram as características desta síndrome em familiares de Rachel Cowden, que apresentavam uma polipose hamartomatosa múltipla.[22]

Foi chamada de síndrome de Cowden e associa-se a mutações no gene PTEN, uma fosfatase das proteínas de tetranitrato de pentaeritritol com herança autossômica dominante.[3,41]

Os pacientes começam a apresentar sintomas com idade entre 10 e 30 anos. Caracteriza-se por pólipos hamartomatosos e hiperplásicos em todo o trato GI, incluindo o esôfago, associados a hamartomas orocutâneos da face, hamartomas pulmonares e tumores de mama, da tireoide ou do cólon.

■ Síndrome de Cronkhite-Canadá

Dados atuais sugerem que esta síndrome tem origem não genética. Os pacientes apresentam múltiplos pólipos intestinais e anormalidades do ectoderma dos olhos (hipertrofia da retina), pele (cistos), SNC (meduloblastomas) e incluindo hiperpigmentação da pele e alopecia. Os sintomas costumam aparecer ao redor dos 60 anos de idade.[41]

QUADRO CLÍNICO

O pólipo colorretal, em especial, quando único é assintomático na maioria dos pacientes e seu achado é fortuito durante a propedêutica coloproctológica de rotina.[7,8,10,37,41,47]

Quando ocasionam sintomas, os mesmos são discretos e intermitentes. O mais comum é o sangramento retal, de pequena intensidade, de cor vermelho-rutilante, podendo ou não envolver as fezes. Algumas vezes, este sangue pode apresentar-se escuro, com coágulos.

Os sangramentos de média e grande intensidade (enterorragia) são raros. A hemorragia crônica a partir dos pólipos pode causar anemia ferropriva, mas também é rara.

Outros sintomas bem menos frequentes incluem a diarreia ou a constipação, muitas vezes com diminuição do calibre das fezes.

Alguns pólipos localizados no reto podem, também, exteriorizar-se pelo ânus (Fig. 50-14). A alteração do hábito intestinal, a suboclusão e a intussuscepção são raras e estão relacionadas com pólipos de grande tamanho localizados no delgado ou no cólon (Fig. 50-15). Os de grande tamanho também podem manifestar-se com mucorreia (Fig. 50-16).

Os pólipos vilosos do reto e do cólon distal, ocasionalmente, podem causar síndromes hipersecretoras caracterizadas por hipocalemia e abundante secreção mucosa, sendo responsáveis por um aumento da morbimortalidade.

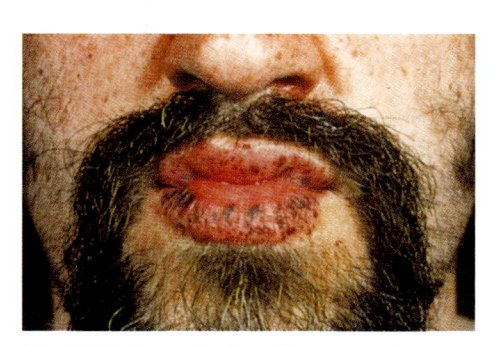

Fig. 50-13. Pigmentação cutânea na região perioral, típica da síndrome de Peutz-Jeghers.

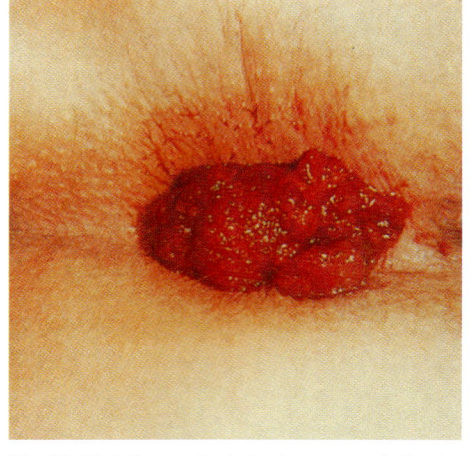

Fig. 50-14. Pólipo pediculado de reto exteriorizado pelo ânus ao esforço evacuatório (prolapso).

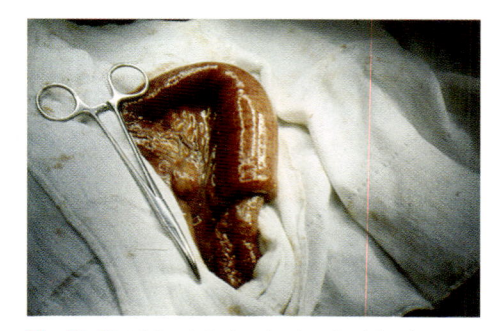

Fig. 50-15. Visão cirúrgica de alça de delgado com intussuscepção causada por lesão polipoide.

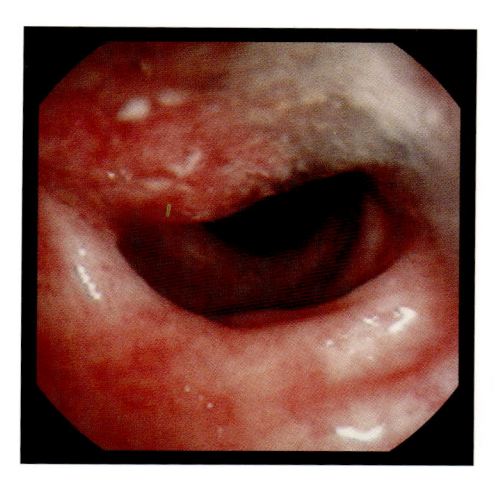

Fig. 50-16. Lesão polipoide de cólon esquerdo produtora de mucorreia abundante.

DIAGNÓSTICO

A história clínica criteriosa e o exame físico completo são fundamentais em todos os enfermos, embora sejam muito pobres em informações na presença de pólipos colorretais.[7,8,10,37,41,47]

Exame proctológico

Deverá ser realizado em todos os pacientes. A inspeção, a palpação e a anuscopia, em geral, não auxiliam no diagnóstico dos pólipos colorretais, embora pólipos retais distais possam ser vistos a anuscopia. Quando os pólipos distais são pediculados, poderão prolapsar pelo ânus, causando incômodo e sangramento, confundindo-se com a doença hemorroidária ou a papila hipertrófica (Fig. 50-17).

■ Toque retal

Pólipos retais distais isolados ou até mesmo a polipose podem ser detectados pela identificação tátil durante o toque retal.

■ Retossigmoidoscopia

Por ser um exame de fácil execução e de baixo custo, deverá sempre ser realizado, já na primeira consulta do paciente. Ela é importante no diagnóstico dos pólipos localizados até o cólon sigmoide.

Como ela não examina todo o cólon, sempre que se identificar um pólipo ou houver a suspeita de um, deverá realizar-se uma colonoscopia. A retossigmoidoscopia é considerada, também, como um exame de triagem, em geral, iniciando-se aos 50 anos de idade, pois a partir desta idade, o indivíduo apresenta um risco básico para o câncer colorretal. No entanto, estudos recentes têm mostrado que cerca de 50% dos pólipos (adenomas) proximais de alto risco de malignização, continuam sem detecção quando a triagem utiliza somente a retossigmoidoscopia.

Colonoscopia

A colonoscopia revolucionou o diagnóstico dos pólipos, identificando os de grande tamanho (Fig. 50-18), bem como os menores que 5 mm (Fig. 50-19). Modificou, também, seu tratamento, pois, em sua maioria, eles podem ser ressecados por meio da polipectomia endoscópica (Fig. 50-20), com baixa morbimortalidade.[8,10,27,31,33,37,40,41,43,47]

É, na atualidade, o método de eleição para o diagnóstico dos pólipos colorretais. Desde que a colonoscopia seja realizada por endoscopista competente, sua limitação neste diagnóstico é técnica e restrita a algumas regiões do cólon, em especial, em suas angulações, chamados de "pontos cegos" que podem impedir a visão de lesões polipoides pequenas, aí localizadas, além do fato do ceco não ser alcançável em 3 a 5% dos exames e, por isso, impedindo a avaliação completa do cólon.

Como os pólipos intestinais podem ser múltiplos, sempre que se localiza um pólipo, deve-se proceder à avaliação criteriosa de todo o cólon até o ceco, pela possibilidade de outros poderem ser encontrados. Em nossa casuística, a cada três colonoscopias em que se encontram pólipos, em uma, eles são múltiplos.

Durante a realização da colonoscopia pode-se utilizar a cromoscopia com corantes, como azul de metileno, índigo-carmim etc., para melhor identificar pequenos pólipos.[7,16,41,47] Grande avanço tecnológico para a cromoscopia ocorreu com os colonoscópios com sistemas de coloração eletrônica da mucosa intestinal (FICE e NBI).

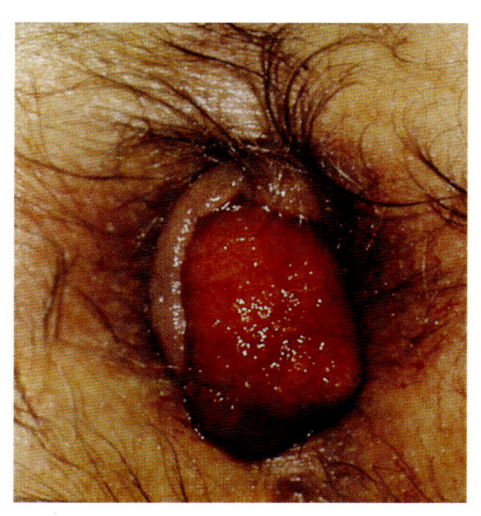

Fig. 50-17. Pólipo de reto prolabado pelo canal anal.

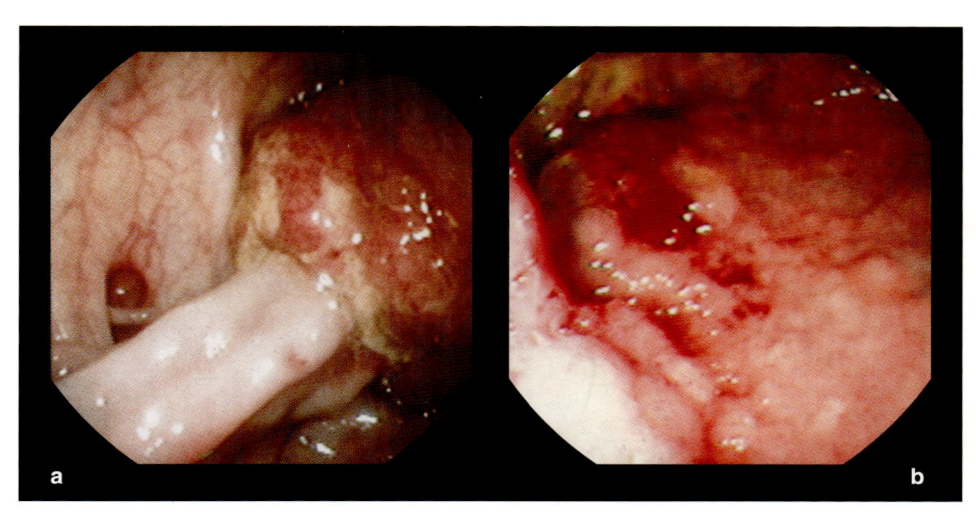

Fig. 50-18. Visão à colonoscopia de pólipo pediculado (**a**) e séssil (**b**), ambos de grande dimensão.

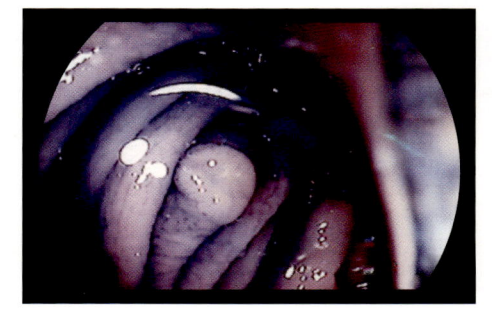

Fig. 50-19. Presença de pequeno pólipo séssil (menor que 5 mm) à colonoscopia.

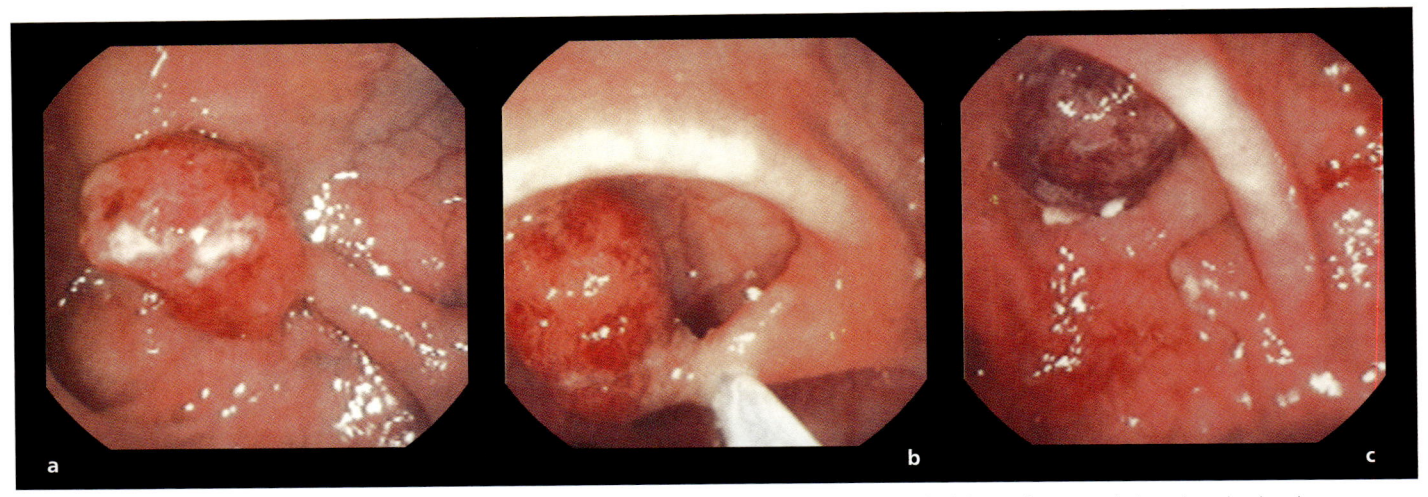

Fig. 50-20. Polipectomia endoscópica: visão à colonoscopia de pólipo pediculado em cólon esquerdo (**a**), sendo, a seguir, laçado pela alça de polipectomia (**b**) e depois de ressecado, com seu pedículo cauterizado (**c**).

Outro importante avanço tecnológico foi o desenvolvimento de colonoscópios com magnificação de imagem com capacidade de ampliação endoscópica entre 100 a 200 vezes. Este aparelho permite a observação detalhada da mucosa cólica, identificando o padrão de suas glândulas crípticas, conseguindo diferenciar os vários tipos histológicos de pólipos colorretais, já durante a realização da colonoscopia (Fig. 50-21).

Ecocolonoscopia

É realizada com colonoscópio com tubo específico com indicação precisa para alguns pólipos para determinar, com grande acurácia a camada da qual esta lesão se origina, além de permitir a punção eco-guiada para sua avaliação histopatológica.[7,8,47]

Exames por imagem

O ultrassom, a tomografia computadorizada e a ressonância magnética têm baixa sensibilidade e especificidade para a visão de lesões polipoides intestinais, pouco contribuindo para seu diagnóstico.[41]

■ Exame radiológico contrastado de cólon

O enema opaco com duplo contraste tem boa capacidade para detectar pólipos colorretais de grande tamanho, maiores que 10 mm, mas pode deixar de identificar os menores, em especial, os menores que 5 mm (Fig. 50-22). Por isso e por não possibilitar seu tratamento ou mesmo sua biópsia, não é considerado o exame de escolha para o diagnóstico dos pólipos colorretais. Por suas dificuldades técnicas, também apresenta, pequena taxa de exames falso-positivos.[41]

■ Colonografia

Este exame permite a avaliação morfológica do intestino grosso e para sua realização utiliza os recursos da tomografia computadorizada. Inicialmente foi chamado de colonoscopia virtual, mas sua correta denominação é colonografia por TC. Ela tem-se mostrado promissora, com algumas publicações evidenciando a detecção de mais de 80% dos pólipos maiores que 5 mm. No entanto, até o presente momento, é muito pouco utilizada pelo seu alto custo e porque quando identifica a imagem de um pólipo, o paciente deverá ser submetido a uma colonoscopia na tentativa de removê-lo (polipectomia).[7,8,15,41,47]

Sangue oculto nas fezes

A pesquisa de sangue oculto nas fezes (teste do guaiaco e FIT) é raramente utilizada no diagnóstico e no rastreamento de paciente com pólipo colorretal por apresentar baixa especificidade. Os pólipos que sangram são poucos e quando o fazem, são de maneira descontínua, dificultando a positividade destes testes. Esse teste é mais bem indicado para o rastreamento do câncer colorretal, com sensibilidade superior a 80%, especificamente, o teste FIT (*fecal immuno test*).[8]

Exames laboratoriais

Não há exame laboratorial que ajude a determinar se um paciente é ou não portador de pólipo colorretal. Os testes genéticos, como a trucagem de proteínas (mRNA) de APC, quando positivos, somente indicam suscetibilidade, não a presença real de um pólipo.[41]

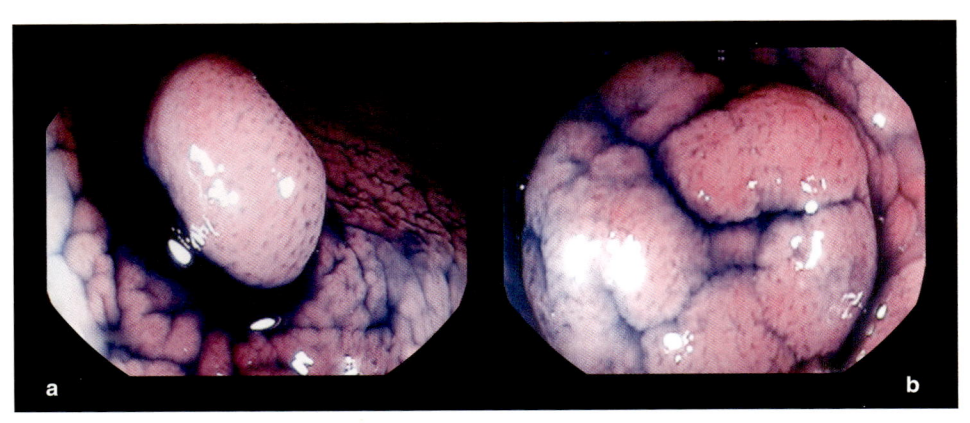

Fig. 50-21. Colonoscopia com magnificação de imagem e cromoscopia que diagnostica um pólipo hiperplásico (**a**) e outro adenomatoso (**b**).

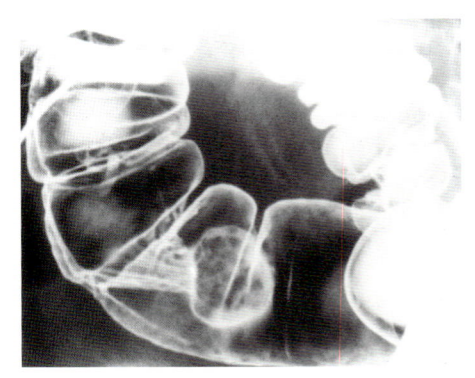

Fig. 50-22. Radiografia contrastada de cólon (enema opaco) identificando imagem de pólipo pediculado de grande tamanho.

TRATAMENTO

Como alguns pólipos apresentam uma predisposição importante para a transformação maligna, sendo por isso considerados precursores do câncer colorretal, eles quando diagnosticados devem, em princípio, ser ressecados.[7,8,10,27,37,41,47]

Polipectomia endoscópica

A polipectomia endoscópica é o tratamento de escolha para os pólipos colorretais por ser procedimento seguro, de baixo custo e pequena morbimortalidade. Para sua realização é necessário um bom preparo intestinal, além da sedação de rotina para o exame.[7,37]

O método mais utilizado para a realização da polipectomia endoscópica é pela alça diatérmica, por meio de corrente elétrica de baixa frequência e alta intensidade que permite uma boa hemostasia com pequeno risco de queimar a parede intestinal e acarretar sua necrose e/ou perfuração.

A conduta para os pólipos pequenos (menores que 10 mm) identificados durante a introdução do colonoscópio, é que sejam ressecados à medida que apareçam, pois há o risco de não mais serem vistos na retirada do aparelho. Para os pólipos maiores, eles deverão ser submetidos a polipectomia durante a retirada do colonoscópio.

As complicações da polipectomia endoscópica são pouco frequentes e representadas pelo sangramento ou pela perfuração da área de ressecção do pólipo.

Suas contraindicações são: presença de pólipos de grande tamanho e os com base de implantação maior que 30 mm por causa do risco maior de complicações.

É importante ressaltar que todo pólipo ressecado deverá ser encaminhado para exame histopatológico (Fig. 50-23).

Por isso, sua recuperação pós-polipectomia é fundamental. As técnicas utilizadas para esta recuperação são: laçando-se o pólipo com a alça de polipectomia para retirá-lo com o aparelho ou aspirando-o e retirando-o com o colonoscópio. Caso o pólipo não seja recuperado durante o exame, deve-se proceder à lavagem intestinal logo após o término da colonoscopia, na tentativa de sua recuperação.

Sempre que o exame histológico identificar um pólipo de origem adenomatosa, ele deverá especificar suas possíveis alterações displásicas. A displasia é uma alteração epitelial neoplásica benigna presente nos pólipos adenomatosos e restrita à membrana basal ou à lâmina própria da mucosa do trato digestivo, com alto potencial para a malignização.[35,38,41,42]

Do ponto de vista histopatológico esta displasia caracteriza-se por:

- Diminuição da diferenciação celular.
- Ausência de controle do mecanismo de crescimento celular.
- Importantes alterações na renovação celular.

A displasia no pólipo adenomatoso colorretal pode ser classificada por meio de sua intensidade em graus. Ela poderá ser de "baixo grau" ou de "alto grau", de acordo com a presença mais ou menos intensa de:

- Aumento das mitoses associado à alteração das células das criptas da mucosa cólica.
- Modificações estruturais nas glândulas crípticas.
- A extensão desta displasia no pólipo.[25,33,34,37,41,47]

Ressecção cirúrgica

As biópsias realizadas nos pólipos adenomatosos não têm valor para avaliar a presença ou o grau de displasia e, em especial, a possibilidade de sua malignização. Por isso, todos os adenomas impossibilitados de ressecção endoscópica deverão ser retirados por cirurgia. A preferência para os localizados no cólon é sua exérese pela colotomia ou, nos pólipos de grande tamanhos, pela colectomia segmentar (Figs. 50-24 e 50-25). Atualmente, a via de escolha para esta cirurgia é a laparoscópica. Já para os pólipos retais, a via preferencial para sua ressecção é a transanal (Fig. 50-26).

ACOMPANHAMENTO

Com o conhecimento da história natural dos pólipos adenomatosos e do seu processo de malignização, em especial, da sequência adenoma-carcinoma pode-se estimar que a formação de um adenoma demora, no mínimo, de 2 a 3 anos e a sua transformação maligna de 4 a 10 anos. Sabe-se, também, que quando existem mais do que três

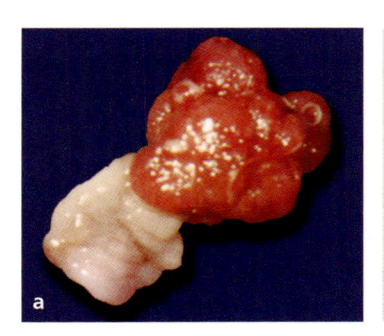

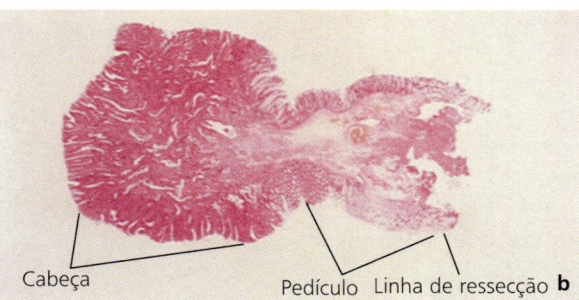

Fig. 50-23. Pólipo pediculado ressecado endoscopicamente (**a**) e seu estudo histopatológico (**b**).

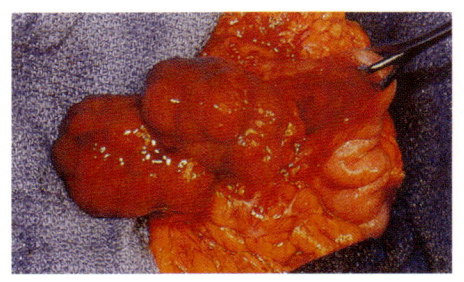

Fig. 50-24. Visão de uma colotomia com a exteriorização de duas lesões polipoides para a sua ressecção cirúrgica.

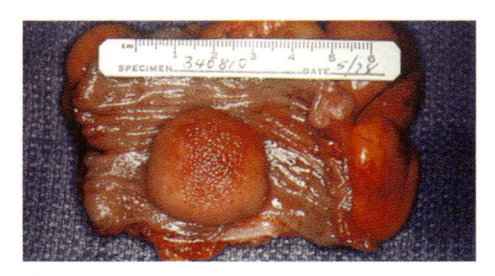

Fig. 50-25. Peça cirúrgica de colectomia segmentar com lesão polipoide extensa (lipoma).

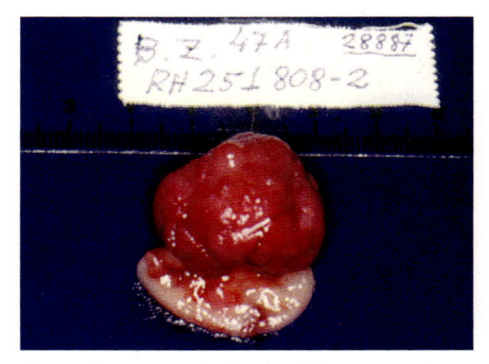

Fig. 50-26. Peça cirúrgica de pólipo ressecado por via transanal.

adenomas ou um adenoma maior que 10 mm ou a presença de componente viloso ou displasia de alto grau (adenoma avançado), o risco para o câncer colorretal é maior.[7,8,10,37,41,47]

Por isso, todos os pacientes que tiveram ressecado um ou mais pólipos adenomatosos colorretais devem ser acompanhados pela colonoscopia, por causa da possibilidade de:

- Poderem desenvolver novos adenomas, de 1 a 5 anos após a polipectomia.
- Durante a realização da colonoscopia é possível deixar-se de ver um pólipo (em geral, pequeno e/ou plano), entre 15 a 24% das vezes, por causa do mau preparo intestinal ou da qualidade do aparelho e/ou da competência do endoscopista.

No paciente que teve retirado um "adenoma simples", o intervalo de vigilância entre as colonoscopias poderá ser maior, entre 2 e 3 anos em nossa experiência e em um paciente com "adenoma avançado" esse intervalo deverá ser menor, de 1 ano.

A possibilidade de encontrar novos pólipos é ao redor de 30% na primeira endoscopia de acompanhamento, diminuindo para 10% a partir da segunda, e sendo menor que 5% a partir da terceira. A vigilância pós-polipectomia deverá ser realizada até o cólon estar "limpo" de novos pólipos, por 3 anos consecutivos.[43,45]

Como esse conceito de vigilância após uma polipectomia de um adenoma é controverso, há vários consensos publicados, com propostas diferentes, para orientar esse intervalo para a realização da colonoscopia de acompanhamento.[43]

PÓLIPO MALIGNO

Por motivos ainda não completamente conhecidos, os pólipos adenomatosos podem sofrer malignização. Valoriza-se, no entanto, sua relação com mutações genéticas, fatores exógenos (dietéticos) e endógenos (sais biliares). Estas alterações são chamadas de "sequência adenoma-carcinoma", todas relacionadas com mutações genéticas sequenciais, algumas bem estudadas (Fig. 50-27).[7-10,13,15,23,25,28,29,33,34,38,41,46-48,51,52]

O pólipo deverá ser chamado de maligno quando nele tiver a presença de um carcinoma. Sua incidência varia entre 2,9 a 9,7%, média de 4,7% de todos os pólipos removidos.

Os fatores determinantes de maior risco de malignização para o pólipo adenomatoso são:[8,41,49]

- O tamanho: quanto maior a dimensão do pólipo, maior é o risco.
- O grau e a extensão da displasia presente no pólipo.
- Seu padrão histológico: os pólipos vilosos são os de maior risco e os tubulares os de menor risco de malignização.
- Relacionados com a quantidade de pólipos encontrados no intestino grosso, sendo maior o risco quanto maior o número de pólipos adenomatosos diagnosticados.
- Sua forma, sendo as lesões planas e/ou sésseis as com maior risco de malignização.

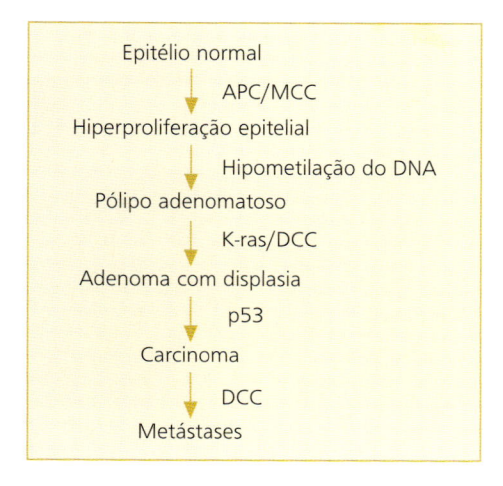

Epitélio normal
↓ APC/MCC
Hiperproliferação epitelial
↓ Hipometilação do DNA
Pólipo adenomatoso
↓ K-ras/DCC
Adenoma com displasia
↓ p53
Carcinoma
↓ DCC
Metástases

Fig. 50-27. Carcinogênese da "sequência adenoma-carcinoma".

Lesões planas

É importante salientar que as lesões planas, diferentemente das protrusas, têm um crescimento horizontal e lateral, além de um comportamento biológico mais agressivo, podendo invadir precocemente a camada muscular da mucosa. Essas lesões planas, na realidade, podem apresentar-se discretamente elevadas, deprimidas ou lesões de crescimento lateral (LST-*laterally spreading tumor*). Dessas, deve-se especial atenção, às lesões deprimidas que, com frequência, podem abrigar um carcinoma invasivo (invadem a camada submucosa em 61% dos casos).[8,10,47]

Camada muscular de mucosa

Quando o carcinoma estiver restrito à sua camada mucosa, será um "pólipo maligno com carcinoma intramucoso" (*in situ*). O risco de metástase é nulo nessa situação, porque como não ultrapassa a **camada muscular da mucosa**, não atinge as estruturas vasculares venosas ou linfáticas, não podendo se disseminar para linfonodos ou para outros órgãos. Essa característica da camada muscular da mucosa é particular do cólon e do reto no trato digestivo.[8,10,41,47]

No entanto, quando o carcinoma ultrapassa a camada muscular da mucosa, caracterizará um "pólipo maligno com carcinoma invasivo", e por isso, passível de metastização.[7-9,12-14,28,34,36,38,41,47]

Pólipo maligno e conduta

Por tratar-se de assunto ainda controverso na literatura mundial, quando diagnosticados um ou mais pólipos malignos, para a conduta adequada, é importante que os gastroenterologistas (clínicos, cirurgiões e endoscopistas) e os patologistas usem a mesma terminologia e, sobretudo, tenham os mesmos conceitos.[25,29,41]

Após uma polipectomia endoscópica, se o exame histopatológico evidenciar um pólipo maligno, uma pergunta muito importante terá que ser respondida:[5,41]

- "Poderá este paciente ser considerado curado pela polipectomia?"

  Para essa resposta há uma padronização de conduta:[2,6,8,41,47,50]

- Se o exame histológico diagnosticar um "pólipo adenomatoso com carcinoma intramucoso" ou *in situ*, portanto sem invasão da sua camada muscular da mucosa, a polipectomia endoscópica, se realizada adequadamente, poderá ser considerada curativa.[7,8,25,33,34,36,41,47]

Em contrapartida, nos pólipos que o exame histopatológico confirmar a presença de um carcinoma invadindo a muscular da mucosa do pólipo adenomatoso, sua polipectomia, independente de ter sido realizada adequadamente, não deverá ser considerada curativa (Fig. 50-28).

Recomenda-se, nestes casos, a complementação cirúrgica, ou seja, a colectomia segmentar da região em que se localizava o pólipo com o carcinoma invasivo, na tentativa de curar o paciente.

Esses pólipos malignizados com invasão da muscular da mucosa são classificados, de acordo com seu prognóstico, em dois tipos: os de bom prognóstico e os de mau prognóstico.[29]

Pólipo maligno de bom prognóstico

Os pólipos malignos deverão ser considerados de bom prognóstico, quando apresentam ao exame histopatológico:[7,8,25,33,34,36,41,47]

- Células carcinomatosas bem ou moderadamente diferenciadas.
- Invasão até a camada muscular da mucosa ou inferior a 1 mm na submucosa (medida a partir da muscular da mucosa).
- Margens de ressecção endoscópica livres de tumor em, pelo menos, 2 mm (laterais e profundas).

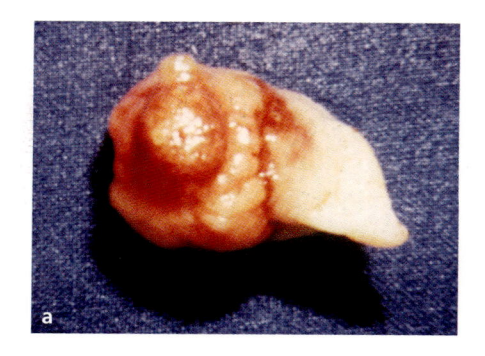

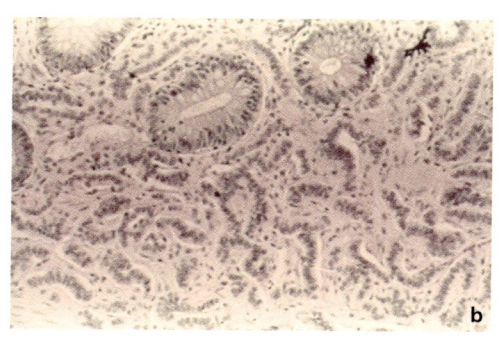

Fig. 50-28. Pólipo pediculado ressecado endoscopicamente (polipectomia) com alterações macroscópicas características de malignização (**a**) e seu estudo histopatológico mostrando, à esquerda, a presença de adenocarcinoma e de adenoma, à direita (**b**).

- Sem invasão intravascular.
- Sem invasão dos vasos linfáticos.
- Ausência de brotamento.

O conceito de brotamento, do inglês *budding*, diz respeito à presença de grupos de células neoplásicas malignas (de cinco a dez células) na submucosa, próximos ao câncer.[7,8,47]

Nos pacientes que, no entanto, têm alto risco operatório (estado geral, idade avançada e/ou doenças concomitantes), a polipectomia endoscópica poderá ser considerada como suficiente, pelo baixo risco de recidiva tumoral que representam, ao redor de 1,5%.[49] Faz-se, então, rigoroso acompanhamento pós-polipectomia, por meio de colonoscopias anuais e com biópsias no local onde se encontrava o pólipo com o carcinoma invasivo, com o intuito de diagnosticar uma possível recidiva local.

Para este acompanhamento, é importante que o colonoscopista faça a tatuagem, com tinta nanquim na diluição de 1:100, da mucosa circundante à base do pólipo malignizado ressecado.

Pólipo maligno de mau prognóstico

Os pólipos malignos deverão ser considerados de mau prognóstico, quando o exame histopatológico evidenciar:[7,8,25,33,34,36,41,47]

- Células carcinomatosas indiferenciadas.
- Invasão da camada submucosa maior a 1 mm (medida a partir da muscular da mucosa).
- Margens de ressecção endoscópica inadequadas, menor que 2 mm (laterais e profundas).
- Presença de invasão tumoral linfonodal.
- Presença de embolia vascular por células carcinomatosas.
- Presença de brotamento.

Como, nesses casos, o risco de tumor residual é alto, ao redor de 8,5 a 10%, é importante realizar-se a conduta cirúrgica complementar (colectomia segmentar da área do pólipo malignizado) após efetuar-se a polipectomia endoscópica.[49]

Estes enfermos, submetidos a colectomia segmentar, deverão ter o mesmo acompanhamento dos operados de câncer colorretal avançado.[39,41]

REFERÊNCIAS BIBLIOGRÁFICAS

1. Bisgaard ML, Fenger K, Bulow S. Familial adenomatous polyposis: frequency, penetrance and mutation rate. *Hum Mutat* 1994;3(2):121-25.
2. Boardman LA, Thibodeau SN, Schaid DJ. Increased risk for cancer in patients with the Peutz-Jeghers syndrome. *Ann Intern Med* 1998;128(11):896-99.
3. Cantley LC, Neel BG. New insights into tumor suppression: PTEN suppresses tumor formation. *Proc Natl Acad Sci USA* 1999;96(8):4240-45.
4. Chow E, Lipton L, Lynch E et al. Hiperplastic polyposis syndrome phenotypic presentations and the role of MBD4 and MYH. *Gastroenterology* 2006;131:30-39.
5. Cohen LB, Waye JD. Colonoscopic polypectomy of polyps with adenocarcinoma: when is it curative? In: Barkin JS, Rogers AI. *Difficult decisions in digestive diseases*. Boca Raton: Year Book Medical, 1989. p. 405-46.
6. Cooper HS, Deppicsh LM, Gourley WK et al. Endoscopically removed malignant colorectal polyps: clinic-pathologic correlations. *Gastroenterology* 1995;108:1657-65.
7. Corrêa P, Averbach M, Milani CA. Pólipos e polipectomias do colon. In: Averbach M, Corrêa P. *Colonoscopia*. São Paulo: Santos, 2010. p. 137-55.
8. Corrêa P, Loureiro JFM. Pólipos e polipose do colon. In: Zaterka S, Eisig JN. *Tratado de Gastroenterologia*. São Paulo: Atheneu, 2011, 701-6.
9. Coverlizza S, Risio M, Ferrari A et al. Colorectal adenomas containing invasive carcinoma. Pathologic assessment of lymph node metastic potential. *Cancer* 1989;64:1937-47.
10. Cunningham C, Barnetson RA, Dunlop MG. Polyposis syndromes. In: Givel JC, Mortenson NJ, Roche B. *Anorectal and Colonic Diseases*. 3rd ed. London: Springer, 2010. p. 545-58.
11. Cutait R, Rossini GF. Pólipos e síndromes polipóides. In: Quilici FA. *Colonoscopia*. São Paulo: Lemos, 2000. p. 139-50.
12. Desai DC, Murday V, Phillips RK. A survey of phenotypic features in juvenile polyposis. *J Med Genet* 1998;35(6):476-81.
13. Fenoglio-Preiser CM. Polyps and the subsequent development of carcinoma of the colon and rectum: Definitions and hints on tissue handling. In: Fenoglio-Presiser CM, Rossini FP. *Adenomas and adenomas containing carcinoma of the large bowel: advances in diagnosis and therapy*. New York: Raven, 1985. p. 15-29.
14. Fenoglio-Preiser CM, Hutter RVP. Colorectal polyps: pathologic diagnosis and clinical significance. *Cancer* 1985;35:322-44.
15. Fenlon HM, Nunes DP, Schroy PC. A comparison of virtual and conventional colonoscopy for the detection of colorectal polyps. *N Engl J Med* 1999;341:496-503.
16. Fleisher DE. Chromoendoscopy and magnification endoscopy in the colon. *Endoscopy* 1999;49:45-49.
17. Friedl W, Meuschel S, Caspari R. Attenuated familial adenomatous polyposis due to a mutation in the APC gene. *Hum Genet* 1996;97(5):579-84.
18. Gardner EJ. A genetic and clinical study of intestinal polyposis, a predisposing factor for carcinoma of the colon and rectum. *Am J Hum Genet* 1951;3:167-76.
19. Geller M, Carakushansky G. Síndrome de Peutz-Jeghers: predisposição a neoplasias. *JBM* 2003;84(4):73-76.
20. Gruber SB, Entius MM, Petersen GM. Pathogenesis of adenocarcinoma in Peutz-Jeghers syndrome. *Cancer Res* 1998;58(23):5267-70.
21. Hamilton SR, Liu B, Parsons RE. The molecular basis of Turcot's syndrome. *N Eng J Med* 1995;332(13):839-47.
22. Hansen AM, Fryns JP. Cowden syndrome. *J Med Genet*, 1995; 32(2):117-9.
23. Jass JR. Hyperplastic-like polyps as precursors of microsatellite-unstable colorectal cancer. *Am J Surg Pathol* 2003;119:380-91.
24. Jeghers H, McKusick VA, Katz KH. Generalized intestinal polyposis and melanin spots of the oral mucosa, lips and digits. *N Engl J Med* 1949;241:993-1005; 1031-36.
25. Kudo S. *Early colorectal cancer – Detection of depressed types of colorectal carcinoma*. Tokyo: Igaku-Shoin, 1996.
26. Lynch HT, Lynch PM, Albano WA et al. The cancer syndrome: a status report. *Dis Colon Rectum* 1981;24:311-22.
27. Mendelsohn R, Markowitz AJ, Gerdes H. Poliposes. In: Averbach M, Corrêa P. *Colonoscopia*. Santos: São Paulo, 2010;157-75.

28. Morson BC, Whitreway JE, Jones EA et al. Histopathology and prognosis of malignant colorectal polyps treated by endoscopic polypectomy. *Gut* 1984;25:437-44.
29. Nivatvongs S, Rojanasakul A, Reiman HMI. The risk of lymph node metastasis in colorectal polyps with invasive adenocarcinoma. *Dis Colon Rectum* 1991;34:323-28.
30. Peutz JLA. Very remarkable case of familial polyposis of mucous membrane of intestinal tract and nasopharynx accompanied by peculiar pigmentations of skin and mucous membrane. *Nederl Maand Geneesk* 1921;10:134-46.
31. Quilici FA. Colonoscopia. In: *Endoscopia Digestiva*. São Paulo: Medsi, 1994. p. 271-81.
32. Quilici FA. Pólipos colorretais. In: Habr-Gama A, Barone B. *Atualização em Coloproctologia*. São Paulo: Aquarela, 1995. p. 26-28.
33. Quilici FA. Colonoscopia no diagnóstico dos pólipos e dos processos tumorais colorretais. In: Cruz GMG. *Coloproctologia - Propedêutica geral*. Rio de Janeiro: Revinter, 1998;144-52.
34. Quilici FA. Early Colorectal Cancer. *AIGE Gastro Bol*;1998;3(1):14-5.
35. Quilici FA, Oliveira LAR, Cordeiro F et al. Pólipos e poliposes gastrointestinais. In: Parada AA, Gutierrez A, Venco FE. *Atualização em endoscopia digestiva,* 1990. p. 120-23.
36. Quilici FA, Reis Neto JA, Cordeiro F et al. Câncer colorretal precoce. *GED* 1999;1(18):26-34.
37. Quilici FA. *Colonoscopia*. São Paulo: Lemos, 2000.
38. Quilici FA. Early colorectal cancer. In: Reis NJA. *News trends in coloproctology*. Rio de Janeiro: Revinter, 2000. p. 351-58.
39. Quilici FA, Oliveira LAR. Tumores colorretais. In: Cordeiro FTM. *Endoscopia digestiva*. São Paulo: Medsi, 2000. p. 545-66.
40. Quilici FA, Cordeiro F, Quilici LCM. Pólipos colorretais. In: Cordeiro FTM. *Condutas em gastroenterologia*. Rio de Janeiro: Revinter, 2004. p. 253-61.
41. Quilici FA, Cordeiro F, Quilici LCM. Pólipos e poliposes. In: Magalhães AF, Quilici FA. Endoscopia digestiva – Diagnóstica e terapêutica. Rio de Janeiro: Revinter, 2005. p. 521-32.
42. Rubio CA, Kumagai J, Kanamon T et al. Flat adenomas and flat adenocarcinomas of the colorectal mucosa in Japanese and Swedish patients. *Dis Colon Rectum* 1995;38:1075-79.
43. Rubio CA, Jaramillo E, Lindblom A et al. Classification of colorectal polyps: guidelines for the endoscopist. *Endoscopy* 2002;34(3)226-23.
44. Rucalvaba RH, Myhre S, Smith DW. Soto's syndrome with intestinal polyposis and pigmentary changes of the genitalia. *Clin Genet* 1980;18(6):413-16.
45. Snover DC, Jass JR, Fenoglio-Preiser C et al. Serrated polyps of the large intestine: a morphologic and molecular review of an envolving concept. *Am J Surg Pathol* 2005;124:380-91.
46. Tierney RP, Ballantyne GH, Modlin IM. The Adenoma to Carcinoma Sequence. *Surg Gynecol Obstet* 1990;171:81-94.
47. Waye J, Rex DK, Williams CB. *Colonoscopy*. 2nd ed. Oxford: Wiley-Blackwell, 2009.
48. Williams CD, Talbot JC. Polyps and tumors of the colon. In: Sivak Jr MV. *Gastroenterologic endoscopy*. Philadelphia:Saunders,1999. p. 85.
49. Winawer SJ, St John DJ, Bond JH et al. Prevention of colorectal cancer: guidelines based on new data. *WHO Bulletin OMS* 1995;73:7-10.
50. Wolff WI, Shinya H. Definitive treatment of "malignant" polyps of the colon. *Ann Surg* 1975;182:516-25.
51. Yamagata S, Muto T, Uchida Y et al. Polypoid growth and K-ras codon 12 mutation in coloretal cancer. *Cancer* 1995;75:953-57.
52. Yamashita N, Minamoto T, Ochiai A et al. Frequent and characteristic K-ras activation and absence of p53 protein accumulation and aberrant crypt foci of the colon. *Gastroenterology* 1995;108:434-40.

CAPÍTULO 51

TÉCNICAS DE POLIPECTOMIA DO CÓLON E DO RETO

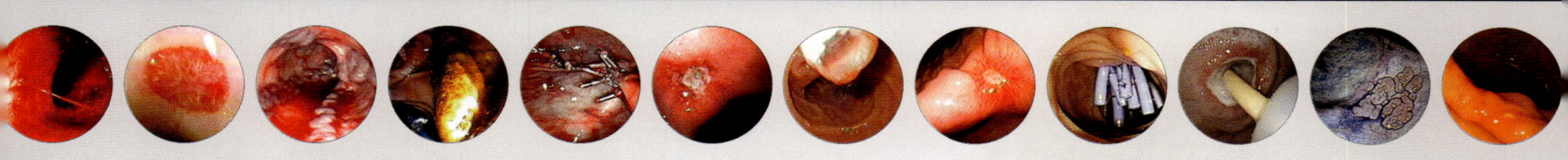

MARCELO AVERBACH ▪ OSWALDO WILIAM MARQUES JÚNIOR ▪ PEDRO POPOUTCHI

INTRODUÇÃO

O câncer colorretal (CCR) ocupa a terceira posição em incidência e mortalidade entre as neoplasias em homens e mulheres nos EUA.[33] No Brasil, estima-se que aproximadamente 30 mil pacientes foram diagnosticados com tumores do cólon e do reto, em 2010. As taxas de sobrevida em 5 anos são de 90% para a doença restrita ao cólon, diminuindo para 68% quando existe acometimento linfonodal e 10% para doença metastática.[39] O câncer colorretal, em mais de 80% dos casos, origina-se de pólipos adenomatosos em uma evolução indolente e denominada sequência adenoma-carcinoma, descrita inicialmente por Morson em 1968.[25] Em média, um pólipo adenomatoso menor que 1,0 cm leva, pelo menos, 10 anos para se transformar em um adenocarcinoma invasivo. É neste cenário que a colonoscopia com polipectomia é considerada a ferramenta mais efetiva na prevenção dos tumores viscerais da prática clínica, apresentando impacto positivo na incidência, morbidade e mortalidade do CCR. Em estudos observacionais, pacientes submetidos à colonoscopia com polipectomia apresentaram uma redução significativa de 76 a 90% na incidência de CCR, quando comparados a grupos que não realizaram o procedimento.[37,44]

A polipectomia foi o primeiro procedimento terapêutico realizado pela via endoscópica, sendo considerada, na maioria das vezes, técnica de ressecção relativamente simples e difundida mundialmente. O seu advento representou importante avanço. Anteriormente, a opção terapêutica dos pólipos era restrita a ressecção cirúrgica, realizada por colotomia ou por meio de ressecção intestinal segmentar. Descrita pela primeira vez na década de 1970, a polipectomia colonoscópica pode tratar lesões pediculadas, subpediculadas e sésseis de diversos tamanhos, formas e localização.[5,45] Neste capítulo abordaremos não somente as técnicas de ressecção destas lesões, como também os acessórios necessários e as possíveis complicações das polipectomias.

INDICAÇÕES

A evolução tecnológica dos sistemas ópticos de endoscopia, como aparelhos de alta definição, cromoscopia eletrônica com magnificação de imagem, "terceiro olho" e microscopia confocal a *laser*, tem permitido maior acurácia no diagnóstico dos pólipos colônicos, permitindo indicar a polipectomia nos casos de lesões neoplásicas e contraindicar nas lesões não neoplásicas. O estudo do pólipo encontrado deve ser sempre minucioso e o colonoscopista não deve deixar de utilizar todas as ferramentas que possui para classificar adequadamente a lesão quanto à morfologia, localização e padrão de abertura de criptas. Os tipos histológicos mais comuns dos pólipos colônicos são os adenomas e os hiperplásicos. Os adenomas são classificados em tubulares, vilosos e mistos, os tubulovilosos. Morfologicamente podem ser sésseis, que são a maioria, e se situam principalmente no cólon proximal e no reto, ou pediculados, mais comumente encontrados no sigmoide. Apesar dos pólipos hiperplásicos não terem potencial de malignização, um crescente número de publicações relata uma nova classificação de alguns destes pólipos, especialmente os sésseis e de grandes dimensões do cólon direito. Mais comuns em homens e com incidência crescente com a idade, os chamados adenomas ou pólipos serrilhados foram recentemente considerados os responsáveis por uma via alternativa de carcinogênese do CCR.[20]

De maneira geral, todos os adenomas ou potenciais adenomas devem ser removidos, assim como os grandes pólipos hiperplásicos do cólon proximal que podem corresponder a adenomas serrilhados. Grandes pólipos juvenis ou em pacientes com Peutz-Jeqhers também devem ser considerados para remoção, pelo risco de transformação adenomatosa. Os pequenos pólipos hiperplásicos do cólon distal e do reto não têm indicação de polipectomia, assim como prolapsos mucosos e pólipos inflamatórios.[38] A indicação de qualquer procedimento deve levar em conta os riscos inerentes ao mesmo, o estado clínico e a expectativa de vida do paciente. A assinatura de um termo de consentimento contendo informações pontuais sobre o procedimento é obrigatória antes do exame. As polipectomias são realizadas, em geral, na retirada do aparelho e após entubação do ceco ou íleo terminal. Isto facilitará o procedimento, uma vez que o cólon, retificado e sem a presença de alças, deixa o aparelho mais estável para melhor noção da topografia das lesões. Porém, pequenos e diminutos pólipos podem ser tratados na ida, para que não se tenha grande dificuldade de identificá-los no retorno do aparelho.

CONTRAINDICAÇÕES

O principal fator a ser considerado antes de qualquer procedimento endoscópico é a segurança do paciente. A não colaboração do doente durante a sedação pode trazer riscos adicionais. O cólon deve estar com o preparo adequado, o que garante visualização total das lesões e redução do risco de perfuração pela presença do gás metano com o uso do eletrocautério.

Os distúrbios da coagulação são considerados uma contraindicação formal às polipectomias. Pacientes em uso de anticoagulantes devem ter estes medicamentos suspensos, pelo menos 3 ou 4 dias antes do procedimento, com coagulograma de véspera e uso de heparina não fracionada segundo indicação clínica. A atenção deve ser maior para pacientes com plaquetopenia e hepatopatia.

O tamanho do pólipo, por si só, não representa uma contraindicação para o procedimento, porém requer cuidados especiais. Pólipos com suspeita de acometimento da camada submucosa, invasivos e pouco diferenciados, cuja elevação por injeção salina da camada submucosa é impossível (*nonlifting sign*), não são de tratamento endoscópico, e sim cirúrgico.[42]

EQUIPAMENTOS E ACESSÓRIOS

Colonoscópio

Os colonoscópios mais utilizados são os de 133 ou 168 cm de comprimento, com canal de trabalho de 3,2 ou 3,7 mm. Os aparelhos com dois canais de trabalho habitualmente são menos flexíveis, e o uso de dois acessórios concomitante é excepcionalmente empregado. Por isso, estes colonoscópios são menos disponíveis e utilizados.

Unidade eletricocirúrgica

Não há um princípio determinante na potência do cautério utilizado e nenhum estudo randomizado e prospectivo sobre o tema. O endoscopista deve ter conhecimento sobre sua fonte de energia, para que a polipectomia transcorra de forma segura. Assim, evita-se a secção do pólipo sem a devida cauterização, o que pode levar a um quadro hemorrágico ou, por outro lado, a cauterização muito intensa, causando a perfuração do cólon.

As polipectomias, habitualmente, são executadas com corrente mista, corte e coagulação. O uso da corrente de coagulação está associado ao maior risco de perfuração no cólon proximal e de síndrome pós-polipectomia, além de maior sangramento tardio. Já a corrente de corte está associada ao maior risco de sangramento imediato.[7]

Pinça de biópsia

As pinças de biópsia podem ser utilizadas para polipectomia, variando no tamanho da concha e no uso (*hot biopsy*) ou não (*cold biopsy*) de corrente elétrica. Podem ser permanentes ou descartáveis.[36]

Alças de polipectomia

Existe grande variedade de tamanho, de forma e de material das alças de polipectomia. Quanto ao tamanho, elas variam das grandes, de até 6 cm, muito úteis na ressecção das lesões mais volumosas, às pequenas (*Mini*) de 11-20 mm empregadas não somente na remoção das lesões menores mas também na exérese de tecidos residuais após mucosectomias. Algumas destas alças possuem espículas que facilitam a apreensão ao se cravarem na mucosa, permitindo o envolvimento da área a ser ressecada, principalmente nas lesões planas.

Com relação à forma, as alças podem ser ovais, hexagonais, em crescente ou arredondadas. A experiência e o gosto individual do endoscopista é que determinarão a escolha do acessório mais adequado.

A maioria das alças é fabricada por fio trançado. No entanto, existem aquelas monofilamentadas que apresentam maior resistência e são úteis na ressecção de lesões planas. A espessura do fio é variável e quanto mais espessa, maior a área de contato com o tecido e, consequentemente, a hemostasia.

Algumas alças permitem rotação de até 360 graus após inserção no canal de trabalho do colonoscópio, o que pode facilitar o seu posicionamento.

Mais recentemente, contamos com um dispositivo único, composto por uma agulha de injeção e uma alça de polipectomia, que é empregado quando a injeção da camada submucosa é realizada antes da ressecção da lesão.

Não existe uma alça ideal, e sim, aquela que melhor se adequa ao tamanho, à morfologia e à localização do pólipo. É fundamental que o endoscopista e seu auxiliar estejam familiarizados com o material e tenham à disposição tamanhos e modelos variados.[3]

Dispositivos auxiliares

A *agulha injetora* é um item versátil e de grande valor para o endoscopista. Pode ser utilizada para hemostasia profilática, após uma polipectomia e também para elevar pólipos sésseis ou lesões planas de espraiamento lateral (LSTs) em mucosectomias ou dissecção submucosa endoscópica (ESD). Além destas funções, é por meio da agulha injetora com solução de *Tinta da China ou nanquim estéril*, que se realiza uma tatuagem endoscópica, para futuro acompanhamento após uma polipectomia ou como auxiliar na identificação de lesões no intraoperatório. Entre os *agentes de injeção submucosa*, destacam-se a solução salina (SF 0,9%), a Dextrose 50%, o ácido hialurônico diluído e a solução de HPMC (hidroxipropilmetilcelulose), utilizada frequentemente em oftalmologia. Um estudo comparativo entre as soluções concluiu que a de HPMC e o ácido hialurônico são os agentes que mais tempo mantêm a bolha estável após a injeção da camada submucosa: de 36 a 38 minutos. A solução salina, amplamente empregada, mantém a bolha menos tempo, mas tem baixo custo e pode diluir a epinefrina (1:10.000) quando houver indicação de controle da hemostasia.[10]

Os *acessórios de ablação*, como *probe* bipolar e dispositivo de plasma de argônio, são úteis para hemostasia complementar ou ablação de tecido adenomatoso após a polipectomia ou EMR (ressecção mucosa endoscópica).[36]

Com o objetivo de garantir uma adequada hemostasia imediata e tardia após uma polipectomia, destacam-se os *clipes metálicos* de diversas marcas comerciais e o *endoloop* (Olympus America Inc.). Além da função hemostática, o uso de clipes tem sido descrito em diversos casos para o fechamento de perfurações colônicas iatrogênicas após polipectomia endoscópica, com taxa de sucesso de até 80% dos casos.[18]

Dispositivos para recuperação do espécime, com formas e apresentações variadas, além de *caps* plásticos transparentes utilizados em ESD (dissecção submucosa endoscópica), completam o arsenal que o colonoscopista deve ter em um serviço preparado para o tratamento de lesões com dimensões variadas.

TÉCNICAS DE POLIPECTOMIA

O colonoscopista, ao identificar um pólipo, deve realizar uma completa inspeção da lesão antes de programar a técnica de sua ressecção:

- Observar tamanho da lesão, morfologia, localização e potenciais fatores de dificuldade.
- Palpar o pólipo com auxílio de pinça ou bainha da alça de polipectomia.

- Documentar a lesão com detalhes e, sempre que possível, fazer uso da cromoscopia com corantes, como o índigo-carmin, a 0,4 – 0,5%, ou cromoscopia eletrônica com magnificação.
- Prestar atenção aos diagnósticos diferenciais, como lipomas e divertículos invertidos.

Pólipos pequenos e diminutos

A frio com pinça

Diminutos pólipos (< 5 mm) podem ser tratados com remoção, utilizando pinças de biópsia. Esta técnica deve, preferencialmente, ser reservada a lesões que caibam entre as conchas da pinça, o que torna possível a ressecção em um único fragmento. O procedimento torna-se mais fácil quando o endoscopista posiciona a lesão alvo entre 5 e 7 horas. As vantagens desta técnica são a certeza do resgate do pólipo e a facilidade de execução, principalmente quando o pólipo se localiza sobre as pregas ou em pontos em que há instabilidade do aparelho. Outra vantagem consiste na não utilização de corrente elétrica, com sangramento desprezível, reduzindo significativamente o risco de perfuração. A desvantagem do uso deste dispositivo é a dúvida sobre a remoção total do pólipo. Em um estudo em que foram realizadas ressecções com pinça a frio de diminutos pólipos, 29% dos pacientes ainda apresentavam tecido neoplásico residual 3 semanas após o tratamento.[46] As pinças convencionais são recomendadas para ressecção de pólipos a frio entre 1 e 3 mm. Existem pinças com maior capacidade de apreensão de tecido, como as chamadas "Jumbo", indicadas para pólipos de 4 a 5 mm.[38]

Hot biopsy

A técnica adequada preconiza que o pólipo seja pinçado na sua porção apical. Então, distancia-se a pinça da parede do cólon, até formar uma tenda, elevando-se a mesma no sentido contrário ao do pólipo, para evitar lesão térmica da alça. O próximo passo é o uso da corrente de coagulação, até que o tecido adjacente apresente sinais da passagem da mesma, observando-se o "sinal do Monte Fuji". A pinça é, então, tracionada e o pólipo, ressecado. A polipectomia com hot biopsy permite a realização de hemostasia, teoricamente desvitaliza eventual tecido adenomatoso residual e garante a obtenção do pólipo para análise histopatológica, já que ele é protegido do dano causado pela corrente elétrica pelo mesmo princípio da gaiola de Faraday. Entretanto, séries de casos identificaram a presença de pólipo residual após polipectomia com hot biopsy em 16 a 28% dos procedimentos.[38] Um estudo com 72 pólipos de até 6 mm, ressecados com pinça de hot biopsy, encontrou 22% de tecido adenomatoso residual, comparados a 5-14% quando os pólipos eram tratados com alça.[7] Outro estudo envolvendo 62 polipectomias, de 3 a 6 mm com hot biopsy, encontrou 17% de tecido residual em exames realizados 2 semanas após o primeiro procedimento.[28] A Sociedade Americana de Endoscopia Gastrointestinal (ASGE) recomenda o uso da pinça de hot biopsy para pólipos de até 5 mm, considerando a polipectomia de lesões maiores incompleta quando realizada com pinça.[14] O uso da corrente monopolar neste tipo de procedimento pode envolver algum risco de dano térmico à parede intestinal, especialmente no cólon proximal. Entretanto, um estudo com 907 pólipos entre 2 e 8 mm, em 460 pacientes submetidos à polipectomias com hot biopsy, não mostrou complicações.[23]

Pólipos maiores que 5 mm, sésseis ou pediculados

Polipectomia com alça convencional

A polipectomia com alça convencional, largamente utilizada e considerada mais efetiva que a ressecção por pinça, é o método de preferência dos endoscopistas para a ressecção de pólipos acima de 1,0 cm.[34] A técnica, que também se aplica às lesões menores que 1,0 cm, consiste no posicionamento do pólipo com manobras de rotação do aparelho entre 5 e 6 horas, correspondendo ao ponto do canal de trabalho dos colonoscópios. A alça de polipectomia é, então, passada pelo canal, exteriorizada e aberta sobre a lesão. Após o pólipo ser envolvido pela alça, esta deve ser lentamente fechada, até que se sinta a resistência causada pelo tecido apreendido. Neste momento, deve-se conferir a marcação de fechamento na manopla, distancia-se a alça da parede do cólon e se inicia a passagem de corrente elétrica. Temos utilizado a corrente de coagulação, embora a corrente de corte ou a mista possam ser alternativas. Concomitantemente à passagem de corrente, a alça deve ser fechada até a secção do tecido e a conclusão da polipectomia. Outra técnica consiste na ressecção do pólipo no sentido de baixo para cima, posicionando o laço da alça abaixo do pólipo e empurrando a bainha para cima, sobre o pólipo, à medida que a alça é fechada (Fig. 51-1).

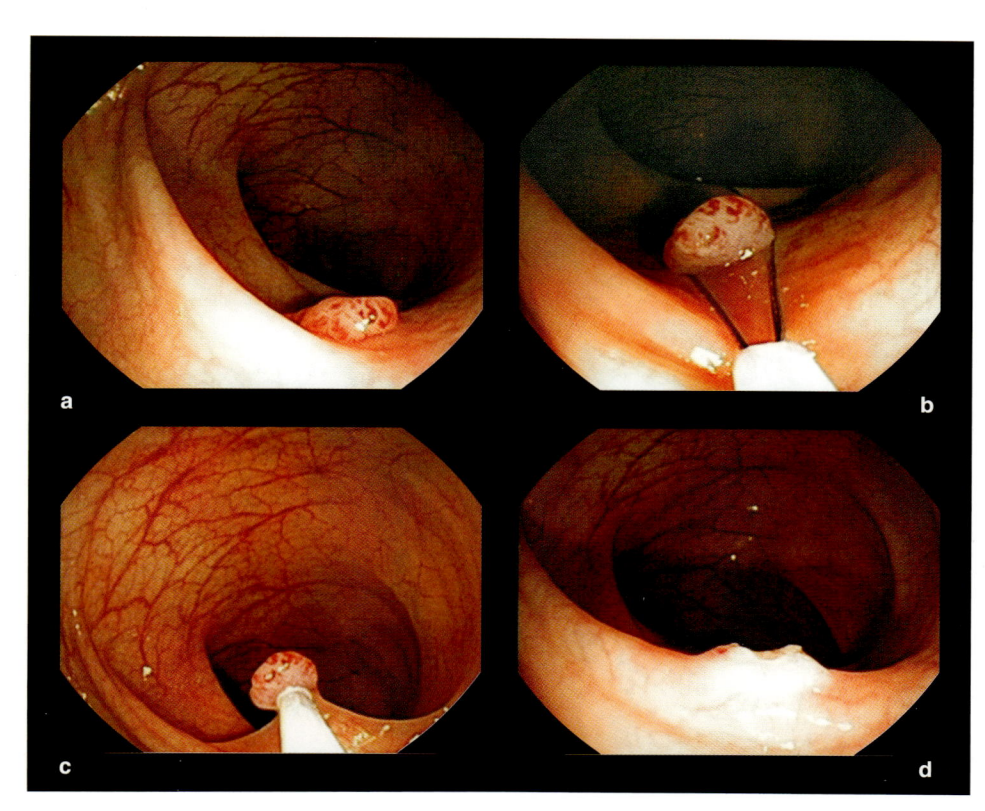

Fig. 51-1. Técnica de ressecção de pólipo.
(**a**) Adequado posicionamento do pólipo às 5 horas.
(**b**) Introdução e aproximação da bainha da alça.
(**c**) Elevação da lesão em "tenda", evitando a lesão térmica da mucosa. (**d**) Passagem da corrente elétrica.

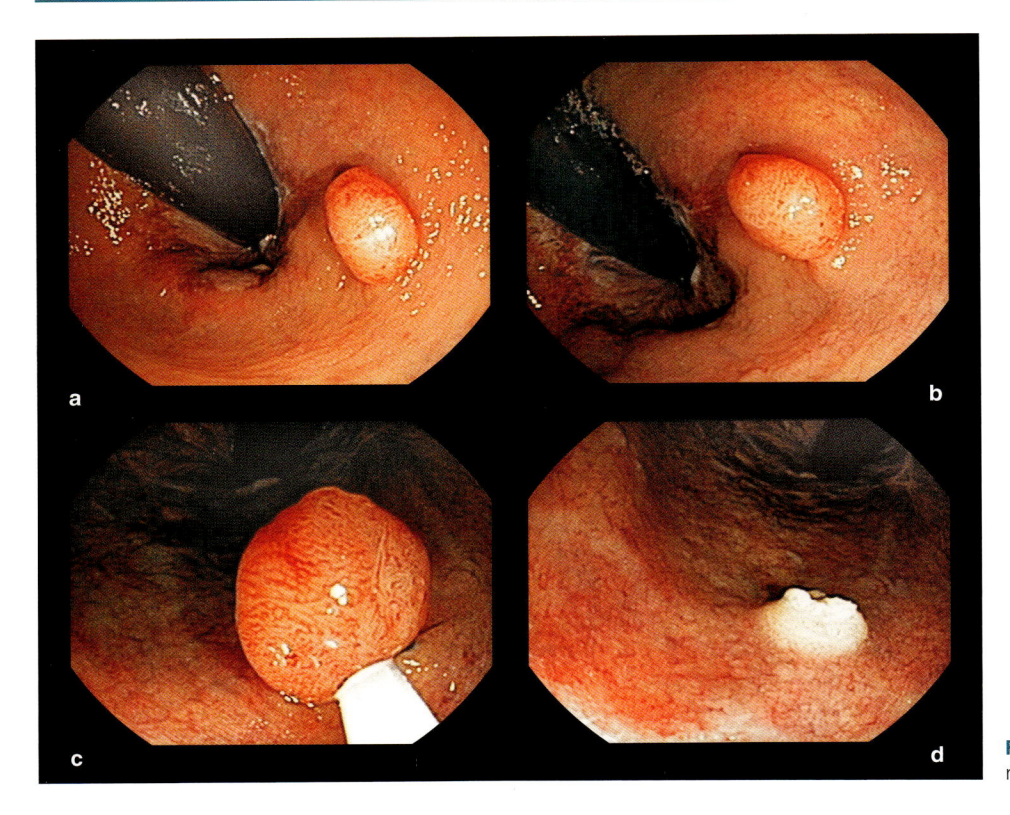

Fig. 51-2. (a-d) Diagnóstico e tratamento de pólipo do reto distal em retroflexão.

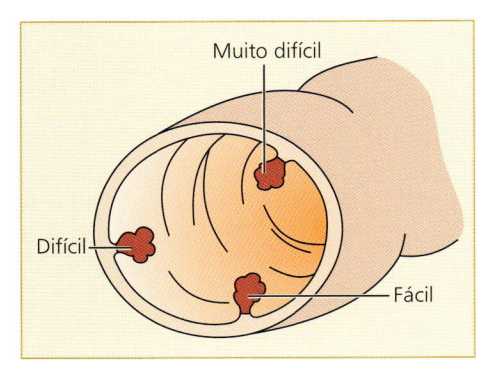

Fig. 51-3. Posição adequada do pólipo: sempre que possível, entre 5 e 6 horas.

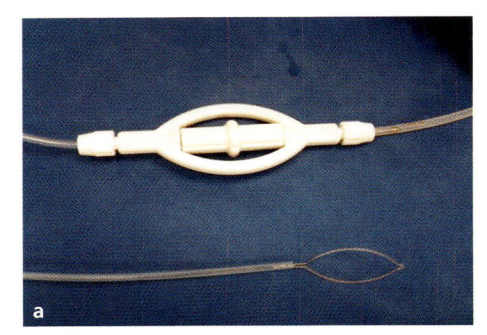

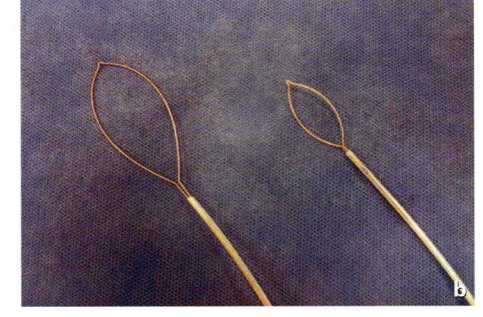

Fig. 51-4. (a e b) Alças de formas e tamanhos variáveis, com mecanismos ou não de rotação.

Alguns detalhes técnicos são importantes:

A) **Posicionamento do pólipo:** um problema frequentemente encontrado durante uma polipectomia é a posição desfavorável do pólipo com relação ao ponto de canal de trabalho do aparelho, que se situa na posição de 5 horas. Pólipos localizados entre 5 e 6 horas serão tratados mais facilmente que lesões entre 9 e 12 horas. Os pólipos que se localizam entre 2 e 8 horas terão grau de dificuldade ainda maior para sua ressecção, o que exigirá do colonoscopista manobras de rotação do aparelho para melhor posicionamento do alvo, mudança na posição do paciente ou compressões abdominais auxiliares. Pólipos localizados atrás de pregas, no cólon direito ou no reto, poderão exigir seu tratamento em retroflexão (Figs. 51-2 e 51-3).

B) **Escolha da alça:** a decisão da escolha da alça a ser utilizada deverá ser tomada após análise da morfologia e tamanho do pólipo, assim como tamanho e espasticidade da luz do segmento cólico em que se encontra a lesão. As alças de grande tamanho, muitas vezes, dificultam o procedimento e trazem riscos adicionais de lesão térmica. Considerar o volume de tecido a ser retirado em fragmento único ou aos pedaços (*piecemeal*), de acordo com o diâmetro da alça, que podem variar de 1,0 cm (mini) até 6,0 cm (Figs. 51-4 e 51-5).

C) **Cuidados no posicionamento e fechamento da alça:** ponto fundamental de uma boa técnica de polipectomia é o adequado posici-

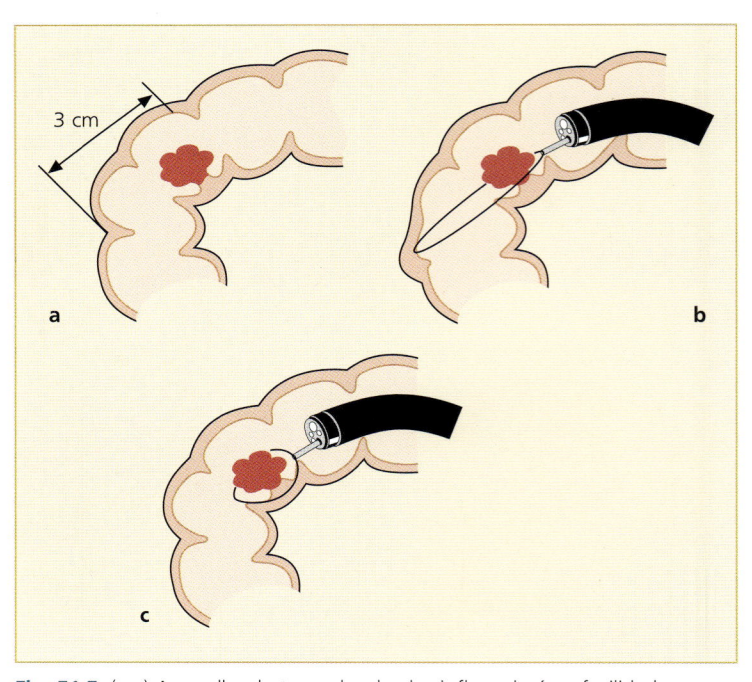

Fig. 51-5. (a-c) A escolha do tamanho da alça influenciará na facilidade técnica da polipectomia. Alças menores são mais bem indicadas em pólipos até 1,5 cm e nos segmentos mais estreitos do cólon.

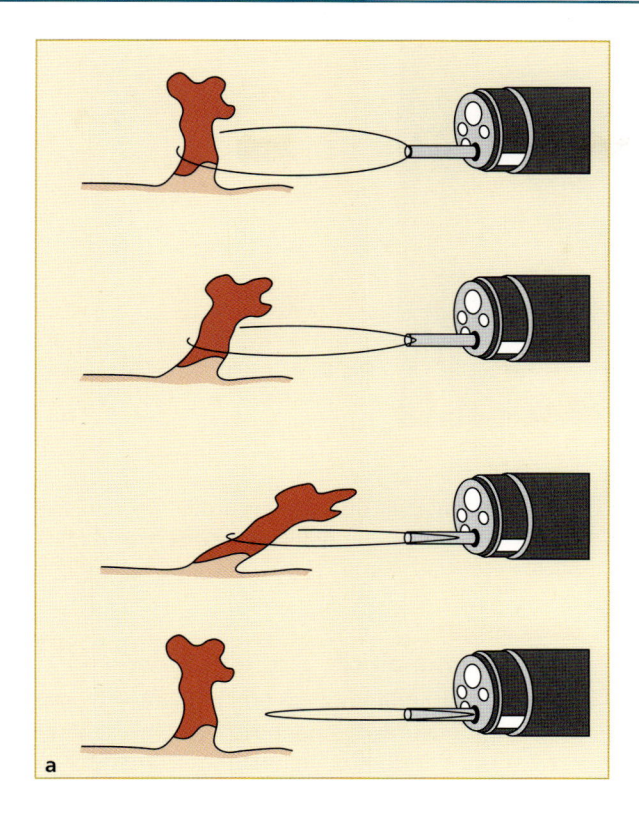

Fig. 51-6. (a e b) A bainha deve estar o mais próximo possível da posição de apreensão, pois isto ajudará na captura do pólipo após o fechamento do laço.

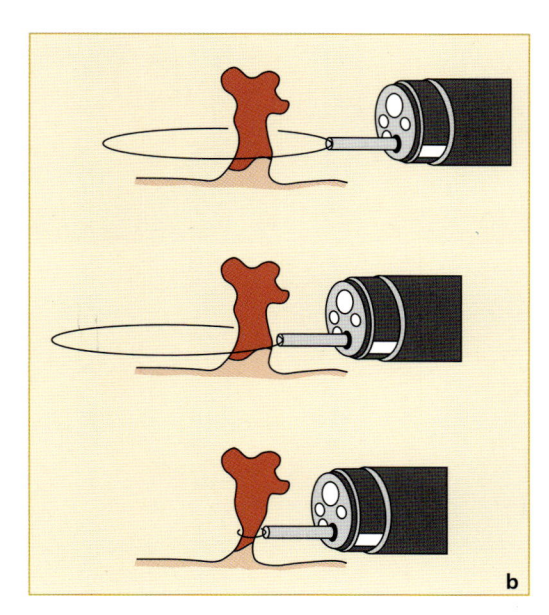

onamento da alça, que consiga envolver todo o tecido desejado, com visão total da alça e do pólipo. Se o pólipo for pediculado, a ponta da bainha deverá ultrapassar pelo menos o meio do pedículo. No caso dos pólipos sésseis, a ponta da bainha deve ser posicionada no limite entre a lesão e a parede do cólon normal. A alça deverá ser fechada lentamente, com visão principalmente de sua porção distal, que não poderá envolver mucosa normal e montante da lesão. Pólipos de grandes dimensões podem atrapalhar esta avaliação. Neste caso, e naqueles onde o segmento cólico é espástico, o colonoscopista pode movimentar a bainha nos sentidos distal e proximal, observando a movimentação do pólipo e da parede cólica adjacente, para ter certeza que não há mucosa normal envolvida (Fig. 51-6).

Caso haja dúvidas sobre o conteúdo apreendido, deve-se abrir a alça e realizar nova apreensão. As alças de polipectomia apresentam uma marcação na manopla que ajuda a identificar a espessura do tecido apreendido, além da sensação tátil (Fig. 51-7).

Após o adequado posicionamento da alça, deve-se elevar a lesão, afastando a superfície metálica da parede cólica em que se encontra o pólipo e também da parede contralateral, formando uma "tenda". Estes cuidados devem ser tomados antes da passagem de corrente, para evitar uma queimadura inadvertida ou perfuração.

Pólipos pediculados devem ser ressecados por meio da transecção única do seu pedículo. Naqueles com pedículo longo, deve-se posicionar a alça no terço proximal do pedículo com relação à porção cefálica, respeitando margem de segurança e protegendo a parede do cólon da ação térmica. Caso ocorra algum sangramento após a secção, o coto residual poderá ser abordado com sucesso (Fig. 51-8).

Os pólipos sésseis de até 2 cm devem ser tratados, sempre que possível, por ressecção em monobloco. Os maiores que 2 cm deverão ser ressecados de forma fatiada ou em *piecemeal*. A aspiração de ar durante a apreensão do pólipo, reduzindo o diâmetro e a tensão da parede do cólon, poderá facilitar a ressecção de lesões planas em fragmento único ou *piecemeal*. O volume de lesão não irá se modificar, porém o tecido a ser tratado ficará mais elevado com relação à mucosa adjacente, tornado a apreensão pela alça mais fácil (Fig. 51-9).

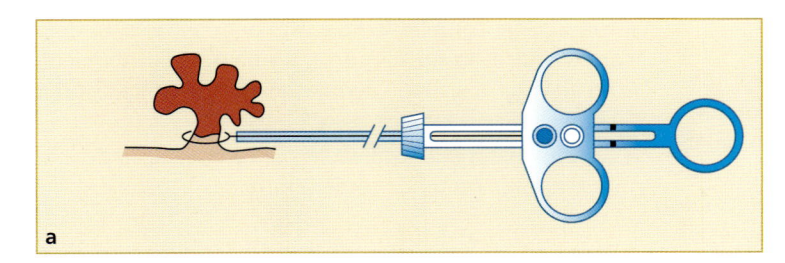

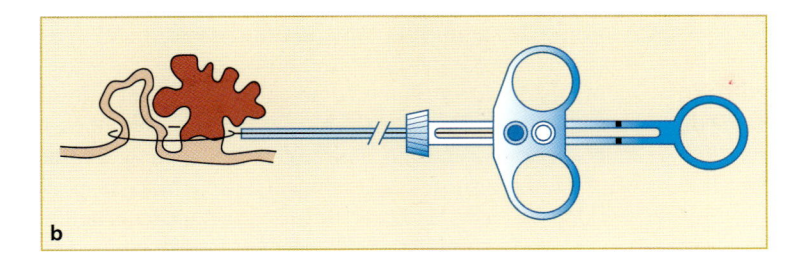

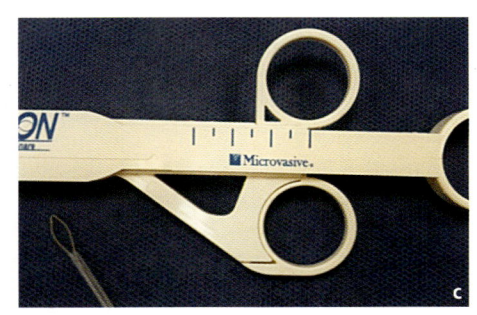

Fig. 51-7. Cuidados com o fechamento da alça. (a-c) Além da sensação tátil, existem marcas nas manoplas das alças para auxiliar no seu fechamento.

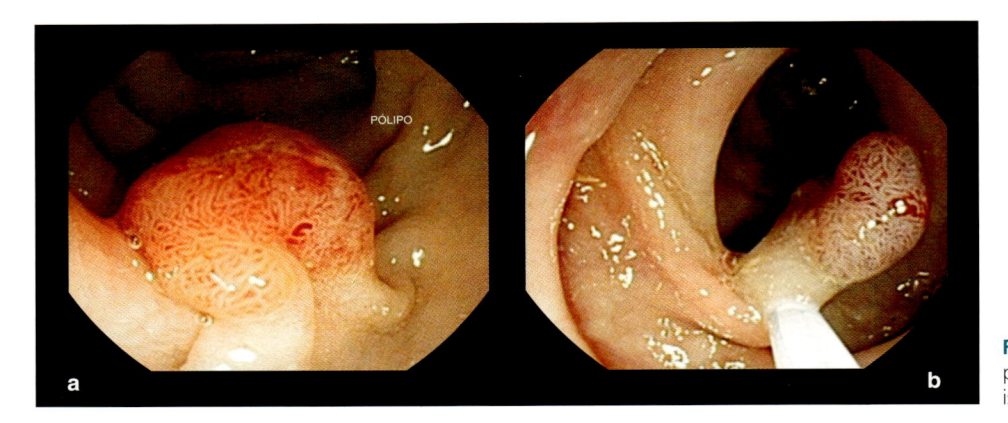

Fig. 51-8. (a e b) Nas polipectomias de pólipos pediculados, deve-se manter a alça fechada até notar a isquemia do pólipo, antes da sua secção.

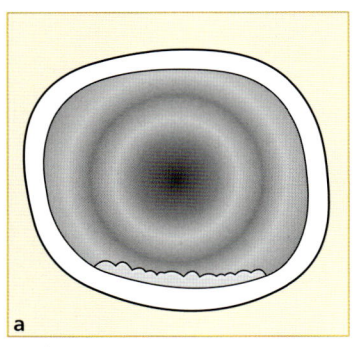

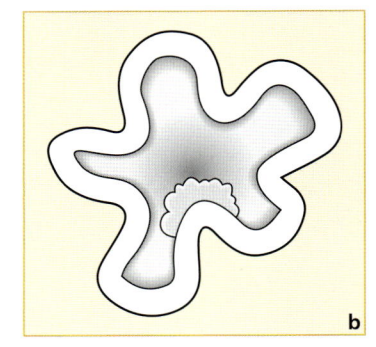

Fig. 51-9. (a e b) A aspiração de ar e a diminuição da tensão da parede do cólon facilitará a laçada nos pólipos planos e sésseis.

■ A frio com alça

Pólipos pequenos menores que 10 mm podem ser ressecados a frio, com segurança e sangramento insignificante. Nesta modalidade de polipectomia, o pólipo é laçado pela alça como na técnica convencional, no entanto a secção é feita sem a passagem de corrente elétrica. A inclusão de 1 a 2 mm de mucosa normal adjacente à lesão é permitida e ajuda na margem de segurança. Frequentemente, existe um pequeno sangramento, que é autolimitado. É recomendável lavar o local da ressecção até ter certeza de que o sangramento estancou e também para avaliar possível tecido adenomatoso residual. As vantagens desta técnica são a ausência da passagem de corrente elétrica, que pode ser responsável por uma perfuração ou pela síndrome pós-polipectomia e o menor tempo de execução. Além disto, a peça é poupada de danos térmicos, chegando íntegra ao patologista para análise. Por sua segurança e efetividade, apresentando menor taxa de tecido adenomatoso residual quando comparada à ressecção com pinça, a polipectomia a frio com alça pode ser considerada a técnica de escolha para o tratamento de pequenos pólipos.[27,30]

■ Resgate do espécime

A recuperação do espécime ressecado é de fundamental importância para a análise histopatológica, influenciando a conduta do paciente diante de um possível tratamento complementar ou no seu futuro acompanhamento endoscópico. Muitas vezes demorada e algumas vezes sem sucesso, recuperar um pólipo pode ser tão trabalhoso quanto sua ressecção, especialmente nas lesões extensas do cólon proximal ou aquelas situadas em um cólon sigmoide repleto de divertículos. As lesões tratadas com pinças são as mais facilmente resgatadas, por ficarem protegidas dentro do instrumento. Já os pólipos ou fragmentos menores que 10 mm podem ser aspirados pelo canal de aspiração e recuperados em um frasco em "Y", situado entre a saída do canal de aspiração do colonoscópio e o sistema de aspiração da sala de exame, também conhecido como "caça-pólipos". As lesões ou fatias maiores que 10 mm podem ser fragmentadas em pedaços menores, ou trazidas por aspiração contínua na ponta do aparelho, com a desvantagem de impedir a adequada visualização da mucosa durante a retirada. Outra estratégia consiste na utilização da alça que realizou a ressecção da lesão ou no uso de pinças próprias, como "tripé", cesta ou rede (Fig. 51-10).

Polipectomia difícil

A maioria dos endoscopistas tem treinamento para realizar, com segurança, a maioria das polipectomias, geralmente em pólipos de até 2,0 cm. Entretanto, algumas características como tamanho da lesão, localização e morfologia, tornam o procedimento desafiador e exigem do profissional o domínio de técnicas específicas. Algumas situações especiais tornam a ressecção de extrema dificuldade, entre elas:[40]

- *Tamanho e morfologia da lesão:* lesões planas com tamanho superior a 20-30 mm, que ocupam mais de 1/3 da circunferência da parede cólica ou que se estendem além de duas pregas ou haustrações. Pólipos com pedículos espessos e porção cefálica maior que 20 mm também exigirão cuidados especiais.
- *Localização:* lesões em um espástico cólon sigmoide ou no limite do alcance do aparelho, como pode ocorrer em indivíduos obesos ou com cirurgias prévias, e aquelas que envolvem ou circundam o óstio apendicular, são consideradas de mais difícil ressecção.

Quando nos deparamos com pólipos de grandes dimensões, a primeira pergunta que devemos fazer é se a lesão é benigna ou maligna. Um rigoroso diagnóstico endoscópico deve ser realizado, com o objetivo de afastar características desfavoráveis como bordas elevadas e endurecidas, ulceração central e friabilidade. Caso estas características estejam presentes – além de outras que favoreçam a invasão da camada submucosa, como a distorção no padrão de abertura das criptas (tipo V de Kudo) e o *nonliftingsing,* ou sinal da não elevação da lesão após a injeção da submucosa – a lesão deverá ser biopsiada e tatuada, e o paciente encaminhado para tratamento cirúrgico ou complementar. A ecoendoscopia poderá contribuir com a indicação ou não do tratamento endoscópico, por definir com elevada acurácia o acometimento da camada submucosa (Fig. 51-11).[13]

As técnicas mais utilizadas para a realização de uma polipectomia avançada ou difícil serão abordadas a seguir:

■ Injeção da submucosa e da ressecção endoscópica mucosa (EMR)

A injeção de agentes na camada submucosa do cólon é uma importante ferramenta para o tratamento dos pólipos sésseis, especialmente os de maior diâmetro no cólon direito, permitindo uma ressecção mais fácil e segura. A formação de um coxim na camada submucosa, após a injeção de líquidos por uma agulha de esclerose, eleva a lesão e aumenta a distância entre a mucosa e a serosa, diminuindo o risco de lesões térmicas e perfuração. A agulha deve atingir a camada submucosa usualmente na extremidade distal da le-

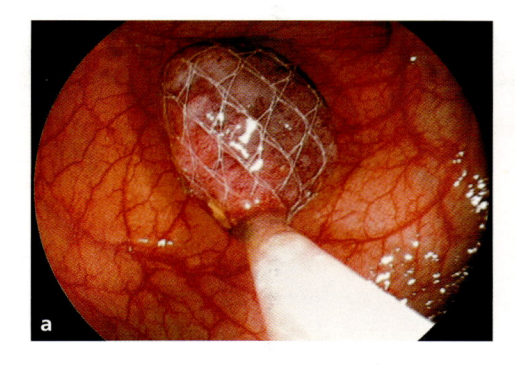

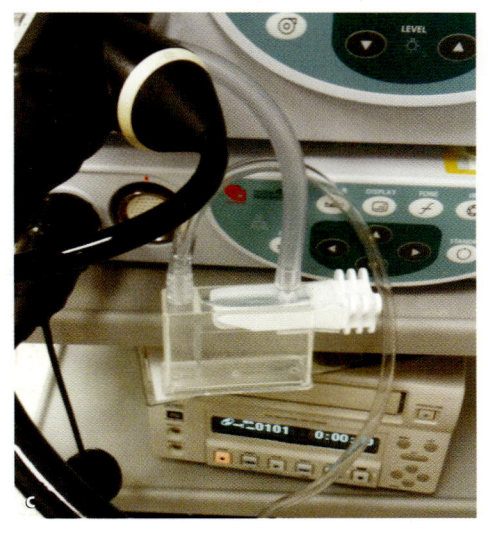

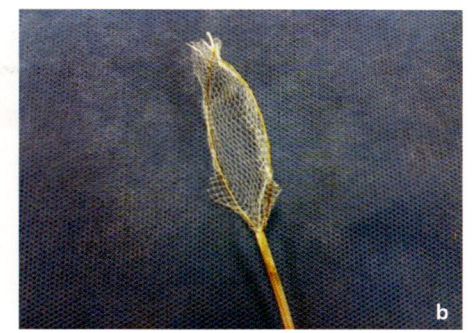

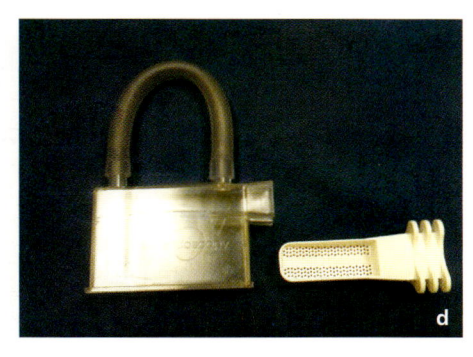

Fig. 51-10. (**a** e **b**) Dispositivo na forma de rede para recuperação do pólipo ressecado. (**c** e **d**) Modelo de "caça-pólipos".

são, no caso das lesões planas. Múltiplas injeções na periferia da lesão e até no seu centro podem ser úteis até que a mesma se eleve, com baixo risco de disseminação tumoral de um em cada 20 mil casos.[40] Se não ocorrer a formação de uma bolha durante o primeiro mililitro injetado, a agulha deve ser reposicionada. O líquido injetado só irá se expandir na camada submucosa. Caso isto não aconteça na ausência de obstrução da infusão, a agulha pode ter transfixado a alça e estar além da camada serosa. Caso ocorra obstrução à infusão, a agulha poderá estar no plano muscular, devendo ser retirada alguns milímetros. Muitos endoscopistas preferem introduzir a agulha injetando a substância, para facilitar a identificação do plano correto. Não existe um volume máximo que deve ser injetado e bolhas generosas com 20 a 30 mL são consideradas seguras.[42]

As soluções de injeção submucosa são variadas. A mais utilizada e de menor custo é o soro fisiológico a 0,9%, que pode ser injetado puro ou diluído com adrenalina em solução 1:10.000. A solução com adrenalina apresentou menor sangramento imediato pós-polipectomia, quando comparado a pacientes que não utilizaram injeção submucosa.[6] Outros agentes utilizados são as soluções de dextrose 50% – que permanecem estáveis 2 vezes mais que o soro fisiológico, mas têm como desvantagem o fato de serem esclerosantes – e a solução oftalmológica HPMC. A hidroxipropilmetilcelulose (HPMC) é viscosa e deve ser diluída a 1 até 1,5%, com vantagem de permanecer estável 15 vezes mais que a solução salina. Sua desvantagem é o custo. A solução injetada também pode ser diluída com corantes, como o azul de metileno ou índigo-carmin, para melhor delimitação do pólipo e exposição da camada muscular.[38]

Os pólipos maiores que 2 cm de diâmetro se beneficiarão da técnica fatiada ou *piecemeal*. A técnica fatiada (EMR) distribui e limita e propagação da energia elétrica, facilita a ressecção e diminui o risco de dano térmico. A injeção submucosa é sempre recomendável. Não existem estudos randomizados e controlados comparando a injeção submucosa com a técnica convencional para ressecção de grandes lesões sésseis e planas, mas estudos em animais documentaram a segurança da injeção submucosa e a menor probabilidade de lesão térmica da muscular própria, além da maior facilidade técnica. Como desvantagem, existem raros relatos em humanos de bacteremia após injeção salina durante polipectomias.[2]

Para melhor exposição e ressecção de lesões atrás de pregas, a injeção salina deverá ser realizada na porção proximal do pólipo, com relação ao aparelho. A injeção inicial na porção distal da lesão, com relação ao aparelho, poderá dificultar ainda mais sua visualização e tratamento. A técnica também poderá ser utilizada em retroflexão no cólon ascendente ou no reto. Em situações muito especiais, como grandes pólipos sésseis do cólon direito, a polipectomia assistida por videolaparoscopia, pode ser uma opção minimamente invasiva para pacientes selecionados com pólipos difíceis, apesar do alto custo e potenciais complicações (Fig. 51-12).[43]

■ Dissecção endoscópica submucosa (ESD)

Inicialmente descrita no Japão para o tratamento endoscópico do câncer gástrico precoce, a dissecção endoscópica submucosa (ESD) vem sendo utilizada de maneira crescente para o tratamento dos grandes pólipos sésseis e lesões planas do cólon e do reto. Apresenta algumas vantagens sobre a EMR, como maior taxa de ressecção em bloco, independente do tamanho da lesão, o que possibilita melhor análise do espécime pelo patologista e diminui significativamente a recorrência local. A taxa reportada de ressecção em bloco pela técni-

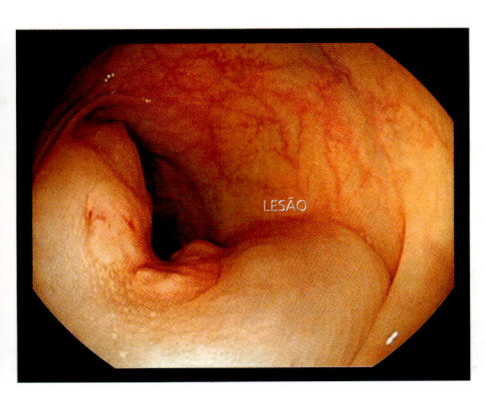

Fig. 51-11. Sinal da "não elevação da lesão" após a injeção de solução salina na camada submucosa.

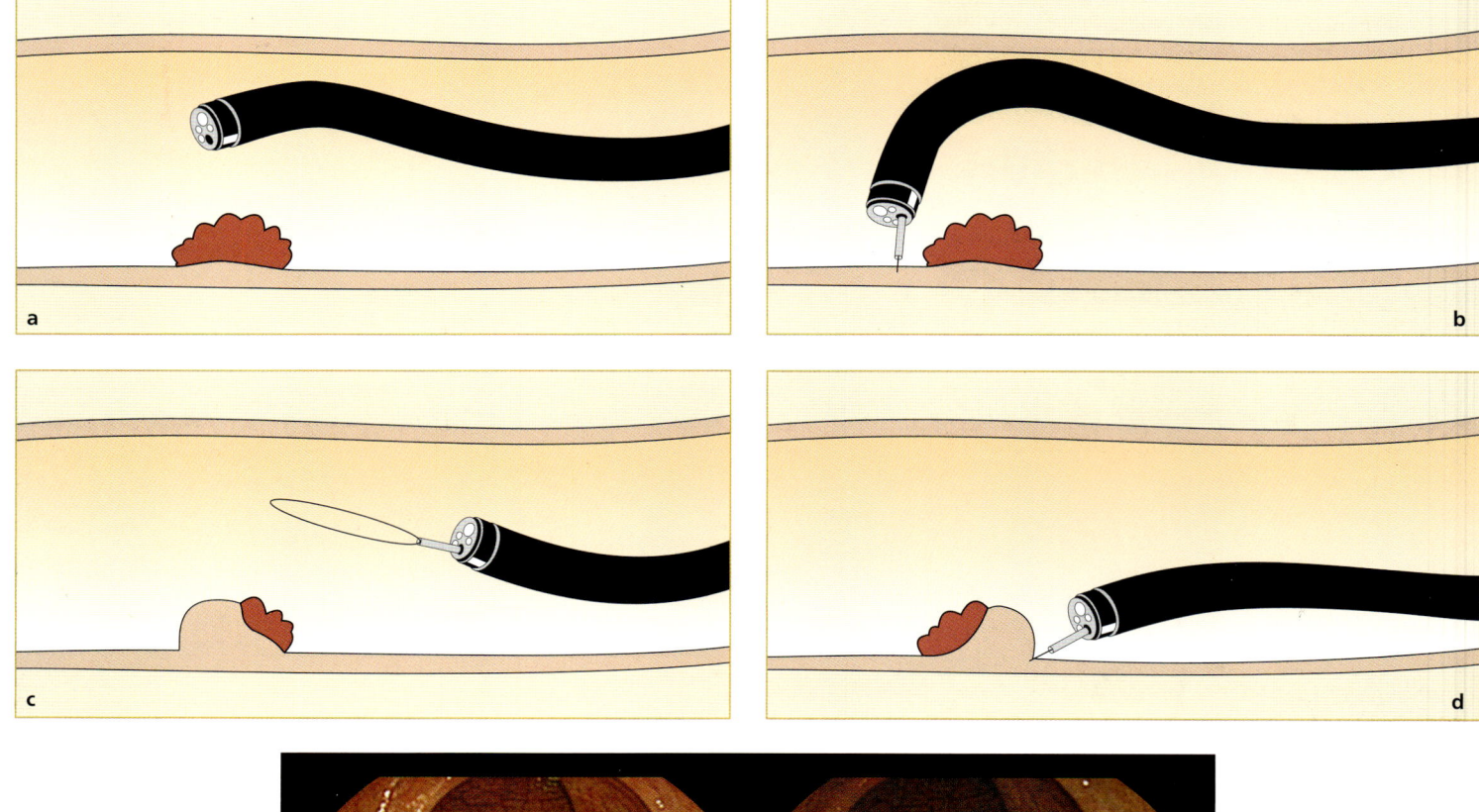

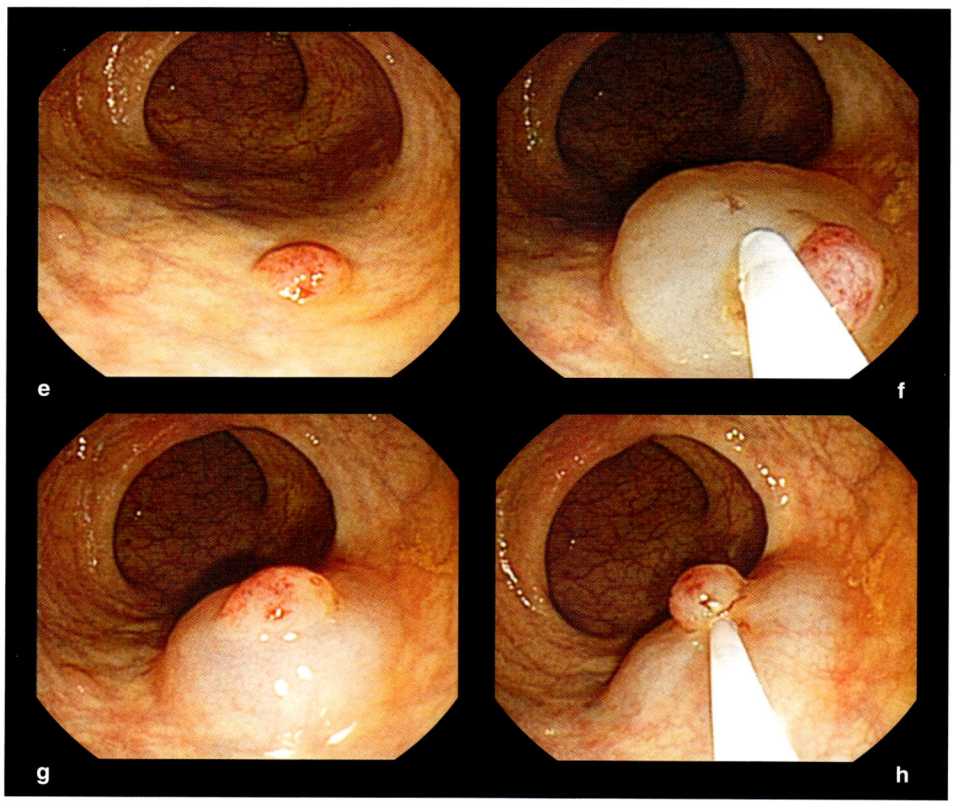

Fig. 51-12. (a-h) A injeção de solução submucosa deverá ser realizada proximal ao pólipo, com o objetivo de elevar e melhor apresentar a lesão para sua captura.

ca de ESD é de 80 a 98% dos casos, comparando com 30% quando se utiliza a EMR para lesões colorretais maiores que 2,0 cm. Entretanto, o tempo do procedimento pela técnica de ESD é superior, assim como a longa curva de aprendizado. A incidência de complicações, como o sangramento, é comparável entre as duas técnicas, variando de 0 a 12% dos casos, porém a incidência de perfuração no ESD é significativamente maior.[47] Um estudo comparativo entre ESD e EMR, realizado recentemente por um centro de excelência japonês para o tratamento de grandes tumores colorretais, relatou que apesar do maior tempo de procedimento (108+/-71 min/29+/-25 min; p < 0,0001) e da maior taxa de perfuração (6,9%/1,3%; p = NS), a ESD resultou em um elevado número de ressecções em bloco e em uma menor recorrência local (2%/14%; p < 0,0001), quando comparada à EMR. Neste estudo, todas as perfurações foram tratadas de forma conservadora com sucesso.[31] A maior dificuldade técnica, o custo e o risco de perfuração são os responsáveis pela menor aceitação do método nos países ocidentais, quando comparados ao Japão.

A ESD é realizada com o colonoscópio convencional ou com o gastroscópio, mais flexível e leve, para as lesões do cólon distal e do reto. Um gerador de alta frequência de controle automático é necessário. Em nosso serviço utilizamos o VIO300D (ErbeElektromedizin Ltd., Turbigen, Germany) no modo Endo *cut*. Agulha de injeção, soluções, corantes, *cap* transparente e pinças próprias para hemostasia (Coagrasper, Olympus) também fazem parte do arsenal. Entre os dispositivos, existem aqueles com capacidade de injeção da submucosa simultaneamente ao procedimento como o Flush Knife (Fujifilm Medical, Tokio, Japan) e Splashneedle (Pentax Co., Tokyo, Japan) e aqueles utilizados para dissecção e corte como o FlexKnife, IT e HookKnife (Olympus Medical Systems Co., Tokyo, Japan). O procedimento consiste inicialmente na delimitação da lesão com corantes, com ou sem marcação da lesão, dependendo da precisão dos seus limites e posterior injeção submucosa. A seguir, a mucosa é incisada completa ou parcialmente, para posterior dissecção da camada submucosa, tendo como referência a camada muscular abaixo. O leito da ressecção é revisado para eventual hemostasia complementar ou colocação de clipes, se houver alguma suspeita de lesão da camada muscular própria (Fig. 51-13).

■ Grandes pólipos pediculados

Os pólipos pediculados deverão ser tratados com polipectomia com alça, como já descrito anteriormente, porém aqueles com pedículos espessos e porção cefálica superior a 1,5 a 2,0 cm, poderão exigir cuidados especiais. Estas lesões são mais comumente encontradas no sigmoide, pela maior atividade contrátil do cólon esquerdo. A alça de polipectomia deverá ter o tamanho proporcional à porção cefálica do pólipo, que deverá ser posicionado às 5 ou 6 horas. A alça deverá ser preferencialmente aberta, distal à lesão e ajustada com a retirada do aparelho para fechamento no terço proximal à porção cefálica. Lesões muito volumosas poderão ser tratadas previamente com injeção de solução de adrenalina, para reduzir seu tamanho e favorecer a ressecção. Outra técnica alternativa é a ressecção aos pedaços, tendo o cuidado de enviar o pedículo em separado ao patologista para a avaliação da margem.[16] O principal risco envolvido com a ressecção dos pólipos pediculados gigantes é o sangramento, imediato ou tardio. Apesar de não haver um consenso, pólipos com pedículos acima de 1,0 cm de espessura, decorrente de sua artéria nutridora, são potenciais candidatos ao uso de métodos de profilaxia. A profilaxia da hemorragia será abordada com detalhes a seguir.

■ Ablação do tecido adenomatoso residual

Ilhas de tecido adenomatoso residual podem ser encontradas em até 1/4 das mucosectomias fatiadas de grandes pólipos sésseis, nas áreas entre as laçadas ou na periferia da lesão. Este tecido residual pode ser tratado com ressecção adicional – com minialça ou cauterizado com pinça ou alça monopolar – ou com plasma de argônio. O uso do plasma de argônio (APC) em áreas de tecido residual após EMR deve respeitar alguns preceitos técnicos.[29] Manter o cateter afastado da parede do cólon e sempre em movimento é medida fundamental para evitar injúria térmica, que é relacionada, principalmente, com a duração do pulso e não à potência aplicada. Potências menores devem ser utilizadas no cólon proximal, cuja parede é mais delgada.[38] Em pacientes submetidos à EMR com ressecção endoscópica completa, o uso do APC após o procedimento mostrou-se seguro e com menor índice de recidiva do tecido adenomatoso (Fig. 51-14).[4]

■ Tatuagem endoscópica

Pólipos de grandes dimensões, com suspeita de malignidade ou invasão da camada submucosa devem ser considerados para tatuagem endoscópica, visando seu futuro seguimento ou facilitar sua identificação durante o procedimento cirúrgico, especialmente na era da videolaparoscopia. A tinta da China ou nanquim comercialmente estéril é o agente de preferência, pois é fagocitada por macrófagos, deixando o sítio tatuado permanentemente, independente do tempo de acompanhamento. Lesões com as características acima citadas e localizadas entre o ceco e o reto são potencialmente candidatas à marcação.

Tecnicamente, evita-se a injeção transparietal do nanquim, que promove a pigmentação do peritônio e órgãos adjacentes ao sítio de punção. Pensando nisso, Yoshida *et al.*, em 2001, descreveram a técnica que utilizamos até hoje e consiste na criação de uma pré-bolha com 1 a 2 mL de solução salina, identificando o exato espaço na camada submucosa. Somente após, é injetado 1 a 2 mL da tinta nanquim sem retirar a agulha. Para finalizar, injeta-se mais 1 a 2 mL de solução salina para completar a tatuagem e ter certeza que o nanquim atingiu o sítio de punção. Ao retirar a agulha, deve-se ter o cuidado de aspirá-la, para manter o campo limpo após o procedimento.[12]

Alguns autores preconizam tatuagens em dois a quatro quadrantes, para seguimento endoscópico e identificação intraoperatória. Preferimos colocar o paciente em decúbito dorsal horizontal e infundir água pelo canal de trabalho. Decorrente da ação da gravidade, a água irá se depositar na parede posterior e, então, realizamos uma única bolha, como descrito acima, na parede contralateral à deposição do líquido, assegurando a identificação do sítio durante o ato cirúrgico (Fig. 51-15).

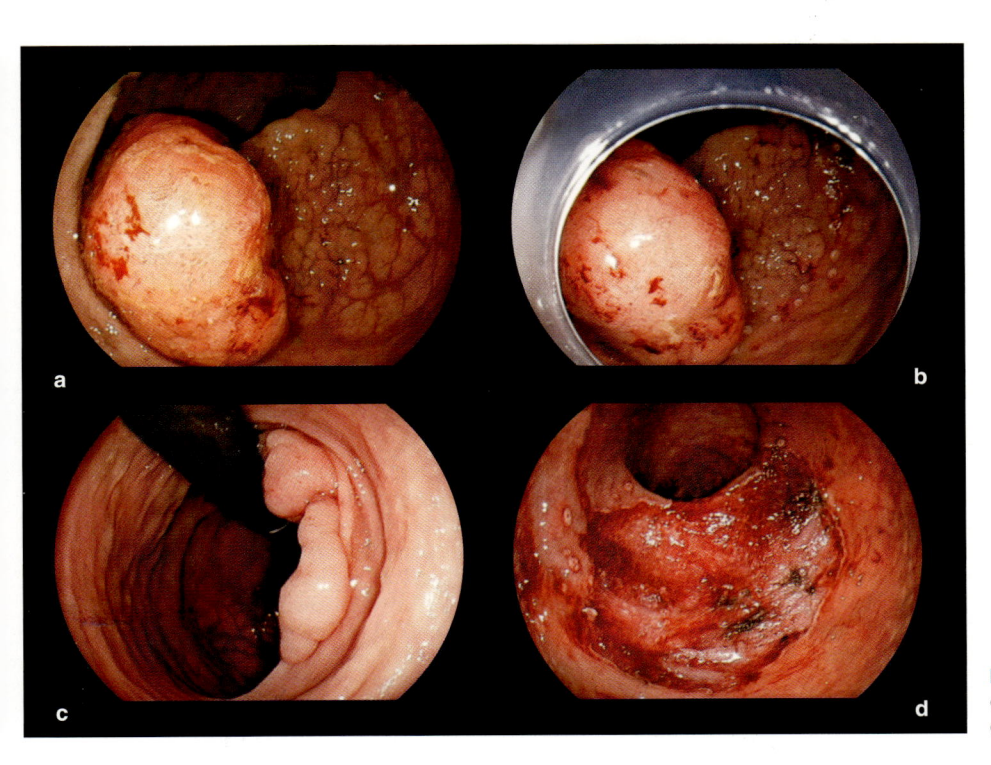

Fig. 51-13. (a-d) Ressecção de grande LST com componente polipoide pela técnica de dissecção endoscópica submucosa.

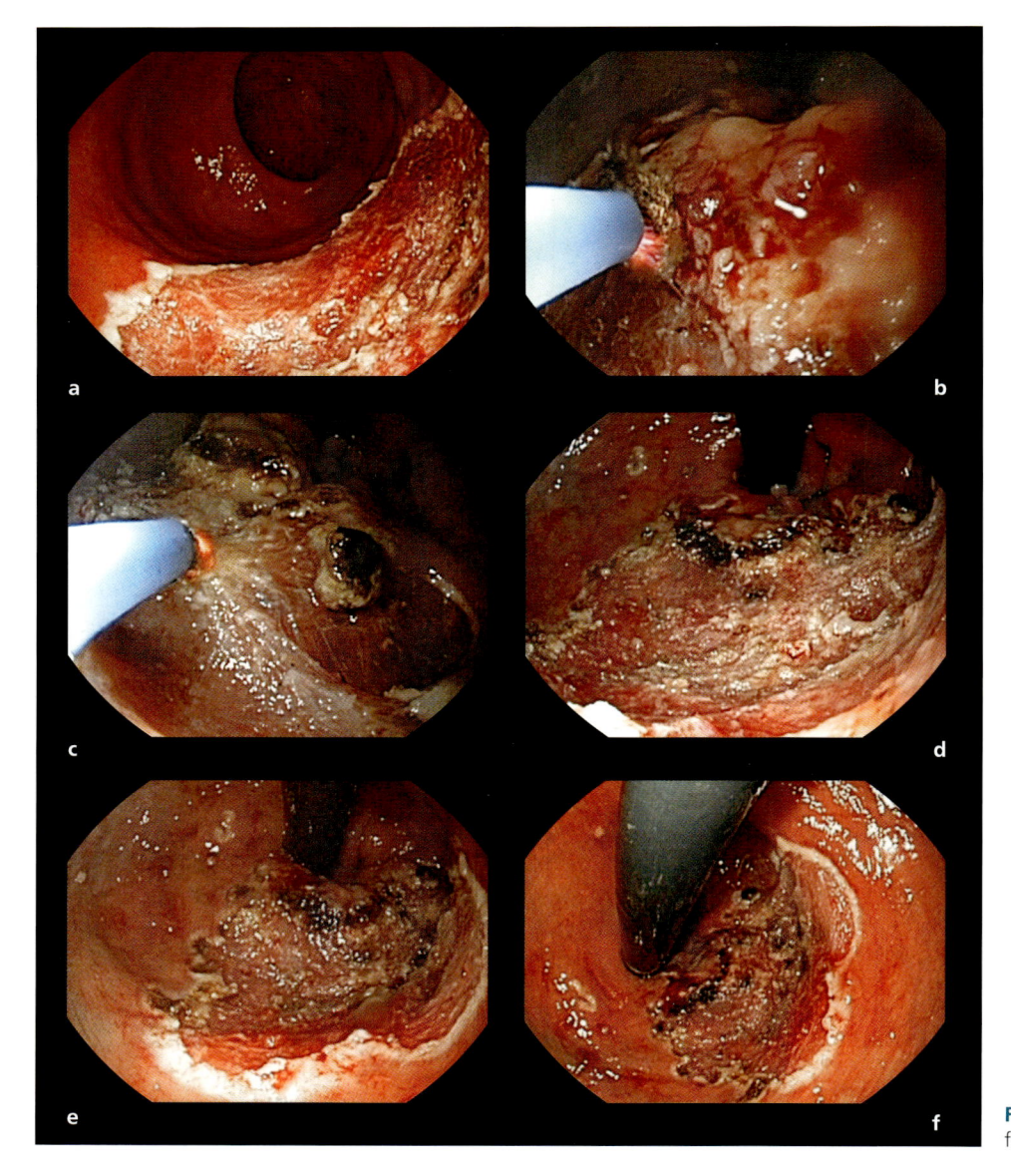

Fig. 51-14. (a-f) Aplicação de APC após mucosectomia fatiada de LST do reto distal.

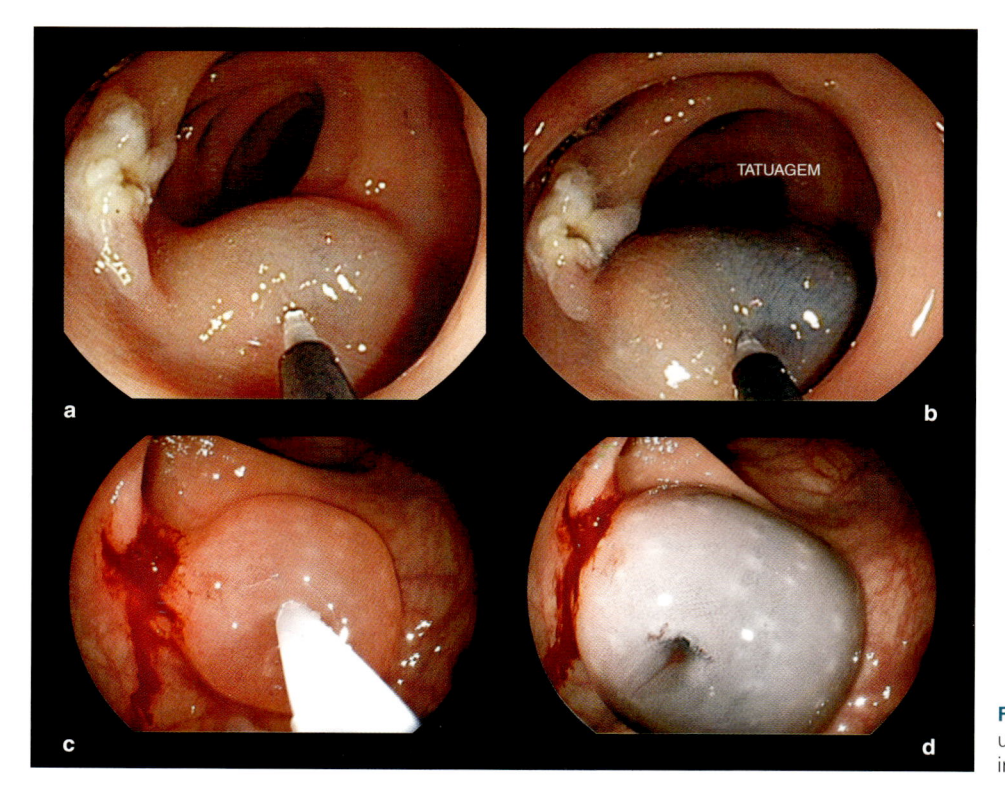

Fig. 51-15. (a-d) Na tatuagem endoscópica, realizar uma pré-bolha com solução fisiológica e somente após, injetar o nanquim.

Polipectomia – complicações e prevenção

A colonoscopia diagnóstica é considerada um exame seguro e bem tolerado, com taxa de complicação ao redor de 0,3%, relacionada principalmente ao preparo, à sedação e à infecção. Quando adicionamos a polipectomia ao exame diagnóstico, a taxa de complicações varia entre 2,3 e 10% dos casos. As principais são o sangramento, a perfuração e a síndrome pós-polipectomia. Felizmente, o tratamento conservador pode ter sucesso em mais de 90% das complicações relacionadas com a polipectomia.[15]

Perfuração

A perfuração é a complicação mais grave e temida após uma polipectomia, considerada o principal motivo de processos contra o endoscopista. A colonoscopia diagnóstica tem uma incidência aproximada de uma perfuração a cada 1.000-2.000 exames. Quando a perfuração é relacionada com polipectomia, esta taxa aumenta para até três a cada 1.000 polipectomias. Em pacientes submetidos à ressecção endoscópica submucosa (ESD) para grandes lesões, a incidência de perfuração pode chegar a até 10% dos casos.[26] Clinicamente, a perfuração manifesta-se com dor e distensão abdominal, taquicardia, febre e leucocitose. Sinais de irritação peritoneal podem estar presentes. O diagnóstico pode ser confirmado com a presença de pneumoperitônio na radiografia em três posições ou na tomografia computadorizada de abdome e de pelve, que é considerada o exame de eleição por quantificar o escape de ar e diagnosticar a topografia do defeito e possíveis coleções abdominais. Aproximadamente 5% das perfurações podem ser fatais, o que torna o diagnóstico e tratamento precoce imprescindível. O diagnóstico pode ser imediato, nas primeiras horas após o procedimento, ou tardio, aumentando o escape de conteúdo intestinal e a possibilidade de sepse.[9]

A causa da perfuração relacionada com polipectomia é invariavelmente o dano à parede intestinal causado pela passagem de corrente elétrica. Os principais fatores de riscos são os relacionados com o pólipo e com o paciente, como idade avançada, sexo feminino, presença de doenças de base, doença diverticular e obstrução intestinal. Entre os fatores relacionados com o pólipo, destacam-se:[15]

- *Tamanho da lesão:* maior risco nos pólipos acima de 1,0 cm de diâmetro.
- *Número de lesões:* maior risco com dois ou mais pólipos.
- *Morfologia:* maior risco nas lesões sésseis e planas, quando comparadas às pediculadas.
- *Histologia:* neoplásica tem maior risco que hiperplásica.
- *Localização:* risco dobrado nos pólipos localizados no cólon proximal, principalmente no ceco.

O tratamento da perfuração pós-polipectomia deve ser o mais precoce possível e incluir internação com jejum, hidratação e antibioticoterapia intravenosa de amplo espectro. Exames clínicos e de imagem seriados e acompanhamento por uma equipe cirúrgica são altamente recomendados. Casos selecionados, diagnosticados precocemente, com preparo adequado do cólon em pacientes sem doenças de base, podem ser manejados clinicamente desde que não apresentem sinais de irritação peritoneal e piora infecciosa. O uso de clipes endoscópicos é descrito em algumas séries de casos para pequenos defeitos diagnosticados no momento de exame.[35] Nos grandes defeitos, no diagnóstico tardio e nos pacientes com sinais de sepse, o tratamento cirúrgico é mandatório. A laparoscopia é uma alternativa à laparotomia exploradora, de acordo com a experiência do cirurgião, e a conduta intraoperatória consiste na lavagem da cavidade, sutura da parede cólica ou ressecção segmentar com anastomose nos defeitos maiores, com necrose da parede e nos pólipos degenerados.

■ Profilaxia da perfuração relacionada com a polipectomia

A melhor maneira de minimizar o risco de perfuração após uma polipectomia é seguir os preceitos de uma adequada técnica para a remoção da lesão. Nos diminutos e pequenos pólipos até 10 mm, preferir a ressecção a frio, com pinça ou alça. Para os pólipos maiores que 1,0 cm, o uso de corrente elétrica será necessário para não ocorrer uma complicação hemorrágica. O uso excessivo de coagulação nos pólipos localizados no cólon proximal deve ser evitado, pela menor espessura da parede. Pólipos pediculados devem ser laçados logo abaixo de sua porção cefálica, no 1/3 proximal do pedículo, para que a corrente elétrica não se propague para a alça intestinal. Os pólipos sésseis de até 2 cm devem ser retirados em fragmento único, com o devido cuidado técnico de elevar a lesão após uma apreensão, para formar um "pseudopedículo". A aspiração do ar antes da laçada, reduzindo a tensão da parede, assim como os movimentos para "frente e para trás", após a laçada é importante para identificar que a mucosa adjacente não tenha sido incluída na alça. Lesões planas pólipos sésseis eacima de 2,0 cm devem ser elevados por injeção submucosa, aumentando o espaço entre a mucosa e a camada muscular, prevenindo a propagação da corrente. Além disto, com a ressecção fatiada ou em *piecemeal*, haverá melhor distribuição da energia utilizada, prevenindo uma perfuração.[9] Além dos cuidados técnicos descritos acima, é de fundamental importância para a prevenção de complicações durante uma polipectomia que o pacientes esteja adequadamente sedado, com preparo de cólon satisfatório e que o colonoscopista e a equipe tenham boa comunicação e conhecimento de todo o material e dos acessórios a serem utilizados (Fig. 51-16).

Síndrome pós-polipectomia

A lesão térmica transmural da parede intestinal pela corrente elétrica, sem evidência de perfuração livre após uma polipectomia, é denominada síndrome pós-polipectomia. Esta é considerada a segunda complicação mais frequente, com incidência estimada entre 0,5 e 1% das polipectomias.[9] A apresentação clínica é semelhante a de uma perfuração, porém não existe comprovação radiológica de escape de ar ou de conteúdo entérico. O manejo é clínico e inclui dieta sem resíduos, hidratação, analgesia e uso de antibióticos que cubram a flora intestinal. A evolução para perfuração propriamente dita é rara e os pacientes podem ter alta hospitalar quando não houver mais dor abdominal ou sinais infecciosos. A prevenção é a mesma para a perfuração.

Hemorragia

A hemorragia é considerada a complicação mais comum após uma polipectomia com incidência variável entre 0,3 e 6,1% dos casos, podendo atingir até 24% nos pólipos acima de 2 cm. O uso inadequado de corrente elétrica é o principal fator etiológico para que ocorra o sangramento, que pode ser imediato ou ocorrer até 30 dias após a polipectomia. Fatores de risco relacionados com o paciente, como hipertensão, coagulopatias e uso de anticoagulantes são descritos. O sangramento imediato é mais comumente associado ao uso da corrente de corte, grandes pólipos sésseis ou de pedículo espesso. Na maioria das vezes, a hemorragia pode ser controlada imediatamente por meio de injeção de adrenalina, uso de clipes metálicos ou nova apreensão e hemostasia do pedículo com alça. O sangramento tardio está mais relacionado com o uso da corrente de coagulação, decorrente da "queda da escara", e associado a pólipos de maior diâmetro, principalmente do cólon próximal. Em 2/3 dos casos a hemorragia é autolimitada, ficando a colonoscopia reservada aos pacientes instáveis e com grandes perdas de sangue à admissão.[9]

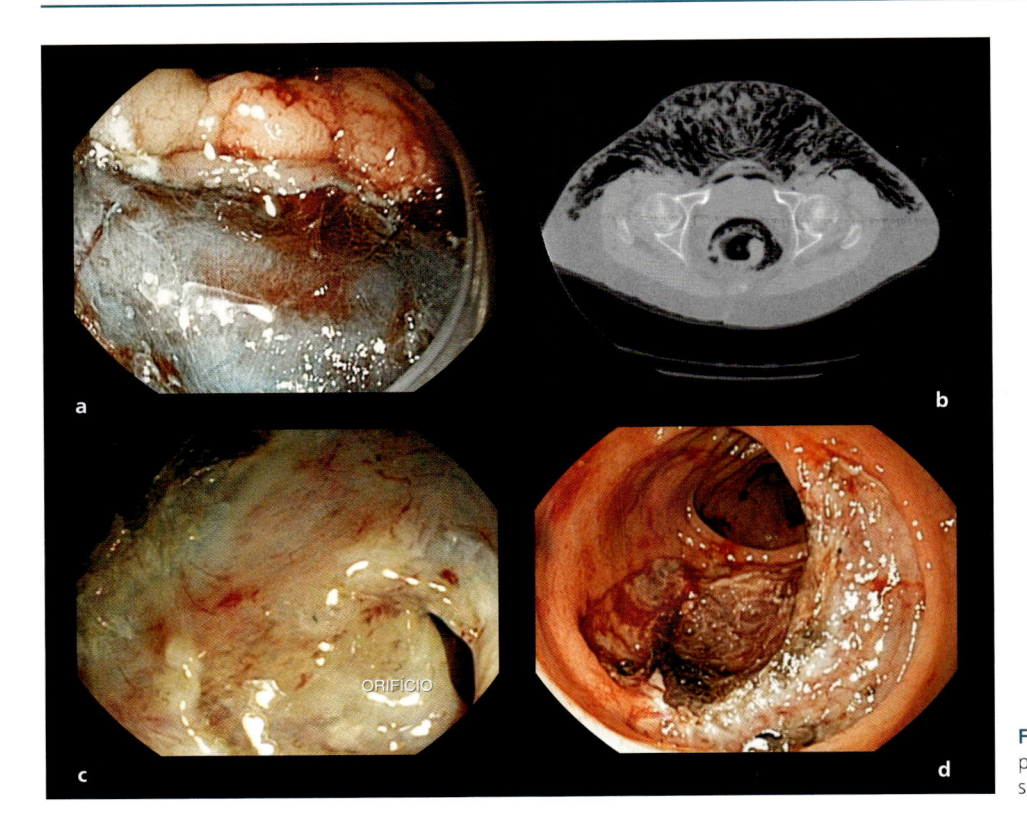

Fig. 51-16. (a-d) Complicação de ESD de grande lesão plana com formação de extenso enfisema de subcutâneo após perfuração do reto extraperitoneal.

▪ Profilaxia da hemorragia pós-polipectomia

Não existem consensos ou *guidelines* que recomendem técnicas específicas de profilaxia. Sem dúvida, a melhor forma de se evitar o sangramento durante ou após polipectomias é estar atento aos princípios técnicos básicos e à utilização de equipamentos e acessórios adequados. Neste sentido, existem algumas medidas profiláticas que podem ser adotadas durante a ressecção de pólipos grandes, entre eles os pediculados.

Entre as técnicas endoscópicas existentes para a profilaxia ou o tratamento do sangramento pós-polipectomia, estão disponíveis:

- Agentes de injeção, como a adrenalina diluída em solução salina: a injeção de solução salina com adrenalina é o método mais utilizado entre os endoscopistas para profilaxia de sangramento. Pode ser utilizada no coxim submucoso nas ressecções de pólipos sésseis e no pedículo de grandes pólipos. A injeção de adrenalina (1:10000) mostrou-se efetiva na diminuição da taxa de sangramento imediato, e não no tardio. Os volumes utilizados nos estudos de uma revisão sistemática foram de 0,5 a 20 mL, com efeitos colaterais aceitáveis.[22]
- Terapia de ablação com plasma de argônio.
- Métodos mecânicos como endoloop e clipes metálicos: o *endoloop* (Olympus America Inc.) consiste em um laço de náilon com tamanho disponível entre 20 e 30 mm, conectado à uma alça destacável. Um colonoscópio, com canal de trabalho mínimo de 2,8 mm, é necessário. Sob o ponto de vista técnico, o *loop* deve ser introduzido pelo canal de trabalho do colonoscópio, com o pólipo preferencialmente posicionado entre 5 e 7 horas, e passado pela porção cefálica no sentido de laçar o pedículo próximo da parede intestinal. Após a sua aplicação é possível perceber que o pólipo tende a assumir uma coloração arroxeada em decorrência do processo isquêmico. Desenvolvido em 1986, o *endoloop* é usualmente posicionado no pedículo de grandes pólipos e se mostrou efetivo na redução do sangramento pós-polipectomia de 87 pacientes quando comparado ao grupo-controle (12 *vs.* 0%; P < 0,05).[17] Entretanto, outros autores não conseguiram o mesmo resultado e relataram dificuldades técnicas do uso do dispositivo, especialmente nos pedículos mais finos ou curtos.[24] Existem algumas particularidades técnicas que tornam os resultados dos estudos heterogêneos, como o tipo de pólipo ideal para o uso do dispositivo, se este deve ser aplicado antes ou após a ressecção do pólipo, o local exato onde deve ficar o laço para manter uma margem de segurança adequada e o quanto se deve apertar o laço para promover hemostasia e não seccionar o pedículo. O *endoloop* parece ser efetivo na redução do sangramento imediato pós-polipectomia de pólipos grandes pediculados, quando comparado à injeção de adrenalina ou técnica convencional. Porém, não mostrou vantagens na taxa de sangramento tardio com relação a outros métodos (Fig. 51-17).[22]

O uso do clipe endoscópico foi descrito pela primeira vez em 1975 e após alguns estudos e experiência pessoal, muitos endoscopistas acreditaram que esta seria a modalidade de escolha para a profilaxia do sangramento pós-polipectomia. Entretanto, não houve redução significativa na taxa de sangramento tardio em pacientes com pólipos colônicos tratados desta forma.[32] Alguns cuidados técnicos precisam ser tomados, como evitar o contato da alça com o clipe, para evitar a propagação do efeito térmico.

- Técnicas combinadas: um estudo randomizado e prospectivo comparando a injeção de adrenalina com o uso combinado de *endoloop* e clipe endoscópico, demonstrou que técnicas combinadas foram mais efetivas na prevenção do sangramento pós-polipectomia de pólipos pediculados.[19]

Em resumo, o uso de métodos profiláticos parece diminuir a taxa de sangramento imediato após ressecção de pólipos de alto risco, como grandes pólipos pediculados e grandes lesões planas. O uso de técnicas combinadas, preferencialmente com o *endoloop*, tem melhores resultados. A mesma conclusão não se aplica, até o momento, para diminuir o risco de sangramento tardio. Novos estudos de qualidade serão necessários para definir o real impacto destas tecnologias aplicadas à profilaxia do sangramento pós-polipectomia. A indicação de qualquer método deverá respeitar as características do pólipo, fatores clínicos do paciente e experiência pessoal do endoscopista.

Manejo dos anticoagulantes e antiplaquetários durante a polipectomia

A alta prevalência das doenças cardiovasculares na população em geral faz com que o endoscopista esteja familiarizado com o mane-

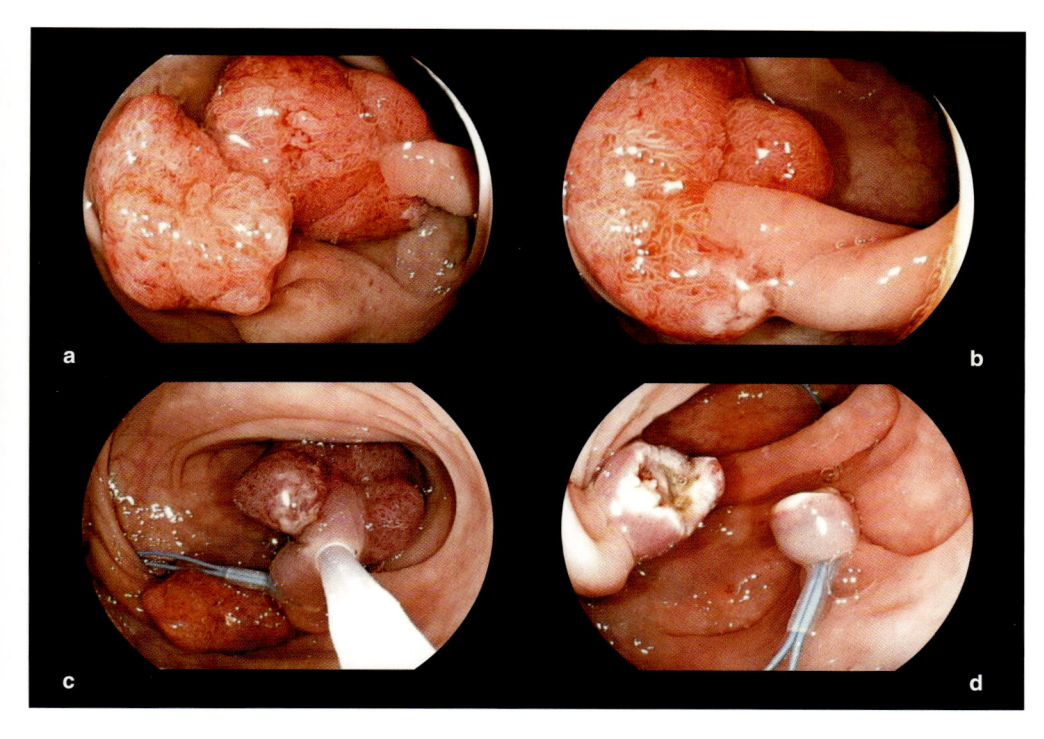

Fig. 51-17. (a-d) Uso do *endoloop* para ressecção de dois grandes pólipos pediculados.

jo dos anticoagulantes e antiplaquetários. O consenso da *ASGE* recomenda que a aspirina (AAS) não seja suspensa antes da polipectomia e somente após a ressecção de grandes pólipos, assim como o uso de anti-inflamatórios não hormonais, por 7 a 14 dias. Por sua vez, o clopidogrel deve ser suspenso de 7 a 10 dias antes dos procedimentos de alto risco, entre eles a polipectomia, após consulta ao clínico ou cardiologista do paciente (Quadro 51-1).[48]

Os consensos atuais sobre o manejo dos anticoagulantes durante a polipectomia endoscópica recomendam que o coagulograma esteja dentro dos limites da normalidade, pois a polipectomia é considerada um procedimento de alto risco para sangramento. Entretanto, o risco para o paciente com a suspensão destes medicamentos não é nulo. Estudos mostraram que existe risco de até 1% de infarto e 0,7% de eventos tromboembólicos em pacientes que pararam com seus anticoagulantes para procedimentos endoscópicos.[11]

Para os pacientes de baixo risco para tromboembolismo, a anticoagulação deve ser suspensa por 3 a 5 dias, e o exame com eventual procedimento pode ser realizado com segurança (Quadro 51-2). Para os pacientes de alto risco para TEV, uma estratégia é realizar a colonoscopia sem parar a anticoagulação. Pequenos pólipos de até 1,0 cm podem ser removidos com alça ou pinça, com segurança, em pacientes anticoagulados, sem sangramento significativo.[11] O uso de métodos de profilaxia é opcional. Caso seja realizado o diagnóstico de uma lesão maior que 1,0 cm, a anticoagulação deve ser suspensa antes da sua remoção. Nestes casos, a estratégia consiste em introduzir heparina intravenosa ou heparina de baixo peso molecular (HBPM) após suspensão dos anticoagulantes, no período que antecede a polipectomia, pelo menos 3 a 5 dias antes, até que se normalize o TP/INR. A heparina intravenosa deve ser suspensa 6 horas antes do procedimento e HBPM de 8 a 12 horas antes. O procedimento deve ser realizado da maneira habitual, devendo-se estimular métodos de profilaxia nas lesões maiores, como clipes endoscópicos e uso de plasma de argônio, apesar de não haver estudos de qualidade que comprovem o benefício. O retorno da anticoagulação oral poderá ser feito pelo menos 6 horas após o procedimento, mas o retorno da heparina intravenosa ou HBPM deve ser postergado por 24 a 48 horas, após consulta ao clínico ou cardiologista do paciente.

Acompanhamento pós-polipectomia

O Quadro 51-3 resume as principais recomendações dos mais recentes consensos sobre o aconhanhamento dos pacientes submetidos à polipectomia, desde que a colonoscopia inicial tenha sido realizada até o ceco e em boas condições de preparo.[1,21]

Pontos-chave

- Realize um adequado diagnóstico endoscópico e morfológico da lesão antes de programar sua ressecção.
- Pólipos, pequenos e diminutos, menores que 10 mm podem ser ressecados a frio, para evitar danos térmicos à parede do cólon.
- Apenas utilize pinça de *hot biopsy* para pólipos de, no máximo, 5 mm, com as devidas precauções.
- Pólipos pediculados devem ser ressecados com alça e corrente de coagulação.
- A corrente de coagulação está associada a sangramento tardio e corrente de corte a sangramento imediato.
- Pólipos sésseis de até 2,0 cm podem ser ressecados em monobloco. Os acima de 2,0 cm devem ser ressecados aos pedaços, após injeção de solução submucosa.
- Um maior número de estudos prospectivos e randomizados deverão ser realizados para que se tenham conclusões definitivas sobre o benefício dos métodos de profilaxia do sangramento pós-polipectomia.

Quadro 51-1. Risco de sangramento de acordo com o procedimento colonoscópico[48]

Alto risco para sangramento	Baixo risco para sangramento
Polipectomia	Colonoscopia diagnóstica
Uso de *laser*	Colonoscopia com biópsia a frio
Dilatação endoscópica	

Quadro 51-2. Fatores de risco para tromboembolismo venoso (TEV)[8]

Alto risco para TEV	Baixo risco para TEV
Fibrilação atrial com doença válvula mitral	Fibrilação atrial paroxística
Prótese valvar (mitral)	Prótese valvar (aórtica)
Doença valvular com antecedente de TEV	TVP

Quadro 51-3. Resumo dos consensos de acompanhamento pós-polipectomia

Categoria de risco	Intervalo	Comentários
Pacientes com pequenos pólipos hiperplásicos retais	Acompanhamento habitual; se ausência de história familiar para CCR, novo exame em 10 anos	Exceção deve ser feita para aqueles com síndrome polipoide hiperplástica ou grandes pólipos hiperplásicos do cólon proximal, que exigem um acompanhamento mais próximo
1 a 2 pequenos adenomas tubulares com displasia de baixo grau	Nova colonoscopia em 5 a 10 anos da inicial	Considerar intervalos mais curtos se existe outras doenças no cólon ou história familiar de CCR
3 a 10 adenomas ou 1 adenoma > 1 cm ou adenoma viloso de qualquer tamanho ou displasia de alto grau	Nova colonoscopia em 3 anos	Todos os adenomas devem ser ressecados. Caso o exame de controle seja normal ou com até 2 adenomas < 1 cm, nova colonoscopia em 5 anos
Mais de 10 adenomas	Nova colonoscopia em 1 a 3 anos	Considerar polipose familiar
Pacientes com grandes adenomas sésseis ressecados por *piecemeal*	Novo exame em 2 a 6 meses	Considerar ressecção completa com base em critérios endoscópicos e de anatomia patológica. Colonoscopia adicional em 1 ano se biópsias negativas na cicatriz da polipectomia

- A mais frequente complicação pós-polipectomia é a hemorragia. A mais grave é a perfuração. A tomografia computadorizada é o exame de escolha para diferenciar uma perfuração da síndrome pós-polipectomia.
- Os pólipos considerados difíceis devem ser tratados nos serviços de referência em terapêutica, pelos potenciais riscos e equipamentos necessários para seu tratamento endoscópico.

REFERÊNCIAS BIBLIOGRÁFICAS

1. Arditi C, Gonvers JJ, Burnand B et al. EPAGEII Study Group. Appropriateness of colonoscopy in Europe (EPAGEII). Surveillance after polypectomy and after resection of colorectal cancer. *Endoscopy* 2009;41(3):209-17.
2. ASGE Technology Status Evaluation Report, Polypectomy Devices. *Gastrointest Endosc* 2007;65:66.
3. Baron TH. Snares, knives and scissors. *Tech Gastrointest Endosc* 2006;8:22-27.
4. Brooker JC, Saunders BP, Shah SG et al. Treatment with argonplasma coagulation reduces recurrence after piecemeal resection of large sessile colonic polyps: a randomized trial and recommendations. *Gastrointest Endosc* 2002;55(3):371-75.
5. Deyhle P, Jenny S, Fumagalli I. Endoscopic polypectomy in the proximal colon. A diagnostic, therapeutic (and preventive?) intervention. *Deyhle Dtsch Med Wochenschr* 1973;98(5):219-20.
6. Dobrowolski S, Dobosz M, Babicki A et al. Prophylactic submucosal saline-adrenaline injection in colonoscopic polypectomy: prospective randomized study. *Surg Endosc* 2004;18(6):990-93.
7. Draganov PV, Fyock CJ. Colonoscopic polypectomy and associated techniques. *World J Gastroenterol* 2010;16(29):3630-37.
8. Eisen GM, Baron TH, Dominitz JA et al. American Society for Gastrointestinal Endoscopy. Guideline on the management of anticoagulation and antiplatelet therapy for endoscopic procedures. *Gastrointest Endosc* 2002;55(7):775-79.
9. Fatima H, Rex DK. Minimizing endoscopic complications: colonoscopic polypectomy. *Gastrointest Endosc Clin N Am* 2007;17(1):145-56.
10. Feitoza AB, Gostout CJ, Burgart LJ et al. Hydroxypropyl methylcellulose: A better submucosal fluid cushion for endoscopic mucosal resection. *Gastrointest Endosc* 2003;57(1):41-47.
11. Friedland S, Sedehi D, Soetikno R. Colonoscopic polypectomy in anticoagulated patients. *World J Gastroenterol* 2009;15(16):1973-76.
12. Fu KI, Fujii T, Kato S et al. A new endoscopic tattooing technique for identifying the location of colonic lesions during laparoscopic surgery: a comparison with the conventional technique. *Endoscopy* 2001;33(8):687-91.
13. Gallegos-Orozco JF, Gurudu SR. Complex colon polypectomy. *Gastroenterol Hepatol* 2010;6(6):375-82.
14. Gilbert DA, DiMarino AJ, Jensen DM et al. Status evaluation: hot biopsy forceps. American Society for Gastrointestinal Endoscopy. Technology Assessment Committee. *Gastrointest Endosc* 1992;38(6):753-56.
15. Heldwein W, Dollhopf M, Rösch T et al. Munich Gastroenterology Group. The Munich Polypectomy Study (MUPS): prospective analysis of complications and risk factors in 4000 colonic snare polypectomies. *Endoscopy* 2005;37(11):1116-22.
16. Hogan RB, Hogan RB 3rd. Epinephrine volume reduction of giant colon polyps facilitates endoscopic assessment and removal. *GastrointestEndosc* 2007;66(5):1018-22.
17. Iishi H, Tatsuta M, Narahara H et al. Endoscopic resection of large pedunculated colorectal polyps using a detachable snare. *Gastrointest Endosc* 1996;44(5):594-97.
18. Jovanovic I, Zimmermann L, Fry LC et al. Feasibility of endoscopic closure of an iatrogenic colon perforation occurring during colonoscopy. *Gastrointest Endosc* 2011;73(3):550-55.
19. Kouklakis G, Mpoumponaris A, Gatopoulou A et al. Endoscopic resection of large pedunculated colonic polyps and risk of post polypectomy bleeding with adrenaline injection versus endoloop and hemoclip: a prospective, randomized study. *Surg Endosc.* 2009;23(12):2732-37.
20. Leggett B, Whitehall V. Role of the serrated pathway in colorectal cancer pathogenesis. *Gastroenterology* 2010;138(6):2088-100.
21. Levin B, Lieberman DA, McFarland B et al. American Cancer Society Colorectal Cancer Advisory Group; US Multi-Society Task Force; American College of Radiology Colon Cancer Committee. Screening and surveillance for the early detection of colorectal cancer and adenomatous polyps, 2008: a joint guideline from the American Cancer Society, the US Multi-Society Task Force on Colorectal Cancer, and the American College of Radiology. *CA Cancer J Clin* 2008;58(3):130-60.
22. Li LY, Liu QS, Li L et al. A meta-analysis and systematic review of prophylactic endoscopic treatments for postpolypectomy bleeding. *Int J Colorectal Dis* 2011;26(6):709-19.
23. Mann NS, Mann SK, Alam I. The safety of hotbiopsy forceps in the removal of small colonic polyps. *Digestion* 1999;60(1):74-76.
24. Matsushita M, Hajiro K, Takakuwa H et al. Ineffective use of a detachable snare for colonoscopic polypectomy of large polyps. *Gastrointest Endosc* 1998;47(6):496-99.
25. Morson BC. Precancerous and early malignant lesions of the large intestine. *Br J Surg* 1968;55:725-31.
26. Panteris V, Haringsma J, Kuipers EJ. Colonoscopy perforation rate, mechanisms and outcome: from diagnostic to therapeutic colonoscopy. *Endoscopy* 2009;41(11):941-51.
27. Paspatis GA, Tribonias G, Konstantinidis K et al. A prospective randomized comparison of coldvs hot snare polypectomy in the occurrence of postpolypectomy bleeding in small colonic polyps. *Colorectal Dis* 2011;13(10):e345-48.
28. Peluso F, Goldner F. Follow-up of hotbiopsy forceps treatment of diminutive colonic polyps. *Gastrointest Endosc* 1991;37(6):604-6.
29. Regula J, Wronska E, Polkowski M et al. Argonplasma coagulation after piecemeal polypectomy of sessile colorectal adenomas: long-term follow-up study. *Endoscopy* 2003;35(3):212-18.
30. Repici A, Hassan C, Vitetta E et al. Safety of coldpolypectomy for < 10 mm polyps at colonoscopy: a prospective multicenter study. *Endoscopy* 2012;44(1):27-31.
31. Saito Y, Fukuzawa M, Matsuda T et al. Clinical outcome of endoscopic submucosal dissection versus endoscopic mucosal resection of large colorectal tumors as determined by curative resection. *Surg Endosc* 2010;24(2):343-52.

32. Shioji K, Suzuki Y, Kobayashi M et al. Prophylactic clip application does not decrease delayed bleeding after colonoscopic polypectomy. *Gastrointest Endosc* 2003;57(6):691-94.
33. Siegel R, Naishadham D, Jemal A. Cancer statistics, 2012. *CA Cancer J Clin* 2012;62(1):10-29.
34. Singh N, Harrison M, Rex DK. A survey of colonoscopic polypectomy practices among clinical gastroenterologists. *Gastrointest Endosc* 2004;60(3):414-18.
35. Taku K, Sano Y, Fu KI et al. Iatrogenic perforation at therapeutic colonoscopy: should the endoscopist attempt closure using endoclips or transfer immediately to surgery? *Endoscopy* 2006;38(4):428.
36. Technology status evaluation report: polypectomy devices. *Gastrointest Endosc* 2007;65(6):741-49.
37. Thiis-Evensen E, Hoff GS, Sauar J et al. Population-based surveillance by colonoscopy: effect on the incidence of colorectal cancer. Telemark Polyp Study I. *Scand J Gastroenterol* 1999;34(4):414-20.
38. Tolliver KA, Rex DK. Colonoscopic polypectomy. *Gastroenterol Clin North Am* 2008;37(1):229-51.
39. www.inca.gov.br
40. Waye JD. Advanced polypectomy. *Gastrointest Endosc Clin N Am* 2005;15(4):733-56.
41. Wayne JD. Colonoscopic polypectomy. *Tech Gastrointest Endosc* 2000;2(1):9-17.
42. Wayne JD, Rubin PH. Colonoscopic polypectomy. In: Wu GY, Sridhar S. Clinical gastroenterology: diagnostic and therapeutic procedures in gastroenterology. Springer Science, 2011. p. 291-305.
43. Wilhelm D, von Delius S, Weber L et al. Combined laparoscopic-endoscopic resections of colorectal polyps: 10-year experience and follow-up. *Surg Endosc* 2009;23(4):688-93.
44. Winawer SJ, Zauber AG, Ho MN et al. Prevention of colorectal cancer by colonoscopic polypectomy. The National Polyp Study Workgroup. *N Engl J Med* 1993;329(27):1977-81.
45. Wolff WI, Shinya H. Polypectomy via the fiberoptic colonoscope. Removal of neoplasms beyond reach of the sigmoidoscope. *N Engl J Med* 1973;288(7):329-32.
46. Woods A, Sanowski RA, Wadas DD et al. Eradication of diminutive polyps: a prospective evaluation of bipolar coagulation versus conventional biopsy removal. *Gastrointest Endosc* 1989;35(6):536-40.
47. Yoshida N, Yagi N, Naito Y et al. Safe procedure in endoscopic submucosal dissection for colorectal tumors focused on preventing complications. *World J Gastroenterol* 2010;16(14):1688-95.
48. Zuckerman MJ, Hirota WK, Adler DG et al. Standards of Practice Committee of the American Society for Gastrointestinal Endoscopy. ASGE guideline: the management of low-molecular-weight heparin and nonaspirin antiplatelet agents for endoscopic procedures. *Gastrointest Endosc* 2005;61(2):189-94.

CAPÍTULO 52

LESÕES SUPERFICIAIS DO CÓLON — DIAGNÓSTICO

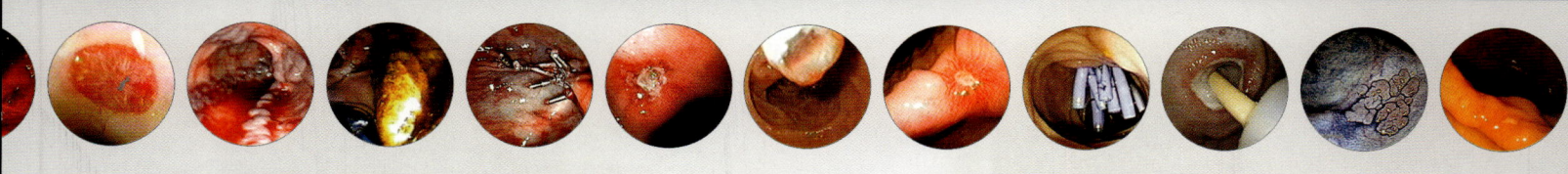

LUIS MASUO MARUTA

INTRODUÇÃO

As lesões superficiais do cólon são as lesões nas quais o comprimento lateral é maior que a altura da lesão. Não existe uma definição exata para o termo, que engloba um conjunto de lesões de cólon que se apresentam com forma plana. Em geral, a altura da lesão deve ser no máximo de 2,5 mm ou da espessura da pinça de biópsia fechada, estabelecida na Classificação de Paris.[40] Podem haver exceções a esta regra, como nos casos de lesões de crescimento lateral que são classificadas como lesões superficiais, mas que algumas apresentam elevações sésseis (tipo Is).

As lesões superficiais de cólon são constituídas por formas: superficialmente elevadas, deprimidas e de crescimento lateral.

Estas lesões não eram reconhecidas até a década de 1970. A pesquisa sobre este tipo de lesões culminou com a formulação da teoria do carcinoma "de novo" publicado em 1986 por Nakamura.[30,31] A teoria demonstra a existência de uma rota alternativa de desenvolvimento do câncer de cólon, contrapondo-se a teoria da sequência adenoma-carcinoma, proposta por Morson e Muto,[29] em que todo câncer de cólon origina-se de um adenoma.

A teoria do carcinoma "de novo" influenciou de modo significativo o diagnóstico das lesões não polipoides ou deprimidas de cólon no Japão. Kudo, em 1986, publicou relatos de casos no Japão e a partir de 1993 nas publicações em língua inglesa.[16,18,22-25]

A publicação do livro Early Colorretal Cancer, por Kudo, em 1996, proporcionou a divulgação universal sobre as formas de apresentação das lesões planas de cólon, com o detalhamento dos aspectos endoscópicos, classificação, análise de criptas, técnicas para o diagnóstico e o tratamento do carcinoma precoce de cólon.[15]

Atualmente existem diversos estudos com base na análise de peças cirúrgicas, que sugerem o desenvolvimento do carcinoma de cólon "de novo". As estatísticas variam de 20 a 90%, com média ao redor de 40%.[2,4-6,24,26,27]

Atualmente mais uma via de desenvolvimento de câncer de cólon é demonstrada por meio da transformação maligna do adenoma serrilhado.[9]

O progresso no campo tecnológico com a incorporação da técnica de magnificação de imagem, cromoscopia, endoscopia de alta resolução, associadas aos avanços no conhecimento teórico da caracterização morfológica das lesões e no conhecimento da biologia molecular propiciaram melhora no diagnóstico e no tratamento do câncer precoce do cólon.

A padronização e a classificação destes novos conhecimentos no diagnóstico foi feita em uma reunião de consenso em Kyoto, Japão, em 2008.[21] Desta forma, houve a inclusão de alguns tópicos específicos, como a forma serrilhada de apresentação da neoplasia, detalhamento da diferenciação entre o câncer deprimido (IIc) e os adenomas planos com depressão na superfície (antigo IIa + dep) e detalhamento dos subtipos de lesões de crescimento lateral.[21]

Atualmente é altamente relevante a análise diferenciada das lesões elevadas planas das lesões deprimidas do cólon. As primeiras são compostas por adenomas (neoplasia intraepitelial de baixo grau) ou pólipo hiperplásico e tem baixo índice de invasão submucosa quando comparadas às lesões deprimidas, constituídos por neoplasia intraepitelial de alto grau e alto potencial de invasão submucosa.[17] As lesões deprimidas não apresentam tecido adenomatoso na sua composição, e a neoplasia origina-se diretamente da mucosa.

A forma de apresentação das lesões superficiais está relacionada com duas características distintas das lesões polipoides: maior dificuldade diagnóstica e maior potencial de invasão submucosa.[9]

Por este motivo, a identificação destas lesões tem importância fundamental no diagnóstico do carcinoma precoce de cólon. O conhecimento sobre o comportamento biológico destas lesões é altamente relevante para a prevenção do câncer colorretal.[6]

CLASSIFICAÇÃO

Existem diversas classificações das lesões do cólon. A classificação mais recomendada e utilizada é a denominada Classificação de Paris, fundamentada nas classificações preexistentes, estabelecidas pela Sociedade Japonesa de Endoscopia Digestiva e Sociedade Japonesa de Câncer Gástrico.[40] Esta classificação foi proposta em reunião de consenso, em 2002, e publicada pela *American Society for Gastrointestinal Endoscopy* (ASGE) e está demonstrada no Quadro 52-1.

A classificação das lesões planas é ilustrada na Figura 52-1. Além destas, fazem parte das lesões superficiais do cólon, as lesões com tendência de crescimento lateral, que também serão abordadas.

As lesões plano-elevados são classificadas como IIa pela Classificação de Paris/Japonesa e compreendem lesões menores que 1

Quadro 52-1. Classificação morfológica de Paris para carcinoma gastrointestinal[40]

- Tipo 0 – tumor superficial polipoide, plano/deprimido ou ulcerado
- Tipo 1 – carcinoma polipoide geralmente com base larga
- Tipo 2 – carcinoma ulcerado com margem elevada e bem demarcada
- Tipo 3 – carcinoma ulcerado sem limites definidos
- Tipo 4 – carcinoma não ulcerado difusamente infiltrativo
- Tipo 5 – carcinoma avançado não classificável

Subtipos com morfologia superficial

- Tipo 0-I – tumor polipoide
- Tipo 0-IIa – tumor levemente elevado
- Tipo 0-IIb – tumor completamente plano
- Tipo 0-IIc – tumor levemente deprimido
- Tipo 0-III – tumor ulcerado
- Tipo 0-IIa+IIc – tumor levemente elevado com componente deprimido (tipo misto).
- Tipo 0-IIc + IIa – tumor levemente deprimido com elevação nas bordas ou na parte central (tipo misto)

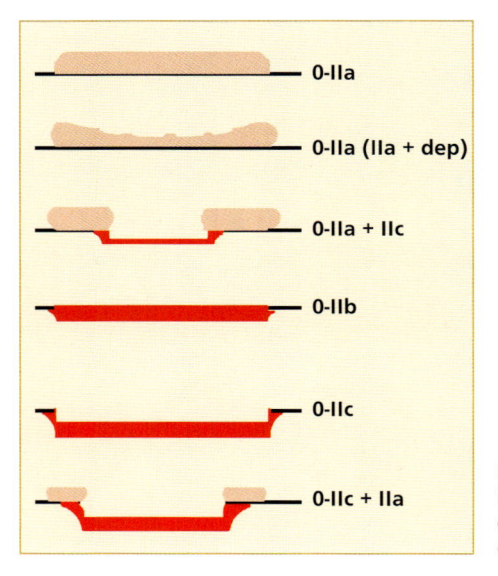

Fig. 52-1. Esquema ilustrativo dos subtipos das lesões planas de cólon.

cm de extensão, com altura menor que 2,5 mm.[21,40] As lesões deprimidas são classificadas como IIc e englobam as lesões situadas abaixo do nível da superfície mucosa formando uma depressão. As lesões de crescimento lateral são definidas como as lesões superficiais (plano-elevadas ou com componentes deprimidos) com extensão maior que 1 cm.

No Japão, lesões superficiais compreendem 27 a 42% dos pólipos. Esta proporção nos EUA foi estimada em 31,4% por O'Brien no *National Polyp Study*.[21]

As lesões deprimidas (0-IIc, 0IIa + IIc e 0IIc + IIa) variam de 1 a 6% das lesões superficiais de cólon. Na estatística de Kudo, a proporção de lesões deprimidas é de 2,3% das lesões superficiais e na estatística de Tanaka, esta proporção é de 2,2%.[21]

DIFERENCIAÇÃO ENTRE PSEUDODEPRESSÃO E DEPRESSÃO

Alguns adenomas de cólon apresentam depressão na sua superfície, causando dificuldade na diferenciação estes tipos pseudodeprimidos com o tipo IIc. Anteriormente, este tipo de lesão era classificado como tipo IIa + dep. Este tipo de lesão, revisada na reunião de Kyoto pelo seu potencial de malignidade semelhante da lesão do tipo IIa, foi classificada unicamente como tipo IIa.[21]

Devemos distinguir as lesões do tipo IIc (associados ou não às lesões do tipo IIa) com a pseudodepressão. O que caracteriza a lesão do tipo IIc é a ocorrência de padrão de cripta tipo IIIs ou V na área deprimida e criptas normais (tipo I) ao redor da depressão, mesmo que apresente algum grau de elevação.

A lesão do tipo IIc pode apresentar dois padrões principais de contorno: irregular discreto (não marcante) e irregular acentuado (forma de zigue-zague) e geralmente bem demarcadas.[34]

A Figura 52-2 ilustra dois aspectos das lesões do tipo IIc, as Figuras 52-2 a e b ilustram a forma com borda relativamente regular e as Figuras 52-2 c e d ilustram a forma com bordas de irregularidade pronunciada e, neste caso, apresentando morfologia em zigue-zague.

A existência de padrões de criptas do tipo IIIL ou IV, pela classificação de criptas proposta por Kudo, ao redor da depressão caracteriza pseudodepressão e deve ser classificado como lesão do tipo IIa.

As análises com cromoscopia e magnificação de imagem facilitam de forma considerável esta diferenciação por permitir análise precisa das criptas.[19]

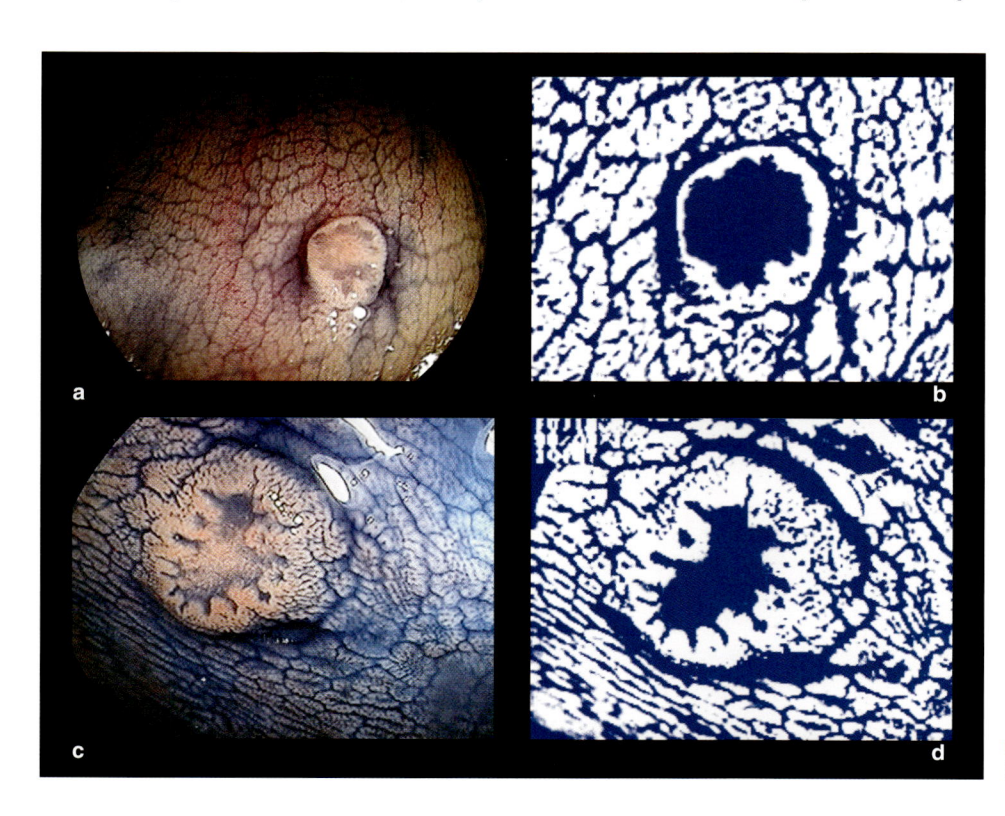

Fig. 52-2. Lesão tipo IIc com bordas regulares (**a** e **b**) e bordas irregulares (**c** e **d**).

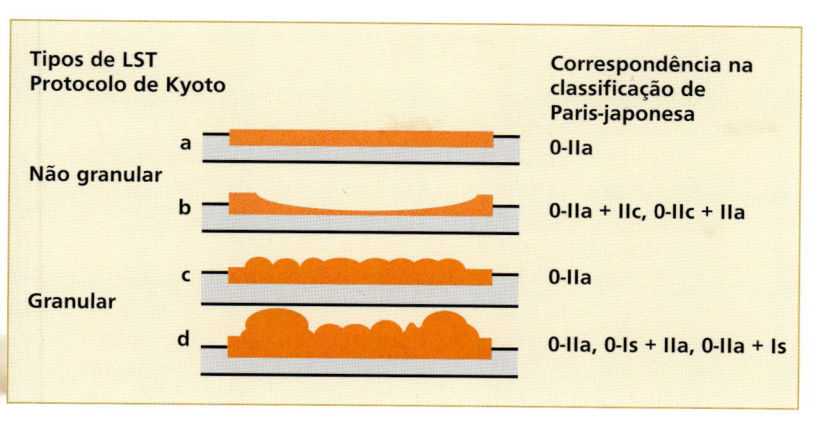

Fig. 52-3. Classificação das lesões de crescimento lateral (Kyoto-2008). (**a** e **b**) Formas não granulares, respectivamente subtipos superficial plano e pseudodeprimido. (**c** e **d**) Formas granulares respectivamente subtipos homogêneo e nodular misto. Pela classificação de Paris-japonesa, os subtipos correspondentes estão citados na coluna à direita do esquema.

LESÕES DE CRESCIMENTO LATERAL

As lesões de crescimento lateral (LST) são as lesões superficiais de cólon com diâmetro maior que 1 cm. O termo foi proposto originalmente por Kudo.[15] Estas lesões apresentam tendência ao crescimento lateral e potencial de invasão submucosa maior que as lesões elevadas.[21]

São classificadas em dois tipos: forma não granular e forma granular. Cada um deles é subdividido em outros dois subtipos: lesão não granular plana, lesões não granular com componente deprimido, lesão granular homogênea e lesão granular mista. Esta classificação das LST está representada na Figura 52-3. A diferença entre os tipos granular homogênea e mista é que o tipo misto apresenta nodulações maiores (tipo Is, irregulares) e o tipo homogêneo apresentam nódulos relativamente pequenos.[32,33] As diferenças no aspecto endoscópico podem ser visualizadas na Figura 52-4.

As lesões com componente deprimido (subtipo b – plano com pseudodepressão) apresentam maior índice de invasão submucosa.[33] Na casuística de Oka e Tanaka,[33] o índice de invasão submucosa varia conforme o subtipo:

- *Granular homogêneo:* 0,9% (3/351).
- *Granular nodular misto:* 13,3% (36/271).
- *Não granular plano superficial:* 6,1% (43/703).
- *Não granular pseudodeprimido:* 42,1% (16/38).

As lesões de crescimento lateral (LST) com pseudodepressão ou com nódulos maiores que 10 mm devem ser consideradas como lesões suspeitas de haver invasão submucosa.[33]

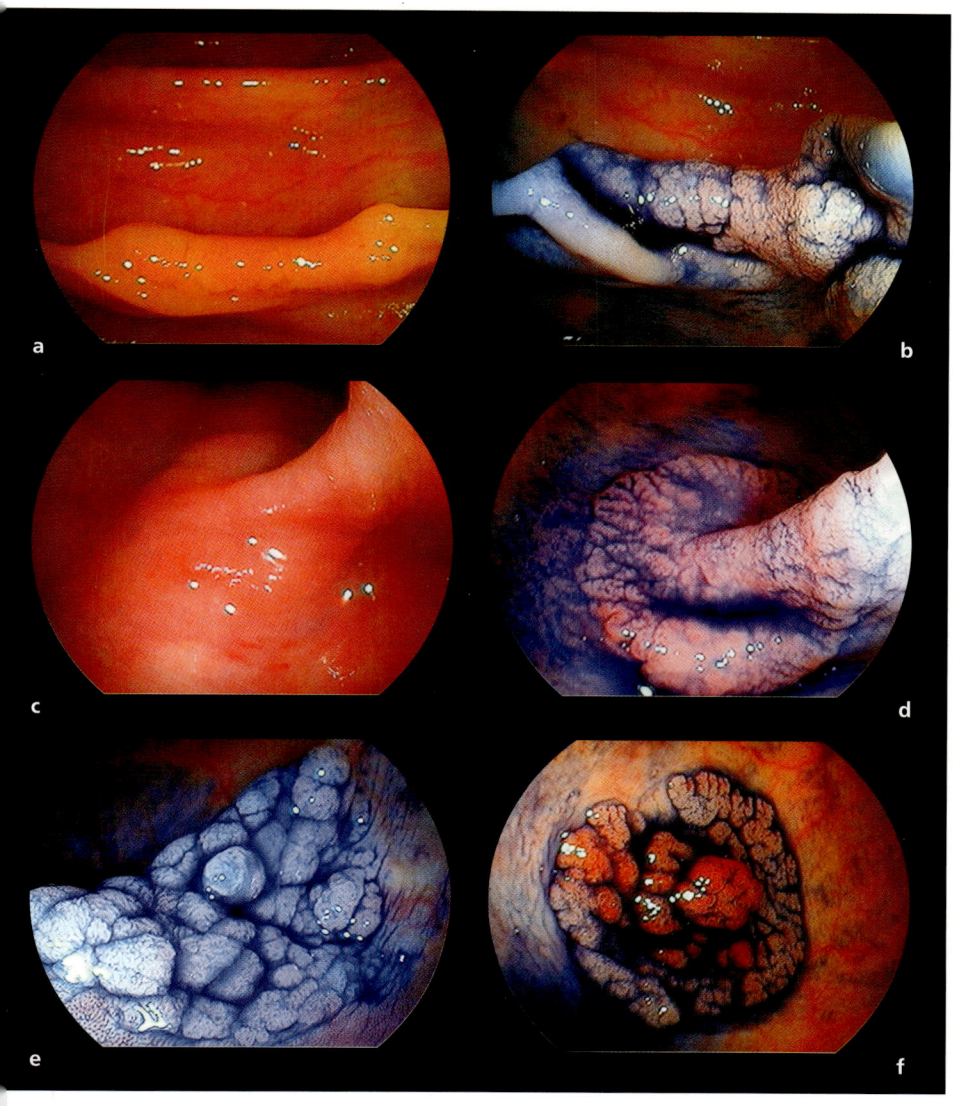

Fig. 52-4. Lesão de crescimento lateral (LST): (**a** e **b**) subtipo não granular com pseudodepressão (subtipo b). Nota-se, na imagem em perfil da lesão, que a parte central está situada abaixo da linha de mucosa normal. (**c** e **d**) Subtipo não granular superficial plano. (**e**) Subtipo granular homogêneo. (**f**) Subtipo granular nodular misto.

DIAGNÓSTICO DAS LESÕES SUPERFICIAIS

Preparo adequado

O preparo do cólon é de importância fundamental para a avaliação de toda mucosa de cólon e para o diagnóstico de lesões superficiais. Pela característica da elevação superficial ou depressão, a lesão pode facilmente ser recoberta por resíduos, muco ou líquidos, impedindo a sua visualização.

O preparo ideal permite a visualização do padrão mucoso e da microvascularização da mucosa. Muitas vezes, a lesão plana é identificada avaliando-se detalhadamente alguma irregularidade na mucosa ou borramento da microvascularização.

Nos locais onde se suspeita da presença de lesão plana ou deprimida, deve ser efetuada a cromoscopia com índigo-carmin para se confirmar o diagnóstico e visualizar de modo adequado as margens da lesão. O preparo inadequado dificulta também de modo considerável a cromoscopia com índigo-carmin ou violeta de Cresyl, como aderência do corante ao muco ou resíduos formando grumos e escurecendo o campo visual.[13]

O uso de dimeticona, administrado em conjunto com a última ingestão de líquido durante o preparo de colonoscopia é de grande utilidade, pois permite a eliminação de bolhas que prejudicam a visualização da mucosa durante o exame. Outra alternativa é a infusão de solução de dimeticona pelo canal de trabalho durante a inserção do aparelho em locais com presença de bolhas.

Equipamento

Para o estudo das alterações estruturais da mucosa colônica, quanto maior a qualidade do exame, relacionado com a resolução da imagem, maior a possibilidade de reconhecimento de finas alterações. Desta forma, quanto melhor for a resolução da imagem, maior será a possibilidade diagnóstica das lesões superficiais.[11,37]

A padronização das lesões superficiais de cólon foi proposta em 1996 quando os equipamentos tinham recursos menos complexos. O treinamento visual e a experiência são fundamentais para o diagnóstico precoce destas lesões superficiais de cólon.[15]

Técnica de exame (inserção e retirada)

A análise detalhada da mucosa durante a colonoscopia é fundamental para o diagnóstico das lesões superficiais de cólon.

A inserção rápida do endoscópio até o ceco permite uma retirada mais lenta do equipamento possibilitando um exame mais minucioso da mucosa. Preconiza-se a inserção com baixa insuflação de ar para evitar distensão excessiva do cólon, dificultando a introdução até o ceco. Deve-se tentar sempre a retificação do equipamento para reduzir o desconforto ao paciente e, ao mesmo tempo, possibilitar controle total do movimento da ponta do endoscópio. O equipamento retificado permite obter a rotação total em seu eixo, possibilitando posicionamento adequado em qualquer situação.

O controle da ponta do equipamento associado à leve distensão da luz do cólon permite a procura de lesões ocultas por pregas, as quais devem ser mobilizadas para visualização das áreas entre as haustrações. O movimento circular ou espiral do equipamento permite, também, ampliar a abrangência do exame, com visualização de toda a luz do cólon.

O endoscópio deve ser manipulado com movimentos de reinserção e retirada repetidos em cada segmento para permitir visualização mais abrangente do cólon. A retirada deve ser lenta após exame minucioso de cada segmento.[13]

Cromoscopia

Os principais corantes utilizados em colonoscopia são o índigo-carmin (0,2 a 0,8%) e o Violeta de Cresyl (0,1 a 0,5%).

O índigo-carmin não é absorvido pelas células intestinais e contrasta as criptas depositando-se nos sulcos e porções deprimidas. Permite melhor visualização das bordas, topografia da superfície e profundidade da lesão.

A violeta de Cresyl é o corante utilizado para a visualização das criptas do cólon. É utilizado para a diferenciação dos padrões de criptas. A forma ideal de uso é sua infusão com cateter *spray*, em pequeno volume, aguardando-se cerca de 1 minuto para a ação do corante. Para a análise das criptas é necessário o uso de equipamentos de magnificação de imagem, principalmente para a identificação das criptas tipo IIIs.[11]

Existem diversas publicações demonstrando que a utilização de cromoscopia total aumenta significativamente o diagnóstico de pólipos de cólon. Este fato corrobora a importância do uso de cromoscopia com índigocarmin na rotina diária.[10]

Para as lesões do tipo IIc, entretanto, decorrente de suas características e de seu tamanho diminuto, o uso indiscriminado do corante pode eventualmente recobrir completamente a lesão prejudicando o diagnóstico. Dá-se preferência à utilização do índigo-carmin a 0,2% nos locais onde há suspeita de lesão com a infusão pelo canal de trabalho do aparelho ou por meio de catéter de *spray*. Isto reduz o volume necessário de índigo carmin e o tempo de exame com relação à pancromoscopia.

A capacidade do endoscopista para reconhecer as alterações suspeitas de lesões superficiais é importante para proceder, em seguida, ao uso da cromoscopia.[34]

Magnificação de imagem

A magnificação de imagem é de importância fundamental para o reconhecimento das criptas tipo IIIs.[37] Recomenda-se a associação com a cromoscopia com violeta de Cresyl para o reconhecimento desse tipo de cripta.

A classificação mais utilizada do padrão de criptas é a proposta por Kudo e divide os padrões de I a V. O tipo III é subdividido em padrões tipo IIIL e IIIs e o tipo V é subdividido em padrões tipo Va (amorfo) e Tipo V i (irregular). Os padrões de cripta tipo IIIs estão relacionados com as lesões tipo IIc e o tipo V estão relacionados com as lesões com invasão submucosa.[19,20,38]

As lesões adenomatosas superficiais devem ser diferenciadas dos carcinomas superficiais. A análise das criptas com aparelho de magnificação de imagem facilita esta diferenciação. Os carcinomas deprimidos consistem de criptas pequenas e compactas enquanto os adenomas contem criptas tubulares amplas. O carcinoma deprimido apresentar margem elevada, mas composta de mucosa normal e não por tecido adenomatoso. A análise da cripta e a análise histopatológica destas lesões sugerem a origem "de novo" das lesões com a transição abrupta do carcinoma para o tecido normal adjacente diferenciando-as das lesões originárias de adenomas.

As lesões superficiais pequenas são difíceis de serem diferenciadas com a utilização de equipamentos-padrão. A magnificação de imagem tem um papel fundamental na diferenciação de lesões neoplásicas, carcinomas invasivos e na estimativa de invasão vertical da lesão, determinantes para o tratamento adequado.[3,19]

As caracterizações das classificações das criptas estão esquematizadas na Figura 52-5.

Habitualmente, quando se observa uma lesão, tenta-se o reconhecimento das criptas com a cromoscopia com o índigo-carmin. Caso haja dificuldade na identificação das criptas, utilizamos a cromoscopia com violeta de Cresyl.[34]

A magnificação de imagem também é fundamental para a análise de alterações microvasculares das lesões. Em geral, esta análise

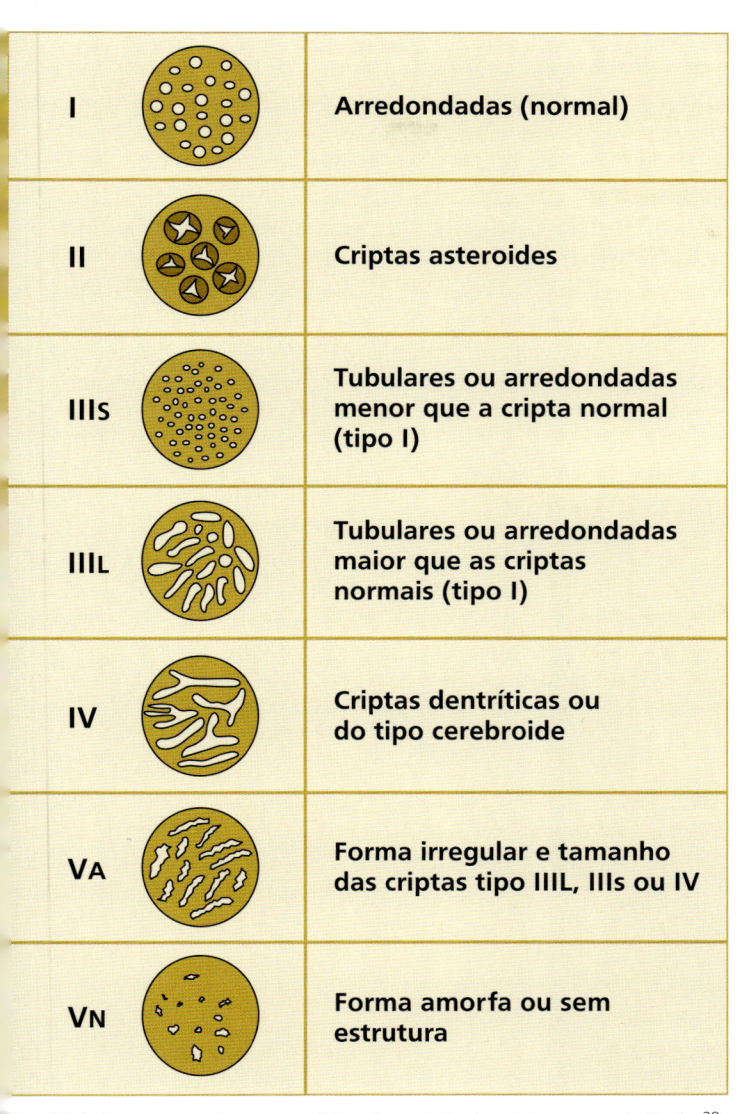

I		Arredondadas (normal)
II		Criptas asteroides
IIIs		Tubulares ou arredondadas menor que a cripta normal (tipo I)
IIIL		Tubulares ou arredondadas maior que as criptas normais (tipo I)
IV		Criptas dentríticas ou do tipo cerebroide
VA		Forma irregular e tamanho das criptas tipo IIIL, IIIs ou IV
VN		Forma amorfa ou sem estrutura

Fig. 52-5. Representação esquemática do padrão de criptas segundo Kudo.[38]

Quadro 52-2. Classificação de Kanao para alteração microvascular nas lesões de cólon[12]

- Tipo A – não há microvasos ou são extremamente opacos
- Tipo B – microvasos ao redor das criptas, facilitando sua visualização
- Tipo C – microvasos irregulares e com diâmetro ou distribuição heterogêneo
  - Subtipo C1 – padrão irregular dos microvasos e vasos com diâmetro ou distribuição homogêneos
  - Subtipo C2 – padrão irregular dos microvasos e vasos com diâmetro e distribuição heterogêneos. As criptas são visíveis entre os vasos
  - Subtipo C3 – aumento do diâmetro de vaso irregular, com distribuição heterogêneo e com áreas avasculares na superfície. As criptas não são visíveis entre os vasos

Quadro 52-3. Classificação de Teixeira para alteração microvascular nas lesões de cólon[39]

- Tipo I – capilares finos, regulares, com morfologia linear dispostos uniformemente ao redor das criptas colônicas
- Tipo II – vasos capilares com maior diâmetro que os capilares normais e com morfologia retilínea ou levemente curva, uniformes sem dilatações, dispostos marginalmente na periferia da lesão e o arranjo pericríptico não é marcante
- Tipo III – numerosos vasos capilares irregulares, com diâmetro mais fino, tortuosos e com dilatações puntiformes frequentes e afilamento de forma espiralada, mostrando marcante arranjo ao redor das criptas
- Tipo IV – numerosos vasos capilares mais espessos e longos, espiralados ou retilíneos arranjados em paralelo e verticalmente às glândulas vilosas
- Tipo V – pleomorfismo de vasos capilares com distribuição e arranjo caóticos, de vasos capilares grossos, com calibre variado e heterogeneidade morfológica

é realizada em conjunto com a cromoscopia eletrônica, realçando a visualização da estrutura vascular.

Kanao et al.,[12] utilizando magnificação de imagem e cromoscopia eletrônica (NBI), estabeleceram a correlação entre alterações no padrão vascular das lesões colorretais e tipo histológico e profundidade de invasão. Há correlação do tipo C (microvasos irregulares e vasos com diâmetro e distribuição heterogêneos) com carcinoma invasivo de cólon. A classificação de Kanao está descrita no Quadro 52-2 a alteração do tipo C de Kanal pode ser vista na Figura 52-6.

Teixeira et al.,[39] utilizando a tecnologia FICE (*Fuji Intelligent Color Enhancement System*) e magnificação de imagem, propuseram outra classificação de alteração vascular que permite diferenciar, com sensibilidade de 99,2%, as lesões neoplásicas das lesões não neoplásicas. Os tipos I e II seriam não neoplásicos e tipos III a V, neoplásicos. A análise do tipo V descrito na classificação de Teixeira aparentemente coincide com o tipo C de Kanao, pressupondo-se que a classificação de Kanao também possa ser aplicada, utilizando-se a tecnologia FICE com magnificação de imagem.[12,39] A Figura 52-7 demonstra um caso com alteração do tipo V, segundo a classificação de Teixeira.

As alterações da microestrutura vascular detalhadas por Teixeira são descritas no Quadro 52-3.[39]

DIAGNÓSTICO ENDOSCÓPICO

O princípio básico para diagnóstico das lesões não polipoides é o reconhecimento das lesões obtidas por meio do treinamento visual e do conhecimento das características da lesão.[34] O exame de cromoscopia é de importância fundamental para a confirmação do diagnóstico, quando utilizado para coloração de lesão que foi visualizada com luz branca. A cromoscopia pode, também, ser utilizada de modo rotineiro para aumentar o índice diagnóstico de pólipo, como demonstra Kahi et al.[10]

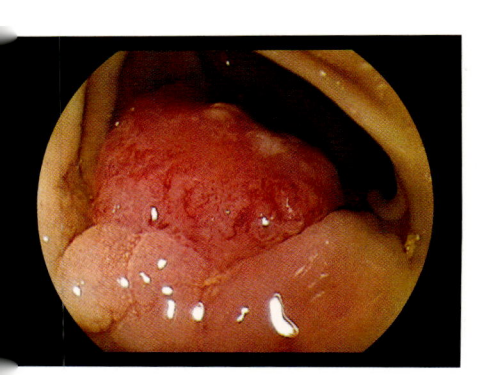

Fig. 52-6. Lesão de reto com alteração microvascular do tipo C de Kanao indicando carcinoma invasivo.

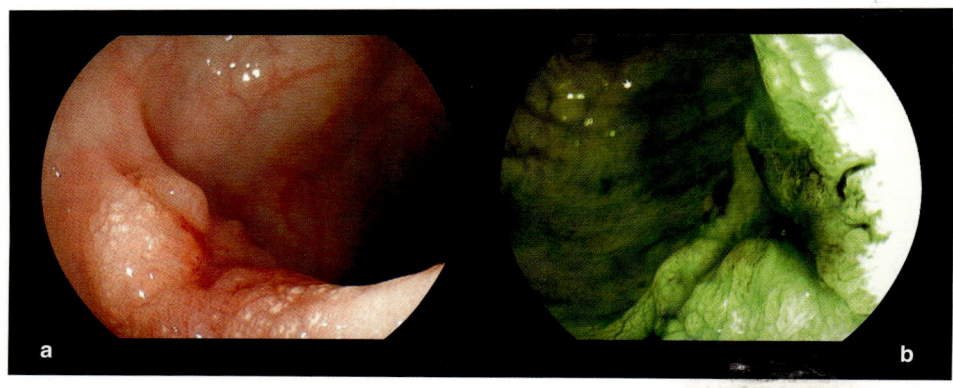

Fig. 52-7. (**a** e **b**) Lesão deprimida de cólon com alteração microvascular do tipo 5 de Teixeira, indicando carcinoma invasivo.

A experiência do endoscopista é fundamental no diagnóstico das lesões superficiais de cólon. O endoscopista deve estar atento à observação de pequenas irregularidades na mucosa, alterações de coloração, alteração ou borramento da microvascularização, convergência de pregas e depósito de muco.[36]

Alterações de cor

As alterações de cor nas lesões superficiais de cólon podem ser enantema ou hipocromia da mucosa. As áreas com enantema ou palidez localizadas da mucosa, principalmente se assumirem a forma oval, devem ser estudadas com melhor detalhamento, de preferência com a utilização de cromoscopia. A cromoscopia permite visualizar se há delimitação nítida da lesão com relação ao contorno.[17,19,34] A Figura 52-8 demonstra lesões do tipo IIc de cólon com hipocromia. A Figura 52-9 demonstra lesão em alteração enantematosa, cuja cromoscopia demonstrou lesão do tipo IIc.

Alterações no contorno da mucosa e alternância no grau de insuflação

Em geral, as linhas naturais de um cólon normal são harmônicas, ou seja, são linhas que acompanham as curvas de um órgão circular. Quando notamos alguma irregularidade, com sinais de elevação ou rebaixamento na curva natural, há necessidade de examinar com maior detalhamento.

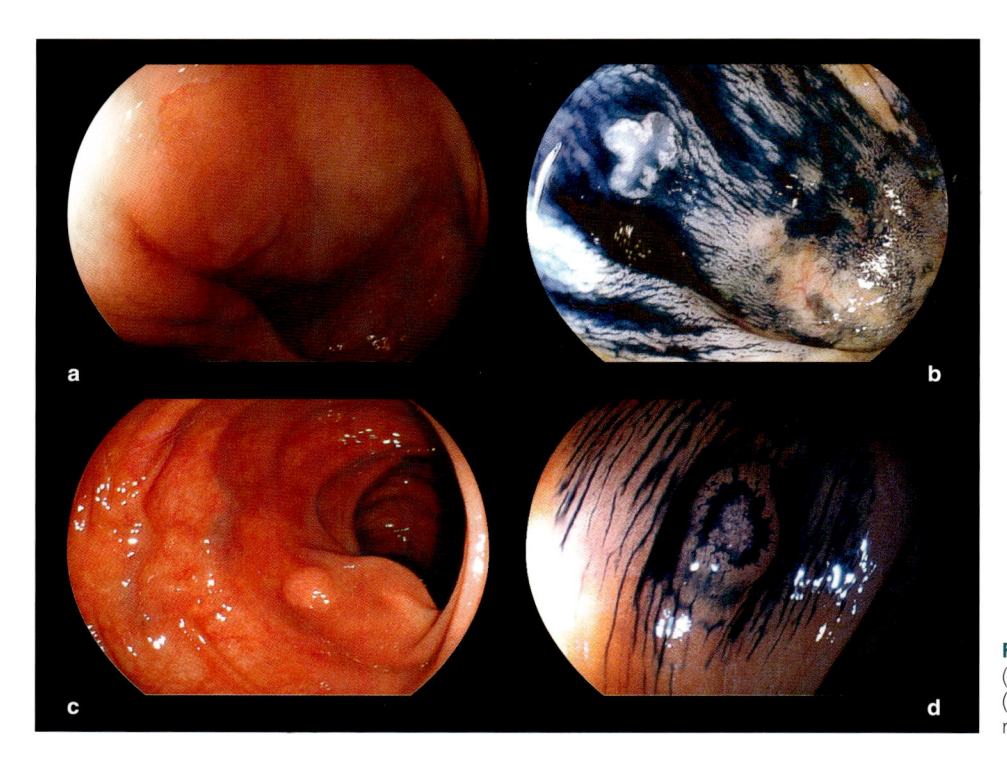

Fig. 52-8. Lesão hipocrômica de cólon.
(**a** e **b**) Ascendente de difícil visualização.
(**c** e **d**) Transverso de fácil visualização. A cromoscopia na lesão demonstra lesão do tipo IIc.

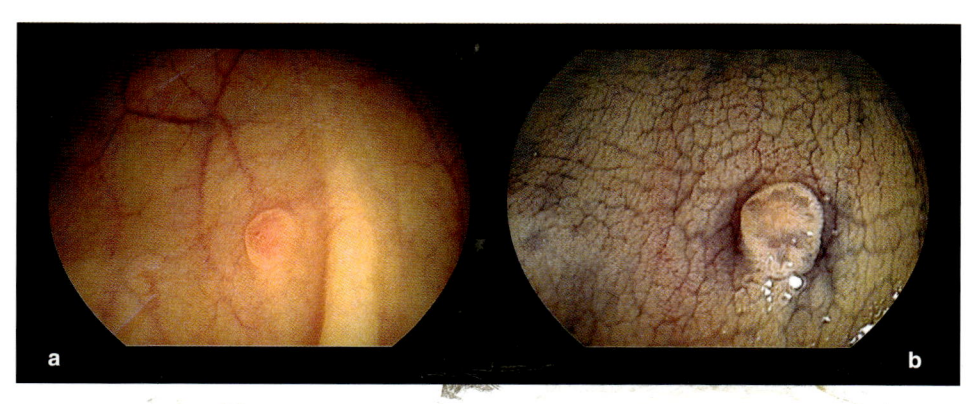

Fig. 52-9. (**a** e **b**) Lesão enantematosa de cólon descendente. A cromoscopia na lesão demonstra lesão do tipo IIc.

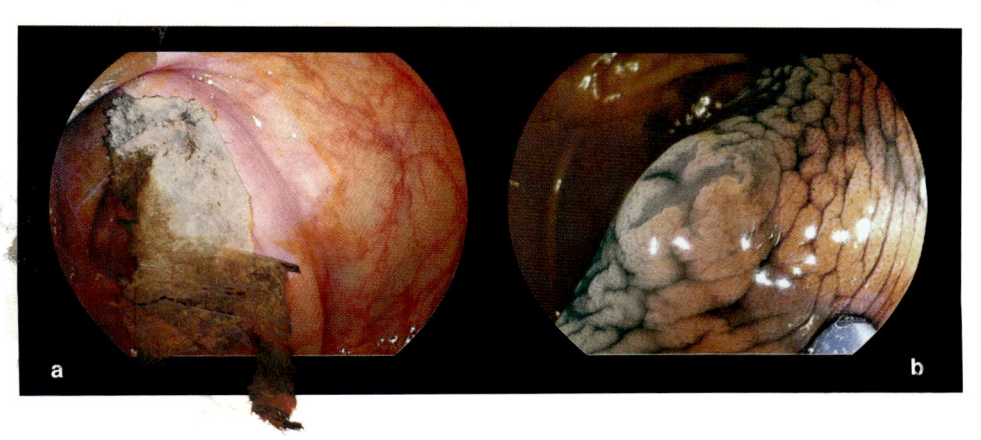

Fig. 52-10. (**a** e **b**) Lesão deprimida do cólon (subtipo b) diagnosticado após cromoscopia com alteração da linha de contorno da mucosa normal.

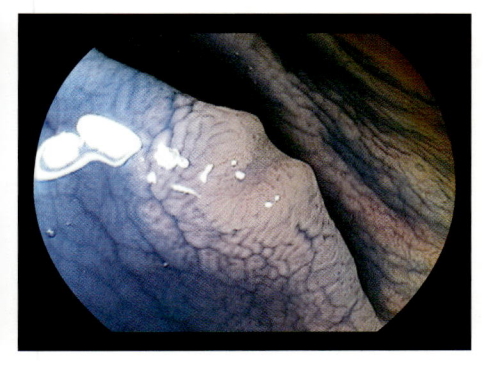

Fig. 52-11. Lesão deprimida de cólon. A imagem no perfil, com menor insuflação de cólon, demonstra a utilidade da cromoscopia para se observar irregularidades da mucosa.

Estas alterações são mais bem visualizadas quando examinamos a luz do cólon com menor insuflação. A variação do grau de insuflação facilita a visualização de finas alterações de contorno da mucosa.[34] A Figura 52-10 demonstra um caso cuja avaliação da alteração da linha regular do cólon foi útil para o diagnóstico de lesão deprimida de cólon.

O exame com insuflação acentuada costuma dificultar a visualizações de lesões superficiais de cólon. A diminuição da insuflação permite verificar presença de convergência de pregas e eventual rigidez ao redor da lesão.[19]

A Figura 52-11 demonstra lesão deprimida de cólon visualizado no perfil, mostrando irregularidade na linha da mucosa normal quando examinado com menor insuflação do cólon.

Depósito de muco
Irregularidade na mucosa pode provocar retenção de muco na superfície. Nos locais com depósito de muco, é conveniente a lavagem localizada para remoção do muco e realização a seguir da cromoscopia. A Figura 52-12 ilustra o valor do procedimento.

Sangramento espontâneo
Locais onde se observa sangramento espontâneo ou com a infusão de líquido para lavagem devem ser examinados detalhadamente para verificar a presença de lesão deprimida ou superficial.

Nestas lesões, observa-se tendência à neoformação vascular e alteração na estrutura microvascular, podendo ocasionar sangramento espontâneo.[19] A Figura 52-13 demonstra lesão superficial invasiva de cólon com sangramento espontâneo.

Borramento dos vasos
O borramento ou interrupção abrupta da microvascularização colônica pode constituir um indicador importante de presença de lesão superficial do cólon. Nos locais onde se observa a presença desta alteração, devemos efetuar cromoscopia com índigo-carmin para estudo da lesão. A Figura 52-14 ilustra lesão com visualização alterada da vascularização. A cromoscopia demonstrou presença de lesão de crescimento lateral no local.

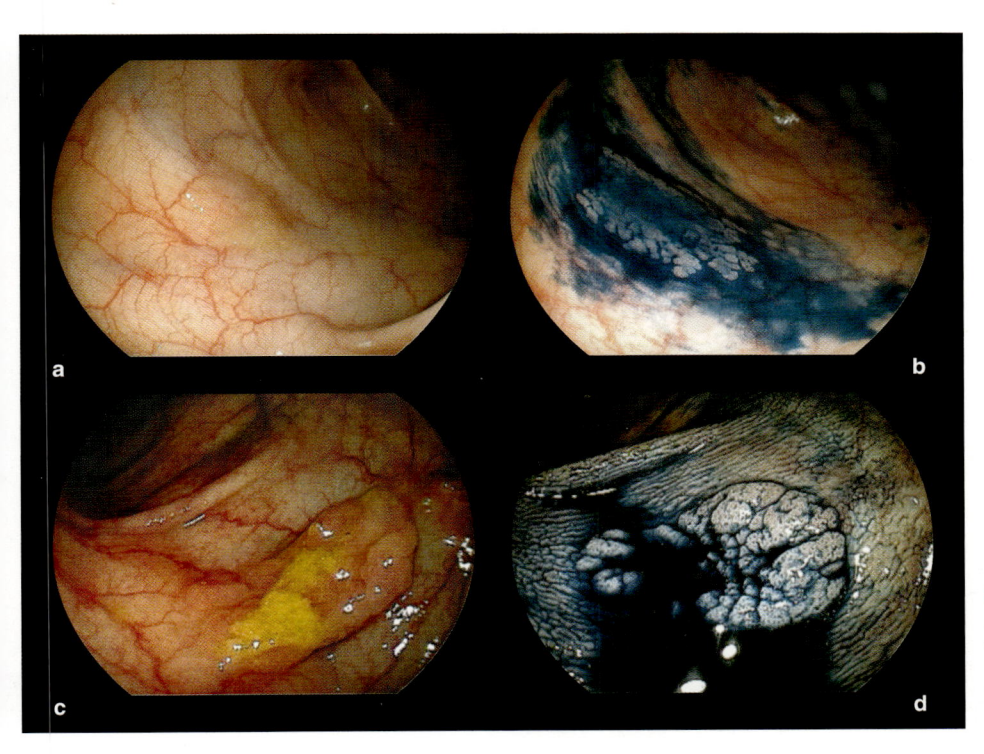

Fig. 52-12. Lesão de crescimento lateral. (**a** e **b**) LST plano cuja visualização estava prejudicada pela presença de muco. (**c** e **d**) LST parcialmente recoberta por muco. Não se observa a presença de resíduos na mucosa normal do cólon, indicando a possibilidade de retenção de muco pela lesão de crescimento lateral (LST).

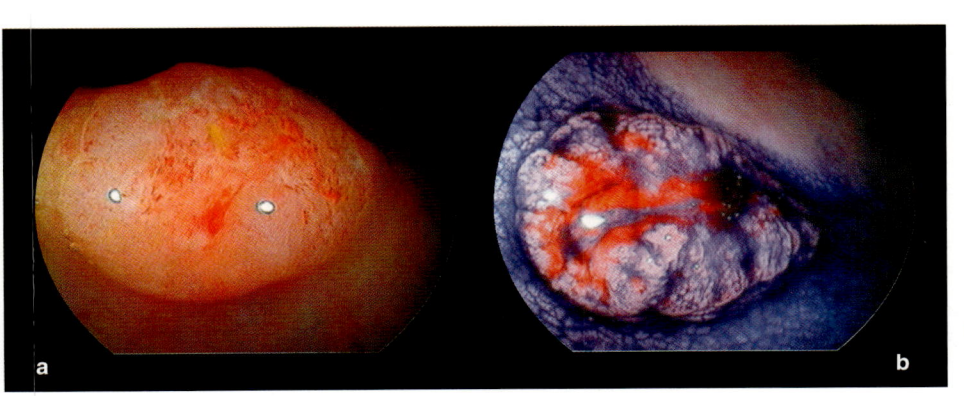

Fig. 52-13. (**a** e **b**) Lesão superficial de cólon do tipo IIc com invasão submucosa Sm2 com sangramento espontâneo.

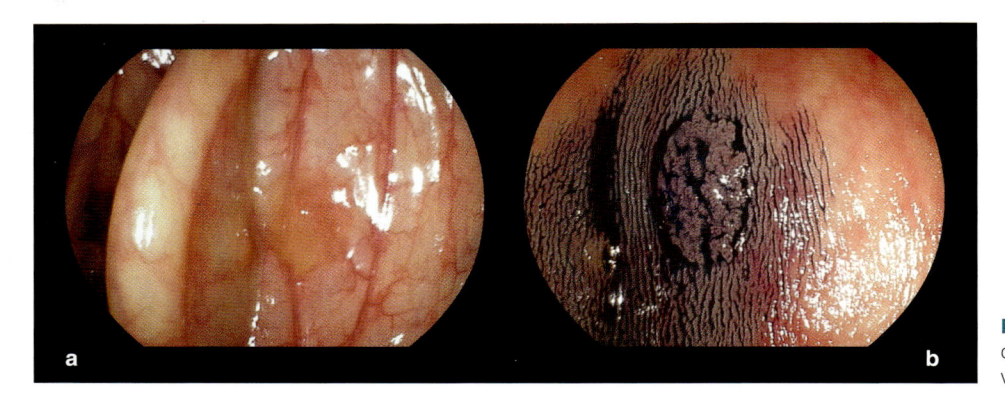

Fig. 52-14. (a e b) Lesão de crescimento lateral diagnosticado pela observação da alteração da vascularização normal do cólon.

OUTRAS ALTERAÇÕES RELACIONADAS COM A INVASÃO SUBMUCOSA: RIGIDEZ, PONTILHADO BRANCO E ELEVAÇÃO NA ÁREA DE DEPRESSÃO

Existem algumas alterações mucosas que indicam maior possibilidade de invasão submucosa. Estas alterações podem ser úteis para o diagnóstico das lesões superficiais do cólon.

Beppu et al.,[1] analisando 54 casos de lesões invasivas de cólon menores que 10 mm, descreveram características (Quadro 52-4) que devem ser consideradas para a diferenciação do grau de invasão. Elevação plena com espessamento, presença de pontilhado esbranquiçado ao redor, rigidez e elevação na área deprimida foram consideradas significativas para a diferenciação entre invasão mais superficial e profunda. A convergência de pregas e a presença de depressão foram outras alterações verificadas, porém não significativas para a diferenciação.

Estas alterações descritas por Beppu são muito úteis no diagnóstico das lesões superficiais do cólon.[1] Desta forma, a visualização de quaisquer dessas alterações, deve indicar exame minucioso, associando-se a cromoscopia.

As Figuras 52-15 e 52-16 ilustram, respectivamente, as alterações de rigidez da mucosa, pontilhado esbranquiçado e convergência de pregas que podem ser visualizadas, em geral, nas lesões superficiais invasivas de cólon.

A presença de elevação associada à depressão, (lesão do subtipo IIc + Is) indica alta possibilidade de invasão submucosa. A elevação é causada pela invasão maciça da submucosa, provocando elevação na parte central da área deprimida. A elevação pode, entretanto, estar situada lateralmente à depressão como mostra a Figura 52-17.

Quando a elevação está situada na parte central da depressão, o aspecto assume aspecto denominado de "lesão Buda like" segundo Kudo (tipo IIc + Is).[8] A Figura 52-18 demonstra lesão com elevação discreta na parte central da lesão deprimida indicando invasão maciça da submucosa.

Quadro 52-4. Análise de 54 casos de câncer colorretal invasivos com diâmetro menor que 10 mm. Achado endoscópico nas lesões deprimidas Sm1 e Sm2 com relação a Sm3 ou abaixo. Beppu[1]

Alteração endoscópica	Sm1 e Sm2 (%)	Sm3 e abaixo (%)	Valor P
Elevação plena	1 (7,1)	5 (71,4)	P < 0,01
Pontilhado branco	1 (7,1)	4 (57,1)	P < 0,05
Rigidez	4 (28,6)	6 (85,7)	P < 0,05
Cicatriz (convergência de pregas)	3 (21,4)	3 (42,9)	NS
Área deprimida	3 (21,4)	4 (57,1)	NS
Elevação na área deprimida	1 (7,1)	4 (57,1)	P < 0,05

NS: não significante; Sm: camada submucosa.

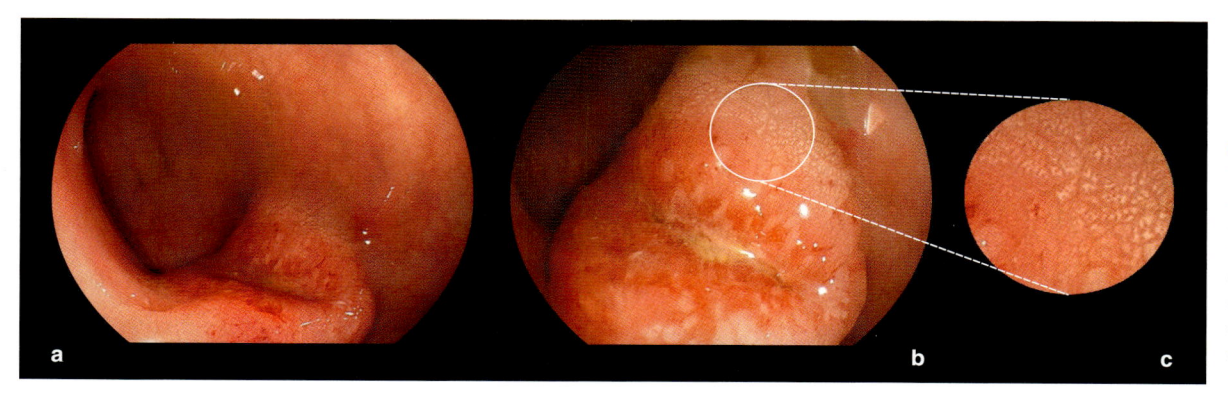

Fig. 52-15. (a) Lesão deprimida de reto proximal com invasão maciça da submucosa. Observa-se rigidez local, provocando deformidade da luz do órgão. (b e c) Detalhamento do pontilhado esbranquiçado ao redor da lesão.

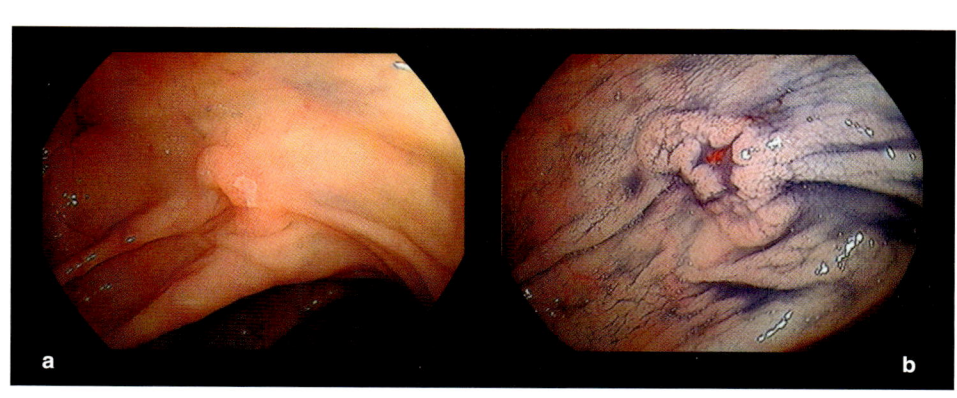

Fig. 52-16. (a e b) Lesão deprimida de cólon tipo IIc com convergência de pregas, indicando possibilidade de invasão submucosa.

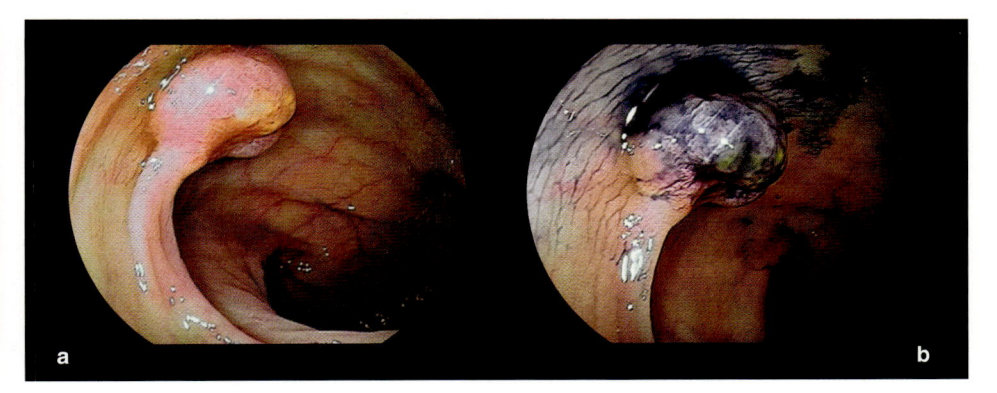

Fig. 52-17. (a e b) Lesão deprimida de cólon com elevação acentuada lateral à depressão. O tratamento da lesão demonstrou tratar-se de lesão do tipo IIc com invasão submucosa Sm2 (até parte média da submucosa).

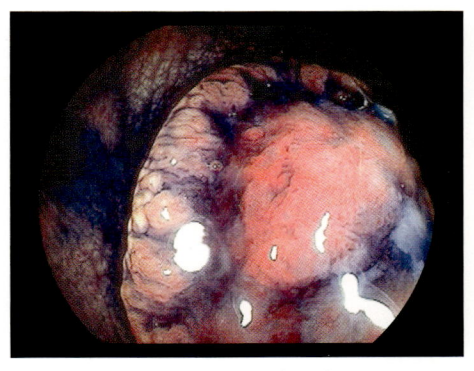

Fig. 52-18. Lesão deprimida de cólon com elevação na parte central indicando invasão maciça da submucosa.

REFERENCIA BIBLIOGRÁFICA

1. Beppu K. et al. Diagnosis of small colorectal cancer. *J Gastroenterol Hepatol* 2010;25(Suppl 1);S57-61.
2. Chen CD, Yen MF, Wang WM et al. A case-cohort study for the disease natural history of adenoma-carcinoma and de novo carcinoma and surveillance of colon and rectum after polypectomy: implication for efficacy of colonoscopy. *Br J Cancer* 2003;88:1866-73.
3. Chiu HM, Chang CY, Chen CYC et al. A prospective comparative study of narrow-band imaging, chromoendoscopy, and conventional colonoscopy in the diagnosis of colorectal neoplasia. *Gut* 2007;56:373-79.
4. Eide TJ. Remnants of adenomas in colorectal carcinomas. *Cancer* 1983;51:1866-72.
5. George SM, Makinen MJ, Jernvall P et al. Classification of advanced colorectal carcinomas by tumor edge morphology: evidence for different pathogenesis and significance of polypoid and nonpolypoid tumors. *Cancer* 2000;89:1901-9.
6. Goto H, Oda Y, Murakami Y et al. Proportion of de novo cancers among colorectal cancers in Japan. *Gastroenterology* 2006;131:40-46.
7. Hirata M, Tanaka S, Oka S et al. Magnifying endoscopy with narrow band imaging for diagnosis of colorectal tumors. *Gastrointest Endosc* 2007;65:988-95.
8. Hurlstone DP, Cross SS, Adam I et al. Efficacy of high magnification chromoscopic colonoscopy for the diagnosis of neoplasia in flat and depressed lesions of the colorectum: a prospective analysis. *Gut* 2004;53:284-90.
9. Lambert R, Kudo R et al. Pragmatic classification of superficial neoplastic colorectal lesions. *Gastrointest Endosc* 2009;70(6):1182-99.
10. Kahi C, Anderson JC. High-definition chromocolonoscopy vs. High-Definition White Light colonoscopy for average-risk colorectal cancer screening. *Am J Gastroenterol* 2010;105:1301-7.
11. Kaltenbach T. Soetikno R. Image-enhanced endoscopy is critical in the detection, diagnosis, and treatment of non-polypoid colorectal neoplasms gastrointest. *Endoscopy Clin N Am* 2010;20:471-85.
12. Kanao H, Tanaka S, Oka S et al. Narrow-band imaging magnification predicts the histology and invasion depth of colorectal tumors. *Gastrointest Endosc* 2009;69:631-36.
13. Kim HN, Raju GS. Bowel preparation and colonoscopy technique to detect non-polypoid colorectal neoplasms. *Gastrointest Endosc Clin N Am* 2010;20:437-48.
14. Kobayashi N, Matsuda T, Sano Y. The Natural History of Non-Polypoid Colorectal Neoplasms. *Gastrointest Endosc Clin N Am* 2010;20:431-35.
15. Kudo S. *Early colorectal cancer*. Tokyo: Igaku-shoin, 1996.
16. Kudo S. Endoscopic mucosal resection of flat and depressed types of early colorectal cancer. *Endoscopy* 1993;25:455-61.
17. Kudo S, Kashida H, Tamura T. Early colorectal câncer: flat or depressed type. *J Gastroenterol Hepat* 2000;15:D66-70.
18. Kudo S, Kashida H, Tamura S et al. The problem of "flat" colonic adenoma. *Gastrointest Endosc Clin N Am* 1997;7:87-98.
19. Kudo S, Kashida H, Tamura T et al. Colonoscopic diagnosis and management of nonpolypoid early colorectal cancer. *World J Surg* 2000;24:1081-90.
20. Kudo S, Kobayashi T, Hirota S et al. Colorectal tumors and pit pattern. *J Clin Pathol* 1994;47:880-85.
21. Kudo S, Lambert R et al. Nonpolypoid neoplastic lesions of the colorectal mucosa. *Gastrointest Endosc* 2008;68(4):S3-47.
22. Kudo S, Muto T. Superficial depressed type (IIc) of colorectal carcinoma [in Japanese]. *Gastroenterol Endosc* 1986;28:2811-13.
23. Kudo S, Soja J, Shimoda S et al. Treatment of colorectal sm carcinoma [in Japanese]. *Stomach Intestine* 1984;19:1349-56.
24. Kudo S, Tamura S, Hirota S et al. The problem of de novo colorectal carcinoma. *Eur J Cancer* 1995;31A:1118-1120.
25. Kudo S, Tamura S, Nakajima T et al. Depressed type of colorectal cancer. *Endoscopy* 1995;27:54-57.
26. Kuramoto S, Oohara T. Flat cancer arising from the large intestine. *Cancer* 1989;64:950-55.
27. Kuramoto S, Oohara T. How do colorectal cancers develop? *Cancer* 1995;75:1534-38.
28. Matsui T, Yao T, Iwashita A. Natural history of early colorectal cancer. *World J Surg* 2000;24:1022-28.
29. Muto T, Nagawa H, Watanabe T et al. Colorectal carcinogenesis. *Dis Colon Rectum* 1997;40:S80-85.
30. Nakamura K. De novo cancer and adenoma-carcinoma sequence of the colorectum- clinicopathological differences between de novo carcinoma and carcinoma with the sequence. *Nippon Geka Gakkai Zasshi* 1999;100:766-75.
31. Nakamura K. *Histogenesis y proceso evolutivo del carcinoma colorectal inducida a base de los indices objetivos de grado atipico*. In Curso internacional de avances in patología gastrointestinal. Japan Internacional Cooperation Agency, 1986.
32. Oka S, Tanaka S, Hiyama T et al. Clinicopathologic and endoscopic features of colorectal serrated adenoma: differences between polypoid and superficial types. *Gastrointest Endosc* 2004;59:213-19.
33. Oka S, Tanaka S, Kanao H et al. Therapeutic strategy for colorectal laterally spreading tumor. *Digestive Endoscopy* 2009;21(S1):S43-46.
34. Sano Y, Tanaka S, Teixeira CR et al. Endoscopic detection and diagnosis of 0-IIc neoplastic colorectal lesions. *Endoscopy* 2005;37:261-267.
35. Soetikno R, Friedland S, Kaltenbach T et al. Nonpolypoid (Flat and Depressed) Colorectal Neoplasms. *Gastroenterol* 2006;130:566-76.
36. Suzuki N, Saunders BP, Brown G. Flat colorectal neoplasms: endoscopic detection, clinical relevance and management. *Tech Coloproctol* 2004;8:S261-66.
37. Tanaka S, Kaltenbach T, Chayama K et al. High magnification colonoscopy. *Gastrointest Endosc* 2006;64:604-13.
38. Tanaka S, Oka S, Hirata M et al. Pit Pattern diagnosis for colorectal neoplasia using narrow band imaging magnification. *Dig Endosc* 2006;18(Suppl 1):S52-56.
39. Teixeira CR, Torresini RS, Canali C et al. Endoscopic classification of the capillary-vessel pattern of colorectal lesions by spectral estimation technology and magnifying zoom imaging. *Gastrointest Endosc* 2009;69:750-56.
40. The Paris endoscopic classification of superficial neoplastic lesions: esophagus, stomach and colon. *Gastrointest Endosc* 2003;58(Suppl 6):S3-43.

CAPÍTULO 53

LESÕES SUPERFICIAIS COLORRETAIS – TRATAMENTO ENDOSCÓPICO

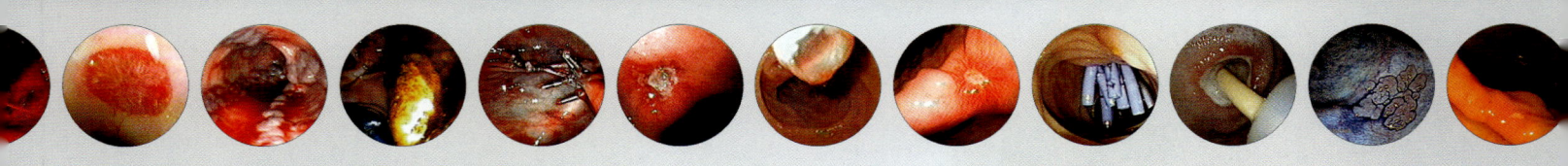

CLAUDIO ROLIM TEIXEIRA ■ MARCOS MUCENIC

INTRODUÇÃO

O prognóstico das malignidades gastrointestinais avançadas é reservado. Houve pouco progresso e há escassas expectativas para melhoras na terapêutica destas enfermidades. A expectativa concentra-se na detecção de lesões precoces, assintomáticas, em estádios iniciais. Atualmente, a melhor abordagem para este fim é por meio do diagnóstico endoscópico precoce principalmente via triagem populacional, com maior atenção aos grupos de risco (p. ex., idade e história familiar). Neste contexto, o grande desafio cabe ao endoscopista que será incumbido de detectar e tratar patologias precoces na superfície luminal do trato digestivo.

As taxas de incidência e de mortalidade do carcinoma colorretal são muito elevadas nos países ocidentais em comparação aos países asiáticos. Portanto, pode ser considerado surpreendente o maior número de diagnósticos de câncer colorretal precoce no Japão (cerca de 20 a 50%) maior que no Ocidente (menos de 10%). No passado, a bizzarra teoria de que havia diferenças de tipo macroscópico e comportamento biológico dos tumores colorretais encontrados nos nativos dos diversos países em questão, deu lugar a científica e clinicamente comprovada hipótese que este contraste devia-se a diferenças na técnica colonoscópica, na eficiência do diagnóstico endoscópico e na interpretação e nomenclatura dos achados patológicos.[1-3]

CONCEITO

Uma lesão neoplásica maligna colorretal é denominada de precoce ou superficial quando a profundidade de invasão da parede colorretal está limitada a mucosa ou a submucosa, independente da presença de metástases linfonodais.

A confirmação histológica de câncer colorretal precoce implica em alto potencial de cura e em excelente prognóstico. Para que haja avanços no conhecimento acerca do câncer colorretal precoce, deve haver um consenso na terminologia. Os japoneses foram os pioneiros e têm a maior experiência neste campo de investigação, porém ainda suscitam ceticismo, visto que suas publicações vão de encontro à teoria e à prática de endoscopistas e patologistas ocidentais. Tais controvérsias levaram a reuniões de consenso internacionais (Consenso de Viena para patologistas,[5] Consenso de Kyoto[20] e Classificação de Paris[2] para endoscopistas), as aplicabilidades das quais serão avaliadas nos próximos anos e servirão como *feedback* para o aprendizado contínuo.

HISTOPATOLOGIA

O diagnóstico de lesões francamente invasivas da submucosa ou de adenomas com displasia de baixo grau determina escassas controvérsias. Já a distinção histopatológica entre adenomas com displasia de alto grau, carcinoma intramucoso e de carcinoma invasivo submucoso superficial, traz grande controvérsia e variabilidade de critérios diagnósticos entre os patologistas. E justamente entre esses três subgrupos é que se faz essencial o correto diagnóstico histopatológico que servirá de fundamento para a tomada de decisões clínicas e a comparação entre as diversas publicações nesta área. Patologistas japoneses baseiam-se nas anormalidades citológicas (principalmente nucleares) associadas a arquitetura glandular para o diagnóstico de carcinoma – daí o termo carcinoma intramucoso – ao passo que os patologistas ocidentais exigem a presença de invasão da lâmina própria para classificar a lesão como carcinoma.[3] Este limite, porém, pode não estar definido nas colorações de hematoxilina-eosina, além de ser um diagnóstico subjetivo.[3] Esta polêmica confirmou-se no consenso de Viena: o diagnóstico de câncer foi conferido por 5-40% dos patologistas ocidentais e por 45-75% dos patologistas japoneses (concordância de 45%, kappa = 0,27). Concluiu-se, nesta mesma reunião, que tanto patologistas ocidentais quanto japoneses não conseguiam consonância dos seguintes três diagnósticos: "adenoma com displasia de alto grau", "carcinoma não invasivo" (*in situ*) e "suspeita de carcinoma invasivo". Tendo em vista que a aplicabilidade desta diferença é maior para fins de pesquisa do que do ponto de vista terapêutico, todos foram agrupados na mesma categoria (Quadro 53-1).[4]

No consenso de Viena, os termos adenoma e displasia são substituídos por neoplasia intraepitelial (NIE). Estas são categorizadas em dois graus: alto e baixo. Recomenda-se abandonar a antiga divisão em três graus (displasia leve, moderada e severa), por ser mais sujeita a variação entre observadores e por não estar fundamentada em estudos clínicos e repercussão significativa no prognóstico. O resultado 'indefinido para NIE' relaciona-se, geralmente, com alterações inflamatórias associadas, principalmente, a retocolite ulcerativa idiopática).[4,5]

Quadro 53-1. Classificação revisada de Viena para neoplasias epiteliais de esôfago, estômago e cólon

Categoria	Diagnóstico	Manejo
1	Negativo para NIE	Opcional
2	Indefinido para NIE	Seguimento
3	NIE de baixo grau: adenoma ou displasia de baixo grau	Ressecção endoscópica*
4	Neoplasia (intraepitelial ou intramucosa) de alto grau 4.1 Adenoma/displasia 4.2 Carcinoma não invasivo (in situ) 4.3 Suspeita de carcinoma invasivo 4.4 Carcinoma intramucoso	Ressecção endoscópica ou cirúrgica*
5	Carcinoma invasivo da submucosa	Ressecção cirúrgica*

*NIE: neoplasia intraepitelial. O manejo irá depender do tamanho e da possibilidade técnica de ressecção da lesão, da profundidade de invasão avaliada por exames endoscópicos, radiológicos ou ecográficos e outros fatores como idade e comorbidades. Para carcinomas colorretais bem ou moderadamente bem diferenciados mostrando apenas mínima invasão da submucosa sem envolvimento linfático, somente a ressecção local é suficiente. *Fonte:* Dixon MF. Gut 2002.[5]

ACHADOS MACROSCÓPICOS

A classificação de Borrmann, proposta em 1926 para tumores gástricos avançados, divide-se nos tipos I, II, III e IV. No princípio da década de 1970 a Associação Japonesa de Gastroenterologia acrescentou o tipo 0 com subtipos para definir as lesões precoces do tubo digestivo superior. Uma classificação macroscópica para o carcinoma colorretal precoce similar e ampliada foi proposta por Kudo *et al.* (Fig. 53-1). O Consenso de Paris, em 2003, com adaptações, reconheceu estas classificações, para proporcionar um fundamento aos endoscopistas ocidentais uniformizarem a descrição dos aspectos macroscópicos, que podem ser de grande utilidade na avaliação da profundidade de invasão e escolha do tratamento mais adequado endoscópico ou cirúrgico (Fig, 53-2).[2] Este consenso classifica a neoplasia colorretal superficial como 0-I polipoide e 0-II plano. As lesões polipoides ou protrusas (0-I) se subdividem em pediculadas (Ip), quando possuem uma haste de sustentação mais estreita que o seu topo vegetante, ou sésseis (Is), quando apresentam diâmetros similares para a sua base de implantação na mucosa e o seu topo vegetante. As lesões planas (tipo 0-II) subdividem-se em elevadas (IIa), deprimidas (IIc) e completamente planas (IIb) (Fig. 53-3).

Lesões planas elevadas (IIa) e lesões sésseis (Is) podem ser confundidas uma pela outra. No cólon e no reto, o Consenso de Paris focou no grau de protrusão da lesão, comparando objetivamente a altura da lesão, com a altura da pinça de biópsia endoscópica com as coifas fechadas (2,5 mm). Lesões protruindo acima deste parâmetro são classificadas como sésseis, e aquelas abaixo deste parâmetro são classificadas como planas elevadas. As lesões deprimidas (IIc) são resultado da completa espessura da neoplasia estar situada em nível abaixo da mucosa adjacente. Ao contrário do estômago, as lesões totalmente planas (0-IIb) e as escavadas (0-III) são raramente observadas e descritas no cólon e no reto.

Há lesões precoces mistas com combinações das características descritas. As mais comumente encontradas no intestino grosso são as lesões planas que exibem depressão em conjunto com elevação. Se a área elevada for predominante, denominam-se IIa + IIc, em caso de depressão predominante IIc + IIa.

Posteriormente mais bem caracterizadas no consenso de Kyoto, estão as lesões denominadas por Kudo como *Lateral Spreading*

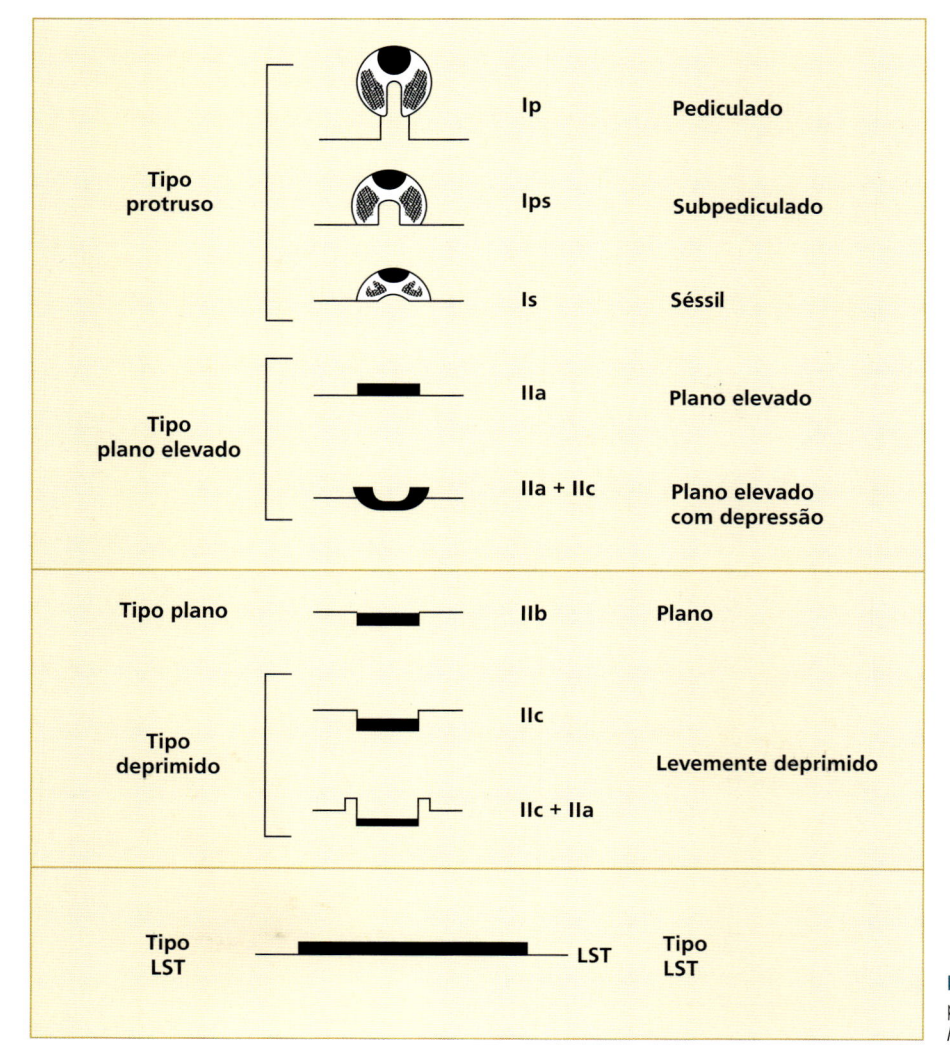

Fig. 53-1. Classificação macroscópica do câncer colorretal precoce (as linhas escuras representam o câncer).
Fonte: Kudo S. Endoscopy, 1993.[8]

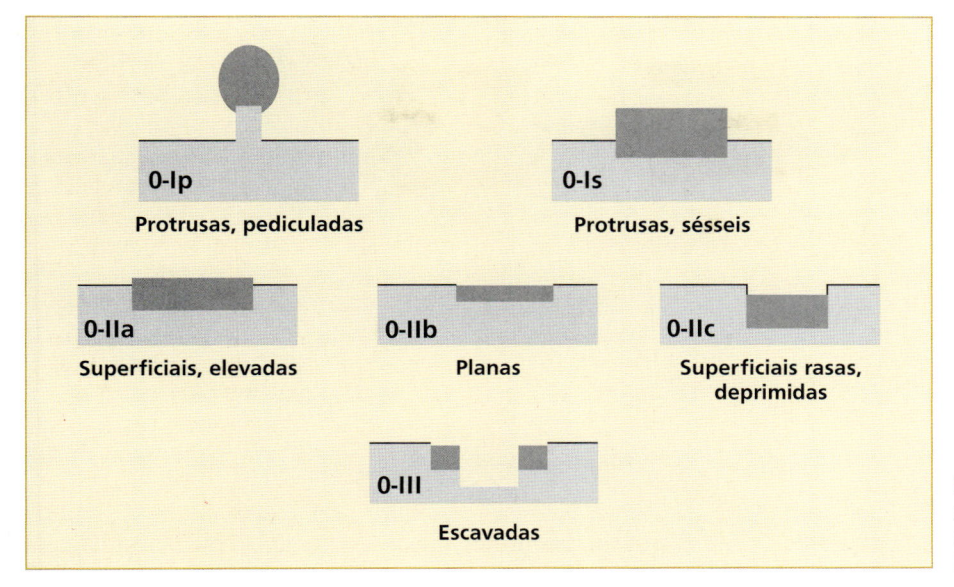

Fig. 53-2. Representação esquemática das lesões superficiais (tipo 0) de acordo com o Consenso de Paris. *Fonte:* Paris Workshop Participants. Gastrointestinal Endoscopy, 2003.²

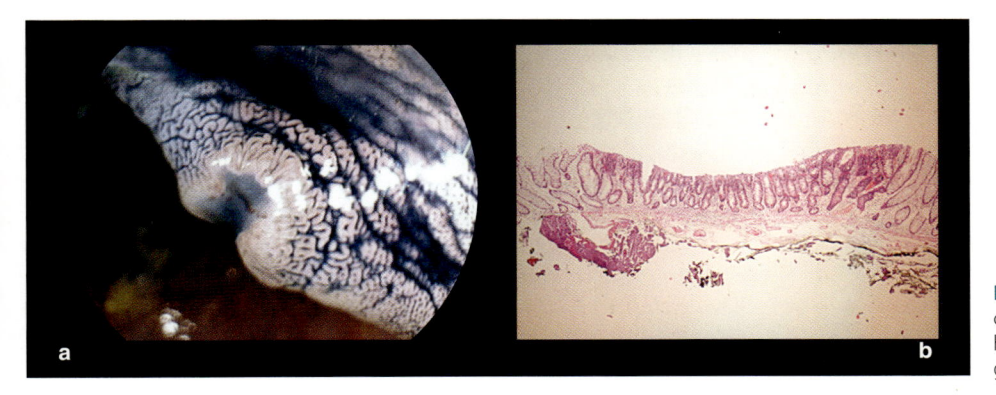

Fig. 53-3. (**a**) Lesão deprimida tipo 0-IIc observada após cromoscopia com índigo-carmim 0,5%. (**b**) Exame histopatológico revela adenoma com displasia de baixo grau.

Tumors (LST); estas são lesões planas com um diâmetro superior a 10 mm e que exibem crescimento horizontal-lateral e insignificante crescimento polipoide ou vertical (Fig. 53-4). Entre as lesões LST figuram aquelas com superfície irregular e granular (G-LST) e as de superfície uniforme e lisa (não granular LST) (Fig. 53-4). Este diagnóstico diferencial morfológico é importante, pois identificou os não granular LST como possuidores de maior potencial de invasão da submucosa em comparação aos G-LST que apesar de significativamente maiores em diâmetro mostraram menor potencial invasivo.[6,7] Contudo, entre todos os tipos macroscópicos é inequívoco o maior potencial de malignidade das lesões 0-IIc e combinações, que mesmo quando menores de 1 cm de diâmetro frequentemente

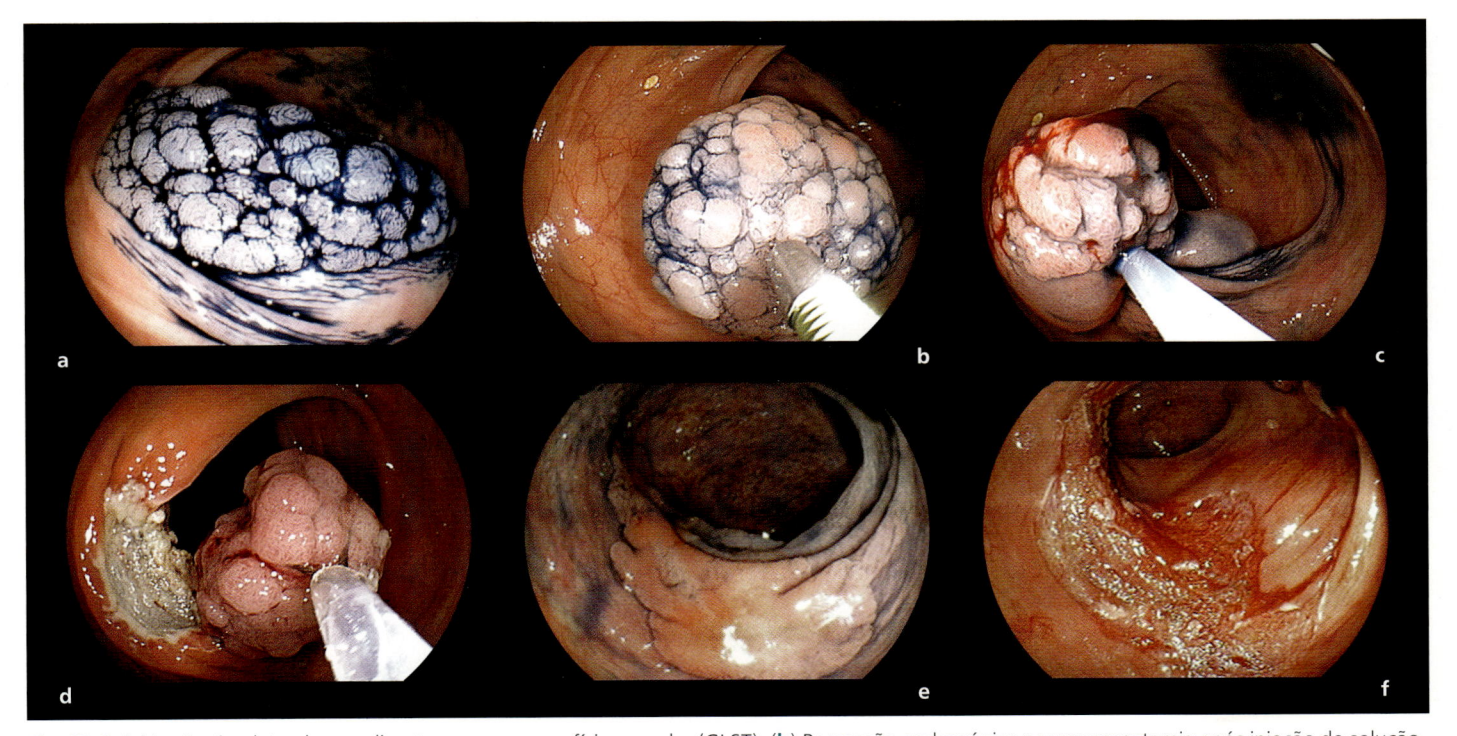

Fig. 53-4. (**a**) Lesão tipo lateral *spreading tumor* com superfície granular (GLST). (**b**) Ressecção endoscópica por mucosectomia após injeção de solução salina 0,9%. (**c** e **d**) Apreensão e ressecção da lesão com alça diatérmica. (**e**) Lesão tipo *lateral spreading tumor* com superfície lisa (LST). (**f**) Imagem após a ressecção endoscópica.

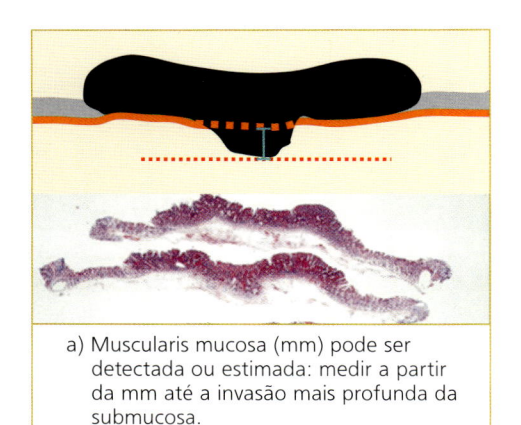

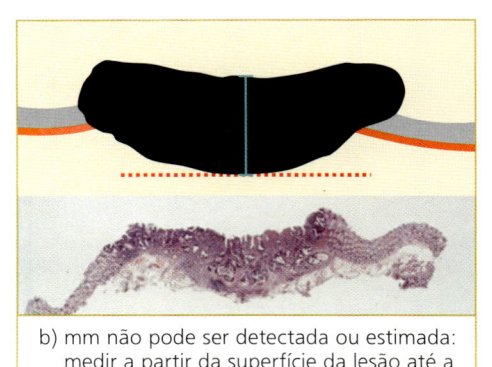

Fig. 53-5. Metodologia para mensurar a profundidade de invasão da submucosa no espécime histopatológico da neoplasia colorretal superficial.

a) Muscularis mucosa (mm) pode ser detectada ou estimada: medir a partir da mm até a invasão mais profunda da submucosa.

b) mm não pode ser detectada ou estimada: medir a partir da superfície da lesão até a invasão mais profunda da submucosa.

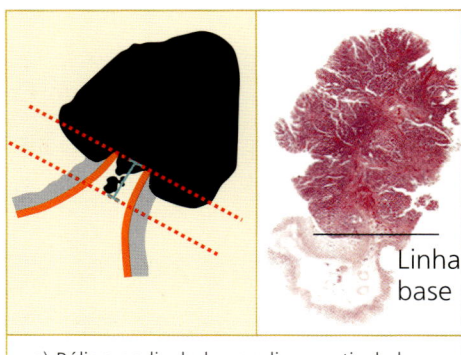

c) Pólipo pediculado: medir a partir da base da cabeça do pólipo até a invasão mais profunda no pedículo.

invadem a submucosa e precocemente desenvolvem metástases para linfonodos.[8-12]

A morfologia das lesões superficiais tem valor preditivo para a profundidade da invasão e o risco de metástases linfonodais, proporcionando um estadiamento endoscópico. Estes dados reforçam a importância da adequada e uniforme classificação morfológica endoscópica das lesões colorretais precoces, auxiliando na decisão terapêutica entre ressecção endoscópica ou cirúrgica.

A frequência e a distribuição dos diversos tipos macroscópicos da neoplasia colorretal precoce podem ser observadas no Quadro 53-2.

FISIOPATOLOGIA

A sequência pólipo-câncer foi proposta há mais de 30 anos e continua válida, mas evidências acumuladas também apontam para a existência de lesões *"de novo"*. Trata-se do surgimento do câncer colorretal sem o pólipo como lesão originária. A hipótese do câncer *de novo* apoia-se fundamentalmente na existência de pequenas lesões planas ou deprimidas (geralmente menores de 1 cm) sem glândulas adenomatosas identificáveis no espécime ressecado. Isto sugere que o carcinoma não se desenvolveu de uma lesão precursora displásica ou adenomatosa. Esta teoria é particularmente apoiada pelos endoscopistas japoneses, e pode refletir, em parte, diferenças de terminologia, porque, como visto, pequenos adenomas com displasia de alto grau no Ocidente podem ser denominados carcinomas no Japão. Em nossa casuística de Porto Alegre, em estudo prospectivo foram diagnosticadas 13 lesões deprimidas (0,7%) adenomatosas e malignas, em 1.930 pacientes submetidos a colonoscopia ambulatorial.[11] É importante salientar que lesões deprimidas, principalmente as menores de 5 mm de diâmetro, são frequentemente diagnosticadas como adenomas com displasia de baixo grau.[8-11] Portanto, o câncer *de novo* apresenta-se macroscopicamente como lesão plana ou deprimida, mas nem toda lesão plana ou deprimida é câncer *de novo*.

Quadro 53-2. Frequência dos tipos endoscópicos das lesões colônicas neoplásicas superficiais

Estudo	I n (%)	II n (%)				III n (%)
		IIa	IIb	IIc	IIa + IIc	
Triagem nacional (Japão)	1768 (79)	296 (13)	3 (0)	127 (6)	39 (2)	3 (0)
Kudo *et al.*	5455 (57)	3674 (39)		404 (4)		0 (0)
Watanabe H*	1807 (50)	1604 (44)	33 (1)	60 (2)	97 (3)	0 (0)

Dados apresentados no Consenso de Paris, não publicados. Os dados e as porcentagens foram ajustados para remover o subtipo IIs + IIc. *Fonte:* Paris Workshop Participants. Gastrointestinal Endoscopy 2003.[2]

O reconhecimento de que a sequência pólipo-câncer não é a única via para o surgimento das neoplasias colônicas tem implicações em estratégias de prevenção por meio da colonoscopia, pela absoluta necessidade da procura por pequenas e sutis lesões planas e deprimidas (Consenso de Paris).

DIAGNÓSTICO E TRATAMENTO

Lesões planas superficiais são de difícil diagnóstico endoscópico. O primeiro passo é reconhecer qualquer área da mucosa com leve alteração da cor (palidez ou enantema), trama vascular irregular ou leve alteração de relevo (elevação ou depressão). Outros sinais podem incluir friabilidade, pontos hemorrágicos ou deformidades.[8,9] Quando diante de uma lesão suspeita é essencial a manipulação da área examinada com manobras de rotação do colonoscópio, aspiração e insuflação de ar e mobilização das pregas colônicas com acessórios (p. ex., pinça de biópsia).

O segundo passo fundamental é a cromoscopia (ver capítulo específico para detalhamento e técnica de utilização). O mérito da cromoscopia é a determinação dos limites exatos da lesão, a visualização de partes ocultas e a demonstração de áreas deprimidas ou elevadas por meio do acúmulo e da distribuição do corante.[8,9]

O diagnóstico histopatológico deve avaliar o grau de diferenciação tumoral, a profundidade da invasão e a invasão de vasos submucosos. A tendência atual é a de não utilizar o sistema semiquantitativo (sm1, sm2, sm^3), mas, objetivamente, medir a invasão da submucosa em micrômetros ou mícrons (μ) a partir da *muscularis mucosae* (Fig. 53-5). Isto se deve a que espécimes de mucosectomia frequentemente não incluem toda a extensão da submucosa, fazendo com que a estimativa da proporção do envolvimento não seja fidedigna.

A curabilidade das lesões removidas por mucosectomia depende primariamente do risco de metástases linfonodais e secundariamente da recidiva local. Diferente do carcinoma intramucoso do esôfago e estomago, no cólon e no reto inexiste a possibilidade de metástases linfonodais de carcinoma restrito à mucosa, pela absoluta razão de não existir vasos linfáticos na mucosa colorretal. Portanto, o tratamento de primeira escolha do carcinoma colorretal intramucoso é a polipectomia ou mucosectomia endoscópica.

O surgimento de metástases a distância do carcinoma colorretal torna-se viável a partir da invasão da camada submucosa, em que pelo fato de a existência de grande quantidade de vasos sanguíneos e linfáticos a reportada geral ocorrência de metástases ganglionares varia de 3,6 a 16,2% e a de metástases viscerais ocorrendo em menos de 3% dos casos.[10,12]

Com base na hipótese de que as glândulas neoplásicas na porção invasiva mais profunda são as que possuem maior potencial maligno,[13] Tanaka *et al.*, na maior casuística publicada até o presente, reportaram 45 casos (9,6%) de metástases linfonodais entre 470 casos de carcinoma colorretal invasivo da submucosa, tratados cirurgicamente. Na análise de regressão múltipla a incidência de metástases linfonodais relacionou-se significativamente com tumores pobremente diferenciados, invasão da submucosa mais profunda que 1.500 μm, lesões tipo IIc e IIa + IIc e com invasão de vasos linfáticos.[10]

Considerando que 90% dos casos de carcinoma invasivo da submucosa não desenvolvem metástases linfonodais, é de fundamental importância a identificação dos fatores de risco para produção de metástases ganglionares e, então, selecionar os casos que podem ser tratados endoscopicamente. Este estudo revelou, de modo original e pioneiro, que carcinomas com invasão da submucosa menor que 1.500 µm de profundidade a partir da *muscularis mucosae*, bem diferenciados na porção invasiva mais profunda e ao exame histopatológico sem invasão de vasos linfáticos, podem ser tratados endoscopicamente de maneira curativa tendo em vista a inexistência de metástases linfonodais. Por outro lado, o estudo da Universidade de Hiroshima enfatiza que mesmo em casos de invasão da submucosa, inferiores a 1.500 µm, se a diferenciação histológica da porção invasiva mais profunda for pobremente diferenciada o tratamento cirúrgico deve ser realizado uma vez que em 33% dos casos existem metástases linfonodais.[10] A profundidade de invasão da submucosa de 1.500 µm corresponde a camada sm2 da prévia classificação de sm1, sm2 e sm3 proposta por Kudo[8-12] e ao nível 2 da antiga classificação de Haggit que dividia a submucosa em quatro níveis.[14]

Lesões colorretais neoplásicas polipoides de grande porte (maior que 2 cm de diâmetro) ou lesões deprimidas de qualquer tamanho, que a magnificação de imagem apresente padrão de *pits* V_I ou V_N deveriam ser também avaliadas por ecoendoscopia (EUS) preferencialmente com *miniprobes* (12-20 MHz) que ao ratificar invasão profunda da submucosa indicaria a necessidade de tratamento cirúrgico.[15-17] Na indisponibilidade de ecoendoscopia a observação do sinal de *non-lifting* ou não elevação da lesão após a injeção endoscópica na submucosa, também pode ser indicativo de invasão profunda da submucosa.[18] Por outro lado, a elevação da lesão após injeção endoscópica não exclui invasão da submucosa.

Nas últimas décadas, inúmeros avanços clínicos, endoscópicos e histopatológicos definiram os critérios de ressecção endoscópica curativa das lesões superficiais colorretais. Os últimos consensos consideram que as indicações do tratamento endoscópico curativo da neoplasia colorretal superficial são:[19-21]

1. Adenomas independente do grau de displasia.
2. Adenocarcinoma intramucoso.
3. Adenocarcinoma invasivo da submucosa:
   - Tipo bem diferenciado.
   - Profundidade de invasão da submucosa < 1.000 μm (aferidos a partir da *muscularis mucosae*).
   - Ausência de invasão angiolinfática.
   - *Budding* tipo 1 ou 2.

O espécime obtido por mucosectomia deve ser estirado e fixado em um material macio e poroso com a superfície mucosa virada para cima, para então ser fixado em formalina. Lesões removidas pelo método de *piecemeal* devem, preferencialmente, ser remontadas de acordo com sua distribuição original.

As taxas de recidiva local relatadas para a mucosectomia variam de 2,3% a 7,4% na dependência do diâmetro da lesão, do tipo macroscópico e histológico e do tipo de mucosectomia empregada. A recidiva local pós-mucosectomia é rara (<1%) em lesões menores de 2 cm de diâmetro ressecadas em bloco. No entanto, lesões maiores de 2 cm de diâmetro associam-se a taxas maiores de recidivas (em até 30% dos casos) principalmente aquelas com grande extensão lateral (LST) que necessitaram de ressecção endoscópica *piecemeal* (saca-bocados).[7-11] Este tipo de mucosectomia, apesar de contornar as dificuldades técnicas, acarreta maiores taxas de recidiva. Este fato, pode estar relacionado com a dificuldade de obtenção de margens de ressecção livres. Contudo, as recidivas locais são tratadas endoscopicamente com sucesso na absoluta maioria dos casos. Deve-se salientar a importância do seguimento dos pacientes tratados por mucosectomia, com colonoscopias de controle inicialmente 3-6 meses após a mucosectomia.[7-11]

A técnica de dissecção da submucosa (ESD) possibilita a ressecção *en bloc* independente do tamanho das lesões neoplásicas no tubo digestivo. No Japão esta modalidade de terapêutica endoscópica foi inicialmente utilizada para o tratamento de lesões neoplásicas do tubo digestivo superior, posteriormente foi também sendo aplicada para o tratamento de lesões colorretais.

As maiores casuísticas avaliando os resultados da ESD no tratamento da neoplasia colorretal precoce são exclusivamente japonesas. Um recente estudo japonês multicêntrico de 13 instituições, demonstrou que entre 2.719 casos de lesões neoplásicas colorretais tratadas por ESD, a taxa de ressecção *en bloc* foi de 82,8% (61-98,2%, 2.082/2.516) e a incidência de perfuração foi de 4,7% (1,4-8,2%, 127/2.719).[19] Esta publicação de *experts* endoscopistas japoneses considera que as principais indicações da ESD no tratamento das lesões neoplásicas colorretais são: 1) lesões de grande porte (>20 mm de diâmetro) nas quais a ressecção *en bloc* é de difícil execução; 2) lesões tipo LST do tipo liso ou não granular com *pits* tipo Vi; 3) carcinoma suspeito de invasão da submucosa; 4) lesões deprimidas ou elevadas suspeitas de ser carcinomas; 5) lesões com fibrose associada, seja por biópsia ou recidiva de lesão pós-mucosectomia.[19]

Recentes avanços no diagnóstico endoscópico demonstraram a existência de lesões colorretais superficiais planas e deprimidas com grande potencial de malignização, manifestado por invasão de parede e metástases. O aperfeiçoamento das técnicas de ressecção endoscópica deu grande impulso as possibilidades deste tipo de tratamento não somente de lesões planas superficiais, mas também das lesões polipoides sésseis de grande porte.

Consequentemente, houve expansão das indicações clínicas do tratamento endoscópico das lesões neoplásicas colorretais. A eficácia e a preservação da qualidade de vida dos pacientes são os grandes méritos do tratamento endoscópico da neoplasia colorretal precoce.

REFERÊNCIAS BIBLIOGRÀFICAS

1. Schlemper RJ, Itabashi M, Kato Y et al. Differences in the diagnostic criteria used by Japanese and Western pathologists to diagnose colorectal carcinoma. *Cancer* 1998;82:60-69.
2. Paris Workshop Participants. The Paris endoscopic classification of superficial neoplastic lesions. *Gastrointest Endosc* 2003;58(Suppl 6): s3-43.
3. Willis J, Riddell RH. Biology versus terminology: East meets West in surgical pathology. *Gastrointest Endosc* 2003;57(3):369-76.
4. Schlemper RJ, Riddell RH, Kato Y et al. The Vienna classification of gastrointestinal epithelial neoplasia. *Gut* 2000;47:251-55.
5. Dixon MF. Gastrointestinal epithelial neoplasia: Vienna revisited. *Gut* 2002;51:130-31.
6. Teixeira CR, Tanaka S, Haruma K et al. Flat elevated colorectal neoplasms exhibit a high malignant potential. *Oncology* 1996;53:89-93.
7. Tanaka S, Haruma K, Oka S et al. Clinicopathological features and endoscopic treatment of superficially spreading colorectal neoplasms larger than 20 mm. *Gastrointest Endosc* 2001;54:62-66.
8. Kudo S. Endoscopic mucosal resection of flat and depressed types of early colorectal cancer. *Endoscopy* 1993;25:455-61.
9. Kudo SE. Early colorectal cancer and endoscopic resection. In: Sivak MV, ed. Gastroenterologic endoscopy. Philadelphia: WB Saunders, 1999.
10. Tanaka S, Haruma K, Oh-E H et al. Conditions of curability after endoscopic resection for colorectal carcinoma with submucosally massive invasion. *Oncol Rep* 2000;7:783-88.
11. Teixeira CR. Current status of depressed colorectal neoplasia in Latin America. *Early Colorectal Cancer* 2004;8:57-60.

12. Moreira LF, Teixeira CR. Metástase linfonodal em tumores precoces do reto. *Arq Gastroenterol* 1992;29:51-55.
13. Teixeira CR, Tanaka S, Haruma K *et al.* The clinical significance of the histologic subclassification of colorectal carcinoma. *Oncology* 1993;50:495-99.
14. Haggitt RC, Glotzbach RE, Soffer EE *et al.* Prognostic factors in colorectal carcinomas arising in adenomas: implication for lesions removed by endoscopic polypectomy. *Gastroenterology* 1985;89:328-36.
15. Kudo S, Rubio CA, Teixeira CR *et al.* Pit pattern in colorectal neoplasia: endoscopic magnifying view. *Endoscopy* 2001;33:367-73.
16. Tanaka S, Nagata S, Oka S *et al.* Determining depth of invasion by VN pit pattern analysis in submucosal colorectal carcinoma. *Oncol Rep* 2002;9:1005-8.
17. Saitoh Y, Obara T, Einami K *et al.* Efficacy of high-frequency ultrasound probes for the preoperative staging of invasion depth in flat and depressed colorectal tumors. *Gastrointest Endosc* 1996;44:34-39.
18. Uno Y, Munakata A. The non-lifting sign of invasive colon cancer. *Gastrointest Endosc* 1994;40:485-89.
19. Tanaka S, Motomi T, Kanao H *et al.* Current status and future perspectives of endoscopic submucosal dissection for colorectal tumors. *Dig Endosc* 2012;24:73-79.
20. Kudo S, Lambert R, Allen JI *et al.* Nonpolypoid neoplastic lesions of the colorectal mucosa. *Gastrointest Endosc* 2008;68(Suppl):S3-47.
21. Japanese Society for Cancer of the Colon and Rectum (JSCCR) guidelines 2010 for the treatment of colorectal cancer. *Int J Clin Oncol* 2012 Feb.;17(1):1-29.

CAPÍTULO 54

CÂNCER COLORRETAL AVANÇADO

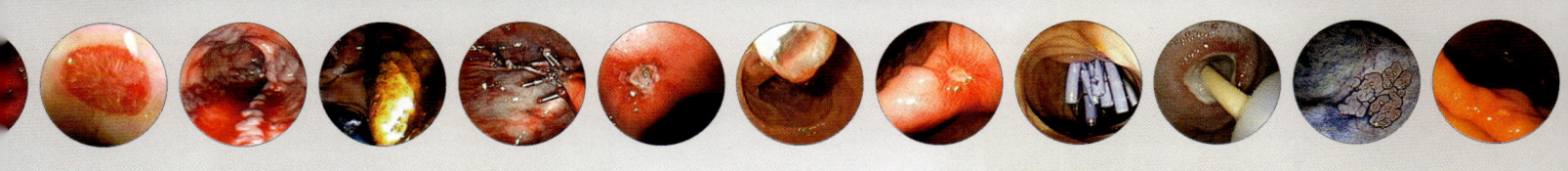

José Luiz Paccos ■ Fernando Pavinato Marson

INTRODUÇÃO

Segundo estimativas do INCA (Instituto Nacional de Câncer) 30.140 novos casos de CCR (carcinoma colorretal) são esperados no ano de 2012 serão cerca de 15 casos novos a cada 100 mil homens e 16 novos casos a cada 100 mil mulheres. O CCR é o segundo câncer mais frequente na região sudeste do Brasil (22 casos/100 mil) e terceiro mais frequente nas regiões sul (18 casos/100 mil) e centro-oeste (14 casos/100 mil).[1] O pico de incidência do CCR ocorre na sétima década de vida, com aproximadamente 75% dos casos. O único tratamento curativo do CCR é a cirurgia com ressecção cólica com margens livres, remoção dos linfonodos regionais e remoção em bloco dos órgãos adjacentes envolvidos. O resultado do tratamento é altamente dependente do estadiamento tumoral no momento do diagnóstico. Aproximadamente 20% dos pacientes têm metástases a distância no momento do diagnóstico.[2] O CCR é responsável por aproximadamente 6% dos adenocarcinomas metastáticos de origem desconhecida. A história natural do CCR com mais de 90% dos tumores provenientes de lesão adenomatosa pela sequência adenoma-carcinoma favorece a sua detecção precoce por meio de programas de rastreamento do CCR nas populações com risco aumentado desta neoplasia. Entretanto, grande parte dos pacientes ainda é diagnosticada após o início dos sintomas, em estádio avançado, possivelmente decorrente da baixa aderência aos programas de rastreamento do CCR, cujo objetivo principal é a diminuição da incidência e mortalidade por CCR, por meio do tratamento de lesões pré-malignas (prevenção primária) e o diagnóstico precoce do CCR instalado (prevenção secundária).

QUADRO CLÍNICO E DIAGNÓSTICO

Anamnese completa e exame físico devem ser realizados em todos os pacientes. O CCR pode apresentar sintomatologia variada, dependendo basicamente da localização e do estádio do tumor. Os sintomas clássicos do CRC são hematoquezia/enterorragia, mudança de hábito intestinal (mais comum em tumores do cólon esquerdo) e a obstrução intestinal. A presença desses sintomas sugere um tumor relativamente avançado. Outros sintomas como perda ponderal, dor abdominal, anemia (mais comum em tumores do cólon direito), massa abdominal palpável podem estar presentes, principalmente, em tumores metastáticos, não sendo, porém, específicos do CCR. Os quadros de obstrução/suboclusão intestinal são mais frequentes nos tumores do cólon esquerdo em razão do menor diâmetro da luz neste segmento, e mais raro no cólon direito decorrente do diâmetro aumentado da luz e do conteúdo líquido das fezes neste segmento.

Em todos os pacientes diagnosticados com CCR uma revisão detalhada da história familiar de três gerações anteriores deve ser realizada em busca de antecedentes de CCR ou outros tumores. Se o paciente for diagnosticado com predisposição hereditária para o CCR, o tipo de cirurgia a ser realizada pode ser alterada para colectomia total ou subtotal de acordo com a circunstância.

A colonoscopia é o teste isolado mais efetivo para o diagnóstico do CCR. Permite localizar e biopsiar lesões suspeitas. Sempre que uma lesão suspeita para CCR for encontrada, uma avaliação completa do cólon deverá ser realizada em busca de tumores sincrônicos, que estão presentes em cerca de 3 a 5% dos casos de CCR. Já os adenomas sincrônicos estão presentes em até 30% dos casos de CCR. Cerca de 10% dos CCR são palpáveis no toque retal.

Em cerca de 5% dos casos a colonoscopia completa não é possível em virtude das razões técnicas (tumor obstrutivo, ausência de preparo adequado do cólon). A colonoscopia virtual ou colonografia por tomografia pode ser utilizada nos casos de colonoscopia diagnóstica incompleta, entretanto, sua utilização na busca por lesões sincrônicas no cólon proximal é limitada, considerando a necessidade de preparo do cólon e a impossibilidade de realizar biópsias. Nesses casos, a colonoscopia deverá ser realizada tão logo possível no pós-operatório em busca de lesões sincrônicas.

A maioria dos tumores malignos primários do cólon são adenocarcinomas, entretanto, raramente pode-se encontrar sarcomas de Kaposi (principalmente em pacientes sidéticos), linfomas, tumores carcinoides ou metástases para o cólon. O CCR pode evoluir pela disseminação hematogênica, linfática ou invasão de estruturas adjacentes. Os sítios mais comuns de metástases são linfonodos, fígado, pulmões e peritônio. Presença de dor no quadrante superior direito, distensão abdominal, adenopatia supraclavicular ou nódulos periumbilicais é sugestiva de doença metastática.

ENDOSCOPIA

O CCR avançado usualmente se apresenta no exame colonoscópico como uma massa polipoide vegetante que protrui para a luz intesti-

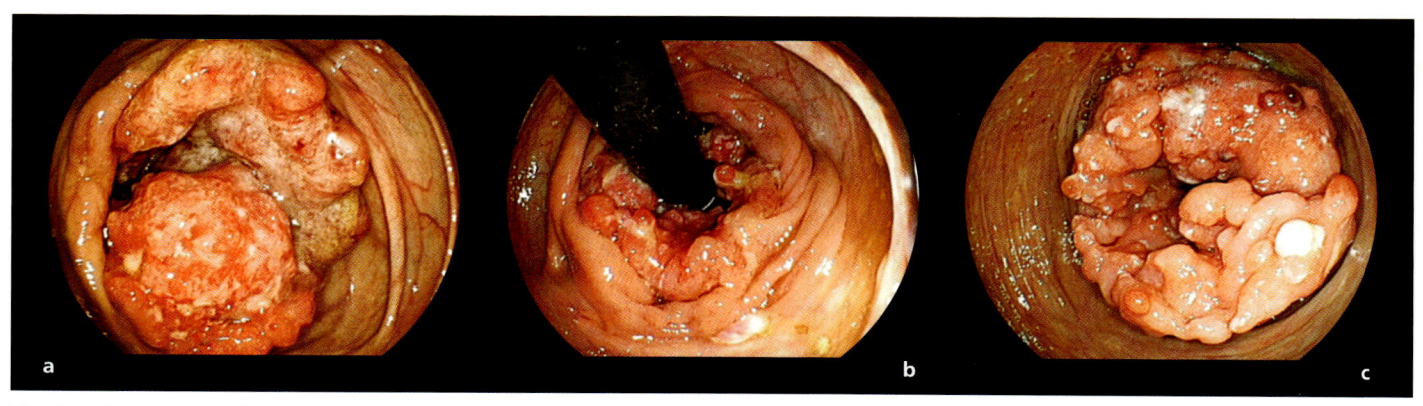

Fig. 54-1. Tumor avançado de ceco (**a**), suboclusivo no cólon ascendente (**b**), de cólon transverso (**c**).

nal podendo ser ulcerada e circunferencial. A Figura 54-1 demonstra tumores colorretais avançados. A classificação das lesões colorretais precoces, proposta por Kudo, não é tema do presente capítulo.[3,4] A classificação de Paris é a base da classificação das lesões neoplásicas colorretais e é apresentada a seguir (Quadro-54-1).[5]

A classificação de Paris tipo 0 compreende as lesões planas e subdivide-se em lesões protrusas (Is, Isp e Ip), planas (IIa e IIb) e deprimidas (IIc e III) e lesões mistas (IIa + IIc e IIc + IIa) e não são tema do presente capítulo.

Na era da cirurgia laparoscópica recomenda-se a tatuagem das lesões cólicas para ajudar na localização da lesão no momento do ato cirúrgico. Habitualmente não realiza tatuagem endoscópica para lesões do ceco e do reto. Deve-se tatuar o cólon em, ao menos, duas localizações utilizando 1 mL de tinta nanquim esterilizada de 1 a 5% após formação de pré-bolha submucosa com solução salina.[6]

ESTADIAMENTO

Uma série de exames diagnósticos devem ser realizados após o diagnóstico de CCR para o estadiamento: colonoscopia completa, RX de tórax, tomografia computadorizada de abdome e pelve, desidrogenase láctica (DHL) e antígeno carcinoembriônico (CEA). O estadiamento tem papel fundamental na definição do tratamento. Os pacientes com tumores do reto sem evidência de metástases a distância nos exames supracitados devem ser submetidos a ecoendoscopia baixa ou ressonância magnética (RM) para estadiamento locorregional. A ecoendoscopia baixa tem a vantagem de possibilitar a biópsia por agulha fina de linfonodos perirretais suspeitos. Outros exames como PET-CT, TC de tórax e RM para avaliação hepática podem ser considerados em pacientes com metástases a distância ressecáveis.

A alteração laboratorial mais comum na presença de metástase hepática colorretal é a elevação da fosfatase alcalina, entretanto este exame não serve para exclusão de metástases hepáticas. O nível de CEA (antígeno carcinoembriônico) pré-tratamento deve ser conhecido, sendo este valor útil no acompanhamento do paciente para a detecção de recidivas. Níveis elevados de CEA no período pós-operatório sugerem recorrência tumoral ou metástase. O PET-CT é útil para a localização de recorrência em pacientes já operados com aumento do CEA. Outras causas de aumento do CEA incluem DPOC, doença hepática, doença péptica, diverticulite e qualquer estado inflamatório agudo ou crônico.

Quadro 54-1. Classificação de Paris

Tipo 0	Tumor superficial polipoide, plano/deprimido ou escavado
Tipo 1	Carcinoma polipoide geralmente com base larga
Tipo 2	Carcinoma ulcerado com margem elevada e bem demarcada
Tipo 3	Carcinoma ulcerado sem limites definidos
Tipo 4	Carcinoma não ulcerado difusamente infiltrativo
Tipo 5	Carcinoma avançado não infiltrativo

O estadiamento atual do CCR pode ser observado no Quadro 54-2. Algumas mudanças foram aplicadas na sétima edição do manual de estadimanto da AJCC (*American Joint Committee on Cancer*) (Quadro 54-3). O estadiamento T4 está dividido em T4a para tumores que atingem o peritônio víscera e T4b para tumores diretamente invadindo outras estruturas. A categoria M1 foi dividida em M1a para metástase única e M1b para metástases múltiplas. Outras mudanças são relacionadas com o enquadramento do estadiamento no estádio da doença (agudo ou crônico).

ULTRASSOM ENDOSCÓPICO

No início do desenvolvimento da ecoendoscopia baixa, a avaliação das lesões era limitada ao reto, decorrente da indisponibilidade de outros tipos de *probes* exceto o *probe* rígido. Atualmente, há disponibilidade de ecoendoscópios flexíveis de visão frontal e oblíqua além de *mini-probes* que permitem a avaliação ecoendoscópica de lesões em qualquer segmento do cólon. O estadiamento pré-operatório é uma das principais indicações da ecoendoscopia baixa, influenciando na decisão sobre o método de ressecção da lesão e a necessidade

Quadro 54-2. Classificação TNM para CCR de acordo com *American Joint Committee on Cancer* (AJCC 7ª Edição)

Estadiamento "T"	
Tis	Carcinoma *in situ*: intraepitelial ou invasão da lâmina própria
T1	Tumor invade a submucosa
T2	Tumor invade a muscular própria
T3	Tumor atravessa a muscular própria para o tecido pericolorretal
T4a	Tumor atinge o peritônio visceral
T4b	Tumor invade ou é aderente a outros órgãos ou estruturas
Estadiamento "N"	
N0	Ausência de metástases linfonodais
N1a	Metástase em 1 linfonodo regional
N1b	Metástase em 2-3 linfonodo regional
N1c	Depósito tumoral na subserosa, mesentério ou tecido não peritonializado, sem metástase linfonodal regional
N2a	Metástase em 4-6 linfonodos regionais
N2b	Metástase em 7 ou mais linfonodos regionais
Estadiamento "M"	
M0	Ausência de metástase a distância
M1a	Metástase confinada a 1 órgão (ex: fígado, pulmão, ovário)
M1b	Metástase em mais de 1 órgão ou metástase para o peritônio

CÂNCER COLORRETAL AVANÇADO

Quadro 54-3. Estadiamento do CCR de acordo com *American Joint Committee on Cancer* (AJCC 7ª Edição)

Estágio	T	N	M	Dukes
0	Tis	N0	M0	–
I	T1	N0	M0	A
	T2	N0	M0	A
IIA	T3	N0	M0	B
IIB	T4a	N0	M0	B
IIC	T4b	N0	M0	B
IIIA	T1-T2	N1/N1c	M0	C
	T1	N2a	M0	C
IIIB	T3-T4a	N1/N1c	M0	C
	T2-T3	N2a	M0	C
	T1-T2	N2b	M0	C
IIIC	T4a	N2a	M0	C
	T3-T4a	N2b	M0	C
	T4b	N1-N2	M0	C
IVA	Qualquer T	Qualquer N	M1a	–
IVB	Qualquer T	Qualquer N	M1b	–

de neoadjuvância. A ecoendoscopia baixa demonstrou alterar a resolução clínica em cerca de 1/3 dos pacientes com estádio "T" avançado e cerca de 50% dos casos com estádio T precoce (Fig. 54-2).[7-9]

Na ausência de doença metastática evidente, deve-se utilizar a ecoendoscopia baixa para determinação do estadiamento locorregional "T" e "N" decorrente de sua maior acurácia. A Figura 54-3 demonstra um exemplo de tumor retal com estadiamento T2 no qual o ultrassom detectou presença de linfonodo perirretal. Já a Figura 54-4 demonstra ultrassom de tumor retal com estadiamento T1 com preservação da camada muscular própria.

FATORES PROGNÓSTICOS

O fator prognóstico mais importante em termos de sobrevida é o estadiamento patológico final. Dados sobre a sobrevida em 5 anos de acordo com o estádio da doença obtidas em base de dados com mais de 115 mil pacientes diagnosticados com CCR e acompanhamento de 9 anos são apresentados no Quadro 54-4.[10]

Atualmente, outros fatores prognósticos clínicos, patológicos e moleculares devem ser considerados, mas estes não fazem parte do estadiamento TNM: depósitos de tumor, taxa de regressão tumoral (para pacientes pós-neoadjuvância), análise do gene KRAS, instabilidade microssatélite, invasão perineural e as margens circunferencia-

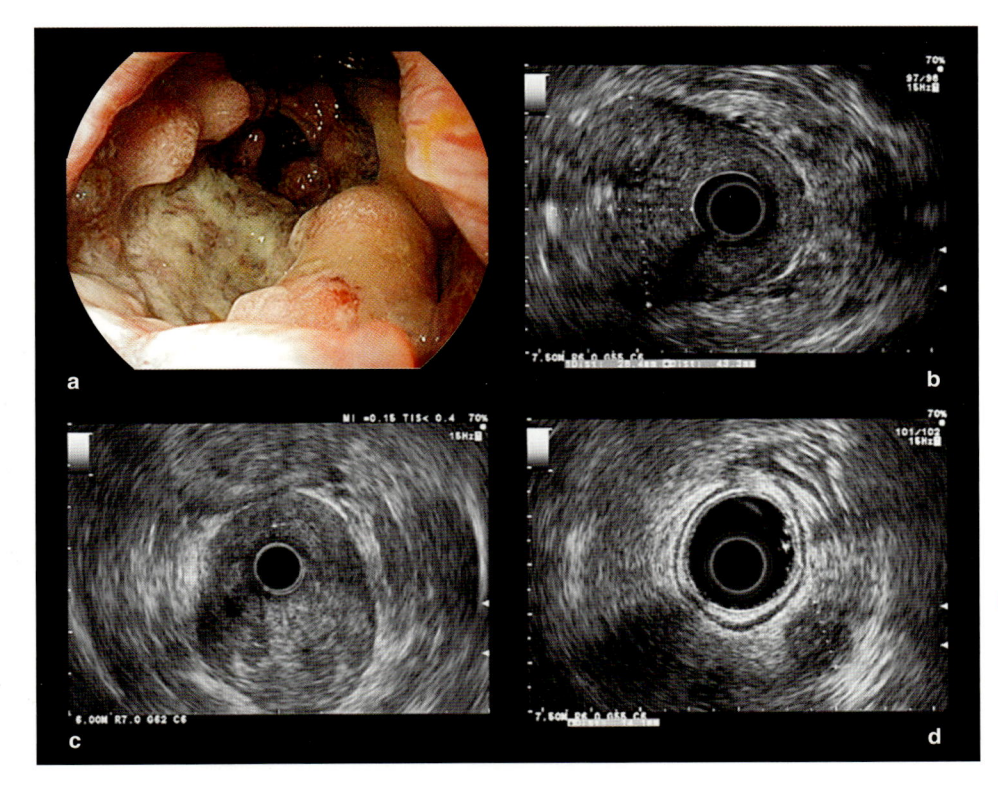

Fig. 54-2. (**a**) Tumor avançado de reto baixo. (**b** e **c**) ultrassom endoscópico do tumor mostrando estagiamento tumoral T3-T4. (**d**) Linfonodo com características ecoendoscópicas de malignidade. (Cortesia do Dr. Yasser Bhat, California Pacific Medical Center, São Francisco, Estados Unidos.)

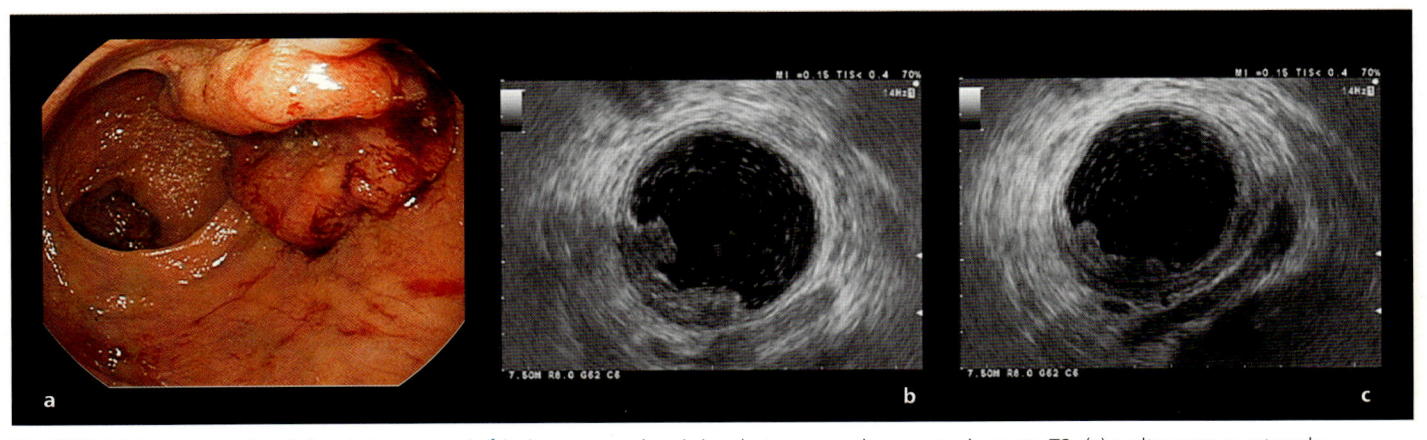

Fig. 54-3. (**a**) Imagem endoscópica de tumor retal, (**b**) ultrassom endoscópico do tumor retal com estagiamento T2, (**c**) e ultrassom mostrando linfonodo perirretal com estadiamento final uT2N1. (Cortesia do Dr. Yasser Bhat, California Pacific Medical Center, São Francisco, Estados Unidos.)

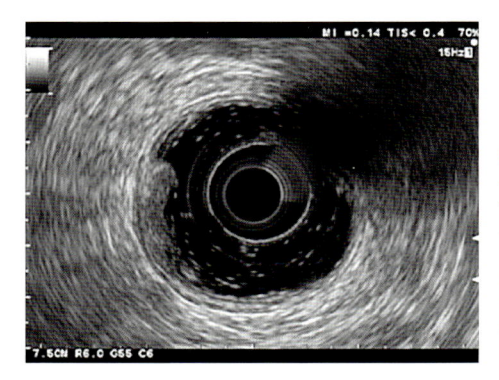

Fig. 54-4. Ultrassom endoscópico mostrando tumor retal com estagiamento uT1. (Cortesia do Dr. Yasser Bhat, California Pacific Medical Center, São Francisco, Estados Unidos.)

Quadro 54-4. Sobrevida em 5 anos dos pacientes com CCR (AJCC 7ª Edição)

Estágio	Sobrevida em 5 anos
Estágio I	93%
Estágio IIa	85%
Estágio IIb	72%
Estágio IIIa	83%
Estágio IIIb	64%
Estágio IIIc	44%
Estágio IV	8,1%

Quadro 54-5. Avaliação da regressão tumoral (AJCC 7ª Edição)

Taxa de regressão tumoral	Descrição
0 (Resposta completa)	Ausência de células cancerosas viáveis
1 (Resposta moderada)	Pequenos grupos de células cancerosas
2 (Resposta mínima)	Fibrose tumoral parcial
3 (Sem resposta)	Extenso tumor residual

is de ressecção (Quadro 54-5). A ressecção R0 é a remoção completa do tumor com margens macro e microscopicamente negativas. R1 é a ressecção com margens microscópicas positivas e a ressecção R2 é a presença de macroscópica de tumor após a ressecção. A detecção de menos de 12 linfonodos no espécime cirúrgico é fator de risco para recidiva e indica tratamento adjuvante em razão da possibilidade de subestagiamento. Tumores localizados abaixo da reflexão peritoneal apresentam pior prognóstico (menor taxa de sobrevida em 5 anos) para cada estágio que tumores proximais.

TRATAMENTO

A cirurgia é o tratamento primário do CCR (estádios I a III) fornecendo o estadiamento definitivo com análise anatomopatológica do espécime cirúrgico. O procedimento de ressecção deve seguir os preceitos da cirurgia oncológica. Desse modo, a ressecção deve ser em bloco e incluir a ligadura do pedículo vascular principal do segmento acometido na sua base assim como linfadenectomia regional. As margens devem ser de, pelo menos, 5 cm sendo que nas colectomias direitas a margem do íleo terminal não têm influência na taxa de recorrência.[11] Ao menos 12 linfonodos são necessários para um estadiamento patológico adequado. Sempre deve-se excluir a possibilidade de carcinomatose peritoneal antes de proceder a ressecção com um inspeção cuidado da cavidade abdominal. O plano de aderência do tumor com estruturas vizinhas não deve ser dissecado, considerando-se que cerca de 40% dessas adesões são malignas, devendo-se proceder a ressecção em bloco nestes casos. Pacientes com tumores com estádio 0 e 1 são tratados com cirurgia ou ressecção endoscópica no caso de tumores intraepiteliais. Nos pacientes com estádio II pode haver indicação de terapia adjuvante após o tratamento cirúrgico, dependendo dos fatores de risco para recorrência (tumores pouco diferenciados, menos de 12 linfonodos no espécime cirúrgico, tumores com células em anel de sinete, CEA elevado). Nos pacientes em estádio III a terapia adjuvante está sempre indicada com quimioterapia por 6 meses após o tratamento cirúrgico. Nos pacientes com doença metastática (estádio IV) sempre se deve avaliar a ressecabilidade as metástases, situação que requer também a ressecção do tumor primário. Nos pacientes com doença incurável, deve-se avaliar o risco de obstrução intestinal e sangramento para a decisão sobre possível tratamento cirúrgico. Neste grupo de pacientes a terapia sistêmica por meio da quimioterapia está indicada.

Próteses metálicas

A obstrução cólica aguda é uma apresentação frequente do CCR e o tratamento cirúrgico de urgência é associado a taxas aumentadas de morbimortalidade. O uso de próteses metálicas autoexpansíveis em pacientes com neoplasia obstrutiva do cólon esquerdo apresenta como vantagens a possibilidade de desobstrução intestinal no quadro agudo e a possibilidade de realização de colectomia de forma eletiva ou semieletiva após preparo intestinal, menor tempo de internação e menor perda sanguínea, poupando, muitas vezes, a realização de ostomia (cirurgia de Hartmann). A implantação das próteses metálicas funciona com uma "ponte" entre a obstrução e o tratamento cirúrgico definitivo, entretanto, em revisão sistemática re-

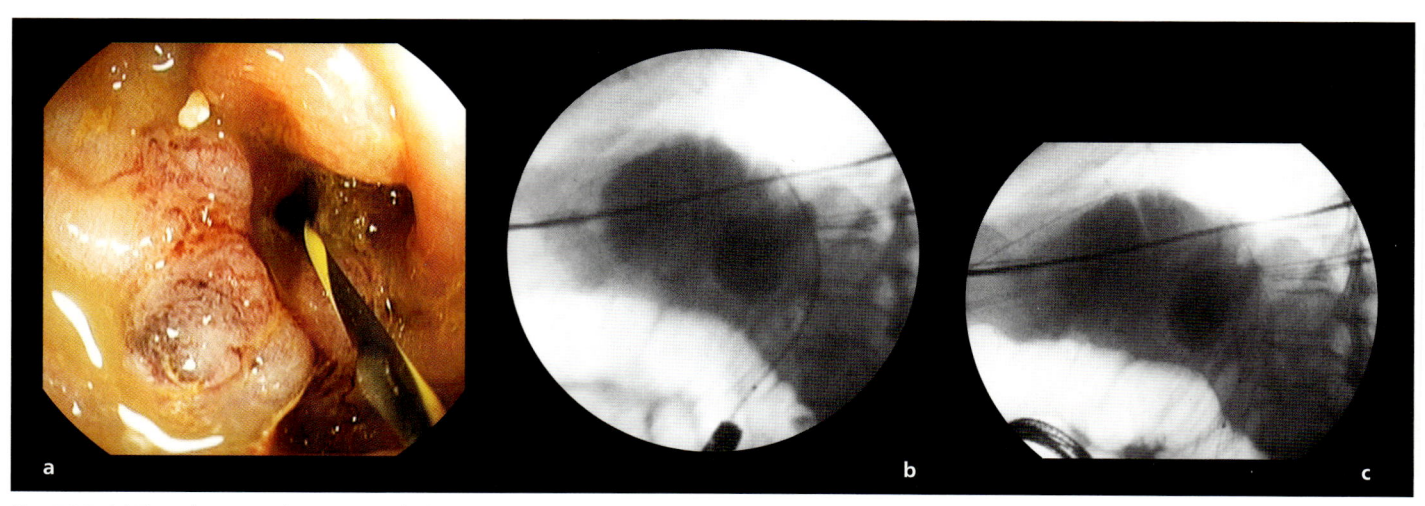

Fig. 54-5. (**a**) Fio-guia avançado por meio de lesão tumoral obstrutiva no cólon sigmoide. (**b**) Introdutor de prótese metálica autoexpansiva não recoberta sendo avançado por meio do fio-guia. (**c**) Prótese autoexpansiva totalmente liberada. (Cortesia do Dr. Yasser Bhat, California Pacific Medical Center, São Francisco, Estados Unidos.)

centemente publicada não há dados que comprovem a superioridade da utilização de próteses autoexpansíveis com relação à cirurgia de urgência com os dados atuais.[12] A implantação das próteses tem sucesso técnico de cerca de 98% e taxas aceitáveis de complicações (migração 8% e perfuração 3,5%), não havendo influência da presença da prótese no procedimento cirúrgico definitivo.[13] A Figura 54-5 demonstra a passagem de prótese autoexpansiva não recoberta (Wallflex) após passagem de fio-guia por meio de tumor obstrutivo no cólon sigmoide.

REFERÊNCIAS BIBLIOGRÁFICAS

1. Brasil. Ministério da Saúde. INCA. *Câncer de cólon*. Acesso em: 13 Fev. 2012. Disponível em: www.inca.gov.br.
2. Siegel R *et al.* Cancer statistics, the impact of eliminating socioeconomic and racial disparities on premature cancer deaths. *CA: Canc J Clin* 2011;61(4):212-36.
3. Kudo S. Endoscopic mucosal resection of flat and depressed types of early colorectal cancer. *Endoscopy* 1993;25(7):455-61.
4. Averbach M *et al.* High resolution chromoendoscopy in the differential diagnosis of neoplastic and non-neoplastic polyps. *Arq Gastroenterol* 2003;40(2):99-103.
5. The Paris endoscopic classification of superficial neoplastic lesions: esophagus, stomach, and colon: 30 Nov.-1 Dec. 2002. *Gastrointest Endosc* 2003;58(6 Suppl):S3-43.
6. Fu KI *et al.* A new endoscopic tattooing technique for identifying the location of colonic lesions during laparoscopic surgery: a comparison with the conventional technique. *Endoscopy* 2001;33(8):687-91.
7. Solomon MJ *et al.* Reliability and validity studies of endoluminal ultrasonography for anorectal disorders. *Dis Colon Rectum* 1994;37(6):546-51.
8. Harewood GC *et al.* A prospective, blinded assessment of the impact of preoperative staging on the management of rectal cancer. *Gastroenterology* 2002;123(1):24-32.
9. Shah JN *et al.* Clinical impact of endoscopic ultrasonography on the management of malignancies. Clinical gastroenterology and hepatology: the official clinical practice. *J Am Gastroenterol Assoc* 2004;2(12):1069-73.
10. O'Connell JB, Maggard MA, Ko CY. Colon cancer survival rates with the new American Joint Committee on Cancer sixth edition staging. *J Natl Cancer Inst* 2004;96(19):1420-25.
11. Nelson H *et al.* Guidelines 2000 for colon and rectal cancer surgery. *J Nat Cancer Inst* 2001;93(8):583-96.
12. Sagar J. Colorectal stents for the management of malignant colonic obstructions. *Cochrane Database of Syst Rev* 2011;11:CD007378.
13. Meisner S *et al.* Self-expandable metal stents for relieving malignant colorectal obstruction: short-term safety and efficacy within 30 days of stent procedure in 447 patients. *Gastrointest Endosc* 2011;74(4):876-84.

CAPÍTULO 55

DOENÇA DIVERTICULAR DO CÓLON

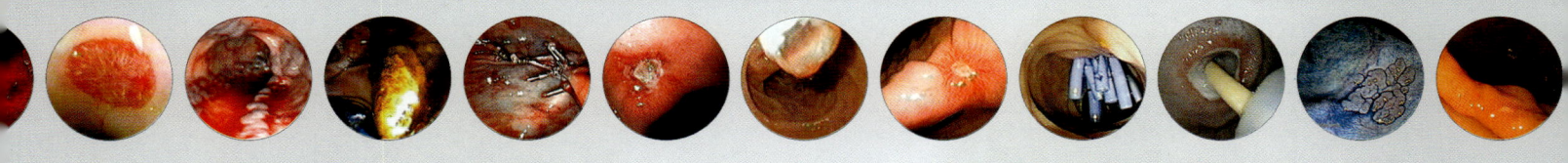

EDIVALDO FRAGA MOREIRA ■ PAULO FERNANDO SOUTO BITTENCOURT
PATRÍCIA COELHO FRAGA MOREIRA ■ RODRIGO RODA RODRIGUES SILVA

INTRODUÇÃO

Divertículos são anormalidades em forma de bolsa ou saco que se abrem por meio da luz de um órgão. São mais frequentes no intestino grosso que em outros órgãos e surgem pela herniação da mucosa através dos orifícios onde os vasos penetram na camada muscular da parede intestinal.

Créditos para a primeira descrição da doença diverticular do cólon devem ser dados a Cruveilhier, que em 1849 descreveu uma série de pequenas herniações da mucosa pela camada muscular, em formato de pera, no cólon sigmoide. Após a Primeira Guerra Mundial, com o desenvolvimento do contraste radiológico, constatou-se um aumento da prevalência da doença ou maior documentação diagnóstica desta entidade.

Um dos mais representativos estudos da anatomia patológica da DDC foi de Slack, que examinou o intestino grosso de 141 cadáveres e de 36 pacientes que tiveram seus cólons removidos cirurgicamente decorrente da diverticulite. Descreveu que o divertículo penetra na camada muscular circunferencial em quatro principais pontos, sendo que em 40% dos casos a protrusão é notada entre as tênias antimesentéricas. Salientou, ainda, a correlação da penetração dos vasos na camada muscular, acompanhando o divertículo em toda sua parede.

EPIDEMIOLOGIA

Estima-se que 30% da população acima de 60 anos e talvez 60% acima de 80 anos apresentam a DDC. Na realidade, sabemos que é impossível estimar de forma precisa a incidência desta doença na população geral. Dados disponíveis da literatura são fundamentada nos diagnósticos realizados em autópsias, cirurgias, estudos radiológios ou endoscópicos de pacientes atendidos em hospitais e ambulatórios. Sabe-se que a incidência aumenta com a idade, estando presente aproximadamente em 5% dos indivíduos na quinta década de vida, com o máximo de incidências na sexta, na sétima e na oitava décadas. Alguns estudos mostram predomínio em homens e outros em mulheres.[31,34] Geograficamente, a DDC apresenta uma distribuição com predomínio na população ocidental e esta maior prevalência foi atribuída a hábitos alimentares. Sua prevalência é maior na Europa, América do Norte e Austrália, menos comum na América do Sul e em países da África e do Oriente. Outra particularidade observada foi o acometimento de determinados segmentos do cólon com relação à população estudada. Identificou-se o maior acometimento do cólon esquerdo nos Estados Unidos, Canadá, Reino Unido, Europa, Austrália, Israel, Irã, Jordânia e Brasil, e acometimento quase exclusivo do cólon direito na população de origem oriental como Japão, Havaí, China, Coreia, Tailândia e Singapura. Estima-se que de 10 a 25% dos pacientes com DDC desenvolverão diverticulite, e destes 10 a 33% necessitarão de tratamento cirúrgico.[34] Em um estudo com 294 pacientes assintomáticos seguidos por 15 anos, 25% desenvolveram diverticulite, 5% obstrução intestinal, perfuração e hemorragia significativa.[14,34]

ETIOPATOGENIA

De uma forma geral, concorda-se que a DDC é uma doença adquirida, exceto os casos considerados divertículos verdadeiros, cuja herniação é constituída por todas as camadas do intestino, sendo geralmente solitários e, na maioria das vezes, de origem genética. Há influência do aumento da pressão intraluminal do intestino, favorecendo a herniação da mucosa por meio da parede do cólon em locais de maior fragilidade, locais estes de penetração de vasos na musculatura circular. O mecanismo de segmentação colônica consiste em contrações musculares não propulsivas, que ocorrem em um segmento curto do cólon com o objetivo de aumentar a absorção de água e de eletrólitos. Consequentemente desencadearia em um aumento da pressão intraluminal que pode levar à herniação da mucosa e da submucosa, mecanismo este que nos levaria a compreender a patogênese desta doença. Painter levantou a hipótese de que a doença estaria relacionada com o desequilíbrio entre a ingestão de dietas ricas em fibras e em carboidratos refinados.[33] Registrou o declínio acentuado da ingestão de fibras na dieta da população ocidental nos últimos 50 anos. Considera, ainda, que esta mudança dietética é responsável pelo grande aumento da DDC em países ocidentais no século XX.[33] Estudos comparando populações africanas e inglesas mostraram que a dieta rica em fibras na população africana levou a um aumento do *bolus* fecal e a diminuição do tempo do trânsito intestinal, registrando-se uma baixa incidência de DDC nesta população. A obesidade tem sido associada ao desenvolvimento de diverticulite e de sangramento diverticular em alguns estudos. Um destes, prospectivo, do tipo *coorte*, acompanhou mais de 47 mil homens durante 18 anos, constatando 801 casos de diverticulite e 383 de hemorragia diverticular.[46] Aldoori *et al.* estudaram prospectivamente 47.678 homens americanos, encontrando uma associação inversa entre a atividade física e a DDC sintomática, e esta relação era maior ainda se esta atividade física fosse vigorosa.[4] Por outro lado, os mesmos autores não encontraram relação da DDC sintomática com o uso de álcool, fumo e cafeína.[3] Em pacientes acima de 60 anos com DDC, constatou-se alteração na composição das fibras do colágeno e a contínua deposição de elastina nas camadas da parede do cólon, favorecendo a diminuição da resistência à tração, com enfraquecimento das fibras musculares, propiciando a formação dos divertículos.[47]

CLASSIFICAÇÃO

Em uma revisão sobre classificações da doença diverticular do cólon realizada por Klarenbeek, em 2012, foram descritas várias classificações a partir de 1978.[27] As primeiras eram fundamentadas principalmente, em aspectos cirúrgicos e métodos de imagens, principalmente a tomografia, descrevendo os estádios da diverticulite e suas complicações. Apenas em 1999, surgiram duas classificações que incluíram a DDC sintomática, mas não na forma de diverticulite. Köhler dividiu a DDC em três grupos: doença sintomática não complicada, doença sintomática recorrente e doença complicada.[27]

Do ponto de vista prático e baseado em observações clínicas, segundo Ryan,[37] a doença diverticular do cólon apresenta duas formas: a hipertônica e a hipotônica, e o reconhecimento destas formas é importante, pois a evolução e as possíveis complicações são diferentes entre elas.

A forma hipertônica acomete indivíduos de uma faixa etária mais jovem, entre 40 e 60 anos; afeta principalmente o cólon descendente e o sigmoide, segmentos estes que apresentariam alterações dinâmicas com hipertonia, cuja principal complicação é a diverticulite. Em orientais é descrita uma forma de doença diverticular hipertônica, na qual os divertículos localizam-se exclusivamente no cólon direito e nesses pacientes ocorre processo inflamatório agudo com grande frequência.

A forma hipotônica incide em pacientes mais idosos, em que há uma atrofia da túnica muscular, que faz com que os óstios diverticulares sejam amplos, e os divertículos se distribuam por todos os segmentos do cólon. A complicação mais frequente da doença diverticular hipotônica é a hemorragia.

A mista é a superposição das formas hipertônica e hipotônica, observando-se a distribuição dos divertículos por todo o cólon e sinais de hipertonia no cólon esquerdo.[12]

MANIFESTAÇÕES CLÍNICAS E DIAGNÓSTICO DA DOENÇA DIVERTICULAR DO CÓLON

As manifestações clínicas da DDC vão depender da presença ou da ausência de complicações. Na maioria das vezes, a DDC não complicada é assintomática e diagnosticada incidentalmente por exames complementares. Alguns pacientes apresentam queixa de desconforto ou mesmo dor abdominal no quadrante inferior esquerdo. Sintomas associados, como anorexia, náuseas, flatulência, alterações do hábito intestinal, diarreia e eliminação de pequenos fecalitos, também podem estar presentes. No entanto, é difícil distinguir se os sintomas estão relacionados com DDC ou a uma possível síndrome do intestino irritável coexistente. Pacientes com relato de sangramento retal ou eliminação de fezes afiladas devem ser submetidos a propedêutica complementar para afastar diagnóstico de neoplasia. Ao exame físico do paciente com DDC não complicada não são habitualmente encontradas alterações durante a palpação abdominal, bem como ao toque retal e à retossigmoidoscopia rígida. Por outro lado, na DDC sintomática encontra-se geralmente dor no quadrante inferior esquerdo sendo do tipo cólica intermitente e pode estar associada a alteração do hábito intestinal. Espasmos colônicos provavelmete são os responsáveis pela dor.

Na ausência de sinais e sintomas específicos, o diagnóstico era estabelecido na maioria das vezes por meio do enema baritado, que também determina a extensão do acometimento do cólon. Além da identificação dos divertículos é comum o achado de espasmo no cólon, principalmente no sigmoide, revelando um aspecto serrilhado. No estádio mais crônico da doença, pode-se observar estenose da luz do cólon e a presença de fístulas para órgãos adjacentes, como a bexiga. A retossigmoidoscopia flexível pode diagnosticar divertículos no sigmoide.[35] A ultrassonografia é de importância diagnóstica exclusivamente na fase aguda, quando se suspeita de perissigmoidite ou da existência de um abscesso. Atualmente, em função do aumento da indicação da colonoscopia para rastreamento do câncer colorretal, em especial em pacientes na faixa etária de 50 anos ou mais, cada vez mais tem sido feito o diagnóstico da DDC. A colonoscopia está indicada na DDC também para o diagnóstico diferencial com neoplasias em lesões estenosantes, bem como auxiliar na localização e no tratamento de vasos sangrantes na fase aguda. Apesar de, com certa frequência, se observar durante a colonoscopia preparo intestinal inadequado, em especial decorrente da presença de fecalitos, não há recomendação em trabalhos científicos para preparo intestinal especial nestes pacientes. Deve-se ter atenção para não confundir divertículos de colo largo com a luz do órgão para evitar perfuração. Mesmo assim, não há na literatura relato desta complicação de maneira significativa.

Na presença desta complicação é possível o tratamento endoscópico. Relatamos aqui um caso do nosso serviço, de perfuração de um divertículo de sigmoide pelo trauma da ponta do colonoscópio, percebido imediatamente (Fig. 55-1a) e que foi tratado com fechamento total com seis clipes (Fig. 55-1b e 55-1c).

Existe tradicionalmente receio da ruptura de divertículo também decorrente da superinsuflação de ar durante a colonoscopia. Para obter alguma resposta, Brayco *et al.*[8] estudaram 11 segmentos de sigmoide de cadáveres contendo divertículos. Foi realizada a insuflação de ar, registrada a média das pressões que provocariam lacerações da mucosa (226 mmHg) e da serosa (202 mmHg) e em nenhum dos casos houve perfuração do divertículo. Em seguida, foram selecionados dois grupos de 15 pacientes cada, sendo que no primeiro todos possuíam divertículos no sigmoide e no segundo não. Durante as colonoscopias foram registradas as pressões intraluminais e em nenhum dos grupos esta ultrapassou as pressões estabelecidas para lacerações de mucosa e de serosa em cadáveres. Concluíram que a responsabilidade pelas perfurações de divertículos durante a colonoscopia não seria da pressão de ar, mas, possivelmente, pelo trauma no manuseio do aparelho. Divertículo invertido pode simular pólipo, com risco de perfuração pela realização de biópsias ou até de polipectomia inadvertida. Existem algumas manobras que auxiliam no diagnóstico diferencial: insuflação de ar ou palpação com pinça de biópsias para o retorno do divertículo ao aspecto clássico, sendo a pinça também utilizada para avaliar a elasticidade característica da mucosa normal. Yusuf *et al.*[49] relataram em uma revisão da literatura seis casos de divertículos invertidos, tendo sido apenas um reconhecido como tal. Dos outros cinco, não reconhecidos, após realização de biópsia, um necessitou de tratamento cirúrgico decorrente da perfuração. Relataram, ainda, a experiência pessoal de quatro casos, todos diagnosticados endoscopicamente, com as seguintes características observadas: retorno do divertículo ao aspecto clássico após insuflação de ar, presença de umbilicação central e formação de anéis característicos ao redor da elevação.

DOENÇA DIVERTICULAR DO CÓLON

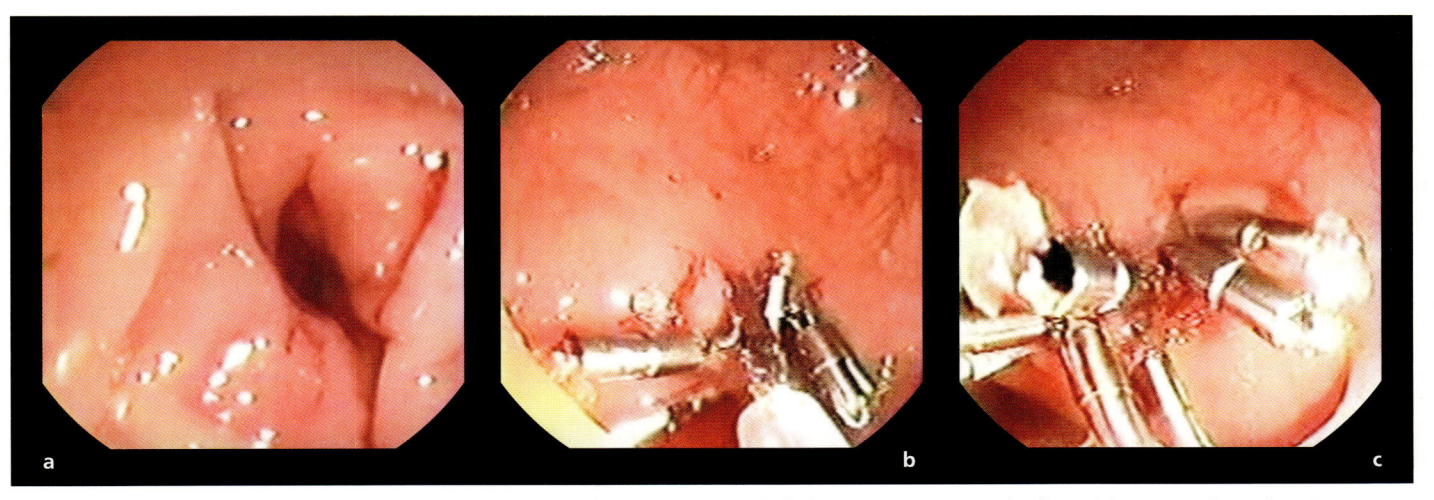

Fig. 55-1. Divertículo de sigmoide, diagnóstico imediato de perfuração e técnica de fechamento com o uso de clipes. (**a**) Aspecto da perfuração por trauma pela ponta flexível do colonoscópio. (**b**) Fechamento com clipes. (**c**) Aspecto final após fechamento com seis clipes.

Relatamos, a seguir, dois casos de divertículo invertido, o primeiro deles de colo largo, simulando um grande pólipo séssil (Fig. 55-2a). Além da palpação com a pinça, testando a elasticidade da mucosa, a cromoscopia e a magnificação de imagens evidenciaram padrão típico glandular de mucosa normal (Fig. 55-2b e 55-2c).

O segundo caso é de um divertículo invertido simulando pequena lesão plana (Fig. 55-3a). Após palpar com a pinça de biópsias (Fig. 55-3b), observa-se o aspecto clássico do divertículo já não invertido (Fig. 55-3c).

DIVERTICULITE

A diverticulite é a complicação mais frequente nos pacientes portadores de doença diverticular do cólon. Está quase sempre acompanhada de febre, leucocitose e, algumas vezes, de massa abdominal palpável. Aproximadamente 10 a 25% dos pacientes com DDC desenvolverão um ou mais episódios de diverticulite.[34] Em pacientes internados com quadro agudo de diverticulite, 10 a 20% necessitarão de cirurgia de urgência.[22] Nestes pacientes pode-se observar

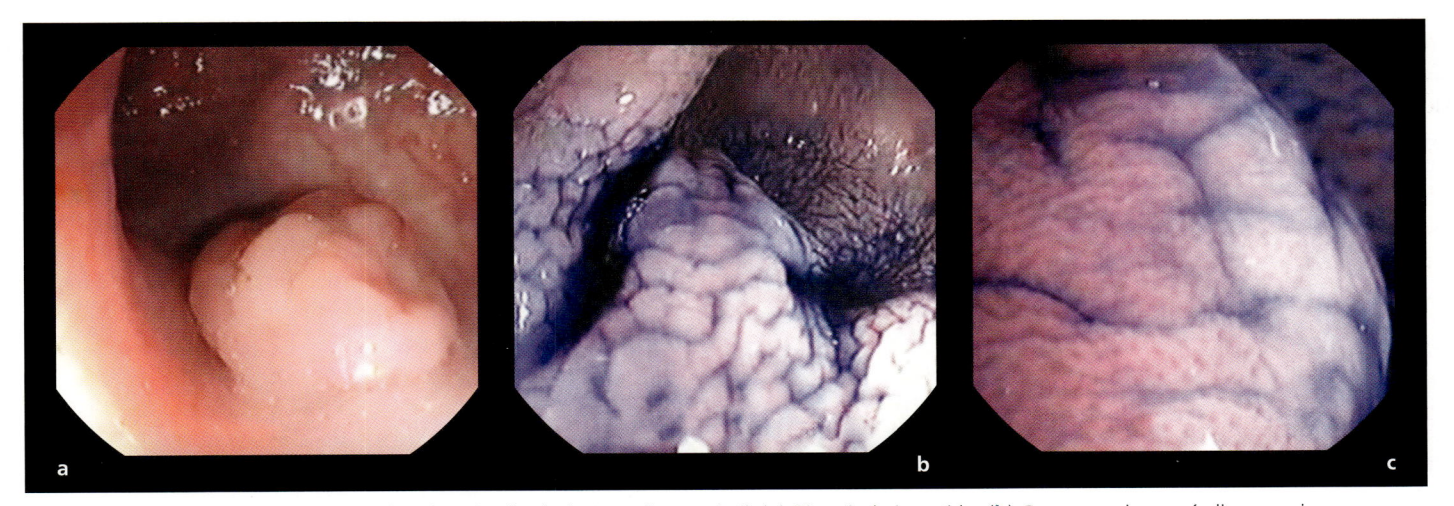

Fig. 55-2. Grande divertículo invertido de cólon simulando lesão poliposa séssil. (**a**) Divertículo invertido. (**b**) Cromoscopia com índigo-carmim. (**c**) Magnificação de imagens (padrão de *pits* normal, tipo I).

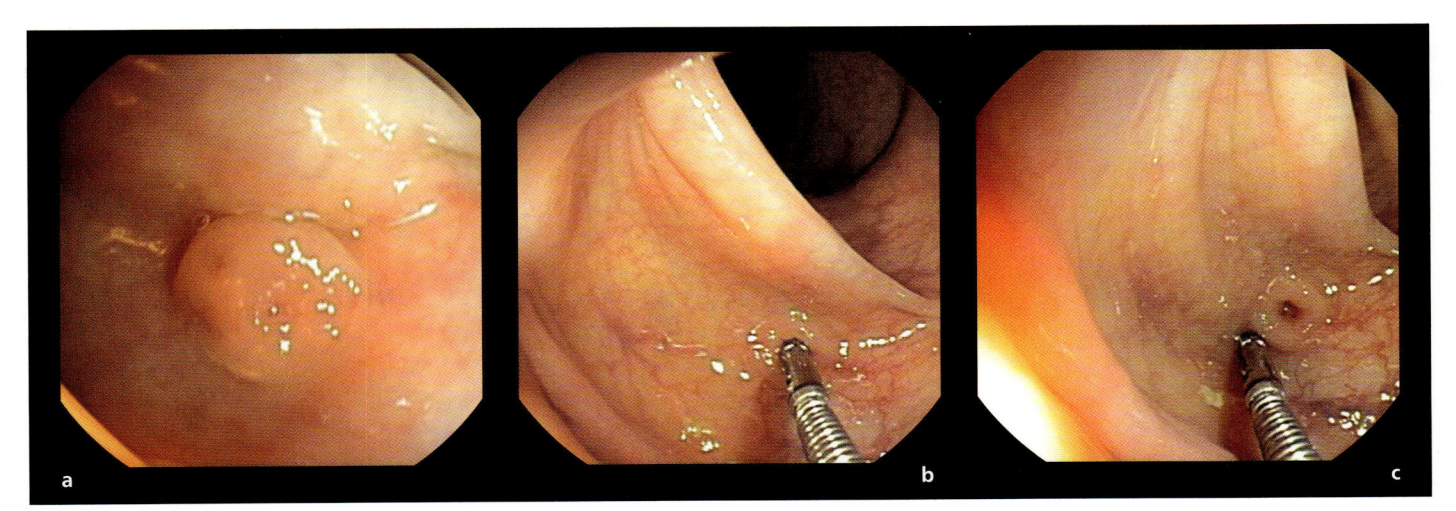

Fig. 55-3. Divertículo invertido de cólon simulando lesão plana. (**a**) Divertículo invertido. (**b**) Manobra de palpação com a pinça fechada no centro da elevação. (**c**) Aspecto após a palpação, observando-se o divertículo.

peritonite generalizada ou fecal em 20 a 60%.³⁴ Mecanismo de trauma pelos fecalitos tem sido sugerido como causa da diverticulite, mas o aumento da pressão intracolônica também parece ser um fator responsável. Geralmente apenas um divertículo torna-se inflamado, sendo pouco frequente uma perfuração livre para a cavidade abdominal; esta geralmente é bloqueada por estruturas adjacentes, mas pode ocasionar peritonite local.

Trata-se de causa frequente de abdome agudo em idosos. Os sinais e os sintomas assemelham-se ao que alguns autores chamam de "apendicite aguda à esquerda". O quadro clínico inicia-se com dor abdominal no quadrante inferior esquerdo progressiva, constante, aumentando com os movimentos do cólon, às vezes acompanhado por evacuações diarreicas. Com a progressão do quadro inflamatório, o paciente apresenta anorexia, náuseas e vômitos. Sintomas urinários surgem se o processo inflamatório envolver as vias urinárias. Edema e hiperemia na parede abdominal sugerem presença de um abscesso com iminente fistulização enterocutânea. Os pacientes com peritonite difusa apresentarão dor abdominal intensa e generalizada, acompanhada de íleo adinâmico. Nos casos com perfuração livre para a cavidade abdominal, observa-se comprometimento hemodinâmico e rigidez abdominal. O diagnóstico da diverticulite aguda é basicamente clínico e as radiografias simples do abdome geralmente são normais. Nas infecções graves ou na obstrução intestinal observa-se o padrão de íleo e, se associado a abscesso, pode-se observar a presença de nível hidroaéreo. Ar retroperitoneal pode difundir-se ao longo do músculo psoas não sendo possível identificação de sua sombra. Na peritonite fecal observa-se a presença de ar livre na cavidade peritoneal.

O enema com contraste hidrossolúvel não é mais utilizado de rotina, uma vez que o mesmo não pode avaliar o processo inflamatório pericólico. Estudo prospectivo que comparou o enema com a tomografia computadorizada (TC) demonstrou nítida superioridade da TC em termos de sensibilidade (98 *vs.* 92%, p < 0,01) e na avaliação da gravidade do processo inflamatório (26 *vs.* 9%, p < 0,02).¹

A TC com contraste oral e endovenoso e, se necessário, contraste retal, tornou-se o exame de escolha para diagnóstico e estadiamento de gravidade da diverticulite aguda. A TC é particularmente interessante para o diagnóstico diferencial com neoplasias, por meio da avaliação das alterações de densidade e de vascularização dos tecidos, presença de edema, massas endoluminais e linfonodos. Entretanto, o diagnóstico errôneo de diverticulite é feito em até 5% dos pacientes com neoplasias colorretais.⁶ Estudo prospectivo avaliando a *performance* da TC *multislice* nos casos de suspeita de diverticulite aguda demonstrou sensibilidade de 97%, especificidade de 98% e acurácia de 98%. Foi capaz de identificar perfuração e abscessos com sensibilidade de 100% e especificidade de 91%.⁵⁰ Outro estudo prospectivo demonstrou a capacidade da TC em predizer a falha de resposta ao tratamento clínico e maior risco de complicações em pacientes que se apresentavam com ar livre, abscessos, estenose, extravasamento de contraste e sinais de peritonite difusa.²

A ultrassonografia abdominal possui boa *performance* para o diagnóstico da diverticulite aguda. Entretanto, é exame operador dependente e tecnicamente mais difícil em pacientes obesos. O íleo adinâmico que acompanha o processo inflamatório, interposição de alças e a dor causada pela colocação do transdutor no abdome dificultam o exame. Estudos prospectivos demonstram que a ultrassonografia possui sensibilidade de 91% e especificidade de 96% para o diagnóstico da diverticulite aguda.⁴³ Em pacientes debilitados e sépticos, a ultrassonografia pode ser a primeira opção diagnóstica por evitar a utilização de contraste venoso e oral. Outra aplicação da ultrassonografia é a possibilidade de drenagem guiada de abscessos intra-abdominais.

A ressonância magnética exige maior tempo de exame que a TC e não é tão sensível para o diagnóstico de ar livre na cavidade peritoneal. Em estudo retrospectivo recente a ressonância alcançou sensibilidade de 94% e especificidade de 87%.¹⁷ Outra limitação é o maior tempo exigido de apneia para a aquisição das imagens. Tal fato pode ser inconveniente no paciente debilitado e com dor abdominal intensa.

A colonoscopia não é habitualmente recomendada na fase aguda da diverticulite, porque além de não oferecer informações adicionais à TC, possui o teórico risco de perfuração (cólon inflamado, estenosado, perfuração bloqueada). Na prática, é realizada após 4 a 6 semanas da instituição do tratamento clínico.

Em situações especiais, quando a TC não é conclusiva, a sigmoidoscopia flexível pode ser útil na fase aguda se houver alta suspeição de neoplasia, colite isquêmica ou doença inflamatória intestinal. Quando realizada, deve-se utilizar mínima insuflação de ar. Os achados endoscópicos que sugerem diverticulite são edema e congestão da mucosa ao redor do óstio diverticular, saída de pus do interior do divertículo, abaulamento ou compressão extrínseca na parede do cólon que pode corresponder a abscesso pericólico.³⁵

A propósito da realização da colonoscopia na fase aguda da diverticulite, Lahat *et al.*,²⁸ em estudo prospectivo, demonstraram segurança na realização do exame endoscópico, mas o número de exames incompletos foi significativamente maior. No total de 154 pacientes com diverticulite, sem peritonite, foram excluídos aqueles com colonoscopia prévia recente e os com tomografia evidenciando ar pericólico. Ao final foram randomizados 45 pacientes para colonoscopia precoce e 41 para colonoscopia tardia. Não se observou complicação e o número de colonoscopias completas foi de 82% nos exames precoces. As causas de exames incompletos foram: dificuldade de preparo intestinal, dor durante o exame e alterações do sigmoide. No grupo tardio, as colonoscopias foram completas em 93%. O autor concluiu que excluído o ar pericólico à tomografia, a colonoscopia pode ser feita com segurança na fase aguda, porém não muda o manejo e o prognóstico dos pacientes.

Uma alternativa à colonoscopia na fase aguda é a colonografia por ressonância magnética. Tal método teria a vantagem de evitar a insuflação de ar pela colonoscopia e a radiação utilizada pela colonografia por TC. Schreyer *et al.*⁴² estudaram por este método 14 pacientes com suspeita de diverticulite, sendo que em todos foram identificadas alterações inflamatórias. Trata-se de um método considerado promissor, mas ainda sem substrato na literatura que justifique o seu uso rotineiro.

A colonografia por TC surgiu recentemente como uma boa alternativa à colonoscopia convencional. Especificamente sobre a sua utilização na diverticulite aguda, Hjern *et al.* avaliaram prospectivamente 50 pacientes pós-diverticulite recente por meio de colonografia seguida imediatamente por colonoscopia. O índice de diagnóstico de divertículos foi semelhante (90 a 96%) com vantagem de a colonografia possibilitar avaliação da parede intestinal e de seu diâmetro, mas com a desvantagem de radiação e de não permitir biópsias. O desconforto pela colonoscopia fez com que 74% dos pacientes dessem a preferência pela colonografia. No entanto, faltam trabalhos com número significativo de pacientes para estas conclusões.¹⁸

Outra situação clínica relativamente frequente é o achado endoscópico eventual de diverticulite em pacientes assintomáticos que realizaram colonoscopias eletivas por outras indicações.⁴⁰ Ghorai *et al.* publicaram revisão de 2.566 colonoscopias eletivas, onde identificou em 21 pacientes a presença de edema periverticular, secreção purulenta em oito e granuloma no óstio do divertículo em 15. Um paciente apresentou diverticulite na internação e os outros 17, em um acompanhamento médio de 12 meses, não tiveram intercorrências.¹³

Na Figura 55-4, em colonoscopia realizada em paciente assintomático, achado de granuloma, inclusive simulando um pólipo. Ao manuseio com a pinça de biópsias foi possível perceber a borda do divertículo. Biópsias evidenciaram alterações inflamatórias.

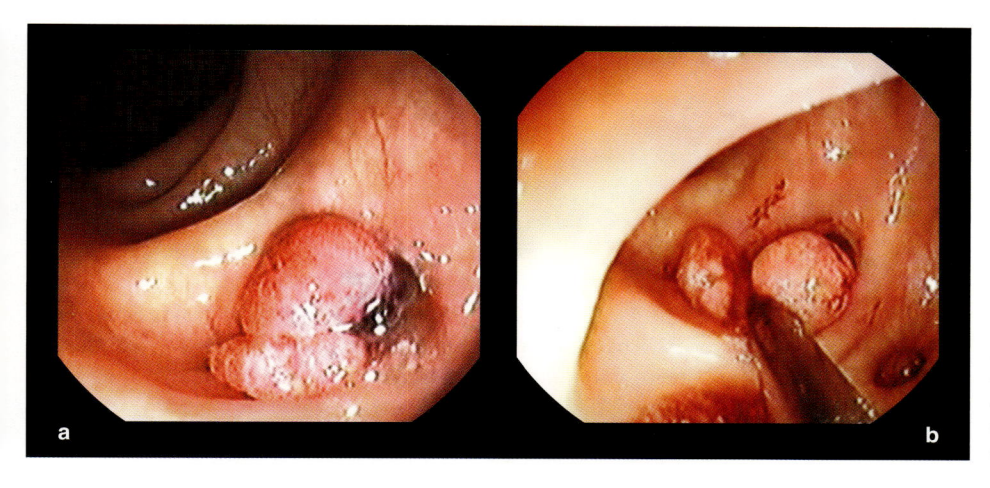

Fig. 55-4. Achado endoscópico em paciente assintomático e com doença diverticular do cólon – granuloma (lesão inflamatória). (**a**) Aspecto clássico de granuloma em doença diverticular. (**b**) Mobilizando o granuloma com a pinça de biópsias, foi possível observar a borda do divertículo.

As principais complicações da diverticulite aguda são abscessos, perfuração livre com peritonite, fistulização e obstrução intestinal. Pacientes com sintomas leves, ausência de sinais de infecção sistêmica e ausência de íleo podem ser tratados ambulatorialmente com dieta leve e antibioticoterapia oral. Se o paciente não apresentar melhora em 48 a 72 horas, ele deve ser hospitalizado e submetido a tratamento com antibiótico venoso, cujo espectro inclua o *Enterococus* e exames devem procurar complicações.[48] Ainda em casos de diverticulite leve, alguns critérios sugerem a necessidade de internação hospitalar: intolerância à hidratação oral, pacientes com idade acima de 80 anos e diabéticos.[5] Pequenos abscessos respondem ao tratamento com antibiótico venoso, mas quando possuem mais que 5 cm, a drenagem guiada por US ou TC leva à melhora do quadro em mais de 90% dos casos.[32]

Nos casos de diverticulite aguda complicada (perfuração, peritonite, grandes abscessos, estenoses), a cirurgia de Hartmann (retossimoidectomia com fechamento do reto remanescente e colostomia terminal) tem sido frequentemente realizada em serviços de urgência com bons resultados e mortalidade que varia de 2,3 a 7,3%.[32] Contudo, a reconstrução do trânsito após o procedimento de Hartmann exige uma nova laparotomia e um elevada porcentagem dos pacientes permanecerão com estoma definitivo por não possuirem condições clínicas que permitam uma nova cirurgia.[11]

Embora a cirurgia de Hartmann seja considerada boa conduta nos casos de diverticulite com peritonite difusa em pacientes com prognóstico reservado, o procedimento de escolha, sempre que possível, é a colectomia segmentar com anastomose primária e lavagem da cavidade peritoneal.[32,39] Nestas situações a realização de ileostomia protetora é considerada uma alternativa válida. Revisão publicada em 2004 sugere uma menor taxa de fístula e infecção da ferida operatória em pacientes que foram submetidos à ileostomia protetora.[39]

Questão mais controversa se refere à ressecção profilática do cólon. Durante as últimas duas décadas, predominou o conceito de se oferecer a colectomia profilática aos pacientes que apresentavam dois episódios de diverticulite não complicada ou após um episódio de diverticulite em paciente com idade inferior a 40 anos.[6,32] Estas orientações foram questionadas por duas importantes publicações,[39,45] o que fez com que estas indicações clássicas não mais fossem incluídas na nova edição do *guideline* da ASCRS (American Society of Cólon and Rectal Surgeons), publicada em 2006.[41] A recomendação atual é que o tratamento cirúrgico deve ser indicado de acordo com as características individuais do paciente, independentemente do número de episódios de diverticulite ou idade.

Mäkelä *et al.*[30] publicaram, em 2010, uma revisão de 977 pacientes admitidos com diverticulite aguda em instituição universitária durante período de 20 anos. Duzentos e quarenta e oito pacientes (25%) possuíam menos de 50 anos. A admissão por diverticulite complicada foi proporcionalmente mais frequente em pacientes mais velhos. Entretanto, o número de admissões após o primeiro episódio de diverticulite foi maior nos mais jovens. Portanto, no grupo abaixo de 50 anos predominou o quadro de diverticulite recorrente não complicada.[16] Importante ressaltar que o número de crises não se correlacionou com a incidência de perfuração ou à forma complicada da doença.

Estes achados estão de acordo com estudo prospectivo publicado por Salem *et al.*[41] Embora com acompanhamento de apenas 1 ano, foram acompanhados 77 pacientes que apresentavam diverticulite à admissão. Independentemente da idade, 75% dos pacientes não recidivaram e naqueles que o fizeram, a maioria respondeu ao tratamento clínico. Nos pacientes com idade inferior a 50 anos a recorrência foi de apenas 7,5%, e os autores reforçam não haver evidências para se oferecer a colectomia profilática nas formas não complicadas da doença.

Eventuais indicações para cirurgia eletiva seriam a impossibilidade de excluir neoplasia, diverticulite no imunossuprimido, evidências de macroperfuração, fistulização e obstrução.[20]

HEMORRAGIA NA DOENÇA DIVERTICULAR DO INTESTINO GROSSO

A hemorragia digestiva baixa (HDB) é aquela cujo ponto de sangramento está localizado distalmente ao ângulo de Treitz. A incidência anual da HDB com necessidade de hospitalização é de aproximadamente 21 casos por 100 mil adultos nos Estados Unidos. É uma entidade que predomina em idosos, com média de idade variando de 63 a 77 anos, sendo o divertículo um dos principais responsáveis pelo sangramento agudo.[25]

Em revisão de sete publicações abrangendo 1.333 pacientes com hemorragia digestiva baixa (HDB) aguda submetidos à colonoscopia, observou-se como causas de sangramento: doença diverticular (30%), câncer de cólon e pólipos (18%), colites (17%), sem diagnóstico (16%), angiodisplasias (7%), pós-polipectomia (6%), causas anorretais (4%) e outras causas (8%).[15] O diagnóstico foi definitivo, não presuntivo, em 25% dos pacientes. Em estudos prospectivos recentes nos quais mais de 500 pacientes consecutivos com HDB maciça foram hospitalizados, no período de 1993 a 2006, a colonoscopia foi realizada e quando negativa, foram realizadas endoscopia digestiva alta e/ou enteroscopia.[21,22,51] Nos 421 pacientes analisados, as causas mais frequentes da HDB maciça foram: doença diverticular (29,5%), hemorroidas internas (12,8%), colite isquêmica (11,9%), doença de Crohn e outras colites (7,1%), angiomas (7,1%) e outras lesões (7,1%).[21,22,51]

A colonoscopia ocupa lugar de destaque na propedêutica da HDB e o melhor momento para sua realização depende da intensidade do sangramento digestivo. A colonoscopia está indicada após exame proctológico para exclusão de possíveis causas orificiais ou mesmo neoplasias do reto e do sigmoide. Atenção especial aos casos de sangramento maciço na forma de melena com ou sem enterorragia concomitante em que uma suspeita clínica pode indicar inicialmente endoscopia digestiva alta, já que em 10% dos casos a origem do sangramento pode estar acima do ângulo de Treitz. Nos pacientes com sangramento maciço, deve-se, inicialmente, fazer o tratamento de suporte e, assim que possível, realizar a colonoscopia precedida de "preparo expresso". O que tem sido recomendado em trabalhos científicos é o uso da solução de polietilenoglicol (PEG) administrada via oral ou por sonda nasogástrica (SNG), 1 litro a cada 30 a 45 minutos, com uma média de 6 litros. Habitualmente em 4 horas o preparo fica adequado. Recomenda-se, também, o uso endovenoso de metoclopramida 10 mg, 30 minutos antes de iniciar o preparo, para controle de náuseas, a fim de facilitar o esvaziamento gástrico.[21-23]

Alguns autores preferem a administração rápida da solução de 1.000 mL de manitol 10% em aproximadamente 60 minutos por via oral ou através de sonda nasogástrica ou nasoenteral. Na rotina de nosso serviço, em alguns casos, mesmo após o preparo expresso com manitol ou PEG 4.000, adotamos, se necessário, o uso concomitante do preparo retrógrado com clister glicerinado. Mesmo com estas medidas, se não for possível o exame mais detalhado, temos como rotina, já no início e durante o procedimento, injetar pelo canal operatório do aparelho, continuamente, solução fisiológica ou água em grande volume. Uma vantagem desta técnica é estabelecer se o coágulo aderido no divertículo realmente é a causa do sangramento. Frequentemente, os coágulos no interior dos divertículos (suspeitos como o ponto de sangramento) são deslocados com a lavagem sob pressão, o que exclui o diagnóstico da causa do sangramento. Do ponto de vista prático, no sangramento por DDC, o diagnóstico é caracterizado como definitivo quando se observa durante exame endoscópico sangramento ativo (Fig. 55-5a), na presença de vaso visível (Fig. 55-5b) e na presença de coágulo aderido (Fig. 55-5c). É caracterizado como presuntivo quando são encontrados divertículos sem sinal de sangramento, mas sem outra lesão colônica para justificar a hemorragia.

Jensen et al.[26], em 2005, em uma revisão de 233 pacientes internados com HDB maciça e com diagnóstico de DDC, observaram o diagnóstico definitivo em 14,1%, presuntivo em 31,8% e incidental, ou seja, apesar de divertículos presentes, a causa do sangramento era outra, em 54,1%.

A colonoscopia na hemorragia digestiva baixa maciça deve ser realizada com perspectiva de abordagem terapêutica. Por mais grave que seja o sangramento, a ideia é fazer a colonoscopia em uma condição próxima do exame eletivo, ou seja, com o paciente em melhores condições clínicas, com o preparo intestinal adequado e com o endoscopista bem motivado em não só fazer o diagnóstico topográfico, mas etiológico.[25]

Nestas condições, além da possibilidade de terapêutica endoscópica, existe a ideia de propiciar ao cirurgião uma medida menos agressiva, ou seja, de realizar ressecções mais econômicas, no intuito de reduzir a morbimortalidade operatória quando não for possível o tratamento endoscópico. Se previamente for feito o diagnóstico do sítio hemorrágico por meio da colonoscopia ou métodos radiológicos, a colectomia segmentar poderá ser realizada. Se não for estabelecido este diagnóstico, a colectomia subtotal deve ser realizada com base no alto índice de recidiva hemorrágica de 30%, se nestas condições forem feitas apenas a colectomia segmentar.[9] De uma maneira geral, historicamente, para os casos de HDB maciça, a mortalidade operatória é alta, chegando até a 30%. Trabalhos recentes têm mostrado mortalidade operatória de 5 a 10%, independentemente de ser realizada a colectomia segmentar e subtotal.[10,36]

A avaliação radiológica de pacientes com HDB inclui a cintilografia com hemácias marcadas e a angiografia mesentérica. A cintilografia detecta sangramentos ativos de até 0,1 mL/min, é pouco invasivo, com sensibilidade de 91-97%, especificidade de 76 a 95% mas com acurácia de 41 a 94%. A maior desvantagem é a localização imprecisa do foco de sangramento. A maioria dos autores recomenda a cintilografia como método inicial para identificar pacientes com sangramento ativo e que se beneficiariam com a arteriografia. A arteriografia é mais invasiva, requer sangramento com débito maior, de no mínimo 0,5 mL/min, com a vantagem da localização precisa e possibilidade terapêutica. A sensibilidade e a especificidade da angiografia mesentérica são de 47 e 100%, respectivamente.[5]

O sangramento agudo do trato gastrointestinal baixo pela DDC cessa espontaneamente em 70-90% dos pacientes e aproximadamente 25% vão evoluir com sangramento ou com recidiva hemorrágia e com necessidade de alguma terapêutica.[21]

A abordagem endoscópica, com perspectiva de reduzir não somente o tratamento cirúrgico como a morbimortalidade operatória, tem sido alvo de estudos.

Ramirez et al., em 1996, descreveram o tratamento endoscópico com injeção de solução de adrenalina 1:10.000 com sucesso em quatro pacientes com sangramento maciço por DDC.

Em 2000, Jensen et al.[21] mostraram uma experiência de 10 anos em 121 pacientes com HDB maciça por DDC. Dois grupos de pacientes foram avaliados em épocas diferentes. O primeiro, no período de 1986 a 1992, no total de 73 pacientes, tratados clinicamente. O diagnóstico definitivo da HDB (sangramento ativo, vaso visível ou coágulo aderido) foi feito em 17-73 (23%) sendo que 9-17 (53%) persitiram com sangramento e seis foram operados de urgência apesar do tratamento clínico (transfusão, correção de coagulograma, parada do uso de anticoagulantes e aspirina). No outro grupo, de 48 pacientes avaliados no período de 1994 a 1998, em 10-48 (21%) o diagnóstico da HDB foi definitivo. Todos foram submetidos à terapêutica endoscópica, com 100% de parada do sangramento e sem indicação cirúrgica em um acompanhamento médio de 30 meses. O tratamento endoscópico para o sangramento na doença diverticular foi realizado utilizando-se de 1 a 2 mL de solução de adrenalina 1:20.000 nos quatro quadrantes em torno do ponto sangrante, associado ao *gold probe* para vasos visíveis não sangrantes.

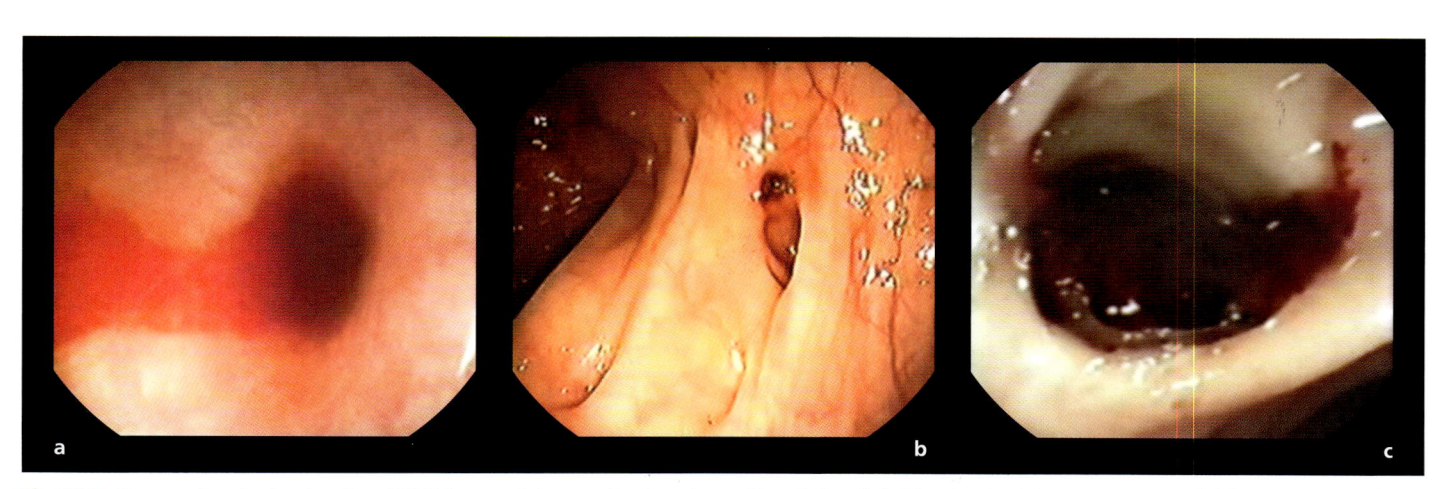

Fig. 55-5. Doença diverticular do cólon (DDC) hemorrágica – colonoscopia no diagnóstico definitivo da causa do sangramento. (**a**) Sangramento ativo. (**b**) Vaso visível. (**c**) Coágulo aderido.

Ao contrário dos resultados obtidos por Jensen et al.,[21] em 2001 e Bloomfeld et al.[7] com casuística semelhante, trataram 13 pacientes com HDB por DDC preferencialmente com injeção de adrenalina, observando-se ressangramento precoce em 30 dias em cinco (38%) pacientes com necessidade de cirurgia de urgência em quatro. Observou-se ressangramento tardio em três (23%) pacientes. Não se sabe o motivo da diferença de resultados, mas os autores tentam atribuir à técnica utilizada neste segundo grupo de pacientes, predominando o método de injeção.

Em uma revisão extensa da literatura feita em 2003 por meio de busca pela MEDLINE nos últimos 19 anos com relação à terapêutica endoscópica de DDC hemorrágica, foram encontrados 53 casos com abordagens diferentes (epinefrina, *Bicap*, *heater probe*, fibrina e *clip*). Praticamente não houve recorrência de sangramento, exceto o observado no trabalho de Bloomfeld et al.,[7] no qual houve ressangramento em nove dos 13 pacientes, sendo que sete destes haviam sido apenas tratados pelo método de injeção de adrenalina (Quadro 55-1).

Mais recentemente, em 2006, Jensen et al.,[22] em estudo prospectivo, comparativo, mas não controlado, avaliaram o tratamento endoscópico de 62 pacientes com HDB maciça por DDC, todos com diagnóstico definitivo da causa do sangramento. Destes, o sangramento ativo foi observado em 34%, vaso visível em 21% e coágulo aderido em 45%. Nos pacientes tratados endoscopicamente, a abordagem foi feita com injeção de adrenalina 1:20.000 associada ao *gold probe* ou clipes no sangramento ativo, *gold probe* ou clipes em vaso visível e no coágulo aderido com injeção de adrenalina, retirada do coágulo com alça de polipectomia e posterior uso de *gold probe*. Ao final, era feita a tatuagem local com tinta nanquim. Vinte e oito pacientes foram tratados clinicamente e 34 por hemostasia endoscópica, observando-se ressangramento precoce em (50 vs. 9%), indicação cirúrgica de urgência em (39 vs. 6%) e tempo médio de hospitalização em dias de (5 vs. 2).

Uma variedade de outras terapêuticas tem surgido para o tratamento do sangramento pela DDC, como o *heater probe* e a coagulação com plasma de argônio, mas com ressalva do risco de perfuração em função da parede muito fina do divertículo, ligadura elástica, selante de fibrina e com maior ênfase ao uso de clipes.[44]

Os primeiros estudos sobre o método de ligadura elástica para tratamento de divertículo sangrante alertaram para o possível risco de perfuração, principalmente no cólon direito, pelo fato da região "ligada" poder englobar a muscular própria. Esse tratamento foi avaliado em estudo retrospectivo de 2012,[19] no qual 29 pacientes tiveram o diagnóstico definitivo de sangramento. Dos 31 divertículos identificados houve sucesso na colocação da banda elástica em 27 (87%), três pacientes (11%) apresentaram ressangramento precoce em 30 dias, sendo que apenas um deles necessitou de tratamento cirúrgico e não ocorreu perfuração. Apesar destes resultados ainda são necessários estudos prospectivos, com maior número de pacientes para avaliar a eficácia e os riscos deste procedimento. Existe uma tendência de utilização de método combinado por analogia ao tratamento da hemorragia digestiva alta. É o que temos preconizado em nosso serviço.

Nos últimos 10 anos, em função da realização precoce da colonoscopia com preparo intestinal adequado e da perspectiva terapêutica, tivemos a oportunidade de diagnosticar divertículos sangrantes em oito pacientes. A idade variou de 48 a 92 anos, sendo quatro do sexo masculino, todos evoluindo com hematoquezia, quatro destes com anemia aguda e choque. Seis pacientes tinham doença diverticular difusa do cólon e dois tinham doença restrita ao cólon esquerdo. Foram identificados quatro divertículos sangrantes no cólon direito e quatro no esquerdo. Em três o sangramento era ativo, em quatro havia um coágulo aderido e em um observou-se vaso visível. Apenas um paciente foi submetido a cirurgia de emergência, com sucesso. Nos sete restantes foi feita a terapêutica endoscópica: injeção de adrenalina em cinco, injeção de adrenalina + clipe em um e, apenas, aplicação de clipe em um, todos com boa evolução.[24]

A seguir vamos relatar dois casos de pacientes com HDB maciça que foram tratados com clipes.

No primeiro caso, em paciente com HDB com repercussão hemodinâmica, após estabilização e preparo intestinal exaustivo e de boa qualidade, foi possível diagnosticar o vaso visível em um divertículo do cólon direito e realizar a aplicação de clipes (Fig. 55-6).

No segundo caso, em paciente idosa com anemia aguda por HDB, após preparo expresso e lavagem exaustiva do cólon injetando pelo canal operatório do aparelho, continuamente, solução fisiológica em grande volume, foi possível diagnosticar o divertículo no ascendente com coágulo aderido e realizar a terapêutica combinada com injeção de adrenalina e posterior posicionamento de clipes (Fig. 55-7).[29]

Quadro 55-1. Hemorragia digestiva baixa por doença diverticular do cólon (DDC). Análise retrospectiva de 19 anos de terapêutica endoscópica em 53 casos – MEDLINE

Autor, ano	N	Local do divertículo	Sangramento	Terapêutica	Recorrência
Mauldin, 1985	1	CE	SA	EPI	0
Johnston, 1986	4	NA	SA(3) e CA(1)	HP	0
Pardoll, 1989	1	NA	NA	EPI	0
Bertoni, 1990	1	CE	SA	EPI	0
Kim, 1993	1	CE	SA	EPI	0
Andress, 1993	1	CE	VV	Fibrina	1
Savides, 1994	3	TR(2) e CD(1)	VV	BICAP	0
Foutch, 1996	4	CE(3) e CD(1)	SA(1) e CA(3)	BICAP	1
Ramirez, 1996	4	CE(2) e CD(2)	SA	EPI	0
Hokama, 1997	3	CE(2) e CD(1)	VV(2) e CA(1)	CLIPS	0
Rino, 1999	1	CD	VV	CLIPS	0
Prakash, 1999	3	CD(2) e CE(1)	NA	HP+EPI	0
Jensen, 2000	10	NA	SA(5), VV(2) e CA(3)	BICAP + EPI	0
Bloomfeld, 2001	13	CE(7) e CD(6)	SA(9) e VV(2)	EPI/HP/BICAP	9 (7 EPI)
Lara, 2001	1	TR	SA	EPI	0
Simpson, 2004	2	CD	VV	CLIPS	0

CE: cólon esquerdo; CD: cólon direito; TR: transverso; N: não avaliado; AS: sangramento ativo; VV: vaso visível; CA: coágulo aderido; EPI: adrenalina; HP: *heater probe;* BICAP: eletrocoagulação bi/multipolar.
Fonte: Simpson PW. Use of endoclips in the treatment of massive colonic diverticular bleeding. Gastrointest endosc 2004;59(3):433-437.

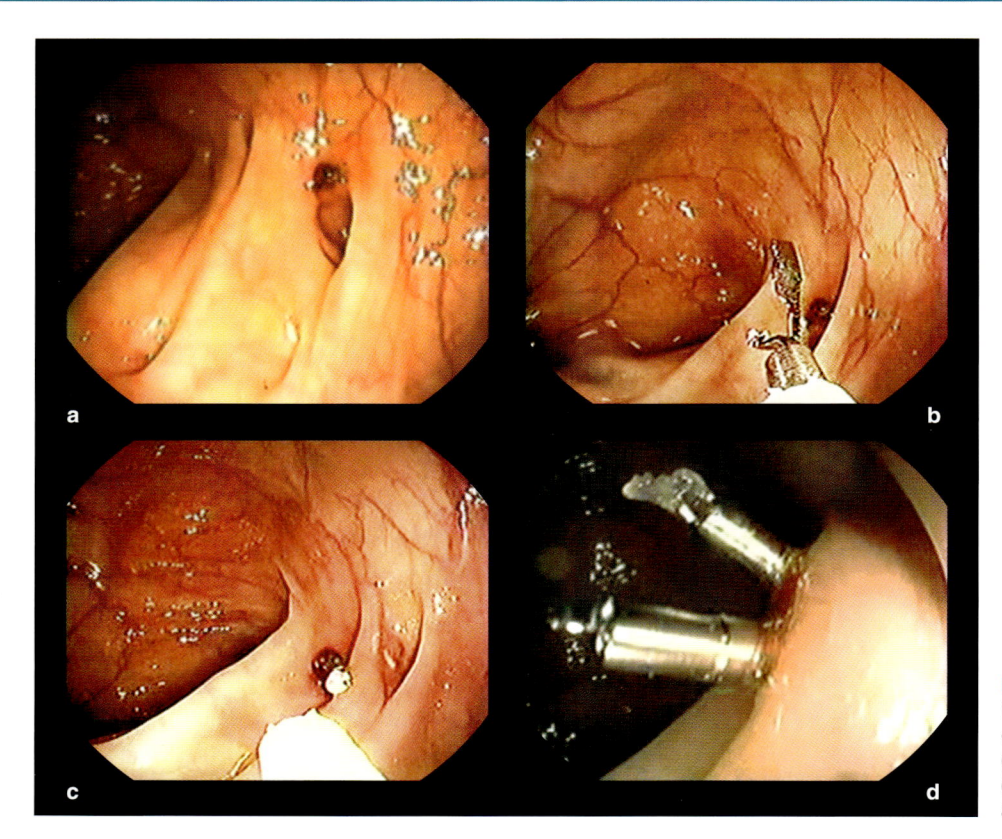

Fig. 55-6. Detalhes da colonoscopia e hemostasia endoscópica em divertículo de cólon com vaso visível, com aplicação de clipes. (**a**) Vaso visível. (**b**) Clipe sendo posicionado. (**c**) Primeiro clipe posicionado. (**d**) Após aplicação do segundo clipe.

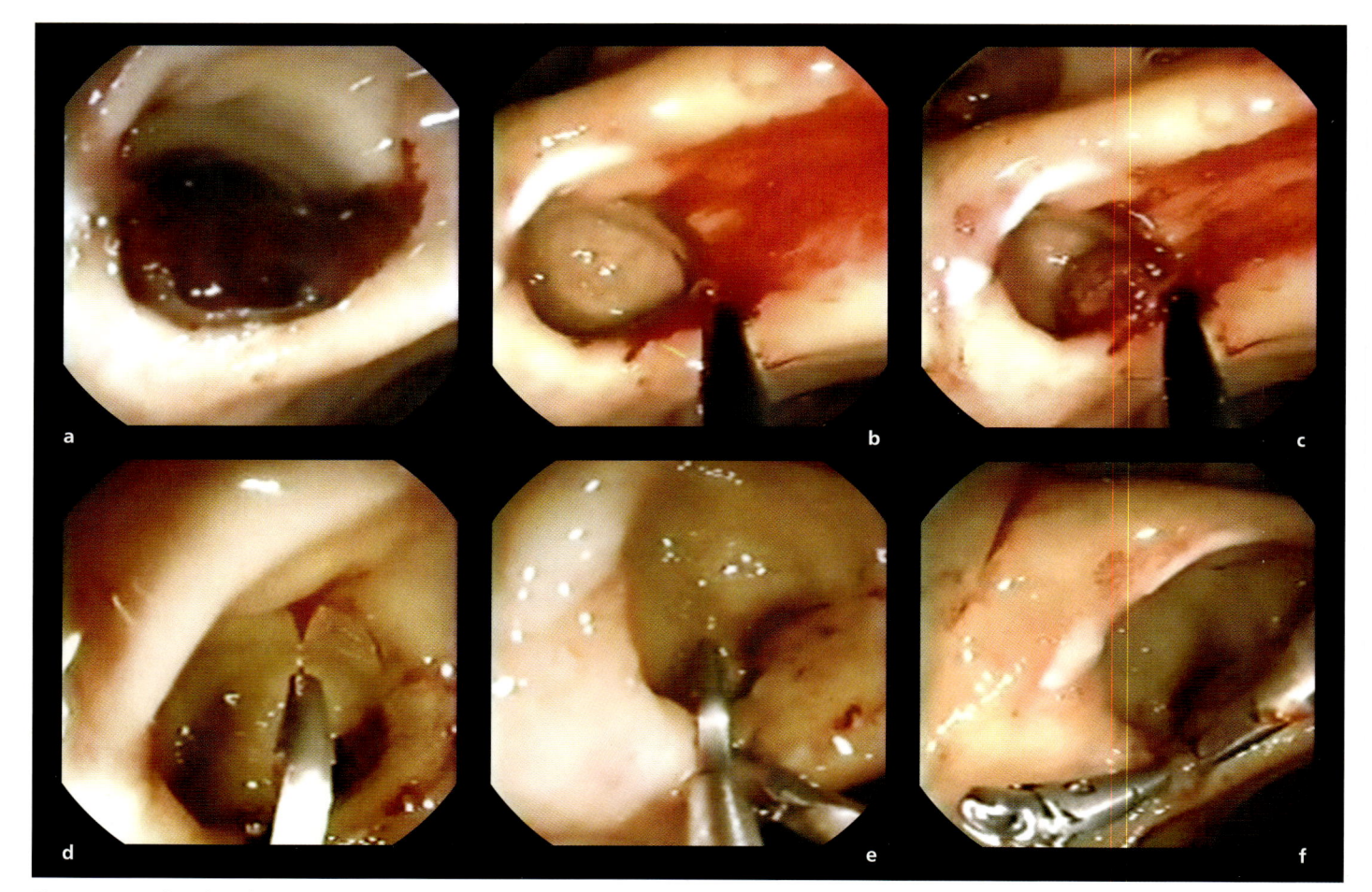

Fig. 55-7. Detalhes da colonoscopia e hemostasia endoscópica em divertículo de cólon com coágulo aderido. (**a**) Coágulo aderido. (**b**) Após remoção do coágulo. (**c**) Injeção de solução de adrenalina 1:20.000. (**d**) Posicionamento do primeiro clipe. (**e**) Posicionamento do segundo clipe. (**f**) Após os dois clipes posicionados.

REFERÊNCIAS BIBLIOGRÁFICAS

1. Ambrosetti P, Jenny A, Becker C et al. Acute left colonic diverticulitis – Compared performance of computed tomography and water-soluble contrast enema: prospective evaluation of 420 patients. *Dis Colon Rectum* 2000;43:1363-67.
2. Ambrosetti P, Becker C, Terrier F. Colonic diverticulitis: impact of imaging on surgical management – a prospective study of 542 patients. *Eur Radiol* 2002;12:1145-49.
3. Aldoori WH, Giovannucci EL, Rimm EB et al. A prospective study of alcool, smoking, caffeine and the risk of symptomatic diverticular disease in man. *Ann Epidemiol* 1995;5:221-28.
4. Aldoori WH, Giovannucci EL, Rimm EB et al. Prospective study of physical activity and the risk of symptomatic diverticular disease in man. *Gut* 1995;36:276-82.
5. ASGE guideline: the role of endoscopy in the patient with lower-GI bleeding *Gastrointest Endosc* 2005;62(5):656-59.
6. Biondo S, Lopez Borao J, Millan M et al. Current status of the treatment of acute colonic diverticulitis: a systematic review. *Colorectal Dis* 2012 Jan.;14(1):e1-11.
7. Bloomfeld RS. Endoscopic therapy of acute diverticular hemorrhage. *Am J Gastroenterol* 2001;96:2367-72.
8. Brayko CM, Kazarek RA. Diverticular rupture during colonoscopy. Fact or fancy? *Dig Dis Sci* 1984;29:1149-67.
9. Moreira EF, Bittencourt PFS. Doença diverticular do cólon. In: Averbach M, Corrêa P. *Colonoscopia.* São Paulo: Santos, 2010, cap. 24.
10. Farner R. Abdominal colectomy offers safe management for massive lower GI bleeding. *Am Surg* 1994;8:578-81.
11. Fleming FJ, Gillen P. Reversal of Hartmann's procedure following acute diverticulitis: is timing everything? *Int J Colorectal Dis* 2009;24:1219-25.
12. Gino C, Caselli C, Bambs G et al. Laparoscopic approach for intestinal passage reconstruction after Hartmann's operation: experience with 30 patients. *Cir Esp* 2010;88:314-18.
13. Ghorai S et al. Endoscopic findings of diverticular inflammation in colonoscopy patients without clinical acute diverticulitis: prevalence and endoscopic spectrum. *Am J Gastroenterol* 2003;98(4):802-6.
14. Gordon PH, Nivatvongs S. *Principles and practice of surgery for the colon, rectum and anus.* 3 ed. New York: Informa Healthcare USA, 2007.
15. Grace H et al. Urgente colonoscopy for acute lower-GI bleeding. *Gastrointest Endosc* 2004;59(3):402-8.
16. Greenberg AS, Gal R, Coben RM et al. A retrospective analysis of medical or surgical therapy in Young patients with diverticulitis. *Aliment Pharmacol Ther* 2005;21:1225-29.
17. Herverhagen JT, Sitter H, Zielke A et al. Prospective evaluation of the value of magnetic resonance imaging in suspected acute sigmoid diverticulitis. *Dis Colon Rectum* 2008;51:1810-15.
18. Hjern F et al. CT colonography versus colonoscopy in the follow-up of patients after diverticulitis: a prospective, comparative study. *Clin Radiol* 2007;62:645-50.
19. Ishii N, Setoyama T, Deshpande GA et al. Endoscopic band ligation for colonic diverticular hemorrhage. *Gastrointest Endosc* 2012;75(2):382-87.
20. Janes S, Meagher A, Frizelle FA. Elective surgery after acute diverticulitis. *Br J Surg* 2005;92:133-42.
21. Jensen DM. Urgent colonoscopy for the diagnosis and treatment of severe diverticular hemorrhage. *NEJM* 2000;342:78-82.
22. Jensen DM. Prevalence and outcomes of different stigmata of definitive diverticular hemorrhage with medical-surgical treatment or colonoscopic hemostasis. *Am J Gastroenterol* 2006;101(Suppl):S207.
23. Jensen DM. Diagnosis and treatment of severe hematochezia:the role of urgent colonoscopy after purge. *Gastroenterology* 1988;95:1569-74.
24. Jensen DM. Endoscopic diagnosis and treatment of severe hematochezia. *Tech Gastrointest Endosc* 2001;3:178-84.
25. Jensen DM. Where to look and how to treat diverticular hemorrhage. *Am J Gastroenterol* 2006;101(Suppl):S202-474.
26. Jensen DM. True diverticular hemorrhage:prevalence of definitive & presentive bleeding. *Gastrointest Endosc* 2005;61:AB84-264.
27. Klarenbeek BR, Korte N, van der Peet DC et al. Review of current classification for diverticular disease and a translation into clinical practice. *Int J Colorectal Disease* 2012;27:207-14.
28. Lahat A, Yanai H, Menachen Y et al. The feasibility and risk of early colonoscopy in acute diverticulitis: a prospective controlled study. *Endoscopy* 2007;39:521-24.
29. Lee EC, Murray JJ, Coller JA et al. Intraoperative colonic lavage in nonelective surgery for diverticular disease. *Dis Colon Rectum* 1997;40:669-74.
30. Mäkelä JT, Kiviniemi HO, Laitinen ST. Spectrum of disease and outcome among patients with acute diverticulitis. *Dig Surg* 2010;27:190-96.
31. Morson BC. Pathology of diverticular desease of the colon. *Clin Gastroenterol* 1975;4:37-52.
32. Myers E, Winter DC. Adieu to Henri Hartmann? *Colorectal Dis* 2010;12:849-50.
33. Painter NS. Diverticular disease of the colon: the first of the Westen deseases shown to be due to a deficiency of dietary fibre. *S Afr Med J* 1982;61:1016-20.
34. Parks TG. Natural history of diverticular disease of the colon. *Cli Gastroenterol* 1975;4:53-69.
35. Rafferty J, Sellito P, Hyman NH et al. Practice parameters for sigmoid diverticulitis. *Dis Colon Rectum* 2006;49:939-44.
36. Renzulli P. Subtotal colectomy with primary ileorectostomy is effective for unlocalized, diverticular hemorrhage. *Langenbecks Arch Surg* 2002;387:67-71.
37. Ryan P. Changing concepts in diverticular disease. *Dis Colon Rectum* 1983;26:12-18.
38. Sakhnini E, Lahat A, Melzer E et al. Early colonoscopy in patients with acute diverticulitis: results of a prospective pilot study. *Endoscopy* 2004;36:504-7.
39. Salem L, Flum DR. Primary anastomosis or Hartmann's procedure for patients with diverticular peritonitis? A systematic review. *Dis Colon Rectum* 2004;47:1953-64.
40. Salem L, Veenestra DL, Sullivan SD et al. The timing of elective colectomy in diverticulitis: a decision análisis. *J Am Coll Surg* 2004;199:904-12.
41. Salem TA, Molloy RG, O´Dwyer PJ. Prospective stydy on the management of patients with complicated diverticular disease. *Colorectal Dis* 2006;8:173-76.
42. Schreyer AG, Furst A, Agha A et al. Magnetic resonance imaging based colonography for diagnosis and assessment of diverticulosis and diverticulitis. *Int J Colorectal Dis* 2004;19:474-80.
43. Schanz S. Sonography in diverticular disease. In: Kruis W, Forbes A, Jauch KW et al. (Eds.). Diverticular disease: emerging evidence in a common condition. Heidelberg: Springer-Verlag, 2006. p. 83-92.
44. Simpson PW. Use of endoclips in the treatment of massive colonic diverticular bleeding. *Gastrointest Endosc* 2004;59(3):433-37.
45. Stollman NH, Raskin JB. Diagnosis and management of diverticular disease of the colon in adults. Ad Hoc Practice Parameters Committee of the American College of Gastroenterology. *Am J Gastroenterol* 1999;94:3110-21.
46. Strate LL, Liu YL, Aldoori WH et al. Obesity increases the risks of diverticulitis and diverticular bleeding. *Gastroenterology* 2009;136:115.
47. Strumpf M, Cao W, Klinge U et al. Increased distribution of collagen type III and reduced expression of matrix metalloproteinase I in patients with diverticular disease. *Int J Colorectal Dis* 2001;16:271-75.
48. Stabile BE. Preoperative percutaneous drainage of diverticular abscesses. *Am J Surg* 1990;159:99.
49. Yusuf S, Grant C. Inverted colonic diverticulum: a rare finding in a common condition? *Gastroint Endosc* 2000;52:111-15.
50. Werner A, Diehl SJ, Farag-Soliman M et al. Multi-slice spiral CT in routine diagnosis of suspected acute left-sided colonic diverticulitis: a prospective study of 120 patients. *Eur Radiol* 2003;13:2596-603.
51. Zarimani AI. Clinical factors are predictive of bleeding location in severe hematochezia. *Gastrointest Endosc* 2004;59:AB270;W1618.

CAPÍTULO 56

DOENÇAS INFLAMATÓRIAS INTESTINAIS INESPECÍFICAS

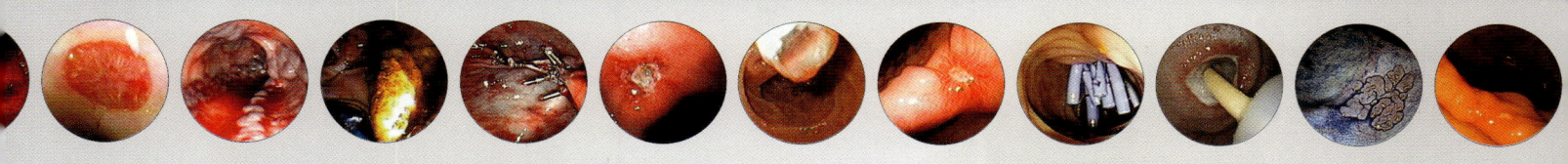

LUIZ CLAUDIO MIRANDA DA ROCHA ■ JOSÉ CELSO CUNHA GUERRA PINTO COELHO

COLITE MICROSCÓPICA

Colite microscópica (CM) é definida como inflamação crônica do cólon, que se apresenta com quadro de diarreia profusa, sem sangue ou muco e se caracteriza por modificações histológicas em uma mucosa radiológica e endoscopicamente normal. O termo CM foi utilizado pela primeira vez em 1980.[1] Há dois tipos histológicos de CM: a colite colágena (CC) e a colite linfocitária (CL). Para alguns autores, ainda não está claro se essas entidades são distintas ou se fazem parte do espectro de uma mesma doença.[2] Há relatos de pacientes diagnosticados com um tipo de colite e com mudança de diagnóstico para outro tipo com o passar do tempo ou pacientes com histologia mista. A nomenclatura atual abriga os dois tipos sob o termo CM. É uma das causas importantes de diarreia crônica com incidência estimada de 1,8 a 3,4/100.000 pessoas/ano e prevalência de 10 a 16 casos por 100 mil pessoas. Na mulher idosa, a incidência pode alcançar 20 casos/100 mil pessoas. A CC é 7 vezes mais comum nas mulheres, incidindo, em geral, na sexta década de vida, em média aos 59 anos. No entanto, há casos diagnosticados na infância. A CL é igualmente distribuída entre homens e mulheres, surgindo um pouco mais cedo, em média aos 54 anos.[3] Há relato de ocorrência de casos da CM em uma família, mas não está claro se uma verdadeira predisposição familiar existe.[2]

A etiologia da CM é desconhecida e motivo de discussão. Há alguns relatos sobre o potencial mecanismo fisiopatológico da CM. Sugeriu-se que os dois tipos histológicos seriam etapas evolutivas de um mesmo processo. A associação a doenças autoimunes (tireoidite, doença celíaca, artrite) lembrou a possibilidade da autoimunidade. Pensou-se, também, em etiologia infecciosa e descreveu-se a associação a anti-inflamatórios não hormonais e com a ticlopidina. A possibilidade de uma reação a um antígeno alimentar foi evocada considerando dados anatomopatológicos semelhantes aos da doença celíaca.[4] Dessa forma, as hipóteses variam de problemas relacionados com a imunidade ou com a autoimunidade até infecção por uso de medicamentos. No entanto, esses dados são de pequenos estudos, com resultados conflitantes e que não permitem uma conclusão definitiva. Talvez o termo clinicopatológico CM englobe diferentes doenças ou mecanismos fisiopatológicos com similar expressão histológica.

A CM deve ser discutida dentro do escopo da abordagem dos pacientes com diarreia. A duração do quadro é considerada para definir diarreia aguda (até 4 semanas) da diarreia crônica. As causas da diarreia aguda e crônica são diferentes, assim como a abordagem clínica e endoscópica. O sintoma característico da CM é a diarreia aquosa crônica ou intermitente, podendo ocorrer episódios noturnos. Não há repercussão sobre o estado geral, e o exame físico não mostra dado positivo. No entanto, alguns pacientes podem ter dor abdominal e perda de peso, enquanto náusea e incontinência fecal ocorrem em uma minoria.[4] Febre alta, vômitos ou perda de sangue nas fezes sugerem outro diagnóstico. Artralgias e várias condições autoimunes podem ocorrer em pacientes com CM.[4] O conteúdo de eletrólitos nas fezes sugere diarreia secretória e podem aparecer leucócitos nas fezes. A presença de sangue, muco ou gordura nas fezes sugere outro diagnóstico.[2] Alguns pacientes podem apresentar elevação da velocidade de hemossedimentação e marcadores autoimunes positivos, como anticorpo antinuclear. Na maioria das vezes, os exames laboratoriais servem para excluir outras doenças.

Em centros de referência, a CM é responsável por 10% dos casos de diarreia crônica.[5] Nesses pacientes, a colonoscopia com biópsias é de grande valor no diagnóstico. A histologia é essencial considerando que, em algumas doenças, a mucosa está macroscopicamente normal, como na doença inflamatória intestinal quiescente, colite eosinofílica, amiloidose e CM.[6] A acurácia da colonoscopia em pacientes com diarreia crônica varia de 7 a 32%, com a doença inflamatória intestinal e a CM sendo as doenças mais diagnosticadas.[7] Em estudo retrospectivo de 809 pacientes com diarreia crônica submetidos a colonoscopia com biópsias, mais de 99% das 122 espécimes com histologia alterada foram identificadas em biópsias do cólon esquerdo.[8] A maioria (80 de 122) mostrou CM. Dessa forma, os autores consideraram que a sigmoidoscopia seria um método com melhor custo-benefício que a colonoscopia. A realização de biópsias somente do cólon esquerdo levaria a perda de diagnóstico em menos de 4% dos pacientes.[2] Outro artigo mostrou dados semelhantes: em pacientes com diarreia e idade inferior a 50 anos o índice de predição negativa da retossigmoidoscopia para CM foi de 99%, desde que sejam feitas múltiplas biópsias do cólon esquerdo.[9] No entanto, outros autores mostraram que a distribuição da CM pode ser focal e o diagnóstico poderá não ser feito se as biópsias forem realizadas somente no cólon esquerdo.[5,10] Dessa forma, em pacientes com diarreia crônica e suspeita de CM alguns autores sugerem realizar retossigmoidoscopia com biópsias do cólon esquerdo, enquanto outros recomendam fazer múltiplas biópsias do cólon esquerdo e direito.[2,5,8-10] As biópsias do íleo terminal também podem ser úteis no paciente com diarreia e mucosa ileal endoscopicamente normal. A acurácia destas biópsias varia de 0 a 4,2%, especialmente em pacientes com ou suspeita de doença de Crohn, diarreia inflamatória e naqueles infectados com o vírus HIV. Nos pacientes com CM, as biópsias do íleo terminal endoscopicamente normal não contribuem com o diagnóstico.[5] No entanto, devemos lembrar a associação entre CM e doença celíaca. Mais de 1/3 dos pacientes com doença celíaca tem achados sugestivos de CM nas biópsias do cólon, enquanto 2 a 10% dos pacientes com CM têm alterações consistentes com doença celíaca nas biópsias do intestino delgado.[4] Além disso, testes sorológicos para doença celíaca podem ser positivos em mais de 17% dos pacientes com CM. Dessa forma, a doença celíaca deve ser considerada em pacientes com CM, especialmente naqueles refratários à terapia padrão. Nesses pacientes, as biópsias do intestino delgado devem ser realizadas.[2]

O exame anatomopatológico é fundamental para o diagnóstico da CM e para diferenciar a CC da CL. Algumas características histológicas são comuns às duas formas de colite, como o aumento de linfócitos intraepiteliais, lesões no epitélio de superfície e infiltrado mononuclear no córion.[2] Na CC, deposita-se colágeno sob a mucosa, levando a um espessamento significativo e não contínuo da camada basal subepitelial. A CL, por sua vez, caracteriza-se por um aumento das células inflamatórias mononucleadas, monócitos e linfócitos, que se distribuem pelo cólon e, sobretudo, pelo epitélio superficial.[4] O aumento de linfócitos deve ser superior a 20/100 células epiteliais, contra um máximo de 6/100 no cólon normal. No entanto, devemos lembrar que as alterações da CM são inespecíficas e que achados histológicos semelhantes são ocasionalmente encontrados em outras condições e até mesmo em pacientes sem diarreia.[4]

Embora o conceito consagrado seja de uma colonoscopia normal na CM, existem relatos de alterações endoscópicas que estariam associadas à CC.[11] A presença de erosões lineares ou finas lacerações no cólon transverso e cólon direito foram relatadas em pacientes com diarreia e histologia de CC. Há casos de perfuração logo após a colonoscopia, e essas alterações endoscópicas seriam um sinal de alarme indicando que o exame deve ser interrompido.[12] Especula-se que estas erosões ou lacerações seriam causadas por barotrauma em um cólon com diminuição da elasticidade e certa rigidez causada pelo espessamento do colágeno. A predominância destas alterações em cólon direito seria explicada pela suposta tensão mais elevada nesta região do cólon que apresenta diâmetro maior. No entanto, essas erosões ou lacerações também podem ocorrer no cólon esquerdo. Também podem ser vistas pequenas cicatrizes lineares ou em ponte, certamente processo cicatricial das lacerações. Embora estas alterações sejam fortemente associadas a CC, elas também podem ocorrer no barotrauma em pacientes sem doença do cólon ou em outros tipos de colite.[12]

O tratamento para a CM é fundamentado em relatos de casos e pequenas séries de pacientes e somente o subsalicilato de bismuto e a budesonida foram testados em estudos controlados.[4] Como os anti-inflamatórios não hormonais podem exacerbar o quadro clínico, eles devem ser descontinuados, assim como o uso de cafeína, álcool e qualquer produto dietético. A terapia inicial, especialmente para casos com sintomatologia leve a moderada, deve ser com agentes antidiarreia como a loperamida e atropina.[2] Se não houver sucesso com esses agentes o salicilato de bismuto deve ser utilizado. Recomenda-se um período de tratamento de 6 a 8 semanas, embora a duração adequada do tratamento ainda não esteja definida. Para aqueles que apresentam recorrência precoce a terapia pode ser mantida por períodos maiores.[2] A maioria dos pacientes cursa com períodos de exacerbação e melhora espontânea ou induzida pelos medicamentos. Se o quadro de diarreia não melhora a próxima intervenção terapêutica inclui a sulfasalazina ou mesalamina, embora duas séries retrospectivas tenham mostrado benefício em menos da metade dos pacientes.[13] A colestiramina também tem bons resultados, embora com baixa tolerância. Pacientes com CM refratária aos medicamentos descritos respondem a corticoterapia. No entanto, antes dessa alternativa, o diagnóstico deve ser revisto e a existência de doença celíaca ou de infecção deve ser afastada. A budesonida, um corticoide sintético, mostrou-se eficaz e superior ao placebo em pacientes com CC. Dessa forma, pelo menos na CC, é razoável considerar a budesonida quando o paciente não responde a terapia antidiarreica ou ao bismuto, antes de usar a sulfasalazina ou colestiramina.[2] Outros corticosteroides são eficazes na CM. No entanto, as taxas de recaída são altas após a interrupção do corticoide e alguns pacientes podem ficar dependentes. Para esses pacientes, a alternativa é o uso de azatioprina ou mercaptopurina, embora a experiência clínica com esses agentes seja limitada.[2,13]

DOENÇAS INFLAMATÓRIAS INTESTINAIS

Doenças inflamatórias intestinais (DII) são enfermidades inflamatórias crônicas, de causa e de cura ainda desconhecidas e curso imprevisível, o que gera elevado grau de insegurança aos portadores e também à equipe de profissionais que os trata.

É diagnosticada por um grupo de características clínicas, endoscópicas, radiológicas e histológicas, mas não existe nenhum achado que isoladamente, possibilite o diagnóstico definitivo de uma ou outra doença.

A resposta inflamatória na retocolite ulcerativa (RCUI) fica, em grande parte, confinada à mucosa e submucosa, mas na doença de Crohn (DC) a inflamação tem padrão transmural, ou seja, acomete desde a mucosa até a serosa.

A RCUI é confinada ao cólon e à colectomia total é um procedimento curativo. A DC, diferentemente, pode afetar qualquer parte do trato gastrointestinal, embora as partes mais comumente envolvidas sejam o intestino delgado distal e o cólon. Na DC, a ressecção do segmento inflamado não é curativa, existindo risco de recidiva do processo inflamatório.

Podem ocorrer manifestações extradigestivas associadas ou isoladas, podendo ocorrer mais frequentemente na pele, nas articulações, nos olhos, no fígado e no trato urinário.

Epidemiologia

A incidência e a prevalência variam com a localização geográfica. Os índices mais altos estão na população branca da Europa Setentrional e da América do Norte onde a incidência para cada uma destas doenças é de aproximadamente 5 por 100 mil habitantes, e a prevalência é de 50 por 100 mil habitantes. Os índices na Europa Central e Meridional são mais baixos. Na América do Sul, Ásia e África são encontrados índices ainda menores.[14]

São doenças mais comuns em judeus do que em indivíduos de outros grupos étnicos.

Para ambas as doenças a incidência é igual em homens e mulheres. A idade de pico para o surgimento destas doenças é entre 15 e 25 anos, com um pico menor entre 55 e 65 anos. Ambas as doenças podem ocorrer na infância, embora seja rara a incidência abaixo dos 15 anos.[14]

Fisiopatologia

■ Genética

O fator de risco mais importante para a DII é a história familiar positiva. Aproximadamente 15% dos pacientes com DII têm parentes de primeiro grau acometidos pela doença, e a incidência é entre 30 e 100 vezes a da população geral. As percentagens de concordância nas duas doenças são iguais para gêmeos dizigóticos e mais altas para gêmeos monozigóticos. Acredita-se que a DC seja geneticamente complexa e parece necessitar de múltiplos fatores genéticos, além de fatores ambientais. As primeiras mutações bem caracterizadas associadas a DC foram no NOD2, um gene que codifica uma proteína que atua como receptor intracelular para um antígeno da parede bacteriana, muramil dipeptídeo. Mutações no NOD2 são encontradas em cerca de 15% dos pacientes com DC.[15]

Patogênese

Em pacientes com DII a lâmina própria está infiltrada com linfócitos, macrófagos e outras células do sistema imune. Ainda não foi possível identificar um patógeno microbiano específico que desencadeie a resposta imune. Qualquer que seja o gatilho antigênico, linfócitos T ativados da lâmina própria estão envolvidos na patogênese da DII.

Patologia

A RCUI e a DC têm aspectos patológicos característico. Entretanto, esse quadro patológico pode não ser específico o suficiente para a diferenciação entre estas duas entidades e mesmo o diagnóstico diferencial como colites infecciosas ou colopatia isquêmica.

Na RCUI, a inflamação tem origem no reto, estende-se proximalmente até certa distância, e em seguida para abruptamente, com nítida demarcação entre a mucosa envolvida e a mucosa intacta. Nos casos leves existem erosões superficiais e na doença grave úlceras superficiais comprometendo a camada muscular da mucosa apenas em casos graves. O acometimento da muscular própria existe apenas em casos fulminantes da doença. A RCUI ativa caracteriza-se por neutrófilos na mucosa e submucosa e por aglomerados de neutrófilos no lúmen das criptas (abscessos crípticos). Ocorre depleção de muco, edema da mucosa e congestão vascular acompanhada de hemorragia focal.[16]

Na DC a parede intestinal encontra-se espessada e rígida. O mesentério está espessado, inflamado e rígido. Ocorre espessamento de todas as camadas do intestino, e o lúmen pode estar estenosado. A presença de lesões descontínuas com duas áreas envolvidas separadas por intestino normal sugere DC. A inflamação do cólon com preservação do reto também sugere DC. A lesão mais precoce da DC é a úlcera aftoide que tipicamente ocorre sobre placas de Peyer no intestino delgado e sobre agregados linfoides no cólon. Com o avanço da doença, as úlceras aumentam de tamanho e tornam-se estreladas ou serpiginosas. Por fim estas úlceras coalescem formando úlceras longitudinais ou transversais. As ilhas remanescentes de mucosa não ulcerada dão ao intestino um aspecto de paralelepípedo (*cobblestone*). Formam-se fissuras desde a base das úlceras que se estendem pela muscular até a serosa. Existem agregados linfoides na submucosa e externamente a camada muscular própria. São comuns os granulomas na DC.[16]

Manifestações clínicas

Retocolite ulcerativa

A RCUI ocorre apenas no intestino grosso com lesões superficiais que acometem a camada mucosa. As lesões são contínuas e podem atingir o órgão em parte ou como um todo (pancolite), havendo, inclusive, a possibilidade remota de haver inflamação no íleo terminal por refluxo (ileíte por refluxo).

O sintoma dominante é a diarreia, com inúmeras evacuações por dia, geralmente com fezes líquidas associadas a sangue, muco e pus nas fezes. As evacuações são frequentes, mas de pequeno volume, como resultado da irritabilidade do reto inflamado. Urgência e incontinência fecal podem limitar a capacidade do paciente em desempenhar as suas funções sociais.

Outros sintomas são febre e dor, que podem ocorrer em andar inferior do abdome ou no reto.

Sintomas sistêmicos, como febre, mal-estar e perda de peso, são mais comuns quando existe envolvimento de todo o cólon ou de sua maior parte. Estes sintomas podem ter mais efeito do que a diarreia na capacidade funcional do paciente.

Alguns pacientes, sobretudo os idosos, podem queixar-se de constipação, em vez de diarreia, porque o espasmo retal pode impedir a eliminação de fezes.

Habitualmente, a RCUI inicia-se de forma indolente, como uma diarreia sem sangue e que progride para a diarreia com sangue. Em 75% dos pacientes, após o primeiro ataque, a doença segue um curso intermitente e crônico, com longos períodos de quiescência entremeados por ataques agudos que se prolongam por semanas a meses. Entre 5 a 15% dos pacientes apresentam uma evolução contínua e crônica, sem remissão. De 5 a 10% dos pacientes apresentam um surto sem sintomas subsequentes por mais de 15 anos.

A gravidade do surto inicial irá ditar a conduta terapêutica. Por isto é essencial uma avaliação meticulosa para dimensionar adequadamente a doença.

Na RCUI de gravidade leve a moderada, pode ocorrer dor à palpação sobre a área afetada do cólon, e o exame retal pode revelar dor ou sangue na luva. Em casos graves o paciente pode estar febril e taquicárdico.

Anemia, leucocitose e aumento da velocidade de sedimentação dos eritrócitos (VHS) são achados úteis na confirmação de doença grave e no acompanhamento do curso clínico de uma exacerbação grave. Em pacientes com diarreia intensa, são observados distúrbios hidreletrolíticos, particularmente a hipopotassemia.[16]

Doença de Crohn

A DC tem um quadro muito mais diversificado, com sintomas que a confundem com outras doenças, retardando o estabelecimento do diagnóstico. Assim como a RCUI, a DC acomete com maior constância a população jovem. O quadro clínico é muito variado, pois depende da duração, localização, extensão, atividade da doença e presença ou não de complicações.

A DC apresenta um entre três padrões principais: 1) doença do íleo e ceco (40% dos pacientes); 2) doença restrita ao intestino delgado (30%); 3) doença restrita ao cólon (25%). É muito menos comum o acometimento de porções mais proximais do trato gastrointestinal (boca, língua, esôfago, estômago e duodeno) pela DC.

A DC apresenta fases e, nestas, o quadro clínico pode ser totalmente diferente.

Os sintomas predominantes são diarreia, dor abdominal e perda de peso. Qualquer um destes três sintomas pode ficar mais evidente em determinado paciente. As queixas de diarreia intermitente e dor abdominal vaga podem durar vários anos antes que este diagnóstico seja considerado.

A diarreia ocorre em praticamente todos os indivíduos com DC, mas o padrão varia com a localização anatômica da doença. Em pacientes com envolvimento do cólon, especialmente o reto, a diarreia é de pequeno volume e esta associada à urgência e tenesmo. Inflamação no reto causa perda da distensibilidade causando necessidade imediata e urgente de defecar. A inflamação prolongada e a formação de cicatrizes no reto podem deixar este órgão tão rígido e não distensível que o paciente pode-se tornar incontinente. Na doença restrita ao intestino delgado, as fezes têm maior volume e não estão associadas à urgência e nem ao tenesmo. Pacientes com envolvimento grave do íleo terminal e pacientes que já foram submetidos a ressecções cirúrgicas do íleo terminal podem ter diarreia induzida por sais biliares (colerética) ou esteatorreia. O sangramento retal da DC, de modo geral, é menos frequente do que na RCUI.

A dor abdominal é o principal sintoma da DC. Geralmente, a cólica é mais intensa que na RCUI. A localização e o padrão da dor correlacionam-se com a localização da doença. Em pacientes com doença ileal ocorre dor em cólica no quadrante inferior direito do abdome após as refeições, relacionada com a obstrução parcial e intermitente da luz intestinal estenosada. Distensão abdominal, náuseas e vômitos podem acompanhar a dor.

A perda de peso em diferentes graus de intensidade, que ocorre na maioria dos pacientes com DC, independente da localização anatômica, é resultante de má absorção ou da redução da ingestão de alimentos por causa da dor.

A febre pode ocorrer em 20 a 50% dos casos, seja pelo processo inflamatório em si, seja pelas complicações do tipo supurativo (abscessos, fístulas), podendo ser manifestação única ou predominante, levando, muitas vezes, à investigação exaustiva de febre de etiologia indeterminada.

Déficit de crescimento e retardo de maturação sexual ocorrem em cerca de 6 a 50% dos casos de crianças com DC e podem preceder a doença por vários anos.

Os achados físicos da DC também variam de acordo com sua distribuição e gravidade. O abdome pode estar doloroso à palpação, principalmente sobre a área afetada pela doença. Alças intestinais espessadas, mesentério espessado ou abscessos podem provocar o surgimento de massas, frequentemente no quadrante inferior direito do abdome.

As manifestações perianais são observadas em até 50% dos pacientes e podem variar de abscessos, fístulas, fissuras, úlceras, até estenose do canal anal.

Os achados laboratoriais são amplamente inespecíficos. Pode haver anemia, leucocitose discreta a acentuada, dependendo da presença de abscessos. A velocidade de sedimentação dos eritrócitos é utilizada no acompanhamento da atividade da doença e tende a ser mais elevada na doença de cólon do que na doença ileal. Hipoalbuminemia é indicação de desnutrição.[16]

Manifestações extraintestinais

Aproximadamente 20% dos pacientes com DII podem apresentar manifestações extraintestinais. A artrite, ou artralgia, é a mais frequente, acometendo 10 a 20% dos casos. Geralmente, o envolvimento articular não produz deformações, é migratório, assimétrico, ocorrendo preferencialmente nas articulações dos joelhos, quadris, tornozelos e cotovelos. Em todo paciente com artropatia soronegativa para doença reumática deve-se pesquisar DII. O tratamento bem-sucedido da inflamação intestinal resulta em melhora da artrite.

Em alguns casos podem ocorrer sacroileíte e espondilite anquilosante, muitas vezes como a primeira manifestação da doença. Em pacientes com RCUI existe um aumento de 30 vezes a incidência de espondilite anquilosante em comparação à população geral. Os anti-inflamatórios não esteroidais reduzem a inflamação e a dor, mas não impedem a progressão da doença. O tratamento conservador e o cirúrgico (colectomia) da DII não conseguem controlar a evolução da espondilite anquilosante.

O envolvimento da pele e da mucosa oral ocorre em 4 a 20% dos pacientes. Na boca as lesões são aftas e acompanham a atividade da doença intestinal. O eritema nodoso ocorre em 2 a 4% dos casos. Caracteriza-se por lesões nodulares, avermelhadas, dolorosas, não ulceradas, com diâmetro de 1 a 5 cm, mais comumente localizados nas regiões anteriores das pernas.

O pioderma gangrenoso quase sempre ocorre durante um episódio de colite aguda, sendo comum o seu desaparecimento com o controle da colite por corticoides orais. Em alguns casos pode ser necessária a colectomia. Ele pode surgir em qualquer parte do corpo, sendo, entretanto mais frequente nas áreas de maior trauma e de punção de agulhas. São úlceras grandes, profundas, com centro necrótico e geralmente infectadas.

Várias outras lesões de pele como vitiligo, vasculites, rosácea e alopecia podem ocorrer.

As manifestações oculares acometem de 1 a 10% dos pacientes, sendo as mais comuns episclerite, uveíte e irite. As duas últimas são mais graves e podem levar a cegueira. Os sintomas mais comuns são dor ocular, fotofobia, borramento da visão e cefaleia. Essas lesões podem preceder o início dos sintomas intestinais e não guardam relação com a atividade da doença.

O envolvimento hepático é relativamente frequente. De 15 a 50% dos pacientes apresentam alterações das provas de função hepática. A manifestação mais importante pela sua gravidade é a colangite esclerosante. Ela pode ocorrer em 1 a 5% dos pacientes com DII. O diagnóstico definitivo é dado pela colangiografia endoscópica retrógrada. A colectomia e o tratamento clínico da DII não melhoram o curso da colangite esclerosante.

Os prováveis mecanismos responsáveis pelas manifestações extraintestinais na DII são os imunocomplexos circulantes, antígenos bacterianos, crioproteínas circulantes e reações imunes que envolvem anticorpos contra antígenos de células epiteliais intestinais.[16]

Diagnóstico endoscópico

A endoscopia é uma modalidade diagnóstica e terapêutica importante na DII. Ela é importante no diagnóstico inicial da DII, na diferenciação entre DC e RCUI, no estadiamento da extensão e atividade da doença, no monitoramento da resposta terapêutica, na vigilância para o aparecimento de displasia e na neoplasia e para promover tratamentos endoscópicos como a dilatação de estenoses.[17]

■ Colonoscopia com ileoscopia

A colonoscopia com ileoscopia permite a visualização direta e biópsias do reto cólon e íleo terminal. A colonoscopia com ileoscopia deve ser realizada na avaliação inicial dos pacientes com apresentação clínica sugestiva de DII. A contraindicação à realização da colonoscopia é a colite grave e a possibilidade de megacólon tóxico.

O preparo de cólon com soluções a base de fosfato de sódio e os anti-inflamatórios não esteroidais devem ser evitados antes da colonoscopia inicial, porque podem causar alterações da mucosa que mimetizam a DII.[18]

É de valor limitado a colonoscopia no diagnóstico diferencial com outras formas de colite, como a colite infecciosa, a colite induzida por drogas, a colite isquêmica e a colite actínica. Contudo, as informações obtidas na colonoscopia inicial são importantes no diagnóstico diferencial entre DC e RCUI. Após o início da terapia, alguns aspectos característicos como o padrão segmentar e o acometimento do reto podem ser obscurecidos.[19]

Durante o exame de colonoscopia deve-se ter atenção especial à região anal e perianal, pois anormalidades são comuns em DC.

Os fatores diagnósticos mais úteis utilizados para diferenciar a DC da RCUI são a colite segmentar, o envolvimento do reto, o envolvimento do íleo terminal e a presença de doença anal ou perianal associada. Outros fatores sugestivos de DC são as úlceras aftoides, as úlceras discretas, as úlceras serpiginosas e o aspecto de calçamento da mucosa (cobblestone). Entretanto, nenhum dos aspectos endoscópicos é patognomônico para DC ou RCUI (Figs. 56-1 e 56-2).[20]

A ileoscopia é importante para distinguir a ileíte por DC da ileíte por refluxo cólon ileal, que pode estar presente em até 10% dos casos de RCUI. Os aspectos a favor da ileíte na DC incluem úlceras discretas ou estenoses do íleo terminal ou da válvula ileocecal.[21]

A RCUI pode progredir proximalmente com o tempo, com alterações inflamatórias em torno do orifício apendicular e no fundo cecal.

A endoscopia juntamente com outras modalidades diagnósticas pode diferenciar a DC da RCUI em mais de 85% das vezes.[22] A biópsia da mucosa é um fator crítico do exame endoscópico de pacientes com suspeita de DII na tentativa de diferenciar a DII de outras formas de colite.

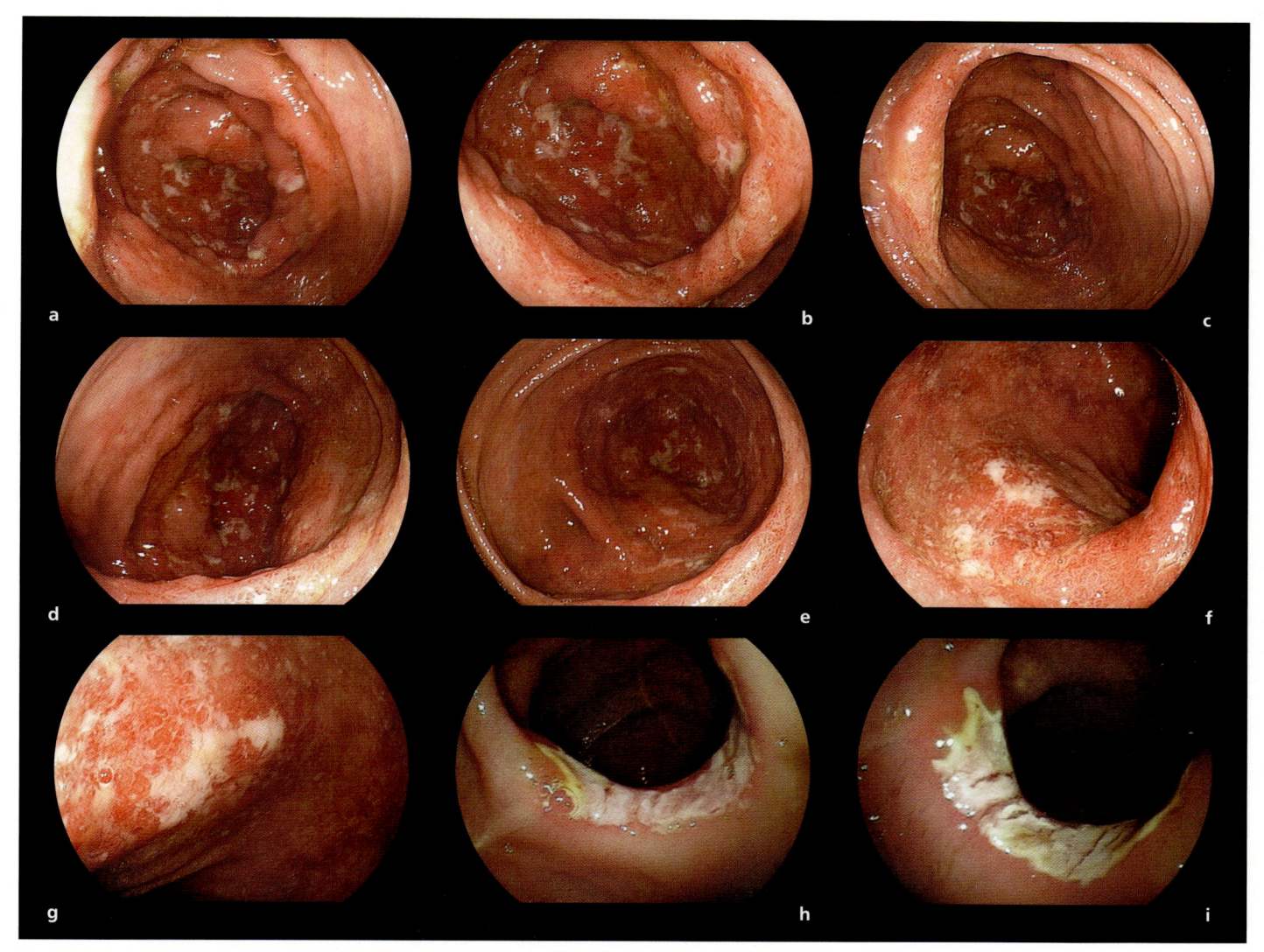

Fig. 56-1. Imagens endoscópicas dos aspectos da RCUI: (**a-g**) no cólon, (**h** e **i**) recidiva em bolsa feita do intestino delgado distal após colectomia por colite ulcerativa (bolsite).

Quando as anormalidades da inflamação colônica não são específicas para DC nem para RCUI, em até 10% dos casos deve-se fazer o diagnóstico de colite não classificada.[23]

O Quadro 56-1 contém as principais características endoscópicas da DC e da RCUI.

Apesar de não haver um único critério patológico que possa estabelecer o diagnóstico da DII, as biópsias podem ajudar a diferenciar tanto a DC da RCUI quanto a DC e a RCUI de outras formas de colite. As biópsias devem ser colhidas de áreas acometidas e de áreas com aspecto normal devendo ser separadas e identificadas.

Vários fatores sugerem cronicidade, indicando DII no lugar de colites infecciosas, como distorção de arquitetura, plasmocitose basal, aumento de celularidade da lâmina própria, metaplasia de glândulas pilóricas e metaplasia de célula de Paneth. A RCUI ativa caracteriza-se por neutrófilos na mucosa e na submucosa e por aglomerados de neutrófilos no lúmen das criptas (abscessos crípticos). Ocorre depleção de muco, edema da mucosa e congestão vascular acompanhada de hemorragia focal. Embora a presença de granulomas sugiram DC, a frequência de sua detecção varia de 15 a 36% nos espécimes de biópsias.[25] Taxas maiores de detecção dos granulomas podem ser obtidas quando os fragmentos de biópsias são colhidos das bordas das úlceras e das erosões aftoides. Os granulomas não são patognomônicos de DC e podem ser encontrados em outras doenças, como a tuberculose, infecções bacterianas e fúngicas, *diversion* colites, sarcoidose e em reações de corpo estranho (particularmente de linhas de sutura em pacientes com cirurgias prévias de ressecção intestinal) (Figs. 56-3 e 56-4).

As biópsias também ajudam a delimitar a extensão do cólon que está inflamado, o que pode ser útil na determinação do prognóstico, no direcionamento do tratamento clínico ou cirúrgico e na estratificação do risco de displasia. A extensão da inflamação pode ser classificada como proctite, colite esquerda (inflamação até o ângulo esplênico), colite extensa (inflamação proximal ao ângulo esplênico) ou pancolite. A extensão da inflamação endoscópica não se correlaciona necessariamente com a inflamação histológica. A colonoscopia subestima a extensão da doença quando comparada à histologia. A extensão da doença deve ser determinada pelo exame histológico no lugar dos achados endoscópicos.

A colonoscopia é uma ferramenta objetiva para acessar a atividade da doença na DC e na RCUI. Os sintomas subjetivos do paciente não são indicadores confiáveis da gravidade da doença. Além do

Quadro 56-1. Características da doença de Crohn e da retocolite ulcerativa[24]

Doença de Crohn	Retocolite ulcerativa
Reto frequentemente poupado	Reto sempre envolvido
Lesões saltitadas	Envolvimento uniforme contínuo
Úlceras aftoides	Perda do padrão vascular
Aspecto em pedra de calçamento	Enantema difuso
Úlceras longitudinais e serpiginosas	Aspecto granular da mucosa
Fístulas	Não há fístulas
Ulceração no íleo terminal	Aparência normal do íleo terminal
Presença de estenose	Ausência de estenose

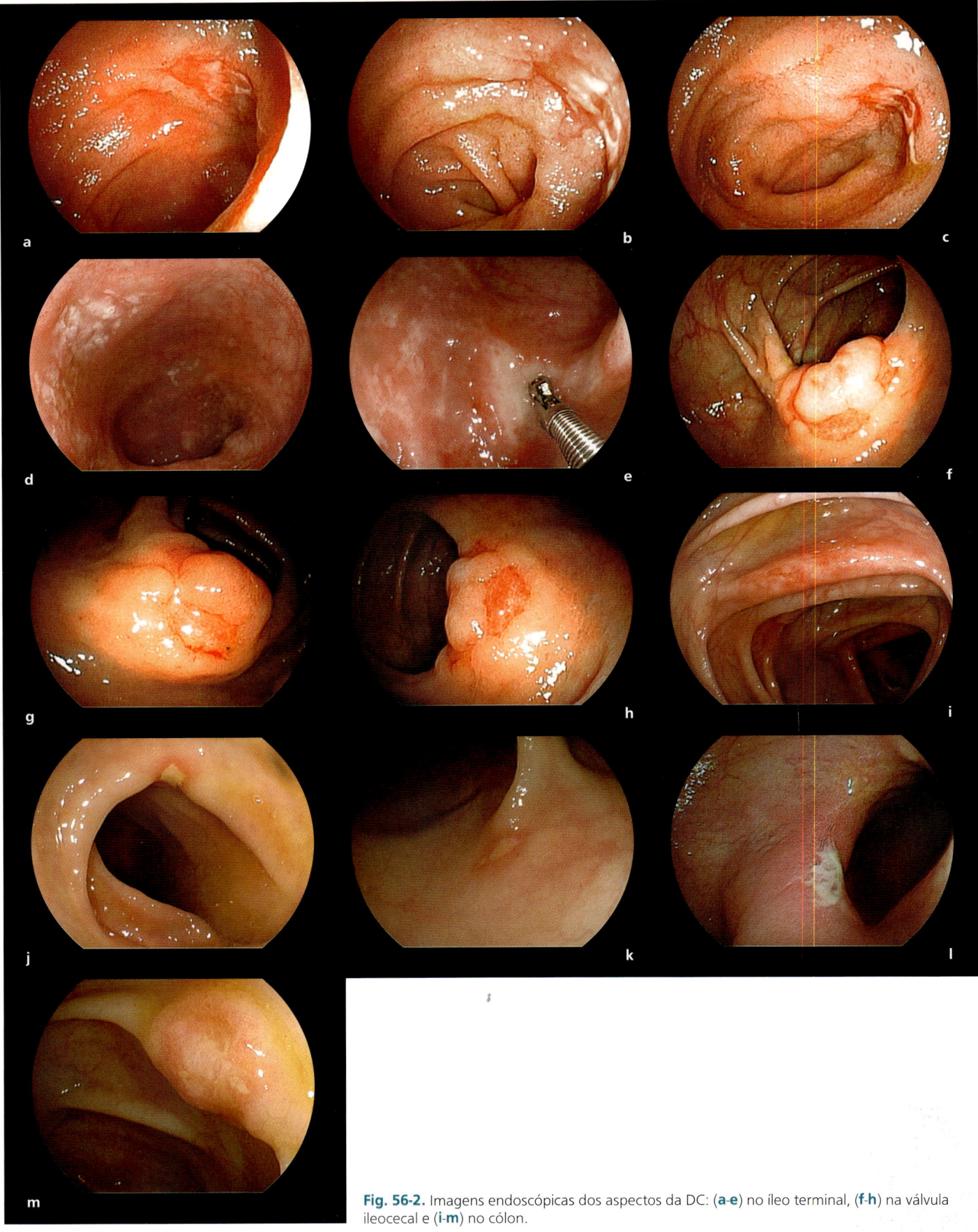

Fig. 56-2. Imagens endoscópicas dos aspectos da DC: (a-e) no íleo terminal, (f-h) na válvula ileocecal e (i-m) no cólon.

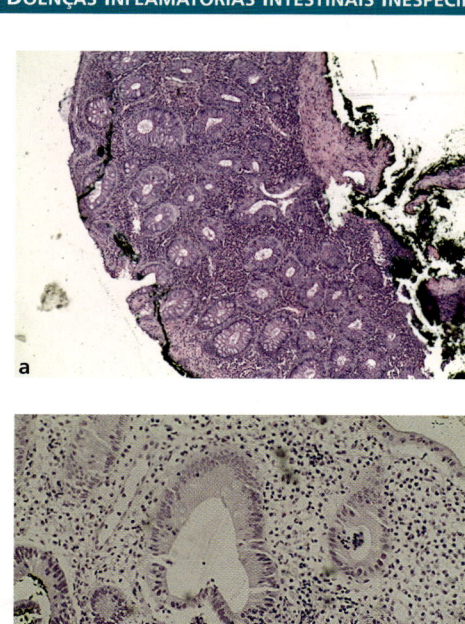

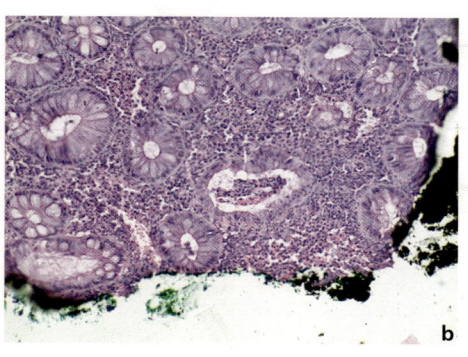

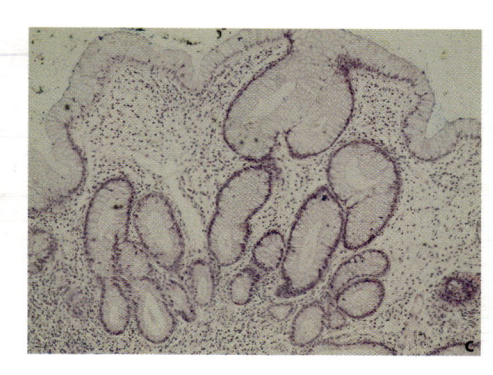

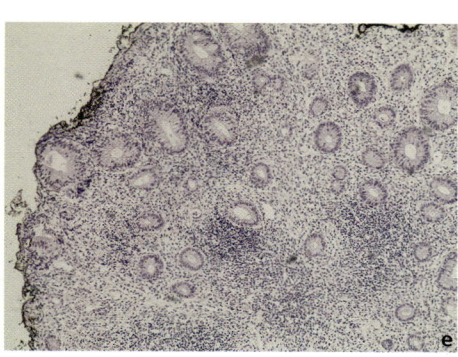

Fig. 56-3. Histologia na RCUI mostra: (a e b) colite crônica com distorção de glândulas e microabscessos crípticos; (c-e) colite ulcerativa intensa com distorção arquitetural, exocitose neutrofílica e intraglandular, além de erosão e lâmina própria com linfoplasmócitos e neutrófilos. (Imagens cedidas pelo Serviço de Anatomia-Patologia Diagnóstica do Hospital Mater Dei de Belo Horizonte.)

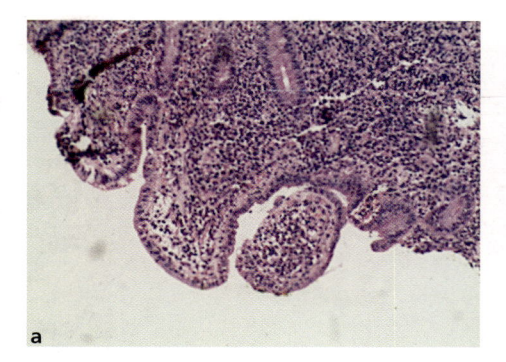

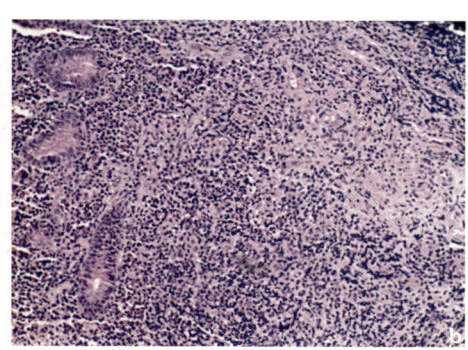

Fig. 56-4. Histologia na DC mostra: (a e b) ileíte acentuada e colite erosiva subaguda leve, ambas com esparsos granulomas na lâmina própria (Imagens cedidas pelo Serviço de Anatomia-Patologia Diagnóstica do Hospital Mater Dei de Belo Horizonte.)

mais, existe uma correlação fraca entre os escores de sintomas, o grau de inflamação endoscópica e entre a remissão clínica e a cura da mucosa. A colonoscopia pode ser útil em prever a necessidade de intensificar o tratamento clínico ou de uma intervenção cirúrgica. Com o uso de imunomoduladores e da terapia biológica para o tratamento da DII, os achados endoscópicos são necessários para verificar a resposta a terapia. Nos estudos farmacológicos mais recentes, a documentação endoscópica da cura da mucosa é considerada um ponto crítico de medida evolutiva.[20]

■ Retossigmoidoscopia flexível

A retossigmoidoscopia pode ser útil em certas circunstâncias para a avaliação de pacientes com DII. Ela pode obter o diagnóstico e deve ser realizada, preferencialmente, quando a colonoscopia é considerada de alto risco (colite fulminante). Em pacientes com o diagnóstico estabelecido de RCUI a retossigmoidoscopia pode definir a atividade da doença e pode ser útil na avaliação de colites oportunistas incluído infecções pelo citomegalovírus, *Clostridium difficile* e na colite isquêmica quando ocorrerem exarcebações.[20]

■ Endoscopia digestiva alta

A endoscopia digestiva alta pode ser útil na avaliação de pacientes com DII. O envolvimento do trato digestivo alto, proximal ao ângulo de Treitz, pode ocorrer em até 13% dos pacientes com DC.[26] Em pacientes com colite indeterminada, o achado de envolvimento do trato digestivo alto pode ajudar a estabelecer o diagnóstico de DC. Entretanto, quando o trato digestivo alto está acometido na DC, a doença usualmente está presente em outras áreas como o íleo terminal, o cólon ou a região perianal. Ou seja, a endoscopia digestiva alta não é indicada rotineiramente em todos os pacientes com suspeita de DC. Além disso, pacientes com RCUI podem também apresentar alterações inflamatórias do trato digestivo alto como uma duodenite difusa. Os achados endoscópicos nestes pacientes incluem edema, enantema, erosões e espessamento das pregas mucosas. O exame histológico pode mostrar inflamação crônica com distorção da arquitetura mucosa, atrofia vilosa e linfocitose intraepitelial.

Outras aplicações da endoscopia com biópsias do intestino delgado em pacientes com DII incluem a avaliação de doença celíaca concomitante, enterite eosinofílica e neoplasias. Pacientes com DC e com estenose duodenal podem responder ao tratamento endoscópico com dilatações por balão.[20]

■ Enteroscopia

A enteroscopia tem um papel limitado na abordagem de pacientes com DII especialmente com o advento da cápsula endoscópica. Ela pode ser útil em pacientes com anormalidades vistas em outras modalidades de exames e que estão ao alcance do aparelho. É possível realizar uma avaliação endoscópica e histológica além de intervenções terapêuticas como as dilatações de estenoses.

■ Cápsula endoscópica

A cápsula endoscópica permite uma visualização direta e minimamente invasiva da mucosa do intestino delgado. Ela pode diagnosticar lesões que não foram detectadas em exames de endoscopia tradicional e em exames radiológicos. Ela pode ser útil no diagnóstico inicial da DC, na detecção de recorrências, para estabelecimento da extensão da doença, para verificação da resposta terapêutica e para diferenciar a DC da RCUI ou da colite indeterminada.

A cápsula endoscópica tem demonstrado maior sensibilidade na detecção da DC do que a enterografia por tomografia computadorizada, trânsito intestinal.

As maiores limitações da cápsula endoscópica no diagnóstico da DC são a ausência de critérios diagnósticos uniformes, impossibilidade de realização de biópsias e manobras terapêuticas e o risco de retenção da cápsula.

É importante notar que o achado de rupturas de mucosa no intestino delgado, não são necessariamente indicativas de DC. Existe uma variedade de entidades patológicas que podem causar ulcerações mucosas como infecções, isquemia, lesões actínicas e lesões induzidas por drogas, particularmente os anti-inflamatórios não esteroidais. Também é importante notar que até 14% dos indivíduos saudáveis podem apresentar erosões mucosas em exames de cápsula endoscópica.[27]

A retenção da cápsula em pacientes com DC decorrente da estenoses no intestino delgado é uma preocupação importante e pode ocorrer em 1 a 13% dos pacientes com DC.[28] Estas cápsulas retidas podem requerer tratamento cirúrgico. Um estudo pré-ingestão da cápsula é recomendado, como a tomografia computadorizada ou o trânsito intestinal, porque estenoses assintomáticas em pacientes com DC podem ocorrer em até 22% dos casos.[28]

■ Ecoendoscopia

A ecoendoscopia tem sido utilizada para verificar atividade da doença nas colites, presença de doença transmural, fístulas, abscessos e linfonodopatia regional. Nos pacientes com doença perianal, a ecoendoscopia pode, com acurácia, caracterizar a atividade da doença, reduzindo o risco de cura incompleta, fístulas recorrentes ou lesão inadvertida do esfíncter se a anatomia da fístula não for corretamente delineada ou um abscesso oculto não for detectado na cirurgia.

A ecoendoscopia tem uma excelente acurácia na avaliação da fístula e do abscesso perianal na DC. Ela pode ser utilizada para monitorar o tratamento clínico ou cirúrgico da fístula perianal na DC.

O achado de doença transmural pode permitir o diagnóstico diferencial entre DC e RCUI.[20]

VIGILÂNCIA DO CÂNCER COLORRETAL

Todos os pacientes com RCUI de longa data e DC extensa, apresentam risco elevado para o desenvolvimento do câncer colorretal (CCR), e devem ser submetidos a vigilância colonoscópica. O risco do CCR aumenta com o tempo de evolução, extensão e severidade da colite, história familiar de CCR, idade de início da doença (quanto mais jovem maior o risco), presença de ileíte de refluxo e antecedente pessoal de colangite esclerosante. A presença de proctite, apenas, não aumenta o risco para o CCR. Os pacientes com RCUI esquerda ou mais proximal apresentam risco aumentado. Na DC os pacientes com envolvimento de mais do que 1/3 do cólon também apresentam risco elevado para o CCR, de maneira similar à RCUI.[29] A extensão do envolvimento colônico deve basear-se em critérios endoscópicos e histopatológicos. Existe redução da mortalidade para os pacientes com RCUI que se submetem a programas de vigilância em um estudo caso-controle.[30]

Os pacientes com RCUI e colite extensa por DC devem realizar colonoscopias de rastreamento a cada 1 ou 2 anos, começando com 8 a 10 anos da doença.[29]

As biópsias do cólon dos pacientes com pancolite documentada devem ser obtidas nos quatro quadrantes a cada 10 cm do ceco ao reto.[29] Nos pacientes com colite menos extensa as biópsias podem ser limitadas aos segmentos com envolvimento microscópico.[29] O diagnóstico de displasia deve ser confirmado por um segundo patologista.[29] A presença de displasia de alto grau ou de displasia de baixo grau multifocal em mucosa plana são indicações de colectomia. Nos casos de displasia de baixo grau unifocal é controverso se a colectomia deve ou não ser realizada. Devem ser colhidas biópsias das estenoses, massas e alterações macroscópicas não polipoides.

Os pólipos com aparência de adenoma devem ser removidos completamente por polipectomia e biópsias devem ser colhidas de áreas adjacentes para determinar a presença de displasia. Se um pólipo com displasia for encontrado fora de uma área de inflamação e não houver displasia na mucosa adjacente ele pode ser considerado como um pólipo esporádico de maneira similar aos pacientes que não apresentem DII. Se um pólipo com displasia está em uma área de inflamação ativa (DALM), é séssil, tecnicamente não ressecável por via endoscópica e existe displasia em mucosa adjacente a colectomia deve ser indicada.[29] Se um pequeno pólipo ressecável por polipectomia é encontrado em uma área de inflamação, ele deve ser removido e devem ser realizadas biópsias da mucosa adjacente. Os materiais devem ser encaminhados ao patologista em frascos separados. Deve ser considerada a possibilidade de marcação da área com nanquim estéril. Se a remoção completa não for possível ou se existir evidência de displasia plana em outros locais a colectomia deve ser recomendada. O achado de dúvida quanto a displasia deve requerer colonoscopias a cada 3 ou 6 meses e um acompanhamento rigoroso do paciente.[29]

Não existem evidências claras que a colonoscopia de vigilância aumenta a sobrevida dos pacientes com colite extensa.[31] Entretanto, os pacientes incluídos em programas de vigilância, tendem a ter o câncer detectado em estádios iniciais e têm um prognóstico melhor. Existe evidência indireta que a vigilância é efetiva em reduzir o risco de morrer por CCR associado à DII e apresenta um custo-benefício aceitável.[31]

A cromoendoscopia oferece o potencial de aumento da sensibilidade durante a colonoscopia de vigilância por meio das biópsias dirigidas de áreas com alterações mais evidentes. Estudos prospectivos com azul de metileno e índigo-carmim demonstraram aumento da detecção de displasia em pacientes com RCUI.[32,33] Com a cromoscopia com azul de metileno a 0,1% foi possível aumentar em 6 vezes a detecção de displasia de alto e baixo grau em mucosa com aspecto macroscópico normal.[32] Em um estudo colonoscopia *back-to-back*, utilizando índigo-carmim a 0,1% as taxas de detecção de displasia, quando comparadas à colonoscopia convencional não foram estatisticamente diferentes.[33] Apesar de promissor, o uso da cromoendoscopia ainda não foi adotado na prática rotineira.

A cromoscopia digital por *narow-band imaging* (NBI) é uma tecnologia óptica recente que, além de aumentar a definição visual da mucosa, pode aumentar o contraste dos seus microvasos. Decorrente da densidade e da espessura dos microvasos nas neoplasias, esta técnica poderia ser mais acurada para detecção de displasia em pacientes com DII de longa data e em vigilância para CCR. Esta técnica poderia oferecer algumas vantagens com relação à cromoscopia óptica como maior facilidade e agilidade no seu uso. Entretanto, recente estudo prospectivo e randomizado comparando o NBI com a cromoscopia óptica em pacientes com DII de longa duração, encontrou maior falha de detecção de neoplasia intraepitelial no grupo examinado com NBI com relação ao grupo examinado com cromoscopia óptica e concluiu que a cromoscopia óptica deve ser considerada como técnica de escolha para a detecção de displasia, nestes casos.[34]

AVALIAÇÃO DAS ESTENOSES E DILATAÇÃO

As estenoses do cólon podem complicar a DC e, em menor proporção, a RCUI. Nos pacientes com DC, as estenoses podem ocorrer na válvula ileocecal, íleo terminal e nas anastomoses ileocolônicas. Podem ser assintomáticas ou levar a sintomas de dor em cólica, distensão e, até mesmo, obstrução.

Nos pacientes sintomáticos, devem ser realizadas biópsias para exclusão de malignidade especialmente nos pacientes com RCUI, os quais qualquer estenose deve ser considerada maligna até que se prove o contrário.[35] Se a estenose não puder ser examinada e biopsiada a ressecção cirúrgica deve ser considerada.

O achado de estenose em pacientes com DC é menos propenso a ser maligno embora uma avaliação completa com biópsias deva ser realizada. Dilatações com balão podem ser necessárias para avaliação completa da estenose.

A dilatação com balão tem sido investigada em pacientes com DC que apresentam estenoses no intestino delgado, no cólon e em anastomoses. A maioria dos estudos é retrospectivo, e a principal medida de sucesso é o alívio dos sintomas e a possibilidade de se evitar ou postergar a cirurgia. O alívio dos sintomas pode ser obtido em 50 a 66% dos pacientes em acompanhamento de 7 a 38 meses.[35] A injeção de corticoides na estenose, no momento da dilatação, pode melhorar os resultados.

REFERÊNCIAS BIBLIOGRÁFICAS

1. Read NW, Krejs GL, Read MG, Santa Ana CA et al. Chronic diarrhea of unknown origin. *Gastroenterology* 1980;78:264-71.
2. Pardi DS. Microscopic colitis. *Mayo Clin Proc* 2003;78:614-17.
3. Pardi DS, Loftus Jr EV, Smyrk TC et al. The epidemiology of microscopic colitis: a population based study in Olmsted County, Minnesota. *Gut* 2007;56:504-8.
4. Pardi DS, Smyrk TC, Tremaine WJ et al. Microscopic colitis a review. *Am J Gastroenterol* 2002;97:794-802.
5. Shen B, Khan K, Ikenberry SO et al. The role of endoscopy in the management of patients with diarrhea. *Gastrointest Endosc* 2010;71:887-92.
6. Yusoff IF, Ormonde DG, Hoffman N. Routine colonic mucosal biopsy and ileoscopy increases diagnostic yield in patients undergoing colonoscopy for diarrhea. *J Gastroenterol Hepatol* 2002;17:276-80.
7. Da Silva JG, De Brito T, Cintra Damião AO et al. Histologic study of colonic mucosa in patients with chronic diarrhea and normal colonoscopic findings. *J Clin Gatroenterol* 2006;40:44-48.
8. Fine KD, Seidel RH, Do K. The prevalence, anatomic distribution, and diagnosis of colonic causes of chronic diarrhea. *Gastrointest Endosc* 2000;51:318-26.
9. Shale MJH, Walters JRF, Westaby D. Adequacy of flexible sigmoidoscopy with biopsy for diarrhea in patients under age 50 without features of proximal disease. *Gastrointest Endos* 2011;73:757-64.
10. Thijs WJ, van Baarlen J, Kleibeuker JH et al. Microscopic colitis: prevalence and distribution throughout the colon in patients with chronic diarrhea. *Netherlands J Med* 2005;63:137-40.
11. Wickbom A, Lindqvist M, Bohr J et al. Colonic mucosal tears in collagenous colitis. *Scand J Gastrenterol* 2006;41:726-29.
12. Couto G, Bispo M, Barreiro P et al. Unique endoscopy findings in collagenous colitis. *Gastrointest Endosc* 2009;69:1186-88.
13. Bohr J, Tysk C, Erikson S et al. Collagenous colitis: a retrospective study of clinical presentation and treatment in 163 patients. *Gut* 1996;39:846-51.
14. Sandler RS, Loftus EV. Epidemiology of inflammatory bowel disease. In: Sartor RB, Sanbor WJ. Inflammatory bowel diseases. Philadelphia: Saunders, 2004. p. 245-62.
15. Podolsky DK. Inflammatory bowel disease. *N Engl J Med* 2001;347:417-29.
16. World Gastroenterological Organization Practice Guidelines for the Diagnosis and Management of IBD in 2010. *Inflamm Bowel Dis* 2010;16:112-24.
17. Dejaco C, Osterreicher C, Algenberger S et al. Diagnosing Colitis: A propective study on essential parameters for reaching a diagnosis. *Endoscopy* 2003;35:1004-8.
18. Lengelling RW, Mitros FA, Brennan JA et al. Ulcerative ileitis encountered at ileo-colonoscopy: likely role of nonsteroidal agents. *Clin Gastroenterol Hepatol* 2003;1:160-69.
19. Bernstein CN, Shanahan F, Anton PA et al. Patchiness of mucosal inflammation in treated ulcerative colitis: a prospective study. *Gastrointest Endosc* 1995:42:232-37.
20. ASGE guideline: endoscopy in the diagnosis and treatment of inflammatory bowel disease. *Gastrointest Endosc* 2006;63:558-65.
21. Chutkan RK, Wayne JD. Endoscopy in inflammatory bowel disease. In: Kirshner JB, editor. Inflammatory Bowel Disease. 5 ed. Baltimore: Williams & Wilkins, 2000. p. 453-77.
22. Chutkan RK, Scherl E, Waye JD. Colonoscopy in inflammatory bowel disease. *Gastrointet Endosc Clin North Am* 2002;12:463-83.
23. Hommes DW, Van Devenvter SJM. Endoscopy in inflammatory bowel diseases. *Gastroenterol* 2004;126:1561-73.
24. Lee SD, Cohen RD. Endoscopy in inflammatory bowel disease. *Gastroenterol Clin N Am* 2002;31:119-32.
25. Ramzan NN, Leigthon JA, Heigh RI et al. Clinical significance of granuloma in Crohn's disease. *Inflamm Bowel Dis* 2002;8:168-63.
26. Witte AM, Veenendaal RA, Van Hogezand RA et al. Crohn's disease of the upper gastrointestinal tract: the value of endoscopic examination. *Scand J Gastroenterol* 1998;225(Suppl):100-5.
27. Goldstein JL, Eisen GM, Lewis B et al. Video capsule endoscopy to prospectively assess small bowel injury with celocoxib, naproxen plus omeprazole, and placebo. *Clin Gastroenterol Hepatol* 2005;3:133-41.
28. Cheifetz AS, Kornbluth AA, Legnani PE et al. Incidence and outcome of retained video capsule endoscope (Ce) in Crohn's disease (CD) is it a "therapeutic complication"? *Am J Gastroenterol* 2004;99:S262.
29. Itzkowitz SH, Present DH. Crohn's and Colitis Foundation of America Colon Cancer in IBD Study Group: consensus conference: colorectal cancer screening and surveillance in inflammatory bowel disease. *Inflamm Bowel Dis* 2005;11:314-21.
30. Eaden J, Abrams K, Ekbom A et al. Colorectal cancer prevention in ulcerative colitis: a case-control study. *Aliment Pharmacol Ther* 2000;14:145-53.
31. Mpofu C, Watson AJ, Rhodes JM. Strategies for detecting colon cancer and/or dysplasia in patients with inflammatory bowel disease. *Cochrane Database Syst Rev* 2004;CD000279.
32. Kiesslich R, Fritsch J, Holtmann M et al. Methylene blue-aided chromoendoscopy for the detection of intraepithelial neoplasia and colon cancer in ulcerative colites. *Gastroenterology* 2003;124:880-88.
33. Rutter MD, Saunders BP, Schofield G et al. Pancolonic indigo carmine dye spraying for the detection of dysplasia in ulcerative colitis. *Gut* 2004;43:256-60.
34. Pellisé M, López-Cerón M et al. Narrow-band imaging as an alternative to chromoendoscopy for the detection of dysplasia in long-standing inflammatory bowel disease:a prospective, randomized, crossover study. *Gastrointest Endosc* 2011;74:840-48.
35. Breynsen Y, Janssens JF, Coremans G et al. Endoscopic balloon dilatation of colonic and ileo-colonic Crohn's strictures: long term results. *Gastrointest Endosc* 1992;38:142-47.

CAPÍTULO 57

COLITES ESPECÍFICAS

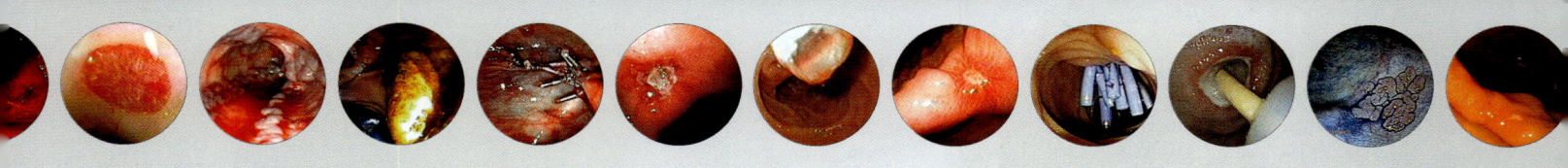

JOSÉ GUILHERME NOGUEIRA SILVA ■ ANA LUIZA WERNECK DA SILVA

INTRODUÇÃO

Na avaliação clínica dos pacientes com colite de início recente deve-se considerar as colites em decorrência de agentes específicos, como infecciosas, por drogas, por agentes químicos, por radiação e aquelas idiopáticas, como as doenças inflamatórias intestinais (DII), retocolite ulcerativa inespecífica (RCUI) e doença de Crohn (DC), entre outras. As primeiras serão discutidas neste capítulo, com atenção especial para as infecciosas, e as demais, como também a colite isquêmica, em outros capítulos deste livro.

IMPORTÂNCIA DO ESTUDO ENDOSCÓPICO E DA REALIZAÇÃO DE BIÓPSIAS

Na avaliação de pacientes com colite de início agudo é muito importante o conhecimento da história clínica, antecedentes de ingestão de alimentos contaminados, viagens, uso de antibióticos, anti-inflamatórios, agentes quimioterápicos, entre outros medicamentos, hábitos de vida e comorbidades, que poderão sugerir ou encaminhar suspeitas etiológicas.

O estudo endoscópico precoce é recomendado nestes pacientes principalmente quando a cultura de fezes é negativa, e o paciente não apresenta melhora em até 1 semana. O aspecto endoscópico, que é de grande valor no diagnóstico diferencial das colites de Crohn e ulcerativa, na maioria das vezes, é normal ou inespecífico na fase inicial das enfermidades que serão aqui apresentadas. Por este motivo, nesta fase, é importante a coleta de biópsias para histologia e cultura. A coleta de fezes frescas é recomendada para a pesquisa de toxina de *Clostridium difficile* e para a pesquisa de ovos e parasitas. Podem-se aspirar os resíduos fecais existentes no cólon durante a colonoscopia e encaminhar o material imediatamente para o laboratório. Já nas fases mais tardias, o aparecimento de algumas características próprias podem sugerir a etiologia. Biópsias múltiplas devem ser realizadas em cada região. Para obter tecido representativo, quatro fragmentos devem ser retirados em cada segmento comprometido, bem como nos segmentos que não apresentam inflamação à colonoscopia.

A realização de biópsias seriadas, durante a colonoscopia, tem sido cada vez mais aceita na investigação de pacientes com diarreia. Silva *et al.*, em estudo recente de 2003, em 162 pacientes com diarreia crônica, mostraram que a realização de biópsias seriadas de cólon é particularmente importante nos casos de colonoscopia normal. Este autor verificou a ocorrência de alterações histológicas que contribuíram para o diagnóstico da etiologia da diarreia em 32,1%. Colites que podem cursar com cólon normal ou com alterações leves e inespecíficas, como as colites microscópicas (linfocitária e colagenosa), entre outras, foram diagnosticadas pelo estudo histológico das biópsias.

COLITES INFECCIOSAS

As colites infecciosas são causadas por uma variedade de bactérias, vírus, fungos e parasitas. Aproximadamente 1/3 dos pacientes com diarreia mucossanguinolenta e com suspeita de DII, na realidade, têm uma etiologia infecciosa.

As manifestações clínicas são diretamente proporcionais à extensão do processo inflamatório, da área comprometida, geralmente com diarreia mucossanguinolenta, dor abdominal, tenesmo e raramente enterorragia (menos que 5% dos casos). Na maioria das vezes é autolimitada, com início abrupto de diarreia e outros sintomas, com duração de 10 dias a 3 semanas, com recuperação completa.

As características endoscópicas, na maioria das vezes, sobrepõem-se às das doenças inflamatórias intestinais, daí a importância da história clínica e retirada de biópsias. São caracterizadas, geralmente, por alterações endoscópicas de aspecto agudo, intensas e inespecíficas. Quanto maior e mais intensa a agressão à mucosa colônica, maior será a dificuldade de se estabelecer o diagnóstico etiológico. Alguns padrões podem sugerir etiologia infecciosa: exsudato amarelado, hemorragia petequial, edema e eritema focais, reto poupado e distribuição irregular.

A classificação etiológica as divide em:

- *Bacterianas*: *Salmonella*, *Shigella*, *Campylobacter*, *Escherichia coli* entero-hemorrágica, *Klebsiella oxytoca*, *Clostridium difficile*, micobactérias.
- *Bactérias sexualmente transmissíveis*: *Clamydia sp*; *Treponema pallidum*, *Neisseria gonorrhoeae*.
- *Virais*: citomegalovírus, herpes-vírus, rotavírus.
- *Micóticas*: histoplasmose, candidíase, blastomicose.
- *Parasitárias*: amebíase, esquistossomose, giardíase.

Colites bacterianas

■ Colites bacterianas agudas

As colites bacterianas agudas, na maioria das vezes, são autolimitadas, com início abrupto de diarreia e outros sintomas, com duração de 10 dias a 3 semanas, com recuperação completa. Os pacientes apresentam história clínica de ingestão de alimentos ou líquidos possivelmente contaminados, com febre, diarreia, dor abdominal e raramente enterorragia, nas formas mais graves. Podem ser causadas por ampla variedade de bactérias, como: *Salmonella sp, Shigella sp, Escherichia coli* enteropatogênica, *Campylobacter jejunii* e *Yersinia enterocólica*.

Por serem de evolução autolimitada, o estudo endoscópico raramente faz parte da avaliação diagnóstica, a não ser nos casos protraídos, que não respondem à terapêutica de suporte. O aspecto endoscópico é inespecífico, pode sugerir RCUI nas fases iniciais com a mucosa congesta, edemaciada, com microulcerações, ou a DC com úlceras maiores e profundas, longitudinais, com fibrina, nas fases mais tardias.

O diagnóstico é sugerido pela história clínica, aspecto endoscópico e confirmado pela cultura das fezes. As biópsias da mucosa do intestino grosso podem ajudar no diagnóstico diferencial, principalmente com outras colites infecciosas.

O aspecto endoscópico da infecção pela *Salmonella sp*, não *typhi*, pode variar de hiperemia, friabilidade da mucosa, ulcerações, erosões, ulcerações aftoides e úlceras profundas. Na infecção pela *Salmonella typhi* as úlceras são caracteristicamente ovaladas com margens elevadas, fundo com fibrina, com envolvimento segmentar, com localização preferencial no íleo terminal e cólon direito (Fig. 57-1).

A *Shigella sp* apresenta à colonoscopia a mucosa hiperemiada, edemaciada, com perda de padrão vascular, pontilhado hemorrágico, friabilidade, erosões aftoides, úlceras estreladas, com secreção purulenta acinzentada, que compromete, principalmente, o retossigmoide, podendo estender-se proximalmente (Fig. 57-2).

A colite entero-hemorrágica causada pela *Escherichia coli* apresenta-se à endoscopia com hiperemia, friabilidade, erosões hemorrágicas, úlceras rasas longitudinais ao longo do cólon e com pseudomembranas mais frequentes no cólon direito (Fig. 57-3).

Os achados colonoscópicos da infecção pelo *Campylobacter sp* caracterizam-se por envolvimento esparso da mucosa com edema, perda do padrão vascular, com ulcerações (Fig. 57-4).

A infecção pela *Yersinia sp* mostra alterações na mucosa do íleo terminal caracterizadas por elevações arredondadas ou ovaladas, com ou sem ulcerações. Alguns pacientes podem apresentar úlceras aftoides amareladas que se estendem do reto ao ceco simulando a DC (Fig. 57-5).

A infecção pela *Klebsiella oxytoca* pode levar a um quadro de colite hemorrágica em pacientes utilizando penicilinas, sinergistinas e, mais recentemente, quinolonas. Podem ser evidenciadas lesões eritematosas, purpúricas ou ulcerativas localizadas em qualquer parte do cólon. Tais lesões desaparecem poucos dias depois da suspensão dos antibióticos.

■ Colite pseudomembranosa

A colite pseudomembranosa é a causa mais comum de diarreia que surge em pacientes internados. Acomete pacientes com comorbidades, história de uso prévio de antibioticoterapia (penicilinas, cefalosporinas e clindamicina), quimioterapia, imunossupressores (doxorubicina, 5-fluorouracil e methotrexate), antivirais (aciclovir).

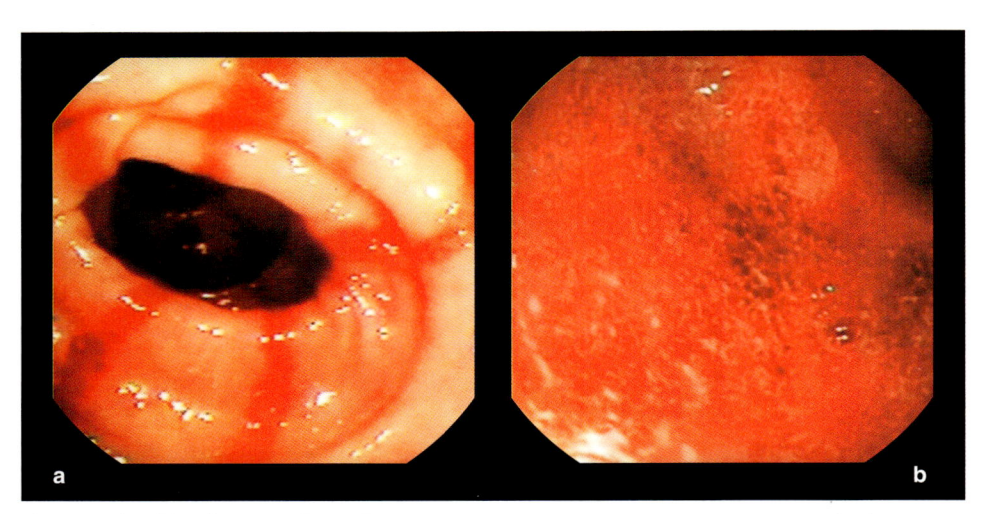

Fig. 57-1. (a e b) Colite por *Salmonella sp*.

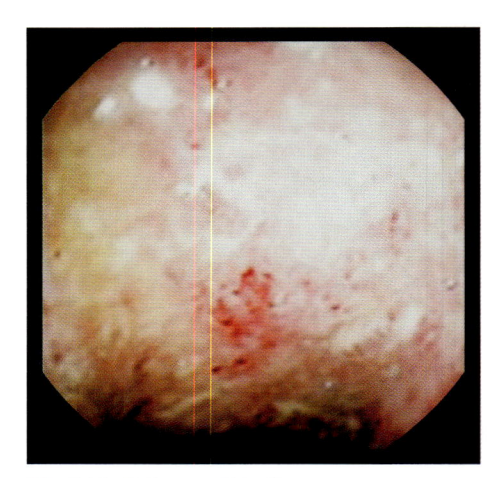

Fig. 57-2. Colite por *Shigella* sp.

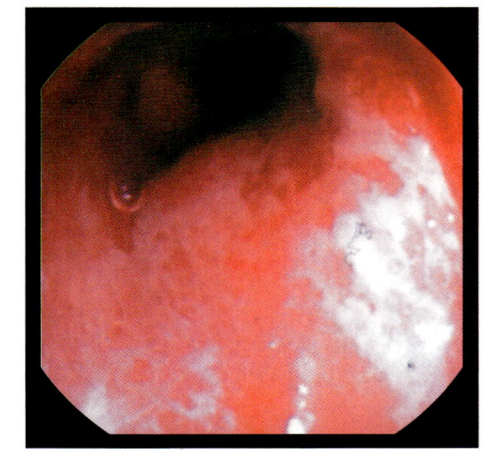

Fig. 57-3. Colite por *Escherichia coli*.

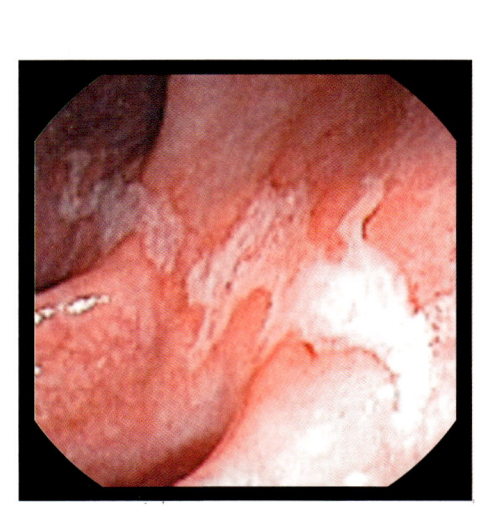

Fig. 57-4. Colite por *Campylobacter sp*.

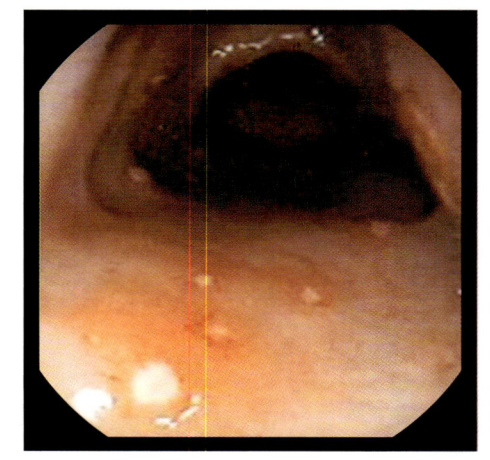

Fig. 57-5. Colite por *Yersinia sp*.

A ação destas drogas leva a desequilíbrio da flora intestinal favorecendo a proliferação de determinadas cepas bacterianas, notoriamente o *Clostridium difficile*, e o *Staphilococcus aureus*, com produção de toxinas que agridem a mucosa colônica, levando a diarreia aquosa, persistente, profusa, raramente com enterorragia, febre, dor abdominal difusa e distensão abdominal.

A doença intestinal, na maioria das vezes grave, é do tipo inflamatório, comprometendo com grande frequência reto, cólon e, raramente, intestino delgado, localizada ou difusa. Na fase inicial pode lembrar a RCUI com congestão, edema e friabilidade da mucosa colônica. Com a evolução, aparecem placas esbranquiçadas ou amareladas, confluentes, aderidas à parede intestinal (tampão fibrinoleucocitário), denominadas pseudomembranas, mais prevalentes no reto e cólon distal (em 10% dos casos compromete apenas o cólon proximal), que são patognomônicas da colite pseudomembranosa. Entretanto, em pacientes com RCUI e DC as pseudomembranas não costumam estar presentes. A pesquisa positiva da toxina nas fezes (enterotoxina A e da citotoxina B) é diagnóstica. Complicações raras podem ocorrer, como desidratação, distúrbios eletrolíticos, colite fulminante, perfuração, megacólon tóxico, nos casos em que o processo inflamatório – infeccioso se torna transmural. Durante a colonoscopia devem-se praticar biópsias inclusive das pseudomembranas, e deve-se avisar o patologista da suspeita diagnóstica (Fig. 57-6).

■ Tuberculose intestinal

A tuberculose entérica é a infecção do intestino delgado e/ou grosso pelo *Mycobacterium tuberculosis* ou *bovis*, secundário ou não à infecção pulmonar. *Mycobacterium avium* também deve ser afastada, principalmente em pacientes imunocomprometidos. Nos últimos anos, tem ocorrido o aumento no número de casos de tuberculose intestinal nos países em desenvolvimento e mesmo nos desenvolvidos, particularmente nos pacientes infectados pelo vírus da imunodeficiência humana.

As manifestações clínicas da tuberculose nesta localização são inespecíficas. São pacientes com dor abdominal, febre, anorexia, perda de peso e diarreia com muco, sangue e, em alguns casos, quadro de obstrução intestinal. História prévia de micobacteriose pulmonar está presente em apenas 1/4 dos casos.

A colonoscopia, com exame do íleo terminal, é fundamental para o diagnóstico da tuberculose intestinal. O quadro endoscópico muitas vezes é semelhante ao da Doença de Crohn, com predileção para íleo terminal, ceco (21%), cólon ascendente (18%), cólon transverso (13%), cólon descendente e sigmoide (15%), com raro comprometimento do reto. Envolvimento de dois ou mais segmentos ocorre em 32% dos casos, sendo mais comum na região ileocecal. Deformidade da válvula ileocecal, aspecto calcetado, úlceras profundas circunferenciais, às vezes lineares, nódulos, áreas de estenose, pontes mucosas e lesões polipoides, são algumas das alterações encontradas.

O diagnóstico é feito pelo conjunto da história, aspecto endoscópico, PPD, isolamento da micobactéria por cultura em material de biópsias. A positividade desta cultura varia de 6 a 69%. O encontro de granulomas caseificados e do bacilo neste material não é comum, variando de 0 a 54%, e 0 a 100%, segundo diferentes casuísticas.

O diagnóstico diferencial deve ser feito com uma gama variada de outras entidades comuns em nosso meio e com quadro macroscópico semelhante, como: DC, RCUI, sarcoidose, blastomicose sul-americana, histoplasmose, colopatia isquêmica, carcinoma, amebíase e esquistossomose.

Complicações podem ocorrer, como: fístulas ileocecais, fístulas anais, perfuração intestinal, hemorragia digestiva baixa e obstrução intestinal (Fig. 57-7).

Colites virais
■ Citomegalovírus

Acomete mais frequentemente pacientes imunossuprimidos, transplantados, portadores da Síndrome de imunodeficiência adquirida (AIDS), aqueles com DII e recentemente têm sido relatados casos em pacientes imunocompetentes.

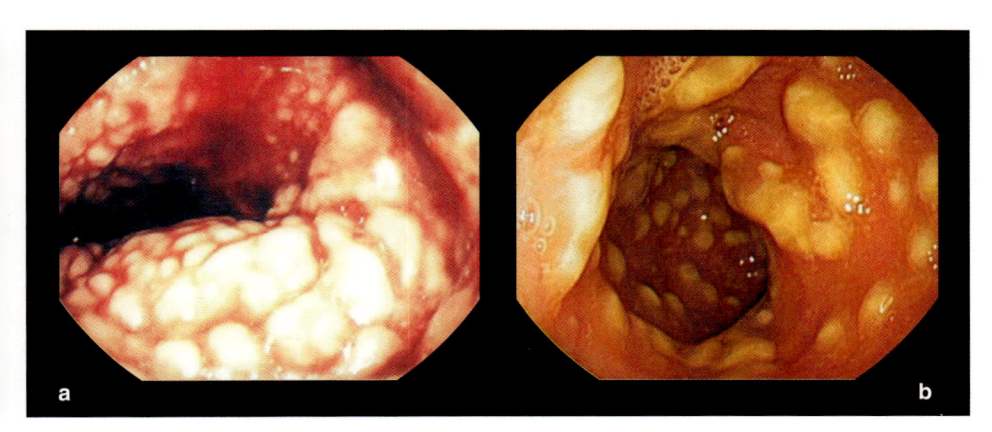

Fig. 57-6. (**a** e **b**) Colite pseudomembranosa.

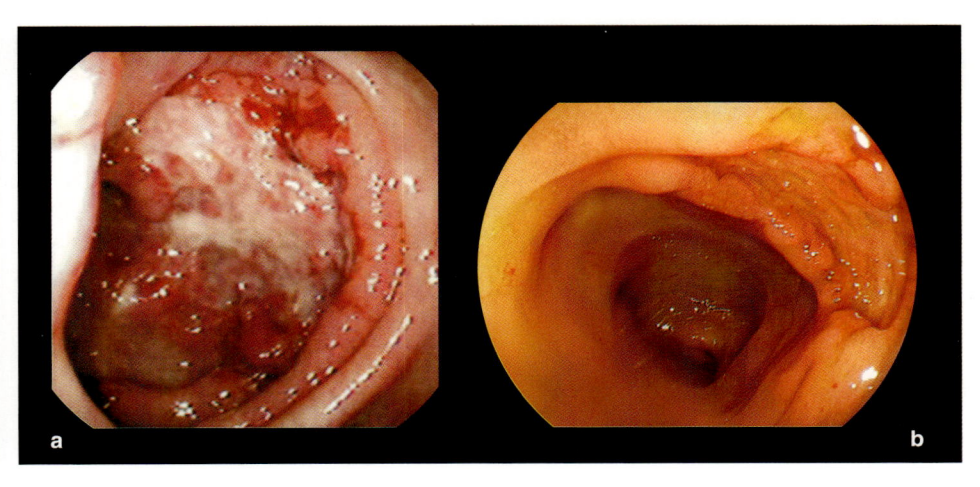

Fig. 57-7. (**a** e **b**) Tuberculose intestinal.

O quadro sintomático inicia-se com dor abdominal, diarreia, febre e, ocasionalmente, sangramento retal.

Nas formas agudas as alterações colonoscópicas são inespecíficas, variando desde um aspecto normal até um processo inflamatório intenso, lembrando a RCUI. Já nas formas subagudas e crônicas observam-se lesões ulceradas entremeadas por mucosa normal, de tamanhos variados, profundas, com enantema radial característico, em suas bordas. Estas lesões são mais frequentes no íleo terminal, cólon direito, podendo ocorrer destruição da válvula ileocecal, semelhante à DC.

A suspeita clínica e endoscópica é confirmada pelo estudo histológico de biópsias das lesões, particularmente no fundo de úlcera onde são encontradas células endoteliais e mesenquimais contendo inclusões virais basofílicas nucleares e eosinofílicas citoplasmáticas. A imunoistoquímica e PCR são, também, de grande auxílio diagnóstico (Fig. 57-8).

▪ Herpes *simplex*

A colite pelo herpes *simplex*, mais comumente pelo vírus tipo 2, ocorre principalmente em pacientes portadores de imunodeficiência. Cerca de 1 a 3 semanas após a infecção inicial os pacientes podem apresentar dor anorretal intensa, febre, constipação, tenesmo, mucorreia, ulcerações perianais e linfadenopatia inguinal.

A colonoscopia revela a presença de lesões ulcerativas ou vesiculares, algumas vezes pustulosas, localizadas nos 5 cm distais do reto. Úlceras planas e extensas podem estar presentes nos segmentos distais do cólon, principalmente em pacientes com imunodepressão. Raramente ocorre sangramento.

Biópsias devem ser realizadas nas bordas das úlceras, onde são evidenciadas células gigantes multinucleadas ou inclusões virais intracelulares (inclusões tipo A de Cowdry) coradas pela hematoxilina-eosina (HE). Imunoistoquímica ou PCR podem ser úteis (Fig. 57-9).

Colites parasitárias

▪ Amebíase

A infestação pela *Entamoeba hystolitica* acomete mais frequentemente o cólon direito, podendo ocorrer também no sigmoide e no reto, sendo uma das causas mais importantes de diarreia/disenteria no mundo, particularmente nos países em desenvolvimento.

A colite pode apresentar-se com dor abdominal e diarreia com sangue. Caracteriza-se por lesões ulceradas pequenas, com bordas elevadas, ovaladas, tipo botão de camisa, entremeadas por mucosa normal, podendo lembrar a DC. Formas mais graves, porém menos comuns, podem levar a formação de amebomas, caracterizados por lesões polipoides elevadas com 5 a 6 cm, irregulares, sendo mais frequentes no reto e no ceco, que simulam neoplasias.

O diagnóstico é confirmado pelo exame parasitológico de fezes ou pelo estudo de biópsias colhidas nas bordas das úlceras que identificam os trofozoítos ou os parasitos (Fig. 57-10).

▪ Esquistossomose

Na infecção maciça pelo *Schistossoma mansoni* a deposição de ovos na submucosa do cólon causa reação local exuberante. Deve ser suspeitada em pacientes com quadro de dor abdominal e/ou diarreia, com epidemiologia positiva.

A colonoscopia pode revelar um quadro agudo com a mucosa apresentando congestão, edema, com úlceras puntiformes semelhante à RCUI; ou quadro crônico, com pólipos inflamatórios no reto e no sigmoide, com granulomas da mucosa. Tumores esquis-

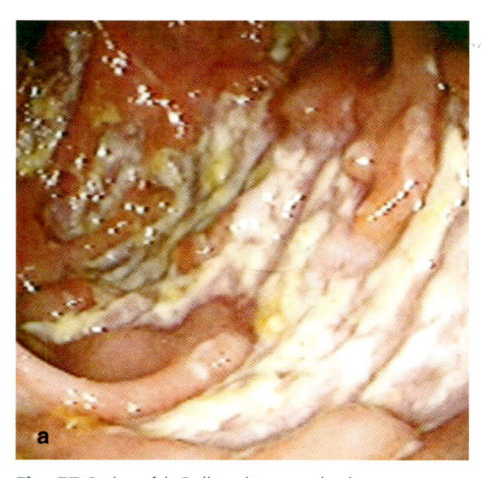

Fig. 57-8. (**a** e **b**) Colite citomegalovírus.

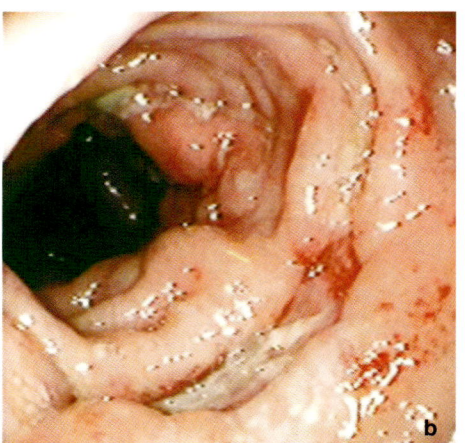

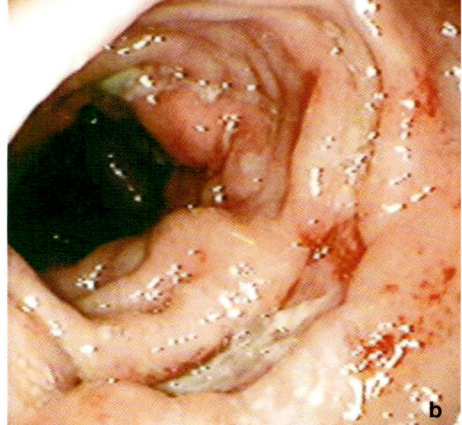

Fig. 57-9. Colite por Herpes *simplex*.

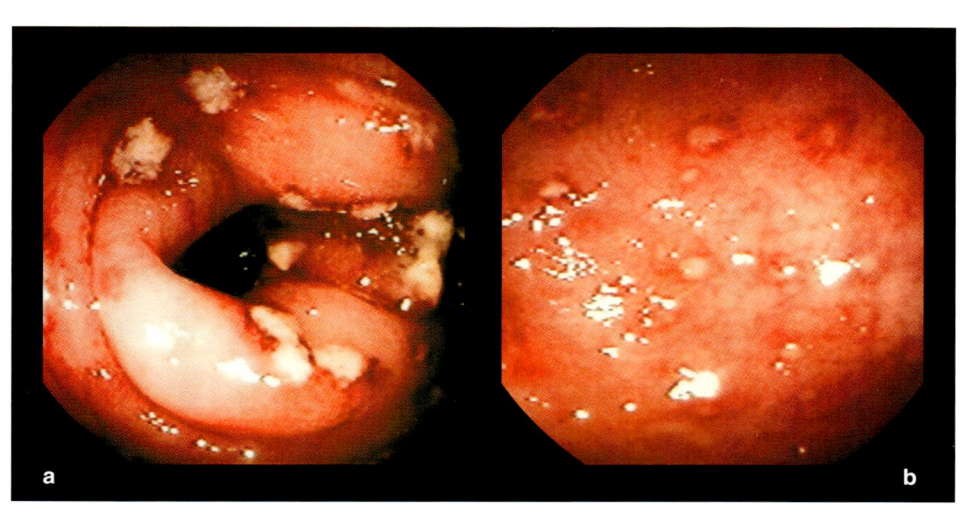

Fig. 57-10. (**a** e **b**) Amebíase.

COLITES ESPECÍFICAS

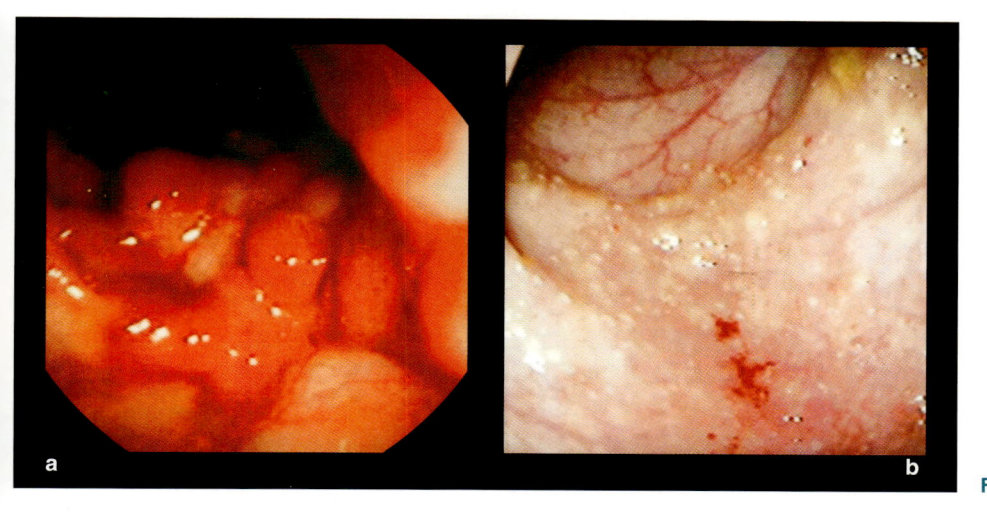

Fig. 57-11. (**a** e **b**) Esquistossomose.

tossomóticos, necessitam de diagnóstico diferencial com o ameboma e adenocarcinoma (Fig. 57-11).

Colites fúngicas

■ Histoplasmose

A histoplasmose, provocada pelo *Histoplasma capsulatum,* é uma micose, rara em nosso meio. Tem sido comumente descrita em pacientes imunocomprometidos, portadores do HIV. A infecção primária no trato gastrointestinal é pouco comum e quase sempre está associada à doença disseminada e/ou ao estado de imunodepressão. O cólon é o local mais comumente envolvido, seguido pelo intestino delgado. No cólon pode-se evidenciar úlceras de bordas elevadas e avermelhadas entremeadas por áreas com mucosa normal, com um aspecto que lembra a DC. Exame histológico do material de biópsias colhidas da borda da úlcera e corado pelo método de Giensa revela o agente etiológico (Fig. 57-12).

■ Blastomicose sul-americana

A infecção pelo *Paracoccidioide brasiliensis* leva a doença granulomatosa, que em sua forma intestinal, pode ser confundida com tuberculose entérica, DC e neoplasias. A colonoscopia pode evidenciar rigidez de parede, mucosa congesta e friável, nodulações dispersas na mucosa, úlceras únicas ou múltiplas, que podem evoluir para estenose, mais comumente encontradas no íleo distal e no ceco. O diagnóstico se faz pela biópsia durante o exame de colonoscopia e exame histológico ou cultura com isolamento do fungo utilizando-se a coloração de Gomori-Groccott ou ácido periódico de Schiff.

■ Candidíase

A candidíase intestinal é bem mais rara que a esofágica. Aparece em pacientes imunocomprometidos e naqueles com história de internação longa e uso de vários antibióticos. O aspecto endoscópico é semelhante à colite pseudomembranosa, com membranas de maiores proporções, facilmente destacáveis, mas esbranquiçadas. Raramente pode ocorrer sangramento na fase aguda. O exame a fresco das biópsias revela vários micélios e hifas (Fig. 57-13).

COLITE ACTÍNICA

Colite secundária ao tratamento radioterápico dos cânceres usualmente localizados na bexiga, no reto, na próstata, nos testículos ou ginecológicos, parece estar aumentando de frequência.

O quadro clínico é variável com a intensidade do processo. Pode ser agudo, ocorrendo em até 6 semanas do início do tratamento, ou tardio, após meses ou anos de seu término. Os pacientes podem manifestar diarreia, urgência evacuatória, tenesmo, dores abdominais em cólica, presença de sangue nas fezes, emagrecimento.

As alterações endoscópicas podem ser agudas ou crônicas. Com localização mais frequente na região retossigmoidiana, em até 75% dos casos, pode ocorrer em qualquer região do cólon e, inclusive, no intestino delgado. As alterações macroscópicas vistas à colonoscopia, seriam hiperemia, edema, alteração da trama vascular, telangiectasias, friabilidade da mucosa, perda de haustrações e, em casos mais graves, podem ocorrer ulcerações, estenoses e fístulas.

As alterações histológicas vistas em biópsias coletadas durante a colonoscopia são inespecíficas, como: infiltrado inflamatório linfoplasmocitário na lâmina própria, abscessos de criptas, sinais de vasculite e endarterite além de espessamento das diversas camadas da parede intestinal. As áreas de estenose devem ser biopsiadas para se afastar neoplasia (Fig. 57-14).

Quando o diagnóstico é realizado precocemente a interrupção da radioterapia poderá levar a melhora completa do quadro de colite. O tratamento é sintomático, com antiespasmódicos e antidiarreicos, nas formas mais leves. O uso de sucralfato oral, sulfassalazi-

Fig. 57-12. (**a** e **b**) Histoplasmose.

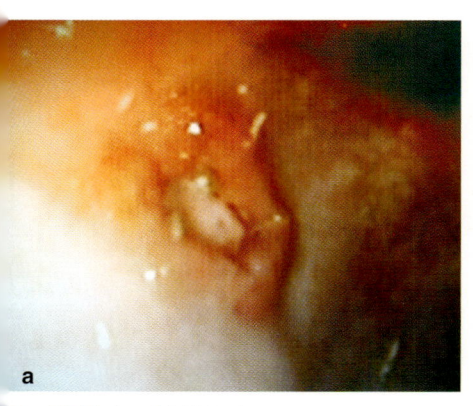

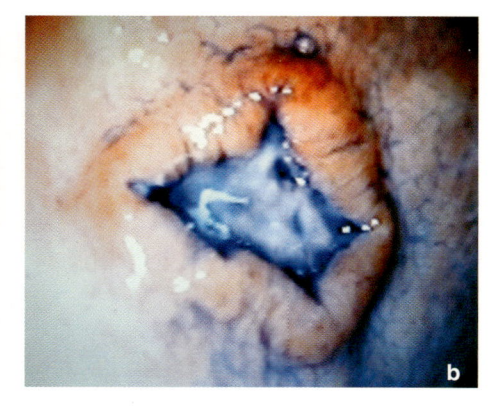

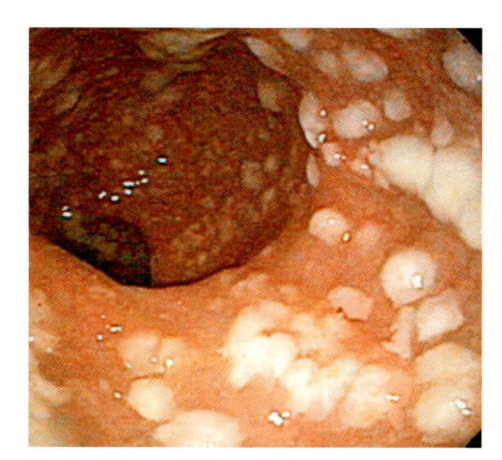

Fig. 57-13. Candidíase colônica.

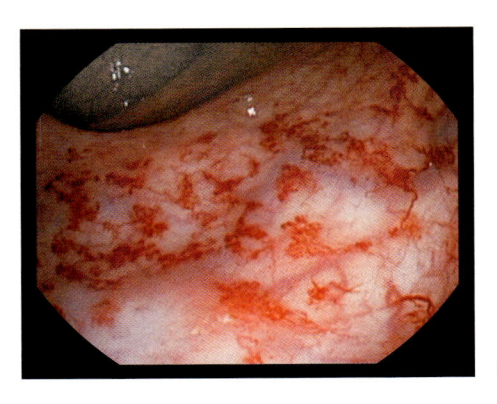

Fig. 57-14. Colite actínica.

na, ou ácido 5-aminossalicílico, corticoides tópicos ou sistêmicos são reservados para as formas mais graves. O sangramento colônico poderá ser tratado com técnicas hemostáticas por endoscopia como, coagulação com plasma de argônio, *laser*, *heater probe*, ou eletrocoagulação bipolar. Destes, o primeiro tem-se mostrado mais barato, seguro e eficaz. Estenoses curtas poderão ser dilatadas endoscopicamente com a utilização de balão. A cirurgia está indicada nos casos que não melhoram com as opções anteriores.

COLITE POR DESVIO DO TRÂNSITO

A proctocolite por desvio do trânsito é uma alteração iatrogênica secundária ao desvio do material fecal da mucosa colorretal nos casos de cirurgias para tumores, perfurações e de doenças inflamatórias.

A apresentação clínica pode variar de assintomática em até 33% dos pacientes, à presença de dor abdominal e evacuação de sangue e muco.

A endoscopia mostra alterações variadas, como hiperemia, hemorragia petequial, friabilidade da mucosa, úlceras aftoides, nodularidade da mucosa secundária a hiperplasia de folículos linfoides, muco aderido (Fig. 57-15).

COLITE POR AGENTES DESINFECTANTES

Vários agentes químicos têm sido apontados como agressores da mucosa colônica, podendo levar a colites iatrogênicas, como: álcool, contrastes radiológicos, formol, ácido sulfúrico, ácido acético, amônia, sabões, soda cáustica, aldeídos, peróxido de hidrogênio e água ácida. Os três últimos são usados, rotineiramente, como agentes desinfetantes de endoscópios e, por isso, merecem atenção especial. Essa colite seria decorrente de falhas no processo de limpeza e de desinfecção, particularmente na fase de enxágue.

Um a 2 dias após o exame de colonoscopia os pacientes iniciam dor abdominal, diarreia com sangue, febre e leucocitose. Uma nova colonoscopia mostrará eritema, edema, granulosidade, formações císticas, ulcerações e hemorragia na mucosa colônica. Este quadro tem sido descrito com todos os agentes utilizados. O peróxido de hidrogênio: é um potente agente oxidante e ao entrar em contato com a mucosa libera oxigênio e água, levando a alteração enfisematosa, com a histologia mostrando cistos minúsculos preenchidos por gás na lâmina própria e entre as criptas. Com 1 hora estes cistos desaparecem dando lugar a hemorragia na mucosa. Cerca de 5 horas após a exposição aparecem as ulcerações. O glutaraldeído é utilizado como desinfetante desde 1963. Quando resíduos nos canais de biópsia e insuflação dos endoscópios entram em contato com a mucosa colônica ocorre dilatação das criptas, descamação de células epiteliais e, posteriormente, em 12 a 48 horas, inflamação, ulcerações e hemorragia.

COLOPATIAS INDUZIDAS POR DROGAS

O cólon pode ser afetado por um número variado de medicações. Os pacientes podem apresentar dor abdominal, diarreia, constipação e sangramento. Tais sintomas podem resultar de alterações da motilidade, de isquemia, trombose, colite e urticária.

Um grande grupo de drogas pode produzir hipomotilidade colônica, como anticolinérgicos, fenotiazinas, antidepressivos tricíclicos, vincristina e clonidina. A dilatação resultante simula obstrução colônica, sendo chamada pseudo-obstrução. Úlceras secundárias à impactação fecal podem ocorrer nestes pacientes.

A colite isquêmica pode ocorrer como complicação do uso de contraceptivos orais, vasopressina. Os efeitos da isquemia são geralmente reversíveis e resolvem rapidamente após a descontinuação da droga.

O uso crônico de laxativos com irritação e estimulação do intestino grosso pode levar ao cólon catártico. Os pacientes geralmente apresentam-se com constipação, distensão abdominal. O enema baritado mostra um cólon atônico e redundante, com aparência tubular, sem haustrações, podendo envolver todo o cólon. A mucosa mostra-se geralmente normal, raramente pálida e edematosa. Quando o laxante é do grupo das antraquinonas pode-se observar a *melanosis coli*. A biópsia revela atrofia de mucosa com perda do padrão glandular. A retirada do agente causal pode levar a resolução parcial, uma vez que já tenha ocorrido dano ao plexo mioentérico.

Uma colite tipo ulcerativa tem sido descrita em pacientes após o uso de diversas drogas como compostos com ouro, antifúngicos, metildopa, quimioterápicos, corticoides e AINH. Os pacientes podem apresentar diarreia aquosa, muitas vezes com sangue, febre, vômitos e dor abdominal. As úlceras colônicas relacionadas com o uso de AINH ocorrem geralmente no ceco, no ascendente proximal e na região da válvula ileocecal. Na maioria dos casos, estas úlceras cicatrizam após a suspensão da medicação. Raramente podem ocorrer estenoses cicatriciais (Fig. 57-16).

COLOPATIA HIPERTENSIVA

A colopatia hipertensiva, encontrada em cerca de 52% dos pacientes com hipertensão portal por cirrose ou esquistossomose, é caracte-

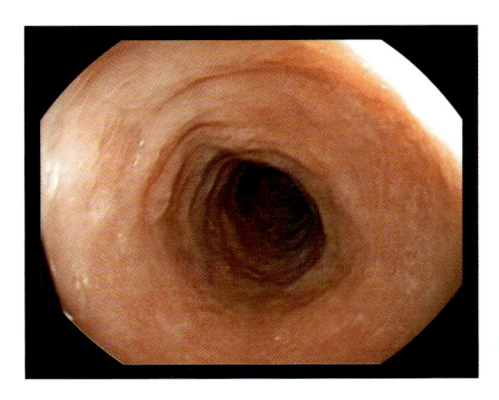

Fig. 57-15. Colite por desvio de trânsito.

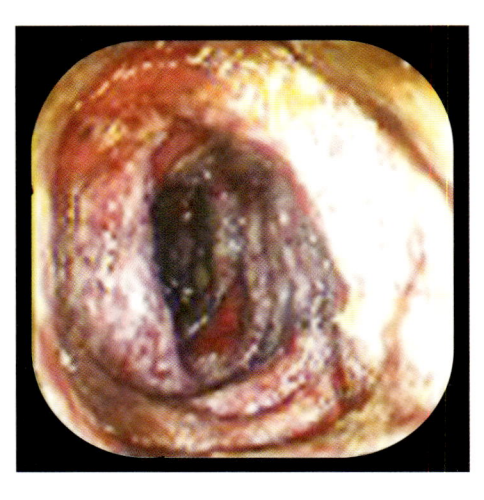

Fig. 57-16. Colite após uso de agente quimioterápico.

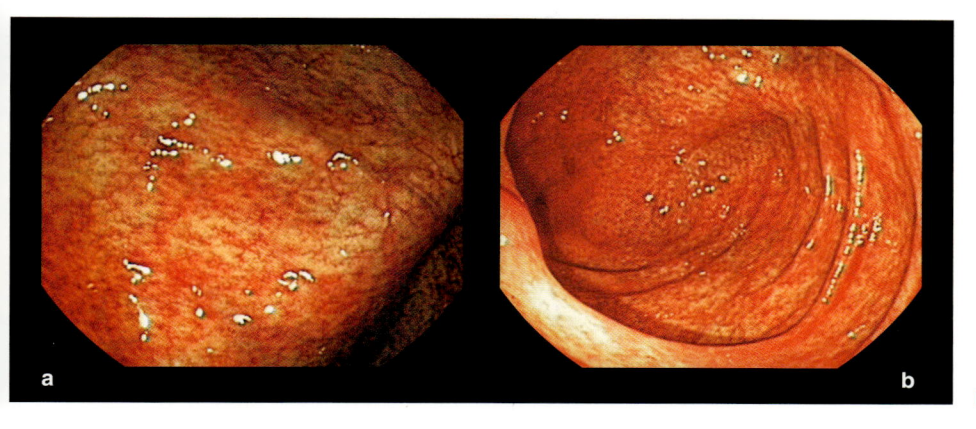

Fig. 57-17. (a e b) Colopatia hipertensiva.

rizada por alterações na mucosa colônica geralmente representadas por eritema, telangiectasias, ectasias vasculares, angiodisplasias (aranhas vasculares) e hamatocistos. A gravidade do processo é diretamente proporcional à classe de *Child-Pugh*. Alguns estudos sugerem que as alterações seriam exclusivamente no cólon direito (Fig. 57-17).

BIBLIOGRAFIA

Abreu MT, Harpaz N. Diagnosis of colitis: making the initial diagnosis. *Clin Gastroenterol Hepatol* 2007;5:295-301.

Ahishali E, Uygur-Bayramiçli O, Dolapçioglu C *et al.* Chemical colitis due to glutaraldehyde: case series and review of the literature. *Dig Dis Sci* 2009;54:2541-45.

Assi M, McKinsey DS, Driks MR *et al.* Gastrointestinal histoplasmosis in the acquired immunodeficiency syndrome: report of 18 cases and literature review. *Diagn Microbiol Infect Dis* 2006;55:195-201.

Cheung RC, Cooper S, Keeffe EB. Endoscopic gastrointestinal manifestations of liver disease. *Gastrointest Endosc Clin N Am* 2001;11:15-44.

Conlon C. Schistosomiasis. *Medicine* 2005;33:64-67.

De-Vos M. Non-steroidal antiinflammatory drugs and the intestine. *Acta Gastroenterol Belg* 1999;62:425-27.

Diaz-Sanchez A, Nuñez-Martinez O, Gonzales-Asanza C *et al.* Portal hypertensive colopathy is associated with portal hypertension severity in cirrhotic patients. *World J Gastroenterol* 2009;15:4781-87.

Edwards CM, George B, Warren B. Diversion colitis – New light through old windows. *Histopathology* 1999;34:1-5.

Feasey NA, Healey P, Gordon MA. Review article: the aetiology, investigation and management of diarrhea in the HIV-positive patients. *Aliment Pharmacol Ther* 2011;34:587-603.

Goldani LZ. Gastrointestinal Paracoccidioidomycosis: a overview. *J Clin Gastroenterol* 2011;45:87-91,

Hallal H, Perez-Gracia A, Alguacil-Garcia GF. Colitis por derivacion. *Rev Esp Enferm Dig* 1994;86:898-900.

Hamlyn E, Taylor C. Sexually transmitted proctitis. *Postgrad Med J* 2006;82:733-36.

Hookman P, Barkin JS. Clostridium difficile associated infection, diarrhea and colitis. *World J Gastroenterol* 2009;15:1554-80.

Ina K, Kusugami K, Ohta M. Bacterial hemorrhagic enterocolitis. *J Gastroenterol* 2003;38:111-20.

Ito K, Shiraki K, Sakai T *et al.* Portal hypertensive colopathy in patients with liver cirrhosis. *World J Gastroenterol* 2005;11:3127-30.

Kendrick JB, Risbano M, Groshong SD *et al.* A rare presentation of ischemic pseudomembranous colitis due to escherichia coli O157:H7. *Clin Infect Dis* 2007;45:217-19.

Misra SP, Misra V, Dwivedi M *et al.* Colonic tuberculosis: Clinical features, endoscopic appearance and management. *J Gastroenterol Hepatol* 1999;14:723-29.

Misra SP, Misra V, Dwivedi M. Ileocopy in patients with ileocolonic tuberculosis. *World J Gastroenterol* 2007;13:1723-27.

Nagi B, Kochhar R, Bhasin DK *et al.* Colorectal tuberculosis. *Eur Radiol* 2003;13:1907-12.

Navaneethan U, Giannella RA. Infectious colitis. *Curr Opin Gastroenterol* 2010;27:66-71.

Neitlich JD, Burrell MI. Drug-induced disorders of the colon. *Abdom Imaging* 1999;24:23-28.

Pai SA. Amebic colitis can mimic tuberculosis and inflammatory bowel disease on endoscopy and biopsy. *Int J Surg Pathol* 2009;17:116-21.

Pritt BS, Clark CG. Amebiasis. *Mayo Clin Proc* 2008;83:1154-60.

Prosser JM, Kasznica J, Gottieb LS *et al.* Bilharzial pseudotumors – Dramatic manifestation of schistosomiasis: report of a case. *Human Pathology* 1994;25:98-101.

Rafailidis PI, Mourtzoukou EG, Varbobitis IC *et al.* Severe cytomegalovirus infection in apparently immunocompetent patients: a systematic review. *Virology J* 2008;5:47-53.

Ryan CK, Potter GD. Disinfectant colitis: rinse as well as you wash. *J Clin Gastroenterol* 1995;21:6-9.

Sato S, Yao K, Yao T *et al.* Colonoscopy in the diagnosis of intestinal tuberculosis in asymptomatic patients. *Gastrointest Endosc* 2004;59:362-68.

Shafi MA, Bresalier RS. The gastrointestinal complications of oncologic therapy. Gastroenterol Clin N Am 2010;39:629-47.

Silva JGN, De Brito T, Damião AOMC, Laudanna AA, Sipahi AM. Histologic study of colonic mucosa in patients with chronic diarrhea and normal colonoscopic findings. J Clin Gastroenterol 2006;40:44-48.

Simor AE. Diagnosis, management and prevention of *clostridium difficile* infection in long-term care facilities: a review. *JAGS* 2010;58:1556-64.

Souza JLS, Ribeiro TM, Borges LV *et al.* Electrolyzed acid water can cause colitis? *Endoscopy* 2008;40:620.

Tzanetou K, Astriti M, Delis V *et al.* Intestinal schistosomiasis caused by both Schistosoma intercalatum na Schistosoma masoni. *Travel Med Infect Dis* 2010;8:184-89.

CAPÍTULO 58

COLOPATIA ISQUÊMICA

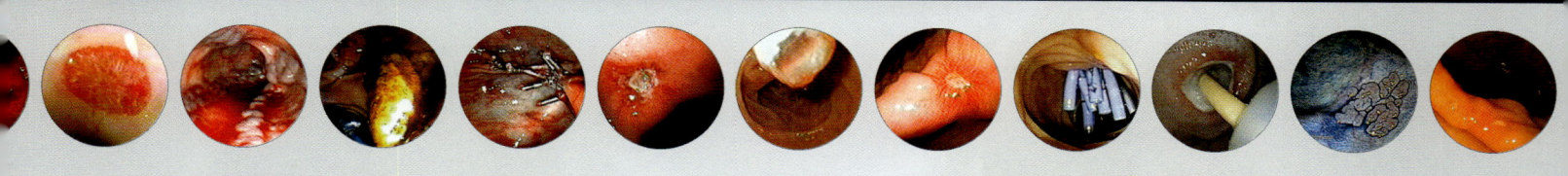

EDSON JURADO DA SILVA

INTRODUÇÃO

Isquemia intestinal é decorrente da redução ou da interrupção do fluxo sanguíneo intestinal. Assim é importante o conhecimento do suprimento sanguíneo das vísceras localizadas no andar supramesocólico, isto é, acima do mesocólon, se faz através a artéria celíaca (AC), afluente do tronco celíaco (TC) e de seus ramos: artérias mesentérica superior (AMS), hepática (AH), esplênica (AE) e gástrica esquerda (AGE). São frequentes variações anatômicas, como a AMS desembocar da aorta, logo abaixo do TC.

Artéria mesentérica inferior (AMI) emerge da aorta cerca de 3 a 5 cm acima da bifurcação da aorta em artérias ilíacas (AI).

O suprimento sanguíneo do intestino delgado e do cólon direito se faz através da AMS e de seus ramos, ileocólica (AIC), cólica direita (ACD) e média (ACM). O restante do cólon é irrigado pela AMI e seus ramos, cólica esquerda (ACE), sigmoide (AS) e retossigmoide (ARS).

AMS se junta a AMI através artéria que corre paralela ao cólon, chamada de marginal (AM), que vai do cólon direito ao sigmoide. O reto é irrigado pelos ramos da AMI e da ilíaca interna (Fig. 58-1).[22]

Classifica-se a isquemia intestinal em três grandes categorias: isquemia mesentérica aguda (IMA), mesentérica crônica (IMC), também chamada de angina abdominal, pois a dor é relacionada com a quantidade de alimentação ingerida e colopatia isquêmica (CI), quando o evento predomina no cólon. Neste território predominam sangramento e dor na apresentação clínica.

A insuficiência vascular intestinal poderá ser oclusiva, tanto por êmbolo como por trombo ou não oclusiva, síndrome do baixo débito.[12] O espectro na apresentação vai desde isquemia autolimitada à infarto transmural de intensa gravidade. Há necessidade de que mais de uma artéria esteja envolvida para que o acidente vascular ocorra, TC, AMS e AMI.

EPIDEMIOLOGIA E FATORES DE RISCO

É comum na terceira idade. Os fatores de risco são: aterosclerose, embolia, trombose, cirurgia na aorta abdominal, doença pulmonar obstrutiva crônica, corrida de longa distância, hipotensão arterial, câncer colorretal e hipertireoidismo.[3,7,9,11,16,31]

Em jovens, está associada a trauma abdominal, vasculite, anemia falciforme com suas complicações, discrasias sanguíneas com distúrbio da coagulação, uso de medicamentos e drogas, como: estrogênios, danazol, vasopressina, pseudoefedrina, psicotrópicos, alosetran, anfetamina, sumatriptan, quimioterapia antineoplásica, cocaína etc.[4,5,19,23,26,32]

Volvo e obstrução intestinal, se não tratados adequadamente e no tempo certo, evoluem também para isquemia e necrose da parede intestinal.[14,18]

QUADRO CLÍNICO E DIAGNÓSTICO DIFERENCIAL

A isquemia intestinal tem na colopatia isquêmica sua forma mais frequente de apresentação. Seu espectro varia de doença autolimitada, atingindo apenas a mucosa, até formas graves com hematoquezia e necrose transmural.[6] O diagnóstico, embora suspeitado pela apresentação clínica, necessita de exames complementares, tendo na colonoscopia, mesmo que incompleta, e na histopatologia as principais pilastras para sua confirmação e programação terapêutica.

A principal manifestação é de dor abdominal acompanhada de sangramento vivo pelo ânus. O quadro clínico é, no entanto, polimorfo variando com a intensidade do déficit vascular.

Comprometimento intestinal de origem vascular deverá ser sempre suspeitado diante do cenário descrito abaixo:

- Idade superior a 50 anos.
- Insuficiência cardíaca congestiva, fibrilação atrial.
- Hérnia interna com sofrimento de alça intestinal.
- Dor abdominal aguda ou distensão com sangramento gastrointestinal.
- Leucocitose, hiperamilasemia e proteína C reativa alta.
- Colite universal fulminante.
- Pós-cirurgia de aneurisma de aorta abdominal e outras.
- Adenocarcinoma de cólon pode estar associado à colopatia isquêmica.
- Secundária a vasculite, a doença hematológica e a trauma abdominal fechado.
- Secundária ao uso de determinados medicamentos e drogas ilícitas.

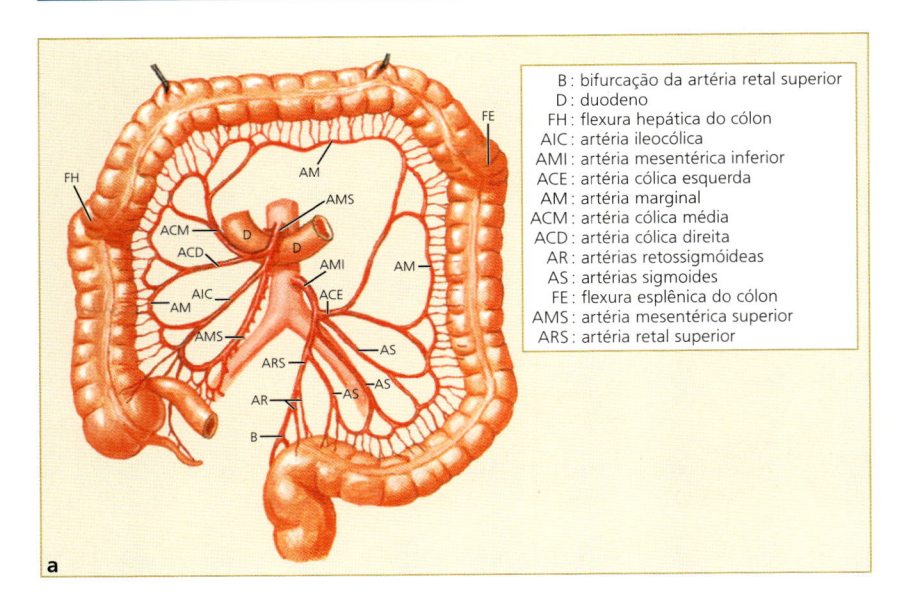

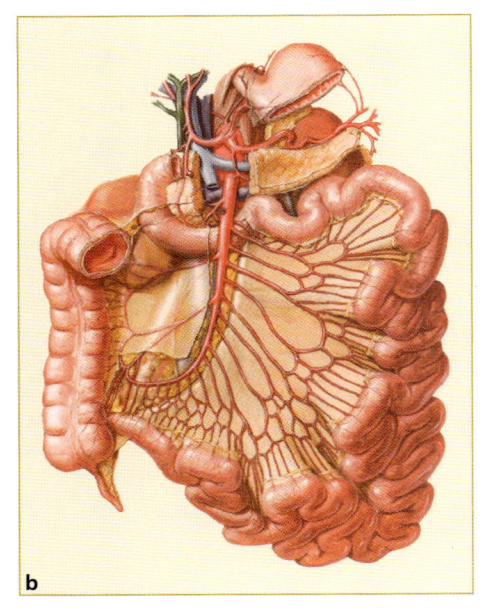

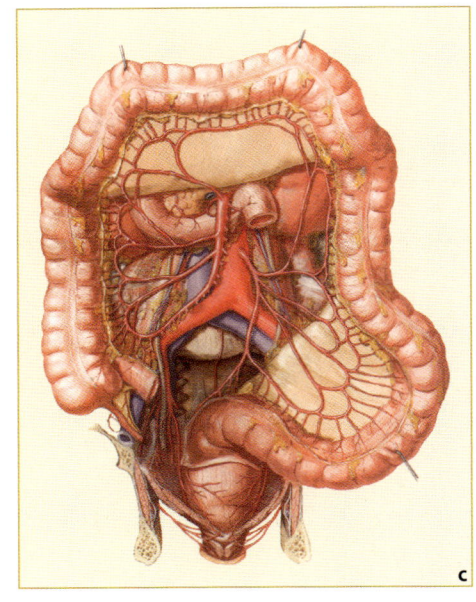

Fig. 58-1. (a-c) Ilustração das artérias abdominais.[22]

Trata-se de patologia segmentar, em que o limite macroscópico da área doente com a sadia é bem demarcado (Fig. 58-2).

Por ser segmentar, poderá ser confundida com doença inflamatória intestinal, sobretudo Crohn (Fig. 58-3).

O achado de úlcera longitudinal em cólon esquerdo, em paciente com episódio de hipotensão arterial, sela o diagnóstico de CI em cerca de 75% das vezes, mesmo quando a biópsia é vista por patologista que desconhece a história clínica ao mesmo tempo em que sinaliza para evolução benigna e que não necessitará de tratamento cirúrgico (Fig. 58-3).[34]

Doença segmentar é vista, também, em isquemia de intestino delgado, como podemos ver nas Figuras 58-4 e 58-5. Trata-se de paciente jovem que vinha sendo tratado para doença de Crohn sem sucesso, havendo na história clínica no entanto um relato de que a doença teria começado após grave trauma abdominal fechado, que se seguiu por angina abdominal típica.

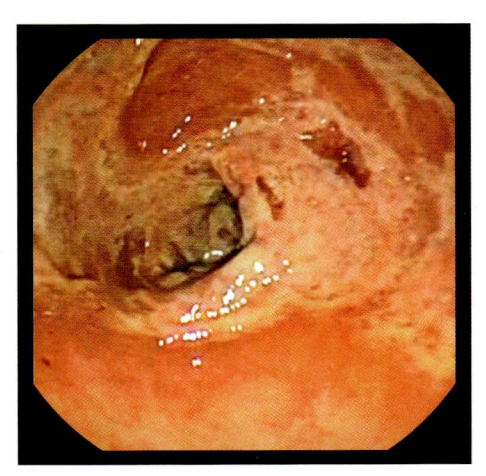

Fig. 58-2. Colopatia isquêmica, demarcação nítida entre o segmento doente e o sadio.

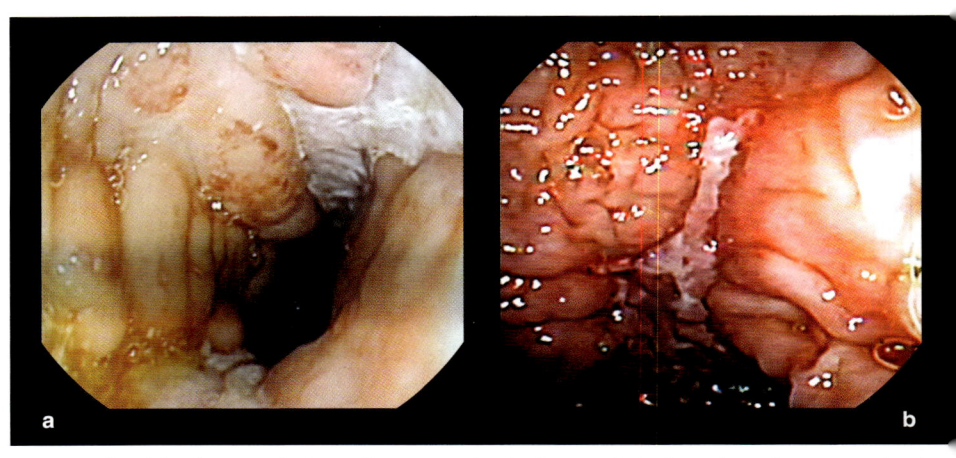

Fig. 58-3. (a e b) Colonoscopia de paciente portador de doença de Crohn e de paciente portador de colopatia isquêmica.

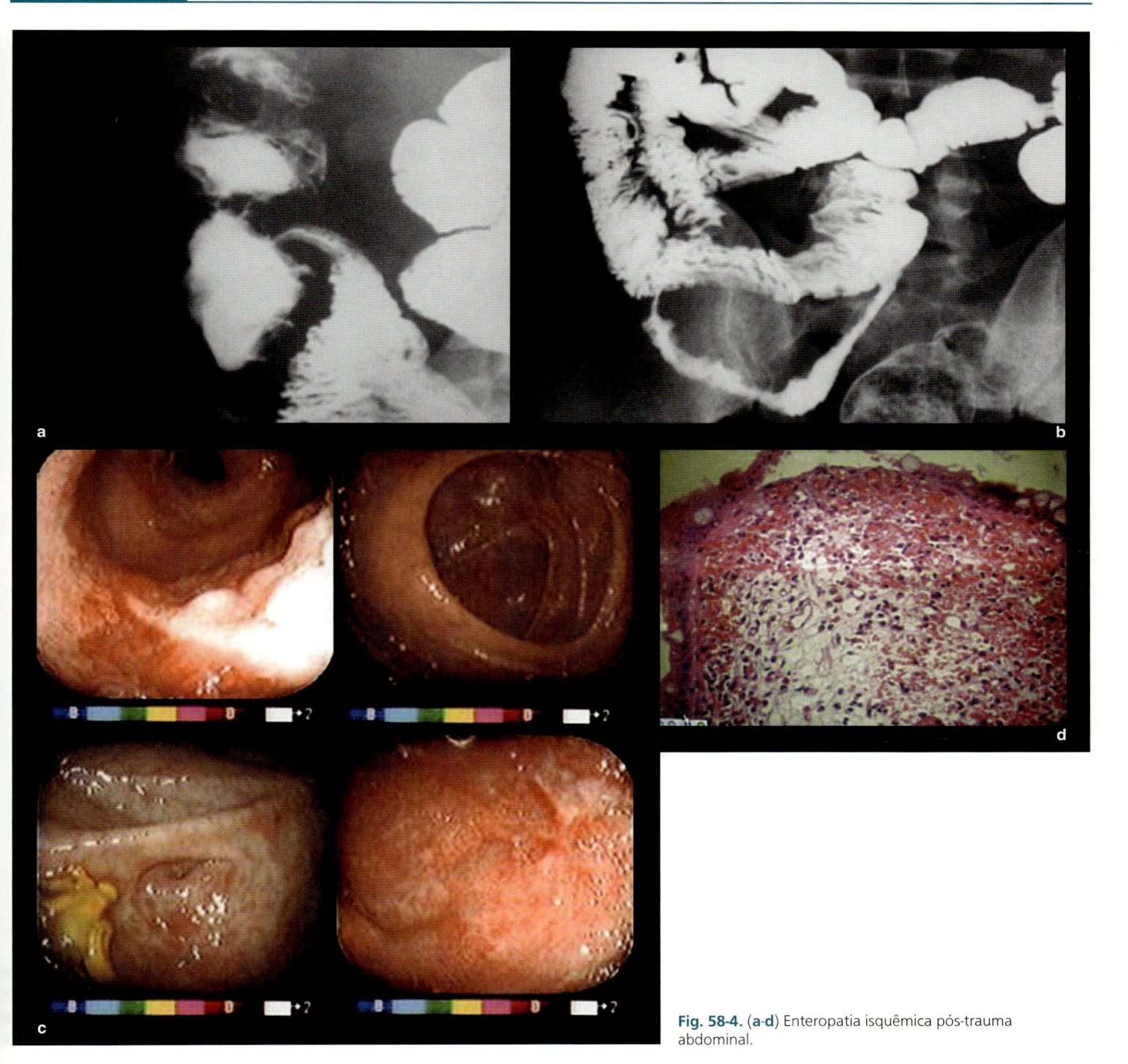

Fig. 58-4. (a-d) Enteropatia isquêmica pós-trauma abdominal.

Por ser doença de acometimento segmentar poderá ser, também, confundida com colite diverticular.[10,13,17,21] Igualmente para colite segmentar direita por citomegalovírus (CMV) em imunossuprimido por HIV (Fig. 58-6).

Pode apresentar-se também de forma semelhante à colite pseudomembranosa por *Clostridium difficile*. Ambas exibem espessamento da parede intestinal e pseudomembranas, diferenciada pela presença de toxinas para *Clostridium difficile*. As imagens que compõe a Figura 58-7 mostram a semelhança entre as duas doenças.

Uma das pacientes de terceira idade que acompanhamos foi admitida ao hospital com fortes dores abdominais acompanhada de pequeno sangramento vivo pelo ânus. Na rotina radiológica de abdome agudo observou-se o achado inusitado de fecaloma no ceco. A colonoscopia mostrou-se compatível com colopatia isquêmica em cólon esquerdo, confirmada por exame histopatológico (Fig. 58-8).

Foi apresentado no congresso anual do American College of Gastroenterology, de 2011, um caso de linfoma de cólon cujo quadro clínico incluindo à colonoscopia foi semelhante a colopatia isquêmica, porém à histologia configurou-se tratar-se de linfoma (Fig. 58-9).[24]

Na fase aguda, observamos sangramento ativo em mucosa brancacenta com perda do padrão vascular habitual (Fig. 58-10). É raro o diagnóstico nesta fase, pois o exame é, em geral, realizado mais tardiamente. Houve confirmação histopatológica na paciente da foto, que deu entrada com dor abdominal, sangramento pelo ânus e, como fator predisponente, reposição hormonal.

A colopatia isquêmica é mais frequente em cólon esquerdo, poupando o reto. Quando incide em cólon direito é mais grave, significa comprometimento da AMS e, portanto, acomete também, o intestino delgado. Neste caso, o cenário é mais sombrio, com alta morbidade e mortalidade. Pode ser acompanhado de choque, insuficiência renal aguda, alta taxa de lactato e tratamento cirúrgico com maior frequência.[3,25]

Em doença acometendo o cólon direito, a dor inicial é no abdome homólogo, tornando-se difusa posteriormente.

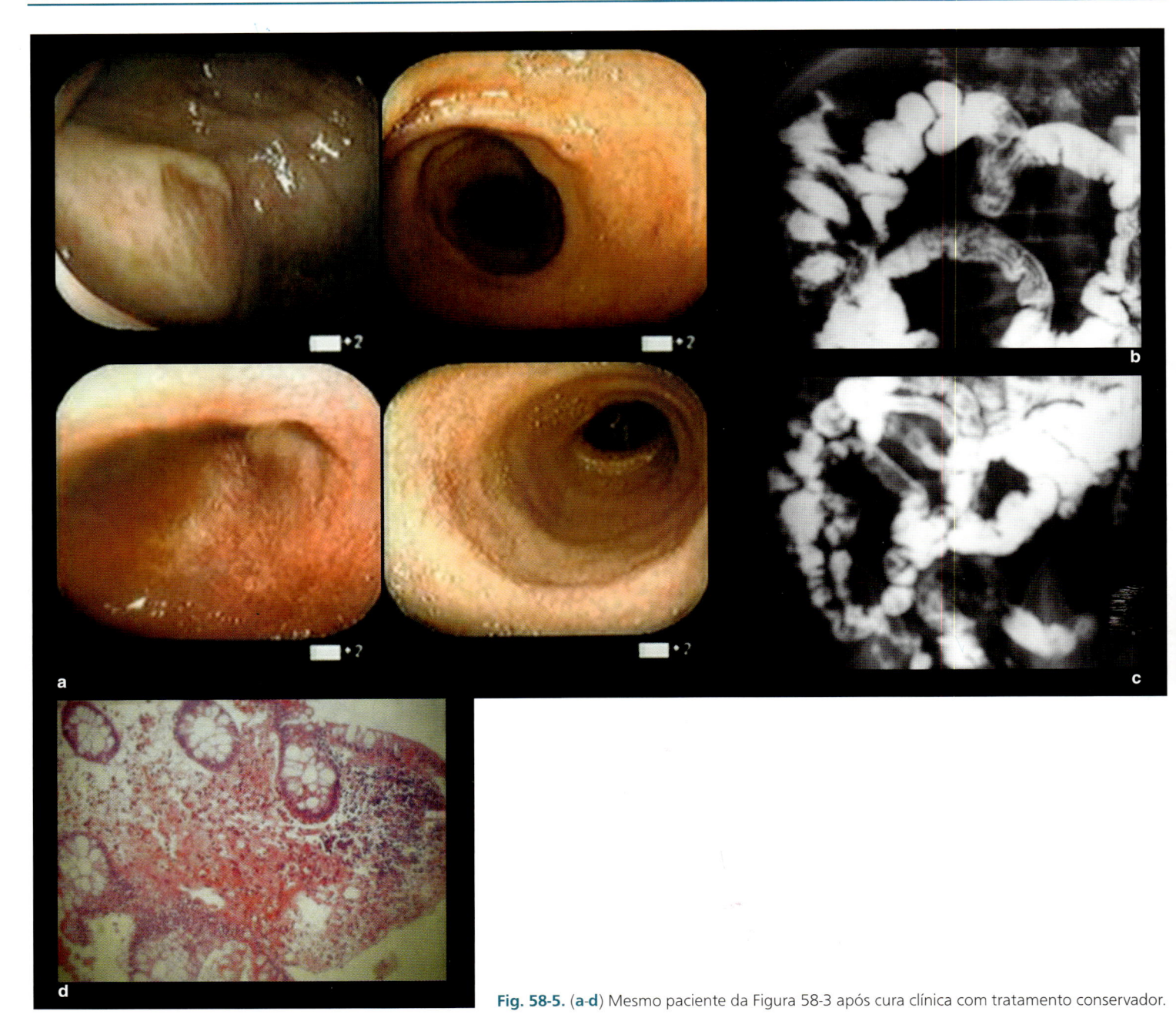

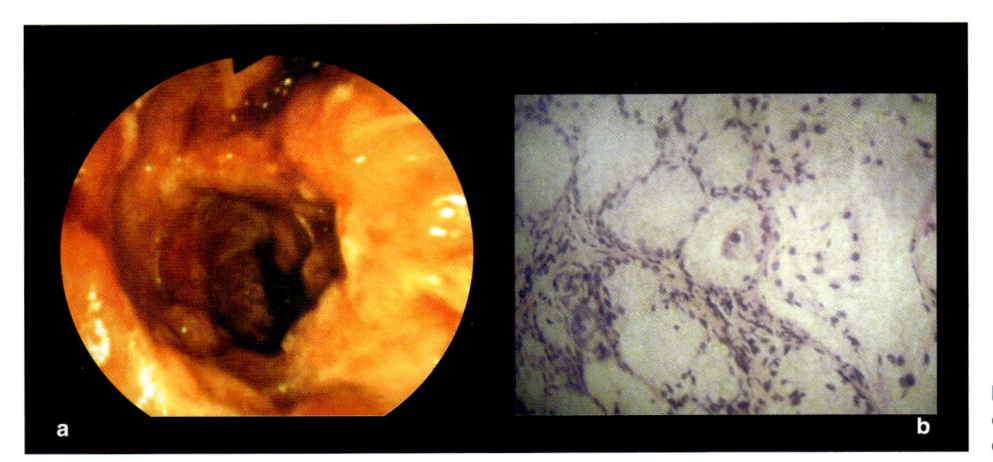

Fig. 58-5. (a-d) Mesmo paciente da Figura 58-3 após cura clínica com tratamento conservador.

Fig. 58-6. (a e b) Colite segmentar em cólon direito por citomegalovirose em imunossuprimido e seu diagnóstico histopatológico.

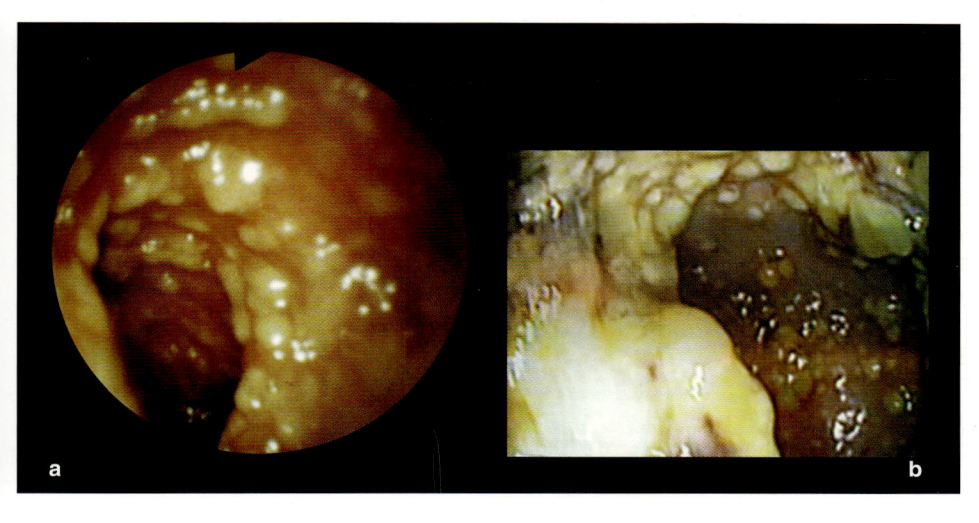

Fig. 58-7. (a e b) Semelhança entre colite pseudomembranosa por *Clostridium difficile* e colopatia isquêmica.

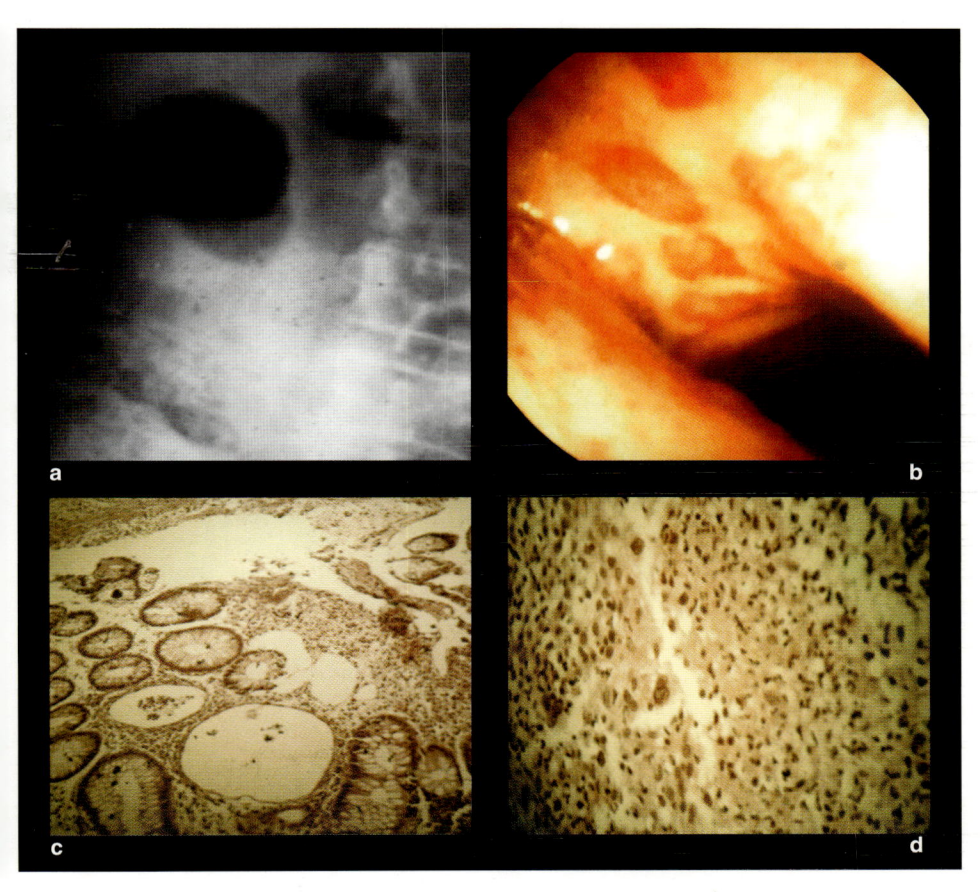

Fig. 58-8. (a-d) Fecaloma no ceco e colopatia isquêmica em ângulo esplênico e exame histopatológico da paciente.

Em função da intensidade do *déficit* circulatório, a CI poderá evoluir para cura completa (Fig. 58-11).

As formas pseudotumoral, estenose ou gangrena, geralmente necessitam de abordagem cirúrgica, tanto para diagnóstico quanto terapêutica (Figs. 58-12 a 58-14).

Importante lembrar que na colopatia isquêmica existe demarcação nítida, macroscopicamente entre a área doente e a sadia (Fig. 58-2).

A abordagem do paciente com o perfil descrito acima necessita de confirmação diagnóstica que será feita mediante história clínica objetiva, seguida de exame físico completo, com foco principal no aspecto geral do paciente, sinais vitais, presença de arritmias, sobretudo fibrilação atrial, exame abdominal e toque retal, seguido de exames complementares como: hemograma completo, coagulograma, proteína C reativa, bioquímica completa, rotina radiológica para abdome agudo, com radiografia de tórax estando o paciente em posição ortostática e abdome simples em duas posições. Eventualmente, poderá haver necessidade de TC abdominal, angiotomografia e afins, seguidos, ou não, por arteriografia dos vasos abdominais.

Lembrar que na isquemia mesentérica aguda, o que nos chama a atenção é a dor, estando o exame físico inteiramente normal, até que haja evolução para infarto enteromesentérico.

Na colopatia isquêmica predomina dor, sangramento vivo, às vezes com alteração do trânsito intestinal com diarreia. Qualquer que seja a causa do evento, se o comprometimento for grave, poderá evoluir, como mostrado acima, para infarto transmural, gangrena e ou estenose geralmente necessitando de tratamento cirúrgico.

O diagnóstico, portanto, precisa ser confirmado, e para tanto os pilares principais com relação ao cólon são exames endoscópicos como a colonoscopia corroborado pela histopatologia.

O preparo para a colonoscopia deverá ser avaliado e individualizado. Paciente em franco abdome agudo não deverá ser submetido a colonoscopia. Na melhor das hipóteses, poderemos avaliá-lo sem preparo intestinal, procurando injetar o mínimo de ar possível,

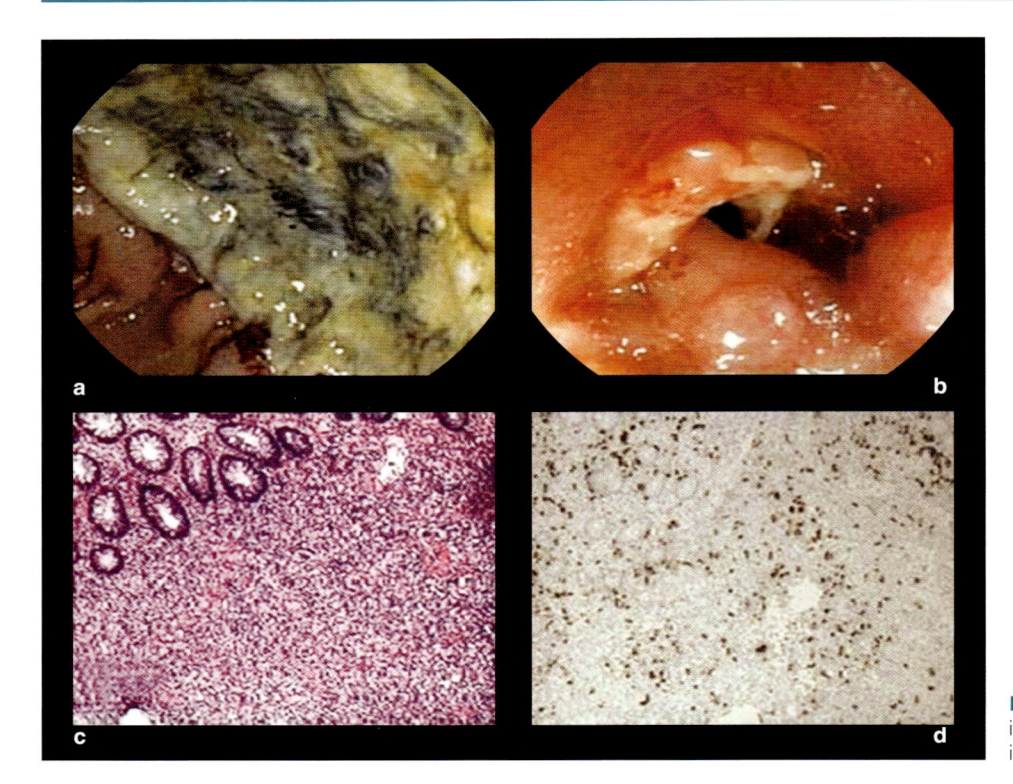

Fig. 58-9. (a-d) Linfoma de cólon semelhante a colite isquêmica, incluindo histopatologia e imunoistoquímica.

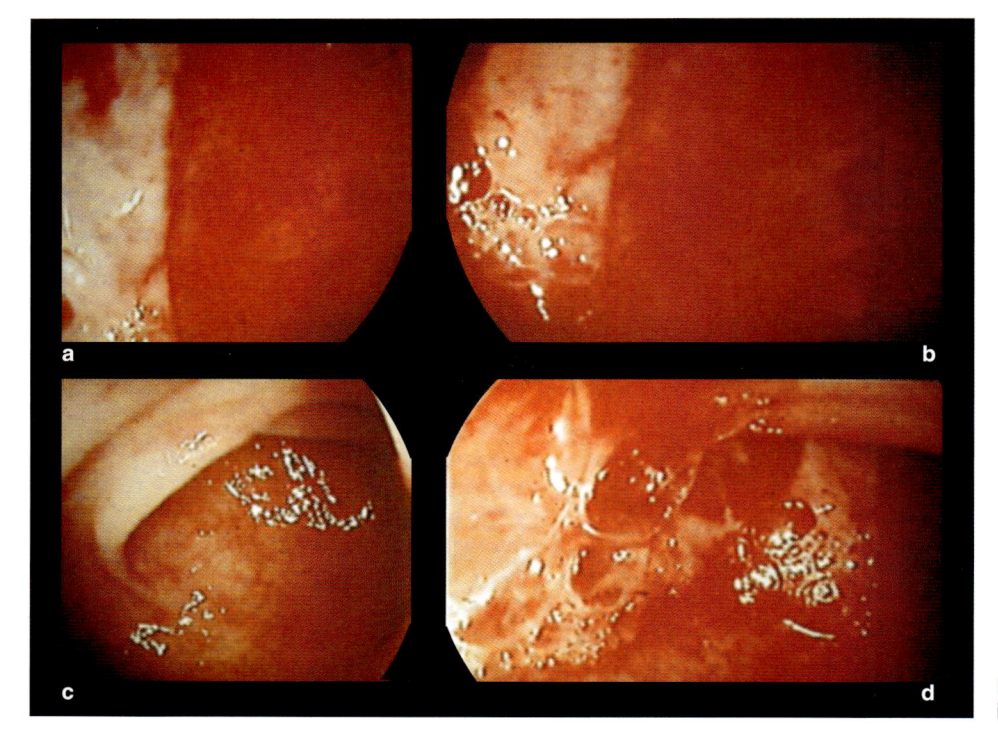

Fig. 58-10. (a-d) Sangramento ativo em colopatia isquêmica em sua fase aguda.

com a finalidade de colher material para exame histopatológico na primeira anormalidade encontrada e que deverá ser seguida por abortamento do procedimento.

Os achados endoscópicos mais frequentes foram exemplificados acima.

EXAME HISTOPATOLÓGICO

Hipóxia da parede intestinal faz parte da patogenia de diversas condições clínicas, como: colite isquêmica clássica, enterocolite necrosante da infância, colite associada a neutropenia, infecciosa, por irradiação, uremia, síndrome hemolítica-urêmica, na obstrução intestinal, na ulceração estercoral e úlcera solitária do reto. Pode ocorrer com ou sem membranas. Começa na mucosa e a depender da intensidade do insulto hipóxico poderá estender-se toda a parede intestinal. Uma percentagem apreciável de colopatia isquêmica permanece sem diagnóstico por se tratar de doença de pouca gravidade.[20]

O diagnóstico histopatológico não é específico, embora sugestivo, sobretudo quando se encontra inflamação na mucosa, erosões, tecido de granulação com hiperplasia e atrofia glandular. Na lâmina própria se vê hemorragia e macrófagos com pigmentação de hemossiderina, estes principalmente na submucosa.[33] Na histopatologia de biópsia, não raro, o diagnóstico diferencial com doença inflamatória intestinal fica difícil.[29]

A avaliação do patologista é sempre facilitada quando há intercâmbio estreito entre o médico que executa o procedimento diagnóstico, ou o que acompanha o paciente, e o patologista.

COLOPATIA ISQUÊMICA

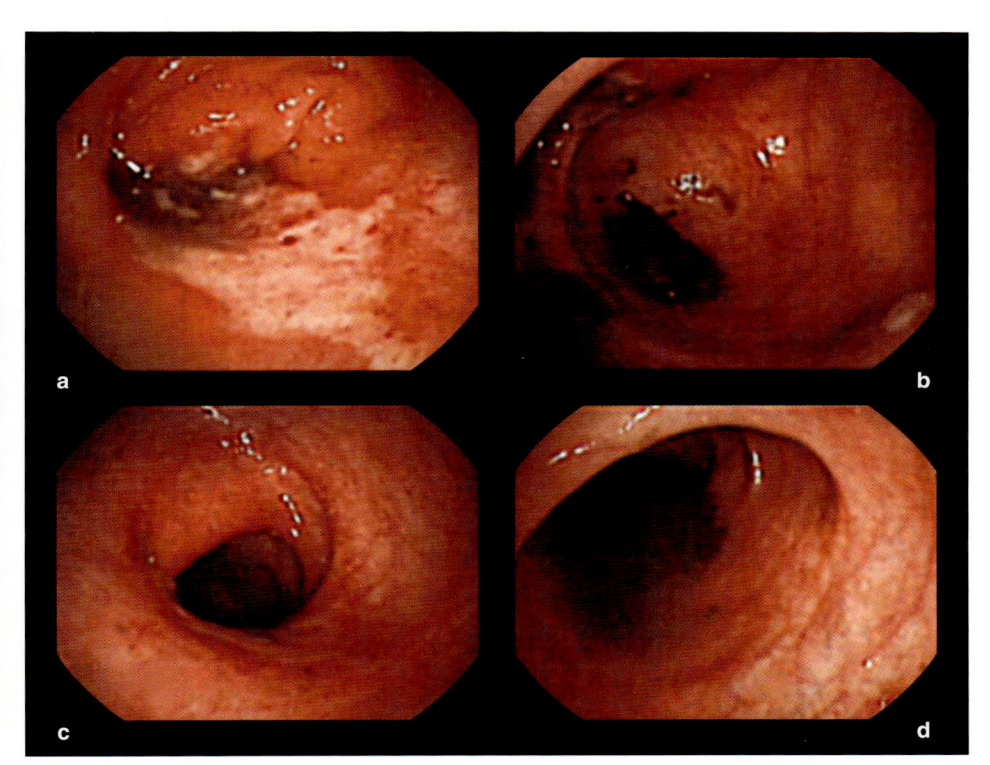

Fig. 58-11. (a-d) Colopatia isquêmica convencional.

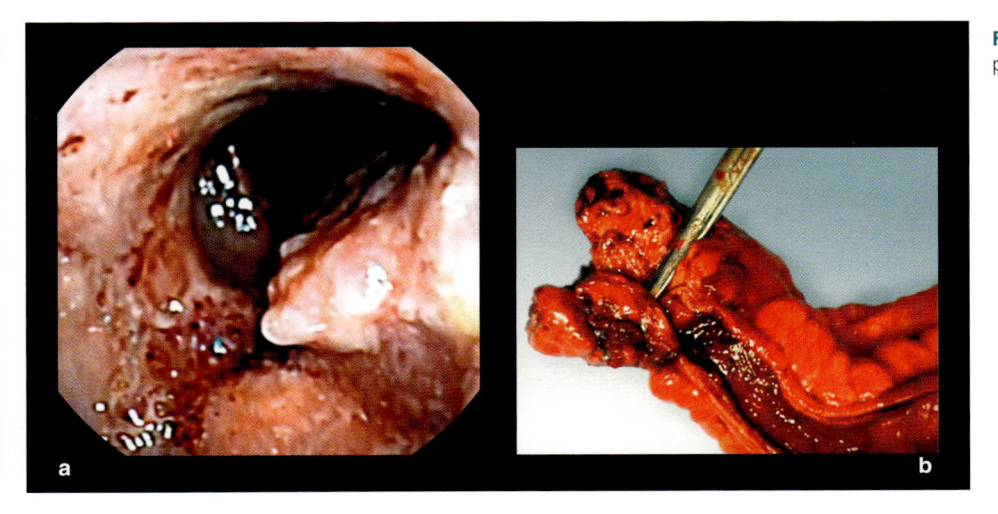

Fig. 58-12. (a e b) Colopatia isquêmica em sua forma pseudotumoral na colonoscopia e peça cirúrgica.

EXAME RADIOLÓGICOS E AFINS

Embora esteja sendo discutido nesta sequência no capítulo, geralmente se segue ao exame clínico, não raro concomitante aos exames laboratoriais já descritos anteriormente. Dependendo do perfil do hospital onde o paciente esteja sendo atendido, e em se tratando de quadro agudo, começamos por rotina de abdome agudo (RX de tórax em posição ortostática e de abdome simples em duas posições – ortostática ou decúbito lateral e com raios horizontais), isto é, radiografias sem contraste. Em se tratando de isquemia mesentérica as radiografias poderão apresentar-se normais, contrastando com a dor aguda incômoda que o paciente apresenta, acompanhada de exame físico inocente. Às vezes, o que se vê é, apenas, uma

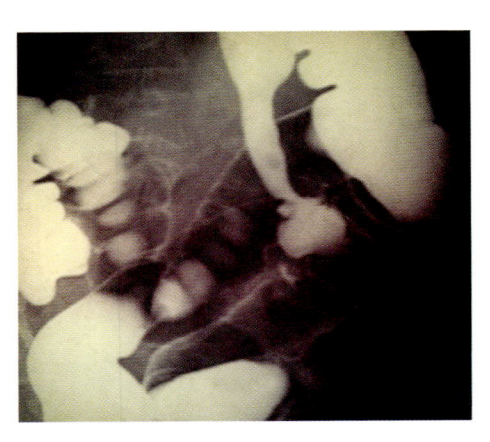

Fig. 58-13. Colopatia isquêmica como estenose longa por fibrose.

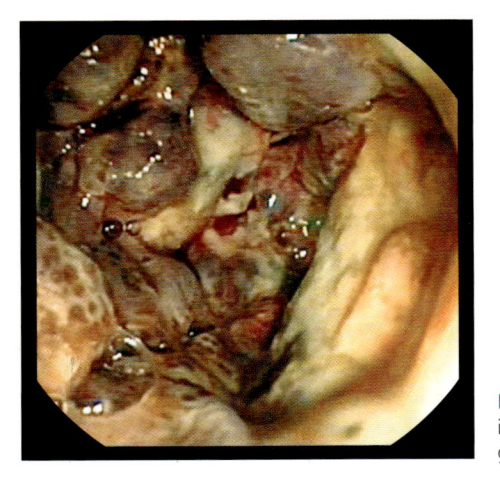

Fig. 58-14. Colopatia isquêmica em sua forma gangrenosa.

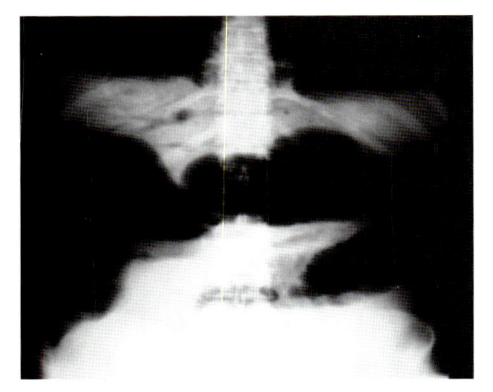

Fig. 58-15. Raio X simples de abdome mostrando ar no sistema porta.

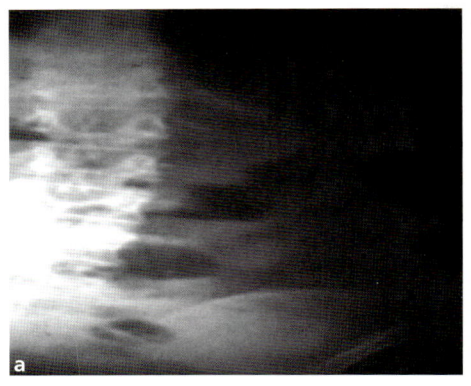

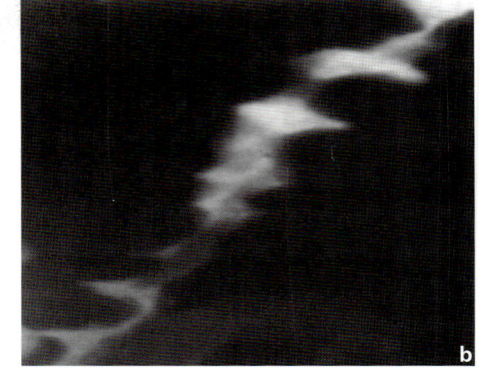

Fig. 58-16. (**a** e **b**) Colopatia isquêmica com *thumb-printing* sem e com contraste.

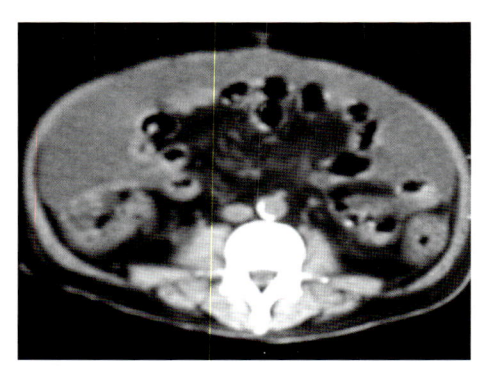

Fig. 58-17. TC de colopatia isquêmica. Espessamento de parede intestinal.

inusitada ausência de gás. Na medida em que a doença evolui para infarto, o exame físico muda para sinais de irritação peritoneal, que, se não tratada a tempo e adequadamente, evoluirá para necrose intestinal com sepse e mortalidade acima de 80%. Neste caso, o RX simples de abdome poderá evidenciar ar no sistema porta (Figs. 58-15).

Com relação ao intestino propriamente dito, o que se vê em estudos radiológicos convencionais, tomografia computadorizada (TC), ressonância magnética (RM) e ultrassonografia (US) é o espessamento de parede dando aspecto de impressões digitais ou *thumb-printig* (Fig. 58-16).

O espessamento da parede fica nítido na tomografia ou na ressonância. Mostramos aqui o espessamento visto na TC. Este é o paciente cujo diagnóstico endoscópico sugeria colite pseudomembranosa por *Clostridiun difficile* descrito anteriormente (Fig. 58-17).

Ulcerações lineares longitudinais, ar na parede intestinal, distensão gasosa de víscera oca (este último sobretudo quando há volvo) são achados importantes. Usando Doppler colorido e *duplex scan*, pode-se diferenciar espessamento relacionado com a isquemia com, o encontrado na doença de Crohn, pois na primeira não se vê sinal arterial e na segunda ele se encontra exacerbado decorrente do processo inflamatório. Podemos, também, rastrear o fluxo nas principais artérias abdominais.[1,2,8,15,27,28]

Lembremos o que temos nestas imagens é o que geralmente se vê na endoscopia, isto é, doença segmentar.

TRATAMENTO

Infarto mesentérico agudo comprometendo o intestino delgado, diagnosticado na fase de necrose transmural, tem na cirurgia a sua única opção. Quando compromete intestino delgado e cólon direito, também será cirúrgico e costuma se acompanhar de alta mortalidade. Quando acomete somente o cólon, o prognóstico é melhor e a conduta ideal é a de se dar um bom suporte clínico, com reposição hidreletrolítica em função das necessidades, manter estabilidade hemodinâmica e cuidar das comorbidades. Evoluindo com, agravamento do quadro e dos sinais de irritação peritoneal e gangrena, a única opção será cirúrgica.

Em se tratando de isquemia mesentérica crônica, que se manifesta como angina abdominal e uma vez confirmado diagnóstico por imagem radiológica preferencialmente, arteriografia pela técnica de Seldinger, poderá ser feito enxerto homólogo utilizando veia safena.[30]

Por último, ter sempre em mente que isquemia mesentérica com necrose intestinal, passa pela fase de dor abdominal importante tendo exame físico, rotinas laboratoriais e radiológicas normais. Evolução para sinais de irritação peritoneal e necrose transmural redundará em óbito se não for realizado a cirurgia a tempo.

REFERÊNCIAS BIBLIOGRÁFICAS

1. Alpern MB, Glazer GM, Francis IR. Ischemic or infarted boweii: CT findings. *Radiology* 1988;166:1459-52.
2. Balthazar EJ, Yen BC, Gordon RB. Ischemic colitis: CT evaluation of 54 cases. *Radiology* 1999;211:381-88.
3. Brandt LJ, Feuerstadt P, Blaszka MC. Anatomic patterns, patient characteristics, and clinical outcomes in ischemic clolitis: a study of 313 cases supported by histology. *Am J Gastroenterol* 2010;105:2245-52.
4. Carrion AF, Hosein PJ, Cooper EM *et al*. Severe colitis associated with docetaxel use: A repor of four cases. *World J Gastrointest Oncol* 2010;2:390-94.
5. Chang L, Tong K, Ameen V. Ischemic colitis and complications of constipation associated with the use of alosetron under a risk management plan: clinical characteristics, outcomes and incidences. *Am J Gastroenterol* 2010;105:866-75.
6. Chavalitdhamrong D, Jensen DM, Kovacs TO *et al*. Ischemic colitis as a cause of severe hematochezia: risk factors and outcomes compared with other colon diagnosis. *Gastrointest Endosc* 2011;74:852-57.
7. Cohen DC, Winstanley A, Engledow A *et al*. Marathon-induced ischemic colitis: why running is not always good for you. *Am J Emerg Med* 2009;27:255.e5-7.
8. Dietrich CF, Jedrzejczyk M, Ignee A. Sonographic assessment of splanchinic arteries and the bowell wall. *Eur J Radiol* 2007;64:202-12.
9. Elder K, Lashner BA, Al Solaiman F. Clinical approach to colonic ischemia. *Cleve Clin J Med* 2009;76:401-9.
10. Gledhill A, Dixon MF. Crohn's- like reaction in diverticular diverticular disease. *Gut* 1998;42:392-95.
11. Halligan MS, Saunders BP, Thomas BM *et al*. Ischemic colitis in association with sigmoid carcinoma: a report of two cases. *Clin Radiol* 1994;49:183-84.
12. Higgins PD, Davis KJ, Laine L. Systematic review: the epidemiology of ischemic colitis. *Aliment Pharmacol Ther* 2004;19:729-38.
13. Lamps LW, Knapple WL. Diverticular disease associated segmental colitis. *Clin Gastroenterol Hepatol* 2007;5:27-31.
14. Lau KC, Miller BJ, Schache DJ *et al*. A study of large-bowell volvulus in urban *Australia Can J Surg* 2006;49:203-7.
15. Lida M, Matsui T, Fuchigami T *et al*. Ischemic colitis: serial changes in Double- contrast barium enema examination. *Radiology* 1986;159:237-41.

16. Lucas W, Schroy PC. Reversible ischemic colitis in a high endurance athlete. *Am J Gastroenterol* 1998;93:2231-34.
17. Luderman L, Shepherd NA. What is diverticular colitis? *Pathology* 2002;34:568-72.
18. Meyers MA, Ghahremani GG, Govoni AF. Ischemic colitis associated with sigmoid volvulus: new observations. *AJR Am J Roentgenol* 1977;128:591-95.
19. Moawad FJ, Goldkind L. An unusual case of colonic ischemia. *South Med J* 2009;102:405-7.
20. Morson BC. *Alimentary tract*. 3rd ed. Edinburg, London, Melbourne, New York: Churchill Livinstone, 1987, vol. 3.
21. Mulhall AM, Mahid SS, Petras RE *et al*. Diverticular disease associated with inflammatory bowel disease-like colitis: a systematic review. *Dis Colon Rectum* 2009;52:1072-79.
22. Netter FH. Anatomy of the lower digestive tract. In: Netter FH. *The CIBA Collections of Medical Ilustrations*. New York: CIBA Pharmaceutical, 1962. p. 69.
23. Peyrière H, Roux C, Ferard C *et al*. French network of pharmacovigilance centers. antipsychotics-induced ischaemic colitis and gastrointestinal necrosis: a review of the Franch pharmacovigilance database. *Pharmacoepidemiol Drug Saf* 2009;18:948-55.
24. Rehman A, Ali A, Yu S. Colon lymphoma mimicking severe ischemic colitis. Program Abstract Viewer. Washington, DC: American College of Gastroenterology. 2011. p. 666.
25. Reissfelder C, Sweiti H, Antolovic D *et al*. Ischemic colitis: who will survive? *Surgery* 2011;149:585-92.
26. Rosenberg H, Beck J. Jusitsu kick to the abdomen: a case of blunt abdominal trauma resulting in hematochezia and transient ischemic colitis. *Ann Emerg Med* 2011;58:189-91.
27. Rosenblat JM, Rozenblit AM, Wolf EL *et al*. Findings of cacal volvulus at CT. *Radiology* 2010;256:169-75.
28. Teefey SA, Roarke MC, Brink JA *et al*. Bowell wall thickening of inflammation from ischemia with color Doppler and duplex US. *Radiology* 1996;198:547-51.
29. Tsang P, Rotterdam H. Biopsy diagnosis of colitis: possibilities and pitfalls. *Am J Surg Pathol* 1999;23:423-30.
30. Vedolin AC, Schmitt CMD, Bredt CFG *et al*. Manejo cirúrgico da isquemia mesentérica crônica. *Rev Angiol Cirur Vasc* 2002;11:40-46.
31. Whitehouse GH, Watt J. Ischemic colitis associated with carcinoma of the colon. *Gastrointest Radiol* 1977;2:31-35.
32. Zervoudis S, Gammatopoulos T, Iatrakis G *et al*. Ischemic colitis in postmenopausal women taking hormone replacement therapy. *Gynecol Endocrinol* 2008;24:257-60.
33. Zou X, Cao J, Yao Y *et al*. Endoscopic findings and clinicopathologic characteristics of ischemic colitis: a report of 85 cases. *Dig Dis Sci* 2009;54:2009-15.
34. Zukerman GR, Prakash C, Merriman RB *et al*. The colon single-stripe sign and its relationship to ischemic colitis. *Am J Gastroenterol* 2003;98:2018-22.

CAPÍTULO 59

LESÕES VASCULARES DO INTESTINO GROSSO

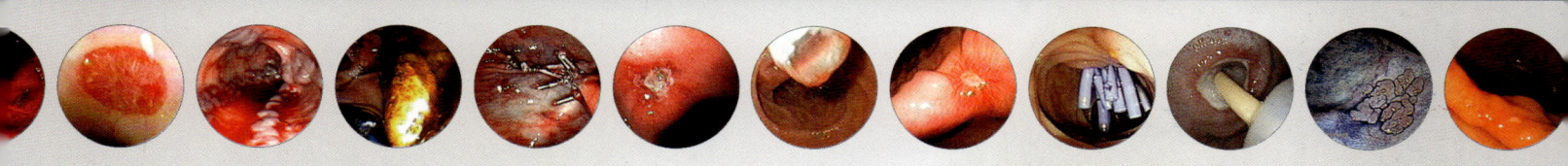

PAULO ROBERTO ARRUDA ALVES ■ SÉRGIO EDUARDO ALONSO ARAÚJO

INTRODUÇÃO

O conhecimento atual acerca das doenças vasculares do sistema digestivo e, em particular, do intestino grosso, bem como o grau de sua participação nas manifestações de sangramento digestivo, é resultado da aplicação de conhecimentos consolidados na radiologia, na colonoscopia e, mais recentemente, ainda que de forma indireta, nos estudos de cápsula endoscópica e enteroscopia.

Durante os últimos 70 anos, as noções acerca da origem do sangramento digestivo baixo na população a partir dos 60 anos de idade modificaram-se significativamente. Na primeira metade do século passado, o câncer colorretal era considerado a etiologia mais comum. A partir da década de 1940, a doença diverticular passou a ser entendida como a principal causa de sangramento baixo. Em 1960 Margulis et al.,[35] empregando arteriografia, identificaram malformação vascular no ceco, como a origem do sangramento em paciente com hemorragia significante, ao que se seguiu o aparecimento de outros relatos atribuindo a ectasias vasculares do cólon a etiologia do sangramento baixo.[2,6,16]

Em associação ao aperfeiçoamento da arteriografia seletiva por Baum et al.,[8] a introdução da colonoscopia no estudo das doenças colorretais em muito contribuiu, permitindo reconhecer a existência de patologias antes ignoradas, estabelecer adequadamente correlação clínica, proceder a tratamento e controlar os resultados da sua aplicação. Como resultado, é consenso na atualidade que as lesões vasculares do cólon, em especial as ectasias vasculares, constituem causa de sangramento digestivo baixo tão importante quanto a doença diverticular.[13,44]

Mais recentemente, a hemorragia gastrointestinal foi reclassificada de acordo com o sítio de origem do sangramento em alta (proximal ao ligamento de Treitz), do meio (entre o ligamento de Treitz e a válvula ileocecal) e baixa (distal a válvula ileocecal). Nos casos de hemorragia digestiva baixa, na maioria das séries, a doença diverticular é responsável por, aproximadamente, 15-55% dos casos e as ectasias vasculares por 3-17%.[5] As ectasias podem ser a causa mais frequente em pacientes com mais de 65 anos. Em aproximadamente 5% dos casos de hemorragia digestiva não se identifica a causa do sangramento e em 75% desses pacientes a origem está no intestino delgado.[6,47,49] As causas mais frequentes de sangramento nestes casos são as ectasias vasculares e as úlceras. Com a introdução da cápsula endoscópica e da enteroscopia moderna, essas lesões, antes obscuras, têm sido estudadas e caracterizadas. A cápsula endoscópica têm sensibilidade para o diagnóstico de lesões do intestino delgado maior ou igual que a enteroscopia. É um método não invasivo que permite o exame de todo o intestino delgado. O uso combinado da cápsula endoscópica, da enteroscopia e da colonoscopia tem levado a uma redistribuição da frequência das etiologias da hemorragia digestiva baixa, ao reconhecimento da origem no delgado de sangramentos antes atribuídos a lesões vasculares do intestino grosso, bem como tem contribuído para a redução do contingente de casos antes classificados como de causa obscura.

CONCEITOS E CLASSIFICAÇÃO

Além da grande variabilidade nos seus aspectos endoscópicos e de seu tamanho aparente, por vezes diminuto, a falta de padronização na terminologia empregada para descrever as lesões vasculares do cólon é, provavelmente, o maior óbice a uma adequada avaliação de sua participação na origem dos sangramentos digestivos baixos.

As lesões vasculares colorretais podem ser primárias ou secundárias.[36] As lesões vasculares primárias (que são as afecções vasculares do intestino grosso propriamente ditas) podem resultar em complicações hemorrágicas ou isquêmicas. As lesões vasculares secundárias mais frequentes são as que resultam de afecções extracolônicas ou sistêmicas, como a hipertensão portal, na forma de varizes cólicas, a insuficiência renal crônica e as vasculites (Fig. 59-1). Também são consideradas lesões vasculares secundárias às que resultam das colites inespecíficas, a retocolite ulcerativa e a colite de Crohn e a colite actínica (Fig. 59-2). No Quadro 59-1, encontram-se as etiologias das lesões vasculares não isquêmicas do intestino grosso e das lesões secundárias.[4] As lesões vasculares de origem isquêmica estão consideradas em outro capítulo desse livro.

A denominação hemangioma, com suas variedades capilares, cavernosas e mistas, deve se reservar às lesões de fato neoplásicas. O termo ectasia vascular aplica-se às lesões em que ocorre dilatação de vasos preexistentes e as denominações de angiodisplasia ou malformação vascular reservam-se àquelas lesões em que ocorreu alteração na formação dos vasos (origem congênita) (Quadro 59-2).

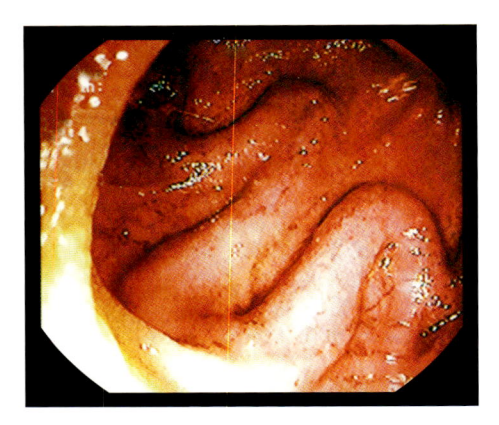

Fig. 59-1. Varizes cólicas.

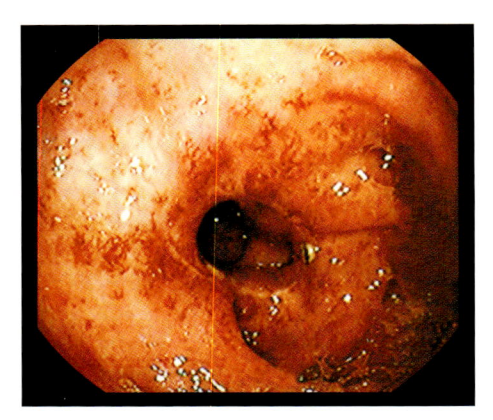

Fig. 59-2. Ectasias vasculares secundárias na colite actínica.

Quadro 59-1. Lesões vasculares não isquêmicas do intestino grosso[4]

Lesões vasculares primárias não-isquêmicas
■ Não neoplásicas
• Angiodisplasia
• Ectasia vascular
• Telangiectasia familiar (síndrome de Rendu-Osler-Weber)
• Lesão de Dieulafoy
• Varizes
■ Neoplásicas
• Hemangioma
• Hemangiomatose
• Flebectasia venosa múltipla
• Hemangiopericitoma
• Hemangioendotelioma
• Sarcoma de Kaposi
• *Nevus* de bolha azul elástica
■ Condições com lesões vasculares complexas
• Síndrome de Ehlers-Danlos
• Síndrome de Marfan
• Doença de von Willebrand
• Esclerose sistêmica
• Síndrome de Turner
• Angiectasia distrófica
• Síndrome de Klippel-Trenaunay
• Doença de Kolmeir-Degos
• Escorbuto
Lesões vasculares secundárias
■ Hipertensão portal
■ Insuficiência renal crônica
■ Vasculites
■ Colite actínica
■ Colites inespecíficas (retocolite ulcerativa e colite de Crohn)

HEMANGIOMA

Hemangiomas do intestino grosso surgem de plexos vasculares submucosos mais frequentemente no cólon distal e no reto. São responsáveis por sangramento crônico ou intermitente. Podem ocorrer em vários seguimentos do trato digestivo e podem ser únicos ou múltiplos. Na rara síndrome do *nevus* de bolha azul elástica, descrita em 1958, por Bean,[9] ocorre a associação de hemangiomas cutâneos e do trato gastrointestinal.

Os hemangiomas, quando de tamanho pequeno, são conhecidos como do tipo capilar, constituídos por vasos neoformados de dimensão próxima à dos capilares normais (Fig. 59-3). São assintomáticos e estima-se que correspondam a 20% dos casos de hemangiomas colorretais.[7,34] Quando formam massa (em cerca de 80% dos casos) são denominados cavernosos, constituindo-se de grandes vasos de paredes delgadas que acometem o cólon de forma focal isolada ou múltipla, apresentando-se como lesões de aspecto endoscópico polipoide ou infiltrativo (Fig. 59-4). Os sintomas podem estar presentes nas formas cavernosas, sendo o sangramento recorrente o mais comum. O sangramento retal indolor é a manifestação mais frequente iniciando-se mais normalmente durante a infância podendo ser na forma de hematoquezia, enterorragia ou melena. Outro sintoma descrito é a obstrução intestinal.[1,24] Quando um grande número de pequenos hemangiomas cavernosos compromete um segmento gastrointestinal, caracteriza-se a condição denominada flebectasia múltipla usualmente assintomática (Fig. 59-5).[23] Os hemangiomas do sistema digestivo, quando múltiplos (hemangiomatose), frequentemente se associam a lesões cutâneas da mesma natureza.

Hemangiomas cutâneo-mucosos acompanham hemangiomas gastrointestinais em cerca de 40% dos casos. Lesões podem ser ob-

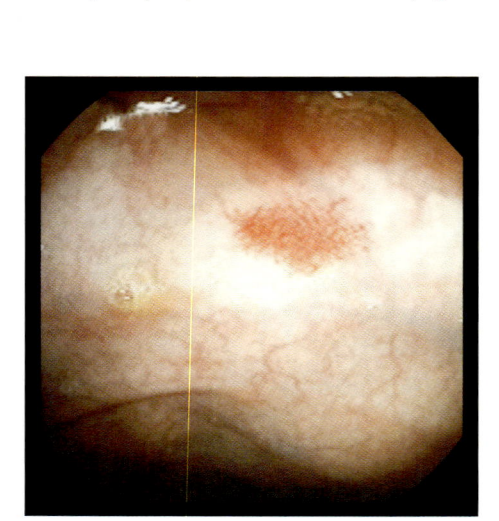

Fig. 59-3. Aspecto endoscópico de hemangioma capilar do sigmoide.

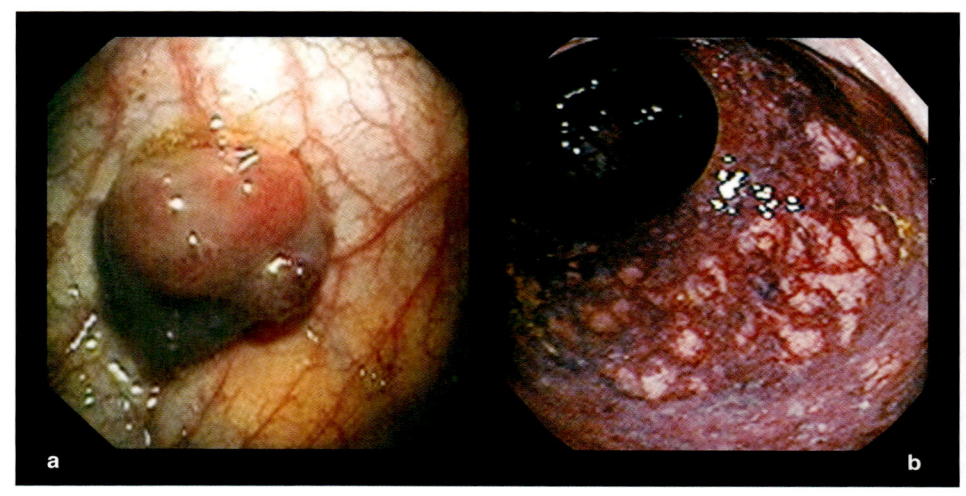

Fig. 59-4. Visão endoscópica de hemangioma: (**a**) polioide e (**b**) cavernoso (infiltrativo).

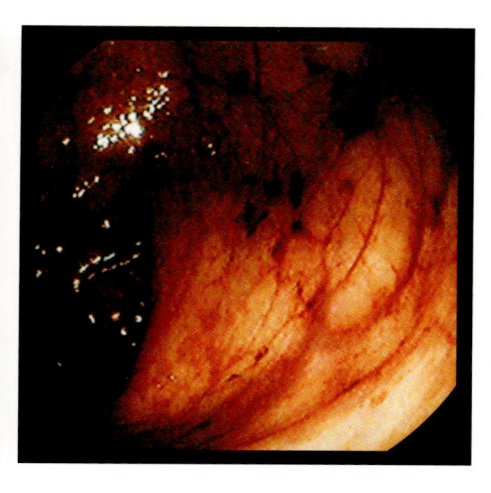

Fig. 59-5. Flebectasia venosa múltipla.

servadas ao redor dos lábios ou na cavidade oral.[22] Múltiplos hemangiomas da pele estão associados a hemangiomas viscerais mais frequentemente localizados no fígado e no trato gastrointestinal.[37]

Os hemangiomas cavernosos pequenos apresentam-se à colonoscopia como máculas (lesões de contornos nítidos, únicas ou múltiplas) de cor densa vermelha ou vinhosa. A presença de flebólitos na radiografia simples de abdome é uma importante pista diagnóstica indicando trombose causada pela estase de sangue dentro da lesão cavernosa. Os hemangiomas polipoides são muito raros. Endoscopicamente apresentam-se como massas polipoides definidas. A coloração azul-escura ou vermelho-escura, a consistência macia são típicas de hemangioma. Nos casos em que não se reconhecem os hemangiomas durante a colonoscopia, a biópsia ou polipectomia pode ter consequências indesejáveis em virtude de sangramento persistente. Os aspectos mais característicos dos grandes hemangiomas cavernosos infiltrativos é o de ramificações grosseiras, regulares, de coloração vinhosa escura na submucosa assumindo um caráter que lembra uma pena ou uma folha de samambaia.

O tratamento cirúrgico com ressecção do órgão acometido nos casos de hemangioma cavernoso difuso é a conduta para controlar definitivamente o sangramento reservando-se, geralmente, a opção de terapia endoscópica reservada aos casos de risco cirúrgico elevado ou para os de hemangioma capilar de localização preferencial no reto.[17,39,41] A infusão de vasopressina pelo cateterismo seletivo da artéria mesentérica inferior representa uma possibilidade terapêutica nas situações de hemangiomatose difusa com hemorragia digestiva embora os resultados a longo prazo estejam certamente comprometidos.[20,23] No caso de múltiplos hemangiomas, faz-se necessário no período pré-operatório descartar a presença dessas lesões em outras regiões do sistema digestivo.[36] Como parte importante do planejamento pré-operatório, o endoscopista cuidadoso deve proceder a adequada avaliação dos hemangiomas cavernosos localizados no reto. A preservação esfincteriana é sempre a opção de escolha uma vez que se trata de afecção benigna, e a adequada avaliação endoscópica é informação crucial ao cirurgião envolvido no tratamento.

ECTASIA VASCULAR DO CÓLON

Há confusão no emprego usual da nomenclatura da ectasia vascular do cólon. Empregando-se ectasia vascular, malformações arteriovenosa ou angiodisplasia de forma indiscriminada. Todos estes termos referem-se a lesões constituídas por veias e capilares submucosos dilatados, porém angiodisplasia e malformação arteriovenosa (MAV) devem ser reservadas a lesões nas quais ocorreram alterações na gênese dos vasos (origem congênita). Algumas ectasias vasculares são congênitas (tipos 2 e 3 de Moore) porém a maioria das lesões identificadas é adquirida (Quadro 59-2).[3]

Estima-se que as lesões vasculares não neoplásicas intestinais sejam responsáveis por até 30% dos casos de sangramento digestivo baixo e até 8% dos casos de hemorragia digestiva alta.[19,39] Representam cerca de 30 a 40% das causas de sangramento gastrointestinal de origem obscura, sendo a principal fonte de sangramento nesses pacientes.[20]

Quadro 59-2. Classificação das lesões vasculares não neoplásicas e não isquêmicas

Lesões vasculares primárias não neoplásicas[38]
■ Telangiectasia familiar (síndrome de Rendu-Osler-Weber) — tipo 3
■ Ectasia congênita ou angiodisplasia — tipo 2
■ Ectasia adquirida — tipo 1 de Moore
■ Lesão de Dieulafoy

As ectasias vasculares mais comuns são lesões degenerativas do trato gastrointestinal que ocorrem com maior frequência em pacientes idosos, podendo acometer qualquer porção do sistema digestivo. As lesões usualmente apresentam menos de 5 mm de diâmetro, sendo usualmente não detectadas em peças cirúrgicas.[40]

Acredita-se que sua origem resulte, como o próprio nome diz, da ectasia de veias, vênulas e capilares que ocorrem como consequência da obstrução parcial e intermitente das veias submucosas ao penetrarem na camada muscular própria do cólon. A obstrução é presumivelmente causada pela contração e distensão frequentes do órgão. Com o avançar da doença os esfíncteres pré-capilares tornam-se incompetentes produzindo comunicações arteriovenosas.[14] Do ponto de vista histopatológico, produz-se uma dilatação de capilares agrupados em torno de uma veia dilatada, cuja drenagem está prejudicada, assumindo a conformação que lembra um rochedo de coral e cuja ulceração expõe rede capilar que pode sangrar abundantemente.

Mais recentemente, a hiperexpressão de fatores angiogênicos (fator de crescimento de fibroblastos e fator de crescimento do endotélio vascular) determinada por imunoistoquímica foi observada em espécimes cirúrgicos de ectasia vascular o que leva à necessidade de se verificar se este achado é etiológico ou se representa consequência do aparecimento dessas lesões.[15]

Essas lesões em geral são múltiplas e ocorrem mais frequentemente no ceco e no cólon ascendente em virtude de uma maior tensão da parede do cólon nesses locais conforme pode ser explicado pela lei de Laplace — "A tensão (T) na parede de um tubo é igual a pressão (P) do conteúdo líquido, multiplicado pelo raio (R) do tubo", ($T = P \times R$). Danesh et al.[18] publicaram os resultados relativos a 1.050 pacientes com sangramento retal e anemia. O achado colonoscópico de 31 ectasias vasculares esteve assim distribuído: 76% localizadas no cólon direito, 12% no transverso e 12% no cólon sigmoide.

Uma classificação para as lesões vasculares não neoplásicas e não isquêmicas foi proposta por Moore et al.[38] estando abaixo entre parênteses nossa preferência de denominação (Quadro 59-2):[4]

- *Tipo 1 (ou ectasias adquiridas):* lesões colônicas observadas em idosos, mais frequentes no cólon direito, solitárias e de etiologia presumidamente adquirida.

- *Tipo 2 (ou angiodisplasias congênitas):* lesões observadas em pacientes com menos de 50 anos, localizadas principalmente no intestino delgado, frequentemente múltiplas, maiores do que as do tipo 1 e de caráter congênito. Constituem-se de vasos dilatados de paredes delgadas sem atividade proliferativa ou regenerativa. São raras e mesmo congênitas podem produzir sangramento até na quinta década de vida.

- *Tipo 3 (ou telangiectasias familiares):* lesões pequenas observadas na telangiectasia hereditária (síndrome de Rendu-Osler-Weber).

Curiosamente as ectasias vasculares ocorrem frequentemente em pacientes com doença valvar cardíaca mais especificamente a estenose aórtica, doença de von Willebrand, insuficiência renal crônica, doença pulmonar grave e cirrose.[28] O mecanismo dessas associações não está claro. A primeira vez que foi descrita a associação entre estenose aórtica e sangramento intestinal foi em 1956, por Heyde.[26] A evidência científica desde esta data se acumulou de forma que hoje conclui-se pela real associação entre as afecções (síndrome de Heyde), uma vez que o sangramento cessa após a colocação de prótese valvar aórtica porém o mecanismo fisiopatológico permanece por ser esclarecido.[32]

Oitenta e cinco a 90% dos pacientes apresentam-se com um sangramento subagudo ou crônico, nessas situações o sangramento apresenta-se de forma menos drástica que o sangramento arterial diverticular. Embora o sangramento cesse após um quadro agudo em torno de 90% dos pacientes, 25 a 85% desses pacientes apresentam sangramento recorrente.[25] É por esse motivo que alguns autores recomendam o tratamento de todas as lesões diagnosticadas em associação a sangramento digestivo baixo.[45] A manifestação clínica pode ser a de sangramento oculto com anemia até a de grande sangramento. Enterorragia ou melena se superpõem a longos períodos assintomáticos.

Ao contrário do sangramento diverticular, que é profuso e repentino, exterioriza-se por vezes de forma drástica levando frequentemente a hipotensão ou sintomas de hipotensão postural, o sangramento com origem na ectasia vascular do cólon é subagudo, menos intenso e raramente acompanhado de instabilidade hemodinâmica. A anemia é um achado comum.

O exame colonoscópico é o ideal para a investigação diagnóstica dos pacientes com suspeita de sangramento por ectasia vascular que podem ter cessado sangramento ou que se apresentam sangrando, porém com estabilidade hemodinâmica suficiente para tolerar a realização de preparo intestinal mecânico completo. As ectasias vasculares são frequentemente de difícil visualização decorrente de seu pequeno tamanho e por serem planas. É de fundamental importância a boa qualidade do preparo intestinal. Uma vez que a maioria das lesões está localizada no ceco, a colonoscopia total é absolutamente necessária. É desejável atingir o íleo uma vez que as lesões vasculares, quando de etiologia congênita ou hereditária, podem também localizar-se no íleo. As lesões maculares devem ser valorizadas quando observadas durante a introdução do aparelho, pois lesões semelhantes são produzidas por trauma pela passagem do aparelho ou aspiração da mucosa.

Como resultado de possível pouca perfusão das lesões vasculares produzida pelo uso de hipnoanalgésicos durante a colonoscopia, tem sido advogado realizar a reversão por naloxona logo após a entubação do ceco objetivando aumentar a sensibilidade para o diagnóstico dessas lesões.[30] Estima-se que até 40% das ectasias vasculares possam escapar à detecção endoscópica uma vez que sua aparência depende, em parte, do estado perfusional do cólon.

As ectasias vasculares adquiridas podem ser identificadas endoscopicamente nas formas de máculas mais ou menos extensas (Fig. 59-6) e com ou sem áreas erosivas, isoladas ou múltiplas (Fig. 59-7), ou telangiectásicas (Fig. 59-8). A angiodisplasia tipicamente aparece ao exame colonoscópico como uma lesão vermelho-cereja plana ou discretamente elevada com diâmetro variando de 5 a 10 mm. A aparência endoscópica é sutil e pode ser confundida com lesão iatrogênica do aparelho assim como podem não ser evidentes quando um sangramento está presente em um paciente que não foi adequadamente ressuscitado. Na telangiectasia familiar, a apresentação endoscópica mais comum é a de telangiectasias (vasos delgados de disposição radiada/aracniforme com diâmetros entre 1 e 3 mm e frequentemente múltiplas.

A terapia endoscópica das ectasias vasculares do cólon é atraente como resultado da natureza benigna das lesões e de sua ocorrência em indivíduos idosos e encontra-se razoavelmente bem estabelecida.[21] O sangramento ativo pode ser controlado com terapia por injeção, métodos térmicos (eletrocoagulação monopolar com pinça de *hot biopsy*, eletrocoagulação bipolar, *heater probe* e coagulação com plasma de argônio) ou Nd:YAG *laser*.[10,50,51] A terapia por injeção pode conter o sangramento, tendo sido a etanolamina o esclerosante utilizado.[11] Métodos térmicos permanecem os mais utilizados ainda que a perfuração do cólon direito seja o principal risco associado ao seu emprego (especialmente quando utilizada a eletrocoagulação monopolar) e a despeito da resolutividade dos métodos endoscópicos no que tange a ressangramento ainda esteja próxima da resolução espontânea.[51] Jensen e Machicado publicaram resultados relativos a 108 pacientes com hematoquezia por ectasia vascular do cólon que foram submetidos a terapia endoscópica por eletrocoagulação bipolar ou *heater probe* e que foram seguidos por 2 anos, comparando-se a evolução dos pacientes à do período pré-tratamento endoscópi-

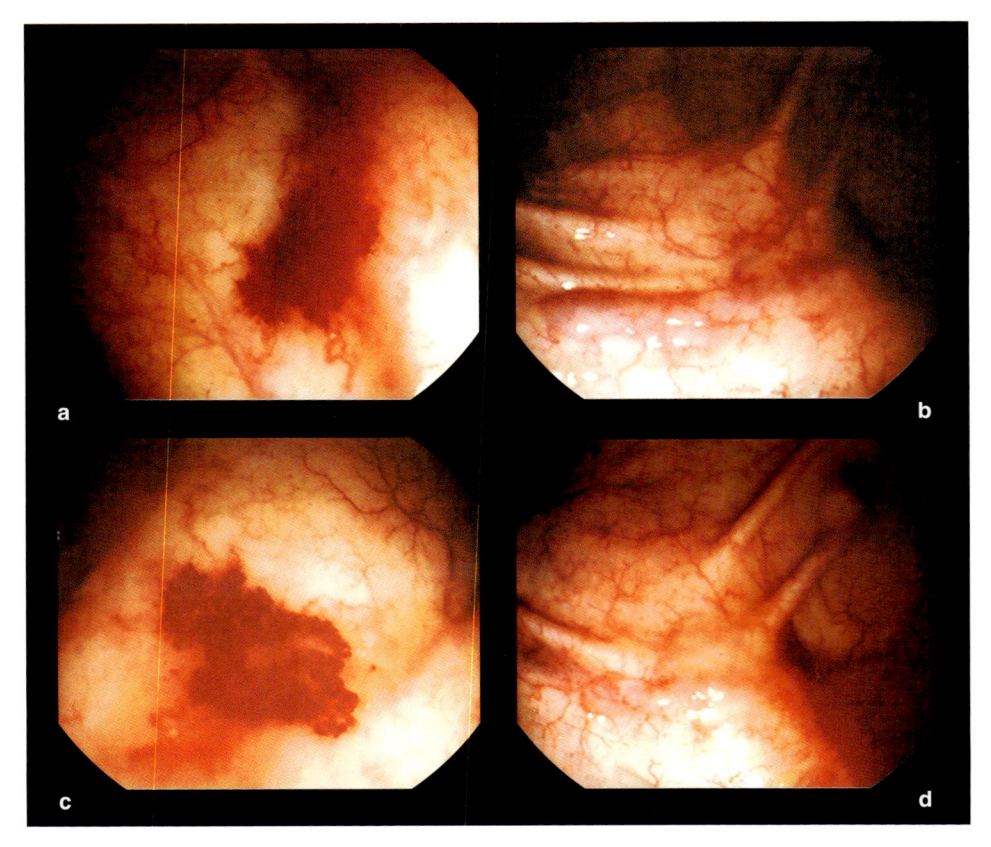

Fig. 59-6. (a-d) Ectasia vascular macular.

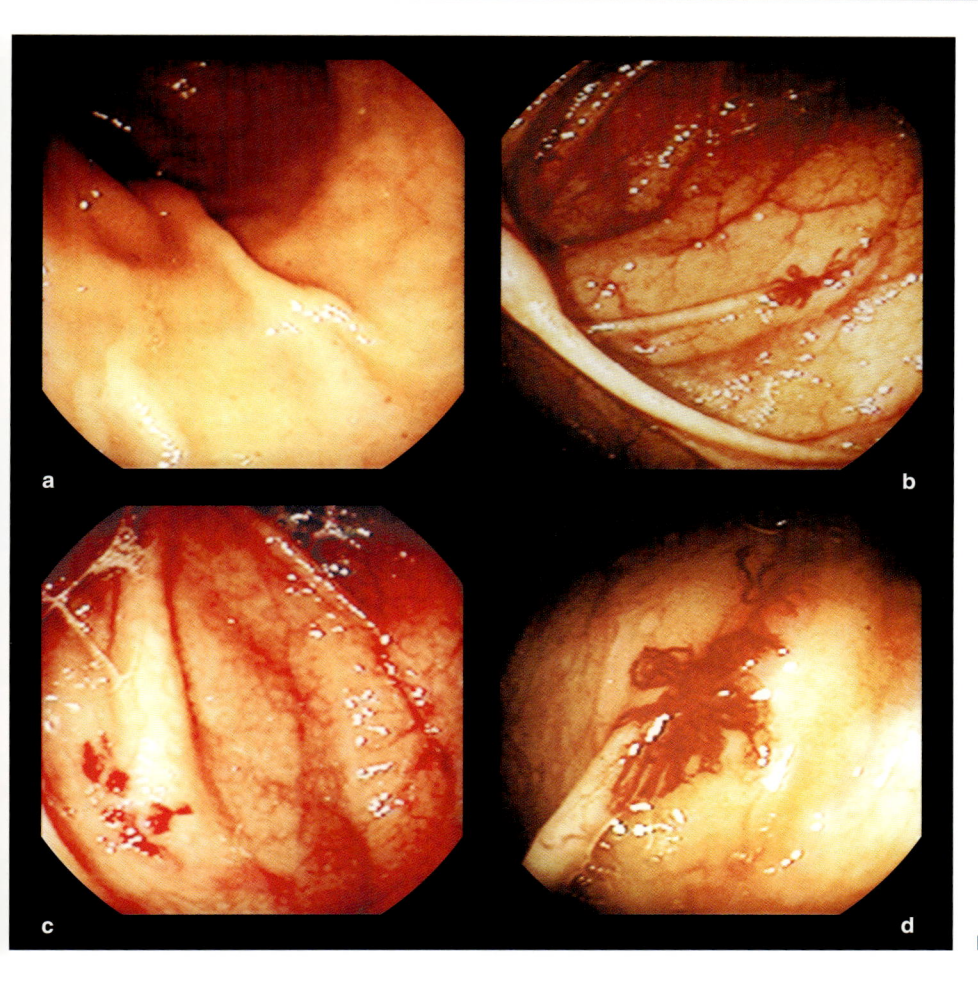

Fig. 59-7. (a-d) Ectasia vascular macular múltipla.

co.²⁷,²⁸ Os autores concluíram que o tratamento endoscópico permitiu um menor número de episódios de sangramento e de transfusão sanguínea assim como permitiu que os pacientes mantivessem um hematócrito mais alto no acompahamento. A despeito da relativa eficácia dos diferentes tipos de tratamento endoscópico não existem ensaios clínicos randomizados que, de fato, permitam uma comparação entre os resultados de segurança e eficácia a eles atribuídos.

Diversos fatores definem a conduta a ser adotada em um paciente que apresente lesões vasculares do intestino.

As manifestações clínicas da malformação vascular do cólon e angiodisplasias são muito variadas, bem como o ritmo e a magnitude do sangramento que acarretam. Em um extremo do espectro há alterações vasculares cujo sangramento é mínimo ou nulo, não produzindo, portanto, qualquer alteração hemodinâmica ou hematológica. Não se acompanham de taquicardia, não há hipotensão ou anemia. Na outra extremidade do espectro, há lesões vasculares que podem, em determinadas circunstâncias, produzir enterorragia, anemia aguda e choque hemorrágico. A condição mais frequente nas alterações vasculares sintomáticas é a intermediária, em que há sangramento oculto e anemia crônica.

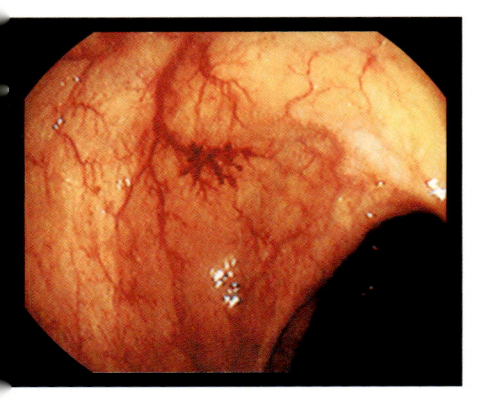

Fig. 59-8. Ectasia vascular telangiectásica.

No todo, as lesões assintomáticas e sem consequências hemodinâmicas e hematológicas representam a maioria, constituindo-se em achados incidentais de exame, não merecendo qualquer tratamento, inclusive endoscópico.

O tipo de lesão vascular também dirige a atitude terapêutica a ser adotada.³,⁴ As lesões maculares, bem definidas, com limites nítidos e tamanho limitado a menos de 10 mm, na maior parte das vezes, são as ideais para a aplicação do método endoscópico. Por outro lado, as lesões mais extensas, de caráter erosivo, são mais difíceis de tratar endoscopicamente.

Quanto maior o número de lesões menos adequado será o tratamento endoscópico, uma vez que o risco de tratar cada lesão será aditivo e a partir de uma dezena de lesões estaremos assumindo um risco comparável ao risco cirúrgico e com maior probabilidade de recidiva do sangramento.

A topografia das lesões deve ser considerada na escolha do tratamento a ser adotado. A localização preferencial das lesões vasculares é o cólon direito, ainda que possam ser encontradas em qualquer localização.¹⁴ A parede do cólon direito é de espessura inferior a 2 mm e, portanto, os riscos de tratamento ablativo endoscópico são maiores, pois podem levar à perfuração. No cólon mais distal o risco vai diminuindo progressivamente, pois a parede é mais espessa. Pelo mesmo motivo o tratamento das lesões retais apresenta risco mínimo.

As comorbidades têm grande importância, quer no aumento da frequência das lesões vasculares, quer no comportamento sintomatológico destas lesões, bem como na resposta que podemos antecipar às medidas terapêuticas. As hepatopatias, por meio do duplo mecanismo do aumento da pressão no território portal e da redução dos fatores de coagulação, implicam em maior número de lesões, de distribuição mais difusa e com sangramento mais frequente e profuso.¹² Pode-se esperar mais sangramento secundário à terapêutica endoscópica empregada e maior dificuldade no seu controle. As nefropatias também se acompanham do aumento de lesões vasculares, que tendem a sangrar mais pelo prejuízo da função plaquetária.

Os tratamentos em curso com drogas anticoagulantes e antiadesivas plaquetárias podem transformar pequenas lesões, que de outra forma seriam assintomáticas, em fonte de sangramento profuso, continuado e espoliante. Os resultados imediatos do tratamento endoscópico, na vigência destas drogas, podem ser muito frustrantes. Em alguns pacientes o uso de produtos naturais, como o ginco, pode mudar radicalmente a evolução das lesões vasculares, e portanto, também a eles deve-se estar atento no planejamento terapêutico, suspendendo-os previamente.

As modalidades de tratamento endoscópico são de dois grupos: os tratamentos com injeção de substâncias esclerosantes e os tratamentos com eletrocoagulação.

As substâncias esclerosantes injetadas em lesões vasculares usualmente compreendem a glicose hipertônica, o álcool absoluto e o oleato de monoetanolamina.

Qualquer que seja a substância esclerosante a ser injetada, usualmente se inicia com a injeção submucosa de água para definir o plano de injeção, a seguir o agente esclerosante é injetado em pequeno volume, menos de 0,5 mL, sob a área da lesão. Tanto a etanolamina, na diluição de 1/4, como o álcool absoluto, terminam por produzir necrose dos tecidos e esclerose, deste fato advindo o risco de perfuração se a necrose for transmural. O uso da etanolamina é muito difundido entre os endoscopistas para o tratamento de hemorragias de úlceras pépticas e, geralmente, está disponível na maioria dos serviços de endoscopia. O álcool absoluto, dada a espessura mínima do cólon direito, deve ser utilizado com muita cautela nas lesões vasculares nesta localização, pois a necrose por coagulação das proteínas normalmente é extensa.

Quando o procedimento é realizado na vigência de sangramento ativo pode-se empregar, antes da solução esclerosante, a injeção de solução de adrenalina a 1/10.000, em substituição à injeção de água destilada para definir o plano de injeção, obtendo-se assim um controle do sangramento que facilita os passos seguintes do tratamento.[48]

Os métodos de eletrocoagulação são de três tipos básicos: a coagulação monopolar com eletrodos de contato; o *heater probe*, um cateter siliconizado, cuja extremidade se aquece a até 250°C por 1 segundo, e o bisturi de plasma de argônio.

O método de maior disponibilidade é o de coagulação monopolar de contato empregando um bisturi elétrico convencional. Apresenta o grande inconveniente de aderir o eletrodo ao tecido provocando o ressangramento após a eletrocoagulação. A tentativa de usar o cautério convencional, como método sem contato, exige o uso de potências elevadas com grande risco de perfuração. O recurso a ser usado é a injeção sublesional de uma solução fisiológica com o objetivo de reduzir o risco de perfuração que, ainda assim, permanece elevado.

O *heater probe*, por ser siliconizado, não adere à parede após a aplicação do calor e, pelo seu caráter controlado, é mais seguro. Infelizmente, o equipamento é dispendioso e não se encontra disponível na maioria das unidades de endoscopia.

O plasma de argônio tem sido o método de escolha para tratamento das lesões vasculares (Fig. 59-9). Como a corrente é conduzida através de um fluxo ionizado de gás, do eletrodo à parede, é possível conseguir uma coagulação sem contato, mesmo com potências relativamente baixas, de 20 W a 40 W, dependendo da localização da lesão.[43] O equipamento é caro, porém sua ampla utilização tem justificado a aquisição pelas unidades endoscópicas.

A familiaridade do endoscopista com o método que empregará é essencial para o sucesso do tratamento. O tratamento deverá ser feito com o método padronizado na unidade não havendo espaço para improvisação.

De forma geral, o tratamento na vigência de um sangramento de monta difere significativamente daquele empregado em um paciente com anemia crônica ou daquele paciente no qual a lesão vascular não teve nenhuma repercussão clínica.

Nos tratamentos eletivos, empregar-se-á sempre o método de menor risco após esgotarem-se os recursos de tratamento clínico,[21] quando o acompanhamento pregresso do paciente mostrou que realmente há necessidade de tratamento endoscópico.

Nas situações de urgência, com risco hemodinâmico, métodos que combinam a injeção de solução de adrenalina com a ablação com plasma de argônio está justificada. Até mesmo a colocação de clipes metálicos tem sido relatada como recurso em lesões com sangramento profuso, em paciente de risco.[31]

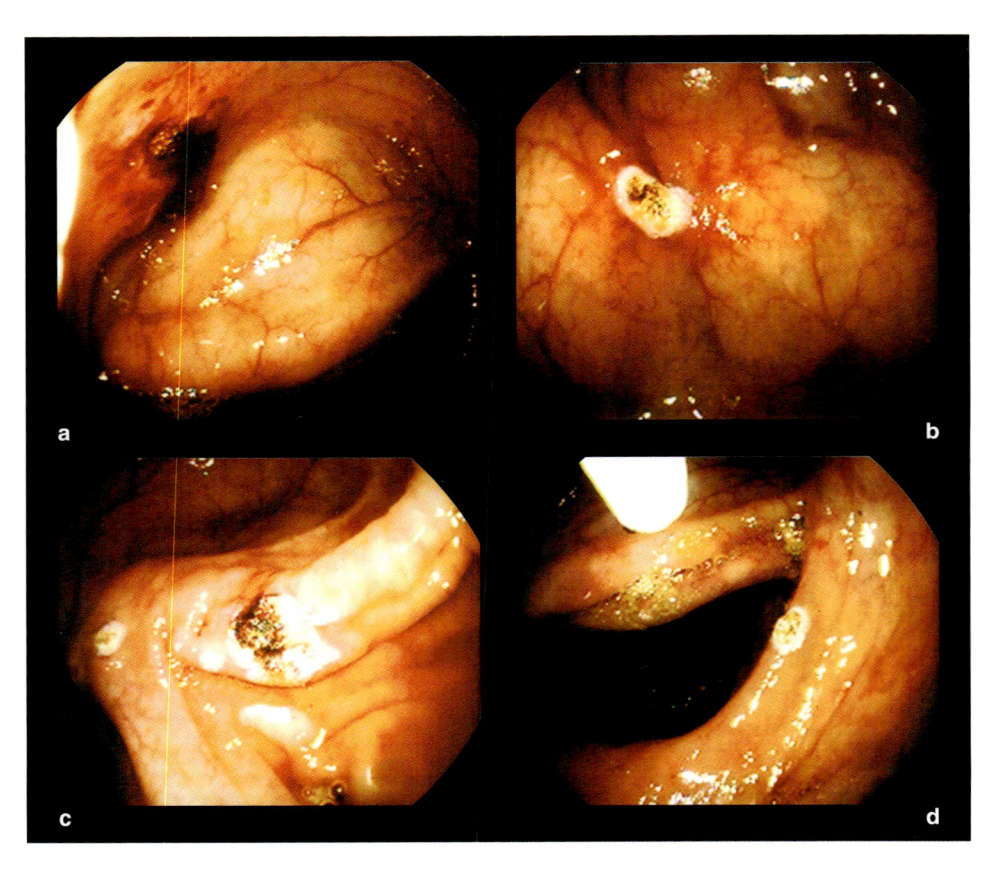

Fig. 59-9. (a-d) Ablação de ectasia vascular com plasma de argônio.

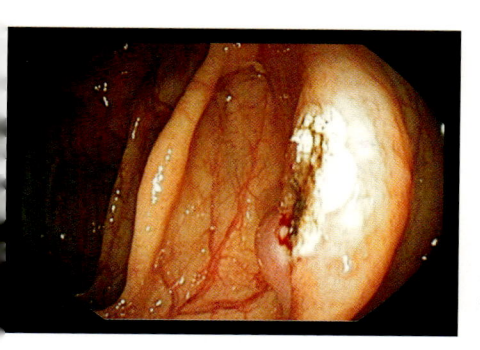

Fig. 59-10. Tratamento combinado de injeção submucosa de soro fisiológico e ablação com plasma de argônio.

Esgotados os recursos clínicos e endoscópicos o paciente será encaminhado para colectomia direita, subtotal ou total de acordo com a multiplicidade e extensão das lesões.

Nas lesões vasculares localizadas encaminhadas para tratamento cirúrgico é essencial a marcação do local com tatuagem endoscópica para facilitar o direcionamento do tratamento.

Os resultados do tratamento endoscópico dependem do método empregado, porém a idade do paciente e as comorbidades têm um impacto decisivo no resultado final.

A escleroterapia, ainda que seja um método muito difundido e empregado, associa-se a complicações perfurativas nas lesões do cólon direito em uma incidência alta, dada a espessura delgada do cólon e, por isso, será utilizada apenas excepcionalmente.

A injeção de solução com adrenalina resulta na hemostasia momentânea do sangramento e oferece a oportunidade para um uso mais eficiente de outros métodos como o plasma de argônio (Fig. 59-10) ou, quando se identifica individualmente um vaso responsável pelo sangramento, o uso do clipe metálico é extremamente eficiente.

O sucesso imediato do tratamento endoscópico com o plasma de argônio é próximo de 85%, porém os resultados em longo prazo não ultrapassam 50%, qualquer que seja o método empregado.[42] O sucesso do tratamento é definido como parada do sangramento, ou redução da necessidade de transfusão a longo prazo. O fator limitante no resultado do tratamento em geral e, em especial ao tratamento endoscópico, é representado pela multiplicidade de lesões no cólon, coexistência de lesões no intestino delgado e estômago e pelas comorbidades.[46]

O prognóstico destas lesões é essencialmente o das comorbidades, uma vez que nem mesmo o tratamento cirúrgico radical oferece resultados satisfatórios em longo prazo.

REFERÊNCIAS BIBLIOGRÁFICAS

1. Abrahamson J, Shandling B. Intestinal hemangiomata in childhood and a syndrome for diagnosis: A collective review. *J Paed Surg* 1973;8:487-95.
2. Alfidi R. Angiography in identifying the source of bleeding. *Dis Colon Rectum* 1974;17:442-44.
3. Alves PRA. Ectasia vascular do cólon. *Contribuição do estudo colonoscópico*. Dissertação de Mestrado, Faculdade de Medicina da Universidade de São Paulo. São Paulo, 1984.
4. Alves PRA, Habr-Gama. Colonoscopia em doenças vasculares do intestino grosso. In: Sociedade Brasileira de Endoscopia Digestiva. *Endoscopia Digestiva* 3ª ed. Rio de Janeiro: Medsi, 2000. p. 585-601.
5. Amaro R, Petruff CA, Rogers AI. Rectal Dieulafoy's lesion. Report of a case and review of the literature. *Dis Colon Rectum* 1999;42:1339-41.
6. Athanasoulis CA, Galdabini JJ, Waltman AC et al. Angiodysplasia of the colon: a cause of rectal bleeding. *Cardiovasc Radiol* 1978;3:13.
7. Aylward CA, Orangio GR, Lucas GW et al. Diffuse cavernous hemangioma of the rectosigmoid; CT scan, a new diagnostic modality, and surgical management using sphincter-saving procedures. *Dis Colon Rectum* 1988;31:797-802.
8. Baum S, Nusbaum M, Blakemore WS et al. The preoperative radiographic demonstration of intra-abdominal bleeding from undetermined sites by percutaneous selective celiac and superior mesenteric arteriography. *Surgery* 1965;58:797-805.
9. Bean WB. Blue rubber bleb nevi of the skin and gastrointestinal tract. In: Vascular spiders and related lesions of the skin. Springfield: Charles Thomas, 1958. p. 178-85.
10. Beejay U, Marcon NE. Endoscopic treatment of lower gastrointestinal bleeding. *Curr Opin Gastroenterol* 2002;18:87-93.
11. Bemvenutti GA, Julich MM. Ethanolamine injection for sclerotherapy of angiodysplasia of the colon. *Endoscopy* 1998;30:564.
12. Biss T, Hamilton P. Myelofibrosis and angiodysplasia of the colon: another manifestation of portal hypertension and massive splenomegaly? *J Clin Pathol* 2004 Sept.;57(9):999-1000.
13. Boley SJ, Brandt LJ, Mitsudo SM. Vascular lesions of the colon. *Adv Intern Med* 1984;29:301-26.
14. Boley SJ, Sammartano R, Adams A. On the nature and etiology of vascular ectasias of the colon. *Gastroenterology* 1977;72:650-60.
15. Brandt LJ, Spinnell MK. Ability of naloxone to enhance the colonoscopic appearance of normal colon vasculature and colon vascular ectasias. *Gastrointest Endosc* 1999;50:733-34.
16. Casarrela WJ, Galloway SJ, Taxin RN et al. Lower gastrointestinal tract hemorrhage: new concepts based on arteriography. *AJR Am J Roentgenol* 1974;121:357-68.
17. Catania G, Cardi F, Puleo C et al. Long-term results after a low anterior resection with mucosectomy and colo-anal sleeve anastomosis for a diffuse cavernous haemangioma of the rectum. *Chir Ital* 2001;53:107-14.
18. Danesh BJZ, Spiliadis C, Williams CB et al. Angiodysplasia — an uncommon cause of colonic bleeding: colonoscopic evaluation of 1,050 patients with rectal bleeding and anemia. *Int J Colorect Dis* 1987;2:218-22.
19. Darcy M. Treatment of lower gastrointestinal bleeding: vasopressin infusion versus embolization. *J Vasc Interv Radiol* 2003;14:535-43.
20. Foutch PG. Angiodysplasia of the gastrointestinal tract. *Am J Gastronterol* 1993;88:807-18.
21. Gupta N, Longo WE, Vernava AM 3. Angiodysplasia of the lower gastrointestinal tract: an entity readily diagnosed by colonoscopy and primarily managed nonoperatively. *Dis Colon Rectum* 1995;38:979-82.
22. Hagood MF, Gathright JB. Hemangiomatosis of the skin and gastrointestinal tract. *Dis Colon Rectum* 1975;18:141-46.
23. Harrison JB, Milson JW. Large bowel hemangiomas. *Semin Colon Rectal Surg* 1994;5:59-65.
24. Head HD, Baker JQ, Muir RW. Hemangioma of the colon. *Am J Surg* 1973;126:691-94.
25. Helmrich GA, Stallworth JR, Brown JJ. Angiodysplasia: characterization, diagnosis and advances in treatment. *South Med J* 1990;83:1450-53.
26. Heyde EC. Gastrointestinal bleeding in aortic stenosis. *N Engl J Med* 1958;259:196.
27. Jensen DM, Machicado GA. Endoscopic diagnosis and treatment of bleeding colonic angiomas and radiation telangiectasias. *Perspect Colon Rectal Surg* 1989;2:99-113.
28. Jensen DM, Machicado GA. Control of bleeding. In: Raskin JB, Nord HJ. (Eds.). *Colonoscopy*. Principles & techniques. New York: Igaku Shoin, 1995.
29. Jensen DM, Machicado GA. Colonoscopy and severe hematochezia. In: Waye JD, Rex DK, Williams CB. (Eds.). *Colonoscopy*. Principles and practice. Massachussets: Blackwell, 2003. p. 561-72.
30. Junquera F, Saperas E, de Torres I et al. Increased expression of angiogenic factors in human colonic angiodysplasia. *Am J Gastroenterol* 1999;94:1070-76.
31. Katsinelos P, Paroutoglou G, Beltsis A et al. Recurrent colonic Dieulafoy's lesion associated with bizarre vascular malformations and abnormal von Willebrand factor. *Acta Gastroenterol Belg* 2005 Oct.-Dec.;68(4):443-45.
32. Larsen NH. Heyde syndrome. *Ugerskr Laeger* 1997;159:4628-30.
33. Ledro Cano D, Pellicer Bautista FJ, Cantillana Martinez et al. Gastrointestinal hemorrhage caused by a diffuse hemangiomatosis of the small bowel in an elderly patient. *Rev Esp Enferm Dig* 2000;92:767-68.
34. Lyon DT, Mantia AG. Large bowel hemangiomas. *Dis Colon Rectum* 1984;27:404-14.
35. Margulis AR, Heinbecker P, Bernard HR. Operative mesenteric arteriography in the search for the site of bleeding in unexplained gastrointestinal hemorrhage. *Surgery* 1960;48:534-39.
36. Marston A, Pheils MT, Thomas ML et al. Ischemic colitis. *Gut* 1966;7:1-15.

37. Metry DW, Hawrot A, Altman C et al. Association of solitary, segmental hemangiomas of the skin with visceral hemangiomatosis. *Arch Dermatol* 2004;140:591-96.
38. Moore JD, Thompson NW, Appleman HD et al. Arteriovenous malformations of the gastrointestinal tract. *Arch Surg* 1976;111:381-88.
39. Morris L, Lynch PM, Gleason Jr WA et al. Blue rubber bleb nevus syndrome: laser photocoagulation of colonic hemangiomas in a child with microcytic anemia. *Pediatr Dermatol* 1992;9:91-94.
40. Murray JJ. Lower gastrointestinal tract bleeding. In: Mazier WP, Levien DH, Luchtefeld MA et al. (Eds.). *Surgery of the colon, rectum, and anus*. Philadelphia, WB: Saunders, 1995. p. 762-75.
41. Ng WT, Kong CK. Argon plasma coagulation for blue rubber bleb nevus syndrome in a female infant. *Eur J Pediatr Surg* 2003;13:137-39.
42. Roberts PL, Schoetz Jr DJ, Coller JA. Vascular ectasia. Diagnosis and treatment by colonoscopy. *Am Surg* 1988 Jan.;54(1):56-59.
43. Rosenfeld G, Enns R. Argon photocoagulation in the treatment of gastric antral vascular ectasia and radiation proctitis. *Can J Gastroenterol* 2009 Dec.;23(12):801-4.
44. Sakai P, Arruda Alves P, Vargas C et al. Consenso Brasileiro em Endoscopia Digestiva da Sociedade Brasileira de Endoscopia Digestiva (SOBED) — Hemorragia digestiva não-varicosa e varicosa, Hemorragia digestiva baixa e doença inflamatória intestinal. *GED Gastrenterol Endosc Digest* 2002;21:33-42.
45. Sanchez NC. Lower gastrointestinal bleeding. *Clin Colon Rectal Surg* 2003;16:205-11.
46. Saperas E, Videla S, Dot J et al. Risk factors for recurrence of acute gastrointestinal bleeding from angiodysplasia. *Eur J Gastroenterol Hepatol* 2009 Dec.;21:1333-39.
47. Strate LL. Lower GI bleeding: epidemiology and diagnosis. *Gastroenterol Clin North Am* 2005;34:643.
48. Suzuki N, Arebi N, Saunders BP. A novel method of treating colonic angiodysplasia. *Gastrointest Endosc* 2006 Sept.;64(3):424-27.
49. Tee HP, Kaffes AJ. Non-small-bowel lesions encountered during double-balloon enteroscopy performed for obscure gastrointestinal bleeding. *World J Gastroenterol* 2010;16:1885.
50. Trudel JL, Fazio VW, Sivak MV. Colonoscopic diagnosis and treatment of arteriovenous malformations in chronic lower gastrointestinal bleeding. Clinical accuracy and efficacy. *Dis Colon Rectum* 1988;31:107-10.
51. Zuckerman GR, Prakash C, Askin MP et al. AGA technical review on the evaluation and management of occult and obscure gastrointestinal bleeding. *Gastroenterology* 1999;118:201-21.

CAPÍTULO 60

DOENÇAS EXTRACÓLICAS

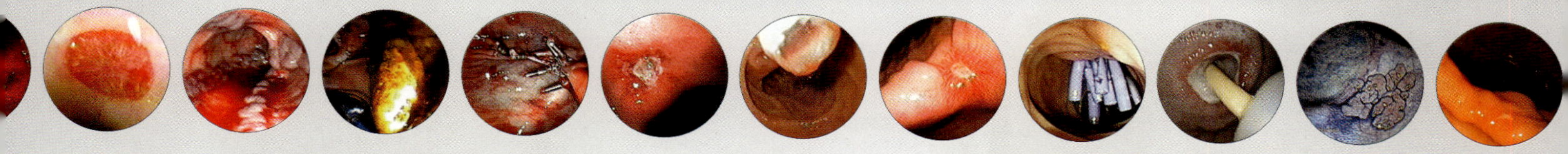

ROGERIO COLAIACOVO ■ MAURÍCIO SAAB ASSEF ■ LUCIO G. B. ROSSINI

INTRODUÇÃO

A avaliação de lesões extracólicas é um desafio para os médicos já que, em sua maioria, elas não apresentam sintomas nas suas fases iniciais e, muitas vezes, seu diagnóstico é incidental.

Envolve avaliação completa que vai desde o exame clínico e proctológico completo até a realização de exames complementares de imagem como a tomografia computadorizada e a ressonância magnética.

Quando solicitado, cabe ao endoscopista saber quando e como atuar. Para isso, deve ter uma formação que, muitas vezes, extrapola os conceitos básicos de endoscopia e que envolve, por exemplo, o aprendizado em outras especialidades, como a ginecologia, por exemplo. Portanto, o papel do endoscopista na avaliação destas lesões não se resume apenas na realização da colonoscopia como também, em muitas oportunidades, a utilização de métodos diagnósticos alternativos disponíveis atualmente, como a ecoendoscopia.

Desde o seu surgimento, a ecoendoscopia tem-se mostrado útil tanto para a abordagem de lesões da própria parede do trato gastrointestinal como para a avaliação de lesões extraluminais como as encontradas no mediastino, na região retroperitoneal e na pelve.

A criação do ecoendoscópio linear dedicado, por exemplo, permitiu ao ecoendoscopista além de realizar punções ecoguiadas com agulha fina para obtenção do diagnóstico histológico, a possibilidade de se realizarem outros procedimentos terapêuticos como a neurólise do plexo celíaco, a drenagem de pseudocistos e de abscessos e a colocação de próteses ecodirigidas.

Na pelve, a maior parte da literatura dá ênfase à utilização do método para o estudo do câncer colorretal. Entretanto, uma grande variedade de lesões pode ser encontrada fora da parede do reto (lesões extraluminais). Como exemplos, podemos citar os tumores e coleções pararretais e pré-sacrais (retrorretais), a presença de linfonodos metastáticos e as lesões de origem ginecológica ou urológica.[26]

Neste capítulo abordaremos os aspectos endoscópicos e ecoendoscópicos destas lesões, principalmente a endometriose pélvica profunda, enfermidade na qual adquirimos uma boa experiência nos últimos anos.

EQUIPAMENTOS

Os aparelhos de ultrassonografia endoscópica disponíveis no mercado hoje são os ecoendoscópios flexíveis e os *probes* rígidos transretais. Os aparelhos flexíveis podem-se apresentar com probes setoriais e com radiais.

A maioria dos equipamentos flexíveis com *probes* radiais fornece também uma visão endoscópica, fato que permite a realização de, ao menos, uma retossigmoidoscopia flexível, prévia a ultrassonografia. Porém, não permite a punção ecodirigida por agulha fina.

Os aparelhos setoriais apresentam visão endoscópica oblíqua, como a de um duodenoscópio, não permitindo, portanto, a realização do exame endoscópico. Sua aplicação nas doenças colorretais faz-se predominantemente para a realização de punções ecodirigidas.

Nosso grupo apresenta larga experiência na utilização do equipamento de endossonografia rígida ou TRUS (*transrectal ultrasound*) (Fig. 60-1). Este tipo de equipamento dispõe de um *probe* linear de até 6,5 cm e alcança até o sigmoide distal. De maneira abrangente, ele permite uma melhor avaliação de toda a cavidade pélvica e apresenta, em nossa opinião, uma curva de aprendizado menor, já que proporciona uma correlação anatômica bastante simplificada (Fig. 60-2). O inconveniente deste *probe* é que ele não apresenta visão endoscópica, assim como não permite a realização de punção ecodirigida.

Em resumo, todos os equipamentos apresentam vantagens e desvantagens. Em nossa opinião, o endoscopista deve ter uma formação completa que permita a realização de diversos métodos sonográficos para, desta maneira, atuar de forma mais definitiva e objetiva nas doenças colorretais.

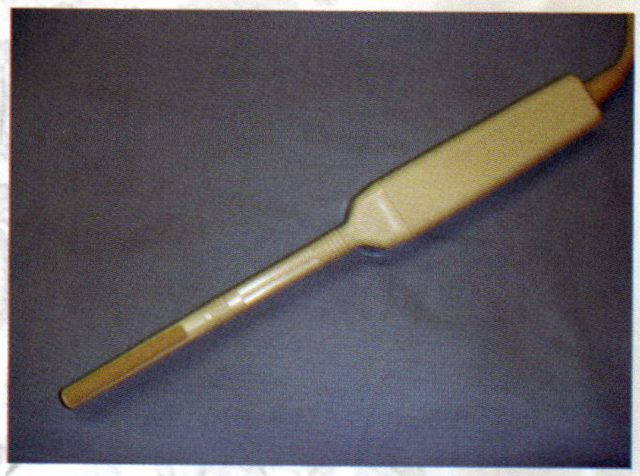

Fig. 60-1. *Probe* rígido.

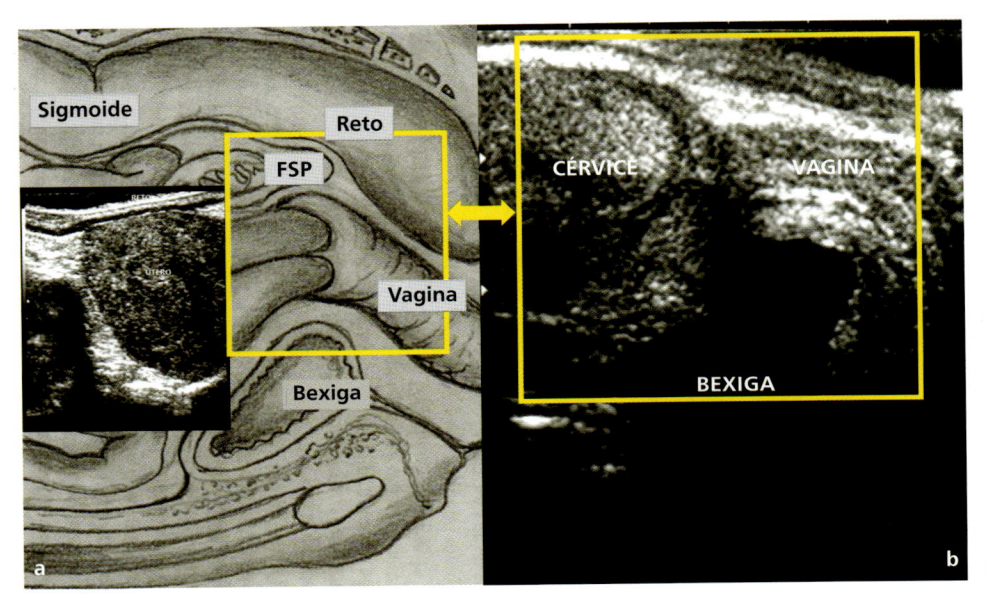

Fig. 60-2. (a e b) Correlação anatômica.

TUMORES RETRORRETAIS (PRÉ-SACRAIS)

Vale ressaltar que a incidência dos tumores do espaço retrorretal ou pré-sacral é muito rara. Na maior série descrita na literatura (Mayo Clinic), estes tumores respondem por aproximadamente 1 em cada 40 mil admissões hospitalares. Produzem sintomas que são quase sempre inespecíficos e, portanto, negligenciados pelos médicos. Em muitas oportunidades seu diagnóstico é incidental.[14]

Quando presentes, seus sintomas podem ser a constipação, a diarreia paradoxal e a urgência fecal, provavelmente decorrentes da compressão extrínseca produzida pelo tumor. Nas mulheres, ocasionalmente, podem provocar distocia durante o parto. A dor é mais comum nos tumores de origem maligna.[11]

Estes tumores podem ser congênitos ou adquiridos, benignos ou malignos. Um resumo dos principais tumores pode ser visualizado no Quadro 60-1.

Todas as grandes séries mostram que, em sua maioria, estes tumores são palpáveis ao toque retal.[14]

Em mulheres, o toque bimanual é recomendável durante a investigação clínica para que se afastem as causas de origem pélvica-ginecológica como os tumores ovarianos e uterinos.

A colonoscopia completa tem papel importante na avaliação inicial destes pacientes, tanto para afastar possíveis diagnósticos diferenciais como também na eventualidade de doenças concomitantes. Porém, não é infrequente a retossigmoidoscopia apresentar apenas uma compressão de origem extraluminal, recoberta por mucosa íntegra.[11]

Outros exames de imagem, como a tomografia computadorizada, a ressonância magnética e a ultrassonografia transretal (TRUS) em tempo pré-operatório, podem ser úteis para a elaboração da melhor estratégia terapêutica que, quase sempre, se resume ao tratamento cirúrgico.

Especialmente nos casos em que seja necessária biópsia, a ecoendoscopia com punção por agulha fina surge como uma forma alternativa de obtenção do material para o estudo histológico. Já existem na literatura relatos de casos de diagnósticos ecoendoscópicos e histológicos obtidos por punção ecodirigida de tumores pré-sacrais, como o Schwannoma e o Cordoma.[12,28] Nosso grupo apresenta um caso de plasmocitoma (Figs. 60-3 a 60-5).

Entretanto, surgem na literatura aqueles que desencorajam e até contraindiquem formalmente a realização de biópsia na suspeita de tumores pré-sacrais por acreditarem nos riscos de sérias complicações. Como exemplos, citam a possibilidade de superinfecção na punção de lesões císticas (por contaminação) e a meningite, na eventualidade de se puncionar uma meningocele pré-sacral. Segundo estes autores, a biópsia só seria indicada naqueles pacientes que não fossem candidatos formais a tratamento cirúrgico e que se beneficiariam de um tratamento paliativo por meio de radioterapia ou de quimioterapia.[11]

Na nossa experiência, a decisão de se puncionar ou não estas lesões deve ser sempre individualizada, discutindo-se cada caso a exaustão, inclusive dispondo de outros métodos de imagem para a

Quadro 60-1. Diagnóstico diferencial dos tumores pararretais e pré-sacrais

- Congênitos
  - Císticas (epidermoide, dermoide)
  - Hamartoma cístico (duplicação)
  - Teratoma
  - Teratocarcinoma
  - Cordoma
  - Adrenal ectópica (adrenal *rest tumor*)
  - Meningocele sacral anterior
- Inflamatórios
  - Abscesso perineal ou pelverretal
  - Endometriose
  - Granuloma de corpo estranho
  - Diverticulite
  - Doença de Crohn
- Neurogênicos
  - Neurofibroma
  - Neurilemoma
  - Ependioma
  - Ganglioneuroma
  - Neurofibrossarcoma
- Ósseos
  - Osteoma
  - Sarcoma osteogênico
  - Tumor de Ewing
  - Condromixossarcoma
  - Tumor de células gigantes
  - Cisto ósseo aneurismatico
- Miscelânea
  - Carcinoma metastático
  - Lipoma/lipossarcoma
  - Sarcoma hemangioendotelial
  - Tumor desmoide extra-abdominal
  - Plasmocitoma
  - Fibrossarcoma
  - Leiomioma/leiomiossarcoma
  - Hemangioma
  - Endotelioma
  - Rim pélvico ectópico

Modificado de Glasgow.[11]

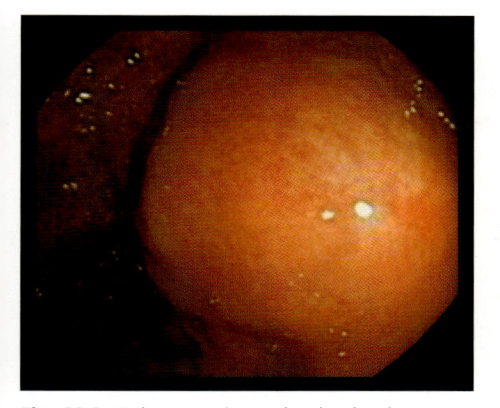

Fig. 60-3. Colonoscopia revelando abaulamento extrínseco no reto revestido por mucosa íntegra.

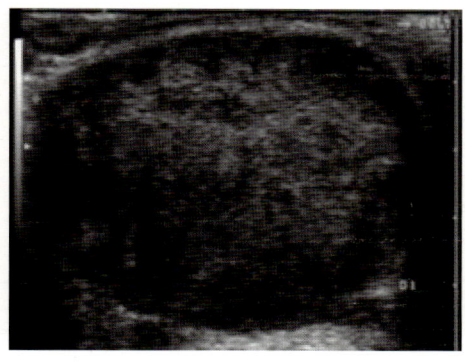

Fig. 60-4. Endossonografia com aparelho linear rígido, mostrando lesão hipoecogênica pararretal.

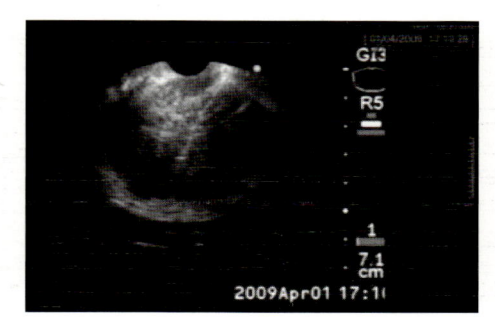

Fig. 60-5. Punção ecodirigida da lesão com ecoendoscópio setorial. O estudo histológico mostrou tratar-se de plasmocitoma.

decisão final. Na persistência da dúvida diagnóstica e a depender do resultado da histologia obtida pela punção ecoguiada, principalmente de lesões sólidas, alguns pacientes poderiam beneficiar-se de um tratamento mais conservador.

ENDOMETRIOSE INTESTINAL

Sem dúvida nenhuma a endometriose tornou-se, nos últimos anos, uma das enfermidades mais prevalentes dentre todas as doenças de origem extracólica que comprometem a parede intestinal e, exatamente por isso, recebe um lugar de destaque neste capítulo.

O conceito de endometriose é fundamentado na confirmação histológica de implantes ectópicos de glândulas e/ou estroma endometriais sensíveis a hormônios, localizados fora do miométrio.[1,21,22]

Esta doença pode ser encontrada em vários tecidos e órgãos, principalmente naqueles localizados na região pélvica, próxima às estruturas ginecológicas, inclusive no trato gastrointestinal.

Acredita-se que entre 10 e 15% das mulheres em idade fértil são acometidas por esta doença,[18] sendo que o comprometimento intestinal pela endometriose pode estar presente entre 5,3 a 12% destas pacientes.[27] Em centros especializados esta prevalência pode atingir até 35% das pacientes com endometriose pélvica profunda.[3]

Os segmentos intestinais mais frequentemente envolvidos são o reto e o sigmoide, totalizando 70 a 93% das pacientes que apresentam endometriose intestinal.[2,7]

Por se tratar de uma doença de evolução lenta, com sinais e sintomas inespecíficos, o diagnóstico da endometriose intestinal é habitualmente realizado em fases avançadas da doença. Estima-se que, entre o implante e o diagnóstico, vários anos possam ter transcorrido.

Desta forma, o conhecimento do quadro clínico e de estratégias diagnósticas e terapêuticas é fundamental na condução clínica destas pacientes que podem apresentar infertilidade e desenvolver exuberantes manifestações clínicas.[9]

Colonoscopia na paciente com endometriose

Os achados endoscópicos na endometriose não são considerados frequentes, e a sensibilidade da colonoscopia no diagnóstico de endometriose intestinal é indeterminada.[4]

Em estudo retrospectivo de 32 pacientes com diagnóstico de endometriose do cólon e do reto, avaliadas por proctoscopia e/ou colonoscopia, foram relatados os seguintes achados: abaulamento extrínseco, em oito casos; edema de mucosa, em sete casos; espasmo, em dois casos; eritema e nodularidade de mucosa, em um caso e exame normal, em 15 casos.[13]

Na endometriose, a colonoscopia pode apresentar dificuldades técnicas decorrentes de fixação, angulação, fibrose, espasmo e/ou estenose da luz intestinal. A ausência de expansão durante a insuflação sugere compressão extrínseca. Na mucosa pode ser evidenciado edema e, na submucosa, nódulos azulados, sendo esses nódulos altamente favoráveis ao diagnóstico de endometriose intestinal.[16,19]

A biópsia por endoscopia, mesmo em zonas suspeitas, resulta em baixa positividade, pois 95% das lesões não comprometem a mucosa.[5,13,15,16]

Em algumas séries, a colonoscopia peroperatória apresentou papel fundamental na diferenciação da endometriose em sua forma intestinal com possíveis lesões neoplásicas epiteliais do cólon e do reto, apenas pela visualização da integridade da mucosa.[8,13]

Em pacientes com hematoquezia cíclica,[4] foram evidenciadas durante a colonoscopia alterações sugestivas de endometriose na mucosa de cinco entre seis pacientes operadas por endometriose intestinal, sendo que em quatro destas o diagnóstico histológico também foi obtido pela colonoscopia mostrando que, diante de sangramento intestinal cíclico, a biópsia teve uma indicação mais precisa (Figs. 60-6 e 60-7).

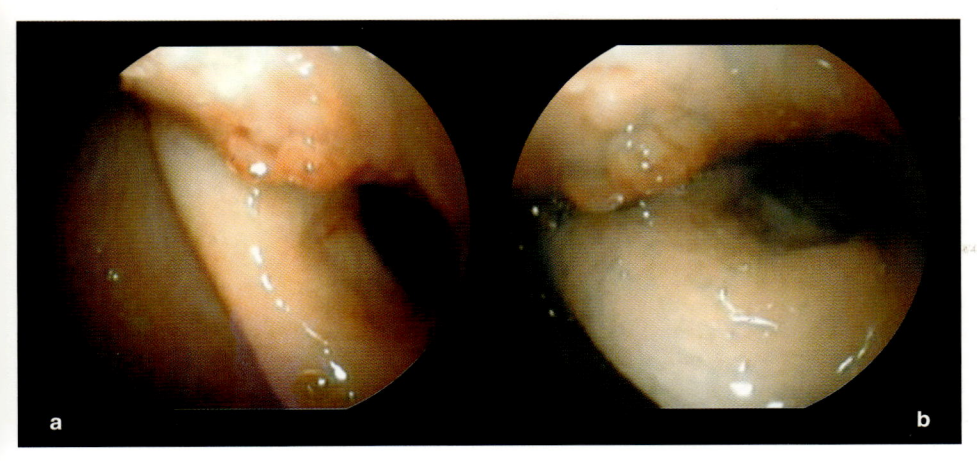

Fig. 60-6. (**a**) Paciente que apresentava sangramento retal cíclico durante período menstrual. A colonoscopia evidenciou lesão de aspecto infiltrativo na parede intestinal. A biópsia endoscópica mostrou tratar-se de endometriose infiltrativa. (**b**) Detalhe da lesão após a realização de cromoscopia com azul de metileno.

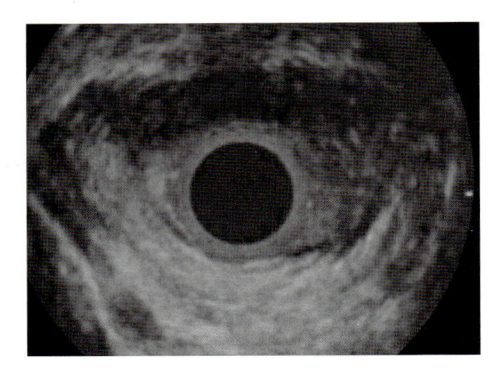

Fig. 60-7. Ecoendoscopia com aparelho radial. Note o comprometimento de todas as camadas ecográficas em mais de 50% da circunferência do órgão.

Na nossa experiência, a colonoscopia evidencia alterações sugestivas de endometriose em 50% das pacientes com endometriose intestinal que apresentam comprometimento a partir da camada muscular própria. Para tanto, o exame deve ser realizado com foco nas alterações sugestivas de endometriose, mantendo-se a luz intestinal distendida e retornando muito lentamente com o aparelho, principalmente no sigmoide distal, na transição retossigmoide e no reto proximal. Os achados colonoscópicos que julgamos mais frequentes são: espessamento de pregas (Fig. 60-8), redução da elasticidade da parede intestinal e deformidades com (Fig. 60-9) ou sem lobulações, que geralmente comprometem entre 1/3 e 50% da circunferência da parede (Fig. 60-10).

Mais raramente, podemos evidenciar alterações como irregularidade da superfície mucosa, congestão e exacerbações da vascularização (Fig. 60-11). Para evitarem falso-positivos durante a colonoscopia, devemos ter em mente que a cérvice uterina, o útero, os ovários e as alças pélvicas podem abaular a parede intestinal. Contudo, nestas situações, as estruturas referidas habitualmente deslizam sob a parede intestinal e não levam a distorções, lobulações ou alterações da superfície intestinal.

Em trabalho do nosso serviço, avaliando-se 77 pacientes prospectivamente com suspeita clínica de comprometimento intestinal por endometriose, agrupando todos os achados da colonoscopia como prega espessada às manobras de insuflação e desinsuflação, angulação fixa, abaulamento com lóbulos, abaulamento sem lóbulos, alteração focal de mucosa e diminuição do calibre, estudando este achado com a endossonografia transretal, notou-se boa ou ótima concordância da colonoscopia com os achados da endossonografia na invasão da parede intestinal por foco de endometriose (Figs. 60-12 e 60-13).[6]

Ainda com relação à indicação da colonoscopia, devemos considerar que até 60% das pacientes portadoras de endometriose profunda apresentam sinais e sintomas intestinais inespecíficos durante meses ou mesmo anos, e que estas manifestações clínicas contemplam diretrizes de indicação de colonoscopia.[20] Além disto, independentemente dos sintomas, consideramos prudente realizar uma colonoscopia antes de uma possível manipulação cirúrgica intestinal, com o intuito de se afastar a presença de outras doenças intestinais.

Ecoendoscopia

Há alguns anos temos realizado a ecoendoscopia ou endossonografia transretal previamente ao tratamento cirúrgico da endometriose. Ohba *et al.* (1996) foram os primeiros a utilizar tal exame na avaliação de pacientes com endometriose do septo retovaginal por meio de um transdutor linear, descrevendo imagens irregulares que, associadas aos sintomas clínicos, sugeriam a presença de endometriose.[17]

Entre 2001 e 2009, nosso grupo já contabilizava mais de 1.800 exames para pesquisa de endometriose no sigmoide distal, no reto e no septo retovaginal utilizando, preferencialmente, o *probe* linear rígido.

As pacientes encaminhadas ao nosso serviço pelo ambulatório de ginecologia geralmente apresentam dor pélvica crônica e outros sintomas inespecíficos como sangramento intestinal (principalmente perimenstrual), dispareunia, tenesmo e, até mesmo, infertilidade.

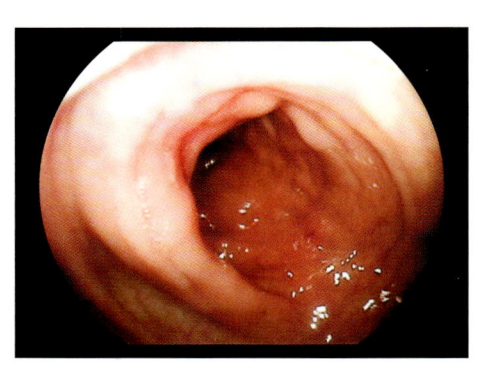

Fig. 60-8. Colonoscopia evidenciando espessamento de prega retal.

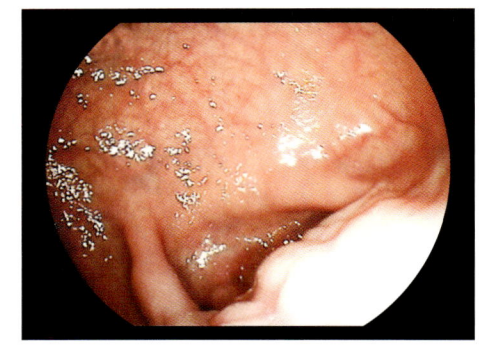

Fig. 60-9. Colonoscopia evidenciando deformidade com lobulações no reto alto.

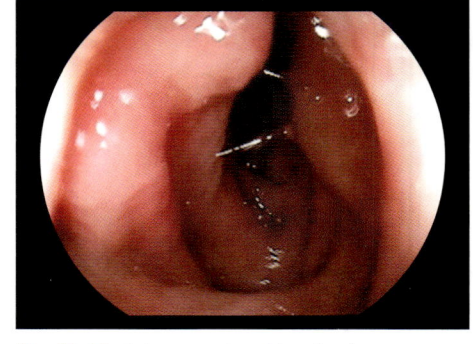

Fig. 60-10. Colonoscopia evidenciando comprometimento circunferencial e redução da luz intestinal por foco de endometriose intestinal.

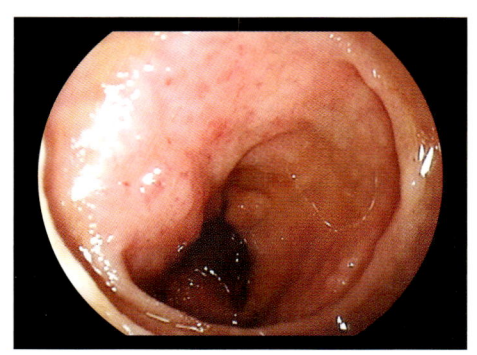

Fig. 60-11. Colonoscopia evidenciando infiltração do íleo terminal por endometriose levando as alterações na superfície mucosa e abaulamento com lobularidade.

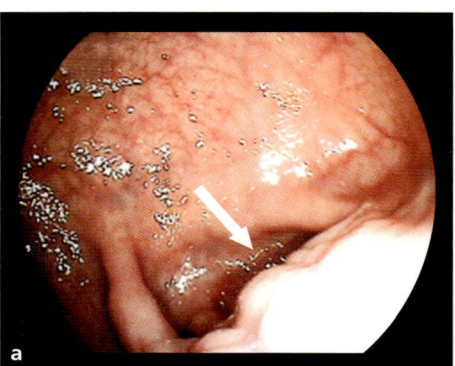

Fig. 60-12. (a e b) Aspecto de lesão pela colonoscopia e correlação deste achado com a endossonografia transretal (TRUS).

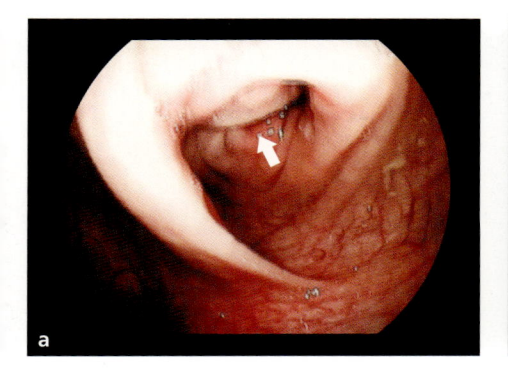

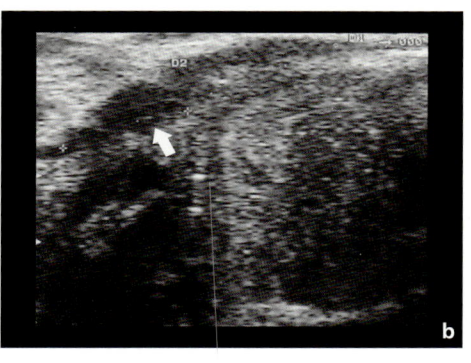

Fig. 60-13. (a e b) Lesão com espessamento de pregas durante colonoscopia, diminuição do calibre e angulação fixa e o achado à endossonografia.

O exame ginecológico pode revelar dor à mobilização do colo uterino ou nódulo retrocervical palpável, o que sugere a hipótese de endometriose pélvica profunda.

O estudo ecoendoscópico objetiva descartar o comprometimento do septo retovaginal e da parede intestinal por foco de endometriose infiltrativa.

Técnica do exame endossonográfico para endometriose

Durante o exame, as lesões devem ser mensuradas em milímetros quanto a sua profundidade e a sua extensão longitudinal. As camadas da parede intestinal que estão envolvidas e a localização da lesão na pelve devem ser descritas e/ou classificadas. Utilizamos como rotina a classificação *Echo-logic*.[23]

Os focos de endometriose intestinal são identificados à ecografia como lesões hipoecoicas, discretamente heterogêneas, que comprometem a parede intestinal, penetrando e espessando a mesma a partir da camada serosa.

Com relação à variação da profundidade do tumor (T), os autores denominaram de "T1" os implantes extraintestinais, "T2" os focos que comprometem a serosa ou a adventícia, "T3" as lesões que invadem a muscular própria, "T4" os implantes que infiltram a submucosa e "T5" aqueles focos que atingem a camada mucosa (Fig. 60-14).

Atualmente, as lesões "T3" são divididas em "T3a", quando somente a camada muscular própria longitudinal (mais externa) estiver comprometida, e "T3b", lesões que comprometem mais profundamente a muscular própria e atingem a camada muscular própria circular.

Com relação à localização anatômica na pelve, os autores consideraram a topografia uterina como eixo de referência e dividiram a pelve em cinco localizações (L): pré-cervical (L1), paracervicais direita e esquerda (L2R e L2L), retrocervicais (L3), região do recesso retovaginal (L4) e septo retovaginal (L5).

A região considerada pré-cervical (L1) é a região localizada entre a bexiga e a parede anterior do útero. A região paracervical (L2) localiza-se lateralmente ao útero distal. Nesta região passam os ligamentos uterossacros e os ureteres. A região retrocervical (L3) é aquela entre a parede posterior do útero e o reto intraperitoneal, acima da região do recesso retovaginal. Na classificação *echo-logic*, a região do recesso retovaginal (L4) tem o formato de um triângulo retângulo, cujo vértice inferior coincide com a reflexão peritoneal (Fig. 60-15).

Quando utilizamos a classificação em estudos ultrassonográficos, antes das letras e números que estadiam a lesão, colocamos as

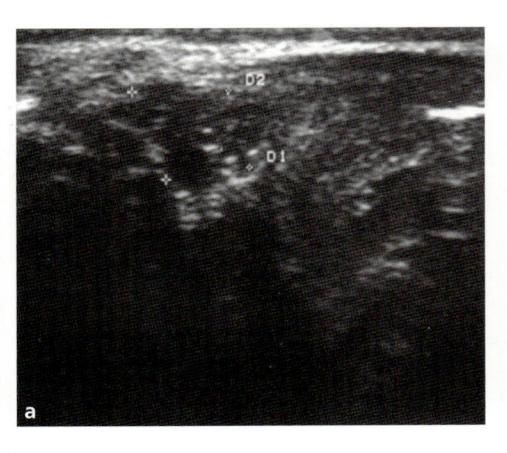

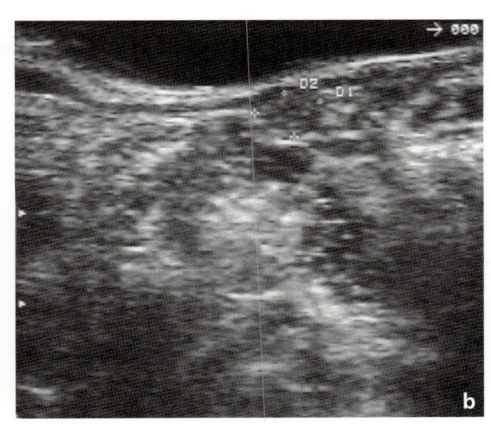

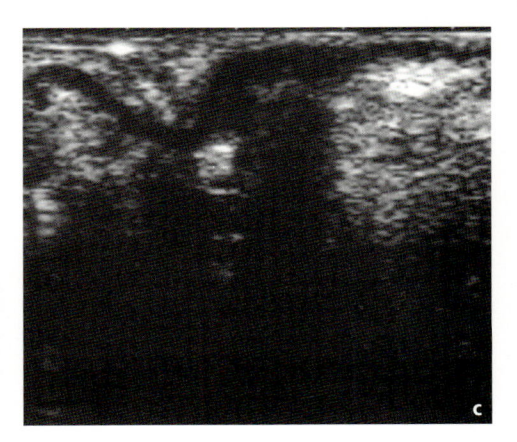

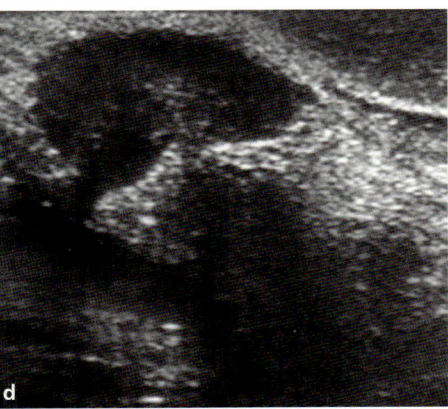

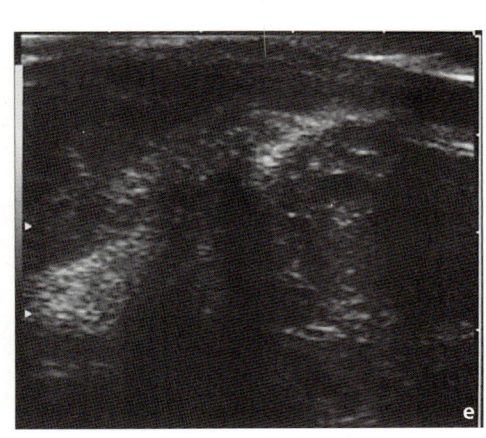

Fig. 60-14. Visualizações de focos de endometriose por endoscopia baixa: (a) extraintestinal (ueT1). As que comprometem as camadas: (b) serosa intestinal (ueT2); (c) muscular própria intestinal (ueT3); (d) submucosa intestinal (ueT4), note o serrilhado da submucosa e (e) mucosa intestinal (ueT5).

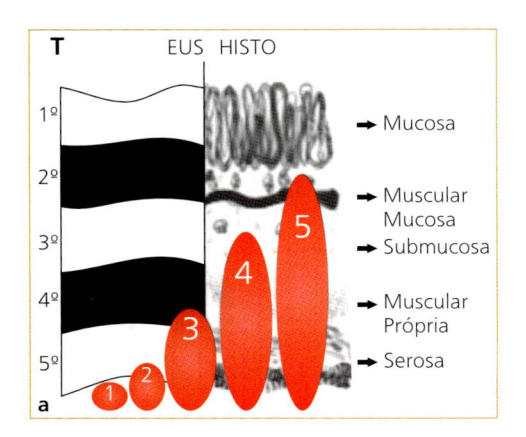

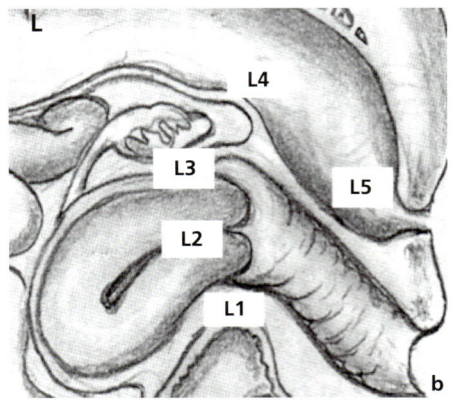

Fig. 60-15. (**a** e **b**) Representação esquemática da classificação *Echo-logic* para a endometriose intestinal de Rossini e Ribeiro, 2002.[23]

letras "ue". Estas letras significam que o resultado apresentado reporta o estadiamento de uma lesão feito por meio da ultrassonografia (u) diante da suspeita de endometriose (e). Desta forma, uma lesão retal, retrouterina, que compromete a parede intestinal até a camada muscular própria profunda é classificada como ueT3bL3.

Quando a lesão é retal e intraperitoneal, medimos a distância entre a lesão e a reflexão peritoneal e também a extensão do septo retovaginal (Fig. 60-16). Quando a lesão é retal e extraperitoneal, invadindo o septo retovaginal, medimos a distância entre a lesão e o esfíncter anal interno (Fig. 60-17). Outra medida que podemos fornecer é o arco de circunferência comprometido da parede intestinal. Aderências com o útero e os ovários também são bem identificadas por meio do método. Para facilitar a identificação do septo retovaginal e da reflexão peritoneal, em pacientes sem integridade himenal, inserimos um dispositivo com água no interior da vagina (Fig. 60-18).

Quando existe a necessidade de se obter o diagnóstico histológico pré-tratamento, a punção ecoguiada da lesão intestinal pode ser realizada (Fig. 60-19).[24]

O material colhido é avaliado quanto à presença de glândulas e ou estroma endometriais (Fig. 60-20).

Para evitar o risco de contaminação peritoneal e/ou da vagina com implantes de endometriose, contraindicamos a punção por

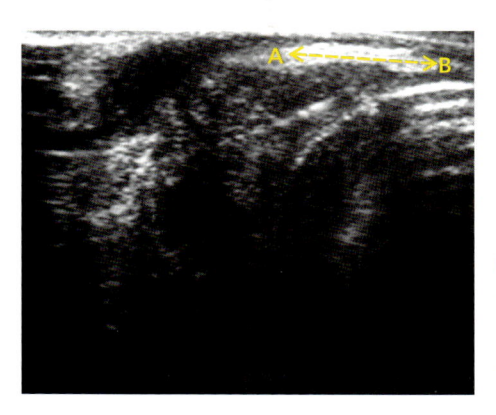

Fig. 60-16. Aspecto sonográfico de lesão da parede retal intraperitoneal (distância da lesão até a reflexão peritoneal).

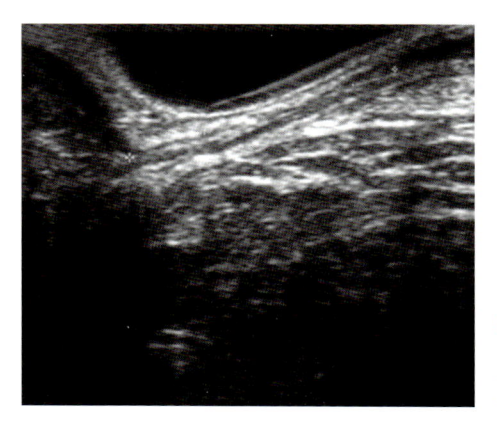

Fig. 60-17. Distância da lesão (foco de endometriose) até o esfíncter anal interno.

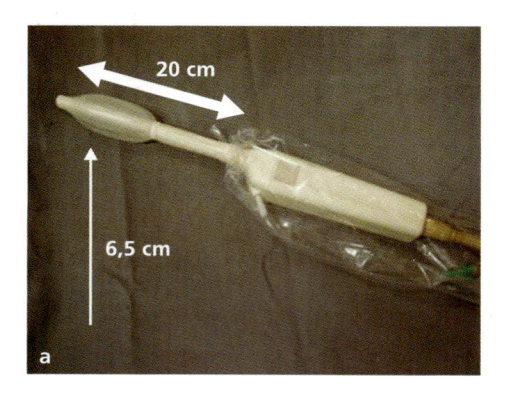

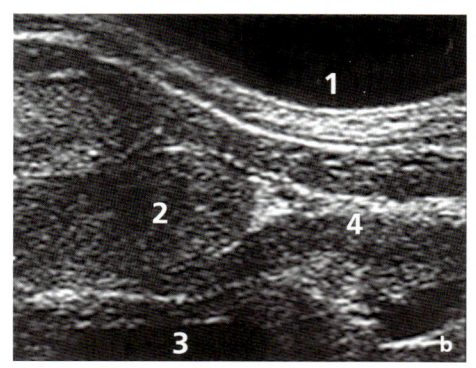

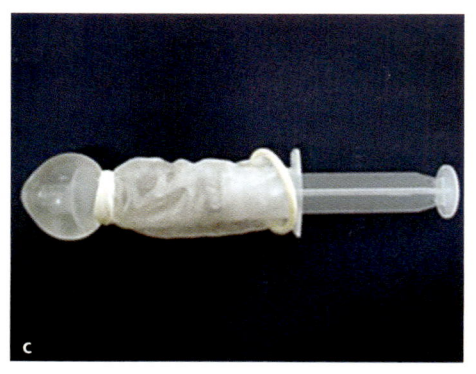

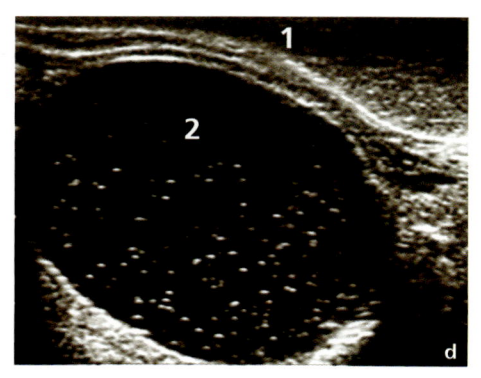

Fig. 60-18. (**a**) *Probe* rígido. (**b1**) Septo retovaginal; (**b2**) cérvice; (**b3**) parede da bexiga; (**b4**) vagina. (**c**) Dispositivo intravaginal; (**d1**) septo retovaginal; (**d2**) dispositivo repleto com água, criando interface ecográfica.

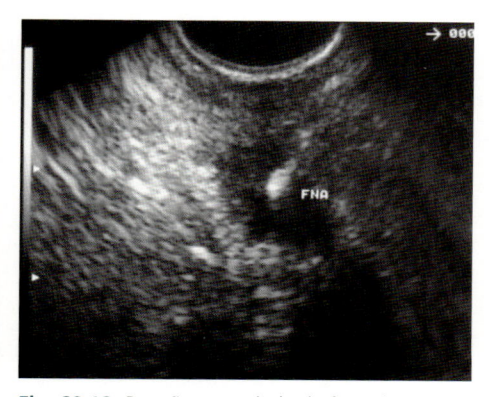

Fig. 60-19. Punção ecoguiada de foco de endometriose intestinal, pela ecoendoscopia. Nota-se a agulha hiperecoica, dentro da lesão hipoecogênica, entrando de cima para baixo e da direita para a esquerda.

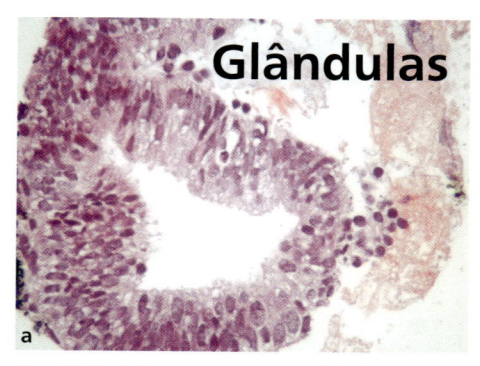

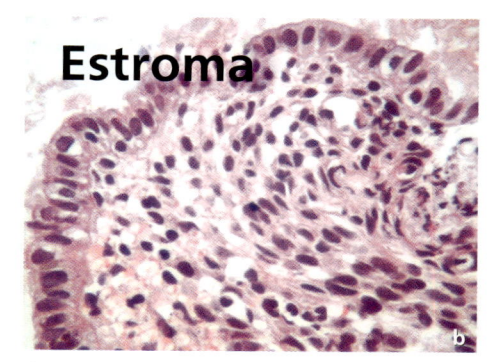

Fig. 60-20. Microscopia de material obtido por ecoendoscopia, de foco de endometriose, pela punção ecoguiada por agulha fina evidenciando: (**a**) glândulas endometriais, (**b**) estroma endometrial.

meio da ultrassonografia transvaginal. Para evitar uma modificação iatrogênica da conduta terapêutica, também pensando no risco de implantes, restringimos a punção por ecoendoscopia às lesões que comprometem pelo menos até a camada muscular própria da parede intestinal (ueT3).

A ecoendoscopia e a punção ecoguiada também são indicadas na suspeita de persistência da doença após uma ressecção intestinal. A ecoendoscopia identifica claramente a linha de sutura por intermédio da identificação da contrição anelar da anastomose e da visualização de pequenas formações hiperecoicas com sobra acústica posterior (grampos cirúrgicos) (Fig. 60- 21). A punção permite o diagnóstico diferencial entre processo inflamatório e persistência da doença.

Desta forma, consideramos a ecoendoscopia baixa o exame de imagem que melhor estuda a doença na sua forma intestinal, principalmente quando se suspeita do comprometimento da parede do sigmoide, reto e septo retovaginal.

Em última análise, entendemos que a importância de se definir o comprometimento do intestino por endometriose é que, em tempo pré-operatório, o ginecologista pode definir a melhor e mais completa forma de tratamento para a paciente, que pode estar associada a ressecção parcial ou completa do segmento intestinal comprometido durante a laparoscopia.

PROCEDIMENTOS TERAPÊUTICOS

As lesões extraintestinais muitas vezes podem levar a infiltração da parede colorretal, principalmente nos tumores de origem ginecológica, culminando em obstruções intestinais. Nesses casos, a endoscopia pode atuar na colocação de endopróteses para descompressão do cólon, quer para tratamento como forma de "ponte" para o tratamento cirúrgico, quer para tratamento paliativo definitivo. (Figs. 60-22 e 60-23).

Os abscessos pélvicos podem ocorrer de complicações pós-operatórias, de infecções abdominais generalizadas como as que ocorrem na apendicite ou diverticulite, ou em decorrência de complicações localizadas da doença inflamatória pélvica ou da doença inflamatória intestinal. De maneira abrangente, representam um desafio aos médicos, pois estão localizados geralmente em meio a outras estruturas da pelve como a bexiga, o reto, a próstata, a vagina e/ou o útero. Apesar de muitos autores considerarem a cirurgia como tratamento de escolha, os abscessos pélvicos podem ser abordados por métodos menos invasivos e com excelentes resultados já descritos na literatura, como as drenagens guiadas por tomografia computadorizada ou pela ultrassonografia.[26]

A tomografia computadorizada geralmente utiliza a via transabdominal percutânea (rota anterior) ou transglútea (rota posterior), mas muitas vezes estas vias de acesso não oferecem uma janela de punção ideal pela interposição com outras estruturas pélvicas como a bexiga, a próstata, o útero etc. A drenagem por ultrassonografia utiliza as vias transvaginal e a transretal.[26]

A drenagem transretal ecoguiada de abscessos pélvicos foi previamente descrita por Giovannini *et al.* (2003).[10] Com a colocação de *stents double-pigtail* de, pelo menos, 10F obteve uma taxa de sucesso de 75% em sua primeira casuística. Entretanto a técnica parecia ser ineficaz em lesões maiores do que 8 cm (Fig. 60-24).[10]

Em 2009, Varadarajulu *et al.* demonstraram uma taxa de sucesso de 96% (24 de 25 pacientes) na drenagem de abscessos pélvicos por ecoendoscopia, sem complicações ou recorrências em *follow-up* médio de 189 dias.[25]

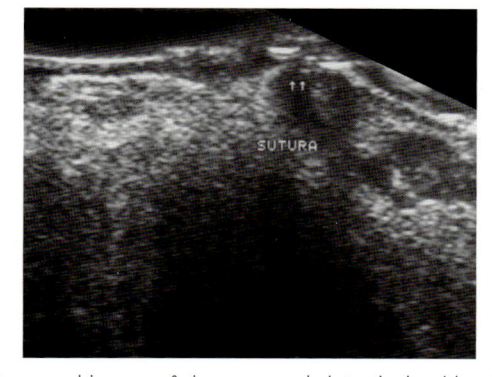

Fig. 60-21. Imagem hiperecogênica, na parede intestinal, evidenciando local da anastomose colorretal, em paciente submetida à ressecção segmentar intestinal por foco de endometriose.

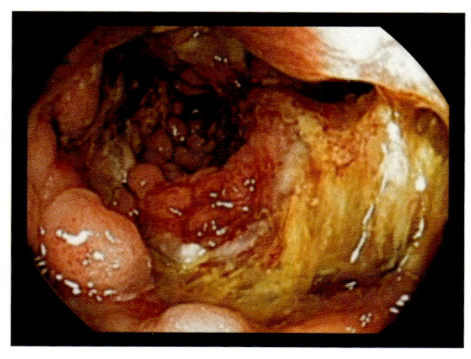

Fig. 60-22. Tumor de ovário infiltrando e obstruindo o cólon direito. Imagem endoscópica de endoprótese metálica autoexpansível e não recoberta mantendo a luz.

Fig. 60-23. (**a**) Imagem de duas próteses no mesmo caso pela radioscopia (a passagem da segunda prótese se faz por invasão tumoral). (**b**) Imagem tomográfica das próteses.

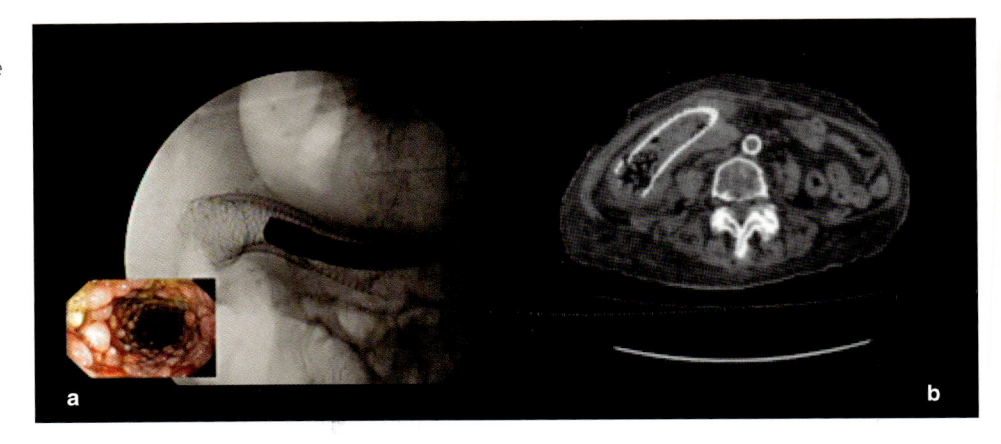

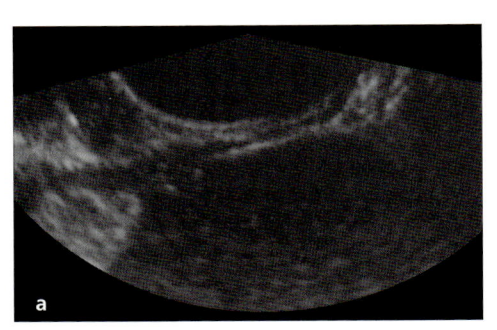

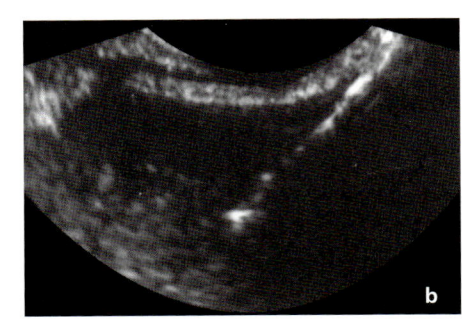

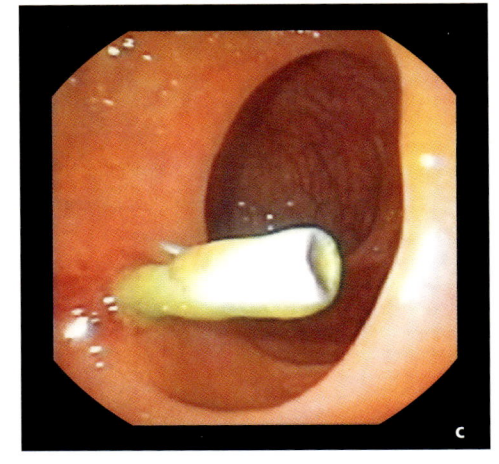

Fig. 60-24. (**a**) Aspecto sonográfico de abscesso pararretal. Nota-se aspecto hipoecogênico e discretamente heterogêneo da lesão. (**b**) Punção ecoguiada do abscesso com agulha de 19GA. (**c**) Aspecto endoscópico após passagem de prótese plástica transretal.

REFERÊNCIAS BIBLIOGRÁFICAS

1. Abrão MS, Dias Jr JA, Podgaec S. Histórico e aspectos epidemiológicos da endometriose: uma doença prevalente e de conhecimento antigo. In: Abrão MS. *Endometriose: uma visão contemporânea*. Rio de Janeiro: Revinter, 2000. p. 1-11.
2. Bailey HR, Ott MT, Hartendorp P. Aggressive surgical management for advanced colorectal endometriosis. *Dis Colon Rectum* 1994;37:747-53.
3. Bazot M, Darai E, Hourani R et al. Deep pelvic endometriosis: MR imaging for diagnosis and prediction of extension of disease. *Radiology* 2004;232:379-89.
4. Bozdech JM. Endoscopy diagnosis of colonic endometriosis. *Gastrointest Endosc* 1992;38:568-70.
5. Caccese WJ, McKinley MJ, Bronzo RL et al. Endoscopic confirmation of colonic endometriosis. *Gastrointest Endosc* 1984;30:191-93.
6. Colaiacovo R, Camunha MA, Assef MS et al. The role of preoperative colonoscopy in patients with suspected bowel infiltrating endometriosis. *Gastrointest Endosc* 2010;71(5):AB333-34.
7. Coronado C, Franklin RR, Lotze EC et al. Surgical treatment of symptomatic colorectal endometriosis. *Fertil Steril* 1990;53:411-16.
8. Farinas AM, Vadora E. Endometriosis of the colon and rectum: an indication for preoperative coloscopy. *Endosc* 1980;12:136-39.
9. Gerhard I, Runnebaum B. The limits of hormone substitution in pollutant exposure and fertility disorders. *Zentralbl Gynakol* 1992;114:593-602.
10. Giovannini M, Bories E, Moutardier V et al. Drainage of deep pelvic abscesses using therapeutic echo endoscopy. *Endoscopy* 2003;35:511-14.
11. Glasgow SC, Dietz DW. Retrorectal tumors. *Clin Colon Rectal Surg* 2006;19(2):61-68.
12. Gottlieb K, Lin PH, Liu DM et al. Transrectal EUS-guided FNA biopsy of a presacral chordoma-report of a case and review of the literature. *World J Gastroenterol* 2008;14(16):2586-89.
13. Graham B, Mazier WP. Diagnosis and management of endometriosis of the colon and rectum. *Dis Col Rect* 1988;31(12):952-56.
14. Jao SW, Beart Jr RW, Spencer RJ et al. Retrorectal tumors. Mayo Clinic experience, 1960-1979. *Dis Colon Rectum* 1985;28:644-52.
15. Meyers WC, Kelvin FM, Jones RS. Diagnosis and surgical treatment of colonic endometriosis. *Arch Surg* 1979;114:169-75.
16. Midorikawa Y, Kubota K, Kubota K et al. Endometriosis of the rectum causing bowel obstruction: a case report. *Hepato-gastroenterology* 1997;44:706-9.
17. Ohba T, Mizutani H, Maeda T et al. Evaluation of endometriosis in uterosacral ligaments by transrectal ultrasonography. *Hum Reprod* 1996;11:2014-17.
18. Olive DL, Schwartz LB. Endometriosis. *N Engl J Med* 1993;328:1759-69.
19. Pierre F, Letessier E, Body G et al. L'éndometriose recto-sigmóidienne. Résultats d'une enquête multicentrique collectant 69 dossiers. *Lyon Chir* 1990;86:293-97.
20. Rankin GB, Sivak Jr MV. Indications, contraindications and complications of colonoscopy. In: Sivak Jr MV. *Gastroenterologic endoscopy*. 2nd ed. Philadelphia, Pennsylvania: WB Saunders, 2000. p. 1222-52.
21. Ridley JH. The histogenesis of endometriosis: a review of facts and fancies. [Review] *Obstet Gynecol Surv* 1968;23:1-35.
22. Rock JA, Markham SM. Pathogenesis of endometriosis. [Review]. *Lancet* 1992;340:1264-67.
23. Rossini L, Ribeiro PAG, Aoki T et al. The echo-logic classification for deep pelvic endometriosis. *Gastrointest Endosc* 2002;54 (4 Suppl):S133.
24. Rossini L, Ribeiro PAG, Colaiacovo R et al. Role of EUS-FNA in the diagnosis of intestinal endometriosis. *Gastrointest Endosc* 2009;69 (2 Suppl):S256.
25. Varadarajulu S, Drelichman ER. Effectiveness of EUS in drainage of pelvic abscesses in 25 consecutive patients. *Gastrointest Endosc* 2009;70(6):1121-27.
26. Vila JJ. Endoscopic ultrasound-guided drainage of pelvic collections and abscesses. *World J Gastrointest Endosc* 2010;2(6):223-27.
27. Weed JC, Ray JE. Endometriosis of the bowel. *Obstet Gynecol* 1987;69:727-30.
28. Young PE, Oosterveen S, Hanna N et al. Pressacral Schwannoma diagnosed by EUS-guided FNA. *Gastrointest Endosc* 2008;67(2):384-85.

CAPÍTULO 61

TERAPÊUTICA DAS ESTENOSES, OBSTRUÇÕES E PSEUDO-OBSTRUÇÃO DO CÓLON

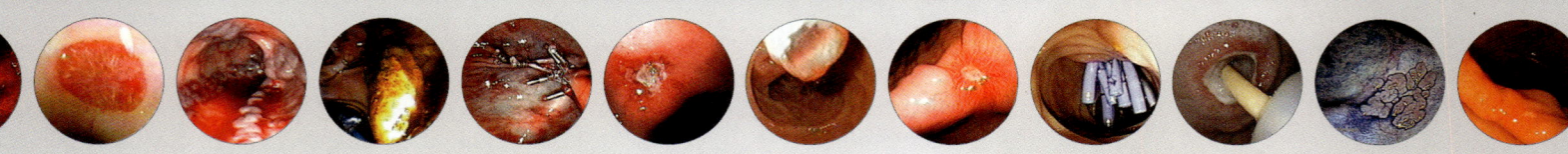

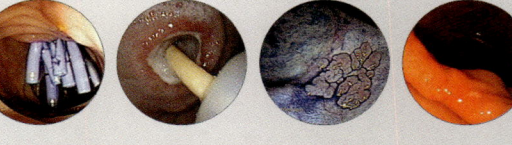

OSWALDO WILIAM MARQUES JÚNIOR ■ PEDRO POPOUTCHI
CELSO AUGUSTO CARDOSO MILANI FILHO
PAULO ALBERTO FALCO PIRES CORRÊA ■ MARCELO AVERBACH

INTRODUÇÃO

O advento de novas tecnologias, principalmente nas últimas duas décadas, colocou o colonoscopista novamente na linha de frente no que se refere ao manejo dos pacientes portadores de estenoses benignas ou malignas bem como obstruções do cólon além de poder ser útil na descompressão de pacientes com pseudo-obstrução do cólon (síndrome de Ogilvie).

As altas taxas de morbidade (10-30%) e mortalidade (10-36%) relacionadas com as cirurgias de emergências, a frequente necessidade de cirurgias com confecção de estomas levando a cirurgia em mais de um tempo, o aumento com gastos médicos e a piora da qualidade de vida serviram e servem de incentivo na procura de novas formas de abordagem destes pacientes e abriram caminho para as técnicas de dilatação e prótese.[9]

TRATAMENTO ENDOSCÓPICO DAS ESTENOSES BENIGNAS DO CÓLON

Estenoses do cólon e do reto são geralmente definidas como a inabilidade ou a necessidade do uso de força para transpor um segmento cólico ou retal com um colonoscópio padrão (diâmetro 13-13,6 mm).[65] A sintomatologia das estenoses colorretais inclui meteorismo, cólicas abdominais, tenesmo, alternância entre diarreia e constipação e fezes de calibre diminuído, na dependência de sua gravidade.

As principais causas de estenoses colorretais benignas são estenose de anastomose, doença inflamatória intestinal (DII), radioterapia, diverticulite e colite isquêmica.[29] Outras causas de estenoses são citadas no Quadro 61-1.

A maioria das estenoses colorretais benignas é fibrótica e responde bem à terapia endoscópica. Pacientes com DII ou doença diverticular podem ter um componente inflamatório transmural ocasionando estenoses concêntricas menos responsivas ao tratamento endoscópico, principalmente na fase inflamatória aguda.

Estenose de anastomose ocorre entre 3 e 30% dos pacientes submetidos à ressecção colorretal e são mais frequentes quando são utilizados grampeadores mecânicos comparando-se à sutura manual.[1,40,42,44] Outros fatores associados à ocorrência de estenose são isquemia, deiscência e radioterapia pré ou pós-operatória.

A terapia endoscópica para estenoses colorretais benignas inclui dilatação manual, o uso de dilatadores rígidos ou balonados, injeção de corticoide (para pacientes com doença de Crohn) e o uso de próteses autoexpansíveis.[29] O uso de corticoide em pacientes com doença de Crohn é controverso e mais estudos são necessários para estabelecer o seu papel.[21]

Não há consenso sobre o número de dilatações por sessão, mas se assume que uma dilatação mais agressiva pode ser realizada no reto comparando-se ao cólon proximal.

Estenoses colorretais que ocorrem na vigência de retocolite ulcerativa devem ser consideradas malignas até que se prove o contrário e extensa investigação para excluir neoplasia deve ser realizada. No caso da doença de Crohn, a dilatação endoscópica balonada tem-se mostrado como uma opção segura e eficiente quando comparada ao tratamento cirúrgico.[67]

Tratamento por métodos de dilatação

■ Dilatação com balão

Desde a primeira dilatação endoscópica de uma estenose colorretal, que foi realizada por Brower e Freeman em 1984,[12] o emprego

Quadro 61-1. Causas de estenoses colorretais

Benignas	Malignas
Doença diverticular	Câncer colorretal
Estenose de anastomose	Metástases intracolônicas
DII	Linfoma
Radioterapia	Compressão extrínseca
Isquemia	Câncer de ovário
AINH	Metástases nodais
Infecção (CMV)	Câncer de próstata
Pancreatite grave	
Endometriose	

Adaptado de Colonoscopy Principles and Practice, Jerome D. Wayne. 2nd ed. 2009.

desta modalidade terapêutica passou a ser o procedimento de escolha no tratamento das estenoses colorretais benignas. A dilatação hidrostática com balão, nestas situações, relaciona-se com índices de sucesso de cerca de 90% em 6-24 meses.[26] Tais procedimentos têm como vantagens a facilidade técnica, a possibilidade de realização no momento do diagnóstico e os baixos índices de complicações.[1,19] Existem alguns fatores que foram observados como preditivos do sucesso da dilatação, como doença benigna, estenose curta, tecido adjacente sem inflamação, anastomose distando mais de 8 cm da borda anal e ausência de radioterapia adjuvante.[27,51]

É realizada por meio de balões hidrostáticos *TTS* (*through-the-scope*) inseridos através do canal de trabalho do colonoscópio ou guiados por fio-guia *OTW* (*over-the-wire*). Também pode ser realizada com a utilização de dilatadores rígidos sem o auxílio de fio-guia (Velas de Hegar, Maloney) ou com auxílio de fio-guia (Savary-Gillard). Estes últimos são utilizados principalmente em estenoses próximas a borda anal. A dilatação manual também é frequentemente útil nas estenoses tocáveis e pode ser realizada no consultório. Como regra geral, toda dilatação de estenose nova requer estudo radiológico prévio para avaliação do comprimento, tortuosidade e gravidade da lesão. Não há estudos comparando o tempo de dilatação que é, em geral, de 1 a 3 minutos, podendo-se repetir o procedimento até 3 vezes.

Durante a dilatação, cuidado deve ser tomado para não insuflar em demasia, em razão do risco de perfuração do cólon direito na presença de válvula ileocecal competente.[39]

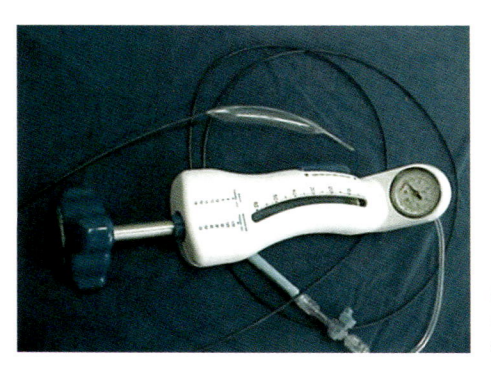

Fig. 61-1. Manômetro utilizado para a insuflação do balão (Cook®).

Balões

Possuem fio-guia interno e diversos diâmetros estão disponíveis variando de 6 a 20 mm. São balões de baixa complacência que são inflados a um formato e diâmetro de acordo com um nível pressórico predeterminado informado pelo fabricante no próprio acessório. Não se moldam a estenose, sendo que a força é aplicada somente de modo radial na estenose e não axial. Esse mecanismo evita as rupturas causadas pela força longitudinal das sondas. O manômetro deve ser sempre utilizado, para garantir a eficiência e a estabilidade da dilatação (Fig. 61-1). O fio-guia é avançado, posicionando-se o colonoscópio pela estenose, sob visão direta, sempre quando possível. Após avança-se o balão que possui de 2,4 a 10 cm de comprimento sob visão endoscópica direta, observando-se a extremidade distal do balão fora do canal de trabalho do colonoscópio. Neste momento é realizada a dilatação utilizando-se o manômetro conforme a especificação do fabricante do balão. O diâmetro dos balões tem a capacidade de dilatação variável de 6 a 120 Fr e os cateteres têm comprimento total de 180 e 240 cm (Fig. 61-2).

As taxas de sucesso nos procedimentos para dilatação de estenoses de anastomoses são de 90% e média de duas sessões com poucas complicações.[3]

As técnicas TTS e OTW são ambas efetivas no tratamento das estenoses benignas de anastomoses. O uso de diâmetros maiores reduz o número de dilatações (2,6 *vs*. 1,6) e oferece resposta mais duradoura.[19]

Sondas de Savary

São utilizadas para dilatações de estenoses distais após colocação de fio-guia metálico, geralmente próximas a borda anal. As sondas têm diâmetros de 7 mm (21 Fr) a 20 mm (60 Fr) e têm 70 cm de comprimento. A força resultante tem um componente radial e um axial exercida da porção proximal para a distal. Não há estudos comparando o uso das sondas de Savary com a dilatação balonada. O procedimento é realizado com o uso de sondas de calibre progressivo sem o auxílio de fluoroscopia. Em geral, utiliza-se no máximo três sondas por sessão.

Estenotomia

É realizada para tratar estenoses fibróticas benignas refratárias através de pequenos cortes radiais realizados utilizando um acessório tipo *needle knife* (Fig. 61-3). Em geral são realizados de quatro a seis cortes se-

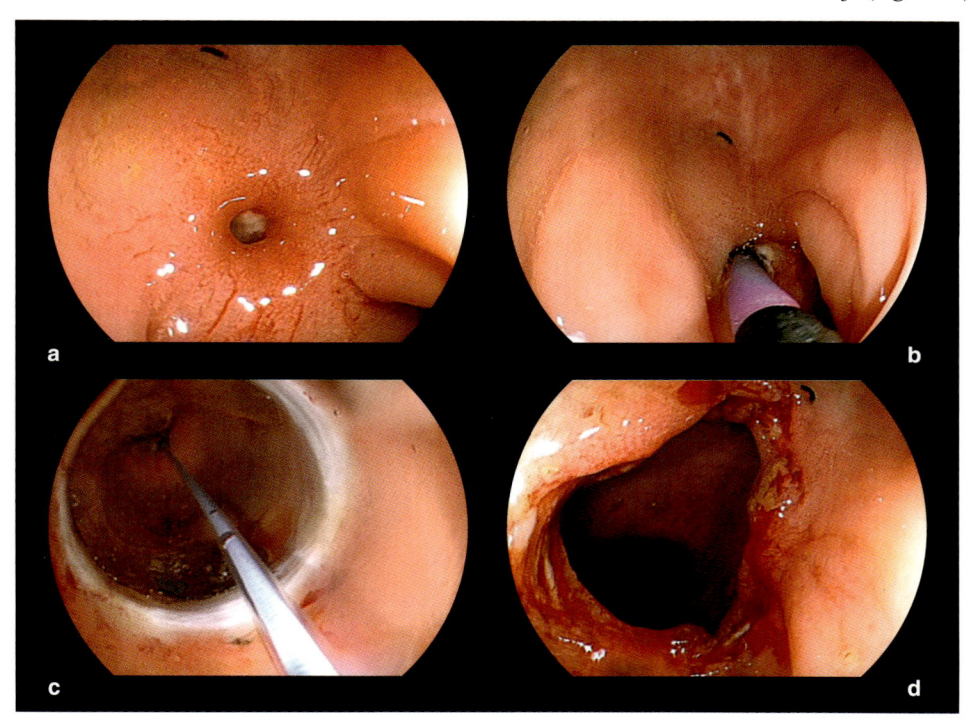

Fig. 61-2. Procedimento de dilatação de estenose cólica anastomótica com o uso de balão tipo TTS.
(**a**) Anastomose com acentuada estenose.
(**b**) Introdução do balão por meio da anastomose.
(**c**) Balão insuflado – nota-se o anel de estenose.
(**d**) Aspecto da anastomose pós-dilatação.

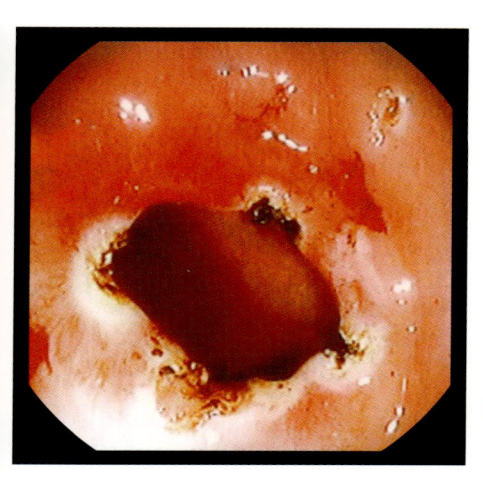

Fig. 61-3. Estenotomia realizada por quatro cortes radiais.

guidos ou não por dilatação com balão hidrostático.[71] Esta técnica oferece considerável risco de perfuração, sendo recomendada para pacientes selecionados e realizada por colonoscopista experiente.

■ Próteses metálicas autoexpansíveis

O uso das próteses metálicas autoexpansivas nas estenoses benignas ainda são motivo de controvérsia no que se refere à segurança e eficácia.[24]

Vários relatos do uso de próteses metálicas autoexpansíveis para tratamento de estenoses benignas refratárias à dilatação endoscópica surgiram na literatura nos últimos anos.[69] Estudo com 23 casos com estenoses benignas [doença diverticular (16), estenose de anastomose pós-cirúrgica (3), estenose actínica (3) e por doença de Crohn (1)] demonstrou sucesso técnico em 96% com taxa de complicações maiores em 38%, sendo que 87% das complicações ocorreram após o sétimo dia do procedimento.[63] Keranen et al., em estudo retrospectivo com 21 pacientes submetidos a 23 procedimentos, observaram alívio da obstrução em 76% dos pacientes.[32] Observaram mortalidade de 4,8% em sua série de casos, taxa maior que as observadas nos procedimentos em caso de doença maligna.[33]

Complicações tardias, como perfurações são mais frequentes em estenoses decorrentes de diverticulite, provavelmente pelo processo inflamatório subjacente. Resultados melhores aparecem mais com o uso em estenoses de anastomoses.[43] Em razão das altas taxas de complicações na doença de Crohn as dilatações parecem ser a melhor opção.[67]

Com base nos dados até o momento, os autores recomendam o uso de prótese metálica para doença benigna para casos selecionados e como ponte para cirurgia. Essas devem ser realizadas em até 1 semana a fim de diminuir as taxas de complicações relacionadas com cirurgias tardias.

Conclusão

A dilatação endoscópica de estenoses colorretais é a primeira linha de tratamento das estenoses colorretais benignas decorrente de sua segurança e facilidade técnica. Enfatizamos a necessidade do conhecimento da etiologia da estenose e do estudo radiológico prévio para determinação do trajeto, do comprimento e da gravidade da estenose antes de proceder a dilatação.

TRATAMENTO ENDOSCÓPICO DAS ESTENOSES MALIGNAS DO CÓLON

O câncer colorretal (CCR) é a terceira causa de câncer nos homens e a segunda causa nas mulheres. Segundo as obstruções agudas do cólon, o câncer é a etiologia mais frequente quando comparada a outras de natureza benigna.[6,32]

Aproximadamente 7 a 29% destes pacientes apresentam-se inicialmente com sintomas suboclusivos ou de obstrução, mais frequentemente de cólon esquerdo e em estádios avançados.[18,55,64]

Até a primeira descrição de uso de prótese metálica autoexpansível (stent) em estenose de doença maligna do cólon por Dohmotopor em 1991, a cirurgia constituía-se em praticamente única opção de tratamento e paliação. Métodos paliativos de ablação com YAG laser ou com plasma de argônio foram descritos com necessidade de múltiplas sessões.[17] A cirurgia está associada a altos índices de morbimortalidade,[16] decorrente do caráter de urgência da intervenção cirúrgica, geralmente em pacientes idosos, muitas vezes em más condições clínicas, além da ausência do preparo pré-operatório do cólon.[17,48] A criação de uma colostomia tem efeitos negativos sobre a qualidade de vida, e o fechamento desta colostomia também está associado a taxas de morbidade e mortalidade de 37 e 7%, respectivamente.[16] Salienta-se, também, que um número considerável de estomias tornam-se definitivas em razão da baixa *performance* cirúrgica destes pacientes. Infelizmente CCR diagnosticado causando obstrução tende a estar em um estádio avançado e apenas 50% dos pacientes são candidatos à cirurgia curativa, com uma taxa de mortalidade associada de 15-20% e de morbidade de 40-50% por conta da emergência.[46] O stent colônico surge como uma alternativa à cirurgia para o tratamento da obstrução do intestino grosso, permitindo o alívio da obstrução, evitando uma colostomia definitiva ou temporária. Promove a descompressão do intestino e permite a preparação do cólon, funcionando como "ponte para a cirurgia" nos casos de doença ressecável.[20]

Próteses

As próteses metálicas autoexpansíveis colorretais disponíveis são, em sua maioria, de uma liga metálica composta por níquel e titânio, chamada Nitinol. Esta tem por característica ser maleável em baixas temperaturas, quando a prótese é confeccionada e colocada dentro do sistema de liberação. A prótese de Nitinol obtém significativa força radial a 37°C, sem perder flexibilidade. As próteses disponíveis no mercado medem entre 7,0 e 13,0 cm de comprimento com um diâmetro de 20 a 30 mm. Os sistemas de liberação habitualmente são introduzidos no cólon paralelamente ao endoscópio, sobre o fio-guia (OTW – Over The Wire), mas já existem próteses, chamadas TTS (through the scope) as quais são passadas pelo canal de trabalho do endoscópio, facilitando a técnica de implante e permitindo o tratamento de lesões do cólon direito (Fig. 61-4).

Indicações

A principal indicação do stent do cólon e do reto é a desobstrução do cólon, por meio de um procedimento menos invasivo, evitando a cirurgia de urgência. Consequentemente permite a realização de exames complementares e o estadiamento adequado da neoplasia. No caso de a prótese funcionar como ponte para a cirurgia, temos as seguintes vantagens: ato cirúrgico único após preparo adequado do cólon, exame completo do restante do cólon por colonoscopia transprótese para busca de lesões sincrônicas, além de possibilitar a abordagem cirúrgica por via laparoscópica. A condução dos casos de obstrução do cólon e do reto, desta forma, mostrou reduzir a morbidade e mortalidade, a necessidade de uma colostomia permanente e ainda, ser custo efetiva.[68,70]

Outra indicação ocorre quando se trata de um tumor inoperável ou irressecável, assim a prótese teria função paliativa definitiva, evitando-se a colostomia definitiva. Em pacientes que não são candidatos à cirurgia por graves comorbidades ou doença muito avançada, os stents desempenham paliação durável e melhoram a qualidade de vida.[22,53,56]

Revisões sistemáticas de dados obtidos sobre a eficácia e segurança dos stents colorretais, relataram sucesso técnico de 70,7 a 94%, sucesso clínico de 69 a 91%; sucesso na paliação de 90 e 93%. Mais de 90% do grupo de ponte para cirurgia conseguiram que a cirurgia fosse realizada em uma única etapa. Demonstram ainda, que os pacientes com stents necessitam menos de terapia intensiva, me-

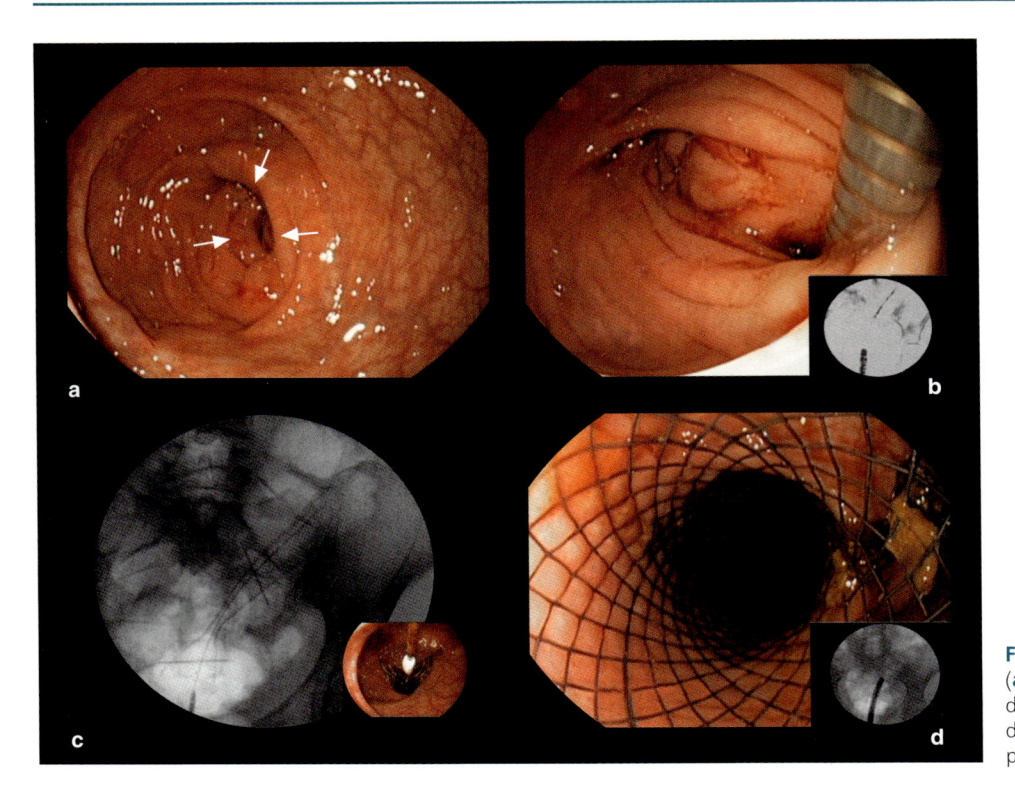

Fig. 61-4. Técnica de implante de próteses TTS. (**a**) Neoplasia estenosante do sigmoide. (**b**) Introdução da prótese por meio da estenose. (**c**) Prótese sendo disparada. (**d**) Aspecto final após a colocação da prótese.

nor número de estomias e aumento da taxa de anastomose primária e menor frequência de fístulas anastomóticas. A taxa de mortalidade em 30 dias foi semelhante (2,3%). Os autores concluem que os *stents* são uma boa opção, bem tolerados, efetivos na paliação definitiva e como ponte para cirurgia.[34,57,60,75]

Outra indicação menos habitual é uso de próteses recobertas para obliteração de fístula, ou, ainda, experimentalmente, para tratamento de doenças benignas. A futura utilização de *stents* em estenoses benignas dependerá do desenvolvimento, já em curso, de próteses biodegradáveis.

Complicações

As principais complicações relacionadas com o implante dos *stents* de cólon são: perfuração, sangramento, migração, reobstrução e dor. As revisões sistemáticas já citadas mostraram índices de perfuração entre 3,7 a 6,9; migração da prótese ocorreu em 2,13 a 11,81% dos casos e a reobstrução em 2,1 e 7,34%. As taxas de mortalidade foram de 0,5 a 2,3%.[34,57,60,75]

O sangramento é, habitualmente, autolimitado, pelo próprio efeito compressivo do *stent* liberado e a dor tende a melhorar após a expansão total da prótese, o que ocorre em geral dentro de 48 h. A descompressão do cólon pode ser realizada, em raros casos extremos, até com *stents* de 10 mm de diâmetro para uso biliar, com bons resultados imediatos.

Contraindicações

Paciente com abdome agudo obstrutivo, com indícios de sepse, de perfuração ou peritonite, ceco excessivamente dilatado (acima de 9-12 cm de diâmetro), uma vez que o ar insuflado pelo endoscópico pode precipitar a explosão do cólon. O exame de urgência deve, preferencialmente, ser realizado sem insuflação de ar, optando-se pela distensão do cólon apenas com a injeção de água pelo canal operatório do endoscópio utilizado.

Conclusão

Atualmente as próteses metálicas autoexpansíveis colorretais são uma alternativa segura e efetiva para alívio do quadro agudo de obstrução intestinal por tumores do cólon esquerdo e do reto. Endoscopistas com experiência terapêutica certamente dominarão esta técnica com uma curva de aprendizado relativamente curta. Estudos multicêntricos envolvendo endoscopistas e cirurgiões deveriam ser realizados no Brasil difundindo de maneira mais abrangente tal opção terapêutica Uma vez que esta é empregada há duas décadas, nos países desenvolvidos, enquanto em nosso meio a maioria dos pacientes é submetida à estomias com prejuízo na sua qualidade de vida.

PSEUDO-OBSTRUÇÃO AGUDA DO CÓLON

Introdução

Descrita pela primeira vez em 1948 por Sir Heneage Ogilvie ao relatar dois casos de obstrução colônica crônica em pacientes com tumores de retroperitônio acometendo o plexo celíaco, a pseudo-obstrução aguda do cólon (POAC) é definida como a dilatação acentuada do cólon, com sinais e sintomas obstrutivos, na ausência de uma obstrução mecânica.[45] A POAC, ou síndrome de Ogilvie, tem importância clínica relevante, pois é causa de morbidade e mortalidade elevadas em pacientes internados, por resultar em necrose e perfuração intestinal, secundárias à isquemia. A isquemia pode ser observada em até 10% dos pacientes. A perfuração do cólon ocorre em 3 a 15% dos casos e aumenta a taxa de mortalidade em até 40%. O risco de isquemia ou perfuração intestinal aumenta significativamente quando o diâmetro do ceco é superior a 12 cm, e a duração da distensão abdominal é maior que 6 dias.[31] O diagnóstico, que envolve a exclusão de fatores mecânicos como tumores e volvo, e o tratamento precoces são fundamentais para diminuir as complicações e melhorar o prognóstico dos doentes acometidos, que em geral já se apresentam graves por suas doenças de base.[23,54]

Fisiopatologia

A patogênese da POAC não é totalmente compreendida, embora resulte de uma alteração do sistema motor autonômico do cólon. A hipótese inicial de Ogilvie sugeria uma privação do sistema simpático causada pela estimulação parassimpática excessiva, decorrente da invasão dos gânglios simpáticos retroperitoneais, produzindo um espasmo distal e simulando uma obstrução por hipertonia. Estudos posteriores não confirmaram esta hipótese e avanços no entendimento sobre o sistema nervoso autonômico intestinal modificaram esta teoria.[58]

O que se aceita nos dias atuais é de que não haja hipertonia dos segmentos cólicos distais e sim um déficit do sistema nervoso parassimpático sacral provocando uma atonia. O sistema nervoso parassimpático estimula o peristaltismo cólico, enquanto a inervação simpática inibe sua motilidade. Um desequilíbrio multifatorial da inervação autonômica irá suprimir o parassimpático e estimular o simpático.[73] As inervações parassimpática e simpática do cólon estão didaticamente exemplificadas nas Figuras 61-5 e 61-6. Como o suprimento vagal do cólon termina na flexura esplênica e a inervação parassimpática se origina do plexo sacral, existe uma atonia do cólon distal e consequente obstrução funcional. Outro fator adicional descrito é a hiperatividade da inibição neuronal causada pelo aumento da atividade simpática. A distensão do cólon provocada pela atonia no segmento distal irá ativar os mecanorreceptores localizados na parede intestinal e contribuir com a redução da motilidade por meio do reflexo colocolônico.[14]

Assim sendo, a distensão cólica se instala de forma progressiva nos segmentos proximais, levando a aumento gradativo da pressão intraluminal, podendo ter como consequência o déficit circulatório local que pode gerar isquemia ou perfuração.

Outra doença com algumas semelhanças clínicas e radiológicas com a síndrome de Ogilvie é o megacólon aganglionar ou doença de Hirschsprung, onde frequentemente se observam nos pacientes acometidos, o término da coluna de gás no ângulo esplênico, local da transição entre os territórios da inervação vagal e parassimpática sacral.

Apresentação clínica

A pseudo-obstrução aguda do cólon acomete aproximadamente 0,06% dos pacientes hospitalizados, habitualmente com mais de 60 anos de idade, havendo uma ligeira predominância no sexo masculino (60%).[30]

Praticamente todos os pacientes portadores desta síndrome encontram-se acamados por um período superior a 3 dias. A concomitância de outros fatores clínicos, cirúrgicos ou associados oscila de 88 a 94,5%.

O Quadro 61-2 destaca as principais condições relacionadas com a POAC, sendo frequente a associação de mais de um destes fatores em um mesmo paciente. Em um estudo retrospectivo com

Quadro 61-2. Fatores predisponentes da POAC

Cirúrgicos	Clínicos	Medicamentosos
Trauma	**Infecção**	**Fenotiazídicos**
Fraturas	Pneumonia	Bloqueadores de cálcio
Queimaduras	Sepse	Bloqueadores H-2
Traumas da coluna vertebral lombossacral	Meningite	Antidepressivos tricíclicos
	Cardíacas	Esteroides
Obstétricos/ginecológicos	Infarto	Narcóticos
Cesariana	ICC	
Cirurgia pélvica	**Neurológicas**	
Outras	AVC	
Ortopédicos	Guillan-Barré	
Prótese de quadril	Parkinson	
Prótese de fêmur	Esclerose múltipla	
Outras		
Urológicas	**Câncer**	
Transplantes renais	**Pulmonares**	
Prostatectomia	IRA	
Litotomia	**Metabólicas**	
Outras		
Cardiovasculares e torácicas	**Renais**	
	IRA	
Neurocirurgia	**Outras**	
Coluna lombossacral	Alcoolismo	

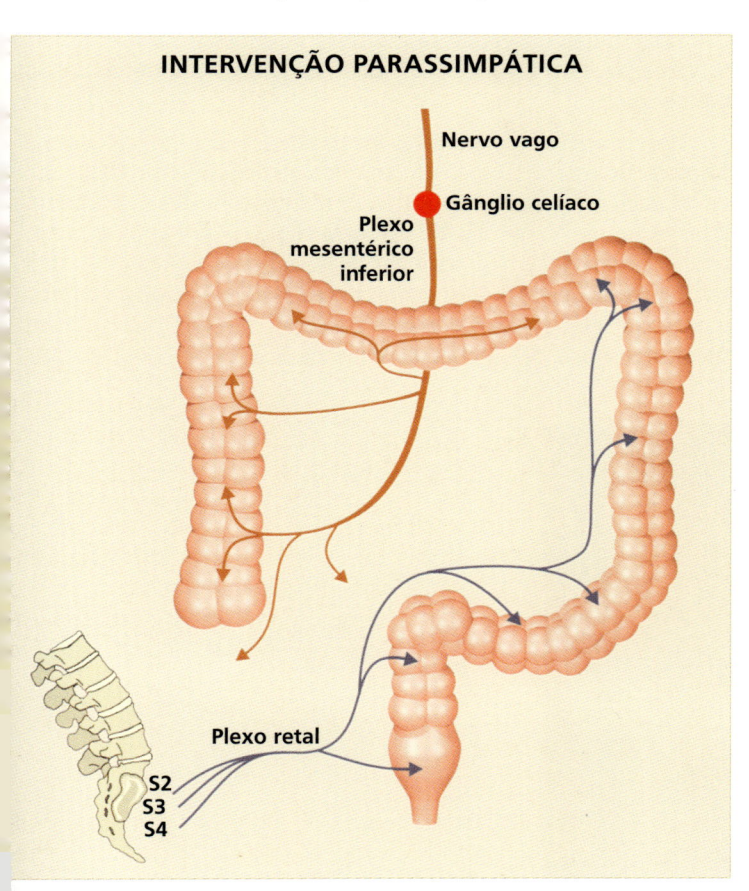

Fig. 61-5. Inervação parassimpática do cólon direito e transverso faz-se por meio do nervo vago (em vermelho). O cólon esquerdo, no entanto, recebe inervação parassimpática do plexo retal, que por sua vez é formado por fibras oriundas das raízes nervosas de S2 a S4 (em azul).

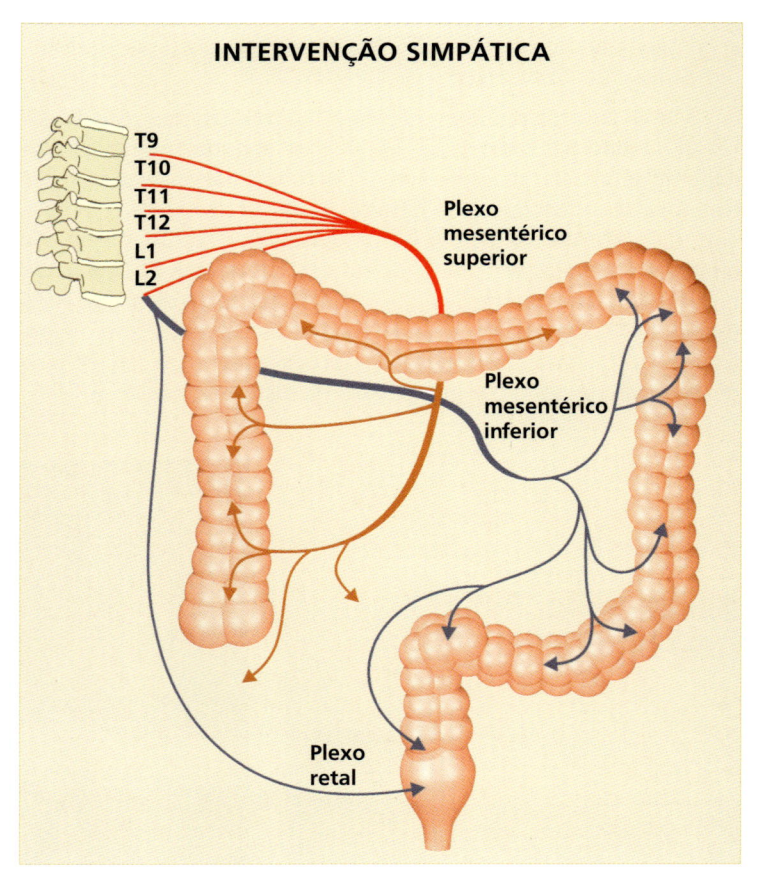

Fig. 61-6. Inervação simpática do cólon, raízes nervosas de T9 a L2 dirigem-se ao plexo mesentérico superior e daí distribuem-se para o cólon direito e transverso (em vermelho). Já a do cólon esquerdo origina-se das raízes de L2, que seguem por duas vias: 1) plexo mesentérico inferior, cujas fibras acompanham os ramos da artéria mesentérica inferior e o nervo simpático pré-sacral; 2) plexo retal (em azul).

400 pacientes que desenvolveram a POAC, as principais condições clínicas associadas foram o trauma (11%), as infecções (10%) e a doença cardiovascular (10%). Entre os cirúrgicos, os mais comuns são as cirurgias ginecológicas e obstétricas (9,8%), abdominais e pélvicas (9,3%), neurológicas (9,3%) e ortopédicas (7,3%). As causas medicamentosas estão relacionadas com o uso recente e ou atual de narcóticos (opiáceos), fenotiazídicos, antidepressivos tricíclicos, anticolinérgicos, bloqueadores de cálcio, bloqueadores H-2, e outros.[73]

A distensão abdominal está presente em praticamente todos os pacientes e tende a ser progressiva. Dor abdominal de intensidade fraca a moderada é observada em 80% dos casos, assim como náuseas e vômitos em 60%. Em até 40% dos casos, os pacientes ainda apresentam eliminação de gases e fezes. A presença de febre, leucocitose e sinais de peritonismo está associada à instalação de suas complicações como isquemia e perfuração do cólon.

A alta taxa de mortalidade, em torno de 15% dos casos não complicados, pode ser atribuída aos fatores e doenças associadas. Quando existe a presença de complicações como peritonite secundária à perfuração intestinal, este número pode ser superior a 40%.[58]

Diagnóstico

O diagnóstico de POAC deve ser lembrado em pacientes de risco, como já apresentado no Quadro 61-2, com quadro clínico de obstrução ou suboclusão intestinal e pode ser confirmado com um RX simples de abdome, que irá revelar uma acentuada dilatação do cólon. O ceco e o cólon direito são os segmentos mais dilatados, com meteorismo pobre ou ausente no cólon distal e no reto. Além destas informações, o RX em posição ortostática ajuda a excluir a presença de uma perfuração, evidenciada com pneumoperitônio e que exige tratamento cirúrgico imediato. O exame também é importante no acompanhamento evolutivo dos pacientes com POAC por intermédio da medida do diâmetro cecal (Fig. 61-7).

Vários autores tentaram correlacionar o diâmetro cecal transversal medido nas radiografias simples de abdome com a necessidade de se instalar medidas terapêuticas mais agressivas, como o tratamento endoscópico ou cirúrgico, para se evitar as complicações mais graves. No estudo de Vaneck et al.,[73] não foi observada qualquer complicação com diâmetro cecal inferior a 12 cm, sendo que há um risco dobrado desta ocorrência quando o diâmetro cecal excede os 14 cm. Porém, há casos descritos de cecos com diâmetros de até 25 cm sem complicações, provavelmente explicado pelo desenvolvimento lento e progressivo da distensão cólica.[8]

Em pacientes com válvula ileocecal incompetente, a coluna de gás pode ser parcialmente transferida para o intestino delgado, o que torna mais difícil o diagnóstico.

O diagnóstico diferencial da POAC inclui a obstrução mecânica, causada principalmente por tumores colorretais ou pélvicos, e o megacólon tóxico induzido por colites, como a pseudomembranosa, causada pela infecção por *Clostridium difficile*. A realização de enema com contraste hidrossolúvel ou tomografia computadorizada de abdome tem importância em excluir outros diagnósticos diferenciais e afastar complicações, como isquemia e perfuração, visualizadas pelo pneumoperitônio e pneumatose da alça intestinal.

Tratamento clínico e de suporte

O tratamento de suporte deve ser precocemente instituído a todos os pacientes com POAC tão logo o diagnóstico seja feito. Entre suas medidas principais, estão:[59]

1. Jejum + passagem de SNG.
2. Hidratação e correção dos eventuais distúrbios hidreletrolíticos.
3. Suspender ou substituir medicações que afetam a motilidade intestinal, como opioides, anticolinérgicos e bloqueadores do canal de cálcio.
4. Mudança de decúbito e deambulação, se possível.
5. Retirada dos fatores predisponentes e estabilização dos associados.

Sloyer et al., utilizando esta abordagem conservadora, obtiveram sucesso terapêutico em 23 de 25 pacientes oncológicos (96%) com POAC.[62] Outro estudo retrospectivo com 151 pacientes com POAC relatou um sucesso inicial de 77% com medidas de suporte.[38]

A conduta conservadora tem taxa de sucesso variável de 20 a 92% dos pacientes, sem necessidade de outros tratamentos complementares.[5]

A decisão de utilizar outras formas de tratamento, como medicamentoso, colonoscópico ou cirúrgico irá depender do *status* clínico do paciente e de sua resposta às medidas tomadas nas primeiras 24 a 48 horas. A ausência de resposta clínica e/ou radiológica após este período, documentada com dilatação cecal acima de 10 a 12 cm, por mais de 4 a 6 dias, é um indicador de má resposta ao tratamento conservador inicial e uma indicação absoluta de tratamento medicamentoso, se não houver contraindicação ou complicações.

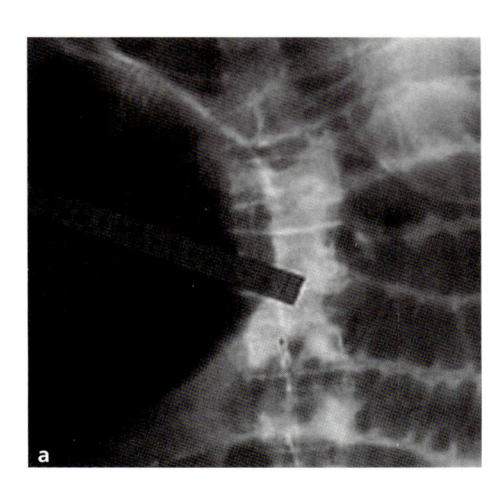

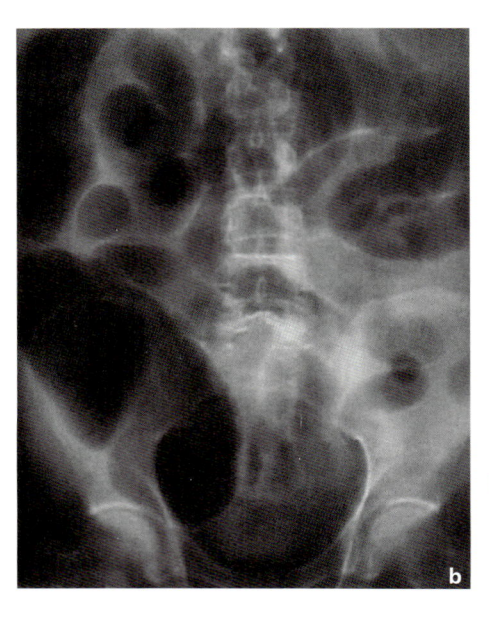

Fig. 61-7. RX simples de abdome. (**a**) Paciente em decúbito dorsal, demonstra importante distensão do cólon direito, apresentando o ceco diâmetro transversa superior a 9 cm. (**b**) Paciente com POAC com acentuada distensão do cólon direito.

Tratamento medicamentoso

O uso de drogas pró-cinéticas foi descrito em alguns relatos de casos, com resultados pouco consistentes e não avaliados em estudos controlados.

A cisaprida foi utilizada em uma paciente por via endovenosa na década de 1990, com remissão total do quadro.[41] Acredita-se que seu mecanismo de ação seja por meio de estímulo colinérgico indireto, aumentando a liberação de acetilcolina nos plexos intramurais. Esta droga não está disponível em nosso meio. Outro agonista parcial do receptor 5 HT4 mais recente, o Tegaserode, parece ser mais efetivo na estimulação da motilidade colônica que a cisaprida, entretanto não há estudos controlados desta droga em pacientes com POAC.

A eritromicina, um antibiótico macrolídeo, cuja estrutura é semelhante à motilina, também foi utilizada com resultados razoáveis na mesma época.[4,11A] A motilina é um hormônio digestivo que estimula os movimentos do estômago e do intestino delgado. A eritromicina agiria, então, como um agonista da motilina. As doses recomendadas variaram de 750 mg a 2 g/dia por períodos de 3 a 10 dias de tratamento.

A única droga com resultados comprovados para o tratamento medicamentoso do POAC, utilizada em estudos prospectivos e randomizados,[49] é a neostigmina, um anticolinesterásico. Seu uso, como parassimpaticomimético, foi reiniciado com base principalmente na teoria do déficit secretor do sistema nervoso parassimpático. Inicialmente associado à guanetidina e depois como droga única,[66,72] sua eficácia terapêutica atingiu níveis de sucesso da ordem de 73 a 94% em estudos controlados, em um período de tempo variável de 3 minutos a 4 horas, com uma única dose administrada por via endovenosa. A dose utilizada variou de 2 a 2,5 mg de neostigmina, em bolus, com infusão de 1 a 4 minutos, ou diluída em solução salina e infundida em 1 hora. A repetição do tratamento, após 3 a 4 horas, também já foi tentada em alguns pacientes, após uma primeira dose ineficaz ou parcialmente eficaz, melhorando seu resultado. A taxa média de sucesso com a neostigmina é de 87% e a recorrência de 10% dos casos nos estudos não controlados. A manutenção deste medicamento por via oral, após a reversão do quadro com o medicamento endovenoso, também já foi descrita. Para os pacientes refratários ao uso da dose em bolus, o uso contínuo de neostigmina 0,4 mg/h (5 mg de neostigmina em 50 mL de SF 0,9%) pode ser uma opção segura e com bom resultado.[74]

O Quadro 61-3 resume as taxas de sucesso inicial, recorrência e sucesso à longo prazo dos principais estudos prospectivos utilizando a neostigmina para o tratamento da POAC.

Os principais efeitos colaterais da neostigmina são os gastrointestinais (salivação, náuseas, vômitos e dor abdominal), cardiovasculares (bradicardia e hipotensão) e respiratórios (broncospasmo). As contraindicações do uso dos inibidores da acetilcolinesterase estão descritas no Quadro 61-4.

Todos os pacientes em uso de neostigmina deverão ser mantidos em decúbito elevado, sob monitoração cardíaca contínua e oximetria de pulso, tendo-se à mão o seu antagonista (atropina, na dose de 600 microgramas, usada em bolus), para eventuais emergências. Apesar de todos estes cuidados necessários, as evidências sugerem que o uso da neostigmina é um método seguro, efetivo e barato para o tratamento da POAC.

O uso de solução de polietilenoglicol (PEG) nos pacientes com síndrome de Ogilvie após sucesso com a primeira dose de neostigmine parece aumentar a taxa de resposta sustentada.[61] Em nosso meio, pode-se utilizar a solução de Macrogol 3350 para a manutenção do tratamento. O uso de enteroclismas ou lavagens não é indicado de rotina, mas podem ser utilizados em baixos volumes e pressão para estimular o peristaltismo ou para preparo do cólon distal para uma eventual colonoscopia descompressiva. A utilização de sondas retais como medida clínica terapêutica é muito controversa na literatura, obtendo-se os mais variados resultados.[2,13] Não temos utilizado estas sondas em nossa prática clínica, pois além de causarem grande desconforto ao paciente, são facilmente expelidas com as mudanças de decúbito e nos parecem ineficazes.

Considerando a hipótese da hiperestimulação do sistema simpático, que determinaria a hipertonia cólica, Lee propôs, em 1987, a utilização de anestesia peridural contínua com baixas doses de bupivacaína, promovendo o bloqueio simpático temporário, sem, no entanto, obter-se grande bloqueio sensitivo ou motor do paciente.[37] A eficácia deste método apresentada por este mesmo autor, em relato de 1988, estudando oito pacientes, foi de 62,5%, sendo bem próxima a obtida com a colonoscopia descompressiva.

Tratamento endoscópico

A colonoscopia descompressiva, com ou sem uso de sondas, é o método de descompressão mecânica de eleição, após insucesso do tratamento medicamentoso, entre as outras opções como colocação de sondas por radiologia intervencionista, cecostomia percutânea e tratamento cirúrgico. A colonoscopia foi inicialmente utilizada no tratamento da POAC em 1977, por Kukora e Dent, com um sucesso inicial de 81%, 15% de recorrência, 2% de complicações e 1% de mortalidade.[35]

Apesar de sua eficácia não ter sido documentada até o momento em estudos clínicos randomizados, a colonoscopia descompressiva utilizada em séries com mais de 20 casos de pacientes com POAC apresenta taxa de sucesso inicial, com ou sem uso de sondas, de 61 a 95%,[59] taxa de resposta à longo prazo de 73 a 80% e recorrência em torno de 40% dos casos. Complicações com o método ocorreram em 3% dos pacientes, incluindo perfuração em 2% dos casos, com taxa de mortalidade de 1%.[54]

Séries retrospectivas demonstram menor taxa de recidiva com uso de sondas após a descompressão. O primeiro relato de uso de sonda descompressiva associada à colonoscopia foi de Bernton,[10] em 1982. Esta foi introduzida junto com a ponta do colonoscópio sendo sua extremidade proximal locada no ceco, e a distal exteriorizada pelo reto e fixada à face interna da coxa do paciente. Uma variação técnica foi utilizada 2 anos mais tarde, com a passagem de fio-guia pelo canal de trabalho do colonoscópio e posterior passagem da sonda até o ceco.[11] O uso de radioscopia, com injeção de contraste pela sonda, as-

Quadro 61-3. Estudos prospectivos que utilizaram a neostigmina no tratamento da POAC[15]

Estudos (prospectivos)	N	Sucesso 1ª dose (%)	Taxa de recorrência (%)	Taxa resposta à longo prazo (%)
Hutchinson e Griffiths, 1992	11	73	–	–
Stephenson et al., 1993	12	93	17	100
Ponec et al., 1999	11	91	27	64
Amaro e Rogers, 2000	20	94	27	89
van der Spoel et al., 2001	13	85	0	85
Mehta et al., 2006	19	84	38	79
gouros et al., 2006	25	88	23	88

Quadro 61-4. Contraindicações do uso da neostigmina[15]

- Suspeita de isquemia, obstrução ou perfuração intestinal
- Gestação
- Doença cardiovascular
  - IAM recente
  - Uso de betabloqueador
- Doença respiratória
  - DPOC descompensado
- Insuficiência renal aguda ou crônica
  - Creatinina sérica > 3 mg\dL

Quadro 61-5. Resultados da colonoscopia descompressiva em pacientes com POAC[59]

Estudos	N	Sucesso inicial (%)	Taxa de resposta à longo prazo (%)	Complicações (%)
Nivatvongs et al., 1982	22	68	73	1
Strodel et al., 1983	44	61	73	2
Bode et al., 1984	22	68	77	4,5
Jetmore et al., 1992	45	84	36	1
Geller et al., 1996	41	95	88	5

segura o correto posicionamento da extremidade distal desta no ceco, ou pelo menos no cólon direito. Um estudo prospectivo e randomizado comparando a colonoscopia e sondagem com colonoscopia simples em 21 pacientes com POAC, demonstrou a superioridade da primeira técnica com relação à segunda.[28]

O Quadro 61-5 reúne séries de casos não controladas sobre o uso da colonoscopia descompressiva em pacientes com POAC.

Não existem estudos comparativos prospectivos e randomizados entre a colonoscopia e o tratamento clínico dos pacientes com POAC. Pela maior eficácia do tratamento clínico, tem sido proposto que a colonoscopia seja realizada, para evitar a progressão para necrose e perfuração do cólon, nas seguintes situações: 1) desconforto abdominal intenso associado a distensão abdominal excessiva, principalmente com a presença de diâmetro cecal superior a 12 cm, e piora da função de outros aparelhos como pulmonar e renal; 2) falha da terapêutica clínica por período superior a 48 horas e 3) falha na resposta ou contraindicação ao uso da neostigmina endovenosa.

A execução técnica do exame difere dos exames realizados de forma eletiva, sendo habitualmente mais difícil, em decorrência do preparo irregular e à distensão do cólon. Habitualmente não se procede a qualquer preparo do cólon, porém o uso de enteroclismas para a limpeza do cólon distal é permitido. Sempre que possível, o paciente deve ser sedado por anestesista e o exame deve ser realizado em ambiente com monitoração adequada ou na unidade de terapia intensiva, a beira do leito. A introdução do aparelho deve ser extremamente cuidadosa não se insistindo em sua progressão caso haja dificuldades em razão do maior risco de perfuração. Deve-se instilar o mínimo de ar possível ou utilizar o CO_2, por sua maior difusão.[7]

Teoricamente, em razão dos mecanismos fisiopatológicos, deve-se ultrapassar o ângulo esplênico do cólon e, se possível, progredir até a flexura hepática para melhores resultados.

A presença de necrose ou isquemia da mucosa contraindicam a progressão do exame e um cirurgião deve ser prontamente acionado.

■ Cecostomia percutânea

A cecostomia percutânea, realizada por endoscopia ou por radiologia intervencionista, deve ser considerada nos pacientes de elevado risco cirúrgico, que não responderam ao tratamento clínico ou à colonoscopia descompressiva.

O primeiro relato de uma cecostomia executada por via endoscópica para o tratamento de paciente portador da síndrome de Ogilvie foi em 1986.[50] Dois anos mais tarde, em nosso meio, Ganc et al. sugeriram modificação técnica deste procedimento.[25] Em decorrência de sua complexidade técnica e de seus altos índices de complicação e mortalidade que variam de 15 a 30%, esta técnica é reservada àqueles casos refratários às demais opções terapêuticas.[73]

Tratamento cirúrgico

O tratamento cirúrgico da POAC deve ser reservado para os pacientes com sinais de isquemia ou perfuração, ou na falha do tratamento clínico, endoscópico ou percutâneo acima exposto. A técnica cirúrgica a ser utilizada, variando de confecção de ostomias até colectomias mais extensas, depende dos achados intraoperatórios. Entretanto aos pacientes, é extremamente grave por suas comorbidades e, independente da cirurgia proposta, as taxas de morbidade e mortalidade são altas, chegando a 30 e 6% respectivamente (Fig. 61-8).[73]

VOLVOS CÓLICOS

O volvo do cólon desenvolve-se a partir da rotação do segmento cólico sobre o eixo do seu mesentério, causando obstrução, congestão venosa, obstrução arterial e potencial isquemia deste segmento. Trata-se da terceira causa mais comum de obstrução de cólon nos EUA, onde o segmento mais comumente acometido é o ceco. Em nosso

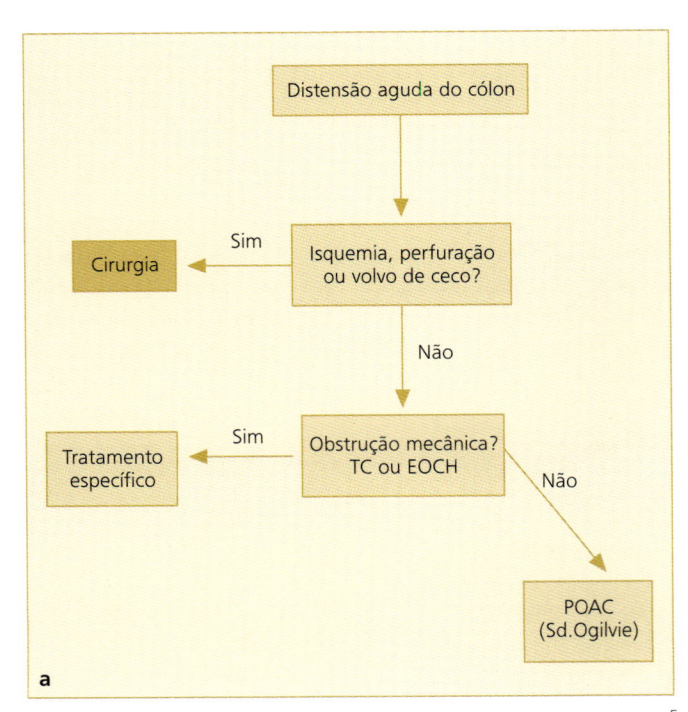

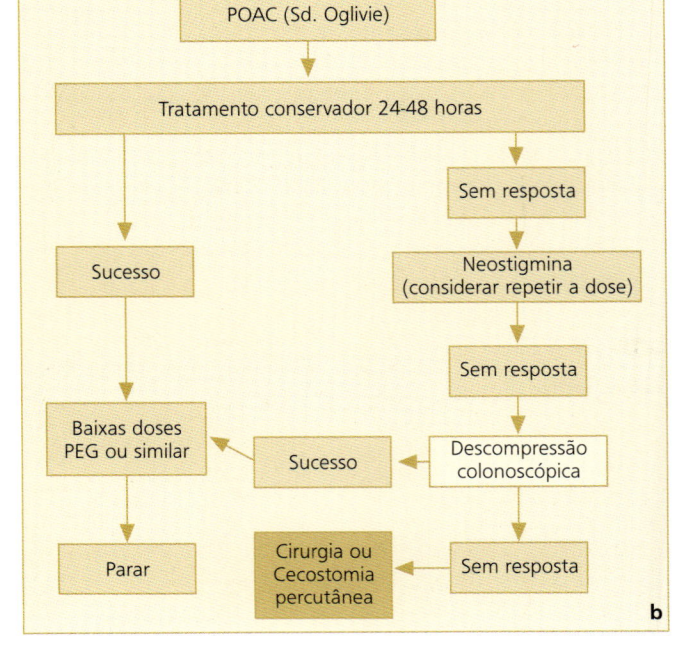

Fig. 61-8. (a e b) Manejo da pseudo-obstrução aguda do cólon. (ASGE, 2010.[5])

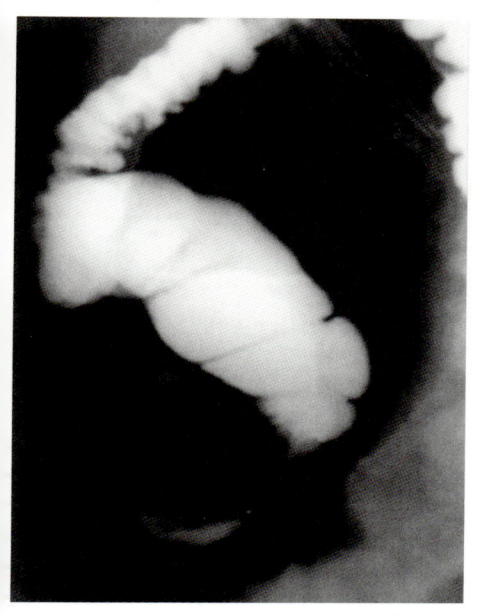

Fig. 61-9. Enema opaco revelando o clássico sinal do "bico de pássaro".

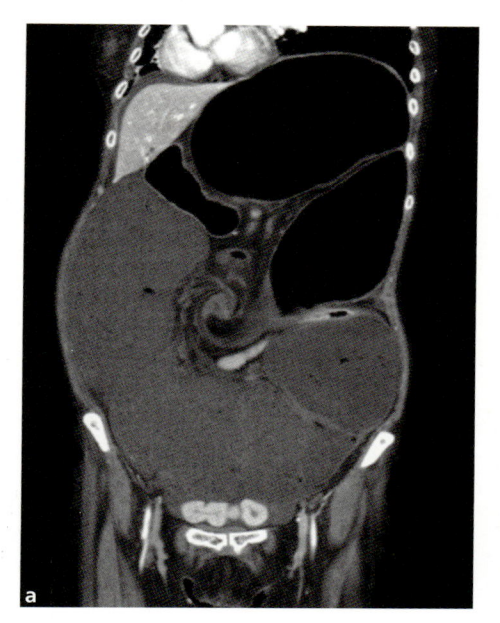

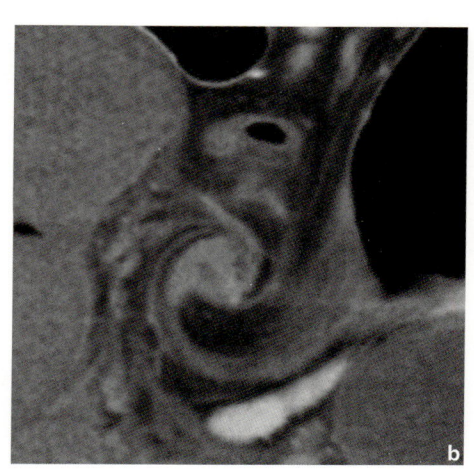

Fig. 61-10. (a e b) Tomografia computadorizada de abdome mostrando grande volvo cólico e, em destaque, o sinal de torção.

meio, é a segunda causa de obstrução cólica, perdendo apenas para as neoplasias colorretais, sendo o cólon sigmoide o segmento acometido em 60 a 70% dos casos. Entre os fatores etiológicos destacam-se o megacólon chagásico ou congênito, o dólico cólon e o alongamento ou agenesia do mesentério. Os outros fatores associados descritos são a constipação, gestação, doenças neurológicas e psiquiátricas, aderências e doenças metabólicas.[36] O volvo do cólon é diagnosticado com maior frequência em homens (2:1), entre a quarta e quinta décadas no Brasil e após a sexta década nos EUA. As manifestações clínicas mais comuns são a dor abdominal (99%), distensão (96%), parada da eliminação de gases e fezes (92%) e sinais de peritonismo (7%).[52] Os exames radiológicos como o RX simples de abdome, o enema opaco e a tomografia computadorizada poderão contribuir com o diagnóstico além de afastar possíveis complicações como isquemia e perfuração (Figs. 61-9 e 61-10).

O tratamento, assim como na POAC, deverá ser instituído o mais breve possível, com o objetivo de evitar a progressão para isquemia e perfuração. A torção do cólon sobre seu eixo poderá ser incompleta (90 a 180° e de tratamento clínico e endoscópico) ou completa (maior que 180°, com potencial evolução para isquemia e de tratamento cirúrgico). Medidas clínicas para obstrução intestinal deverão ser iniciadas, não retardando o tratamento endoscópi-

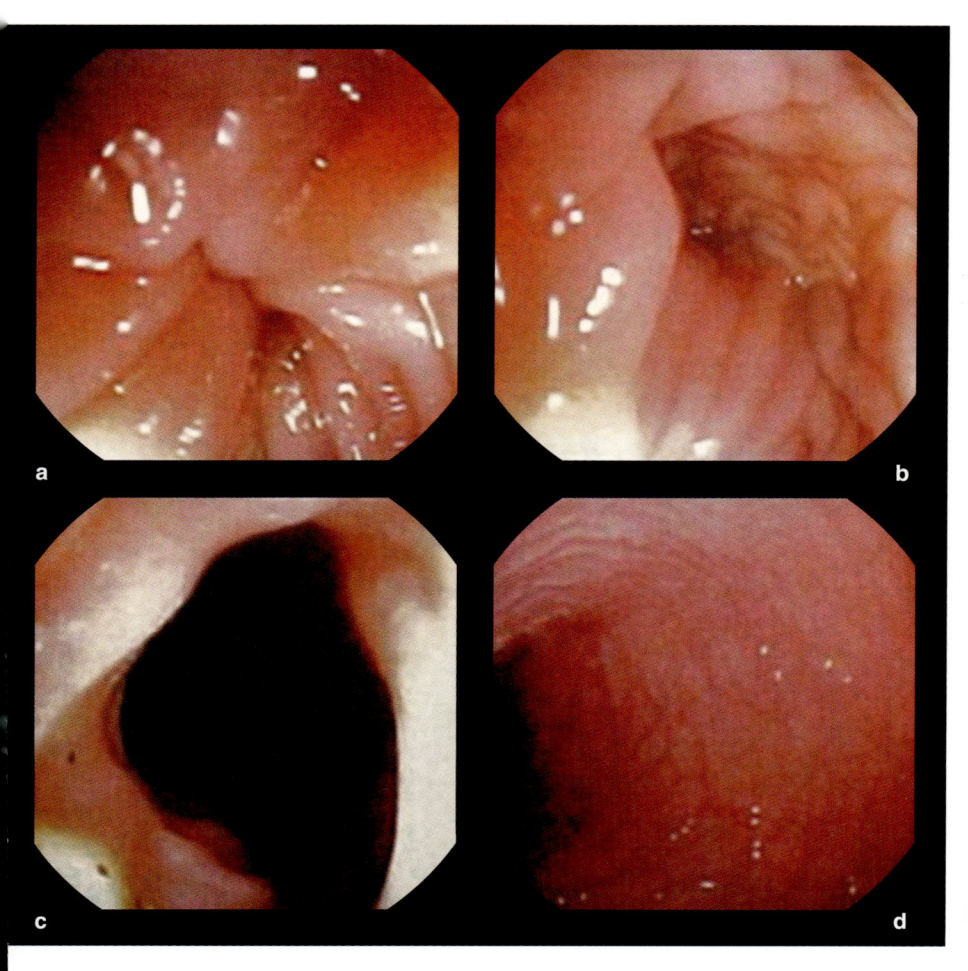

Fig. 61-11. (a-d) Ponto de obstrução em paciente com volvo de sigmoide, sem sinais de sofrimento de alça.

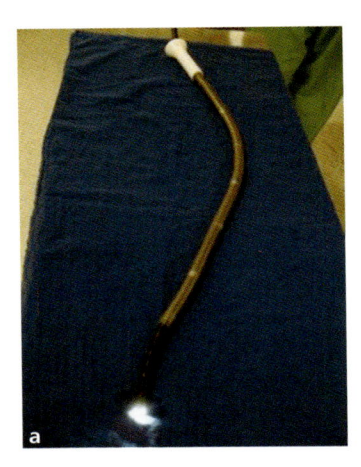

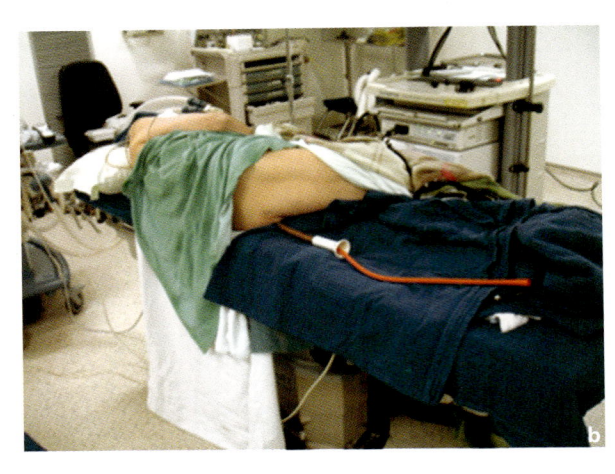

Fig. 61-12. (a e b) Uso do *overtube* para facilitar a introdução de sonda retal.

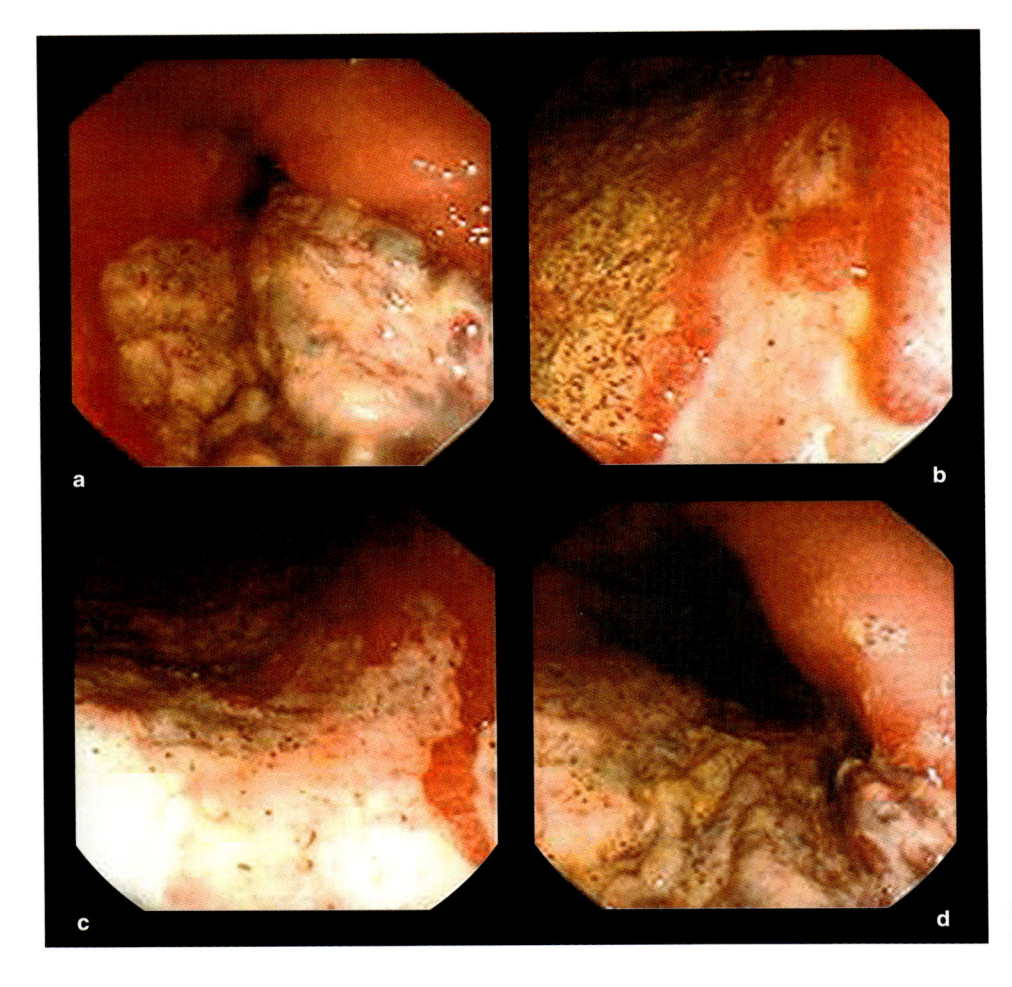

Fig. 61-13. (a-d) Sinais endoscópicos de necrose em paciente com volvo de sigmoide.

co, considerado o tratamento de primeira escolha para o volvo de sigmoide, por reduzir as taxas de gangrena e perfuração e, consequentemente, a mortalidade. Além disto, o tratamento endoscópico contribui para transformar uma potencial situação cirúrgica de urgência em uma eletiva. A colonoscopia descompressiva com uso de sonda retal para a resolução da torção apresenta uma taxa de sucesso inicial de 78%, porém com taxas de recidiva de 43 a 60% dos casos, em dias a semanas.[47]

O preparo do reto com enema de solução fisiológica de pequeno volume e baixa pressão poderão auxiliar a introdução do colonoscópio. O ponto de obstrução e torção encontra-se na maioria das vezes a 20 a 30 cm da borda anal (*whirl sign*) (Fig. 61-11).

Tecnicamente, o colonoscópio deve ser introduzido com baixa insuflação e sem manobras bruscas por um endoscopista experiente. Assim que ultrapassar o ponto de obstrução, o cólon à montante deverá ser prontamente aspirado e uma sonda de Fouchet deverá ser locada e de preferência mantida por 2 a 3 dias. Na prática, a manutenção da sonda retal leva a um intenso desconforto do paciente e dificilmente permanece por um período prolongado. O uso de um *overtube* facilita a introdução da sonda retal e poderá ser uma ferramenta útil na introdução do colonoscópio (Fig. 61-12).

Uma minuciosa avaliação da mucosa do segmento cólico acima da torção deverá ser realizada, para se afastar a presença de isquemia e necrose da parede intestinal (Fig. 61-13).

Entre os fatores que irão dificultar o tratamento endoscópico e reduzir sua efetividade estão a presença de fecaloma ou resíduos fecais grosseiros no reto distal, o grau (90 a 360°) e o tempo de torção. O tratamento definitivo do volvo de sigmoide é cirúrgico, com melhores resultados e menor morbidade em situações eletivas muitas vezes alcançadas após sucesso com o tratamento endoscópico inicial. É importante salientar que o tratamento cirúrgico do volvo de ceco é sempre cirúrgico de imediato.

REFERÊNCIAS BIBLIOGRÁFICAS

1. Ambrosetti P et al. Colorectal anastomotic stenosis after elective laparoscopic sigmoidectomy for diverticular disease: a prospective evaluation of 68 patients. *Dis Colon Rectum* 2008;51(9):1345-49.
2. Anuras S, Shirazi SS. Colonic pseudo-obstruction. *Am J Gastroenterol* 1984;79:525-32.
3. Araujo SE, Costa AF. Efficacy and safety of endoscopic balloon dilation of anastomotic strictures after oncologic anterior rectal resection: report on 24 cases. *Surg Laparosc Endosc Percutan Tech* 2008 Dec.;18(6):565-68.
4. Armstrong DN, Ballantyne GH, Modlin IM. Erythromycin for reflex ileus in Ogilvie's syndrome. *Lancet* 1991;337:378.
5. Harrison ME, Anderson MA, Appalaneni V et al. ASGE Standards of Practice Committee. The role of endoscopy in the management of patients with known and suspected colonic obstruction and pseudo-obstruction. *Gastrointest Endosc* 2010;71:669-79.
6. Athreya S, Moss J, Urquhart G et al. Colorectal stenting for colonic obstruction: the indications, complications, effectiveness and outcome—5 year review. *Eur J Radiol* 2006 Oct.;60(1):91-94.
7. Averbach M, Corrêa P. *Colonoscopia*. São Paulao: Santos, 2009, cap. 29.
8. Baker DA, Morin ME, Tan A et al. Colonic ileus: indication for prompt decompression. *JAMA* 1979;241:2633-34.
9. Beck DE. Endoscopic colonic stents and dilatation. *Clin Colon Rectal Surg* 2010;23(1):37-41.
10. Bernton E, Myers R, Reyna T. Pseudoobstruction of the colon: case report including a new endoscopic treatment. *Gastrointest Endosc* 1982;28:90-92.
11. Bode WE, Beart Jr RW, Spencer RJ et al. Colonoscopic decompression for acute pseudoobstruction of the colon (Ogilvie's syndrome). Report of 22 cases and review of the literature. *Am J Surg* 1984 Feb.;147(2):243-45.
11A. Bonacini M, Smith OJ, Pritchard T. Erythromycin as therapy for acute colonic pseudo-obstruction (Ogilvie's syndrome). *J Clin Gastroenterol* 1991;13:475-76.
12. Brower RA, Freeman LD. Balloon catheter dilation of a rectal stricture. *Gastrointest Endosc* 1984;30(2):95-97.
13. Clayman RV, Reddy P, Nivatvongs S. Acute pseudo-obstruction of the colon: a serious consequence of urologic surgery. *J Urol* 1981;126:415-17.
14. De Giorgio R, Barbara G, Stanghellini V et al. The pharmacologic treatment of acute colonis pseudo-obstruction. *Aliment Pharmacol Ther* 2001;15:1717-27.
15. De Giorgio R, Knowles CH. Acute colonic pseudo-obstruction. *Br J Surg* 2009;96:229-39.
16. Deans GT, Krukowski ZH, Irwin ST. Malignant obstruction of the left colon. *Br J Surg.* 1994 Sept.;81(9):1270-76.
17. Dekovich AA. Endoscopic treatment of colonic obstruction. *Curr Opin Gastroenterol.* 2009 Jan.;25(1):50-54.
18. Devon KM, Vergara-Fernandez O, Victor JC et al. Colorectal câncer surgery in elderly patients: presentation, treatment, and outcomes. *Dis Colon Rectum* 2009;52:1272-77.
19. Di Giorgio P et al. Endoscopic dilation of benign colorectal anastomotic stricture after low anterior resection: A prospective comparison study of two balloon types. *Gastrointest Endosc* 2004;60(3):347-50.
20. Dionigi G, Villa F, Rovera F et al. Colonic stenting for malignant disease: review of literature. *Surg Oncol* 2007 Dec.;16(Suppl 1):S153-55.
21. East JE et al. A pilot study of intrastricture steroid versus placebo injection after balloon dilatation of Crohn's strictures. *Clin Gastroenterol Hepatol*: the official clinical practice journal of the American Gastroenterological Association 2007;5(9):1065-69.
22. Faragher IG, Chaitowitz IM, Stupart DA. Long-term results of palliative stenting or surgery for incurable obstructing colon cancer. *Colorectal Dis* 2008 Sept.;10(7):668-72.
23. Fiorito JJ, Schoen RE, Brandt LJ. Pseudo-obstruction associated with colonic ischemia: successful management with colonoscopic decompression. *Am J Gastroenterol* 1991;86:1472-76.
24. Forshaw MJ et al. Endoscopic alternatives in managing anastomotic strictures of the colon and rectum. *Tech Coloproctol* 2006;10(1):21-27.
25. Ganc AJ, Netto AJ, Morrell AC et al. Transcolonoscopic extraperitoneal cecostomy: a new therapeutic and technical proposal. *Endoscopy* 1988;20:309-12
26. Garcea G et al. Management of benign rectal strictures: a review of present therapeutic procedures. *Dis* Colon Rectum 2003;46(11):1451-60.
27. Graham DY et al. Evaluation of the effectiveness of through-the-scope balloons as dilators of benign and malignant gastrointestinal strictures. *Gastrointest Endosc* 1987;33(6):432-35.
28. Harig JM, Fumo DE, Loo FD et al. Treatment of acute nontoxic megacolon during colonoscopy: tube placement versus simple decompression. *Gastrointest Endosc.* 1988;34(1):23-27.
29. Harrison ME et al. The role of endoscopy in the management of patients with known and suspected colonic obstruction and pseudo-obstruction. *Gastrointest Endosc* 2010;71(4):669-79.
30. Jetmore AB, Timmcke AE, Gathright Jr JB et al. Ogilvie's syndrome: colonoscopic decompression and analysis of predisposing factors. *Dis Colon Rectum* 1992 Dec.;35(12):1135-42.
31. Johnson CD, Rice RP, Kelvin FM et al. The radiologic evaluation of gross cecal distension: emphasis on cecal ileus. *AJR Am J Roentgenol* 1985;145:1211-17
32. Jost RS, Jost R, Schoch E et al. Colorectal stenting: an effective therapy for preoperative and palliative treatment. *Cardiovasc Intervent Radiol* 2007 May-June;30(3):433-40.
33. Keranen L, Lepisto A, Udd M et al. Outcome of pacients after endoluminal stent placement for benign colorectal obstruction. *Scand J Gastroenterol* 2010;45:725-31.
34. Khot UP, Lang AW, Murali K et al. Systematic review of the efficacy and safety of colorectal stents. *Br J Surg* 2002 Sept.;89(9):1096-102.
35. Kukora JS, Dent TL. Colonoscopic decompression of massive nonobstructive cecal dilation. *Arch Surg* 1977;112:512-17.
36. Lal SK, Morgenstern R, Vinjirayer EP et al. Sigmoid volvulus an update. *Gastrointest Endosc Clin N Am* 2006 Jan.;16(1):175-87.
37. Lee JT, Taylor BM, Singleton BC. Epidural anesthesia for acute pseudo-obstruction of the colon (Ogilvie's syndrome). *Dis Colon Rectum* 1988;31:686-91.
38. Loftus CG, Harewood GC, Baron TH. Assessment of predictors of response to neostigmine for acute colonic pseudo-obstruction. *Am J Gastroenterol* 2002 Dec.;97(12):3118-22.
39. Luchette FA et al. Colonoscopic impaction in left colon strictures resulting in right colon pneumatic perforation. *Surg Endosc* 1992;6(6):273-76.
40. Lustosa SA et al. Stapled versus handsewn methods for colorectal anastomosis surgery. *Cochrane Database Syst Rev* 2001;3:CD003144.
41. MacColl C, MacCannell KL, Baylis B et al. Treatment of acute colonic pseudoobstruction (Ogilvie's syndrome) with cisapride. *Gastroenterology* 1990;98:773-76.
42. MacRae HM, McLeod RS, Handsewn VS. Stapled anastomoses in colon and rectal surgery: a meta-analysis. *Dis Colon Rectum* 1998;41(2):180-89.
43. McConnell EJ, Teissier DJ, Wolff BG. Population-based incidence of complicated diverticular disease of sigmoid colon based on gender and age. *Disc Colon Rectum* 2003;46:1110-14.
44. Nguyen-Tang T et al. Long-term quality of life after endoscopic dilation of strictured colorectal or colocolonic anastomoses. *Surg Endosc* 2008;22(7):1660-66.
45. Ogilvie H. Large intestine colic due to sympathetic deprivation. A new clinical syndrome. *Br Med J* 1948;2:671-73.
46. Ohman U. Prognosis in patients with obstruction coloretal carcinoma. *Am J Surg* 1982;143:742-47.
47. Oren D, Atamanalp SS, Aydinli B et al. An algorithm for the management of sigmoid colon volvulus and the safety of primary resection: experience with 827 cases. *Dis Colon Rectum* 2007;50(4):489-97.
48. Pavlidis TE, Marakis G, Ballas K et al. Does emergency surgery affect respectability of colorectal cancer? *Acta Chir Belg* 2008;108:219-25.
49. Ponec RJ, Saunders MD, Kimmey MB. Neostigmine for the treatment of acute colonic pseudo-obstruction. *N Engl J Med* 1999;341:137-41.
50. Ponsky JL, Aszodi A, Perse D. Percutaneous endoscopic cecostomy: a new approach to nonobstructive colonic dilatation. Gastrointest Endosc 1986;32:108-111.
51. Pucciarelli S et al. Efficacy of dilatations for anastomotic colorectal stenoses: prognostic factors. Int J Colorectal Dis 1994;9(3):149-52.
52. Raveenthiran V, Madiba TE, Atamanalp SS et al. Volvulus of the sigmoid colon. *Colorectal Dis* 2010 July;12(7 Online):e1-17. Epub 2010 Mar. 10.
53. Repici A, Fregonese D, Costamagna G et al. Ultraflex precision colonic stent placement for palliation of malignant colonic obstruction: a prospective multicenter study. *Gastrointest Endosc* 2007 Nov.;66(5):920-27.

54. Rex DK. Colonoscopy in acute colonic pseudo-obstruction. *Gastrointest Endosc Clin N Am* 1997;7:499-508.
55. Riedl S, Wiebelt H, Bergmann U et al. Postoperative complications and fatalities in surgical therapy of colon carcinoma. Results of the German multicenter study by the Colorectal Carcinoma Study Group. *Chirurg* 1995 June;66(6):597-606.
56. Ripamonti CI, Easson AM, Gerdes H. Management of malignant bowel obstruction. *Eur J Cancer* 2008 May;44(8):1105-15.
57. Sagar J. Colorectal stents for the management of malignant colonic obstructions. *Cochrane Database Syst Rev* 2011 Nov. 9;(11): CD007378.
58. Saunders MD, Kimmey MB. Systematic review: acute colonic pseudo-obstruction. *Aliment Pharmacol Ther* 2005;22:917-25.
59. Saunders MD. Acute colonic pseudo-obstruction. *Gastrointest Endosc Clin N Am* 2007;17:341-60.
60. Sebastian S, Johnston S, Geoghegan T et al. Pooled analysis of the efficacy and safety of self-expanding metal stenting in malignant colorectal obstruction. *Am J Gastroenterol* 2004 Oct.;99(10):2051-57.
61. Sgouros SN, Vlachogiannakos J, Vassiliadis K et al. Effect of polyethylene glycol electrolyte balanced solution on patients with acute colonic pseudo obstruction after resolution of colonic dilation: a prospective, randomised, placebo controlled trial. *Gut* 2006;55(5):638-42.
62. Sloyer AF, Panella VS, Demas BE et al. Ogilvie's syndrome. Successful management without colonoscopy. *Dig Dis Sci* 1988;33:1391-96.
63. Small AJ, Young-Fadok TM, Baron TH. Expandeble metal stent for benign colorectal obstruction: outcome for 23 cases. *Surg Endosc* 2008;22:454-62.
64. Smothers L, Hynan L, Fleming J et al. Emergency surgery for colon carcinoma. *Dis Colon Rectum* 2003;46:24-30.
65. Solt JA. Hertelendy, and K. Szilagyi, Long-term results of balloon catheter dilation of lower gastrointestinal tract stenoses. *Dis Colon Rectum* 2004;47(9):1499-505.
66. Stephenson BM, Morgan R, Salaman JR et al. Ogilvie's syndrome: a new approach to an old problem. *Dis Colon Rectum* 1995;38:424-27.
67. Stienecker K, Gleichmann D, Neumayer U et al. Long-term results of endoscopic balloon dilatation of lower gastrointestinal tract strictures in Crohn's disease: a prospective study. *World J Gastroenterol* 2009;15:2623-27.
68. Targownik LE, Spiegel BM, Sack J et al. Colonic stent vs. emergency surgery for management of acute left-sided malignant colonic obstruction: a decision analysis. *Gastrointest Endosc* 2004 Dec.;60(6):865-74.
69. Tarquinio L, Zimmerman MJ. Successful treatment of a benign anastomotic stricture despite stent migration. *Gastrointest Endosc* 2000;52(3):436-38.
70. Trompetas V. Emergency management of malignant acute left-sided colonic obstruction. *Ann R Coll Surg Engl* 2008 Apr.;90(3):181-86.
71. Truong S, Willis S, Schumpelick V. Endoscopic therapy of benign anastomotic strictures of the colorectum by electroincision and balloon dilatation. *Endoscopy* 1997;29(9):845-49.
72. Turégano-Fuentes F, Muñoz-Jiménez F, Del Valle-Hernández E et al. Early resolution of Ogilvie's syndrome with intravenous neostigmine. *Dis Colon Rectum* 1997;40:1353-57.
73. Vanek VW, Al-Salti M. Acute pseudo-obstruction of the colon (Ogilvie's syndrome). An analysis of 400 cases. *Dis Colon Rectum* 1986;29:203-10.
74. White L, Sandhu G. Continuous neostigmine infusion versus bolus neostigmine in refractory Ogilvie syndrome. *Am J Emerg Med* 2011 June;29(5):576.
75. Zhang Y, Shi J, Shi B et al. Self-expanding metallic stent as a bridge to surgery versus emergency surgery for obstructive colorectal cancer: a meta-analysis. *Surg Endosc* 2012 Jan.;26(1):110-19. Epub 2011 July 26.

CAPÍTULO 62

CORPO ESTRANHO EM CÓLON E RETO

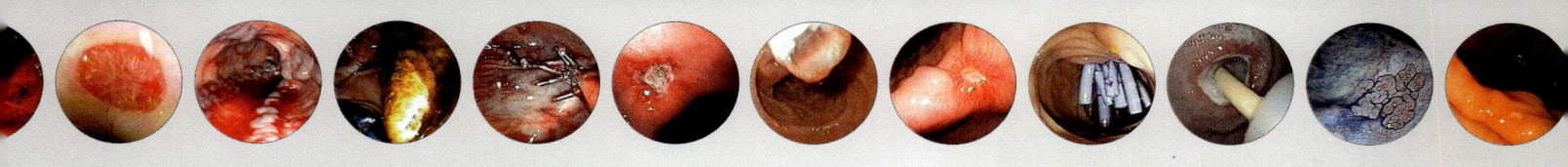

GIULIO FABIO ROSSINI

INTRODUÇÃO

Os corpos estranhos do cólon e do reto podem ter como origem a via oral ou retal.

Apesar da ingestão de corpos estranhos ser um evento relativamente comum, normalmente eles são eliminados naturalmente e somente 1% dos casos leva a complicações como perfuração intestinal [20,25]. As áreas de impactação mais comuns dos corpos estranhos são geralmente zonas de estreitamento, angulação, aderências, locais de anastomoses cirúrgicas ou com doença diverticular. Na grande maioria, os corpos estranhos ingeridos são identificados e tratados nas porções mais altas do trato digestivo, quando isto não ocorre e o corpo estranho não é eliminado naturalmente, algumas zonas anatômicas de impactação são a válvula ileocecal, ceco, apêndice, cólon sigmoide e ânus.[16,22,24]

Há relatos de inserção de corpo estranho no reto desde o século XVI,[11] porém só mais recentemente muitas séries de casos e revisões têm sido reportadas. Apesar das numerosas publicações sobre o assunto, o manejo desses casos ainda é desafiador decorrente da grande variedade de objetos que podem ser introduzidos no reto e à escolha do método mais apropriado para a extração.

APRESENTAÇÃO CLÍNICA

Os corpos estranhos são mais frequentemente ingeridos de forma acidental (87,9%), porém podem ser ingeridos voluntariamente.[21]

A maior parte desses pacientes é assintomática e, quando a ingestão do corpo estranho é relatada, deve ser feito o acompanhamento clínico, por meio de exames de imagem e exame endoscópico quando necessário.

O paciente pode referir dor abdominal (isolada ou com sinais de irritação peritoneal) e febre nos casos de perfuração intestinal.

Os que mais comumente causam complicações são objetos finos, longos e/ou pontiagudos, como espinhas de peixe, ossos de galinha, palitos de dente e próteses dentárias.[4,12,20,25] A ingestão de corpos estranhos é mais comum em crianças, idosos, pacientes psiquiátricos, com doenças neurológicas ou com história de abuso de álcool/drogas, presidiários, suicidas, traficantes de drogas ou ainda em pessoas que ingerem alimentos muito rapidamente. Um importante fator de risco consiste no uso de prótese ou dentadura, que pode ser ingerida ou diminuir a sensibilidade do palato.[4,10,21,23]

Com relação aos corpos estranhos retais, a revisão sistemática publicada em 2010, por Kurer *et al.*, reforçou a maior prevalência em homens, com uma relação de 37:1 (M:F).[14] A média de idade é de aproximadamente 40 anos.[6,15] Sua incidência real não é conhecida, porém corpos estranhos retais são vistos regularmente nos grandes hospitais.

A natureza dos corpos estranhos retais é bastante variada, predominando utensílios domésticos (42,2%) como garrafas, copos, cilindros de aerossóis e tubos de borracha. Em seguida aparecem os objetos sexuais (16,5%) e objetos de uso pessoal (13,8%), representados por escovas de dentes, frascos de desodorante, aplicadores de enemas, entre outros. Alimentos somam 6%, e equipamentos esportivos correspondem a 5,5%.[14]

Habitualmente a razão para a inserção do corpo estranho é sexual (48,7%), seguida de acidentes durante tratamento para constipação, hemorroidas ou prurido anal (25%). Outros motivos são violência sexual (11,8%) e acidentes (9,2%).[6,13]

Na maioria dos casos de inserção de corpo estranho retal o paciente apresenta-se no hospital em até 24 horas ou, no máximo, em 7 dias.[6,15] Em mais de 80% dos casos o paciente ou seu acompanhante refere a presença do corpo estranho no momento da anamnese. Alguns, porém, só o fazem quando questionados pelo médico (9,2%).[14] Os pacientes podem relatar dor anal ou abdominal, sangramento, mucorreia ou alteração do hábito intestinal. Os achados no exame físico são variáveis. O exame abdominal pode ser normal, apresentar dor à palpação, massa palpável ou sinais de peritonite, caso haja perfuração. Apesar da maioria dos corpos estranhos estar localizado no reto médio ou distal, a sua ausência no toque retal não exclui o diagnóstico. O toque retal pode ser normal ou revelar a presença de sangue vivo ou melena.

Habitualmente não há alterações nos exames laboratoriais, salvo leucocitose ou acidose metabólica nos casos de perfuração. A avaliação radiológica é útil para identificar o objeto e sua localização, além de revelar a presença ou não do pneumoperitônio. A TC é sugerida nos casos de objetos não radiopacos.

CLASSIFICAÇÕES

Com relação ao modo de introdução do corpo estranho, ele é classificado como voluntário ou involuntário e como sexual ou não sexual.

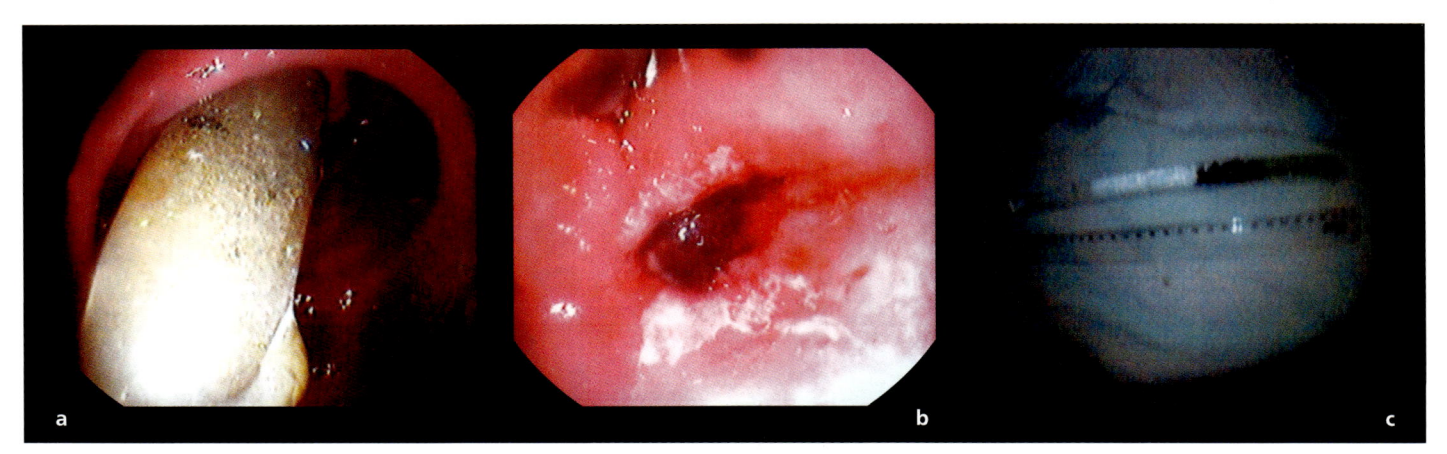

Fig. 62-1. (**a**) Bastão de vidro introduzido via anal por um paciente deficiente mental. (**b**) Laceração provocada em sigmoide pela introdução do bastão de vidro. (**c**) Aspecto do corpo estranho retirado.

A forma involuntária e não sexual ocorre especialmente em crianças e pacientes com retardo mental (Fig. 62-1). Pode acontecer, também, com instrumentos médicos ou objetos ingeridos por via oral que ficaram retidos no cólon.

A introdução voluntária e não sexual é realizada mais comumente por traficantes, que ingerem drogas envoltas em preservativos ou sacos plásticos.

Na maioria dos casos o corpo estranho é introduzido voluntariamente no reto durante práticas sexuais.

A *American Association for the Surgery of Trauma* sugere uma escala de lesão retal, que deve ser utilizada nos casos de inserção de corpos estranhos no reto (Quadro 62-1).[17]

TRATAMENTO

Inicialmente deve ser investigada a presença de complicações, levando-se em conta a anamnese e o exame físico (dor abdominal, febre, sinais de irritação peritoneal ou de sepse).[5] O toque retal proporciona melhor avaliação do corpo estranho e documenta o tônus esfincteriano no primeiro exame.

O estudo radiológico (radiografia e/ou TC de abdome) é mandatório para a identificação de sinais de complicações, como perfuração ou obstrução. Nestes casos os pacientes devem ser encaminhados diretamente para tratamento cirúrgico.

O uso de enemas e supositórios não é recomendado decorrente da chance de deslocamento proximal do objeto e possível lesão da mucosa.

Nos pacientes estáveis o mais indicado é a tentativa de extração trasanal, feita sob anestesia geral ou sob sedação consciente associada ao bloqueio regional. Embora seja viável a realização deste procedimento na sala de emergência, o ideal é que seja feito no centro cirúrgico com um bom suporte anestésico para garantir o total relaxamento dos esfíncteres anais.[3] Na mais recente revisão sobre o assunto, este tipo de abordagem foi utilizado em 76,8% dos casos.[14,18] A remoção pode ser manual ou auxiliada com diversos instrumentos endoscópicos, obstétricos ou ortopédicos.

Quando o corpo estranho se encontra acima da junção retossigmoideana é recomendável uma manipulação transabdominal, movendo o objeto no sentido distal para que seja removido através do ânus. A extração pode ser realizada com auxílio da endoscopia. A laparoscopia pode ser utilizada para auxiliar no posicionamento do objeto e para visualizar possíveis danos à mucosa durante e após o procedimento.[1]

Objetos localizados abaixo da junção retossigmoideana podem ser retirados manualmente ou com auxílio endoscópico.

Em ambos os casos deve ser levada em consideração a forma do objeto:

- *Rombo e/ou largo:* colocação de uma sonda de Foley acima do objeto ou dentro dele, tracionando-a distalmente. Também podem ser instalados tubos de Sengstaken-Blakemore ou similares dentro dos objetos para a sua tração. Se houver formação de vácuo este pode ser aliviado com a injeção de ar proximalmente ao corpo estranho, com uma sonda de Foley. Imãs podem auxiliar nos casos de objetos metálicos.[9,19]
- *Perfurocortante e/ou pequeno e de extração manual difícil:* endoscopia e retirada com pinças, alças de polipectomias ou *baskets*.
- *Drogas:* não é recomendada a sua retirada endoscópica, que pode danificar os pacotes e liberar a droga no organismo.

A retossigmoidoscopia deve ser sempre realizada após a extração de qualquer corpo estranho, a fim de identificar lesões da mucosa, sangramento ou a presença de outro corpo estranho.[13] Edema e lacerações superficiais da mucosa são comuns, decorrentes tanto da presença do corpo estranho quanto do procedimento de retirada do mesmo. Esses pacientes devem ser mantidos em observação para um diagnóstico precoce de complicações. Sugere-se, também, a repetição da radiografia de abdome após o procedimento, a fim de diagnosticar alguma perfuração que não tenha sido identificada por visão direta.

Recomenda-se a documentação do tônus esfincteriano pós-operatório e o retorno do paciente em 3 meses para reavaliação, pois é descrita incontinência fecal subsequente.

Se não houver sucesso na retirada transanal, o paciente deverá ser encaminhado para cirurgia na tentativa de retirada via colotomia ou por via anal após manipulação do objeto (Fig. 62-2).

Lake *et al.*,[15] estudando os fatores preditivos de intervenção cirúrgica, concluíram que pacientes com corpos estranhos localizados mais proximalmente no reto possuem 2,25 vezes mais chances

Quadro 62-1. Escala de lesão retal

Grau I
Hematoma ou contusão sem desvascularização
Constitui a maioria das injúrias secundárias à presença de corpos estranhos retais
Grau II
Laceração < = 50% da circunferência
Grau III
Laceração > 50% da circunferência
Grau IV
Laceração com perfuração, sem desvascularização
Grau V
Segmento desvascularizado

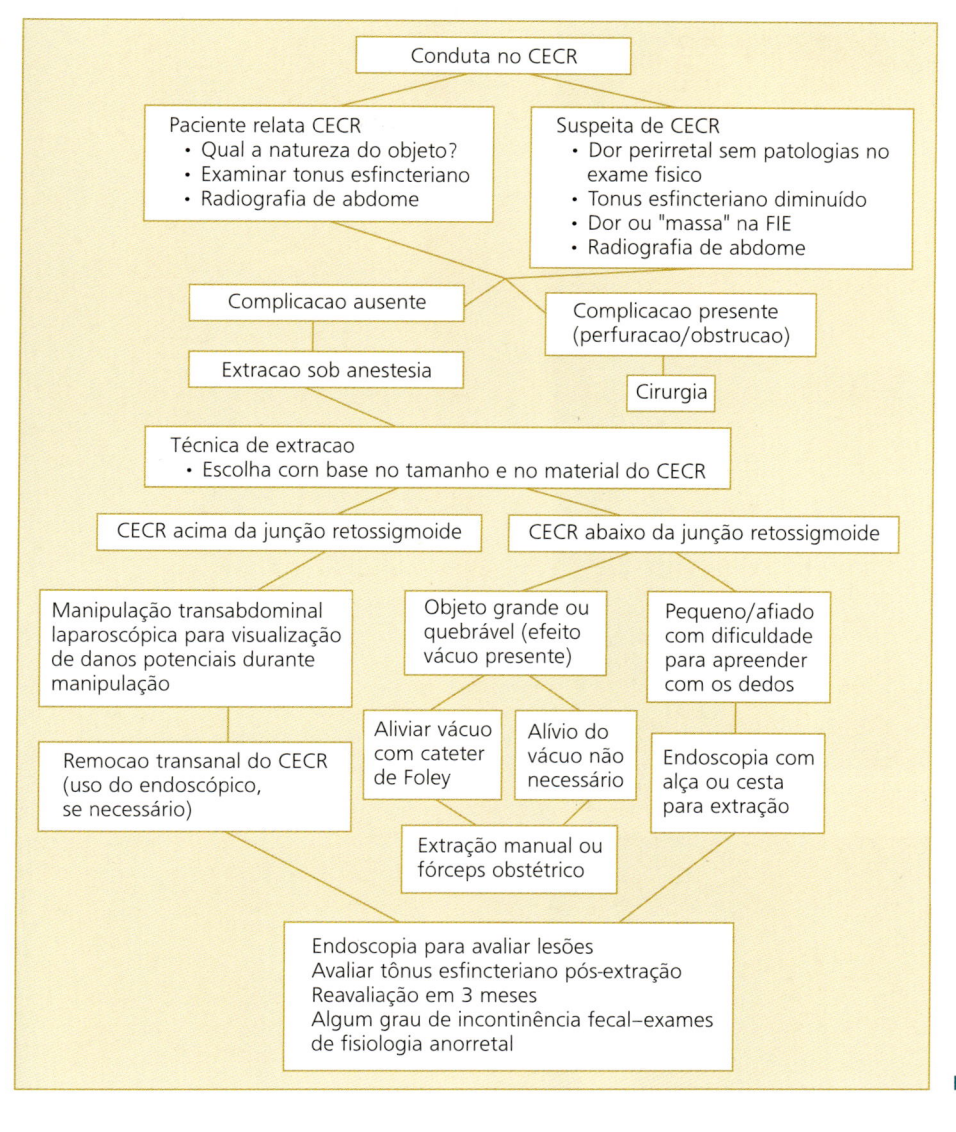

Fig. 62-2. Algoritmo de conduta no CECR.[14]

de serem submetidos a uma cirurgia. O tempo para a apresentação do paciente no serviço médico e o tamanho do objeto não parecem interferir neste aspecto.

A laparoscopia é mais indicada no auxílio da extração transanal, promovendo o deslocamento distal do corpo estranho. A laparotomia é sugerida nos casos de perfuração do reto intraperitoneal ou cólon.

Deve ser feito o reparo ou a ressecção do segmento comprometido. A confecção de colostomia de proteção deve ser realizada em alguns casos, dependendo do grau de trauma perineal, da cronicidade do caso e da aparência do reto no peroperatório.

Pacientes estáveis com pequenas perfurações do reto extraperitoneal podem ser tratados apenas com suporte clínico e antibioticoterapia intravenosa.[7]

ENDOSCOPIA

A endoscopia é útil tanto na identificação da natureza e da localização do corpo estranho, quanto na sua retirada. Ela é mais utilizada nos casos de objetos localizados proximalmente, que podem ser removidos com o auxílio de alças de polipectomia (Fig. 62-3), pinças (Fig. 62-4), cestas extratoras ou balões de dilatação. Caps plásticos na extremidade do aparelho também podem facilitar a retirada de alguns corpos estranhos. Além disso, já foi descrita a extração de uma fruta do reto após a sua fragmentação com uso de plasma de argônio.[8]

Habitualmente, objetos livres na luz do órgão são retirados com a apreensão de uma das suas extremidades por pinça ou alça de polipectomia, seu posicionamento junto ao aparelho e a retirada de todo o conjunto.

O aparelho de duplo canal pode ser utilizado para que se passe um fio através de algum orifício do corpo estranho, que será apreendido por uma pinça passada pelo outro canal.

Church relatou a retirada de um corpo estranho impactado transversalmente no cólon. Para tanto ele utilizou fio de seda e pinça de biópsia para laçar o objeto, liberar uma das extremidades e remover o conjunto posteriormente.[2]

COMPLICAÇÕES

A complicação mais comum é a laceração superficial da mucosa, que foi encontrada em quase 40% dos casos na mais recente revisão sistemática sobre o assunto.[14] Nesta mesma publicação foi relatado um índice de 6,6% de perfuração, com peritonite e sepse associados em mais da metade dos casos. A ruptura do complexo esfincteriano pode causar incontinência fecal.

O procedimento de retirada transanal pode levar a quadros de hemorragia, que, em geral, é autolimitada. Sangramentos mais intensos podem necessitar de hemostasia endoscópica ou sutura.

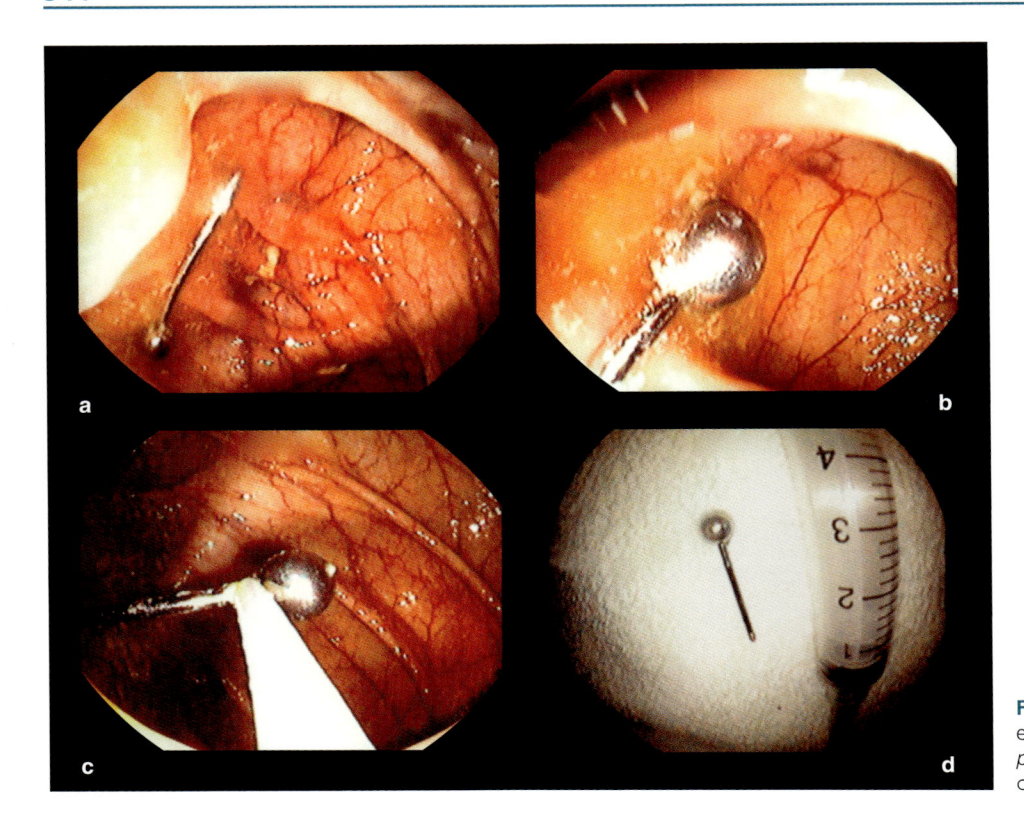

Fig. 62-3. (a) *Piercing* ingerido acidentalmente encontrado em ceco pela colonoscopia. (b) Retirada do *piercing* com alça de polipectomia. (c) Aspecto do corpo estranho retirado.

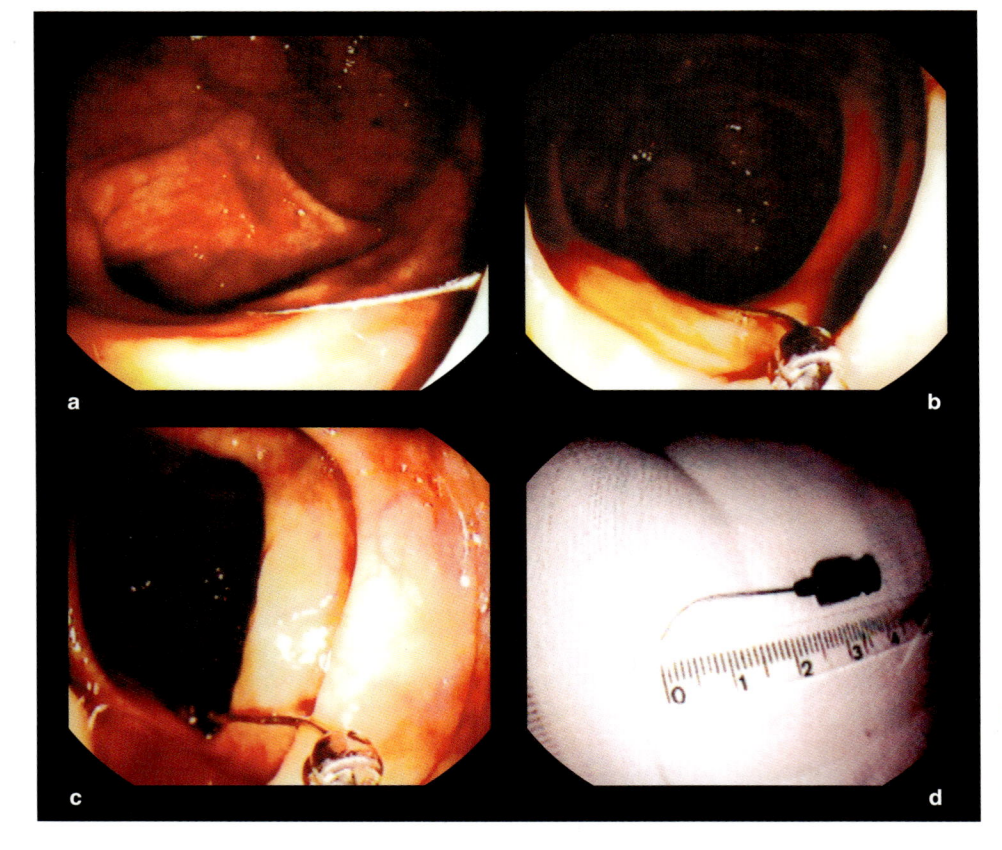

Fig. 62-4. (a) Instrumento odontológico ingerido acidentalmente durante tratamento dentário e impactado em óstio apendicular. (b e c) Retirada com pinça de biópsia. (d) Aspecto do corpo estranho retirado

Em pacientes submetidos à laparotomia e colotomia, muitas complicações são decorrentes de infecção da ferida operatória ou hérnias incisionais.

REFERÊNCIAS BIBLIOGRÁFICAS

1. Berghoff KR, Franklin ME *et al.* Laparoscopic –assisted rectal foreign body removal: report of case. *Dis Colon Rectum* 2005;48:1975.
2. Church J. How to remove a impacted chicken bone from the sigmoid colon endoscopically. *Dis Colon Rectum* 2000;43:1018-19.
3. Cirocco WC. Anesthesia facilitates the extraction of rectal foreign bodies. *Gastrointest Endosc* 2000;52:452-53.
4. Coulier B, Tancredi MH. Spiral CT and multidetector-row CT diagnosis of perforation of small intestine caused by ingested foreign bodies. *Eur Radiol* 2004;14:1918-25.
5. Eftaiha M, Hambrick E, Abcarian H. Principles of management of colorectal foreign bodies. *Arch Surg* 1997;112:691-95.
6. French GWG, Sherlock DJ, Holl Allen RTJ. Problems with rectal foreign bodies. *Br J Surg* 1985;72:243-44.
7. Fry RD, Shemessh EI, Kodner IJ *et al.* Perforations of the rectum and sigmoid colon during barium-enema examination. Management and prevention. *Dis Colon Rectum* 1989;32:759.

8. Glaser J, Hack T, Rubsam M. Unusual rectal foreign body: treatement using argon-beam coagulation. *Endoscopy* 1997;29:230-31.
9. Garber HI, Rubin RJ, Eisenstat TE. Removal of a glass foreign body from the rectum. *Dis Colon Rectum* 1981;24:323.
10. Goh BK, Chow PK. Perforation of the gastrointestinal tract secondary to ingestion of foreign bodies. *World J Surg* 2006;30:372-77.
11. Haft JS, Benjamin HB. Foreign bodies in the rectum: some psychosexual aspects. *Med Aspects Hum Sex* 1973;7:74-95.
12. Hsu SD, Chan DC. Small-bowel perforation caused by fish bone. *World J Gastroenterol* 2005;11:1884-85.
13. Huang WC, Jiang JK, Wang HS et al. Retained rectal foreign bodies. *J Chin Med Assoc* 2003;66:606-12.
14. Kurer MA, Davey C, Khan S et al. Colorectal foreign bodies: a systematic review. *Colorectal Dis* 2010;12(9):851-61.
15. Lake JP, Essani R, Petrone P et al. Management of retained colorectal foreign bodies: predictors of operative intervention. *Dis Colon Rectum* 2004;47:1694-98.
16. Martínez A, González P. Intestinal perforation by foreign body. *Rev Esp Enferm Dig* 1998;90:731-32.
17. Moore EE, Cogbill TH, Malangoni MA et al. Organ injury scaling II: pancreas, duodenum, small bowel, colon and rectum. *J Trauma* 1990;30:1427.
18. Nehme Kingsley AE, Abcarian H. Colorectal foreign bodies management update. *Dis Colon Rectum* 1985;28:941-44.
19. Nivatvongs S, Metcalf DR, Sawyer MD. A simple techique to remove a large object from the rectu. *J Am Coll Surg Engl* 2003;85:282.
20. Piñero A, Fernández JA. Intestinal perforation by foreign bodies. *Eur J Surg* 2000;166:307-9.
21. Rodríguez-Hermosa JI, Codina-Cazador A, Sirvent JM et al. Surgically treated perforations of the gastrointestinal tract caused by foreign bodies. *Colorectal Dis* 2007;10:701-7.
22. Rodríguez-Hermosa JI, Farrés R. Intestinal perforations caused by foreign bodies. *Cir Esp* 2001;69:504-6.
23. Steenvoorde P, Moues CM. Gastric perforation due to the ingestion of a hollow toothpick: report of a case. *Surg Today* 2002;32:731-33.
24. Toyonaga T, Shinohara M. Penetration of the duodenum by a ingested needle with migration to the pancreas: report of case. *Surg Today* 2001;31:68-71.
25. Velitchkov NG, Grigorov GI. Ingested foreign bodies of the gastrointestinal tract: retrospective analysis of 542 cases. *World J Surg* 1996;20:1001-5.

CAPÍTULO 63

EXAME ENDOSCÓPICO DAS DOENÇAS DO RETO DISTAL E DO CANAL ANAL

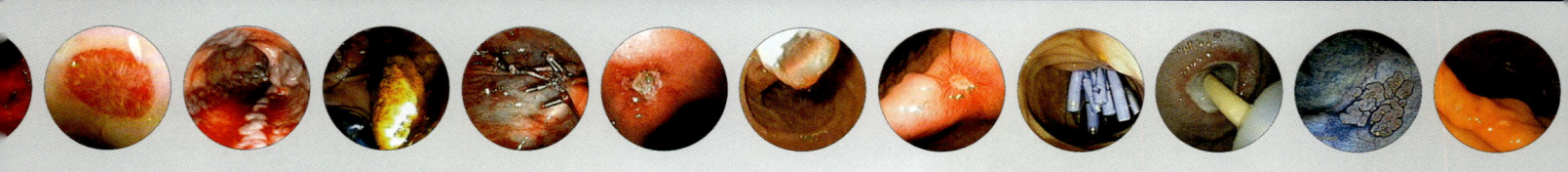

MARIA CRISTINA SARTOR ■ JULIANA MARQUES FERREIRA
JULIANA FERREIRA MARTINS

ASPECTOS ANATÔMICOS E FUNCIONAIS DO SEGMENTO ANORRETAL

O segmento anorretal comporta-se como unidade anatômica e funcional, responsável pela manutenção da continência fecal, atuando como reservatório, com mecanismo de contenção específico, que ora mantém o conteúdo, ora promove a sua expulsão controlada. Este fato, que concorre com a qualidade de vida do indivíduo, faz com que a região desperte grande interesse de estudo. Os conhecimentos adquiridos e sedimentados nos últimos 30 anos a respeito da fisiologia e patologia anorretal têm sido fundamentais para melhor investigar e abordar esta área, tanto clínica quanto cirurgicamente.

ANATOMIA

Reto

Há algumas controvérsias entre anatomistas, fisiologistas e cirurgiões quanto à nomenclatura e referências anatômicas, estruturais e funcionais do segmento anorretal. O reto é a porção terminal do trato gastrointestinal. Está contido na pelve óssea e, consequentemente, envolto pelas estruturas urogenitais, musculatura pélvica, ligamentos e tecido conectivo. Considera-se que se inicia na junção retossigmoideana e dirige-se ao canal anal, atravessando o assoalho pélvico. Define-se como pontos de referência para os limites entre o reto e o sigmoide: distância de 15 cm da margem anal; a identificação da reflexão peritoneal e o promontório sacral.[1,2] Stoss considera que o ponto de referência mais útil do ponto de vista anatômico e funcional para definir os limites é a confluência das tênias *libera e omentalis* na junção retossigmoideana, que se unem para formar a camada muscular longitudinal externa da parede retal.[3]

Parte do reto é extraperitoneal e parte, intraperitoneal. A reflexão peritoneal é variável, ocorrendo entre 6 a 8 cm acima da margem anal. O terço proximal de reto é recoberto por peritônio nas faces laterais e anterior; o terço médio, apenas na face anterior e o terço distal é inteiramente extraperitoneal, fixo e envolto pela fáscia endopélvica, também conhecida como fáscia de Denonvilliers. As porções laterais desta fáscia são conhecidas como asas laterais do reto. Na sua porção posterior o reto é preso firmemente pela fáscia endopélvica ao sacro, até o nível de S_4, área essa também denominada fáscia ou anel de Waldeyer.[1]

No entanto, a visão endoscópica não permite identificar todos estes pontos de referência. Com o intuito de uniformizar as definições em pesquisas científicas, uma publicação da revista do Instituto Nacional do Câncer norte-americano, em 2001, definiu o reto como os 12 cm acima da margem anal.[4] Esta mensuração, útil para determinar abordagens terapêuticas endoscópicas e não endoscó-

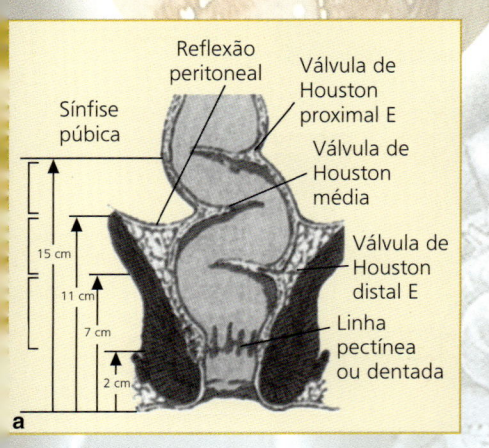

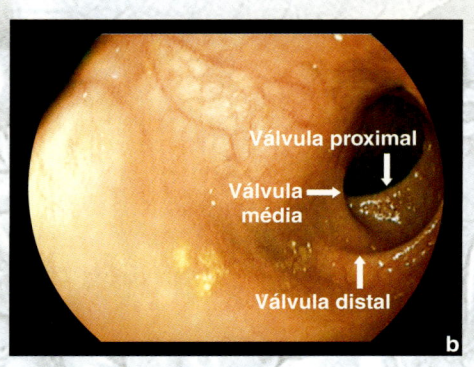

Fig. 63-1. Reto. (**a**) Mensuração. (**b**) Válvulas de Houston.

picas, é mais precisa quando obtida pela retossigmoidoscopia rígida (Fig. 63-1a).[5]

Ainda na visão endoscópica, o segmento fixo do reto apresenta três curvas distintas, transversais, criadas por pregas na submucosa, não contendo camada muscular própria, conhecidas como válvulas de Houston (Fig. 63-1b). A válvula mais distal localiza-se à esquerda, com convexidade para a direita. A válvula média localiza-se à direita, convexa para a esquerda e proximal, à esquerda novamente com convexidade para à direita. A válvula média, também conhecida como prega de Kohlrausch, é um dos pontos anatômicos indicadores da reflexão peritoneal anterior.[2] Estas pregas são locais seguros para biópsias mais profundas, pois há pouco risco de perfuração.

Canal anal

Cirurgiões e fisiologistas definem o canal anal de forma diversa dos anatomistas. Por isso há referências ao canal anal cirúrgico ou fisiológico e ao canal anal anatômico.

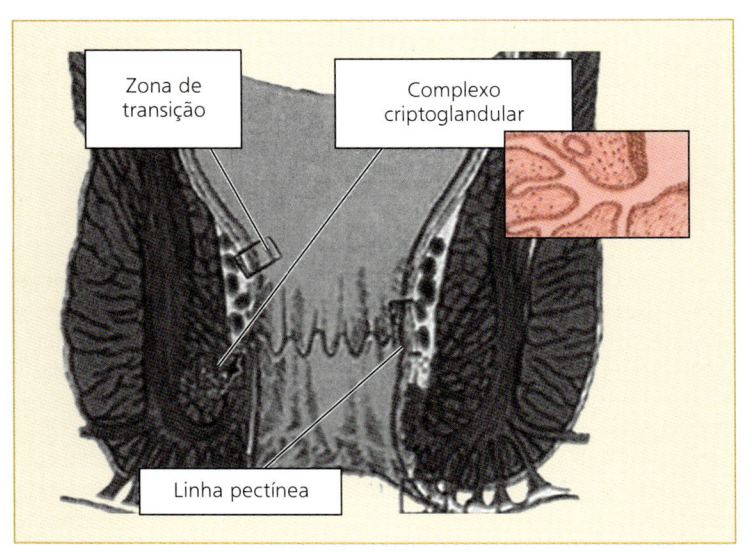

Fig. 63-2. Canal anal.

Para os anatomistas o canal anal estende-se da margem anal até a linha pectínea.[6] Para os cirurgiões e fisiologistas, o canal anal também tem seu limite distal na margem anal, mas se estende até o anel anorretal, determinado pela borda superior do músculo puborretal, que é parte do complexo muscular que forma o assoalho pélvico, medindo cerca de 4 cm de extensão longitudinal. O canal anal cirúrgico ou fisiológico também é definido pelo nível proximal do complexo formado pelo esfíncter externo e elevador do ânus.[2] Esta é a percepção obtida pelo toque retal, quando se percebe um "degrau" dos dois lados da ampola retal logo que os esfíncteres são ultrapassados. Também assim definem os exames de imagem radiológicos, como ultrassonografia e ressonância magnética. A muscular da mucosa vai desaparecendo inferiormente a partir dessa altura e há espessamento da camada muscular circular do reto, originando o esfíncter interno do ânus. O esfíncter externo, de musculatura estriada, circunda todo o canal anal e suas fibras se misturam a fibras dos músculos elevadores, fixando-o posteriormente ao cóccix e, anteriormente, ao corpo perineal (Fig. 63-2).

O ânus normal tem a forma de fenda (Fig. 63-3). O canal anal, ou melhor, a região anal, pode ser dividida, no sentido proximal para distal, em zona de transição, canal anal intra-anal, região perianal e pele, conforme sugerido por Welton et al.[7] A zona de transição distribui-se em uma altura de até cerca de 1 cm acima da linha pectínea e pode originar lesões tanto derivadas do epitélio escamoso quanto glandular (Figs. 63-4 e 63-5). As lesões perianais localizam-se entre a margem anal e os 5 cm de pele que envolvem radialmente o ânus (Fig. 63-6). Além desta distância, podem ser vistas as lesões da pele comum. As afecções ditas intra-anais e perianais podem ser examinadas afastando-se as nádegas com as mãos. Para o exame das lesões próximas à linha pectínea, na zona de transição, é necessário anuscopia ou retoscopia rígida. É muito importante que se defina de forma adequada a localização das lesões do ânus e canal anal, tanto longitudinal quanto transversalmente, pois, especialmente nas lesões tumorais, é o que determina a conduta terapêutica e sugere o prognóstico. Há duas formas mais comuns de se localizar transversalmente as lesões anorretais, uma é se reportando à localização das horas em um relógio, descrevendo as lesões como sendo às 3 horas, por exemplo, preferimos dividir a área em quadrantes e relacioná-los com a linha média e com a linha

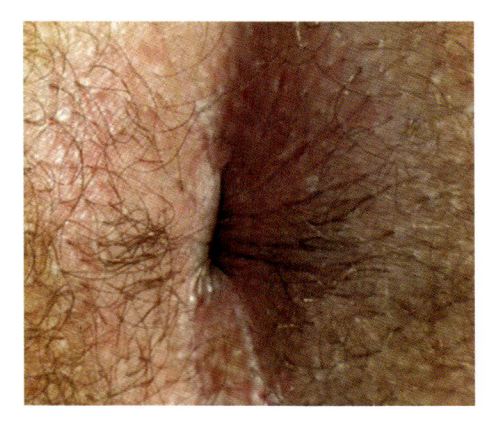

Fig. 63-3. Inspeção anal: o ânus tem a forma de fenda.

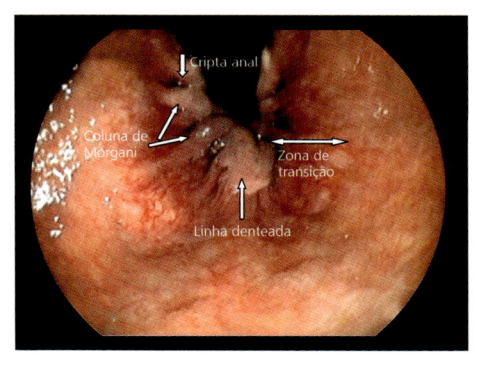

Fig. 63-5. Linha pectínea, nacarada e lisa, circundada pela zona de transição, logo acima dela.

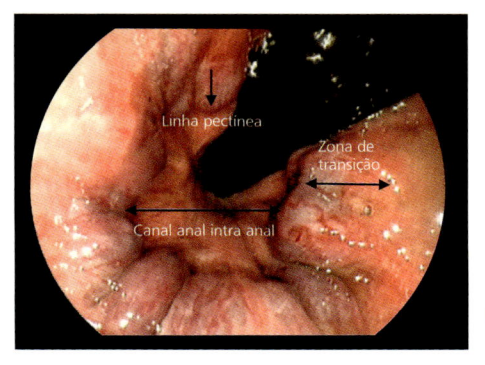

Fig. 63-4. Canal anal sob retrovisão.

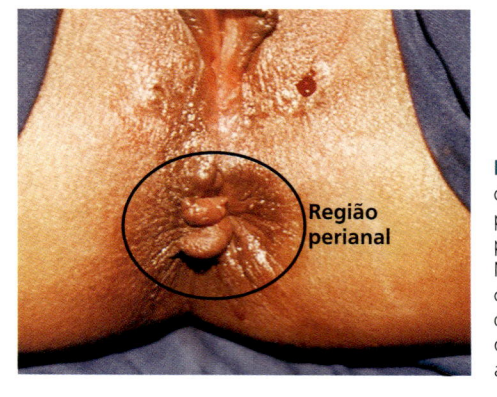

Fig. 63-6. Inspeção anal: observa-se a região perianal com maior pigmentação da pele. Nela há dois plicomas com edema. De cada lado do introito vaginal, há orifícios de fístulas anorretais.

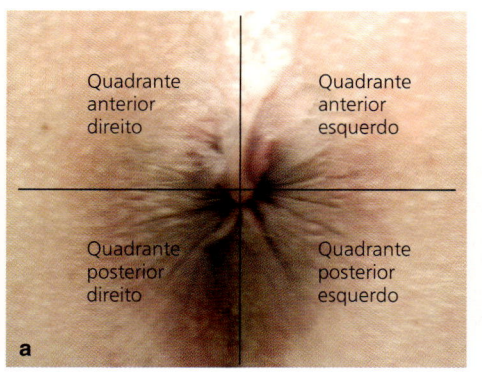

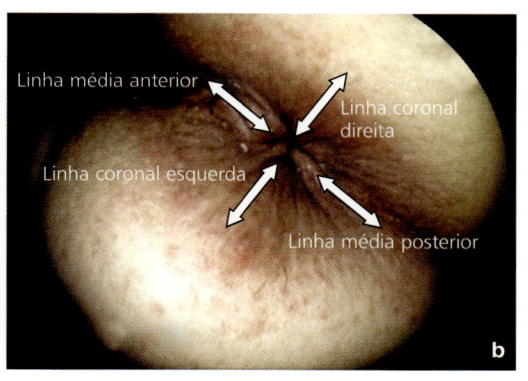

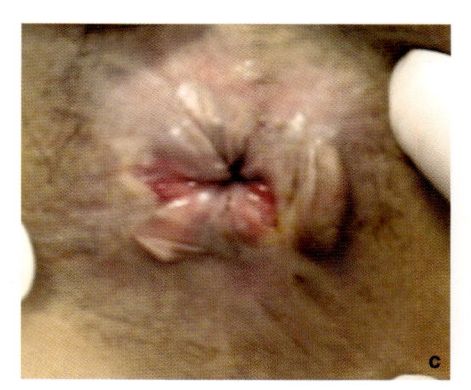

Fig. 63-7. (a e b) Localização das lesões – sentido transversal. (c) Fissuras anais coronais laterais direita e esquerda.

coronal. A lesão às 3 horas poderia ser descrita como sendo sobre a linha coronal esquerda. A lesão às 5 horas estaria no quadrante posterior esquerdo, próxima à linha média (Fig. 63-7).

A endoscopia mostra o canal anal com os limites descritos pelos anatomistas: à medida que o reto se aproxima da linha pectínea forma pregas longitudinais, variando de 6 a 12, conhecidas como colunas de Morgagni que, nas suas bases, formam as válvulas ou criptas anais. Estas desenham uma linha ondulada que divide o canal anatômico do reto, conhecida como linha denteada ou linha pectínea, localizando-se de 1 a 2 cm a montante da borda anal (Fig. 63-8). No centro destas criptas, na base das colunas anais, ou seja, na linha pectínea, há a abertura de drenagem das glândulas anais ou de Chiari, em número de quatro a oito, apócrinas, formando o complexo criptoglandular (Figs. 63-4 e 63-5).

Não se conhece a função do chamado "complexo criptoglandular", formado pela cripta anal, o ducto glandular e a glândula anal. Estas glândulas ocupam o espaço interesfincteriano. Seus ductos atravessam o esfíncter interno e, eventualmente, podem estender-se até o esfíncter externo (Fig. 63-2). Como há apenas uma via de drenagem do conteúdo glandular, quando há contaminação podem ocorrer infecções criptoglandulares, formando os abscessos e fístulas anais e as várias formas de complicações sépticas deles advindas.

A linha pectínea ou denteada representa cicatriz embriológica, criada pela fusão do endoderma, relacionado com o intestino primitivo, com o ectoderma, relacionado com a pele. Estas duas origens embriológicas determinam as diferenças encontradas acima e abaixo da linha pectínea, próprias do tipo de epitélio, vascularização, drenagem linfática e inervação.

No limite superior do canal anal cirúrgico, o epitélio é do tipo colunar. Logo acima da linha pectínea, na zona de transição ou cloacogênica, a mucosa é composta por células de epitélio colunar, transicional e escamoso estratificado. O epitélio escamoso modificado, que cobre o canal anal anatômico, é também conhecido como anoderma. Estende-se por cerca de 1,5 cm desde a linha pectínea até a borda anal e não possui fâneros. Ao toque retal pode-se perceber um sulco entre os esfíncteres interno e externo. Nessa área, por anuscopia com aparelho rígido, observa-se linha um pouco mais clara, denominada linha de Hilton, definindo o sulco interesfincteriano.

Vascularização

O suprimento arterial do reto até a linha pectínea deriva do último ramo da artéria mesentérica inferior, chamado artéria retal ou hemorroidária superior. Pode haver variação anatômica, quando a artéria retal deriva diretamente da aorta. Na linha pectínea e abaixo dela o suprimento arterial é dado pelas artérias hemorroidárias médias e inferiores, que são ramos das artérias hipogástricas e pudendas internas, respectivamente. As artérias retais superior e inferiores lançam ramos intramurais na camada submucosa na altura da linha pectínea, comunicando os dois sistemas.

O plexo hemorroidário interno drena para o sistema venoso portal via veia retal e mesentérica inferior. Abaixo da linha pectínea a drenagem venosa se faz para a veia ilíaca interna, via veias pudendas, e daí para a circulação sistêmica. A drenagem linfática acompanha o sistema arterial.

A linha pectínea ou denteada também delimita a sensibilidade dolorosa. Acima dela não há fibras que detectam dor, o que explica a sua ausência na maioria das complicações de hemorroidas internas e pólipos, bem como permite alguns procedimentos sem anestesia, como biópsias do reto ou ligadura elástica de hemorroidas. No entanto, abaixo da linha pectínea a sensibilidade dolorosa é pronunciada, sendo talvez uma das regiões com maior sensibilidade dolorosa no ser humano.[5]

AVALIAÇÃO DA REGIÃO ANORRETAL

A região anorretal é sede de diversas doenças benignas e malignas, incluindo infecções de diferentes etiologias e dermatites. Como na maioria das doenças, a história e o exame físico adequados geralmente conseguem definir o diagnóstico. Nesse caso, a endoscopia do canal anal e do reto faz parte do exame físico. Não há como fazer um diagnóstico de qualidade sem um bom exame do segmento anorretal, seja para definir o diagnóstico definitivo, seja para excluir outras condições. É muito importante ter alto grau de suspeição para doenças malignas, promovendo a busca ativa (Figs. 63-9 e 63-10). Os pacientes costumam relacionar os sintomas anais, especialmente de sangramento e prolapso, as hemorroidas, condição essa bastante comum

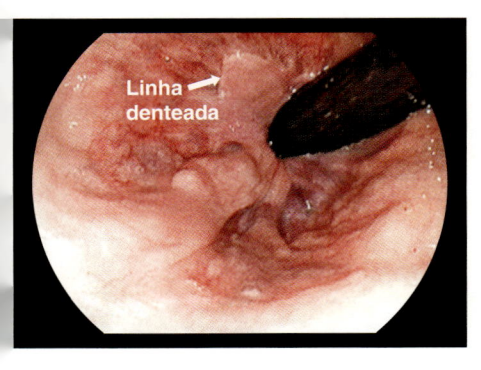

Fig. 63-8. Canal anal: retrovisão – linha denteada.

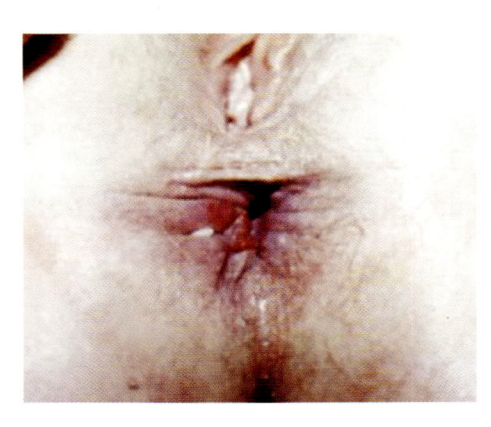

Fig. 63-9. Tumor carcinoide do canal anal, Queixa inicial: hemorroidas.

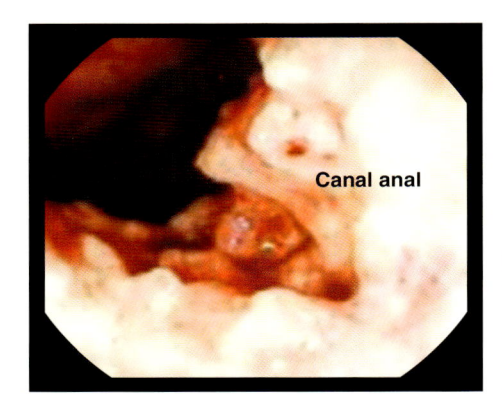

Fig. 63-10. Carcinoma espinocelular no canal anal. Paciente procurou o serviço na 3ª semana de pós-operatório por plicomas anais.

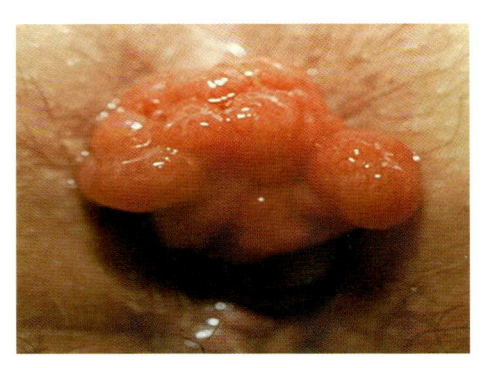

Fig. 63-11. Adenoma viloso pediculado, prolabado através do ânus. Queixa: hemorroidas.

na população e que, por ser banalizada, os leva a protelar a procura por auxílio médico, fazendo com que o diagnóstico de doenças mais graves seja feito tardiamente (Figs. 63-11 a 63-13).[8,9] Estes pacientes, muitas vezes, são encaminhados diretamente para o exame endoscópico flexível, sem passar por consulta com o proctologista. Sendo assim o endoscopista não coloproctologista deve ter treinamento básico para avaliar a região anorretal, principalmente com a finalidade de excluir lesões neoplásicas e orientar o diagnóstico diferencial ou a continuidade da investigação (Fig. 63-14).

O exame físico adequado da região anorretal consiste em inspeção, palpação da região perianal, toque retal e anuscopia e/ou retoscopia. O decúbito lateral esquerdo é bastante confortável para o paciente e permite o exame físico e a realização da maioria dos procedimentos diagnósticos para esta região. A "posição de canivete" também pode ser utilizada, mas é desconfortável e geralmente mais constrangedora para o paciente. Deve-se afastar as nádegas para iniciar o exame físico, o que pode ser feito com o auxílio de um assistente ou pelo próprio paciente.

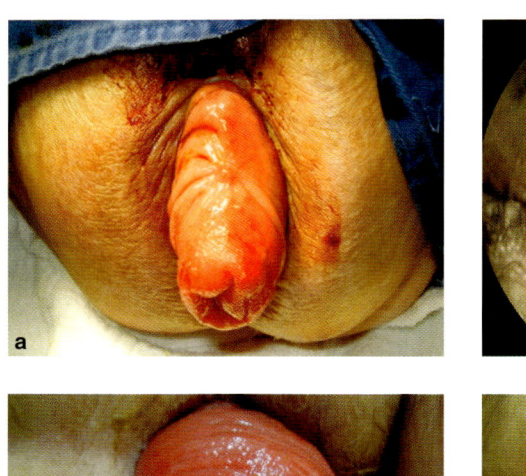

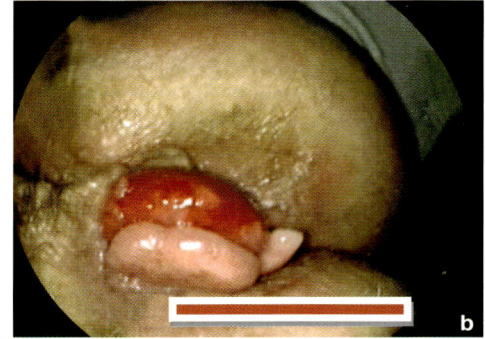

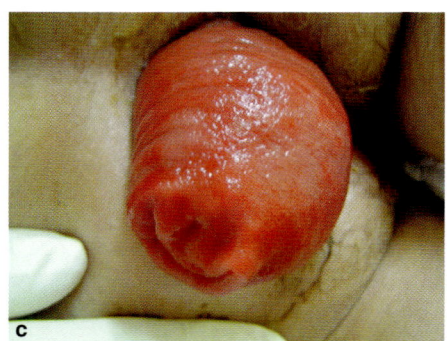

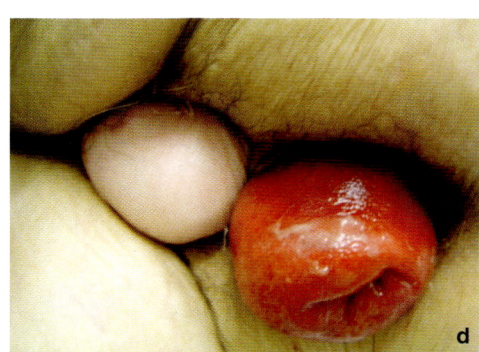

Fig. 63-12. (a e b) Prolapso retal. (b) Prolapso retal mucoso. (c) Prolapso retal completo em adulto jovem. (d) Prolapso retal e genital.

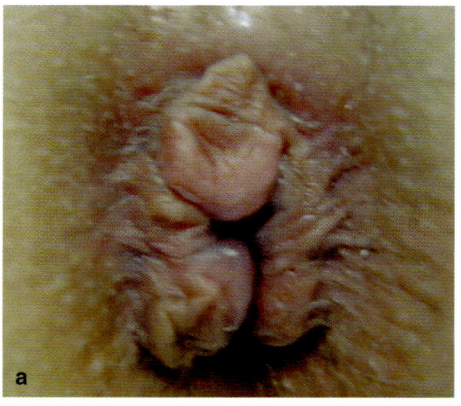

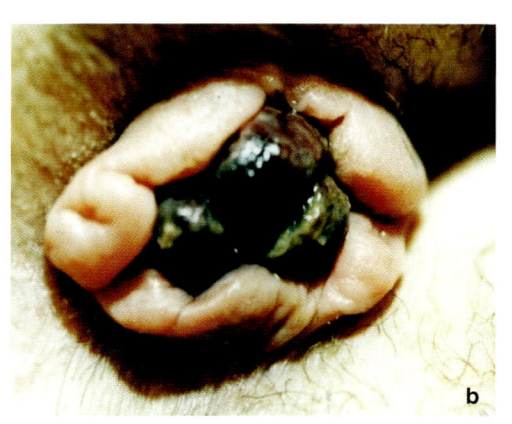

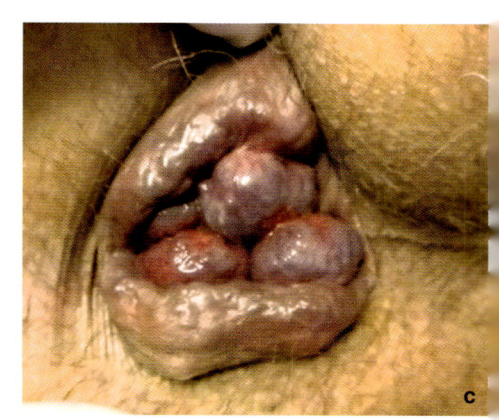

Fig. 63-13. Hemorroidas. (a) Externas. (b) Externas e pseudoestrangulamento das hemorroidas internas, com necrose. (c) Volumosas internas e externas.

EXAME ENDOSCÓPICO DAS DOENÇAS DO RETO DISTAL E DO CANAL ANAL

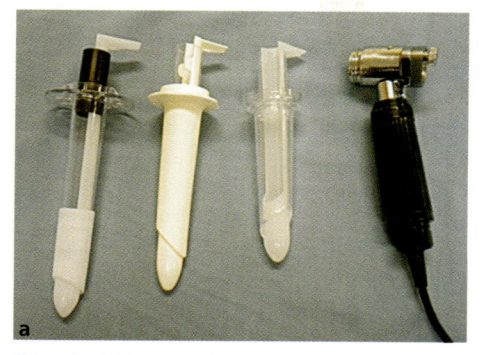

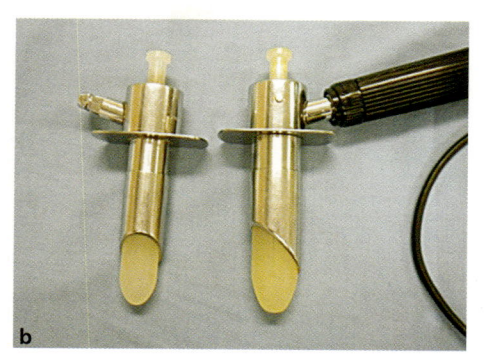

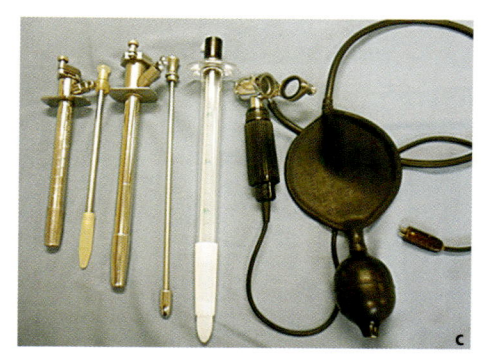

Fig. 63-14. (a) Anuscópios e retoscópios descartáveis. "Cabeçote" para acoplar o aparelho descartável. (b) Anuscópios permanentes com fibra óptica. (c) Retoscópios permanentes e descartáveis, com diferentes diâmetros. Iluminação por fibra óptica.

Inspeção anal

O ânus, habitualmente, tem a forma de fenda (Fig. 63-15). O paciente sedado pode ter relaxamento anal suficiente para apresentar um ânus entreaberto, o que é bastante comum nas crianças. A pele perianal ou anoderma costuma ter pigmentação mais pronunciada sobre a região esfincteriana. Podem ser observadas lesões cutâneas, como dermatites, fissuras, orifícios de fístulas, rágades, lesões vegetantes, como neoplasias e condilomas, hemorroidas, complicadas ou não, plicomas, prolapsos mucosos, cômedos, foliculites, abscessos (Figs. 63-16 a 63-29). O paciente deve ser solicitado a fazer esforço evacuatório durante a inspeção para identificar prolapsos. Eventualmente deve-se até pedir que assuma a posição de cócoras para avaliar prolapsos maiores. Da mesma forma, deve ser solicitado para fechar o ânus em busca de possíveis irregularidades anatômicas no esfíncter, como ânus em fenda ou incapacidade de contração nos pacientes incontinentes.

Uma das lesões anais mais comuns que causam desconforto ao paciente é a dermatite amoniacal (Fig. 63-20). Geralmente, está relacionada com cuidados de higiene ou à falta deles, que mantém a região muito úmida. É causa frequente de ardência e prurido. A pele apresenta-se com edema, muitas vezes nacarada, com aumento das pregas anais. Pode haver rágades e exulcerações, causadas pelo ato de coçar. Outras vezes há hiperemia e área mais violácea,

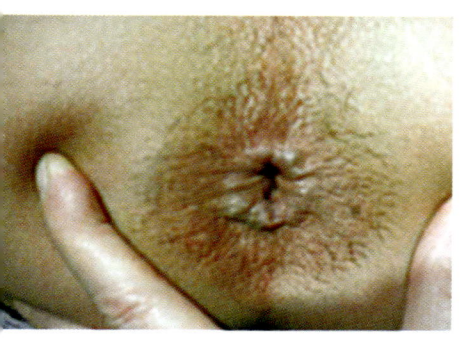

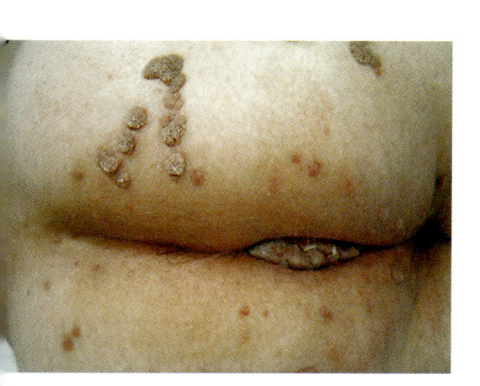

Fig. 63-15. Inspeção anal.

Fig. 63-16. HPV anal.

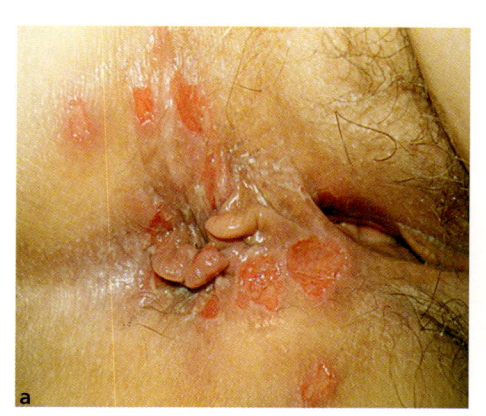

Fig. 63-17. (a) Herpes *simplex* em paciente imunossuprimida. Note-se o desaparecimento da epiderme nas lesões, após a destruição das bolhas. (b) Herpes *simplex* na nádega.

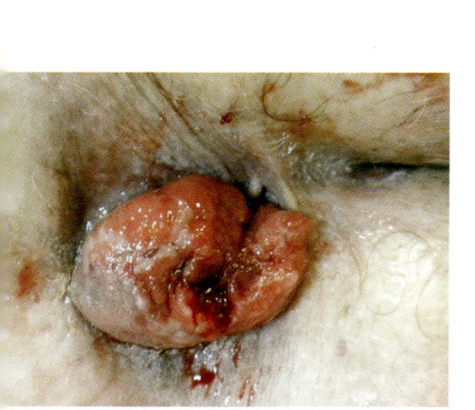

Fig. 63-18. Carcinoma espinocelular da margem anal.

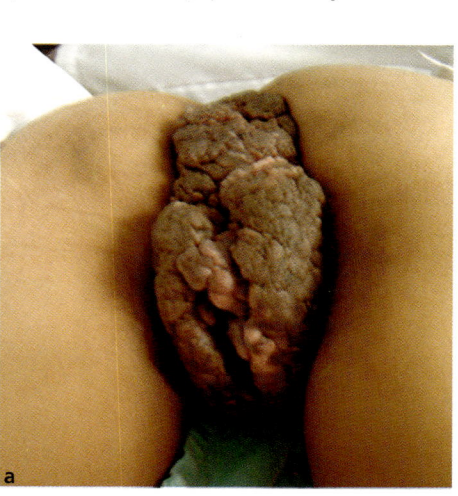

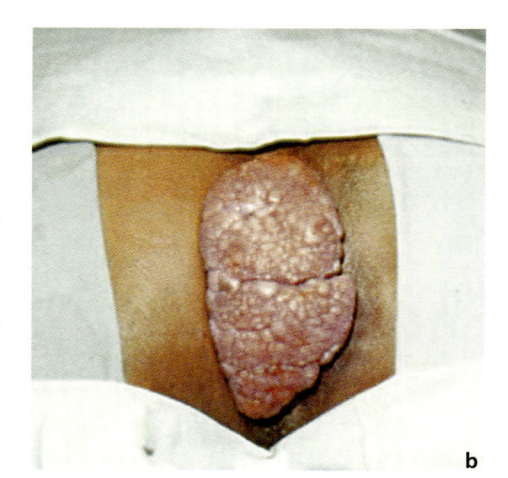

Fig. 63-19. (a) Condiloma acuminado gigante. (b) Condiloma acuminado gigante em adolescente.

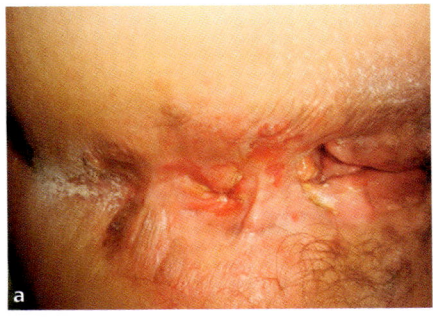

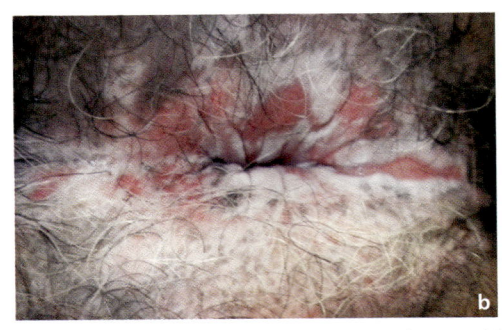

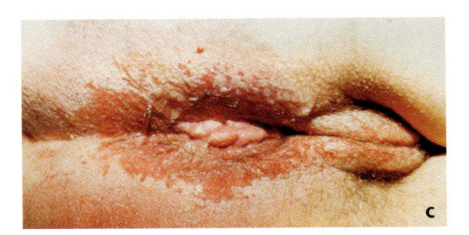

Fig. 63-20. Dermatite. (a) Amoniacal. (b) Amoniacal crônica: exulcerações, rágades e liquenificação. (c) Amoniacal crônica grave.

circinando a lesão e sugerindo infecção associada por *candida sp*. Quando crônica, a pele pode estar espessada por liquenificação. Pode também estar associada a outras lesões anais que dificultem a higiene, como plicomas, doença hemorroidária ou situações que promovam o aparecimento de secreção anal, como incontinência, fístulas e prolapso mucoso (Figs. 63-21 e 63-22). Pode ter lesões tão intensas que sugerem situações mais graves, com áreas extensas de exulceração.

A região anal é área de desenvolvimento de cômedos, que podem ser relativamente volumosos, causando desconforto e prurido ao paciente ou confundindo-os com outros diagnósticos (Fig. 63-23). Pode haver cistos de inclusão epidérmica, que eventualmente apresentam infecção e abscesso (Figs. 63-24 e 63-25). Faz-se o diagnóstico diferencial com fístulas e abscessos de origem criptoglandular pela palpação. Os cistos de inclusão ou sebáceos são limitados ao nódulo percebido à inspeção. Nestes casos não há trajeto radial palpável no ânus, o que sugeriria prolongamento de trajeto fistuloso (Figs. 63-26 e 63-27). Alguns pacientes apresentam foliculites, geralmente autolimitadas.

Outra situação bastante comum são os plicomas anais. São pregas anais aumentadas, sem tecido hemorroidário no seu interior, com vários tamanhos. Podem ser fonte de aumento de umidade e geralmente o paciente queixa-se de dificuldade para a higiene ou mesmo de constrangimento de ordem estética (Fig. 63-21).

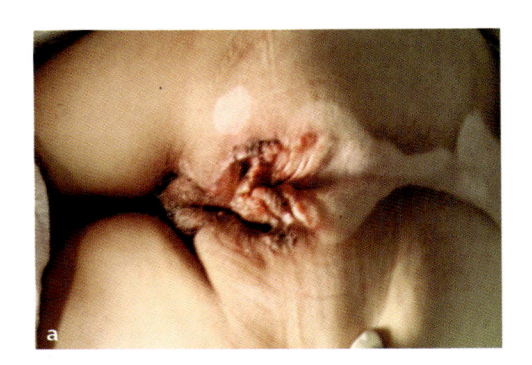

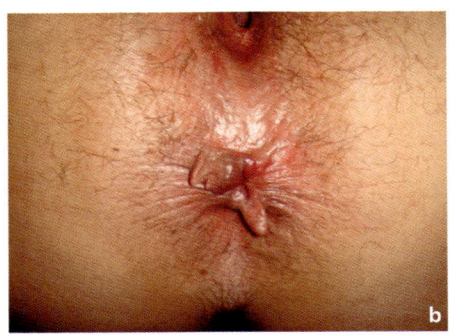

Fig. 63-21. (a) Plicomas espessos e irregulares, típicos da doença de Crohn; vitiligo; (b) Pricoma anal, sentinela à fissura crônica.

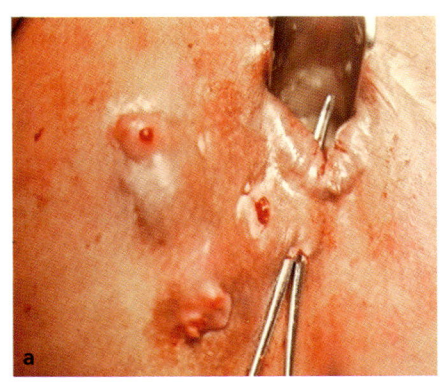

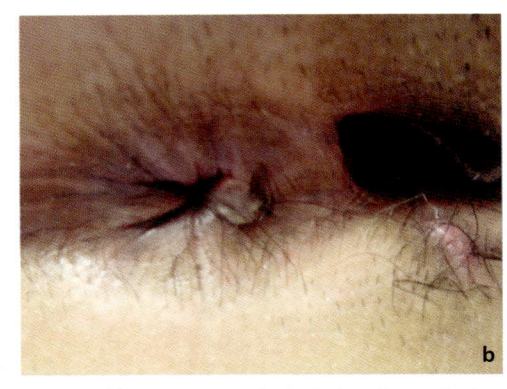

Fig. 63-22. (a) Fístula anal complexa. (b) Fístula anal com orifício externo ao lado do introito vaginal.

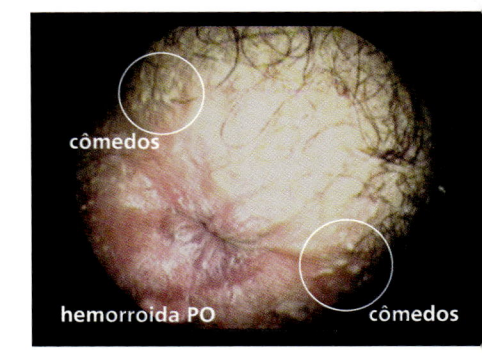

Fig. 63-23. Cômedos perianais.

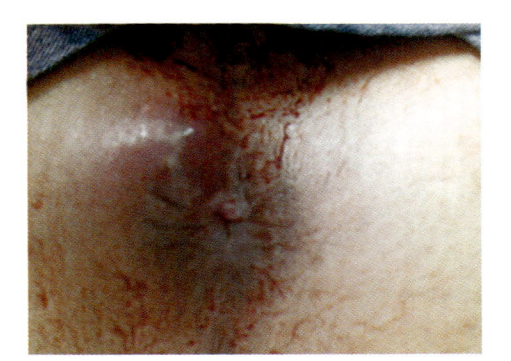

Fig. 63-24. Abscesso anal.

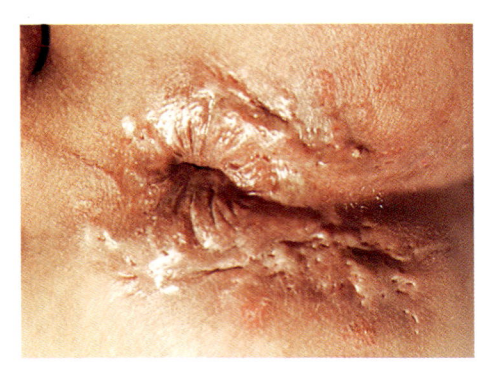

Fig. 63-25. Hidroadenite supurativa.

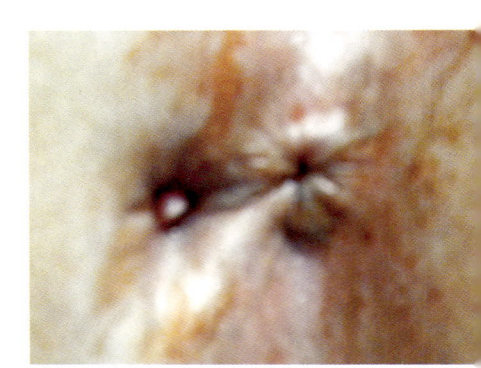

Fig. 63-26. Cisto dermoide retrorretal com fístula.

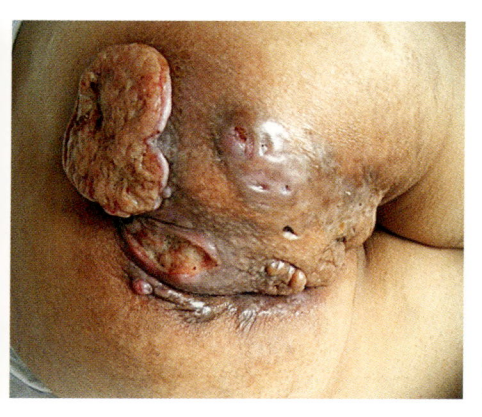

Fig. 63-27. Tumor no reto distal, com fístulas.

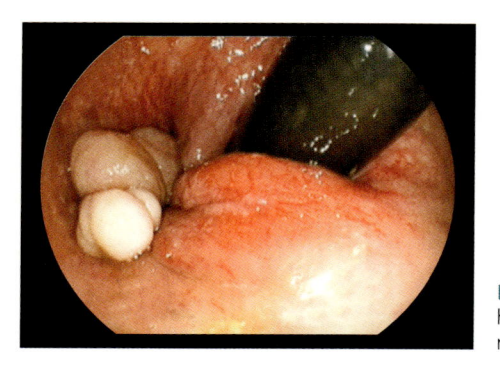

Fig. 63-29. Papilite hipertrófica e prolapso mucoso do reto.

As fissuras anais apresentam-se como úlceras longitudinais no canal anal, geralmente posteriores medianas e, menos comumente, anteriores medianas. Costumam ser relacionadas com alterações evacuatórias, principalmente obstipação, mas também diarreia. Quando localizadas fora da linha média, irregulares e com tecido inflamatório, deve-se aventar a hipótese de doença inflamatória ou infecciosa. A classificação entre crônica e aguda é dada pelo aspecto da fissura e não pelo tempo de queixa, mesmo porque as fissuras podem ter recidivas tão frequentes que o paciente acha que não houve intervalos de cicatrização. As fissuras agudas apresentam-se como ferida plana, longitudinal no canal anal, podendo ser acompanhadas de plicoma pequeno com edema. Já, as crônicas, têm bordos cutâneos mais elevados, fibrose no leito da ferida e, com certa frequência, plicoma aumentado, chamado de "sentinela", e papilite hipertrófica na linha pectínea, radial à lesão. Estas últimas dificilmente cicatrizam sem tratamento cirúrgico (Figs. 63-28 e 63-29).

Toque retal

O toque retal deve ser realizado todas as vezes em que houver queixas anorretais ou antecedendo qualquer exame via anal, como a colonoscopia. Salvo se o paciente apresentar muita dor, deve ser feito já na primeira consulta. Sempre que possível deve-se tratar a dor antes do exame, que pode ser feito por analgesia oral e cuidados locais, retornando precocemente em outra oportunidade para completar o exame físico. Nos casos mais graves, mais urgentes ou se houver conveniência, pode-se fazer anestesia tópica ou mesmo fazer o exame sob sedação. Lembrar que um paciente com muita dor anal de início recente pode estar desenvolvendo abscesso anal, o que requer intervenção imediata. Para os pacientes com dor anal intensa e que serão submetidos a retossigmoidoscopia ou colonoscopia sob sedação costumamos anestesiar a região anal com infiltração local ou bloqueio pudendo bilateral com lidocaína, bupivacaína ou ropivacaína logo após a sedação. Isto permite um exame mais confortável, menos sedativos e opioides e maior conforto após o exame.

A maioria das doenças anorretais ocorre no reto distal e canal anal e podem ser palpadas pelo toque retal. O toque retal é parte indispensável do exame físico isolado ou do início do exame endoscópico nos pacientes com queixas anorretocólicas. Alcança até cerca de 8 cm acima da borda anal no paciente que consegue manter o relaxamento do assoalho pélvico e dos esfíncteres. Pode ir até limites mais proximais no paciente sedado ou anestesiado. A observação das fezes na luva de toque pode ser útil para eventuais diagnósticos, demonstrando sangue ou excesso de muco.

Deve-se fazer uma boa lubrificação do canal anal para que o exame seja menos desconfortável. Não há necessidade de usar anestésico no gel para o toque, pois além de não prover analgesia, onera desnecessariamente. É importante que o exame seja feito com a intenção real de buscar, conscientemente, alterações patológicas e não simplesmente de forma mecânica, para verificar a qualidade do preparo apenas, como ocorre com frequência. O exame endoscópico que o sucede não garante que todas as lesões sejam identificadas. Há alterações estruturais, submucosas e extrarretais que só são percebidas pelo toque retal.

O toque retal deve ser precedido pela palpação delicada do ânus, o que promove maior relaxamento do esfíncter durante o exame. O paciente deve ser informado de cada passo a ser seguido para que o medo não atrapalhe a avaliação. Se o paciente estiver acordado, a introdução do dedo examinador no canal anal permite avaliação do tônus esfincteriano, tanto externo quanto interno, capacidade e duração da contração anal. Deve-se solicitar ao paciente que contraia e relaxe o ânus no início do toque para obter estas informações.

O toque retal, após treinamento adequado por parte do examinador, pode identificar, com segurança, as referências anatômicas do canal anal e do reto. Imediatamente após ultrapassar a borda anal, pode-se perceber o sulco interesfincteriano e possíveis nódulos ou falhas musculares. A linha pectínea vem logo em seguida, alcançando-se a mucosa retal a 1 ou 2 cm acima da borda anal. São percebidas nodulações correspondentes às complicações da doença hemorroidária, como tromboses (Fig. 63-30), papilas anais hipertrofiadas, úlceras das fissuras anais crônicas, abscessos, mesmo pequenos, orifí-

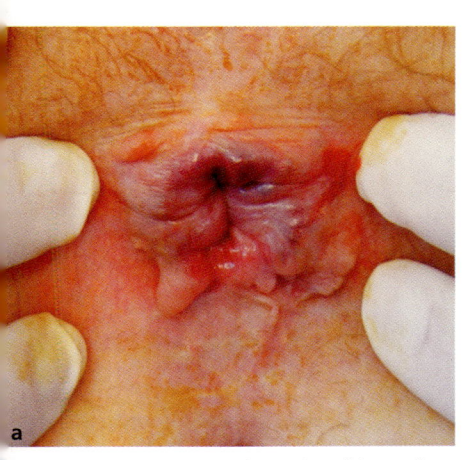

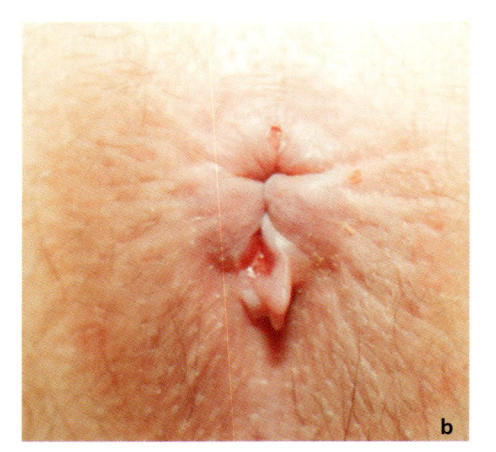

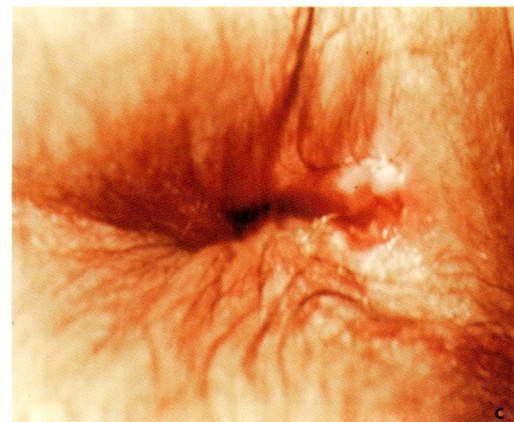

Fig. 63-28. Fissura anal. (**a**) Crônica. (**b**) Aguda e crônica. (**c**) De paciente com doença de Crohn.

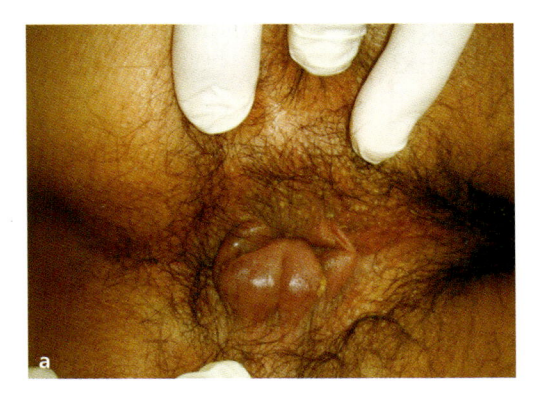

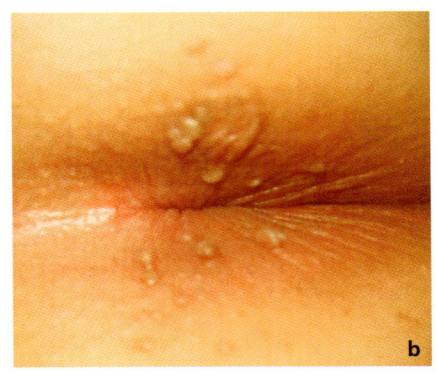

Fig. 63-30. (a) Trombose hemorroidária externa aguda. (b) Ânus normal com lesões perianais por HPV.

cios internos de fístulas com fibrose e inflamação pronunciadas e lesões expansivas. No reto há condições plenas de se perceber se a mucosa desliza facilmente sobre a submucosa. Percebe-se também, de forma distinta, a fixação de lesões na parede muscular do reto e nas estruturas pélvicas, como ocorre nas lesões neoplásicas e inflamatórias profundas, e se há ou não ulcerações. A sensibilidade para se distinguir o acometimento mural de um tumor no reto com o toque retal, em um examinador bem treinado, é boa e varia de cerca de 70 a 90% de acurácia nas várias publicações a respeito.[10]

Entre 4 a 6 cm acima da borda anal percebe-se um "degrau" de cada lado do reto que corresponde à borda do músculo puborretal e define o limite superior do canal anal cirúrgico ou fisiológico. Nos pacientes com queixa de proctalgia fugaz e outras dores originadas pela contratura de músculos do assoalho pélvico a palpação ao longo desses dois ramos musculares pode demonstrar contratura ou reproduzir parcialmente a dor, auxiliando no diagnóstico. Ao se solicitar que o paciente faça esforço evacuatório, pode-se perceber sinais que sugiram contratura paradoxal dos músculos puborretais, que pode ser causa de obstipação crônica.

Nas mulheres, especialmente as multíparas e com queixa de obstipação crônica, deve-se palpar o septo retovaginal procurando retocele, enterocele ou lesões expansivas que ocasionem o quadro de "evacuação obstruída" (Fig. 63-31). Também nessa situação, ao se solicitar o esforço evacuatório durante o toque, pode-se perceber o rebaixamento exagerado do fundo de saco posterior, sugerindo a enterocele. O achado de retocele e enterocele só deve ser valorizado se houver sintomas correspondentes, pois não é incomum perceber-se aumento da complacência do septo retovaginal sem relato de dificuldade de exoneração retal.

Nos homens pode-se palpar a próstata, embora haja muitas discussões se esse exame deve ser feito por não especialista durante o exame retal. Mais de metade dos tumores prostáticos podem ser diagnosticados pelo toque retal e o coloproctologista ou o endoscopista cumprem a função de triar estes pacientes para a investigação necessária, da mesma forma que o urologista deve estar atento à palpação de lesões retais durante o toque da próstata (Fig. 63-32). Caso seja evidenciada qualquer alteração, o paciente deve ter encaminhamento adequado.

Anuscopia e retoscopia

O anuscópio é o melhor instrumento para se examinar o canal anal e não deve ser substituído por exames flexíveis. Por sua vez, não substitui a retoscopia ou retossigmoidoscopia rígida ou flexível nos pacientes com queixas anorretais. O termo "retoscopia rígida" é mais adequado que "retossigmoidoscopia rígida", pois os aparelhos disponíveis para tal, descartáveis ou não, prestam-se ao exame do reto até, no máximo, o sigmoide distal em condições ideais (Fig. 63-14).

Se o paciente for submetido, em um primeiro momento, apenas ao exame do ânus e canal anal, geralmente não há necessidade de preparo prévio, pois a ampola retal costuma estar vazia ou com fezes sólidas, que podem ser deslocadas. Isso vale também para a maioria das retoscopias rígidas. Por outro lado, o aspecto das fezes observadas no exame retal pode ser preditivo de doenças locais ou mais proximais, como o achado de estrias de muco e de sangue, que podem não ser percebidas pelo paciente.

A limpeza da ampola retal, quando necessária, é feita com a aplicação de enema evacuador, que pode ser de solução glicerinada a 10 ou 12%, fosfossoda ou sorbitol, aplicados lentamente, com o paciente em decúbito lateral esquerdo. As soluções devem estar tépidas. O paciente deve tentar aguardar cerca de 10 minutos antes de evacuar o conteúdo retal após a aplicação da solução de enema. Sempre que possível e especialmente nas crianças e nos pacientes idosos, com continência prejudicada, a nádega deve estar mais alta que o tronco para que o enema possa agir por mais tempo e alcançar o reto proximal com facilidade. A aplicação destas soluções em posição de cócoras, muitas vezes no vaso sanitário, é totalmente inadequada.

Há vários modelos de instrumentos rígidos disponíveis para anuscopia, descartáveis e permanentes. Os aparelhos circulares são mais confortáveis que as válvulas anais, tipo Hill-Ferguson, pois o mandril, utilizado sempre que for necessário reintrodução do equipamento, causa menos dor (Fig. 63-33). Muitos destes modelos têm sistema de iluminação por fibra óptica acoplado. Há anuscópios com sistema fechado, permitindo a introdução de ar por meio de pera insufladora, melhorando, em muito, a observação do canal anal e reto distal. Alguns deles têm a ponta em bisel. Em um canal anal mais flácido, a chanfradura altera a forma anatômica do canal anal e pode in-

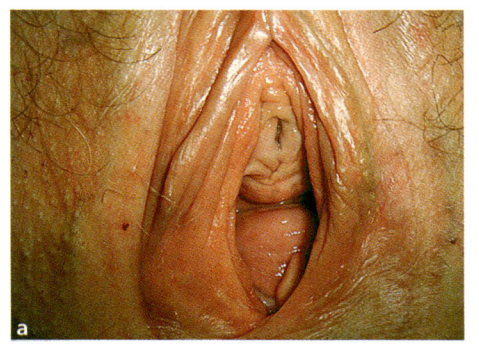

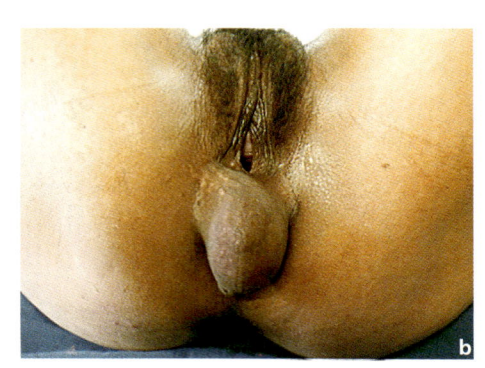

Fig. 63-31. (a) Retocele e enterocele, causando "evacuação obstruída". (b) Schwanomma do septo retovaginal.

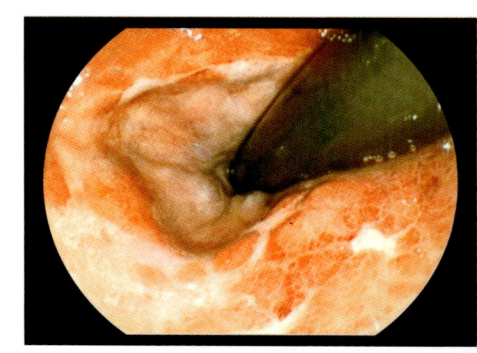

Fig. 63-32. Retite actínica.

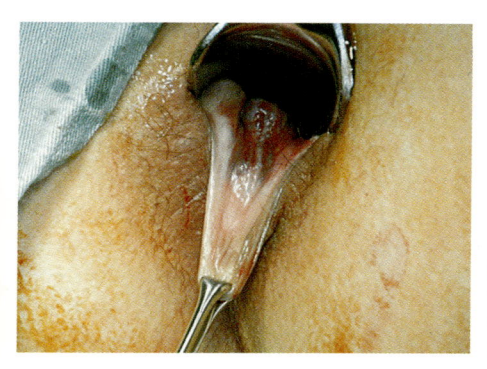

Fig. 63-33. Afastador anal tipo Hill-Ferguson. Plicoma anal e hemorroida interna – peroperatório.

duzir ao diagnóstico de doença hemorroidária interna. No entanto, este tipo de aparelho mostra-se mais adequado para as ligaduras elásticas de hemorroidas internas e de prolapsos mucosos (Figs. 63-34 e 63-35).

A retoscopia rígida, realizada com tubos de 15 e 25 cm de comprimento, permite localizar as lesões e medir a distância até a borda anal, definindo qual é a poção acometida da parede de forma mais fidedigna que os aparelhos flexíveis. A determinação exata da distância das lesões com relação à linha pectínea e canal anal é de extrema importância para definir a melhor opção para algumas abordagens cirúrgicas, especialmente para a conservação esfincteriana nas cirurgias para tumores retais.[5]

Há a tendência de se substituir a retoscopia rígida pela retossigmoidoscopia flexível, especialmente quando o paciente é avaliado, inicialmente, por médico não proctologista. Deve-se levar em conta, no entanto, que a retossigmoidoscopia flexível não avalia adequadamente a mucosa do reto distal, salvo se o examinador fizer a retrovisão com o aparelho flexível (Fig. 63-36). Com isso a visualização do reto distal torna-se possível na maioria dos casos, mostrando detalhes da superfície examinada com bastante propriedade, muitas vezes melhor do que a visão frontal da retossigmoidoscopia rígida, embora trabalhos publicados na literatura não relatem grande vantagem na realização desta manobra.[11] Averbach *et al.* demonstraram que há mais lesões diagnosticadas com o uso da retrovisão em comparação à visão frontal do exame flexível.[12] Embora as conclusões destas casuísticas publicadas sejam controversas, deve-se observar que sempre é descrito maior número de achados no reto, utilizando-se aparelhos flexíveis, por retrovisão, mesmo não sendo demonstrado significância estatística. Os pacientes com reto estreito ou com complacência diminuída também apresentam dificuldade técnica para a retrovisão. Nestes há risco de perfuração do reto, como relatam alguns trabalhos publicados na literatura.[13,14] Em nossa casuística pessoal há um caso de perfuração retal na tentativa de retrovisão em 20 mil exames avaliados. Tratava-se de paciente com retocolite ulcerativa com mais de 10 anos de doença e com suspeita de lesão neoplásica precoce, o que foi confirmado.

As válvulas de Houston merecem atenção especial do examinador, especialmente quando utilizado aparelho flexível. Lesões pequenas atrás das válvulas podem não ser vistas com visão tangencial, mas podem ser observadas por retrovisão.[15] Há necessidade de boa distensão do reto, o que deve ser feito na retirada do aparelho,

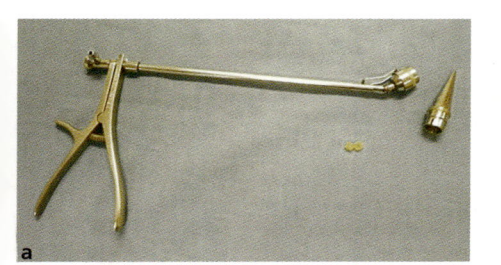

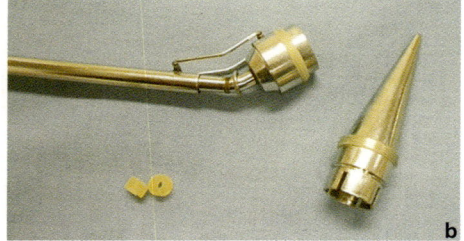

Fig. 63-34. (**a** e **b**) Aparelho para ligadura elástica de hemorroidas internas e prolapso.

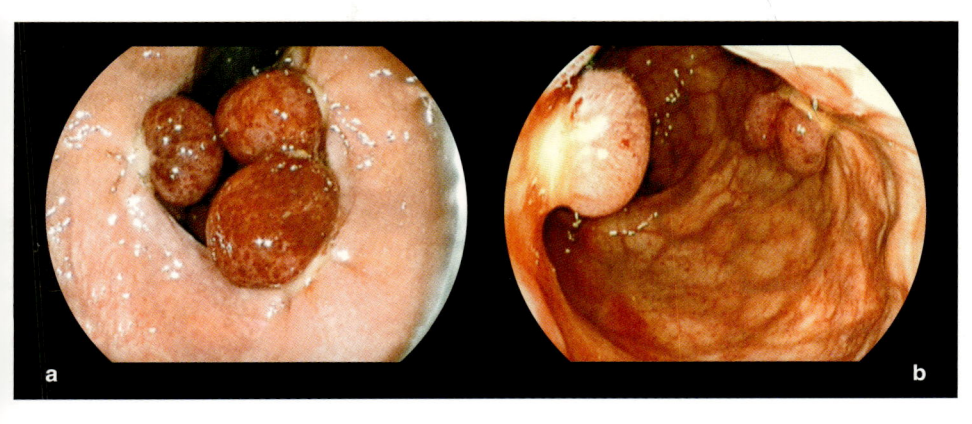

Fig. 63-35. (**a** e **b**) Hemorroidas internas após ligadura elástica.

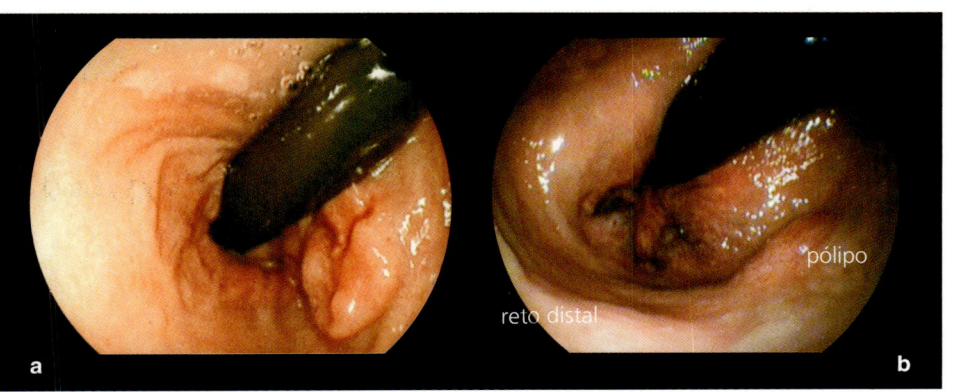

Fig. 63-36. Exame em retrovisão no reto distal. (**a**) Tumor. (**b**) Pólipo.

já que a insuflação exagerada do reto na introdução pode dificultar sobremaneira a progressão do aparelho pela junção retossigmoideana. Os pacientes com fundo de saco baixo e cirurgias pélvicas prévias podem ter o ângulo dessa área mais pronunciado, tornando-se ainda mais agudo com a passagem de grande quantidade de ar para o cólon sigmoide na tentativa de se insuflar o reto. Também pode ser muito difícil manter insuflação retal adequada em pacientes com incontinência anal, mesmo que leve. Pacientes com complacência retal diminuída ou alterações inflamatórias no reto podem apresentar muito desconforto à distensão da ampola. Para ambos os casos deve-se considerar o exame com aparelho rígido.

A retrovisão do reto no exame flexível não é útil, apenas, para aumentar a acurácia do diagnóstico. Pode ser indispensável para ressecções de lesões expansivas no reto distal, permitindo melhor visualização e instrumentação da cirurgia. Muitos endoscopistas não usam de rotina a retrovisão por aumentar o risco de dano ao aparelho, especialmente nos cabos da ponta flexível, correndo o risco de avaliar inadequadamente este segmento. No entanto, com alguns cuidados, pode-se prevenir tais desastres. A ponta do aparelho deve alcançar, retificada, o reto proximal. Em seguida, faz-se a flexão de 180° com a manopla *up and down*, introduzindo mais um pouco o aparelho e apoiando a convexidade da ponta na parede lateral do reto, desde que não ofereça grande resistência, sob insuflação. Feita a retrovisão, o torque é usado para examinar a ampola retal, associado a manobras de introdução e retirada para posicionar a imagem de forma desejada.

Não se deve fletir as duas manoplas simultaneamente para executar a retroflexão. Isso força muito os componentes da ponta, que podem romper ou apresentar algum outro dano. É importante lembrar que a introdução de equipamentos como alças de polipectomia e cateteres de coagulação no canal de trabalho deve ser feita sempre com a ponta do aparelho retificada para não causar dano, como perfuração do canal ou descolamento dos componentes da ponta, resultando em infiltração do equipamento. Tomar cuidado também ao se aplicar diatermia muito próxima do corpo do aparelho no canal anal. Quanto ao paciente, às lesões muito próximas à linha pectínea devem ser ressecadas com cautela, pois o dano da fulguração e o processo inflamatório que se segue podem alcançar a área de maior sensibilidade abaixo da linha pectínea, provocando dor intensa e duradoura, inclusive com espasmo esfincteriano e consequente dificuldade de evacuação no pós-operatório.

Por fim, alguns comentários sobre a descrição da avaliação do canal anal no laudo da colonoscopia ou retossigmoidoscopia flexível: trata-se de assunto muito controverso entre os endoscopistas. Não é raro recebermos um paciente com queixa de doença orificial típica, geralmente com sangramento, e que não se enquadra em nenhum protocolo de rastreamento de doença proximal, encaminhado diretamente para colonoscopia, sem avaliação proctológica prévia. A decisão pelo exame proctológico é muito pessoal. A colonoscopia, ou mesmo a retossigmoidoscopia flexível, não é suficiente e nem substitui a avaliação coloproctológica das doenças anorretais. O paciente deve ser submetido a anamnese específica e detalhada, que irá orientar a avaliação física, tanto estática, quanto dinâmica, incluindo a anuscopia, com particularidades anatômicas e funcionais que fogem ao domínio do treinamento e à disponibilidade de aparato técnico de muitos endoscopistas que executam a colonoscopia. Se for entendido que há necessidade de exame proctológico específico e o endoscopista se sentir à vontade e totalmente capacitado para fazê-lo, acreditamos que deve descrevê-lo como um adendo ao laudo. Alguns coloproctologistas e endoscopistas preferem não fazer este tipo de avaliação médica naquele momento e, inclusive, acrescentam nota ao laudo, ressaltando que o exame proctológico não faz parte do procedimento solicitado. De qualquer forma, a informação médica especializada deve ser proporcionada ao médico solicitante do exame e ao paciente de forma clara, com termos técnicos adequados e consagrados, estipulando quais foram os limites do procedimento e esclarecendo dificuldades encontradas. Não se deve correr o risco de deixar subentendido que não existem doenças, cuja suspeita ou necessidade de exclusão originou a solicitação do exame, simplesmente porque não estão descritas no laudo. Quando emitimos um laudo de exame de imagem, principalmente de endoscopia, devemos ter em mente que somos o "olhar" do médico-assistente, e o relatório deve proporcionar-lhe respostas pertinentes e permitir-lhe visualizar, com a maior perfeição possível, o que nós mesmos vimos e entendemos.

REFERÊNCIAS BIBLIOGRÁFICAS

1. Barleben A, Mills S. Anorectal anatomy and physiology. *Surg Clin North Am* 2010;90(1):1-15.
2. Wexner SD, Jorge JMN. Anatomy and embriology of anus, rectum and colon. In: Corman ML. *Colon and rectal surgery*. 5th ed. New York, NY: Lippincott Williams & Wilkins, 2005. p. 1-30.
3. Stoss F. Investigations of the muscular architecture of the rectosigmoid junction in humans. *Dis Colon Rectum* 1990;33:378-83.
4. Nelson H, Petrelli N, Carlin A *et al.* Guidelines 2000 for colon and rectal cancer surgery. *J Natl Cancer Inst* 2001;93(8):583-96.
5. Kaiser AM, Ortega AE. Anorectal anatomy. *Surg Clin North Am* 2002;82(6):1125-38.
6. Wendell-Smith CP. Anorectal nomenclature: fundamental terminology. *Dis Colon Rectum* 2000;43:1349-58.
7. Welton ML, Sharkey FE, Kahlenberg MS. The etiology and epidemiology of anal cancer. *Surg Oncol Clin N Am* 2004;13:263-75.
8. Cruz GMG, Santana JL, Santana SKAA *et al.* Doenças anais concomitantes à doença hemorroidária: revisão de 1.122 pacientes. *Rev Bras Coloproct* 2006;26(3):369-76.
9. Garrett K, Kalady MF. Anal neoplasms. *Surg Clin N Am* 2010;90(1):147-61.
10. Sartor MC, Habr-Gama A, Cerri GG *et al.* Estudo comparativo entre a acurácia da ultrassonografia intrarretal e a do toque retal no estadiamento do câncer do reto. *Rev Brasil Coloproctol* 1998;18(3):157-63.
11. Saad A, Rex DK, Routine rectal retroflexion during colonoscopy has a low yeld for neoplasia. *World J Gastroenterol* 2008;14(42):6503-5.
12. Averbach M, Amory NR, Correa PAFP *et al.* Es util la retroflexion para examinar el recto distal? Un estudio prospectivo. In: XXVII Congresso Panamericano de Gastroenterologia, 2001, Lima - Peru. *Rev Gastroenterol Peru* 2001;21:S54-55.
13. Ahkawat SK, Charabaty A, Benjamin S. Rectal perforation caused by retroflexion maneuver during colonoscopy: closure with endoscopic clips. *Gastrointest Endosc* 2008;67(4):771-73.
14. Fu K, Ikematsu H, Sugito M *et al.* Iatrogenic perforation of the colon following retroflexion maneuver. *Endoscopy* 2007;39(Suppl 1):E175.
15. Salomão BC, Averbach M, Marques Jr OW. A colonoscopia na avaliação do canal anal e reto distal. In: Averbach M, Corrêa P. *Colonoscopia*. São Paulo: Santos, 2010. p. 69-76.

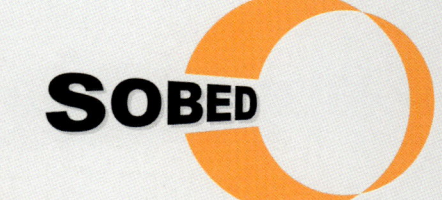

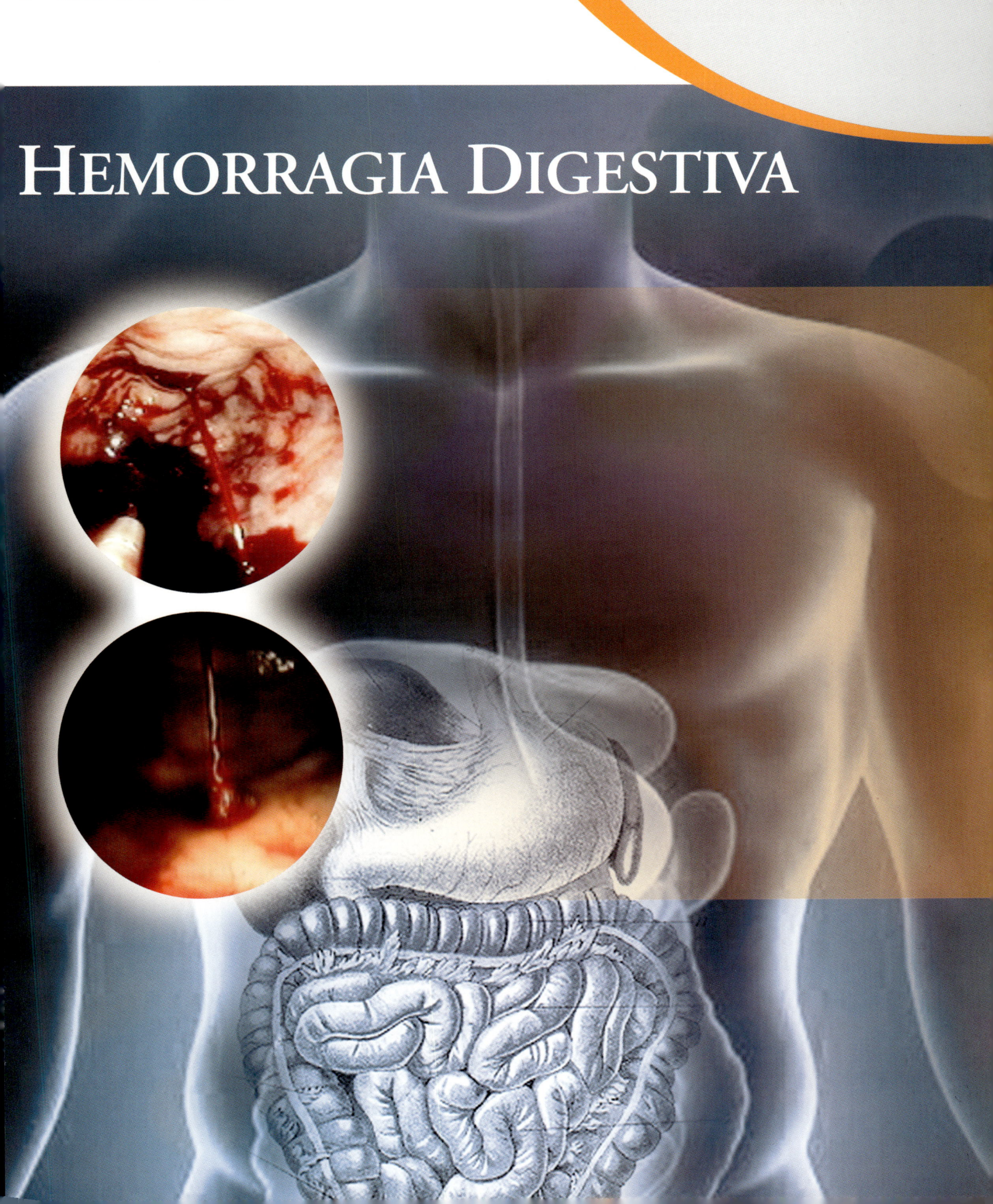

Parte VI

Hemorragia Digestiva

CAPÍTULO 64

PACIENTE COM HEMORRAGIA DIGESTIVA

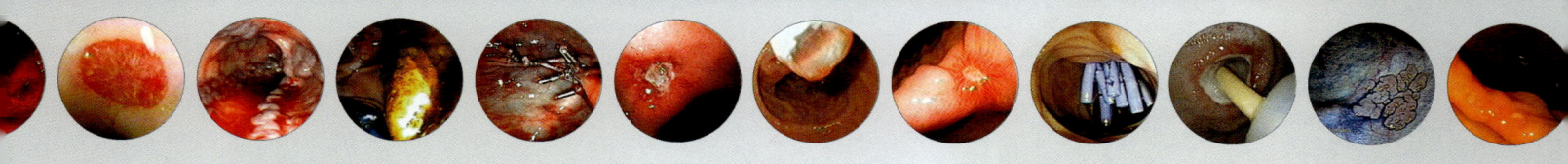

HUANG LING FANG

INTRODUÇÃO

A hemorragia digestiva está entre as principais causas de atendimentos em Serviços de Emergência. A eficiência da abordagem inicial de ressuscitação está diretamente relacionada a sua morbidade e mortalidade. A identificação da gravidade, dos fatores de riscos potenciais para deterioração clínica, assim como a pronta ressuscitação hemodinâmica são vitais para o sucesso do tratamento. Além de melhorar a hemostasia, evita danos em órgãos alvos, tais como azotemia pré-renal e isquemias coronarianas e cerebrais, decorrentes de choque e hipoxemia. É importante ressaltar que as causas de óbitos nestes pacientes, em geral, ocorrem pelas complicações em outros órgãos alvos.

A incidência de hemorragia digestiva alta é cerca de quatro vezes maior do que a da baixa (100 casos por 100 mil habs.).[26] Entretanto, a sua mortalidade se mantém em torno de 6 a 13%, sem mudanças substanciais, apesar do avanço das técnicas em endoscopia terapêutica, cirurgia e radiologia intervencionista. Atribui-se esse fato ao aumento da incidência de hemorragias decorrentes da maior sobrevida da população e ao uso de drogas que resultam em distúrbios na coagulação.[22,23] A hemorragia digestiva baixa requer menos hemotransfusão, se comparada, por exemplo, à hemorragia do intestino delgado (36% vs. 64%), ou evolução para choque (19% vs. 35%), resultando na sua menor taxa de mortalidade, em torno de 4%.[17]

Com o advento da cápsula endoscópica e da enteroscopia por balão, o sítio de sangramento é definido por alguns autores como:

- *Alta*: proximal à papila de Vater.
- *Média*: entre a papila de Vater e a válvula ileocecal.
- *Baixa*: distal à válvula ileocecal.

Outros, ainda utilizam o ângulo de Treitz como divisor para definição do sítio de sangramento:

- *Alta*: proximal ao ângulo de Treitz.
- *Baixa*: distal ao ângulo de Treitz.
- *Média*: sangramentos digestivos distais ao ângulo de Treitz até a válvula ileocecal.

Quanto à etiologia da hemorragia digestiva alta, a péptica continua sendo a principal causa de hemorragia, enquanto na baixa a doença diverticular é a causa mais prevalente (Quadro 64-1).

Quadro 64-1. Causas e prevalência de hemorragia digestiva[7,11]

Hemorragia digestiva alta		Hemorragia digestiva baixa	
Causa	Prevalência	Causa	Prevalência
Doença péptica	55%	Doença diverticular	17-40%
Úlcera gástrica	21,3-23,1%	Angiodisplasia	9-12%

Úlcera duodenal	13,9-24,3%	Colites:
		   D. inflamatória intestinal
		   Isquêmica
		   Infecciosa
		   Actínica
			2-30%

Varizes de esôfago	10,3-23,1%		
Esofagite	3,7-6,3%		
Duodenite	3,7-5,8%		
Gastrite	4,7-23,4%	Pós-polipectomia	11-14%
Mallory-Weiss	5-10,2%	Sítio: intestino delgado	2-9%
Angiodisplasia	6%	Sítio: hemorragia digestiva alta	0-11%
Neoplasia	2-4,9%		
Úlcera de estoma	1,8%		
Úlcera esofagiana	1,7%		
Lesão de Dieulafoy	1%		

As doenças associadas resultam no agravamento e no aumento de complicações decorrentes da hemorragia. Assim, é de fundamental importância a identificação desses fatores em conjunto com a ressuscitação. Neste capítulo serão abordados os cuidados e as recomendações gerais e específicos para algumas destas situações.

ABORDAGEM CLÍNICA INICIAL

História clínica

As características do sangramento, os sintomas que precedem a hemorragia, a revisão das medicações em uso e o conhecimento das doenças associadas são importantes para definição de sítio de sangramento, etiologia, gravidade e prognóstico (Quadro 64-2). O quadro de melena no sangramento digestivo alto, por exemplo, pode decorrer de um volume de 50 a 100 mL de sangue, com tempo médio de trânsito de 14 horas, mas hemorragias vultuosas resultam em aceleração do trânsito e manifestação como enterorragia.[19]

Na história clínica, atenção deve ser dada aos hepatopatas, ictéricos, cardiopatas e coronariopatas em uso de anticoagulantes e antiagregantes. Pacientes com distúrbio na agregação plaquetária como portadores de síndrome urêmica ou outras coagulopatias também demandam cautela, pois podem apresentar coagulograma relativamente normal. A identificação através de anamnese dirigida para histórias de etilismo, hepatopatias, sangramentos anormais em traumas cortantes e cirurgias, hemorragias prévias no paciente e familiares poderá alertar para determinação da causa do sangramento.[33] Outras doenças hematológicas, autoimunes, doença inflamatória intestinal, cirurgias prévias, neoplasias, AIDS, assim como a origem do paciente poderão sugerir a causa do sangramento (ex.: área endêmica de esquistossomose).

A doença ulcerosa péptica ainda é a causa mais comum de hemorragia digestiva alta, assim a identificação de seus fatores de riscos, como uso de anti-inflamatórios não esteroides, corticoides, passado de úlceras, tabagismo, etilismo, assim como a presença de infecção por H. pylori devem ser anotadas (Quadro 64-3).[24]

A história de realização de procedimentos endoscópicos prévios deve ser pesquisada, assim como a avaliação de risco de sangramento do procedimento (Quadro 64-4).

Exame físico

A definição da gravidade do sangramento se inicia pela presença de taquicardia, hipotensão postural, nível de consciência, extremidades frias e sudorese. Podemos estimar a gravidade da perda sanguínea por meio do exame clínico (Quadro 64-5).

No exame físico devem-se procurar estigmas que possam sugerir a doença de base (ascite, ginecomastia, massas, visceromegalias, telangiectasias na pele, lesões em mucosa etc.), assim como possibilidade de discrasias sanguíneas pela presença de sinais clínicos que sugiram distúrbios de coagulação (sangramentos em sítios de punção, hemorragias em mucosa, petéquias, equimoses etc.). O distúrbio de coagulação deve ser previsto, pesquisado, conhecido e, preferencialmente, corrigido durante a abordagem inicial, antes da endoscopia digestiva, pois poderá interferir na terapêutica endoscópica (Quadro 64-3).

Existem várias classificações para estratificação de riscos nas hemorragias digestivas. Dentre as mais conhecidas e utilizadas estão a de Rockall, que se baseia em duas etapas – avaliação clínica inicial e complementada com a endoscopia (Quadro 64-6)[29] –, e a de Glasgow-Blatchford, cuja proposta é determinar a conduta baseada em dados clínicos e laboratoriais, exclusivamente, reduzindo a taxa de admissões desnecessárias nos Serviços de Emergência (Quadro 64-7).[8]

Alguns fatores de riscos predizem uma maior taxa de ressangramento, entre eles: idade maior que 60 anos, presença de choque hipovolêmico na admissão, coagulopatias, doenças cardiovasculares. Estigmas de risco identificados na endoscopia digestiva (vaso visível, sangramento ativo, coágulo aderido etc.) são classificados quanto ao seu potencial de ressangramento no índice de Rockall.

O toque retal está indicado para avaliar o aspecto do sangramento, assim como para identificação de lesões anais, perianais e em reto distal. A presença de sangue vivo sem instabilidade hemodinâmica, por exemplo, sugere sítio de sangramento mais distal.

Quadro 64-2. Definição de sítio de sangramento segundo a natureza do sangramento

Clínica	Probabilidade de sangramento digestivo	
	Alto	Baixo
Hematêmese	Quase certo	Raríssimo
Melena	Provável	Possível
Hematoquezia	Possível	Provável
Fezes com sangue	Raro	Quase certo
Sangue oculto (+)	Possível	Possível

Quadro 64-3. Avaliação de paciente com hemorragia digestiva

Abordagem inicial	Enquanto isso, se avalia...		
	Exame físico	Exames labs.	
▪ História da doença atual	▪ Sinais vitais	▪ Hemograma	
▪ Medicações em uso	▪ Nível de consciência	▪ Coagulograma	
▪ Fatores de riscos	▪ Estigmas de doenças	▪ Enzimas cardíacas	
▪ Doenças associadas	▪ SNG?	▪ Prova de função hepática	
▪ Forma de exteriorização do sangramento		▪ Bioquímica	

Quadro 64-4. Classificação do procedimento segundo risco de sangramento[3]

Alto risco	Baixo risco
▪ Polipectomia	▪ Endoscopia diagnóstica com biópsia
▪ Esfincterotomia biliar ou pancreática	▪ CPER sem esfincterotomia
▪ Dilatações	▪ EUS sem FNA
▪ PEG	▪ Enteroscopia diagnóstica
▪ Enteroscopia terapêutica	▪ Cápsula endoscópica
▪ EUS com FNA	▪ Colocação de prótese auto expansiva sem dilatação
▪ Hemostasia endoscópica	
▪ Ablação de tumor	
▪ Cistogastrostomia	
▪ Tratamento de varizes gastroesofágicas	

Quadro 64-5. Estimativa de perda sanguínea

% Perda volêmica	PA	FC	Volume perdido
< 20%	Deitado = normal Em pé: ↓ 20 mmHg	Deitado: normal Em pé: + 20 bpm	< 1 litro
20-40%	PA sistólica 90-100 mmHg	100-120 bpm	1,5 litro
> 40%	PA sistólica < 90 mmHg	> 120 bpm	> 2 litros

Quadro 64-6. Escore de Rockall: avaliação de risco de mortalidade na hemorragia digestiva não varicosa

Variáveis	Escore			
	0	1	2	3
Idade	< 60	60-79	≥ 80	
Choque		FC > 100 bpm	PA sist. < 100 mmHg	
Comorbidades		Insuf. cardíaca ou coronariana e outras comorbidades		I. renal, hepática, neoplasia
Diagnóstico endoscópico	Mallory-Weiss ou sem sangramento	Doença ulcerosa péptica e esofagite erosiva	Neoplasia maligna	
Estigmas recentes de sangramento	Úlcera de base limpa, pigmento plano	Doença ulcerosa péptica, esofagite erosiva	Sangue na luz, vaso visível, coágulo, sangramento ativo	

O escore clínico de Rockall é calculado sem os achados endoscópicos, com base nas três variáveis clínicas. O escore completo é feito após a endoscopia. Aqueles com escore > 0 antes ou > 2 após endoscopia têm maior risco para complicações, ressangramento e morte.

Exames complementares – avaliação inicial

A avaliação laboratorial inicial deve incluir prova cruzada, hemograma, coagulograma, ureia, creatinina e glicemia. São importantes como parâmetros de gravidade e de perda, comparativos com exames laboratoriais sequenciais. O hematócrito inicial isolado é um parâmetro ruim de quantificação de sangramento, mas um nível de hemoglobina inicial abaixo de 10 g/dL prediz uma maior taxa de ressangramento e mortalidade. Na estratificação de risco proposta por Glasgow-Blatchford, em conjunto com o exame físico, são essenciais para determinação na conduta inicial (Quadro 64-7).

A realização de outros exames laboratoriais, como hepatograma, enzimas cardíacas, assim como de eletrocardiograma, ecocardiograma, radiografia de tórax e/ou abdome e outros exames de imagem dependerá da história clínica e do quadro atual apresentado pelo paciente.

Terapêutica

A ressuscitação do paciente com hemorragia digestiva implica em garantir o suplemento de oxigênio, evitando a isquemia tecidual. Para isso é importante a monitorização adequada de pressão arterial, oximetria e frequência cardíaca. Manter reposição volêmica com nível pressórico mínimo, suplemento de oxigênio, com suporte ventilatório, se necessário, é essencial. Aqueles com alteração de nível de consciência e choque hemorrágico, e principalmente com hematêmese, devem ser intubados eletivamente, pois a broncoaspiração agravará em muito a sua morbidade e mortalidade.

Início imediato de bloqueadores de bomba de prótons em altas doses é recomendável pois reduz a taxa de ressangramento, hemotransfusão e necessidade de cirurgia. Porém, a sua dose ideal ainda não é bem determinada. Quanto ao uso de drogas vasoativas nas hemorragias não varicosas, apesar de controverso, vários estudos o recomendam.[6]

Quadro 64-7. Escore Glasgow-Blatchford[1,8]

Indicador de risco na admissão		Escore
Ureia (mg/dL)	≥ 18,2 a < 22,4	2
	≥ 22,4 a < 28	3
	≥ 28 a < 70	4
	≥ 70	6
Nível de hemoglobina (g/dL) – homem	≥ 12 a < 13	1
	≥ 10 a < 12	3
	< 10	6
Nível de hemoglobina (g/dL) – mulher	≥ 10 a < 12	1
	< 10	6
PA sistólica (mmHg)	≥ 100 a < 109	1
	≥ 90 a < 99	2
	< 90	3
Outros marcadores	FC ≥ 100	1
	Apresentação com melena	1
	Presença de síncope	2
	Doença hepática	2
	Insuficiência cardíaca	2
Classificado com baixo risco – tratamento ambulatorial • Ureia < 18,2 • Hg > 13 (homens) e 12 (mulheres) • PA sistólica ≥ 110 • FC < 100 • Ausência de melena, síncope, doença cardíaca ou hepática		Escore = 0
Necessidade de intervenção > 50%. Indicação para internação		Escore ≥ 6

Nos Quadros 64-8 e 64-9 encontram-se as condutas adotadas segundo grau de recomendações e níveis de evidências elaboradas pela American Society For Gastrointestinal Endoscopy (ASGE) e pela Scottish Intercollegiate Guidelines Network (SIGN).[2,9]

■ Reposição volêmica

Garantir acessos venosos calibrosos é essencial. Recomendam-se dois acessos periféricos com calibre mínimo de 18 gauges. O acesso venoso profundo implica em adição de risco de complicação e maior demora para início da ressuscitação. A reposição é feita, inicialmente, com cristaloides (solução salina ou Ringer), cujo volume irá variar com sua estimativa de perda volêmica inicial e avaliação clínica continuada, evitando-se a hipervolemia.

■ Reposição sanguínea

A reposição sanguínea deve ser criteriosa pelas complicações graves que podem decorrer da hemotransfusão (reações imunológicas – hemólise, TRALI [*Transfusion-Related Acute Lung Injury*], reações anafiláticas – e não imunológicas – sobrecarga de volume, hiperpotassemia, hipocalcemia), aumentando o risco de morte e benefícios muitas vezes questionáveis, principalmente nas situações especiais descritas em itens adiante.[25] Ela está recomendada na instabilidade hemodinâmica mantida apesar da reposição com cristaloides, naqueles que mantêm sangramento ativo, e deve-se considerar a presença de comorbidades e idade do paciente. Em situações clínica e hemodinâmica estabilizadas, é recomendável hemotransfusão somente se hemoglobina abaixo de 7 g/dL.

A reposição dos fatores de coagulação é recomendada a cada 4 U de concentrado de hemácias transfundidas. Pode ser feita através de plasma fresco, assim como há necessidade de reposição de cálcio, com infusão de gluconato de cálcio, pelo consumo de cálcio decorrente de citrato no sangue hemotransfudido.

A transfusão de plaquetas somente está recomendada nos casos de contagem menor que 50.000 plaquetas e sangramento ativo.

Quadro 64-8. Condutas na hemorragia digestiva ASGE, segundo grau de recomendação[2]

Grau	Situações
B	Pacientes de alto risco, aqueles com hematêmese, instabilidade hemodinâmica, coagulopatias, insuficiência renal, maior que 60 anos, várias comorbidades, requerem monitorização em UTI
A	Terapia antissecretória com IBP é recomendada nos sangramentos de etiologia péptica, ou suspeitos, nos quais a endoscopia ainda não pôde ser realizada
A	A eritromicina venosa prévia melhora a visibilidade da mucosa na endoscopia
A	Apesar de não ser recomendação de rotina, as drogas vasoativas reduzem o sangramento continuado e cirurgias, mas devem ser utilizadas em conjunto com os IBP e a endoscopia
A	Endoscopia é efetiva no diagnóstico e tratamento das hemorragias digestivas altas
A	Estigmas na endoscopia digestiva alta predizem as lesões de alto risco de ressangramento (sangramento ativo em jato ou lençol, vaso visível, coágulo aderido), que têm indicação de terapêutica endoscópica
A	Pacientes com lesões de baixo risco são tratados como pacientes ambulatoriais
A	A terapia endoscópica combinada de dois métodos (injeção de epinefrina, método térmico ou mecânico) está relacionada com menor taxa de ressangramento. A injeção de epinefrina isolada não é recomendada
A	Pacientes com hemorragia digestiva alta devem ser pesquisados e tratados para *H. pylori*

(A) Baseado em estudos prospectivos controlados.
(B) Baseado em estudos observacionais.

Quadro 64-9. Conduta na hemorragia digestiva, segundo Scottish Intercollegiate Guidelines Network (SIGN) and National Guideline Clearinghouse (NGC): graus de recomendações (A-D) e níveis de evidências (1++, 1+, 1-, 2++, 2+, 2-, 3, 4)[9]

	Avaliação inicial do sangramento
D	Índice de Rockall pré-endoscopia = 0, alta precoce, investigação ambulatorial
D	Índice de Rockall pré-endoscopia > 0, realizar EDA, avaliação completa de risco e internar
D	Índice de Rockall pós-endoscopia < 3, alta, baixo risco de complicação ou morte
D	Índice de Rockall pós-endoscopia > 3, internação e seguimento
	Ressuscitação e reposição
B	Reposição de volume no choque pode ser realizada tanto com cristaloide como coloide
D	Reposição de sangue após perda de 30% do volume circulante
A	Início de bloqueador de bomba de próton na entrada, antes mesmo da EDA
	Tempo para endoscopia
C	HDB, dentro das primeiras 24 h de sangramento, se possível
A	Uso de terapia combinada (ex.: injeção + térmico ou mecânico) na hemostasia
B	*Second look*: endoscopias consideradas subótimas pelo endoscopista ou ressangramento merecem nova EDA em 24 h
	Terapia farmacológica
A	*H. pylori* deve ser testado e tratado, se positivo
A	Usuários de AINH não têm indicação de terapia antissecretória após tratamento adequado da úlcera e erradicação do *H. pylori*
B	Bx para pesquisa de *H. pylori* deve ser feita antes do início da terapia antissecretória. Realizar histologia se teste de urease for negativo
A	Bloqueador de bomba H⁺ em altas doses quando úlcera grande, vaso visível e pacientes submetidos à hemostasia endoscópica (80 mg Omeprazol venoso e *dripping* de 8 mg/h por 72 h)
A	AAS e AINH devem ser suspensos na úlcera péptica sangrante. Retorno de AAS e AINH somente se houver indicação precisa e após cicatrização e erradicação do *H. pylori*
	Hemorragia digestiva por varizes gastroesofágicas
A	Deve ser iniciada quando houver suspeita de hemorragia varicosa (terlipressina), que deve ser mantida por 48 h (terlipressina) ou 3 a 5 dias (octreotídeo ou somatostatina)
A	Início imediato de antibioticoterapia na hepatopatia crônica com hemorragia GI
C	Falha da endoscopia: TIPS
D	Falha da endoscopia: balão de Sangstaken-Blackmore
	Prevenção de ressangramento por varizes
A	Ligadura + betabloqueador não seletivo

■ Bloqueadores de bomba de prótons

Estão recomendados na admissão por reduzir o sangramento, assim como as taxas de ressangramento, hemotransfusão e necessidade de abordagem cirúrgica. Porém, não há consenso sobre a dose ideal. Alguns autores preconizam altas doses com início de 80 mg de omeprazol ou equivalente e subsequente infusão contínua de 8 mg/h/72 h.[20]

■ Drogas vasoativas (terlipressina, somatostatina, octreotídeo)?

São drogas que reduzem o fluxo sanguíneo portal venoso e arterial para o estômago e duodeno, preservando o fluxo sanguíneo arterial renal. A ação destas drogas na terapêutica é reconhecida no tratamento das hemorragias digestivas varicosas, porém alguns autores relatam efeitos benéficos no tratamento de hemorragias por úlceras pépticas, reduzindo sangramento ativo e evitando cirurgias.[16]

Antibioticoprofilaxia e antibioticoterapia

As novas diretrizes para antibioticoprofilaxia segundo a American Society for Gastrointestinal Endoscopy (ASGE), em 2008,[5] e a American Heart Association (AHA), em 2007,[31] apresentaram várias modificações. As recomendações para utilização de antibióticos na hemorragia digestiva aguda se limitarão aos pacientes cirróticos com hemorragia (ver detalhes adiante) e na prevenção de endocardite bacteriana nos pacientes considerados de alto risco para o desenvolvimento de endocardite ou pela gravidade da condição, resultando em alta morbidade e mortalidade, com cobertura para enterecocos e estreptococos do grupo *viridans* (Quadro 64-10).

Sondas gástricas e drogas pró-cinéticas?

A utilização da sonda nasogástrica, apesar de trazer informações na avaliação da hemorragia digestiva alta, tem indicação controversa, pelo desconforto e por possíveis complicações durante a sua introdução, tais como broncoaspiração e traumas em diversos sítios. Em pacientes sem hematêmese a sensibilidade é de apenas 42% e acurácia de 66%.[32] O aspirado gástrico negativo não descarta o sangramento alto, porém a presença de sangue vivo é indicativa de sangramento ativo, enquanto o sangue escuro ou em borra de café sugere sangramentos recentes ou de baixo débito.

A lavagem gástrica pode facilitar o exame endoscópico, porém tem melhor resultado com sondas mais calibrosas (sonda de Fouchet). Da mesma forma, além do desconforto, aumenta o risco de broncoaspiração.

A infusão venosa de eritromicina (250 mg ou 3 mg/kg) 30 a 90 minutos antes da endoscopia digestiva com o objetivo de acelerar o esvaziamento gástrico, melhorando a visibilidade e a qualidade do exame, é recomendada por alguns autores, inclusive pela ASGE.[13]

Quando realizar a endoscopia digestiva?

A realização da endoscopia digestiva nas primeiras 24 h de admissão do paciente, tempo suficiente para compensação clínica, tem impacto na redução do tempo de internação e da necessidade de hemotransfusão.[21] Nas hemorragias digestivas médias e baixas a realização do procedimento endoscópico na fase aguda também parece trazer benefício, aumentando a probabilidade de identificação do sítio de sangramento.

A identificação da causa do sangramento nos permite a terapêutica, o estabelecimento de prognóstico e a conduta adequada. A alteração da coagulação não deve ser, em geral, justificativa para retardo do procedimento endoscópico.[6] A presença de INR em torno de 1,5 a 2,5 já permite uma hemostasia adequada.[4] Leia sobre a correção dos distúrbios de coagulação no tópico "Arteriopatias coronarianas, periféricas e disfunções miocárdicas".

SITUAÇÕES ESPECIAIS

Cirrose hepática e hipertensão portal

O último Consenso de Baveno V, em 2010,[28] fez várias recomendações relacionadas ao preparo e aos cuidados na abordagem do paciente portador de hipertensão portal (Quadro 64-11).

Quadro 64-10. Condições associadas consideradas de alto risco para endocardite bacteriana

- Válvula cardíaca protética
- Endocardite infecciosa prévia
- Transplantado cardíaco que desenvolve valvulopatia
- Doença cardíaca congênita (DCC)
  - DCC cianótica não reparada (*shunts* e persistências)
  - Primeiros 6 m de reparo de DCC reparado com material protético
  - Reparo c/defeito residual na válvula e em regiões adjacentes

Quadro 64-11. Abordagem da hemorragia digestiva no paciente com cirrose

- Reposição volêmica para garantir perfusão tecidual - evitar reposição em excesso: manter PA sistólica em torno de 100 mmHg que permita um bom débito urinário
- Iniciar antibioticoterapia - recomendação: ceftriaxone, ou quinolona (1b:A)
- Início precoce de drogas vasoativas (terlipressina, redução de síndrome hepatorrenal)
- Endoscopia digestiva deve ser realizada (1a:A) o mais precocemente possível, dentro das primeiras 12 h após admissão (5;D)

A reposição volêmica tem como objetivo garantir apenas a preservação da perfusão tecidual, evitando o excesso, que resulta em aumento da pressão portal e maior risco de sangramento, da mesma forma ocorre com a hemotransfusão exagerada. A recomendação é a manutenção do hematócrito ou hemoglobina em torno de 25% e 7 g/dL, variando com a presença de outras comorbidades (nível de evidência: grau de recomendação 1b:A). Distúrbios de coagulação (alargamento do tempo de protrombina, plaquetopenia) e sua correção, se necessário, devem ser identificados antes do procedimento endoscópico.

Drogas vasoativas inibem a vasodilatação mesentérica, tais como somatostatina, octreotídeo e, principalmente, a terlipressina, que não necessita de infusão contínua, e têm sido indicadas na redução do sangramento, assim como para evitar o ressangramento. Conforme o último consenso de Baveno V, o início dessas drogas deve ser o mais precoce possível, antes da endoscopia (1b:A), sendo mantidas após endoscopia terapêutica por 5 dias (1a:A).

A antibioticoprofilaxia nos casos de hemorragia digestiva em pacientes cirróticos é recomendada com o objetivo de redução de complicações sépticas e da mortalidade (1a:A).[5]

Sobre quando deve ser realizada a endoscopia no paciente com hemorragia por varizes de esôfago, recomenda-se que seja feito o mais precocemente possível, após estabilização e infusão das medicações anteriormente descritas, dentro das primeiras 12 h (5:D).

Arteriopatias coronarianas, periféricas e disfunções miocárdicas

As doenças cardiovasculares são as mais prevalentes na população e têm sido a principal *causa mortis* na maioria dos países. Desta forma, o número de doentes em uso dos diversos tipos de drogas antiagregantes plaquetárias e anticoagulantes tem crescido significativamente, o que resulta no aumento de hemorragia digestiva. Além disso alguns destes pacientes apresentam complicações e riscos para fenômenos tromboembólicos que requerem a associação de anticoagulação plena (Quadro 64-12). O manejo dessas condições

Quadro 64-12. Condições de riscos para fenômenos tromboembólicos[3]

Alto risco	Baixo risco
Risco de trombose de *stent*: ■ Síndrome coronariana aguda, cateterismo com colocação de *stents* (crítico no 1º mês, alto risco nos 9-12 meses subsequentes, principalmente relacionados aos *stents* farmacológicos)	■ Fibrilação atrial (FA) paroxística ou não complicada ■ Valva biológica ■ Valva mecânica em posição aórtica ■ Trombose venosa profunda, principalmente infrapoplíteo
Risco de fenômeno tromboembólico: ■ Fibrilação atrial (FA) associada a: • D. valvar e valva protética • ICC descompensada, FE < 35% • Evento tromboembólico prévio • HAS, diabetes melito, > 75 anos ■ Valva mecânica em posição mitral ■ Valva mecânica em qualquer posição e evento tromboembólico	

clínicas é difícil, pois tanto o sangramento como a trombose representam situações críticas. A suspensão, redução ou necessidade de reversão dos efeitos das medicações na fase aguda devem ser avaliadas segundo os riscos e as consequências tromboembólicas da suspensão (Quadro 64-13).[4] A abordagem multidisciplinar, entre o médico assistente e o endoscopista, visando ao melhor equilíbrio na utilização destas drogas é essencial para o sucesso do tratamento.

Na avaliação inicial dos portadores de arteriopatias, com doenças coronarianas/cardíacas, estão incluídos a curva de enzimas cardíacas e o eletrocardiograma (ECG). Evitar hipotensão arterial é importante pelo risco de fenômenos isquêmicos coronarianos e cerebrovasculares. Se possível, o ecocardiograma pode auxiliar no estabelecimento de conduta quanto a reposição volêmica, a presença de disfunção miocárdica.

Na insuficiência cardíaca ou nas coronariopatias isquêmicas, a reposição também deve ser cuidadosa pois a falência miocárdica pode precipitar quadro de congestão pulmonar, agravando uma condição clínica já muito ruim. Exame físico e acompanhamento seriado são necessários. A internação em unidade de terapia intensiva está indicada, e a monitorização invasiva pode auxiliar no seu manejo.

Em pacientes submetidos a colocação de *stents* coronarianos, a suspensão precoce da antiagregação, antes dos 6 meses e 12 meses, no caso do uso dos *stents* farmacológicos,[14] representou uma mortalidade cardíaca entre 2,5 e 21,4% em metanálise realizada nos pacientes que necessitaram de ser submetidos a procedimento cirúrgico de emergência.[27] Assim a estratificação dos riscos de trombose e do potencial de sangramento da lesão identificados na endoscopia digestiva é importante na determinação da conduta. No sangramento agudo grave a interrupção das medicações é indiscutível. Recomenda-se, então, a endoscopia digestiva com fins terapêuticos, o mais precocemente possível, nas primeiras 12 a 24 h, nas hemorragias agudas. Nos pacientes com alto risco de trombose, complicada com hemorragia digestiva sem gravidade ou repercussão hemodinâmica, determinar a causa do sangramento e avaliar a possibilidade da não suspensão da antiagregação plaquetária dupla ou manter apenas uma das drogas podem ser as condutas mais recomendáveis.

A aspirina, responsável pela supressão da síntese da prostaglandina da mucosa, resulta em formação de erosões da mucosa, aumentando risco de sangramento. O risco relativo de sangramento com a aspirina aumenta com doses maiores, assim a dosagem recomendável é de 100 mg com efeito satisfatório de antiagregação.

Após suspensão, não existem consensos para o retorno dessas medicações. Recomenda-se que seja feito após hemostasia adequada. Em relação à antiagregação plaquetária, a aspirina associada à IBP parece ser superior e mais segura do que o retorno isolado do clopidogrel.[12,18]

Situações de extrema gravidade são pacientes com síndrome coronariana aguda em uso de antiagregantes potentes (antagonistas da glicoproteína IIb/IIIa, tienopiridinas em altas doses etc.) e que desenvolvem hemorragia digestiva aguda. Apesar do risco de complicações durante o procedimento endoscópico, estimado em cerca de 12% em pacientes com síndrome coronariana aguda em um estudo retrospectivo, não devemos contraindicar o procedimento endoscópico. A sua indicação absoluta se deve à importância de determinarmos a etiologia do sangramento, assim como a possibilidade de uma abordagem terapêutica. A outra situação é o desenvolvimento de isquemia miocárdica em curso de uma hemorragia digestiva aguda. Nesses casos a probabilidade de se identificar lesão passível de terapêutica endoscópica é maior.[4] Apesar dos riscos, a endoscopia digestiva está indicada e pode ser determinante na identificação da etiologia e na terapêutica da hemorragia.

Nos sangramentos graves com repercussão hemodinâmica, em anticoagulação plena, a reversão da anticoagulação pode estar indicada (Quadro 64-13). Porém, a avaliação prévia do grau de anticoagulação é essencial, pois muitos encontram-se em doses supraterapêuticas (INR ≥ 4). A correção do tempo de protrombina deverá ser feita preferencialmente com infusão de plasma fresco ou de concentrado de complexo protrombínico (Beriplex®) nos casos mais graves. A reposição com vitamina K deve ser cuidadosa, em dose baixa de 1 a 2 mg venosos. Doses maiores resultarão em maior dificuldade de anticoagulação futura, aumentando o risco de trombose, principalmente naqueles com alto risco tromboembólico (Quadro 64-12).

Insuficiência renal crônica

É reconhecida a maior probabilidade de hemorragia entre os pacientes com insuficiência renal crônica terminal em hemodiálise do que na população geral. Fatores tais como uso de anticoagulante na hemodiálise e disfunção plaquetária que ocorre na uremia, associados a doenças e medicações em uso, contribuem para essas complicações, não observadas em pacientes já transplantados ou em programa de diálise peritoneal.[15]

A reposição volêmica na insuficiência renal crônica terminal pode resultar em quadro de congestão pulmonar por hipervolemia. A avaliação laboratorial (gasometria arterial, escórias, glicemia e eletrólitos) é essencial, assim como a disponibilidade do nefrologista para a necessidade de hemodiálise de urgência por uremia, hipervolemia ou distúrbios eletrolíticos, até mesmo antes do procedimento endoscópico. Lembrar que os portadores de doença renal crônica, em geral, estão associados a arteriopatias graves, diabetes melito, hipoproteinemia, desnutrição, piorando a sua condição clínica. Entre os achados endoscópicos mais comuns nestes pacientes estão as úlceras gástricas e as gastrites erosivas com hemorragia.

Quadro 64-13. Antídotos para reversão de anticoagulantes e antiagregantes plaquetários[10]

Droga	"Antídoto"	Comentário
Warfarin coumadin	Plasma fresco	É o método preferido
	Vit. K: 1 a 2 mg, ou até 10 mg IV	Evitar em pacientes com válvula cardíaca mecânica, pois resulta em resistência ao Warfarin: ↑ risco tromboembolismo
	Concentrado de complexo protrombínico (Beriplex)	Nas hemorragias com risco de vida
	Fator recombinante VIIa (rVIIa)	Nas hemorragias com risco de vida
Heparina não fracionada	Protamina	Somente em hemorragias graves pelos riscos de efeitos adversos da droga: • Anafilaxia grave 1% • Bradicardia, hipotensão
Heparina fracionada BPM	Protamina	Somente neutraliza cerca de 50%
Tienopiridinas	Plaquetas	

TRATAMENTO ESPECÍFICO

Endoscopia digestiva

A importância da endoscopia digestiva na hemorragia digestiva é diagnóstica e terapêutica e ela nos permite definir:

- Quem necessita de internação.
- Onde internar? Enfermaria ou UTI.
- A causa da hemorragia.
- Estratificação do risco de ressangramento.
- A terapêutica.

CONCLUSÃO

Na abordagem de urgência da hemorragia digestiva aguda é importante a estabilização hemodinâmica, assim como a interrupção dos fatores desencadeantes da hemorragia e a hemostasia invasiva, seja por via endoscópica ou cirúrgica. Porém, essas medidas podem resultar ou precipitar complicações adicionais, tais como fenômenos tromboembólicos, que são igualmente ameaçadores à vida.

Assim, o conhecimento da condição clínica e dos riscos do paciente pelo endoscopista e a sua interação com o médico que o assiste são essenciais para que estes possam estabelecer a conduta mais adequada.

BIBLIOGRAFIA

1. Stanley AJ, Ashley D, Dalton HR et al. Outpatient management of patients with low-risk upper-gastrointestinal haemorrhage: multicentre validation and prospective evaluation. *Lancet* 2009;373:42-47.
2. Adler DG, Leighton JA. ASGE guideline: the role of endoscopy in acute non-variceal upper-GI hemorrhage. *Gastrointest Endosc* 2004;60(4):497-503.
3. Anderson MA, Ben-Menachem T. ASGE Standards of Practice Committee. Management of antithrombotic agents for endoscopic procedures – ASGE 2009 *Gastrointest Endoscopy* 2009;70(6):1060-70.
4. Anderson MA, Baron T, Jason A et al. ASGE Standards of Practice Committee Management of antithrombotic agents for endoscopic procedures. *Gastrointest Endosc* 2002;56:174-79.
5. Banerjee S, Shen B, Baron TH et al. ASGE Standards of Practice Committee. Antibiotic prophylaxis for GI endoscopy. *Gastrointest Endosc* 2008;67(6):791-98.
6. Barkun AN, Bardo M, Kuipers EJ et al. For the International Consensus Upper Gastrointestinal Bleeding Conference Group. International Consensus Recommendations on the management of patients with nonvariceal upper gastrointestinal bleeding. *Ann Intern Med* 2010;152:101-13.
7. Barnert J, Messmann H. Diagnosis and management of lower gastrointestinal bleeding. *Nat Rev Gastroenterol Hepatol* 2009;6:637-46.
8. Blatchford O, Murray WR, Blatchford M. A risk score to predict need for treatment for upper-gastrointestinal haemorrhage. *Lancet* 2000 Oct. 14;356(9238):1318-21.
9. Burnett B. Scottish Intercollegiate Guidelines Network (SIGN). *Management of acute upper and lower gastrointestinal bleeding. A national clinical guideline*. Edinburgh (Scotland): Scottish Intercollegiate Guidelines Network (SIGN), 2008 Sept. 57 p. publication; no. 105.
10. Burnett B. Institute for Clinical Systems Improvement (ICSI). *Health Care Guideline: Antithrombotic Therapy* 2011 Apr.;(Suppl). Disponível em: <http://www.ICSI.org>
11. Cappell M, Friedel D. Initial management of acute upper gastrointestinal bleeding: from initial evaluation up to gastrointestinal endoscopy. *Med Clin North Am* 2008;92:491-509.
12. Chan FK, Ching JY, Hung LC et al. Clopidogrel versus aspirin and esomeprazole oprevent recurrent ulcerbleeding. *N Engl J Med* 2005;352:238-44.
13. Coffin B, Pocard M, Panis Y et al. Erythromycin improves the quality of EGD in patients with acute upper GI bleeding: a randomized controlled study. *Gastrointest Endosc* 2002;56:174-79.
14. Grines CL, Bonow RO, Casey DE et al. Prevention of premature discontinuation of dual antiplatelet therapy in patients with coronary artery stents: a scienceadvisory from the American Heart Association, American College of Cardiology, Society for Cardiovascular Angiography and Interventions, American College of Surgeons, and American Dental Association, with representation from the American College of Physicians. *J Am Coll Cardiol* 2007;49:734-39.
15. Wasse H, Gillen DL, Ball AM et al. Stehman-Breen. Risk factors for upper gastrointestinal bleeding among end-stage renal disease patients. *Kidney International* 2003;64:1455-61.
16. Imperiale TF, Birgisson S. Somatostatin or octreotide compared with H2 antagonists and placebo in the management of acute nonvariceal upper gastrointestinal hemorrhage: a meta-analysis. *Ann Intern Med* 1997;127:1062-71.
17. Kumar R, Mills AM. Gastrointestinal bleeding. *Emerg Med Clin N Am* 2011;29:239-52.
18. Lai KC, Chu KM, Hui WM et al. Esomeprazole with aspirin versus clopidogrel or prevention of recurrent gastrointestinal ulcer complications. *Clin Gastroenterol Hepatol* 2006;4:860-65.
19. Laine L. Upper gastrointestinal bleeding. *Am Soc Gastrointest Endosc Clin Update* 2007;14(3). Disponível em: <www.asge.org>
20. Leontiadis GI, Sharma VK, Howden CW. Systematic review and meta-analysis: proton pump inhibitor treatment for ulcer bleeding reduces transfusion requirements and hospital stay-results from the Cochrane Collaboration. *Aliment Pharmacol Ther* 2005;22(3):169-74.
21. Lin HJ, Wang K, Perng CL et al. Early or delayed endoscopy for patients with peptic ulcer bleeding. A prospective randomized study. *J Clin Gastroenterol* 1996;22:267-71
22. Longstreth GF. Epidemiology and outcome of patients hospitalized with acute lower gastrointestinal hemorrhage: a population-based study. *Am J Gastroenterol* 1997;92:419-24.
23. Longstreth GF. Epidemiology of hospitalization for acute upper gastrointestinal hemorrhage: a population-based study. *Am J Gastroenterol* 1995;90:206.
24. Cerulli MA, Geibel J. Upper gastrointestinal bleeding clinical presentation. MEDSCAPE Reference. Updated: 23 Nov. 2011.
25. Napolitano LM, Kurek S, Luchette FA et al. For the American College of Critical Care Medicine of the Society of Critical Care Medicine and the Eastern Association for the Surgery of Trauma Practice Management Workgroup. Clinical practice guideline: Red blood cell transfusion in adult trauma and critical care. *Crit Care Med* 2009;37(12):3124-57.
26. Pongprasobchai S, Nimitvilai S, Chasawat J et al. Upper gastrointestinal bleeding etiology score for predicting variceal and non-variceal bleeding. *World J Gastroenterol* 2009 Mar. 7;15(9):1099-104.
27. Riddell JW, Chiche L, Plaud B et al. Coronary stents and noncardiac surgery. *Circulation* 2007;116:e378-82.
28. de Franchis R. Revising consensus in portal hypertension: report of the Baveno V consensus workshop on methodology of diagnosis and therapy in portal hypertension. *J Hepatol* 2010;53:762-68.
29. Rockall TA, Logan RF, Devlin HB et al. Risk assessment after acute upper gastrointestinal haemorrhage. *Gut* 1996;38:316.
30. Spier BJ, Said A, Moncher K et al. Safety of endoscopy after myocardial infarction based on cardiovascular risk categories: a retrospective analysis of 135 patients at a tertiary referral medical center. *J Clin Gastroenterol* 2007;41:462-67.
31. Wilson W, Kathryn A. Taubert. Endorsed by Council on Scientific Affairs of the American Dental Association, American Academy of Pediatrics, Infectious Diseases Society of America, submitted by the ASGE Standards of Practice Committee. Prevention of Infective Endocarditis: Guidelines From the American Heart Association Rheumatic Fever, Endocarditis, and Kawasaki Disease Committee, Council on Council on Cardiovascular Surgery and Anesthesia, and the Quality of Care and Cardiovascular Disease in the Young, and the Council on Clinical Cardiology, Outcomes Research Interdisciplinary Working Group. *Circulation* 2007;116;1736-54.
32. Witting MD, Magder L, Heins AE et al. Usefulness and validity of diagnostic nasogastric aspiration in patients without hematemesis. *Ann Emerg Med* 2004;43:525-32.
33. Zuckerman GR, Prakash C. Acute lower intestinal bleeding: part I: clinical presentation and diagnosis. *Gastrointest Endosc* 1998;48:606-17.

CAPÍTULO 65

Hemorragia Digestiva Alta

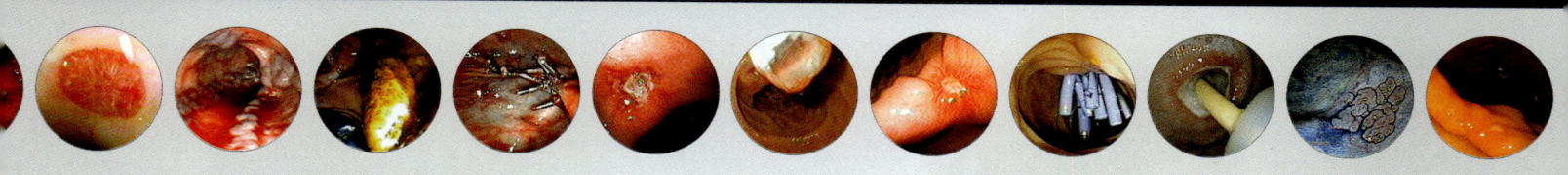

65-1 Hemorragia Digestiva Alta Varicosa

Ermelindo Della Libera Jr. ■ Luciano Henrique Lenz Tolentino
Matheus Cavalcante Franco

INTRODUÇÃO

A hemorragia digestiva alta (HDA) é definida como o sangramento intraluminal proximal a papila duodenal maior. O sangramento pode ser classificado em HDA varicosa (sangramento decorrente da ruptura das varizes esofágicas e/ou gástricas) e HDA não varicosa decorrente da lesão da mucosa esofágica, gástrica e/ou duodenal).

A HDA é a emergência mais comum na gastroenterologia, com significativas repercussões clínicas para os pacientes e consequências econômicas para o sistema de saúde. A HDA varicosa possui incidência anual de 4%.[8,11] O sangramento por varizes esofágicas (VE) está associado a mortalidade aproximada de 20% em 6 meses, podendo chegar até 40% em pacientes com cirrose avançada, e representa 70% dos casos de HDA em pacientes com hipertensão portal (HP).[1,11] No entanto, apesar de menos comum, o sangramento de varizes gástricas (VG) possui mortalidade superior ao das VE (até 45%).[21]

Hipertensão portal é caracterizada pelo aumento patológico do gradiente de pressão venosa hepática (GPVH) definido pela diferença entre as pressões da veia porta e a veia cava inferior. Pode ser classificada, de acordo com a etiologia, em pré-hepática, intra-hepática (pré-sinusoidal, sinusoidal ou pós-sinusoidal) e pós-hepática (Quadro 65-1). Etilismo e hepatites virais são as causas mais comuns de HP intra-hepática.[5]

As VE aparecem quando o GPVH atinge 10 mmHg, contudo o sangramento varicoso ocorre somente quando este é superior a 12 mmHg.[13] Os fatores associados à progressão do calibre das VE são: gravidade da doença hepática (avaliada pela classificação de Child-Pugh), etiologia alcoólica e presença de sinais da cor vermelha.[8] As VG geralmente se originam da veia gástrica esquerda ou da posterior e se localizam preferencialmente na cárdia, em continuidade com as VE.[21]

Quadro 65-1. Causas de hipertensão portal por aumento da resistência ao fluxo sanguíneo[5]

Pré-hepática	Trombose de veia porta
Intra-hepática pré-sinusoidal	Esquistossomose, sarcoidose, fibrose hepática congênita, azatioprina, mielofibrose e doenças mieloproliferativas
Intra-hepática sinusoidal	Hepatites virais crônicas, cirrose alcoólica, hipervitaminose A, metotrexate, hiperplasia regenerativa nodular
Intra-hepática pós-sinusoidal	Doença venoclusiva hepática, síndrome de Budd-Chiari
Pós-hepática	Insuficiência cardíaca direita severa, pericardite constritiva, regurgitação tricúspide, membrana de veia cava inferior

QUADRO CLÍNICO E DIAGNÓSTICO

Hematêmese e melena são sintomas gerais da HDA, porém não são específicos para origem varicosa. Estigmas de hepatopatia crônica (rarefação de pelos, telangiectasias e eritema palmar) e sinais de HP (ascite, esplenomegalia e circulação colateral no abdome) ajudam a orientar o diagnóstico etiológico do sangramento.[5] O sangramento digestivo manifestado por hematoquezia, em geral, é decorrente de sangramento nas porções mais baixas do trato digestivo, porém em 11% das vezes a hematoquezia advém de alguma causa de sangramento digestivo proximal ao ligamento de Treitz.[18]

Na avaliação inicial do paciente, além da investigação da provável causa do sangramento (doença ulcerosa prévia, sangramentos prévios, dispepsia, hepatopatias, nefropatias, ingestão etílica, epidemiologia para hepatites virais e esquistossomose, uso de anti-inflamatórios, uso de anticoagulantes) deve-se também identificar a presença de fatores que contribuem para um aumento na morbidade e mortalidade (Quadro 65-2) e observar no exame físico a presença de sinais que podem predizer o grau de perda sanguínea (Quadro 65-3).[9]

O sangramento varicoso pode precipitar um quadro clínico de hipotensão arterial até o choque hipovolêmico, encefalopatia hepática, com aumento do risco de infecções, insuficiência renal e piora da função hepática.[1] A endoscopia digestiva alta (EDA) é a modalidade diagnóstica de escolha nos casos de HDA, seja varicosa ou não.[12,14,28]

TRATAMENTO

Nota: utilizamos Grau (comparação entre riscos e benefícios) e Nível (força estatística dos estudos) de evidência para caracterização da qualidade das evidências suportando as recomendações (Quadro 65-4).[25]

O tratamento da HDA varicosa deve ser realizado idealmente em unidade de terapia intensiva, por equipe multidisciplinar experiente. As medidas iniciais objetivam a garantia de vias aéreas pérvias, boa respiração e estabilidade hemodinâmica, para restauração do aporte de oxigênio aos tecidos.[14] A via área deve ser imediatamente protegida, especialmente em pacientes com encefalopatia hepática ou sangramento volumoso, em decorrência do risco de aspiração.[1] O uso de sonda nasogástrica é factível por agir na descompressão gástrica, além de permitir a lavagem da cavidade o que facilita o exame endoscópico posteriormente.[7]

Uma conduta importante da terapêutica é a imediata restauração dos parâmetros hemodinâmicos antes da realização do exame endoscópico, medida que modifica a história natural da doença e reduz significativamente a mortalidade[4] **(Grau I, Nível B)**. Para isso deve-se obter dois acessos venosos periféricos calibrosos (16 gauge ou mais), e infusão cuidadosa de cristaloides com objetivo de alcançar uma pressão arterial sistólica entre 90 e 100 mmHg.[7] A infusão endovenosa vigorosa de soluções para expansão do volume intravascular deve ser evitada por estar associada a elevação pressórica em leito portal e, portanto, maior risco de piorar ou reiniciar o sangramento.[16]

Exames laboratoriais séricos devem ser inicialmente obtidos (hemograma com plaquetas, tempo de protrombina com RNI, eletrólitos como sódio e potássio, ureia, creatinina) e tipagem sanguínea.

Correção dos níveis hematimétricos e dos distúrbios de coagulação

A transfusão sanguínea deve ser realizada para estabilização hemodinâmica e manutenção da hemoglobina sérica em torno de 8 g/dL[12,16] **(Grau I, Nível B)**. Pacientes idosos ou cardiopatas podem necessitar de níveis mais altos de hemoglobina (em torno de 10 g/dL).[7,11] A transfusão de plaquetas e plasma fresco congelado podem ser consideradas nos pacientes com significativa plaquetopenia ($< 50.000/\mu L$) e/ou coagulopatia (RNI $> 1,7$).[23]

A eficácia do uso de fator ativador recombinante VII (rVII), para correção do TP em pacientes com doença hepática avançada (Child-Pugh B ou C), apresenta resultados controversos, necessitando de mais estudos para propor sua indicação na prática clínica.[1] A desmopressina, droga que diminui significativamente o tempo de sangramento em cirróticos, não mostrou benefício clínico na HDA varicosa.[13]

Antibioticoprofilaxia

O sangramento gastrointestinal é um fator de risco independente para o desenvolvimento de infecção bacteriana, sendo que esta eleva a mortalidade e aumenta o risco de novo sangramento.[11,13] Mais de 20% dos pacientes com hepatopatias com sangramento digestivo têm infecção bacteriana no momento da admissão hospitalar, e outros 50% desenvolverão infecção durante o período da hospitalização.[8,16] As infecções mais comuns são: infecção do trato urinário, peritonite bacteriana espontânea e pneumonia. Bactérias Gram-negativas são os microrganismos mais comumente isolados.[13]

O uso de antibioticoterapia profilática por um curto período em pacientes cirróticos com sangramento varicoso com ou sem ascite, reduziu não apenas a incidência de infecções, como também a mortalidade.[16,33] É recomendado a utilização, via oral, de norfloxacino 400 mg 2 vezes ao dia (ou outra quinolona como o ciprofloxacino) por 7 dias **(Grau I, Nível A)**. A ceftriaxona intravenosa (1 g por dia) é mais efetiva que norfloxacino na prevenção de infecções em pacientes com cirrose avançada (Child-Pugh C) com HDA varicosa, e seu uso é especialmente recomendado em centros com alta prevalência de bactérias resistentes às quinolonas e em pacientes com uso prévio de quinolona profilática[13] **(Grau I, nível B)**.

Quadro 65-2. Critérios clínicos de elevação da morbidade e mortalidade[9]

Critérios clínicos de alto risco
▪ Idade maior que 60 anos
▪ Choque, instabilidade hemodinâmica, hipotensão postural
▪ Comorbidades associadas (cardiorrespiratória, renal, hepática e coagulopatia)
▪ Uso de medicações anticoagulantes e AINHs
▪ Hematêmese volumosa
▪ Enterorragia volumosa
▪ Melena persistente
▪ Hemorragia em pacientes internados
▪ Ressangramento em pacientes já tratados endoscopicamente
▪ Necessidade de transfusão sanguínea
▪ Aspirado nasogástrico com sangue vivo

AINHs: anti-inflamatório não esteroide.

Quadro 65-3. Sinais no exame físico para estimativa da perda sanguínea[9]

Mensuração da perda sanguínea			
	Pressão arterial	Frequência cardíaca	Perda
Leve	Diminuição de 20 mmHg em posição ortostática	Aumento de 20 bpm em posição ortostática	Menor que 1.000 mL
Moderada	90-100 mmHg	Cerca de 100 bpm	Cerca de 1.500 mL
Maciça	Menor que 90 mmHg	Cerca de 120 bpm	Maior que 2.000 mL

Quadro 65-4. Sistema de graduação das recomendações[25]

Grau de recomendação/nível de evidência	
Grau I	Benefício >>> risco; o tratamento/procedimento deve ser indicado/administrado
Grau IIa	Benefício > risco; a opção pelo tratamento/procedimento pode ajudar o paciente
Grau IIb	Benefício ≥ risco; não está definido se o tratamento/procedimento pode ajudar o paciente
Grau III	Risco ≥ benefício; o tratamento/procedimento não deve ser realizado, uma vez que não ajuda e pode prejudicar o paciente
Nível A	Evidências em várias populações, derivadas de ensaios clínicos randomizados e metanálises
Nível B	Evidências em limitado grupo de populações, derivadas de único ensaio clínico randomizado ou estudos clínicos não randomizados
Nível C	Evidências em grupo muito limitado de populações, derivadas de consensos e opiniões de especialistas, relatos e séries de casos

Drogas vasoativas

As drogas vasoativas (DV) diminuem o fluxo sanguíneo varicoso por meio da constrição dos vasos esplâncnicos. Reduzem os índices de ressangramento e mortalidade da HDA varicosa. Seu uso deve ser iniciado imediatamente ao diagnóstico clínico, mesmo em ambiente pré-hospitalar e antes da EDA, devendo ser mantida por 2 a 5 dias[11,13] **(Grau I, Nível A)**. As drogas vasoativas mais utilizadas são (Quadro 65-5).

Vasopressina

É um potente vasoconstritor que efetivamente reduz a pressão portal. Foi a primeira DV para tratamento de sangramento varicoso, porém decorrente dos eventos adversos graves (isquemia miocárdica e mesentérica, arritmias, acidentes vasculares encefálicas e hiponatremia) seu uso está restrito para os casos de indisponibilidade de outras drogas vasoativas. A dose recomendada é de 0,4 a 1 UI/min e deve ser administrada por via intravenosa (IV) em infusão contínua por no máximo 48 h. Nitroglicerina IV (10 a 50 μg/min) deve ser associada, para aumentar o efeito hipotensor portal e reduzir os efeitos colaterais sistêmicos.[13]

Somatostatina

Reduz o fluxo venoso colateral e a pressão portal. Efeitos adversos graves são raros, e reações leves (náuseas, vômitos e hiperglicemia) ocorrem em até 30% dos casos. É comumente usada em *bolus* iniciais de 250 μg, repetidos até 3 vezes em 1 h se o sangramento persistir, seguido pela infusão contínua de 250 μg/hora por até 5 dias. Apesar de ajudar a controlar o sangramento, seu uso não reduziu a mortalidade da HDA varicosa.[1]

Octreotide

É análogo da somatostatina, com potente efeito vasoconstritor do leito esplâncnico porém com presença de taquifilaxia. A dose inicial recomendada é de *bolus* de 50 μg seguidos da infusão de 25 a 50 μg/hora por 5 dias.[14]

Terlipressina

É um derivado de ação longa da vasopressina. Estudos clínicos mostraram que apresenta significativamente menores frequência e gravidade de efeitos colaterais quando comparado com a vasopressina. Isquemia miocárdica ou periférica ocorre em menos que 3% dos pacientes. A dose recomendada é de 2 mg a cada 4 h, podendo ser ajustada para 1 mg a cada 4 h após controle do sangramento. Estudo de metanálise mostrou redução de mortalidade com uso da terlipressina comparada com placebo.[17]

Tratamento endoscópico

A endoscopia digestiva alta (EDA) é o método de escolha para a detecção de varizes. Estas aparecem como estruturas irregulares, serpiginosas, frequentemente azuladas, correndo longitudinalmente na submucosa da parede esofágica, sendo em geral mais proeminentes no terço distal, podendo estender-se abaixo da linha Z, em direção à cárdia. O esôfago distal deve estar bem insuflado com ar no momento do exame endoscópico para a correta avaliação.

A Sociedade Japonesa de Estudo da Hipertensão Portal definiu parâmetros objetivos para a caracterização endoscópica das VE:[34]

1. Presença de sinais da cor vermelha (referentes a pequenos vasos dilatados na superfície das varizes), que podem ser do tipo vergões (estrias avermelhadas), pontos cereja (pequenos pontos menores que 2 mm), hematocistos (grandes manchas vermelhas) e vermelhidão difusa.
2. Cor das varizes, podendo ser azuis ou brancas.
3. Forma das varizes: F0, sem varizes; F1, vasos finos, não tortuosos; F2, tortuosos, porém menores que 1/3 da luz do esôfago; F3, grossos e tortuosos, ocupando mais de 1/3 da luz do órgão (Fig. 65-1).
4. Localização das varizes: extensão longitudinal das VE, podendo ser dividida em três regiões – terço inferior do esôfago, terço médio (abaixo da bifurcação traqueal e terço superior (acima da bifurcação traqueal).

Quadro 65-5. Drogas vasoativas usadas na HDA varicosa[1,11,13,14,17]

Droga	Dose de ataque	Dose de manutenção	Efeitos colaterais	Observação
Vasopressina	0,4 a 1 U/min	0,4 a 1 U/min até 48 h	IAM, arritmias e AVE	Associar nitroglicerina (20 mg/dia)
Somatostatina	250 μg em *bolus* (até três vezes em 1 h)	250 μg/h por 5 dias	Náuseas, vômitos e hiperglicemia	500 μg/h nos pacientes graves
Octreotide	50 μg em *bolus*	25 a 50 μg/h por 5 dias	Náuseas, vômitos e hiperglicemia	
Terlipressina	2 mg/4 h	1 mg/4 h por 5 dias	Dor abdominal	

IAM: Infarto agudo do miocárdio; AVE: acidente vascular encefálico.

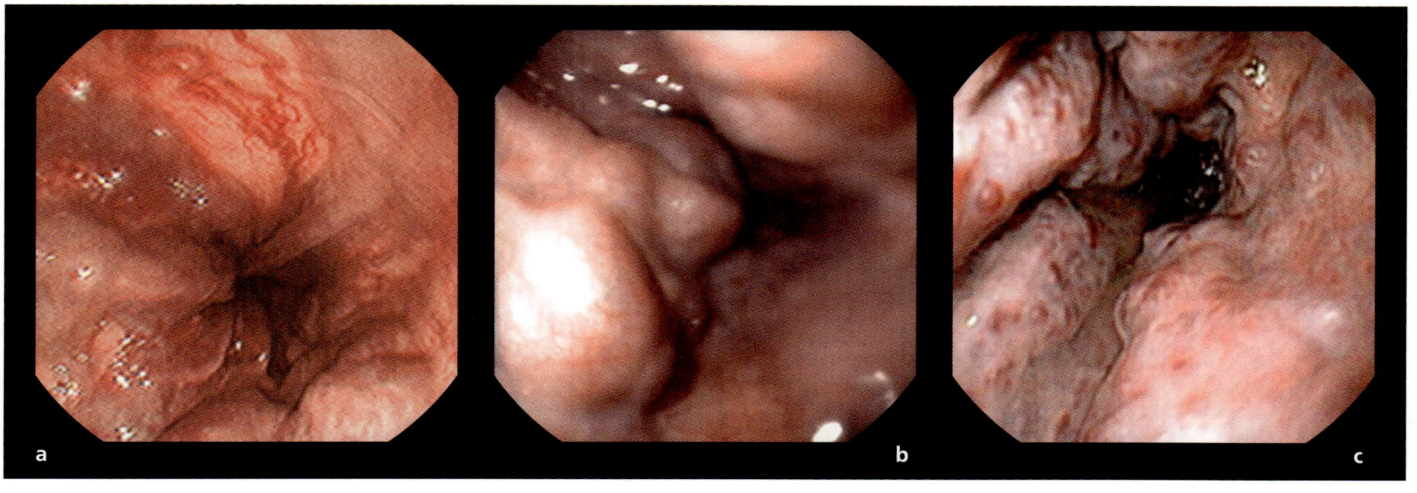

Fig. 65-1. Varizes de esôfago: (**a**) de fino e médio calibre com sinais da cor vermelha, (**b**) de médio e grosso calibre e (**c**) de médio e grosso calibre com sinais da cor vermelha.

A EDA deve ser realizada nas primeiras 12 h da admissão hospitalar dos pacientes com HDA, pois além de servir como método diagnóstico é o principal recurso de tratamento[12,14,28] **(Grau I, Nível A)**. O tratamento endoscópico de VE foi descrito pela primeira vez em 1939 e desde então vários estudos têm mostrado sua evolução e eficácia.[21] As duas modalidades de terapia endoscópica para sangramento por VE são a escleroterapia (EE) e a ligadura elástica (LE).[7,12]

■ Escleroterapia

A EE é realizada com catéter flexível para injeção de um agente esclerosante no interior (técnica intravasal) ou adjacente à variz (técnica paravasal) (Fig. 65-2). As injeções repetidas levam a inflamação da parede do vaso, da mucosa e submucosa do esôfago, com fibrose do vaso e da parede esofágica, resultando em obliteração da variz. Vários agentes esclerosantes podem ser utilizados (tetradecilsulfato de sódio 1-3%, morruato de sódio 5%, oleato de etanolamina 5%, polidocanol 1-3% ou álcool absoluto), com eficácia semelhante e bons resultados. Em nosso meio, o oleato de etanolamina a 2,5% é a solução mais frequentemente utilizada. As injeções devem ser iniciadas na junção esofagogástrica ou acima da mesma, na variz de maior calibre, prosseguindo de forma circunferencial com injeções em todos os vasos. Novas injeções podem ser feitas nos 2 a 5 cm mais proximais das varizes, em alíquotas de 1 a 5 mL.

A EE não deve ser utilizada na profilaxia primária de HDA por estar relacionada com aumento de mortalidade.[12] No entanto, trata-se de um tratamento eficaz na hemorragia varicosa aguda, com controle imediato do sangramento em 85 a 90% dos casos.[35] Após a hemostasia e o controle do sangramento, os pacientes devem receber Injeções repetidas com intervalos de 1 a 3 semanas até a erradicação das varizes, geralmente levando entre quatro a seis sessões para a erradicação.[28]

A EE com injeção de cianoacrilato pode ser utilizada nos pacientes com doença hepática avançada (*Child-Pu*gh C) e sangramento por varizes de esôfago, conforme estudo randomizado e controlado que mostrou menores taxas de recorrência do sangramento precoce e mortalidade intra-hospitalar em comparação com a injeção de oleato de etanolamina.[24] A justificativa para a utilização do cianoacrilato é que os pacientes com cirrose avançada apresentam déficit de coagulação que compromete a ação dos outros agentes esclerosantes. Por outro lado, para o tratamento eletivo de erradicação das VE nestes pacientes com doença hepática avançada, a injeção de cianoacrilato embora tenha apresentado eficácia semelhante a LE para a erradicação, apresentou maiores taxas de complicação e recidiva das varizes.[31] Assim parece que o cianoacrilato é uma alternativa para os pacientes com cirrose em fase avançada com sangramento varicoso ativo. Após o controle da HDA, a LE pode ser indicada para erradicação das varizes.

Complicações consideradas menores como dor torácica, febre, disfagia, odinofagia e úlceras superficiais são muito comuns (em até 75% dos pacientes), geralmente nas primeiras 24 a 48 h após a escleroterapia endoscópica e sem necessidade de tratamento específico, exceto pelos sintomas de dor ou febre. Complicações consideradas de maior gravidade ocorrem em até 20% dos pacientes, e incluem necrose esofágica, estenose, sangramento por úlcera, hematoma submucoso (Fig. 65-3), além de mais raramente complicações extraesofágicas como mediastinite, derrame pleural, bacteremia com sepse, síndrome da angústia respiratória do adulto, trombose de veias porta e mesentérica.[2] As vantagens da escleroterapia são a grande disponibilidade do método, o baixo custo e as altas taxas de sucesso alcançadas.

■ Ligadura elástica

O dispositivo de LE consiste em dois cilindros, adaptados na ponta do endoscópio. A variz é aspirada para o interior do dispositivo e o anel elástico é liberado sobre a mesma (Fig. 65-4). A ligadura deve

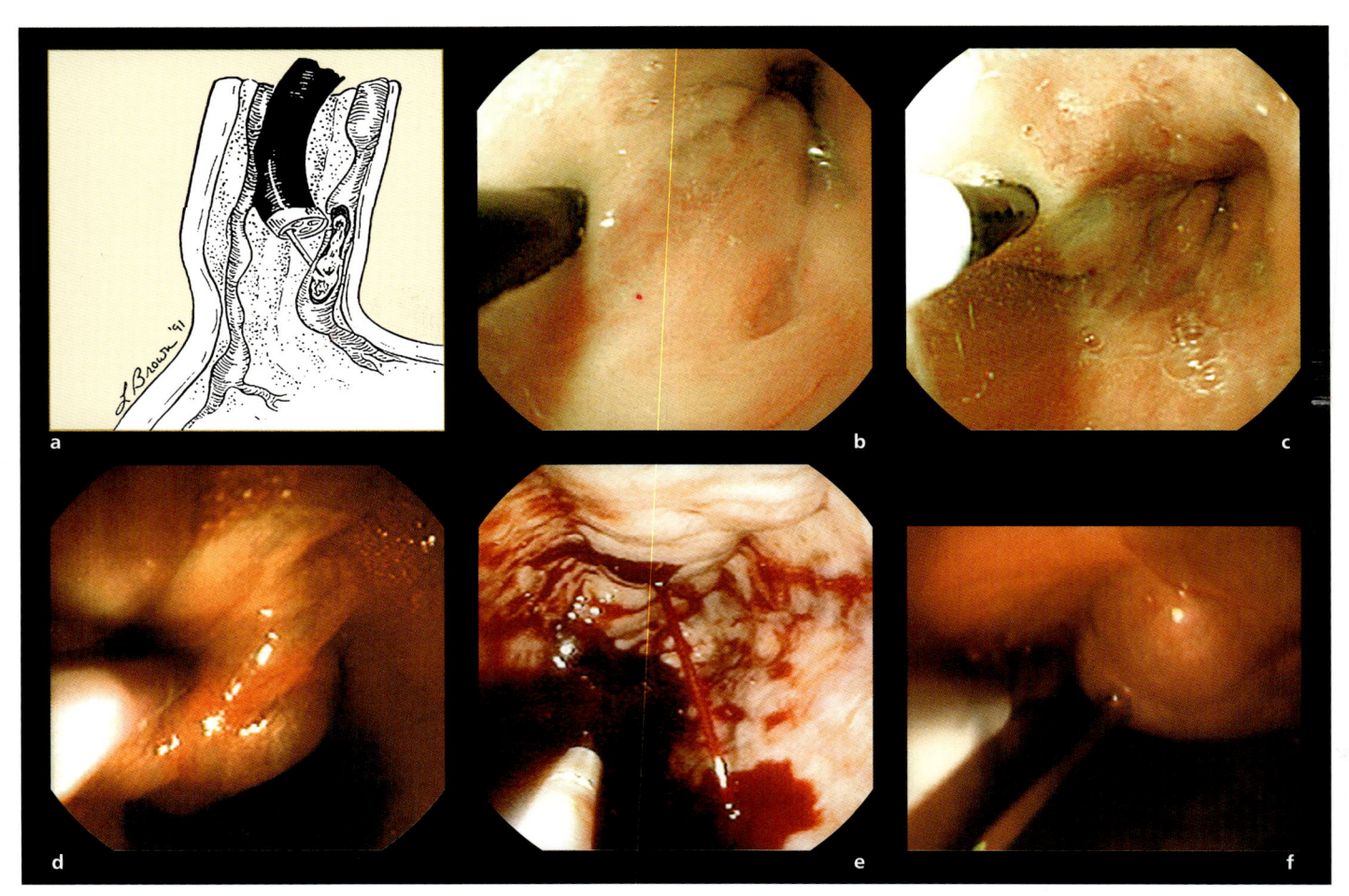

Fig. 65-2. Escleroterapia eletiva (EE). (**a**) Desenho demonstrativo da técnica intravasal. (**b** e **c**) EE de variz esofágica com técnica intravasal. (**d**) EE com técnica intravasal com aspecto esbranquiçado na variz após injeção. (**e** e **f**) Escleroterapia no sangramento varicoso ativo.

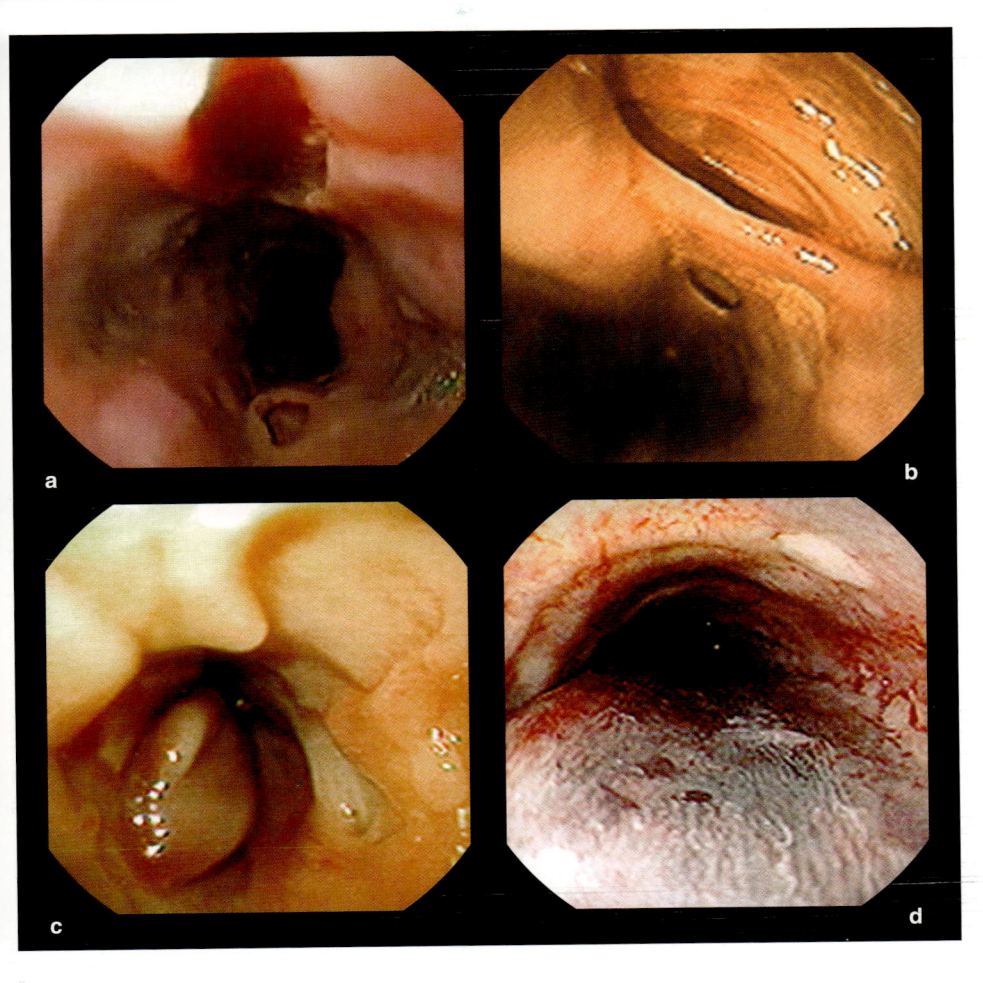

Fig. 65-3. Complicações após EE. (**a**) Úlceras após EE. (**b**) Úlceras com exposição da camada muscular após EE. (**c**) Úlceras após ligadura elástica. (**d**) Hematoma na parede esofágica após EE.

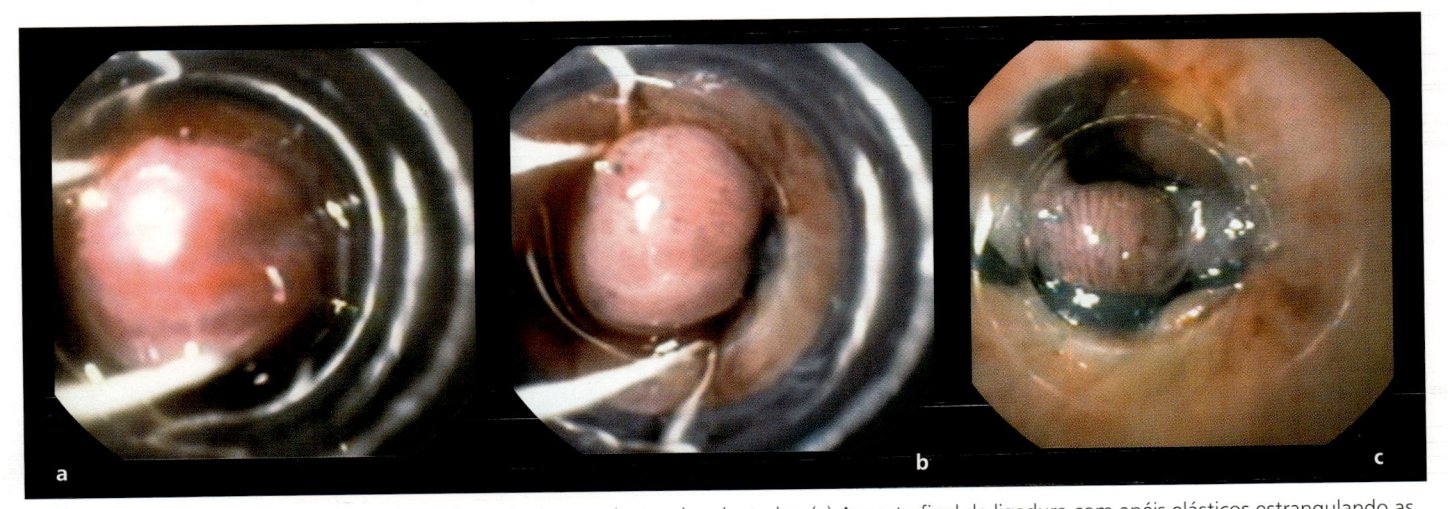

Fig. 65-4. (**a** e **b**) Ligadura elástica com a variz sendo aspirada para dentro do adaptador. (**c**) Aspecto final da ligadura com anéis elásticos estrangulando as varizes.

ser iniciada logo acima da transição esofagogástrica ou na variz com sangramento ativo ou com sinal recente de hemorragia, se houver uma (Fig. 65-5). Os anéis subsequentes devem ser colocados em uma direção proximal de forma helicoidal, pelo menos um em cada variz. Geralmente é feita com intervalos entre 7 a 21 dias até que as VE sejam erradicadas, o que geralmente ocorre após duas a quatro sessões.[28]

A hemostasia da LE é dada pela constrição do vaso no ponto de ruptura ou próximo ao mesmo. Isto acarreta necrose do local por isquemia da mucosa e submucosa, com subsequente formação de um tecido de granulação. Posteriormente, em cerca de 3 a 5 dias, ocorre o desprendimento do anel elástico junto com o tecido necrosado, resultando, por fim, em uma úlcera rasa no local. A reepitelização tecidual completa ocorre em 14 a 21 dias, com troca das estruturas vasculares por tecido cicatricial.

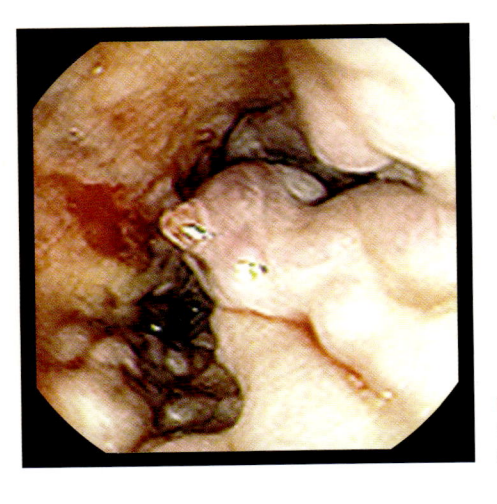

Fig. 65-5. Aspecto de variz esofágica com ponto de sangramento recente.

A LE é o tratamento de escolha na hemorragia varicosa aguda, por apresentar altas taxas de sucesso (86 a 92%) com menores taxas de complicações e de ressangramento quando comparada com a EE.[22] Contudo a EE permanece como opção quando a LE não é disponível ou quando a LE não é possível em razão da dificuldade técnica.[7,14]

Após procedimento de ligadura elástica, até 45% dos pacientes referem disfagia e dor torácica, porém sem necessidade de tratamento específico além de analgésicos e uma dieta líquida ou pastosa. Em comparação com a EE, as úlceras associadas à LE são mais superficiais e cicatrizam mais rapidamente. Porém, existem relatos de sangramento maciço de úlcera após LE, geralmente em pacientes com graves alterações da coagulação e grau avançado de disfunção hepática.[26,29] No passado, lacerações e perfurações esofágicas foram descritas e estavam relacionadas com o uso do *overtube* utilizado para permitir a passagem do endoscópico várias vezes durante o procedimento, já que os dispositivos de ligadura elástica permitiam liberar apenas um anel por vez. Estas complicações praticamente desapareceram com uso de dispositivos de ligadura múltipla, que não necessitam da passagem do *overtube* para este fim, já que permitem a liberação de vários anéis sem a retirada do aparelho de endoscopia para a troca do dispositivo (Figs. 65-6 e 65-7).[6]

■ Varizes gástricas

As VG ocorrem em até 25% dos pacientes com HP, na maioria das vezes (90%) acompanhadas de VE.[28] Quando isoladas, podem estar associadas a HP segmentar secundária a trombose da veia esplênica, causando abertura de canais colaterais via veias gástricas curtas e veia gástrica esquerda.

O diagnóstico endoscópico de VG pode ser mais difícil, principalmente nos casos de varizes pequenas e isoladas, que podem ser confundidas com pregas gástricas. Geralmente, as VG apresentam formato de cacho de uva e coloração azulada. A classificação endoscópica mais utilizada é a proposta por Sarin,[32] na qual as VG são divididas de acordo com a sua localização anatômica. As varizes gastroesofágicas (GOV) são aquelas localizadas no esôfago que se estendem para o estômago pela pequena curvatura (GOV 1) ou grande curvatura (GOV 2). As varizes gástricas isoladas (IGV) podem estar localizadas no fundo gástrico (IGV 1) ou em outros sítios do estômago e duodeno proximal (IGV 2).

O sangramento por VG é responsável por até 30% das hemorragias varicosas, sendo geralmente de grande volume. Apesar de 70% das VG serem do tipo GOV 1, a maioria das hemorragias ocorre em pacientes com VG dos tipos GOV 2 e IGV 1, ou seja, varizes de fundo gástrico. São considerados fatores de risco para o sangramento de VG o calibre maior que 10 mm, o grau de disfunção hepática pelo escore de Child-Pugh e a presença de sinais da cor vermelha nas varizes.[32] Atualmente, o tratamento das VG está indicado somente em pacientes com sangramento ativo ou na profilaxia do ressangramento. Não há estudos avaliando qualquer tipo de tratamento na profilaxia primária do sangramento por VG.[11]

O tratamento endoscópico de escolha no sangramento agudo é a injeção de cianoacrilato (**Grau I**, **Nível B**), com uma dose individual máxima de 2 mL, na diluição de 0,5: 0,8 mL de Lipiodol ®.[12,14] A taxa de sucesso com interrupção do sangramento é de 93 a 100% dos casos, com ressangramento em até 30%, sendo superior a outros métodos endoscópicos (Fig. 65-8).[20]

A prevenção do ressangramento por VG dos tipos GOV 2 ou IGV 1 deve ser realizada com injeções repetidas de cianoacrilato até a obliteração dos vasos,[11] o que ocorre em média após duas ou três sessões (Fig. 65-8e).[20] Pacientes com varizes o tipo GOV 1 podem ser tratados da mesma forma, havendo ainda as opções de LE ou betabloqueadores.[11] Os pacientes que apresentam falha terapêutica devem ser tratados com TIPS (*Transjugular Intra-hepatic Portosystemic Shunts*) ou derivação portossistêmica cirúrgica.[14,27]

FALÊNCIA DO TRATAMENTO ENDOSCÓPICO – TERAPIA DE RESGATE

O tratamento inicial endoscópico e/ou farmacológico apresenta falha de controle do sangramento varicoso em cerca de 10 a 20% dos casos.[10]

A falência do controle do sangramento varicoso agudo é definida se evolução nos primeiros 5 dias com morte ou necessidade de mudança na terapia com base nos seguintes critérios:[12]

- Novo episódio de hematêmese ou aspiração de sangramento recente ≥ 100 mL por sonda nasogástrica, 2 h após o início do tratamento medicamentoso específico ou endoscópico.
- Desenvolvimento de choque hipovolêmico.
- Queda de 3 g na hemoglobina (ou queda de 9% no hematócrito) no período de 24 horas sem transfusão sanguínea.

Um segundo tratamento endoscópico para controle do sangramento pode ser tentado se constatado falência.[15] Entretanto se sangramento varicoso não for interrompido de forma rápida e efetivamente, deve-se proceder com o uso do balão esofágico de tamponamento ou criação de um *shunt* portossistêmico.

Balão de tamponamento

O balão de tamponamento (balão de *Sengstaken-Blakemore*) tem alta efetividade no controle imediato do sangramento varicoso, com su-

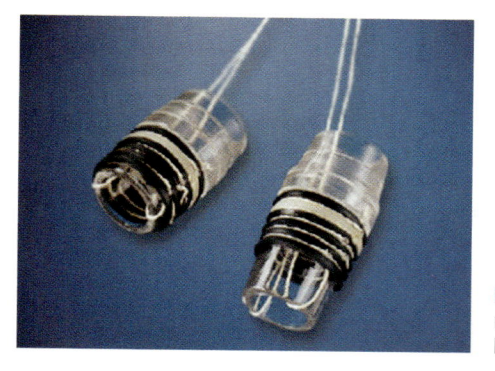

Fig. 65-6. Dispositivo com múltiplos anéis de ligadura elástica.

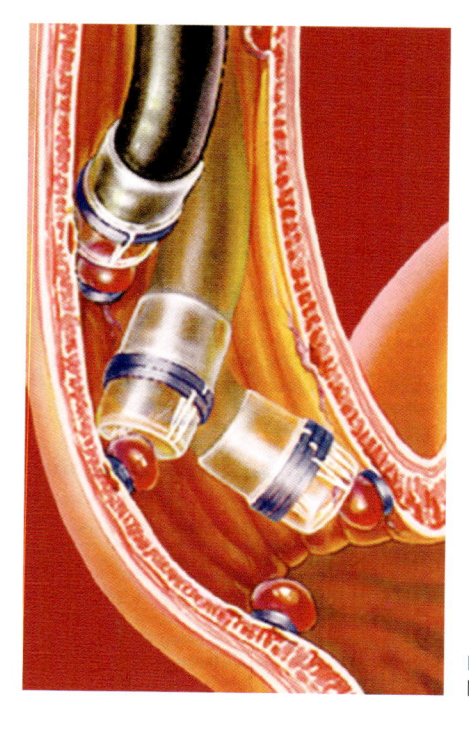

Fig. 65-7. Ilustração de ligadura elástica múltipla.

Fig. 65-8. Tratamento endoscópico de VG no ressangramento agudo. (**a**) Aspecto da VG com sinais da cor vermelha. (**b**) Aspecto endoscópico da injeção de cianoacrilato em VG. (**c**) Aspecto endoscópico imediatamente após a injeção de cianoacrilato em VG. (**d**) Aspecto radiológico após injeção de cianoacrilato em VG. (**e**) Aspecto endoscópico tardio após injeção de cianoacrilato em VG, ainda com úlcera no local da injeção.

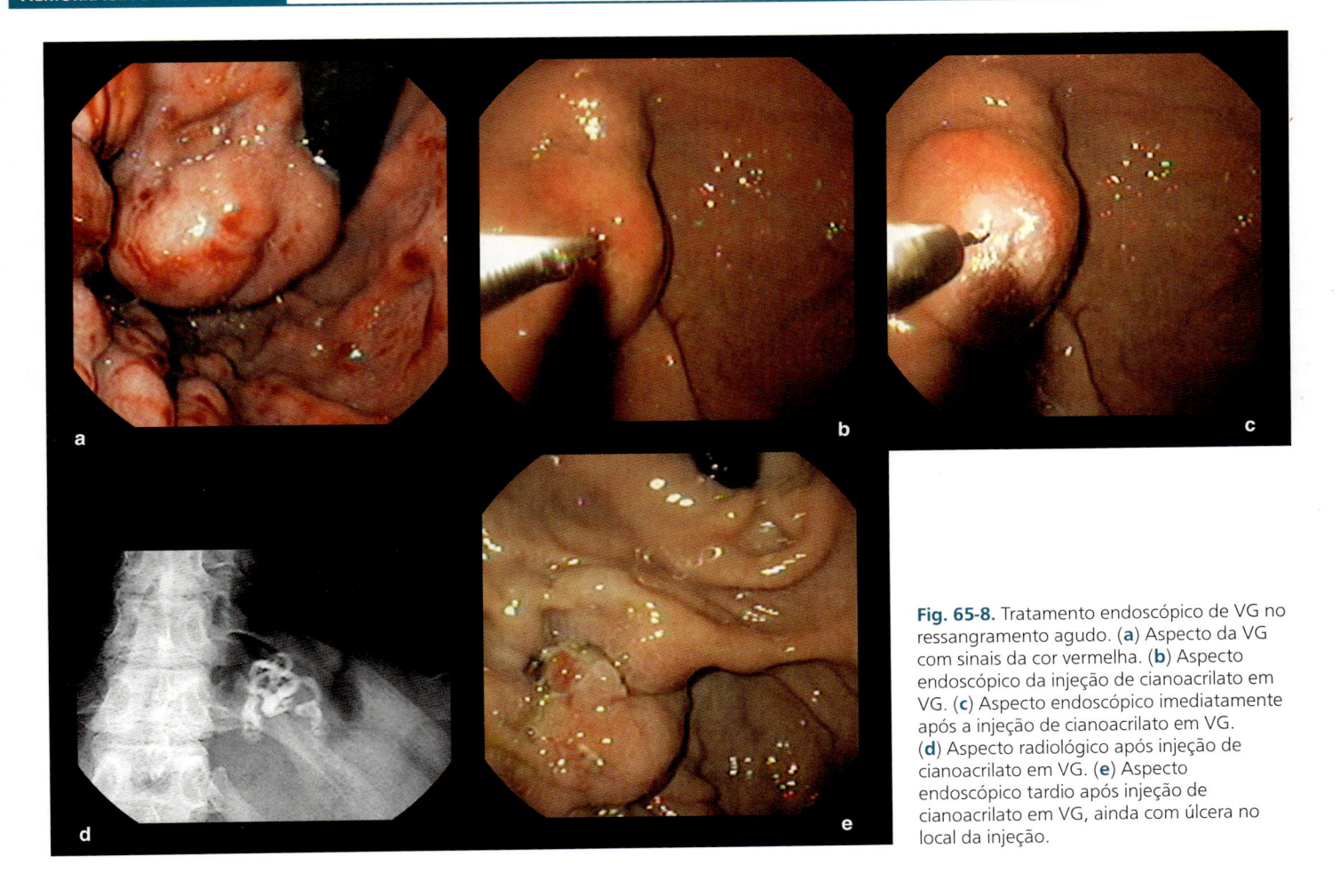

cesso em cerca de 80% dos casos. No entanto deve ser usado apenas de forma temporária (máximo de 24 h) como uma "ponte" até o tratamento definitivo para aqueles casos de sangramento não controlado por endoscopia e/ou por drogas vasoativas. Sempre que possível o seu uso deve ser evitado ou minimizado devido as altas taxas de ressangramento e complicações potencialmente letais como aspiração, migração, necrose e perfuração esofágica (**Grau I, Nível B**).[3,14] A proteção de vias áreas pela entubação orotraqueal e ventilação adequada é recomendada quando o balão de tamponamento é utilizado.

TIPS (*Transjugular Intra-hepatic Portosystemic Shunts*)

O TIPS é realizado por meio da passagem de um *stent* intra-hepático entre um ramo da veia porta e da veia hepática, com direcionamento do fluxo portal para a circulação sistêmica e da diminuição da pressão sobre o sistema portal. É recomendado para hemostasia do sangramento varicoso refratário a despeito da terapia endoscópica e farmacológica, com taxa de sucesso de 90% (**Grau I, Nível B**).[30]

As contraindicações absolutas para realização do TIPS são presença ou antecedente de encefalopatia hepática, insuficiência cardíaca, hipertensão pulmonar grave, insuficiência hepática avançada (Child B ou C), doença hepática policística, abscesso ou tumor hepático, obstrução biliar e trombose de veia porta ou hepática.[7]

Cirurgia

As anastomoses portossistêmicas cirúrgicas podem ser uma opção terapêutica nos casos de sangramento com falência ao tratamento inicial, mas são cada vez menos utilizadas e reservadas para pacientes com função hepática preservada (Child-Pugh A) e que não apresentaram complicações relacionadas com o sangramento e com o tratamento endoscópico.[1]

As cirurgias com criação de *shunts* portossistêmicos seletivos (*shunt* esplenorrenal ou mesocaval) apresentam menor incidência de encefalopatia hepática posteriormente, entretanto estão relacionadas com exacerbação da ascite.

Por fim, o tratamento da hemorragia digestiva alta varicosa requer uma equipe de profissionais de diferentes áreas. Conforme adaptado das diretrizes da *American Association for Study of Liver Diseases – AASLD*, é possível estabelecer um algoritmo de tratamento da HDA varicosa (Fig. 65-9).[14,28]

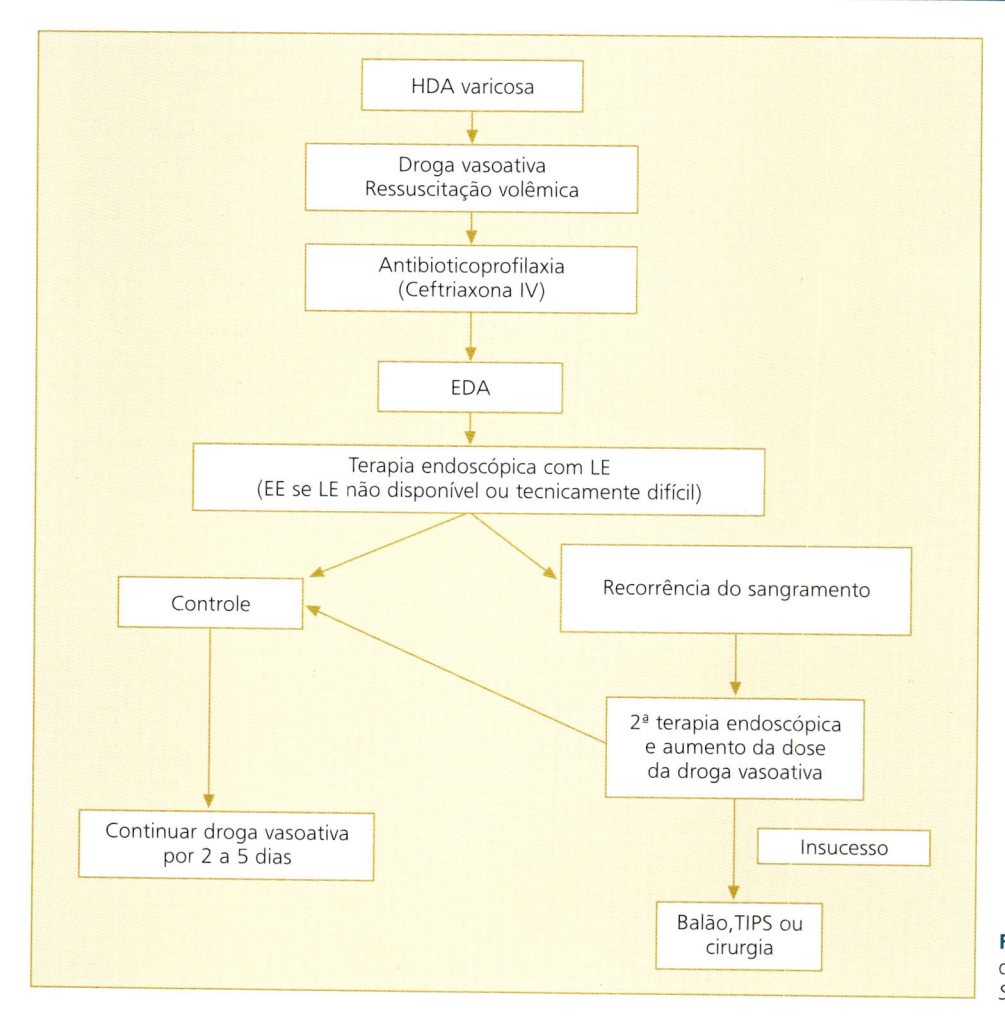

Fig. 65-9. Algoritmo para tratamento da hemorragia digestiva alta adaptado da *American Association for Study of Liver Diseases*.[14,28]

REFERÊNCIAS BIBLIOGRÁFICAS

1. Abraldes JG, Bosch J. The treatment of acute variceal bleeding. *J Clin Gastroenterol* 2007;41(10 Suppl 3):312-17.
2. Adler M, Bourgeois N et al. Endoscopic treatment of esophagogastric varices. *Acta Gastroenterol Belg* 1992;55(3):251-59.
3. Avgerinos A, Armonis A. Balloon tamponade technique and efficacy in variceal haemorrhage. *Scand J Gastroenterol Suppl* 1994;207:11-16.
4. Baradarian R, Ramdhaney S, Chapalamadugu R et al. Early intensive resuscitation of patients with upper gastrointestinal bleeding decreases mortality. *Am J Gastroenterol* 2004;99:619.
5. Bass NM, Yao FY. Portal hypertension and variceal bleeding. In: Feldman M, Friedman LS, Sleisenger MH. Sleisenger and Fordtran's gastrointestinal and liver disease. 7th ed. Philadelphia: Saunders, 2002. p. 1489-90.
6. Binmoeller KF, Soehendra N. Nonsurgical treatment of variceal bleeding: new modalities. *Am J Gastroenterol* 1995;90(11):1923-31.
7. Bittencourt PL, Farias AQ, Strauss E et al. Pannel of the 1st Brazilian Consensus of Variceal Bleeding, Brazilian Society of Hepatology. Variceal bleeding: consensus meeting report from the Brazilian Society of Hepatology. *Arq Gastroenterol* 2010;47(2):202-16.
8. Bosh J, Berzigotti A, Abraldes J. The management of portal hypertension: rational basis, available treatments and future options. *J Hepatology* 2008;48:68-92.
9. Consenso Brasileiro em Endoscopia Digestiva da SOBED. Hemorragia digestiva. *GED* 2002;21(1):33-37.
10. D'Amico G, Pagliaro L, Bosch J. The treatment of portal hypertension: a meta-analytic review. *Hepatology* 1995;22(1):332-54.
11. de Franchis R. Evolving consensus in portal hypertension. Report of the Baveno IV consensus workshop on methodology of diagnosis and therapy in portal hypertension. *J Hepatol* 2005;43(1):167-76.
12. de Franchis R, Baveno V Faculty. Revising consensus in portal hypertension: report of the Baveno V consensus workshop on methodology of diagnosis and therapy in portal hypertension. *J Hepatol* 2010;53:762-68.
13. Dell'era A, de Franchis R, Iannuzzi F. Acute variceal bleeding: pharmacological treatment and primary/secondary prophylaxis. *Best Pract Res Clin Gastroenterol* 2008;22(2):279-94.
14. Garcia-Tsao G, Sanyal AJ, Grace ND et al. Practice Guidelines Committee of American Association for Study of Liver Diseases; Practice Parameters Committee of American College of Gastroenterology. Prevention and management of gastroesophageal varices and variceal hemorrhage in cirrhosis. *Am J Gastroenterol* 2007;102(9):2086-102.
15. Grace ND, Groszmann RJ, Garcia-Tsao G et al. Portal hypertension and variceal bleeding: an AASLD single topic symposium. *Hepatology* 1998;28:868.
16. Hou MC, Lin HC, Liu TT, Kuo BI, Lee FY, Chang FY et al. - Antibiotic prophylaxis after endoscopic therapy prevents rebleeding in acute variceal hemorrhage: a randomized trial. *Hepatology* 2004;39(3):746-53.
17. Ioannou G, Doust J, Rockey DC. Terlipressin for acute esophageal variceal hemorrhage. *Cochrane Database Syst Rev* 2003;(1):CD002147.
18. Jensen DM, Machicado GA. Diagnosis and treatment of severe hematochezia. The role of urgent colonoscopy after purge. *Gastroenterology* 1988;95:1569.
19. Kameda N, Higushi K, Shiba M et al. Management of gastric fundal varices without gastro-renal shunt in 15 patients. *World J Gastroenterol* 2008;14(3):448-53.
20. Kind R, Guglielmi A et al. Bucrylate treatment of bleeding gastric varices: 12 years' experience. *Endoscopy* 2000;32(7):512-19.
21. Kiyosue H, Mori H, Matsumoto S et al. Transcatheter obliteration of gastric varices – part 1 and 2. *Radiographics* 2003;23:911-37.
22. Laine L, Cook D. Endoscopic ligation compared with sclerotherapy for treatment of esophageal variceal bleeding. A meta-analysis. *Ann Intern Med* 1995;123(4):280-87.
23. Lisman T, Groot P. Treatment of hemostatic disorders in patients with liver disease. In: Arroyo V – Progress in the treatment of liver diseases. Barcelona: Ars Medica 2003. p. 69-78.
24. Maluf F, Sakai P, Ishika S et al. Endoscopic sclerosis *versus* cyanoacrylate endoscopic injection for the first episode of variceal

bleeding: a prospective, controlled, and randomized study in Child-Pugh class C patients. *Endoscopy* 2001;33(5):421-27.
25. Methodology Manual for ACC/AHA Guideline Writing Committees (April 2006), Acesso em: July 2007. Disponível em: <http://www.heart.org/presenter>
26. Mishin I, Dolghii A. Early spontaneous slippage of rubber bands with fatal bleeding: a rare complication of endoscopic variceal ligation. *Endoscopy* 2005;37(3):275-76.
27. Ninoi T, Nakamura K, Kaminou T *et al*. TIPS versus transcatheter sclerotherapy for gastric varices. *AJR* 2004;183:369-76.
28. Qureshi W, Adler DG *et al*. ASGE Guideline: the role of endoscopy in the management of variceal hemorrhage, updated July 2005. *Gastrointest Endosc* 2005;62(5):651-55.
29. Sakai P. Is endoscopic band ligation of esophageal varices contra-indicated in Child-Pugh C patients? *Endoscopy* 1994;26:511-12.
30. Sahagun G, Benner KG, Saxon R *et al*. Outcome of 100 patients after transjugular intrahepatic portosystemic shunt for variceal hemorrhage. *Am J Gastroenterol* 1997;92(9):1444.
31. Santos MM, Tolentino LH, Rodrigues RA *et al*. Endoscopic treatment of esophageal varices in advanced liver disease patients: band ligation *versus* cyanoacrylate injection. *Eur J Gastroenterol Hepatol* 2011;23(1):60-65.
32. Sarin SK, Kumar A. Gastric varices: profile, classification, and management. *Am J Gastroenterol* 1989;84(10):1244-49.
33. Soares-Weiser K, Brezis M, Tur-Kaspa R *et al*. Antibiotic prophylaxis for cirrhotic patients with gastrointestinal bleeding. *Cochrane Database Syst Rev* 2002;(2):CD002907.
34. The general rules for recording endoscopic findings on esophageal varices. *Jpn J Surg* 1980;10(1):84-87.
35. Westaby D, Hayes P, Gimson AE *et al*. Controlled trial of injection sclerotherapy for active variceal bleeding. *Hepatology* 1989;9(2):274-77.

65-2 Hemorragia Digestiva Alta Não Varicosa

Marcos Clarêncio Batista Silva ▪ Daniela Teixeira Oliveira
João Carlos dos Santos Barreto
Lívia Mascarenhas Dantas ▪ Igelmar Barreto Paes

INTRODUÇÃO

A hemorragia digestiva alta (HDA) é uma emergência médica relativamente frequente. Atualmente é definida como a presença de sangramento proveniente do sistema digestivo que vai desde o esôfago até a segunda porção duodenal, na altura da papila de Vater, ficando reservado o termo hemorragia digestiva média para o sangramento que vai da papila até o íleo terminal.

A importância da HDA deve-se às altas taxas de hospitalização, custo e morbimortalidade associada a esta condição. Estima-se que nos Estados Unidos cerca de 160 admissões hospitalares por 100.000 habitantes, anualmente, seja por HDA, com orçamento avaliado em torno de U$ 3.180-8.990 por paciente e mortalidade de 10 a 14%. Pacientes idosos e com comorbidades são fatores que aumentam a taxa de mortalidade, associado ao uso de medicamentos tipo anti-inflamatório não esteroide (AINHs), ácido acetil salicílico (AAS) e recentemente antiplaquetários como o clopidogrel. O uso de baixas doses de AAS, quando comparado com placebo, aumenta cerca de duas vezes a chance de HDA e quando associado aos antiplaquetários pode aumentar para três vezes. Estima-se que cerca de 700 pacientes por ano são internados no Serviço de Endoscopia Digestiva e Centro de Hemorragia Digestiva Prof. Dr. Igelmar Barreto Paes do Hospital Geral Roberto Santos (SED-CHD-IBP-HGRS), em Salvador, Bahia, com taxa de mortalidade em torno de 8%, com tempo médio de internamento variando entre 3 a 5 dias, com taxa de alta hospitalar neste período em aproximadamente 75%.

ETIOLOGIA

A causa da HDA depende do lugar onde se pesquisa estas etiologias. Na Europa e nos Estados Unidos a principal causa de HDA é úlcera péptica, ou seja, HDA não varicosa (HDANV). Entretanto, no SED-CHD-IBP-HGRS a principal etiologia da HDA é a ruptura de varizes esofagogástricas (Quadro 65-6).

Úlcera péptica

A HDA secundária a úlcera péptica (UP) é responsável por mais de 100.000 internamentos por ano nos Estados Unidos. O paciente infectado pelo H. pylori tem uma chance de seis a dez vezes ter uma UP, com relação aos não infectados.

Outra causa importante de úlcera em estômago e duodeno que cursam com HDA é o uso de anti-inflamatório não esteroide (AINHs) e o AAS. O AAS e os AINHs encontram-se entre as medicações mais prescritas em todo o mundo. Estima-se que o risco de complicações gastrointestinais associado ao consumo desses fármacos seja quatro a cinco vezes superior com relação ao risco da população que não consome e ainda mais elevado em idosos e indivíduos com antecedência de úlcera péptica. Podem acometer todo o trato gastrointestinal, causando desde alterações menores, como petéquias, hemorragias intraepiteliais e erosões, até alterações intensas, como ulcerações que podem complicar com sangramento e perfurações (Fig. 65-10).

Os mecanismos de lesão da mucosa gastroduodenal parecem estar relacionados com os efeitos tópicos e principalmente sistêmicos dos AINHs. A explicação mais aceita que justifica a ação sistêmica está relacionada com a diminuição da produção das prostaglandinas da mucosa gastroduodenal. Estas regulam a secreção de muco e bicarbonato das células do epitélio, fluxo sanguíneo da mucosa, proliferação da célula epitelial, restituição epitelial e a função da imunidade da mucosa gastroduodenal.

Outras etiologias menos frequentes, em torno de 5%, de HDA estão listadas no Quadro 65-7.

Síndrome de Mallory-Weiss

Ocorre em aproximadamente 5% dos casos. Trata-se de laceração na altura da transição esofagogástrica após esforço de vômitos, lesando plexos venosos e arteriais e, na maioria das vezes, melhora de maneira espontânea (Fig. 65-11).

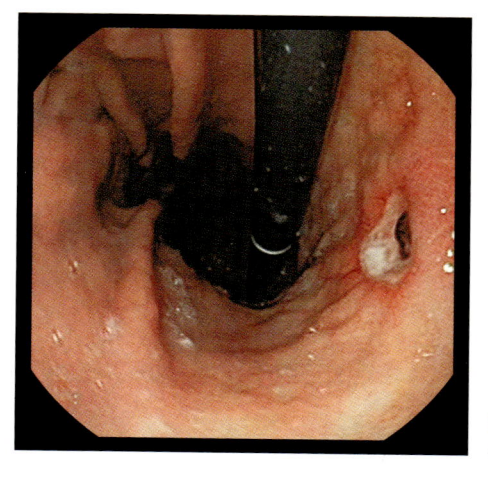

Fig. 65-10. Úlcera gástrica ativa (Forrest IIB).

Quadro 65-6. Etiologia da HDA[12]

Etiologia	Percentual (%)
Varizes esofagogástricas	51,25
Úlcera duodenal	23,5
Úlcera gástrica	11,75
HD baixa e outras	13,5

Quadro 65-7. Etiologia com prevalência < 5%[13]

- Doença do refluxo gastroesofágico
- Trauma por corpos estranhos
- Úlcera de esôfago
- Lesão de Cameron
- Síndrome de Dieulafoy
- Úlcera de estresse
- Erosões induzidas por drogas
- Angioma
- *Watermelon* gástrico
- Gastropatia hipertensiva portal
- Fístula aortoentérica
- Tumores benignos
- Tumores malignos
- Síndrome de O-W-Redu
- Hemobilia
- Hemosuccus pancreático
- Infecções (CMV, herpes)
- Úlcera em ostomia
- Síndrome de Zollinger-Ellison

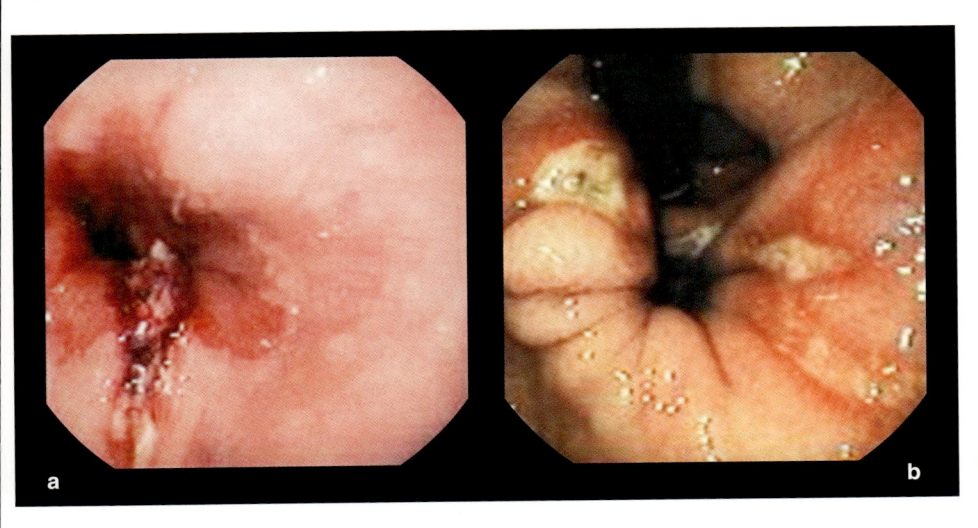

Fig. 65-11. Síndrome de Mallory-Weiss. (**a**) Laceração na TEG. (**b**) Úlceras de Cameron.

Lesão de Dieulafoy

Trata-se de uma dilatação vascular aberrante, localizada habitualmente na submucosa, e a erosão na sua superfície causa o sangramento. A lesão é arterial e pode ter calibre vascular de 1 a 2 mm causando HDA com perda de volume sanguíneo significativo. Pode-se localizá-la desde o esôfago até o reto, porém acomete mais frequentemente o estômago, na região da pequena curvatura (Fig. 65-12).

Malformação vascular

Vários termos são usados para denominar esta causa de HDA, incluindo malformações arteriovenosas, ectasia vascular, angiodisplasias e telangiectasias. A origem vascular pode ser arterial ou venosa e inclui lesões como *Dieulafoy*, ectasia vascular antral (GAVE) ou *watermelon*, síndrome Osler-Webwe-Rendu, síndrome nevus azul vermelho e lesões vasculares por irradiação (Fig. 65-13).

GAVE

Afecção não habitual como causa de HDA, localizada em região antral em forma de estrias longitudinais que lembra o aspecto da casca de uma melancia. A causa da GAVE não é conhecida, porém pode ocorrer em pacientes cirróticos com hipertensão portal e esclerose sistêmica. A intensidade do sangramento é frequentemente leve e muitas vezes o paciente apresenta-se com anemia crônica ou com sangramento oculto (Fig. 65-14).

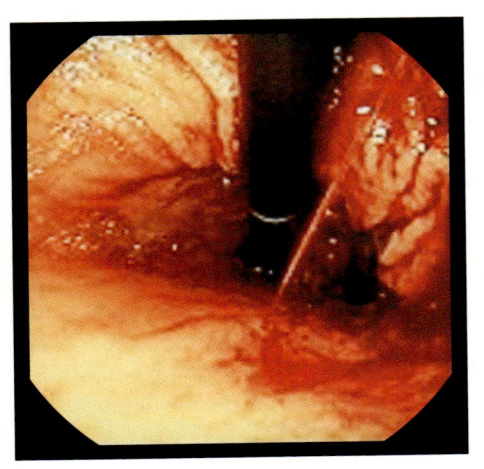

Fig. 65-12. Lesão de Dieulafoy.

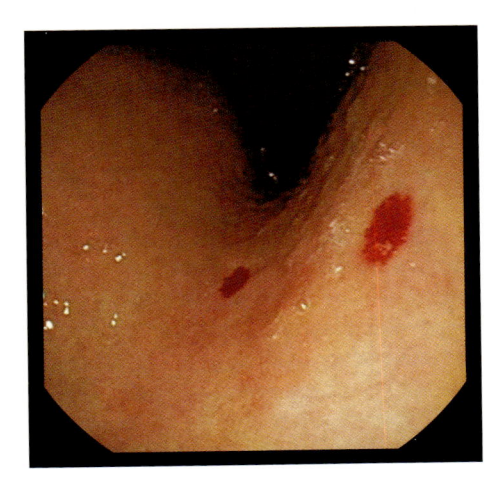

Fig. 65-13. Lesão vascular gástrica.

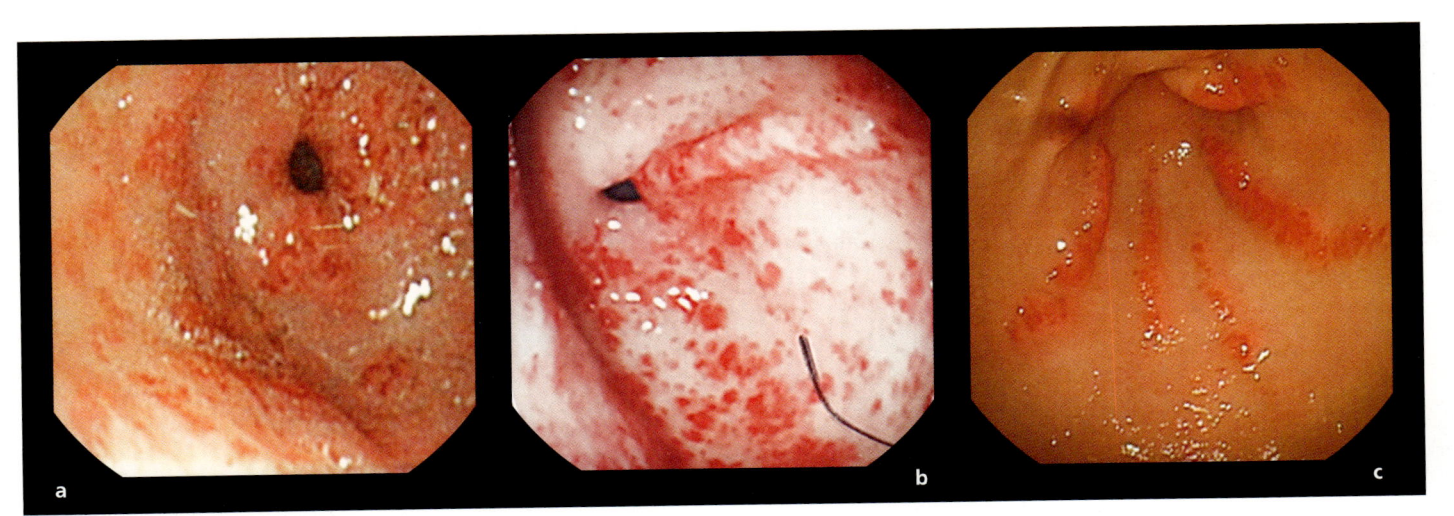

Fig. 65-14. (**a-c**) Imagens de GAVE.

Fístula aortoentérica

Ocorre principalmente em pacientes com passado de cirurgia cardiovascular e com colocação de prótese. Acontece também em aneurisma de aorta, depois de radioterapia e em casos de infecção em aorta por microrganismos da tuberculose e sífilis, assim como em casos de trauma ou invasão por neoplasias. O sítio mais frequente de fístulas vasculares é o duodeno, seguido pelo jejuno e pelo íleo. A HDA habitualmente é grave, e o diagnóstico precoce mais a intervenção cirúrgica pode modificar o prognóstico.

Hemobilia

Trata-se de HDA que tem sua origem nas vias biliares e pode acontecer após trauma nesta região, em situações como biópsia hepática e colangiograma transparietal. Pode acorrer também em casos de coledocolitíase com colangite. A tríade clássica de dor em cólica, icterícia e sangramento nos leva a pensar em hemoblia (Fig. 65-15).

Hemossucus pancreaticus

HDA que tem sua origem nos ductos pancreáticos e pode acontecer após pancreatite, pseudocistos e tumores do pâncreas. Pode ocorrer também depois de procedimentos na via pancreática como retirada de cálculos ou colocação de próteses.

Tumores gastroduodenais

As neoplasias são responsáveis por cerca de 3% das causas de HDA. Entre os tumores malignos os mais frequentes são os adenocarcinomas, linfomas e melanomas, e entre os benignos lembramos os leiomiomas e os estromais (GIST).

QUADRO CLÍNICO

Abordagem clínica inicial ao paciente com HDANV é fundamental para uma condução adequada, buscando o melhor caminho para o diagnóstico e por consequência oferecer um tratamento específico e um prognóstico melhor nesta afecção. Uma anamnese cuidadosa, buscando definir a presença de hemorragia digestiva alta, questionando o aspecto da hematêmese e melena, buscar informações como passado de HDA, uso de medicamentos como AAS e AINHs, presença de comorbidades como doença de fígado, coagulopatias e doenças cardiovasculares, são importantes e com isso melhor conduzir a uma avaliação dos riscos no momento do atendimento. A abordagem inicial quantificando as medidas de frequência cardíaca (FC) e pressão arterial (PA) nos ajudam a estratificar o risco no momento do quadro clínico do paciente.

Estratificação de risco utilizando os achados clínicos de FC e PA, endoscópicos e laboratoriais são fundamentais no paciente com HDANV. Portanto, podemos resumir a estratificação de risco de ressangramento utilizando os seguintes parâmetros: FC maior que 100 bpm e PA sistólica menor que 100 mmHg; hemoglobina menor que 10 g/dL; sangramento ativo na endoscopia; úlceras maiores que 1 a 3 cm e úlceras localizadas em pequena curvatura gástrica e parede posterior em bulbo duodenal (Quadro 65-8).

DIAGNÓSTICO

Na HDA é fundamental para o diagnóstico, além da história clínica, a realização de endoscopia digestiva alta (EDA), que tem uma alta sensibilidade e especificidade, sendo fundamental para definir a aplicação da terapêutica endoscópica. Recomenda-se que a EDA deve ser realizada nas primeiras 24 horas após o evento de hemorragia, com isso a chance de diagnóstico da etiologia da HDA aumenta, e a terapêutica endoscópica é feita mais rapidamente e por consequência diminuem a taxa de ressangramento. O preparo para realização da EDA é importante para ajudar no diagnóstico, por isso algumas referências recomendam o uso de procinéticos para melhorar o campo de visão na endoscopia. O procinético mais recomendado é a eritromicina, o qual age como agonista nos receptores de motilina, melhorando a visualização durante a EDA. A eritromicina deve ser usada cerca de 30 a 90 minutos antes do exame nos pacientes com HDA, utilizando uma dosagem de 3 mg/kg. No SED-CHD-IBP-HGRS não utilizamos como rotina o uso da eritromicina, no entanto conseguimos já na primeira EDA um percentual significativo para o diagnóstico e por consequência uma definição da terapêutica endoscópica.

Outros testes diagnósticos utilizados são a angiografia e a cintilografia, que são utilizados na minoria das vezes para obtermos o diagnóstico da causa da HDA. O estudo contrastado com bário cada vez mais encontra-se em desuso, além da possibilidade de causar dificuldade na visualização naqueles pacientes com indicação de angiografia e de cintilografia.

TRATAMENTO

Estabilização clínica e abordagem inicial

A prioridade nos pacientes com hemorragia digestiva alta não varicosa deve ser a estabilização clínica antes de ser submetido a endoscopia. Inicialmente com infusão de cristaloides para manter uma pressão adequada, com cuidados para evitar hiper-hidratação. Hemotransfusão deve ser indicada nos pacientes com hemorragia ativa, sinais de perda sanguínea importante ou que apresentem doença cardíaca isquêmica. Em geral uma hemoglobina acima de 7-8 mg/dL é aceitável, porém nos casos de pacientes com comorbidades importantes, como a cardiopatia isquêmica, uma hemoglobina em torno de 10 mg/dL é mais adequada.

A abordagem do paciente com hemorragia digestiva alta deve ser conduzida com medidas clínicas e endoscópicas.

O uso do inibidor de bomba de próton (IBP) via endovenosa (omeprazol/pantoprazol) 80 mg como dose de ataque em seguida em infusão contínua 40 mg/hora por 72 horas diminui a recidiva hemorrágica nos casos de sangramento por úlcera péptica. Alguns estudos demonstram que o uso em *bolus* intermitente tem eficácia semelhante. A rotina no SED-CHD-IBP-HGRS é o uso de IBP em doses intermitentes, duas a três vezes por dia, por um período de 3 a 5 dias. Outros IBP têm mostrado resultados semelhantes (Esomeprazol e lanzoprazol).

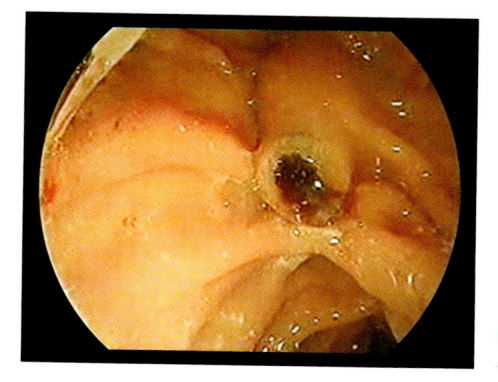

Fig. 65-15. Hemobilia após biópsia hepática.

Quadro 65-8. Fatores associados ao ressangramento[15]

- FC > 100 bpm e PA < 100 mmHg
- Hemoglobina < 10 g/dL
- EDA com sangramento ativo
- Tamanho da úlcera (> 1 cm)
- Localização da úlcera (pequena curvatura gástrica e parede posterior do bulbo)

Quadro 65-9. Classificação de Forrest: sinais endoscópicos de ressangramento[13,21]

Achado endoscópico	Ressangramento	Mortalidade	Prevalência (%)
Hemorragia ativa			
Ia - Hemorragia em jato	> 90	11	10
Ib - Hemorragia em "lençol"	10 a 20		10
Hemorragia recente			
IIa - Protuberância pigmentada ou não, sem sangramento	30 a 51	11	25
IIb - Coágulo aderido	25 a 41	7	10
IIc - Cobertura plana de hematina	0 a 30	3	10
Sem sinais de sangramento			
III - Base clara ou com fibrina	0 a 2	2	35

Em pacientes com suspeita de sangramento por úlcera péptica, o uso do IBP pré-endoscopia tem sido prática comum. Estudos recentes demonstram que o uso de IBP em altas doses antes da endoscopia reduzem os sinais endoscópicos preditores de sangramento e a necessidade de terapêutica endoscópica, porém sem evidência na redução de mortalidade.

Os objetivos do exame endoscópico são: identificar o ponto de sangramento, sinais preditivos de ressangramento e proceder a hemostasia endoscópica nos casos indicados (Quadro 65-9 e Figs. 65-16 a 65-19). O exame endoscópico deve ser realizado nas primeiras 24 horas do início dos sintomas, pois aumenta a capacidade diagnóstica e possibilita o tratamento endoscópico antes de novo episódio de ressangramento.

Alguns estudos demonstram que o *second look*, isto é uma nova endoscopia programada dentro de 24 horas com o objetivo de retratamento com a mesma modalidade usada na endoscopia índice, pode reduzir taxas de ressangramento, porém deve ser usada em casos selecionados, em que a terapêutica inicial não foi totalmente satisfatória.

Em geral, temos duas modalidades básicas de hemostasia endoscópica: térmicas e não térmicas (Quadros 65-10 e 65-11).

Entre os dispositivos térmicos, podemos destacar os métodos de contato como a eletrocoagulação monopolar, bipolar, multipolar e termocoagulação com *heater probe* e os métodos de não contato como a eletrocoagulação pelo plasma de argônio e fotocoagulação por *laser*. A eletrocoagulação monopolar leva a coagulação tissular extensa com maior possibilidade de lesão transmural e consequente perfuração. Atualmente, utiliza-se a eletrocoagulação multipolar ou bipolar na qual os eletrodos positivo e negativo situam-se na ponta do *probe*, sendo que a passagem de corrente ocorre na ponta do *probe* limitando o efeito térmico, com menor risco de complicações. Nos casos da eletrocoagulação bipolar e multipolar a diferença seria que no multipolar há a presença de múltiplos eletrodos na ponta do *probe*, tendo como vantagem teórica a passagem

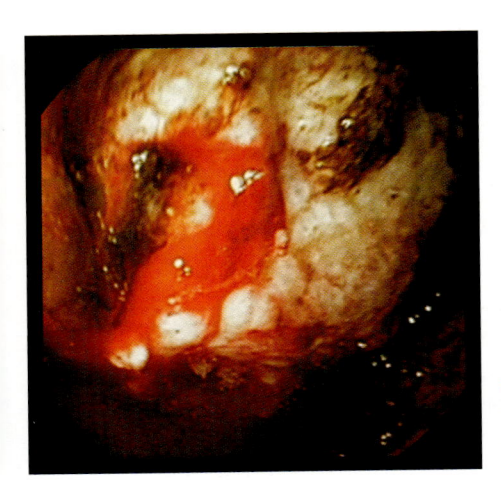

Fig. 65-16. Úlcera gástrica em linfoma MALT com sangramento ativo (Forrest Ia).

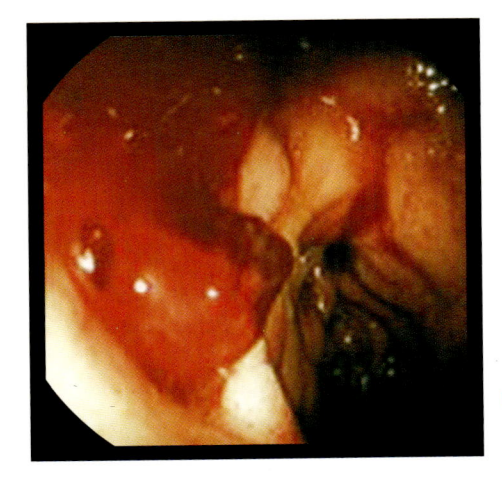

Fig. 65-17. Úlcera gástrica ativa com sangramento ativo (Forrest Ib).

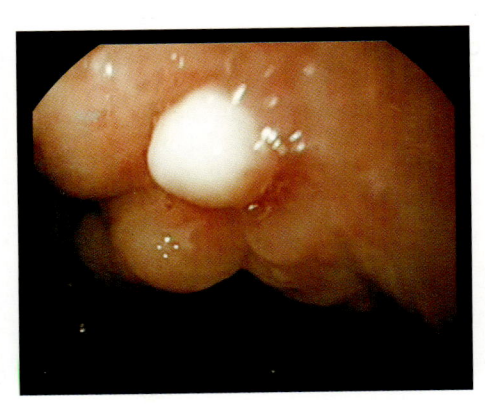

Fig. 65-18. Úlcera gástrica ativa com vaso pérola (Forrest IIa).

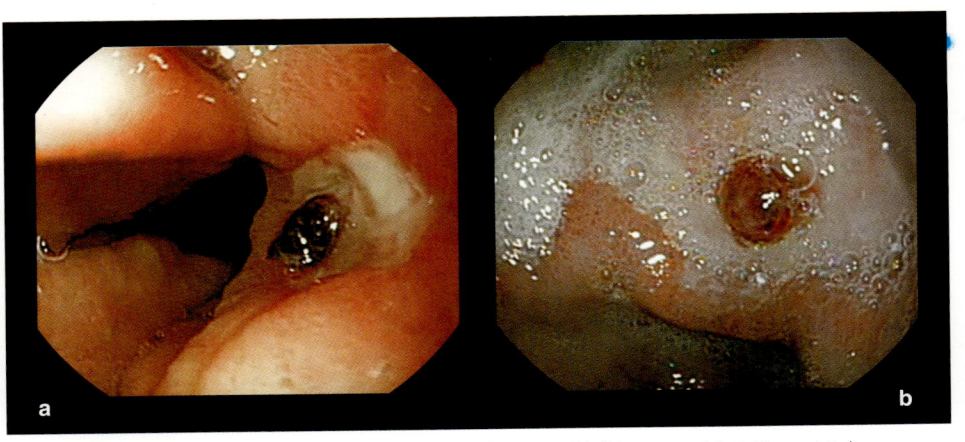

Fig. 65-19. (**a**) Úlceras gástricas ativas com coágulo (Forrest IIb) (**b**) e vaso visível (Forrest IIa).

Quadro 65-10. Modalidades térmicas

Eletrocoagulação
■ Monopolar ■ Bipolar ■ Multipolar ■ Plasma de Argônio
Termocoagulação
■ Heater probe
Fotocoagulação
■ Nd-Yag *laser* ■ *Laser* de argônio

Quadro 65-11. Modalidades não térmicas

Injeção
■ Solução de adrenalina ■ Álcool absoluto ■ Outros
Mecânicos
■ Hemoclipe ■ *Endoloop* ■ Ligas elásticas

de corrente mesmo na posição tangencial, porém com os novos dispositivos de eletrocoagulação bipolar (*gold probe*), a disposição dos eletrodos, em forma de espiral, permite a utilização frontal e tangencial.

Um conceito chave na hemostasia pelos métodos de contato consiste na compressão do vaso pela pressão da ponta do *probe*, levando a interrupção do fluxo de sangue, seguida de aplicação de calor com coagulação dos tecidos. A compressão do vaso diminui a perda de calor e permite melhor ação da termocoagulação.

Nos casos de modalidades térmicas de não contato, o uso era limitado a lesões superficiais, como angiectasias, decorrente da penetração superficial do efeito térmico (até cerca de 3 mm), e não haver compressão do vaso, porém estudos recentes tem demonstrado eficácia similar aos métodos de contato.

Dentre as modalidades de não contato, temos entre as mais conhecidas a eletrocoagulação com plasma de argônio e fotocoagulação com Nd-Yag *laser* e *laser* de Argônio, porém os métodos de fotocoagulação não são usados largamente na prática clínica devido aos altos custos, sendo, então, a eletrocoagulação com plasma de argônio a modalidade térmica de não contato mais utilizada nos dias atuais.

Novos estudos demonstram que os métodos de contato e não contato parecem ter eficiência similar, com alguma diferença em favor de determinado método a depender da experiência e preferência do endoscopista.

Entre as modalidades não térmicas temos os métodos de injeção, hemoclipes, ligas e *endoloops*. Dentre todos os métodos citados, o método de injeção é o mais largamente utilizado em nosso meio, em razão do baixo custo e da pronta disponibilidade. Porém dados da literatura demonstram que a terapia combinada nas úlceras gastroduodenais sangrantes reduz os índices de ressangramento, a necessidade de cirurgia e a mortalidade, quando comparada com a injeção de adrenalina isoladamente, mas com resultados semelhantes ao uso isolado da terapêutica térmica ou mecânica. A principal vantagem do método de injeção no tratamento da hemorragia não varicosa por úlcera é permitir melhor visualização do campo de trabalho para aplicação de outro método associado (térmico ou mecânico), como, por exemplo permitir a retirada de um coágulo no leito de uma úlcera com maior segurança ou obter hemostasia de um sangramento vultuoso para permitir a aplicação da termocoagulação por plasma de argônio.

MODALIDADES TÉRMICAS DE CONTATO

Heater probe

É um método de termocoagulação de contato que tem um dispositivo de geração de calor especial embutido na ponta da sonda, o *probe* é colocado diretamente sobre a úlcera, no local do sangramento ou do vaso visível, com ligeira pressão sobre o vaso, ele ajusta automaticamente a duração da liberação de energia, de acordo com a resistência do tecido, para entregar uma quantidade de energia pré-definida com máxima eficiência. Tem um diâmetro de 2,7 a 3,4 mm. Na HDA, o *heater probe* é muitas vezes aplicado em uma configuração de energia de 30 J. Tem um revestimento especial de teflon na ponta da sonda que impede a aderência à mucosa e uma via para irrigação para ajudar a evitar a aderência e limpar o campo endoscópico, permitindo melhor avaliação do efeito terapêutico. O *probe* pode ser usado tangencial ou frontalmente à lesão. A hemostase eficaz é sugerida pela parada do sangramento, necrose de coagulação branca e achatamento do vaso visível. O *heater probe* pode potencialmente produzir lesão tecidual profunda, mesmo após a dessecação do tecido, porque tem uma ponta de cerâmica, ao contrário do *gold probe* em que a dessecação do tecido limita a penetração de energia profunda.

Gold probe

O *gold probe* tem um eletrodo em espiral de ouro na ponta da sonda e é projetado para fornecer energia elétrica contínua bipolar. Tem *probes* com diâmetro de 2,3 e 3,2 mm.

A conformação do catéter foi projetada para uso forntal e tangencial à lesão. Apresenta uma via de irrigação, a qual é usada após a passagem de energia, para reduzir a adesão da ponta do *probe* à mucosa. A energia é liberada em pulsos levando a eletrocoagulação da região do sangramento ou vaso visível. Na prática clínica, para úlcera péptica sangrante, utiliza-se de uma potência de 25 w, em pulsos de 8 a 10 segundos, até que ocorra parada do sangramento, achatamento do vaso ou cavitação com necrose de coagulação branca (Fig. 65-20).

MODALIDADES TÉRMICAS DE NÃO CONTATO

Plasma de argônio

O argônio é um gás ionizado, portanto condutor de energia. Neste método, o calor é gerado pela corrente elétrica aplicada durante a

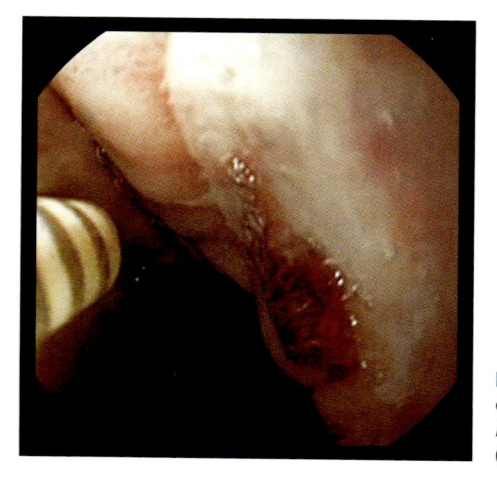

Fig. 65-20. Terapêutica endoscópica com *Gold Probe* em úlcera gástrica (Forrest IIb).

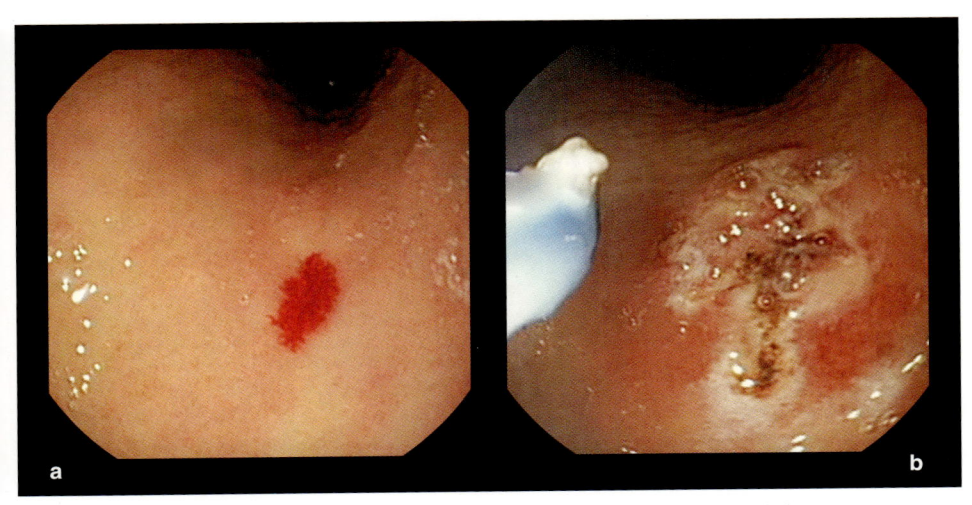

Fig. 65-21. (a) Lesão vascular gástrica e (b) termocoagulação com plasma de argônio.

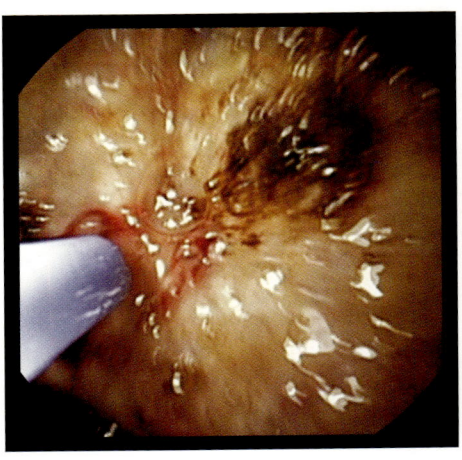

Fig. 65-22. Termocoagulação com plasma de argônio em úlcera gástrica por linfoma MALT.

saída do gás ionizado de argônio, com *probe* a uma distância variando entre 2-8 mm do tecido alvo. Na prática clínica é um método bastante eficiente para lesões vasculares superficiais, como, por exemplo as angiectasias, porém quando usado com maior potência é também eficiente para tratamento de úlceras sangrantes. A potência pode variar entre 40 w a 60 w, a depender do tipo de lesão que se pretende tratar. Outro aspecto a ser ressaltado é que o gás se dissipa para áreas de menor impedância, assim quando existe um coágulo sobre a lesão, o gás tende a se dirigir para outra área, portanto é imperativo que a área alvo esteja bem preparada e limpa quando possível (Figs. 65-21 e 65-22).

MÉTODOS NÃO TÉRMICOS

Injeção
O método consiste na injeção de substância com ação vasoconstritora na região da periferia do local de sangramento. Na prática a substância mais largamente utilizada é a solução de adrenalina na diluição de 1:10.000 ou 1:20.000, a qual é injetada nos quatro quadrantes, a cerca de 1 a 2 mm do local de sangramento, 1 a 3 mL da solução em cada ponto injetado, podendo após ser aplicada sob o vaso ou não. A parada do sangramento ocorre por vasoconstrição e tamponamento local, favorecendo a agregação plaquetária na região aplicada (Fig. 65-23).

Hemoclipes
O hemoclipe é um método que apresenta algumas vantagens, como não necessitar do efeito da coagulação e não causar lesão tecidual adicional. Entretanto, o custo elevado dos dispositivos impedem seu uso em larga escala. Os hemoclipes devem ser usados para lesões vasculares com artérias de até 2 mm (Fig. 65-24).

CONSIDERAÇÕES FINAIS
A HDANV é uma afecção de relevância nas emergências, atendimento clínico com anamnese dirigida, quantificação da perda sanguínea e restauração da hemodinâmica são fundamentais para o início da terapêutica farmacológica e endoscópica. Com o desenvolvimento dos métodos de hemostasia endoscópica, a falha de tratamento endoscópico acontece em uma minoria dos casos. Preferencialmente a combinação de métodos de hemostasia é a mais recomendada, porém métodos de termocoagulação e mecânicos podem ser aplicados isoladamente com bons resultados. Quando após duas tentativas frustradas de tratamento endoscópico, pode-se recorrer a radiologia intervencionista para embolização do vaso sangrante ou a cirurgia (Fig. 65-25).

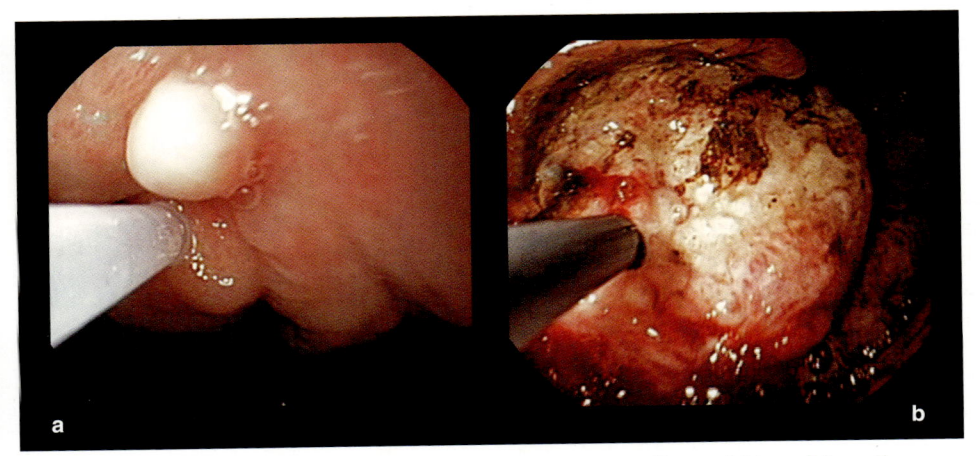

Fig. 65-23. (a) Terapêutica endoscópica com método de injeção em úlcera gástrica e (b) em úlcera gástrica por linfoma MALT.

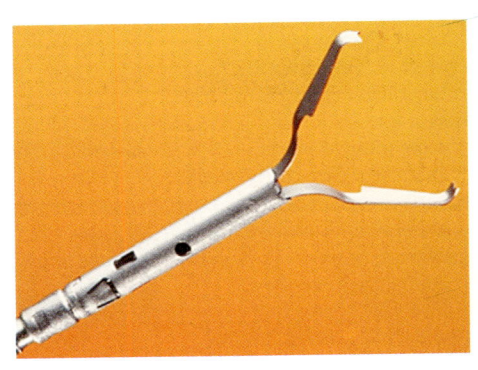

Fig. 65-24. Hemoclipe.

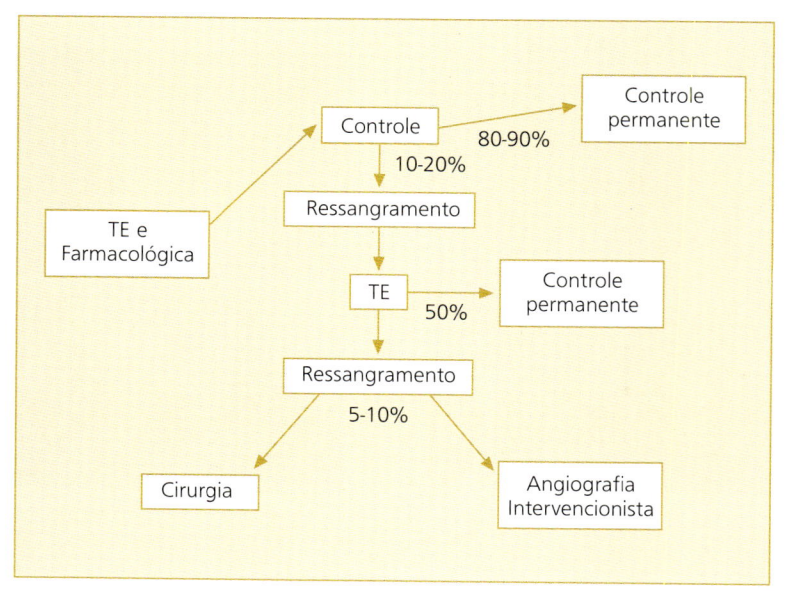

Fig. 65-25. Evolução do tratamento na HDANV. Modificada de Greenberger NJ et al. Current, 2012.

BIBLIOGRAFIA

Adang RP, Vismans JF, Talmon JL et al. Appropriateness of indications for diagnostic upper gastrointestinal endoscopy: association with relevant endoscopic disease. *Gastrointest Endosc* 1995;42:390.

Adler DG, Leighton JA, Davila RE et al. ASGE guideline: the role of endoscopy in acute non-variceal upper-GI hemorrhage. *Gastrointest Endosc* 2004;60(4):497-504. Disponível em: <http://www.ncbi.nlm.nih.gov/pubmed/15472669>

Altraif I, Handoo FA, Aljumah A et al. Effect of erythromycin before endoscopy in patients presenting with variceal bleeding: a prospective, randomized, Double-blind, placebo-controlled Trial. *Gastrointest Endosc* 2011;73:245.

Barkun AN, Martel M, Toubouti Y et al. Endoscopic hemostasis in peptic ulcer bleeding for patients with high-risk lesions: a series of meta-analyses. Gastrointest Endosc. 2009;69(4):786-99. Disponível em: <http://www.ncbi.nlm.nih.gov/pubmed/19152905>

Barkun NA, Bardou M, Kuipers EJ et al. International consensus recommendations on the management of patients with nonvariceal upper gastrointestinal bleeding. *Ann Intern Med* 2010;152:101.

British Society of Gastroenterology Endoscopy Committee. *Non-variceal upper gastrointestinal haemorrhage: guidelines. Gut* 2002;51(Suppl IV):iv1-6.

Cappell MS, Friedel D. Acute non-variceal upper gastrointestinal bleeding: endoscopic diagnosis and therapy. *Med Clin North Am* 2008;92(3):511-50, vii-viii. Disponível em: <http://www.ncbi.nlm.nih.gov/pubmed/18387375>

Chiu PWY, Ng EKW. Predicting poor outcome from acute upper gastrointestinal hemorrhage. Gastroenterol Clin North Am 2009;38(2):215-30. Disponível em: <http://www.ncbi.nlm.nih.gov/pubmed/19446255>

Chiu PWY, Sung JJY. High risk ulcer bleeding: when is second-look endoscopy recommended? *Clin Gastroenterol Hepatol* 2010;8(8):651-54; quiz e87. Disponível em: <http://www.ncbi.nlm.nih.gov/pubmed/20117241>

Dalton D, Grant-Casey J, Hearnshaw S et al. *The UK comparative audit of upper gastrointestinal bleeding and the use of blood.* Oxford, UK: National Blood Service; 2007. Acesso em: 23 Nov. 2009. Disponível em: <http://hospital.blood.co.uk/library/pdf/UGI_Bleed_Audit_Report_Transfusion_Extract.pdf>

Forrest JA, Finlayson ND, Shearman DJ. Endoscopy in gastrointestinal bleeding. *Lancet* 1974;2:394.

Garcia-Iglesias P, Villoria A, Suarez D et al. Meta-analysis: precictors of rebleeding after endoscopic treatment for bleeding peptic ulcer. *Aliment Pharmacol Ther* 2011;34:888.

Greenberges NJ et al. Current diagnosis e treatment – Gastroenterology, hepatology & endoscopy. USA: Mc Graw Hill, 2012. p. 349-69, cap. 30.

Jutabha R, Jensen DM. Approach to acute upper gastrointestinal bleeding in adults. *UptoDate* 2012.

Kshiwagi H. Ulcers and gastritis. *Endoscopy* 2005;37(2):110-15.

Lewis JD, Bilker WB, Brensinger C et al. Hospitalization and mortality rates from peptic ulcer disease and GI bleeding in the 1990s: relationship to sales of nonsteroidal anti-inflammatory drugs and acid suppression medications. *Am J Gastroenterol* 2002;97:2540-49.

Marmo R, Rotondano G, Bianco MA et al. Outcome of endoscopic treatment for peptic ulcer bleeding: Is a second look necessary? A meta-analysis. *Gastrointest Endosc* 2003;57(1):62-7. Disponível em: <http://www.ncbi.nlm.nih.gov/pubmed/12518133>

Marmo R, Rotondano G, BiancoMA et al. Prospective comparison of argon plasma coagulator and heater probe in the endoscopic treatment of major peptic ulcer bleeding. *Gastrointest Endosc* 1998 Aug.;48(2):191-95.

Moreira EF, Lima DCA, Alberti LR et al. Projeto Diretrizes da Sociedade Brasileira de Endoscopia. *Hemorragia gastrointestinal obscura.* Disponível em: <www.sobed.org.br.2009>

Parker DR, Luo XJalbert JJ, Assaf AR. *Impact of upper and lower gastrointestinal blood loss on healthcare utilization and costs: a systematic review.* Center for Primary Care and Prevention, Memorial Hospital of Rhode Island, 111 Brewster St., Pawtucket, RI 02860, USA. Donna_Parker@Brown.ed

Peter S, Mel C. Endoscopic therapy for peptic ulcer bleeding. *Clues* 2010;27:37-54.

Rotondano G, Marmo R, Bianco MA et al. Is combined endoscopic therapy superior to thermal monotherapy in patients with actively bleeding peptic ulcers? *Hepatology* 2006;2(4):271-73.

Sarin N, Monga N, Adams PC. Time to endoscopy and outcomes in upper gastrointestinal bleeding. *Can J Gastroenterol* 2009;23:489.

Savassi-Rocha PR, Coelho LGV, Alemida SR et al. *Tópicos em gastroenterologia 17.* Rio de Janeiro: Científica, 2009. p. 200-4, cap. 39.

SOBED. *Endoscopia digestiva – Diagnóstica e terapêutica.* Rio de Janeiro: Revinter, 2005.

Sung JJY, Chan FKL, Chen M et al. Asia-Pacific Working Group consensus on non-variceal upper gastrointestinal bleeding. *Gut* 2011;60(9):1170-7. Disponível em: <http://www.ncbi.nlm.nih.gov/pubmed/21471571>

Sung JJY, Tsoi KKF, Lai LH et al. Endoscopic clipping versus injection and thermo-coagulation in the treatment of non-variceal upper gastrointestinal bleeding: a meta-analysis. *Gut* 2007;56(10):1364-73. Disponívl em: <http://www.pubmedcentral.nih.gov/articlerender.fcgi?artid=2000277&tool=pmcentrez&rendertype=abstract>

Targownik LE, Nabalamba A. Trends in management and outcomes of acute nonvariceal upper gastrointestinal bleeding: 1993-2003. *Clin Gastroenterol Hepatol* 2006; 4:1459-66. Erratum, *Clin Gastroenterol Hepatol* 2007;5:403.

Tsoi KK, Ma TK, Sung JJ. Endoscopy for upper gastrointestinal bleeding: how urgent is it? *Nat Rev Gastroenterol Hepatol* 2009;6:463.

van Leerdam ME, Vreeburg EM, Rauws EA et al. Acute upper GI bleeding: did anything change? Time trend analysis of incidence and outcome of acute upper GI bleeding between 1993/1994 and 2000. [PMID: 12873568] *Am J Gastroenterol* 2003;98:1494-99.

Wallace JL. How do NSAIDs cause ulcer disease. *Bailliers Best Pract Res Clin Gastroenterol* 2000 Feb.;14(1):147-59.

Wilcox CM, Allison J, Benzuly K et al. Consensus development conference on the use of nonsteroidal anti-inflammatory agents, including cyclooxygenase-2 enzyme inhibitors and aspirin. *Clin Gastroenterol Hepatol* 2006;4:1082-89.

Wu LC, Cao YF, Huang JH et al. High-dose VS low-dose próton pump inhibitors for upper gastrointestinal bleeding: a meta-analysis. *World J Gastroenterol* 2010 May 28;16(20):2558-65.

CAPÍTULO 66

HEMORRAGIA DO INTESTINO MÉDIO

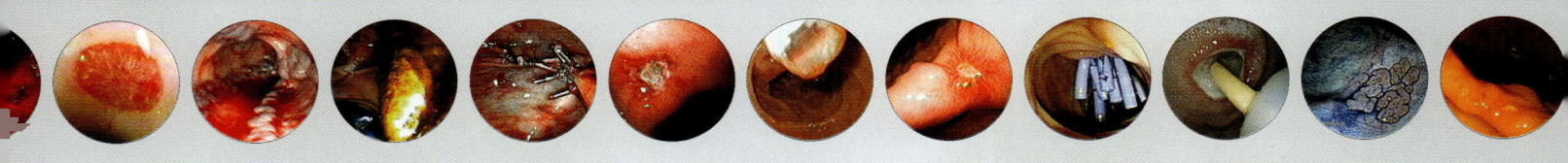

David Corrêa Alves de Lima ■ Luiz Ronaldo Alberti
Adriana Vaz Safatle-Ribeiro ■ Paula Bechara Poletti

DEFINIÇÃO

O sangramento gastrointestinal obscuro é caracterizado pelo sangramento persistente ou recidivante não esclarecido após avaliação endoscópica convencional, incluindo esofagogastroduodenoscopia (EGD) e colonoscopia com exame do íleo distal, respondendo por 5% dos casos de hemorragia digestiva. Esta parcela, não esclarecida em 90% das vezes, tem origem no intestino delgado como principal sítio de sangramento e os 10% restantes correspondem a casos não detectados pela EGD ou colonoscopia por dificuldade técnica ou lesão inaparente (úlcera de Cameron, varizes de fundo gástrico, Dieulafoy, ectasia vascular do antro gástrico, angioectasia, divertículo colônico, hemobilia, etc.). Quando a causa da hemorragia está no delgado utiliza-se a denominação hemorragia do intestino médio (HIM). Essa terminologia foi proposta em 2006 e definiu o sangramento do trato gastrointestinal médio como sendo aquele que ocorre distalmente à papila de Vater até o íleo distal.

ETIOLOGIA DA HIM

As lesões do intestino delgado classificadas por ordem de frequência estão listadas no Quadro 66-1.

Lesões vasculares

Compreendem as angioectasias adquiridas, hereditárias (síndrome de Osler-Rendu-Weber), hemangiomas e a lesão de Dieulafoy.

As angioectasias adquiridas, ou angiodisplasias, são as causas mais comuns de sangramento do intestino delgado, correspondendo a cerca de 50% dos casos. Tais achados contrastam com a baixa incidência de hemorragias por angioectasias no trato digestivo alto (20%) e baixo (5%).

As angioectasias são dilatações de veias submucosas preexistentes e dos capilares mucosos suprajacentes. Histologicamente consistem em vasos dilatados, distorcidos, limitados por endotélio e raramente por pequena quantidade de músculo liso. As lesões se assemelham mais a ectasias de vasos normais do que a verdadeiras malformações arteriovenosas. Portanto, o termo angioectasia é mais adequado que angiodisplasia.

A causa das angioectasias é desconhecida. Dentre as teorias sugeridas como sua etiologia destacam-se processo degenerativo associado à idade, hipoperfusão crônica, angiogênese alterada e processo autoimune.

Endoscopicamente, as angioectasias são planas ou levemente elevadas, avermelhadas, com cerca de 2 a 10 mm de tamanho. Podem ser arredondadas, estreladas ou arboriformes. Um vaso proeminente pode ser visível e pode existir um halo claro correspondendo a uma área de desvascularização ao redor da lesão.

A real prevalência das angioectasias na população é desconhecida, porque a maioria dos indivíduos assintomáticos não se submete a exames endoscópicos.

As angioectasias ocorrem mais frequentemente nos cólons, sendo importante causa de sangramento digestivo, especialmente em idosos. No TGI alto as angioectasias predominam no estômago.

Quadro 66-1. Frequência das causas de hemorragia no intestino delgado

Lesões	Frequência
Lesões vasculares	
■ Angioectasias	
■ Telangectasia hereditária hemorrágica	70-80%
■ Hemangioma	
■ Dieulafoy	
Miscelânia	
■ Medicações	
■ Infecções (tuberculose)	
■ Doença de Crohn	
■ Divertículo de Meckel	
■ Zollinger-Ellison	10-25%
■ Vasculites	
■ Enterite actínica	
■ Divertículo jejunal	
■ Isquemia mesentérica	
■ Outras	
Tumores	5-10%

Com o advento dos novos métodos endoscópicos para o exame do intestino delgado, as angioectasias têm sido mais frequentemente diagnosticadas. As angioectasias do delgado também variam em número, em tamanho e em localização. O significado clínico e a necessidade de abordagem terapêutica das pequenas angiodisplasias ainda são controversos.

As angioectasias podem estar associadas a diversas condições clínicas, incluindo insuficiência renal crônica, estenose aórtica e doença de von Willebrand, podendo levar a quadros de sangramento vivo, melena ou sangue oculto positivo nas fezes.

A explicação para o sangramento nas angioectasias permanece desconhecida. Vários mecanismos são propostos, como, por exemplo o aumento de pressão nos capilares mucosos, abrasão da mucosa por alimentos, processos isquêmicos e aumento dos níveis do fator de crescimento do endotélio. Do mesmo modo, a história natural destas lesões também é pouco compreendida em razão da falta de estudos prospectivos em longo prazo. Lewis et al. descreveram interrupção espontânea do sangramento em 44% dos pacientes com angioectaisas de delgado durante um acompanhamento com duração média de 13 meses. A taxa de ressangramento é imprevisível e varia de acordo com a localização, o número e a ocorrência de sangramento prévio.

A síndrome de Osler-Weber-Rendu ou telangectasia hemorrágica hereditária (THH) é caracterizada por diminutas ectasias vasculares da pele e da mucosa do trato digestivo e por episódios recorrentes de epistaxe e sangramento digestivo. O sangramento normalmente não ocorre antes da quarta década de vida, acometendo pelo menos, 15% dos pacientes. Estudos genéticos demonstraram que a THH ocorre devido a um grupo de desordens autossômicas dominantes e, portanto, mutações em diversos locais diferentes do gene podem determinar a síndrome clínica.

Os hemangiomas são tumores vasculares hamartomatosos que podem ocorrer ao longo de todo o trato digestivo. Representam 5 a 10% dos tumores benignos do intestino delgado. Surgem a partir de plexos vasculares submucosos e são classificados como capilares, cavernosos ou mistos. Os hemangiomas cavernosos são maiores, com vasos de parede fina, diferentemente das lesões capilares que possuem pequenos vasos envolvidos por tecido conectivo deficiente em elastina. O sangramento dos hemangiomas capilares tendem a ser de pequena monta, frequentemente oculto, enquanto os hemangiomas cavernosos causam sangramentos visíveis.

A lesão de Dieulafoy é mais frequente em indivíduos adultos e idosos. Trata-se da ulceração de uma artéria submucosa calibrosa, sem arterite, mas superficial, ectópica e de trajeto sinuoso. É rara, sendo observada em cerca de 2% dos pacientes com sangramento digestivo alto maciço. Embora o estômago seja a localização mais frequente, também já foi encontrada no duodeno, no jejuno e no cólon. O diagnóstico é difícil principalmente se a lesão está localizada no intestino delgado. A lesão jejunal pode ser detectada por enteroscopia ou angiografia em casos de sangramento ativo. Mais recentemente a cápsula endoscópica e a enteroscopia têm aumentado a acurácia diagnóstica. Na maioria dos pacientes a lesão não é endoscopicamente visível ou observa-se apenas área avermelhada puntiforme. A mortalidade da hemorragia por lesão de Dieulafoy é aproximadamente 25%.

Tumores

Somente 3% dos tumores do trato digestivo ocorre no intestino delgado. O leiomioma é o tumor benigno mais comum do intestino delgado e o carcinoide o tumor maligno mais frequente. Entretanto os tumores estromais são os que sangram mais frequentemente.

Os tumores de intestino delgado correspondem de 5 a 10% dos casos de hemorragia do intestino delgado. A idade média dos pacientes com tumores de delgado é inferior àqueles com angioectasias. O sangramento é a apresentação clínica em até 53% dos pacientes. Hemorragia abundante está mais relacionada com os tumores estromais, enquanto perda crônica e anemia são mais comuns nos carcinoides, adenocarcinomas e linfomas. Decorrente de sua vascularização, os tumores estromais podem ser detectados com a cintilografia com tecnécio 99 m (Tc^{99}). A sensibilidade da angiografia foi descrita como 86% para estas lesões.

Divertículo de Meckel

É a anomalia congênita mais prevalente, ocorrendo em 2% da população, sendo mais frequente no homem do que na mulher. A complicação mais frequente é o sangramento maciço, normalmente na infância. É a causa do sangramento em 2/3 dos homens com menos de 30 anos, com sangramento gastrointestinal obscuro.

Doença de Crohn

É a causa mais comum de lesões ulceradas no intestino delgado. Normalmente se manifesta por sangramento crônico de pequena quantidade e anemia. Sangramento maciço é raro. Em apenas 15% dos casos as lesões sangrantes localizam-se no intestino, sendo o cólon o local mais comum. Em cerca de 20% dos pacientes com acometimento do intestino delgado, a hemorragia é a manifestação inicial da doença.

Causas menos comuns

A síndrome de Zollinger-Ellison também pode ser causa de hemorragia em razão de ulcerações associadas ao quadro de hipergastrinemia. As úlceras podem ocorrer na terceira porção duodenal e do jejuno.

Infecções como a tuberculose, sífilis, histoplasmose também podem ser causa de sangramento. No caso da tuberculose a localização mais frequente é ileocecal e jejuno-ileal.

A amiloidose pode ocorrer em diversos órgãos. O acometimento do TGI é comum na amiloidose primária. Má absorção, obstrução e sangramento foram relatados. Em alguns casos lesões pseudotumorais podem ser a causa do sangramento.

Diversas medicações como potássio, anti-inflamatórios não esteroides (AINH) e mercaptopurina são causas de ulcerações e sangramento. Os AINH são certamente subestimados como causa de ulcerações do intestino delgado e anemia por deficiência de ferro. Outras causas menos frequentes são os aneurismas mesentéricos, varizes ectópicas, fístulas aortoentéricas, enterite actínica e vasculites.

CLASSIFICAÇÃO DO SANGRAMENTO E MANIFESTAÇÃO CLÍNICA

O diagnóstico da origem do sangramento em pacientes com HIM é desafiador. Antes de avaliar a sintomatologia, é importante definir corretamente o tipo de sangramento apresentado.

Com o objetivo de orientar uma sequência propedêutica no sangramento do intestino médio recomenda-se separar os pacientes em dois grupos:

1. **Sem sangramento visível**: ausência de sangue visível nas fezes para o médico ou para o paciente, que se apresenta em geral com uma anemia por deficiência de ferro não explicada ou com uma pesquisa positiva de sangue oculto nas fezes (PSOF).
2. **Com sangramento visível**: sangramento visível persistente ou recorrente cuja origem não se define após investigação endoscópica primária inicial por EGD ou colonoscopia.

Poucos estudos avaliaram a frequência e a história natural das duas formas de apresentação clínica da HIM. Alquist et al. investigaram pacientes com anemia e verificaram que o tratamento com ferro via oral resolveu a anemia em 83% dos casos, em um período de acompanhamento de 20 meses.

No sangramento visível, a apresentação clínica com hematêmese parece ser de rara frequência, sendo a maioria dos casos representada pela passagem de sangue pelo reto.

A manifestação clínica e a idade ajudam a definir o tipo de abordagem diagnóstica, assim como o prognóstico e os resultados terapêuticos. Pacientes com sintomas de anemia e pacientes com alteração hemodinâmica apresentam diferentes abordagens, o que implica diferentes algoritmos. Por exemplo, a hematêmese recorrente sugere origem do sangramento acima do ângulo de Treitz, e investigação do trato gastrointestinal inferior a princípio não é necessária. Pacientes com anemia discreta, queda pequena do hematócrito, idade avançada e múltiplas comorbidades devem ter investigação mais conservadora.

Em decorrência das características da HIM, torna-se evidente que a dificuldade de diagnóstico etiológico assim como a terapêutica da mesma pode, geralmente implicar na realização e repetição de vários exames endoscópicos e estudos de imagem antes que um diagnóstico etiológico definitivo seja estabelecido. Foutch *et al.* (1990) demonstraram o grande número de procedimentos diagnósticos a que estes pacientes são submetidos, quando 39 pacientes haviam se submetido à 277 procedimentos diagnósticos (média de 7,3 por paciente) sem sucesso.

Além do custo dos exames deve-se considerar que a ausência do diagnóstico etiológico dificulta a instituição de terapêutica resolutiva implicando, desta forma, em múltiplas transfusões sanguíneas e repetidas internações relatada por Flickinger *et al.* (1989) cuja média foi de cinco internações e 46 unidades transfundidas por paciente.

A complexidade na abordagem do intestino delgado certamente exige maior número de procedimentos diagnósticos, mais transfusões sanguíneas, internações hospitalares mais prolongadas e consequentemente maiores custos. Além disso, estes pacientes apresentaram pior prognóstico quando comparados com pacientes com hemorragia digestiva alta ou baixa (mortalidade de 10%).

Outro dado alarmante é o tempo médio estimado de 2 anos (variando de 1 mês a 8 anos) para o diagnóstico diferencial do paciente portador de sangramento de origem obscura.

Diante destes dados, com o intuito de abreviar o diagnóstico etiológico destes pacientes, torna-se de suma importância a avaliação propedêutica padronizada levando em consideração a história pregressa, faixa etária do início dos sintomas, história familiar, forma de apresentação e repercussão no seu estado clínico, visando instituição de terapêutica específica o mais breve possível, minimizando, desta forma repercussões para o paciente e, possivelmente, melhorando seu prognóstico. A avaliação da relação custo *versus* benefício da realização de cada procedimento propedêutico também deve ser levada em consideração, uma vez que exames de custo elevado como a cápsula endoscópica e a enteroscopia de duplo balão ou balão único podem abreviar o tempo despendido para o estabelecimento de diagnóstico efetivo, reduzindo gastos com repetição de outros exames, transfusões sanguíneas e internações.

RECURSOS DE PROPEDÊUTICA

Os métodos disponíveis para investigação da HIM podem ser divididos em radiológicos e endoscópicos.

Métodos radiológicos

Os exames radiológicos contrastados em geral, como trânsito intestinal, arteriografia, tomografia computadorizada helicoidal ou ressonância nuclear magnética têm um rendimento diagnóstico baixo, variando de 0 a 20%. Apesar de serem mais disponíveis que as demais técnicas, são inadequados para o exame da mucosa do TGI, não diagnosticando as angioectasias e as pequenas lesões de mucosa. Dentre os métodos radiológicos, deve-se dar preferência para os estudos seccionais, como a ressonância nuclear magnética e a tomografia computadorizada, com o objetivo de identificar espessamentos parietais do delgado, permitindo também um estudo completo da cavidade abdominal em busca de outras lesões associadas. A tomografia computadorizada helicoidal, *multislice* permite cortes finos de 2,5 a 5 mm, técnicas de reconstrução e estudo das estruturas arteriais da cavidade abdominal.

A ENTERÓCLISE é um estudo de duplo contraste realizado através da passagem de uma sonda no intestino delgado proximal com injeção de bário, metilcelulose e ar, com o objetivo de promover uma maior distensão das alças intestinais. Essa técnica é considerada superior aos métodos de imagem convencionais e quando associada à tomografia helicoidal ou ressonância magnética, melhora o rendimento diagnóstico em até 10%.

Na vigência de sangramento ativo de, pelo menos, 0,5 a 1 mL por minuto, a CINTILOGRAFIA, apesar de dar informações sobre a localização topográfica do sangramento, apresenta resultados conflitantes na literatura. A cintilografia com hemácias marcadas *in vitro* com tecnécio-99 pode ser útil para localizar o sítio de sangramento obscuro, embora existam poucos estudos que recomendem essa abordagem. Tem a vantagem de ser pouco invasivo, o radioisótopo possui uma meia-vida longa, o que permite repetir o exame durante um período de 24 horas. Esse exame requer um sangramento ativo de pelo menos 0,1 a 0,4 mL/min para que se obtenha um resultado positivo. Para a identificação de sangramento obscuro tem uma taxa de 15% de falso-positivos e de 12 a 23% de falso-negativos.

Para o diagnóstico do Divertículo de Meckel a utilização do 99 mTc-pertecnetato tem uma sensibilidade relatada de 75 a 100% e é o método de escolha, embora o resultado positivo indique apenas a presença de mucosa gástrica no intestino delgado, que pode ou não representar a fonte do sangramento.

O papel da ANGIOGRAFIA na hemorragia obscura é difícil de ser avaliado, pois apenas um número limitado de protocolos angiográficos foi estabelecido para essa afecção. Quando ocorre sangramento ativo, a um fluxo maior de 1 mL/min, extravasamento de contraste no lúmen intestinal pode ser encontrado na angiografia mesentérica. A positividade da angiografia em se identificar o sangramento varia de 27 a 77% (média de 47%). Esse número pode aumentar naqueles pacientes com sangramentos mais volumosos, com instabilidade hemodinâmica, queda do hematócrito e necessidade de hemotransfusões.

A angiografia pode eventualmente detectar lesões sem sangramento ativo quando se evidencia padrões anormais vasculares, como os vistos nas angioectasias e neoplasias. Veias de fino calibre e de enchimento mais lento que persistem após o esvaziamento das veias mesentéricas ou tufos vasculares observados durante a fase de enchimento arterial são vistos em mais de 90% dos casos de angioectasias.

Quando o sangramento é recorrente e os resultados de um estudo angiográfico são negativos, nova angiografia realizada na fase de um sangramento ativo pode ser útil. A angiografia provocativa consiste na administração de anticoagulantes, vasodilatadores, ou antiagregantes plaquetários podendo desencadear ou aumentar sangramentos ativos e melhorar o rendimento da angiografia. Estudo retrospectivo mostrou rendimento angiográfico de 32 a 65% com o uso de técnicas farmacológicas. Entretanto, observaram-se complicações em 17% desses pacientes levando a aumento da mortalidade.

A angiografia também pode ser realizada no período intraoperatório para localizar lesão sangrante, por meio de cateterismo superseletivo e infusão de azul de metileno, fluoresceína e contraste radiopaco.

A associação de estudo baritado e TOMOGRAFIA COMPUTADORIZADA HELICOIDAL ou ressonância nuclear magnética, angiorressonância e ANGIOGRAFIA PROVOCATIVA (utilização de anticoagulantes, vasodilatadores e trombolíticos) apresentam resultados interessantes. No entanto, a eficácia dos mesmos ainda não pode ser comprovada por carência de estudos comparativos e prospectivos. Já a angiografia super-seletiva tem como vantagem a possibilidade de realizar procedimentos terapêuticos.

Métodos endoscópicos

A avaliação endoscópica do duodeno, do jejuno e do íleo é denominada de ENTEROSCOPIA. Existem algumas formas de enteroscopia, tais quais a sonda (*non-push*), *push*-enteroscopia, cápsula endoscópica e enteroscopia com balões (duplo balão ou balão único) ou espiral.

Deve-se ressaltar que o comprimento do intestino delgado é de aproximadamente cinco a sete metros, fato este a ser considerado durante a escolha do método empregado. Esquematicamente, os 2/5 proximais do intestino delgado correspondem ao jejuno e os 3/5 distais ao íleo. Quanto à avaliação endoscópica, no jejuno proximal, assim como no duodeno, as pregas circulares (válvulas de Kerckring) são proeminentes e numerosas e vão diminuindo gradualmente em número e tamanho ao longo do mesmo, estando ausentes no íleo distal.

As principais indicações da enteroscopia correspondem a: sangramento gastrointestinal obscuro, doenças inflamatórias, diarreia crônica, controle de anormalidades radiológicas diagnosticadas no intestino delgado e poliposes. Outras indicações da enteroscopia são: realização de exame endoscópico do estômago excluso após cirurgia bariátrica, colangiopancreatografia endoscópica retrógrada em pacientes com reconstruções gástricas (Y-de-Roux e Billroth II), jejunostomia endoscópica percutânea e ileocolonoscopia naqueles pacientes com cólon difícil.

Com o advento de novos métodos endoscópicos, como a cápsula endoscópica (CE) e os enteroscópios de balão único (EBU) ou duplo (EDB), tornou-se possível a completa visualização do intestino delgado.

Os métodos de enteroscopia podem ser descritos como:

▪ Sonda ou *non-push* enteroscopia

É introduzida via nasal, e sua progressão é feita passivamente com o peristaltismo. Corresponde a um enteroscópio de pequeno calibre (5 mm de diâmetro), com 200 a 300 cm de comprimento, sem comandos para a deflexão da ponta ou canal terapêutico, com um canal interno para insuflar o balão existente na ponta do aparelho, que facilita a progressão do mesmo, decorrente do maior contato com a parede intestinal. No início da década de 1990, a enteroscopia por sonda foi decisiva no diagnóstico de pacientes com sangramento gastrointestinal obscuro, porém hoje, em razão do tempo prolongado de exame, tal método se encontra em desuso. Estima-se que somente 50 a 70% da mucosa do intestino delgado seja avaliada com esta técnica.

▪ *Push*-enteroscopia

É realizada empurrando-se o enteroscópio progressivamente, método este que pode ser feito também intraoperatoriamente ou mesmo com aparelhos com gradual-*stiffness* capazes de se enrijecerem no sentido distal para proximal gradualmente graças a um processo especial de adição de uma camada de poliuretano no tubo de inserção. O *push*-enteroscópio é um instrumento longo (200 a 250 cm), com diâmetro de 10,5 mm, comandos direcionais e canal para procedimento terapêutico. Entretanto através da *push*-enteroscopia não é possível alcançar todas as porções do jejuno ou mesmo o íleo. A *push*-enteroscopia intraoperatória, porém possui ainda o inconveniente de necessitar de laparotomia, onde o endoscópio é introduzido através da ação combinada do endoscopista e do cirurgião. Tal manobra pode ocasionar lesões inadvertidas da mucosa intestinal, aumentando a incidência de exames falso-positivos. Além disso, por se tratar de método invasivo, possui complicações relacionadas à lapatoromia, à enterotomia e ao íleo prolongado.

▪ Enteroscopia de duplo balão (EDB)

Desenvolvida por Yamamoto em 2003 baseia-se na técnica da retificação das alças de intestino delgado, encurtando-se o trajeto a ser examinado. Tal método permite a visualização de todo o intestino delgado, podendo ser introduzido tanto por via anterógrada como retrógrada, assim como possibilita a realização de biópsias e procedimentos terapêuticos.

O sistema inclui um endoscópio com duplo balão, cuja porção de inserção de trabalho mede 200 cm e cujo diâmetro tem 8,5 mm ou 9,4 mm, com canais de biópsia de 2,2 mm e 2,8 mm, respectivamente; e um *overtube* flexível com 140 cm de comprimento e diâmetro máximo externo de 12,2 mm ou 13,2 mm. Ambos o endoscópio e o *overtube* são equipados com balão de látex, os quais podem sem inflados ou desinflados através de uma bomba de ar (Figs. 66-1 e 66-2).

Com relação à técnica de inserção, tanto o endoscópio como o *overtube* são introduzidos com os balões vazios. A introdução progressiva do endoscópio é feita o mais distal possível, mantendo-se o *overtube* sobre o endoscópio apoiado pelas mãos de um auxiliar. Inflando o balão do *overtube* o suficiente para se aderir à parede intestinal, o endoscópio pode ser introduzido sem formar alças no intestino delgado. Posteriormente, o *overtube* desinflado pode, por

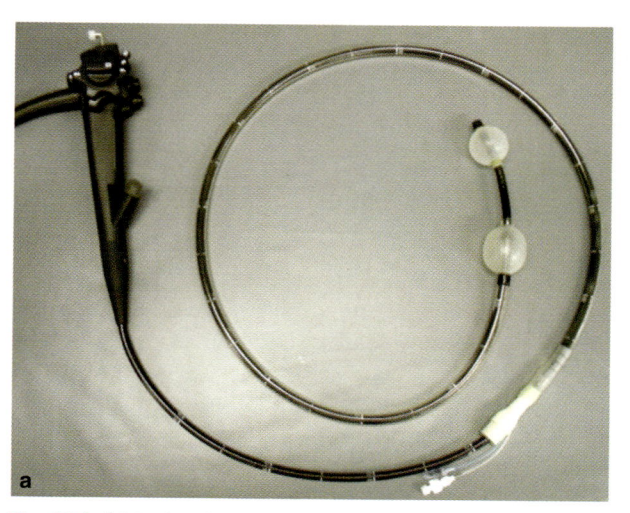

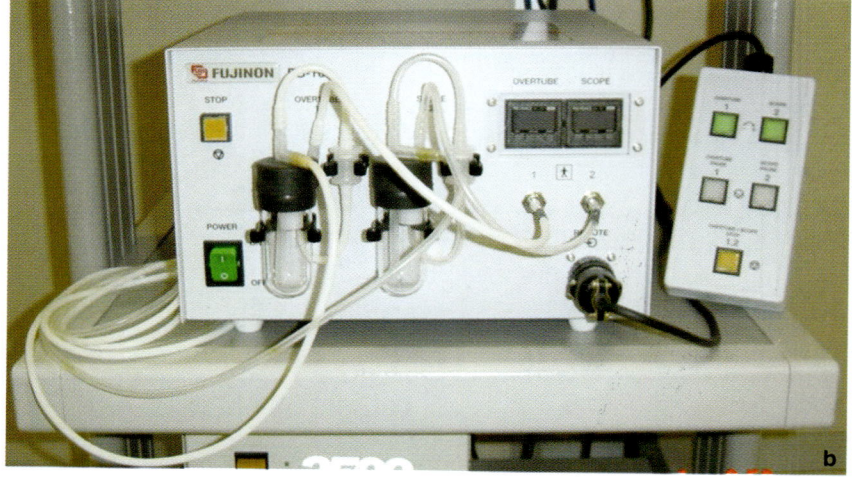

Fig. 66-1. (**a**) Endoscópio com duplo balão e *overtube* flexível. (**b**) Bomba de ar do endoscópio de duplo balão.

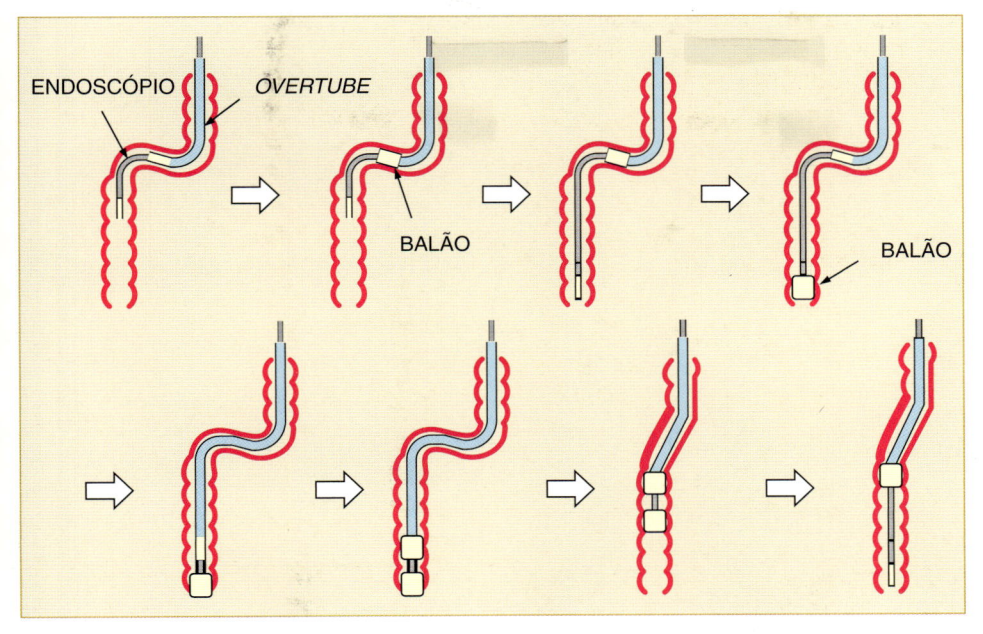

Fig. 66-2. Técnica de progressão do endoscópio de duplo balão.

sua vez, ser inserido enquanto o balão do endoscópio está inflado. Sobre controle endoscópico e/ou radiológico, com ambos os balões inflados, o endoscópio e o *overtube* são retificados conjuntamente para se retificar todo o conjunto. Esta técnica de introdução, insuflação dos balões e retificação do aparelho repetidamente, permite a progressão do endoscópio (Fig. 66-2).

A via preferencial para início da EDB não parece ter um consenso, sendo oral em nosso meio semelhantemente a alguns autores, porém Yamamoto *et al.* preferem a via anal. Contudo, o procedimento é finalizado após o diagnóstico da lesão através de uma única via, evitando-se a segunda via em muitos casos. Caso haja necessidade de abordagem por ambas as vias, recomenda-se que sejam realizadas em dias diferentes, devido à distensão gasosa, sobrecarga do paciente e cansaço do profissional. Nesta situação, independente da via inicial escolhida, é necessária a injeção submucosa de tinta nanquim no local mais distante alcançado, para que no exame subsequente, esta marcação seja encontrada. Recomenda-se marcar com injeção de tinta de nanquim o ponto mais extremo alcançado independentemente da via inicial de abordagem.

A sedação assemelha-se àquela de uma endoscopia convencional, entretanto recomenda-se sedação profunda com assistência do anestesiologista nos casos que ultrapassem 60 minutos de exame. Escopolamina faz-se necessária durante procedimentos terapêuticos, para diminuir a peristalse.

Experiências do Japão e países da Europa, especialmente da Alemanha demonstram que a EDB tem sucesso diagnóstico em 70 a 80% dos casos, além de possibilitar gestos terapêuticos como cauterização de lesões hemorrágicas, retirada de pólipos, dilatações de estenoses, ressecções de neoplasias, evitando-se em muitos casos intervenções cirúrgicas. As complicações do método são raras, em torno de 1%. Estudo multicêntrico em EDB, demonstrou que o método é seguro com baixa taxa de complicação (EDB diagnóstica = 0,8% e EDB terapêutica = 4,3%).

Uma nova classificação para lesões vasculares foi proposta por Yano *et al.*, em 2008, com base em achados endoscópicos do intestino delgado. Tal classificação é útil para determinar a conduta terapêutica, pois lesões classificadas como do tipo 1 são venosas e passíveis de cauterização. Lesões tipo 2 caracterizadas como arteriais (Dieulafoy) e tipo 3 como malformações arteriovenosas com componente arterial e venoso deverão ser tratadas com *clipes* hemostáticos ou até mesmo cirurgia.

- *Tipo 1a:* eritema puntiforme (< 1 mm) sem ou com porejamento.
- *Tipo 1b:* eritema (poucos mm) sem ou com porejamento.
- *Tipo 2a:* lesões puntiformes (< 1 mm) com sangramento pulsátil.
- *Tipo 2b:* protrusão vermelha pulsátil sem dilatação venosa ao redor.
- *Tipo 3:* protrusão vermelha pulsátil com dilatação venosa ao redor.
- *Tipo 4:* outra (não classificada em nenhuma categoria).

A combinação da EDB e cirurgia do intestino delgado assistida por laparoscopia representa um método adicional, especialmente na HIM decorrente de lesões vasculares ou neoplasia (Figs. 66-3 a 66-6).

Enteroscopia de balão único

Foi desenvolvida com intuito de simplificar o exame de enteroscopia de duplo balão, pelo uso de um único balão, mas procurando garantir as mesmas vantagens da EDB como a visualização de todo o intestino delgado e as possibilidades terapêuticas. Em ambas as técnicas, duplo e balão único, o ideal é a participação de dois profissionais para a realização do procedimento, já que tanto o endoscópio quanto o *overtube* precisam ser manipulados simultaneamente.

O sistema consiste em: enteroscópio de balão único (*Olympus SIF*-Q180; diâmetro: 9,2 mm, canal de trabalho de 2,8 mm e comprimento de 200 cm) acoplado ao *overtube* flexível de silicone (*Olympus ST-SB0*; diâmetro: 13,2 mm) (Fig. 66-7a). O canal interno do *overtube* também possui uma película hidrofílica que com a colocação de 10 a 20 mL de água reduz o atrito e permite o fácil deslizamento do enteroscópio por dentro do *overtube*. Para insuflação do balão do *overtube*, o equipamento dispõe de bomba de ar, cuja pressão varia de – 6,0 até + 6,0 KpA (Fig. 66-7).

Quanto à técnica de inserção, este método consiste também na retificação das alças. Porém, devido à ausência de balão na ponta do endoscópio é realizada a flexão da ponta do mesmo a fim de se manter a posição estável, quando se deseja desinflar o balão do *overtube* e avançá-lo. Desta maneira, após a introdução do endoscópio o mais distal possível, tanto pela via oral quanto pela via anal, a ponta do mesmo é angulada em 180 graus, na posição máxima *up* ou *down* (Fig. 66-8a).

Assim, mantendo-se tal posição da ponta em forma de um gancho, após desinsuflar o balão do *overtube* este é introduzido até a marca de 50 cm no endoscópio. Durante a retirada ou a retificação do conjunto endoscópio-*overtube*, não é necessária a manutenção da flexão da ponta do endoscópio e sim somente a insuflação do balão do *overtube* para que não haja risco de complicação como perfuração da alça (Fig. 66-8B).

Kawamura *et al.* realizaram 37 procedimentos de EUB em 27 pacientes e Tsujikawa *et al.* 78 procedimentos em 41 pacientes. Tais autores demonstraram que EUB permitiu intubação profunda do

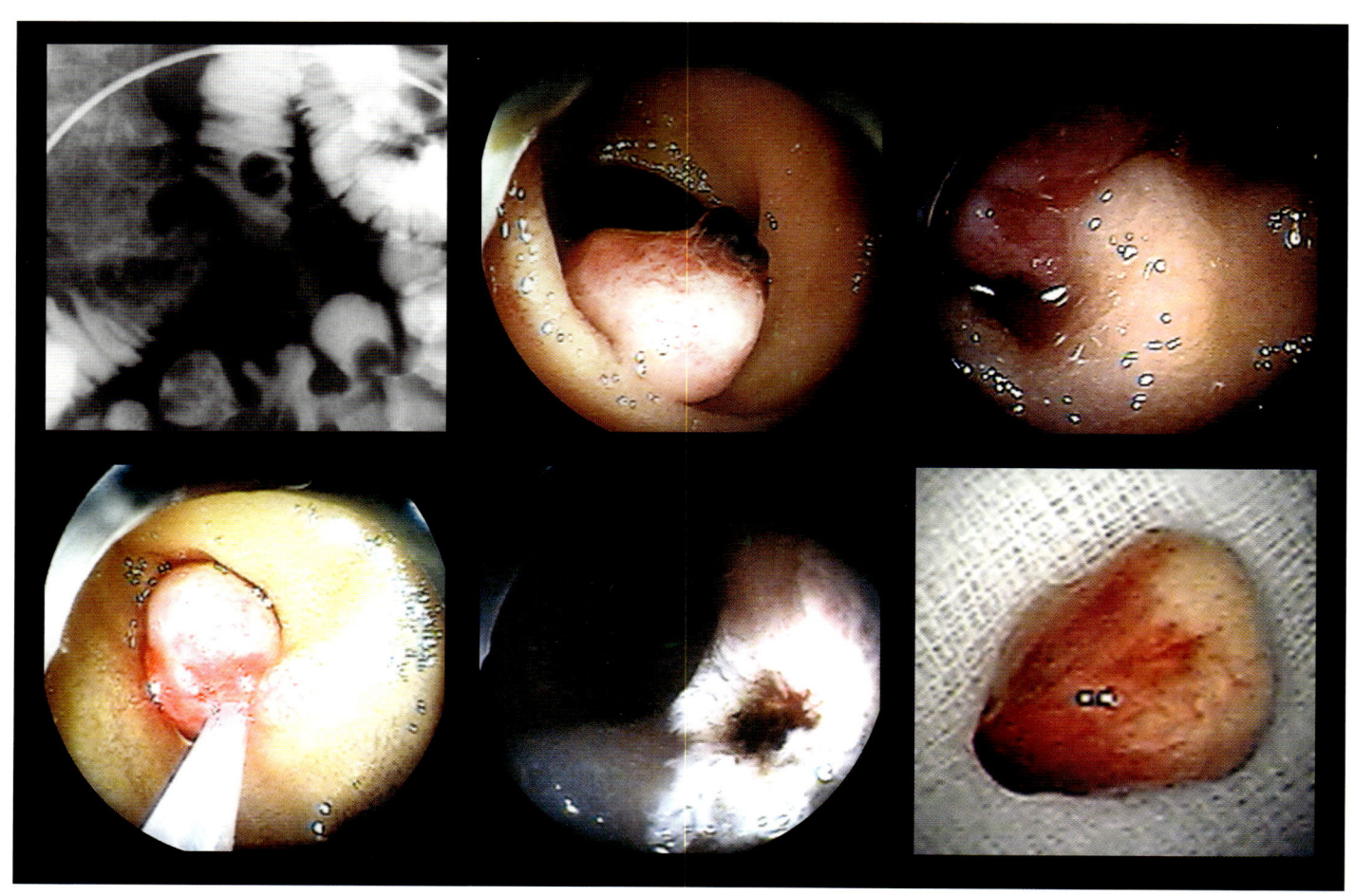

Fig. 66-3. Pólipo hemorrágico em jejuno ressecado. Enteroscopia de duplo balão via anterógrada.

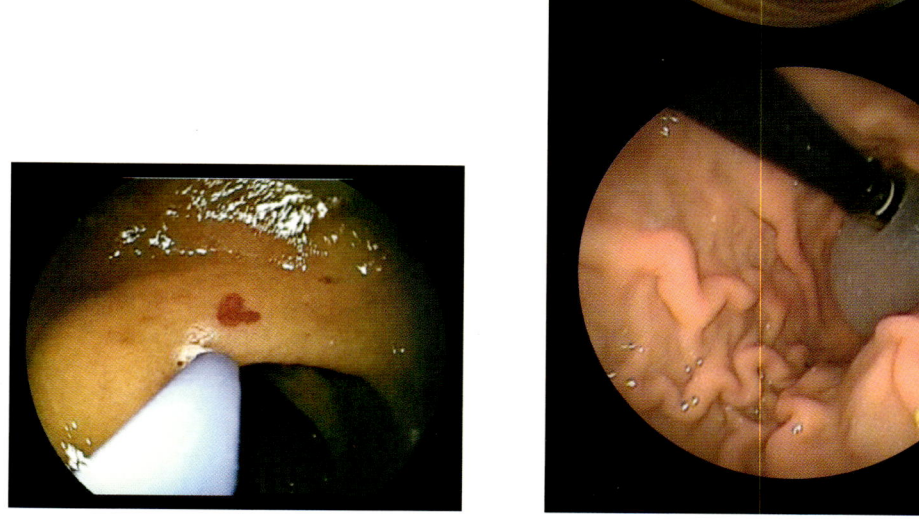

Fig. 66-4. Angioectasias de íleo proximal tratadas com plasma de argônio. Enteroscopia de duplo balão via retrógrada.

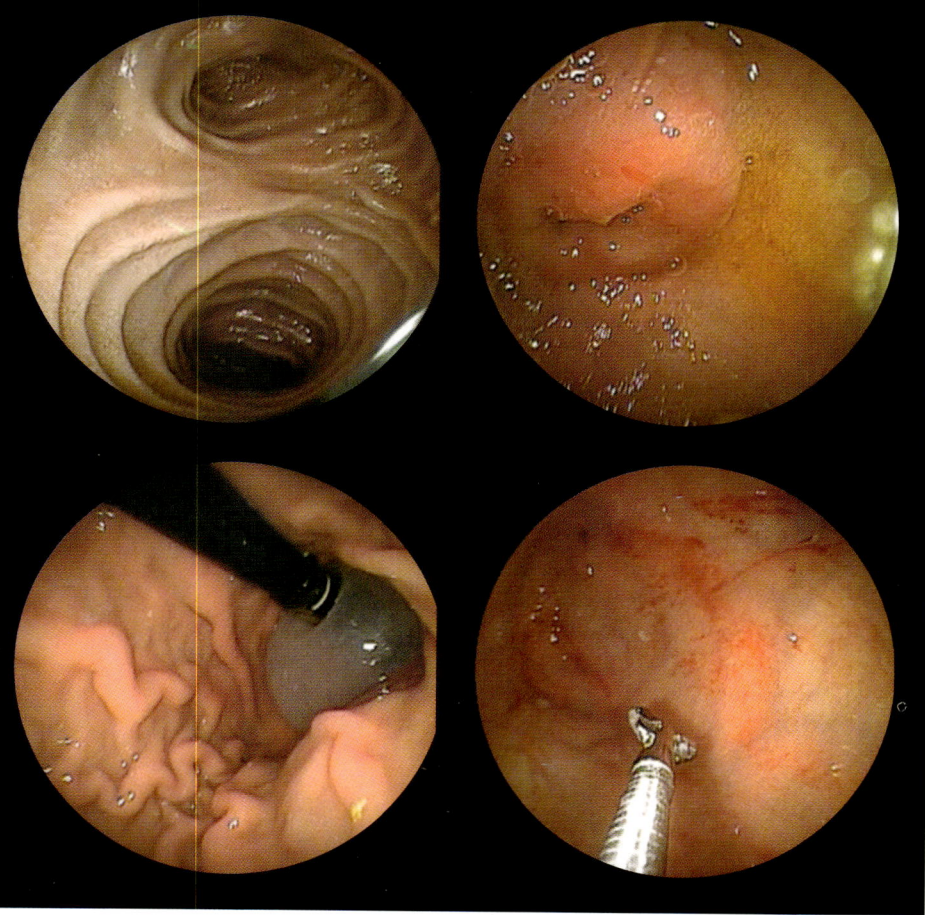

Fig. 66-5. Gastrite hemorrágica em paciente com estômago excluso (cirurgia de Fobi-Capella) em investigação para HIM. Enteroscopia de duplo balão via anterógrada. Observar a anastomose em Y de Roux, bulbo duodenal, corpo gástrico e fundo gástrico (biópsias).

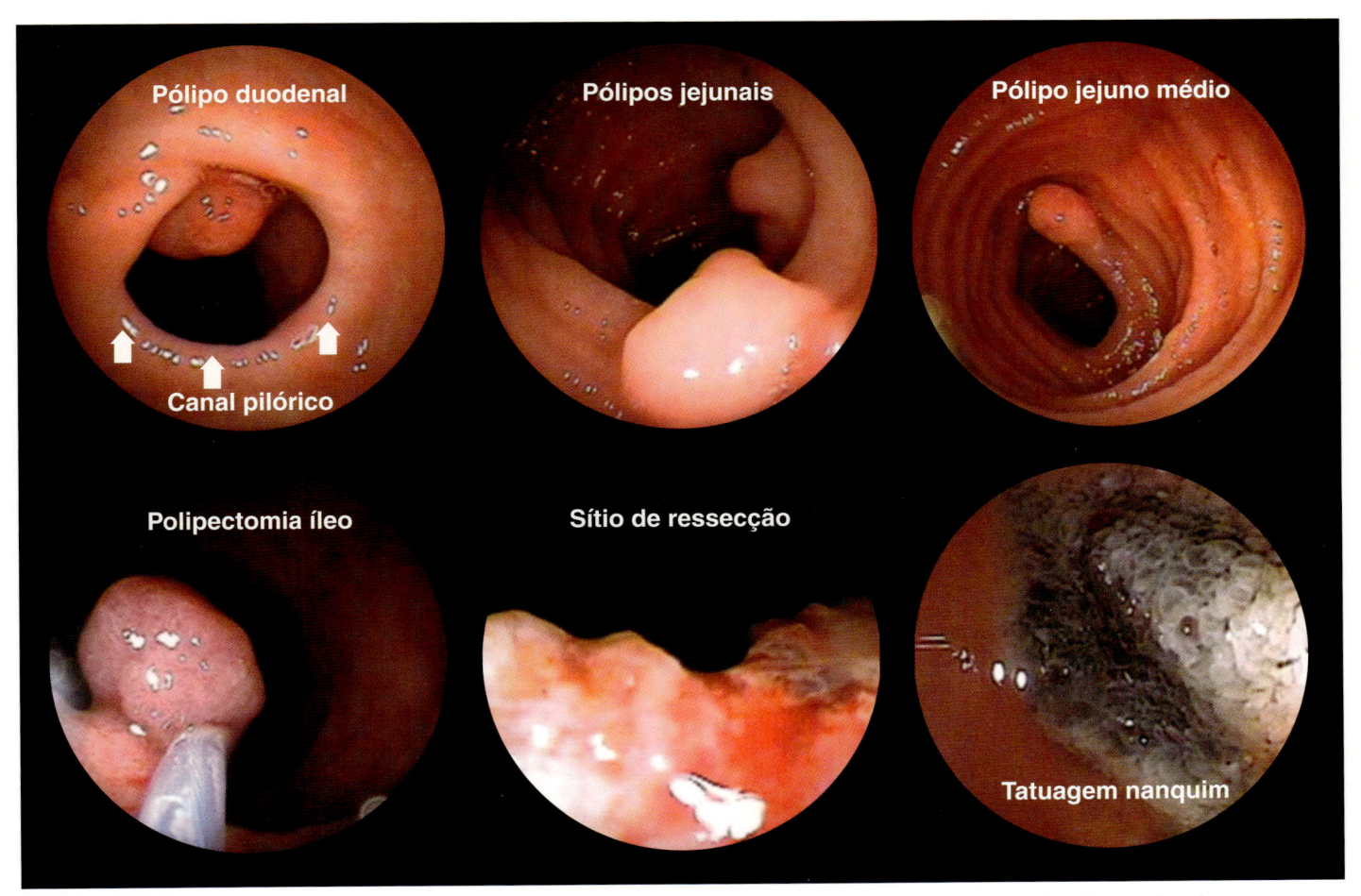

Fig. 66-6. Paciente de 5 anos com Síndrome de Peutz Jeghers submetido a enteroscopia de duplo-balão por via anterógrada e retrógrada.

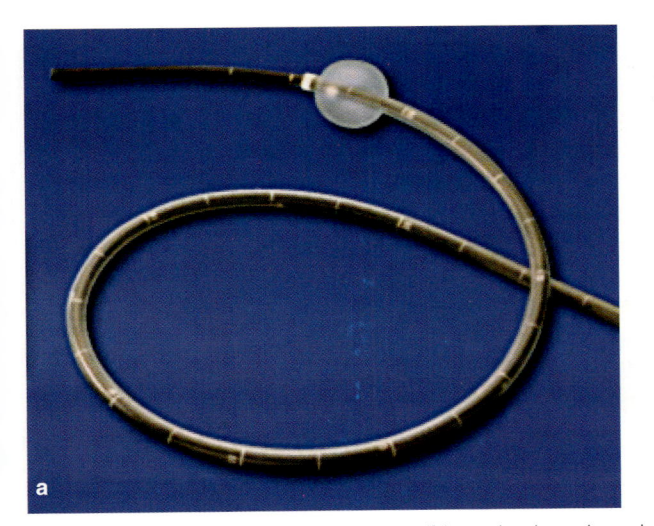

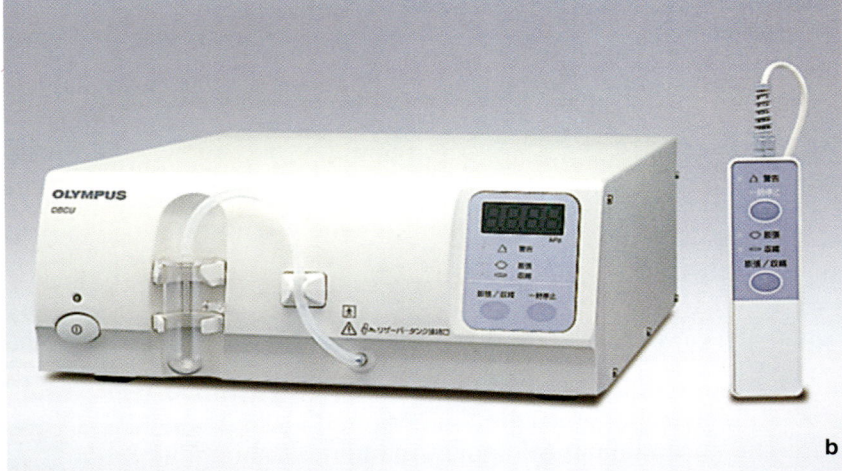

Fig. 66-7. (**a**) Enteroscópio de balão único. (**b**) Bomba de ar do endoscópio de balão único.

intestino delgado, além de biópsias e intervenção terapêutica, dentre os quais polipectomia e uso de métodos térmicos.

Como ambos EUB e EDB são métodos de empurrar e puxar (*push-an-pull technique*), Mönkemüller *et al.* propuseram o termo enteroscopia assistida por balões (*balloon-assisted enteroscopy*). Estudos prospectivos devem ser feitos para comparar a eficácia de EUB e EDB com relação ao diagnóstico, profundidade de inserção e duração do procedimento.

■ Enteroscopia intraoperatória (EIO)

É realizada sob anestesia geral, com a participação do cirurgião, sendo reservada como último recurso na tentativa de se esclarecer a origem da HIM. Sua principal desvantagem é a necessidade de anestesia geral e na maioria das vezes de uma laparotomia ou videocirurgia. O cirurgião examina a serosa por transiluminação e marca as lesões encontradas pela endoscopia. Complicações relacionadas com a EIO variam de 0 a 52%, incluindo lacerações mucosas, hematomas intramurais, hematomas mesentéricos, perfuração, íleo prolongado, isquemia intestinal e infecção da ferida operatória. A mortalidade relacionada com o procedimento ou complicações pós-operatórias chegam a 11%.

■ Cápsula endoscópica

A CÁPSULA ENDOSCÓPICA foi aprovada pelo FDA (Food and Drug Administration) para uso clínico em 2001.

A partir de 2003, o FDA, com base na análise de 32 estudos totalizando 691 pacientes, que compararam a cápsula endoscópica com os demais exames em uso corrente para avaliação do intestino delgado (trânsito intestinal, *push* enteroscopia, TC abdominal, cintilografia e enteroscopia intraoperatória), evidenciando acurácia diagnóstica de 71 contra 41%, respectivamente, estabeleceu que a cápsula endoscópica passaria a ser o método diagnóstico de primeira linha para a avaliação e detecção de anormalidades do intestino delgado.

O sistema da cápsula endoscópica é composto por:

- A cápsula propriamente dita: é coberta por material biocompatível, resistente a ação da secreção digestiva e não absorvível. É composta por um sistema óptico composto pela doma óptica (de formato convexo, que previne a reflexão da luz) e uma lente esférica curta, que captam as imagens e as focam, respectivamente; um sistema de iluminação que fornece luz branca para a obtenção das imagens; um sistema de baterias; um sistema de captação de imagens, que consiste de uma câmera e um sistema de transmissão das imagens para os sensores. As imagens obtidas pela cápsula têm um campo visual de 156 graus, com magnificação de 1:8, profundidade variando de 1 a 30 mm e uma capacidade de detecção de lesões de tamanho igual ou superior a 1 mm de diâmetro (Fig. 66-9). Existem atualmente três modelos:

- *PillCam SB2 (Given Image):* formato cilíndrico, mede 11 × 26 mm, pesa 3,7 gramas, obtém duas fotos por segundo com duração da bateria de 8 horas.

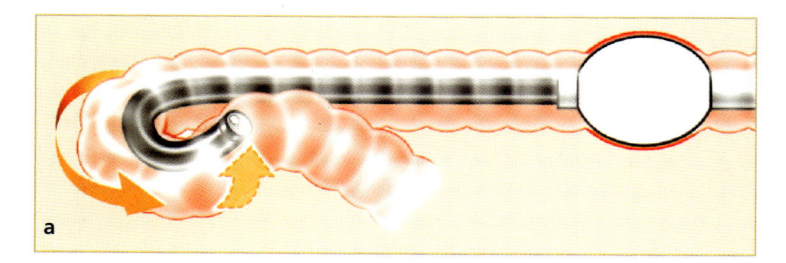

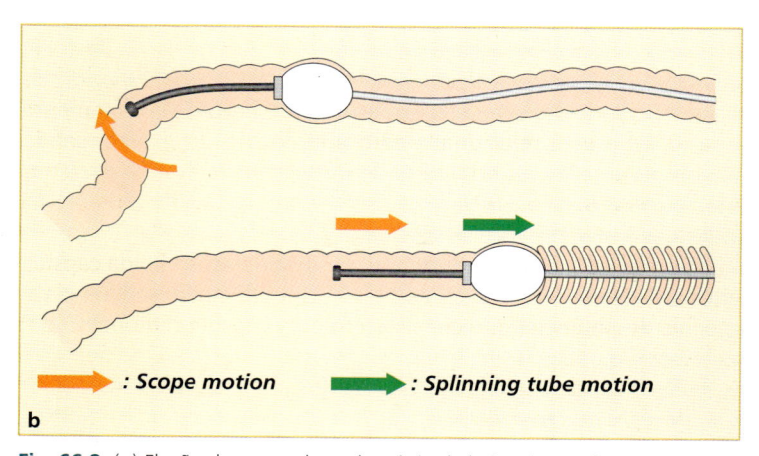

Fig. 66-8. (**a**) Flexão da ponta do endoscópio de balão único. (**b**) Técnica de retirada do endoscópio de balão único.

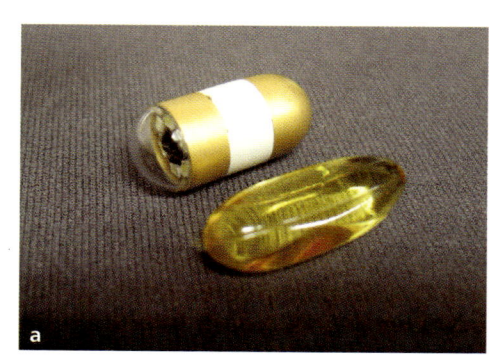

Fig. 66-9. (**a**) Cápsula endoscópica. Observar comparação de tamanho com relação a uma cápsula vazia de medicamento (Mirocam). (**b**) Componentes do sistema da cápsula. (Mirocam). (**c**) Receptor das imagens (Mirocam). (**d**) Aspecto do receptor na cintura do paciente.

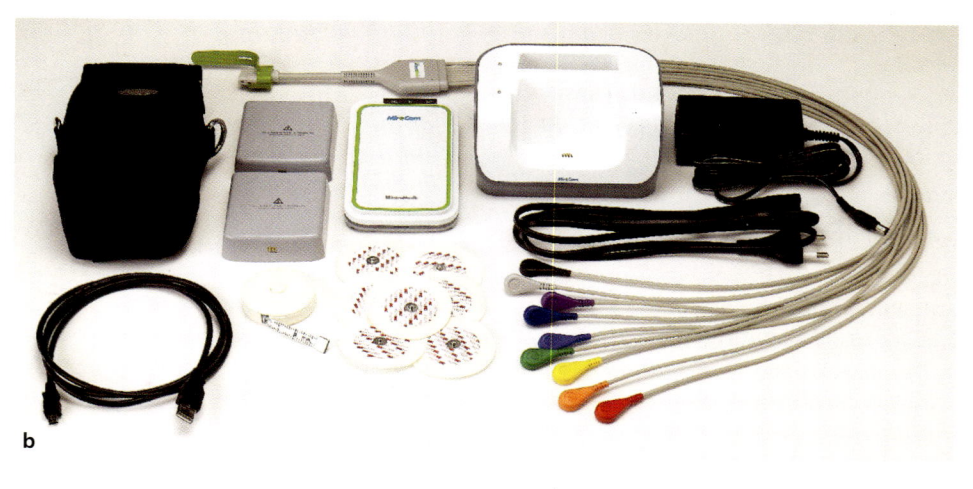

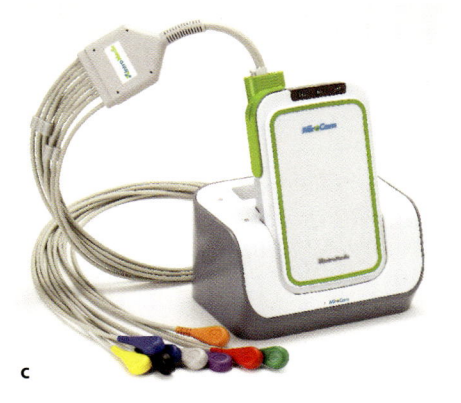

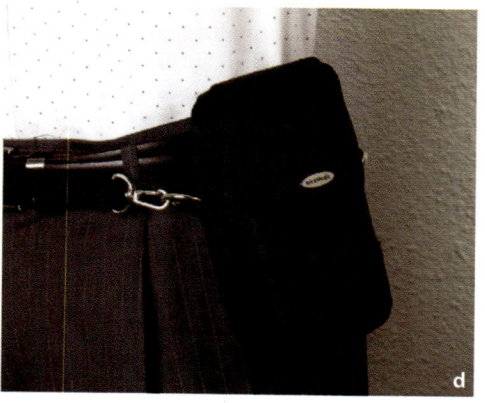

- *Endocapsule (Olympus):* mede 11 × 26 mm, pesa 3,8 gramas com as mesmas características da SB 2, apresenta ângulo de visão de 145 graus e capacidade de ajuste automático de iluminação.
- *Mirocam:* tamanho menor que as anteriores (11 × 24 mm), pesa 3,2 g, ângulo de visão de 150 graus e capta mais fotos por segundo (três fotos por segundo). Possui bateria com duração de 11 horas. Tal característica permite o estudo do intestino grosso após realização de preparo intestinal específico.
- Os sensores são ajustados ao abdome do paciente e captam os sinais transmitidos pela cápsula e os encaminham para o *recorder*.
- *Recorder* é um microcomputador anexado ao cinturão, que recebe os sinais das imagens captadas pela cápsula e os armazenam.
- *Work station:* computador e programa que processam as imagens obtidas pela cápsula e transmitidas ao *recorder* e as transformam em um filme para posterior análise.

Endoscopia fisiológica

Há diferenças substanciais entre a endoscopia tradicional e o exame realizado pela cápsula. O primeiro é executado sob sedação e insuflação de ar para facilitar a visualização de todas as paredes do órgão. Além disto, a própria introdução do endoscópio implica em alterações nas condições fisiológicas de motilidade, secreção e pressão intraluminar. Outra importante diferença entre os dois métodos é a potência de luz necessária. A endoscopia tradicional requer maior iluminação, pois parte dos raios incidem sobre a parede em ângulos praticamente paralelos a esta e, portanto, não são refletidos e devolvidos à lente do endoscópio.

A progressão da cápsula se faz com a peristalse. A observação do trajeto seguido pela mesma pode ser acompanhada por meio de um sistema de "GPS", que permite a visualização deste nos diferentes quadrantes do abdome, com correspondência comprovada em diferentes estudos o que permite a execução de um traçado de acompanhamento de sua passagem pelo tubo digestivo exibido concomitante às imagens captadas. Desse modo, como no exame de trânsito intestinal, é possível evidenciar a distribuição das alças do delgado, evidenciar pontos de dificuldade de passagem da cápsula, sua correspondência aos diferentes quadrantes do abdome e a correspondência ou não com lesões ou alterações da mucosa. Além disto, obtém a análise precisa do tempo de esvaziamento gástrico e de trânsito intestinal.

Um fator positivo que corrobora com os achados da cápsula, é tratar-se de um método que dispensa a insuflação. Sabe-se que a pressão das arteríolas da parede intestinal varia de 40 a 80 mmHg, a das vênulas, varia de 15 a 30 mmHg e dos capilares, de 20 a 40 mmHg, assim sendo, se a pressão intraluminar do órgão estudado for superior a cerca de 15 mmHg já há alteração do enchimento destes fazendo com que tais lesões não sejam diagnosticadas. A pressão intraluminar durante um exame de endoscopia convencional pode atingir valores superiores a 300 mmHg, o que pode gerar falso-negativos em relação ao encontro de lesões vasculares.

Desta maneira, com este novo método introduz-se o conceito de endoscopia fisiológica.

Além da propedêutica de hemorragia de origem obscura (visível e oculta), a cápsula pode ainda ser usada para investigar doença inflamatória intestinal, dor abdominal, anemia por deficiência de ferro, síndromes disabsortivas, doença celíaca e síndromes poliposas.

Contraindicações da cápsula endoscópica

- *Absolutas:* quadros obstrutivos ou suboclusões gastrointestinais, suspeitas de estenoses ou fístulas.
- *Relativas:* alterações de motilidade intestinal (gastroparesia), suspeita de aderências ou fístulas, presença de marca-passo ou desfibriladores, grandes ou numerosos divertículos de delgado, Divertículo de Zenker, gestação e pacientes com dificuldade de deglutição. Apesar da potencial interferência das ondas transmitidas pela cápsula em outros aparelhos eletrônicos implantados, sobretudo em marca-passos e desfibriladores cardíacos, há relatos de exames de Cápsula sem sinais de interferências nestes. Na nossa experiência, dois pacientes portadores de marca-passos foram submetidos, sob monitoração contínua, ao exame de cápsula para investigação de sangramento de origem obscura sem interferências ou complicações.

Complicações

Retenção da cápsula: definido como permanência da cápsula no trato digestivo por período superior a 2 semanas ou necessidade de terapêutica para sua passagem. A taxa de retenção da cápsula varia de 1,5 a 5% e a incidência de sintomas de obstrução é extremamente rara (0,4%) e está relacionada com a indicação do exame, sendo maior nos casos de investigação de Doença de Crohn (5%) e menor na investigação da HIM (1,5%), não havendo registros de retenção na ausência destas afecções.

Com o intuito de prevenir a ocorrência de retenção da cápsula em estenoses não detectadas anteriormente foi desenvolvida a cápsula de patência, que consiste em uma cápsula radiopaca com as mesmas dimensões da cápsula intestinal sem o sistema de vídeo e transmissão de imagens sendo utilizada para avaliação da patência do trato digestivo, ou seja, para pesquisa de existência de possíveis pontos de dificuldade de progressão da cápsula. Dotada de um identificador de radiofrequência que permite a identificação de sua posição através de um *scanner* manual de radiofrequência. Quando retida por mais de 40 horas a mesma dissolve permitindo que sua membrana externa insolúvel colapse e progrida além do ponto de dificuldade detectado (Figs. 66-10 a 66-13).

■ Enteroscopia espiral

Recentemente, um novo *overtube* foi desenvolvido, na tentativa de tornar a enteroscopia mais simples, rápida, e ao mesmo tempo segura - *Endo-Ease Discovery* SB (DSB) – que quando acoplado a um endoscópico, permite o exame do intestino delgado através da *spiral enteroscopy* ou enteroscopia em espiral.

Inicialmente, este novo método foi utilizado em 75 pacientes, demonstrando grande capacidade de introdução anterógrada profunda do aparelho no intestino delgado, bem como rapidez do tempo total de exame. A introdução de maneira retrógrada também foi realizada.

Mais recentemente, este novo método foi testado em 27 pacientes, desta feita utilizando-se colonoscópio pediátrico, todos com quadro de hemorragia digestiva de origem obscura. Não foi possível realização do exame em dois pacientes, pois um apresentava anel de Schatzki-Gary, e no outro não foi possível entubação do esôfago (nas duas situações o fator limitante foi o diâmetro do *overtube* de 18,5 mm). A média de profundidade de inserção além do ângulo de Treitz foi de 176 cm (80 a 340 cm), com média do tempo de procedimento de 36,5 min (19 a 65 min). A taxa de diagnóstico foi de 33%. Não houve nenhuma complicação grave, sendo relatado dor cervical após exame e injúria da mucosa de esôfago em 22 e 28% dos casos, respectivamente.

Atualmente a *spiral enteroscopy* já foi realizada em mais de 3.000 pacientes em todo o mundo, e o seu *overtube* (Discovery SB), foi aprovado pelo Food and Drug Administration. Procedimento ainda não autorizado pela ANVISA no nosso meio.

SEQUÊNCIA DE ABORDAGEM NA HIM

A abordagem diagnóstica dos pacientes portadores de HIM deverá ser instituída de acordo com a gravidade, a apresentação do sangramento e a faixa etária do paciente.

1. **Pacientes com sangue oculto positivo nas fezes sem anemia:** na ausência de outros sintomas GI deverão ser submetidos a colonoscopia e EDA.

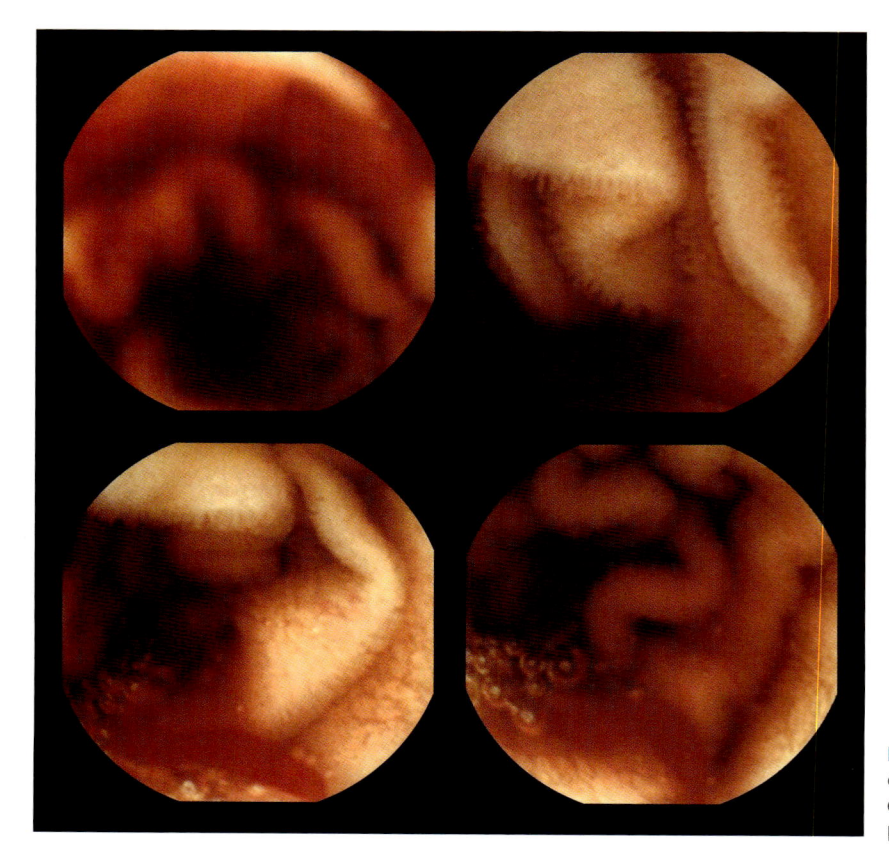

Fig. 66-10. Paciente de 64 anos com HIM, com múltiplas comorbidades, incluindo marca-passo. Exame de cápsula realizado em nível hospitalar. Diagnóstico de Síndrome de Dielafoy de jejuno proximal (Mirocam).

2. **Pacientes com sangue oculto positivo nas fezes com anemia**: devem ser submetidos à EDA e Colonoscopia; na ausência de achados positivos, deverão ser submetidos à avaliação do intestino delgado por meio da cápsula endoscópica.
3. **Pacientes com melena ou enterorragia sem instabilidade hemodinâmica**: devem ser submetidos à EDA e colonoscopia; na ausência de achados nestes, deverão ser submetidos à avaliação do intestino delgado por meio da cápsula endoscópica.
4. **Pacientes com melena ou enterorragia com instabilidade hemodinâmica**: devem ser submetidos à EDA e colonoscopia; na ausência de achados nestes, deverão ser submetidos à arteriografia e, em casos em que não se define o diagnóstico, deve-se partir para avaliação do intestino delgado (enteroscopia de duplo balão ou balão único quando não se conseguiu a estabilização hemodinâmica do paciente) ou cápsula endoscópica (paciente hemodinamicamente estável) ou enteroscopia intraoperatória (em casos de falha da enteroscopia de duplo balão).

Baseados na literatura e experiência, os autores sugerem a Fig. 66-14.

CÁPSULA OU ENTEROSCOPIA?

Vários trabalhos em diferentes centros compararam a porcentagem diagnóstica entre CE e EDB e demonstraram semelhança nos resultados diagnósticos (B). Matsumoto et al., estudando 13 pacientes com SGIO demonstraram que EDB e CE foram semelhantes.

Nakamura et al., analisando 28 pacientes com sangramento através de CE e EDB 48 horas após, encontraram 60,7% (17/28) de diagnóstico para CE e 42,9% para EDB (12/28), não sendo esta diferença estatisticamente significativa (p = 0,3). Kameda et al., em estudo prospectivo, duplo desconhecido, também demonstraram superioridade diagnóstica da CE, porém sem diferença significante, mas, por outro lado, superioridade da EDB na terapêutica ou biópsias.

Fukumoto et al. mostraram que em 76 pacientes consecutivos com várias indicações, CE realizada previamente à EDB identificou lesões em 55,3% dos pacientes e EDB em 60,5% (p = 0,45). A enteroscopia total foi de 77,6% versus 65,2%.

Arakawa et al. concluíram após estudo incluindo 74 pacientes com SGIO que tanto CE como EDB são métodos complementares; a CE por ser menos invasiva deve ser realizada inicialmente e EDB após o diagnóstico da CE para intenção terapêutica ou quando o sangramento for intenso, conforme o que foi indicado pelo consenso de EDB. Os achados positivos foram de 54% para CE e de 64% para EDB, p = 0,12.

O emprego de EDB somente nos pacientes com achados positivos na CE foi demonstrado em 60 pacientes, nos quais foram encontradas lesões em 75% dos casos e realizada terapêutica em 57%, havendo uma redução significativa, tanto na taxa de sangramento recorrente (80%), como na necessidade de transfusão sanguínea (17 × 57%).

Por outro lado, apesar de maior detecção da causa do SGIO com a CE comparado com EDB, Hadithi et al. concluem que CE e EDB são métodos complementares.

Chen et al., analisando oito estudos prospectivos, por meio de metanálise, demonstraram que quando utilizada somente a via oral na EDB, a CE teve maior taxa diagnóstica, porém quando utilizadas as duas rotas (oral e anal), a taxa diagnóstica da EDB foi maior.

Por outro lado, a metanálise publicada por Pasha et al., em 2008, envolvendo 11 estudos comparativos, confirmou que ambos, CE e EDB, foram semelhantes no diagnóstico e complementares, devendo-se utilizar a CE inicialmente, por não ser invasiva, com tolerância maior, habilidade de visualização de todo o intestino delgado e para determinar a rota inicial da EDB.

Em estudo multicêntrico na Itália, envolvendo 193 pacientes, por Marmo et al., em 2009, observou-se que CE e EDB têm boa concordância diagnóstica para lesões vasculares e inflamatórias, mas não para pólipos e neoplasia. EDB esclareceu a causa do sangramento em 2/3 dos pacientes com sangue na luz na CE.

- Uma vez que lesões do trato digestivo alto e baixo forem excluídas por meio de endoscopia digestiva alta e colonoscopia, deve-se proceder a investigação do intestino delgado (C).

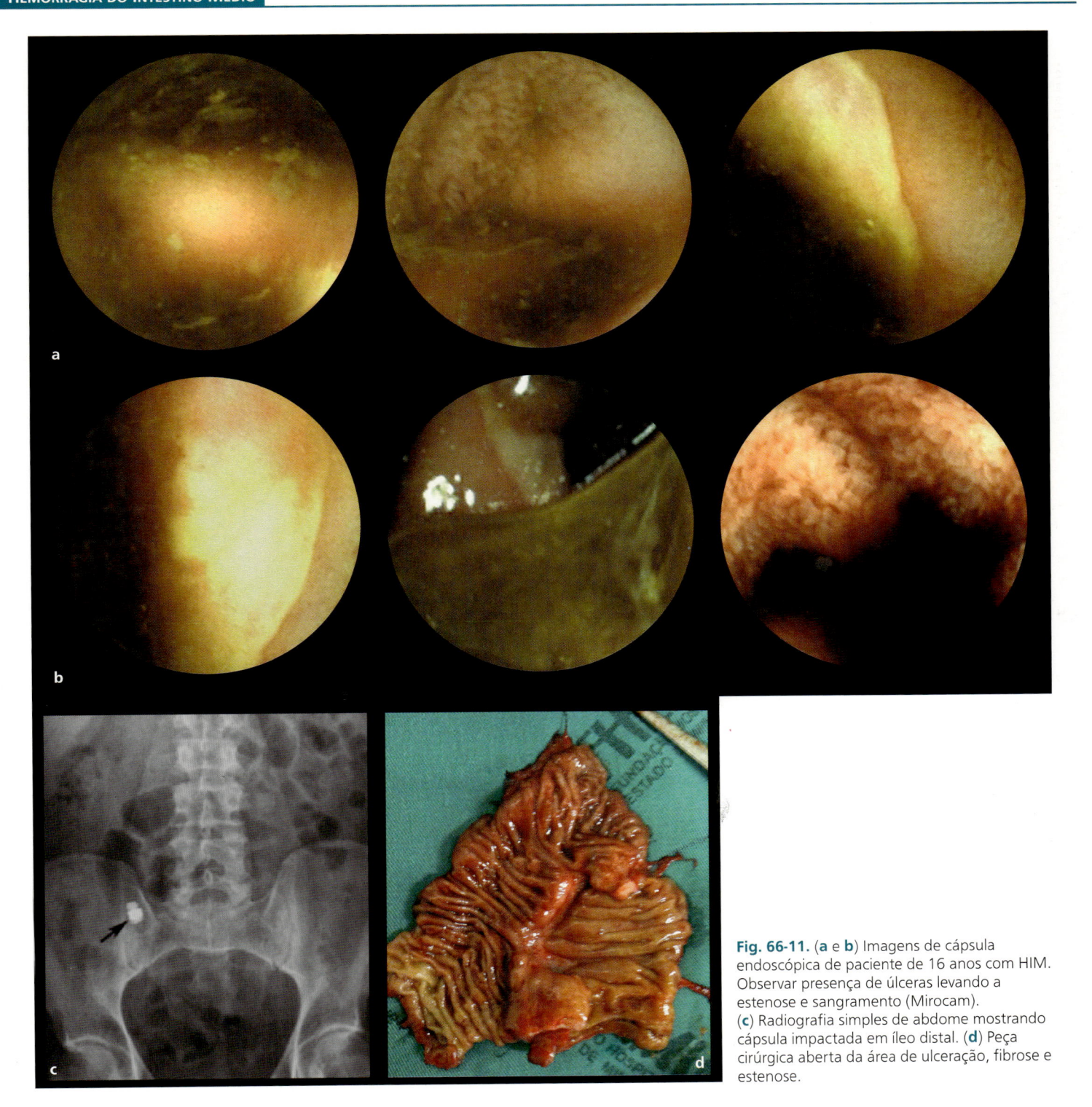

Fig. 66-11. (a e b) Imagens de cápsula endoscópica de paciente de 16 anos com HIM. Observar presença de úlceras levando a estenose e sangramento (Mirocam). (c) Radiografia simples de abdome mostrando cápsula impactada em íleo distal. (d) Peça cirúrgica aberta da área de ulceração, fibrose e estenose.

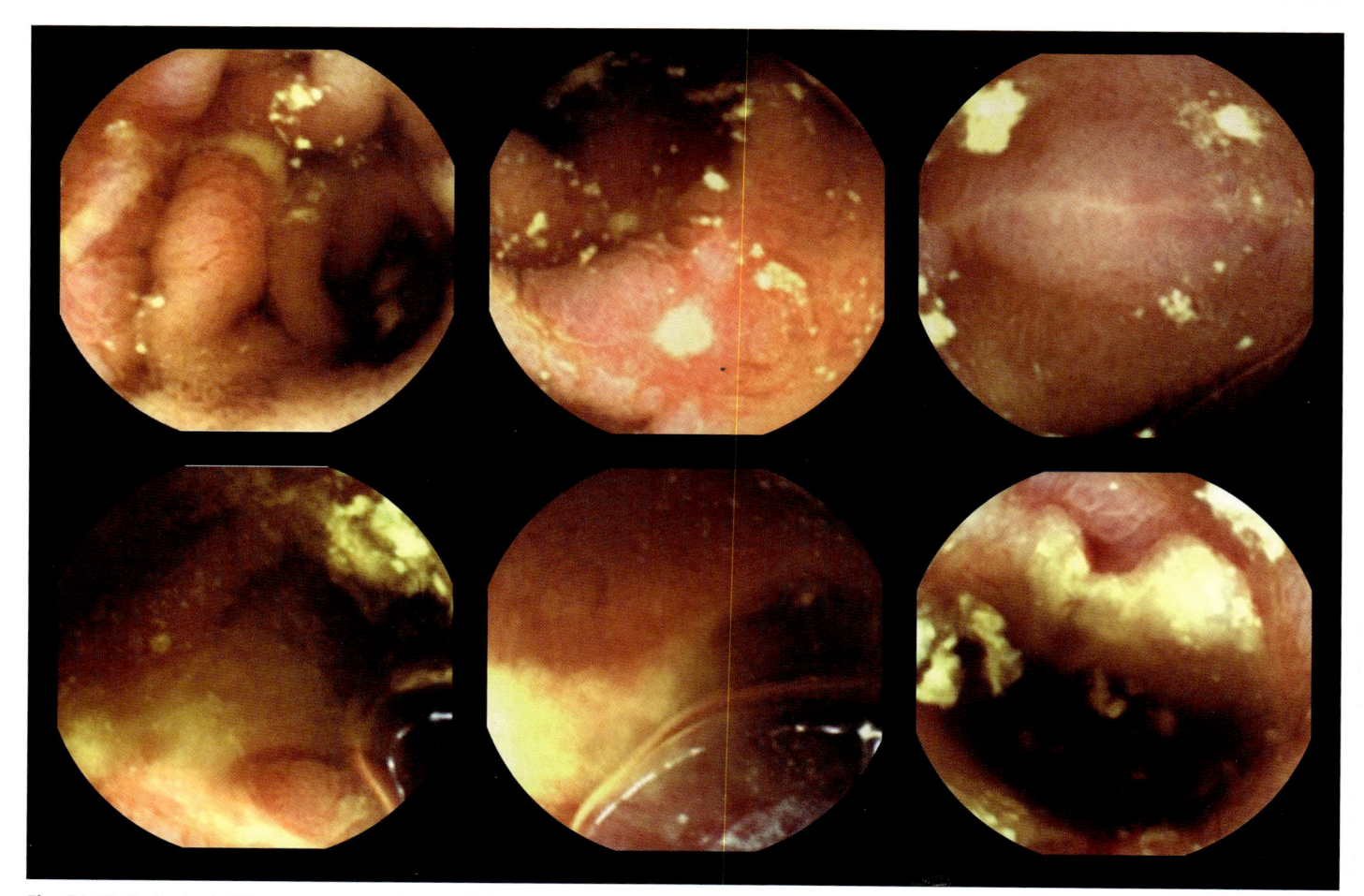

Fig. 66-12. Paciente de 84 anos com anemia grave (Hb 5,6 g/dL). Presença de múltiplas úlceras, algumas com sangramento, acometendo todo o intestino delgado, diagnosticadas posteriormente como amiloidose (Mirocam).

- Os exames diagnósticos disponíveis para avaliação são: enteroscopia, estudos contrastados (trânsito intestinal/enteróclise), angiografia, cintilografia, CT e cápsula endoscópica (B).
- A cápsula endoscópica apresenta sensibilidade e especificidade superior à *push*-enteroscopia e semelhante à enteroscopia de duplo balão (A).
- A escolha dos métodos diagnósticos deverá ser estabelecida e dependerá do quadro clínico do paciente, da disponibilidade dos métodos diagnósticos e da *expertise* (C).
- A cápsula endoscópica, quando disponível, deverá ser o terceiro exame na avaliação da HIM. (C) Precedida da EDA e colonoscopia.
- No sangramento visível com instabilidade hemodinâmica, a angiografia e a enteroscopia de duplo balão são os métodos de escolha (B).
- A enteroscopia intraoperatória deverá ser reservada àqueles pacientes com sangramento grave ou refratário, dependentes de transfusões sanguíneas ou naqueles cuja lesão diagnosticada não possa ser tratada por meio da *push*-enteroscopia, enteroscopia de duplo balão ou colonoscopia (C).

Apesar de todos os recursos propedêuticos atuais, a hemorragia do intestino médio ainda permanece um desafio. Observa-se uma tendência de indicar a cápsula como propedêutica inicial por se tratar de um método não invasivo, que não requer sedação e pela possibilidade de orientar a via de acesso da enteroscopia posterior nos casos de necessidade terapêutica. Cabe ressaltar que tanto a enteroscopia com duplo balão quanto a de balão único poderá ser empregada como primeiro método quando este estiver disponível e quando houver forte suspeita de lesão sangrante demonstrada por outros métodos investigatórios. Nos casos de sangramento intenso ou não esclarecidos ainda há local para o emprego da enteroscopia intraoperatória com possibilidade de resolver a situação de forma eficaz e definitiva. Estudos comparativos prospectivos já começam a definir claramente o papel específico de cada método e o melhor momento da utilização de cada um, já que se tratam de métodos complementares e não excludentes.

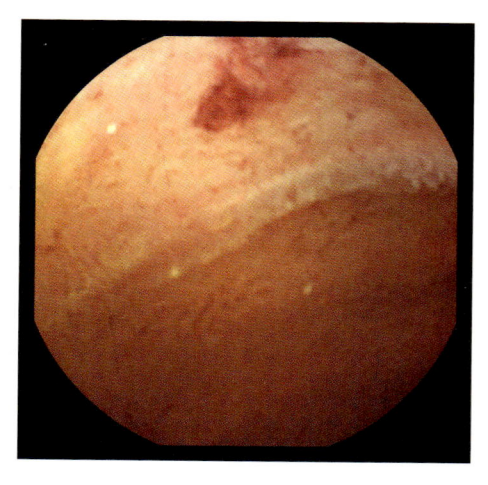

Fig. 66-13. Angioectasia em jejuno distal em criança de 9 meses. Cápsula endoscópica introduzida por endoscopia digestiva com uso do entregador de cápsula (Mirocam).

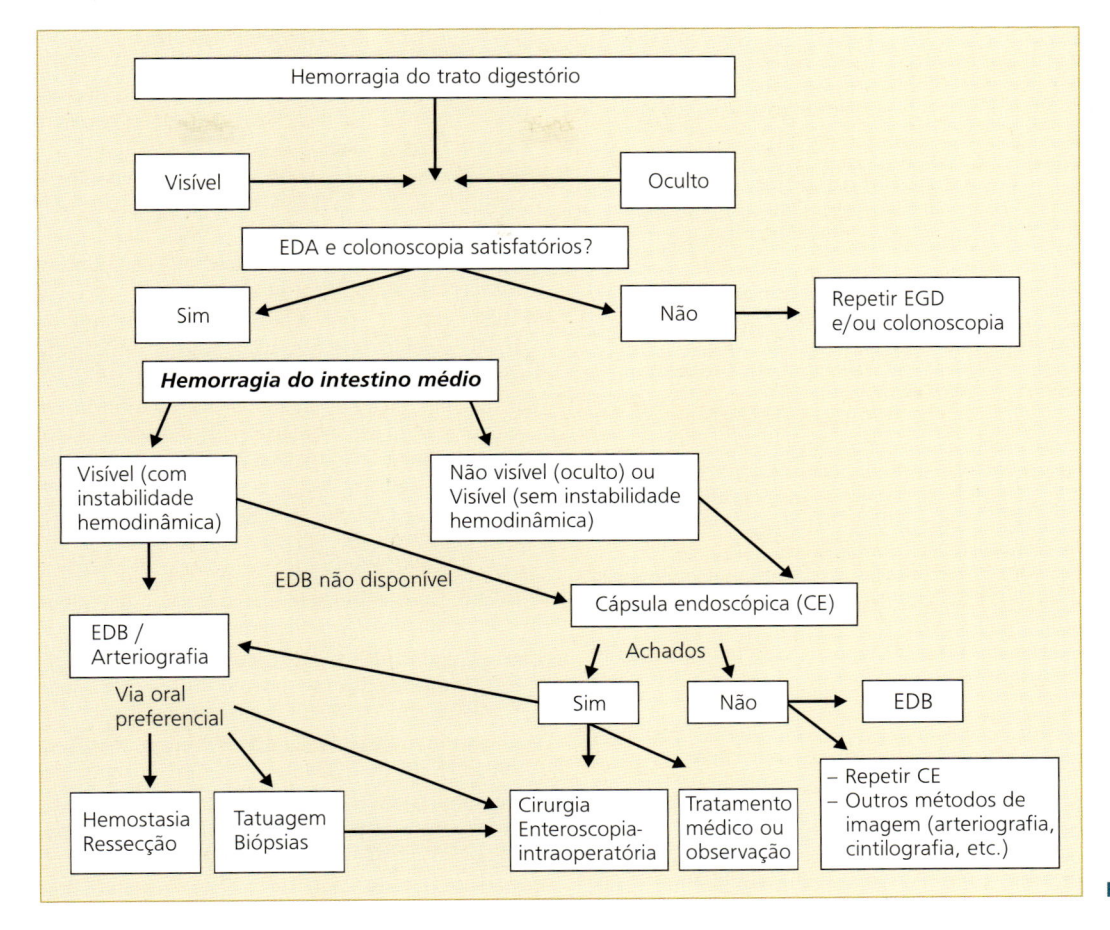

Fig. 66-14.

BIBLIOGRAFIA

Adamek HE, Breer H, Karschkes T et al. Magnetic resonance imaging in gastroenterology: time to say good-bye to all that endoscopy? *Endoscopy* 2000;32(5):406-10.

Akerman PA, Agrawal D, Cantero D et al. Spiral enteroscopy with the new DSB overtube: a novel technique for deep peroral small-bowel intubation. *Endoscopy* 2008;40:974-78.

Akhtar RY, Lewis BS, Ullman T. Mucosal healing of Crohn's disease demonstrated by capsule endoscopy in a woman with obscure gastrointestinal bleeding. *Am J Gastroenterol* 2009 Apr.;104(4):1065-6. Epub 3 Mar. 2009.

Alquist D, Fennerty B, Fleischer D et al. American Gastroenterological Association medical position statement: evaluation and management of occult and obscure gastrointestinal bleeding. *Gastroenterology* 2000;118:197-201.

American Gastroenterological Association (AGA) Institute Medical Position Statement on Obscure Gastrointestinal Bleeding. *Gastroenterology* 2007;133:1694-96.

Arakawa D, Ohmiya N, Nakamura M et al. Outcome after enteroscopy for patients with obscure GI bleeding: diagnostic comparison between double-balloon endoscopy and videocapsule endoscopy. *Gastrointest Endosc* 2009;69:866-74.

Boivin ML, Lochs H, Voderholzer WA. Does passage of a patency capsule indicate small-bowel patency? A prospective clinical trial. *Endoscopy* 2005;37:808-15.

Brunnler T, Klebl F, Mundorff S et al. Significance of scintigraphy for the localization of obscure gastrointestinal bleedings. *World J Gastroenterol* 2008 Aug. 28;14(32):5015-19.

Cantero D, Akerman PA, Pangtay J. Retrograde spiral enteroscopy using the fujinon EN-450T5 and Olympus SIF-180 200cm Enteroscopes with the Discovery SB Overtube. *Gastrointest Endosc* 2009;69:AB192.

Chen X, Ran ZH, Tong JL. A meta-analysis of the yield of capsule endoscopy compared to double-balloon enteroscopy in patients with small bowel diseases. *World J Gastroenterol* 2007;13:4372-78.

Eisen GM. ASGE Clinical Update: *Capsule Endoscopy Indications* 2006 July;14(1). Disponível em: <www.asge.org>

Ell C, May A, Nachbar L et al. Push-and-pull enteroscopy in the small bowel using the double-balloon technique: results of a prospective European multicenter study. *Endoscopy* 2005;37:613-16.

Ell C, May A. Mid-gastrointestinal bleeding: capsule endoscopy and push-and-pull enteroscopy give rise to a new medical term. *Endoscopy* 2006;38:73-75.

Flickinger EG, Stanforth AC, Sinar DR et al. Intraoperative video panendoscopy for diagnosing sites of chronic intestinal bleeding. *Am J Surg* 1989;157:137-44.

Foutch PG, Sawyer R, Sanowski RA. Push-enteroscopy for diagnosis of patients with gastrointestinal bleeding of obscure origin. *Gastrointest Endosc* 1990;36:337-41.

Fukumoto A, Tanaka S, Shishido T et al. Comparison of detectability of small-bowel lesions between capsule endoscopy and double-balloon endoscopy for patients with suspected small-bowel disease. *Gastrointest Endosc* 2009;69:857-65.

Gerson LB. Double-balloon enteroscopy: the new gold standard for small-bowel imagig? *Gastrointest Endosc* 2005;62:71-75.

Ginsberg GG, Barkun AN, Bosco JJ et al. Wireless capsule endoscopy: August 2002. *Gastrointest Endosc* 2002;56(5):621-24.

Gong F, Swain P, Mills T. Wireless endoscopy. *Gastrointest Endosc* 2000;51:725-29.

Hadithi M, Heine GD, Jacobs MA et al. A prospective study comparing video capsule endoscopy with double-balloon enteroscopy in patients with obscure gastrointestinal bleeding. *Am J Gastroenterol* 2006;101:52-57.

Harewood GC, Gostout CJ, Farrell MA et al. Prospective controlled assessment of variable stiffness enteroscopy. *Gastrointest Endosc* 2003;58(2):267-71.

Iddan G, Meron G, Glukhovsky A et al. Wireless capsule endoscopy. *Nature* 2000;405:725-29.

Ingrosso M, Prete F, Pisani A et al. Laparoscopically assisted total enteroscopy: a new approach to small intestinal diseases. *Gastrointest Endosc* 1999;49:651-52.

Kaffes AJ, Siah C, Koo JH. Clinical outcomes after double-balloon enteroscopy in patients with obscure GI bleeding and a positive capsule endoscopy. *Gastrointest Endosc* 2007;66:304-9.

Kameda N, Higuchi K, Shiba M et al. A prospective, single-blind trial comparing wireless capsule endoscopy and double-balloon enteroscopy in patients with obscure gastrointestinal bleeding. *J Gastroenterol* 2008;43:434-40.

Kawamura T, Yasuda K, Tanaka K et al. Clinical evaluation of a newly developed single-balloon enteroscope. *Gastrointest Endosc* 2008;68:1112-16.

Keizman D, Brill S, Umansky M et al. Diagnostic yield of routine push enteroscopy with a graded-stiffness enteroscope without overtube. *Gastrointest Endosc* 2003;57(7):877-81.

Koval G, Benner KG, Rosch J et al. Aggressive angiographic diagnosis in acute lower gastrointestinal hemorrhage. *Dig Dis Sci* 1987;32:248-53.

Leighton JA, Srivathsan K, Carey EJ et al. Safety of wireless capsule endoscopy in patients with implantable cardiac defibrillators. *Am J Gastroenterol* 2005;100:1728-31.

Lewis BS, Eisen GM, Friedman S. A pooled analyses to evaluate results of capsule endoscopy trials. *Endoscopy* 2005;37:960-65.

Lewis BS, Salomon P, Rivera-MacMurray S et al. Does hormonal therapy have any benefit for bleeding angiodysplasia? *J Clin Gastroenterol* 1992;15:99-103.

Lima DCA, Alberti LR, Ribeiro AVS et al. Hemorragia gastrointestinal obscura. Diretriz SOBED 2009.

Marangoni G, Cresswell AB, Faraj W et al. An uncommon cause of life-threatening gastrointestinal bleeding: 2 synchronous Dieulafoy lesions. *J Pediatr Surg* 2009 Feb.;44(2):441-43.

Marmo R, Rotondano G, Casetti T et al. Degree of concordance between double-balloon enteroscopy and capsule endoscopy in obscure gastrointestinal bleeeding: a multicenter study. *Endoscopy* 2009;41:587-92.

Matsumoto T, Esaki M, Moriyama T et al. Comparison of capsule endoscopy and enteroscopy with double-balloon method in patients with obscure bleeding and polyposis. *Endoscopy* 2005;37:827-31.

May A, Nachbar L, Wardak A et al. Double-balloon enteroscopy: preliminary experience in patients with obscure gastrointestinal bleeding or chronic abdominal pain. *Endoscopy* 2003;35:985-91.

Mensink PB, Haringsma K, Yamada Y et al. Diagnostic yield of double-balloon enteroscopy: a multicenter survey. *Endoscopy* 2007;39:613-15.

Mönkemüller K, Fry LC, Belluii M et al. Balloon-assisted enteroscopy: unifying double-balloon and single-balloon enteroscopy. *Endoscopy* 2008;40:537.

Nakamura M, Niwa Y, Ohmiya N et al. Preliminary comparison of capsule endoscopy and double-balloon enteroscopy in patients with suspected small-bowel bleeding. *Endoscopy* 2006;38:59-66.

Okazaki H, Fujiwara Y, Sugimori S et al. Prevalence of mid-gastrointestinal bleeding in patients with acute overt gastrointestinal bleeding: multi-center experience with 1,044 consecutive patients. *J Gastroenterol* 2009;44(6):550-55.

Pasha SF, Leighton JA, Das A et al. Double-balloon enteroscopy and capsule endoscopy have comparable diagnostic yield in small-bowel disease: a meta-analysis. *Clin Gastroenterol Hepatol* 2008;6:671-76.

Prakash C, Zuckerman GR. Acute small bowel bleeding: a distinct entity with significantly different economic implications compared with gastrointestinal bleeding from other locations. *Gastrointest Endosc* 2003;58:330-35.

Raju GS, Gerson L, Das A et al. American Gastroenterological Association American Gastroenterological Association (AGA) Institute technical review on obscure gastrointestinal bleeding. *Gastroenterology* 2007 Nov.;133(5):1697-717.

Raju GS, Gerson L, Das A et al. American Gastroenterological Association (AGA) Institute Technical Review on Obscure Gastrointestinal Bleeding. *Gastroenterology* 2007;133:1697-17.

Safatle-Ribeiro AV, Kuga R, Ishida RK et al. Is double-balloon enteroscopy an accurate method to diagnose small bowel disorders? *Surg Endosc* 2007;21:2231-36.

Sharathkumar AA, Shapiro A. Hereditary haemorrhagic telangiectasia. *Haemophilia* 2008 Nov.;14(6):1269-80.

Shyung LR, Lin SC, Shih SC et al. Proposed scoring system to determine small bowel mass lesions using capsule endoscopy. *J Formos Med Assoc* 2009 July;108(7):533-38.

Tang S, Zaidi A. The trouble with investigating anaemia in young adults: bleeding from a giant Meckel's diverticulum without ectopic gastric mucosa. *Ann R Coll Surg Engl* 2009 Mar.;91(2):W15-17.

Tsujikawa T, Saitoh Y, Andoh A et al. Novel single-balloon enteroscopy for diagnosis and treatment of the small intestine: preliminary experiences. *Endoscopy* 2008;40(1):11-15.

US Food and Drug Administration. Center for devices and Radiological Health. Fine decisions rendered for Nov 2004. June, 2006. Disponível em: <www.fdagov/cdrh/510k/sumnov04.html>

US Food and Drug Administration. Center for devices and Radiological Health. Fine decisions rendered for Aug 2001. June, 2006. Disponível em: <www.fdagov/cdrh/510k/sumaug01.html>

Van Gossum A. Obscure digestive bleeding. *Best Pract Res Clin Gastroenterol* 2001 Feb.;15(1):155-74.

Yamamoto H, Kita H, Sunada K et al. Clinical Outcomes of double-balloon endoscopy for the diagnosis and treatment of small- intestinal diseases. *Clin Gastroenterol Hepatol* 2004;2:1010-16.

Yamamoto H, Yano T, Kita H et al. New system of double-balloon enteroscopy for diagnosis and treatment of small intestinal disorders. *Gastroenterology* 2003,125(5):1556-57.

Yano T, Yamamoto H, Sunada K et al. Endoscopic classification of vascular lesions of the small intestine (with videos). *Gastrointest Endosc* 2008 Jan.;67(1):169-72.

Yano T, Yamamoto H. Current state of Double balloon endoscopy: the latest approach to small intestinal diseases. *J Gastroenterol Hepatol* 2009;24(2):185-92.

Yeh TS, Liu KH, Su MY. Laparoscopically assisted bowel surgery in an era of double-balloon enteroscopy: from inside to outside. *Surg Endosc* 2009;23:739-44.

CAPÍTULO 67

HEMORRAGIA DIGESTIVA BAIXA

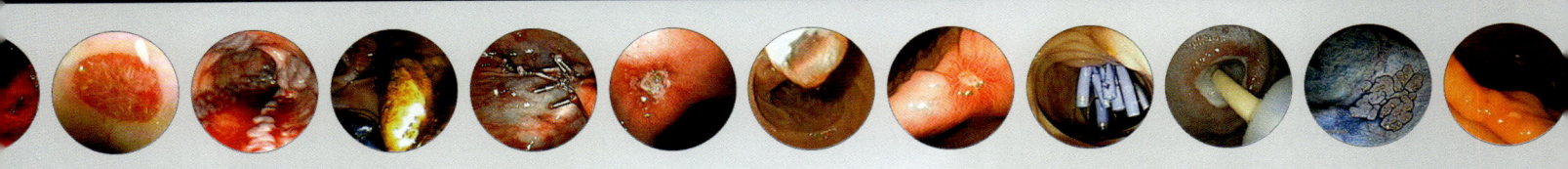

PAULO CORRÊA ■ CAROLINA VIANA TEIXEIRA

INTRODUÇÃO

Assim como a hemorragia digestiva alta (HDA), a hemorragia digestiva baixa (HDB) ainda é um desafio na prática clínica diária, seja para o gastroenterologista, seja para o cirurgião do sistema digestivo, ou seja, até mesmo para o endoscopista.

Define-se como HDB: "o sangramento com origem no trato digestivo, distal ao ângulo de Treitz, com início recente, arbitrariamente definido como a partir dos três últimos dias".[1] Recentemente, com o advento de novos exames propedêuticos, como cápsula endoscópica e enteroscopia de mono e duplo balão, tem-se proposto nova divisão para classificação da hemorragia digestiva, sendo a hemorragia digestiva alta considerada como sangramento proximal à papila duodenal maior; hemorragia digestiva média como aquela localizada entre a papila duodenal maior e a válvula ileocecal e, por fim, a hemorragia digestiva baixa como a que ocorre distalmente à válvula ileocecal.

Estima-se que a HDB acometa um quarto dos pacientes internados com hipótese diagnóstica de hemorragia digestiva.

Em números populacionais, isso representa de 20 a 27 casos em cada 100 mil habitantes, com uma taxa de mortalidade de aproximadamente 3,5% neste grupo de pacientes.

Atenção especial deve ser dada aos pacientes que apresentam, durante a internação, hemorragia digestiva baixa secundária a outras comorbidades, pois estes apresentam pior prognóstico.[2]

Em torno de 80% das vezes, a HDB tende a ser autolimitada, com poucas repercussões clínicas, e cessar espontaneamente.

No entanto, nos 20% restantes, o médico assistente tem que intervir, com medidas mais agressivas de suporte clínico e possível intervenção terapêutica endoscópica ou cirúrgica.

Nos casos em que a HDB cessa espontaneamente, a colonoscopia deve ser feita de modo eletivo, ou seja, com o paciente estável e com preparo de cólon adequado, feito do modo rotineiro.

Nos casos em que o sangramento persista, deve-se realizar o exame endoscópico o quanto antes for possível, de preferência com alguma limpeza do cólon.

Dados mais recentes mostram que, mesmo nessa situação, a colonoscopia é capaz de fazer o diagnóstico na grande maioria dos casos e, em adição, realizar a terapêutica em mais da metade deles.[3]

A colonoscopia apresenta uma acurácia no diagnóstico da HDB entre 72 e 86%, com um índice de sucesso na entubação do ceco de 95%.[3,4]

No Hospital Sírio-Libanês de São Paulo, entre 1986 e 2008, de um total de aproximadamente 28 mil exames, realizaram-se 221 colonoscopias em pacientes portadores de HDB moderada ou intensa, em até 6 horas de sua admissão hospitalar. O diagnóstico da origem do sangramento foi feito em 65% desses casos e a terapêutica endoscópica, com sucesso no controle do sangramento, em 47,5% deles.

Neste capítulo, abordaremos os métodos hemostáticos na hemorragia digestiva baixa, mas obviamente sem deixar de citar as principais causas e o planejamento inicial para a intervenção terapêutica.

PRINCIPAIS CAUSAS DE HDB

Atualmente, as ectasias vasculares não são mais consideradas a principal causa de HDB, como antes se acreditava. Mas ainda podem corresponder, em alguns estudos, a até 30% das causas de HDB diagnosticadas endoscopicamente.

É a alteração vascular mais comum nos pacientes, principalmente após os 50 anos de idade, e pode ter alguns outros sinônimos como: angiodisplasia, malformação arteriovenosa e telangiectasia. Apresenta prevalência de 0,8 e 3% na população.

Aparecem preferencialmente no cólon proximal, principalmente próximo à válvula ileocecal, e se caracterizam como lesão única ou, mais comumente, sob a forma de múltiplas lesões, geralmente menores que 5 mm.

Após estudos mais recentes, a moléstia diverticular aparece como a principal causa, seguida pelas colites. O sangramento de origem diverticular é responsável por 30 a 50% dos casos de sangramento retal maciço.

O sangramento ocorre em aproximadamente 15% dos pacientes com doença diverticular, sendo maciço em um terço deles.

Muitos destes pacientes são idosos, com outras comorbidades, o que contribui para as taxas de morbidade e mortalidade, que correspondem de 10 a 20%.

O sangramento cessa espontaneamente em 75% dos casos, e o risco de ressangramento fica em torno de 14 a 38%.

Após o segundo episódio de HDB o risco de uma hemorragia futura é de 21 a 50%.

Em relação à localização, estudos angiográficos demonstram que, apesar dos divertículos serem encontrados com maior frequência no cólon esquerdo, o sangramento é originário do cólon direito em 50 a 90% dos casos.

Dentre as colites, a colite isquêmica é uma causa relativamente frequente de sangramento.

Em relação às doenças inflamatórias inespecíficas do cólon (DIC), vê-se que a doença de Crohn (DC) manifesta-se com episódios de sangramento mais frequentemente do que a colite ulcerativa (RCUI).[1]

Outra causa que tem aumentado sua incidência na HDB é a proctopatia actínica. Esta é a forma crônica da lesão tecidual causada pela radioterapia no tratamento de tumores pélvicos. Aparece meses ou anos após o tratamento radioterápico. É resultado de uma endarterite obliterante e fibrose da submucosa.

Endoscopicamente manifesta-se com friabilidade da mucosa (que habitualmente encontra-se esbranquiçada em razão do processo cicatricial) e telangiectasias multiformes, isoladas ou confluentes, com ou sem sangramento ativo.

Nos homens submetidos ao tratamento do câncer da próstata, costumam acometer distâncias mais curtas, frequentemente não circunferenciais e predominantemente na parede anterior do reto médio e distal.

Nas mulheres, geralmente após irradiação pélvica por câncer do colo e corpo uterino, acometem distâncias variáveis.

Em nossa experiência pessoal uma das causas mais frequentes HDB é a pós-polipectomia endoscópica do cólon ou reto.

Isso ocorre porque o número de polipectomias tem aumentado, uma vez que se tem indicado mais a colonoscopia no rastreamento e seguimento dos pólipos e do câncer colorretal (Quadro 67-1).

CONDUTA E PLANEJAMENTO INICIAL NA HDB

Sempre em primeiro lugar, deve-se restabelecer a homeostase do paciente.

A ressuscitação deve ser realizada em todos os pacientes com instabilidade hemodinâmica severa (choque ou hipotensão ortostática), com evidência de sangramento grave (queda do hematócrito de, no mínimo, 6% ou necessidade de transfusão maior que dois concentrados de hemácias) ou sangramento ativo, e estes devem ser admitidos em unidade de terapia intensiva.

São necessários dois acessos venosos periféricos de grosso calibre ou um acesso venoso central para expansão volêmica.

Pacientes com insuficiência cardíaca ou cardiopatia valvar podem se beneficiar da monitorização da pressão da artéria pulmonar com cateter de Swan Ganz, minimizando o risco de hiper-hidratação.

A história clínica deve ser obtida minuciosamente, se possível com o próprio paciente ou seu acompanhante, com ênfase nas comorbidades (cardiopatias, coagulopatias, vasculites, nefropatias e desnutrição), medicações em uso (anticoagulantes, antiagregantes plaquetários, AINHs e corticoides) e nos episódios de sangramento prévios desse indivíduo, para identificação das possíveis causas de HDB.

Sangramento que ocorre durante a evacuação pode estar associado a uma patologia do canal anal e reto, enquanto os que ocorrem antes ou depois da evacuação podem ser mais sugestivos de patologias do cólon ou intestino delgado.

Hemorragia associada à diarreia pode sugerir uma doença inflamatória intestinal e a associada à obstipação progressiva pode indicar doenças estenosantes.

A presença de sangue vermelho rutilante, em pequena ou média quantidade, pode indicar origem provável no canal anal e reto, enquanto a presença de sangue coagulado é mais sugestiva de sua origem no cólon ou intestino delgado.

Ao exame físico deve ser dada atenção aos sinais vitais com intuito de estimar a perda sanguínea do paciente e guiar a conduta inicial.

Durante a palpação do abdome, deve-se observar a presença de massas, hepato ou esplenomegalia (que podem estar associadas à hipertensão portal) e a queixa de dor durante a palpação ou descompressão brusca (sinais associados à colite isquêmica complicada).

Exames laboratoriais são essenciais durante esse período para avaliar necessidade de transfusão, dentre eles o hemograma completo, o coagulograma, exames de função renal, eletrólitos e tipagem sanguínea.

Coagulopatia (INR >1,5) ou trombocitopenia (< 50.000 microL) devem ser corrigidas, se possível, com plasma fresco congelado e concentrado de plaquetas, respectivamente.

A manutenção de um hematócrito "ideal" depende da idade do paciente, da intensidade do sangramento e da presença ou não de comorbidades. Sugere-se manter o hematócrito ao redor de 30% para pacientes de alto risco.

Em seguida deve-se aplicar algum algoritmo já testado e aprovado na propedêutica diagnóstica desta manifestação clínica (HDB).

Existem alguns algoritmos propostos para a abordagem da HDB. Há alguns anos propusemos um destes, que temos seguido e atualizado (Fig. 67-1).

O exame inicial nos casos de HDB, sem dúvida alguma, deve ser o exame proctológico, uma vez que aproximadamente 10% das causas de HDB encontram-se ao alcance deste. Isso evita expor o paciente a outros procedimentos mais agressivos, demorados e onerosos.

Indicamos a realização de EDA de rotina antes da colonoscopia pela possibilidade de o sangramento, em até 15% das vezes, mesmo nos casos de enterorragia franca, ser originário do tubo digestivo alto.

O próximo passo é a realização da colonoscopia.

A grande vantagem da colonoscopia sobre os outros métodos diagnósticos na urgência (cintilografia e arteriografia) é que o examinador vai até o ambiente onde o paciente está sendo ressuscitado. Além disso, viabiliza um possível tratamento da causa do sangramento.

Em nosso serviço, nos casos de HDB moderada ou intensa realizamos este exame em até 6 horas da admissão do paciente no hospital.

Deve-se realizar algum tipo de preparo do cólon para aumentar a acurácia deste exame endoscópico, seja o preparo anterógrado, ou, em situações emergenciais, o retrógrado.

Dentre as soluções empregadas para o preparo anterógrado do cólon podemos citar: o sorbitol (Manitol), o polietilenoglicol (PEG) ou o fosfato de sódio (Phosphosoda), de acordo com a disponibilidade e experiência de cada serviço.

Quadro 67-1. Diagnóstico endoscópico da HDB5

Diagnóstico	Frequência (%)	% média
Moléstia diverticular	15 a 55	30
Colites	6 a 22	15
Câncer e pólipos	3,5 a 30	13
Ectasias vasculares	3 a 37	10
Doenças orificiais	0 a 16	11
HDA	0 a 20	10
Outras causas	3 a 14	6
Origem obscura	0 a 11	8

HEMORRAGIA DIGESTIVA BAIXA

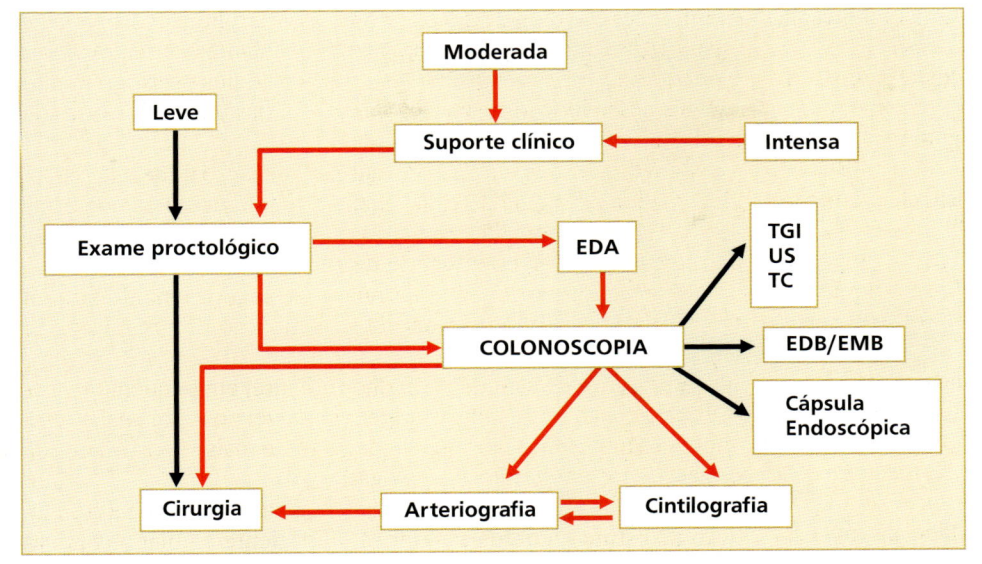

Fig. 67-1. Algoritmo para a abordagem da HDB.

No Hospital Sírio-Libanes, opta-se pelo uso do Manitol por via oral (ou até mesmo por sonda nasogástrica, caso não haja condições de o paciente ingerir essa substância). Essa solução é administrada a 10%, diluindo-se a solução original (a 20%) em suco de laranja ou de limão (coados) ou ainda em bebida isotônica (Gatorade). Administram-se de 750 a 1.500 mL dessa solução, até que o paciente a esteja exonerando de coloração amarelo-pálida.

No Quadro 67-2 podemos comparar os principais esquemas de preparo anterógrado do cólon.

Nas situações de urgência não há tempo para a restrição dietética, muito menos para o preparo de véspera. O preparo consiste apenas do agente principal (Manitol, PEG ou fosfato de sódio).

Nos casos em que o sangramento é contínuo, e não há tempo para se realizar o preparo anterógrado, podem-se realizar um ou dois enteroclismas de 1.000 mL, com solução salina ou mesmo água encanada, mornos, para a remoção dos coágulos, que podem aderir à ponta do endoscópio, dificultando a boa visualização da mucosa cólica durante o exame. O sangue fluido, na luz do cólon, pode ser diluído (também com salina ou água) e aspirado pelo aparelho.

Por fim, nos casos extremos, de alta gravidade, pode-se realizar a colonoscopia sem preparo algum, confiando-se no efeito catártico do sangue.[1]

A colonoscopia deve ser sempre realizada por uma equipe muito bem treinada, pois exige muita paciência e conhecimento técnico.

Sempre que possível, é importante que se tenha o auxílio de um médico anestesista para realizar a sedação e analgesia do paciente, além do controle dos seus parâmetros vitais, durante o procedimento.

Quando se lida com um paciente nesta situação, devemos ter à mão todo o arsenal endoscópico terapêutico disponível na instituição, para podermos agir efetivamente no controle deste sangramento.

O diagnóstico preciso, a identificação correta do local do sangramento, o conhecimento do método e a habilidade para aplicá-lo são fundamentais para o sucesso do atendimento médico.

MÉTODOS HEMOSTÁTICOS

Os métodos endoscópicos hemostáticos são os mesmos utilizados na EDA e foram descritos detalhadamente em outro capítulo deste livro.

São aplicáveis somente em áreas limitadas, de forma que pouco se pode fazer em áreas mais extensas de sangramento, como nas colites, por exemplo.

Nos dias atuais, os métodos disponíveis para uso endoscópico são:

1. Terapia por injeção.
2. Métodos térmicos.
3. Métodos mecânicos.

Terapia por injeção

Para o controle do sangramento, realiza-se a injeção de substâncias hemostáticas no local deste (na submucosa), através de uma agulha injetora, que é introduzida pelo canal de trabalho do colonoscópio.

Dentre as soluções utilizadas podemos citar:

■ Adrenalina

Usa-se mais comumente a adrenalina na concentração de 1:10.000 ou 1:20.000 (geralmente uma ampola diluída em 10 a 20 mL de soro fisiológico ou água destilada). Recomenda-se o uso desta solução mais diluída no cólon direito em virtude da espessura da parede, para minimizar o risco de isquemia, necrose e perfuração do segmento injetado.[6]

Essa solução age como vasoconstritora e também pela compressão extrínseca do vaso (ação mecânica) (Fig. 67-2).

Quadro 67-2. Principais esquemas de laxatixos para preparo anterógrado do cólon

Medicamento	Posologia	Dieta restritiva/tempo	Laxantes véspera	Complicações
Manitol a 10%*	750 a 1.500 mL	Sim/24 h	Sim	Desidratação, distúrbios HE****, náusea e vômitos
PEG**	4 L	Não	Não	Náusea e vômitos
PEG ou similares	2 L	Sim/12-24 h	Sim	Náusea e vômitos
Fosfato de sódio***	90 mL (2 tomadas)	Sim/12 h	Não	Desidratação, hipovolemia, hiperfosfatemia, hipocalcemia, alterações endoscópicas

*Oferecidos 150 mL a cada 15 ou 20 minutos associados a isotônicos.
**Pode ser dividido: 2L na noite da véspera e os outros 2L por volta de 3 horas antes do exame.
***Pode ser dividido: 45 mL na véspera e 45 mL por volta de 3 horas antes do exame. Deve-se estimular grande ingestão de líquidos durante seu uso.
****Hidreletrolíticos.

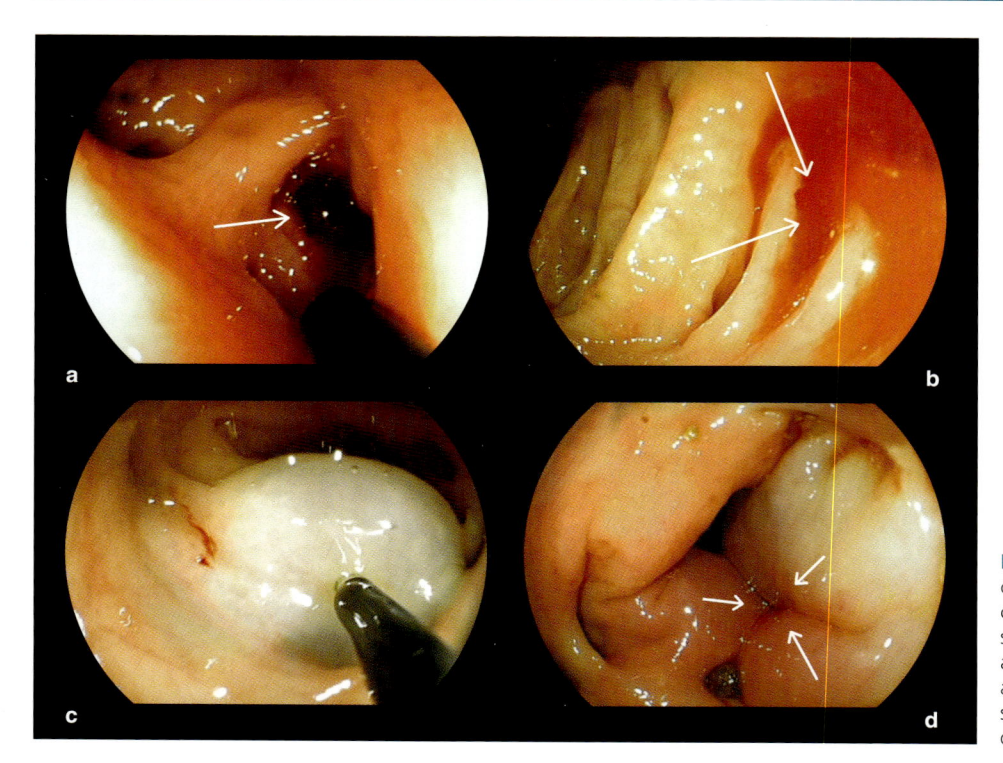

Fig. 67-2. Terapia por injeção de adrenalina para controle do sangramento. (**a**) Óstio diverticular com coágulo. (**b**) Após a manipulação do óstio, iniciou-se sangramento ativo. (**c**) Injeção de adrenalina com agulha, próximo ao óstio diverticular. (**d**) Aspecto final após injeção de adrenalina ao redor do óstio sangrante. Nota-se a compressão do orifício do óstio e o controle do sangramento.

Inicia-se pela injeção de adrenalina, como primeira opção, para cessar ou diminuir o sangramento, já que seu efeito é fugaz, e em seguida se associa outra substância ou até mesmo outro método hemostático (térmico ou mecânico) (Fig. 67-3).

Há um bom resultado no momento da injeção, facilitando a identificação do vaso ou do local de sangramento.

Todavia, a possibilidade de ressangramento é elevada, o que torna este método, quando o único utilizado, como não muito eficaz.

■ Etanolamina

Outra substância utilizada é o oleato de etanolamina.

Usamos na diluição de 1,66% (5 mL a 5% em 10 mL de água destilada), da qual se injetam de 2 a 3 mL por ponto de punção. Esta diluição facilita sua injeção através dos cateteres que se usam nos colonoscópios, por serem mais longos. Mesmo que utilizemos seringas de menor volume, 3 ou 5 mL, para diluições menores, haverá dificuldade na injeção desta substância.

Este agente provoca uma irritação da camada íntima do endotélio vascular, produzindo uma resposta inflamatória, que resulta em fibrose da parede do vaso e sua possível oclusão.

É importante que a punção seja feita tangencialmente à mucosa, pois é necessária a injeção desta solução, com certeza, na camada submucosa do cólon. Quando a punção é perpendicular, pode-se injetar esta substância transmural, causando danos a órgãos intra-abdominais ou uma peritonite química local ou generalizada.

Como orientação aos iniciantes deste método, sugere-se a confecção de uma "pré-bolha" com soro fisiológico (1 ou 2 mL) na submucosa, para se certificar de estar no local correto (camada submucosa), para então se realizar a injeção da etanolamina propriamente dita.[7]

É mais utilizada para a erradicação de ectasias vasculares, mas também pode ser usada na proctopatia actínica.

Em nossa experiência, utilizamos esta solução em nove pacientes portadores de ectasias vasculares sangrantes do cólon direito, obtendo êxito na parada do sangramento em todos. Foram injetados no total de 3 a 20 mL de etanolamina a 1,66% (2 a 3 mL por cada ponto de punção).

Como única complicação, tivemos apenas um caso de peritonite química localizada, justamente no paciente em que foi administrado o maior volume desta solução (20 mL), que se resolveu clinicamente, através de medidas de suporte.

■ Outras substâncias

Outras substâncias esclerosantes também podem ser usadas, como o álcool absoluto, o polidocanol e a glicose hipertônica.

É importante, sempre, conhecer a indicação precisa para cada uma delas, o modo de diluição, a técnica de aplicação, o efeito local e sistêmico, a ação esperada e, por fim, suas possíveis complicações.

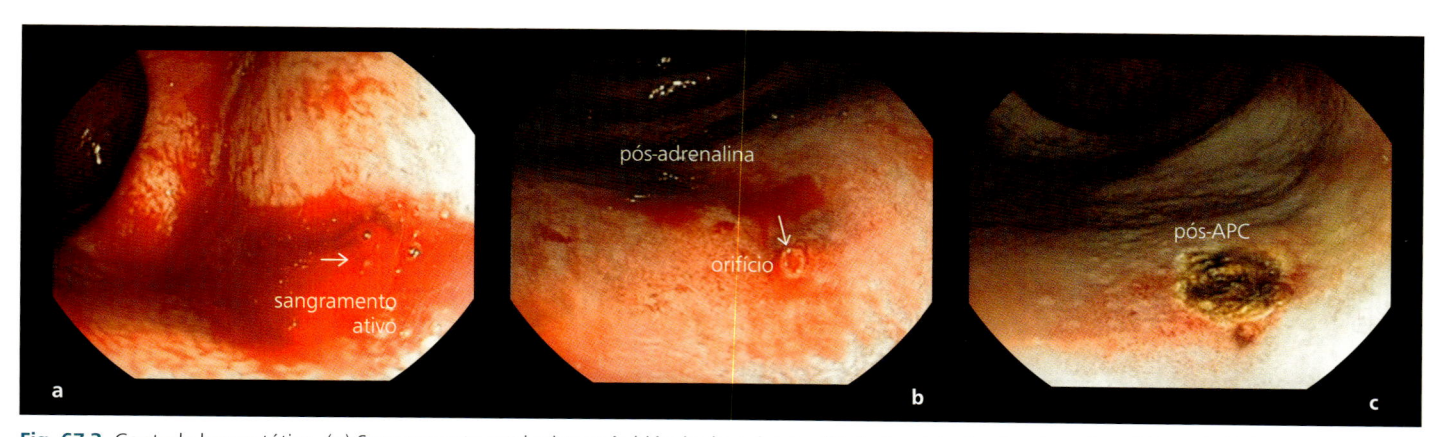

Fig. 67-3. Controle hemostático. (**a**) Sangramento retal ativo após biópsia de próstata. (**b**) Após a injeção de adrenalina, foi possível identificar o local do sangramento. (**c**) Aspecto final do controle hemostático após a complementação com APC.

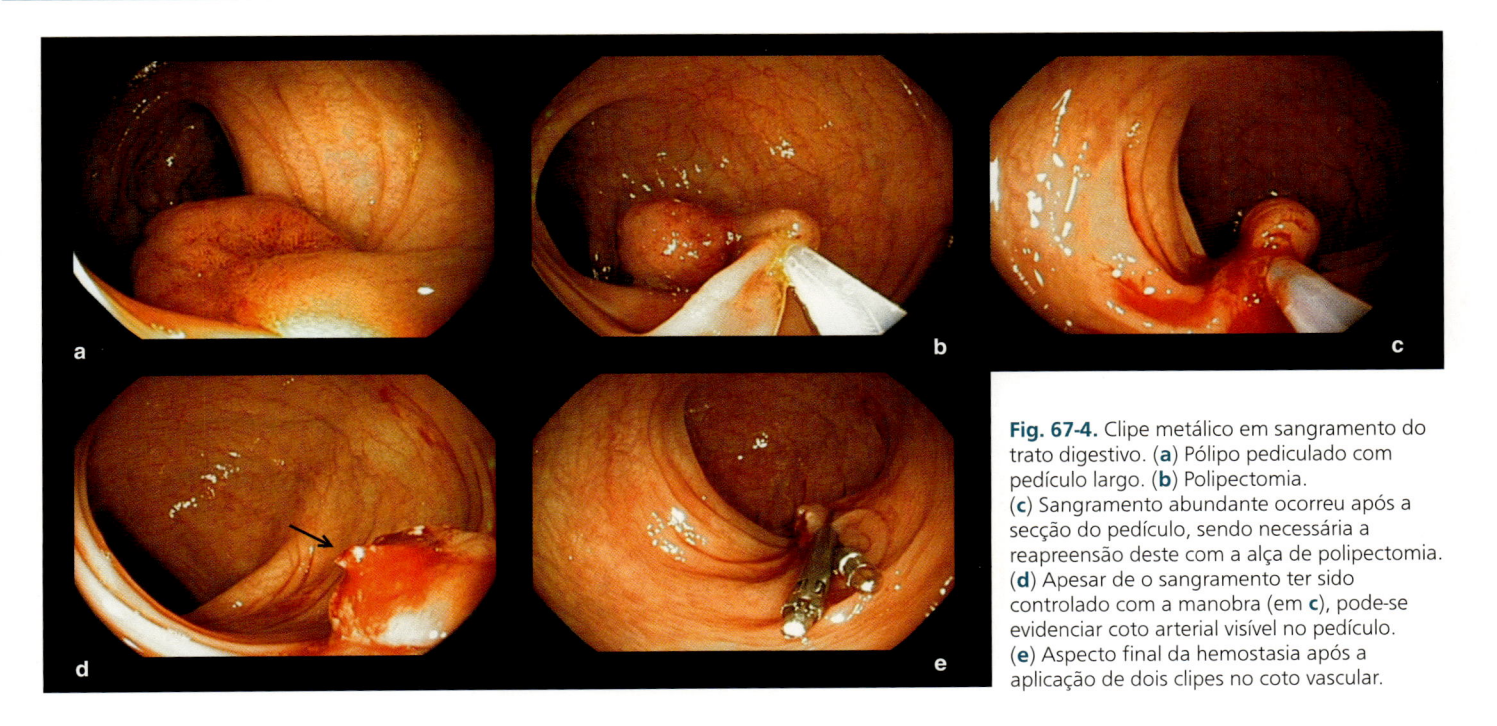

Fig. 67-4. Clipe metálico em sangramento do trato digestivo. (**a**) Pólipo pediculado com pedículo largo. (**b**) Polipectomia. (**c**) Sangramento abundante ocorreu após a secção do pedículo, sendo necessária a reapreensão deste com a alça de polipectomia. (**d**) Apesar de o sangramento ter sido controlado com a manobra (em **c**), pode-se evidenciar coto arterial visível no pedículo. (**e**) Aspecto final da hemostasia após a aplicação de dois clipes no coto vascular.

■ Cianoacrilato

Existem alguns poucos relatos da utilização, com sucesso, desta substância para o controle de HDB causada por sangramento de varizes retais, secundárias à hipertensão portal, como ocorre no tratamento de varizes de fundo gástrico.

MÉTODOS MECÂNICOS

- Clipes metálicos.
- Ligadura elástica.
- *Endoloop*.

■ Clipe metálico

O clipe metálico é um acessório muito usado atualmente para se atuar diante do sangramento do trato digestivo baixo, por sua alta eficácia e efeito prolongado.

Também tem sido utilizado para a correção de eventuais perfurações da parede cólica durante procedimentos colonoscópicos.

Existem clipes de 6 e 9 mm, de marcas variadas.

É mais indicado para sangramentos onde se localiza o vaso sangrante (Fig. 67-4).

Na moléstia diverticular do cólon (MDC), é atualmente o método mais eficaz para se atuar no sangramento diverticular.

Estudo realizado em 2008 mostrou 11 pacientes com diverticulorragia, sendo que 7 desses pacientes apresentavam vaso visível durante a colonoscopia. O clipe metálico foi aplicado em todos os pacientes, com oclusão do óstio e parada do sangramento. Não houve complicação durante ou após o procedimento, e esses pacientes foram acompanhados por 15 meses. No entanto, dois deles apresentaram novo episódio de sangramento.[8]

A colocação de clipes metálicos em pacientes com sangramento diverticular agudo parece ser efetiva e segura, com resultados satisfatórios imediatos e a longo prazo.

Outra boa indicação para a utilização de clipe é a lesão de Dieulafoy, que é uma malformação vascular da submucosa do cólon ou reto (Fig. 67-5). Ela é rara, e seu tratamento endoscópico pode ser difícil, apesar de ser a primeira opção terapêutica.

A aplicação de clipe metálico obtém altos índices de sucesso, com baixo índice de complicações, nesta afecção.

Quando associada a injeção prévia de solução de adrenalina ou alguma solução hipertônica, trouxe bons resultados.[9,10]

■ Ligadura elástica

A ligadura elástica na hemorragia digestiva baixa é muito pouco utilizada.

No entanto, no tratamento endoscópico da lesão de Dieulafoy do cólon e reto, esse método tem-se mostrado também eficaz, com índices de sucesso entre 75% e 100%, seguidos por baixos índices de ressangramento e complicações.[10]

Enfatizam-se também a facilidade dessa técnica e o baixo custo em relação aos outros métodos mecânicos.

Alguns trabalhos ainda mostram que a ligadura elástica é um método interessante para ser aplicado em pacientes portadores de distúrbio da coagulação.[11]

Outra boa indicação para este método é o tratamento das varizes retais, secundárias a hipertensão portal, como se faz também nas varizes esofagianas.

Há relatos também de sua utilização no controle do sangramento da proctopatia actínica.

Por fim, pode ser usada na hemostasia de escaras pós-polipectomia acessíveis ao conjunto terapêutico (gastroscópio + kit de ligadura), geralmente no cólon distal e reto.

■ *Endoloop*

A utilização deste método pode ser indicada em lesões que apresentam uma projeção em direção à luz cólica, com formação de um "pedículo" ou base, como, por exemplo, nos cotos de pólipos pediculados (antes ou depois de sua secção).

Podem ser encontrados já confeccionados ou ser feitos de forma artesanal, usualmente com linha de pesca (Figs. 67-6 e 67-7).

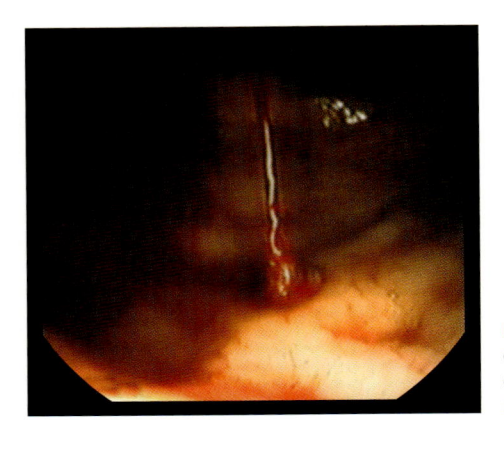

Fig. 67-5. Clipe metálico em sangramento arterial em jato, em lesão de Dieulafoy (lesão do reto).

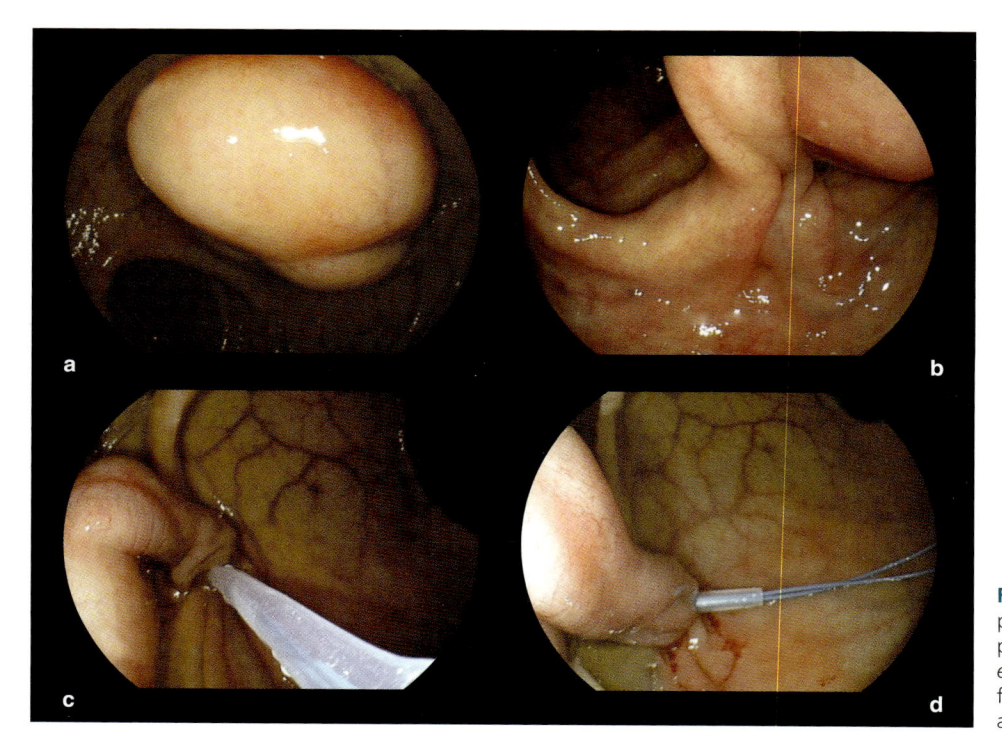

Fig. 67-6. Colocação de *endoloop*. (**a**) Lesão pediculada gigante do sigmoide. (**b**) Note o pedículo volumoso do pólipo. (**c**) Aplicação de *endoloop* na base do pedículo. (**d**) Aspecto final após a retirada do aplicador, com o nó já atado e apertado.

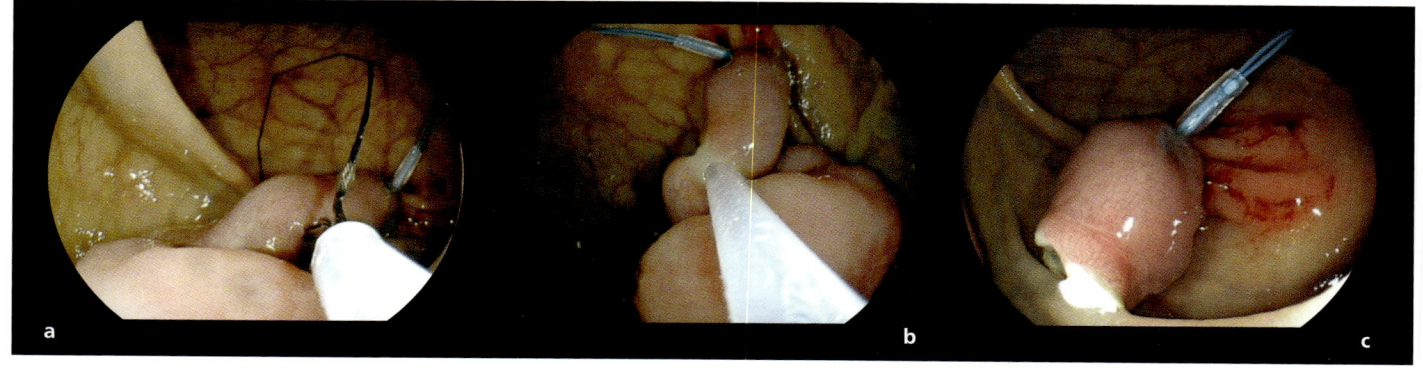

Fig. 67-7. Colocação de *endoloop* antes da secção do pólipo. (**a**) Colocação da alça para a polipectomia. (**b**) Polipectomia. (**c**) Coto do pedículo seccionado e *endoloop* abaixo do ponto de secção.

Métodos térmicos
- Plasma de argônio (APC).
- Corrente bipolar ("bicap" e *golden probe*).
- *Heater probe*.

APC

O plasma de argônio é um método já bem conhecido e muito utilizado na maioria dos grandes serviços de endoscopia.

Desenvolvido por Grund em 1994, apresenta a grande vantagem de não se precisar tocar na lesão para que seu efeito hemostático seja eficiente, pois a energia em alta frequência é transmitida ao tecido através de um feixe de gás ionizado, atuando superficialmente na mucosa.[12]

Por suas características físicas próprias, basta a ponta do cateter estar próxima do ponto escolhido para sua aplicação para que a corrente se dirija a ele. Outra característica é que o feixe de elétrons sempre procura o tecido ainda não tratado, evitando-se assim que seja aplicado outra vez em um ponto já tratado, aprofundando o dano tecidual.

Outras vantagens do método são: a não obrigatoriedade de preparo do cólon completo (com Manitol, PEG e outros) e também a possibilidade de se realizar a aplicação sem sedação (principalmente no reto).

Esse método é atualmente muito utilizado no tratamento da hemorragia digestiva baixa causada por lesões vasculares, seja ela actínica ou não.

Geralmente necessitam-se de 2 a 4 sessões para um controle significativo do sangramento nas proctopatias actínicas.[13]

O sucesso no tratamento do sangramento digestivo baixo, por lesões vasculares actínicas, em um acompanhamento feito por 18 meses foi de 89%.[14]

Em nossa experiência, 46 pacientes portadores de proctopatia actínica limitante (anemia crônica, com internações hospitalares e hemotransfusões), sendo 34 homens e 12 mulheres, foram tratados, nos últimos 13 anos em nosso serviço, com o APC. Obtivemos sucesso em todos eles, com uma média de 1,87 sessões (Fig. 67-8).

Quando se utiliza este método no tratamento de lesões vasculares isoladas como, por exemplo, na angiodisplasia do ceco, uma única sessão é o suficiente para o seu tratamento definitivo (Fig. 67-9).

O tempo de aplicação deste método não deve exceder 1 segundo, por cada ponto tratado.

O fluxo de gás deve ser de 1,5 a 2,5 litros por minuto. Devemos nos lembrar de interromper o procedimento de tempos em tempos, para realizar a aspiração do cólon, evitando o desconforto e a agitação do paciente e o risco de explosão do cólon (por hiperdistensão).

No cólon direito deve-se utilizar baixa potência nas aplicações do APC, no máximo 40 watts, o que consequentemente diminui as

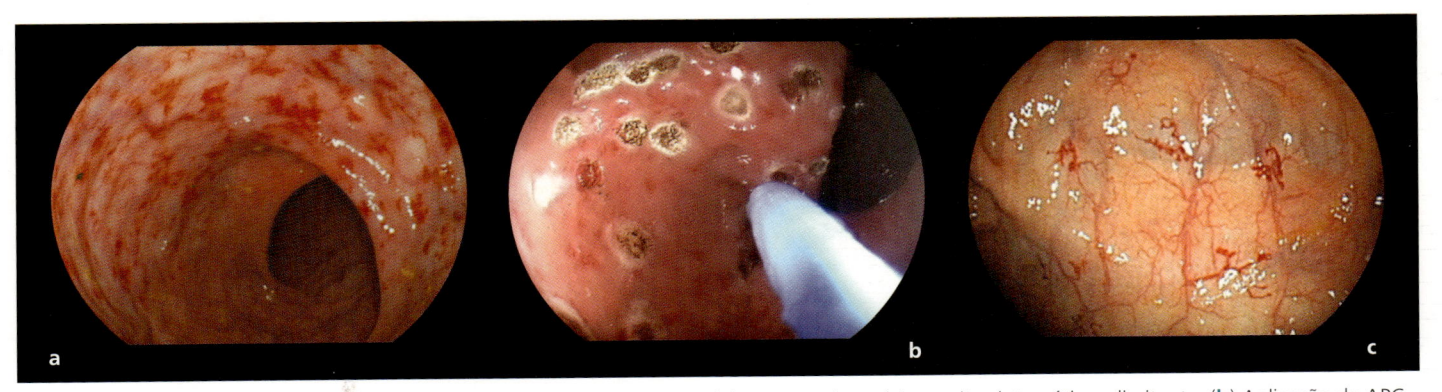

Fig. 67-8. APC em paciente com sequela pós-RT para o câncer de próstata. (**a**) Proctopatia actínica muito sintomática e limitante. (**b**) Aplicação de APC com cateter próprio nas ectasias vasculares do reto. (**c**) Aspecto após o tratamento.

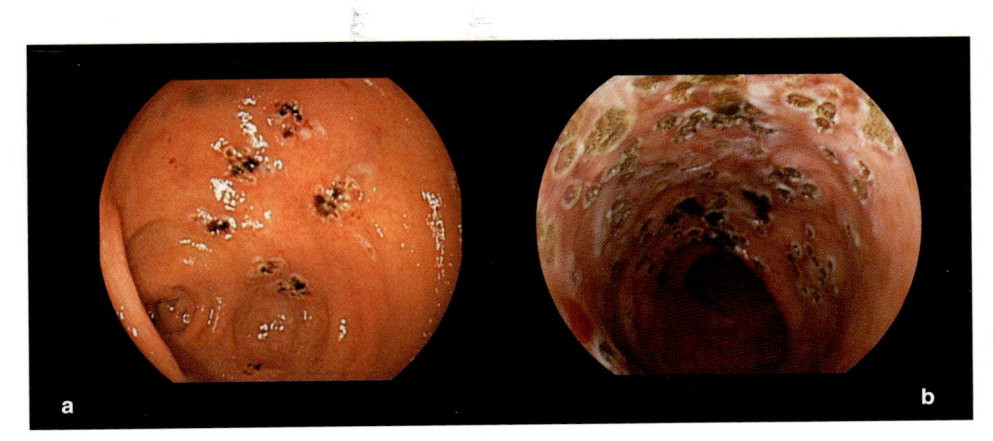

Fig. 67-9. APC no tratamento da angiodisplasia do ceco. (**a**) Ectasias vasculares do ceco ascendente em um paciente. (**b**) Resultado final após o tratamento.

possíveis complicações, como úlceras profundas, perfurações ou fístulas. O efeito da lesão tecidual com esta potência e com este tempo de aplicação (1 segundo) é de aproximadamente 2 mm de profundidade.

No cólon sigmoide ou reto, uma vez que a parede é mais espessa nesses segmentos, pode-se usar potência maior, de 60 a 70 watts, com dano tecidual de aproximadamente 4 mm de profundidade.

Recomenda-se intervalo de, pelo menos, duas semanas entre as sessões.

É bem indicado também para sangramentos de superfícies maiores, como escaras pós-mucosectomia (Quadro 67-3).

■ Corrente bipolar

Outro método térmico bastante utilizado é a eletrocoagulação bipolar.

Esta se aplica através do contato entre o cateter e a superfície mucosa onde está a lesão.

Existem dois polos (positivo e negativo) na ponta do cateter, fazendo com que a corrente circule somente entre eles, superficialmente, evitando-se a lesão profunda da parede do cólon.

A fonte térmica utilizada pode ser qualquer unidade eletrocirúrgica disponível no momento.

Em um estudo em que se acompanharam os pacientes portadores de lesões vasculares actínicas do reto, tratadas por esta técnica após 1 ano, o sucesso foi de 75%, após quatro sessões.[15]

Em suma, a eletrocoagulação bipolar é também um método seguro, fácil de ser aplicado e com resultados satisfatórios após uma ou poucas sessões.

Quadro 67-3. Aspectos técnicos da aplicação de APC

Localização	Tempo de aplicação	Potência	Profundidade do dano
Cólon direito	Um segundo	40 watts	2 mm
Cólon esquerdo	Um segundo	60 a 70 watts	4 mm

■ Heater probe

Este equipamento é composto por um cateter, que tem uma pequena resistência térmica em sua ponta, e uma fonte geradora de calor.

Esta resistência é aquecida e colocada em contato com a mucosa do cólon, promovendo a hemostasia.

Como é um método de contato, por vezes há a remoção do coágulo ao se afastar a ponta do cateter da mucosa.

Não há como se controlar, com segurança, a profundidade do dano tecidual provocado. Alguns autores, no entanto, adquiriram grande experiência com esta técnica, obtendo bons resultados no controle da HDB.[16]

REFERÊNCIAS BIBLIOGRÁFICAS

1. Averbach M, Corrêa P. Hemorragia Digestiva Baixa. In: Averbach M, Corrêa P. *Colonoscopia*. São Paulo: Santos, 2010. p. 319-30.
2. Longstreth GF. Epidemiology and outcome of patients hospitalized with acute lower gastrointestinal hemorrhage: a population based study. *Am J Gastroenterol* 1997;92:419-24.
3. Edelman DA, Sugawa C. Lower gastrointestinal bleeding: a review. *Surg Endosc* 2007;21:514-20.
4. Bounds BC. Friedman LS. Lower gastrointestinal bleeding. *Gastroenterol Clin North Am* 2003;32:1107-25.
5. Elta GH. Urgent colonoscopy for acute lower-GI bleeding. *Gastrointest Endosc* 2004;59:402-8.
6. Gree BT, Rochey DC. Lower gastrintestinal bleeding management. *Gastroenterol Clin North AM* 2005 Dec.;34(4):665-78.
7. Corrêa PAFP, Paccos JL. Colonoscopia na urgência. In: SOBED – Sociedade Brasileira de Endoscopia Digestiva. *Endoscopia gastrointestinal terapêutica*. São Paulo: Tecmedd, 2006. p. 1030-33.
8. Yen EF, Ladabaum U, Muthusamy VR *et al*. Colonoscopic treatment of acute diverticular hemorrhage using endoclips. *Dig Dis Sci* 2008;53(9):2480-85.
9. Sone T, Nakano S, Takeda I *et al*. Massive hemorrhage from a Dieulafoy lesions in the cecum: successful endoscopic management. *Gastrointest Endosc* 2000;51(4):510-12.
10. Gimeno-Garcia AZ, Parra-Blanco A, Nicolás-Pérez D *et al*. Management of colonic Dielafoy lesions with endoscopic

mechanical techniques: report of two cases. *Dis Colon Rectum* 2004;47:1539-43.
11. Nikolaidis N, Zezos P, Giouleme O *et al*. Endoscopic band ligation of Dielafoy like lesions in the upper gastriointestinal tract. *Endoscopy* 2001;33(9):754-60.
12. Grund KE, Storek D, Farin G. Endoscopic argon plasma coagulation (APC) first clinical experiences in flxible endoscopy. *Endosc Surg Allied Technol* 1994;2:42-46.
13. Fantin AC, Binek J, Suter WR. Argon beam coagulation for teatement of symptomatic radiation-induced proctitis. *Gastrointest Endosc* 1999;49:515-18.
14. Chino A, Uragami N, Hosaka H *et al*. Therapeutic strategy for hemorraghic radiation proctitis – the optimum condition os argon plasma coagulation (APC). *Nippon Shokakibyo Gakkai Zasshi* 2005;102(11):1405-11.
15. Jensen DM, Machicado GA, Cheng S *et al*. A randomized prospective study of endoscopic bipolar treatment os chronic rectal bleeding from radiation telengiectasia. *Gastrointest Endosc* 1997;45(1):20-25.
16. Thomson ABR, Katz J. *Angiodysplasia of the colon treatment & management*. Updated: 26 May 2011. Disponível em: <http://emedicine.medscape.com/article/170719-treatment>

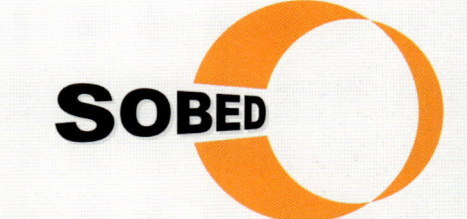

Parte VII

Via Biliar e Pancreática

CAPÍTULO 68

CATETERISMO

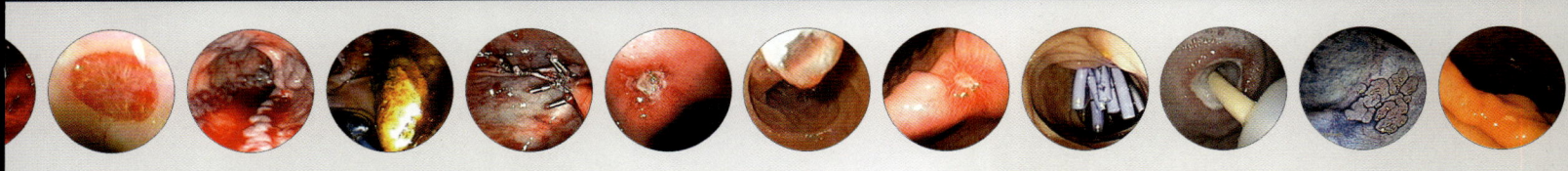

GUSTAVO ANDRADE DE PAULO ■ ANGELO PAULO FERRARI JR.

INTRODUÇÃO

A colangiopancreatografia retrógrada endoscópica (CPRE) revolucionou o diagnóstico e o tratamento de diversas doenças biliares e pancreáticas. Para que o procedimento seja bem-sucedido, o primeiro passo é o cateterismo profundo e seletivo do ducto desejado (biliar ou pancreático). Entretanto, algumas vezes, conseguir esse acesso profundo ainda permanece uma barreira para endoscopistas iniciantes e experientes.

TÉCNICAS

Diversas técnicas e diferentes acessórios podem sem empregados para se conseguir o acesso às vias biliar e pancreática.[17,29] As principais técnicas utilizadas para o cateterismo biliar estão listadas no Quadro 68-1.

Quadro 68-1. Técnicas de cateterismo biliar - modificado de Freeman e Guda[17]

Técnicas convencionais	Cateter	Convencional
		Ponta fina
		Giratório
	Esfincterótomo	Um ou mais canais
		Giratório
	Fio-guia (com cateter ou esfincterótomo)	Padrão
		Nitinol
		Híbrido
		Hidrofílico
Colocação de fio-guia ou prótese no ducto pancreático		
Esfincterotomia de acesso (pré-corte)		
Novas técnicas	Tesoura endoscópica	
	Dissecção usando *swab* de algodão	
	Esfincterótomo ultrafino	
Papilectomia		

Técnica padrão

O primeiro passo para se conseguir o cateterismo do ducto desejado é o bom posicionamento do duodenoscópio na segunda porção duodenal. A papila maior deve estar de frente para o aparelho e permanecer estável. Drogas que inibem a motilidade duodenal (hioscina, glucagon) podem ser empregadas para reduzir o peristaltismo e facilitar o procedimento.

Na maioria das pessoas, existe um orifício único para os ductos biliar e pancreático (ducto comum). Assim, qualquer acessório introduzido através da papila deve entrar por esse orifício único e, depois, ser inserido seletivamente no ducto desejado.

Em geral, o ducto pancreático tem um trajeto perpendicular à luz duodenal ("de frente para o endoscópio"), estando localizado ligeiramente à direita (entre 1 e 2 horas). Se o cateter for introduzido pelo orifício sem orientação específica, geralmente, ele tende a ir para a via pancreática.

O ducto biliar encontra-se, geralmente, paralelo à luz duodenal (aproximadamente às 12 horas) e deve ser abordado de baixo para cima, com o cateter quase tangencial à parede do duodeno. A movimentação da ponta do aparelho (para a esquerda, direita, para cima ou para baixo) bem como a tração ou a rotação do mesmo e o emprego do elevador podem auxiliar a cateterização. O uso de esfincterótomo em vez de cateter simples também pode ser interessante pois permite o arqueamento da ponta do acessório, facilitando sua orientação no sentido da via biliar.

O cateterismo começa com a introdução da ponta do acessório (cateter ou esfincterótomo) no orifício comum (Fig. 68-1). Em seguida, com pequena rotação do aparelho para a esquerda (movimentação do tronco do endoscopista), o polo superior da papila é elevado, colocando o acessório no eixo da via biliar. O arqueamento do esfincterótomo facilita esse alinhamento e, por isso, é preferido por muitos endoscopistas (Fig. 68-2). Vale lembrar que o mesmo deve ser arqueado para entrar no orifício biliar, sendo relaxado para permitir sua progressão.

É importante ter em mente que o interior do ducto comum possui diminutas endentações que podem dificultar a progressão do instrumento ainda que o mesmo pareça estar alinhado com o ducto.[15] Assim, em caso de dificuldade, é necessária a mudança do ângulo do acessório ou a introdução do fio-guia (Fig. 68-3).

A preferência pela utilização de cateter ou esfincterótomo dependerá da disponibilidade e da experiência individual. Em estudo randomizado envolvendo 100 pacientes, o uso de esfincterótomo (sem fio-guia) permitiu o cateterismo seletivo em 84% dos casos (contra 62% no grupo com cateter – p < 0,023).[43] A mudança para o esfincterótomo, no grupo cateter, elevou a taxa de sucesso para 94%. A utilização de cateter no grupo esfincterótomo melhorou o resultado para 88%. Não houve diferença significativa na taxa de pancreatite entre os grupos.

Em outro trabalho com 47 pacientes, o cateterismo seletivo com esfincterótomo (com ou sem fio-guia) foi conseguido em 97% dos casos contra 94% no grupo cateter, em análise por intenção de tratamento (p > 0,05).[8] O número médio de tentativas para se conseguir o cateterismo biliar foi menor no grupo esfincterótomo (12,4 ± 6,0 contra 2,8 ± 3,1 – p = 0,0001), bem como o tempo de cateterização (13,5 ± 6,1 contra 3,1 ± 5,1 minutos – p = 0,0001).

A introdução do fio-guia pode auxiliar na cateterização da via biliar, reduzindo o risco de injeções repetidas de contraste no ducto pancreático (diminuindo, pelo menos em teoria, o risco de pancreatite). Recentemente, foi publicada revisão sistemática e metanálise comparando o uso do fio-guia e a injeção de contraste na prevenção da pancreatite aguda.[6] O cateterismo seletivo apresentou maior sucesso no grupo com fio-guia (89 contra 78%), com redução significativa da pancreatite pós-CPRE (3,2 contra 8,7%). Entre os pacientes submetidos ao pré-corte, também houve menos pancreatite no grupo com fio-guia (2,4 contra 21,7%).

Fio-guia ou prótese pancreática para cateterização biliar

A colocação de fio-guia, cateter ou prótese pancreática pode ajudar no cateterismo da via biliar principal, sendo que o segundo acessório deve ser passado em paralelo ao primeiro (Figs. 68-4 e 68-5). A utilização de fio na via pancreática apresenta as seguintes vantagens:[17]

- Abertura de orifício papilar estenosado.
- Estabilização da papila.

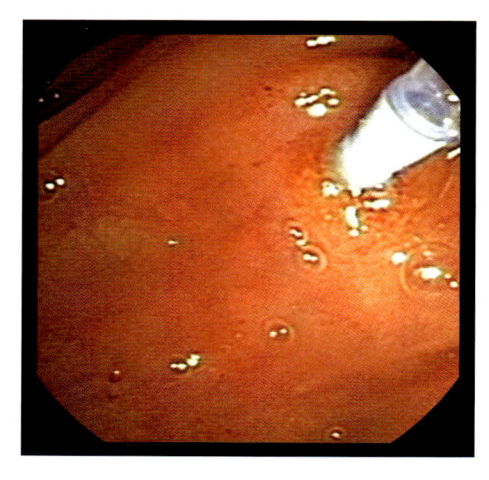

Fig. 68-1. Cateter de colangiografia introduzido no orifício da papila maior.

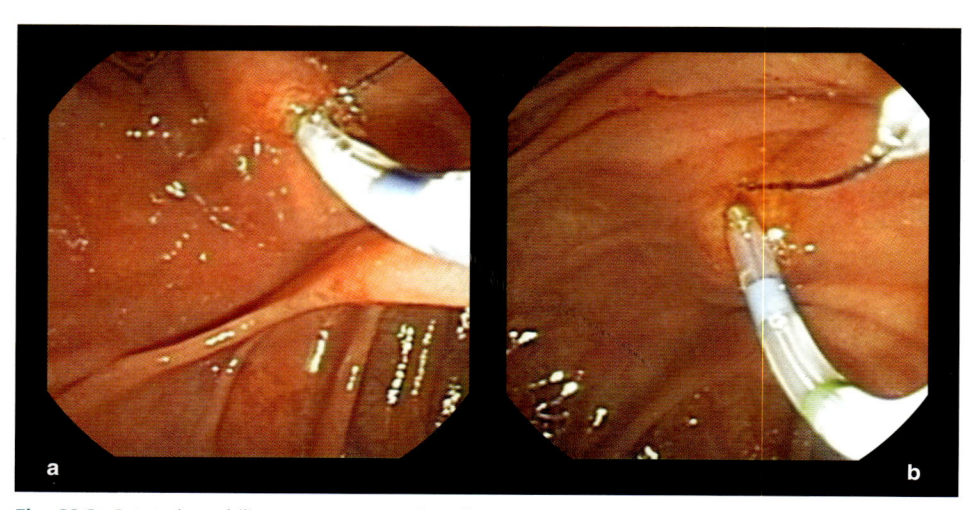

Fig. 68-2. Cateterismo biliar com emprego de esfincterótomo. (**a**) Fio de corte pouco arqueado. (**b**) Arqueamento completo do fio de corte e orientação do acessório no sentido da via biliar.

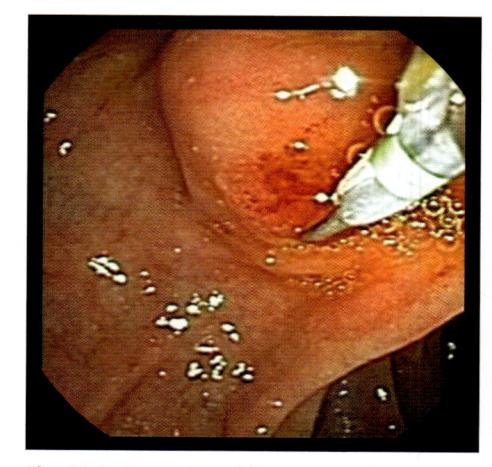

Fig. 68-3. Cateterismo biliar com auxílio de um fio-guia. A ponta do mesmo é exteriorizada pelo esfincterótomo, facilitando a introdução no ducto biliar.

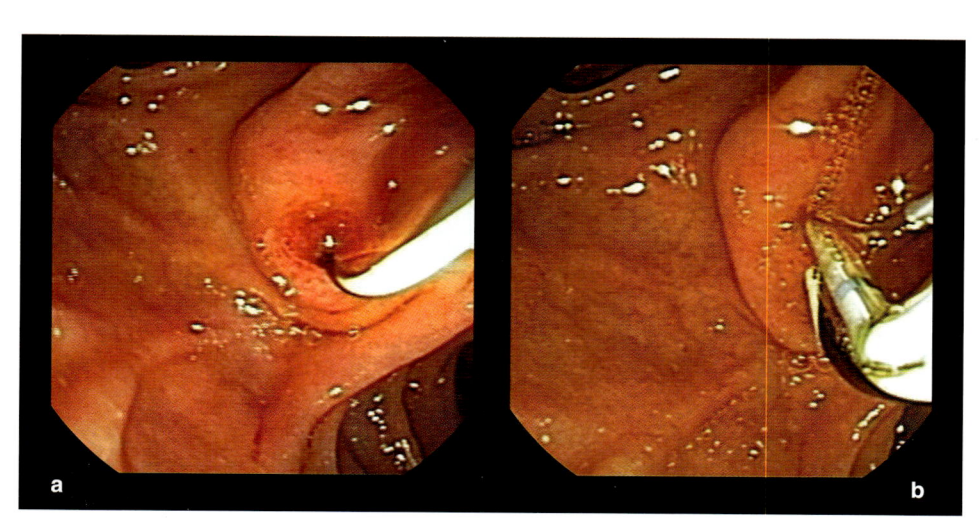

Fig. 68-4. Emprego do fio-guia na via pancreática auxiliando o cateterismo da via biliar. (**a**) Passagem do fio-guia. (**b**) Introdução do esfincterótomo em paralelo ao fio-guia, arqueamento do fio de corte e introdução na via biliar.

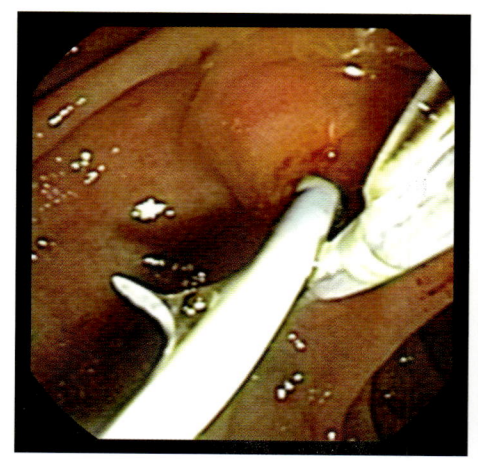

Fig. 68-5. Cateterismo biliar após colocação de prótese pancreática. Notar a extremidade distal do fio-guia na ponta do esfincterótomo para facilitar a introdução no ducto biliar.

- Elevação da papila em direção ao canal operador.
- Retificação do ducto pancreático e do canal comum.
- Drenagem do ducto pancreático (redução do risco de pancreatite).
- Permite a inserção de prótese pancreática sempre que necessário.

Dois estudos retrospectivos mostraram os benefícios da colocação de prótese pancreática na cateterização do ducto biliar. No primeiro, dos 39 pacientes (entre 1.638 CPREs) que receberam prótese pancreática, o cateterismo biliar foi possível em 38 (97,4%), sendo que o pré-corte sobre a prótese pancreática foi realizado em 23 (59%).[23] Apenas 2 pacientes apresentaram pancreatite leve. No segundo trabalho, 76 pacientes (entre 2.345 CPREs) receberam prótese pancreática. O acesso biliar foi alcançado em 71 (93,4%), 60 deles sem pré-corte. Pancreatite leve foi observada em 4 (5,3%).

Pré-corte

Mesmo em mãos experientes e com auxílio dos mais diversos acessórios, o cateterismo seletivo da via biliar só é possível em 85 a 95% dos casos.[4,34] Nos casos de falha, o pré-corte e a fistulotomia podem ser empregados para se obter o cateterismo da via biliar. Essas técnicas também são úteis nos casos de cálculo impactado na papila, lesões ampulares ou quando existe necessidade de se realizar ou ampliar esfincterotomia sobre prótese plástica (ex.: nas papilas intradiverticulares).[4]

Muitos autores questionam o emprego do termo pré-corte, já que o procedimento em si envolve o corte. Por isso, alguns preferem usar o nome de esfincterotomia (ou papilotomia) de acesso.[9] Independente da semântica, o termo pré-corte está consagrado na literatura.

Pré-corte clássico

Após a passagem do *needle knife* (NK – papilótomo de ponta ou agulha diatérmica) pelo canal de instrumentação, sua extremidade distal é posicionada no polo superior da papila. O fio de corte (agulha) é exposto e o corte efetuado no sentido cranial com o auxílio do elevador e dos controles do endoscópio (Fig. 68-6). É importante lembrar que, antes de iniciar o corte, devem-se ensaiar os movimentos da ponta do NK várias vezes sem a passagem de corrente elétrica. Isso garante boa orientação do acessório no sentido da via biliar (entre 11 e 12 h). Somente após esse "ensaio", inicia-se a secção cuidadosa das estruturas superficiais até atingir a via biliar. O corte deve ser feito por planos e deve medir entre 5 e 10 mm. A agulha deve estar em movimento contínuo durante a passagem de corrente para evitar lesões térmicas. Ocasionalmente, o colédoco pode ser identificado como um pequeno ponto amarelado. Eventualmente, um fluxo de bile pode ser evidenciado.

Uma vez exposta a via biliar, a mesma é cateterizada com o NK (com a agulha recolhida). A esfincterotomia deve ser, então, ampliada com esfincterótomo padrão. Se houver dificuldade para cateterizar profundamente a via biliar, um fio-guia com ponta hidrofílica e atraumática pode ser empregado. A injeção de contraste deve ser evitada, em caso de dúvida, pois o risco de injeção submucosa é maior. Se, ainda assim, não for possível a cateterização da via biliar, o corte deve ser aprofundado ou ampliado. Em caso de novo insucesso, a CPRE deve ser interrompida e repetida após 24 ou 48 horas. As taxas de sucesso para procedimentos repetidos variam de 50 a 100%, e os principais resultados da literatura estão listados no Quadro 68-2.[4]

Com relação à corrente elétrica empregada durante o pré-corte, não existe consenso na literatura. Assim, correntes de corte, mista ou tipo "*endocut*", podem ser empregadas.[4]

Alguns endoscopistas advogam a colocação de prótese pancreática antes de se efetuar o pré-corte. Essa prótese, em teoria, diminui o risco de pancreatite aguda.[18]

Fistulotomia (ou pré-corte suprapapilar)

Algumas vezes, quando o orifício papilar está obstruído ou é inacessível, pode-se efetuar o pré-corte alguns milímetros acima do orifício. A incisão é semelhante à descrita anteriormente (cranial) e seu tamanho vai depender do tamanho da papila e da porção intraduodenal do colédoco. Uma vez conseguida a cateterização da via biliar, a esfincterotomia é ampliada com esfincterótomo padrão.

Variação desta técnica consiste em iniciar o corte na parte média/superior da porção intraduodenal do colédoco (entre 11 h e 1 h) e estendê-lo no sentido caudal, em direção (mas sem atingir) ao orifício papilar. Após o cateterismo seletivo, a esfincterotomia deve ser ampliada no sentido cranial segundo a técnica padrão (Quadro 68-3).

Pré-corte transpancreático

Na abordagem transpancreática, a extremidade distal do esfincterótomo convencional é deixada na via pancreática, e o fio de corte é orientado no sentido da via biliar (11 h), estando apenas a parte distal deste em contato com a papila (Fig. 68-7). O esfincterótomo deve ser arqueado, e um pequeno corte é efetuado (menos de 5 mm). Nesse momento, o acessório é retirado do ducto pancreático, e de-

Quadro 68-2. Frequência e resultados do pré-corte papilar clássico

Autor	CPRE	Pré-corte (%)	% Sucesso (imediato/tardio)
Bailey (Bailey et al.[2])	732	94 (12,8)	85
Bruins-Slot (Bruins Slot et al.[5])	408	180 (44,1)	99 (88,5/10,5)
Dowsett (Dowsett et al.[12])	748	96 (12,8)	77 (35/42)
Espinel Diez (Espinel Diez et al.[13])	1.062	72 (6,7)	87,5 (73/14,5)
Foutch (Foutch,[16])	456	52 (11,4)	90 (86/4)
Huibregtse (Huibregtse et al.[28])	987	190 (19,2)	90 (53/37)
Rabenstein (Rabenstein et al.[40])	2.105	694 (33)	85 (70/15)
Shakoor (Shakoor et al.[45])	1.367	53 (3,9)	85 (72/13)

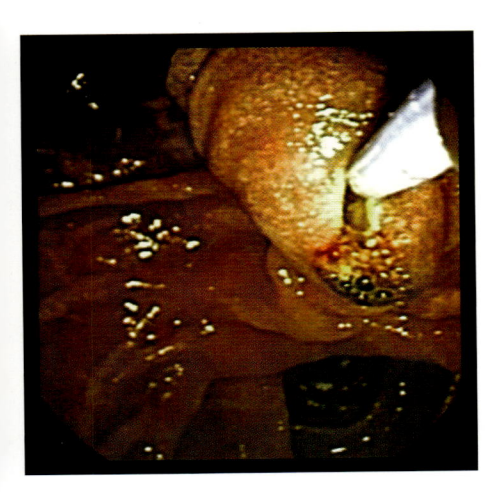

Fig. 68-6. Cateterismo biliar através do pré-corte (com *needle-knife*).

Quadro 68-3. Frequência e resultados do pré-corte suprapapilar

Autor	CPRE	Pré-corte (%)	% Sucesso (imediato/tardio)
O'Connor	531	83 (16)	89 (72/17)
Harewood (Harewood et al.[24])	–	253 (11)	92
Kozarek (Kozarek[31])	125	6 (4,8)	83 (83/0)
Leung (Leung et al.[33])	510	20 (4)	95 (95/0)
Schapira (Schapira et al.[42])	–	15 (?)	100 (93/7)
Siegel (Siegel et al.[46])	–	45 (?)	96 (89/7)

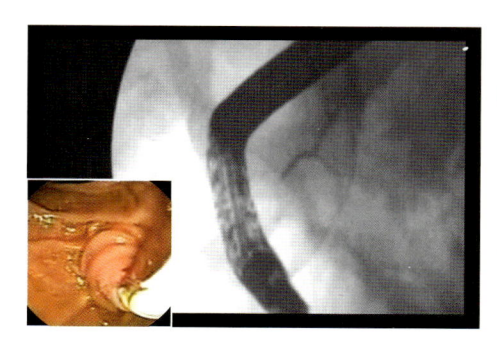

Fig. 68-7. Cateterismo biliar após realização de pré-corte transpancreático. O esfincterótomo está introduzido profunda e seletivamente no ducto pancreático principal, e o corte é realizado em direção às 11-12 h.

Quadro 68-4. Frequência e resultados do pré-corte transpancreático

Autor	Pré-corte n (%)	% Sucesso (imediato/tardio)
Goff (Goff[21])	32 (29)	97 (91/6)
Goff (Goff[22])	51 (26)	98 (96/2)
Akashi (Akashi et al.[1])	172 (10)	95 (60/35)

Quadro 68-5. Técnicas de cateterismo de papila intradiverticular[17]

- Dilatação do colo do divertículo com balão
- Uso de dois acessórios em paralelo
- Eversão do divertículo com pinça de biópsia
- Injeção de solução salina para se elevar a papila
- Clipagem da borda do divertículo para expor a papila
- Eversão da papila com auxílio de um balão no canal comum
- Colocação de fio-guia ou prótese pancreática para everter a papila

ve-se procurar a via biliar no ápice da incisão. Se o cateterismo não for possível, a extremidade é, novamente, posicionada no ducto pancreático, e o corte é ampliado. Uma vez conseguido o acesso à via biliar, esfincterotomia convencional é realizada. Em mãos experientes, essa abordagem não cursa com maiores taxas de complicação que as técnicas habituais (Quadro 68-4).

As taxas de complicação com o pré-corte são mais elevadas que com o uso da técnica convencional, embora alguns resultados da literatura sejam discordantes.[34] Para uma leitura mais aprofundada, consultar o capítulo sobre esfincterotomia.

Papila intradiverticular

A região da papila duodenal maior é local frequente de alterações anatômicas. Uma das mais comuns é a presença de divertículo duodenal, que pode ser encontrado em até 9% dos indivíduos submetidos à CPRE.[35] Essa prevalência aumenta em pacientes com idade superior a 75 anos, podendo chegar a 19,2%.[35] A papila pode estar localizada tanto na borda quanto no interior desse divertículo, dificultando sobremaneira a sua cateterização e a realização de procedimentos terapêuticos. Apesar desse aumento da dificuldade técnica em se conseguir a cateterização, endoscopistas experientes apresentam taxas de sucesso similares àquelas vistas em pacientes sem divertículos.[51] Existem várias técnicas para se conseguir o cateterismo na presença de um divertículo peripapilar. As principais estão listadas no Quadro 68-5.

Papilas localizadas na borda de divertículos podem ser cateterizadas de maneira convencional. Quando o orifício papilar encontra-se no interior do divertículo, sua identificação torna-se um desafio. Dependendo do tamanho do divertículo, o duodenoscópio pode ser introduzido no interior do mesmo, mas tal manobra deve ser efetuada com cautela. Algumas vezes, o uso de aparelho com visão axial (gastroscópio) pode ser interessante.[37] Identificado o orifício papilar, a cateterização pode ser conseguida com cateter ou esfincterótomo, com ou sem fio-guia.

Quando o orifício papilar não pode ser identificado diretamente, podemos mobilizar o divertículo com o auxílio de uma pinça de

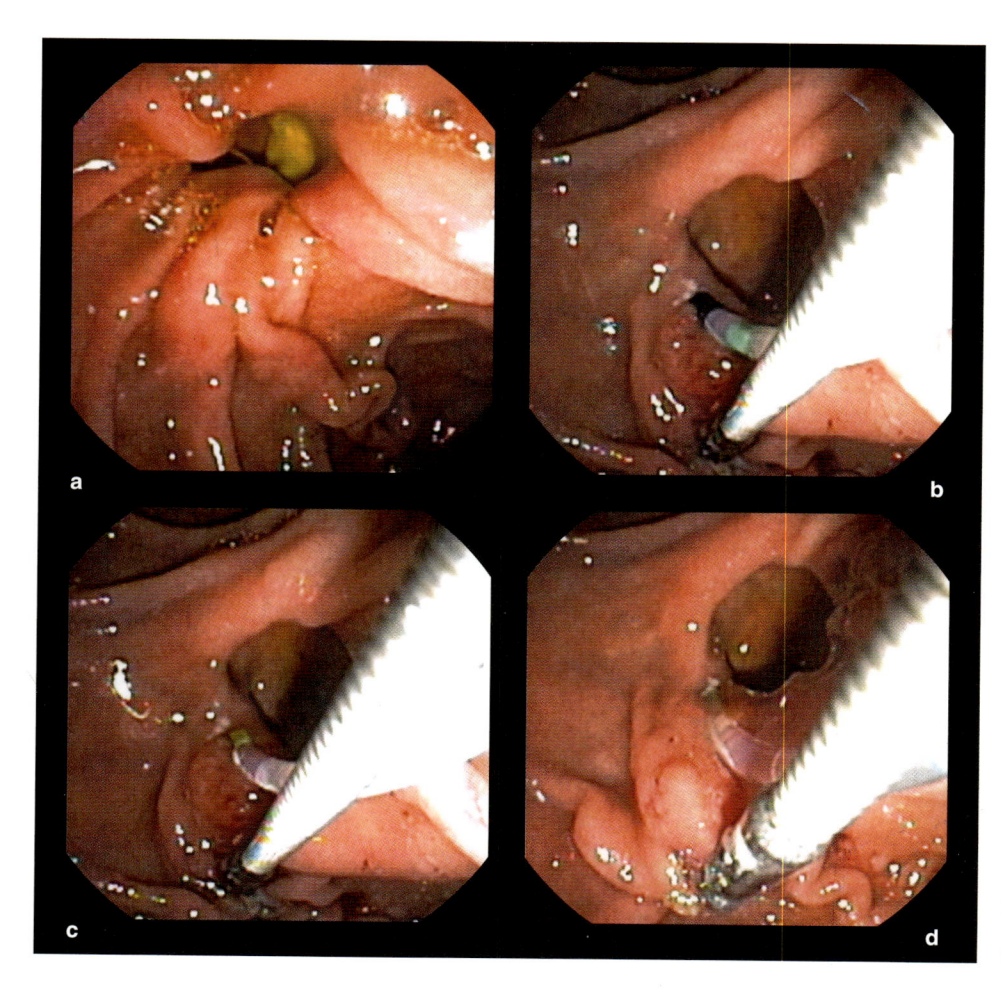

Fig. 68-8. (a-d) Sequência de cateterismo biliar em papila na borda do divertículo, com auxílio de pinça de biópsia para expor o orifício papilar.

biópsias. Nesse caso, se a papila ficar visível, será cateterizada com um segundo acessório passado em paralelo à pinça (Fig. 68-8).[20]

Algumas vezes, podemos recorrer à dilatação do colo do divertículo com balão, facilitando a identificação da papila.[50] Outra alternativa é a eversão do divertículo com consequente exposição papilar, que pode ser conseguida com pinça de biópsia, colocação de endoclipe ou tração com balão colocado no canal comum.[27]

Quando as técnicas descritas falham, ainda existe a possibilidade de se puncionar a via biliar por ecoendoscopia, com passagem de fio-guia exteriorizado pela papila (*rendez-vous*).[32,36]

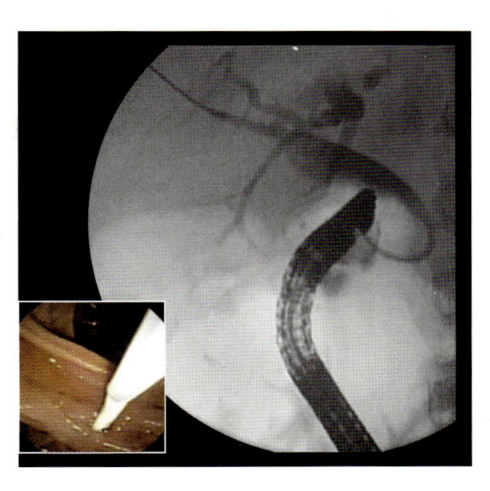

Fig. 68-9. Cateterismo biliar em paciente com gastrectomia e reconstrução à Billroth II. Uma vez identificada a papila, uma prótese plástica é introduzida no ducto biliar.

Novas técnicas

Esfincterótomo ultrafino (1 mm de diâmetro) pode ser introduzido pelo interior de um cateter convencional (6 ou 7 Fr), aumentando as taxas de sucesso na cateterização seletiva da via biliar.[44]

Hashiba *et al.* descreveram a técnica de dissecção romba suprapapilar para acesso à via biliar principal.[25] É realizada incisão na mucosa com esfincterótomo de ponta na região do infundíbulo papilar. Uma pequena bola de algodão presa por uma pinça é utilizada para se dissecar a parede até a identificação do ducto biliar. Em seguida, novamente com o auxílio do esfincterótomo de ponta, a via biliar é acessada.

Tesoura endoscópica também pode ser empregada para se conseguir acesso à via biliar. O polo superior da papila ou o septo podem sem cortados a frio, permitindo a entrada no ducto biliar. Essa técnica foi bem-sucedida em 8 de 12 tentativas.[26]

Embora possa parecer abordagem radical, a ampulectomia (papilectomia) também pode ser empregada para se conseguir o acesso à via biliar em alguns casos muito particulares, quando todas as outras técnicas não obtiveram sucesso.[39] Em série publicada com 10 pacientes, a taxa de sucesso no cateterismo foi de 100%, com apenas 1 sangramento.[14]

Pacientes operados

A modificação cirúrgica da anatomia do estômago e do duodeno consiste em desafio para a realização de CPRE. As cirurgias mais comumente encontradas são a gastrectomia parcial com reconstrução a Billroth II e a gastrojejunostomia em Y de Roux. Essas cirurgias, muito empregadas na época do tratamento cirúrgico da doença ulcerosa péptica, hoje em dia, são raras. Entretanto, o endoscopista deve estar preparado para essa situação particular.

Em pacientes com reconstrução a Billroth II, o desafio começa na escolha do aparelho. Embora o duodenoscópio facilite a manipulação da papila graças ao elevador, sua passagem até a região da papila é mais difícil. Por esse motivo, alguns preferem realizar o procedimento empregando gastroscópio, colonoscópio (mais "rígido e com canal operador maior") ou até mesmo enteroscópio.

No caso de utilização de duodenoscópio, o aparelho é passado até o estômago de forma convencional. Chegando no coto gástrico, deve-se identificar a anastomose gastrojejunal. Em geral, a alça aferente (que conduz até a papila) é a mais proximal. A introdução do aparelho pode ser dificultada pelo calibre da anastomose e angulação da mesma. Uma vez dentro da alça, a progressão deve ser lenta e cuidadosa, pois podem haver angulações e aderências que dificultam o avanço do aparelho. O emprego da radioscopia permite o acompanhamento da progressão do endoscópio. Em geral, a papila é alcançada a cerca de 30-40 cm após a passagem pela anastomose gastrojejunal.

Com o aparelho no duodeno (após ter passado pelo jejuno), a papila encontra-se próxima ao fechamento do coto duodenal. É vital lembrar que a papila será abordada de "cabeça para baixo", numa rotação de 180º em relação ao habitual. Assim, o ducto biliar está localizado entre 5 e 6 h, paralelo à tela (Fig. 68-9). O ducto pancreático estará entre 9 e 10 h, perpendicular à tela.

Para o cateterismo biliar, o aparelho deve estar estável e, de preferência, longe da papila. Cateter de ponta reta (não pré-curvado) é o acessório mais utilizado, sendo que o fio-guia pode ser muito útil. Não se deve empregar esfincterótomo convencional, pois o seu ângulo leva o acessório para o lado errado. Outra possibilidade é o emprego do esfincterótomo específico para Billroth II. Nessa situação, a angulação do instrumento faz com que a ponta se dirija para o sentido correto (contrário ao habitual). Papilótomos convencionais com ponta giratória funcionam da mesma forma.[30]

Em casos nos quais a progressão até a papila não é possível, gastrostomia cirúrgica pode ser realizada, e o aparelho é introduzido pela incisão.

Cateterismo do ducto pancreático

As técnicas básicas para o cateterismo do ducto pancreático são as mesmas da cateterização biliar. A principal diferença é a orientação dos acessórios, que devem ser introduzidos de forma perpendicular no orifício papilar. Além disso, o diâmetro reduzido do ducto de Wirsung, seu trajeto tortuoso e a presença de múltiplos ramos secundários tornam mais difícil a progressão dos acessórios.

Da mesma forma que a presença de fio-guia no ducto pancreático torna o cateterismo biliar mais fácil, fio-guia no interior do colédoco pode facilitar o acesso à via pancreática ao retificar o canal comum.[17]

A esfincterotomia biliar pode tornar o cateterismo pancreático mais fácil ou mais difícil, dependendo de cada caso. Em um estudo, a taxa de sucesso no cateterismo pancreático logo após esfincterotomia biliar (por disfunção do esfíncter de Oddi) foi de 98%.[49]

Em situações muito particulares, quando todas as outras técnicas de cateterismo pancreático falharam, punção do ducto pancreático principal (Wirsung) pode ser feita sob controle ecoendoscópico, com injeção de azul de metileno para facilitar a visualização do orifício pancreático ou a passagem de fio-guia através da papila (*rendez-vous*).[3]

Cateterismo da papila menor

A papila menor localiza-se cranialmente e à direita da maior, geralmente na posição entre 1 e 2 h, quando observada com o duodenoscópio. Ela pode ser proeminente, inconspícua ou ausente, com orifício de tamanho variável.[17] Eventualmente, ela também pode estar localizada em divertículo.

Em geral, a papila menor é abordada com o endoscópio na posição longa ou semilonga, antes da retificação. A técnica de cateterismo é similar à empregada para o cateterismo biliar ou pancreático através da papila maior, levando-se em conta que os diâmetros reduzidos do orifício e do ducto exigem o emprego de acessórios (cateteres, papilótomos, fios-guia) mais finos (Fig. 68-10). A técnica

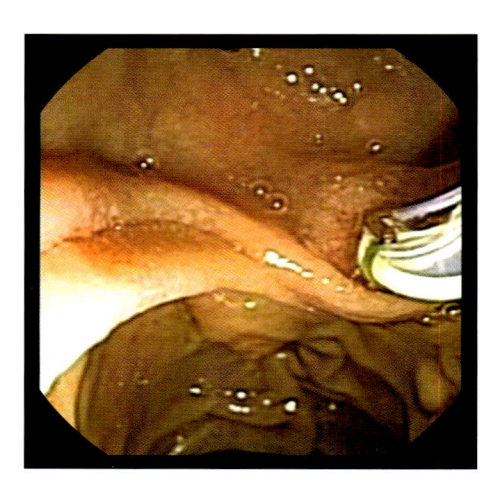

Fig. 68-10. Cateterismo da papila menor (para casos de pâncreas *divisum*) com auxílio de um esfincterótomo. A papila maior pode ser vista distalmente.

mais comum emprega cateter de ponta fina e fio-guia hidrofílico de 0,018 polegada.

Em centros com boa experiência em CPRE, as taxas de sucesso no cateterismo da papila menor oscilam entre 77 e 100%.[17] A administração endovenosa de secretina pode aumentar a identificação da papila menor e de seu orifício, facilitando sua abordagem. Em um estudo multicêntrico randomizado com 29 pacientes, a taxa de sucesso no cateterismo da papila maior passou de 6,3% para 89,3% após a administração da droga.[10]

A administração de azul de metileno (ou índigo-carmin) no duodeno pode facilitar a visualização da papila menor, principalmente após a injeção endovenosa de secretina.[38]

Outras formas de abordagem da papila menor incluem a esfincterotomia de acesso (pré-corte) e a injeção de azul de metileno no ducto pancreático dorsal sob controle ecoendoscópico.[11,47]

Pacientes com pâncreas *divisum* incompleto ou sem essa variação anatômica podem ter a papila menor abordada através do *rendez-vous* pancreático. Nessa técnica, o fio-guia é introduzido no ducto pancreático através da papila maior e exteriorizado através da menor, permitindo sua apreensão.

Situações onde o cateterismo falha

Mesmo em mãos experientes, o cateterismo biliar ou pancreático pode não ser conseguido em todos os pacientes. Nesses casos, o endoscopista responsável pode insistir na técnica que está usando (pouco recomendável), mudar de técnica, chamar um segundo endoscopista ou interromper o procedimento. A interrupção deve ser sempre lembrada quando a indicação da CPRE não for muito clara, quando surgirem complicações ou quando o paciente estiver tolerando mal o exame.

Opções subsequentes incluem a repetição do exame pelo mesmo profissional (24 a 48 h após o exame índice), por outro endoscopista, encaminhamento para centro com maior experiência ou mudança da abordagem (cirurgia, radiologia intervencionista ou ecoendoscopia).

Ser auxiliado por outro endoscopista durante a primeira CPRE aumenta a taxa de sucesso no cateterismo de 88 para 96%.[19] A repetição da CPRE pelo mesmo profissional em outro dia resulta em taxa de sucesso de 87,5% (do segundo exame), embora porcentagem significativa desses pacientes (21%) seja submetida ao pré-corte.[41]

Mesmo após repetidas falhas no cateterismo, o envio para centro de referência resulta em taxas de sucesso superiores a 95%.[7,43]

Técnicas combinadas (*rendez-vous*)

Em centros terciários, quando todas as técnicas de cateterismo convencional falham, ainda existem a possibilidade de realizar técnica combinada com a radiologia intervencionista, cirurgia ou ecoendoscopia.

No *rendez-vous* percutâneo, o radiologista punciona ramo da via biliar intra-hepática e passa fio-guia até o duodeno. Esse fio é apreendido pelo endoscopista, e o acesso à via biliar está garantido (Fig. 68-11).

Durante laparoscopia ou laparotomia, o cirurgião pode passar fio-guia pelo ducto cístico e exteriorizá-lo pela papila, permitindo a apreensão pelo endoscopista. Em pacientes com dreno de Kehr (ou tubo T), o fio-guia pode ser passado pelo dreno e colocado na segunda porção duodenal.

A ecoendoscopia permite a identificação dos ductos biliar e pancreático e a punção dos mesmos com agulha. Em seguida, fio-guia é passado pela agulha e exteriorizado no duodeno, permitindo acesso às vias biliar e pancreática. A grande vantagem da ecoendoscopia frente à radiologia intervencionista é a ausência de drenagem externa.

SUCESSO

O resultado de qualquer procedimento é o balanço entre o sucesso técnico, as taxas de complicações e a eficácia clínica.

O sucesso técnico em CPRE é difícil de ser definido pois varia em função das indicações (diagnóstica ou terapêutica, biliar ou pancreática), de nível de experiência, interpretação diagnóstica e crença na terapêutica adequada.

Além disso, ainda existe controvérsia na literatura sobre quando considerar cateterismo como difícil. Para alguns, a falha após 10 a 30 minutos de exame é o suficiente. Para outros, o mais importante é o número de tentativas de cateterismo: 3 a 5 tentativas.[52]

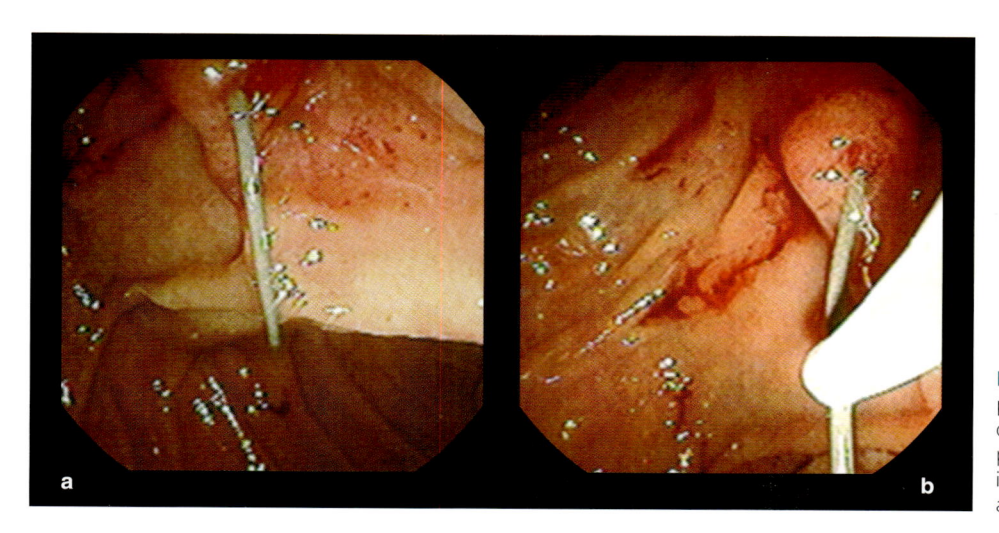

Fig. 68-11. Técnica de *rendez-vous*. (**a**) Fio-guia passado de forma anterógrada pela papila, até o duodeno. (**b**) Fio-guia apreendido por alça de polipectomia, que pode ser tracionado pelo canal de instrumentação do duodenoscópio, garantindo o acesso à via biliar.

O endoscopista experiente deve ser capaz de realizar o procedimento para o qual foi solicitado com taxa de sucesso técnico superior a 95%. Para endoscopistas em fase de aprendizagem, espera-se sucesso técnico superior a 80%, antes de serem considerados competentes.[17,53]

Um dos princípios mais importantes da CPRE atual é a correta seleção dos pacientes que serão submetidos ao procedimento. Com o avanço qualitativo dos diversos métodos de imagem não (ou pouco) invasivos, a CPRE, hoje, tornou-se procedimento eminentemente terapêutico. Limitar-se a esses pacientes que realmente necessitam de tratamento endoscópico permite que o endoscopista prossiga com mais confiança (e com emprego de técnicas mais agressivas) até conseguir o acesso ao ducto desejado.

CONCLUSÃO

Todos os endoscopistas que resolvem dedicar-se à CPRE devem estar familiarizados com as principais técnicas de cateterismo biliar e pancreático, reconhecendo o momento certo para realizar cada uma delas. Devem ter abordagem consciente e prudente, evitando atos intempestivos e minimizando as taxas de complicações. Se, mesmo assim, estas acontecerem, devem reconhecê-las rapidamente, iniciando o tratamento de forma precoce (minimizando as consequências).

REFERÊNCIAS BIBLIOGRÁFICAS

1. Akashi R, Kiyozumi T, Jinnouchi K et al. Pancreatic sphincter precutting to gain selective access to the common bile duct: a series of 172 patients. *Endoscopy* 2004;36(5):405-10.
2. Bailey AA, Bourke MJ, Kaffes AJ et al. Needle-knife sphincterotomy: factors predicting its use and the relationship with post-ERCP pancreatitis (with video). *Gastrointest Endosc* 2010;71(2):266-71.
3. Barkay O, Sherman S, McHenry L et al. Therapeutic EUS-assisted endoscopic retrograde pancreatography after failed pancreatic duct cannulation at ERCP. *Gastrointest Endosc* 2010;71(7):1166-73.
4. Bernstein C, Branch MS. Methods of performing sphincterotomy: biliary and pancreatic. *Tech Gastrointesti Endosc* 2003;5(1):43-54.
5. Bruins Slot W, Schoeman MN, Disario JA et al. Needle-knife sphincterotomy as a precut procedure: a retrospective evaluation of efficacy and complications. *Endoscopy* 1996;28(4):334-39.
6. Cheung J, Tsoi KK, Quan WL et al. Guidewire versus conventional contrast cannulation of the common bile duct for the prevention of post-ERCP pancreatitis: a systematic review and meta-analysis. *Gastrointest Endosc* 2009;70(6):1211-19.
7. Choudari CP, Sherman S, Fogel EL et al. Success of ERCP at a referral center after a previously unsuccessful attempt. *Gastrointest Endosc* 2000;52(4):478-83.
8. Cortas GA, Mehta SN, Abraham NS et al. Selective cannulation of the common bile duct: a prospective randomized trial comparing standard catheters with sphincterotomes. *Gastrointest Endosc* 1999;50(6):775-79.
9. Desilets DJ, Howell DA. *Precut sphincterotomy: another perspective on indications and techniques*: UpToDate; 2011. Disponível em: <www.uptodate.com>
10. Devereaux BM, Fein S, Purich E et al. A new synthetic porcine secretin for facilitation of cannulation of the dorsal pancreatic duct at ERCP in patients with pancreas divisum: a multicenter, randomized, double-blind comparative study. *Gastrointest Endosc* 2003;57(6):643-47.
11. Dewitt J, McHenry L, Fogel E et al. EUS-guided methylene blue pancreatography for minor papilla localization after unsuccessful ERCP. *Gastrointest Endosc* 2004;59(1):133-36.
12. Dowsett JF, Polydorou AA, Vaira D et al. Needle knife papillotomy: how safe and how effective? *Gut* 1990;31(8):905-8.
13. Espinel Diez J, Vivas Alegre S, Munoz Nunez F et al. Needle-knife sphincterotomy for biliary access: a prospective study. *Gastroenterol Hepatol* 2005;28(7):369-74.
14. Farrell RJ, Khan MI, Noonan N et al. Endoscopic papillectomy: a novel approach to difficult cannulation. *Gut* 1996;39(1):36-38.
15. Ferrari A. Colangiopancreatografia retrógrada endoscópica. In: Ferrari A. (Ed.). *Técnicas em endoscopia digestiva*. Rio de Janeiro: Rubio, 2010. p. 165-93.
16. Foutch PG. A prospective assessment of results for needle-knife papillotomy and standard endoscopic sphincterotomy. *Gastrointest Endosc* 1995;41(1):25-32.
17. Freeman ML, Guda NM. ERCP cannulation: a review of reported techniques. *Gastrointest Endosc* 2005;61(1):112-25.
18. Freeman ML, Gupta K. *Precut (access) sphincterotomy*: UpToDate; 2011. Disponível em: <www.uptodate.com>
19. Freeman ML, Nelson DB, Sherman S et al. Complications of endoscopic biliary sphincterotomy. *N Engl J Med* 1996;335(13):909-18.
20. Fujita N, Noda Y, Kobayashi G et al. ERCP for intradiverticular papilla: two-devices-in-one-channel method. Endoscopic Retrograde Cholangiopancreatography. *Gastrointest Endosc* 1998;48(5):517-20.
21. Goff JS. Common bile duct pre-cut sphincterotomy: transpancreatic sphincter approach. *Gastrointest Endosc* 1995;41(5):502-5.
22. Goff JS. Long-term experience with the transpancreatic sphincter pre-cut approach to biliary sphincterotomy. *Gastrointest Endosc* 1999;50(5):642-45.
23. Goldberg E, Titus M, Haluszka O et al. Pancreatic-duct stent placement facilitates difficult common bile duct cannulation. *Gastrointest Endosc* 2005;62(4):592-96.
24. Harewood GC, Baron TH. An assessment of the learning curve for precut biliary sphincterotomy. *Am J Gastroenterol* 2002;97(7):1708-12.
25. Hashiba K, D'Assuncao MA, Armellini S et al. Endoscopic suprapapillary blunt dissection of the distal common bile duct in cases of difficult cannulation: a pilot series. *Endoscopy* 2004;36(4):317-21.
26. Heiss FW, Cimis Jr RS, MacMillan Jr FP. Biliary sphincter scissor for pre-cut access: preliminary experience. *Gastrointest Endosc* 2002;55(6):719-22.
27. Huang CH, Tsou YK, Lin CH et al. Endoscopic retrograde cholangiopancreatography (ERCP) for intradiverticular papilla: endoclip-assisted biliary cannulation. *Endoscopy* 2010;42 (Suppl 2):E223-24.
28. Huibregtse K, Katon RM, Tytgat GN. Precut papillotomy via fine-needle knife papillotome: a safe and effective technique. *Gastrointest Endosc* 1986;32(6):403-5.
29. Kethu SR, Adler DG, Conway JD et al. ERCP cannulation and sphincterotomy devices. *Gastrointest Endosc* 2010;71(3):435-45.
30. Kim GH, Kang DH, Song GA et al. Endoscopic removal of bile-duct stones by using a rotatable papillotome and a large-balloon dilator in patients with a Billroth II gastrectomy (with video). *Gastrointest Endosc* 2008;67(7):1134-38.
31. Kozarek RA. Direct cholangioscopy and pancreatoscopy at time of endoscopic retrograde cholangiopancreatography. *Am J Gastroenterol* 1988;83(1):55-57.
32. Lai R, Freeman ML. Endoscopic ultrasound-guided bile duct access for rendezvous ERCP drainage in the setting of intradiverticular papilla. *Endoscopy* 2005;37(5):487-89.
33. Leung JW, Banez VP, Chung SC. Precut (needle knife) papillotomy for impacted common bile duct stone at the ampulla. *Am J Gastroenterol* 1990;85(8):991-93.
34. Liguory C, Lefebvre JF, de Paulo GA et al. Traitement Endoscopic de la Lithiase de la Voie Biliaire Principale. *Encyclopedie médico-chirurgicale techniques chirurgicales appareil digestif*. Paris, France: Elsevier, SAS; 2001. p. 955.
35. Lobo DN, Balfour TW, Iftikhar SY. Periampullary diverticula: consequences of failed ERCP. *Ann R Coll Surg Engl* 1998;80(5):326-31.
36. Mangiavillano B, Arcidiacono PG, Carrara S et al. EUS-guided rendezvous technique for difficult cannulation of an intradiverticular papilla. *Endoscopy* 2008;40(Suppl 2):E87-88.
37. Maroy B. Use of a front-viewing scope after failure to cannulate a deep intradiverticular papilla. *Endoscopy* 1998;30(5):S63.
38. Park SH, de Bellis M, McHenry L et al. Use of methylene blue to identify the minor papilla or its orifice in patients with pancreas divisum. *Gastrointest Endosc* 2003;57(3):358-63.
39. Patel R, Varadarajulu S, Wilcox CM. Endoscopic ampullectomy: techniques and outcomes. *J Clin Gastroenterol* 2012;46(1):8-15.
40. Rabenstein T, Ruppert T, Schneider HT et al. Benefits and risks of needle-knife papillotomy. *Gastrointest Endosc* 1997;46(3):207-11.
41. Ramirez FC, Dennert B, Sanowski RA. Success of repeat ERCP by the same endoscopist. *Gastrointest Endosc* 1999;49(1):58-61.

42. Schapira L, Khawaja FI. Endoscopic fistulo-sphincterotomy: an alternative method of sphincterotomy using a new sphincterotome. *Endoscopy* 1982;14(2):58-60.
43. Schwacha H, Allgaier HP, Deibert P *et al*. A sphincterotome-based technique for selective transpapillary common bile duct cannulation. *Gastrointest Endosc* 2000;52(3):387-91.
44. Seifert H, Binmoeller KF, Schmitt T *et al*. A new papillotome for cannulation, pre-cut or conventional papillotomy. *Z Gastroenterol* 1999;37(12):1151-55.
45. Shakoor T, Geenen JE. Pre-cut papillotomy. *Gastrointest Endosc* 1992;38(5):623-27.
46. Siegel JH, Ben-Zvi JS, Pullano W. The needle knife: a valuable tool in diagnostic and therapeutic ERCP. *Gastrointest Endosc* 1989;35(6):499-503.
47. Song MH, Kim MH, Lee SK *et al*. Endoscopic minor papilla interventions in patients without pancreas divisum. *Gastrointest Endosc* 2004;59(7):901-5.
48. Swan MP, Bourke MJ, Williams SJ *et al*. Failed biliary cannulation: Clinical and technical outcomes after tertiary referral endoscopic retrograde cholangiopancreatography. *World J Gastroenterol* 2011;17(45):4993-98.
49. Tarnasky PR, Palesch YY, Cunningham JT *et al*. Pancreatic stenting prevents pancreatitis after biliary sphincterotomy in patients with sphincter of Oddi dysfunction. *Gastroenterology* 1998;115(6):1518-24.
50. Toth E, Lindstrom E, Fork FT. An alternative approach to the inaccessible intradiverticular papilla. *Endoscopy* 1999;31(7):554-56.
51. Tyagi P, Sharma P, Sharma BC *et al*. Periampullary diverticula and technical success of endoscopic retrograde cholangiopancreatography. *Surg Endosc* 2009;23(6):1342-45.
52. Udd M, Kylanpaa L, Halttunen J. Management of difficult bile duct cannulation in ERCP. *World J Gastrointest Endosc* 2010;2(3):97-103.
53. Verma D, Gostout CJ, Petersen BT *et al*. Establishing a true assessment of endoscopic competence in ERCP during training and beyond: a single-operator learning curve for deep biliary cannulation in patients with native papillary anatomy. *Gastrointest Endosc* 2007;65(3):394-400.

ESFINCTEROTOMIA

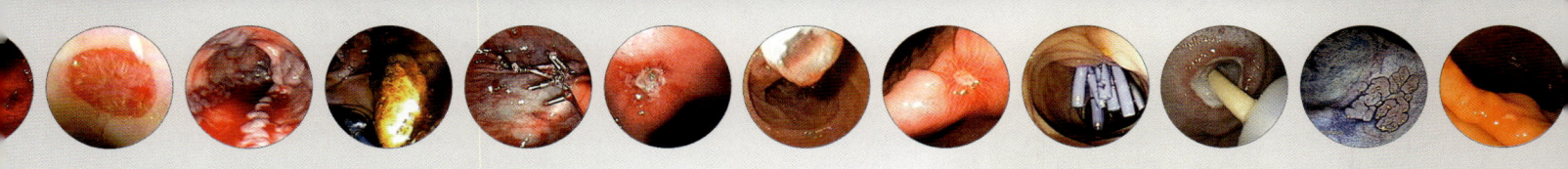

GUSTAVO ANDRADE DE PAULO ■ ANGELO PAULO FERRARI JR.

INTRODUÇÃO E DEFINIÇÃO

A esfincterotomia endoscópica (EE) é procedimento complexo, realizado sob controle visual (endoscópico) e radioscópico que envolve a cateterização seletiva dos ductos biliar ou pancreático e a passagem de corrente elétrica para a incisão do esfíncter de Oddi.

As primeiras esfincterotomias foram realizadas em 1973, quase simultaneamente por Classen (na Alemanha) e Kawai (no Japão). Atualmente, é a intervenção endoscópica mais comumente realizada durante a CPRE,[15] com cerca de 150.000 pacientes submetidos anualmente à EE somente nos EUA.[20]

A EE é mais comumente empregada para a ablação do esfíncter biliar, embora também possa ser usada para a secção do esfíncter pancreático. Pode ser definida como a dissecção do esfíncter de Oddi através da passagem de corrente elétrica alternada de alta frequência por um meio pouco condutor (o tecido da ampola de Vater) gerando calor e resultando no corte e/ou coagulação do tecido. Embora menos empregado atualmente, o termo papilotomia também pode ser encontrado na literatura como sinônimo de esfincterotomia.

INDICAÇÕES

As primeiras EEs foram realizadas para permitir a extração de cálculos coledocianos. Suas indicações terapêuticas foram ampliadas, passando a englobar todas as causas de obstrução biliar, assim como a disfunção do esfíncter de Oddi e algumas enfermidades que cursam com obstrução dos ductos pancreáticos, ventral ou dorsal.[5] Uma conferência de consenso organizada pelo National Institutes of Health dos EUA enfatizou a importância de se reservar a CPRE para fins terapêuticos, e todos que desejam enveredar por esse campo têm que estar aptos a efetuar uma EE (Quadro 69-1).[5]

A correta indicação da EE é vital para o sucesso e a segurança do procedimento. A maioria das complicações e, consequentemente, dos processos legais ocorre nos casos em que houve indicação muitas vezes questionável.

TÉCNICA

O paciente deve ser orientado a respeito da CPRE e de todos os procedimentos planejados para seu tratamento. Consentimento informado deve ser assinado e anexado ao prontuário médico. Em pacientes com história de coagulopatia, a coagulação deve ser avaliada e possíveis alterações corrigidas antes da EE. Anticoagulantes e antiagregantes plaquetários devem ser suspensos de 7 a 10 dias antes da EE.[2]

Quadro 69-1. Indicações de EE, modificado de Bernstein[5]

Papila maior	Neoplasias papilares
	Estenoses papilares
Ducto biliar	Neoplasias biliares
	Coledocolitíase
	Colangite
	Pancreatite biliar
	Estenoses (benignas e pós-cirúrgicas)
	Fístulas biliares
	Coledococele
	Disfunção do esfíncter biliar
	Facilitação de terapêuticas endoscópicas (colangioscopia, colocação de próteses plásticas múltiplas etc.)
Ducto pancreático	Neoplasias pancreáticas
	Pancreatite crônica
	Litíase pancreática
	Disfunção do esfíncter pancreático
	Facilitação de terapêuticas endoscópicas (drenagem de pseudocistos, próteses para estenoses etc.)
Papila menor	Tratamento das complicações do pâncreas *divisum*

Técnica padrão de esfincterotomia biliar

A extremidade distal do esfincterótomo é introduzida no orifício papilar, elevando-se discretamente o "lábio" superior da papila com o auxílio do elevador. Colangiografia diagnóstica deve ser realizada para confirmar que o esfincterótomo está na via biliar, progredindo para o cateterismo profundo. O emprego de fio-guia pode ser útil nos casos mais difíceis, além de auxiliar a manter o esfincterótomo na posição correta durante a EE.

A correta orientação do fio de corte do esfincterótomo é fundamental para a segurança e o sucesso da EE. Uma vez que o cateterismo profundo é conseguido, o esfincterótomo é retirado lentamente até que apenas os 2 a 3 mm distais do fio de corte fiquem em contato com a mucosa da papila (mais de 2/3 do fio devem ficar no duodeno). Imaginando a papila como o mostrador do relógio, a orientação correta do fio de corte é entre 11 horas e 1 hora. Se o fio de corte não puder ser colocado nesse quadrante, deve-se tentar o reposicionamento do aparelho ou a troca por outro esfincterótomo. Uma vez bem posicionado, deve-se arquear o fio de corte do esfincterótomo para que este exerça pressão delicada nas estruturas a serem cortadas (Figs. 69-1 e 69-2). O elevador deve ser empregado para manter a tensão necessária para um corte lento e controlado. Muita tensão ou arqueamento excessivo do acessório devem ser evitados pois dificultam a boa orientação do fio de corte e impedem o controle do corte. Se, nesse momento, o corte não for possível, deve-se recuar um pouco mais o esfincterótomo em vez de aumentar a potência do bisturi elétrico.[25]

Durante a EE, três estruturas devem ser seccionadas: o polo superior da papila, a prega suprapapilar e o infundíbulo biliar (em toda a sua extensão dentro da parede duodenal). Em geral, esse comprimento varia entre 5 e 20 mm.[25] Muitos endoscopistas limitam a EE até a próxima prega duodenal (prega de segurança). Infelizmente, pode não existir uma correlação absoluta entre essa prega e os tecidos abaixo da mucosa. Por isso, alguns autores preconizam que o tamanho da papila e a porção intramural do colédoco devem ser considerados como parâmetros seguros para a EE. De forma prática, a passagem do esfincterótomo completamente arqueado sem dificuldades indica esfincterotomia de bom tamanho. Cortes excessivos aumentam o risco de sangramento e perfuração, mas cortes muito "econômicos" predispõem à estenose, já que o tamanho da EE diminui em 25% com o passar do tempo.

Ainda existe muita discussão sobre o tipo de corrente elétrica que deve ser empregada (corte, coagulação ou mista) durante a EE. A maioria das recomendações baseia-se em experiências pessoais, e não em dados científicos.[1] Alguns autores acreditam que a corrente de coagulação aumenta o risco de pancreatite, enquanto a de corte eleva a chance de sangramento. Por esse motivo, muitos preferem a corrente mista (*blend*).[20]

Alguns especialistas recomendam iniciar a EE com corrente de corte (1/3 inicial). Depois, pode-se usar corrente mista ou coagulação. O racional para essa abordagem é que o risco de pancreatite é maior na fase inicial da EE (proximidade com o esfíncter pancreático), sendo o risco de sangramento mais evidente na porção final do corte.[20] Mais recentemente, geradores eletrocirúrgicos dispõem de dispositivo conhecido como "*e-cut*", que dispara pulsos de energia de 1 seg, independente do operador retirar o pé do pedal de controle. Isso diminui o risco de corte rápido e muito longo (efeito "zíper").

Metanálise comparando as correntes pura e mista e englobando 804 pacientes concluiu que a taxa de pancreatite foi semelhante para ambas (3,8 *vs.* 7.9%). A corrente pura foi associada a mais episódios de sangramento, geralmente leves (37,3 *vs.* 12,2%). Os dados foram insuficientes para avaliar o risco de perfuração.[37]

Pré-corte
A descrição da técnica e os resultados do pré-corte (ou esfincterotomia de acesso) encontram-se no capítulo sobre cateterismo (Fig. 69-3).

Incisão intramural
Eventualmente, após o cateterismo parcial da via biliar, o fio-guia pode retornar ao duodeno após criar um falso trajeto. Nessa cir-

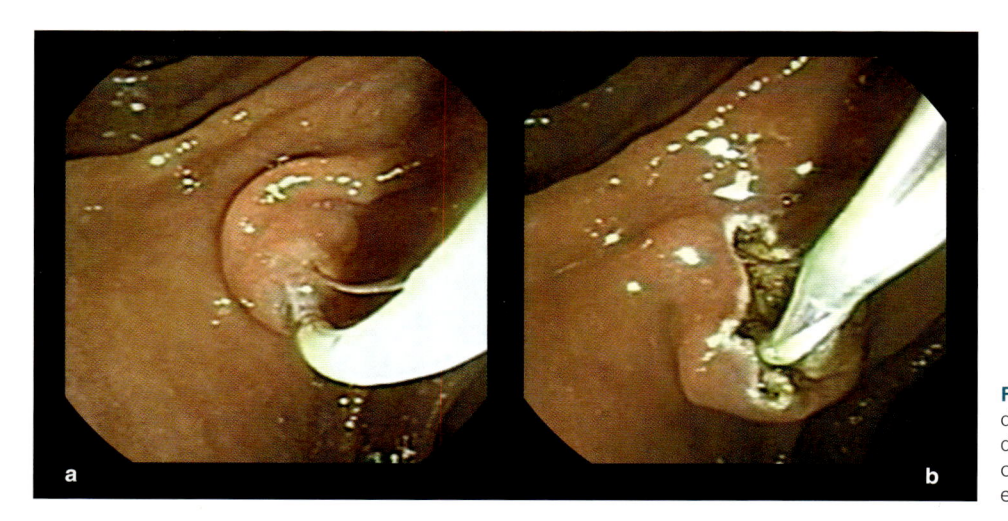

Fig. 69-1. Esfincterótomo introduzido na papila duodenal maior, com 1/3 do fio de corte no interior do ducto biliar. (**a**) Orientado para 12 h, pronto para iniciar o corte. (**b**) Aproximadamente 2/3 do corte concluído, em direção à prega transversal.

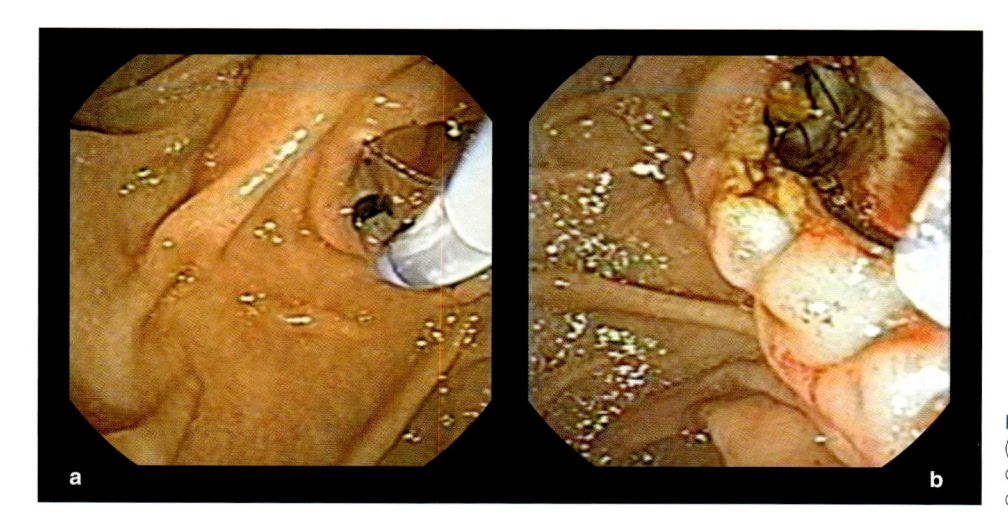

Fig. 69-2. Outro exemplo de esfincterotomia biliar. (**a**) Início do corte. (**b**) Aspecto final da esfincterotomia, com *basket* introduzido no ducto biliar, podendo observar-se a parede do ducto biliar distal.

ESFINCTEROTOMIA

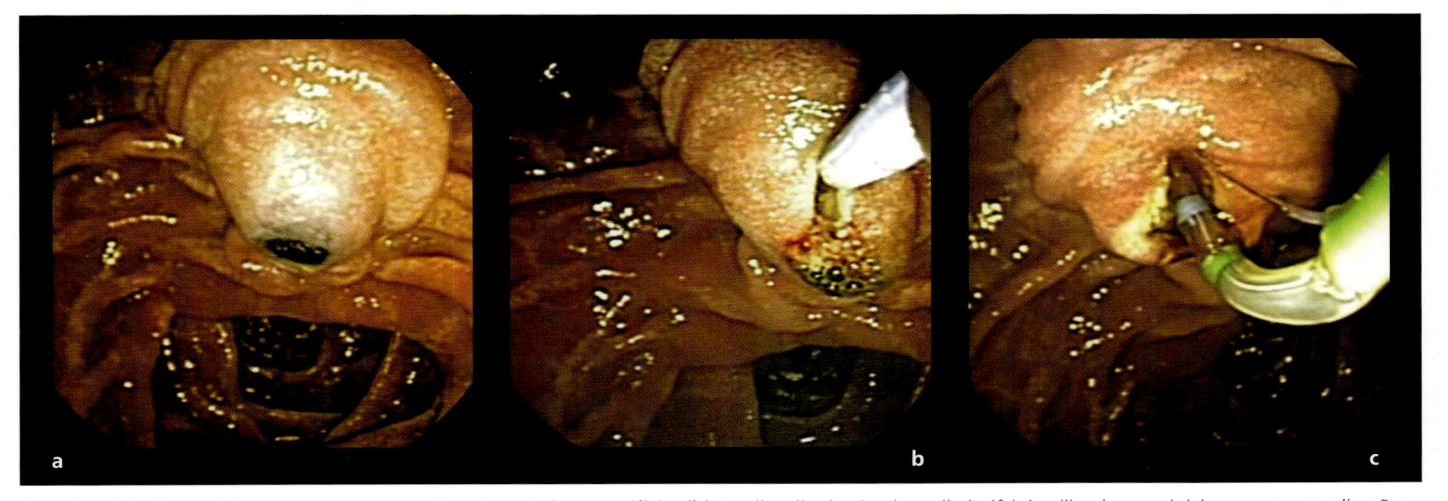

Fig. 69-3. (**a**) Cálculo biliar impactado na papila, obstruindo seu orifício. (**b**) Agulha diatérmica (*needle knife*) é utilizada para iniciar o corte em direção às 12 h. (**c**) Após acesso ao ducto biliar, esfincterótomo é utilizado para completar o procedimento.

cunstância, o fio-guia é deixado no duodeno e um esfincterótomo padrão é passado sobre esse. O corte é efetuado abrindo-se a porção intramural do colédoco. Embora a experiência com essa técnica seja pequena, os resultados são encorajadores.[29]

Papila intra ou peridiverticular

Resultados recentes mostram que a presença de divertículo periampular não aumenta os riscos de complicações após EE.[36]

Pacientes gastrectomizados

Uma vez de frente para a papila, devemos lembrar que os ductos estão "de cabeça para baixo" pois o aparelho está vindo do jejuno (e não do estômago). Assim, a via biliar deve estar na posição de 6 horas. Após o cateterismo profundo, duas técnicas são descritas para a EE. Na primeira, prótese plástica é colocada no interior da via biliar e a agulha diatérmica (*needle knife* – NK) é utilizada para realizar o maior corte possível, sobre a prótese (Fig. 69-4). A outra opção existente é o uso do esfincterótomo invertido, especialmente desenvolvido para esses pacientes. Nesse acessório, o fio de corte é orientado para a posição de 6 horas.[34]

Esfincterotomia pancreática

A esfincterotomia pancreática (EP) está indicada no tratamento endoscópico das complicações da pancreatite crônica (retirada de cálculos e dilatação de estenoses), na disfunção do esfíncter de Oddi

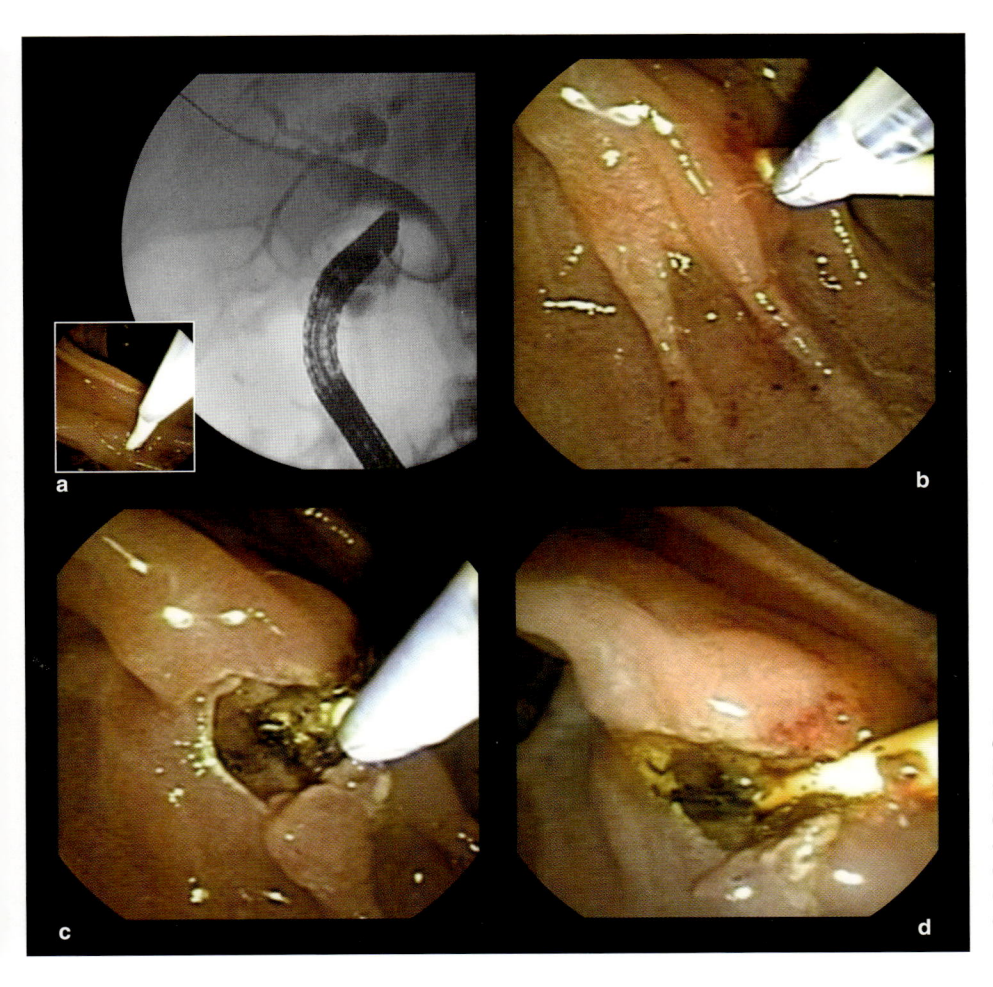

Fig. 69-4. Esfincterotomia em paciente com gastrectomia e reconstrução a Billroth II. (**a**) Uma vez identificada a papila, uma prótese plástica é introduzida no ducto biliar. (**b**) Uma agulha diatérmica (*needle knife*) é utilizada para realizar o corte, orientado pela prótese plástica, em direção às 6-7 h. (**c**) O corte é prolongado até a prega transversal. (**d**) Quando completo, fluxo livre de bile pode ser observado, e a prótese é retirada para as demais manobras terapêuticas.

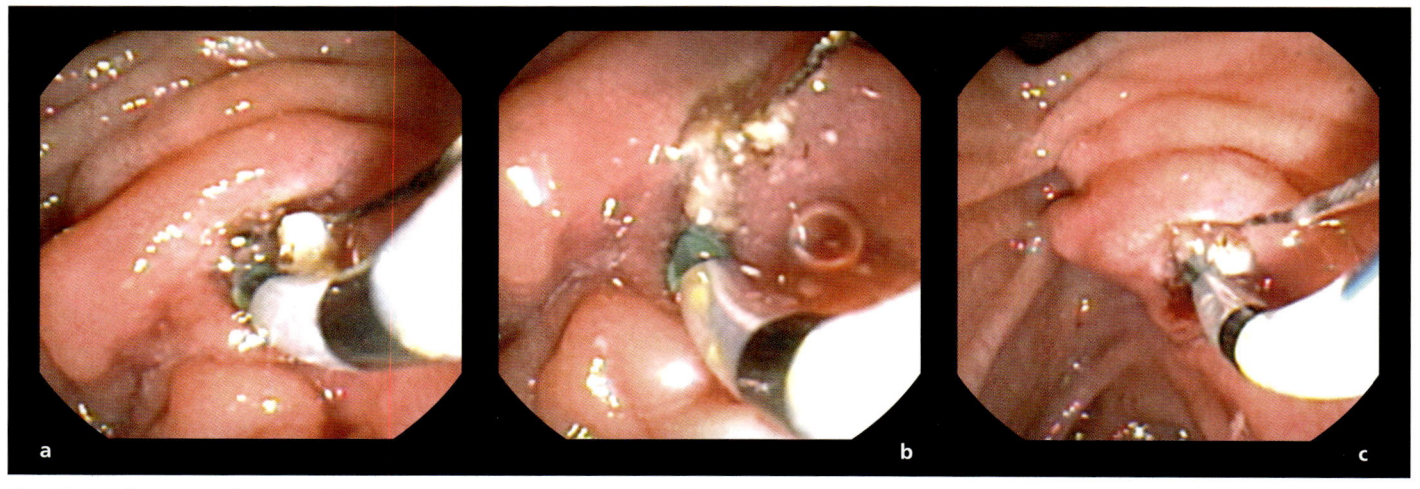

Fig. 69-5. Esfincterotomia pancreática. Nota-se a sequência do corte em direção de 1 h, com saída de pequenos cálculos pancreáticos esbranquiçados.

do tipo pancreático e na estenose do esfíncter pancreático.[6] Está associada a maior risco de pancreatite.[17]

As técnicas da EP são similares às da esfincterotomia biliar. Esfincterótomo padrão é introduzido no ducto pancreático principal, e o fio de corte é orientado entre 12 h e 2 h (Fig. 69-5). Também pode ser efetuada com NK sobre prótese plástica de 5 Fr colocada no ducto pancreático principal, opção preferida por muitos endoscopistas.[5]

O tamanho da incisão deve ser adequado ao diâmetro do ducto. Infelizmente, o reparo anatômico (porção intramural do ducto) é menos evidente que na esfincterotomia biliar. Em geral, a EP varia de 5 a 10 mm de comprimento.[5]

Normalmente, utiliza-se corrente de corte pura com o intuito de reduzir a lesão térmica ao tecido pancreático (reduzindo o risco de pancreatite). Independente da técnica utilizada, prótese pancreática deve ser posicionada no ducto pancreático por alguns dias, para diminuir o risco de pancreatite aguda pós-exame.

Esfincterotomia da papila menor

Em pacientes com pancreatite aguda ou crônica secundária a pâncreas *divisum*, pode estar indicada a esfincterotomia da papila menor. A esfincterotomia é realizada com esfincterótomo, com passagem de corrente de corte puro, na direção entre 10 e 12 horas. Normalmente, coloca-se prótese plástica de 5 Fr ao final do procedimento para diminuir o risco de pancreatite (Fig. 69-6). Uma variante da técnica clássica consiste em passar prótese de 5 Fr logo após o cateterismo do ducto pancreático dorsal e realizar a esfincterotomia com NK sobre a prótese. Em ambos os casos, a prótese deve ser retirada após alguns dias.

RESULTADOS

A EE é possível na quase totalidade dos casos, desde que todas as técnicas existentes estejam disponíveis. O Quadro 69-2 lista alguns resultados da EE no tratamento da coledocolitíase.

COMPLICAÇÕES

Geralmente, as complicações da EE são agrupadas segundo a localização, o tempo, a gravidade e a natureza.

Quanto à localização, elas podem ser:

- *Locais:* em órgãos em contato com o endoscópio ou instrumental (sangramento, perfuração, pancreatite etc.).
- *Sistêmicas:* em órgãos sem contato direto com o endoscópio (complicações cardiológicas, pulmonares ou renais).

Quanto ao tempo, as complicações podem ser divididas em:[10]

- *Imediatas:* evidentes durante ou logo após o término do procedimento.

Quadro 69-2. Resultados da EE

Autor	n	Sucesso (%)
Coppola (Coppola et al.[8])	546	535 (98)
Lenriot (Lenriot et al.[23])	266	257 (96,6)
Liguory (Liguory et al.[24])	1.049	1.049 (100)*
Wojtun (Wojtun et al.[39])	483	462 (95,7)

*Técnica convencional em 87%, pré-corte em 10%, outras técnicas em 3%.

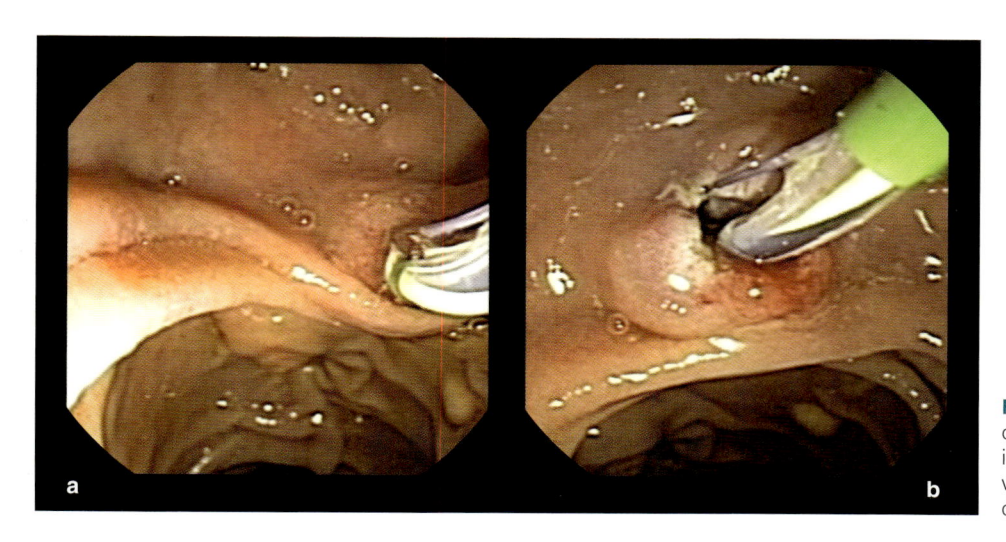

Fig. 69-6. Esfincterotomia na papila menor (para casos de pâncreas *divisum*). (**a**) O esfincterótomo é introduzido na papila menor (papila maior pode ser vista distalmente). (**b**) Corte de 5-8 mm é realizado em direção às 11-12h.

Quadro 69-3. Gravidade das principais complicações associadas à EE[12]

	Leve	Moderada	Grave
Sangramento	Evidência clínica de sangramento (não apenas endoscópica). Queda > 3 g na hemoglobina, sem necessidade de transfusão	Transfusão (≤ 4 unidades), sem intervenção angiográfica ou cirúrgica	Transfusão ≥ 5 unidades ou intervenção (angiográfica ou cirúrgica)
Perfuração	Possível, ou apenas ligeiro extravasamento de fluidos ou contraste. Tratamento com aspiração e fluidos EV por < 3 dias	Qualquer perfuração definida, tratada clinicamente por 4 a 10 dias	Tratamento clínico superior a 10 dias, ou necessidade de intervenção (cirúrgica ou percutânea)
Pancreatite	Pancreatite clínica, amilase > 3 vezes o normal, 24 horas após o procedimento, necessitando de hospitalização ou prolongamento da admissão planejada	Pancreatite requerendo hospitalização por 4 a 10 dias	Hospitalização por > 10 dias, ou pancreatite hemorrágica, flegmão, ou pseudocisto, ou necessidade de intervenção (cirúrgica ou percutânea)
Infecção (colangite)	Temperatura > 38° C por 24 a 48 horas	Febre ou sepse necessitando de > 3 dias de internação, intervenção endoscópica ou percutânea	Choque séptico ou necessidade de cirurgia
Impactação do *basket*	Liberação espontânea ou durante nova endoscopia	Intervenção percutânea	Necessidade de cirurgia

- *Agudas:* apresentam-se durante o período de recuperação imediata (poucas horas).
- *Precoces:* ocorrem após o paciente deixar o período de observação. O limite de 3 dias é aceito para complicações inespecíficas e de 30 dias para complicações focais.
- *Tardias:* complicações claramente relacionadas ao procedimento endoscópico, mas que não se manifestam por vários meses ou anos.

Quanto à gravidade, podemos agrupar as complicações em:[12]

- *Leves:* necessidade de internação não planejada ou prolongamento da admissão por até 3 dias.
- *Moderadas:* 4 a 10 dias de hospitalização, incluindo eventuais procedimentos endoscópicos ou radiológicos necessários.
- *Graves:* mais de 10 dias de hospitalização, necessidade de intervenção cirúrgica ou cuidados intensivos.
- *Fatais:* morte atribuída ao procedimento dentro de 30 dias ou mais (em caso de hospitalização prolongada).

Classificação mais abrangente, envolvendo as principais complicações, pode ser encontrada no Quadro 69-3.

Para fins didáticos, dividiremos as principais complicações em precoces e tardias e abordaremos cada uma delas separadamente.

Várias séries publicadas (Quadro 69-4) mostram que a EE apresenta taxa de complicação global de aproximadamente 10%, com mortalidade ao redor de 1%.[12]

Análise multivariada evidenciou que dificuldade de cateterização, uso do pré-corte, associação de procedimento endoscópico e percutâneo, suspeita de disfunção do esfíncter de Oddi e presença de cirrose estão significativamente associados às complicações da EE.[16] Em outro estudo, somente o uso do pré-corte e a experiência da unidade de endoscopia (Quadro 69-5) mostraram diferença significativa.[26]

Pancreatite aguda

Em algumas séries, a pancreatite aguda é considerada a complicação mais frequente após CPRE tanto diagnóstica quanto terapêutica (Quadro 69-6). Na grande maioria dos casos apresentam-se sob as formas leve ou moderada, respondendo bem ao tratamento clínico.[12,25] Em até 20% dos casos a doença pode evoluir para a forma grave, envolvendo necrose pancreática e de outros tecidos.

Vários fatores de risco estão associados à pancreatite pós-EE: suspeita de disfunção do esfíncter de Oddi, pacientes jovens, difi-

Quadro 69-4. Incidência de complicações relacionadas à EE

Autor	n	Complicações (%)	Mortalidade (%)
Cotton* (Cotton et al.[11])	1.921	112 (5,8)	4 (0,2)
Cotton (Cotton et al.[12])	7.729	636 (8,2)	103 (1,3)
Deans (Deans et al.[13])	958	24 (2,5)	2 (0,2)
Ell** (Ell et al.[14])	2.752	11% 1973-1980 7,6% 1981-1987 6,3% 1988-1993	1,1% 1973-1980 0,4% 1981-1987 0,5% 1988-1993
Freeman (Freeman et al.[16])	2.347	229 (9,8)	10 (0,4)
Loperfido (Loperfido et al.[26])	1.827	98 (5,4)	9 (0,5)
Mehta (Mehta et al.[28])	1.239	45 (3,6)	ND
Salminen (Salminen et al.[33])	2.555	17 (0,8)	3 (0,08)

*Apenas pacientes com coledocolitíase.
**Incidência de complicações em 3 diferentes períodos.
ND: não divulgado.

Quadro 69-5. Análise multivariada dos fatores de risco associados a maior taxa de complicações (modificado de Freeman et al.[16] e Loperfido et al.[26,27])

Fator de risco	OR
Dificuldade de canulação	3,05
Uso do pré-corte	3,61
Procedimento combinado*	3,4
Disfunção do esfíncter de Oddi	2,9
Cirrose	2,93
Experiência da unidade**	2,9***

OR: *Odds ratio*.
*Associação de procedimento endoscópico e percutâneo.
**Experiência: pequena: < 200 CPREs por ano; grande: > 200 CPREs por ano.
***Risco relativo.

Quadro 69-6. Incidência de pancreatite aguda após EE

Autor	n	Pancreatite %	Cirurgia %	Mortalidade %
Cotton (Cotton et al.[12])	11.439	2,1	0,1	0,2
Freeman (Freeman et al.[16])	2.347	5,4	0,13	0,04
Iqbal* (Iqbal et al.[18])	276	2,5		
Loperfido (Loperfido et al.[26])	1.827	1,6	0,11	0,05

*Pacientes pediátricos.

culdade de canulação da via biliar, maior número de injeções de contraste no pâncreas e o uso do pré-corte (Quadro 69-7).

A pancreatite pós-CPRE pode resultar de alguma manipulação da papila ou do ducto pancreático. Porém, o mecanismo exato que desencadeia a lesão inicial é desconhecido e permanece em discussão.[22] Desta forma, devem-se evitar os traumatismos mecânicos dos canais pancreáticos durante o cateterismo, o excesso de corrente elétrica e o excesso de injeção de contraste na glândula (acinarização) durante a EE.

A pancreatite é mais frequente após CPRE em pacientes jovens. A provável explicação é o declínio da função exócrina pancreática com a idade.

A administração de várias substâncias tem sido tentada com a finalidade de reduzir a incidência e a gravidade da pancreatite pós-EE. O uso de nifedipina (redução do espasmo do esfíncter de Oddi), aprotinina (inibidor de protease), glucagon, corticosteroides ou calcitonina mostrou resultados desapontadores. A administração profilática de octreotide (análogo sintético da somatostatina) apresenta resultados conflitantes. O uso de gabexate (nova e mais potente classe de inibidores de protease) apresentou resultados encorajadores. Entretanto, o alto custo dessa nova medicação e a necessidade de internação para sua aplicação podem elevar substancialmente os custos da CPRE.

O uso apenas de corrente de corte durante a esfincterotomia, em vez de corte e coagulação associados, tem sido proposto por alguns autores ao mostrar-se associado a menor incidência de pancreatite pós-procedimento.

Não existem evidências suficientes para justificar que a sensibilidade ao iodo possa levar à pancreatite, embora muitos endoscopistas tomem precauções extras (uso de corticosteroides). Em pacientes com disfunção do esfíncter de Oddi, a colocação profilática de prótese plástica pancreática após a realização de esfincterotomia biliar reduz significativamente o risco de pancreatite (26 contra 7%).

Recentemente, estudo retrospectivo multicêntrico japonês evidenciou que a presença de neoplasia mucinosa papilar intraductal foi fator de risco relacionado à pancreatite pós-CPRE.[19]

Hemorragia

Sangramento é complicação frequente após EE, mas a incidência exata varia de acordo com a definição utilizada (Quadro 69-8). Geralmente a hemorragia é constatada durante ou imediatamente após o procedimento e pode ser de origem arterial ou venosa. Em alguns casos ela pode ser observada após horas, ou até mesmo dias, necessitando de nova endoscopia para confirmação da origem do sangramento.

O uso de ácido acetil-salicílico ou drogas anti-inflamatórias não hormonais não mostrou diferença significativa na análise mencionada anteriormente. A presença de cirrose e hipertensão portal pode ser fator de risco adicional, embora a EE ainda seja considerada segura.

A maioria dos especialistas recomenda incisão lenta e controlada do esfíncter de Oddi, evitando-se a esfincterotomia "em zíper".[12,25] Em caso de sangramento, o uso de corrente de coagulação no esfincterótomo pode levar à hemostasia.[9,25] A injeção de adrenalina 1:10.000 (Fig. 69-7) ou polidocanol também é uma alternativa.[25] Deve-se levar em conta o risco de pancreatite em caso de injeção próxima ao orifício pancreático.[12] O uso de um balão de tamponamento (Fig. 69-8), de cateter multipolar ou a coagulação com plasma de argônio também pode ser útil.[9,12]

A radiologia intervencionista, por meio da embolização arterial, desempenha papel importante no controle das hemorragias mais graves.

Infecção: colangite e sepse

A manipulação da árvore biliar aumenta a possibilidade de infecção pela introdução da flora duodenal ou de bactéria hospitalar, proveniente de endoscópio ou acessório contaminado.

Quadro 69-7. Análise multivariada dos fatores de risco associados à pancreatite: modificado de Freeman et al.[16]

Fator de risco	OR
Disfunção do esfíncter de Oddi	5,01
Dificuldade de canulação	2,40
Uso do pré-corte	4,34
Idade*	2,14
Injeção de contraste**	1,35

OR: *Odds ratio*.
*30 anos em comparação com 70 anos.
**Quatro injeções de contraste no pâncreas quando comparado com nenhuma injeção.

Quadro 69-8. Incidência de hemorragia após EE

Autor	n	Hemorragia %	Cirurgia %	Mortalidade %
Cotton (Cotton et al.[12])	20.666	2,5	0,6	0,3
Freeman (Freeman et al.[16])	2.347	2,0	0,5	0,08
Loperfido (Loperfido et al.[26])	1.827	1,1	0,11	0,11

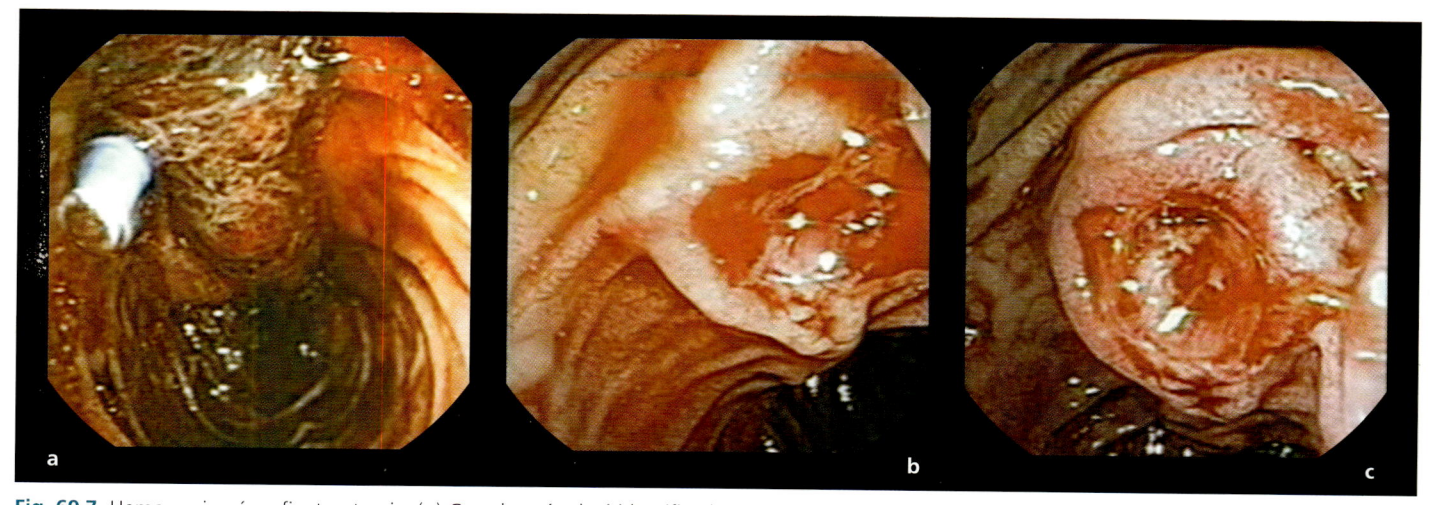

Fig. 69-7. Hemorragia pós-esfincterotomia. (**a**) Grande coágulo é identificado ao redor de prótese plástica que havia sido posicionada após a esfincterotomia. (**b**) A prótese e o coágulo são retirados, identificando-se o ponto de sangramento no vértice da esfincterotomia. (**c**) Parada do sangramento após injeção de solução de adrenalina 1:10.000.

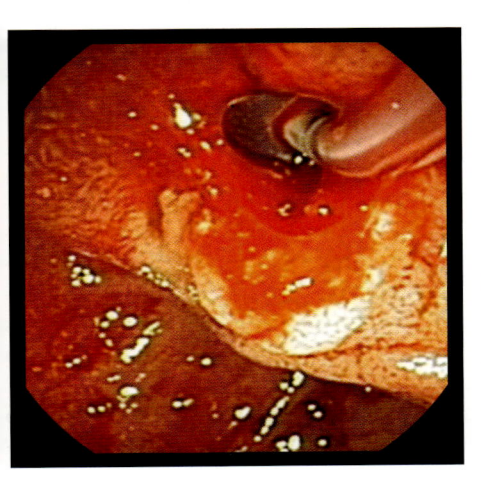

Fig. 69-8. Colocação de balão extrator para hemostasia de sangramento pós-esfincterotomia biliar. O balão deve ser mantido insuflado até 12-15 mm, na papila, por 2-3 min.

A colangite pode ser definida pela presença de febre (39-40°C) com calafrios, icterícia e dor (tríade de Charcot), associada ou não a alteração do estado mental e choque (pêntade de Reynolds). Se não drenada, a colangite bacteriana apresenta mortalidade superior a 80%.

A incidência de colangite e sepse varia de acordo com a definição utilizada (Quadro 69-10), e é importante lembrar do diagnóstico diferencial com a colecistite nos pacientes com vesícula *in situ*.[12]

Os fatores de risco associados à ocorrência de colangite em análise univariada foram: procedimento endoscópico e percutâneo combinado, tratamento de estenoses malignas e insucesso na drenagem biliar.[16]

Os microrganismos frequentemente isolados em casos de sepse de origem biliar são: *Pseudomonas aeruginosa*, *Klebsiella spp*, *Escherichia coli*, *enterococci*, *Staphylococci* coagulase negativo e *Bacteroides spp*.

O uso indiscriminado de antibióticos em endoscopia digestiva deve ser sempre desencorajado, pois aumenta os custos do tratamento e expõe o paciente a efeitos colaterais graves (ex.: reações alérgicas, colite pseudomembranosa). Segundo a Sociedade Americana de Endoscopia Digestiva, o uso de antibióticos em pacientes submetidos à CPRE está indicado nos casos em que há suspeita ou confirmação de obstrução biliar, em associação com drenagem inadequada.

Alguns esquemas profiláticos preconizados são: ciprofloxacin oral (750 mg, 60 a 90 min antes do procedimento); gentamicina intravenosa (120 mg pouco antes do procedimento), ou quinolona parenteral, cefalosporina ou ureidopenicilina intravenosa pouco antes do procedimento.

Perfuração

Perfuração duodenal para o retroperitônio é complicação observada em cerca de 1% das EE (Quadro 69-11).[12] Geralmente o diagnóstico é óbvio durante o procedimento endoscópico, com a visualização de ar ou material de contraste no espaço retroperitoneal. A perfuração intraperitoneal é extremamente rara.[12]

Se o diagnóstico não for realizado no momento do exame, o mesmo pode tornar-se óbvio dias após o procedimento pelo aparecimento de febre, sinais de defesa abdominal e leucocitose (abscesso retroduodenal).[25]

Em análise multivariada, a presença de anastomose tipo Billroth II (risco relativo 10,24), o uso do pré-corte (risco relativo 10,08) e a realização de injeção intramural se mostraram associados a maior incidência de perfuração (risco relativo 12,35). O risco de perfuração também é maior nos casos de estenose papilar. A perfuração clinicamente "silenciosa" provavelmente é a mais frequente e usualmente permanece não detectada.

O posicionamento adequado do esfincterótomo (entre 11 horas e 1 hora) é amplamente aceito como o mais seguro. Incisão além de duas horas aumenta a probabilidade de perfuração.[12]

A radiologia intervencionista, através da drenagem percutânea das coleções retroduodenais, é excelente alternativa no tratamento das perfurações retroperitoneais.

Complicações sistêmicas

Complicações precoces sistêmicas associadas à EE incluem embolia ou edema pulmonar, arritmias cardíacas, infarto agudo do miocárdio, diarreia após antibioticoterapia e problemas relacionados à sedação.[16,25,26] A frequência dessas complicações é diretamente relacionada à idade do paciente, acometendo cerca de 1% dos pacientes antes dos 60 anos e 6,5% após os 80 anos.

Em série envolvendo 2.769 pacientes submetidos à CPRE (1.827 EE), foram observadas três complicações associadas à sedação, duas arritmias cardíacas, um pneumotórax e uma perfuração de divertículo de cólon.[26]

Complicações tardias

Em 1996, Bergman *et al.* publicaram os resultados do acompanhamento de 93 pacientes submetidos à EE por um período médio de 15 anos (intervalo de 3 a 18 anos). Após 10 anos, 82% dos pacientes encontravam-se assintomáticos e 13 faleceram durante o período estudado (apenas uma morte estava relacionada à doença biliar). No geral, 22 pacientes (24%) apresentaram 36 complicações tardias.[4]

Pereira Lima *et al.*, após acompanharem 201 pacientes submetidos à EE por um período médio de 6,2 anos, observaram que 31 (15,4%) desenvolveram sintomas biliares e que 23 (74%) puderam

Quadro 69-9. Análise multivariada dos fatores de risco associados à hemorragia: modificado de Freeman *et al.*[16]

Fator de risco	OR
Coagulopatia preexistente*	3,32
Uso de anticoagulantes**	5,11
Colangite preexistente	2,59
Experiência do endoscopista***	2,17
Sangramento durante EE	1,74

*Tempo de protrombina ou tromboplastina parcial 2 ou mais segundos acima do controle, contagem de plaquetas < 80.000 mm³, ou realização de hemodiálise.
**Uso de anticoagulantes (warfarin ou heparina) até 3 dias após o procedimento.
***Experiência do endoscopista (≤ 1 exame por semana) - Risco relativo.

Quadro 69-10. Incidência de colangite após EE

Autor	n	Colangite %	Cirurgia %	Mortalidade %
Cotton (Cotton *et al.*[12])	7.691	1,26	0,25	0,16
Freeman (Freeman *et al.*[16])	2.347	1,0	–	< 0,1
Loperfido (Loperfido *et al.*[26])	1.827	1,1	0	0,16

Quadro 69-11. Incidência de perfuração duodenal após EE

Autor	n	Perfuração %	Cirurgia %	Mortalidade %
Cotton (Cotton *et al.*[12])	12.132	1,3	0,3	0,2
Freeman (Freeman *et al.*[16])	2.347	0,3	0,13	< 0,1
Loperfido (Loperfido *et al.*[26])	1.827	0,6	0,33	0,05

ser tratados endoscopicamente. Análise multivariada evidenciou que a dilatação do colédoco (> 15 mm) e a presença de vesícula *in situ* estavam associadas ao aumento na recorrência dos sintomas.[30]

O Quadro 69-12 apresenta as taxas de complicação em longo prazo observadas em pacientes submetidos à EE. Todos os estudos são retrospectivos.[31]

Estenose secundária à EE

A estenose secundária à EE é observada com maior frequência em algumas condições particulares: disfunção do esfíncter de Oddi e esfincterotomia incompleta.[25] O aparecimento de estenose (Fig. 69-9) nos primeiros 3 meses após a EE deve levantar a suspeita de tumor da região ampular.[25]

Estudos de Geenen *et al.* constataram que o diâmetro do EE diminui em aproximadamente 30% no primeiro ano e se estabiliza nos anos seguintes. Bergman *et al.* observaram 9 (9,5%) casos de estenose em 94 pacientes acompanhados.[4]

Colecistite aguda

O diagnóstico de colecistite aguda foi confirmado em 5% dos pacientes submetidos à EE[35] e em 8,6% dos pacientes em outro estudo.[30] Esses resultados mostram que não é necessário realizar colecistectomia de rotina.

Câncer

A associação entre EE e carcinoma das vias biliares permanece incerta. Em estudo populacional realizado na Suécia, 992 pacientes submetidos à EE foram acompanhados por pelo menos 6 anos. Foram observados 15 casos de câncer de pâncreas e 19 tumores de vesícu-

Quadro 69-12. Complicações tardias da EE: modificado de Prat *et al.*[31]

Autor	n (EE)	Pacientes acompanhados (%)	Duração (média)	Complicações relacionadas (%)
Clark	225	23 (10,2)	10 anos	17
Escourrou	316	226 (71,5)	6-78 m (22 m)	17,5
Farkas	200	100 (50)	ND	5
Hawes	163	148 (91) 115 (70,5)	2-7 anos (3,2 anos) 6,5-11 anos (8 anos)	8,1
Ikeda	469	408 (87)	6 m-10,5 anos (3,7 anos)	21,8
Ingoldby	185	ND	6-72 m (32 m)	9,6
Jacobsen	96	96 (100)	2 m-8 anos (4,1 anos)	7
Kullman	128	ND	24-101 m (57 m)	5,9
Riemann	340	ND	2-9 anos	8-21
Rösch	542	386 (71,2)	6 m-7 anos	10
Safrany	588	ND	6 m-2 anos	7
Seifert	5.437	ND	ND	9
Tham	45	30 (66)	10 m-12 anos (8 anos)	10
Wheeler	402	289 (72)	2-15 anos (6 anos)	2,8
Prat	169	154 (92,3)	8,5-13 anos (11 anos)	5,8
Bergman	100	94 (94)	3-18 anos (15 anos)	24
Pereira-Lima	223	201 (90.1)	7-10 anos	15.4
Tanaka	419	410 (97,8) – total 359[a]	1 m-20 anos (122 m)	22

ND: não disponível.
[a]Excluídos pacientes com litíase intra-hepática.

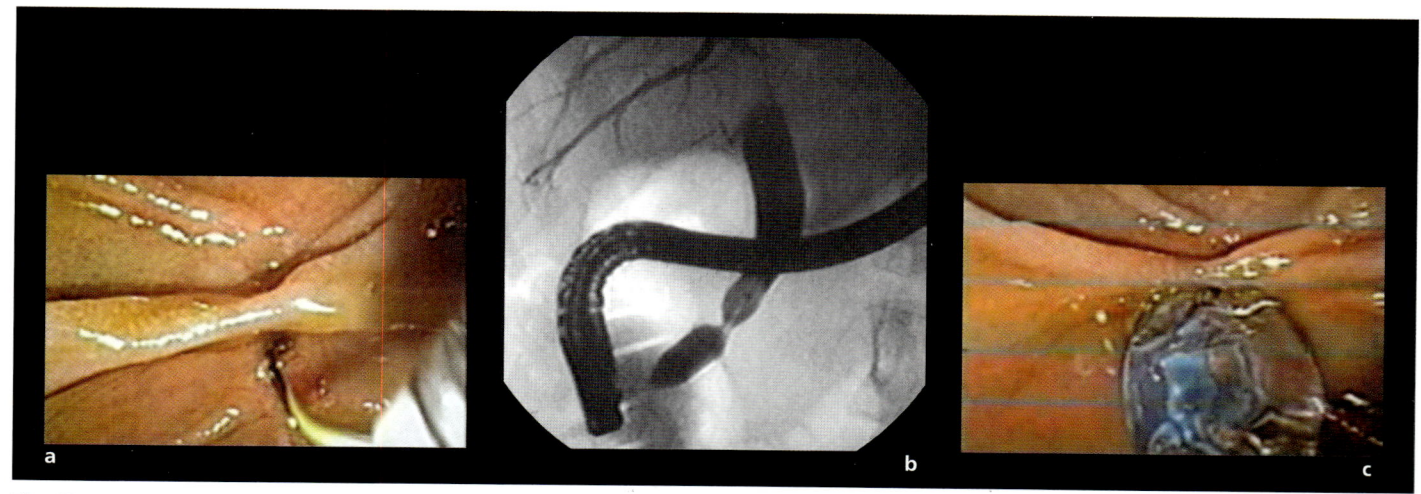

Fig. 69-9. Estenose pós-esfincterotomia. (**a**) O ducto biliar é cateterizado com fio-guia, e a região é dilatada com balão hidrostático. (**b**) Visão radiológica, notando-se a cintura do balão. (**c**) Visão endoscópica do balão.

la, via biliar ou fígado. Entretanto, 13 dos cânceres pancreáticos e 16 dos cânceres de vias biliares foram diagnosticados no primeiro ano após a EE, sendo excluídos da análise. Após o primeiro ano, 5 cânceres foram diagnosticados, sendo que a incidência esperada para o mesmo período era de 6,27 (sem diferença estatística).[21]

Pré-corte

As taxas de complicação com o pré-corte são mais elevadas (2,6 a 24,3% vs. 2,1 a 9,8%) que com o uso da técnica convencional,[32] embora alguns resultados da literatura sejam discordantes.[25]

Recentemente, Wang et al. compararam os resultados do pré-corte convencional com NK com o pré-corte transpancreático em 3.178 CPREs, sendo o pré-corte empregado em 216 pacientes (140 transpancreáticos e 76 NK). Não houve diferença significativa quanto as taxas de sucesso, complicações ou pancreatite.[38]

Análise multivariada mostrou que o pré-corte não é um fator de risco independente para a pancreatite pós-CPRE.[3]

Metanálise de 6 artigos (n = 966) comparando pré-corte precoce com tentativa mais prolongada de cateterismo convencional mostrou que a taxa de sucesso na cateterização foi semelhante nos dois grupos (90%). Pancreatite aguda foi observada em 2,5% dos pacientes após pré-corte precoce e em 5,3% dos pacientes com tentativas persistentes convencionais (odds ratio = 0,47 – intervalo de confiança: de 95%: 0,24 a 0,91). Complicações ocorreram: 5% no grupo pré-corte e 6,3% no grupo com maior número de tentativas (odds ratio = 0,78 – intervalo de confiança de 95%: 0,44 a 1,37).[7]

COMPETÊNCIA

Competência pode ser definida como o nível mínimo de habilidade e conhecimento (fruto do treinamento e da experiência) necessário para a realização segura e profissional de determinada tarefa ou procedimento.

O endoscopista deve ser capaz de realizar o procedimento para o qual foi treinado com substancial taxa de sucesso (geralmente >80%). Em se tratando de CPRE, o sucesso depende da habilidade de se canular livremente o ducto desejado (colédoco, ducto pancreático principal ou ducto pancreático menor).

CONCLUSÃO

Todos os endoscopistas que resolvem dedicar-se à CPRE devem dominar todas as técnicas de EE, reconhecendo o momento certo para realizar cada uma delas. Devem ter abordagem consciente e prudente, evitando atos intempestivos e complicações. Se, mesmo assim, essas acontecerem, devem reconhecê-las rapidamente, iniciando o tratamento de forma precoce (minimizando as consequências).

REFERÊNCIAS BIBLIOGRÁFICAS

1. Adkisson KW, Baron T. Endoscopic biliary sphincterotomy. *Tech Gastrointest Endosc* 1999;1(1):12-16.
2. Anderson MA, Ben-Menachem T, Gan SI et al. Management of antithrombotic agents for endoscopic procedures. *Gastrointest Endosc* 2009;70(6):1060-70.
3. Bailey AA, Bourke MJ, Kaffes AJ et al. Needle-knife sphincterotomy: factors predicting its use and the relationship with post-ERCP pancreatitis (with video). *Gastrointest Endosc* 2010;71(2):266-71.
4. Bergman JJ, van der Mey S, Rauws EA et al. Long-term follow-up after endoscopic sphincterotomy for bile duct stones in patients younger than 60 years of age. *Gastrointest Endosc* 1996;44(6):643-49.
5. Bernstein C, Branch MS. Methods of performing sphincterotomy: biliary and pancreatic. *Tech Gastrointest Endosc* 2003;5(1):43-54.
6. Buscaglia JM, Kalloo AN. Pancreatic sphincterotomy: technique, indications, and complications. *World J Gastroenterol* 2007;13(30):4064-71.
7. Cennamo V, Fuccio L, Zagari RM et al. Can early precut implementation reduce endoscopic retrograde cholangiopancreatography-related complication risk? Meta-analysis of randomized controlled trials. *Endoscopy* 2010;42(5):381-88.
8. Coppola R, Riccioni ME, Ciletti S et al. Analysis of complications of endoscopic sphincterotomy for biliary stones in a consecutive series of 546 patients. *Surg Endosc* 1997;11(2):129-32.
9. Costamagna G. What to do when the papilla bleeds after endoscopic sphincterotomy [editorial; comment]. *Endoscopy* 1998;30(1):40-42.
10. Cotton P, Williams CB. ERCP – Therapeutic technique. In: Cotton P, Williams CB. (Eds.). Practical gastrointestinal endoscopy. Oxford: Blackwell Science, 1996. p. 139-66.
11. Cotton PB, Geenen JE, Sherman S et al. Endoscopic sphincterotomy for stones by experts is safe, even in younger patients with normal ducts. *Ann Surg* 1998;227(2):201-4.
12. Cotton PB, Lehman G, Vennes J et al. Endoscopic sphincterotomy complications and their management: an attempt at consensus. *Gastrointest Endosc* 1991;37(3):383-93.
13. Deans GT, Sedman P, Martin DF et al. Are complications of endoscopic sphincterotomy age related? *Gut* 1997;41(4):545-48.
14. Ell C, Rabenstein T, Ruppert T et al. 20 years of endoscopic papillotomy. Analysis of 2752 patients at Erlangen Hospital. *Dtsch Med Wochenschr* 1995;120(6):163-67.
15. Ferrari A. Colangiopancreatografia Retrógrada Endoscópica. In: Ferrari A. (Ed.). *Técnicas em endoscopia digestiva*. Rio de Janeiro: Rubio, 2010. p. 165-93.
16. Freeman ML, Nelson DB, Sherman S et al. Complications of endoscopic biliary sphincterotomy. *N Engl J Med* 1996;335(13):909-18.
17. Hookey LC, RioTinto R, Delhaye M et al. Risk factors for pancreatitis after pancreatic sphincterotomy: a review of 572 cases. *Endoscopy* 2006;38(7):670-76.
18. Iqbal CW, Baron TH, Moir CR et al. Post-ERCP pancreatitis in pediatric patients. *J Pediatr Gastroenterol Nutr* 2009;49(4):430-34.
19. Ito K, Fujita N, Kanno A et al. Risk Factors for Post-ERCP pancreatitis in high risk patients who have undergone prophylactic pancreatic duct stenting: a multicenter retrospective study. *Intern Med* 2011;50(24):2927-32.
20. Jamidar P. *Standard sphincterotomy technique: the cutting edge*. UpToDate; 2011. Disponível em: <www.uptodate.com>
21. Karlson BM, Ekbom A, Arvidsson D et al. Population-based study of cancer risk and relative survival following sphincterotomy for stones in the common bile duct. *Br J Surg* 1997;84(9):1235-38.
22. Lawrence C, Romagnuolo J, Cotton PB et al. Post-ERCP pancreatitis rates do not differ between needle-knife and pull-type pancreatic sphincterotomy techniques: a multiendoscopist 13-year experience. *Gastrointest Endosc* 2009;69(7):1271-75.
23. Lenriot JP, Le Neel JC, Hay JM et al. Retrograde cholangiopancreatography and endoscopic sphincterotomy for biliary lithiasis. Prospective evaluation in surgical circle. *Gastroenterol Clin Biol* 1993;17(4):244-50.
24. Liguory C, Lefebvre JF, Bonnel D et al. Endoscopic treatment of common bile duct calculi. *Chirurgie* 1990;116(3):251-56.
25. Liguory C, Lefebvre JF, de Paulo GA et al. Traitement endoscopic de la lithiase de la voie biliaire principale. *Encyclopedie médico-chirurgicale techniques chirurgicales appareil digestif*. Paris, France: Elsevier, SAS, 2001. p. 955p.
26. Loperfido S, Angelini G, Benedetti G et al. Major early complications from diagnostic and therapeutic ERCP: a prospective multicenter study. *Gastrointest Endosc* 1998;48(1):1-10.
27. Loperfido S, Costamagna G. *Overview of indications for and complications of ERCP and endoscopic biliary sphincterotomy*. UpToDate; 2011. Disponível em: <www.uptodate.com>
28. Mehta SN, Pavone E, Barkun JS et al. Predictors of post-ERCP complications in patients with suspected choledocholithiasis. *Endoscopy* 1998;30(5):457-63.
29. Misra SP, Dwivedi M. Intramural incision technique: a useful and safe procedure for obtaining ductal access during ERCP. *Gastrointest Endosc* 2008;67(4):629-33.
30. Pereira-Lima JC, Jakobs R, Winter UH et al. Long-term results (7 to 10 years) of endoscopic papillotomy for choledocholithiasis. Multivariate analysis of prognostic factors for the recurrence of biliary symptoms. *Gastrointest Endosc* 1998;48(5):457-64.

31. Prat F, Malak NA, Pelletier G et al. Biliary symptoms and complications more than 8 years after endoscopic sphincterotomy for choledocholithiasis. *Gastroenterology* 1996;110(3):894-99.
32. Rabenstein T, Ruppert T, Schneider HT et al. Benefits and risks of needle-knife papillotomy. *Gastrointest Endosc* 1997;46(3):207-11.
33. Salminen P, Laine S, Gullichsen R. Severe and fatal complications after ERCP: analysis of 2555 procedures in a single experienced center. *Surg Endosc* 2008;22(9):1965-70.
34. Shimatani M, Matsushita M, Takaoka M et al. Effective "short" double-balloon enteroscope for diagnostic and therapeutic ERCP in patients with altered gastrointestinal anatomy: a large case series. *Endoscopy* 2009;41(10):849-54.
35. Tanaka M, Takahata S, Konomi H et al. Long-term consequence of endoscopic sphincterotomy for bile duct stones. *Gastrointest Endosc* 1998;48(5):465-69.
36. Tyagi P, Sharma P, Sharma BC et al. Periampullary diverticula and technical success of endoscopic retrograde cholangiopancreatography. *Surg Endosc* 2009;23(6):1342-45.
37. Verma D, Kapadia A, Adler DG. Pure versus mixed electrosurgical current for endoscopic biliary sphincterotomy: a meta-analysis of adverse outcomes. *Gastrointest Endosc* 2007;66(2):283-90.
38. Wang P, Zhang W, Liu F et al. Success and complication rates of two precut techniques, transpancreatic sphincterotomy and needle-knife sphincterotomy for bile duct cannulation. *J Gastrointest Surg* 2010;14(4):697-704.
39. Wojtun S, Gil J, Gietka W et al. Endoscopic sphincterotomy for choledocholithiasis: a prospective single- center study on the short-term and long-term treatment results in 483 patients. *Endoscopy* 1997;29(4):258-65.

CAPÍTULO 70

DIAGNÓSTICO E TRATAMENTO ENDOSCÓPICO DA COLEDOCOLITÍASE

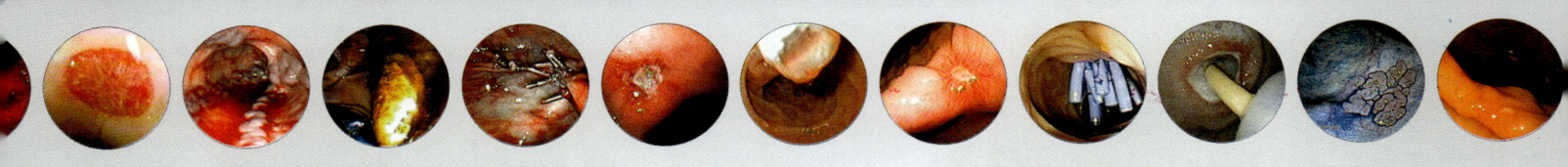

JÚLIO CARLOS PEREIRA LIMA ■ CÉSAR VIVIAN LOPES
HAMZE BAHJAT BOU HAMIÉ ■ JOÃO FRANCISCO NAVARRO REOLON

INTRODUÇÃO

A introdução da papilotomia endoscópica, no início da década de 1970, por Classen e Demling inaugurou a era da endoscopia biliar terapêutica, em especial, revolucionando a abordagem terapêutica dos cálculos de colédoco.

Embora a colangiopancreatografia endoscópica retrógrada (CPER) inicialmente tenha sido desenvolvida como método diagnóstico, atualmente a CPER com papilotomia endoscópica é um método bem estabelecido no tratamento da coledocolitíase em qualquer situação, não importando o tamanho ou a quantidade de cálculos, nem a presença ou ausência de vesícula biliar. No entanto, a papilotomia endoscópica é o procedimento de escolha para a remoção de cálculos de colédoco em pacientes já colecistectomizados, idosos com vesícula biliar *in situ* e em pacientes com colangite aguda, apesar do surgimento de novas técnicas, tanto laparoscópicas, como endoscópica, a exemplo da dilatação papilar por balão.[42]

DIAGNÓSTICO DA COLEDOCOLITÍASE

Como apenas 4 a 20% dos pacientes com litíase vesicular apresentam coledocolitíase, critérios clínicos, laboratoriais e ecográficos foram desenvolvidos para determinar quais pacientes devem ser submetidos a uma CPER previamente a uma colecistectomia laparoscópica.[42] Tham *et al.*,[36] avaliando 1.847 pacientes submetidos à colecistectomia laparoscópica, descrevem como pacientes de alto risco para albergar cálculos de colédoco aqueles que apresentassem bilirrubinemia ≥ 2 mg/dL, fosfatase alcalina > 3× o valor normal, pancreatite atual ou recente, dilatação da VBP ou visualização de cálculo na VBP à ecografia. Caso o paciente apresentasse um desses critérios, teria 32% de chance de apresentar coledocolitíase e, com dois critérios, esse índice subiria para 56%.

Analisando duas séries de casos de pacientes com coledocolitíase tratados endoscopicamente, uma na Alemanha, outra em nosso meio, chegamos a resultados similares, com aproximadamente 5% dos pacientes com litíase da VBP apresentando todas as provas de função hepática normais, sendo a Gama-GT a prova laboratorial mais sensível.[26] Todos os pacientes com enzimas hepáticas normais apresentavam VBP bastante dilatada, o que torna altíssima a sensibilidade diagnóstica do dueto ecografia-provas laboratoriais hepáticas. No nosso modo de entender, a CPER deve ser indicada no pré-operatório de uma colecistectomia laparoscópica quando houver forte suspeita de litíase da VBP. Caso a suspeita seja baixa (leve alteração de exames laboratoriais, ecografia com VBP normal), deve ser realizada colangiografia intraoperatória. Caso esta mostre cálculo de colédoco, deve ser tentada a remoção laparoscópica ou a realização de CPER no pós-operatório. Esta última alternativa é segura e eficaz nas mãos de um endoscopista com proficiência em endoscopia biliar.

Para o diagnóstico da coledocolitíase, a ultrassonografia e a tomografia de abdome demonstram resultados modestos na detecção do(s) cálculo(s), com sensibilidade inferior a 50% e especificidade oscilando entre 68 e 91%.[37] A CPER constitui o padrão ouro para a avaliação das afecções da árvore biliar, com sensibilidade superior a 90% e especificidade de até 98% na detecção da coledocolitíase.[29] Contudo o método não é isento de complicações e, além disso, 27 a 67% dos exames realizados pela suspeita clínica de coledocolitíase demonstram achados negativos para litíase biliar, e achados falso-negativos podem ocorrer pela presença de microcálculos.[28]

Desta forma, idealmente um método diagnóstico acurado e não invasivo deveria inicialmente confirmar a presença do(s) cálculo(s) para, posteriormente, submeter o paciente ao procedimento terapêutico. Nesse contexto, a ecoendoscopia (USE) demonstra sensibilidade de 95% para a detecção da coledocolitíase, com os cálculos sendo visualizados como focos hiperecogênicos com sombra acústica posterior. Quando a suspeita clínica de calculose da via biliar for baixa, o método poderia abortar a necessidade da CPER de caráter diagnóstico, entretanto essa abordagem leva a uma demanda maior de tempo, custo, e além disso a USE é de pouco acesso e também é invasiva. Em duas metanálises, agrupando 63 estudos e um total de 6.205 pacientes com suspeita de coledocolitíase, os achados da USE foram comparados àqueles da CPER ou da colangiografia intraoperatória. A sensibilidade e a especificidade da USE para cada estudo foram de, respectivamente, 89 e 94%, e 94 e 95%. Os autores concluíram ser a ecoendoscopia o teste ideal para a detecção da coledocolitíase e para a adequada seleção de pacientes para a CPER terapêutica, reduzindo a morbidade devida a colangiografias de caráter puramente diagnóstico.[14,38] Também a colangiografia por ressonância magnética (MRCP) é outra opção na avaliação da coledocolitíase. Na comparação com a ecoendoscopia, a sensibilidade do método endoscópico foi superior à da ressonância magnética, embora sem atingir significância estatística (93% × 85%).[40]

No entanto, na presença de árvore biliar normal, uma maior proporção de pacientes tem seus casos corretamente diagnosticados quando avaliados pela USE (95% vs. 65%; $p < 0,02$).[40] Em estudo avaliando portadores de risco intermediário de coledocolitíase com colangiorressonância normal, a USE detectou cálculos coledocianos em 38% dos pacientes, demonstrando diferença significativa de acurácia a favor da USE (92% vs. 70%; $p < 0,05$).[39] Embora de grande acurácia, a ecoendoscopia também apresenta limitações, com as mais importantes sendo as estenoses malignas do trato digestivo superior e as ressecções cirúrgicas à Billroth II. A acurácia do método ainda pode ser comprometida quando realizado após papilotomia endoscópica ou coledocoduodenostomia, em que a presença de ar na via biliar torna difícil o exame das regiões periampular e do ducto hepático comum.[23] Além disso, a visualização poderá ser comprometida a partir dos 8-10 cm de distância do *probe*, bem como na presença de clipes cirúrgicos, pancreatite calcificante ou divertículo duodenal.[23] Resultados falso-negativos poderão ocorrer na presença de cálculos na porção proximal do ducto hepático comum ou dos ductos biliares intra-hepáticos.[23] Ainda cabe salientar que a acurácia do método é altamente examinador-dependente.

A CPER com papilotomia e varredura da via biliar segue sendo o padrão ouro para o diagnóstico de coledocolitíase, apesar da aplicação da ecoendoscopia (pequena do ponto de vista prático) e, em especial, da MRCP. Para cálculos menores que 5 mm ou em pacientes com papila alterada cirurgicamente a CPER é consideravelmente superior à MRCP. A sensibilidade/especificidade da MRCP para diagnóstico de coledocolitíase em cálculos maiores que 5 mm é superior a 90%, porém esta cai para menos de 60% em cálculos menores que 5 mm e em pacientes com papila manipulada.[42]

Embora a ecografia seja o melhor método existente para a detecção de cálculos de vesícula, sua sensibilidade na detecção de cálculos coledocianos não ultrapassa 50%.[42] Isso é devido à interposição de gases por parte do duodeno e da dependência em uma via biliar dilatada para visualizar melhor a imagem do cálculo. Em geral, quanto mais grave é o caso (maior o cálculo, maior a dilatação, mais florido o quadro clínico), maior a sensibilidade da ecografia na detecção de coledocolitíase.[42] Deve ser frisado que isso se refere a quase todos métodos diagnóstico em Medicina! A MRCP e a colangiografia por TC (não a TC), como mencionado previamente, apresentam sensibilidade e especificidade entre 90-95% para o diagnóstico de cálculo de colédoco.[38,40,42] A grande utilidade dessas técnicas é na avaliação de pacientes sem dilatação da via biliar e que apresentam uma probabilidade clínica baixa a moderada de apresentar cálculos de colédoco como no pré-operatório de colecistectomia ou no diagnóstico diferencial de icterícia colestática em pacientes sem dilatação de colédoco.[28,42] Do ponto de vista colangiográfico, embora os cálculos sejam descritos classicamente como defeitos de enchimento, alguns artefatos – bolhas de ar, ductos com pouco ou muito contraste, posição do paciente – ou situação como cálculos impactados ou tumores dificultam esse diagnóstico diferencial que, na grande maioria das vezes, é fácil.[29]

Os artefatos mais comuns são bolhas de ar que são injetadas inadvertidamente junto com o contraste, sobreposição de ar de de alças intestinais (especialmente próximas ao hilo hepático), ou existência prévia de aerobilia por papilotomia/cirurgia prévia. As bolhas de ar, em geral, são perfeitamente redondas, e os cálculos são facetados.[29]

As bolhas de ar se dividem com o toque do cateter ou podem ser aspiradas, ao contrário dos cálculos. Mais trabalhoso, porém também usado, é colocar o paciente em posição de Trendelenburg (cabeça mais baixa que o corpo) e, assim, a bolha de ar flutuará em direção à papila.

Entre os defeitos de enchimento móveis, há que se fazer o raro diagnóstico diferencial (possível somente após a papilotomia e extração do defeito de enchimento) com coágulos ou vermes, como a fascíola hepática.

Defeitos de enchimento estáticos não são bolhas de ar e geralmente não são cálculos impactados. Podem ser pólipos benignos ou malignos (tumores papilares), colangiocarcinomas, doença metastática ou, raramente, carcinomas hepatocelulares.[29]

O diagnóstico diferencial nessa situação é difícil de ser feito à radiologia. A falta de mobilidade da massa à injeção de contraste e o fato de não se conseguir movê-la com o balão ou cateter sugerem que a etiologia da massa não seja calculosa. Mais ainda, cálculos impactados adaptam-se à conformação do ducto, enquanto os tumores deslocam o ducto e apresentam superfície granulosa (como um adenoma viloso no enema opaco).[29]

Apesar de todas as características radiológicas descritas, as características clínicas e de outros exames de imagem feitos previamente são decisivas no diagnóstico diferencial. Outros exames adicionais como ecoendoscopia, citologia ou biópsia biliar e colangioscopia raramente são necessários para o diagnóstico definitivo.

TRATAMENTO ENDOSCÓPICO DA COLEDOCOLITÍASE

O sucesso da papilotomia endoscópica na retirada de cálculos de colédoco varia nas séries publicadas de 80 a 99%, estando essa variação na dependência da população de pacientes analisada, na disponibilidade de métodos acessórios de litotripsia e na proficiência no método adquirida pelo endoscopista.[13,17] Costamagna et al.,[8] analisando 609 pacientes tratados em um período de 10 anos, referem 91,8% de sucesso em análise de intenção de tratamento. Em séries selecionadas, excluindo pacientes em que a chegada à papila com o duodenoscópio era impossível, gastrectomizados à Billroth II ou pacientes com estenose de via biliar, o grupo de Soehendra refere 99,2% de sucesso.[3] Da mesma forma, outras séries, como a de Hintze et al.,[17] que relata 98,4%. Em série de 386 pacientes consecutivos publicada há 10 anos,[31] obtivemos 89,1% de limpeza da via biliar em análise de intenção de tratamento. Em análise de nossa experiência[30] entre 01/96 e 12/2010 avaliando 5.226 pacientes submetidos à CPER, dos quais 2.137 por coledocolitíase, obtivemos sucesso em 2.028 (94,9%) com 8% de complicações. Houve associação positiva entre o ano de realização da CPER e o sucesso da mesma. Nesta série consecutiva e com dados coletados prospectivamente, 82% dos procedimentos foram realizados ambulatorialmente. A CPER é um procedimento que deve ser realizado desta forma, pois é mais custo-efetivo e prático, uma vez que 90% das complicações são detectadas nas primeiras 4 horas após o procedimento.[32] Em metanálise de 11 estudos incluindo 2.483 pacientes submetidos à CPER ambulatorial, menos de 1% dos casos necessitaram retornar ao hospital por complicações relacionadas ao procedimento após a liberação dos mesmos 4 a 6 h finda a CPER.[19]

Os chamados cálculos difíceis (cálculos gigantes, ≥ 1,5-2 cm, cálculos impactados, cálculos intra-hepáticos e proximais a estenoses, casos com dificuldade de acesso à papila, cálculos múltiplos ou com via biliar distal fina) são o maior desafio que o endoscopista se depara no tratamento da litíase biliar, ocorrendo em 2 a 18% das séries (Figs. 70-1 e 70-2).[27] Vários métodos de litotripsia intracoledociana estão hoje disponíveis, no intuito de fragmentar os cálculos e permitir sua retirada pelo orifício decorrente da papilotomia (Fig. 70-3). O mais antigo, e ainda mais utilizado, desses métodos é a litotripsia mecânica, executada pela primeira vez por Riemann (Fig. 70-4).[34]

Em estudo multicêntrico americano, a litotripsia mecânica foi executada em 116 de 1.224 pacientes (9,47% da amostra) com cál-

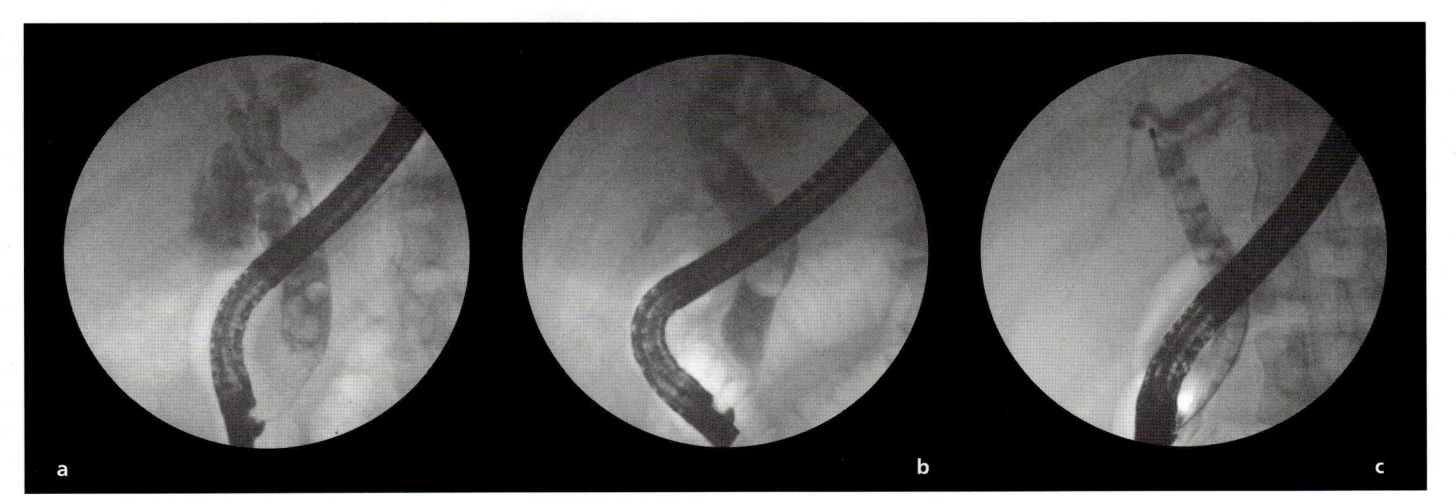

Diagnóstico e Tratamento Endoscópico da Coledocolitíase

Fig. 70-1. (a-c) Os três casos conceitualmente representam situação de cálculo difícil, pois são múltiplos, compactados ou gigantes. Entretanto, a remoção dos mesmos não é difícil após papilotomia pela dilatação da via biliar.

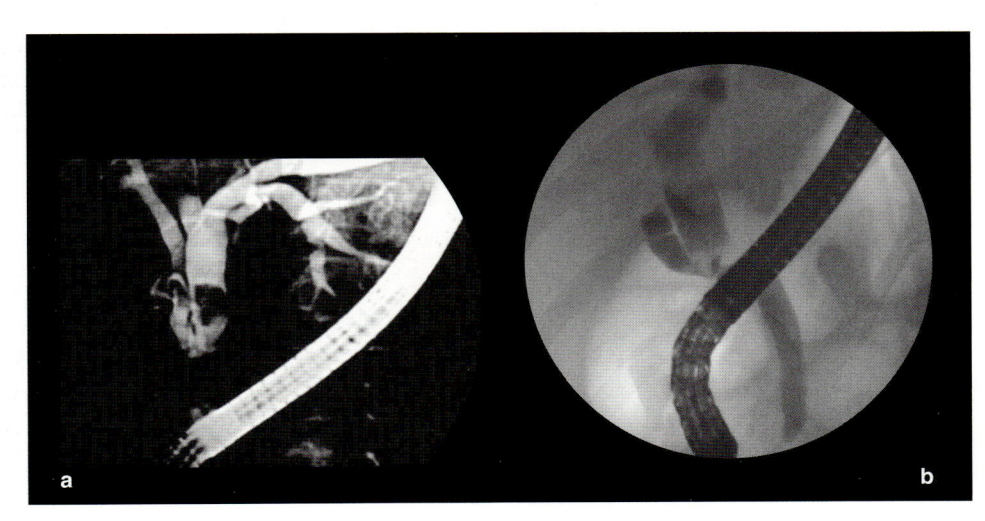

Fig. 70-2. (a) A presença de cálculo proximalmente a uma estenose é também considerada situação de cálculo difícil. **(b)** A remoção do mesmo só é possível após a dilatação da estenose com balão.

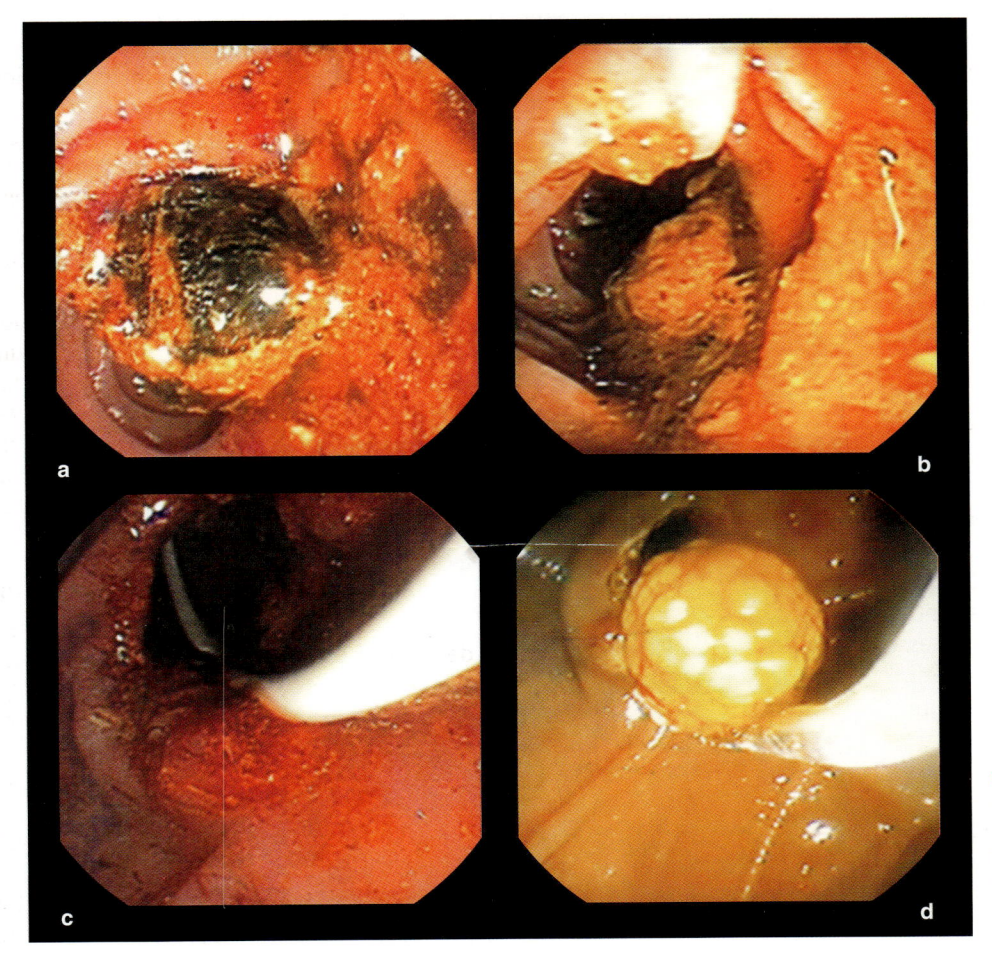

Fig. 70-3. (a e b) Cálculos primários de colédoco, já no duodeno após a remoção dos mesmos por endoscopia. **(c)** Ampla papilotomia, somente possível em pacientes com via biliar distal bastante dilatada. **(d)** Cálculo secundário de colédoco (de colesterol).

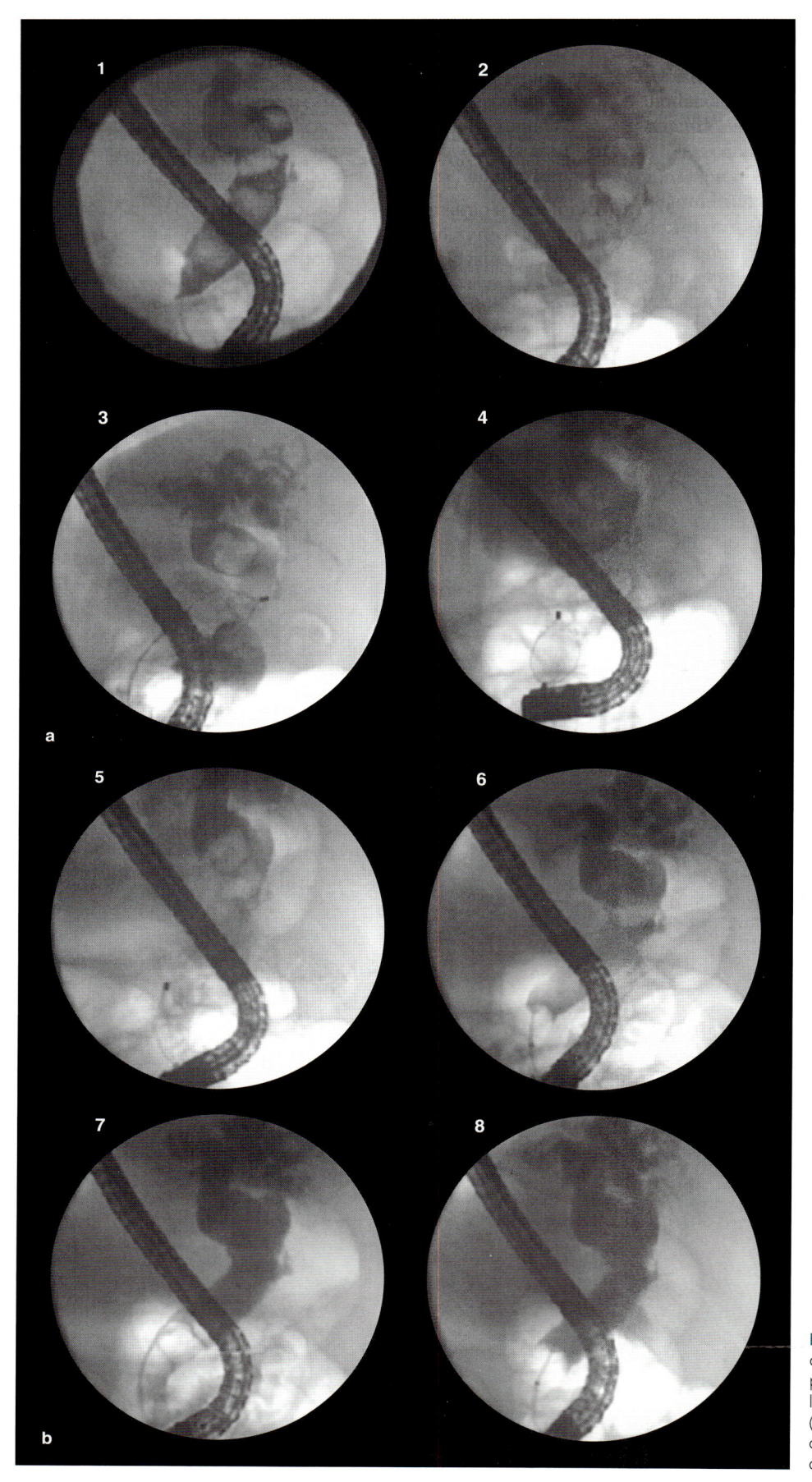

Fig. 70-4. A sequência de oito radiografias (mesmo caso da Fig. 70-3a-c) representa paciente com panlitíase gigante da via biliar principal, cuja via biliar foi limpa em uma só sessão após papilotomia endoscópica (**a**) e múltiplas litotripsias mecânicas (**b**). Na colangiografia numerada como 8 (em **b**), a oclusão com balão mostra via biliar sem concrementos.

culos de colédoco, com sucesso em 99 casos (85,3%).[35] Em outro grande estudo multicêntrico, Cipolletta *et al.*, na Itália, relatam dados similares.[7] A litotripsia mecânica necessitou ser empregada em 9,4% de 1.722 casos, com sucesso em 84% das vezes. Chang *et al.*, avaliando 304 casos com cálculos ≥ 1,5 cm, relatam sucesso em 272 (90%). Destes 272, 61 pacientes necessitaram de 2 a 5 CPERs para limpeza da via biliar.[5] Em outro estudo chinês, Wan *et al.*[41] compararam 72 pacientes necessitando de litotripsia mecânica com 144 controles com cálculos ≤ 1 cm. Esses autores relataram sucesso (definido como limpeza da VBP) na 1ª CPER em 58% dos pacientes necessitando de LM contra 78% dos controles e sucesso geral em 83 e 92% dos casos, respectivamente.

Os fatores limitantes desse método são o tamanho do cálculo (o mesmo tem de ser menor que a cesta de litotripsia para poder ser capturado), a impactação do mesmo na via biliar intra-hepática ou no próprio colédoco (que pode impedir a abertura da cesta para englobá-lo) e, finalmente, a consistência do cálculo, que pode ser mais firme que a força proporcionada pelo litotriptor e quebrar a cesta (Figs. 70-5 e 70-6). Outros métodos de litotripsia estão disponíveis para os casos de falha da litotripsia mecânica na fragmentação de cálculos da via biliar principal, como a litotripsia extracorpórea por ondas de choque (ESWL), a litotripsia eletro-hidráulica (EHL) e a litotripsia a laser (LL). Na realidade, esses 3 últimos métodos podem ser empregados em 2 a 3% do total de pacientes com coledocolitíase. A litotripsia eletro-hidráulica é o mais desvantajoso desses métodos, pois necessita de visão direta para seu emprego, necessitando, portanto, de colangioscopia com sistema *mother-baby*. A LL é segura, pois o tipo de aparelho de laser usado distingue tecido humano de cálculo, o que torna o método bastante seguro e torna desnecessário o uso de colangioscopia para sua aplicação, entretanto a LL não está disponível em nosso país.[18]

A ESWL está bastante disponível em nosso meio, tornando-se excelente alternativa para os casos de falha da litotripsia mecânica, principalmente nos casos de cálculos impactados no colédoco proximal ou na VB intra-hepática.[18] A principal alternativa em nosso meio para cálculos impactados ou múltiplos (quando a compactação dos cálculos impede o englobamento dos mesmos) é a colocação de próteses temporárias na via biliar. Essas próteses deslocam os cálculos e, pelo atrito ou pelo uso concomitante de drogas como o Ursacol, provocam fragmentação dos mesmos, facilitando assim a retirada dos concrementos 2 a 3 meses após.[16,21] A colocação de endopróteses biliares definitivas não é indicada no tratamento de doenças benignas, pelo risco de colangite superior a 40% em menos de 1 ano.[16,21]

Embora a CPER com papilotomia endoscópica seja o método mais seguro e efetivo de tratar cálculos de colédoco, o método pode apresentar complicações que, algumas vezes, são fatais. A complicação mais frequente é a pancreatite aguda que ocorre, na maioria das séries, em 2 a 8% dos casos,[12] seguida de sangramento, perfuração, colangite e colecistite aguda. No geral, a morbidade da papilotomia com extração de cálculos é de 5 a 13%.[12] As complicações ocorridas em nossa experiência encontram-se no Quadro 70-1.

Vários estudos multicêntricos demonstraram que os principais fatores relacionados à morbimortalidade pós-papilotomia ou CPER terapêutica, em geral executada por diferentes causas, são a presença de cirrose, de disfunção do esfíncter de Oddi, a falta de proficiência do examinador em endoscopia biliar e consequências dessa própria falta de proficiência no método como: dificuldade de canulação, uso de pré-corte e *rendez-vous* endoscópico-radiológico.[13] Em estudo

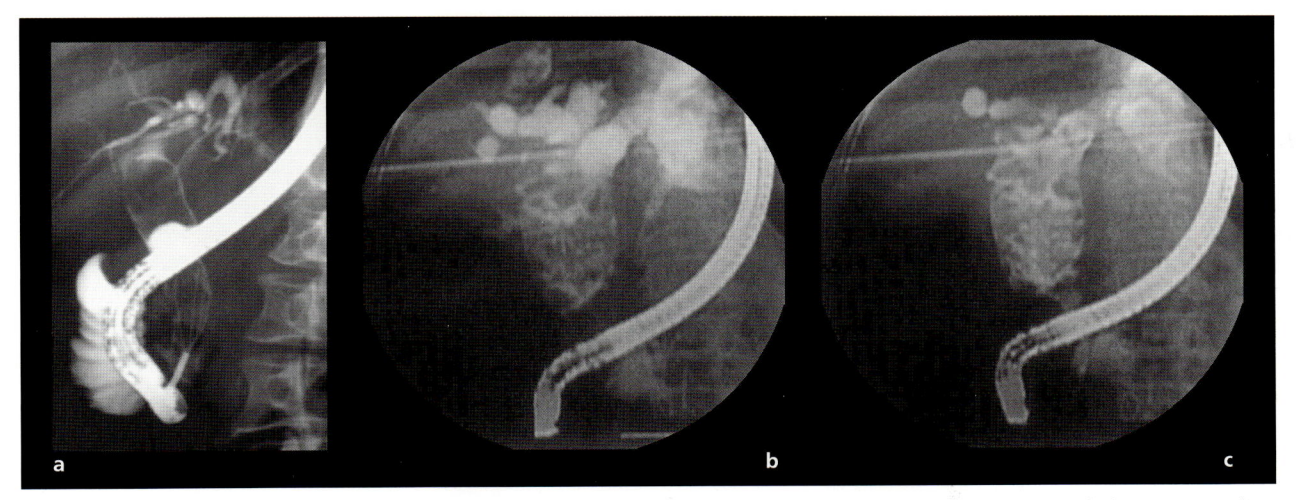

Fig. 70-5. (a-c) Exemplos de insucesso da terapêutica endoscópica. (a) Um imenso cálculo ocupa integralmente o colédoco, não sendo possível sua apreensão com a cesta litotriptora. (b e c) Cisto de colédoco repleto de cálculos, além de cistos intra-hepáticos com cálculos (doença de Caroli, cisto de colédoco IVa).

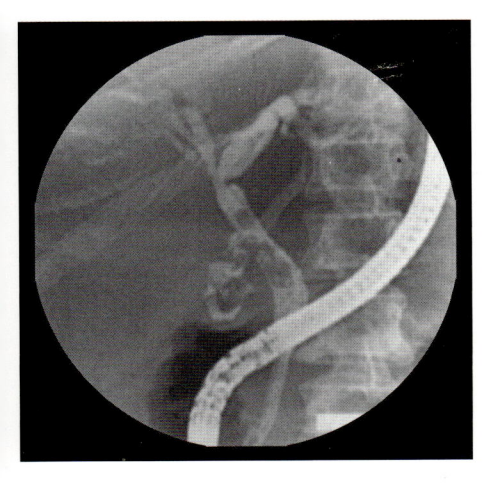

Fig. 70-6. Outro exemplo de falha na terapêutica endoscópica. Os cálculos de colédoco são facilmente removíveis após papilotomia. Entretanto, a neoformação de cálculos no remanescente do ducto cístico impossibilita a remoção endoscópica.

Quadro 70-1. Complicações ocorridas em 2.137 pacientes à papilotomia endoscópica para tratamento da coledocolitíase

Complicação	Frequências	%
Pancreatite aguda	87	4,1
Sangramento	48	2,2
Colangite	21	1
Perfuração	7	0,3
Outras	8	0,4
Total	171	8

Mortalidade em 30 dias = 0,6%.

multicêntrico, avaliando 5.264 CPERs em 4.561 pacientes de 66 centros diferentes (com 24% de CPERs diagnósticas!), houve complicações em 5% dos casos. Os fatores associados a complicação eram dificuldade de canulação, pré-corte, suspeita de disfunção de esfíncter de Oddi e realização da CPER em um centro que realize dois casos ou menos por semana.[44] Em estudo semelhante feito na Áustria, sucesso e menor índice de complicação eram também associados a realização de mais de uma CPER semanal.[20] Em estudo com 3.178 casos em 14 centros chineses avaliando complicações pós-CPER, estas eram associadas a sexo feminino, presença de divertículo peripapilar, tempo de canulação maior que 10 minutos e papilotomia de pré-corte. Para pancreatite pós-CPER, além das variáveis citadas, idade menor que 60 anos também era fator de risco para pancreatite aguda.[43] Na experiência do grupo de Cotton,[9] com 11.497 CPERs em 12 anos, complicações graves ou fatais do procedimento eram associadas a obesidade, presença de comorbidades graves, cálculos gigantes ou pacientes com estenoses malignas da via biliar. Na experiência individual do autor, documentada com 2.137 CPERs para coledocolitíase ao longo de 14 anos, ao contrário dos demais estudos citados, que mesclam CPERs diagnósticas, pacientes com câncer, pancreatite crônica etc., os fatores de risco associados a complicações foram: dificuldade de canulação (tempo de canulação maior que 5 min), uso de pré-corte e colangite à apresentação clínica (13,9% de complicação vs. 5,4% nos sem colangite). A óbito eram associados: idade maior que 60 anos, colangite, complicações pós-CPER (5,8% vs. 0,1% de mortalidade).[2] Dificuldade de canulação e insucesso no procedimento também foram associados a morte do paciente.[30] Uma vez que a pancreatite aguda é a complicação mais frequente após uma CPER, algumas drogas têm sido administradas pré-CPER, com o intuito de reduzir o risco de pancreatite. Entretanto, como, na realidade, essa complicação é um desfecho infrequente (menos de uma vez para cada 20 procedimentos) e essas drogas são caras, o uso profilático de gabexato, corticoide etc. não tem ganho popularidade entre os endoscopistas. Estudos bem elaborados com heparina, gabexato, nifedipina e somatostatina mostram resultados negativos com o emprego dessas drogas.[29] Mesmo que o uso profilático de próteses pancreáticas seja muito enfatizado pela literatura norte-americana, seu uso não é popular fora deste país.[6] Quatro estudos demonstraram ser possível a redução do índice de pancreatite pós-CPER com o uso de anti-inflamatórios não esteroides, entretanto o emprego dessas drogas é pouco utilizado na prática clínica.[12] A perfuração duodenal é a mais temida complicação após uma papilotomia e pode ser resultado de um corte amplo (embora não seja frequente após ampliação de uma papilotomia) ou de lesão no momento da retirada do cálculo ao duodeno, quando este fica impactado. Perfurações de esôfago, estômago ou duodeno causadas diretamente pelo duodenoscópico necessitam de cirurgia imediata, ao contrário de perfurações induzidas pela papilotomia, que podem ser manejadas conservadoramente em 80% dos casos por meio de nutrição parenteral total, antibioticoterapia e colocação de sonda nasogástrica.[12] A dilatação papilar por balão, embora praticamente não tenha ganho adeptos em nosso país, continua sendo popular no Japão.[45] Esta técnica apresenta resultados similares à papilotomia endoscópica no tratamento da coledocolitíase, entretanto não ganhou popularidade em vários países por causa do estudo norte-americano que apresentou um índice altíssimo de pancreatite aguda;[10] porém é fato que essa técnica apresenta frequente necessidade de emprego de litotripsia (com grande aumento de tempo de procedimento e custo), pois o "orifício de trabalho" não é tão amplo como após uma papilotomia. O uso da dilatação papilar por balão tem sido recomendado apenas em pacientes com distúrbios de coagulação e em pacientes que apresentem via biliar distal fina, com cálculo a montante. Em geral, essa situação ocorre em pacientes com variação anatômica e que apresentem a porção distal do colédoco em situação intrapancreática.[22] Por outro lado, em termos de recidiva de sintomas biliares em longo prazo, a dilatação papilar por balão parece ser superior à papilotomia endoscópica (Figs. 70-7 a 70-9).[1]

Após o advento da colecistectomia laparoscópica, a CPER com papilotomia endoscópica, caso necessário, passou a ser indicada para uma grande população de pacientes mais jovens com colecisto-

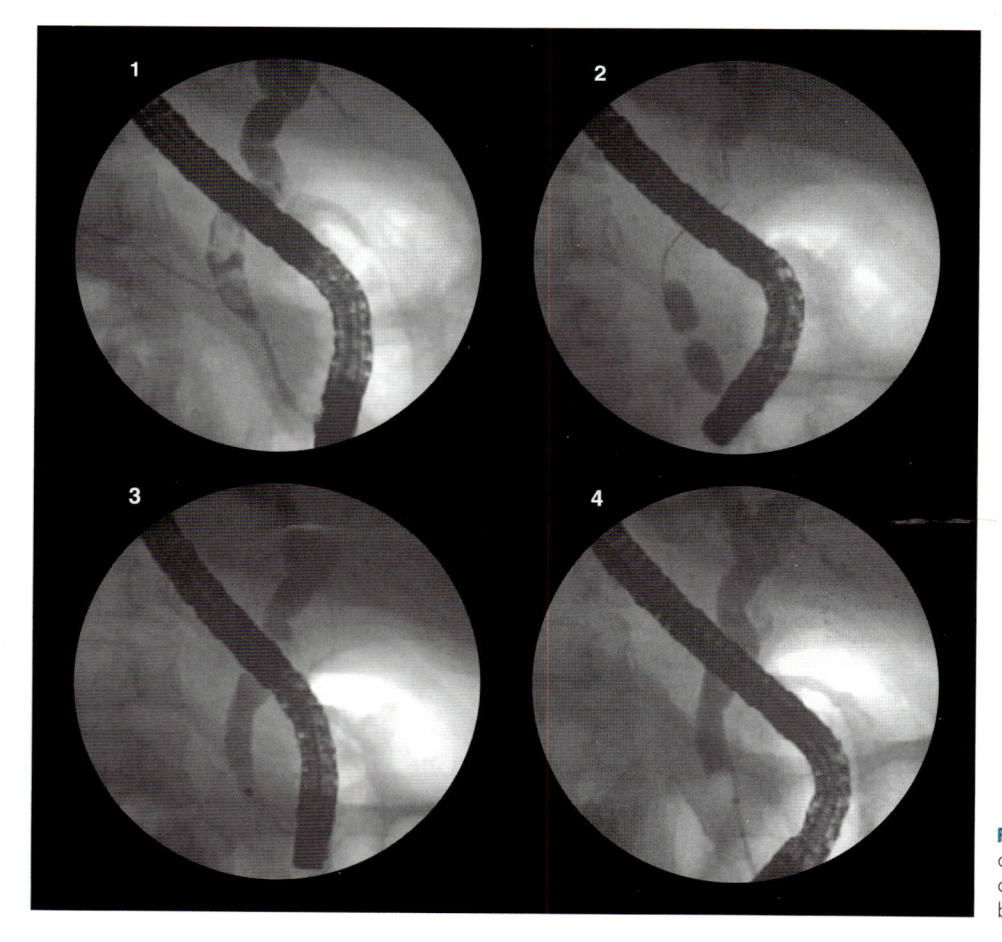

Fig. 70-7. Paciente com coledocolitíase secundária e com via biliar distal fina. Para retirada endoscópica dos cálculos, é necessária a dilatação da via biliar distal com balão.

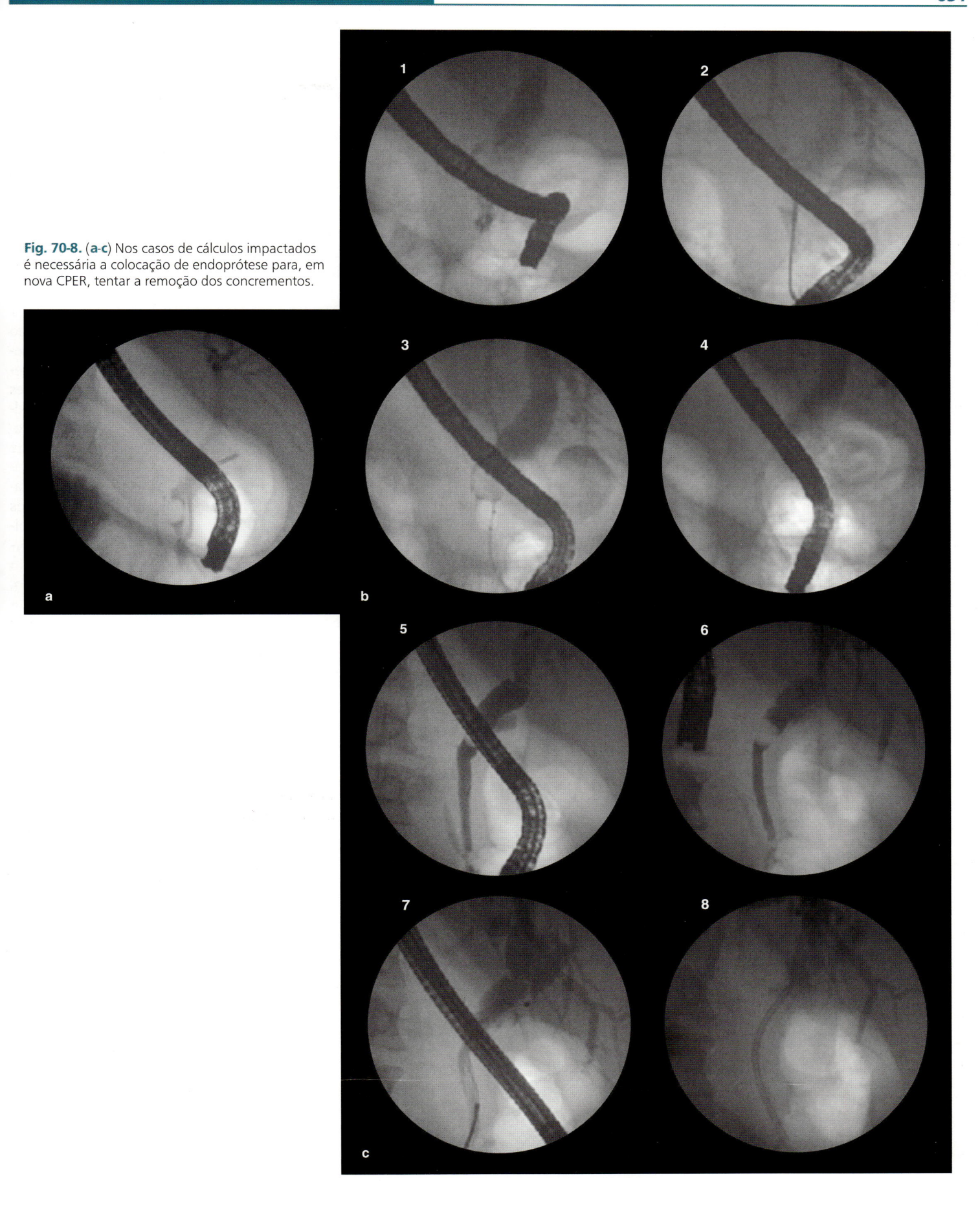

Fig. 70-8. (a-c) Nos casos de cálculos impactados é necessária a colocação de endoprótese para, em nova CPER, tentar a remoção dos concrementos.

coledocolitíase no intuito de preservar os ideais da cirurgia minimamente invasiva: menor tempo de internação hospitalar, menos dor, recuperação mais rápida para as atividades diárias, menor custo, melhor resultado estético e, principalmente, menor morbimortalidade. Apesar de estudos recentes demonstrarem que a papilotomia apresenta uma baixa mortalidade nesse grupo de pacientes, quando comparada à cirurgia convencional (a morbidade da papilotomia será sempre menor não importando o grupo populacional estudado), o procedimento foi originalmente projetado para pacientes já colecistectomizados, idosos ou em mau estado geral.[27] Ao contrário do tratamento endoscópico cuja mortalidade, excetuando os pacientes com infecção biliar, não se altera significativamente com a ida-

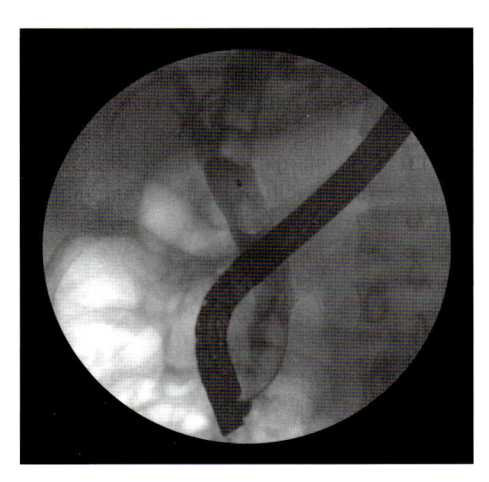

Fig. 70-9. Cálculo de colédoco sendo apreendido com cesta. Como a via biliar distal ao mesmo é dilatada, sua apreensão levará à saída dos cálculos situados mais distalmente.

de e presença de comorbidades, a mortalidade cirúrgica é fundamentalmente determinada por esses fatores, além do grau de icterícia. González et al. relatam 24% de mortalidade em 76 pacientes, com 80 ou mais anos de idade, com coledocolitíase e icterícia e de 4% naqueles sem icterícia submetidos à exploração cirúrgica de VB.[31] Pereira-Lima, Kalil et al. relatam 7,2% de mortalidade em 133 pacientes operados. Nesse grupo de pacientes com icterícia colestática por coledocolitíase a média de idade era de 50 anos.[31] A papilotomia apresenta, na maioria das séries, uma mortalidade de 0,5 a 1%.[22] Pelas razões expostas, a cirurgia convencional tem sido relegada a um terceiro plano na abordagem terapêutica da litíase da VBP. Com a grande evolução da cirurgia laparoscópica, a disputa pela primazia no tratamento da litíase da VBP tem-se concentrado entre endoscopistas e cirurgiões laparoscópicos. Alguns serviços especializados em cirurgia laparoscópica têm relatado resultados excepcionais no tratamento da colecistocoledocolitíase, com eficácia superior a 90% e baixíssima morbimortalidade.[24,25] Comparações entre as abordagens laparoscópica e endoscópica são difíceis de serem feitas, pois em geral essas técnicas tratam grupos distintos de pacientes, embora com a mesma doença. Nas séries laparoscópicas, os cálculos de colédoco geralmente são um achado à colangiografia intraoperatória.[11,24,25] Drouard[11] relata sucesso em 92% dos casos, com mortalidade zero, sendo que dois terços dos pacientes apresentavam litíase assintomática da VBP. Rhodes et al.[33] também referem 92% de sucesso em 129 casos de coledocolitíase descoberta à colangiografia intraoperatória. Em outro clássico estudo de Rhodes et al.,[33] foram randomizados 80 pacientes com coledocolitíase descoberta durante a colangiografia intraoperatória para receber tratamento laparoscópico ou CPER pós-operatória. A morbimortalidade foi igual em ambos grupos, o tempo de hospitalização foi menor no grupo tratado laparoscopicamente, mas, mesmo que a eficácia do tratamento endoscópico fosse maior (92,5% vs. 75%), esta não atingiu significância estatística. Cabe dizer que esse estudo foi liderado por cirurgiões laparoscópicos, o que certamente levou a uma seleção de melhores executores do procedimento em favor da laparoscopia.[33] Outros estudos liderados por cirurgiões laparoscópicos mostram que a CPER pós-operatória é tão eficiente quanto o tratamento laparoscópico, e recente metanálise de quatro estudos com 532 pacientes randomizados demonstrou que a CPER no pré-operatório de uma colecistectomia laparoscópica é tão boa quanto o tratamento laparoscópico.[15]

Apesar do sucesso de alguns grupos, a maioria dos cirurgiões que realizam colecistectomia laparoscópica não apresenta proficiência em abordar laparoscopicamente a VBP, e a experiência local deve ser o primeiro critério de escolha para determinar qual método minimamente invasivo deve ser utilizado para limpar a VBP diante de um paciente com colecistocoledocolitíase.[15] Por essa razão, a CPER permanece sendo indicada com muita frequência no pré-operatório de uma colecistectomia laparoscópica.

A papilotomia endoscópica apresenta resultados em longo prazo semelhantes às técnicas cirúrgicas a céu aberto. Avaliando 201 pacientes com seguimento mediano de 7,5 anos, Pereira-Lima et al.[27] encontraram recidiva de sintomas biliares em 11% dos pacientes colecistectomizados e 20% naqueles que tiveram sua VBP limpa de cálculos e receberam alta hospitalar com a vesícula biliar in situ (p = 0,01). Em análise multivariada, os fatores prognósticos para recidiva de sintomas biliares foram a própria vesícula deixada in situ e uma VBP com diâmetro ≥15 mm à ecografia.[27] Em relação à recidiva de cálculos primários de colédoco pós-papilotomia endoscópica, os fatores prognósticos detectados em análise multivariada foram diâmetro da VBP ≥ 15 mm e presença de divertículos peripapilares. A recidiva de cálculos após 7,5 anos de seguimento foi de 27% nos pacientes com VBP ≥ 15 mm e de 5% naqueles com VBP < 10 mm [RR = 3,94, IC 95% (1,25-12,38), p = 0,019)]. Naqueles com divertículo peripapilar, 16% (9 de 57) desenvolveram cálculos recidivantes, ante 7 de 144 (4,9%) casos sem divertículos justapapilares.[27] Costamagna et al., seguindo 458 pacientes por uma mediana de 6,8 anos, observaram recidiva de sintomas biliares em 11,1%. Nesse estudo, o único fator associado à recidiva de coledocolitíase foi um ducto biliar dilatado.[8] A exemplo do por nós relatado, uma vesícula biliar deixada in situ não é fator de risco para recidiva de coledocolitíase (pois os cálculos passam pela abertura papilar), mas de colecistite e cólica biliar.[27,8] Colédoco bastante dilatado e divertículos justapapilares são achados clínico-endoscópico-radiológicos de pacientes idosos, não se aplicando em sua maioria à população que hoje é submetida à colecistectomia laparoscópica. Deve ser enfatizado que, em nosso estudo já referido, 27% da amostra consistia de complicações cirúrgicas – cálculos recidivantes/residuais, e que na recidiva de coledocolitíase esses pacientes são facilmente tratados através da endoscopia, pois já estão papilotomizados. Na série de Costamagna et al., 40% dos pacientes apresentavam cálculo residual ou recidivante. Os procedimentos cirúrgicos clássicos apresentam resultados semelhantes aos anteriormente descritos. A recidiva de sintomas biliares pós-exploração da VBP durante uma colecistectomia varia de 5 a 16% e na reexploração de VBP (o caso dos pacientes com cálculo residual/recidivante) de 13 a 33%, após seguimentos de 5 a 10 anos.[27] Caso uma papilotomia ou papiloesfincteroplastia cirúrgica seja executada, a recidiva é menos frequente: de 2 a 16% após 4 a 8 anos de seguimento.[27] Mesmo os procedimentos cirúrgicos de drenagem, que são considerados os de escolha em pacientes com colédoco dilatado e cálculos recidivantes/residuais, apresentam recidiva similar. Esta varia de 0 a 28% após 2 a 20 anos de seguimento.[27] No único estudo prospectivo da literatura cirúrgica abordando este tema, a recidiva de sintomas pós-coledocoduodenostomia foi de 17%.[27]

As técnicas laparoscópicas tratam outro grupo de pacientes, em geral, com cálculos secundários e menores. Na abordagem transcística, que lida com cálculos pequenos[25] relatam ausência de recidiva biliar após seguimento médio de 8 anos. Já esses mesmos autores referem 4% de recidiva com coledocotomia laparoscópica.[24] Autores australianos relatam 20,7% de recidiva de sintomas biliares após 5 anos de seguimento com esta técnica.[4]

CONCLUSÃO

Em suma, a papilotomia com extração endoscópica de cálculos biliares é o método de eleição no tratamento da coledocolitíase em pacientes já colecistectomizados e idosos com vesícula in situ não importando o tamanho, a quantidade ou a localização dos cálculos. Em pacientes mais jovens com vesícula in situ, os resultados da abordagem laparoscópica e endoscópica aparentemente se equivalem, entretanto os resultados dessas técnicas não dependem somente da seleção de pacientes, mas da seleção de seus executores. Desta maneira, o tratamento minimamente invasivo da colecistocoledocolitíase deve se basear na proficiência disponível no meio em ambos métodos. A disponibilidade de endoscopistas e cirurgiões laparoscópicos treinados em ambas técnicas favorece o tratamento laparoscópico e, caso esse falhe, a CPER deve ser executada no pós-operatório. A ausência de médicos treinados em qualquer uma das técnicas favorece a CPER no pré-operatório. Em longo prazo, a papilotomia endoscópica apresenta resultados semelhantes às técnicas cirúrgicas de abordagem da VBP, entretanto sua morbimortalidade é indubitavelmente inferior no curto prazo.

REFERÊNCIAS BIBLIOGRÁFICAS

1. Al-Kawas FH. Long-term outcomes after endoscopic management of bile duct stones: to cut or to dilate? Pay me now or pay me later! *Gastrointest Endosc* 2010;72(6.:1192-94.
2. Andriulli A, Loperfido S, Napolitano G et al. Incidence rates of post-ERCP complications: a systematic survey of prospective studies. *Am J Gastroenterol* 2007;102(8):1781-88.
3. Binmoeller KF, Boaventura S, Rampsperger K et al. Endoscopic snare excision of benign adenomas of the papilla of Vater. *Gastrointest Endosc* 1993;39:127-31.
4. Campbell-Lloyd AJ, Martin DJ, Martin IJ. Long-term outcomes after laparoscopic bile duct exploration: a 5-year follow up of 150 consecutive patients. *ANZ J Surg* 2008;78(6).:492-94.
5. Chang WH, Chu CH, Wang TE et al. Outcome of simple use of mechanical lithotripsy of difficult common bile duct stones. *World J Gastroenterol* 2005;11(4):593-96.
6. Choudhary A, Bechtold ML, Arif M et al. Pancreatic stents for prophylaxis against post-ERCP pancreatitis: a meta-analysis and systematic review. *Gastrointest Endosc* 2011;73(2):275-82.
7. Cipolletta L, Costamagna G, Bianco MA et al. Endoscopic mechanical lithotripsy of difficult common bile duct stones. *Br J Surg* 1997;84:1407-9.
8. Costamagna G, Tringali A, Shak SK et al. Long-term follow-up of patients after endoscopic sphincterotomy for choledocholithiasis, and risk factors for recurrence. *Endoscopy* 2002;34:273-79.
9. Cotton PB, Garrow DA, Gallagher J et al. Risk factors for complications after ERCP: a multivariate analysis of 11,497 procedures over 12 years. *Gastrointest Endosc* 2009;70(1):80-88.
10. Disario JA, Freeman ML, Bjorkman DJ et al. Endoscopic balloon dilation compared with sphincterotomy for extraction of bile duct stones. *Gastroenterology* 2004;127(5):1291-99.
11. Drouard F, Passone-Szerzyna N, Berthon JC. Laparoscopic treatment of common bile duct stones. *Hepato-Gastroenterology* 1997;44:16-21.
12. Dumonceau JM, Andriulli A, Deviere J et al. European Society of Gastrointestinal Endoscopy (ESGE). Guideline: prophylaxis of post-ERCP pancreatitis. *Endoscopy* 2010;42(6):503-15.
13. Freeman ML, Nelson DB, Scherman S et al. Complications of endoscopic biliary sphincterotomy. *N Engl J Med* 1996;335:909-18.
14. Garrow D, Miller S, Sinha D et al. Endoscopic ultrasound: a meta-analysis of test performance in suspected biliary obstruction. *Clin Gastroenterol Hepatol* 2007;5:616-23.
15. Gurusamy K, Sahay SJ, Burroughs AK et al. Systematic review and meta-analysis of intraoperative versus preoperative endoscopic sphincterotomy in patients with gallbladder and suspected common bile duct stones. *Br J Surg* 2011;98(7):908-16.
16. Han J, Moon JH, Koo HC et al. Effect of biliary stenting combined with ursodeoxycholic acid and terpene treatment on retained common bile duct stones in elderly patients: a multicenter study. *Am J Gastroenterol* 2009;104(10):2418-21.
17. Hintze RE, Adlera A, Veltzke W. Outcome of mechanical lithotripsy of bile duct stones in an unselected series of 704 patients. *Hepato-Gastroenterology* 1996;43:473-76.
18. Jakobs R, Pereira-Lima JC, Maier M et al. Litotripsia endoscópica à laser em cálculos difíceis não responsivos à litotripsia extracorpórea por ondas de choque. *Arq Gastroenterol* 1997;33:145-50.
19. Jeurnink SM, Poley JW, Steyerberg EW et al. ERCP as an outpatient treatment: a review. Gastrointest Endosc. 2008;68(1):118-23.
20. Kapral C, Duller C, Wewalka F et al. Case volume and outcome of endoscopic retrograde cholangiopancreatography: results of a nationwide Austrian benchmarking project. *Endoscopy* 2008;40(8):625-30.
21. Katsinelos P, Kountouras J, Paroutoglou G et al. Combination of endoprostheses and oral ursodeoxycholic acid or placebo in the treatment of difficult to extract common bile duct stones. *Dig Liver Dis* 2008;40(6):453-59.
22. Meine GC, Baron TH. Endoscopic papillary large-balloon dilation combined with endoscopic biliary sphincterotomy for the removal of bile duct stones (with video). *Gastrointest Endosc* 2011;74(5):1119-26.
23. O'Toole D, Palazzo L. Choledocholithiasis – a practical approach from the endosonographer. *Endoscopy* 2006;38(S1):S23-29.
24. Paganini AM, Guerrieri M, Sarnari J et al. Long-term results after laparoscopic transverse choledochotomy for common bile duct stones. *Surg Endosc* 2005;19(5):705-9.
25. Paganini AM, Guerrieri M, Sarnari J et al. Thirteen years' experience with laparoscopic transcystic common bile duct exploration for stones. Effectiveness and long-term results. *Surg Endosc* 2007 Jan.;21(1):34-40.
26. Pereira-Lima JC, Jakobs R, Busnello JV et al. The role of serum liver enzymes in the diagnosis of choledocholithiasis. *Hepato-Gastroenterology* 1999;47:1552-25.
27. Pereira-Lima JC, Jakobs R, Winter UH et al. Long-term results (7 to 10 years. of endoscopic papillotomy for choledocholithiasis. Multivariate analysis of prognostic factors for the recurrence of biliary symptoms. *Gastrointest Endosc* 1998;48(5):457-64.
28. Pereira-Lima JC, Lopes CV, Garcia AC. Endoscopia na investigação das doenças hepatobiliares. In: Mattos AA, Dantas-Corrêa EB. *Tratado de hepatologia da SBH*. Rio de Janeiro: Rubio 2010. p. 137-46.
29. Pereira Lima JC, Lopes CV, Garcia AC. Cálculos biliares. In: Averbach M et al. Atlas de endoscopia digestiva da SOBED. Rio de Janeiro: Revinter, 2011. p. 389-93.
30. Pereira Lima JC, Reolon JFN, Hamié HBB et al. *Fatores de risco para complicações, sucesso e insucesso no tratamento endoscópico da colédocolitíase*. Análise multivariada de 2137 CPERs em 15 anos. Trabalho apresentado na "X Semana Brasileira do Aparelho Digestivo – SBAD", Porto Alegre, 2011.
31. Pereira Lima JC, Rynkowski CB, Rhoden EL. Endoscopic treatment of choledocholithiasis in the era of laparoscopic cholecystectomy: prospective analysis of 386 patients. *Hepato-Gastroenterology* 2001;48:1271-74.
32. Rábago L, Guerra I, Moran M et al. Is outpatient ERCP suitable, feasible, and safe? The experience of a Spanish community hospital. *Surg Endosc* 2010;24(7):1701-6.
33. Rhodes M, Sussman L, Cohen L et al. Randomised trial of laparoscopic exploration of common bile duct versus post-operative endoscopic retrograde cholangiography for common bile duct stones. *Lancet* 1998;351:159-61.
34. Riemann JF, Seuberth K, Demling L. Clinical application of new mechanical lithotripter for smashing common bile duct stones. *Endoscopy* 1982;14:411-14.
35. Shaw MJ, Mackie RD, Moore JP et al. Results of a multicenter trial using a mechanical lithotripter for the treatment of large bile duct stones. *Am J Gastroenterol* 1993;88:730-33.
36. Tham TCK, Lichtenstein DR, Vandervoort J et al. Role of endoscopic retrograde cholangiopancreatography for suspected choledocholithiasis in patients undergoing laparoscopic cholecystectomy. *Gastrointest Endosc* 1998;47:50-56.
37. Tse F, Barkun JS, Barkun AN. The elective evaluation of patients with suspected choledocholithiasis undergoing laparoscopic cholecystectomy. *Gastrointest Endosc* 2004;60:437-48.
38. Tse F, Liu L, Barkun AN et al. EUS: a meta-analysis of test performance in suspected choledocholithiasis. *Gastrointest Endosc* 2008;67:235-44.
39. Vázquez Sequeiros E, González Panizo Tamargo F, Boixeda-Miquel D et al. Diagnostic accuracy and therapeutic impact of endoscopic ultrasonography in patients with intermediate suspicion of choledocholithiasis and absence of findings in magnetic resonance cholangiography. *Rev Esp Enferm Dig* 2011;103:464-71.
40. Verma D, Kapadia A, Eisen GM et al. EUS vs MRCP for detection of choledocholithiasis. *Gastrointest Endosc* 2006;64:248-54.
41. Wan XJ, Xu ZJ, Zhu F et al. Success rate and complications of endoscopic extraction of common bile duct stones over 2 cm in diameter. *Hepatobiliary Pancreat Dis Int* 2011;10(4):403-7.
42. Wang DQH, Afdhal Nh. Gallstone disease. In: Feldman M, Friedman LS, Brandt LJ. Sleisenger and fordtran´s gastrointestinal liver disease. Philadelphia: Saunders, Elsevier, 2010. p. 1089-120.
43. Wang P, Li ZS, Liu F et al. Risk factors for ERCP-related complications: a prospective multicenter study. *Am J Gastroenterol* 2009;104(1):31-40.
44. Williams EJ, Taylor S, Fairclough P et al. Risk factors for complication following ERCP: results of a large-scale, prospective multicenter study. *Endoscopy* 2007;39(9):793-801.
45. Yasuda I, Fujita N, Maguchi H et al. Long-term outcomes after endoscopic sphincterotomy versus endoscopic papillary balloon dilation for bile duct stones. *Gastrointest Endosc* 2010;72(6):1185-91.

CAPÍTULO 71

COLANGITE AGUDA

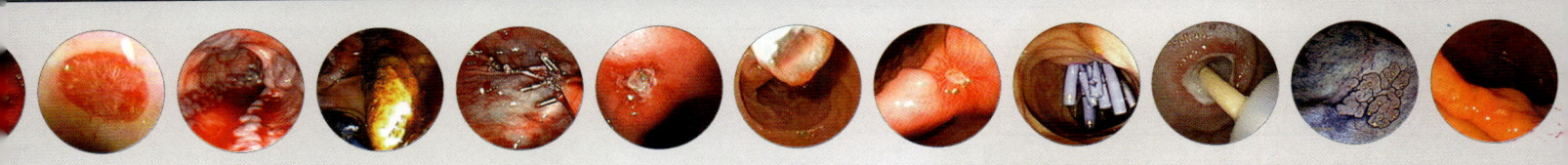

Evandro de Oliveira Sá ■ Simone Guaraldi

INTRODUÇÃO

Colangite aguda é uma grave síndrome clínica potencialmente fatal, caracterizada por febre, icterícia e dor abdominal, que se desenvolve como resultado da estase e infecção do trato biliar. O termo colangite foi primeiramente descrito por Jean Martin Charcot[8] em 1877, que descreveu um quadro clínico que denominou *fievre intermittente hepatique*, caracterizado por dor no hipocôndrio direito, febre e icterícia, que ficou conhecido posteriormente como "tríade de Charcot". Em 1959, Reynolds e Dargan[28] descreveram cinco casos de uma forma particularmente letal, designada por eles como colangite obstrutiva aguda, caracterizada pela "tríade de Charcot" acrescida de alterações da consciência e choque, constituindo a "pêntade de Reynolds" (dor no hipocôndrio direito, febre, icterícia, alterações da consciência e choque), concluindo que a descompressão precoce da árvore biliar é indispensável para a reversão do quadro clínico.

Em 1980, Boey e Way[6] reviram os termos colangite supurativa (caracterizando a presença de pus sob alta pressão nas vias biliares), colangite não supurativa e colangite obstrutiva supurativa e os acharam imprecisos e insatisfatórios. Verificaram que a presença de bile purulenta nem sempre condiz com o quadro clínico do paciente e que a sepse pode ocorrer na forma não supurativa. Esses autores mostraram que a gravidade clínica representa um balanço entre a virulência da espécie bacteriana, o grau de obstrução das vias biliares e a transformação purulenta da bile, por um lado; e a resistência do paciente (que está relacionada à idade, aos estados nutricional e cardiopulmonar) e a concomitância de doenças associadas, por outro.

Aceita-se, atualmente, que a designação colangite abranja desde formas leves, de resolução rápida à antibioticoterapia, até quadros gravíssimos, de alta letalidade (pêntade de Reynolds), além de formas intermediárias.[6,25]

FISIOPATOLOGIA

Colangite aguda é causada basicamente por infecção bacteriana. Os microrganismos geralmente ascendem do duodeno, sendo a contaminação por via hematogênica da veia porta uma fonte de infecção menos frequente.[35] A obstrução biliar aumenta a pressão intrabiliar, que é um evento patogenético fundamental no desenvolvimento da colangite aguda. No caso de contaminação hematogênica, o aumento da pressão intrabiliar leva a migração de bactérias da circulação portal para dentro do trato biliar, com colonização subsequente resultando em alta incidência de bacteremia.[35] Além disso, o aumento da pressão intrabiliar afeta de modo adverso os mecanismos de defesa, entre eles: junções hepáticas; células de Kupfer; fluxo biliar e produção de IgA,[35] consequentemente levando a uma translocação de bactérias e endotoxinas bacterianas na corrente sanguínea. A ocorrência de bacteremia e endotoxemia está diretamente relacionada à pressão intrabiliar aumentada. Deve ser enfatizado que a colonização da bile sem obstrução não causa colangite aguda[27] e que a obstrução do trato biliar sem colonização bacteriana resulta apenas em icterícia obstrutiva.[15]

A bile de pacientes sem obstrução é estéril, pois o esfíncter de Oddi normalmente oferece uma barreira mecânica efetiva ao refluxo duodenal e à infecção bacteriana ascendente.[10] O direcionamento distal contínuo do fluxo biliar associado à atividade bacteriostática dos sais biliares ajuda a manter a bile estéril. A secreção de IgA e de muco biliar, provavelmente, funciona como fator antiaderente, prevenindo assim a colonização bacteriana. Quando esta barreira de defesa é rompida (após esfincterotomia endoscópica, cirurgia no colédoco ou colocação de endoprótese biliar), as bactérias patogênicas entram no sistema biliar em altas concentrações, predispondo à colangite aguda. Esta se desenvolve frequentemente após a manipulação endoscópica ou percutânea da via biliar cuja drenagem tenha sido incompleta ou que evolua com obstrução tardia. Entretanto, as bactérias, em pequeno número de casos, podem passar espontaneamente através do esfíncter de Oddi. A presença de um corpo estranho biliar, como um cálculo ou endoprótese, pode agir como um nicho para a colonização bacteriana. Aproximadamente 70% de todos os pacientes com cálculos têm evidência de bactéria em sua bile.[10,26]

ETIOLOGIA

Os fatores predisponentes mais importantes para a colangite aguda são obstrução e estase biliar secundárias a cálculo ou estenose benigna ou maligna e estão resumidos no Quadro 71-1. Cálculos cole-

Quadro 71-1. Fatores predisponentes para colangite aguda

Cálculos biliares
■ Coledocolitíase
■ Hepatolitíase (colangite piogênica)
■ Síndrome de Mirizzi

Causas não litiásicas benignas
■ Estenose de anastomose biliar
■ Estenose ampular
■ Cistos de colédoco
■ Divertículo periampular
■ Colangite esclerosante primária
■ Parasitas *(Ascaris lumbricoides, Clonorchis sinensis, Fasciola hepatica)*
■ AIDS *(cryptosporidium, microsporidium, cytomegalovirus)*

Estenoses malignas
■ Colangiocarcinoma
■ Carcinoma do pâncreas
■ Carcinoma da papila de Vater

Outros
■ Instrumentação biliar endoscópica com drenagem incompleta (CPER)
■ Obstrução ou migração de endoprótese biliar precoce ou tardia

docianos incidem em 10 a 15% dos casos e são a causa mais comum de obstrução biliar na população ocidental. Isso predispõe à entrada de bactérias do duodeno no ducto biliar, facilitando a colonização da bile e consequentemente o aparecimento da colangite. Pacientes com divertículos duodenais, ou com alterações cirúrgicas que apresentam ductos dilatados, são candidatos a desenvolver cálculos biliares e, consequentemente, apresentam maior risco de colangite.

A obstrução biliar maligna não é uma causa comum de colangite, a menos que resulte de prévia instrumentação biliar ou colocação de endopróteses, principalmente com drenagem biliar incompleta. A instrumentação de ductos biliares obstruídos sem drenagem subsequente aumenta o risco de infecção, especialmente após a injeção de contraste ou múltiplas passagens de fio-guia no segmento não drenado. Nessas situações a antibioticoprofilaxia é preconizada nos pacientes com obstrução biliar que vão se submeter a colangiopancreatografia endoscópica retrógrada (CPER).[16]

A drenagem de segmentos contrastados é mandatória e sempre deve ser tentada, principalmente nos pacientes com obstrução hilar avançada (Bismuth II-IV). A obstrução biliar tardia de endopróteses plásticas ocorre pela formação de biofilme bacteriano e lama biliar, podendo ser causa de colangite. A obstrução de endopróteses metálicas acontece basicamente por crescimento tumoral sobre ou através de sua malha e também pela formação de lama biliar. A migração de qualquer endoprótese resulta em obstrução ductal e predispõe à colangite.

Entre outras causas para colangite, as estenoses de anastomoses biliares têm sido mais frequentes em decorrência de cirurgias da via biliar, principalmente nos transplantes hepáticos. A colangite esclerosante primária e a colangiopatia por SIDA são causas menos frequentes de colangite.

BACTERIOLOGIA

Os pacientes que apresentam coledocolitíase têm uma maior probabilidade de culturas positivas na bile do que aqueles com cálculos na vesícula ou no ducto cístico.[10] No estudo de Leung *et al.*,[22] 80% dos cálculos com pigmento marrom tiveram culturas positivas e cerca de 84% mostraram à microscopia eletrônica evidência de estrutura bacteriana. Os microrganismos identificados nas culturas foram típicos daqueles vistos em colangites agudas (enterococos – 40%, *Escherichia coli* – 17%; *Klebsiella* spp – 10%), embora a relação entre enterococos e *E. coli* tenha sido inversa daquela normalmente encontrada na bile infectada. Algumas das características das bactérias que podem aumentar a sua patogenicidade incluem: 1) flagelos de enterobactérias Gram-negativas (facilitam a agregação bacteriana à superfície de cálculos ou endopróteses) e 2) matriz composta de exopolissacarídeos (protegem as bactérias contra os mecanismos de defesa do hospedeiro, dificultando a penetração de antibióticos).[22]

A cultura da bile, dos cálculos biliares e das endopróteses biliares obstruídas são positivas em mais de 90% dos casos, proporcionando uma variedade de bactérias Gram-negativas e positivas. As bactérias isoladas mais comuns são de origem colônica.[38] A *Escherichia coli* é a bactéria Gram-negativa mais comum (25 a 50%), seguida por *Klebsiella species* (15 a 20%) e *Enterobacter species* (5 a 10%). A bactéria Gram-positiva mais comum é a *Enterococcus species* em cerca de 10 a 20%. Os anaeróbios, entre eles os *Bacteroides* e *Clostrídeos*, estão presentes na colangite como infecção associada. Isoladamente, raramente são microrganismos infectantes, e não está claro se desempenham um papel importante na colangite aguda. Os anaeróbios parecem ser mais comuns após infecções de repetição, cirurgia na árvore biliar ou procedimentos endoscópicos na via biliar.

MANIFESTAÇÕES CLÍNICAS

Como a colangite abrange um espectro que inclui desde formas leves, que representam de 70 a 90% dos pacientes,[24] até estádios gravíssimos da doença, de alta mortalidade,[28] suas manifestações clínicas também variam. A clássica tríade de Charcot – febre, icterícia e dor no quadrante superior direito-ocorre em somente 50 a 75% dos pacientes com colangite aguda.[29] Confusão mental e hipotensão podem ocorrer em pacientes com colangite supurativa, produzindo a pêntade de Reynold (5 a 7%), a qual está associada a elevada morbidade e mortalidade.[11] A febre é o sintoma mais comum em pacientes com colangite e está presente em 90% dos pacientes. Dor abdominal pode estar presente, mas é de leve a moderada intensidade e pode estar relacionada à presença de cálculos ductais. Em pacientes idosos ou naqueles em uso de corticoides, a hipotensão pode ser o único sintoma presente, enquanto o choque séptico em casos muito graves pode levar à falência múltipla de órgãos. Outro possível sintoma é o íleo paralítico. O diagnóstico diferencial inclui: abscesso hepático, cistos coledocianos infectados, colecistite aguda, pneumonia/empiema do lobo inferior do pulmão direito, hepatite aguda, pancreatite aguda. A hepatolitíase pode ser suspeita quando o paciente é de origem asiática (colângio-hepatite oriental).

Os sinais de agravamento do quadro são decorrentes do regime de hipertensão que se instala no sistema biliar, levando os microrganismos e suas toxinas a serem lançados sob pressão diretamente na corrente sanguínea através dos canalículos biliares. Portanto, a colangite aguda é causa de choque séptico, pois, além da sepse, coexistem hipotensão arterial e sinais de hipoperfusão tecidual (alterações mentais). Como em todo choque circulatório, hipotensão arterial e volemia não corrigidas, rapidamente, ocasionam a hipoperfusão tecidual e a síndrome da disfunção orgânica múltipla, condição associada a elevado grau de mortalidade.[4] Torna-se, portanto, indispensável identificar, de início, o subgrupo de pacientes que apresentará evolução grave da doença e que se beneficiará com um tratamento precoce e agressivo. Neste sentido, Gigot *et al.*[14] fizeram uma análise retrospectiva multivariada de fatores de risco na colangite aguda e identificaram 24 com significado prognóstico, sete dos quais independentemente significativos em prever mortalidade. São eles: insuficiência renal aguda, presença de abscesso hepático associado ou de cirrose, colangites secundárias a estenoses biliares malignas proximais ou após colangiografia percutânea trans-hepática, sexo feminino, idade maior que 50 anos, cirrose, comorbidades associadas.

AVALIAÇÃO LABORATORIAL

Apesar do diagnóstico tomar por base os dados clínicos, exames laboratoriais devem ser solicitados e podem ajudar no estabelecimento do diagnóstico de colangite e de sua gravidade.

Os exames laboratoriais de rotina revelam leucocitose (predomínio de neutrófilos bastões) e as provas de função hepática mostram um padrão colestático, com aumento da fosfatase alcalina (FA), da gamaglutamiltranspeptidade (GGT) e das bilirrubinas predominantemente da fração conjugada (ou direta). A amilase pode estar aumentada em 2 ou 3 vezes o valor normal, podendo sugerir pancreatite aguda associada. Os aumentos da FA e da GGT correlacionam-se com o grau de obstrução da via biliar e o seu tempo de evolução. A elevação da proteína C reativa contribui para firmar o diagnóstico de quadro infeccioso, porém sua maior utilidade é no acompanhamento evolutivo da sepse. Entretanto, um padrão laboratorial de necrose hepática aguda pode ser visto, no qual as transaminases podem estar tão elevadas quanto 1.000 UI/L. Esse é um achado que pode refletir a formação de microabscessos hepáticos. A biópsia hepática, se realizada nesses casos, mostra a presença de neutrófilos nos colangíolos e pequenos abscessos associados à necrose hepatocitária. Nos pacientes graves devem ser dosados: lactato (sangue arterial, guarda relação com a gravidade e a mortalidade), três hemoculturas seriadas (em geral, positivas em 50% dos pacientes[5,6,25,37]) e gasometria arterial.

Habitualmente, observa-se uma combinação de leucocitose com desvio à esquerda em mais de 80% dos casos, hiperbilirrubinemia, elevação da fosfatase alcalina, da gama-glutamiltranspeptidase, além de elevação das aminotransferases.[6,10,31,37] Culturas também devem ser obtidas, quando possível, da bile ou das endopróteses retiradas na realização da colangiopancreatografia endoscópica retrógrada (CPER). A antibioticoterapia deve ser direcionada para os microrganismos isolados nessas culturas.[38]

DIAGNÓSTICO POR IMAGEM

Em conjunto com a abordagem clínica e os exames laboratoriais que sugerem o diagnóstico de colangite aguda, na maioria das vezes, os estudos de imagem estabelecem o diagnóstico etiológico, além de contribuírem na detecção de possíveis complicações, como o abscesso hepático.

A ultrassonografia abdominal (USG) como estudo de imagem inicial nos pacientes suspeitos de apresentar colangite pode ajudar a evidenciar a presença de dilatação e cálculos nos ductos biliares. Entretanto, é falha em identificar pequenos cálculos nos ductos biliares (10 a 20% dos casos), principalmente quando existe obstrução aguda ou ainda não houve tempo suficiente para os ductos se dilatarem de forma significativa. Em relação à coledocolitíase, por exemplo, sua sensibilidade situa-se em torno de 70%.[16]

A tomografia computadorizada (TC) abdominal convencional pode ser utilizada nos pacientes com suspeita de obstrução maligna nas vias biliares para avaliar a existência de metástases para os órgãos vizinhos, para avaliação de pacientes com pancreatite crônica e/ou para detecção de abscessos intra-hepáticos em pacientes com colangite aguda grave.[23] A TC com colangiografia helicoidal por injeção de meio de contraste é o método que oferece resultados semelhantes aos da CPER, porém apresenta limitações. Entre as quais, cita-se a dificuldade dos pacientes graves em manter apneia, altos níveis de bilirrubinemia com risco de insuficiência renal e reações alérgicas ao meio de contraste.

A ecoendoscopia ou ultrassonografia endoscópica (USE) é outro excelente método de imagem, com alta sensibilidade para o diagnóstico de cálculos biliares e para definir outras anormalidades nas vias biliopancreáticas, como estenoses e malignidades. É o método de escolha em algumas instituições para avaliar pacientes estáveis clinicamente com pouca ou moderada suspeita de cálculos ductais, sendo essencial para avaliar pacientes graves em UTI ou outros pacientes nos quais a CPER esteja contraindicada.[16] Outra vantagem é a obtenção de amostras de tecido através de punção aspirativa por agulha fina para o diagnóstico definitivo, caso cálculos não sejam encontrados.[1]

A ressonância magnética (RM) com colangiopancreatografia por ressonância magnética (CPRM) é uma técnica de imagem não invasiva com a vantagem de não se utilizar o meio de contraste, uma vez que utiliza a própria bile para delinear a árvore biliopancreática. A CPRM apresenta alta sensibilidade e especificidade no diagnóstico da obstrução biliar.[3] Ela pode identificar cálculos biliares ou outras anormalidades ductais principalmente nos pacientes pós-colecistectomizados e/ou na eventualidade de falha diagnóstica por outras técnicas.[7,19,32] Mas tem limitada sensibilidade para cálculos menores que 6 mm de diâmetro, além do que a qualidade das imagens varia para cada instituição. Na presença de ductos biliares principais dilatados, este exame tem de 90 a 95% de concordância com a CPER em diagnosticar cálculos maiores que 1 cm de diâmetro.[7,19] Alguns autores recomendam seu uso quando o quadro de colangite não é considerado grave e o risco da realização da CPER é alto. Por esse raciocínio, postulam que, se a tríade de Charcot estiver presente, a realização da CPER terapêutica com drenagem biliar e resolução da obstrução não deve ser retardada.

A CPER ainda é considerada o padrão ouro para o diagnóstico da colangite ascendente, pois, além de estabelecer a causa e o nível da obstrução, permite também o seu tratamento e a drenagem da árvore biliar. Atualmente não existe espaço para a CPER puramente diagnóstica em vista dos métodos diagnósticos por imagem largamente disponíveis e por ser a CPER associada a complicações. A melhor abordagem dos pacientes com suspeita de colangite vai depender da estabilidade clínica do paciente e do grau de suspeita clínica de colangite. Pacientes com alta possibilidade de colangite e naqueles com baixa ou moderada possibilidade mas que estão clinicamente graves e não respondem a antibioticoterapia devem ir diretamente para a CPER para descompressão biliar. Os outros pacientes estáveis e com baixa possibilidade de colangite devem ser considerados para métodos diagnósticos menos invasivos.[2,16]

TRATAMENTO

Medidas gerais

O princípio do tratamento da colangite aguda é o uso de antibióticos de largo espectro por via venosa e o estabelecimento da drenagem biliar. As medidas gerais incluem hidratação endovenosa adequada, correção dos distúrbios eletrolíticos e de coagulação e monitorização contínua dos sinais vitais para diagnóstico precoce de sepse. Nessa situação, é essencial a monitorização para falência múltipla de órgãos, com o paciente internado em unidade de tratamento intensivo. Em relação à correção dos distúrbios de coagulação, existem poucos dados na literatura para estabelecer com precisão o limite de segurança do INR ou da contagem de plaquetas, quando da indicação da esfincterotomia endoscópica. Alguns autores estabelecem o valor abaixo de 1,4 como o limite de segurança para a realização da esfincterotomia endoscópica.[16]

O uso de AINH ou aspirina em doses baixas não conferem risco aumentado de sangramento, mas o uso do clopidogrel (um potente inibidor plaquetário) deve ser considerado na realização da CPER, e o procedimento deve ser contraindicado se não puder ser suspenso por alguns dias. Se o paciente persistir com distúrbio da coagulação e a CPER não puder ser adiada, outras alternativas como a administração de plasma fresco podem ser utilizadas para rapidamente corrigir essas alterações. Outras alternativas como o uso de balões para dilatação da papila de Vater ou a colocação de endopróteses ou drenos nasobiliares podem ser utilizadas para auxiliar, respectivamente, na retirada de cálculos e na drenagem biliar temporária até que seja feito o tratamento definitivo.

Antibioticoterapia

Poucos são os dados e nenhum consenso existe a respeito do melhor regime inicial de antibióticos para a colangite aguda.[13,22,31,34,38] O tratamento com antibióticos betalactâmicos parece ser tão efetivo quanto o tratamento com ampicilina e gentamicina, apresentando menor toxicidade.[13] As fluoroquinolonas parecem ter taxas relativamente altas de excreção biliar.[22] O estudo de Sung et al.[34] mostrou que a ciprofloxacina pode ser tão efetiva quanto a terapia tríplice com ceftazidima, ampicilina e metronidazol. Em caso de insuficiência renal, o aminoglicosídeo deve ser substituído por ciprofloxacina.[34]

De modo geral, a terapia antibiótica empírica para colangite ascendente deve incluir administração parenteral de antibióticos com amplo espectro, tomando por base a provável fonte de infecção, até que os resultados das hemoculturas estejam disponíveis. De um modo geral antibioticoterapia com cobertura para enterococos e anaeróbios deve ser instituída, principalmente em pacientes idosos, com doença grave e endopróteses biliares in situ. A excreção biliar da maioria dos antibióticos é comprometida na prensa da obstrução biliar. Assim, a descompressão biliar precoce é essencial para restaurar a penetração dos antibióticos e permitir a drenagem da bile purulenta. O tempo de duração da antibioticoterapia é determinado pela resposta clínica e a presença de bacteremia, podendo ser de 7 a 10 dias ou até por mais tempo, se houver hemoculturas positivas.[38] Assim, sugere-se o seguinte regime antibiótico.[1]

- Monoterapia com um inibidor de betalactamase como a ampicilina-sulbactam (3 g EV a cada 6 horas) ou piperacilina/tazobactam (3,375 g EV a cada 6 horas) ou ticarcilina-clavulanato (3,1 g EV a cada 4 horas).
- Metronidazol (500 mg EV a cada 6 horas) + cefalosporina de 3ª geração, como a ceftriaxone (1 g EV a cada 24 horas).
- Monoterapia com um carbapenem, como o imipenem (500 mg EV a cada 6 horas) ou meropenem (1 g EV a cada 8 horas) ou ertapenem (1 g EV a cada 24 horas).
- Metronidazol (500 mg EV a cada 8 horas) + fluoroquinolona (ciprofloxacina 400 mg EV a cada 12 horas ou levofloxacina 500 mg EV a cada 24 horas).

Drenagem biliar

A descompressão biliar é essencial nos pacientes com colangite. Ela pode ser realizada através de endoscopia (CPER), da abordagem percutânea trans-hepática ou por cirurgia. Dos pacientes com colangite aguda, aproximadamente 80% responderão ao tratamento conservador com antibioticoterapia, e a drenagem biliar "pode" ser realizada de modo eletivo. Em 15 a 20% dos casos, não há melhora clínica nas primeiras 24 horas com o tratamento conservador, sendo necessária a descompressão biliar. Os critérios clínicos sugestivos de mau prognóstico e que justificam a urgência deste procedimento são: dor abdominal persistente; hipotensão arterial apesar da adequada ressuscitação volumétrica; febre acima de 39°C; e confusão mental.

Drenagem endoscópica

A abordagem endoscópica na colangite aguda oferece vários benefícios em relação a outras técnicas. Dentre elas destacam-se o estudo da anatomia ductal, o diagnóstico das patologias associadas, a coleta da bile para estudo microbiológico, a possibilidade de realização de biópsias, além de permitir o tratamento definitivo na maioria dos casos.

A esfincterotomia endoscópica da papila de Vater com extração de cálculos biliares e/ou introdução de endopróteses biliares é o procedimento de escolha para o estabelecimento de drenagem biliar em pacientes com colangite aguda.[17] Cálculos biliares podem ser removidos com sucesso em mais de 95% dos pacientes após a esfincterotomia, e o momento ideal para sua realização vai depender das condições clínicas do paciente. Após as medidas iniciais, como o restabelecimento do equilíbrio hidreletrolítico, a correção dos distúrbios de coagulação e a antibioticoterapia, a CPER deve ser realizada prontamente nos pacientes que não melhoram com essas medidas ou que já apresentam sinais de choque séptico. Nos pacientes estáveis que melhoram com o suporte clínico, a CPER pode ser retardada em até 24 a 48 h. Estudos retrospectivos demonstram que a realização precoce da CPER (24 h) mostrou uma redução de 36% na gravidade dos pacientes em comparação com aqueles que realizaram CPER tardia (72 h).[16]

Com relação a detalhes técnicos no momento da realização da CPER e presença de colangite supurativa, alguns cuidados devem ser tomados para evitar o agravamento da condição hipertensiva intrabiliar preexistente. Uma vez que seja alcançado o cateterismo biliar profundo, cerca de 20 a 40 mL de bile devem ser aspirados para descomprimir a via biliar e para retirar amostras de bile para cultura e bacteriologia. A injeção de contraste durante o cateterismo biliar deve ser a mínima possível e somente em quantidade suficiente para definir a causa e o local da obstrução, a menos que causas intra-hepáticas de obstrução sejam suspeitas. A terapia definitiva com a realização de esfincterotomia endoscópica e extração dos cálculos, quando confirmados, pode ser realizada em pacientes com quadro clínico estável. Nos pacientes graves com choque séptico, esforços devem ser feitos no sentido de diminuir o tempo do procedimento enquanto se proporciona adequada drenagem biliar. O tratamento definitivo deve ser feito posteriormente, assim que as condições clínicas permitirem.

Leung et al.[21] demonstraram que a descompressão endoscópica de urgência pode ser utilizada de modo eficiente em pacientes críticos, com baixa morbidade. A mortalidade observada de 4,7% é inferior à da cirurgia de urgência, a qual pode alcançar níveis superiores a 40%. Outros autores[12,20,39] publicaram valores semelhantes, embora em estudos retrospectivos não randomizados. Lai et al.[18] relataram que na esfincterotomia endoscópica em pacientes com colangite aguda grave a taxa de morbidade do procedimento endoscópico foi a metade da encontrada no procedimento cirúrgico (34% × 66%). Nesse mesmo estudo, a taxa de mortalidade foi equivalente a um terço daquela relacionada à cirurgia convencional (10% × 32%). De modo semelhante, Sugiyama demonstrou que, em pacientes idosos, as taxas de morbimortalidade foram menores na drenagem endoscópica do que na drenagem percutânea.[33] Em 1997, Classen et al.[9] revisaram os resultados da esfincterotomia endoscópica na colangite aguda, por meio de metanálise em publicações ao longo de 20 anos. Encontraram morbidade de 8,8% e mortalidade de 2%.

Nos pacientes com colangite severa, ou naqueles cuja drenagem tenha sido considerada inadequada pela presença de cálculos grandes ou mesmo nos pacientes muito graves que não possam ser transportados para a unidade radiológica para o procedimento endoscópico, a drenagem biliar pode ser realizada por meio de um cateter nasobiliar (CNB) ou pela introdução de uma endoprótese plástica, com ou sem a realização da esfincterotomia. Esta, por sua vez, embora facilite a passagem de endopróteses de maior calibre (10 e 11,5 Fr) ou em maior número pela papila, apresenta risco aumentado de sangramento mesmo na ausência de coagulopatias.[16]

A decisão de realizar a esfincterotomia deve ser individualizada. Se a coagulopatia está presente ou se o paciente encontra-se instável, a colocação de uma endoprótese (7Fr) ou CNB, sem esfincterotomia, é geralmente recomendada por curtos períodos e produz resultados satisfatórios.[2] Recentemente, em estudo randomizado, Sharma et al.[30] compararam a eficácia e segurança da colocação de endopróteses de 7 e 10 Fr em pacientes com colangite aguda grave sem a realização da esfincterotomia. A drenagem biliar foi igualmente efetiva nos dois grupos de 20 pacientes, com melhora das condições clínicas em 3 a 4 dias e sem complicações. Eles concluem que o sucesso da drenagem biliar não foi afetado pelo calibre da endoprótese. As Figuras 71-1 e 71-2 mostram um momento do tratamento endoscópico com saída de pus pela papila e pela endoprótese. Outros estudos prospectivos demonstraram que não houve diferença no resultado da drenagem quando foram utilizados tanto a endoprótese quanto o cateter nasobiliar na colangite aguda.[2] O CNB tem a vantagem de proporcionar uma descompressão biliar ativa por aspiração contínua ou intermitente, além de coletar bile para cultura e antibiograma. Como desvantagem, ele causa um desconforto ao paciente, com possibilidade de deslocamento ou dobra e impedindo satisfatória drenagem biliar.

Em presença de estenoses biliares benignas preconiza-se a colocação de duas ou mais endopróteses plásticas biliares de maior calibre, para facilitar uma melhor drenagem, que devem ser trocadas periodicamente a cada 3 ou 4 meses.

Obstrução biliar maligna é uma causa infrequente de colangite aguda, pela própria obstrução tumoral que dificulta o refluxo do conteúdo duodenal para a via biliar, a não ser que tenha havido instrumentação biliar por endoscopia prévia e sem que haja drenagem satisfatória. Após a colocação de endopróteses, plásticas ou metálicas, os pacientes apresentam um risco elevado de desenvolver colangite, pois cedo ou tarde as mesmas vão obstruir. As plásticas obstruem a cada 3 ou 4 meses e por isso devem ser trocadas profilaticamente, e as metálicas mantêm patência de 6 meses ou mais.[16] A colangite que se desenvolve nesses casos deve ser tratada com a colocação de novas endopróteses, sejam plásticas ou metálicas. O seguimento desses pacientes deve ser frequente para evitar a recorrência das colangites, com estreita vigilância clínica e laboratorial.

Abordagem percutânea

Quando a CPER não estiver disponível ou for contraindicada, outra opção de descompressão biliar é a drenagem trans-hepática percutânea. No entanto, estudos prospectivos mais recentes mostram que a morbidade deste método alcança até 80% dos pacientes, em razão de complicações, dentre as quais o coleperitônio, a hemorragia intraperitoneal e o agravamento da colangite,[36] entre outras. É uma técnica que depende de radiologista intervencionista e geralmente é utilizada apenas quando há insucesso na drenagem endoscópica ou naqueles pacientes em que se tenha dificuldade de acesso à papila de Vater por cirurgias prévias.

Abordagem cirúrgica

A cirurgia de urgência aberta ou por videolaparoscopia para colangite aguda é outra opção para a drenagem das vias biliares, embora tenha um risco elevado de complicações e mortalidade de até 40%.[18] Este estudo randomizado mostrou que a descompressão biliar cirúrgica de urgência na colangite aguda estava associada a maior mortalidade do que a drenagem endoscópica. Na falha ou ausência do procedimento endoscópico ou percutâneo, a abordagem cirúrgica com coledocolitotomia e drenagem com tubo em "T"

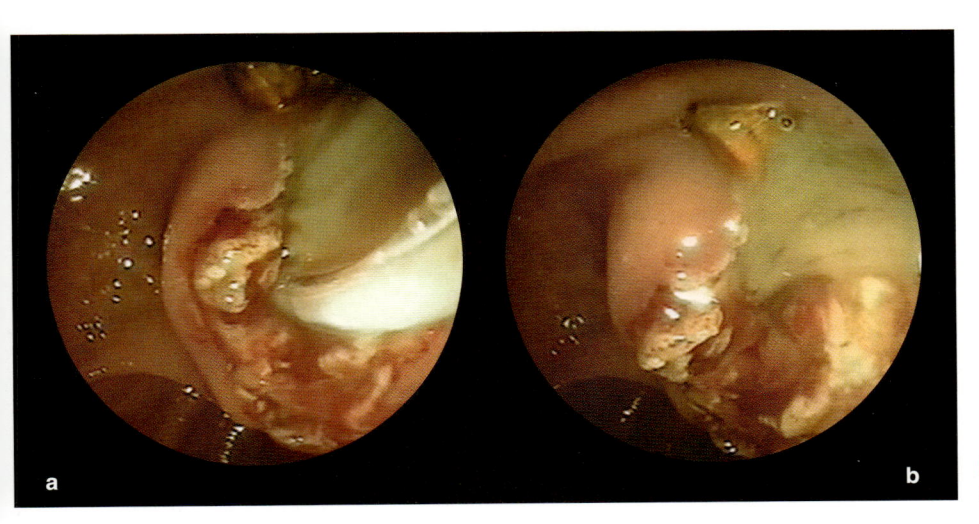

Fig. 71-1. Saída de pus e cálculo após a esfincterotomia da papila de Vater.

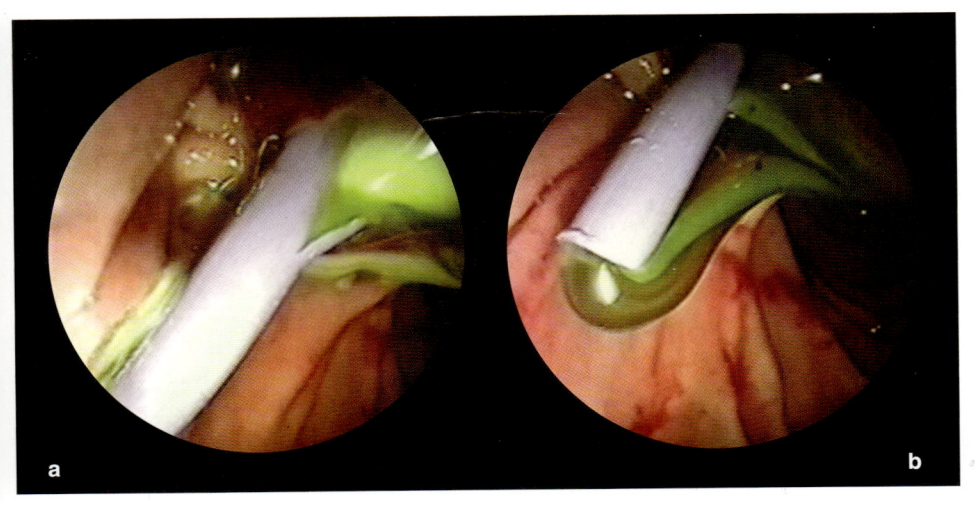

Fig. 71-2. Saída de pus após a colocação de endoprótese plástica em obstrução biliar por tumor de cabeça de pâncreas.

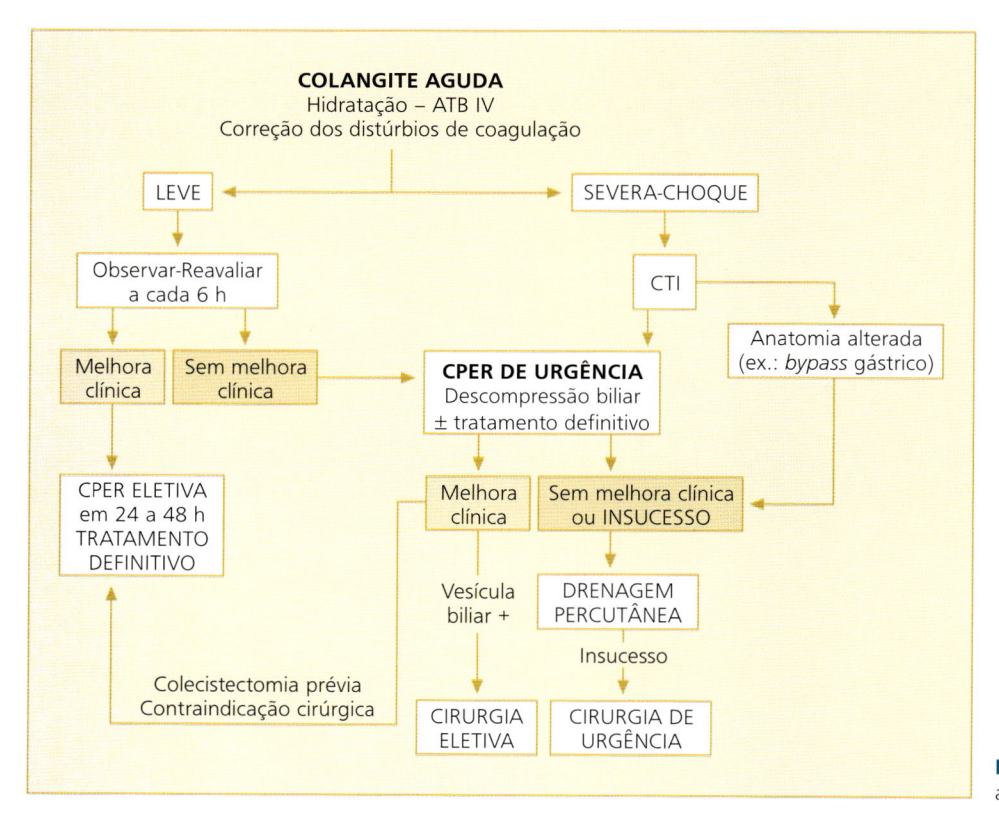

Fig. 71-3. Algoritmo para abordagem na colangite aguda.[2]

apresenta menor taxa de mortalidade, se comparada à colecistectomia com exploração das vias biliares.[16,18]

PROGNÓSTICO E CONCLUSÕES

Após administração adequada de antibióticos associada à drenagem biliar, o prognóstico para a colangite nos casos leves a moderados melhorou muito nos últimos anos. Entretanto, a taxa de mortalidade permanece alta (aproximadamente 50%) naqueles pacientes com colangite severa que apresentam a pêntade de Reynold e tenham comorbidades associadas.

A colangite aguda é condição clínica que deve ser encarada como uma das emergências com altos índices de mortalidade e, como tal, deve ser tratada efetiva e agressivamente. Especial atenção deve ser dispensada ao idoso, cujas apresentações clínicas iniciais podem não corresponder à real gravidade da enfermidade, desafiando a argúcia do médico, retardando o diagnóstico e a instituição da terapêutica apropriada. Entre estas deve constar a descompressão da árvore biliar infectada em caráter emergencial. Internação hospitalar, preferencialmente em unidades de terapia intensiva, reposição e manutenção do equilíbrio hidreletrolítico, antibioticoterapia endovenosa e o uso de agentes inotrópicos, se necessários, compõem o restante das medidas terapêuticas para a reversão do quadro clínico.

A esfincterotomia endoscópica, seguida dos procedimentos terapêuticos endoscópicos apropriados a cada caso, é hoje considerada a melhor opção para descompressão da árvore biliar infectada. Um algoritmo para a abordagem da colangite aguda pode ser visto na Figura 71-3.

REFERÊNCIAS BIBLIOGRÁFICAS

1. Afdhal N. Acute Cholangitis. *Uptodate*, 2010.
2. Attasaranya S, Fogel EL, Lehman GA. Choledocholithiasis, ascending cholangitis, and gallstone pancreatitis. *Med Clin North Am* 2008;92:925-60, x.
3. Bearcroft PW, Lomas DJ. Magnetic resonance cholangiopancreatography. *Gut* 1997;41:135-37.
4. Bismuth H, Kuntziger H, Corlette MB. Cholangitis with acute renal failure: priorities in therapeutics. *Ann Surg* 1975;181:881-87.
5. Boender J, Nix GA, de Ridder MA et al. Endoscopic papillotomy for common bile duct stones: factors influencing the complication rate. *Endoscopy* 1994;26:209-16.
6. Boey JH, Way LW. Acute cholangitis. *Ann Surg* 1980;191:264-70.
7. Chan YL, Chan AC, Lam WW et al. Choledocholithiasis: comparison of MR cholangiography and endoscopic retrograde cholangiography. *Radiology* 1996;200:85-89.
8. Charcot J. (Ed.). *Leçons sur les maladies du foie, dês vois biliaire et dês reins.* Paris: Faculté de Médicine de Paris, 1877.
9. Classen M, Sandschin W, Born P et al. Twenty years experience in the therapy of acute biliary cholangitis: a metanalysis. *Gut* 1997;41:613.
10. Csendes A, Becerra M, Burdiles P et al. Bacteriological studies of bile from the gallbladder in patients with carcinoma of the gallbladder, cholelithiasis, common bile duct stones and no gallstones disease. *Eur J Surg* 1994;160:363-67.
11. DenBesten L, Doty JE. Pathogenesis and management of choledocholithiasis. *Surg Clin North Am* 1981;61:893-907.
12. Ditzel H, Schaffalitzky de Muckadell OB. Endoscopic sphincterotomy in acute cholangitis due to choledocholithiasis. *Hepatogastroenterology* 1990;37:204-7.
13. Gerecht WB, Henry NK, Hoffman WW et al. Prospective randomized comparison of mezlocillin therapy alone with combined ampicillin and gentamicin therapy for patients with cholangitis. *Arch Intern Med* 1989;149:1279-84.
14. Gigot JF, Leese T, Dereme T et al. Acute cholangitis. Multivariate analysis of risk factors. *Ann Surg* 1989;209:435-38.
15. Greig JD, Krukowski ZH, Matheson NA. Surgical morbidity and mortality in one hundred and twenty-nine patients with obstructive jaundice. *Br J Surg* 1988;75:216-19.
16. Kinney TP. Management of ascending cholangitis. *Gastrointest Endosc Clin N Am* 2007;17:289-306, vi.
17. Lai EC, Mok FP, Tan ES et al. Endoscopic biliary drainage for severe acute cholangitis. *N Engl J Med* 1992;326:1582-86.
18. Lai EC, Tam PC, Paterson IA et al. Emergency surgery for severe acute cholangitis. The high-risk patients. *Ann Surg* 1990;211:55-59.
19. Lee MG, Lee HJ, Kim MH et al. Extrahepatic biliary diseases: 3D MR cholangiopancreatography compared with endoscopic retrograde cholangiopancreatography. *Radiology.* 1997;202:663-69.
20. Leese T, Neoptolemos JP, Baker AR et al. Management of acute cholangitis and the impact of endoscopic sphincterotomy. *Br J Surg* 1986;73:988-92.
21. Leung JW, Chung SC, Sung JJ et al. Urgent endoscopic drainage for acute suppurative cholangitis. *Lancet* 1989;1:1307-9.

22. Leung JW, Sung JY, Costerton JW. Bacteriological and electron microscopy examination of brown pigment stones. *J Clin Microbiol* 1989;27:915-21.
23. Nahrwold DL. Acute cholangitis. *Surgery* 1992;112:487-88.
24. Nakeeb A, Pitt HA. The role of preoperative biliary decompression in obstructive jaundice. *Hepatogastroenterology* 1995;42:332-37.
25. O'Connor MJ, Schwartz ML, McQuarrie DG et al. Acute bacterial cholangitis: an analysis of clinical manifestation. *Arch Surg* 1982;117:437-41.
26. Ohdan H, Oshiro H, Yamamoto Y et al. Bacteriological investigation of bile in patients with cholelithiasis. *Surg Today* 1993;23:390-95.
27. Rege RV. Adverse effects of biliary obstruction: implications for treatment of patients with obstructive jaundice. *AJR Am J Roentgenol* 1995;164:287-93.
28. Reynolds BM, Dargan EL. Acute obstructive cholangitis; a distinct clinical syndrome. *Ann Surg* 1959;150:299-303.
29. Saik RP, Greenburg AG, Farris JM et al. Spectrum of cholangitis. *Am J Surg* 1975;130:143-50.
30. Sharma BC, Agarwal N, Sharma P et al. Endoscopic biliary drainage by 7 Fr or 10 Fr stent placement in patients with acute cholangitis. *Dig Dis Sci* 2009;54:1355-59.
31. Sinanan MN. Acute cholangitis. *Infect Dis Clin North Am* 1992;6:571-99.
32. Soto JA, Yucel EK, Barish MA et al. MR cholangiopancreatography after unsuccessful or incomplete ERCP. *Radiology* 1996;199:91-98.
33. Sugiyama M, Atomi Y. Treatment of acute cholangitis due to choledocholithiasis in elderly and younger patients. *Arch Surg* 1997;132:1129-33.
34. Sung JJ, Lyon DJ, Suen R et al. Intravenous ciprofloxacin as treatment for patients with acute suppurative cholangitis: a randomized, controlled clinical trial. *J Antimicrob Chemother* 1995;35:855-64.
35. Sung JY, Costerton JW, Shaffer EA. Defense system in the biliary tract against bacterial infection. *Dig Dis Sci* 1992;37:689-96.
36. Szabo S, Mendelson MH, Mitty HA et al. Infections associated with transhepatic biliary drainage devices. *Am J Med* 1987;82:921-26.
37. Thompson Jr JE, Tompkins RK, Longmire Jr WP. Factors in management of acute cholangitis. *Ann Surg* 1982;195:137-45.
38. van den Hazel SJ, Speelman P, Tytgat GN et al. Role of antibiotics in the treatment and prevention of acute and recurrent cholangitis. *Clin Infect Dis* 1994;19:279-86.
39. Worthley CS, Toouli J. Endoscopic decompression for acute cholangitis due to stones. *Aust N Z J Surg* 1990;60:355-59.

CAPÍTULO 72

Tratamento Endoscópico das Estenoses Pós-Cirúrgicas da Via Biliar

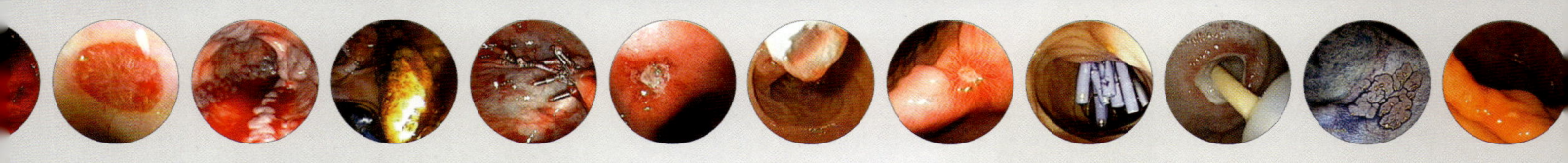

FERNANDA PRATA MARTINS ■ ANGELO PAULO FERRARI

As estenoses biliares pós-cirúrgicas são, em sua maioria, complicações decorrentes do transplante hepático e da colecistectomia. Seu tratamento será discutido separadamente neste capítulo.

ESTENOSE BILIAR PÓS-TRANSPLANTE HEPÁTICO

O transplante hepático é hoje o terceiro mais realizado no Brasil. Apesar dos avanços da técnica cirúrgica, o trato biliar ainda é o sítio mais frequente de complicações pós-operatórias, que, por sua vez, ainda são uma causa importante de morbimortalidade.[1,2]

As complicações biliares podem ocorrer em 6 a 39,5% dos pacientes submetidos a transplante hepático[3] e são mais frequentes após o transplante hepático intervivos.[1,4]

O desenvolvimento das complicações biliares pode ser determinado por uma série de fatores de risco, tais como: doença de base, cirurgia biliar prévia, tipo do transplante hepático, métodos e soluções de preservação do órgão, técnica da reconstrução biliar, lesão por reperfusão, tempo prolongado de isquemia quente e fria, tamanho relativo da via biliar do doador e receptor, utilização de drenos biliares, rejeição aguda e crônica, trombose da artéria hepática, incompatibilidade ABO e infecção pelo CMV.[1,4] A idade avançada do receptor e o grau de disfunção hepática são fatores de risco pré-operatórios associados à maior incidência de complicações biliares.[1]

A reconstrução preferencial nos receptores sem doença biliar é a anastomose direta ducto-ducto (80 a 90% dos casos), sempre mais difícil nos casos de transplante intervivos (LDLT), em razão do diâmetro e da configuração da árvore biliar.[1,4,5] A anastomose biliar direta tem, dentre suas vantagens, a manutenção da fisiologia bilioentérica, a preservação do esfíncter biliar prevenindo a infecção bacteriana ascendente, menor tempo operatório, menor índice de complicações pós-operatórias e a manutenção do acesso endoscópico.[1,4] Atualmente a colocação do tubo "T" no transplante de doador cadáver foi abandonada pela maioria dos grupos.

A reconstrução biliar com a anastomose hepaticojejunal em "Y" de Roux está reservada para condições específicas, tais como: presença de grande desproporção entre a via biliar do doador e receptor, doença biliar (ex.: colangite esclerosante primária) e revisão cirúrgica. A anastomose bilioentérica em "Y" de Roux foi a reconstrução preferencial para os transplantes intervivos durante muito tempo. Acreditava-se que a utilização de um segmento intestinal vascularizado pudesse ser benéfica, entretanto a experiência crescente levou vários programas de transplante a adotar a anastomose direta ducto-ducto como procedimento padrão.

Nos transplantes intervivos, a complexidade anatômica da via biliar do enxerto pode resultar na anastomose de mais de um ramo biliar, elevando os riscos de complicações biliares.[1,4]

As complicações biliares precoces são aquelas que ocorrem nos primeiros 2 a 3 meses após o transplante: fístulas, biloma, estenose da anastomose (primária ou secundária à desproporção do calibre dos ductos biliares), torção ou sangramento do segmento do "Y" de Roux e, ainda, deiscência por necrose da anastomose biliar.[4]

As complicações tardias ocorrem geralmente 90 dias após o transplante e incluem: fístulas, estenoses (anastomótica, não anastomótica ou intra-hepática difusa), colangite, coledocolitíase, acotovelamento ou redundância do ducto biliar, disfunção do esfíncter de Oddi, mucocele e doença biliar recidivante (ex.: colangite esclerosante primária).[4]

O diagnóstico precoce e o tratamento adequado são essenciais para a redução da morbimortalidade associada.

O planejamento estratégico para o manejo das complicações biliares no pós-transplante hepático é tópico importante. Apesar da revisão cirúrgica ter sido utilizada como tratamento padrão durante muito tempo, medidas não operatórias ganharam espaço e se tornaram a terapêutica de primeira linha na última década.[2,5]

Atualmente, a colangiografia retrógrada endoscópica (CRE) e a colangiografia trans-hepática percutânea (CTHP) estão disponíveis para tratamento das complicações biliares pós-transplante hepático, com índices de sucesso satisfatórios, evitando grande número de reoperações.[4]

A escolha do método terapêutico dependerá da sua disponibilidade, experiência do profissional e, principalmente, do tipo de reconstrução cirúrgica. Nos pacientes com anastomose ducto-ducto a CRE é a opção inicial, entretanto, naqueles com anastomose hepaticojejunal a CTHP deve ser a primeira escolha.[4] O tratamento endoscópico das complicações biliares mostra hoje bons resultados, principalmente quando não há comprometimento arterial associado.

As complicações da CRE são aquelas próprias do exame e relacionadas ao procedimento complementar realizado. Pancreatite aguda é a complicação mais frequente e ocorre em 1 a 7% dos exames.[6] Hemorragia é complicação diretamente relacionada à realização da esfincterotomia, com incidência relatada de 0,7 a 2,5%, enquanto a perfuração é descrita em até 1% dos casos.[6]

O tratamento cirúrgico está reservado para os casos de insucesso da intervenção endoscópica ou radiológica e consiste na conversão da reconstrução para derivação biliar (hepático-jejuno anastomose em "Y" de Roux) ou, em casos extremos, o retransplante.[4]

As estenoses são as complicações biliares mais comuns e são definidas como estreitamentos segmentares ou não da via biliar, que podem estar localizados junto à anastomose, no hilo hepático ou difusamente na árvore biliar intra-hepática.[1]

Estenoses anastomóticas

As estenoses anastomóticas mais frequentemente são isoladas, localizadas, curtas em extensão e resultam da cicatrização fibrótica durante o primeiro ano do transplante (Fig. 72-1). Sua incidência média é de 12,8%, variando entre 5 e 15% nos transplantes de doador cadáver e de 19 a 32% dos transplantes intervivos.[1,5,7] Em alguns pacientes, estreitamento transitório na região da anastomose pode ocorrer nos primeiros 2 meses após o transplante como resultado do edema e inflamação.[2] São mais frequentes após a anastomose hepaticojejunal em comparação com a anastomose direta ducto-ducto.[1,2]

Dentre os fatores de risco associados à estenose anastomótica, as questões técnicas parecem ser as mais importantes:[2] falha na técnica cirúrgica, pequeno calibre dos ductos biliares, desproporção de tamanho entre o colédoco do doador e do receptor, material de sutura impróprio, tensão na anastomose, uso excessivo de eletrocoagulação para controle de sangramento e infecção.[2] A fístula biliar é fator de risco independente para o desenvolvimento da estenose anastomótica.[8]

As estenoses anastomóticas ocorrem em geral no primeiro ano após o transplante e tendem a se apresentar nos primeiros 5 a 8 meses. Estenoses anastomóticas de aparecimento tardio geralmente estão associadas à cicatrização fibrótica derivada da isquemia nas extremidades dos ductos biliares tanto do doador quanto do receptor.[1]

Os pacientes podem apresentar-se assintomáticos, com elevações de aminotransferases, bilirrubinas, fosfatase alcalina ou gama glutamiltransferase, ou com sintomas inespecíficos do tipo prurido, anorexia, febre e até icterícia. A dor pode estar ausente nos pacientes em virtude de imunossupressão e denervação hepática.[2]

Uma vez que os exames laboratoriais de bioquímica hepática levantem a hipótese de estenose biliar, exames de imagem devem ser realizados para confirmação diagnóstica e encaminhamento para terapêutica (Fig. 72-2).

Quando houver forte suspeita de obstrução biliar sem o achado de dilatação à ultrassonografia abdominal (USG), a colangiografia por ressonância magnética está indicada, com acurácia diagnóstica de 95%.[9]

A biópsia hepática deve ser realizada nos pacientes com alterações dos exames de bioquímica hepática e biliar, sem dilatação comprovada da via biliar, para investigação de rejeição aguda ou crônica.

Estenoses não anastomóticas

As estenoses não anastomóticas respondem por 10 a 25% de todas as estenoses pós-transplante hepático, com incidência média variando entre 5 e 15% dos pacientes. Geralmente são múltiplas, longas e

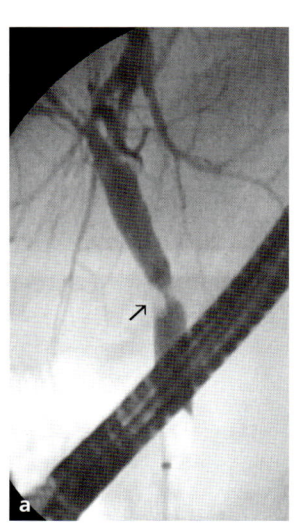

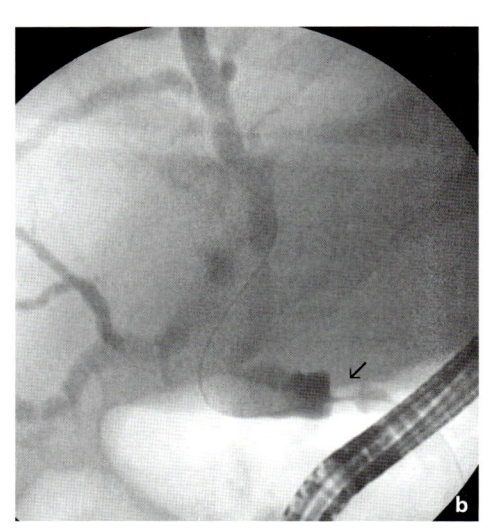

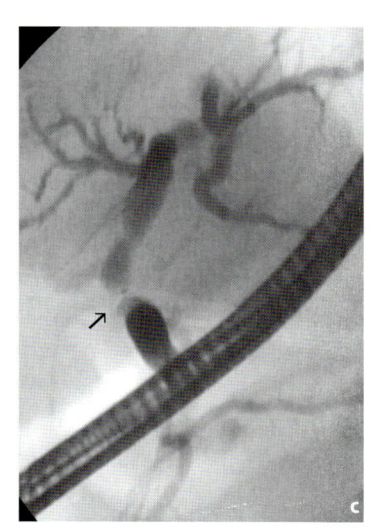

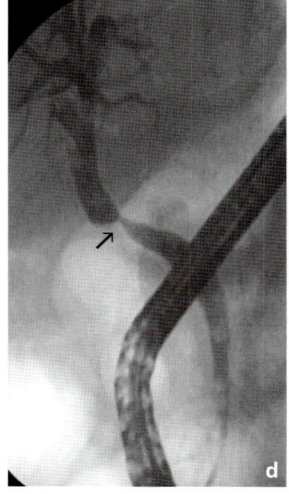

Fig. 72-1. (a-d) Aspecto radiológico de estenose anastomótica após transplante hepático de doador cadáver em quatro pacientes distintos. A CPRE mostra estenose única, curta, envolvendo a anastomose (setas).

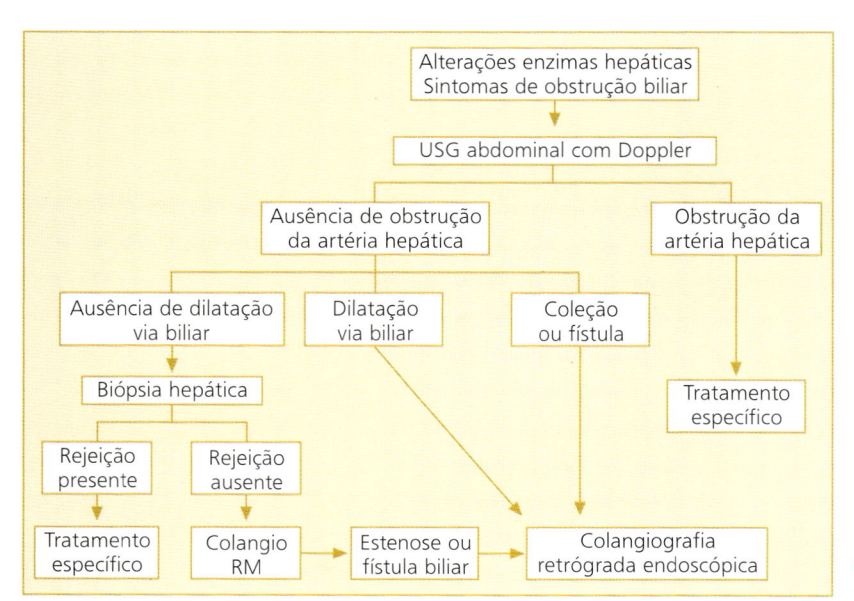

Fig. 72-2. Algoritmo proposto para diagnóstico das complicações biliares.

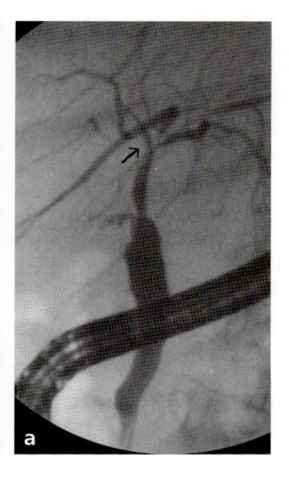

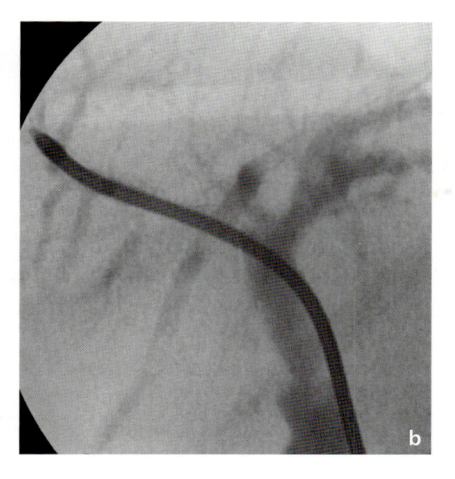

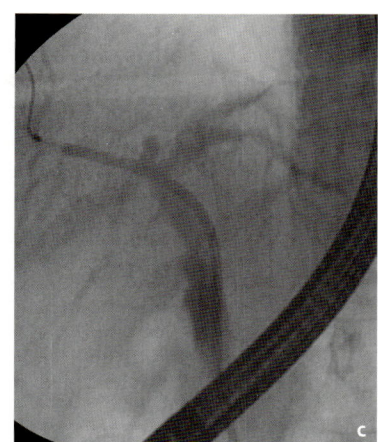

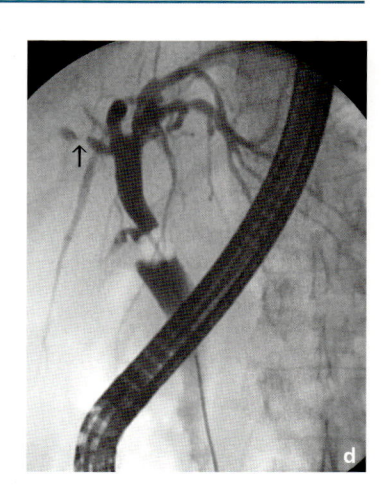

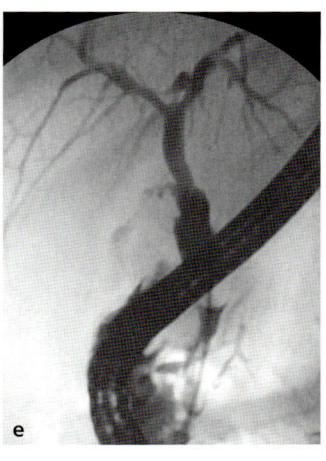

Fig. 72-3. Aspecto radiológico de estenose não anastomótica envolvendo mais de um ducto no hilo hepático após transplante hepático de doador cadáver. (**a**) Observa-se discreta desproporção entre a via biliar do doador e do receptor com estenose complexa no hilo hepático *(seta)*. (**b**) Dilatação da estenose com extrator de Soehendra. (**c**) Colocação de uma prótese plástica em um dos ductos envolvidos. (**d**) Colangiograma de oclusão evidencia a melhora da estenose após a primeira sessão do tratamento endoscópico. (**e**) Colangiograma de oclusão ao término do tratamento mostra resolução da estenose.

podem estar localizadas nos ductos intra-hepáticos ou no ducto do doador, proximalmente à anastomose (Fig. 72-3).[1,2,5]

Múltiplos fatores de risco contribuem para o desenvolvimento da estenose não anastomótica e podem ser divididos em duas categorias principais: lesões do tipo isquêmica (com ou sem trombose da artéria hepática) e lesões do tipo imunológica.[1,2]

A lesão isquêmica pode resultar da insuficiência ou trombose da artéria hepática ou outras formas de isquemia, como extração do órgão depois de parada cardíaca, uso prolongado de vasopressores pelo doador, idade do doador, longos períodos de isquemia quente ou fria, condições de preservação ou lesão de reperfusão. A lesão imunológica pode ser decorrente de rejeição ductopênica, incompatibilidade ABO, polimorfismo de genes, doenças imunomediadas preexistentes no receptor (como a esclerosante primária – CEP – ou a hepatite autoimune).[1,2] Fatores menos importantes e cujos dados são inconsistentes na literatura incluem a infecção pelo CMV e recidiva viral (vírus B e C).[2,10]

Os portadores de estenoses não anastomóticas geralmente têm a mesma apresentação clínica daqueles com estenoses na anastomose, porém, na maioria das vezes, os sintomas se manifestam mais tardiamente.[2,11] As estenoses não anastomóticas secundárias a causas isquêmicas tendem a ser apresentar no primeiro ano do transplante, enquanto as estenoses que se manifestam mais de um ano após o transplante estão mais relacionadas a causas imunológicas.[2]

O diagnóstico da estenose não anastomótica é feito à semelhança da anastomótica, lembrando que essas tendem a ser múltiplas e mais extensas, podendo produzir aspecto que remete à colangite esclerosante primária.[2]

Doador vivo

No transplante hepático de doador vivo não apenas os receptores, mas também os doadores apresentam risco (Fig. 72-4) de complicações biliares. Estas parecem ser mais frequentes quando utilizado o lobo hepático direito em comparação com o uso do lobo esquerdo.

Dentre os fatores de risco associados a estenose biliar no doador vivo, a presença de fístula biliar é um dos mais importantes, além da idade avançada e, pequeno calibre do ducto (< 4 mm). A

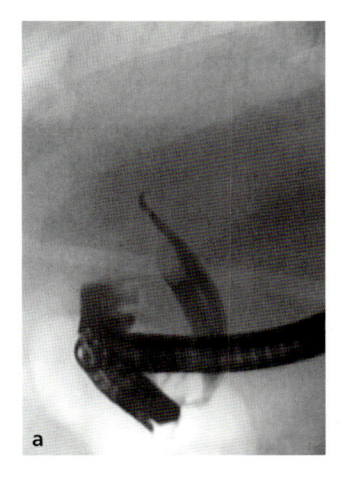

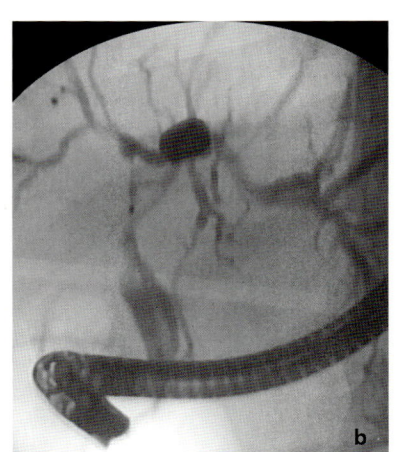

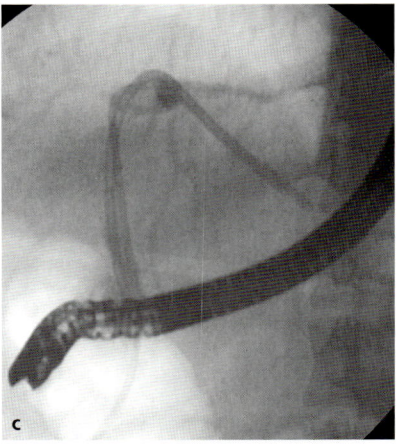

Fig. 72-4. (**a** e **b**) CPRE evidencia estenose no ducto hepático comum de doador do lobo direito, com dilatação da árvore biliar intra-hepática esquerda. (**c**) Aspecto radiológico do posicionamento de duas próteses plásticas com drenagem do contraste dos ductos intra-hepáticos.

apresentação clínica é inespecífica, e bilirrubinemia acima de 1,5 mg/dL parece ser marcador de colestase mais fidedigno do que a fosfatase alcalina nestes pacientes.[12]

Tratamento endoscópico

O manejo da estenose biliar mudou de forma significativa nas últimas duas décadas, tendo havido uma transição da abordagem primária predominantemente cirúrgica para a endoscópica. A abordagem por via percutânea tem um papel essencial nos casos de reconstrução com anastomose hepaticojejunal em "Y" de Roux. A cirurgia está reservada para aqueles que falharem à terapêutica intervencionista não operatória, sendo o retransplante a opção final.[7]

As estenoses anastomóticas apresentam melhor resposta (70 a 100%) aos procedimentos terapêuticos endoscópicos do que as não anastomóticas (50 a 75%), provavelmente em decorrência do componente isquêmico mais frequente nesta última.[4,5]

Lesões associadas da artéria hepática (insuficiência ou obstrução) devem ser abordadas durante o tratamento.[7]

A terapêutica endoscópica pode ser realizada através da dilatação com balão hidrostático ou dilatadores de passagem, seguida da colocação de uma ou mais próteses plásticas, dreno nasobiliar, ou ainda mais recentemente da prótese metálica autoexpansível (PMAE).

A dilatação hidrostática (Fig. 72-5) sem a colocação subsequente de próteses mostrou-se ineficaz, com alto índice de recorrência da estenose.[5,7,11,13] Demonstrou resposta clínica sustentada em 6 meses de apenas 38%, apesar do sucesso inicial de 89% com a dilatação isolada.[13]

No tratamento da estenose anastomótica, a dilatação hidrostática seguida da colocação de prótese plástica única (Fig. 72-6) alcança sucesso em 75% dos casos (55 a 87%). A utilização de múltiplas próteses plásticas (Figs. 72-7 e 72-8) eleva a taxa de sucesso, apresentando resultados superiores em comparação com o uso da prótese única (55 a 87% vs. 81,8 a 93%, respectivamente).[2,5]

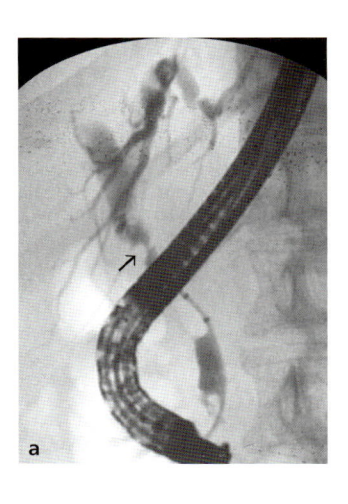

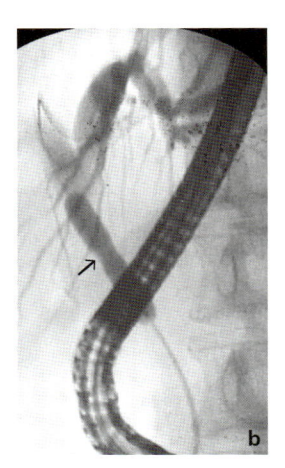

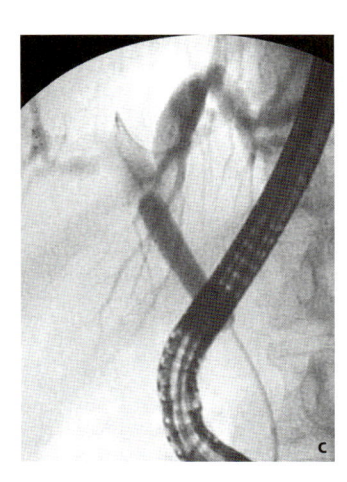

Fig. 72-5. (a) Aspecto colangiográfico da estenose anastomótica *(seta)* após transplante hepático de doador cadáver. (b) Cintura do balão dilatador parcialmente insuflado *(seta)*. (c) Desaparecimento da cintura após sua máxima insuflação.

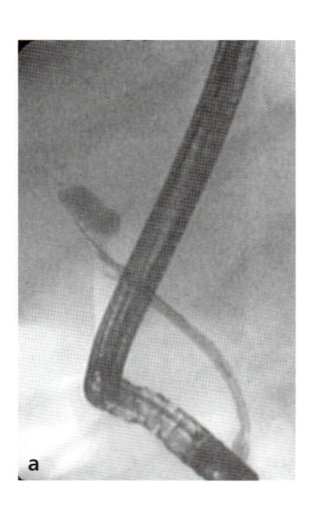

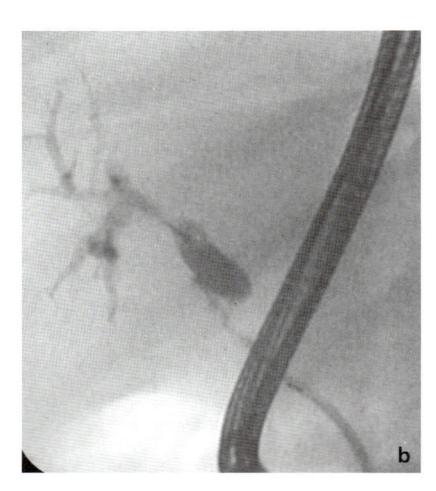

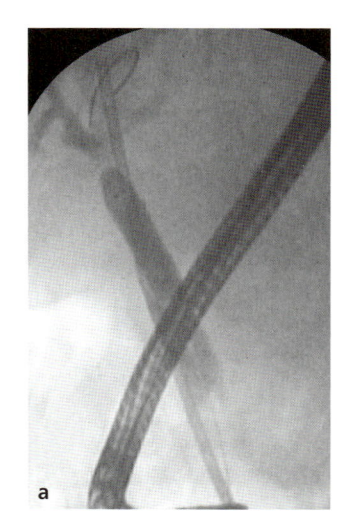

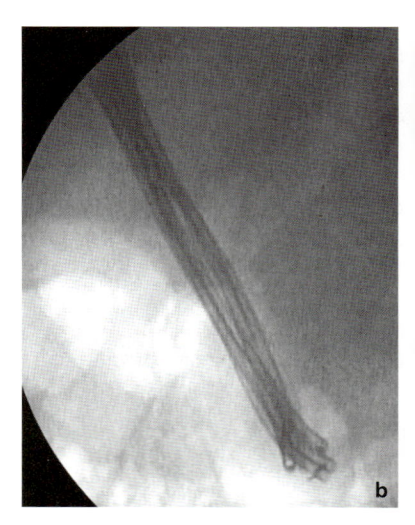

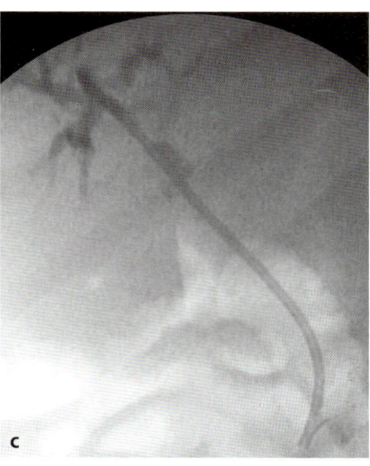

Fig. 72-6. (a e b) Aspecto radiológico de estenose anastomótica após transplante hepático, com dilatação da via biliar a montante. (c) Prótese plástica única posicionada transpassando a estenose.

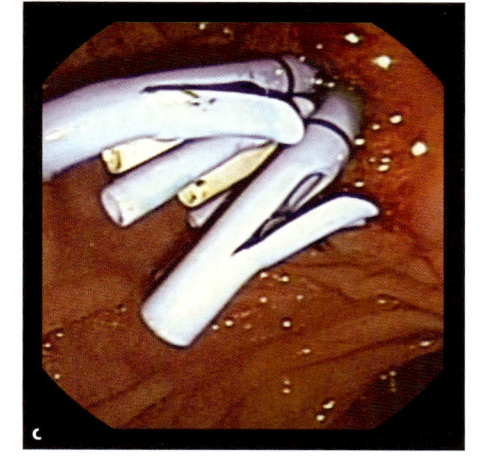

Fig. 72-7. (a) Aspecto radiológico da dilatação da estenose anastomótica pós-transplante hepático com balão de dilatação hidrostática após o posicionamento da primeira prótese plástica de 11,5 Fr. (b) Aspecto radiológico. (c) Aspecto endoscópico final após a colocação de oito próteses plásticas (78,5 Fr) na estenose.

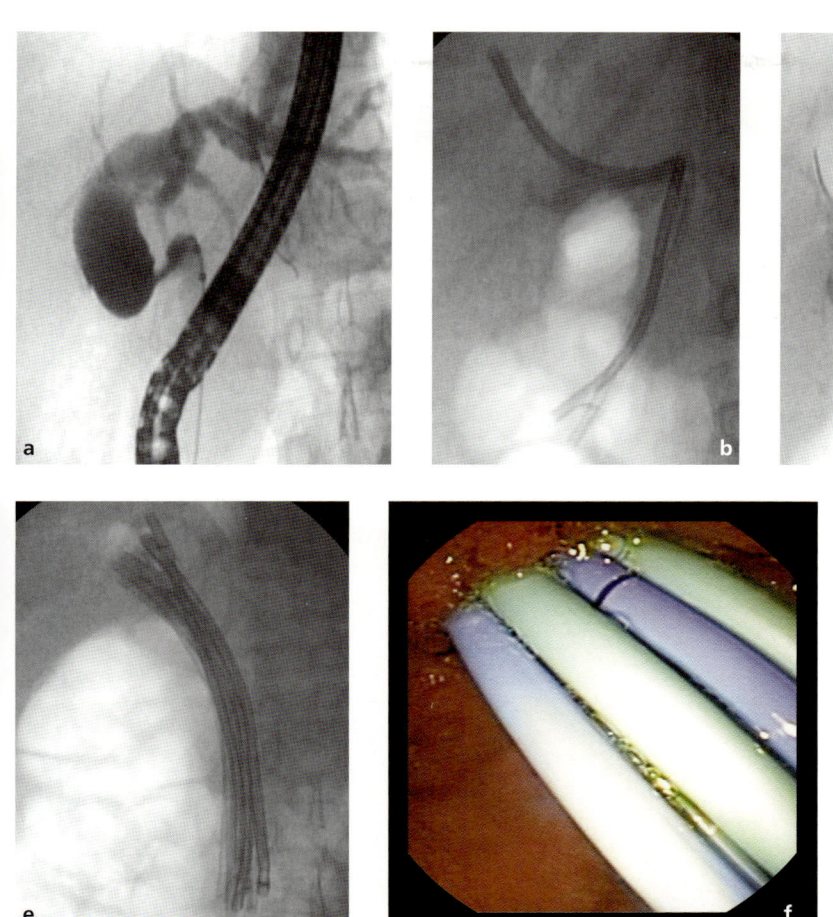

Fig. 72-8. Imagens do tratamento progressivo com próteses plásticas em paciente com estenose anastomótica após transplante hepático de doador cadáver. (**a**) CPRE evidencia a estenose anastomótica, com grande angulação e dilatação da via biliar a montante. (**b**) Colocação de três próteses plásticas (27,5 Fr) na primeira sessão de tratamento endoscópico. (**c**) Dilatação hidrostática até 10 mm após o posicionamento da primeira prótese plástica de 11,5 Fr. (**d**) Colocação de sete próteses plásticas (68,5 Fr) durante a segunda sessão de tratamento endoscópico. (**e**) Aspecto radiológico e (**f**) endoscópico do posicionamento de 10 próteses plásticas (100 Fr).

Após o procedimento inicial, os pacientes devem ser submetidos a novo procedimento endoscópico no prazo médio de 3 meses com troca das próteses para prevenção da oclusão, colangite e formação de cálculos.[2,4,5,7] Número progressivamente maior de próteses deve ser utilizado a cada troca, com o objetivo de alcançar o maior diâmetro possível. O tratamento é completado em um ano, e a maioria dos pacientes deve precisar, em média, de três a cinco procedimentos.[2,5,7]

Quando a obstrução biliar ocorre muito precocemente, até 14 dias depois do transplante, a terapia endoscópica preferencial consiste na colocação de uma prótese plástica sem a dilatação hidrostática, pelo risco de ruptura da anastomose nessa fase.[10]

As estenoses não anastomóticas são de tratamento mais difícil (Fig. 72-9). Quando secundárias à trombose precoce da artéria hepática, geralmente requerem revascularização ou retransplante. Por outro lado, se associadas à trombose tardia da artéria hepática, são passíveis de tratamento endoscópico.[5] Nos pacientes com estenoses não anastomóticas, a passagem do fio-guia pela área da estenose é o ponto crítico do tratamento.[5,7] A dilatação com balão de todas as estenoses nem sempre é possível, por sua gravidade, distribuição multifocal e localização, com o acometimento de ductos de pequeno calibre. A colocação de próteses plásticas está indicada, seguindo o mesmo protocolo de trocas periódicas descrito anteriormente.[2,5]

A melhora do quadro clínico e laboratorial, bem como do aspecto endoscópico é o parâmetro de controle do tratamento.

Os resultados do tratamento endoscópico da estenose biliar pós-transplante hepático encontram-se resumidos no Quadro 72-1. Vale ressaltar nos resultados desse Quadro que a melhor opção não cirúrgica para o tratamento das estenoses biliares pós-transplante hepático é a colocação endoscópica de próteses plásticas múltiplas, que

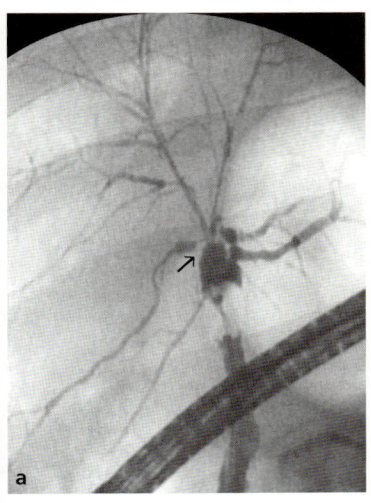

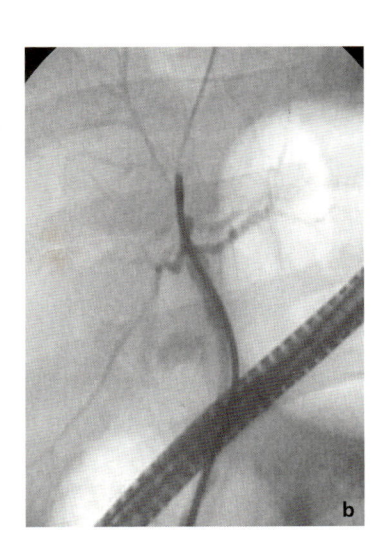

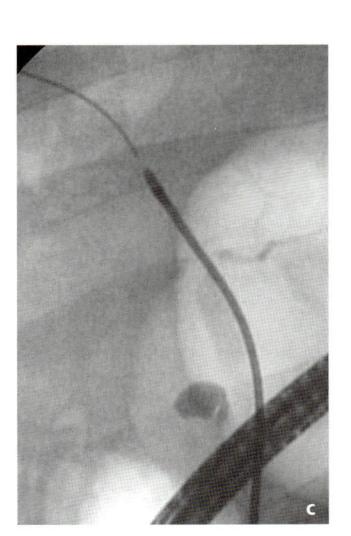

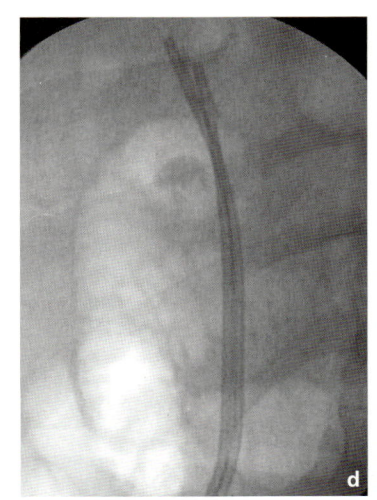

Fig. 72-9. (**a**) Observa-se desproporção entre a via biliar do doador e do receptor após transplante hepático intervivos, com estenose complexa não anastomótica *(seta)* acometendo pelo menos três ramos do ducto hepático direito. (**b** e **c**) Dilatação de dois ramos envolvidos na estenose com extrator de Soehendra. (**d**) Colocação de duas próteses plásticas de 10 Fr com boa drenagem.

Quadro 72-1. Resultados do tratamento da estenose biliar benigna em pacientes pós-transplante hepático

Autor	N	Intervenção	Local	Seguimento	Sucesso técnico	Sucesso clínico	Tempo tratamento	Complicações	Recorrência
Hisatsune et al., 2003	19	PP única	EA	26 meses (15-44)	79%	93%	637 dias (487-933)	43%	NR
Zoepf et al., 2005	7	PP única	EA	9,5 meses (1-36)	100%	85,6%	8 meses (2-26)	18,6%	NR
Alazmi et al., 2006	143	PP única	EA	28 meses (1-114)	96,6%	82%	145 dias (11-1.000)	NR	18%
Graziadei et al., 2006	84	PP única	EA (65) ENA (19)	39,8 meses (0,3-98)	NR	77,9% (EA) 63,2% (ENA)	156 dias (25-365)	5,9%	NR
Akay et al., 2006	11	Dilatação PP única	EA	22 ± 13 meses	75%	55%	3 meses	12,1%	50% 13%
Zoepf et al., 2006	25	Dilatação (9) Dilatação + PP (16)	EA	6 meses (1-43)	89% 87%	33% 60%	1,5 (1-8 meses) 4 (1-27 meses)	24,3%	62,5% 31%
Elmi et al., 2007	15	1-2 PP	EA	535 dias (22-1.301)	NR	87%	192 dias (18-944)	33,3%	0%
Holt et al., 2007	53	1-2 PP	EA	18 meses	92%	69%	11,3 meses (7-14)	20,7%	3,2%
Morelli et al., 2003	25	PP múltiplas	EA	54 meses (5 sem-103 m)	88%	90% 80% ITT	NR	12%	9,1%
Pasha et al., 2007	25	PP múltiplas	EA	21,5 meses (5,4-31,2)	91% 88% ITT	81,8% 72% ITT	4,6 meses (1,1-11,9)	20%	18%
Morelli e col, 2008	38	PP múltiplas	EA	360 dias (140-1.347)	100%	87%	107 dias (20-198)	5,2%	13%
Tabibian et al., 2009	15	PP múltiplas	ENA	19 meses	NR	81,8% 60% ITT	17 meses	4%	0%
Tabibian et al., 2010	69	PP múltiplas	EA	11 meses (0-39)	94% 78,3% ITT	71%	15 meses (12-60)	5,8%	3%
Vandenbroucke et al., 2006	21	PMAE	EA	37,8 ± 17,2 meses	NR	76%	10,8 meses (0,9-25,1)	4%	NR
Kahaleh et al., 2008	16	PMAE	EA	12 meses (3-26)	NR	94% ITT	4 meses (1-28)	NR	
Traina et al., 2009	16	PMAEc	EA	10 ± 2,8 meses (6-14)	87,5%	81,2%	2 meses	Migração 37,5%	7,4%
Mahajan et al., 2009	9	PMAEc	EA	3,8 meses (1,2-7,7)	NR	100%	3,3 meses (3-4,8)	23%	NR
Chaput et al., 2010	22	PMAE	EA	12 ± 1,9 meses	86,4%	52,6%	2 meses	32%	47,4%
Martins et al., 2010	7	PMAE	EA	156,6 dias (106-223)	100%	100%	90 dias (60-120)	Dor 42,8% PA 14,2%	NR
Garcia-Parajes et al., 2010	22	PMAEc	EA (22)	12,5 meses (13-25)	100%	95,5%	NR	Precoce 18,2% Tardia 41%	4,5%
Marín-Gomez et al., 2010	8	PMAEc	EA	NR	66,7%	NR	280 dias (173-310)	45%	NR
Martins et al., 2011	22	PMAEc PP múltipla	EA	289 dias (89-536) 143 dias (89-197)	100% 100%	100% 80%	73 dias (61-104) 272 (235-296)	14,4% 9,9%	4,8% 0%

PP: prótese plástica, EA: estenose anastomótica, ENA: estenose não anastomótica; NR: não relatado; PMAEc: prótese metálica autoexpansível totalmente coberta; PMAE: prótese metálica autoexpansível parcialmente coberta; ITT: intenção de tratamento; PA: pancreatite aguda.

apresentam resposta sustentada superior em comparação com terapia com prótese plástica única. Ainda, a taxa de complicações foi inferior no grupo de pacientes tratados com próteses múltiplas, com maior incidência de colangite e obstrução precoce naqueles que receberam apenas uma prótese plástica. A maior desvantagem do tratamento endoscópico é a necessidade de múltiplos procedimentos durante período de tempo prolongado e o risco de complicações associado a esses procedimentos, que, por outro lado, ficam minimizados se comparados ao risco da revisão cirúrgica.

A avaliação do tratamento endoscópico das estenoses biliares não anastomóticas pós-transplante hepático mostra resultados inferiores em comparação com as anastomóticas, com taxas de sucesso entre 50 e 75%, além de alto índice de recorrência.[5,11] O acúmulo de barro biliar torna o tratamento particularmente difícil, pois promove a rápida oclusão da prótese, com incidência aumentada de colangite. O número de intervenções endoscópicas e o tempo necessários para resolução são mais prolongados em comparação com a estenose anastomótica, e a resposta clínica sustentada é inferior.[2,5,11] A falha do tratamento da estenose pode levar a episódios repetidos de colangite, cirrose biliar secundária e atrofia do lobo envolvido.[5] Por fim, os eventos isquêmicos associados à estenose intra-hepática difusa estão relacionados ao menor tempo de sobrevida do enxerto, e 30 a 50% dos pacientes irão necessitar de retransplante, a despeito da terapia endoscópica.[2,5]

Os resultados do tratamento endoscópico das estenoses biliares em pacientes submetidos a transplante hepático de doador vivo são ainda mais desanimadores, com taxa de sucesso de 60 a 75% para estenoses anastomóticas e 25 a 33% para as não anastomóticas, com maior número de revisões cirúrgicas por falha do tratamento endoscópico.[2,5] Os maiores desafios para o endoscopista e também as principais causas de falha da terapia endoscópica são: a incapacidade de transpor a estenose, a presença de múltiplas anastomoses, envolvimento de ductos de pequeno calibre, estenoses complexas e muitas vezes periféricas e o risco aumentado de desvascularização.[2,5] Assim como nos transplantados de doador cadáver, a combinação da dilatação hidrostática com a colocação de próteses é mais efetiva do que qualquer uma das modalidades isoladas.[5] Angulações agudas da anastomose biliar, conhecidas como "pescoço de garça", foram associadas à refratariedade da estenose anastomótica ao tratamento endoscópico, no transplante intervivos, com taxas de sucesso de apenas 20%.[14]

A maior patência das próteses metálicas autoexpansíveis (PMAE) sobre as próteses plásticas na estenose maligna da via biliar já foi documentada em diversos estudos. Contudo, sua utilização nas estenoses benignas não estava indicada até há pouco tempo, pela maior morbidade relacionada à hiperplasia tecidual e consequente dificuldade de remoção da prótese. O surgimento das PMAE totalmente cobertas (PMAEc) trouxe nova perspectiva para sua utilização no tratamento das estenoses benignas. Vários autores descreveram taxa de sucesso inicial entre 90 e 100%, com maior resposta sustentada em comparação com o tratamento com próteses plásticas, inclusive naqueles pacientes refratários ao tratamento convencional com próteses plásticas.[15,16] Apesar de ter custo inicial superior à prótese plástica biliar, sugere-se que o custo total do tratamento com a PMAEc seja inferior, uma vez que os pacientes deverão ser submetidos a menor número de procedimentos e provavelmente com menor intervalo de tempo até a resolução da estenose. Soma-se ainda, como outra vantagem, a possibilidade de colocação da PMAEc sem realização de esfincterotomia ou dilatação da estenose (Fig. 72-10). Essa opção ainda requer estudos randomizados controlados para comprovar sua eficácia e segurança.

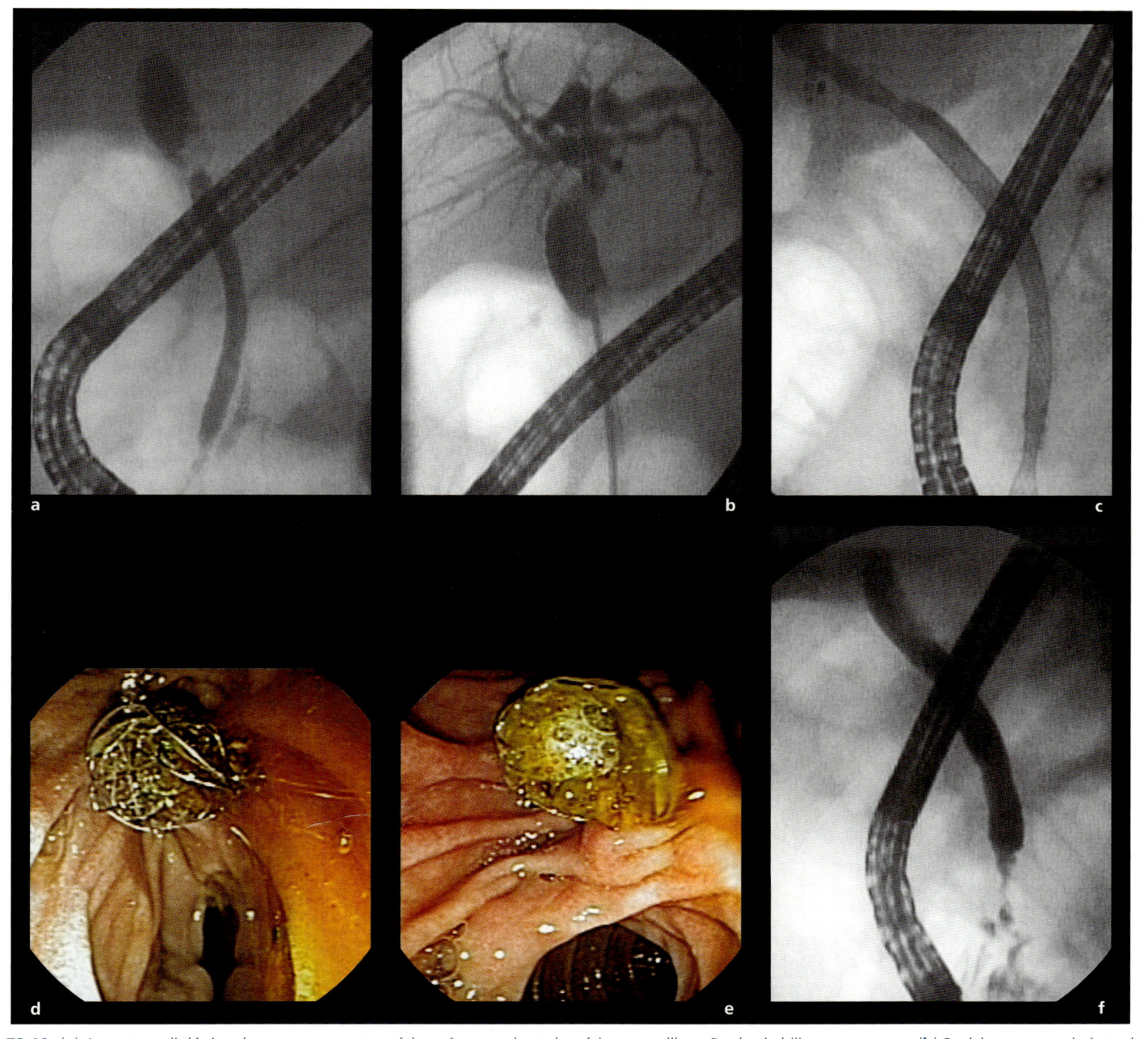

Fig. 72-10. (**a**) Aspecto radiológico da estenose anastomótica pós-transplante hepático com dilatação da via biliar a montante. (**b**) Posicionamento do introdutor da PMAE totalmente coberta sem prévia dilatação. (**c**) Aspecto radiológico da prótese imediatamente após sua liberação. Nota-se ainda discreta compressão na prótese, que corresponde ao ponto da estenose. (**d**) Visão endoscópica da PMAE na papila maior sem esfincterotomia. (**e**) CPRE 6 meses após a colocação da prótese metálica mostra extremidade distal livre de hiperplasia na papila maior. (**f**) Aspecto radiológico final da via biliar com resolução da estenose.

Os resultados iniciais alcançados com o uso temporário da PMAE são animadores, porém a prótese parcialmente coberta pode acarretar hiperplasia em suas extremidades não cobertas e, posteriormente, estenose secundária. A PMAEc é a opção de escolha, dentre as próteses metálicas, para tratamento das estenoses benignas, porém os resultados de segurança e eficácia em longo prazo ainda precisam ser avaliados em novos estudos.[15-19]

Quanto à taxa de complicações do tratamento endoscópico das estenoses biliares pós-transplante hepático, a falta de uniformidade no desenho dos estudos (alguns prospectivos e outros retrospectivos) e na classificação das complicações (alguns autores consideram desde episódios de dor ou febre pós-procedimento, eventos relacionados à prótese, até sangramento, perfuração e pancreatite aguda) dificulta a avaliação comparativa. As taxas de complicações podem ultrapassar 30% em algumas publicações, entretanto as complicações maiores (colangite, pancreatite, sangramento e migração da prótese) ocorrem entre 10 e 15% e são mais frequentes nos pacientes que não aderem ao protocolo de troca periódica das próteses.[1,2]

Em caso de falha de acesso profundo da via biliar nos pacientes com estenose grave da anastomose direta ducto-ducto, é possível a realização do procedimento combinado, com punção da via biliar por CTHP seguida da terapia endoscópica *rendez-vous* para drenagem interna da via biliar.

Ainda nos casos de falha na transposição da anastomose, a colangiografia guiada por ultrassonografia endoscópica (EUS) pode ser uma alternativa à CTHP. O acesso à via biliar por punção ecoguiada foi descrita inicialmente por Wiersena *et al.*[20] Após a punção inicial da via biliar, o fio-guia é introduzido pela agulha de EUS e avançado anterogradamente através da obstrução biliar até o duodeno. Uma vez que fio-guia tenha ultrapassado com sucesso a estenose e a papila duodenal, tanto procedimento *rendez-vous* quanto drenagem anterógrada podem ser realizados.

A taxa de sucesso para a drenagem ecoguiada da via biliar, considerando indicações diversas, varia entre 80 e 84%, com taxa de complicação de 13 a 16%.[21] Possíveis complicações incluem fístula biliar, sangramento, perfuração intestinal, infecção e pneumoperitônio. A drenagem ecoguiada da via biliar pode se tornar alternativa atrativa à drenagem percutânea ou cirúrgica nos pacientes com obstrução biliar, porém no momento deve ser reservada a profissionais com extensa experiência em colangiografia e ultrassonografia endoscópica terapêutica.

A CPTH tem sido a via de escolha para o tratamento da estenose biliar nos pacientes transplantados hepáticos com reconstrução em "Y" de Roux e estenose da anastomose. Entretanto, alguns autores demonstraram a possibilidade de acesso e terapêutica retrógrada com o auxílio da enteroscopia.[22-24]

Chahal *et al.* publicaram uma série de casos de pacientes com reconstrução em "Y" de Roux, nos quais a CRE foi realizada com o auxílio da enteroscopia. A anastomose bilioentérica foi alcançada em 71% (22/31) dos casos, com tempo médio de procedimento de 23 min (variação de 22 a 106 min) e taxa de sucesso de 90% no tratamento da estenose da anastomose sem nenhuma complicação relacionada ao procedimento.[22]

Outra opção terapêutica descrita recentemente para pacientes com reconstrução biliar em "Y" de Roux e estenose da anastomose é a penetração *rendez-vous* combinando a enteroscopia de duplo balão à colangioscopia percutânea.[23,24] O enteroscópio é introduzido até a anastomose bilioentérica na alça aferente do "Y" de Roux. Uma vez identificada a estenose anastomótica, a extensão e direção da obstrução são confirmadas pela combinação da visão endoscópica direta proporcionada pelo enteroscópio e pela colangiografia percutânea, possibilitando a punção da via biliar e dilatação da estenose sob controle endoscópico e fluoroscópico. Por fim, é possível ainda a colocação de prótese para otimização dos resultados.[23,24] Após o sucesso inicial em alguns relatos,[24] série de 25 pacientes pediátricos foi publicada, na qual a anastomose bilioentérica pôde ser alcançada em 68% deles, e a taxa de sucesso do procedimento combinado foi de 82%.[23]

Apesar de a CRE ser tecnicamente mais difícil e demorada nos pacientes transplantados hepáticos com reconstrução em "Y" de Roux, os dados publicados sugerem que o acesso da anastomose por via endoscópica retrógrada é uma alternativa segura à drenagem percutânea ou cirúrgica e pode ser utilizada em alguns casos selecionados. A recidiva da estenose biliar ocorre em aproximadamente 20% dos casos tratados por endoscopia e pode ainda ser efetivamente retratada por via endoscópica.[1] Os principais fatores associados à recorrência da estenose anastomótica incluem a apresentação clínica tardia (superior a 6 meses de transplante) e a presença de estenose grave.[5]

Não há estudos prospectivos controlados comparando a CPRE à drenagem percutânea nem à cirurgia no tratamento da estenose biliar pós-transplante hepático.

ESTENOSE BILIAR PÓS-COLECISTECTOMIA

A incidência da lesão iatrogênica da via biliar aumentou de forma importante após o advento da colecistectomia videolaparoscópica no início da década de 1990, atingindo 2,2% dos casos. Houve declínio desse índice, que hoje é estimado em torno de 0,6%.[25,26] A estenose pós-colecistectomia pode ser decorrente de lesão direta térmica, clipagem inadequada, ou ainda secundária a isquemia, inflamação ou fibrose.[27]

As lesões da via biliar principal são classificadas segundo Bismuth, considerando sua distância em relação à confluência dos ductos hepáticos direito e esquerdo (Fig. 72-11).[28] A localização mais frequente da lesão é o colédoco médio (42 a 50%), seguida da confluência dos ductos hepáticos (22 a 41%), ducto hepático comum (28%) e colédoco distal (15%).[29]

As lesões da via biliar são identificadas no intraoperatório em até um quarto dos pacientes, mais frequentemente na cirurgia aberta. Nos demais pacientes, o tempo de apresentação e a evolução dos sintomas são variáveis e dependem basicamente do tipo de lesão.[30,31] Os pacientes com obstrução geralmente apresentam icterícia, colestase bioquímica e dilatação das vias biliares ao exame de imagem.[27,30]

A coexistência de fístula da via biliar principal geralmente determina o aparecimento mais precoce de sintomas. Bergman *et al.* demonstraram que o tempo médio de manifestação clínica dos sintomas em pacientes com estenose biliar associada à fístula foi de 3 dias, contra 57 dias para aquelas com estenose isolada.[30]

Os sintomas podem ainda aparecer precocemente quando há clipagem completa da via biliar e, por outro lado, mais tardiamente, nos casos de lesões térmicas ou isquêmicas.[27]

O diagnóstico da estenose biliar deve ser complementado por exames de imagem. A colangiografia por ressonância magnética (CRM) é capaz de determinar com exatidão a localização da estenose e mapear a anatomia biliar, permitindo programar de forma antecipada o procedimento endoscópico terapêutico.

O tratamento endoscópico é hoje a primeira opção para o tratamento das estenoses biliares pós-colecistectomia, associadas ou não à fístula biliar. A terapia endoscópica engloba a dilatação da estenose e colocação de próteses plásticas e apresenta hoje taxa de sucesso semelhante à do tratamento cirúrgico, com menores índices de morbimortalidade.[31] A esfincterotomia endoscópica pode ou não ser realizada antes da colocação da prótese e certamente está indicada para a colocação de mais de uma prótese.[32]

A dilatação endoscópica pode ser realizada com auxílio de balão hidrostático, dilatador do tipo vela ou extrator de Soehendra e não deve ser utilizada como monoterapia, pois apresenta efeito transitório e insuficiente em longo prazo. Em seguida à dilatação, uma ou mais próteses plásticas, preferencialmente de 10 Fr, devem ser posicionadas de forma a transpor a estenose.

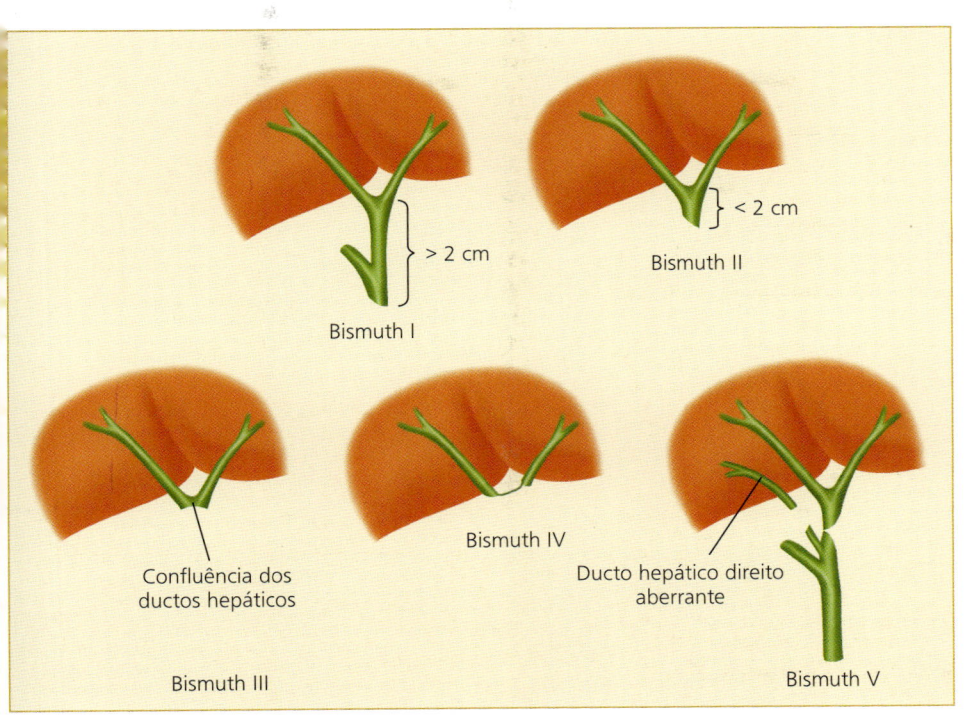

Fig. 72-11. Classificação das lesões biliares com base na altura da lesão em relação à confluência dos ductos hepáticos (adaptado de Bismuth, 1982).
Bismuth tipo I: lesão distante mais de 2 cm da confluência dos ductos hepáticos.
Bismuth tipo II: lesão distante menos de 2 cm da confluência dos ductos hepáticos.
Bismuth tipo III: lesão junto da confluência dos ductos hepáticos, porém sem comprometimento da mesma.
Bismuth tipo IV: lesão comprometendo a confluência dos ductos hepáticos.
Bismuth tipo V: lesão comprometendo os ductos intra-hepáticos.

As próteses devem ser trocadas eletivamente a cada 3 meses até completar o período de 12 meses, quando deve ser avaliada a resolução da estenose.[31] A cada troca o número de próteses colocadas deve ser o maior permitido pelo diâmetro da estenose.[33,34] Não havendo resolução da estenose após os 12 meses, o tratamento cirúrgico deve ser considerado, pois não há benefício comprovado com a continuidade da terapêutica endoscópica por tempo mais prolongado.[29]

Em consagrado estudo publicado em 2001, Costamagna *et al.* demonstraram que a utilização de próteses plásticas múltiplas incrementa o sucesso da terapia endoscópica, atingindo 97,5% de resposta clínica sustentada.[33] Em 2010, o mesmo grupo publicou o seguimento de longo prazo (média 13,7 anos, variação 11,7 a 19,8 anos) de 35 dos 41 pacientes tratados no estudo inicial. A recorrência de sintomas obstrutivos (colangite aguda) foi observada em 7 pacientes (20%), apenas 4 (11,4%) deles apresentaram recidiva da estenose biliar, enquanto 3 (8,6%) apresentaram cálculos. Todos estes pacientes foram novamente tratados por via endoscópica e permaneceram livres de sintomas após período médio de 7,1 anos (variação de 2,5 a 12,1 anos).[34]

Os resultados a favor do uso de próteses plásticas múltiplas foram confirmados posteriormente pelo estudo de Draganov *et al.* Nesse estudo, pacientes com lesões pós-operatórias da via biliar distal apresentavam maior chance de sucesso após o tratamento endoscópico em comparação com aqueles com estenoses hilares (80% *vs.* 25%).[35]

A terapia endoscópica é realizada com sucesso em 71 a 94% das vezes (Quadro 72-2). Os fatores que favorecem o tratamento são distância da confluência dos ductos hepáticos, diagnóstico precoce e ausência de manipulação prévia.[35]

A principal limitação para o tratamento endoscópico é a impossibilidade de transpor a estenose com o fio-guia (Fig. 72-12), nos casos de obstrução completa da via biliar distal (transecção). Nesses casos, punção percutânea combinada à drenagem endoscópica retrógrada, o procedimento *rendez-vous* (Fig. 72-13), pode ser utilizada como opção não operatória.[27] Em caso de insucesso na drenagem endoscópica, deve-se iniciar antibioticoterapia pelo elevado risco de colangite, e a drenagem da via biliar deve ser realizada por via percutânea ou cirúrgica.[29]

À semelhança da estenose biliar no pós-transplante hepático, as PMAE parcial e totalmente cobertas (Fig. 72-14) vêm sendo utilizadas com frequência crescente também na estenose da via biliar pós-colecistectomia. Os resultados iniciais, provenientes de relatos de casos, são bastante encorajadores, porém, mais uma vez, estudos ainda são necessários para avaliação de eficácia e segurança dessa opção terapêutica.[15]

Também aqui a falta de uniformidade no desenho dos estudos (alguns prospectivos e outros retrospectivos) e na classificação das complicações dificulta a avaliação das complicações. As taxas de complicações podem ultrapassar 30% em algumas publicações, entretanto as complicações maiores (colangite, pancreatite, sangramento e migração da prótese) ocorrem entre 10 e 15% e são mais frequentes nos pacientes que não aderem ao protocolo de troca periódica das próteses. O índice de mortalidade é 2 a 3%.[30]

Os resultados do tratamento cirúrgico da estenose biliar pós-colecistectomia são semelhantes, com taxas de sucesso variando entre 76 e 93%.[31,33] Entretanto, o tratamento cirúrgico acarreta maiores índices de morbimortalidade (3,2 a 27% *vs.* 9%) com maior taxa de reestenose (26% *vs.* 17%).[31] Portanto, a cirurgia deve ser vista como medida complementar e reservada para os casos de ruptura completa do ducto e falência da terapia endoscópica.

Quadro 72-2. Resultados do tratamento da estenose biliar pós-colecistectomia

Autor	N	Etiologia	Intervenção	Local	Seguimento (variação)	Sucesso técnico	Sucesso clínico	Tempo tratamento	Complicações	Recorrência
Davids et al., 1993	66	Pós-colecistectomia (62)	1-2 PP	Colédoco (55) Hilo (11)	42 meses (4-99)		83%	360 dias (91-725)	Precoce 8% Tardia 27%	17%
Bergman et al., 1996	53	Pós-colecistectomia Estenose (9)	1-2 PP		17 meses (10-19)	44,4%	44,4%	12 meses	Precoce 0% Tardia 33%	20%
Duvall et al., 1997	24	Pós-colecistectomia	PP única	Colédoco (10) Hilo (14)	9,5 anos	74%	81% (por protocolo)	227 dias (30-964)	Precoce 0% Tardia 29,1%	NR
Tocchi et al., 2000	20	Pós-colecistectomia	1-2 PP	Colédoco (10) Hilo (10)	89,7 meses (± 17,6)	100%	80%	NR	45%	15%
Costamagna et al., 2001	45	Pós-colecistectomia (38)	PP múltipla	Colédoco (27) Hilo (18)	48,8 meses (2 m-1,3 anos)	100%	89,9% ITT	12,1 (2-24)	Precoce 9% Tardia 18%	0%
Bergman et al., 2001	74	Pós-colecistectomia (72)	2 PP	Colédoco (68) Hilo (6)	9,1 anos (2 m-15 anos)	79,7%	86% (por protocolo)	12 meses	Precoce 19% Tardia 34% Mortalidade 2,7%	20% 2,6 meses (1 sem-2 anos)
Draganov et al., 2002	29	Pós-colecistectomia (19)	PP múltipla	Colédoco (15) Hilo (4)	48 meses (32-63)	NR	Colédoco 80% Hilo 25%	14,2 meses (4-36)	Precoce 3,4% Tardia 6,8%	
Kuzela et al., 2005	43	Pós-colecistectomia	PP múltipla		16 meses (1-42)	100%	100%	12 meses	12%	0%
Kahaleh et al., 2008	31	Pós-colecistectomia (3)	PMAE	Colédoco	12 meses (3-26)	NR	100% ITT Global: 75%*	4 meses* (1-28)	21%*	NR
Costamagna et al., 2010	42	Pós-colecistectomia	PP múltipla	Colédoco (24) Hilo (18)	13,7 anos (11,7-19,8)	–	80%	–	–	20% colangite 8,6% cálculo 11,4% EB

PMAE: prótese metálica autoexpansível parcialmente coberta; ITT: intenção de tratamento; NR: não relatado; PP: prótese plástica; EB: estenose biliar.
*Resultado da avaliação global, incluindo todos os pacientes avaliados no estudo, e não apenas estenose biliar pós-colecistectomia.

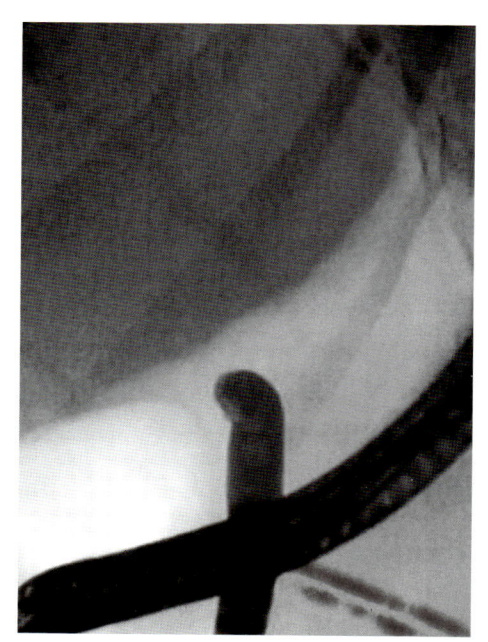

Fig. 72-12. CPRE evidencia estenose completa do colédoco em paciente com antecedente de colecistectomia, não sendo possível a passagem do fio-guia.

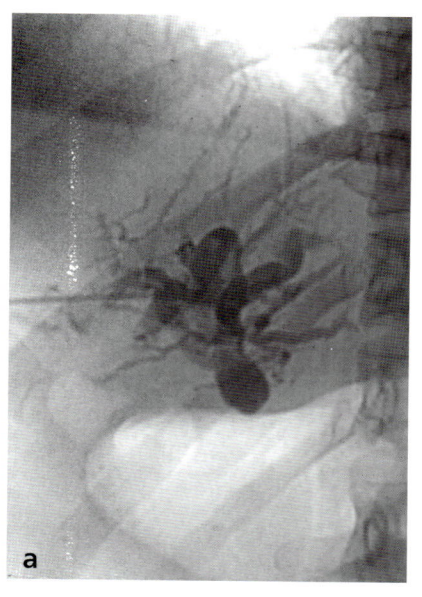

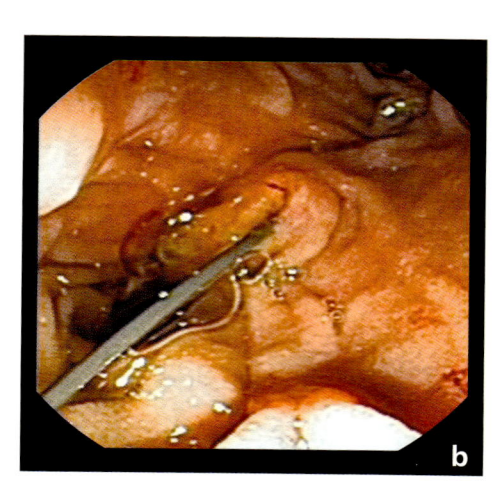

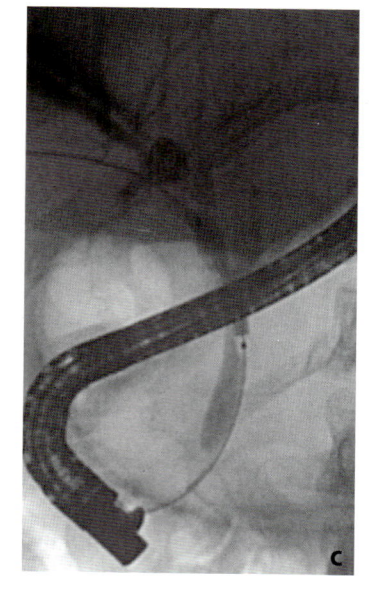

Fig. 72-13. (**a**) Colangiografia percutânea, no mesmo paciente da Figura 72-12, para demonstrar a porção proximal da estenose completa do colédoco com dilatação da árvore biliar intra-hepática. (**b**) Passagem retrógrada do fio-guia após punção da estenose com sua ponta não hidrofílica para procedimento *rendez-vous*. (**c**) Dilatação da estenose com balão.

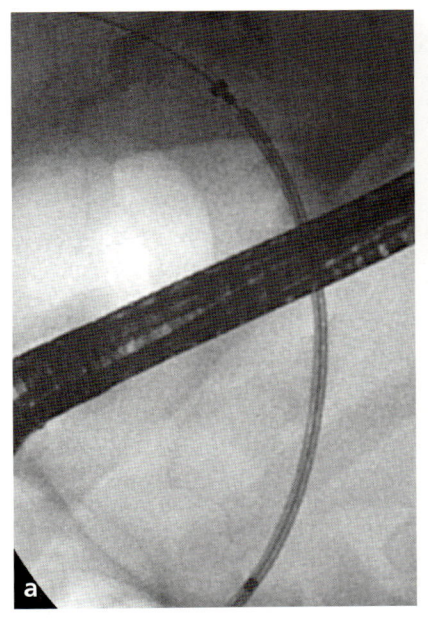

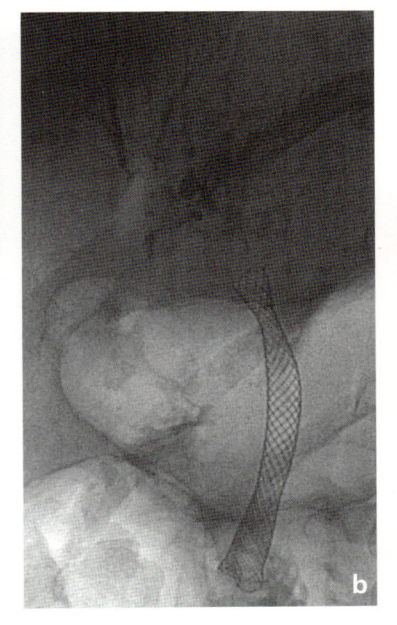

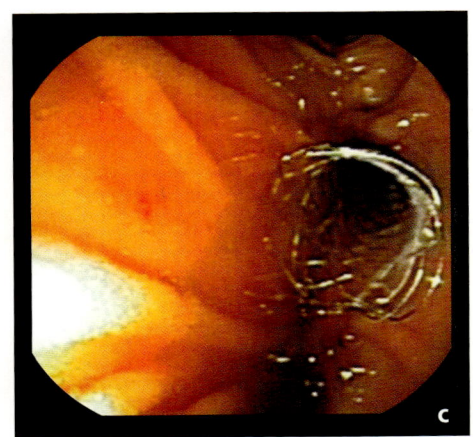

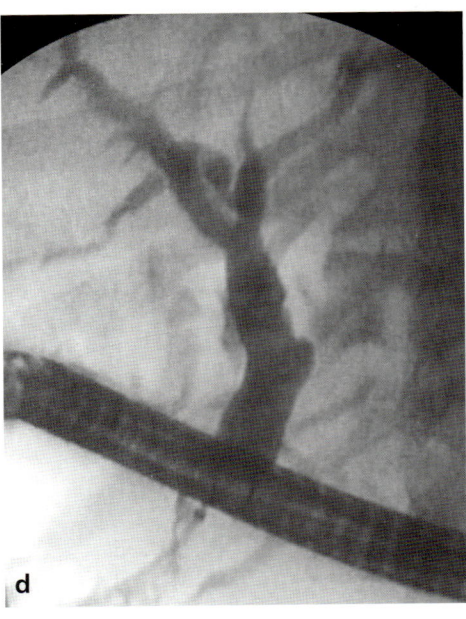

Fig. 72-14. (a) Aspecto radiológico da PMAE totalmente coberta, posicionada transpondo a estenose no colédoco e, (b) logo após sua liberação, notamos discreta compressão em sua malha, correspondente ao ponto da estenose. (c) Aspecto endoscópico da PMAEc na papila maior. (d) Colangiografia mostra resolução radiológica da estenose após retirada da PMAEc no sexto mês de tratamento.

REFERÊNCIAS BIBLIOGRÁFICAS

1. Akamatsu N, Sugawara Y, Hashimoto D. Biliary reconstruction, its complications and management of biliary complications after adult liver transplantation: a systematic review of the incidence, risk factors and outcome. Transpl Int. 2010;24(4):379-92.
2. Williams ED, Draganov PV. Endoscopic management of biliary strictures after liver transplantation. World J Gastroenterol 2009;15(30):3725-33.
3. Alsharabi A, Zieniewicz K, Patkowski W et al. Assessment of early biliary complications after orthotopic liver transplantation and their relationship to the technique of biliary reconstruction. Transplant Proc 2006;38(1):244-46.
4. Chang JM, Lee JM, Suh KS et al. Biliary complications in living donor liver transplantation: imaging findings and the roles of interventional procedures. Cardiovasc Intervent Radiol 2005;28(6):756-67.
5. Sharma S, Gurakar A, Jabbour N. Biliary strictures following liver transplantation: past, present and preventive strategies. Liver Transpl 2008;14(6):759-69.
6. Loperfido S, Angelini G, Benedetti G et al. Major early complications from diagnostic and therapeutic ERCP: a prospective multicenter study. Gastrointest Endosc 1998;48(1):1-10.
7. Morelli J, Mulcahy HE, Willner IR et al. Long-term outcomes for patients with post-liver transplant anastomotic biliary strictures treated by endoscopic stent placement. Gastrointest Endosc 2003;58(3):374-79.
8. Welling TH, Heidt DG, Englesbe MJ et al. Biliary complications following liver transplantation in the model for end-stage liver disease era: effect of donor, recipient, and technical factors. Liver Transpl 2008;14(1):73-80.
9. Valls C, Alba E, Cruz M et al. Biliary complications after liver transplantation: diagnosis with MR cholangiopancreatography. AJR Am J Roentgenol 2005;184(3):812-20.
10. Ostroff JW. Management of biliary complications in the liver transplant patient. Gastroenterol Hepatol 2010;6(4):264-72.
11. Graziadei IW, Schwaighofer H, Koch R et al. Long-term outcome of endoscopic treatment of biliary strictures after liver transplantation. Liver Transpl 2006;12(5):718-25.
12. Venu M, Brown RD, Lepe R et al. Laboratory diagnosis and nonoperative management of biliary complications in living donor liver transplant patients. J Clin Gastroenterol 2007;41(5):501-6.
13. Zoepf T, Maldonado-Lopez EJ, Hilgard P et al. Balloon dilatation vs. balloon dilatation plus bile duct endoprostheses for treatment of anastomotic biliary strictures after liver transplantation. Liver Transpl 2006;12(1):88-94.
14. Yoshimoto T, Yazumi S, Hisatsune H et al. Crane-neck deformity after right lobe living donor liver transplantation. Gastrointest Endosc 2006;64(2):271.
15. Kahaleh M, Behm B, Clarke BW et al. Temporary placement of covered self-expandable metal stents in benign biliary strictures: a new paradigm? (with video). Gastrointest Endosc 2008;67(3):446-54.

16. Traina M, Tarantino I, Barresi L et al. Efficacy and safety of fully covered self-expandable metallic stents in biliary complications after liver transplantation: a preliminary study. *Liver Transpl* 2009;15(11):1493-98.
17. Chaput U, Scatton O, Bichard P et al. Temporary placement of partially covered self-expandable metal stents for anastomotic biliary strictures after liver transplantation: a prospective, multicenter study. *Gastrointest Endosc* 2010;72(6):1167-74.
18. Mahajan A, Ho H, Sauer B et al. Temporary placement of fully covered self-expandable metal stents in benign biliary strictures: midterm evaluation (with video). *Gastrointest Endosc* 2009;70(2):303-9.
19. Martins FP, de Paulo GA, Contini ML et al. Self-expandable metalic stent for treatment of biliary complications after cadaveric orthotopic liver transplantation [abstract]. *Endoscopy* 2010;42(Suppl I):A269.
20. Wiersema MJ, Sandusky D, Carr R et al. Endosonography-guided cholangiopancreatography. *Gastrointest Endosc* 1996;43(2 Pt 1):102-6.
21. Maranki J, Hernandez AJ, Arslan B et al. Interventional endoscopic ultrasound-guided cholangiography: long-term experience of an emerging alternative to percutaneous transhepatic cholangiography. *Endoscopy* 2009;41(6):532-38.
22. Chahal P, Baron TH, Poterucha JJ et al. Endoscopic retrograde cholangiography in post-orthotopic liver transplant population with Roux-en-Y biliary reconstruction. *Liver Transpl* 2007;13(8):1168-73.
23. Sanada Y, Mizuta K, Yano T et al. Double-balloon enteroscopy for bilioenteric anastomotic stricture after pediatric living donor liver transplantation. *Transpl Int* 2011;24(1):85-90.
24. Tsukui D, Yano T, Nakazawa K et al. Rendezvous technique combining double-balloon endoscopy with percutaneous cholangioscopy is useful for the treatment of biliary anastomotic obstruction after liver transplantation (with video). *Gastrointest Endosc* 2008;68(5):1013-15.
25. Khan MH, Howard TJ, Fogel EL et al. Frequency of biliary complications after laparoscopic cholecystectomy detected by ERCP: experience at a large tertiary referral center. *Gastrointest Endosc* 2007;65(2):247-52.
26. TSSC. A prospective analysis of 1518 laparoscopic cholecystectomies. The Southern Surgeons Club. *N Engl J Med* 1991;324(16):1073-7.
27. Liguory C, Lefebvre JF, De Paulo GA. *Traitement endoscopique des complications biliares de la chirurgie laparoscopique.* Techiniques chirurgicales – Appareil digestif. Paris: Encyclopedie Medico Chirurgicale (Editions Scientifiques et Médicales Elsevier SAS), 2001. p. 40-961.
28. Bismuth H. The biliary tract. Clinical surgery international. In: Blumgart LH. (Ed.). *Postoperative strictures of the bile duct.* Edinburgh: Churchill Livingstone, 1982. p. 209-18.
29. Huibregtse K, Meenan J, Rauws AJ et al. Diagnosis and Management of Nonneoplastic Biliary Obstruction, Biliary Leakage, and Disorders of the Liver Affecting the Bile Ducts. In: Sivak MV. (Ed.). *Gastroenterologic endoscopy.* 2nd ed. Philadelphia: WB Saunders, 1999.
30. Bergman JJ, van den Brink GR, Rauws EA et al. Treatment of bile duct lesions after laparoscopic cholecystectomy. *Gut* 1996;38(1):141-47.
31. Davids PH, Tanka AK, Rauws EA et al. Benign biliary strictures. Surgery or endoscopy? *Ann Surg* 1993;217(3):237-43.
32. Bourke MJ, Elfant AB, Alhalel R et al. Sphincterotomy-associated biliary strictures: features and endoscopic management. *Gastrointest Endosc* 2000;52(4):494-99.
33. Costamagna G, Pandolfi M, Mutignani M et al. Long-term results of endoscopic management of postoperative bile duct strictures with increasing numbers of stents. *Gastrointest Endosc* 2001;54(2):162-68.
34. Costamagna G, Tringali A, Mutignani M et al. Endotherapy of postoperative biliary strictures with multiple stents: results after more than 10 years of follow-up. *Gastrointest Endosc* 2010;72(3):551-57.
35. Draganov P, Hoffman B, Marsh W et al. Long-term outcome in patients with benign biliary strictures treated endoscopically with multiple stents. *Gastrointest Endosc* 2002;55(6):680-86.

CAPÍTULO 73

Tratamento Endoscópico dos Tumores do Pâncreas e das Vias Biliares

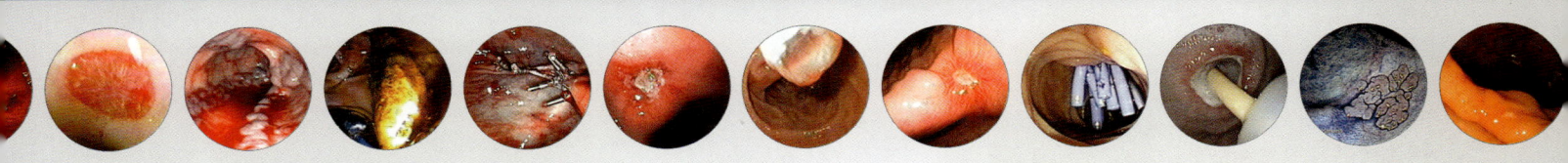

Arnaldo José Ganc ■ Ricardo Leite Ganc ■ Wagner Colaiacovo

CONTRIBUIÇÃO DA ENDOSCOPIA NO DIAGNÓSTICO DOS TUMORES DAS VIAS BILIOPANCREÁTICAS

A colangiopancreatografia endoscópica retrógrada (CPER) teve papel primordial, durante muitos anos, no estabelecimento do diagnóstico diferencial da icterícia obstrutiva, causada por neoplasias das vias biliares e do pâncreas. Atualmente, no entanto, com o desenvolvimento da ecoendoscopia (EE) e da colangiorressonância magnética (CPRM), raramente se utiliza a CPER para esse fim.[1]

A assim chamada "colangiorressonância magnética" (CRM) ou ainda "colangiopancreatorressonância magnética" (CPRM), além de reproduzir as mesmas imagens anatômicas que a CPER, tem as seguintes vantagens sobre esta e sobre as outras técnicas de imagem, no diagnóstico dos tumores de pâncreas e das vias biliares:[2]

A) Não é um exame operador-dependente, podendo ser realizado por qualquer técnico bem treinado para este fim. Neste sentido, é muito superior à CPER e à ecoendoscopia (EE), que exigem extenso treinamento dos médicos para sua realização.
B) Não expõe o paciente e o médico à radiação, o que ocorre tanto na CPER quanto na colangiografia transparieto-hepática (CTPH).
C) Não utiliza contraste, o que ocorre na CPER, na CTPH e na colangiotomografia computadorizada (colangio-CT).
D) Não é invasivo, pois não exige, como a CPER, o cateterismo da papila duodenal, nem a punção percutânea, como a CTPH, nem a sedação e a introdução de endoscópio por via oral como na EE.
E) Assim como a CPER e a EE, pode ser utilizada em pacientes ictéricos, ao contrário da colangio-CT.
F) Não exige jejum prolongado para a sua realização, ao contrário do que ocorre com a CPER e com a EE.
G) Não exige sedação, exceto em pacientes claustrofóbicos, ao contrário do que ocorre na CPER e na EE. Ainda assim, nos dias de hoje, com o desenvolvimento de aparelhos mais espaçosos e parcialmente abertos, mesmo os claustrofóbicos não necessitam de sedação.

Por outro lado, um aparelho de ressonância magnética custa dez vezes mais que um duodenoscópio e um ecoendoscópio juntos. Apesar de não ser examinador/dependente, a CPRM é extremamente dependente da tecnologia, necessitando de aparelhos de mais de 1 Tesla para se obter um estudo ideal. Outro pormenor é o fato de os pacientes com marca-passo cardíaco ou com próteses metálicas em vasos ou ductos não poderem ser submetidos a esta técnica.

Somando-se a isso, uma das vantagens da CPER sobre a CPRM é o fato de a CPER permitir a observação endoscópica da papila duodenal e a realização de manobras terapêuticas imediatas.

O sucesso da realização do cateterismo papilar, com opacificação dos ductos biliares e pancreáticos, depende muito da experiência do endoscopista, podendo ser obtido em cerca de 97% dos casos.[3,4] Claro está que a interpretação das imagens obtidas no RX também depende diretamente do examinador, já que decisões importantes serão tomadas durante o procedimento, como poderemos ver adiante.

Nos *tumores que comprometem a papila de Vater*, o diagnóstico pode ser feito já à duodenoscopia, com avaliação direta do comprometimento neoplásico, que se apresenta, em geral, como uma vegetação, tipo "couve-flor", que por si só faz o diagnóstico (Fig. 73-1). A confirmação diagnóstica é feita através de biópsia da lesão e, em alguns casos, por macrobiópsia, obtida com alça de polipectomia.[4,5] Nesses casos o cateterismo é prejudicado por ser muito difícil localizar o pertuito papilar em meio ao tumor. Uma vez obtida a contrastação da via biliar, nota-se dilatação importante do hepatocolédoco e das vias biliares intra-hepáticas, com afilamento irregular da porção terminal do colédoco. Outra característica da via biliar contrastada nesses casos é que o hepatocolédoco está retificado paralelamente à coluna vertebral e se apresenta à direita desta.

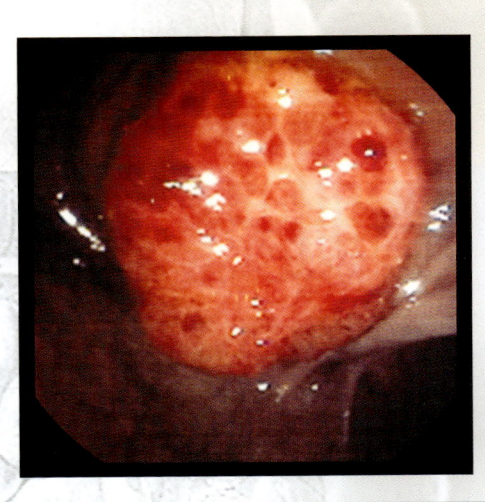

Fig. 73-1. Tumor de papila duodenal observado à duodenoscopia.

Nos casos de *tumores intrapapilares*, o diagnóstico diferencial já é mais difícil, havendo em geral um aumento importante do infundíbulo papilar, necessitando-se de uma papilotomia para a realização de biópsias intra-ampulares (Fig. 73-2). Nesses casos, em função da neovascularização intratumoral, a hemorragia pós-papilotomia pode ser significativa.

Já nas obstruções neoplásicas mais proximais da via biliar, como nos *colangiocarcinomas*, pode haver comprometimento exclusivo do hepatocolédoco (Fig. 73-3), mas, em geral, esses tumores comprometem a bifurcação dos ductos hepáticos direito e esquerdo ou ainda as vias biliares intra-hepáticas, podendo atingir ductos biliares secundários e terciários (Fig. 73-4).

Os tumores do hilo hepático são chamados de tumores de Klatskin e foram classificados por Bismuth em quatro tipos que seguem:

- *Tipo I:* tumores que se originam distalmente à confluência dos ductos hepáticos.
- *Tipo II:* tumores que acometem a confluência dos ductos hepáticos direito e esquerdo.
- *Tipo III:* tumores que atingem a confluência dos hepáticos assim como o ducto hepático direito (IIIa) ou o ducto hepático esquerdo (IIIb).
- *Tipo IV:* tumores multicêntricos ou aqueles que atingem a confluência dos hepáticos e ambos os ductos hepáticos.

A confirmação diagnóstica desses casos pode ser obtida, caso pairem dúvidas, com uma papilotomia endoscópica curta para a introdução de um fórceps de biópsia até o local da obstrução, colhendo-se material para exame anatomopatológico. Outra possibilidade é a realização da *coledocoscopia peroral*, possível de ser realizada nos serviços que possuam o conjunto "Mother and Baby"; dessa forma, sob visão direta do *babyscope*, é possível uma visão direta da causa da icterícia, retirada de fragmentos e até eventual tratamento (Fig. 73-5). Mais recentemente foi desenvolvido um aparato chamado Spyglass®, que teria a mesma função do coledocoscópio, mas a um custo muito menor. Alguns trabalhos consideram o Spyglass uma boa alternativa, enquanto outros autores acreditam que ainda há espaço para melhora nesta tecnologia.

Mais recentemente, foi desenvolvido o ultrassom intraductal; no entanto, os seus resultados ainda estão sendo testados, mas para os tumores restritos à parede coledoceana esta tecnologia promete ter algum impacto no diagnóstico desses tumores (Fig. 73-6).

O *carcinoma da vesícula biliar* é uma outra neoplasia que pode causar obstrução biliar. Por vezes, durante a CPER não é possível diferenciá-lo do colangiocarcinoma, quando comprime extrinsecamente a via biliar ou invade a via biliar principal ao nível do ducto cístico e/ou do hepatocolédoco.

Os *tumores intra-hepáticos* primários ou metastáticos que atingem os vários segmentos do fígado podem apresentar-se na CPER e na CPRM como áreas "vazias" de ductos segmentares e com aspecto de compressão extrínseca nos ductos remanescentes, alterando dessa forma o arranjo harmônico dos ductos intra-hepáticos.

Os tumores pancreáticos, em particular o *carcinoma do pâncreas*, também podem ser bem estudados pela CPER, assim com pela CPRM. A opacificação do ducto de Wirsung pode diagnosticar e localizar adequadamente o acometimento do órgão pela neoplasia, seja ela na cabeça, no corpo ou na cauda, facilitando sobremaneira a orientação para uma possível intervenção cirúrgica radical.

O aspecto mais característico encontrado nas opacificações realizadas nos casos de *tumores da cabeça do pâncreas* é a dupla estenose do ducto colédoco e do ducto de Wirsung (Fig. 73-7), com dilatação a

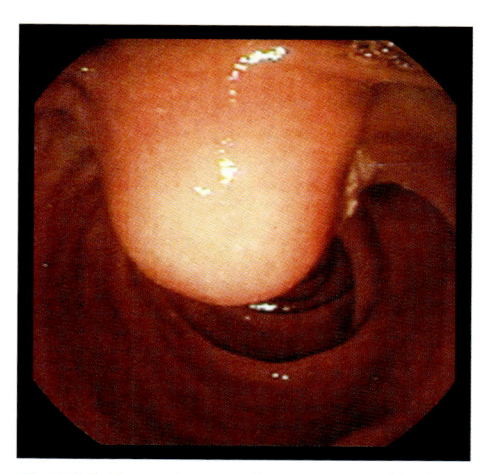

Fig. 73-2. Tumor intrapapilar, que necessita de papilotomia para aquisição de fragmentos.

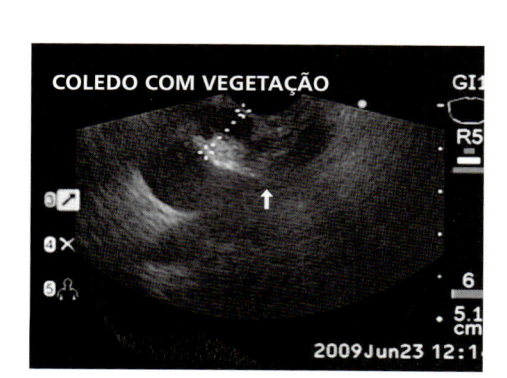

Fig. 73-3. Ultrassom endoscópico de uma lesão neoplásica intracoledoceana. (Imagem cedida pelo Dr. Rogério Colaiacovo.)

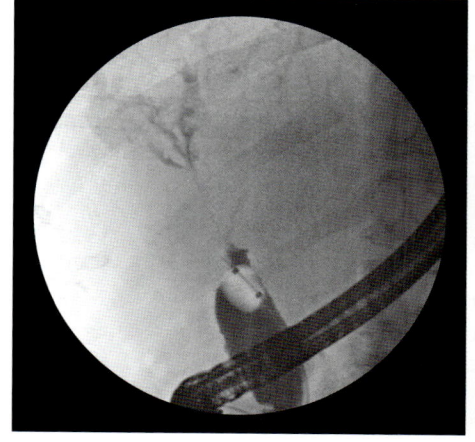

Fig. 73-4. Tumor de Klatskin tipo IV.

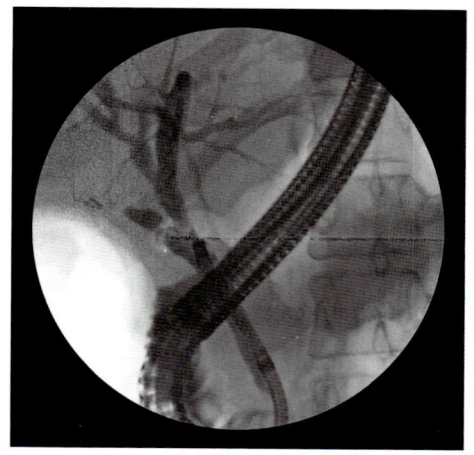

Fig. 73-5. Aspecto radiológico do conjunto *mother-baby* durante coledocoscopia.

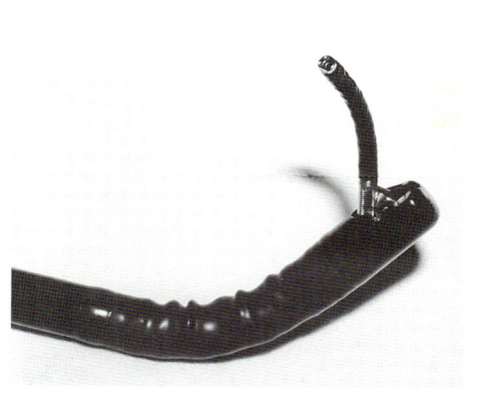

Fig. 73-6. Aparelho de ultrassom intraductal passando pelo canal de trabalho de um duodenoscópio.

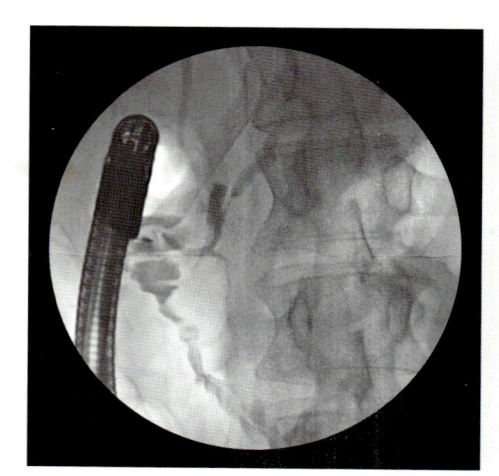

Fig. 73-7. Sinal radiológico do duplo ducto durante CPER.

montante dos segmentos acometidos. Os *tumores do corpo e da cauda do pâncreas* caracterizam-se por uma estenose longa e irregular do Wirsung e com dilatação progressiva do segmento ductal a montante. Em alguns casos pode haver uma interrupção completa do meio de contraste em um determinado segmento pancreático, dificultando a diferenciação entre tumor localizado e um pâncreas anatômica ou iatrogenicamente curto. A associação de métodos diagnósticos como o US, a TC, a CPRM, a ecoendoscopia radial (EE) e finalmente a biópsia pancreática por aspiração, realizada com o auxílio da ecoendoscopia setorial (FNA), completa o arsenal propedêutico para a confirmação do diagnóstico definitivo.

O *pseudocisto pancreático*, que pode simular um tumor, comprimindo a via biliar e alterando a distribuição dos canalículos pancreáticos, tem sua imagem radiológica típica, quando o meio de contraste repentinamente se difunde numa cavidade formada a partir de um ducto pancreático. A menor quantidade possível de contraste deve ser injetada nesses casos, pelo grande risco de formação de abscesso pancreático. A drenagem endoscópica e/ou cirúrgica deve ser decidida o mais rapidamente possível. O diagnóstico do cistoadenoma e do cistoadenocarcinoma do pâncreas é de difícil diferenciação com o pseudocisto de pâncreas, quando estudado exclusivamente pela colangiopancreatografia endoscópica retrógrada, devendo-se obrigatoriamente fazer uso da EE e da FNA para seu diagnóstico correto.

CONTRIBUIÇÃO DA ENDOSCOPIA NO TRATAMENTO DOS TUMORES BILIOPANCREÁTICOS

A contribuição da endoscopia no tratamento dos tumores pancreáticos e das vias biliares vai depender fundamentalmente do tipo de tumor, seu estádio e sua localização. O tratamento endoscópico poderá ser: curativo, adjuvante ou paliativo.

Tratamento curativo

O tratamento curativo é possível somente nos *adenomas* da papila duodenal principal, os quais podem ser totalmente removidos - à maneira de uma polipectomia (Fig. 73-8). Mesmo assim, os pacientes com polipose familiar têm altas taxas de recidiva, o que exige um acompanhamento endoscópico periódico.

As lesões neoplásicas malignas, menores que 5 mm e intraepiteliais, também têm sido tratadas endoscopicamente; no entanto, os estudos são restritos a pequenas séries de pacientes que se recusam a operar ou que não têm condição cirúrgica.[4,6]

Tratamento adjuvante

Este tipo de tratamento é aplicado nos pacientes que têm indicação de tratamento cirúrgico, quimio (QT) ou radioterápico (RT). No primeiro caso, a CPER com drenagem das vias biliares visa diminuir o risco cirúrgico do paciente, através de uma drenagem endoscópica pré-operatória, através da inserção de uma prótese, que poderá ser, inclusive, de 7 FR (caso não se disponha de instrumentos com canal operatório calibroso); assim, o paciente poderá ser levado à cirurgia anictérico e em condições eletivas, diminuindo inclusive a incidência de falência renal pós-operatória. Além disso, com a via biliar drenada, o médico disporá de mais tempo para realizar o estadiamento adequado da doença do paciente. Recentemente, no entanto, têm sido publicados alguns trabalhos pondo em dúvida a validade deste procedimento; no dizer desses autores, a drenagem pré-operatória destes casos com a introdução de uma prótese poderia inclusive aumentar a taxa de infecção pós-operatória.

Nos pacientes que serão submetidos à radioterapia, a CPER visa oferecer maior conforto ao paciente enquanto durar o tratamento. Com a melhora da drenagem biliar e, consequentemente, da icterícia, haverá nítida melhora do apetite, do bem-estar e das condições nutricionais do paciente, permitindo inclusive que o mesmo tolere melhor a RT.

Nos pacientes que serão submetidos à QT, principalmente nos linfomas da região da cabeça do pâncreas, há alguns quimioterápicos que não podem (ou devem) ser administrados na vigência de icterícia ou falência hepática, exigindo portanto uma drenagem biliar prévia ao tratamento, a qual poderá ser retirada após a QT, com remissão ou cura do processo.

Tratamento paliativo

A paliação para os pacientes com *câncer pancreático* inoperável ou irressecável constitui uma tarefa complexa. O controle da dor representa a preocupação inicial primária em alguns pacientes, e os vômitos secundários à obstrução duodenal exigem alívio precoce, a não ser que o paciente esteja em estádio terminal.[7,8] Ajudar o paciente e os membros de sua família a se ajustarem à doença é muito mais difícil e pode desafiar todos os talentos de um médico competente ou de toda uma equipe médica. É por demais fácil, tanto para o médico quanto para o paciente, omitir (até mesmo ignorar) essas enormes realidades e se concentrar exclusivamente no alívio do sintoma mais óbvio – a icterícia. Entretanto, os efeitos deletérios da icterícia obstrutiva não devem ser subestimados. O prurido pode ser quase insuportável, e a deterioração gradual da função hepática produz anorexia, náuseas e desnutrição progressiva. O estado de saúde (e a mente) de um paciente pode melhorar muito – mesmo que seja apenas por poucos meses – quando a icterícia é eliminada. Ao se deparar com um paciente com icterícia secundária a um câncer pancreático irressecável estabelecido, existem três outras questões a serem formuladas. A primeira é se a icterícia e seus sintomas inerentes são, de fato, secundários à obstrução, e não a metástases

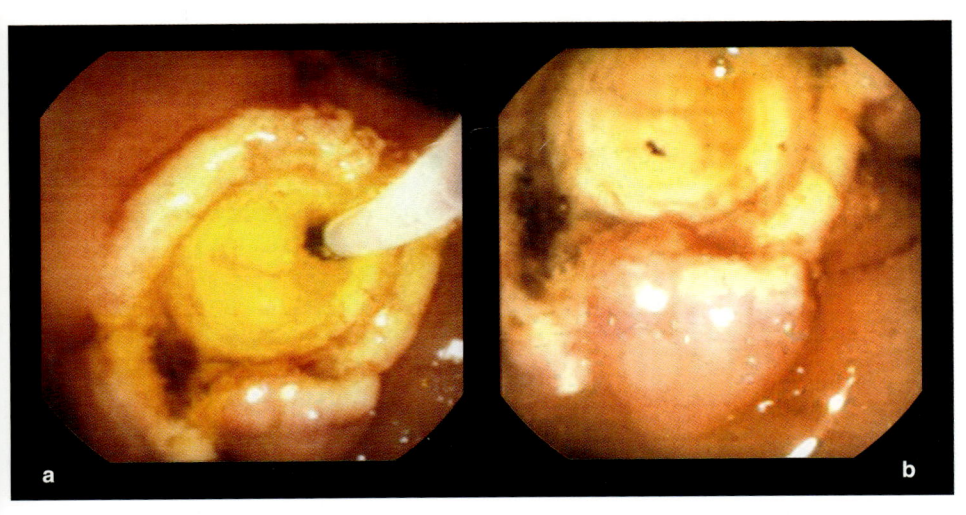

Fig. 73-8. Aspecto endoscópico imediato após uma papilectomia.

intra-hepáticas múltiplas. A resposta a essa questão costuma ser obtida facilmente ao se rever a ultrassonografia de boa qualidade e os mapeamentos da TC ou da RM do fígado (Fig. 73-9). Ainda assim, às vezes, as dúvidas persistem.

Como regra geral, a moldagem (ou cateterismo) transtumoral das **estenoses intra-hepáticas** é mais difícil, mais perigosa e menos justificada que a das estenoses baixas. A segunda questão correlata é se o alívio da obstrução poderá aprimorar a qualidade ou a quantidade de vida. Alguns pacientes são encaminhados ao endoscopista nos estádios terminais de sua doença, quando qualquer intervenção agressiva é inoportuna. Lamentavelmente, eles e suas famílias chegam com frequência aos centros de referência com esperanças excessivas acerca das possibilidades terapêuticas. Após cruzar essas duas barreiras, a terceira consiste em escolher o método mais apropriado para o alívio da obstrução – cirurgia, drenagem percutânea ou endoscópica.

Métodos endoscópicos para o alívio da icterícia

Os métodos endoscópicos disponíveis para a drenagem de via biliar dependem da localização, da forma, da natureza e da extensão da lesão obstrutiva, além da finalidade da mesma. A técnica mais simples é a **papiloesfincterotomia endoscópica**, que raramente poderá resolver uma obstrução tumoral, a não ser em tumores pequenos localizados na papila duodenal. Frequentemente esse processo é a condição inicial para se realizar qualquer outra manobra de drenagem. A seguir, a técnica que pode ser usada em casos de **câncer da papila** é a *"tunelização de tumor"*, que nada mais é que uma papilotomia ampliada. Pelo fato de o *câncer de papila* ser frequentemente de crescimento lento, além do fato de que é difícil a fixação de uma "endoprótese" nesses tumores, nos casos de contraindicação cirúrgica, por alto risco ou pelo fato da doença estar disseminada, essa técnica pode ser a mais indicada. É preciso que se saiba que frequentemente o tumor volta a obstruir a via biliar, sendo então necessária a repetição da manobra de drenagem. Temos tido casos de 4 anos de evolução, com repetição da manobra a cada 6 meses. Outra técnica a ser considerada nos tumores da papila é a **drenagem suprapapilar do colédoco**, através da realização de punção diatérmica acima do infundíbulo da papila. A técnica usual, descrita inicialmente por Liguory, e que tem sido realizada por nós com grande frequência, exigindo um abaulamento do colédoco na parede duodenal, para que a mesma possa ser realizada com segurança. Com o auxílio da **ecoendoscopia setorial**, no entanto, esse procedimento pode ser realizado com maior segurança, mesmo diante da inexistência de abaulamento do infundíbulo papilar. Após a punção diatérmica transduodenal do colédoco, amplia-se este orifício com o papilótomo de Classen-Demling, realizando-se verdadeira *coledocoduodenotomia endoscópica*. Há poucos anos, o Dr. Everson Artifon descreveu a técnica de punção suprapapilar como maneira de cateterizar a via biliar, mesmo sem abaulamento ou comprovação ecoendoscópica da localização do colédoco. Trata-se de um procedimento de risco, e já tivemos a oportunidade de nos deparar com complicações catastróficas dessas punções às cegas. Por este motivo, não advogamos esta opção de cateterização biliar.

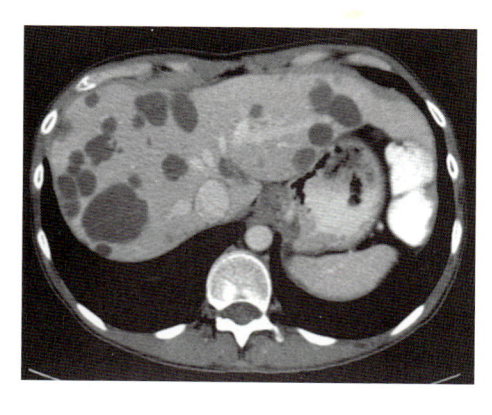

Fig. 73-9. Metástases hepáticas de um tumor estromal.

Outra técnica muito usada, principalmente quando se visa drenar pré-operatoriamente um paciente por curto espaço de tempo, é a colocação de **dreno nasobiliar**.[9] Após a papilotomia, coloca-se um fio-guia sobre o qual se posiciona um dreno nasobiliar pré-moldado que se exterioriza pela narina. Esta técnica é fácil, bastante eficiente e pode ser realizada com endoscópios de canal mais fino (mais de 2,5 mm), uma vez que essa drenagem pode ser feita com cateteres de 7 F, em função de sua curta duração. Em dois casos em que a manobra teve que perdurar por mais tempo e o paciente precisava ser alimentado, foi realizada uma *"anastomose biliodigestiva extracorpórea"*, conectando-se o cateter nasobiliar em uma sonda de *"gastrostomia endoscópica"*.

A técnica mais comum e mais largamente utilizada para a drenagem das vias biliares é a colocação de uma endoprótese. Vários modelos são utilizados, como os de Soehendra, os *pig-tail* e, principalmente, os do modelo de Huibregtse com dupla "aleta" lateral: uma superior para ficar "ancorada" no tumor e outra inferior para impedir a migração da prótese para o interior da via biliar. O objetivo da técnica é colocar um molde (prótese ou cateter transtumoral) com calibre de 10 ou 11,5 FR. Isso torna obrigatória a utilização de duodenoscópios dito terapêuticos, munidos de canal operatório com calibre superior a 4 mm.

Alguns endoscopistas acham mais difícil manusear os duodenoscópios com diâmetro maior e começam o procedimento com o duodenoscópio menos calibroso, com o qual realizam a CPER e a esfincterotomia (EPT) e, a seguir, mudam para um instrumento mais calibroso para colocar a prótese. Essa não é nossa prática. Nós realizamos todo o procedimento com o instrumento de canal mais calibroso, que é passado sob sedação padronizada (habitualmente Propofol, quando é possível a colaboração de um anestesiologista, o que a nosso ver deve ser a regra). Diga-se de passagem que, com o desenvolvimento da CPRM, como relatamos anteriormente, os procedimentos diagnósticos com duodenoscópios tendem a desaparecer, de maneira que, ao deparar-se com a necessidade de adquirir um duodenoscópio para um serviço, fica evidente que o instrumento a ser escolhido deve ser aquele munido do canal terapêutico.

O elemento básico para a moldagem endoscópica é um sistema coaxial de três camadas, que consiste em um longo fio-guia central de 0,08 cm, revestido por um cateter calibre 6 ou 7 F. Faz-se a prótese deslizar sobre o cateter interno e se transpõe a estenose até dentro dos canais intra-hepáticos. O cateter é avançado sobre o fio-guia proximal até a estenose. Pode-se, então, remover o fio-guia temporariamente e aspirar bile para cultura e estudo citológico. Existem algumas discordâncias entre os peritos acerca da utilidade ou da necessidade de se fazer uma pequena esfincterotomia e de passar um cateter dilatador calibre 10 F através da estenose antes da colocação da prótese. Uma pequena esfincterotomia costuma ser feita quando a papila parece estreita, sendo certamente sensato agir dessa forma quando o endoscopista está planejando mudar de endoscópio após a canulação inicial. O comprimento da prótese é escolhido de forma que os retalhos superior e inferior fiquem montados sobre o tumor por 1 a 2 cm, a fim de ser poupado de qualquer crescimento tumoral. A extremidade inferior da prótese é deixada fazendo protrusão através da papila para dentro do duodeno, para poder ser pinçada para extração quando necessário (Fig. 73-10). Com frequência, essa técnica pode ser realizada em menos de 30 minutos, porém os casos difíceis podem levar muito mais tempo. Em geral, o procedimento é bem tolerado, e a maioria dos pacientes poderá comer dentro de poucas horas. Na maioria das vezes eles são mantidos com líquidos intravenosos e antibióticos no hospital durante a noite. A maioria pode receber alta na manhã seguinte, desde que não tenham sido planejados outros testes ou tratamentos. Quaisquer dúvidas da função da prótese poderão ser resolvidas por uma radiografia simples, que irá checar se a árvore biliar contém ar. Os endoscopistas com experiência razoável esperam ser bem-sucedidos na colocação dos moldes nesse contexto

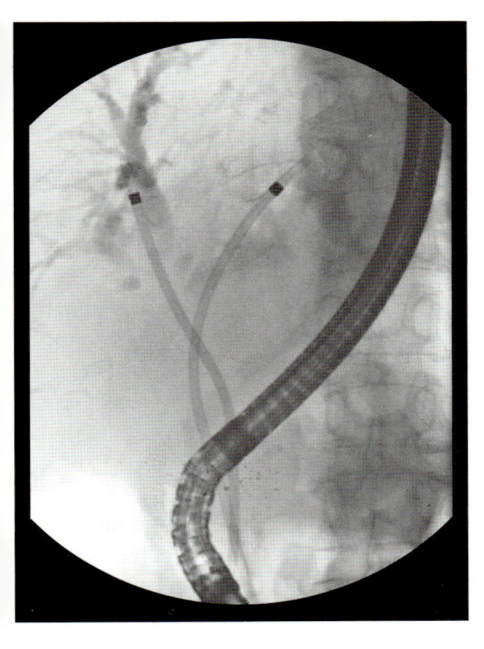

Fig. 73-10. Duas próteses plásticas locadas em ambos os ductos hepáticos.

em cerca de 90% dos pacientes. As dificuldades podem surgir quando existe distorção ou invasão da alça duodenal pelo tumor (caso em que o risco de obstrução duodenal subsequente é mais alto e a paliação cirúrgica costuma ser mais apropriada) e, especialmente, quando o tumor chega muito perto da papila, de forma que o orifício do canal biliar não pode ser definido.

Mais recentemente, foi desenvolvida a terapia fotodinâmica (PDT), quando, após a sensibilização das células neoplásicas com uma subtância (Photofrin®, Pinnacle Biologics, Inc.), faz-se a CPER e aplica-se luz vermelha através de um cateter específico (Fig. 73-11). Os resultados iniciais são promissores, mas os efeitos colaterais, como as queimaduras de pele, são significativos.[10,11]

Finalmente, em pacientes selecionados, nos quais a CPER falhou, pode-se realizar a drenagem das vias biliares através de uma hepatogastrostomia com o auxílio de um ecoendoscópio setorial. Esta técnica é extremamente difícil e só deve ser realizada por um ecoendoscopista experiente.[12]

Inicialmente encontra-se o ducto hepático esquerdo dilatado. Posteriormente faz-se uma punção ecoguiada desse ducto, passando-se um fio-guia e queimando o trajeto com um cistótomo (Fig. 73-12). Uma vez canulada a via biliar e garantido o seu acesso, pode-se passar uma prótese unindo a via biliar esquerda com o estômago, ou utilizar essa punção como se fosse uma CPTH, passando-se o fio-guia até a papila e realizando um *rendez-vous*. Mesmo em mãos experientes, as complicações podem ser gravíssimas (Fig. 73-13).

A outra opção que começa a ser estudada é a passagem de próteses biodegradáveis (Fig. 73-14), que liberam substâncias antineoplásicas por algum tempo, porém, até onde sabemos, esses estudos ainda estão em fases preliminares.[13]

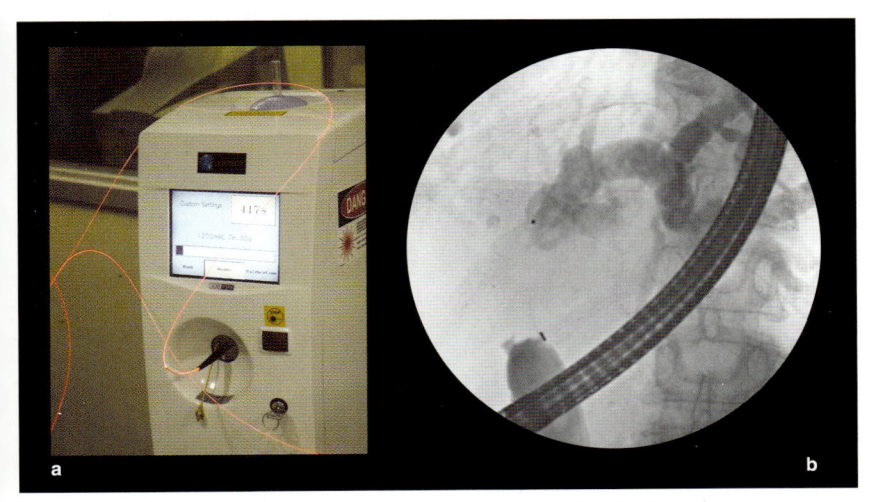

Fig. 73-11. Terapia fotodinâmica (PDT). (**a**) Aparelho para aplicação de terapia fotodinâmica. (**b**) Cateter de aplicação de PDT no hilo hepático durante aplicação em um tumor de Klatskin.

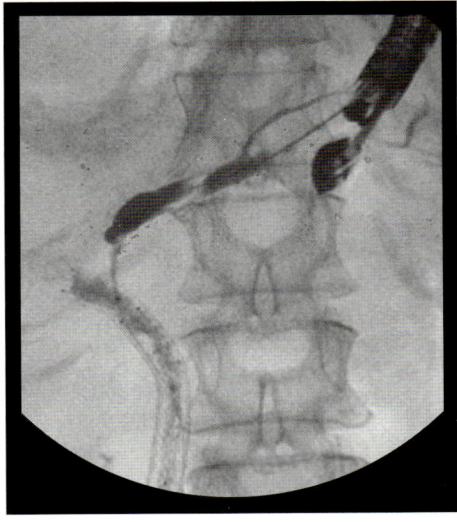

Fig. 73-12. Punção ecoguiada do ducto hepático esquerdo (Imagem cedida pelo Dr. Rogério Colaiacovo.)

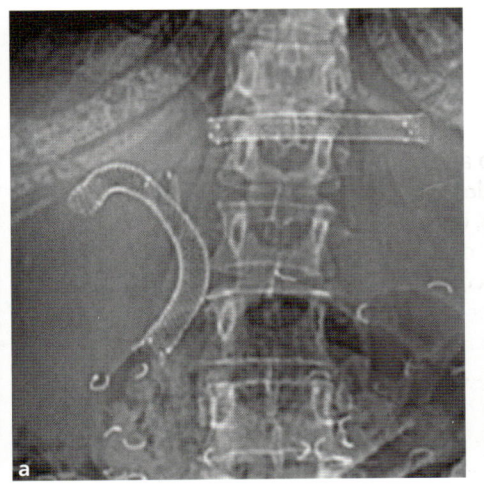

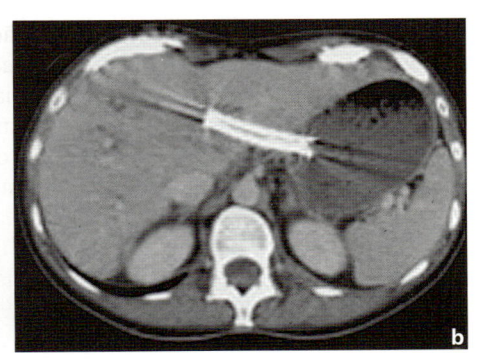

Fig. 73-13. (**a** e **b**) Aspecto radiológico e tomográfico de uma hepatogastrostomia endoscópica. (Imagens cedidas pelo Dr. Rogério Colaiacovo.)

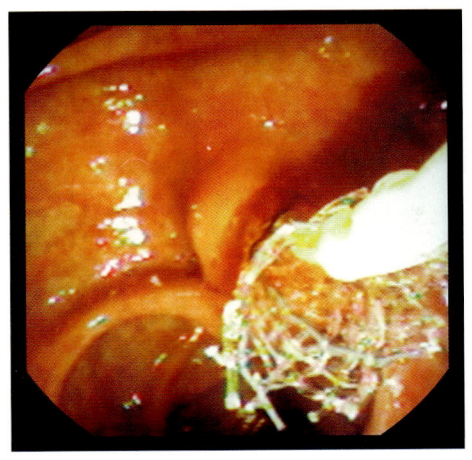

Fig. 73-14. Prótese biliar biodegradável.

Complicações imediatas pós-drenagem das vias biliares

As **complicações imediatas** após a colocação bem-sucedida da prótese são semelhantes àquelas observadas para outros procedimentos de CPER. Pode ocorrer **pancreatite** em uma incidência inferior a 2%. Nesse sentido, Claude Liguory preconiza a inserção de prótese biliar sem esfincterotomia prévia para evitar a pancreatite, decorrente desta última. Há várias discussões entre os especialistas com relação a este tópico, uma vez que a maioria deles realiza a esfincterotomia prévia, justamente para evitar a pancreatite que poderia ocorrer pelo fato de a prótese poder comprimir o óstio pancreático, caso não se realize a esfincterotomia. De nossa parte, temos realizado a esfincterotomia prévia somente nos casos em que o acesso à via biliar é difícil, e não temos observado casos de pancreatite, a exemplo de Liguory.

A **colangite**, complicação bastante temida, pode ocorrer precocemente em duas situações: a primeira, quando se utiliza material contaminado, o que, infelizmente, não é incomum. A segunda (extremamente comum) ocorre quando não foi conseguida uma boa drenagem (isto é, colocação inadequada da prótese).[14] A regra a ser seguida é que a via biliar que for contrastada deve ser drenada. Se forem contrastados ambos os lados, esses devem ser drenados. Neste sentido, é preciso que o endoscopista planeje muito bem o tipo de drenagem a ser feita, quer no sentido do tipo de prótese a ser utilizada, quer no número de próteses necessárias. Além disso, a indicação de colocação de prótese deve ser extremamente criteriosa, uma vez que o procedimento inadequado pode conduzir o paciente à morte por colangite.

A terceira complicação é a **hemorragia** em decorrência da papilotomia, a qual ocorre com baixíssima frequência, uma vez que a esfincterotomia, se realizada, em geral é muito menos extensa que as realizadas para a remoção de cálculos.[15]

A quarta complicação, também rara pelas mesmas razões expostas, é a **perfuração duodenal**.

O **índice de mortalidade** após a moldagem endoscópica é determinado, em grande parte, pela condição geral do paciente, alguns dos quais são encaminhados já em estado terminal. Dos primeiros 99 pacientes com câncer pancreático tratados por moldagem biliar endoscópica no Middlesex Hospital (média etária de 76 anos), 88% obtiveram alívio da icterícia. Oito pacientes morreram dentro de 30 dias; três óbitos foram secundários a complicações do procedimento (uma colangite, uma pancreatite e outra provavelmente por sedação excessiva). Três pacientes morreram com doença disseminada entre 6 e 26 dias após o procedimento e dois morreram com lesões gástricas sangrantes. Números semelhantes foram fornecidos pela série de Amsterdã, com 200 pacientes, e por outros estudos menores. Nos casos tecnicamente difíceis pode-se executar a técnica de "rendez-vous", através da introdução de fio-guia por via percutânea. O princípio é simples. Um radiologista auxiliar passa um fio-guia através de um cateter calibre 5 ou 6, por via percutânea, através do fígado, até o canal biliar e para dentro do duodeno. O endoscopista pinça a ponta desse fio, traciona-o através do canal operador do duodenoscópio e, a seguir, trabalha por sobre esse fio para colocar uma prótese pela maneira normal.

Um dreno percutâneo costuma ser deixado no local durante a noite. Em uma variante dessa técnica, a prótese é introduzida pela boca sob controle fluoroscópico por sobre esse mesmo fio-guia, porém sem um endoscópio. Esse método comporta a vantagem teórica de possibilitar a colocação de próteses maiores sem um endoscópio com canal calibroso ou até mesmo próteses maiores do que aqueles para os quais atualmente existem endoscópios. Entretanto, a técnica é mais difícil do que parece, e a colocação correta é complicada. A base lógica para o procedimento combinado é que as complicações devem ser menores, pois são passados apenas pequenos cateteres através do fígado e, além disso, por períodos extremamente curtos. No entanto, ficou claro que os índices de complicações para essa técnica não são negligenciáveis. O grupo do Middlesex Hospital relatou a utilização da técnica combinada em 59 pacientes com doença maligna, com índices globais de morbidade e mortalidade (incluindo as tentativas endoscópicas iniciais malsucedidas) de 62 a 27%, respectivamente. Apenas um estudo randomizado será capaz de mostrar se o procedimento combinado percutâneo endoscópico é de fato mais seguro que uma abordagem puramente percutânea.

Nos últimos anos foram colocadas no mercado próteses "autoexpansíveis", que têm como vantagem o fato de drenar mais amplamente a via biliar, obstruindo com menor frequência, mas que apresentam como grave inconveniente o fato de não mais poderem ser removidas. Essas próteses apresentam a característica de serem colocadas sobre um "cateter-colocador" fino e, por apresentarem a propriedade de se autoexpandir, podem ser colocadas em áreas estenóticas longas, com maior facilidade que as de plástico, assumindo sua forma e diâmetro definitivos após 24 ou 48 horas. Em geral, não há necessidade de dilatação prévia, como ocorre nas de plástico, e sua colocação costuma ser mais fácil.

Estas próteses, em relação às de plástico, são muito mais caras, mas, por outro lado, proporcionam uma drenagem efetiva por muito mais tempo. Vários trabalhos focando "custo-benefício" vêm sendo continuamente publicados, uns defendendo e provando a vantagem das próteses de plástico e outros provando o contrário. Isso se justifica pela diferença de custo dos procedimentos em cada país.[16-20] Por exemplo, o custo da CPER no Sistema Único de Saúde (SUS) é quase uma centena de vezes mais barato que em um hospital norte-americano.

Na nossa prática, procuramos antever o provável tempo de vida do paciente, baseando a escolha da prótese nesse dado. Nos pacientes com estimativa de vida curta (menor que 4 meses), optamos pela prótese de plástico, em função de seu baixo custo e de sua patência aproximada entre 3 e 6 meses. Da mesma forma, nos casos de tumores lentamente progressivos, em que os pacientes provavelmente sobreviverão mais de 1 ano, utilizamos as próteses de plástico, uma vez que as metálicas provavelmente obstruirão em aproximadamente 8 meses a 1 ano, devendo ser desobstruídas, uma vez que sua troca é impossível. Trabalhos recentes têm mostrado a utilização de próteses biliares autoexpansíveis totalmente cobertas que podem ser removidas, ainda que com alguma dificuldade.

Já nos casos em que a sobrevida provável está estimada entre 6 meses e 1 ano, damos preferência às metálicas autoexpansíveis, uma vez que estas provavelmente permanecerão pérvias durante esse período, o que não ocorreria com uma prótese de plástico, que exigiria pelo menos uma "troca" (Fig. 73-15).

Complicações tardias pós-drenagens endoscópicas

Além das complicações decorrentes da colangiografia e da papilotomia (perfuração duodenal, pancreatite, hemorragia e colangite), cujas incidências não são desprezíveis e que produzem taxa de mor-

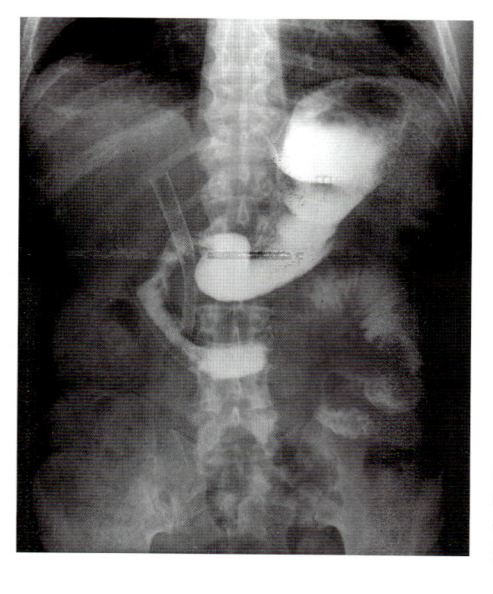

Fig. 73-15. Paciente com obstrução biliar e duodenal, com duas próteses metálicas.

talidade de aproximadamente 1,5%, as complicações tardias mais comuns são a *migração* e a *obstrução* da prótese, além das raras ocorrências de **perfuração duodenal** pela escara produzida pela ponta da prótese em contato com a parede contralateral do duodeno.[21-23]

A obstrução ocorre, invariavelmente, em média após 4 a 6 meses, quando se utilizam as próteses de plástico, possivelmente em função do desenvolvimento de um "filme proteico" na superfície interna da mesma, propiciando proliferação bacteriana, o que vai provocar precipitação de bilirrubinato, com formação de lama biliar.

Vários artifícios foram tentados no sentido de prolongar a vida útil destas próteses, mas, até o momento, o único fator que se mostrou eficaz foi o calibre da prótese maior ou igual a 10 FR. Frise-se que, em função disso, não há qualquer sentido em se colocar próteses menores que 9 FR, a não ser para drenagens de curtíssima duração.

A administração crônica de antibióticos de eliminação biliar, ainda que utilizada por vários serviços, não teve sua eficácia estatisticamente comprovada.

A utilização da prótese desenvolvida por Soehendra (tipo árvore de Natal), que era uma esperança, por suas características físicas, também não se mostrou estatisticamente eficaz.

Toda vez que ocorrer obstrução da prótese plástica, a mesma deve ser substituída rapidamente em função da sepse e da colangite que se instalam. Essa troca costuma ser bastante fácil, despida de maiores complicações. A retirada da prótese pode ser facilmente realizada com o auxílio de uma alça de polipectomia ou de uma cesta de Dormiá e, nos casos mais difíceis, ou quando a prótese não estiver com sua extremidade exposta na luz duodenal, pode ser usado um dispositivo desenvolvido por Nib Soehendra (*stent retriever*). Esse dispositivo exige que a prótese seja "cateterizada" e apresenta a vantagem de permitir que se coloque um fio-guia que manterá o trajeto delineado para a colocação da nova prótese.

Quando ocorrer a obstrução de uma prótese autoexpansiva, alguns artifícios podem ser utilizados, a saber:

A) "Tunelização" da prótese com a utilização do "*argon plasma coagulator*" (bisturi de argônio) ou com *Yag-laser* (mais perigoso).[24]
B) Colocação de prótese de plástico na luz da prótese ocluída (Fig. 73-16).
C) Colocação de outra prótese autoexpansiva por dentro da prótese ocluída.

A obstrução de uma prótese pode ainda ocorrer por três razões, quais sejam:

1. Crescimento do tumor acima da extremidade proximal da prótese e, neste caso, a prótese deve ser trocada por outra mais adequada.
2. Crescimento de tumor através das malhas da prótese autoexpansiva e, neste caso, o tratamento de eleição é a destruição do tecido tumoral pelo bisturi de argônio ou a colocação de outra prótese no interior da antiga.
3. Obstrução da prótese por tecido hiperplásico não tumoral, com tratamento similar ao do item anterior.

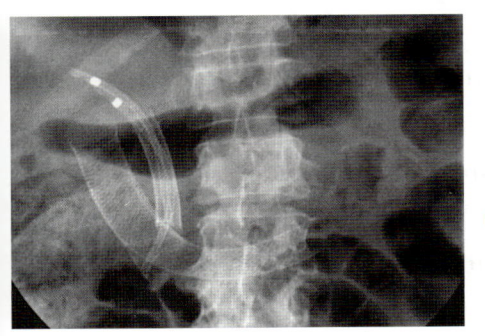

Fig. 73-16. Paciente com neoplasia de pâncreas com múltiplas próteses biliares e uma prótese duodenal.

Observe-se que os dois últimos casos podem ser evitados com a utilização de um novo tipo de prótese autoexpansiva, mais recentemente desenvolvida, que dispõe de um revestimento de silicone encapando a parte útil da mesma.

Apesar de sua teórica vantagem, recentemente foram publicados artigos mostrando que não há diferença no tempo de patência entre os dois tipos de próteses e que a prótese coberta tem um índice de migração significativamente maior.[23]

A **perfuração duodenal** decorrente de uma úlcera de escara provocada pelo atrito crônico da extremidade distal da prótese na parede duodenal é relativamente comum, frequentemente assintomática e destituída de gravidade.[25] Pode provocar dor, eventualmente melena e excepcionalmente perfuração duodenal bloqueada. O tratamento dessas complicações consiste na simples troca da prótese por outra, com tamanho, formato e tipo mais adequados para cada situação anatômica, que, eventualmente, pode ter mudado desde a colocação da prótese original.

A **migração** da prótese pode ser total (e a prótese costuma ser eliminada nas fezes) ou parcial (e a correção deverá ser adequada a cada caso). Ocorre frequentemente por escolha inadequada do tipo de prótese, ou por mau posicionamento da mesma no momento de sua colocação. Nos casos de tratamento adjuvante a QT ou RT, pode ocorrer a migração por diminuição do tumor, assim como após a PDT.

■ Braquiterapia por endoscopia

Têm sido relatadas, a partir de 1988, técnicas endoscópicas para colocação de irídio radiativo para irradiação local de tumores das vias biliares, no interior das próteses endoscópicas e percutâneas.[26,27]

Não há ainda estudos randomizados que possam dar a dimensão real da influência dessa técnica na evolução da doença. Tecnicamente, o procedimento é razoavelmente complexo, exigindo condições materiais sofisticadas.

São necessários tempo e persistência para aquilatar sua real indicação e valor.

Mais recentemente, a Cook Medical® desenvolveu uma agulha de ecoendoscopia que pode liberar pequenos fiduciais, que, por enquanto, servem para guiar a radioterapia; há protocolos de estudo, no entanto, para que esses fiduciais possam liberar radiação, dentre outras substâncias antineoplásicas.[28,29]

■ Moldagem do canal pancreático

As técnicas usadas para introduzir moldes endoscopicamente no canal biliar também podem ser aplicadas ao canal pancreático. Apesar de alguns pacientes com câncer da cabeça do pâncreas terem sido tratados com moldes tanto biliares quanto pancreáticos, não existe qualquer evidência de que a melhora na drenagem pancreática traga qualquer contribuição clínica significativa. A esteatorreia só raras vezes constitui uma queixa clínica (possivelmente por causa do apetite precário) e pode ser controlada com suplementação enzimática. Com relação à dor, não se comprovou a eficácia desta técnica.

■ Tratamento da dor pancreática através da punção ecoguiada

Este tópico será tratado no capítulo de ECOENDOSCOPIA.

RESUMO E COMENTÁRIOS FINAIS

Tanto no que refere ao diagnóstico quanto à terapêutica, é inegável a contribuição da endoscopia.

Com relação ao diagnóstico, as técnicas endoscópicas ficaram um pouco relegadas ao segundo plano, em função do desenvolvimento de aparelhos de ultrassom, tomografia computadorizada e ressonância magnética cada vez mais sofisticados. No entanto, efetivamente esses métodos não substituem totalmente a técnica endoscópica, principalmente naquelas situações em que se exigem observação direta e coleta de material para anatomia patológica e/ou citologia, como é o caso, por exemplo, dos tumores duodenais e da região da papila duodenal. Muitos casos têm sido mal e tardiamente diagnosticados em função da não utilização da técnica endoscópica e da supervalorização das demais. É preciso estar atento para esse fato.

Além disso, o desenvolvimento das técnicas ecoendoscópicas tornou-se insuperável no estadiamento locorregional de tumores como o da papila e talvez mesmo da cabeça do pâncreas, onde se constitui no melhor método para prever a ressecabilidade do tumor, para não se falar na possibilidade de biópsia que só esta técnica permite.

Já com relação à terapêutica, as vantagens oferecidas pelas técnicas endoscópicas são inúmeras e, a nosso ver, ainda não têm sido aplicadas com toda a sua potencialidade. Já ficou claramente demonstrada sua vantagem (maior eficiência e menor morbimortalidade) sobre as técnicas de drenagem percutânea.

Com relação à comparação entre a drenagem paliativa cirúrgica e endoscópica das vias biliares, muitas são as discussões e as dúvidas. Os trabalhos na literatura até o momento têm sido parciais, quer para um lado quer para outro, prejudicando principalmente o doente. Quer nos parecer que há casos (baixo risco com possibilidades de drenagem tecnicamente mais simples) com claras vantagens para a cirurgia e vice-versa (alto risco com poucas possibilidades de derivações de execução mais simples).

O fato é que os interesses autênticos dos especialistas obscureceram seriamente a visão de muitas pessoas nesse campo e obstruíram as tentativas de se chegar a um consenso. Como no tratamento dos pacientes com doença calculosa vesicular, é importante que cirurgiões, endoscopistas e radiologistas trabalhem juntos como equipes no melhor dos interesses de nossos pacientes, presentes e futuros.

REFERÊNCIAS BIBLIOGRÁFICAS

1. Ganc AJ, Ganc RL, Rossini L. Ultrassom endoscópico. In: Mincis M. (Ed.). *Gastroenterologia – Diagnóstico e tratamento*. São Paulo: Atheneu, 2002. p. 978-95.
2. Ganc AJ, Colaiacovo W, Ganc RL. Tratamento endoscópico dos tumores malígnos das vias biliares. *Rev Med HU-USP* 1996;6 (Supl 1):41-45.
3. Ganc AJ, Ganc RL. *Papilotomia endoscópica: eficácia, complicações e prevenção das complicações. Cirurgia Video Laparoscópica* 1995;1(1):112-14.
4. Patel R et al. Endoscopic resection of ampullary adenomas: complications and outcomes. *Dig Dis Sciences* 2011;56(11):3235-40.
5. Ito K, Fujita N, Noda Y. Endoscopic diagnosis and treatment of ampullary neoplasm (with video). *Dig Endosc: official journal of the Japan Gastroenterol Endosc Soc* 2011;23(2):113-17.
6. Jeanniard-Malet O et al. Short-term results of 42 endoscopic ampullectomies: a single-center experience. *Scand J Gastroenterol* 2011;46(7-8):1014-19.
7. Sakamoto H et al. Endoscopic ultrasound-guided neurolysis in pancreatic cancer. *Pancreatology: official journal of the International Association of Pancreatology* 2011;11(Suppl 2):52-58.
8. Arcidiacono PG et al. Celiac plexus block for pancreatic cancer pain in adults. *Cochrane Database Syst Rev* 2011;(3):CD007519.
9. Ganc RL, Camunha MA, Ganc A. *Sondas de drenagens e descompressões endoscópicas, in Endoscopia Gastrointestinal Terapêutica*. São Paulo: TecMedd, 2006. p. 800-5.
10. Gao F et al. Systematic review: photodynamic therapy for unresectable cholangiocarcinoma. *J Hepato-Biliary-Pancreatic Sciences* 2010;17(2):125-31.
11. Cheon YK et al. Longterm outcome of photodynamic therapy compared with biliary stenting alone in patients with advanced hilar cholangiocarcinoma. *HPB: the official journal of the International Hepato Pancreato Biliary Association* 2012;14(3):185-93.
12. Giovannini M, Bories E. EUS-guided biliary drainage. *Gastroenterol Res Practice* 2012;2012:348719.
13. Liu Y et al. Intraluminal implantation of radioactive stents for treatment of primary carcinomas of the peripancreatic-head region: a pilot study. *Gastrointest Endosc* 2009;69(6):1067-73.
14. Suk KT et al. Risk factors for cholecystitis after metal stent placement in malignant biliary obstruction. *Gastrointest Endosc* 2006;64(4):522-29.
15. Kasher JA et al. A multicenter analysis of safety and outcome of removal of a fully covered self-expandable metal stent during ERCP. *Gastrointest Endosc* 2011;73(6):1292-97.
16. Yoon WJ et al. A comparison of metal and plastic stents for the relief of jaundice in unresectable malignant biliary obstruction in Korea: an emphasis on cost-effectiveness in a country with a low ERCP cost. *Gastrointest Endosc* 2009;70(2):284-89.
17. Decker C et al. Biliary metal stents are superior to plastic stents for preoperative biliary decompression in pancreatic cancer. *Surg Endosc* 2011;25(7):2364-67.
18. Katsinelos P et al. Tannenbaum and metal stents in the palliative treatment of malignant distal bile duct obstruction: a comparative study of patency and cost effectiveness. *Surg Endosc* 2006;20(10):1587-93.
19. Nakamura S et al. Efficacy of plastic tube stents without side holes for middle and lower biliary strictures. *J Clin Gastroenterol* 2002;34(1):77-80.
20. Knyrim K et al. A prospective, randomized, controlled trial of metal stents for malignant obstruction of the common bile duct. *Endoscopy* 1993;25(3):207-12.
21. Siddiqui AA et al. Fully covered self-expandable metal stents are effective and safe to treat distal malignant biliary strictures, irrespective of surgical resectability status. *J Clin Gastroenterol* 2011;45(9):824-27.
22. Park JK et al. Outcome of palliative self-expanding metal stent placement in malignant colorectal obstruction according to stent type and manufacturer. *Surg Endosc* 2011;25(4):1293-99.
23. Isayama H et al. Covered metallic stenting for malignant distal biliary obstruction: clinical results according to stent type. *J Hepato-Biliary-Pancreatic Sciences* 2011;18(5):673-77.
24. Christiaens P et al. Endoscopic trimming of metallic stents with the use of argon plasma. *Gastrointest Endosc* 2008;67(2):369-71.
25. Bharathi RS, Rao PP, Ghosh K. Intra-peritoneal duodenal perforation caused by delayed migration of endobiliary stent: a case report. *Int J Surg* 2008;6(6):478-80.
26. Mutignani M et al. Treatment of unresectable pancreatic carcinoma by intraluminal brachytherapy in the duct of Wirsung. *Endoscopy* 2002;34(7):555-59.
27. Siegel JH et al. Treatment of malignant biliary obstruction by endoscopic implantation of iridium 192 using a new double lumen endoprosthesis. *Gastrointest Endosc* 1988;34(4):301-6.
28. Sun S et al. Endoscopic ultrasound-guided interstitial brachytherapy of unresectable pancreatic cancer: results of a pilot trial. *Endoscopy* 2006;38(4):399-403.
29. Chang KJ. EUS-guided fine needle injection (FNI) and anti-tumor therapy. *Endoscopy* 2006;38(Suppl 1):S88-93.

CAPÍTULO 74

ENDOSCOPIA NO TRATAMENTO DA PANCREATITE AGUDA

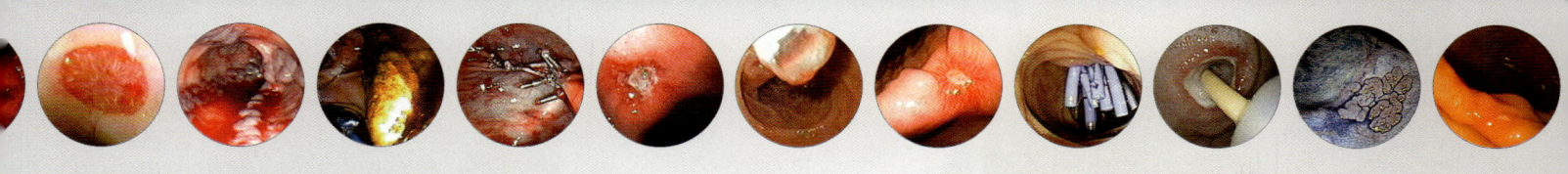

REGINA RIE IMADA ■ ADHEMAR MONTEIRO PACHECO JÚNIOR
ROMEU KIYOTAKA NAKAMURA

INTRODUÇÃO

A pancreatite aguda é um processo inflamatório do pâncreas com inúmeras etiologias.

O processo inflamatório agudo do pâncreas pode variar desde uma forma leve ou edematosa, restrito ao parênquima pancreático, até uma evolução grave, com destruição do parênquima e envolvendo o tecido peripancreático ou órgãos a distância, correspondendo a 20 a 25% dos casos. Destes casos graves, 7 a 30% evoluem a óbito.[33]

Os fatores que contribuem para o desencadeamento da intensidade do processo inflamatório ainda não são totalmente conhecidos. Modelos animais e estudos em humanos sugerem que a duração da obstrução da via biliar e pancreática é um fator crítico importante na evolução da doença.[2,13,30]

Dentre as causas de pancreatite aguda, a litíase biliar é a mais frequente em indivíduos não etilistas, correspondendo a cerca de 30 a 70% em inúmeros estudos[9] e a sua incidência vem aumentando em mulheres da raça branca com mais de 60 anos.[17] A incidência se torna ainda maior ao se considerar que cerca de 36 a 75% dos pacientes com pancreatite classificada como idiopática apresentam microlitíases ou microcristais na bile coletada ou visualizada pela ecoendoscopia.[7,8,18,22,35]

Porém existe uma porcentagem significativa de casos cuja etiologia não é bem definida. Nessa situação não é possível uma terapêutica dirigida, e o índice de recorrência de pancreatite se torna bastante elevado.

Atualmente dispomos de inúmeros exames de imagem para auxílio diagnóstico, como ultrassom transabdominal, tomografia computadorizada, ressonância magnética e ultrassom endoscópico.

Com o avanço destes métodos diagnósticos, a colangiopancreatografia retrógrada endoscópica (CPRE) que inicialmente foi descrita como exame diagnóstico na década de 1960, agora situa-se definitivamente na arena terapêutica após o advento da esfincterotomia (Fig. 74-1).

CPRE NA PANCREATITE AGUDA BILIAR

A associação da colelitíase com a pancreatite foi inicialmente proposta, em 1901, por Opie, após a visualização de um cálculo impactado na ampola de Vater em um doente que morreu por pancreatite.[25]

A maioria dos cálculos pequenos migra através da papila sem consequências, porém aproximadamente 4 a 8,6% dos doentes com colelitíase desenvolverão pancreatite aguda biliar secundária a migração dos cálculos da vesícula.[4,5,28] Moreau, em 1988,[21] demonstrou um risco de 12 a 35 vezes maior de desenvolver pancreatite em doentes com colelitíase comparado com o restante da população sem doença litiásica biliar.

Em um estudo retrospectivo com 528 pacientes, Venneman et al.[34] demonstrou uma associação da pancreatite aguda principalmente com cálculos menores que 5 mm. (Fig. 74-2)

Existem duas teorias que suportam a evolução da doença: a primeira fase é decorrente da migração de pequenos cálculos através da papila desencadeando pancreatite aguda leve; a segunda fase decorre da impactação do cálculo ou repetidas passagens de pequenos cálculos pela papila ocasionando um acúmulo de enzimas pancreáticas ativadas e assim evoluir para um quadro grave da pancreatite.[1,24]

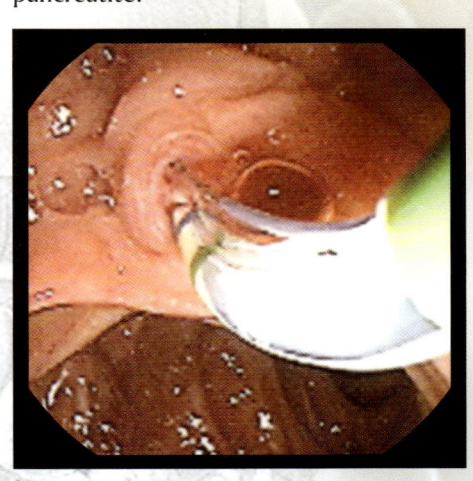

Fig. 74-1. Colangiopancreatografia retrógrada endoscópica (CPRE) após avento da esfincterotomia.

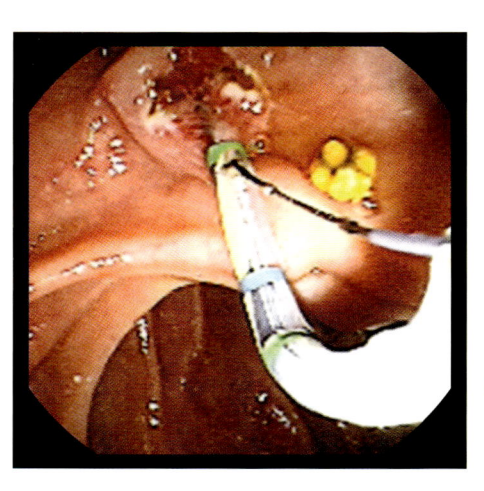

Fig. 74-2. Associação da pancreatite aguda com cálculos menores que 5 mm.

Alguns fatores estão associados a colelitíase e refluxo biliopancreático para o desenvolvimento da pancreatite aguda:

A) Fatores necessários:
- Passagem dos cálculos.
- Presença de colelitíase.
- Obstrução da ampola de Vater.

B) Fatores predisponentes:
- Múltiplos cálculos na via biliar.
- Cálculos de pequenas dimensões.
- Ducto cístico de diâmetro aumentado.
- Ducto biliar comum de diâmetro aumentado.
- Canal comum longo.

Com o intuito de identificar pacientes com maior risco de complicações e mortalidade, foram propostos vários critérios para a classificação da gravidade da pancreatite e avaliar o seu prognóstico, porém, apesar das inúmeras classificações para avaliar prognóstico, os avanços no diagnóstico, suporte terapêutico e cuidados intensivos nas últimas duas décadas, não houve declínio significante nas taxas de mortalidade em pacientes com evolução grave da doença.

A realização de CPRE nas primeiras 48 horas do início da doença demonstra cálculos na via biliar em 73% dos pacientes com pancreatite aguda biliar.[26]

Com base na teoria de que uma desobstrução precoce da via biliar poderia inteferir na evolução da doença, inúmeros trabalhos foram conduzidos avaliando a intervenção precoce na via biliar com o intuito de desobstruir e, assim, evitar a evolução grave da doença.

A intervenção cirúrgica na fase aguda da pancreatite aguda biliar, mostrou uma alta incidência de morbidade e de mortalidade.[15,27,28]

A partir do início dos anos 1980, a CPRE entra na arena terapêutica com a esfincterotomia endoscópica com índices de complicações pós-CPRE, como pancreatite, perfuração e sangramento de 5 a 10%.[19]

A CPRE é um procedimento considerado indiscutível no tratamento da colangite aguda, porém não é uma indicação absoluta e indiscriminada no tratamento da pancreatite aguda.

Nas últimas 3 décadas, inúmeros trabalhos foram conduzidos ao redor do mundo para avaliar os reais benefícios da desobstrução da via biliar através da CPRE e esfincterotomia na fase precoce da pancreatite aguda biliar e se tal procedimento altera a evolução da doença com redução de complicações e da mortalidade. Porém verificou-se que vários destes mostravam resultados contraditórios.

Com o intuito de buscar trabalhos sérios fundamentados em uma metodologia confiável, em 2004 foi publicada uma revisão sistemática por meio da Colaboração Cochrane[6] abordando a CPRE e tratamento clínico, com relação à mortalidade e complicações. A revisão encontra-se na fase de *update*, com atualização da busca até 2010.[14]

A revisão sistemática selecionou quatro trabalhos clínicos, randomizados, comparando com CPRE *versus* tratamento clínico na fase precoce (até 72 horas de evolução) da pancreatite aguda biliar (Quadro 74-1)[10,11,23,26] e analisou as taxas de complicações e mortalidade para cada grupo.

O primeiro trabalho publicado em 1988,[23] na Inglaterra, avaliar 121 pacientes com pancreatite aguda biliar nas primeiras 72 h de internação, com critério de gravidade por meio da escala de Glasgow e inclusão de pacientes com colangite na amostra. O trabalho mostra uma redução de complicações em pacientes com evolução grave da doença submetidos à CPRE, com relação ao grupo de tratamento clínico (24 *versus* 61%, p < 0,05). Não houve diferença na mortalidade entre os dois grupos.

O segundo trabalho foi publicado em 1993,[10] em Hong Kong, onde incluiu 195 pacientes com inúmeras causas de pancreatite e classificou a gravidade da doença pelos critérios de Ranson. O grupo de pacientes submetidos à CPRE com evolução grave apresentou menor taxa de complicação (13,3 *versus* 53,6%, p < 0,05). Não houve diferença na mortalidade entre os dois grupos.

Sucedendo estes dois trabalhos anteriores, um terceiro trabalho alemão,[11] multicêntrico, com uma casuística maior de 238 pacientes, critérios de gravidade através de Glasgow e este não demonstrou diferença estatisticamente significante com relação ao tratamento endoscópico ou clínico na fase aguda da pancreatite biliar (65 *versus* 70%. Não houve diferença na mortalidade entre os dois grupos.

O quarto e mais recente trabalho randomizado de 2007,[26] conduzido na Argentina, com 103 pacientes, utilizou critérios de APACHE II e não demostrou diferença estatisticamente significante nos dois grupos ao avaliar as complicações locais e sistêmicas. Não houve diferença na mortalidade entre os dois grupos.

A metanálise destes quatro trabalhos excluindo pacientes com outras causas de pancreatite e colangite associada mostrou (Quadro 74-2):[10,11,23,26]

1. **Pacientes com pancreatite leve:** não houve diferença estatisticamente significante na complicação e na mortalidade entre os dois grupos.
2. **Pacientes com pancreatite grave:** houve uma diferença estatisticamente significante com relação à complicação, tendo menor taxa de complicação no grupo tratado pela endoscopia com relação ao tratamento clínico.

Com relação à mortalidade, não houve diferença estatisticamente significante entre os dois grupos valiados (Quadro 74-3).

A pancreatite aguda biliar com evolução grave é uma doença que ainda apresenta índices elevados de mortalidade. Inúmeros esforços estão sendo realizados para identificar os reais fatores de risco que desencadeiem esta evolução.[20]

Quadro 74-1. Característica dos estudos randomizados comparando CPRE *versus* tratamento clínico na fase aguda da pancreatite aguda biliar

Estudos randomizados	Local	Tamanho da amostra	Critérios de gravidade	Momento da CPRE
Neoptolemos, 1988	Inglaterra	121	Glasgow	< 72 h da admissão
Fan, 1993	China	195	Ranson	< 24 h da admissão
Folsch, 1997	Almanha	238	Glasgow	< 72 h do início dos sintomas
Oria, 2007	Argentina	103	APACHE II	< 72 h do início dos sintomas

Quadro 74-2. Complicações em pacientes com evolução grave da pancreatite aguda biliar com relação ao tipo de tratamento

Estudos randomizados	CPRE com/sem esfincterotomia	Tramento clínico	Valor de significância estatística (p)
Neoptolemos, 1988	6/25 (24%)	17/28 (61%)	P < 0,05
Fan, 1993	4/30 (13,3%)	15/28 (53,6%)	P < 0,05
Folsch, 1997	17/26 (65%)	14/20 (70%)	Não significativo
Oria, 2007	5/17 (29%)	5/21 (24%)	Não significativo

Quadro 74-3. Mortalidade em pacientes com evolução grave da pancreatite aguda biliar com relação ao tipo de tratamento

Estudos randomizados	CPRE com/sem esfincterotomia	Tramento clínico	Valor de significância estatística (p)
Neoptolemos, 1988	1/25 (4%)	5/28 (18%)	Não significativo
Fan, 1993	1/30 (3,3%)	5/28 (18%)	Não significativo
Folsch, 1997	6/26 (23%)	2/20 (10%)	Não significativo
Oria, 2007	3/17 (18%)	1/21 (5%)	Não significativo

Com base em trabalhos publicados com boa metodologia, os resultados que obtemos até o momento sugere que a CPRE na pancreatite aguda biliar traz benefícios em pacientes com colangite e/ou evolução grave da doença, em que evidenciamos redução das taxas de complicações. No momento não há evidência na redução da mortalidade nos grupos com tratamento endoscópico ou clínico, independente da evolução da doença.

CPRE NO PÂNCREAS *DIVISUM*

O pâncreas *divisum* está presente em aproximadamente 10% da população e é considerado uma anomalia congênita mais comum do pâncreas.[16]

Em indivíduos normais, ocorre uma fusão da porção ventral e dorsal do pâncreas durante a sexta e sétima semana da gestação. No pâncreas *divisum* não ocorre a fusão e não há comunicação do sistema ductal ventral e dorsal do pâncreas.

A porção ventral do pâncreas drena uma via curta através da papila maior, e a porção dorsal do pâncreas drena a maior parte do parênquima pancreático através da papila menor.

Estima-se que aproximadamente 5% destes pacientes apresentam algum sintoma decorrente da alteração anatômica. O mecanismo responsável pelos sintomas se deve provavelmente a dificuldade de drenagem pancreática através da papila menor.[16]

Existem três condições clínicas associadas ao pâncreas *divisum*:

1. Pancreatite aguda recorrente.
2. Pancreatite crônica.
3. Dor abdominal crônica sem evidência de pancreatite.

Nestes pacientes com quadro recorrente de pancreatite aguda, a CPRE está indicada com objetivo de ampliar o esfíncter da papila menor para melhorar a drenagem da secreção pancreática.

Existem inúmeros desafios para a realização da pancreatografia por via endoscópica. O primeiro desafio é localizar a papila menor decorrente de suas dimensões, sendo muitas vezes necessário lançar mão de corantes para melhorar o relevo da mucosa. Após a identificação da papila menor, o segundo desafio é cateterizar o óstio da papila, que geralmente é mais difícil do que da papila maior.

Os índices de cateterização em mãos experientes gira em torno de 90 a 95% e complicação é semelhante a qualquer outro procedimento endoscópico da via pancreática, girando em torno de 7 a 8%.[31]

Apesar da esfincterotomia endoscópica da papila menor, em pacientes com pancreatite recorrente, cerca de 73% dos pacientes tem melhora do quadro a curto prazo, e 43% a longo prazo.[32] Estes números são ainda menores naqueles pacientes com quadro de dor abdominal crônica sem pancreatite (44 e 11%, respectivamente).

Frente a estes resultados, atualmente a indicação da CPRE se restringe preferencialmente aos pacientes com quadro de pancreatite aguda recorrente associado a pâncreas *divisum*.[12]

CPRE NA PANCREATITE IDIOPÁTICA

A pancreatite aguda é uma condição que geralmente requer cuidados em ambiente hospitalar e apesar da história clínica, estudos laboratorias e exames de imagem (ultrassonografia e tomografia abdominal), cerca de 20% das pancreatites agudas têm causa aparente desconhecida.[29]

Estudos recentes demostraram presença de microlitíase ou cristais na bile em cerca de 70% dos casos considerados inicialmente como idiopáticos.[7,8] Como outras causas temos a pancreatite crônica, pâncreas *divisum*, câncer de pâncreas e disfunção do esfincter de Oddi.[35]

A CPRE é considerada um procedimento invasivo com índices de complicação em torno de 10%, porém o exame tem contribuído para elucidar a etiologia da doença quando associado a manometria.

Em um estudo recente conduzido por Samadedy et al., a realização da CPRE com manometria em pacientes classificados como pancreatite idiopática, possibilitou o diagnóstico de doenças endoscopicamente tratáveis em cerca de 70%.

Com o advento da ultrassonografia endoscópica (EUS), a abordagem da pancreatite idiopática vem sofrendo alterações. A EUS é superior à ultrassonografia de abdome, com índices de complicação pós-procedimento de aproximadamente 1%.[3] Juntamente com a CPRE é considerado um exame *gold standart* para avaliação da via biliar e do pâncreas.[25]

Após investigação endoscópica, foram observados como causa de pancreatite: pancreatite crônica, pâncreas *divisum*, câncer de pâncreas e disfunção do esfincter de Oddi.[35]

Desta forma, podemos dividir a indicação da CPRE e EUS em dois tipos de pacientes:

A) Episódio único de pancreatite sem causa aparente:
- A caracterização da via biliar na CPRE e coleta de bile nem sempre é satisfatória, além da possibilidade de desencadear um quadro de pancreatite pós-procedimento.
- A EUS é o exame preferencial para avaliação destes pacientes, principalmente naqueles previamente colecistectomizados onde o risco de cálculo é menor.

B) Crises recorrentes de pancreatite sem causa aparente:
- Aproximadamente 20 a 50% dos pacientes com pancreatite aguda apresentam recorrência do quadro.
- O pâncreas *divisum* e disfunção do esfíncter de Oddi têm sido considerados uma das causas mais frequentes em pacientes previamente colecistectomizados.

- A CPRE tem um papel importante no diagnóstico e no tratamento destes pacientes e a sua acurácia gira em torno de 38 a 79%,[35] além de atuar realizando manometria do esfíncter de Oddi, esfincterotomia e passagem de prótese pancreática.

REFERÊNCIA BIBLIOGRÁFICA

1. Acosta JM, Ledesma CL. Gallstone migration as a cause of acute pancreatitis. *N Engl J Med* 1974;290:484-87.
2. Acosta JM, Rubio Galli OM, Rossi R et al. Effect of duration of ampullary gallstone obstruction on severity of lesions of acute pancreatitis. *J Am Coll Surg* 1997;184:499-505.
3. Adler DG, Jacobson BC, Davila RE. ASGE guideline: complications of EUS. *Gastrointes Endosc* 2005;61:8-12.
4. Armstrong CP, Taylor TV, Jeacock J et al. The biliary tract in patients with acute gallstone pancreattis. *Br J Surg July* 1985;72:551-55.
5. Armstrong CP, Taylor TV. Pancreatic-duct reflux and acute gallstone pancreatitis. *Ann Surg* 1986 July;204(1):59-64.
6. Ayub K, Imada R, Slavin J. Endoscopic retrograde cholangiopancreatography in gallstone-associated acute pancreatitis. *Cochrane Database Syst Rev* 2004;4:CD003630.
7. Chebli JMF, Ferrari AP, Silva MRR et al. Microcristais biliares na pancreatite aguda idiopática: indício para etiologia biliar oculta subjacente. *Arq Gastroenterol* 2000a;37(2):93-101.
8. Chebli JMF, Gaburri DP, de Souza AFM. Idiopathic acute pancreatitis due to biliary sludge: prevention of relapses by endoscopic biliary sphincterotomy in high risk patients. *Am J Gastroenterol* 2000b;95:3008-9.
9. Fan ST, Choi TK, Lai CS et al. Influence of age on the mortality from acute pancreatitis. *Br J Surg* 1988;75:463-66.
10. Fan S, Lai ECS, Mok FPT et al. Early treatment of acute biliary pancreatitis by endoscopic papillotomy. *N Engl J Med* 1993;28:228-32.
11. Folsch UR, Nitsche R, Ludtke R et al. Early ERCP and papillotomy compared with conservative treatment for acute biliary pancreatitis. *N Engl J Med* 1997;336(4):237-42.
12. Gerke H, Byrne MF, Stiffler HL. Outcome of endoscopic minor papillotomy in patients with symptomatic pancreas divisum. *JOP* 2004;5:122-31.
13. Hirano T, Manabe T. A possible mechanism for gallstone pancreatitis: repeated short-term pancreaticobiliary duct obstruction with exocrine stimulation in rats. *Proc Soc Exp Biol Mes* 1993;202:246-52.
14. Imada R, Macedo CR. Endoscopic retrograde cholangiopancreatography in gallstone-associated acute pancreatitis. *Cochrane Database Syst Rev* A sair update 2010.
15. Kelly TR. Gallstone pancreatitis: pathophysiology. *Surgery* 1976;80(4):488-92.
16. Klein SD, Affronti J. Pancreas divisum: an evidence-based review: part II, patient selection and treatment. *Gastrointest Endosc* 2004;60:585-89.
17. Levy P, Boruchowicz A, Hastier P. Diagnostic criteria in predicting biliary origin of acute pancreatitis in the era of endoscopic ultrasound: multicentre prospective evaluation of 213 patients. *Pancreatology* 2005;5:450-56.
18. Liu CL, Lo CM, Chan JK et al. EUS for detection of occult cholelithiasis in patients with idiopathic pancreatitis. *Gastrointest Endosc* 2000;51:28-32.
19. Loperfido S, Angelini G, Benedetti G et al. Major early complications from diagnostic and therapeutic ERCP: a prospective multicenter stydy. *Gastrointest Endosc* 1998;48:1-10.
20. McKay CJ, Imrie CW. The continuing challenge of early mortality in acute pancreatitis. *Br J Surg* 2004;91:1243-44.
21. Moreau J, Zinsmer AR, Melton LJ et al. Gallstone pancreatitis and the effect of cholecystectomy: a population-based cohort study. *Mayo Clin Proc May* 1988;63:466-73.
22. Neoptolemos JP, Davidson BR, Winder AF et al. Role of duodenal bile crystal analysis in the investigation of "idiopatic"pancreatitis. *Br J Surg* 1988a May;75:450-53.
23. Neoptolemos JP, Carr-Locke DL, London NJ et al. Controlled trial of urgent endoscopic retrograde cholangiopancreatography and endoscopic sphincterotomy versus conservative treatment for acute pancreatitis due to gallstones. *Lancet* 1988b Oct;2:979-83.
24. Neoptolemos JP. The theory of 'persisting' common bile duct stones in severe gallstone pancreatitis. *Ann Royal Coll Surg Engl* 1989;71(5):326-31.
25. Opie EL. The etiology of acute hemorrhagic pancreatitis. *Bull Johns Hopkins Hosp* 1901;12:82-88.
26. Oria A, Cimmino D, Ocampo C et al. Early endoscopic intervention versus early conservative management in patients with acute gallstone pancreatitis in biliopancreatic obstruction a randomized clinical trial. *Ann Surg* 2007;245(1):10-17.
27. Pacheco JRAM, Altenfelder Silva R, Kowes I et al. Tratamento cirúrgico da Coledolitíase: análise de 145 casos. *Rev Paul Med* 1988;106(4):215-19.
28. Ranson JHC. The timing of biliary surgery in acute pancreatitis. *Ann Surg* 1979 May;189:654-63.
29. Romagnuolo J, Guda N, Freeman M et al. Preferred designs, outcomes, and analysis strategies for treatment trials in idiopathic recurrent acute pancreatitis. *Gastrointest Endosc* 2008;68(5)966-74.
30. Ronzi M, Saluja A, Lerch MM et al. Early ductal decompression prevents the progression of biliary pancreatitis: an experimetal study in the opossum. Gastroenterology 1993;105:157-64.
31. Saltzman JR. Endoscopic treatment of pancreas divisum: why, when, and how? *Gastrointest Endosc* 2006;64(5):712-15.
32. Samavedy R, Schmidt S, Fogel EL et al. Long Term Outcomes of Endoscopic Therapy for idiopathic Acute Recurrent Pancreatitis (IARP). *Gastrointest Endosc* 2007;65(5):M1395, abstract.
33. Santvoort HC, Besselink MG, Vries AC et al. Early endoscopic retrograde cholangiopancreatography in predicted severe acute biliary pancreatitis: a prospective multicenter study. *Ann Surg* 2009 July;250(1):68-75.
34. Venneman NG, Buskens E, Besselink MG. Small gallstones are associated with increased risk of acute pancreatitis: potential benefits of prophylactic cholecystectomy? *Am J Gastroenterol* 2005;100:2540-50.
35. Wilcox CM, Varadarajulu S, Eloubeidi M. Role of endoscopic evaluation in idiopathic pancreatitis: a systematic review. *Gastrointest Endosc* 2006;63(7):1037-45.

CAPÍTULO 75

TRATAMENTO ENDOSCÓPICO DA PANCREATITE CRÔNICA

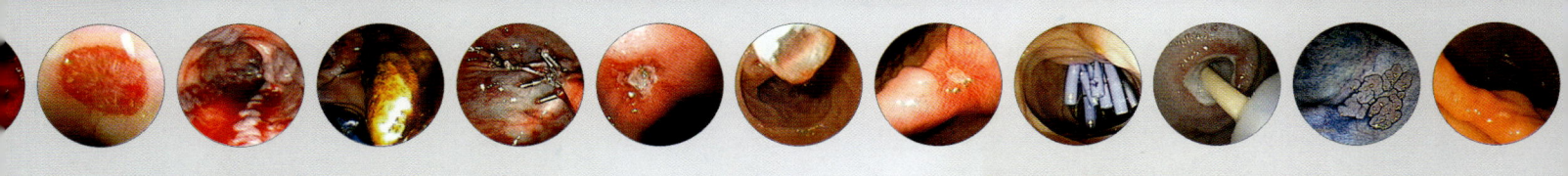

FÁTIMA APARECIDA FERREIRA FIGUEIREDO • LILIAN MACHADO SILVA

INTRODUÇÃO

Abordagens terapêuticas endoscópicas na pancreatite crônica têm sido disponibilizadas como uma opção minimamente invasiva quando comparadas com a cirurgia. Nesse capítulo, revisaremos criticamente as principais terapias endoscópicas utilizadas na PC, avaliando indicações, técnicas, complicações e resultados imediatos e em longo prazo.

A pancreatite crônica (PC) é uma doença inflamatória, caracterizada pela destruição progressiva do parênquima pancreático, com desenvolvimento subsequente de fibrose. Não há tratamento curativo. Sua principal etiologia é o consumo crônico de álcool e os principais sintomas são dor abdominal, esteatorreia, emagrecimento e diabetes melito. O diagnóstico geralmente é feito pela associação da história clínica com métodos de imagem, que podem mostrar dilatação ductal, irregularidades no tecido pancreático e/ou calcificações em até 60 a 80% dos pacientes.[35]

Quando é necessária uma avaliação mais detalhada do sistema ductal pancreático, especialmente para ajudar a direcionar estratégias terapêuticas, o método de escolha é a colangiorressonância magnética (colangio-RM), que substituiu a colangiopancreatografia endoscópica retrógrada (CPER) de caráter diagnóstico, decorrente de sua boa sensibilidade e de morbidade baixa ou praticamente nula.[20]

Os esforços terapêuticos na PC estão voltados para fins paliativos, especialmente para o alívio da dor, cuja patogênese não está totalmente definida. Acredita-se que um dos mecanismos da dor seja o aumento da pressão no sistema ductal pancreático, causado pela obstrução por estenoses ou cálculos intraductais. Assim, muitas das opções terapêuticas, endoscópicas ou cirúrgicas, buscam descomprimir os ductos pancreáticos. O tratamento paliativo da PC envolve ainda a abordagem de outras complicações da doença como drenagem de pseudocistos, correção de fístulas e de obstrução das vias biliares.

A abordagem endoscópica tem substituído à cirurgia em vários cenários envolvendo a PC. A CPER é o principal método endoscópico empregado no tratamento das estenoses, dos cálculos e das drenagens pancreáticas. A ecoendoscopia completa o arsenal diagnóstico e terapêutico da PC, quer seja para obtenção de espécimen pancreático pela punção aspirativa ecoguiada, quer seja para realização das drenagens ecoguiadas ou do bloqueio neural do plexo celíaco. O tratamento clínico da PC com analgésicos e reposição enzimática é geralmente frustrante. A terapia endoscópica tem bons resultados a curto e médio prazo, com uma baixa taxa de complicações, mas seu benefício em longo prazo é menos estabelecido. A comparação direta com o tratamento cirúrgico foi realizada até o momento por dois estudos randomizados, ambos com falhas metodológicas, envolvendo apenas 111 pacientes, nos quais a terapia endoscópica teve resultados aparentemente inferiores para alívio da dor no acompanhamento prolongado.[12,26]

Também verificamos uma pequena quantidade de trabalhos prospectivos e randomizados visando padronizar as técnicas endoscópicas na PC, de forma que nosso conhecimento baseia-se, fundamentalmente, em conclusões de séries retrospectivas de casos. A despeito disso, muitos centros terciários disponibilizam a endoscopia como uma opção de tratamento minimamente invasivo, o que frequentemente é preferido pelos pacientes.

É importante frisar que a terapêutica endoscópica pancreática deve ficar restrita a estes centros terciários, pois demanda determinadas condições fundamentais para sua realização, como, por exemplo, uma equipe experiente em CPER, equipamento de fluoroscopia de boa qualidade, duodenoscópio terapêutico e uma disponibilidade grande de acessórios endoscópicos variados. Além disso, os centros que se dispõem a realizar tal tratamento também devem ter acesso à ecoendoscopia e à litotripsia extracorpórea (LEC). Infelizmente poucos centros em nosso país atendem a esses pré-requisitos.

Com essas limitações em mente, detalharemos a seguir as principais terapias endoscópicas usadas na PC, avaliando indicações, técnicas, complicações e resultados imediatos e em longo prazo.

PROCEDIMENTOS ENDOSCÓPICOS ENVOLVENDO DRENAGEM DO DUCTO PANCREÁTICO PRINCIPAL

A drenagem do ducto pancreático principal está indicada nos pacientes com dor crônica ou episódios recorrentes de agudização da PC, associados à dilatação ductal. Estes pacientes, em geral, possuem obstrução do ducto de Wirsung por cálculos e/ou estenoses pancreáticas.

Cálculos pancreáticos

Na presença de cálculos pancreáticos, a remoção endoscópica pode ser tentada isoladamente ou precedida pela litotripsia extracorpórea (LEC). O sucesso do tratamento endoscópico isolado aumenta se houver as seguintes condições:[54]

- Menos de três cálculos.
- Cálculos pequenos (a definição varia entre 5 e 10 mm).
- Cálculos na cabeça ou corpo do pâncreas.
- Ausência de estenose ductal subjacente.

Desta forma, nos casos que não preenchem essas condições, recomenda-se a LEC como primeira opção terapêutica (Fig. 75-1). O objetivo desta técnica é fragmentar os cálculos para que eles sejam eliminados espontaneamente ou tenham remoção facilitada por CPER realizada em um segundo tempo. É importante destacar que muitos dos pacientes com cálculos pancreáticos possuem estenoses ductais associadas, sendo esses pacientes mais bem abordados com a LEC complementada pela CPER para o tratamento da estenose.

A LEC é feita usando um sistema radiológico bidimensional nos quais as ondas de choque são direcionadas a uma zona alvo específica. Essa zona é o local dos cálculos radiopacos identificados pela radioscopia. O procedimento pode ser mais complexo nos casos de cálculos radiotransparentes. Nessas situações, pode-se realizar a LEC de forma simultânea à CPER com injeção de contraste no ducto pancreático principal, visando identificar os cálculos e guiar a litotripsia.

Quando é necessário fazer a abordagem endoscópica após a LEC, seja pela presença de cálculos residuais, seja pela presença de estenose, não está bem definido em que momento ela deve ser feita. Recentemente, em um estudo retrospectivo, foi demonstrado que apenas 16% dos pacientes obtiveram a limpeza completa do ducto pancreático quando a CPER era realizada nos primeiros 2 dias após a LEC. Ao contrário, 82% daqueles que fizeram a CPER após 2 dias da LEC tiveram sucesso no procedimento.[37] Uma possível explicação para isso seria o fato do edema provocado pela LEC poder dificultar a remoção endoscópica precoce dos cálculos.

Sendo obtida a fragmentação do cálculo pela LEC, há resolução da obstrução ductal e redução da dor e do diâmetro do ducto pancreático. No Quadro 75-1, estão representadas algumas séries de casos que mostram bons resultados no tratamento de cálculos pancreáticos com LEC associada ou não à endoterapia. São séries selecionadas, com mais de 30 pacientes e acompanhamento superior a 1 ano.

A maior experiência usando LEC associada ou não à terapia endoscópica foi recentemente apresentada, sob a forma de tema livre, na Semana Europeia de Gastroenterologia. Tsuji relata sua experiência com 324 pacientes tratados com LEC e/ou terapia endoscópica no Hospital Municipal de Saitama (Japão).[60] Em sua abordagem, cálculos pancreáticos únicos e ≤ 5 mm são submetidos a terapia endoscópica ou LEC isoladas e cálculos > 5 mm ou impactados são submetidos a LEC seguida de terapia endoscópica. Dos 324 pacientes, 57 foram tratados com terapia endoscópica exclusiva, 40 com LEC exclusiva e 227 com a associação (Figs. 75-1 a 75-3). O au-

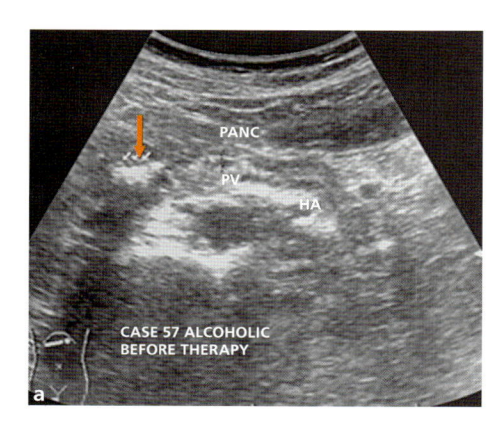

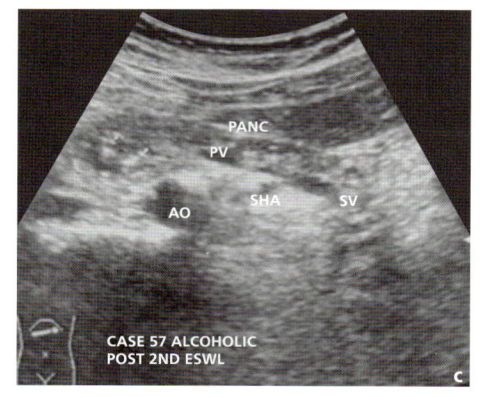

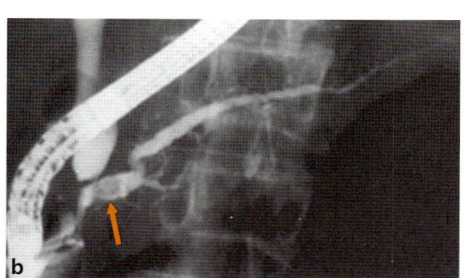

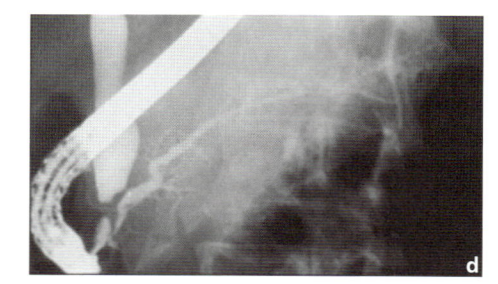

Fig. 75-1. Paciente com dor por pancreatite crônica alcoólica. (**a** e **b**) Pré-tratamento, observamos cálculo pancreático com sombra acústica *(seta laranja)* e ducto pancreático de 4 mm na ultrassonografia e cálculo de 8 × 7 mm na cabeça pancreática. Paciente foi submetido à litotripsia extracorpórea (LEC) exclusiva (duas sessões). (**c** e **d**) Pós-tratamento houve melhora da dor e observamos desaparecimento da concreção cálcica na ultrassonografia e diminuição do calibre do ducto pancreático. (Cortesia do Prof. Tadao Tsuji.)

Quadro 75-1. Estudos sobre terapia endoscópica usando litotripsia extracorpórea e/ou endoterapia para pancreatite crônica

Autor, ano	Número de pacientes	CPER associada	Fragmentação (%)	Limpeza completa (%)	Alívio da dor (%)	Necessidade de cirurgia (%)	Acompanhamento (meses)
Costamagna, 1997[18]	35	Sim	100	74	72	3	27
Delhaye, 1992[21]	123	Sim	99	59	85	8	14
Johanns. 1996[36]	35	Sim	100	46	83	14	23
Schneider, 1994[53]	50	Sim	86	60	62	12	20
Ohara, 1996[44]	32	Não	100	75	86	3	44
Tsuji, 2011[60]	324	Sim	NR	83	96	0	96

NR: não relatado.

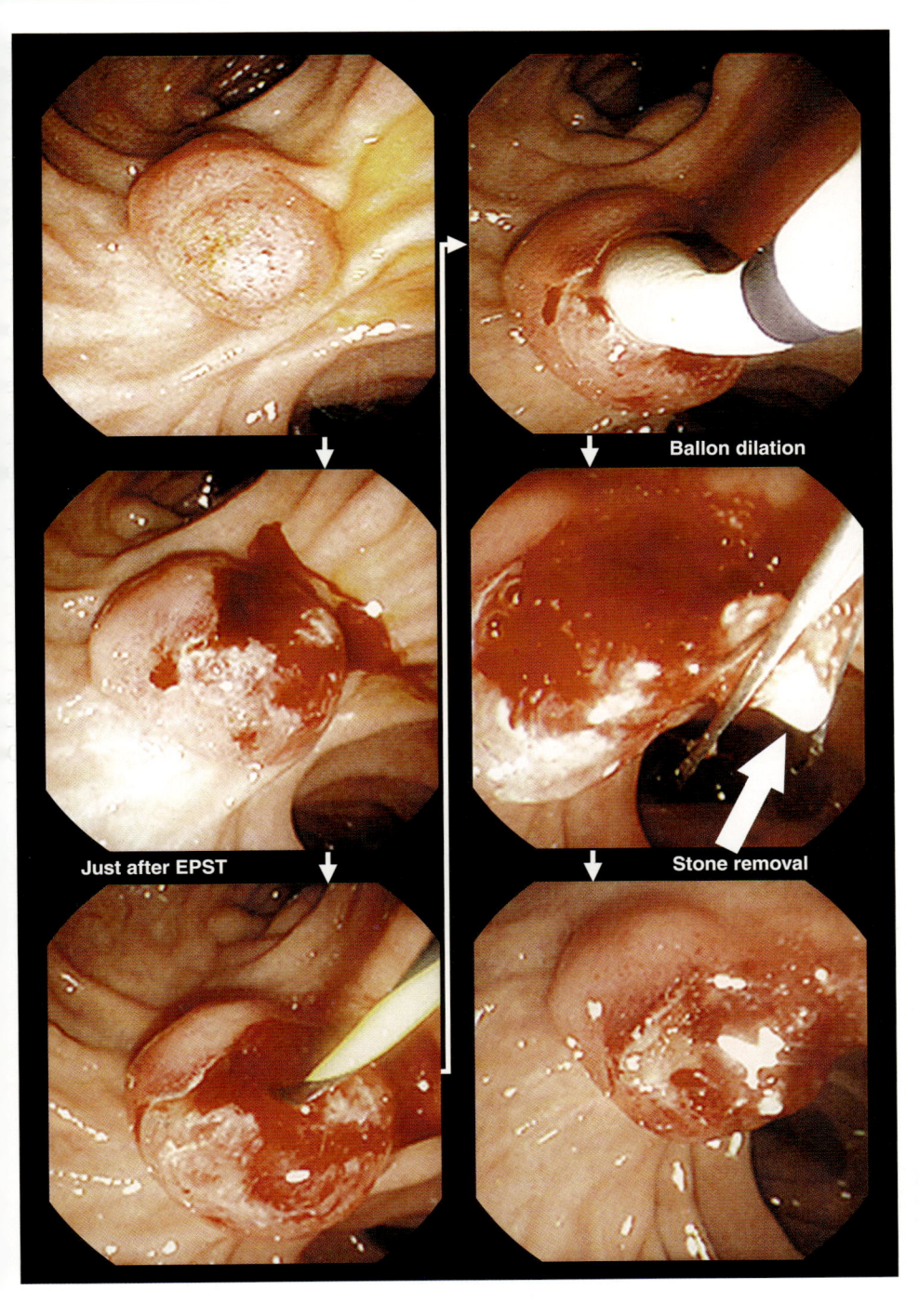

Fig. 75-2. Paciente com pancreatite crônica tratado exclusivamente com terapia endoscópica. Observa-se a sequência de papilotomia pancreática, dilatação com balão e remoção de pequeno cálculo brancacento *(seta branca)*. (Cortesia do Prof. Tadao Tsuji.)

tor relata uma alta taxa de melhora da dor (96%), além de 35% de melhora da função exócrina pancreática. Ressalta-se que, em 63 pacientes, a via de acesso foi a papila menor, fato que não influenciou sua taxa de sucesso (Figs. 75-4 e 75-5). Procedimentos endoscópicos de urgência foram necessários em 11 casos após LEC em decorrência de impactação de fragmentos de cálculos.

Infelizmente a evidência de eficácia da terapia endoscópica na PC é baseada em estudos não controlados e não randomizados, especialmente séries retrospectivas de casos como as acima. Em resumo, podemos dizer que os estudos com a associação de LEC e terapia endoscópica apresentam taxas de melhora clínica de 62 a 96%, em acompanhamento de 14 a 96 meses. Os fatores preditores de recorrência da dor são maior frequência de episódios dolorosos antes do tratamento, maior duração da doença e estenose no ducto pancreático principal. Isso sugere que a instituição precoce do tratamento talvez melhore a resposta à dor na PC.

A taxa de complicações da LEC isoladamente é baixa. Podem ocorrer petéquias na pele, na área de aplicação das ondas de choque e erosões gástricas documentadas por endoscopia digestiva alta. Uma dificuldade associada ao uso da LEC no tratamento da PC no Brasil é a indisponibilidade da técnica em nosso meio.

Como citado acima, nem sempre a LEC é necessária. Cálculos pequenos, não impactados ou pouco numerosos podem ser retirados diretamente pela endoscopia. Nesses casos ou nos casos em que a LEC não foi resolutiva, recorremos à CPER. O procedimento deve começar pela esfincterotomia pancreática (EP). A EP facilita o acesso e a instrumentação do ducto de Wirsung. Deve ser feito o cateterismo seletivo profundo do ducto pancreático principal, passagem de um fio-guia hidrofílico, seguido do corte da papila na orientação entre 12 e 2 horas, com uma extensão de 5 a 10 mm até a parede duodenal. Deve ser usada corrente de corte puro para evitar dano pancreático e reduzir o risco posterior de estenose da papilotomia.[20]

Antigamente, recomendava-se a esfincterotomia biliar prévia à EP, porém isso não se justifica de forma rotineira, já que a EP não se associou a maior taxa de estenose biliar secundária.[24] Atualmente só recomendamos a esfincterotomia biliar em casos de colangite e/ou icterícia obstrutiva associadas ou quando ela é tecnicamente necessária para facilitar o acesso à via pancreática.

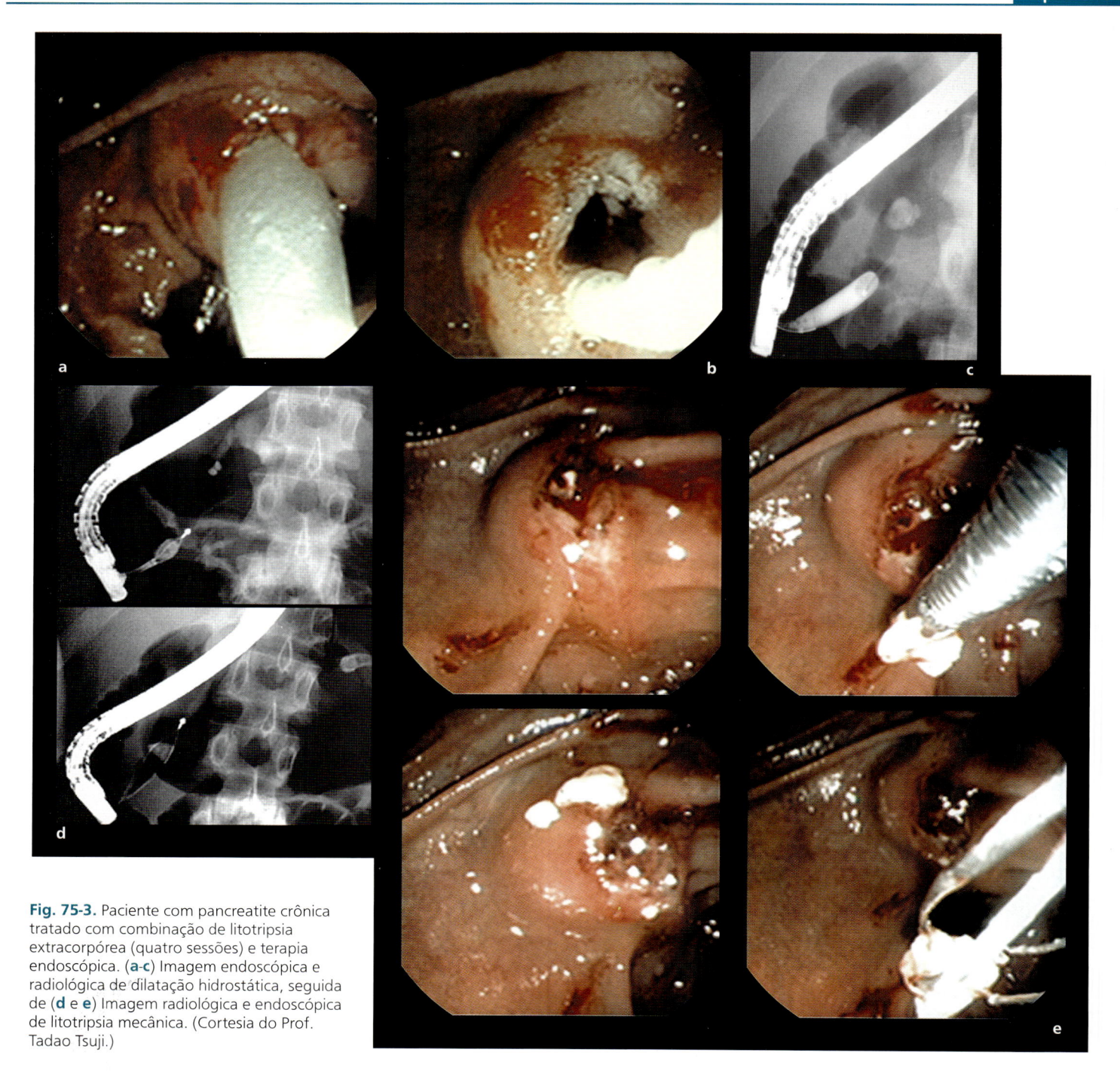

Fig. 75-3. Paciente com pancreatite crônica tratado com combinação de litotripsia extracorpórea (quatro sessões) e terapia endoscópica. (**a-c**) Imagem endoscópica e radiológica de dilatação hidrostática, seguida de (**d** e **e**) Imagem radiológica e endoscópica de litotripsia mecânica. (Cortesia do Prof. Tadao Tsuji.)

A taxa de complicações precoces da EP tende a ser menor nos pacientes com PC do que nos pacientes com outras indicações para EP, o que pode ser explicado pela fibrose e por haver menos parênquima pancreático viável na PC. A maior parte dos eventos adversos após a EP relaciona-se com a pancreatite aguda leve (3 a 9%), sangramento autolimitado (até 3,5%), colangite (3,5 a 4,3%) e, mais raramente, perfuração duodenal.[29,45] A complicação tardia mais descrita é a estenose da papilotomia, que, no entanto, torna-se menos provável se for realizada uma esfincterotomia completa.

Para retirada dos cálculos pancreáticos são usados acessórios convencionais, como cestas, preferencialmente pequenas, ou balões de extração de cálculos biliares. A preferência deve ser pelo balão extrator de cálculos por causa risco potencial de impactação de cestas de Dormia no ducto pancreático. Quando necessário, pode-se lançar mão da litotripsia mecânica. Uma dica prática sobre CPER após LEC é evitar a injeção de contraste antes da limpeza completa, pois isso pode mascarar a detecção de fragmentos de cálculos. Em caso de falha na limpeza completa da via pancreática, algumas opções são possíveis, como a repetição da LEC ou a colocação de dreno nasopancreático associado a próteses para a posterior lavagem da via pancreática.

Recentemente, Bhandari *et al.*[8] reportaram sua experiência inicial com o uso da litotripsia a *laser* Holmium® (Karl Storz, Tuttlingen, Germany), administrada por meio do novo sistema de acesso a via biliar e pancreática, Spyglass Direct Visualization System® (Boston Scientific, Natick, Massachusetts, EUA). Do total de 64 casos, quatro apresentavam cálculos pancreáticos impactados, não passíveis de remoção por cestas ou balões. Todos os pacientes tiveram a limpeza completa da via pancreática em apenas uma sessão. Esse é um dos primeiros relatos da literatura desse uso para o Spyglass®, fazendo-se a ressalva que só pode ser aplicado em pacientes com dilatação ductal para que o sistema tenha acesso e se acomode no ducto pancreático.

Também foi relatado a litotripsia eletro-hidráulica via pancreatoscopia com Spyglass® para cálculos pancreáticos na PC.[51] Todas estas tecnologias estão em fase preliminar de avaliação, mas têm um espaço potencial no âmbito da terapêutica endoscópica da PC, especialmente para substituição ou complementação da LEC.

Tratamento Endoscópico da Pancreatite Crônica

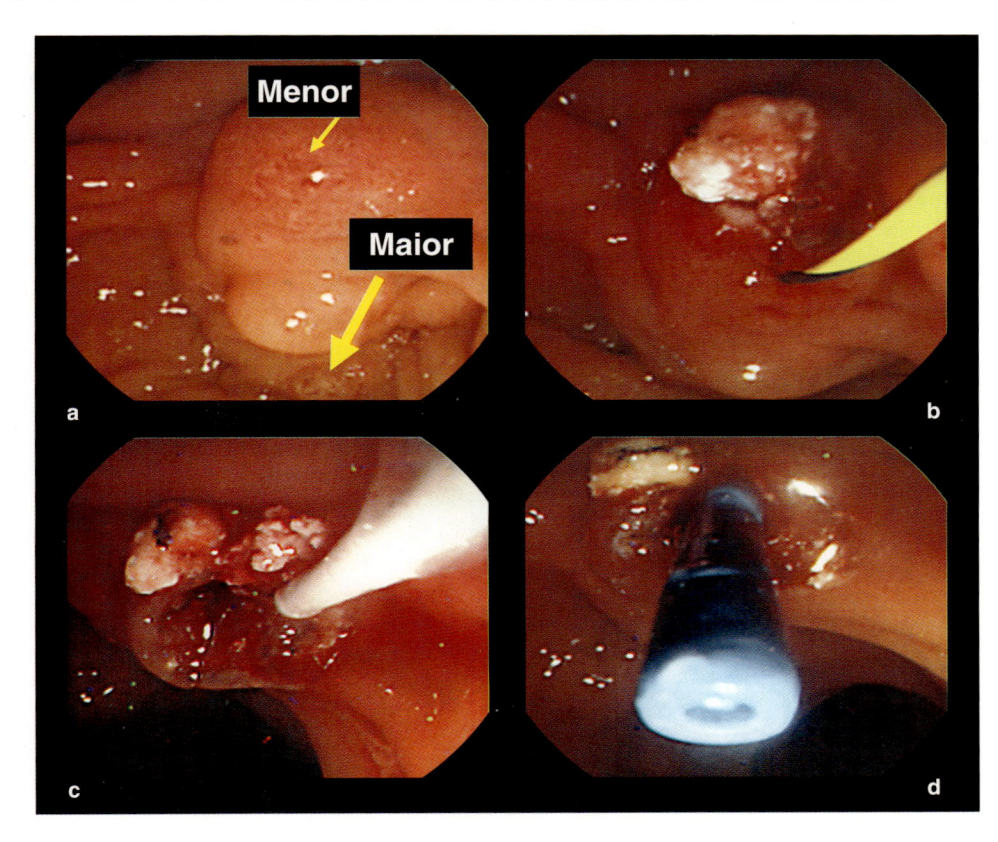

Fig. 75-4. Paciente com pancreatite crônica e estenose inflamatória acentuada do ducto de Wirsung. (**a**) Terapia endoscópica realizada através da papila menor consistiu de (**b**) papilotomia, (**c**) dilatação hidrostática e (**d**) colocação de prótese plástica. Observa-se saída de cálculos esbranquiçados em **b**, **c** e **d**. (Cortesia do Prof. Tadao Tsuji.)

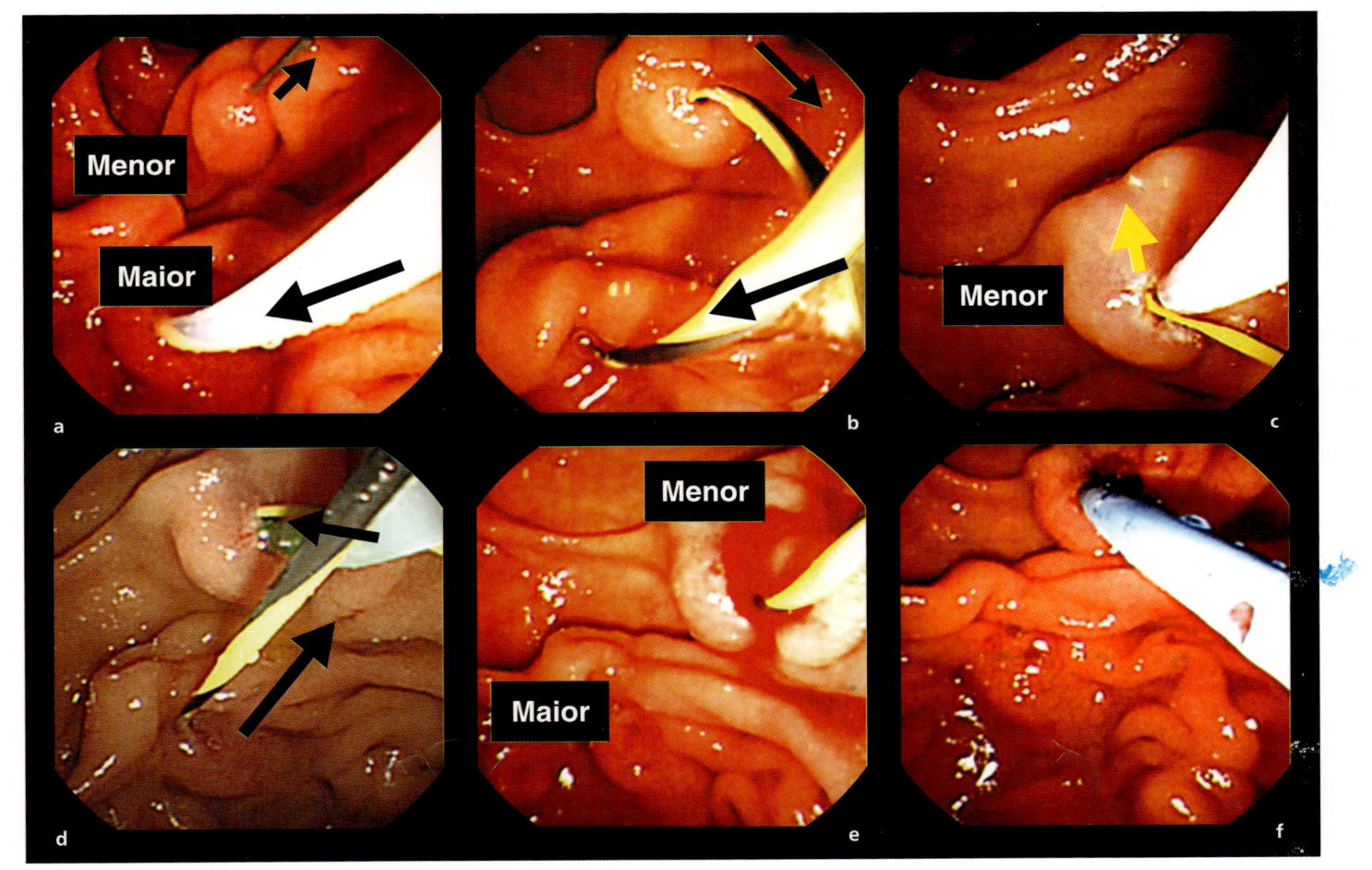

Fig. 75-5. Paciente com pancreatite crônica abordado pela técnica do *rendez-vous*. (**a** e **b**) Cateterização pela papila maior levava a saída do fio-guia pela papila menor. (**c**) Foi realizada papilotomia da papila menor pelo método do pré-corte. (**d** e **e**) Foi realizada inserção do cateter na papila menor com posterior retirada do fio-guia da papila maior e acesso profundo ao ducto pancreático. Realizada inserção de prótese plástica pancreática via papila menor. (Cortesia do Prof. Tadao Tsuji.)

Estenose do ducto pancreático principal

O tratamento endoscópico das estenoses dominantes do ducto de Wirsung está indicado, como mencionado anteriormente, quando a estenose tem repercussão funcional, ou seja, quando causa dilatação ductal e dor crônica. Entretanto, como princípio básico, devemos primeiro afastar a possibilidade de uma estenose neoplásica combinando métodos de imagem (USG, TC, RM, ecoendoscopia), com amostragem da estenose para citologia e/ou anatomopatologia (escovado e biópsia por CPER ou punção ecoguiada) e, nos casos inconclusivos, com um seguimento frequente e rígido.

A abordagem endoscópica de uma estenose geralmente é feita após a EP. Havendo cálculos, a CPER pode ser precedida pela litotripsia, como descrito anteriormente. Procura-se ultrapassar a estenose com um fio-guia hidrofílico que deve ser progredido até a cauda do pâncreas. A seguir, a estenose é dilatada, com um balão de dilatação hidrostática, até 4 a 6 mm, para permitir a colocação de próteses plásticas, visando garantir a drenagem do ducto pancreático principal. Se a estenose for muito rígida e não permitir a passagem do balão de dilatação, pode ser usado o extrator de prótese de Soehendra (Wilson Cook Medical, Winston-Salem, North Carolina), que abriria o caminho como um saca-rolha, seguido da passagem do balão dilatador.

Após o acesso e a dilatação da via pancreática, realiza-se a colocação de próteses plásticas para manter a abertura. A extensão da prótese a ser utilizada depende da distância da ultrapassagem da estenose até a papila. O diâmetro ideal é desconhecido, mas hipotetiza-se que devemos escolher o maior diâmetro que a via permite. Sauer et al., em um estudo retrospectivo, compararam 129 pacientes tratados com próteses ≤ 8,5Fr e 34 pacientes tratados com próteses de 10 Fr.[52] O grupo tratado com próteses de maiores diâmetros teve menos internações por dor abdominal no período médio de acompanhamento de 3 anos. A prótese deve ser mantida por mais de 1 ano para permitir a dilatação necessária da estenose e, assim, diminuir a recorrência dos sintomas após a sua retirada. Lembramos que as próteses pancreáticas geralmente possuem orifícios laterais para drenagem dos ramos secundários e apenas *flaps* externos para facilitar sua remoção e evitar sua migração para dentro do pâncreas.

No Quadro-75-2 estão representados alguns trabalhos com uso de próteses plásticas como parte do tratamento endoscópico da PC, com destaque para o percentual de resposta ao tratamento (52-95%) e o tempo de acompanhamento dos pacientes (12-59 meses).

Algumas questões são frequentes no que se refere ao tratamento endoscópico da PC com uso de próteses plásticas: até quando tentar este tratamento? Quando retirar as próteses? Qual a chance de recidiva das estenoses após a retirada das próteses? A Literatura ainda não tem respostas objetivas a essas perguntas. Um dos poucos estudos conduzidos com esta finalidade foi desenvolvido por Binmoeller et al.[9] Os autores avaliaram 93 pacientes com estenoses dominantes do ducto pancreático principal por PC. Foi observado que 74% dos pacientes tiveram resposta rápida ao tratamento, definida por melhora significativa da dor em até 6 meses após a colocação das próteses. Neste grupo, a maioria (87%) manteve resposta sustentada em um acompanhamento médio de 4,9 anos. Nos pacientes que tiveram resolução clínica da dor e resolução endoscópica da estenose (71% dos casos), a remoção das próteses foi possível após intervalo médio de 15 meses. A recidiva da estenose e dos sintomas foi observada em 25% dos pacientes que retiraram as próteses, após 3,8 anos em média.

Corroborando estes dados, um estudo multicêntrico que seguiu 1.018 pacientes com obstrução ductal pancreática por PC, por aproximadamente 4,9 anos (2-12 anos), demonstrou que a descompressão ductal por endoscopia permitiu alívio da dor em 2/3 dos casos, nos quais a endoterapia foi o único tratamento empregado.[50] Desta forma, sugere-se que o tratamento endoscópico pode ser tentado como primeira opção terapêutica para desobstrução ductal em boa parte dos pacientes com estenoses por PC, tendo especial vantagem naqueles com boa resposta inicial à colocação das próteses. Trata-se de um tratamento prolongado, mas com chances razoáveis de sucesso em longo prazo.

Nos pacientes recidivantes, a colocação de próteses pancreáticas pode funcionar como um tratamento temporário e ajudar a identificar aqueles que responderão melhor à cirurgia quando essa for indicada. Além disso, Boerma et al. demonstraram que a colocação de prótese pancreática não dificultou a realização da pancreaticojejunostomia.[11]

Quando comparada com a drenagem cirúrgica, a endoterapia aparentou ter resultados inferiores em longo prazo, com demonstrado por dois estudos recentes, randomizados e controlados, que compararam os dois métodos.[12,26] Entretanto, falhas metodológicas importantes podem justificar esses resultados como discutiremos abaixo.

Na avaliação de Dite et al.,[26] a decisão do tratamento endoscópico ou cirúrgico foi randomizada em 72 casos e não randomizada (com base na escolha do paciente após discussão com a equipe médica) em 68 casos. Incluindo todos os pacientes, o tratamento cirúrgico apresentou melhor taxa de resolução total da dor em um acompanhamento de 5 anos (37 *versus* 14%). Entretanto, quando analisados apenas os pacientes randomizados, a taxa de resolução da dor foi semelhante nos dois grupos. A taxa de complicações do tratamento cirúrgico foi de 8%, havendo dois casos com necessidade de reoperação.

Segundo Cahen et al.,[12] 39 pacientes foram randomizados para pancreaticojejunostomia cirúrgica ou tratamento endoscópico. Em um acompanhamento de 24 meses, os pacientes com tratamento cirúrgico tiveram maior alívio da dor (75 *versus* 32%). Não houve diferenças no percentual de complicações, tempo de internação hospitalar e mudanças na função pancreática entre os grupos. No entanto, duas críticas a este estudo são seu pequeno tamanho amos-

Quadro 75-2. Estudos sobre terapia endoscópica através da colocação de próteses plásticas em pacientes com pancreatite crônica

Autor, ano	Número de pacientes	Diâmetro da prótese (Fr)	Definição de resposta	% de resposta	Acompanhamento (meses)
Cremer, 1991[19]	75	10	Dor	94	37
Ponchon, 1995[48]	23	10	Analgesia	52	12
Binmoeller, 1995[9]	93	5, 7 e 10	Dor e consultas de emergência	65	59
Smits, 1995[55]	49	5, 7 e 10	Analgesia e hospitalizações	82	34
Rosch, 2002[50]	758	NR	Dor	65	59
Gabbrielli, 2002[31]	13	8,5, 10 e 11,5	Dor	54	78
Morgan, 2003[42]	28	5, 7 e 8	Dor	71	30
Topazian, 2005[58]	15	5, 7, 8,5 e 10	Internações, analgesia e peso	73	36
Ishihara, 2006[34]	20	10	dor	95	12

NR: não relatado.

tral e o fato do tempo médio de permanência das próteses utilizado nos pacientes com tratamento endoscópico (27 semanas) ser muito inferior ao recomendado de, pelo menos, 1 ano.

Uma grande limitação à endoterapia é a necessidade da sua repetição para troca das próteses, já que seu tempo médio de patência, estimado entre 6 a 12 meses, é inferior ao tempo no qual elas devem permanecer no pâncreas.[22] Isso acaba gerando um período de internação hospitalar e um custo que podem ser superiores aos do tratamento cirúrgico, mas isso não foi abordado nos estudos até agora. Alguns centros programam troca regular das próteses ao longo do tratamento, geralmente a cada 3 meses, e outros condicionam a troca das próteses ao retorno da dor, associada à dilatação ductal.

No sentido de reduzir a necessidade de troca de próteses, Costamagna et al.[17] analisaram os resultados em longo prazo de pacientes com estenoses pancreáticas dominantes, refratários ao tratamento com uso de apenas uma prótese. Esses pacientes foram retratados com a colocação de várias próteses plásticas, mimetizando a estratégia já utilizada para as estenoses biliares benignas. Dos 19 pacientes, que receberam em média três próteses cada, com diâmetro variando de 8,5 a 11,5 Fr, 18 responderam ao tratamento. Durante o acompanhamento de 38 meses após a remoção das próteses, 85% dos pacientes permaneceram assintomáticos. Vários grupos, atualmente, utilizam a técnica de colocação de múltiplas próteses plásticas calibrosas para tratamento das estenoses pancreáticas.[22] Essa estratégia pode reduzir o número de trocas, pois o suco pancreático também é drenado pelos espaços entre as próteses, ainda que elas estejam ocluídas.

Outra tentativa para reduzir a troca de próteses plásticas é o uso de próteses metálicas autoexpansíveis totalmente recobertas. No entanto, resultados iniciais com uso dessas próteses na PC mostraram complicações, como dor, pancreatite aguda e indução de alterações estruturais no ducto pancreático pelas próteses.[22] Em estudo de Moon SH et al.,[41] houve alívio da dor e resolução da estenose em todos os 32 pacientes com PC, tratados através da colocação de próteses metálicas autoexpansíveis totalmente recobertas, por 3 meses. No entanto, cinco desses pacientes ao final do tratamento apresentavam novas estenoses e o acompanhamento em médio e longo prazo não foi relatado. Assim, não há evidência suficiente na literatura até o momento que justifique o uso rotineiro das próteses metálicas na PC.

As complicações precoces mais descritas referentes à colocação de próteses plásticas são: pancreatite aguda (3,9 a 39%), a maioria leve, e sangramento (3,9%). As complicações tardias são obstrução da prótese (20%) ou a sua migração (10%).[9,48] A obstrução da prótese pode causar retorno da dor, pancreatite aguda ou infecção pancreática. A migração pode ocorrer para o duodeno, gerando lesões na parede duodenal, ou para porções distais do ducto pancreático, o que pode acarretar dificuldades na sua remoção. Habitualmente utilizam-se balões, cestas extratoras ou pinças tipo dente de rato para a remoção das mesmas.

Finalmente, é preciso destacar que não são observadas lesões anatômicas significativas no ducto pancreático induzidas pelas próteses plásticas, nos pacientes com PC, conforme se observa em pacientes com ducto pancreático normal ao permanecerem com próteses por períodos prolongados.[22] Também não há descrição de mortalidade relacionada com o uso de próteses pancreáticas no tratamento de estenoses na PC.

Em resumo, podemos dizer que a terapia endoscópica de estenoses do ducto pancreático através da dilatação com posterior colocação de uma prótese plástica mostra melhora da dor em 52 a 94% dos pacientes, com acompanhamento de 12 a 78 meses. Otimizar a terapia endoscópica pela técnica de colocação de múltiplas próteses e pela permanência das próteses por tempo superior a um ano parece ser a melhor abordagem endoscópica das estenoses pancreáticas. Estudos bem desenhados comparando cirurgia com essa abordagem endoscópica otimizada são necessários para resolver a questão da melhor terapia para esses pacientes.

Fístulas pancreáticas

Na PC, pode ocorrer ruptura parcial do ducto pancreático principal ou de ductos secundários, causando fístulas para a cavidade abdominal, com desenvolvimento da ascite pancreática, ou para a pleura, formando derrames pleurais muitas vezes volumosos.

É preciso fazer o estudo do ducto pancreático por exames de imagem, na maioria das vezes a colangio-RM, para tentar identificar um ponto de ruptura e, especialmente, para avaliar se há estenose ductal ou cálculos associados. Essas condições também devem ser tratadas para resolver o componente obstrutivo que mantém a fístula.

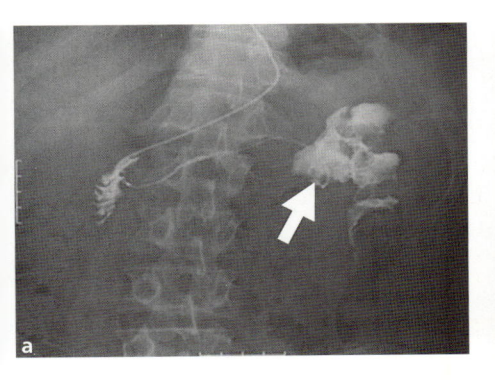

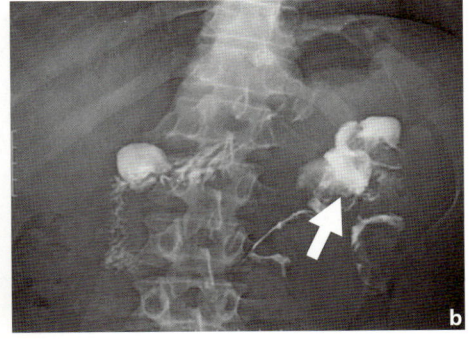

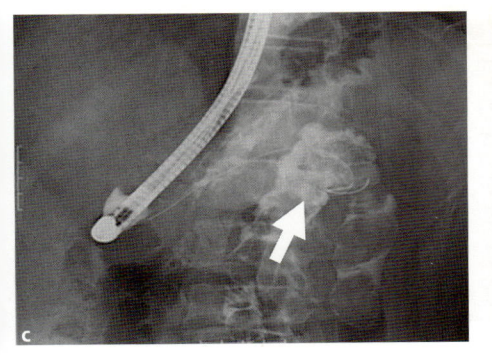

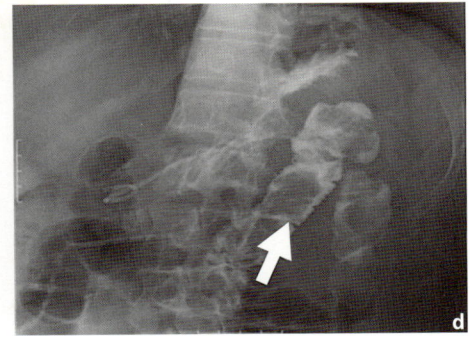

Fig. 75-6. Paciente de 42 anos com fístula pancreática para cólon. (**a**) A injeção de contraste através de dreno nasopancreático revela fístula para luz colônica *(seta branca)*. (**b**) O dreno foi removido e (**c** e **d**) realizada passagem de fio-guia e colocação de prótese duplo *pigtail*. (Cortesia do Prof. Tadao Tsuji.)

O tratamento endoscópico das fístulas pancreáticas consiste na colocação de próteses plásticas para desviar o fluxo de secreções pancreáticas para o duodeno (Fig. 75-6). As próteses devem, preferencialmente, ultrapassar o ponto de ruptura no ducto pancreático principal e, obrigatoriamente, cruzar estenoses dominantes associadas. As técnicas usadas são as mesmas descritas anteriormente para cateterismo do ducto pancreático, esfincterotomia pancreática, dilatação de estenoses, retirada de cálculos (se presentes) e, finalmente, colocação das próteses plásticas.

No estudo de Pai et al.,[46] 28 pacientes com ascite e/ou derrame pleural secundários à fístula pancreática, a maioria por PC, foram tratados com EP e colocação de próteses plásticas de 7 Fr. O tratamento teve sucesso em 96,4% dos pacientes, sendo que em 92,8% dos casos houve resolução completa da ascite ou do derrame pleural em um tempo médio de 5 semanas. As próteses foram removidas 3 a 6 semanas após a resolução do quadro, sem nenhuma recorrência após 17 meses de acompanhamento. Complicações ocorreram em 7% dos casos (dor abdominal e infecção de coleções fluidas associadas à fístula). Não houve óbitos relacionados com o tratamento.

Assim, pela alta taxa de sucesso na resolução das fístulas, a curto e longo prazo, e pela baixa morbidade do procedimento, como demonstrado pelo estudo citado anteriormente, o tratamento endoscópico é uma excelente opção para correção das fístulas pancreáticas. Outras modalidades terapêuticas que podem ser propostas, medicamentosas ou cirúrgicas, estão associadas a períodos maiores de internação hospitalar ou a maiores taxas de complicações.[46]

ESTENOSE DO COLÉDOCO DISTAL

A taxa de obstrução da porção intrapancreática do colédoco varia de 2,7 a 45,6% dos pacientes com PC e pode ser causada por alterações fibróticas na cabeça do pâncreas ou por compressão do colédoco por um pseudocisto pancreático.[1]

A maioria das estenoses não tem significado clínico e não requere intervenção. Indica-se o tratamento endoscópico nos seguintes casos:

- Presença de colangite.
- Icterícia obstrutiva.
- Elevação da fosfatase alcalina acima de duas vezes o limite superior da normalidade, persistindo por 4 semanas ou mais, associada à estenose do colédoco distal com dilatação à montante. O objetivo do tratamento endoscópico nesses casos é evitar a cirrose biliar secundária.

É válido lembrar que sempre devemos tentar excluir malignidade, especialmente nas estenoses com aspecto irregular, por meio do escovado do colédoco distal para citopatologia e da biópsia via CPER, apesar das limitações diagnósticas desses métodos.[20]

O tratamento endoscópico das estenoses coledocianas começa com a CPER, através do cateterismo seletivo da via biliar e da esfincterotomia biliar. A seguir é feita a dilatação da estenose com balão de dilatação hidrostática e a colocação de próteses plásticas, únicas ou múltiplas, de preferência com calibre maior ou igual a 10 Fr.

Da mesma forma que foi descrito para as estenoses pancreáticas, o uso de próteses plásticas no colédoco para as estenoses biliares deve ser por período prolongado, de pelo menos 1 ano. A troca programada ao longo desse período procura evitar a obstrução das próteses decorrente da lama biliar e/ou ao biofilme bacteriano que se forma, podendo causar colangite. Outra razão para disfunção das próteses biliares é a sua migração, observada em torno de 15% dos casos.[43]

Nos Quadros 75-3 e 75-4 estão representados resultados obtidos em trabalhos com colocação de próteses plásticas e metálicas, respectivamente, para tratamento das estenoses biliares por PC. Observa-se que as próteses plásticas oferecem alta taxa de sucesso imediato na resolução dos sintomas e da colestase, mas a melhora sustentada após a remoção é obtida na média em apenas 1/4 dos casos.[20] Há séries com taxas de sucesso em longo prazo maiores, de até 80%, mas, em geral, são séries com casos favoráveis, ou seja, pacientes com menos tempo de doença, estenoses menos significativas e utilizando a estratégia de colocação de próteses calibrosas e múltiplas com programação de troca regular.[65]

Em um estudo comparativo, não randomizado, entre o uso de próteses plásticas, únicas ou múltiplas, nas estenoses biliares por PC, Catalano et al. observaram melhores resultados nos pacientes com uso de próteses múltiplas.[16] Foram 34 pacientes com prótese única de 10 Fr, com trocas a cada 3 a 6 meses durante 21 meses em média, comparados com 12 pacientes com uso de quatro a cinco próteses plásticas de 10 Fr, trocadas a cada 3 meses, durante 12 meses. No segundo grupo, todos os pacientes obtiveram, ao final do acompanhamento de 4,2 anos, redução da estenose e quase normalização dos exames laboratoriais, resultados que não foram conseguidos em nenhum dos pacientes com prótese única.

No Quadro 75-3, é incontestável a superioridade do uso de próteses plásticas múltiplas sobre o uso de prótese única. Assim, há uma tendência atual na Literatura em recomendar o uso de próteses plásticas múltiplas, com programação de trocas em intervalos regulares de aproximadamente 3 meses, durante período de 1 ano, como opção endoscópica terapêutica das estenoses biliares da PC, visando garantir melhores resultados a longo prazo.

Recentemente, foi estudado o uso de próteses metálicas autoexpansíveis não recobertas, parcialmente recobertas e totalmente recobertas nas estenoses biliares da PC. São estudos limitados, todos como séries de casos e com número pequeno de pacientes. Não houve resultados satisfatórios, especialmente por hiperplasia tecidual no interior ou nas bordas da malha metálica, causando obstruções recorrentes das próteses. Mesmo as próteses totalmen-

Quadro 75-3. Estudos sobre terapia endoscópica através do uso de próteses plásticas para estenoses biliares por pancreatite crônica

Autor, ano	Número de próteses	Número de pacientes	Sucesso em longo prazo (%)	Acompanhamento (meses)
Deviere, 1990[25]	Única	19	15	14
Smits, 1996[57]	Única	58	27	49
Eickhoff, 2001[27]	Única	39	46	58
Barthet, 1994[3]	Única	19	10	18
Farnbacher, 2000[30]	Única	31	13	24
1230 Kahl, 2003[39]	Única	61	26	40
Vitale, 2000[65]	Múltiplas	25	80	32
Pozsar, 2004[49]	Múltiplas	29	60	12

Quadro 75-4. Estudos sobre terapia endoscópica através do uso de próteses metálicas para estenoses biliares por pancreatite crônica

Autor, ano	Tipo de prótese	Número de pacientes	Sucesso em longo prazo (%)	Acompanhamento (meses)
Deviere, 1994[23]	Wallstent NR	20	90	33
Van Berkel, 2004[61]	Wallstent NR	13	69	50
Eickhoff, 2003[28]	Wallstent NR	6	33	58
Tringali, 2005[59]	Wallstent NR	18	44	52
Cantu, 2005[14]	Wallstent PR	14	37,5	21
Tringali, 2005[59]	Wallstent PR	6	33	35
Behm, 2009[7]	Wallstent PR	19	90	6
Cahen, 2008[13]	Walflex TR	6	66	6

NR: não recoberta; PR: parcialmente recoberta; TR: totalmente recoberta. Wallstent; Wallflex (Boston Scientific, Natick, MA, EUA).

te recobertas tiveram maus resultados tanto por obstrução, dificuldade de remoção, complicações (sangramento e ulceração) e baixas taxas de resolução da estenose após a retirada. Como demonstrado no Quadro 75-4, exceto pelos estudos de Deviere et al. e Behm et al., todos os demais obtiveram sucesso clínico limitado.[7,23]

Dessa forma, até o momento, não é possível recomendar o uso de próteses metálicas para tratamento das estenoses biliares benignas da PC.[2] São necessárias avaliações com número maior de doentes e comparando o uso das próteses metálicas, especialmente as parcialmente e totalmente recobertas, com as próteses plásticas múltiplas, quanto ao sucesso clínico sustentado e a taxa de complicações desses métodos.

Devemos considerar a colocação das próteses plásticas para resolução rápida de quadros de colangite, icterícia e colestase. No entanto, pela taxa de recorrência da estenose e dos sintomas após a retirada das próteses, devemos individualizar a decisão entre permanecer no tratamento endoscópico, de preferência com próteses múltiplas trocadas regularmente por, pelo menos, 1 ano, ou o tratamento cirúrgico, nos pacientes com condições clínicas favoráveis à derivação biliodigestiva. Ressalta-se que o tratamento endoscópico com próteses múltiplas apresenta uma resolução em cerca de 3/4 dos casos e não impede a resolução cirúrgica em uma etapa posterior.

DRENAGEM DE PSEUDOCISTOS

Pseudocistos pancreáticos são coleções císticas com fluido rico em amilase, cuja parede é composta por tecido fibroso e de granulação. No contexto da PC, os pseudocistos formam-se durante os episódios de agudização, por ruptura do ducto pancreático principal ou de algum de seus ramos secundários, geralmente associado à obstrução ductal por cálculos ou estenoses. Em menos de 10% têm resolução espontânea.[6] Fatores que diminuem a chance de resolução espontânea do pseudocisto são a presença de parede espessa, quadro de PC evidente, estenose ou cálculo no ducto pancreático principal.[66]

Indica-se a intervenção terapêutica nos seguintes casos:

- *Pseudocistos complicados:* compressão vascular adjacente (evidenciada por exames de imagem ou por sintomas); obstrução gástrica ou duodenal; compressão do colédoco distal; infecção (abscesso); hemorragia no interior do cisto; fístula pancreaticopleural.
- *Pseudocistos sintomáticos:* dor, plenitude, náusea e vômito, hemorragia digestiva alta.
- *Pseudocistos assintomáticos:* > 5 cm, sem mudança na morfologia e no tamanho em mais de 6 semanas ou nos casos de suspeita de malignidade.

O primeiro passo, antes de planejar a drenagem de um pseudocisto, é a exclusão de uma neoplasia cística. Para isso, a ecoendoscopia com punção do cisto e a análise dos marcadores tumorais e da citologia têm um papel fundamental, quando há dúvida diagnóstica sobre a etiologia da lesão cística.

Para planejar a drenagem é preciso ter um estudo detalhado do cisto e de sua relação com as estruturas adjacentes através de TC, RM do abdome e colangio-RM. É preciso saber o número e o tamanho dos cistos, sua localização, se há comunicação com o sistema ductal pancreático, compressão de órgãos vizinhos e pseudoaneurisma ou trombose venosa concomitantes. A presença de pseudoaneurisma é a principal causa de sangramento pós-drenagem e deve ser excluída com TC ou RM ou ecoendoscopia com dopplerfluxometria. Se houver dúvidas, especialmente quanto à comunicação do cisto com o ducto de Wirsung pela colangio-RM, deve-se complementar a investigação com a CPER. A pancreatografia endoscópica parece ser superior à colangio-RM para esta análise.[64]

A drenagem endoscópica dos pseudocistos deve ser precedida de antibioticoprofilaxia e pode ser feita por via transmural ou transpapilar. Essa última é mais adequada para cistos pequenos (< 6 cm), únicos e que se comunicam com o ducto pancreático principal, mas estão distantes da parede gástrica ou intestinal para a realização da drenagem transmural. A técnica endoscópica é a mesma descrita anteriormente: esfincterotomia pancreática, tratamento de cálculos ou estenoses, se presentes, e colocação de prótese pancreática plástica. Essa prótese deve ficar no ducto de Wirsung, além da área de ruptura ductal, ou alcançar o interior do cisto, se tecnicamente factível. A drenagem transpapilar não deve ser opção nos cistos localizados na cauda do pâncreas e nos casos de ruptura total do ducto pancreático. Os cistos com conteúdo heterogêneo (debris, necrose, suspeita de abscesso), caso tenham drenagem transpapilar, devem receber também a colocação de um dreno nasocisticotranspapilar para lavagem contínua e aspiração do cisto.

O paciente deve ser acompanhado com exames de imagem (US, TC ou RM) até a resolução do pseudocisto. O período médio de tratamento é de 4,4 meses.[4] Sugere-se que as próteses plásticas utilizadas na drenagem transpapilar sejam trocadas a cada 6 a 8 semanas, enquanto durar o tratamento.

A drenagem endoscópica transmural é possível em aproximadamente 40 a 55% dos casos de pseudocistos pancreáticos (Fig. 75-7).[20] É preciso excluir pseudoaneurismas e neoplasias e devemos nos certificar da existência das seguintes condições anatômicas: proximidade do cisto da parede gástrica ou duodenal, causando uma impressão clara na parede desses órgãos e distância de, no máximo, 1 cm entre o cisto e a parede da víscera. Apenas com o auxílio da ecoendoscopia é possível fazer a drenagem transmural sem essas condições serem atendidas.

A técnica de drenagem transmural começa com a localização do melhor ponto de impressão do cisto na parede do estômago ou do duodeno. É utilizado um papilótomo de ponta para fazer a punção, perpendicular à área de abaulamento máximo do cisto. Uma vez com o papilótomo dentro do cisto, retira-se sua parte interna e o conteúdo do cisto é aspirado para análise bioquímica, bacteriológica e citológica. Injeta-se contraste para estudar a anatomia da lesão, seguido do posicionamento de um fio-guia no interior do cisto.

O sítio da punção pode ser alargado usando um cistoenterótomo e/ou um balão de dilatação hidrostática de 8 a 10 mm de diâmetro. Finalmente é colocada uma ou, preferencialmente, mais próteses do tipo duplo *pigtail* de 10 Fr no interior do pseudocisto para manter a fístula patente. Essas próteses não precisam ser trocadas, porque servirá apenas como meio de manutenção da fístula criada entre o cisto e o estômago ou o duodeno. Caso haja muitos debris no cisto, pode-se optar pela colocação de um dreno nasocístico para lavagem, simultaneamente às próteses, em um primeiro momento.

Na técnica de drenagem do pseudocisto transmural guiada pela ecoendoscopia, a zona de maior proximidade entre o pseudocisto e a parede gástrica ou duodenal é identificada. A punção do pseudocisto é feita com uma agulha 19G, sob orientação da dopplerfluxometria para evitar estruturas vasculares. A partir desse momento, a técnica se assemelha à drenagem transmural endoscópica.

O tratamento endoscópico de drenagem transpapilar e/ou transmural é bem-sucedido em mais de 80% dos casos, com recorrência de 10 a 20%. O Quadro 75-5 mostra séries de casos de drenagem endoscópica de pseudocistos por via transpapilar e/ou transmural, com o sucesso obtido nos tratamentos e as complicações.

A melhor via de drenagem do pseudocisto não está estabelecida e varia caso a caso. Quando ambas as vias transmural e transpapilar são possíveis, provavelmente a via transmural é melhor, pois a via transpapilar é dependente da patência da prótese, necessitando de trocas programadas ou sob demanda com o risco de complicações.

As complicações da drenagem endoscópica podem estar ligadas ao procedimento em si ou às próteses e drenos. A complicação mais séria da drenagem transmural é o sangramento, eventualmen-

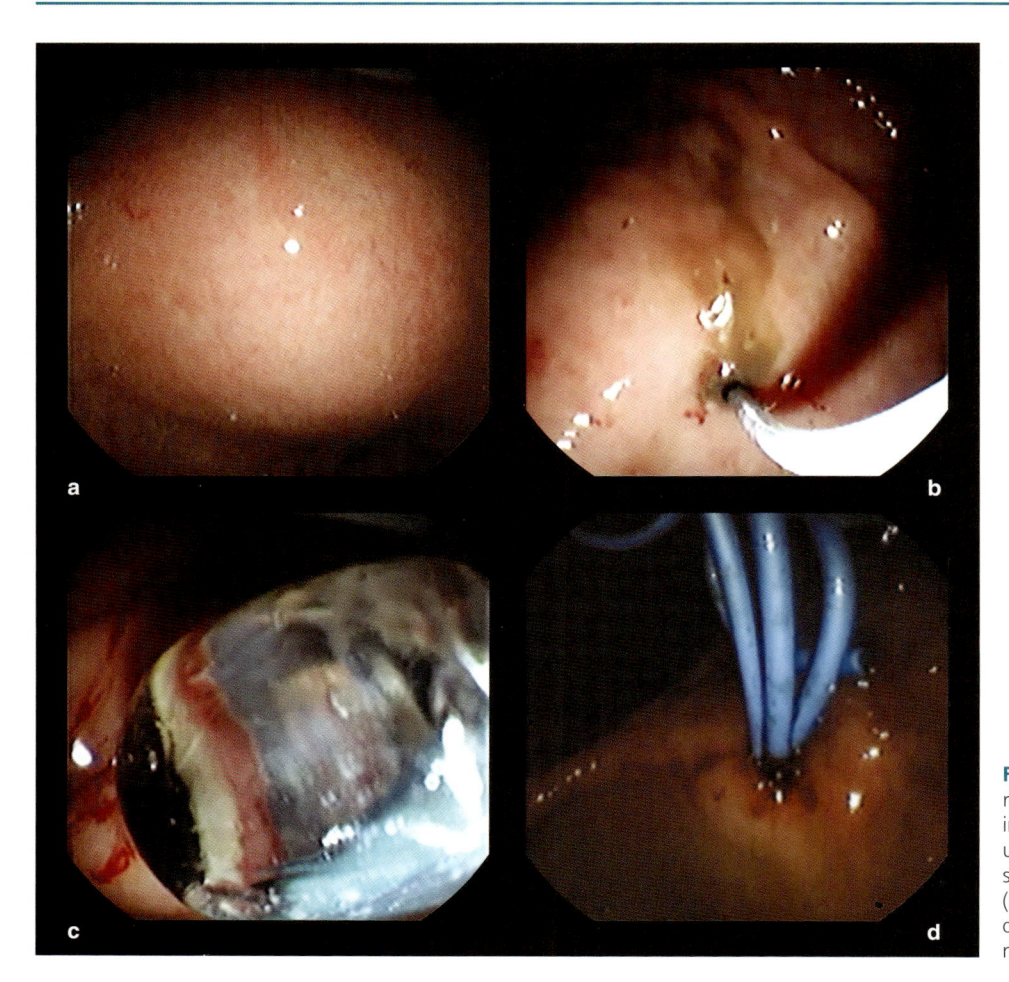

Fig. 75-7. Paciente de 53 anos com pseudocisto após reagudização de pancreatite crônica. (**a**) Observa-se a impressão do cisto na parede do estômago. (**b** e **c**) É utilizado um papilótomo de ponta para fazer a punção, seguida da dilatação do orifício com balão. (**d**) Finalmente são colocadas três próteses do tipo duplo *pigtail* de 10 Fr no interior do pseudocisto para manter a fístula patente.

te por punção de um vaso arterial ou venoso da parede gástrica ou duodenal. As complicações da drenagem transpapilar são semelhantes às da CPER, como pancreatite e infecção. Já as próteses podem complicar por obstrução, gerando infecção, ou por migração, que é menor com as próteses duplo *pigtail* do que com as próteses retas.

Outra opção de drenagem das coleções císticas pancreáticas é por ecoendoscopia. As descrições na literatura deste tipo de abordagem são em séries de casos que, geralmente, envolvem coleções de diferentes etiologias e, não apenas, pseudocistos por PC. No entanto, observamos bons resultados tanto na avaliação global quanto nos casos específicos de PC. Segundo Giovannini *et al.*,[32] em uma série de 35 pacientes, dos quais 15 apresentavam pseudocistos (oito deles por PC), houve resolução completa de todas as lesões a curto prazo, sem complicações maiores, havendo recorrência do pseudocisto em um paciente no acompanhamento de 27 meses, resolvido com nova drenagem ecoendoscópica.

Uma limitação óbvia da técnica de drenagem endoscópica transmural é que se trata de uma abordagem relativamente às cegas. O risco de perfuração é alto quando a compressão luminal não é óbvia ou visível na endoscopia. Outra complicação é a possibilidade de hemorragia pela punção. Pela ecoendoscopia possibilitar a visualização de estruturas extraluminais e de punção guiada pela dopplerfluxometria em tempo real, poderia permitir a drenagem de pseudocistos sem compressão e adicionar mais segurança aos procedimentos pela detecção de vasos no trajeto da agulha.

Varadarajulu *et al.* publicaram o único estudo randomizado, comparando as duas vias de drenagem transmural, endoscópica e ecoendoscópica, para pseudocistos acima de 4 cm.[62] Dos 15 pacientes randomizados para drenagem ecoguiada, apenas um paciente não a realizou em decorrência do diagnóstico de um cistoadenoma no momento do exame, tendo sido retirado do estudo. Dos 15 pacientes randomizados para drenagem endoscópica, apenas cinco (33%) obtiveram sucesso. Todos os 10 pacientes que falharam na drenagem endoscópica realizaram a drenagem ecoguiada com sucesso. Houve sangramento em dois pacientes na tentativa de drenagem endoscópica, um dos quais resultou em morte. Existem limitações muito importantes nesse estudo como o pequeno tamanho amostral, o pequeno tamanho dos cistos e a baixa taxa de sucesso da drenagem endoscópica (33%), que podem ter comprometido os resultados.

Quadro 75-5. Estudos sobre drenagem endoscópica (transpapilar e transmural) de pseudocistos pancreáticos

Autor, ano	Número de pacientes	Sucesso final n (%)	Resolução completa* n (%)	Recorrência** n (%)	Complicações# n (%)
Binmoeller, 1995[10]	53	43 (81%)	47 (89%)	11 (23%)	6 (11%)
Smits, 1995[56]	37	24 (65%)	24 (65%)	3 (12,5%)	6 (16%) pelo procedimento; 7 (19%) pelas próteses
Barthet, 1995[4]	30	23 (77%)	26 (87%)	3 (11,5%)	4 (13%)
Baron, 2002[5]	64	52 (81%)	59 (92%)	7 (12%)	11 (17%)
Catalano, 1995[15]	21	16 (76%)	17 (81%)	1 (6%)	1 (5%)

*Baseado no número de pacientes que fizeram endoscopia.
**Baseado no número de resoluções completas.
#Baseado no número total de pacientes.

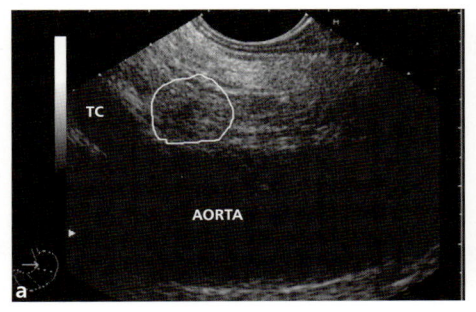

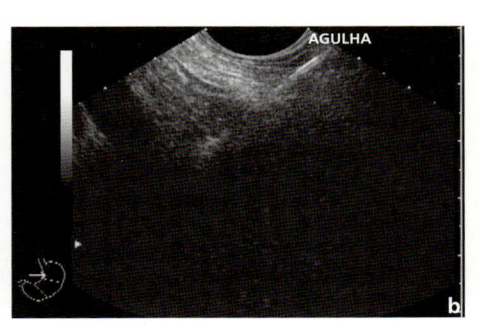

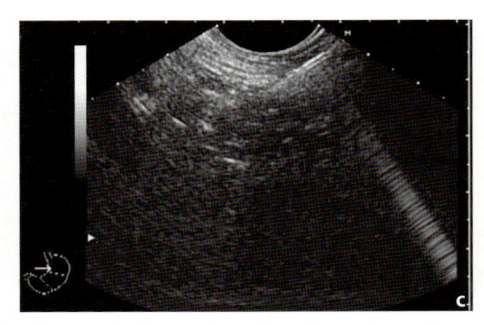

Fig. 75-8. Técnica de bloqueio do plexo celíaco guiado por ecoendoscopia. (**a**) O primeiro passo é a fácil localização da área celíaca, (**b** e **c**) seguida pela introdução da agulha e a injeção de corticosteroides com ou sem anestésicos, que causa um borramento da visão ecoendoscópica.

Estudos anteriores demonstraram taxas de sucesso na drenagem endoscópica bem acima dos 33% de Varadarajulu et al. (Quadro 75-5).[62] A causa relatada pelo autor para seu baixo sucesso na drenagem endoscópica foi a ausência de compressão luminal. Entretanto, isso torna a comparação do estudo injusta, pois ausência de compressão é considerada uma das contraindicações para a drenagem endoscópica. Kahaleh et al. e o próprio Varadarajulu em trabalho anterior ao de 2008, em estudo prospectivo não randomizado, mostraram que, após a drenagem transmural ser obtida, não há diferenças no desfecho das drenagens (sucesso acima de 90% em ambas).[38,63] Consideramos que a superioridade potencial da drenagem guiada pela ecoendoscopia refere-se a possibilidade de um diagnóstico alternativo para o cisto e a prevenção do sangramento. No estudo de Varadarajulu et al., os sangramentos foram decorrentes da presença de veias colaterais gástricas, no trajeto da punção às cegas da endoscopia, que poderiam ter sido identificadas com a dopplerfluxometria da ultrassonografia endoscópica.[62]

Portanto, a drenagem transmural por endoscopia ou ecoguiada não são técnicas em competição e, sim, complementares. A drenagem ecoguiada é mandatória nos casos de pseudocisto sem compressão luminal e com alto risco de sangramento, como os pacientes com hipertensão porta. Os centros terciários de tratamento de doenças do pâncreas devem oferecer as duas técnicas, aumentando tanto a segurança quanto o número de pacientes passíveis de drenagem não cirúrgica.

Por fim, faltam estudos prospectivos, controlados e randomizados, comparando diretamente o tratamento endoscópico e o cirúrgico em pacientes com pseudocistos por PC. As vantagens potenciais do tratamento endoscópico por ser menos invasivo, ter menor tempo de internação hospitalar e menos morbidade devem ser consideradas com cautela na falta destes estudos, já que os pacientes operados muitas vezes são os mais graves. De qualquer forma, os bons resultados da drenagem endoscópica nos pacientes candidatos a esta terapia colocam o método como uma opção inicial minimamente invasiva para drenagem de pseudocistos na PC.

BLOQUEIO NEURAL DO PLEXO CELÍACO

Uma porcentagem de pacientes com PC tem dor intratável ou de difícil controle, sem alterações obstrutivas que justifiquem tal fato. A via de condução da dor na PC é a inervação ao redor do tronco celíaco, denominada plexo celíaco. Assim, uma das estratégias de controle da dor nestes pacientes é o bloqueio do plexo celíaco, que pode ser guiado por TC, fluoroscopia ou por ecoendoscopia. Nos dois primeiros métodos, há maior dificuldade de localizar precisamente o plexo e isso pode levar a um número maior de complicações.

A ecoendoscopia permite a localização adequada do plexo celíaco e pode ser usada para o seu bloqueio temporário durante as exacerbações de dor nos pacientes com PC, através da injeção de corticosteroides com ou sem anestésicos (Fig. 75-8). Geralmente a punção é feita pela via transgástrica, evitando a aorta, os pulmões e os rins.

Em um estudo randomizado em pacientes com PC, comparando o bloqueio celíaco por ecoendoscopia e guiado por TC, houve melhores resultados com o primeiro método, sendo a duração média do bloqueio de 8 semanas.[33] Esse procedimento é realizado de forma ambulatorial e as complicações são raras, incluindo hipotensão transitória e diarreia. Efeitos adversos tardios não foram descritos.

O bloqueio do plexo celíaco por via endoscópica tem sido a opção preferencial na maioria dos serviços. Kaufman et al. realizaram uma revisão sistemática de seis estudos sobre bloqueio do plexo celíaco guiado por ecoendoscopia para alívio da dor na PC, envolvendo 221 pacientes.[40] O alívio da dor ocorreu em 51% (IC 95% 33-100). Entretanto, esse alívio foi de curto prazo (2-4 meses). A definição dos fatores preditivos de resposta ao bloqueio celíaco seria importante para a melhor seleção dos pacientes candidatos a este tratamento.

CONCLUSÕES

A decisão final sobre qual tratamento empregar em um paciente com PC deve ser individualizada. É fundamental considerar fatores como a experiência local do serviço na área cirúrgica e endoscópica, o estado geral do paciente com a presença de comorbidades e a disponibilidade de recursos como a litotripsia extracorpórea e a ecoendoscopia, fundamentais em algumas situações.

Há evidências que a terapia endoscópica para PC é tecnicamente possível na maioria dos pacientes e apresenta taxas de complicações bastante aceitáveis. Diferente da opção cirúrgica, ela pode ser repetida quando da recorrência da dor ou da estenose. Além disso, não dificulta ou impede a cirurgia posterior caso necessário. Apesar da maioria dos dados da Literatura ser advinda de pequenos estudos, geralmente retrospectivos e não controlados, o tratamento endoscópico parece ser eficaz e uma opção minimamente invasiva para os pacientes com PC.

REFERÊNCIAS BIBLIOGRÁFICAS

1. American Association for Gastrointestinal Endoscopy guidelines. Endoscopic therapy of chronic pancreatitis. *Gastrointest Endosc* 2000;52:843-48.
2. Bakhru MR, Kahaleh M. Expandable metal stents for benign biliary disease. *Gastrointest Endoscopy Clin N Am* 2011;21:447-62.
3. Barthet M, Bernard JP, Duval JL et al. Biliary stenting in benign biliary stenosis complicating chronic calcifying pancreatitis. *Endoscopy* 1994;26:569-72.
4. Barthet M, Sahel J, Bodiou-Bertei C et al. Endoscopic transpapillary drainage of pancreatic pseudocysts. *Gastrointest Endosc* 1995;42:208-13.
5. Baron TH, Harewwood GC, Morgan DE et al. Outcome differences after endoscopic drainage of pancreatic necrosis, acute pancreatic pseudocysts and chronic pancreatic psudocysts. *Gastrointest Endosc* 2002;56:7-17.
6. Beckingham IJ, Krige JEJ, Bornman PC et al. Endoscopic management of pancreatic pseudocysts. *Br J Surg* 1997;84:1638-45.

7. Behm B, Brock A, Clarke BW. Partially covered self-expandable metallic stents for benign biliary strictures due to chronic pancreatitis. *Endoscopy* 2009;41:547-51.
8. Bhandari S, Maydeo A, Dhir V et al. Spyglass-guided holmium laser lithotripsy of difficult bile duct and pancreatic duct stones. *Endoscopy* 2011;43(Suppl I):OP134.
9. Binmoeller KF, Jue P, Seifert H et al. Endoscopic pancreatic stent drainage in chronic pancreatitis and a dominant stricture: long-term results. *Endoscopy* 1995;27(9):638-44.
10. Binmoeller KF, Seifert H, Walter A et al. Transpapillary and transmural drainage of pancreatic pseudocysts. *Gastrointest Endosc* 1995;42:208-13.
11. Boerma D, van Gulik TM, Rauws EA et al. Outcome of pancreaticojejunostomy after previous endoscopic stenting in patients with chronic pancreatitis. *Eur J Surg* 2002;168(4):223-28.
12. Cahen DL, Gouma DJ, Nio Y et al. Endoscopic versus surgical drainage of pancreatic duct in chronic pancreatitis. *NEJM* 2007;356:676-84.
13. Cahen DL, Rauws EA, Gouma DJ et al. Removable fully covered self-expandable metal stents in the treatment of common bile duct strictures due to chronic pancreatitis:a case series. *Endoscopy* 2008;40(8):697-700.
14. Cantu P, Hookey LC, Morales A et al. The treatment of patients with symptomatic common bile duct stenosis secondary to chronic pancreatitis using partially covered metal stents: a pilot study. *Endoscopy* 2005;37(8):735-39.
15. Catalano MF, Geenen JE, Schmalz MJ et al. Treatment of pancreatic pseudocysts with ductal communication by transpapillary pancreatic duct endoprosthesis. *Gastrointest Endosc* 1995;42:214-18.
16. Catalano MF, Linder JD, George S et al. Treatment of symptomatic distal common bile duct stenosis secondary to chronic pancreatitis: comparison of single vs. multiple simultaneous stents. *Gastrointest Endosc* 2004;60:945-52.
17. Costamagna G, Bulajic M, Tringali A et al. Multiple stenting of refractory pancreatic duct strictures in severe chronic pancreatitis: long term results. *Endoscopy* 2006;38(3):254-59.
18. Costamagna G, Gabbrielli A, Mutiagnani M et al. Extracorporeal shock wave lithotripsy of pancreatic stones in chronic pancreatitis: immediate and medium-term results. *Gastrointest Endosc* 1997;46:231-36.
19. Cremer M, Deviere J, Delhaye M et al. Stenting in severe chronic pancreatitis: results of medium-term follow-up in seventy-six patients. *Endoscopy* 1991;23(3):171-76.
20. Delhaye M, Matos C, Deviere J. Endoscopic management of chronic pancreatitis. *Gastrointest Endosc Clin N Am* 2003;13:717-42.
21. Delhaye M, Vandermeeren A, Baize M et al. Extracorporeal shock wave lithotripsy of pancreatic calculi. *Gastroenterology* 1992;102:610-20.
22. Deviere J. Pancreatic stents. *Gastrointest Endosc Clin N Am* 2011;21:499-510.
23. Deviere J, Cremer M, Baize M et al. Management of common bile duct stricture caused by chronic pancreatitis with metal mesh self expandable stents. *Gut* 1994;35(1):122-26.
24. Deviere J, Delhaye M. Pancreatic duct stones management. *Gastrointest Endosc Clin N Am* 1998;8:163-79.
25. Deviere J, Devaere S, Baize M et al. Endoscopic biliary drainage in chronic pancreatitis. *Gastrointest Endosc* 1990;36:96-100.
26. Dite P, Ruzicka M, Zboril V. A prospective, randomized trial comparing endoscopic and surgical therapy for chronic pancreatitis. *Endoscopy* 2003;35:553-58.
27. Eickhoff A, Jakobs R, Leonhardt A et al. Endoscopic stenting for common bile duct stenoses in chronic pancreatitis: results and impact on long-term outcome. *Eur J Gastroenterol Hepatol* 2001;13:1161-67.
28. Eickhoff A, Jakobs R, Leonhardt A et al. Self-expandable metal mesh stents forcommon bile duct stenosis in chronic pancreatitis: retrospective evaluation of long-term follow-up and clinical outcome pilot study. *Z Gastroenterol* 2003;41(7):649-54.
29. Ell C, Rabenstein T, Schneider HT et al. Safety and efficacy of pancreatic sphincterotomy in chronic pancreatitis. *Gastrointest Endosc* 1998;48:244-49.
30. Farnbacher MJ, Rabenstein T, Ell C. Is endoscopic drainage of common bile duct stenosis in chronic pancreatitis up-to-date? *Am J Gastroentreol* 2000;95(6):1466-71.
31. Gabbrielli A, Mutignani M, Pandolfi M et al. Endotherapy of early onset idiopathic chronic pancreatitis: results with long-term follow-up. *Gastrointest Endosc* 2002;55(4):488-93.
32. Giovanninni M, Presenti C, Rolland AL et al. Endoscopic ultrasound-guided drainage of pancreatic pseudocysts or pancreatic abscesses using a therapeutic echo endoscope. *Endoscopy* 2001;33(6):473-77.
33. Gress F, Schmitt C, Sherman S et al. A prospective randomized comparison of endoscopic ultrasound- and computed tomography-guided celiac plexus block for managing chronic pancreatitis pain. *Am J Gastroenterol* 1999;94:900-5.
34. Ishihara T, Yamaguchi T, Seza K et al. Efficacy of s-type stents for the treatment of the main pancreatic duct stricture in patients with chronic pancreatitis. *Scand J Gastroenterol* 2006;41(6):744-50.
35. Jakobs R, Riemann RF. The role of endoscopy in acute recurrent and chronic pancreatitis and pancreatic cancer. *Gastroenterol Cl N Am* 1999;28(3):783-800.
36. Johanns W, Jakobeit C, Greiner L et al. Ultrasound-guided extracorporeal shock wave lithotripsy of pancreatic ductal stones: six years' experience. *Can J Gastroenterol* 1996;10:471-75.
37. Joseph TM, Mullady Dk, Early DS et al. Timing of endoscopy after extracorporeal shock wave lithotripsy for chronic pancreatitis. *Pancreas* 2011 Oct.;40(7):1087-90.
38. Kahaleh M, Shami VM, Conaway MR et al. Endoscopic ultrasound drainage of pancreatic pseudocyst: a prospective comparison with conventional endoscopic drainage. *Endoscopy* 2006;38(4):355-59.
39. Kahl S, Zimmermenn S, Genz I. Risk factors for failure of endoscopic stenting of biliary strictures in chronic pancreatitis: a prospective follow-up study. *Am J Gastroenterol* 2003;98(11):2448-53.
40. Kaufman M, Singh G, Das S et al. Efficacy of endoscopic ultrasound-guided celiac plexus block and celiac plexus neurolysis for managing abdominal pain associated with chronic pancreatitis and pancreatic cancer. *J Clin Gastroenterol* 2010;44(2):127-34.
41. Moon SH, Kim MH, Park do H et al. Modified fully covered self expandable metal stents with antimigration features for benign pancreatic duct strictures in advance chronic pancreatitis with a focus on the safety profile and reducing migration. *Gastrointest Endosc* 2010;72:86-91.
42. Morgan DE, Smith JK, Hawkins K et al. Endoscopic stent therapy in advanced chronic pancreatitis: relationships between ductal changes, clinical response, and stent patency. *Am J Gastroenterol* 2003;98(4):821-26.
43. Ng C, Huibregtse K. The role of endoscopic therapy in chronic pancreatitis-induced common bile duct strictures. *Gastrointest Endosc Clin N Am* 1998;8:181-93.
44. Ohara H, Hoshino M, Hayakawa T et al. Single application extracorporeal shock wave lithotripsy is the first choice for patients with pancreatic duct stones. *Am J Gastroenterol* 1996;91:1388-94.
45. Okolo PI, Pasricha PJ, Kalloo AN. What are the long-term results of endoscopic pancreatic sphincterotomy? *Gastrointest Endosc* 2000;52:15-19.
46. Pai CG, Suvarna D, Bhat G. Endoscopic treatment as first-line therapy for pancreatic ascites and pleural effusion. *J Gastroenterol Hepatol* 2009;24(7):1198-202.
47. Park DH, Lee SS, Moon SH. Endoscopic ultrasound-guided versus conventional trasmural drainage for pancreatic pseudocysts: a prospective randomized trial. *Endoscopy* 2009;41:842-48.
48. Ponchon T, Bory RM, Hedelius F et al. Endoscopic stenting for pain relief in chronic pancreatitis: results of a standardized protocol. *Gastrointest Endosc* 1995;42(5):452-56.
49. Pozsár J, Sahin P, László. Medium-term results of endoscopic treatment of common bile duct strictures in chronic calcifying pancreatitis with increasing number of stents. *J Clin Gastroentrol* 2004;38(2):118-23.
50. Rosch T, Daniel S, Scholz M et al. Endoscopic treatment of chronic pancreatitis: a multicenter study of 1000 patients with long-term follow up. *Endoscopy* 2002;34(10):765-71.
51. Sasahira N, Isayama H, Nagano R. Non calcified pancreatic stone treated with electrohydraulic lithotripsy using Spyglass pancreatoscopy. *Endoscopy* 2011;43:E272.
52. Sauer BG, Gurka MJ, Ellen K et al. Effect of pancreatic duct stent diameter on hospitalization in chronic pancreatitis. Does size matter? *Pancreas* 2009;38(7):728-31.
53. Schneider HT, May A, Benninger J et al. Piezoelectric shockwave lithotripsy of pancreatic duct stones. *Am J Gastroenterol* 1994;89:2042-48.

54. Sherman S, Lehman GA, Hawes RH et al. Pancreatic ductal stones: frequency of successful endoscopic removal and improvement in symptoms. *Gastrointest Endosc* 1991;37:511-17.
55. Smits ME, Badiga SM, Rauws E et al. Long-term results of pancreatic stents in chronic pancreatitis. *Gastrointest Endosc* 1995;42(5):461-67.
56. Smits ME, Rauws EA, Tytgat GN et al. The efficacy of endoscopic treatment of pancreatic pseudocysts. *Gastrointest Endosc* 1995;42:219-24.
27. Smits ME, Rauws EA, van Gulik TM et al. Long-term results of endoscopic stenting and surgical drainage for biliary stricture due to chronic pancreatitis. *Br J Surg* 1996;83:764-68.
58. Topazian M, Aslanian H, Andersen D. Outcome following endoscopic stenting of pancreatic duct strictures in chronic pancreatitis. *J Clin Gastroenterol* 2005;39(10):908-11.
59. Tringali A, Di Matteo F, Iacopini F et al. Common bile duct strictures due to chronic pancreatitis managed by self-expandable metal stents (SEMS): results of a long-term follow-up study. *Gastrointest Endosc* 2005;61(5):AB220:T1314.
60. Tsuji T. Treatment of pancreatic stone by ESWL and endoscopy – its usefulness, safety and long prognosis: our experienxe of 324 cases. *Gut* 2011;60(Suppl 3):A32.
61. Van Berkel AM, Cahen DL, van Westerloo DJ et al. Self-expanding metal stents in benign biliary strictures due to chronic pancreatitis. *Endoscopy* 2004;36(5):381-84.
62. Varadarajulu S, Christein JD, Tamhane A et al. Prospective randomized trial comparing EUS and EGD for transmural drainage of pancreatic pseudocysts. *Gastrointest Endosc* 2008;68(6):1102-11.
63. Varadarajulu S, Wilcox CM, Tamhane A et al. Role of EUS in drainage of peripancreatic fluid collections not amenable for endoscopic transmural drainage. *Gastrointest Endosc* 2007;66(6):1107-19.
64. Varghese JC, Masterson A, Lee MJ. Value of MR pancreatography in the evaluation of patients with chronic pancreatitis. *Clin Radiol* 2002;57:393-401.
65. Vitale GC, Reed DN, Nguyen CT et al. Endoscopic treatment of distal bile duct stricture from chronic pancreatitis. *Surg Endosc* 2000;14:227-31.
66. Warshaw AL, Rattner DW. Timing of surgical drainage for pancreatic pseudocyst. Clinical and chemical criteria. *Ann Surg* 1985;202:720-24.

CAPÍTULO 76

Tratamento Endoscópico dos Tumores da Papila de Vater

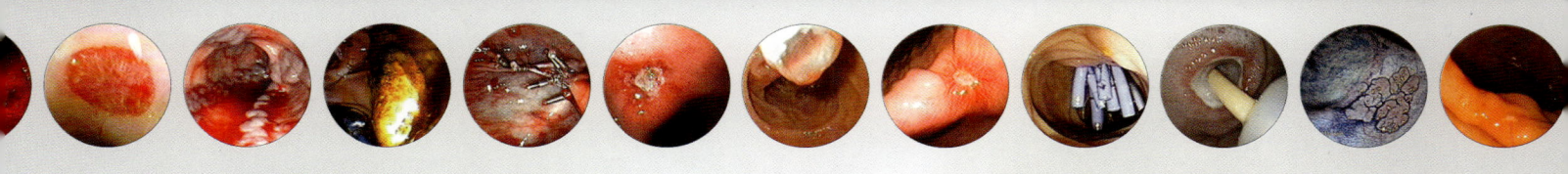

Vitor Nunes Arantes ■ Fabrício Luis da Silva Coutinho

TUMORES AMPULARES

Introdução

Os tumores que crescem na região da papila de Vater correspondem a 5% das neoplasias identificadas em todo o trato gastrointestinal[13-14,22] e a 1/3 dos tumores pancreaticoduodenais ressecáveis.[14,25] Existem diversos tipos histológicos, como adenomas, adenocarcinomas, carcinoides, linfomas, leiomiomas e hamartomas. O adenoma é o tipo histológico predominante[29] e ocorre de modo esporádico em 0,04 a 0,12% da população geral, segundo estudos de autópsia.[5,27,29] Dentre os pacientes com polipose adenomatosa familiar (PAF) a incidência de adenomas da papila duodenal varia de 50 a 100%.[29] Os pacientes com PAF apresentam até 100 vezes mais chance de desenvolverem transformação maligna do adenoma a partir da sexta década de vida[29]. Ainda assim, são poucos os pacientes que evoluem para adenocarcinoma (3 a 5%). A histogênese do adenocarcinoma está relacionada com a mutação do gene P53 e a alta atividade proliferativa representada pelo marcador imunoistoquímico Kl-67.[27]

Diagnóstico e estadiamento

Os tumores ampulares podem ser diagnosticados através de exame endoscópico, preferencialmente com o duodenoscópio de visão lateral. É cada vez mais frequente o achado destes tumores de forma incidental durante endoscopia digestiva alta propedêutica ou propositalmente por exames de rastreamento em pacientes portadores de PAF. Neste contexto os adenomas de papila usualmente são assintomáticos. As manifestações clínicas dos tumores de papila são mais frequentes em lesões neoplásicas avançadas e se caracterizam por icterícia obstrutiva silenciosa ou por vezes flutuante, podendo estar associada a episódios de pancreatite aguda ou colangite. A icterícia ocorre em 64% dos pacientes com tumores ampulares. O emagrecimento está relacionado com lesões ampulares avançadas e ocorre em 32% dos casos.[27] Episódios de hemorragia gastrointestinal e obstrução duodenal são incomuns. É importante destacar que a pancreatite aguda pode ser o primeiro sinal de um tumor na papila de Vater.

Na suspeita clínica de tumores de papila duodenal, a avaliação propedêutica deve começar por exames laboratoriais, incluindo enzimas hepáticas, bilirrubinas, amilase, hemograma e exames de coagulação. O próximo passo deve ser a realização de métodos de imagem não invasivos, como ultrassonografia abdominal percutânea (US), tomografia computadorizada (TC) ou ressonância nuclear magnética com colangiopancreatografia (CPRM), que habitualmente evidenciarão dilatação da via biliar extra-hepática até sua porção distal, e eventualmente do ducto de Wirsung, com obstrução abrupta na topografia da papila. Por vezes pode ser observado na TC ou CPRM espessamento, ou mesmo formação expansiva na parede medial da segunda porção duodenal. Diante destes achados deve ser indicada a avaliação endoscópica com o duodenoscópio de visão lateral (Fig. 76-1).

Os adenomas de papila nem sempre são distinguidos do adenocarcinoma ou de lesões polipoides não adenomatosas apenas com a visualização endoscópica. Algumas características endoscópicas sugerem transformação maligna, dentre elas: endurecimento, ulceração, friabilidade, não elevação da lesão após injeção de solução na submucosa (*non-lifting sign*) e tamanho superior a 4 cm (Figs. 76-2 e 76-3).[5,13,26] Todas as lesões ampulares suspeitas identificadas à endoscopia devem ser biopsiadas. Ocasionalmente a papila duodenal maior apresenta apenas abaulamento sem lesões ulceradas ou infiltrativas evidentes. Nestes casos, os tumores de papila podem ser endofíticos e deve ser indicada a colangiopancreatografia endoscópica retrógrada com esfincterotomia endoscópica para biópsias internas da papila. Em um estudo foi avaliado o desempenho do diagnóstico endoscópico em 52 pacientes com tumores ampulares, a maior parte deles adenocarcinoma. Foi demonstrado

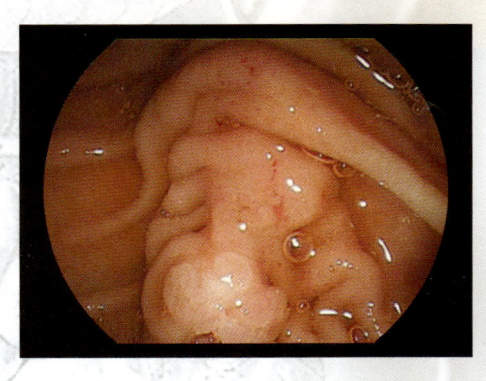

Fig. 76-1. Pequeno adenoma plano com displasia de baixo grau na borda caudal da papila duodenal maior, em posição inferior ao óstio da papila. A lesão é plana, regular e bem-delimitada. Neste caso, a ecoendoscopia foi dispensada, e realizada a ressecção endoscópica.

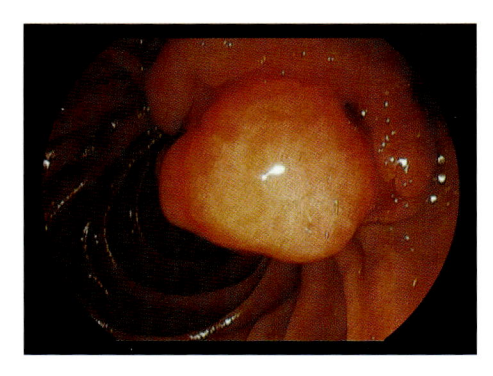

Fig. 76-2. Lesão polipoide protrusa na papila duodenal maior, com área de irregularidade e friabilidade, sugestiva de transformação maligna. Paciente encaminhado para tratamento cirúrgico com diagnóstico de adenocarcinoma de papila.

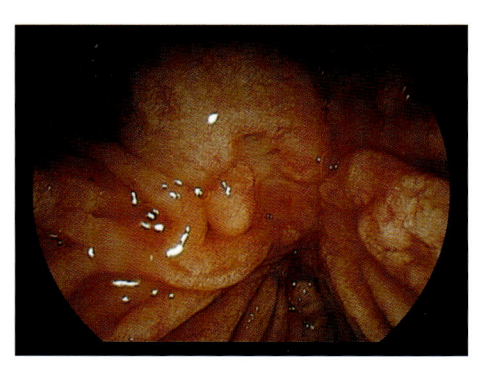

Fig. 76-3. Neoplasia de papila com ulceração. Tratamento endoscópico não deve ser considerado neste caso.

que em 37% dos casos o envolvimento intraductal somente foi evidenciado após a esfincterotomia.[23]

As biópsias endoscópicas com pinça possuem desempenho limitado, visto que áreas focais de carcinoma ou de displasia de alto grau podem não ser amostradas. A acurácia das biópsias endoscópicas varia entre 44 e 69%, atingindo 77% após a esfincterotomia.[29] Cahen et al.[6] compararam os achados histológicos das biópsias endoscópicas de adenomas de papila com as peças cirúrgicas de ressecção local ou duodenopancreatectomia. Em sete dos 23 pacientes (30,4%) não foi identificado adenocarcinoma invasivo nas biópsias endoscópicas. Os autores enfatizaram que indicar o tratamento endoscópico ou a ressecção cirúrgica apenas com os dados de biópsias endoscópicas pode não ser confiável. A citologia por escova é uma alternativa às biópsias para avaliação de lesões ampulares com acometimento intraductal. Esta modalidade apresenta sensibilidade de 18 a 70%, e pode ser realizada facilmente durante a CPRE.[27]

A ecoendoscopia apresenta-se como uma importante técnica para avaliação propedêutica da papila duodenal especialmente quando existe dilatação do hepatocolédoco sem fator obstrutivo aparente e para o estadiamento das lesões neoplásicas da papila, em especial quando se contempla o tratamento por via endoscópica (Figs. 76-4 e 76-5). O ultrassom intraductal, utilizando probes de alta frequência de 20 a 30 MHz, ainda auxilia na avaliação de crescimento intraductal da lesão. A ecoendoscopia apresenta maior acurácia no estadiamento e avaliação dos tumores de papila quando comparada com o US, TC ou CPRM. Artifon et al.[1] realizaram estudo comparativo entre ecoendoscopia e TC para estadiamento dos tumores ampulares em 27 pacientes que posteriormente foram submetidos à ressecção cirúrgica. Os autores reportaram que a ecoendoscopia foi mais sensível e específica que a TC para os estádios T e N. A acurácia da ecoendoscopia para o estádio T variou entre 62 a 90%. Ito et al.[17] avaliaram 40 pacientes com neoplasia de papila por ecoendoscopia e ultrassom intraductal pela via transpapilar, sendo que 30 foram submetidos a tratamento cirúrgico e 10 a papilectomia endoscópica. A acurácia da ecoendoscopia e da ultrassonografia intraductal transpapilar nos pacientes operados foi de 63 e 78%, respectivamente. Nos pacientes tratados endoscopicamente a acurácia subiu para 80 e 100%, respectivamente. Os autores concluíram que a ultrassonografia intraductal foi superior no estadiamento T das neoplasias ampulares, principalmente nos pacientes com indicação de tratamento endoscópico (lesões precoces).[16] Alguns experts propõem que nas lesões menores que 10 mm, sempre e quando não apresentem sinais endoscópicos suspeitos de malignidade, não há a necessidade de realizar a ecoendoscopia antes da ressecção endoscópica (Fig. 76-1).[2,9]

É recomendado realizar a colangiografia e pancreatografia antes do tratamento endoscópico. Por meio destas modalidades se demonstrará a presença ou não de extensão intraductal do tumor.[25] O acometimento intracanalicular das lesões papilares, tanto para o colédoco como para o ducto pancreático principal, com extensão inferior a 10 mm não contraindica a ressecção endoscópica, visto que após a papilectomia ainda é possível a ressecção ou ablação deste tecido.[18]

Tratamento

As opções de tratamento incluem as ressecções cirúrgicas radicais, ressecções locais (cirúrgica ou endoscópica) e em situações especiais a ablação térmica por argônio. A ressecção dos adenomas de papila justifica-se pelo alívio dos sintomas obstrutivos (quando presentes) ou pela eliminação do potencial de crescimento e malignidade nos indivíduos assintomáticos. Nos pacientes com PAF a ressecção local não elimina o risco persistente representado pelos adenomas duodenais e do jejuno metacrônicos que acometem entre 50 e 80% dos pacientes com esta afecção. O tratamento de escolha para os pacientes com câncer invasivo ou mesmo com focos de adenocarcinoma é a duodenopancreatectomia (cirurgia de Whipple) com ou sem preservação do piloro.[27] Nos casos de adenomas com acometimento restrito à

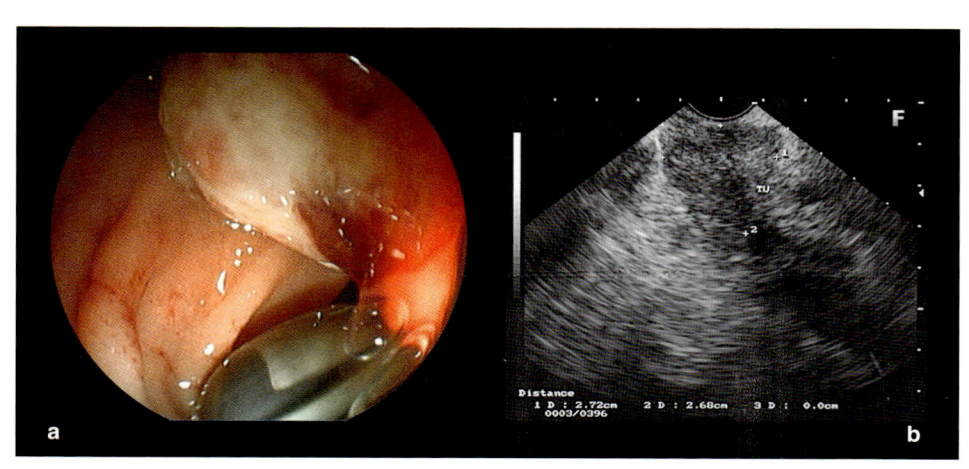

Fig. 76-4. (a) Lesão vegetante na papila duodenal maior. (b) Ecoendoscopia mostra tumoração hipoecogênica e heterogênea na papila duodenal maior que invade a parede duodenal e a cabeça do pâncreas.

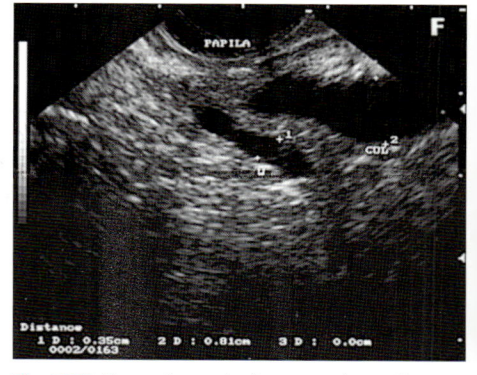

Fig. 76-5. Ecoendoscopia de tumor de papila duodenal maior mostrando obstrução da confluência biliopancreática com dilatação ductal (colédoco – 8,1 mm e Wirsung – 3,5 mm).

Quadro 76-1. Comparação da mortalidade, morbidade e recidiva tumoral dos métodos de tratamento para adenomas da papila duodenal[13,15]

	Duodenopancreatectomia (%)	Ampulectomia cirúrgica (%)	Papilectomia endoscópica (%)
Mortalidade	0-10	0	0
Morbidade	25-65	0-25	0-12
Recidiva do tumor	0	5-30	0-30

mucosa a preferência atual é pelo tratamento endoscópico com relação ao tratamento cirúrgico, desde que não existam evidências de câncer invasivo.[26] Comparando-se as técnicas cirúrgicas e endoscópicas observa-se que a última apresenta menor incidência de complicações e menor mortalidade (Quadro 76-1).

As técnicas de remoção endoscópica dos adenomas de papila apresentam menor morbidade com relação à ampulectomia cirúrgica. É importante definir a terminologia correta da intervenção endoscópica, visto que ampulectomia ou papilectomia são utilizados praticamente como sinônimos. Contudo, o termo ampulectomia se refere à ressecção completa de toda a ampola de Vater com reinserção cirúrgica do ducto biliar comum separadamente do ducto pancreático principal no duodeno. Logo, o termo papilectomia endoscópica é mais apropriado por se tratar apenas da remoção do tecido da papila duodenal maior e da lesão sobre esta área. O sucesso do tratamento endoscópico com erradicação definitiva do adenoma, independente do número de procedimentos necessários, varia de 46 a 92%.[26] Esta variação deve-se a heterogeneidade dos trabalhos na literatura.

Nos casos de adenomas de papila duodenal com displasia de alto grau/carcinoma in situ alguns trabalhos recentes têm mostrado que o tratamento endoscópico pode ser curativo. Já nos carcinomas T1 (tumores limitados a ampola de Vater ou ao esfíncter de Oddi com invasão submucosa) o tratamento cirúrgico permanece como modalidade mais recomendada. Yoon et al.[30] avaliaram retrospectivamente 23 pacientes com adenomas de papila com displasia de alto grau/carcinoma in situ e tumores T1 com invasão submucosa focal submetidos à papilectomia endoscópica ou a tratamento cirúrgico. Os autores observaram que não houve invasão linfática, vascular, mestástases linfonodais ou morte relacionada com o câncer em nenhum dos pacientes do grupo displasia de alto grau/carcinoma in situ. Os carcinomas T1sm apresentaram 10,7% de invasão linfática, vascular e ou metástases linfonodais. Em 17,9% dos casos de carcinomas T1sm houve acometimento ductal. O carcinoma T1 focal em adenoma de papila não apresenta invasão linfática, vascular, metástases linfonodais ou acometimento ductal, já que em todos os pacientes neste estadiamento as células tumorais encontravam-se restritas à mucosa da papila de Vater. Desta forma, concluíram que a papilectomia endoscópica apresenta potencial curativo para os adenomas com displasia de alto grau/carcinoma in situ e pode ser considerada como uma alternativa à cirurgia na ressecção de carcinomas T1 focais em adenomas da papila duodenal.

Nos tumores avançados de papila duodenal o tratamento endoscópico se restringe apenas à paliação dos sintomas e alívio da icterícia, principalmente nos pacientes sem condição cirúrgica, podendo ser posicionadas próteses plásticas ou metálicas autoexpansíveis. Ademais, pode ser proposta a colocação de próteses metálicas enterais nos casos de obstrução do lúmen duodenal por crescimento tumoral. Técnicas ablativas com laser ou plasma de argônio foram utilizadas para destruição tumoral e recanalização luminal, mas apresentam maiores riscos de complicações quando comparadas com a colocação de próteses metálicas.

INTERVENÇÕES TERAPÊUTICAS ENDOSCÓPICAS

Ablação

No passado foram realizados estudos utilizando-se técnicas ablativas para destruição das lesões da papila duodenal maior, por meio da eletrocoagulação monopolar ou da fulguração com laser. Lambert et al.,[20] em 1988, demonstraram a pouca efetividade da terapia com laser (Nd-YAG) na destruição de adenomas e adenocarcinomas de papila. Os métodos ablativos são criticados decorrentes da incapacidade de obtenção de espécime para estudo histológico e profundidade dos danos na parede duodenal levando ao risco de perfurações. Embora as técnicas ablativas não sejam atualmente utilizadas como terapia exclusiva para os adenomas de papila, estes métodos são úteis e eficientes quando empregados de forma complementar à ressecção endoscópica para destruir pequenas áreas residuais de tecido adenomatoso após ressecção, sendo a coagulação com plasma de argônio a alternativa de eleição em razão do fácil manuseio e a injúria tecidual superficial.[13]

Papilectomia endoscópica – técnica

A papilectomia endoscópica deve sempre ser precedida de avaliação pré-operatória minuciosa com o objetivo de afastar sinais de infiltração maligna nas lesões adenomatosas da papila. Embora existam relatos na literatura de papilectomia endoscópica de tumores de grande tamanho[13] (maiores que 4 cm), o posicionamento do duodenoscópio é mais difícil nestes casos e a ressecção endoscópica completa nem sempre é factível. A papilectomia endoscópica pode ser realizada em monobloco ou em fragmentos (piecemeal). Nas lesões até 2 cm, deve-se priorizar a ressecção em bloco o que permitirá avaliação mais precisa da peça pelo patologista. Nas lesões maiores que 2 cm, deve-se realizar as ressecções em fragmentos (piecemeal) com o intuito de diminuir os riscos de perfuração.[5] O paciente poderá ser submetido ao procedimento sob sedação profunda ou anestesia geral. O uso de escopolamina ou glucagon para reduzir o peristaltismo pode ser administrado sempre que necessário.[5]

A injeção de solução na submucosa para elevar a lesão, como nas mucosectomias, é recomendada por alguns autores.[5,11] A injeção submucosa é particularmente útil nos adenomas planos que circundam a papila e para avaliar a completa elevação da lesão, visto que as áreas que não se elevam podem corresponder à invasão profunda na parede duodenal, sendo um fator preditivo de degeneração maligna. A injeção de solução salina com epinefrina pode ser útil para reduzir o risco de sangramento durante o procedimento e a injeção de azul de metileno ou índigo-carmin diluído em solução salina a 0,9% pode auxiliar na melhor visualização da lesão e de suas margens. Algumas vezes, a injeção na submucosa pode confundir a margem da lesão ou elevar tecidos adjacentes juntamente com a lesão dificultando a apreensão pela alça. Avaliando-se os dados existentes na literatura, os achados são inconclusivos sobre a necessidade ou não da injeção submucosa antes da papilectomia.

A papilectomia é realizada utilizando-se uma alça de polipectomia metálica, hexagonal ou oval e preferencialmente monofilamentada. Alguns autores observaram que a alça monofilamentada permite maior precisão nas manobras de posicionamento da ponta na área que servirá de suporte para a apreensão da papila. A maioria dos estudos não menciona o tamanho da alça utilizada, variando desde 11 a 27 mm, dependendo do tamanho do tumor a ser ressecado.[13] A ponta da alça é posicionada na borda cranial da papila e posteriormente totalmente aberta envolvendo toda a região acometida pelo tumor (Fig. 76-6). A alça então é pressionada contra a parede duodenal e inicia-se o fechamento da bainha promovendo a captura da área a ser ressecada. Outra variante da técnica é realizar a laçada po-

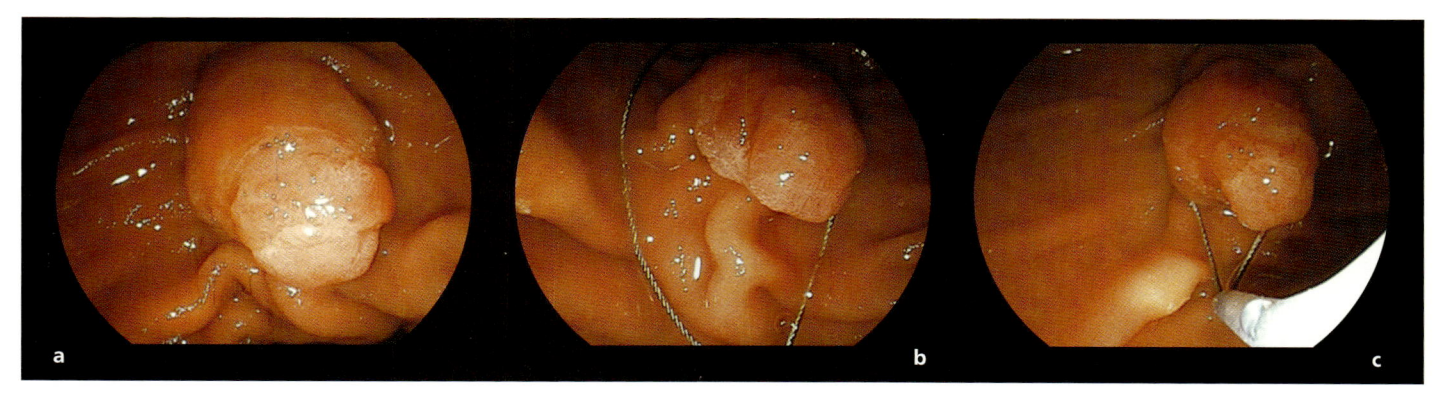

Fig. 76-6. (**a**) Adenoma de papila duodenal maior sem sinais de degeneração maligna. (**b**) Detalhe técnico da papilectomia com posicionamento da alça de polipectomia no sentido craniocaudal. (**c**) Fechamento da alça para proceder a papilectomia. Observe que, neste caso, não foi realizada injeção submucosa.

sicionando-se a ponta da alça na porção caudal da papila. Com o duodenoscópio ligeiramente flexionado para cima e com o auxílio do elevador a alça é pressionada contra a parede duodenal e posteriormente fechada prendendo o tumor. A ressecção é efetuada empregando corrente monopolar de corte pura ou mista (corte/coagulação) com potência variável de acordo com a unidade eletrocirúrgica. O eletrocautério com corte pulsado, que alterna corrente de corte e coagulação, é vantajoso e resulta em um procedimento cirúrgico mais eficaz, com hemostasia eficiente e coagulação mais controlada. O uso de coagulação pura pode levar a um dano em maior profundidade aumentando os riscos de complicações, principalmente a pancreatite e a perfuração retardada.[13]

Decorrente do dano térmico causado sobre os orifícios biliar e pancreático após a realização de papilectomia, frequentemente são realizadas as esfincterotomias em ambos os ductos com o intuito de permitir o fácil escoamento da bile e do suco pancreático e facilitar a colocação de próteses, especialmente no ducto pancreático.[11]

■ Prótese pancreática

A papilectomia endoscópica está associada a risco aumentado de pancreatite pós-procedimento. Alguns estudos têm mostrado que a colocação de prótese plástica profilática no ducto pancreático reduz o risco da pancreatite.[5,11,14,19] Geralmente são empregadas próteses plásticas finas e curtas, com calibre de 3 F ou 5 F, medindo entre 3 a 5 cm, lisa ou com apenas uma aleta lateral situada na porção distal, permitindo a migração espontânea da mesma. O uso da prótese pancreática minimiza o risco da formação de estenose no orifício do ducto pancreático e ainda protege o orifício pancreático quando se procede à terapia ablativa adjuvante. Em um estudo realizado por Cheng et al.[10] a colocação da prótese plástica pancreática estava associada a menor incidência de pancreatite pós-papilectomia, no entanto, não apresentava diferença significativa. Harewood et al.,[14] em 2005, realizaram estudo prospectivo, randomizado e controlado, recrutando 19 pacientes que foram submetidos à papilectomia endoscópica e divididos em dois grupos, um com colocação da prótese pancreática e outro sem. Três pacientes sofreram pancreatite pós-papilectomia, todos do grupo sem prótese (33 contra 0%), ultrapassando o limite de 30% para casos de pancreatite em qualquer um dos grupos proposto pelo conselho de ética da instituição, levando ao encerramento prematuro do estudo. Os autores concluíram que o uso da prótese pancreática é efetivo e reduz o risco de pancreatite pós-papilectomia.[14] A prótese biliar pode ser utilizada com o intuito de diminuir o risco de colangite pós-procedimento, particularmente quando não se observa drenagem biliar eficaz após a papilectomia. Pode ser realizada a esfincterotomia seguida da colocação da prótese se o orifício biliar não estiver claramente visível, quando não se observa drenagem biliar ou nota-se canulação difícil após a papilectomia.

Quando existe crescimento tumoral intraductal a ressecção dentro do ducto com uma pequena alça é possível de ser realizada após uma esfincterotomia ampla. Esta ressecção pode ser tentada se a lesão for totalmente acessível após a esfincterotomia, e pode ser usada para as lesões com crescimento para o colédoco ou para o ducto pancreático principal.[5] Aqueles pacientes que apresentam envolvimento intraductal acentuado devem ser encaminhados para tratamento cirúrgico ou paliação com a colocação de prótese, de acordo com a condição individual de cada paciente.

Algumas vezes é tecnicamente difícil a canulação do ducto pancreático após a papilectomia. Um grupo de investigadores[11] realizou a papilectomia em 17 pacientes com adenoma de papila após esfincterotomia biliar e pancreática, seguido de posicionamento de prótese de 5 F com aletas distal e proximal no ducto pancreático principal e injeção de solução com epinefrina na submucosa. Foi realizada ressecção a *piecemeal*, com média de 2,7 intervenções por paciente, sendo mantida a prótese por, pelo menos, 1 mês quando se fazia nova avaliação e se realizava ablação térmica se necessário. Os autores concluíram que desta forma o tratamento endoscópico foi efetivo e com menor taxa de complicações. Outro grupo[21] posicionou um fio-guia hidrofílico no ducto pancreático principal e realizou a papilectomia em seis pacientes, todos ressecados em bloco, e posteriormente introduziram uma prótese pancreática de 5F. Não apresentaram nenhuma complicação pós-procedimento. Carrara et al.[7] realizaram injeção de azul de metileno no ducto pancreático principal guiada por ultrassom endoscópico em três pacientes, nos quais não foi possível realizar a canulação do ducto de Wirsung após papilectomia, para posicionamento da prótese. Foi possível observar a drenagem do corante e identificar o orifício pancreático o que permitiu posicionar a prótese no ducto de Wirsung em todos os pacientes.

Imediatamente após a papilectomia, deve ser priorizado o resgate do espécime, que pode ser capturado pela alça ou por rede coletora e deve ser aberto em superfície plana e macia e fixado com alfinetes para facilitar a identificação das margens. Posteriormente, o espécime deve ser acondicionado em frasco com formol e encaminhado para o patologista, que deverá informar o tipo histológico, a profundidade de invasão e o acometimento das bordas da lesão.[3]

■ Complicações

As complicações da papilectomia endoscópica são classificadas em precoces (pancreatite, sangramento, perfuração e colangite) e tardias (estenose dos ductos pancreático ou biliar). As duas complicações mais frequentes são sangramento e pancreatite. A incidência de sangramento após papilectomia pode alcançar até 21% (Quadro 76-2). A maioria dos sangramentos é controlada conservadoramente ou por hemostasia endoscópica. A maior parte das pancreatites é de leve intensidade e de manejo conservador, com incidência variando entre 5 até 15% entre as séries avaliadas. A perfuração duodenal foi descrita raramente na literatura, com incidência entre 0 e 4%, e normalmente

Quadro 76-2. Complicações pós-papilectomia endoscópica

Publicação	N° pacientes	Sangramento (%)	Pancreatite (%)	Perfuração (%)	Colangite (%)	Estenose papilar (%)
Binmoeller et al.[4]	25	8	12	0	0	0
Bohnacker et al.[5]	87	21	13	0	0	0
Catalano et al.[8]	103	2	5	0	0	3
Cheng et al.[10]	55	7	9	2	0	4
Desilets et al.[11]	13	0	8	0	0	0
Kahaleh et al.[18]	56	4	7	0	2	0
Norton et al.[22]	26	0	15	4	0	8
Vogt et al.[28]	18	11	11	0	0	0

o tratamento conservador é utilizado com sucesso, sem necessidade de intervenção cirúrgica. Os episódios de colangite relacionados com a papilectomia endoscópica são pouco frequentes. Existe descrito na literatura um caso de abscesso hepático pós-papilectomia endoscópica com tratamento por drenagem percutânea e antibióticos.[12]

A estenose papilar é uma complicação tardia que pode ocorrer desde o sétimo dia até mais de 24 meses depois do procedimento, com uma incidência variando entre 0 a 8%. Geralmente acontece nos pacientes em que não foi posicionada prótese pancreática e o tratamento consiste na esfincterotomia endoscópica seguida de colocação de prótese. Raramente se indica tratamento cirúrgico.

VIGILÂNCIA PÓS-PAPILECTOMIA

A vigilância endoscópica é recomendada para todos os pacientes que foram submetidos à papilectomia, com o objetivo de detecção de recorrência local (Fig. 76-7). Os intervalos para início da vigilância variam entre os estudos publicados, mas segundo a diretriz da Sociedade Americana de Endoscopia Gastrointestinal (ASGE)[26] a primeira duodenoscopia deve ser realizada entre o primeiro e sexto mês pós-papilectomia, seguido de exames repetidos entre 3 a 12 meses por um período de 2 anos.

Caso sejam detectadas lesões com áreas de displasia o acompanhamento endoscópico pode ser mais rígido. Após o período de 2 anos, nos pacientes com adenomas esporádicos sugere-se manter a vigilância seguindo os esquemas propostos de controle pós-polipectomia no cólon.[24] Nos pacientes com polipose adenomatosa familiar o acompanhamento não está definido, sugere-se controle endoscópico entre 3 a 5 anos. Pela história natural da doença, os pacientes continuam desenvolvendo adenomas duodenais, mas a possibilidade de transformação maligna é relativamente baixa.

CONSIDERAÇÕES FINAIS

Os adenomas que se desenvolvem na papila duodenal têm maior potencial de transformação maligna que outros adenomas em outras áreas do intestino delgado e grosso. Desta forma, o diagnóstico precoce deve ser buscado sempre que possível, principalmente nos pacientes com polipose adenomatosa familiar. A papilectomia endoscópica é um procedimento relativamente seguro e eficiente em mãos experientes, sendo uma opção eficaz no tratamento curativo dos adenomas de papila que não apresentem degeneração maligna[2]. É importante salientar que todo paciente submetido à papilectomia endoscópica deve participar de um programa de vigilância periódica.

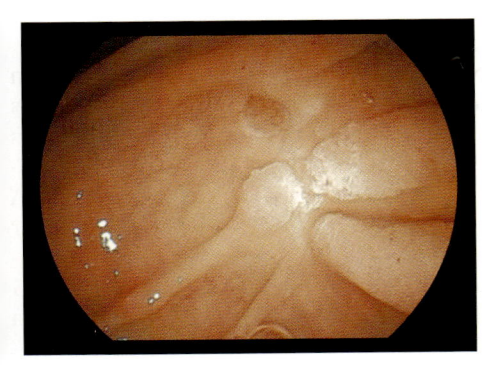

Fig. 76-7. Vigilância pós-papilectomia de adenoma de papila em paciente com polipose adenomatosa familiar. Observe a cicatriz na região do óstio papilar e recidiva de tecido adenomatoso na porção caudal (prega transversal). Esta recidiva pode ser tratada com nova ressecção e ablação com argônio.

REFERÊNCIAS BIBLIOGRÁFICAS

1. Artifon EL, Couto Jr D, Sakai P et al. Prospective evaluation of EUS versus CT scan for staging of ampullary cancer. *Gastrointest Endosc* 2009 Aug.;70(2):290-96.
2. Baillie J. Endoscopic ampullectomy. *Am J Gastroenterol* 2005 Nov.;100(11):2379-81.
3. Bellizzi AM, Kahaleh M, Stelow EB. The assessment of specimens procured by endoscopic. *Am J Clin Pathol* 2009 Oct.;132(4):506-13.
4. Binmoeller KF, Boaventura S, Ramsperger K et al. Endoscopic snare excision of benign adenomas of the papilla of Vater. *Gastrointest Endosc* 1993;39:127-31.
5. Bohnacker S, Soehendra N, Maguchi H et al. Endoscopic resection of benign tumors of the papilla of vater. *Endoscopy* 2006 May;38(5):521-25.
6. Cahen DL, Fockens P, de Wit LT et al. Local resection or pancreaticoduodenectomy for villous adenoma of the ampulla of Vater diagnosed before operation. *Br J Surg* 1997 July;84(7):948-51.
7. Carrara S, Arcidiacono PG, Diellou AM et al. EUS-guided methylene blue injection into the pancreatic duct as a guide for pancreatic stenting after ampullectomy. *Endoscopy* 2007 Feb.;39(Suppl 1): E151-52.
8. Catalano MF, Linder JD, Chak A et al. Endoscopic management of adenoma of the major duodenal papilla. *Gastrointest Endosc* 2004 Feb.;59(2):225-32.
9. Charton JP, Deinert K, Schumacher B et al. Endoscopic resection for neoplastic diseases of the papilla of Vater. *J Hepatobiliary Pancreat Surg* 2004;11(4):245-51.
10. Cheng CL, Sherman S, Fogel EL et al. Endoscopic snare papillectomy for tumors of the duodenal papillae. *Gastrointest Endosc* 2004 Nov.;60(5):757-64.
11. Desilets DJ, Dy RM, Ku PM et al. Endoscopic management of tumors of the major duodenal papilla: Refined techniques to improve outcome and avoid complications. *Gastrointest Endosc* 2001 Aug.;54(2):202-8.
12. Gruttadauria S, Li Petri S, Echeverri GJ et al. Liver abscess and septic shock as an unusual complication after endoscopic ampullectomy. *Endoscopy* 2011;43(Suppl 2)UCTN:E158-59.
13. Han J, Kim MH. Endoscopic papillectomy for adenomas of the major duodenal papilla (with video). *Gastrointest Endosc* 2006 Feb.;63(2):292-301.
14. Harewood GC, Pochron NL, Gostout CJ. Prospective, randomized, controlled trial of prophylactic pancreatic stent placement for endoscopic snare excision of the duodenal ampulla. *Gastrointest Endosc* 2005 Sept.;62(3):367-70.
15. Hernandez LV, Catalano MF. Endoscopic papillectomy. *Curr Opin Gastroenterol* 2008 Sept.;24(5):617-22.
16. Ito K, Fujita N, Noda Y. Endoscopic diagnosis and treatment of ampullary neoplasm (with video). *Dig Endosc* 2011 Apr.;23(2):113-17.
17. Ito K, Fujita N, Noda Y et al. Preoperative evaluation of ampullary neoplasm with EUS and transpapillary intraductal US: a prospective

and histopathologically controlled study. *Gastrointest Endosc* 2007 Oct.;66(4):740-47.
18. Kahaleh M, Shami VM, Brock A *et al.* Factors predictive of malignancy and endoscopic resectability in ampullary neoplasia. *Am J Gastroenterol* 2004 Dec.;99(12):2335-39.
19. Keenan J, Mallery S, Freeman ML *et al.* EUS rendezvous for pancreatic stent placement during endoscopic snare ampullectomy. *Gastrointest Endosc* 2007 Oct.;66(4):850-53.
20. Lambert R, Ponchon T, Chavaillon A *et al.* Laser treatment of tumors of the papilla of Vater. *Endoscopy* 1988 Aug.;20(Suppl 1):227-31.
21. Moon JH, Cha SW, Cho YD *et al.* Wire-guided endoscopic snare papillectomy for tumors of the major duodenal papilla. *Gastrointest Endosc* 2005 Mar.;61(3):461-66.
22. Norton ID, Gostout CJ, Baron TH *et al.* Safety and outcome of endoscopic snare excision of the major duodenal papilla. *Gastrointest Endosc* 2002 Aug.;56(2):239-43.
23. Ponchon T, Berger F, Chavaillon A *et al.* Contribution of endoscopy to diagnosis and treatment of tumors of the ampulla of Vater. *Cancer* 1989 July 1;64(1):161-67.
24. Saurin JC, Chavaillon A, Napoléon B *et al.* Long-term follow-up of patients with endoscopic treatment of sporadic adenomas of the papilla of Vater. *Endoscopy* 2003 May;35(5):402-6.
25. Scarpa A, Capelli P, Zamboni G *et al.* Neoplasia of the ampulla of Vater. Ki-ras and p53 mutations. *Am J Pathol* 1993;142:1163-72.
26. Adler DG, Qureshi W, Davila R *et al.* Standards of Practice Committee. The role of endoscopy in ampullary and duodenal adenomas. *Gastrointest Endosc* 2006 Dec.;64(6):849-54.
27. Tran TC, Vitale GC. Ampullary tumors: endoscopic versus operative management. *Surg Innov* 2004 Dec.;11(4):255-63.
28. Vogt M, Jakobs R, Benz C *et al.* Endoscopic therapy of adenomas of the papilla of Vater. A retrospective analysis with long-term follow-up. *Dig Liver Dis* 2000 May;32(4):339-45.
29. Wong RF, DiSario JA. Approaches to endoscopic ampullectomy. *Curr Opin Gastroenterol* 2004 Sept.;20(5):460-67.
30. Yoon SM, Kim MH, Kim MJ *et al.* Focal early stage cancer in ampullary adenoma: surgery or endoscopic papillectomy? *Gastrointest Endosc* 2007 Oct.;66(4):701-7.

CAPÍTULO 77

DISFUNÇÃO DO ESFÍNCTER DE ODDI

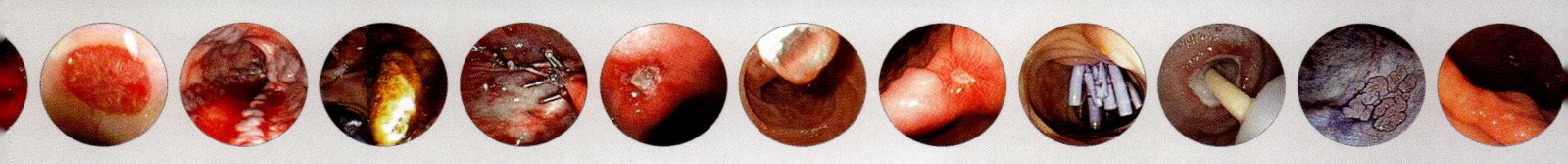

ANGELO PAULO FERRARI JR.

INTRODUÇÃO

O esfíncter de Oddi é uma estrutura muscular que envolve a confluência da parte distal do ducto colédoco (biliar comum) e do ducto pancreático, no momento da penetração de ambos na parede duodenal. O termo *Disfunção do Esfíncter de Oddi* (DEO) tem sido utilizado para descrever uma série de sintomas de obstrução ao fluxo biliar ou pancreático, agrupados em uma síndrome, que podem estar relacionados com a alteração estrutural (mecânica) ou funcional (motora). É uma obstrução benigna, não calculosa,[16] e decorrente das dificuldades em seu estudo, é definida por alguns pelo romântico adjetivo de "uma selva impenetrável".

O objetivo deste capítulo é apresentar revisão e discussão a respeito das manifestações clínicas, do diagnóstico e do tratamento desta síndrome, a DEO.

DESCRIÇÃO ANATÔMICA

O esfíncter de Oddi (EO) é composto de fibras musculares circulares e longitudinais, com aproximadamente 5-10 mm em extensão, localizados em sua maior parte na parede do duodeno, podendo estender-se pelos ductos colédoco e pancreático. A estrutura foi descrita inicialmente por Boyden *et al.*[9]

A estrutura muscular circular conhecida como esfíncter do colédoco mantém resistência ao fluxo biliar, permitindo enchimento da vesícula biliar durante o jejum e prevenindo o refluxo duodenal para a árvore biliar. Existe outra estrutura muscular individualizada, o esfíncter pancreático, que ocupa a parte distal do ducto pancreático. Ambos os esfíncteres se entrelaçam, formando a figura de um '8' (Fig. 77-1). Embora as porções biliares e pancreáticas do EO possam ser identificadas anatomicamente, suas correlações em termos fisiológicos ainda não foram reconhecidas.

Sabe-se que durante o jejum a motilidade do EO é integrada ao complexo motor migratório, permitindo a liberação coordenada de bile no trato digestivo. Durante a alimentação, os potenciais mioelétricos do EO dependem do tipo e da quantidade de nutrientes ingeridos e pode ser influenciado por hormônios como a colecistocinina.[22]

SINTOMAS

Muitos estudos têm sido publicados a respeito do EO e da DEO, mas a literatura é difícil de ser interpretada em razão das diferenças utilizadas na nomenclatura. Termos como estenose de papila, papilite esclerosante, espasmo biliar, discinesia e síndrome pós-colecistectomia têm sido utilizados como sinônimos da DEO. Ainda assim, duas entidades diferentes podem ser claramente reconhecidas por sua fisiopatologia: a estenose do EO e a discinesia do EO.[13]

A estenose do EO é anormalidade anatômica associada ao estreitamento do EO e à dificuldade ao fluxo biliar ou pancreático.

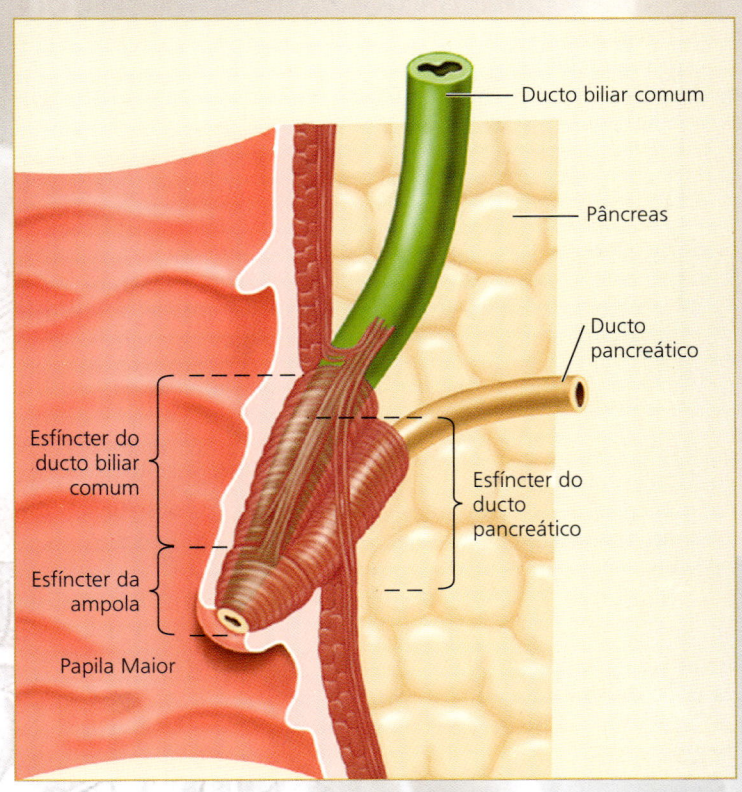

Fig. 77-1. Ilustração das diferentes porções do esfíncter de Oddi e suas relações com a parede duodenal e o pâncreas. (Adaptada de Hernandez e Catalano, UpToDate 2011, www.updtodate.com.)

Pode ser decorrente de qualquer doença que determine processo inflamatório local e formação de fibrose cicatricial como pancreatite, passagem de cálculos pela papila, trauma intraoperatório, infecção e adenomas. Em termos manométricos, está associada a motilidade alterada e pressão basal aumentada.

A discinesia do EO é distúrbio funcional do EO, que determina obstrução intermitente ao fluxo biliar ou pancreático. Sua etiologia é pouco conhecida. Os espasmos e relaxamentos do esfíncter podem ser induzidos farmacologicamente (p. ex., nitroglicerina), sugerindo que a síndrome seja mediada por hormônios locais ou distúrbios neurológicos a distância.

Embora possa ocorrer em qualquer idade, os pacientes são tipicamente mulheres adultas jovens, cuja dor abdominal foi inicialmente aliviada por colecistectomia, mas reaparece após meses ou anos. A dor é geralmente epigástrica ou no quadrante superior direito e pode ter irradiação para ao dorso e ombros, episódica ou contínua com episódios de piora, podendo ser acompanhada de náuseas e vômitos. O exame físico é geralmente normal[36] e os achados laboratoriais e de exames de imagem são variáveis, como descrito abaixo.

Independente das duas formas descritas acima, a DEO tem sido associada a duas síndromes clínicas distintas: dor do tipo biliar e pancreatite aguda recorrente. Esta última pode ser definida como duas ou mais crises documentadas de pancreatite aguda, sem causa determinada após investigação completa (laboratório e exames de imagem), com resolução completa do quadro após cada crise. A prevalência da DEO, nestas duas crises, é desconhecida em razão da confusão de termos e definições utilizados na literatura.

- *Dor do tipo biliar:* suspeita-se de DEO em paciente que tem dor biliar típica sem outras causas aparentes. Assim, é mais comum o diagnóstico de DEO em pacientes submetidos a colecistectomia (conhecida como síndrome pós-colecistectomia). Provavelmente isto ocorre, já que a vesícula biliar pode funcionar como mecanismo tampão da elevação da pressão na árvore biliar. Outra hipótese é que a alteração da motilidade do EO ocorra em decorrência da lesão das fibras nervosas que passam pelo ducto cístico, seccionado durante a cirurgia. Apesar disso, a DEO já foi diagnosticada em pacientes com vesícula biliar *in situ*, sugerindo outros mecanismos etiológicos.[5]
- *Pancreatite aguda recorrente (PAR):* a etiologia da pancreatite aguda ainda é desconhecida em um grupo de pacientes, apesar da extensa e intensa avaliação clínica, laboratorial e por exames de imagem. A DEO tem sido responsabilizada por parte destes pacientes. Evidências experimentais têm comprovado a possibilidade de a DEO ser causa de casos de pancreatite aguda.[12] Tem sido causa comum diagnosticada em pacientes com pancreatite aguda recorrente. Em um estudo recente foi responsável por 33% de 126 pacientes investigados com colangiopancreatografia retrógrada endoscópica (CPRE), manometria do EO (MEO) e análise de bile a procura de micro cristais.[24]

Hipertensão do EO está presente em 30 a 65% dos pacientes com pancreatite aguda idiopática, e 50 a 87% naqueles com pancreatite crônica,[19] discutindo-se se isto é a causa da obstrução, com aumento da resistência ao fluxo, ou o resultado do processo inflamatório.

Poucos estudos têm descrito a história natural da DEO. Parece que a evolução parece depender da classificação inicial (descrita a seguir), e na dependência da realização de tratamento específico, a esfincterotomia.

DIAGNÓSTICO

O diagnóstico da DEO é estabelecido pela manometria do EO (MEO), que é realizada durante CPRE. Decorrente das complicações deste método, alternativas menos invasivas têm sido descritas, mas com resultados pouco consistentes em estudos clínicos.[32]

Critérios clínicos para o diagnóstico da DEO foram propostos com base em consenso, conhecido como Critérios de Roma III.[6] Tal definição clínica é importante, pois sugere que pacientes que não se enquadram nestes sintomas não devem ser submetidos a CPRE ou outros procedimentos invasivos, já que seus sintomas provavelmente não têm relação com DEO. De acordo com este consenso, os critérios para o diagnóstico da DEO são:

- Dor localizada no epigástrio ou quadrante superior direito.
- Episódios com duração de, pelo menos, 30 min.
- Sintomas recorrentes em intervalos diferentes (não diários).
- Dor aumenta até estádio estável.
- Dor forte suficiente para interromper atividades diárias ou levar pronto-socorro.
- Dor não aliviada por evacuações.
- Dor não aliviada por alterações de postura.
- Dor não aliviada por antiácidos.
- Exclusão de outras doenças orgânicas que possam ser responsáveis pela dor.

Além destes critérios, existem critérios específicos para o diagnóstico da DEO biliar ou pancreática (Quadro 77-1).

- *DEO biliar:* dilatação isolada do ducto colédoco não é suficiente para o diagnóstico de DEO, devendo ser considerada apenas na presença de outros sintomas. A correlação de testes de provocação de secreção biliar (ingestão de gorduras seguida de ultrassom, medida do diâmetro em colangiografia por ressonância magnética – CRM) assim como a cintilografia, é pobre, e achados anormais podem ser vistos em outras doenças (não biliares, como síndrome do intestino irritável) e não devem ser utilizados na prática clínica.

Para facilitar o diagnóstico e predizer a resposta à esfincterotomia, foram definidas classificações clínicas para a DEO biliar, sendo a mais conhecida a Classificação Biliar do Grupo de Milwaukee, que é baseada em dados laboratoriais, clínicos e radiológicos.[23] Segundo esta classificação os pacientes podem ser divididos em três grupos:

- *Tipo I:* pacientes com a) dor associada a alteração de AST/ALT, aumentadas pelo menos duas vezes acima do limite superior da normalidade em, pelo menos, duas ocasiões diferentes; b) ducto colédoco com, pelo menos, 10 mm no US ou 12 mm na CPRE; c) drenagem de contraste retardada – pelo menos 45 min. na posição supina.
- *Tipo II:* pacientes com um ou dois dos critérios acima.
- *Tipo III:* pacientes com nenhum dos critérios acima.

A resposta dos pacientes à esfincterotomia, baseada nesta classificação, varia muito nos estudos publicados e portanto tal classificação tem sido criticada.[3] O Consenso de Roma III fez uma revisão crítica da Classificação de Milwaukee, para torná-la mais aplicável à prática clínica, e sempre que possível, evitar a realização desnecessária de procedimentos de risco, como CPRE e MEO. Assim, de acordo com tal revisão os pacientes podem ser divididos em:

- *Tipo I:* pacientes com dor do tipo biliar, aminotransferases aumentadas, fosfatase alcalina (FA) ou bilirrubina direta (BD) acima

Quadro 77-1. Critérios para o diagnóstico da DEO biliar e pancreático, de acordo com os Critérios de Roma III

DEO biliar	DEO pancreático
Critérios citados no texto presentes	Critérios citados no texto presentes
Amilase e lipase normais	Amilase e lipase elevadas
AST, ALT, FA ou BD elevadas, com relação temporal ao episódio de dor, por pelo menos dois episódios	

AST: aspartato aminotransferase; ALT: alanino aminotransferase; FA: fosfatase alcalina; BD: bilirrubina direta.

de duas vezes o limite superior da normalidade documentadas em pelo menos duas ocasiões diferentes e ducto biliar comum com mais de 8 mm no ultrassom abdominal. Entre 65 e 95% destes pacientes têm alterações manométricas típicas de DEO.

- *Tipo II:* pacientes com dor do tipo biliar e uma das alterações de laboratório ou imagem descritas acima. Entre 50 e 63% destes pacientes têm alterações manométricas típicas de DEO.
- *Tipo III:* pacientes apenas com dor recorrente do tipo biliar sem nenhuma das outras alterações descritas. Apenas 12 a 59% destes pacientes têm alterações manométricas típicas de DEO.
- *DEO pancreática:* existem testes para provocar dor pancreática baseados nos mesmos princípios daqueles da via biliar – o estímulo da secreção. Aumento de mais de 1,5 mm no diâmetro do ducto pancreático principal, visto durante US abdominal, tomografia computadorizada (TC) ou pancreatografia por ressonância magnética (PRM), após injeção intravenosa de secretina, com duração menor do que 30 min, é considerada uma resposta patológica (positiva) ao teste.[31] Como na via biliar, os resultados publicados são controversos. Também foi descrito o uso da ecoendoscopia (EUS) para tal diagnóstico, com resultados igualmente desapontadores.

Existe classificação similar àquela do Grupo Biliar de Milwaukee, que foi desenvolvida para a DEO pancreática,[16] embora menos utilizada. O Consenso de Roma III também apresentou classificação para a DEO pancreática que é indistinguível da biliar:

- *Tipo I:* pacientes com três dos seguintes critérios: a) dor; b) ducto pancreático dilatado (mais do que 6 mm na cabeça e mais do que 6 mm no corpo do órgão); c) amilase ou lipase sanguíneas acima de 1,5 vezes o limite superior da normalidade em pelo menos uma ocasião.
- *Tipo II:* pacientes com dor mais um dos outros achados.
- *Tipo III:* pacientes apenas com dor.

A evidência clínica disponível no momento certamente sugere uma relação entre DEO e pancreatite crônica. Entretanto, não está claro se a DEO é causa ou consequência da doença. Será que a fibrose cicatricial generalizada que ocorre na pancreatite crônica pode envolver o EO ou o esfíncter hipertensivo causa elevação da pressão intraductal levando a alterações morfológicas?[28]

MANOMETRIA DO ESFÍNCTER DE ODDI

Embora pouco ou não disponível em nosso meio, a manometria do esfíncter de Oddi (MEO) permanece como o método padrão para o diagnóstico de DEO. A forma mais comum para sua realização é durante CPRE, com a utilização de catéter de perfusão de triplo lúmen, utilizado há mais de 2 décadas. O procedimento é difícil e tedioso, e a medida pode sofrer interferências que prejudicam a leitura do traçado de pressão. Devem ser medidas a pressão basal do esfíncter e as contrações fásicas. A medida da pressão basal em apenas um dos esfíncteres (biliar ou pancreático) pode perder até 25% dos pacientes com alteração em apenas um deles.

A importância definitiva da MEO seria sua correlação com a resposta ao tratamento da doença – a esfincterotomia. Os achados manométricos são capazes de caracterizar os dois grandes grupos de pacientes citados anteriormente: estenose e discinesia.

Pacientes com estenose apresentam pressão basal elevada (> 40 mmHg), valor aceito como diagnóstico para DEO. Nestes pacientes, esta pressão é elevada em qualquer medida, e os valores não sofrem influência de relaxantes musculares.[25]

Pacientes com discinesia também podem apresentar pressão basal elevada, mas esta diminui dramaticamente após o uso de medicação relaxante muscular (hioscina ou glucagon). Outras características manométricas deste grupo são a taquiodia (frequência aumentada de contrações: > 7/min) e excesso de contrações retrógradas (> 50%). As manifestações manométricas deste grupo de pacientes são menos reprodutíveis que as do grupo com estenose.

O Quadro 77-2 mostra a prevalência de alterações manométricas em pacientes portadores de PAR idiopática.

Embora considerado método padrão, a MEO é baseada na pressão basal de um estudo com 50 pacientes da América do Sul,[46] e a maioria dos estudos sugere que o método esteja associado a maior risco de pancreatite pós-CPRE, chegando a 17%.[27] Apesar disto, nenhum critério clínico ou manométrico é capaz de predizer o aparecimento de pancreatite. O uso de prótese plástica pancreática após o procedimento parece diminuir o risco da complicação.[37] Existe ainda muita discussão se esta taxa mais elevada de pancreatite é decorrente da realização de MEO ou está realizada a própria doença de base – a DEO.[39]

TRATAMENTO

O objetivo do tratamento dos pacientes portadores de DEO é eliminar a dor e evitar a recidiva dos episódios de pancreatite aguda, por meio da melhora do fluxo de suco pancreático e biliar para o duodeno.

Diferentes tratamentos não invasivos têm mostrado reduzir a pressão basal em pacientes com DEO (nifedipina sublingual, octreotide e eletroacupuntura), mas não há dados publicados sobre a eficácia de sua utilização na prática clínica ou no tratamento a longo prazo.[36] Além destes, nitratos[11] e ácido ursodesoxicólico também não mostraram bons resultados.[1]

A colocação de próteses plásticas pancreáticas ou biliares como prova terapêutica é procedimento já abandonado, embora a colocação das próteses plásticas pancreáticas esteja absolutamente indicada como profilaxia da pancreatite aguda pós-CPRE.[33]

A esfincterotomia, endoscópica ou cirúrgica, é o tratamento de escolha, embora a tolerância do paciente, o custo, a morbidade, a mortalidade e os resultados cosméticos favoreçam a via endoscópica, com exceção daqueles pacientes nos quais a anatomia alterada impeça o acesso endoscópico.[36] A esfincteroplastia (dilatação hidrostática endoscópica da papila) já foi descrita, porém a taxa de complicações (principalmente pancreatite) é muito alta. A injeção endoscópica de toxina botulínica, embora eficaz, tem efeito fugaz e não deve ser utilizada.[30]

Tanto a porção biliar como a pancreática do EO podem ser seccionadas, ou ambas. Como veremos adiante, a taxa de sucesso do tratamento depende da seleção correta dos pacientes.

- *DEO biliar:* embora existam vários estudos publicados sobre os resultados da esfincterotomia nos portadores de DEO biliar, poucos são randomizados, a maioria é de série de casos, e vários com poucos pacientes. Ainda assim, a resposta ao tratamento endoscópico tem nítida correlação com a classificação dos pacientes, sendo sempre mais eficaz nos pacientes tipo I, menos no tipo II e decepcionante nos pacientes tipo III. O Quadro 77-3 mostra os resultados de vários destes estudos.

Quadro 77-2. Presença de alterações manométricas do esfíncter de Oddi em portadores de pancreatite aguda recorrente idiopática

Autor	Ano	Número pacientes	MEO alterada (%)
Gregg et al.[21]	1984	125	22
Toouli et al.[42]	1985	28	50
Venu et al.[43]	1989	116	15
Eversman et al.[18]	1999	47	72
Coyle et al.[15]	2002	90	28
Kaw et al.[24]	2002	126	33
Total		532	36

MEO: manometria do esfíncter de Oddi.

Quadro 77-3. Porcentagem de pacientes portadores de DEO biliar com melhora sintomática após esfincterotomia endoscópica, de acordo com a classificação da doença

Referência	N	Acompanhamento*	% Melhora
DEO tipo I			
Thatcher et al.[41]	15	28	100
Sherman et al.[38]	11	24	82
Boender et al.[7]	24	12,5	77
Rosenblatt et al.[34]	11	57,6	82
Cicala et al.[14]	6	12	100
Total tipo I	67		85
DEO tipo II			
Thatcher et al.[41]	15	20	47
Geenen et al.[20]	18	48	94
Rosenblatt et al.[34]	30	57,6	73
Botoman et al.[8]	35	36	60
Wehrmann et al.[47]	22	30	60
Bozkurt et al.[10]	22	32,5	64
Cicala et al.[14]	8	13	88
Linder et al.[26]	5	18,1	38
Total tipo II	155		66
DEO tipo III			
Botoman et al.[8]	38	36	55
Wehrmann et al.[47]	29	30	8
Bozkurt et al.[10]	9	36,4	33
Wehrmann et al.[45]	22	15	50
Rosenblatt et al.[34]	32	57,6	28
Linder et al.[26]	15	18	40
Total tipo III	145		36

N: número de pacientes incluídos; (*): acompanhamento em meses.

- *DEO pancreática:* a resposta da DEO pancreática ao tratamento é menos estudada do que a forma biliar. O uso de medicações relaxantes tem sido relatado sem sucesso na DEO biliar, e algumas tentativas para a DEO pancreática também foram desapontadoras como uso de gabexato e somatostatina.[16]

A injeção endoscópica de toxina botulínica diminuiu os episódios de pancreatite em 80% dos portadores de PAR tratados, mas o efeito é temporário.[44]

A esfincterotomia endoscópica resulta em benefícios clínicos, embora os estudos sejam apenas pequenas séries de casos.[44]

Alguns autores sugerem a esfincterotomia de ambos os esfíncteres, biliar e pancreático, e prótese plástica pancreática sempre deve ser inserida para diminuir a chance de pancreatite pós-procedimento (Fig. 77-2). A esfincteroplastia cirúrgica também foi descrita para estes pacientes, mas é pouco provável que uma agressão maior, como a cirurgia em comparação com a endoscopia tenha vantagens, a não ser em casos de anatomia alterada com impossibilidade de acesso endoscópico.[16]

Os resultados de alguns dos estudos publicados, todos não controlados, e ao contrário da forma biliar, não classificados, estão expostos no Quadro 77-4.

É necessária discussão cuidadosa com o paciente portador de DEO e PAR, para abordagem dos riscos e benefícios do tratamento.

Quadro 77-4. Porcentagem de pacientes portadores de DEO pancreática com melhora sintomática após esfincterotomia endoscópica

Referência	N	Acompanhamento*	% melhora
Soffer e Johlin[40]	25	13,7	64
Elton et al.[17]	43	36,4	72
Okolo et al.[29]	15	16	73
Total	83		69

N: número de pacientes incluídos; (*): seguimento em meses.

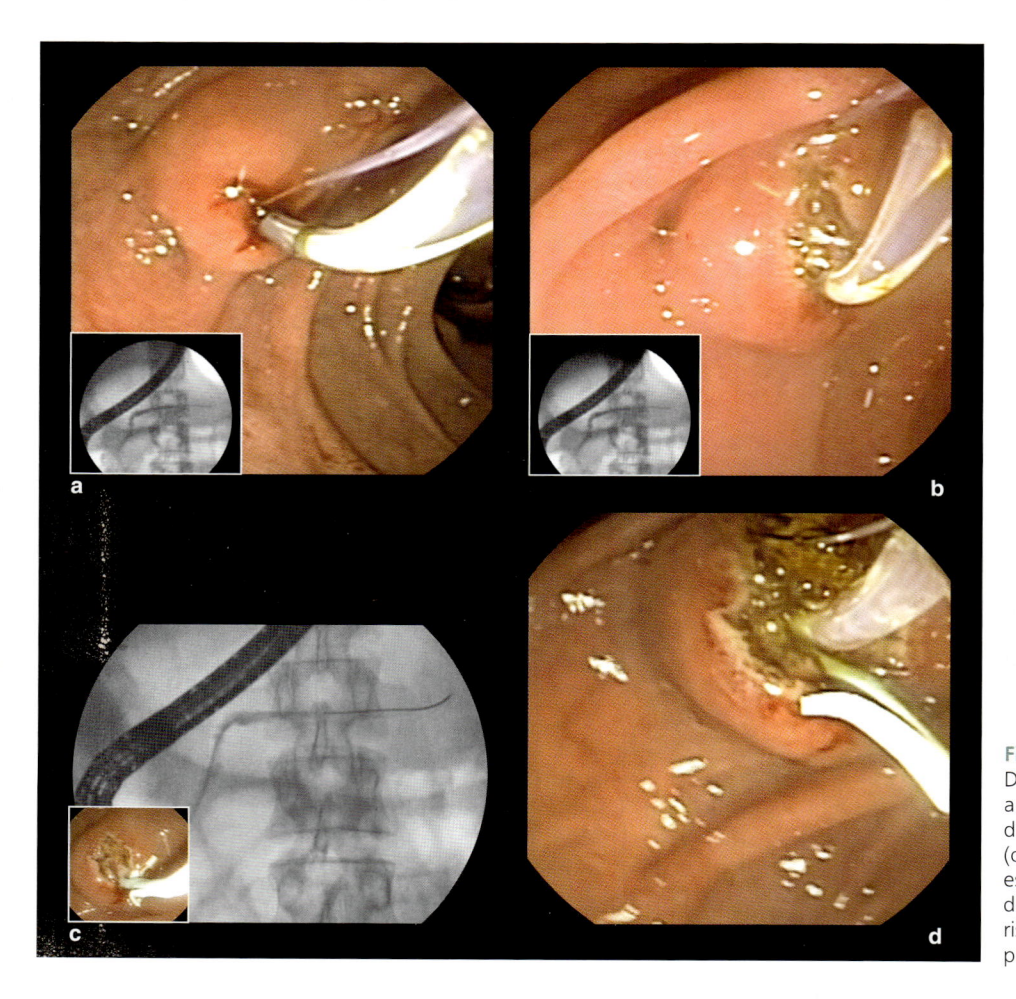

Fig. 77-2. Sequência de tratamento de paciente com DEO pancreático, que apresenta quatro crises em 1 ano. Após tratamento, paciente há 18 meses sem crise de pancreatite. (a) Cateterização do ducto pancreático (que é normal) com esfincterótomo. (b) Realização da esfincterotomia do esfíncter pancreático. (c) Colocação de prótese plástica pancreática, 5 Fr, para diminuir o risco de pancreatite. (d) Complementação do procedimento com esfincterotomia do esfíncter biliar.

AVALIAÇÃO DO PACIENTE E PREDIÇÃO DE RESPOSTA AO TRATAMENTO

Pacientes classificados como tipo I de Milwaukee ou Roma III geralmente respondem a esfincterotomia, e esta pode ser realizada sem MEO. Estes pacientes provavelmente são portadores de obstruções orgânicas (estenoses), ainda que difíceis de demonstrar em exames de imagem, e as taxas de cura com esfincterotomia são superiores a 95%.[4]

Para pacientes do tipo II, nos quais esteja sendo considerada a realização de esfincterotomia, recomenda-se a documentação com MEO, embora, com base em estudos de custo/benefício, a esfincterotomia empírica também seja sugerida para este grupo.[2]

Pacientes classificados com tipo III talvez sejam os mais comuns e representam verdadeiro dilema diagnóstico. Procedimentos invasivos devem ser evitados nestes pacientes, em decorrência do risco de complicações e baixa chance de positividade. Para dificultar ainda mais o diagnóstico, estes pacientes geralmente têm outros quadros funcionais associados, como síndrome do intestino irritável e hipersensibilidade visceral.[25] Antes da indicação de testes invasivos ou terapias empíricas, é importante lembrar que *"ninguém morre de DEO tipo III"*.

RECOMENDAÇÕES

DEO é alteração pouco comum. Sua definição e seu diagnóstico são arbitrários e um verdadeiro desafio tanto para o diagnóstico como para o tratamento. As altas taxas de falha do tratamento endoscópico e cirúrgico refletem estas dificuldades.[35]

Pacientes com DEO tipo I devem ser encaminhados para esfincterotomia sem outros estudos. Os pacientes com tipo II se beneficiam de MEO e esfincterotomia na presença de alterações manométricas do EO. Nos pacientes tipo III a esfincterotomia deve ser evitada, e os pacientes devem ser tratados com muito cuidado e investigação de outras alterações funcionais. Todos os pacientes com PAR idiopática, após extensa avaliação laboratorial e por imagem, devem ser suspeitos de serem portadores de DEO.

A avaliação de pacientes com suspeita de DEO deve sempre considerar a disponibilidade de *expertise* local, pois a acurácia dos diferentes testes disponíveis é altamente operador-dependente, assim como o sucesso do tratamento.

REFERÊNCIA BIBLIOGRÁFICA

1. Ahmed F, Sherman S. Should patients with biliary-type pain after cholecystectomy be evaluated for microlithiasis? *Gastrointest Endosc* 2008;68:75-77.
2. Arguedas MR, Linder JD, Wilcox CM. Suspected sphincter of Oddi dysfunction type II: empirical biliary sphincterotomy or manometry-guided therapy? *Endoscopy* 2004;36:174-78.
3. Baillie J. Sphincter of Oddi dysfunction: overdue for an overhaul. *Am J Gastroenterol*. 2005;100:1217-20.
4. Baillie J, Kimberly J. Prospective comparison of secretin-stimulated MRCP with manometry in the diagnosis of sphincter of Oddi dysfunction types II and III. *Gut* 2007;56:742-44.
5. Bar-Meir S, Halpern Z, Bardan E et al. Frequency of papillary dysfunction among cholecystomized patients. *Hepatology* 1984;4:328-30.
6. Behar J, Corazziari E, Guelrud M et al. Functional gallbladder and sphincter of oddi disorders. *Gastroenterology* 2006;130:1498-509.
7. Boender J, van Blankenstein M, Nix GA et al. Endoscopic papillotomy in biliary tract pain and fluctuating cholestasis with common bile duct dilatation and small gallbladder stones. *Endoscopy* 1992;24:203-7.
8. Botoman VA, Kozarek RA, Novell LA et al. Long-term outcome after endoscopic sphincterotomy in patients with biliary colic and suspected sphincter of Oddi dysfunction. *Gastrointest Endosc* 1994;40:165-70.
9. Boyden EA. The anatomy of the choledochoduodenal junction in man. *Surg Gynecol Obstet* 1957;104:641-52.
10. Bozkurt T, Orth KH, Butsch B et al. Long-term clinical outcome of post-cholecystectomy patients with biliary-type pain: results of manometry, non-invasive techniques and endoscopic sphincterotomy. *Eur J Gastroenterol Hepatol* 1996;8:245-49.
11. Brandstatter G, Schinzel S, Wurzer H. Influence of spasmolytic analgesics on motility of sphincter of Oddi. *Dig Dis Sci* 1996;41:1814-18.
12. Chen JW, Thomas A, Woods CM et al. Sphincter of Oddi dysfunction produces acute pancreatitis in the possum. *Gut* 2000;47:539-45.
13. Chuttani R, Carr-Locke DL. Pathophysiology of the sphincter of Oddi. *Surg Clin North Am* 1993;73:1311-22.
14. Cicala M, Habib FI, Vavassori P et al. Outcome of endoscopic sphincterotomy in post cholecystectomy patients with sphincter of Oddi dysfunction as predicted by manometry and quantitative choledochoscintigraphy. *Gut* 2002;50:665-68.
15. Coyle WJ, Pineau BC, Tarnasky PR et al. Evaluation of unexplained acute and acute recurrent pancreatitis using endoscopic retrograde cholangiopancreatography, sphincter of Oddi manometry and endoscopic ultrasound. *Endoscopy* 2002;34:617-23.
16. Elta GH. Sphincter of Oddi dysfunction and bile duct microlithiasis in acute idiopathic pancreatitis. *World J Gastroenterol* 2008;14:1023-26.
17. Elton E, Howell DA, Parsons WG et al. Endoscopic pancreatic sphincterotomy: indications, outcome, and a safe stentless technique. *Gastrointest Endosc* 1998;47:240-49.
18. Eversman D, Fogel EL, Rusche M et al. Frequency of abnormal pancreatic and biliary sphincter manometry compared with clinical suspicion of sphincter of Oddi dysfunction. *Gastrointest Endosc* 1999;50:637-41.
19. Fazel A, Geenen JE, MoezArdalan K et al. Intrapancreatic ductal pressure in sphincter of Oddi dysfunction. *Pancreas* 2005;30:359-62.
20. Geenen JE, Hogan WJ, Dodds WJ et al. The efficacy of endoscopic sphincterotomy after cholecystectomy in patients with sphincter-of-Oddi dysfunction. *N Engl J Med* 1989;320:82-87.
21. Gregg JA, Carr-Locke DL. Endoscopic pancreatic and biliary manometry in pancreatic, biliary, and papillary disease, and after endoscopic sphincterotomy and surgical sphincteroplasty. *Gut* 1984;25:1247-54.
22. Grider JR. Role of cholecystokinin in the regulation of gastrointestinal motility. *J Nutr* 1994;124:1334S-39S.
23. Hogan WJ, Geenen JE. Biliary dyskinesia. *Endoscopy* 1988;20 (Suppl 1): 179-83.
24. Kaw M, Brodmerkel GJJ. ERCP, biliary crystal analysis, and sphincter of Oddi manometry in idiopathic recurrent pancreatitis. *Gastrointest Endosc* 2002;55:157-62.
25. Kurucsai G, Joo I, Fejes R et al. Somatosensory hypersensitivity in the referred pain area in patients with chronic biliary pain and a sphincter of Oddi dysfunction: new aspects of an almost forgotten pathogenetic mechanism. *Am J Gastroenterol* 2008;103:2717-25.
26. Linder JD, Klapow JC, Linder SD et al. Incomplete response to endoscopic sphincterotomy in patients with sphincter of Oddi dysfunction: evidence for a chronic pain disorder. *Am J Gastroenterol* 2003;98:1738-43.
27. Maldonado ME, Brady PG, Mamel JJ et al. Incidence of pancreatitis in patients undergoing sphincter of Oddi manometry (SOM). *Am J Gastroenterol* 1999;94:387-90.
28. McLoughlin MT, Mitchell RM. Sphincter of Oddi dysfunction and pancreatitis. *World J Gastroenterol* 2007;13:6333-43.
29. Okolo PIr, Pasricha PJ, Kalloo AN. What are the long-term results of endoscopic pancreatic sphincterotomy? *Gastrointest Endosc* 2000;52:15-19.
30. Pasricha PJ, Miskovsky EP, Kalloo AN. Intrasphincteric injection of botulinum toxin for suspected sphincter of Oddi dysfunction. *Gut* 1994;35:1319-21.
31. Pereira SP, Gillams A, Sgouros SN et al. Prospective comparison of secretin-stimulated magnetic resonance cholangiopancreatography with manometry in the diagnosis of sphincter of Oddi dysfunction types II and III. *Gut* 2007;56:809-13.
32. Petersen BT. Sphincter of Oddi dysfunction, part 2: Evidence-based review of the presentations, with "objective" pancreatic findings (types I and II) and of presumptive type III. *Gastrointest Endosc* 2004;59:670-87.

33. Rashdan A, Fogel EL, McHenry LJ *et al.* Improved stent characteristics for prophylaxis of post-ERCP pancreatitis. *Clin Gastroenterol Hepatol* 2004;2:322-29.
34. Rosenblatt ML, Catalano MF, Alcocer E *et al.* Comparison of sphincter of Oddi manometry, fatty meal sonography, and hepatobiliary scintigraphy in the diagnosis of sphincter of Oddi dysfunction. *Gastrointest Endosc* 2001;54:697-704.
35. Seetharam P, Rodrigues G. Sphincter of Oddi and its dysfunction. *Saudi J Gastroenterol* 2008;14:1-6.
36. Sgouros SN, Pereira SP. Systematic review: sphincter of Oddi dysfunction—non-invasive diagnostic methods and long-term outcome after endoscopic sphincterotomy. *Aliment Pharmacol Ther* 2006;24:237-46.
37. Sheehan SJ, Lee JH, Wells CK *et al.* Serum amylase, pancreatic stents, and pancreatitis after sphincter of Oddi manometry. *Gastrointest Endosc* 2005;62:260-65.
38. Sherman S, Troiano FP, Hawes RH *et al.* Frequency of abnormal sphincter of Oddi manometry compared with the clinical suspicion of sphincter of Oddi dysfunction. *Am J Gastroenterol* 1991;86:586-90.
39. Singh P, Gurudu SR, Davidoff S *et al.* Sphincter of Oddi manometry does not predispose to post-ERCP acute pancreatitis. *Gastrointest Endosc* 2004;59:499-505.
40. Soffer EE, Johlin FC. Intestinal dysmotility in patients with sphincter of Oddi dysfunction. A reason for failed response to sphincterotomy. *Dig Dis Sci* 1994;39:1942-46.
41. Thatcher BS, Sivak MVJ, Tedesco FJ *et al.* Endoscopic sphincterotomy for suspected dysfunction of the sphincter of Oddi. *Gastrointest Endosc* 1987;33:91-95.
42. Toouli J, Roberts-Thomson IC, Dent J *et al.* Sphincter of Oddi motility disorders in patients with idiopathic recurrent pancreatitis. *Br J Surg* 1985;72:859-63.
43. Venu RP, Geenen JE, Hogan W *et al.* Idiopathic recurrent pancreatitis. An approach to diagnosis and treatment. *Dig Dis Sci* 1989;34:56-60.
44. Wehrmann T, Schmitt TH, Arndt A *et al.* Endoscopic injection of botulinum toxin in patients with recurrent acute pancreatitis due to pancreatic sphincter of Oddi dysfunction. *Aliment Pharmacol Ther* 2000;14:1469-77.
45. Wehrmann T, Seifert H, Seipp M *et al.* Endoscopic injection of botulinum toxin for biliary sphincter of Oddi dysfunction. *Endoscopy* 1998;30:702-7.
46. Wehrmann T, Stergiou N, Schmitt T *et al.* Reduced risk for pancreatitis after endoscopic microtransducer manometry of the sphincter of Oddi: a randomized comparison with the perfusion manometry technique. *Endoscopy* 2003;35:472-77.
47. Wehrmann T, Wiemer K, Lembcke B *et al.* Do patients with sphincter of Oddi dysfunction benefit from endoscopic sphincterotomy? A 5-year prospective trial. *Eur J Gastroenterol Hepatol* 1996;8:251-56.

CAPÍTULO 78

COLANGITE ESCLEROSANTE

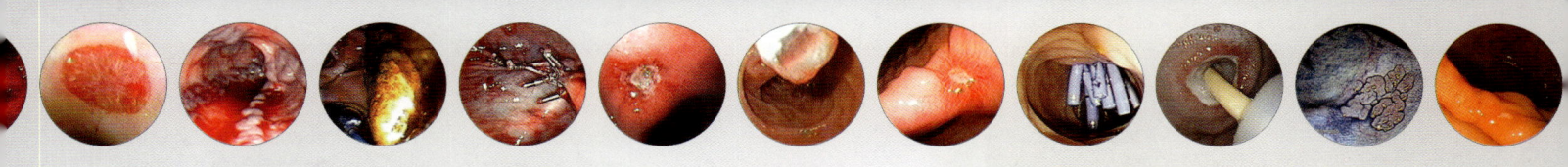

JÚLIA CORRÊA DE ARAÚJO ■ EDUARDO SAMPAIO SIQUEIRA

COLANGITE ESCLEROSANTE PRIMÁRIA

Colangite esclerosante primária (CEP), descrita por Delbet em 1924,[12] é uma doença hepática colestática crônica caracterizada pela inflamação e fibrose dos ductos biliares intra e/ou extra-hepáticos, que resulta em insuficiência hepática (cirrose do tipo biliar).

A incidência global da CEP é de 0,77 por 100 mil pessoas/ano.[26] Estudos populacionais nos Estados Unidos mostraram prevalência de 13,6 para cada 100 mil habitantes. Números semelhantes foram encontrados no Canadá, Noruega e Suécia.[31,10] A prevalência no Brasil não foi determinada. A média de idade ao diagnóstico é de 40 anos e os homens são duas vezes mais afetados que as mulheres.[26]

Existe forte associação entre CEP e doença inflamatória intestinal (DII). Entre pacientes portadores de RCUI, 2 a 7,5% são acometidos por CEP e 70 a 80% dos pacientes com CEP apresentam DII (a maioria RCUI).[29] A etiologia e a patogênese da doença ainda são temas de controvérsias. Uma variedade de mecanismos patogênicos foi estudada, como fatores imunes e não imunes. Várias evidências indiretas sugerem a natureza autoimune, como a predisposição genética aumentada, associação a outras doenças autoimunes, presença de hiperglamaglobulinemia às custas de IgG ou IgM, níveis elevados de autoanticorpos no sangue, infiltrado inflamatório no órgão-alvo composto por células T CD4 e CD8 e resposta variável ao tratamento imunossupressor. Com relação aos mecanismos não imunes, destacam-se bacteremia, endotoxemia portal, toxinas colônicas absorvidas, infecções virais e lesão isquêmica.[19]

A história natural da doença é variável, porém os pacientes apresentam evolução progressiva desenvolvimento de estase biliar, hipertensão portal e cirrose. A mediana da sobrevida estimada para portadores de CEP é de 9 a 18 anos.[10]

Colangite esclerosante de pequenos ductos é uma variante, em que os pacientes apresentam as mesmas características clínicas e laboratoriais dos portadores de CEP, mas não são identificadas alterações nos ductos biliares nas técnicas de imagem utilizadas para seu estudo. Esses pacientes apresentam sobrevida mais longa que os portadores de CEP, e é possível que seja na verdade uma fase inicial da doença.[5]

Diagnóstico

O diagnóstico baseia-se na avaliação clínica, testes laboratoriais, exames de imagem e histologia. Causas secundárias devem ser excluídas antes do diagnóstico de CEP (essas entidades serão discutidas posteriormente neste capítulo). Grande parte dos pacientes é assintomática quando do diagnóstico, que é feito muitas vezes de maneira incidental, quando da presença de elevações dos níveis séricos das enzimas colestáticas (fosfatase alcalina e γ-GT) ou ainda transaminases em portadores de DII ou não.[10]

Nos estádios precoces, CEP é geralmente assintomática. Os sintomas aparecem com a progressão da doença. Fadiga, prurido, icterícia, perda de peso, calafrios, desconforto abdominal e esteatorreia são descritos. Episódios de colangite são raros na apresentação da doença, na ausência de cirurgia biliar prévia ou no manuseio da via biliar, como colangiopancreatografia endoscópica retrógrada (CPER). Contudo, com a evolução da doença, episódios repetidos de colangite são descritos e impõem dificuldades na abordagem terapêutica.[10]

Os pacientes assintomáticos quando do diagnóstico apresentam maior sobrevida, quando comparados com aqueles que já são diagnosticados em fase mais avançada da doença. Alguns podem ter como primeira manifestação da doença, problemas relacionados com a hipertensão portal, como hemorragia secundária a ruptura de varizes de esôfago, ascite e encefalopatia hepática.

A bioquímica sérica geralmente indica colestase, sendo a elevação da fosfatase alcalina (FA) a anormalidade bioquímica mais comum na CEP (2-3 vezes o valor normal). No entanto, dosagem com valor normal da FA sérica não exclui o diagnóstico. Na maioria dos pacientes, os níveis das aminotransferases (AST/TGO) são elevados e os de bilirrubinas séricas (no momento do diagnóstico) são normais. Pacientes com CEP geralmente apresentam flutuações nos níveis de bilirrubina e FA durante o curso da doença. Períodos de exacerbação alternam com períodos de remissão clínica.[10]

Atualmente, os testes sorológicos de anticorpos (AC) autoimune específicos não contribuem para o diagnóstico da CEP. Vários autoAC podem ser detectados. AC antinúcleo e AC antimúsculo liso podem ser encontrados em 20 a 60% dos pacientes, geralmente em títulos inferiores aos observados na hepatite autoimune. Em contraste, os AC antimitocondrial são raros. A prevalência de autoAC anticitoplasma de neutrófilos perinuclear é de aproximadamente

80% nos pacientes portadores de CEP, a especificidade é baixa. Níveis elevados de imunoglobulinas (Ig) são frequentes.[18]

Histopatologia

A CEP é caracterizada histologicamente por dano, atrofia e, finalmente, destruição dos ductos biliares. Foram descritos quatro estádios histopatológicos da doença, sendo o estádio mais avançado a cirrose biliar. Os ductos menores são afetados pela obstrução resultante e desaparecem gradualmente (ductopenia). A lesão característica da CEP e única que confere diagnóstico de certeza ao analisar amostras coletadas em biópsias é a fibrose periductal concêntrica ou lesão em casca de cebola (*onion-skin*). Esta lesão é evidenciada em menos de 15% das amostras em pacientes com CEP e apontam para o estádio 1 da doença. Os achados histopatológicos, portanto, são inespecíficos.[31,10]

Biópsias obtidas por agulha podem estar indicadas para avaliação de prognóstico ou ainda para diagnóstico, naqueles casos em que as técnicas de imagem não foram conclusivas, essencialmente quando se considera possibilidade de CEP de pequenos ductos ou ainda síndromes de sobreposição (*overlap syndromes*).

Técnicas de imagem para diagnóstico da CEP

Para estabelecer o diagnóstico de CEP faz-se necessário a avaliação da árvore biliar intra e extra-hepática. Achados obtidos por colangiografia percutânea, cirúrgica, endoscópica e com técnicas de ressonância magnética são fundamentais. Até recentemente a CPER era o padrão ouro para obtenção de imagens das vias biliares para diagnóstico de CEP. A CPER é um procedimento invasivo associado a complicações que variam de 3 a 18%,[31] como colangite, pancreatite, sangramento e perfuração. Essas complicações tornaram a opção da colangiorressonância (CRM) bastante atrativa (Fig. 78-1).

A CRM tornou-se o método de diagnóstico por imagem de escolha nos pacientes com CEP, por ser um método preciso, rápido e não invasivo. Outras vantagens seriam o custo e a não exposição à radiação. Muitos centros comprovaram o custo-benefício de realizar a CRM como primeiro método para obtenção de imagens das vias biliares na suspeita de CEP. A CPER estaria reservada para os casos onde a CRM foi inconclusiva ou quando existe a necessidade de alguma abordagem adicional terapêutica ou não (biópsias e citologia por exemplo), já que é um método que somente permite análise de imagens. Tem sensibilidade de 80-86% e especificidade de 87-94%.[11]

Inflamação e fibrose progressivas levam à obliteração dos ductos biliares. As características radiológicas da CEP incluem estenoses multifocais difusas, geralmente envolvendo os ductos intra e extra-hepáticos. As estenoses são tipicamente curtas e anulares, alternando com segmentos normais ou minimamente dilatados para produzir o aspecto em "contas de rosário".[31] Estenoses longas podem ocorrer. Nos estádios iniciais, ulcerações rasas ou profundas do ducto biliar podem ser os únicos achados. Embora comumente haja envolvimento dos ductos biliares intra e extra-hepáticos, um subgrupo de pacientes (25%) pode ter doença apenas intra-hepática, enquanto 5% têm envolvimento apenas dos ductos extra-hepáticos. A vesícula biliar e ducto cístico podem estar envolvidos em 15% dos pacientes (Fig. 78-2).[10]

Estenoses subtotais ou total do ducto hepático direito ou esquerdo próximo à bifurcação, do ducto hepático comum ou no ducto biliar comum são consideradas estenoses dominantes, que podem levar à colestase grave.[8] A estenose dominante na CEP é definida como estenose com 1,5 mm de extensão do ducto biliar/hepático comum ou de 1 mm nos ductos hepáticos. É um achado frequente e ocorre em 45 a 58% dos pacientes durante o acompanhamento.[10] Em todas situações, o diagnóstico diferencial com causas secundárias e neoplasia se impõe.

O uso da colangioscopia pode ser indicado com objetivo de visualizar diretamente os ductos biliares. A visualização intraductal pode tornar-se um ponto-chave na abordagem de pacientes com CEP, já que provavelmente é o método mais eficiente para o diagnóstico de câncer. Além disso, dados recentes sugerem que os cálculos, especialmente os identificados por colangioscopia, são muito mais comuns do que anteriormente descrito. Em pacientes com CEP, que têm estenose biliar dominante, a colangioscopia detecta estenose maligna com maior sensibilidade (92 *versus* 66%) e especificidade (93 *versus* 51%) do que com a CPER isolada,[33] com vantagem de obter biópsias com maior facilidade.

Ecoendoscopia pode ser útil na avaliação de pacientes com CEP e diferenciar uma estenose dominante de uma lesão causada por colangiocarcinoma. Essa diferenciação não é possível somente analisando aspectos colangiográficos. Estudos avaliam a utilização da ecoendoscopia e da elastografia tanto no diagnóstico da CEP, assim como no diagnóstico diferencial das estenoses.[28]

A realização de ultrassom intraductal (UI) durante a CPER nas estenoses dos ductos biliares tem um papel na distinção entre estenose benigna e maligna. Os critérios ultrassonográficos, que sugerem malignidade, incluem rompimento das camadas de eco nor-

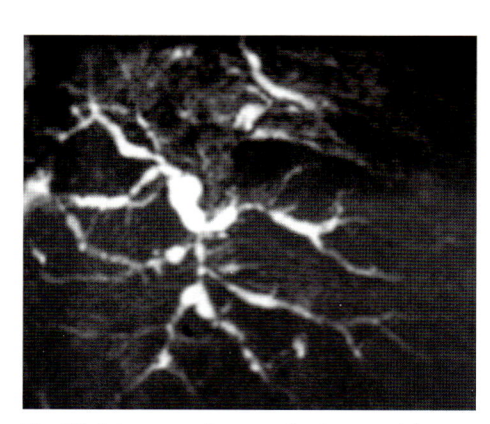

Fig. 78-1. Imagem de ressonância magnética em paciente portador de CEP. Evidenciados segmentos de estenose e dilatação, além de irregularidades dos ductos intra-hepáticos.

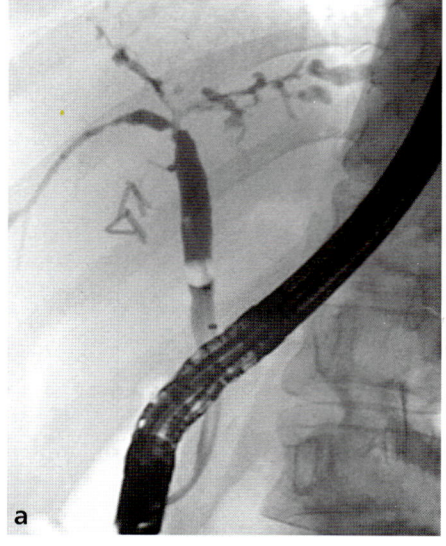

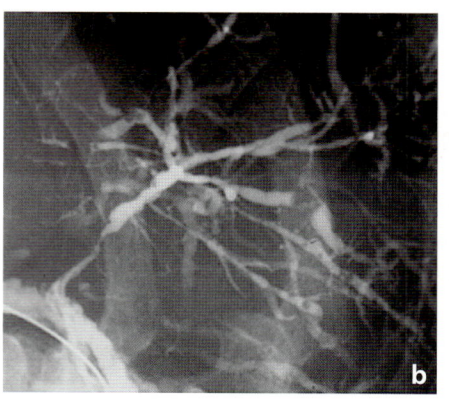

Fig. 78-2. Colangiografia endoscópica em CEP. (**a**) Catéter-balão foi insuflado em ducto biliar para realização de técnica de oclusão. (**b**) Comprometimento das vias intra e extra-hepáticas. (Imagem gentilmente cedida pelo Dr. Marc Giovaninni, Chefe do Departamento de Gastroenterologia e Unidade Endoscópica, Paoli-Calmettes Institut, Marseille, France.)

mal, a heterogeneidade do padrão de eco interno, chanfraduras ou irregularidades da borda externa, a superfície papilar, ou presença de massa hipoecóica.[16]

Tomografia computadorizada de abdome não é considerada de escolha para diagnóstico de CEP. Contudo pode demonstrar um fígado cirrótico com dismorfismo, além de vias biliares irregulares e dilatadas com retenção de contraste na fase tardia após administração de contraste.

Colangiocarcinoma

O risco de colangiocarcinoma (CCA) está aumentado nos pacientes com CEP, contribuindo para alta morbidade e mortalidade da doença. A neoplasia desenvolve-se em 7 a 15% dos pacientes, com média de 45 anos de idade ao diagnóstico e parece não haver relação com o tempo de evolução da doença.[15]

O surgimento do CCA em pacientes com CEP compromete ainda de modo significativo os resultados do transplante hepático. Diagnóstico de CCA antes da realização da cirurgia é muito importante para definir estratégias de tratamento. Contudo o diagnóstico do CCA quando associado a CEP é dificultado, pois ambos compartilham achados clínicos, laboratoriais e de imagem.

Obtenção de material celular de zonas de estenose ductal durante colangiografia endoscópica, através de escovado biliar para análise citológica ou ainda de biópsia intraductal são ferramentas importantes (Fig. 78-3).[10,15,32]

A análise citológica, a partir de escovado da via biliar coletado durante CPER, apresenta baixa sensibilidade e alta especificidade. A repetição de procedimentos pode aumentar a sensibilidade. As biópsias intraductais apresentam melhores resultados com relação à sensibilidade, com manutenção da alta especificidade, contudo com limitações técnicas.[32]

Marcados tumorais não são de grande ajuda, apesar que os níveis séricos de antígeno carboidrato (CA) 19-9 superiores a 130 kU/L podem reforçar a suspeita de colangiocarcinoma, na ausência de colangite infecciosa, pancreatite, ou neoplasia de pâncreas, com sensibilidade de 79% e especificidade de 98%. No entanto, pode ser visto aumento do CA 19-9 com frequência em pacientes com CEP, sem carcinoma do ducto biliar, principalmente em pacientes com estenose dominante.[15]

Tomografia computadorizada, ressonância nuclear magnética e ecoendoscopia podem levar ao diagnóstico, mas apresentam sensibilidade inferior ao que se considera ideal para estas técnicas, principalmente quando se refere à necessidade de identificação de lesões menores.[8] A estratégia de rastreamento inclui a dosagem de CA 19-9 e estudo de imagem anualmente.[10]

Hepatocarcinoma e câncer de vesícula biliar são diagnosticados em 2% dos pacientes com CEP. Pólipos de vesícula biliar estão associados a um risco > 50% de malignidade, sendo recomendado acompanhamento anual e abordagem cirúrgica de qualquer lesão evidenciada.[18]

Tratamento

Por sua patogênese desconhecida, apesar da provável base autoimune, a resposta da CEP às terapias utilizadas, principalmente com imunossupressores, não é favorável. Ainda não existem evidências que sustentem uma terapêutica específica capaz de impedir a progressão da doença.[31]

Diferentes drogas foram testadas para o tratamento da CEP, porém nenhuma foi efetiva em estudos controlados e randomizados. Entre elas estão a budesonida, colchicina, ciclosporina, etanercept, infliximab, metrotexate, nicotina oral e transdérmica, penicilamina, tracolimus. Outros estudos avaliam a associação de duas drogas, como corticoides e colchicina ou ácido ursodesoxicólico (UDCA), UDCA e metrotexate, azatriopina ou metronidazol, porém nenhum comprovou, ainda, benefícios no uso por longo período de tempo.[31]

O UDCA é provavelmente a droga mais estudada no tratamento da CEP. Doses de 13-15 mg/kg/dia por 2 anos levam a redução dos níveis das enzimas colestáticas, mas não nos sintomas e progressão da doença. O uso de altas doses de UDCA (20-25 mg/kg/dia) parece ter influência na redução da progressão da fibrose, contudo é necessária confirmação com mais estudos e maior acompanhamento,[27] já que estudo prospectivo, randomizado duplo-cego evidencia que alta dose de UDCA (28-30 mg/kg/d) está associada a taxas elevadas de sérios efeitos colaterais.[22] Além disso, estudo recente da Clínica Mayo evidenciou aumento do risco de desenvolvimento de câncer colorretal e displasia nos pacientes portadores de CEP e RCUI tratados com altas doses de UDSA.[13] As diretrizes das Sociedades Americana e Europeia sobre CEP afirmam que o papel do UDCA no retardo da progressão da CEP ainda não está claro e que altas doses podem ser prejudiciais.[10]

Atualmente, o manejo da CEP permanece focado em tratar os sintomas e as complicações que estão associadas à progressão da doença, bem como a estreita vigilância desses pacientes com doença hepática avançada.

A terapia endoscópica é indicada normalmente nos estádios mais avançados da CEP, quando da estenose completa dos ductos biliares. A descompressão dos ductos biliares dilatados potencialmente desacelera a progressão para cirrose biliar, reduz o risco de colangite bacteriana e melhora os sintomas colestáticos.

A abordagem endoscópica destas estenoses dominantes pode ser realizada, de preferência, após afastar a presença de neoplasia associada. O objetivo principal na terapia endoscópica (existe a opção percutânea) na abordagem destes pacientes é o alívio da obstrução biliar. As dificuldades podem ser grandes, principalmente na doença mais avançada. A necessidade de intervenções repetidas, muitas vezes necessárias, faz da endoscopia a intervenção de escolha em razão do baixo índice de complicações e da técnica que impõe menores obstáculos que a percutânea.[10]

Litíase biliar, essencialmente cálculos pigmentados, podem surgir como complicação da CEP. Nos portadores de litíase biliar associada a CEP, que apresentam estenose abaixo de onde estão localizados os cálculos, existe necessidade de dilatação da estenose com balão para que os mesmos sejam removidos por via endoscópica.

Dilatação de estenoses dominantes e/ou colocação de prótese biliar, colocação de drenos nasobiliares e retirada de cálculos podem ser realizadas durante CPER. Obtenção de material para citologia ou histopatologia no *screening* ou diagnóstico de colangiocarcinoma é realizada por escovado da via biliar e/ou biópsia.[34]

Pacientes com estenose dominante podem evoluir com deterioração rápida do quadro clínico/laboratorial, piora da colestase, icterícia e colangite. Alguns dados sobre terapia endoscópica em CEP devem ser discutidos. Enns *et al*.[14] tentaram definir quais os pacientes com CEP que seriam beneficiados com a intervenção endoscó-

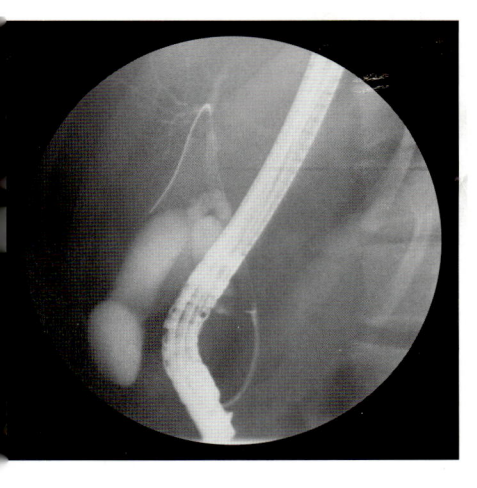

Fig. 78-3. Biópsia de estenose do ducto biliar comum durante colangiografia endoscópica. Observar fórceps de biópsia em posição intraductal e fio-guia proximal a estenose de colédoco. (Imagem gentilmente cedida pelo Dr. Adam Slivka, Chefe do Setor de Endoscopia do Hospital Presbiteriano, em Pittsburgh, EUA, e fazem parte do capítulo de CEP publicado no Atlas da SOBED, em 2010.)

pica. Após análise multivariada, a presença de uma estenose dominante e elevados níveis de bilirrubina sérica foram preditores independentes de sucesso clínico.

Alguns estudos apresentaram resultados apontando a terapia endoscópica das estenoses dominantes como importante para melhora da sobrevida, alterando a história natural da CEP. Baluyut et al.[3] acompanharam pacientes com CEP e estenoses dominantes que se submeteram a dilatação com balão, e a taxa de sobrevida em 5 anos foi significativamente melhor do que a prevista pelo escore de CEP da Clínica Mayo (83 versus 65%, P = 0,027). Este é o primeiro estudo a sugerir que a terapia endoscópica pode realmente ter impacto na história natural da doença. Gluck et al.[17] descreveram um acompanhamento de 20 anos com a terapia endoscópica em 84 pacientes sintomáticos com CEP. Foi observada sobrevida superior a esperada pelo mesmo escore citado. Nestes dois estudos, o risco de complicações foi de 7,3 a 20%. As complicações foram leves, sem necessidade de intervenção cirúrgica, sendo as mais comuns: pancreatite, colangite, perfuração das vias biliares e hemorragia (Fig. 78-4).

Ainda se discute qual melhor tratamento endoscópico da estenose dominante. Dilatação das estenoses dominantes com balão associada ou não à colocação de próteses biliares, ou ainda o uso isolado das próteses foram analisados. Embora a dilatação por balão tenha a desvantagem de reestenose precoce, a oclusão de uma prótese pode levar ao desenvolvimento de colangite supurativa e septicemia.[4] A utilização temporária de próteses metálicas autoexpansíveis recobertas é uma opção no tratamento das estenoses biliares benignas, tendo como vantagens o menor número de procedimentos e a redução dos custos.[4] Em determinados centros, a dilatação endoscópica por balão é utilizada como método de escolha para tratamento das estenoses dominantes sem a colocação de prótese biliar removível.[3]

As taxas de complicações após o tratamento endoscópico de estenoses dominantes em pacientes com CEP têm sido relatadas entre 7 e 18%.[8,14] São descritas colangite, sepse, pancreatite, hemorragia, perfuração do trato biliar e fístulas biliares, os quais são normalmente transitórios e com baixa taxa de mortalidade.[8] Ainda assim, decorrente da necessidade de repetições, o método endoscópico mostra-se superior ao percutâneo ou cirúrgico. A colocação de próteses por longos períodos deve ser evitada devido ao aumento do risco de colangite supurativa.[4]

A adição de UDCA com a terapia endoscópica nesta população de pacientes tem demonstrado melhora da sobrevida em alguns estudos,[3] mas ainda não foi comprovada sua eficácia. Embora a terapia endoscópica possa ajudar a aliviar alguns dos sintomas associados à CEP, o único tratamento definitivo para pacientes com fase final da doença hepática por causa da CEP é o transplante de fígado (OLT).

Cerca de 5 a 10% dos pacientes submetidos OLT na América do Norte são em portadores de CEP. Os resultados em longo prazo têm sido favoráveis. As taxas de sobrevida de 5 anos variaram de 83 a 89%.[8] A sobrevida é menor naqueles que apresentam colangiocarcinoma associado, seja com diagnóstico pré-transplante ou pós cirúrgico,[10] e isso evidencia a importância em melhorar os métodos para o diagnóstico da neoplasia para melhor seleção daqueles que irão beneficiar-se do transplante. O desenvolvimento de terapias coadjuvantes para tratamento do colangiocarcinoma também poderá melhorar esses resultados.

COLANGITE ESCLEROSANTE SECUNDÁRIA/COLANGIOPATIAS

Colangite esclerosante secundária apresenta um padrão de lesão das vias biliares semelhante ao da CEP, contudo tem patogênese relacionada com uma causa conhecida. De acordo com a etiologia, isquemia, infecção e fenômenos imunomediados devem estar presentes isoladamente ou em associação como indutores das alterações biliares.

A literatura disponível sobre CES é bastante fragmentada devido a um número significativo de causas e condições associadas. Estudos comparando CEP e CES são limitados. Pelas razões acima citadas, a epidemiologia da CES é desconhecida, sendo que as principais causas em uma série da Clínica Mayo foram trauma das vias biliares durante colecistectomia e cálculos biliares. Apesar da sobrevida estimada em CES ser inferior à da CEP, ela varia de acordo com a etiologia.

O Quadro 78-1 relaciona algumas das principais causas e condições associadas à CES. Posteriormente, uma discussão sobre aquelas mais importantes será realizada, excluindo litíase, lesões traumáticas e neoplasias das vias biliares que serão abordados em capítulos específicos.

Colangiopatia autoimune

Muitas séries de casos de pacientes com colangiopatia autoimune, essencialmente a colangiopatia associada a IgG4 (IgG4-CE) foram

Quadro 78-1. Causas de colangite esclerosante secundária

- Litíase biliar
- Trauma das vias biliares (cirúrgico ou não)
- Infecção (colangite piogênica recorrente, colangite bacteriana aguda)
- Relacionadas com imunodeficiência (adquirida, congênita, combinada)
- Congênita (fibrose cística, doença de Caroli)
- Pancreatite crônica
- Colangiopatia autoimune (associada a IgG4/pancreatite autoimune)
- Tóxica (quimioterapia intra-arterial)
- Isquêmica (trauma vascular, pós-traumática, pós-transplante hepático)
- Biliopatia portal
- Colangiopatia eosinofílica
- Pseudotumor inflamatório hepático
- Doença neoplásica primária ou metastática

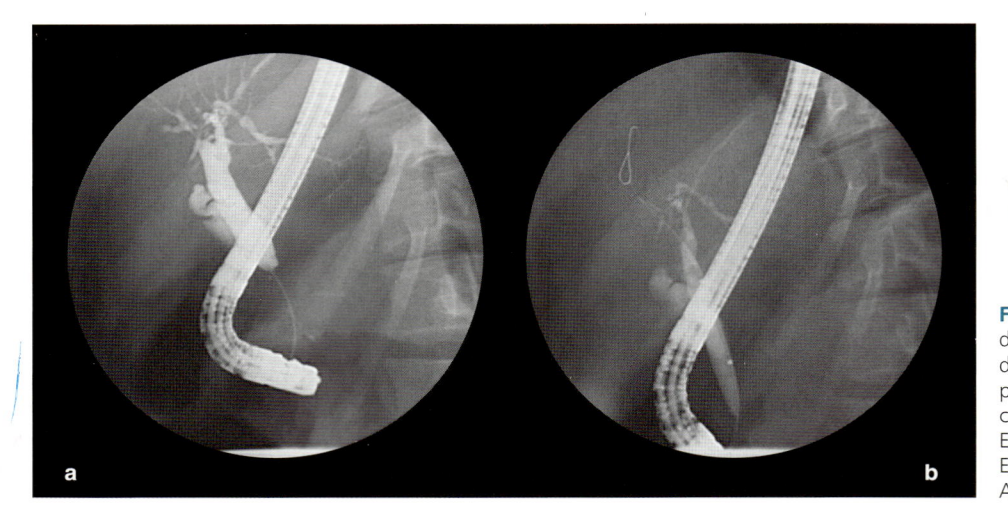

Fig. 78-4. (a e b) Estenose dominante localizada no ducto biliar comum, tratada com dilatação com balão de 8 mm de diâmetro. Posteriormente, foi colocada prótese biliar de 7 cm-10 Fr. (Imagens gentilmente cedidas pelo Dr. Adam Slivka, Chefe do Setor de Endoscopia do Hospital Presbriteriano, em Pittsburgh, EUA, e fazem parte do capítulo de CEP publicado no Atlas da SOBED, em 2010.)

descritas recentemente e por isso sua importância.[1,21,35] É uma condição inflamatória sistêmica caracterizada por edema dos órgãos afetados e aumento da concentração sérica da IgG4. Entre os órgãos que podem ser comprometidos estão glândulas salivares e lacrimais, retroperitônio e principalmente pâncreas. A causa não está definida, contudo a resposta imunológica deve ser mediada predominantemente por citocinas regulatórias e Th2. A IgG4-CE pode-se manifestar como colangite esclerosante difusa. A maioria dos casos está associada a pancreatite autoimune, presente em mais de 90% dos pacientes. Muitos apresentam icterícia obstrutiva secundária à massa em cabeça do pâncreas (pancreatite autoimune) ou ainda grave estenose biliar. Comprometimento de ductos maiores é a regra. Outros sintomas como perda de peso e diabetes secundários a pancreatite podem ser evidenciados.

Exames de imagem para avaliação das vias biliares, principalmente técnicas de ressonância magnética (CRM), são importantes, e os achados são aos da CEP e ainda do CCA. É comum, contudo, o comprometimento do sítio da bifurcação dos ductos biliares, logo acima da vesícula, que é menos observado na CEP. A evolução clínica é mais rápida e agressiva do que na CEP, contudo a resposta ao tratamento é melhor.[1,21,35]

Elevação sérica de IgG4 é o indicador mais específico desta entidade. Outros marcadores de menor importância são hipergamaglobulinemia (50% dos pacientes), hiper IgG, anticorpos antinúcleo, fator reumatoide e eosinofilia. Em pacientes submetidos à cirurgia, o diagnóstico não é difícil em decorrência dos aspectos histopatológicos que incluem infiltrado linfoplasmocitário, fibrose, flebite obliterativa e infiltração eosinofílica, associado a importante infiltração das células plasmáticas IgG4 em estudo imunoistoquímico.[1,20,21,35] Nos casos não cirúrgicos, sorologia, técnicas de imagem ou ainda biópsias (da papila duodenal, dos ductos biliares por endoscopia ou ainda do fígado) são importantes para o diagnóstico.

Nos pacientes com comprometimento pancreático, os achados em técnicas de imagens (estreitamento irregular do ducto pancreático, ausência de atrofia do parênquima, edema difuso do tipo "salsicha" e cápsula peripancreática configurando um halo), associados ao aumento sérico do IgG4 permitem diagnóstico sem necessidade de confirmação histopatológica. A maioria das instituições usa níveis séricos de IgG4 acima de 135 mg/dL como valor de corte, com valores superiores a 300 mg/dL definidos como altamente específicos. Alguns grupos usam teste terapêutico com corticoide como conduta na suspeita clínica da IgG4-CE.

Diferenciação com CEP deve ser feita em todos os casos. História clínica de DII em pacientes jovens (< 40 anos) sugere CEP, assim como a presença de ductopenia e fibrose concêntrica pediductal na biópsia do fígado. Até 9% dos portadores de CEP apresentam níveis séricos elevados de IgG4, e este dado deve ser considerado. Colangiocarcinoma também deve entrar do diagnóstico diferencial, já que estenoses hilares podem mimetizar esta entidade.

Em caso de colangite, o tratamento endoscópico (colocação de próteses) associado a antibióticos é usado com excelentes resultados. Contudo a resolução das estenoses somente é obtida com uso de corticoterapia sistêmica (Fig. 78-5).

A dose e a duração do tratamento não estão completamente estabelecidas, contudo estudo japonês recomenda a dose de 0,6 mg/kg/dia de prednisona, que posteriormente é reduzida e mantida por 3-6 meses. Rituximab pode ser indicado para pacientes com pancreatite autoimune resistente a corticoide. Transplante hepático pode ser indicado, nos pacientes é o tratamento de escolha para os que evoluíram com cirrose do tipo biliar.[1,21,35]

Colangiopatia portal

Colangiopatia portal consiste em anormalidades das vias biliares intra e extra-hepáticas e, ainda, da vesícula biliar observadas em portadores de hipertensão portal, essencialmente aqueles com obstrução extra-hepática da veia porta.[1,2,9,20] A hipótese é que após trombose da veia porta, uma rede extensa de vasos colaterais se desenvolve (transformação cavernomatosa), com compressão dos ductos pelas veias pericoledocianas e isquemia secundária dos ductos. Essas alterações foram descritas tanto em pacientes portadores de trombose crônica da veia porta, como também após trombose aguda da veia porta. Portadores de cirrose hepática, fibrose portal sem cirrose e ainda fibrose hepática congênita podem também apresentar colangiopatia portal.[2,9]

Ultrassonografia é utilizada para diagnóstico do cavernoma portal e de veias colaterais. EUS com Doppler é importante nos casos em que outras modalidades de imagem não foram conclusivas, evidenciando canais vasculares serpiginosos anecoicos no interior ou ao redor dos ductos biliares extra-hepáticos.

Anormalidades em colangiografia são descritas em até 80% dos portadores de obstruções da veia porta (VP). Entre os achados colangiográficos através de CRM ou CPER, são descritas estenoses biliares de ductos intra e extra-hepáticos, com ou sem dilatações associadas, irregularidades, indentações, angulações. Os sintomas predominantes são relacionados com a obstrução parcial ou completa das vias biliares, e surgem em 5 a 38% dos pacientes.[1,2,9] Coledocolitíase e colangite são condições associadas comuns e parecem ser manifestações tardias. Quanto mais graves os achados colangiográficos, maior a possibilidade de surgirem sintomas, independente do tempo de evolução da trombose.

Tratamento está indicado nos pacientes sintomáticos que desenvolveram coledocolitíase ou icterícia obstrutiva. Esfincterotomia para tratamento dos cálculos apresenta maior risco de sangramento decorrente da presença de colaterais venosas adjacentes a papila duodenal. Estenoses dominantes e outras anormalidades podem causar dificuldades no fluxo normal da bile e icterícia mesmo na ausência de cálculos e varizes ductais. Tratamento endoscópico por meio

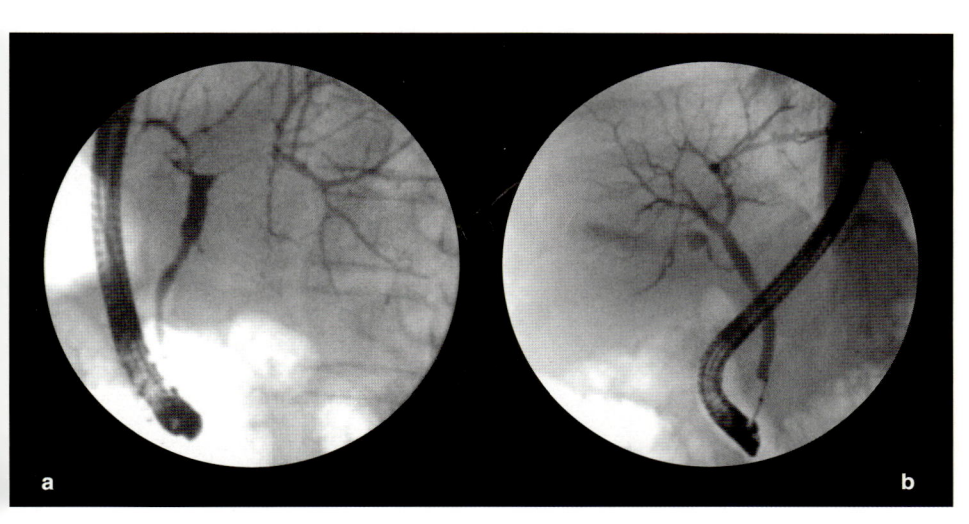

Fig. 78-5. CPER em portador de colangiopatia por IgG4, com comprometimento pancreático associado. (**a**) Observar grave estenose no ducto intra-hepático esquerdo. (**b**) Mesmo paciente após tratamento, com a colocação de prótese biliar por via endoscópica, que foi deixada por 3 meses, associada ao uso de corticosteroides sistêmicos. (Imagens gentilmente cedidas pelo Dr. Adam Slivka, Chefe do Setor de Endoscopia do Hospital Presbiteriano, em Pittsburgh, EUA, e fazem parte do capítulo de CEP publicado no Atlas da SOBED em 2010.)

da dilatação com balão pode ser utilizado. Colocação de próteses biliares por curto período também é descrita. Nos casos em que houve falha do tratamento endoscópico ou o mesmo foi considerado de alto risco, cirurgia descompressiva (*shunt* distal portossistêmico) pode ser eficaz, e levar a desaparecimento parcial ou total das alterações das vias biliares. Outras opções cirúrgicas utilizadas em raras ocasiões são hepático-jejunostomia e transplante hepático.[1,2,9]

Colangiopatia esquistossomótica

Importante causa de doença hepática, a esquistossomose é caracterizada por hipertensão portal associada à relativa preservação da função hepática. Fibrose periportal é característica, e ocorre como processo cicatricial após inflamação granulomatosa gerada ao redor dos ovos do "*schistosoma*" localizados em vasos hepáticos de pequeno calibre. Envolvimento secundário das vias biliares pelo processo inflamatório periportal é descrito, não sendo raro pacientes apresentarem níveis séricos elevados de GGT, que apresentam redução após uso de USDA.[7,30]

Colangiopatia esquistossomótica foi identificada tanto na forma hepatointestinal, como na hepatoesplênica. Alterações colangiográficas incluem estenoses, dilatações, afilamentos, irregularidades e distorções. Achados semelhantes aos da colangiopatia portal são descritos, contudo sem alterações significativas em ductos extra-hepáticos.[7,30] Os pacientes não desenvolvem achados de colestase como icterícia e prurido. O significado clínico e história natural do comprometimento dos ductos biliares não estão totalmente esclarecidos (Fig. 78-6).

Colangiopatia associada à AIDS

Descrita pela primeira vez em 1986, a colangiopatia associada à AIDS é caracterizada por achados colangiográficos semelhantes à colangite esclerosante, estenose papilar (apresentação mais frequente) e raramente estenose biliar isolada. A maioria dos pacientes foi contaminada em relações sexuais entre pessoas do sexo masculino e apresentam fase avançada da AIDS com níveis baixos dos linfócitos CD4 (< 135/mm³). O uso das drogas antirretrovirais fez com que a incidência desta entidade caísse bastante, mas ainda é um problema nos países em desenvolvimento.[1,20]

Múltiplos microrganismos foram isolados a partir de biópsias biliares: cryptosporidium parvum, citomegalovírus, microsporidium e outros. Contudo, o tratamento direcionado a estes organismos não modifica os achados colangiográficos ou mesmo os sintomas, que incluem dor em abdome superior e icterícia, associado a níveis séricos elevados da FA.

Em pacientes que apresentam dor e estenose da papila, esfincterotomia biliar deve ser realizada, e naqueles com estenose biliar dominante, colocação de prótese biliar é uma opção. Ambas as técnicas não levam a queda significativa dos níveis das enzimas colestáticas, nem mesmo alteram a sobrevida. Casos com sintomas (dor) refratários ao tratamento endoscópico, bloqueio do plexo celíaco guiado podem ser utilizados. Com opções de tratamento ruins, o prognóstico também é reservado.[1] O motivo é que a colangiopatia, conforme citado, é uma manifestação de doença avançada e a sobrevida de 2 anos não supera 10%.

Estudo indiano recente descreveu sobrevida mais prolongada dos pacientes e desaparecimento dos achados colangiográficos após início do tratamento com drogas antirretrovirais. No mesmo estudo, a contaminação heterossexual foi a principal forma de transmissão e surgimento da colangiopatia em paciente na vigência do tratamento demonstrava resistência às medicações em uso. É importante, ainda, lembrar a existência de colangiopatia associada à imunodeficiência primária, essencialmente a síndrome HiperIgM.[1]

Colangite bacteriana e colangite piogênica recorrente

CES é incluída na maioria das séries como complicação de colangite bacteriana.[6] Esses casos são bastante raros, diferente das estenoses biliares secundárias a cálculos das vias biliares, que conforme relatado anteriormente, terão sua abordagem discutida em outro segmento desta publicação. Contudo, alguns aspectos da colangite piogênica recorrente (CPR) são de relevância, quando do estudo da CES.[1,6,20]

A CPR, anteriormente denominada colangio-hepatite oriental, trata-se de uma doença caracterizada por episódios recorrentes de colangite bacteriana que ocorre em associação a obstrução biliar por estenoses segmentares e cálculos pigmentados. CES e cirrose biliar secundária são eventos finais desta entidade. Endêmica no sudeste asiático, sua prevalência mundial é desconhecida. Os pacientes normalmente estão entre a terceira e a quinta década de vida e são moradores de zonas rurais com baixo padrão socioeconômico.

Inúmeros patógenos (ascaris lumbricoides, clonorchis sinensis e outros) podem causar o dano epitelial inicial, que resulta em episódios recorrentes de infecção e formação de cálculos pigmentares e ainda estenoses inflamatórias das vias biliares. Essas condições associadas concorrem para estase biliar e colangite piogênica. Sepses, dor abdominal recorrente, pancreatite, trombose da veia porta, ruptura dos ductos para peritônio, colangiocarcinoma e cirrose são as complicações descritas. Exames de imagem (US, CT, CRM e CPER) são usados na investigação.[1,20]

Em surto de colangite, o tratamento segue os conceitos já estabelecidos. Drenagem biliar por endoscopia ou percutânea apresentam eficácia inferior aos descritos para casos de colangite bacteriana não associada à CPR.[1,20] A maioria dos pacientes (principalmente aqueles com extensas alterações intra-hepáticas) necessita de drenagem biliar prolongada, obtida por procedimentos cirúrgicos como a hepático-jejunostomia com Y de Roux. A formação de abcessos, isolados ou múltiplos podem levar a mudança da abordagem terapêutica.

Outras causas de CES

Colangiopatia eosinofílica é descrita como causa rara de CES, de difícil diferenciação com CEP, caracterizada por densa infiltração transmural de eosinófilos nos ductos biliares e vesícula biliar.[25] A causa é desconhecida, sendo descrita em mais da metade dos casos infiltração eosinofílica em outros órgãos: estômago, cólon, pâncreas e rins. Eosinofilia, sem leucocitose, está presente em mais da metade dos casos. Exames de imagem evidenciam espessamento dos ductos, além de achados encontrados na colangite esclerosante. Corticoide está indicado no tratamento desta condição. Por sua raridade, outros estudos são aguardados para melhor avaliação da história natural e tratamento.[1,20,25]

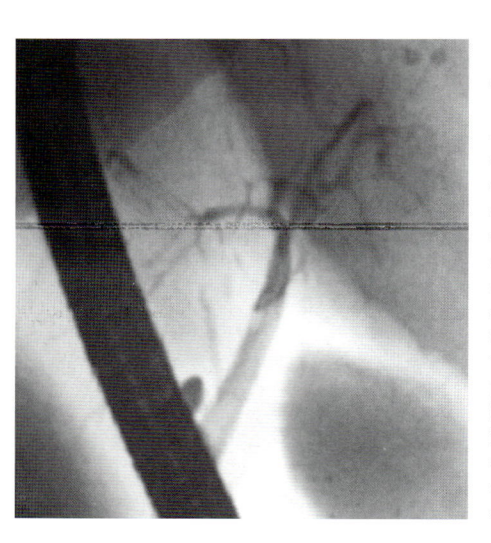

Fig. 78-6. Colangiografia endoscópica em portadora de RCUI e que apresentava elevação discreta das enzimas colestáticas. Na avaliação, evidenciadas varizes esofágicas de grosso calibre, fibrose periportal ao US (proveniente de área endêmica de esquistossomose) e função hepática preservada. Achados com irregularidades das vias intra-hepáticas sugerem o diagnóstico de colangiopatia esquistossomótica.

Pseudotumores inflamatórios são lesões benignas raras que surgem em diversos órgãos.[1,24] Quando se origina no fígado, a principal característica é a presença de células miofibroblásicas alongadas sem atipias. A etiologia é desconhecida. Obstrução biliar pela massa pode levar ao desenvolvimento de CES. Pseudotumor inflamatório é um desafio diagnóstico e terapêutico. Não existem sinais específicos em exames de imagem ou teste bioquímicos definitivos. Identifica-se massa hepática que pode-se assemelhar a um abcesso, hepatocarcinoma ou ainda colangiocarcinoma. Abordagem cirúrgica (ressecção, transplante) ou conservadora (antibióticos, corticoides, anti-inflamatórios não hormonais) foram utilizados para tratamento desta doença.[1,24]

Diferente do parênquima hepático, o sistema biliar depende somente do suprimento arterial de sangue para manter-se viável. Lesões do epitélio biliar surgem após comprometimento da irrigação tanto dos ramos principais dos vasos, como dos plexos capilares peribiliares.[1,20] Histologicamente, os ductos biliares maiores apresentam erosões e atrofia e os menores, ductopenia. Os pacientes com lesões isquêmicas das vias biliares podem apresentar colestase e alterações que se assemelham a CEP em colangiografias. Apesar de a isquemia ser provavelmente o principal mecanismo de lesão biliar nos pacientes com lesões cirúrgicas, essas alterações são mais amplamente discutidas na literatura sobre transplante hepático, já que estenoses isquêmicas fora do sítio da anastomose podem estar presentes em mais de 20% receptores. A incidência de colangiopatia isquêmica aumenta quando se usam órgãos removidos após a "morte cardíaca" do doador ou ainda quando o tempo de isquemia fria do órgão é maior.[1,20]

CES como consequência de politrauma é rara, mas ainda assim subdiagnosticada. O mecanismo básico de lesões das vias biliares também seria isquemia. Série recente demonstrou casos de CES em pacientes com icterícia persistente, após longos períodos de internação em UTI por diferentes causas de politraumatismo.[1]

A infusão de agentes quimioterápicos na artéria hepática, essencialmente o floxuridine, 5 FU e mitomicina foi implicada como causa de colangite isquêmica e na sequência CES. Os mecanismos propostos foram vasculite tóxica e indução de trombose intravascular. Outro agente químico, cujo uso foi associado ao desenvolvimento de CES, é o formaldeído utilizado para tratamento do cisto hidático.

Causas menos frequentes de CES e colangiopatias, assim como entidades como as síndromes de superposição, não foram incluídas nesta discussão.

REFERÊNCIAS BIBLIOGRÁFICAS

1. Abdalian R, Heathcote J. Sclerosing cholangitis: a focus on secondary causes. Hepatology 2006;44:1063-74.
2. Agarwal AK, Sharma D, Sihgh S et al. Portal biliopathy: a study of 39 surgically treated patients. HPB 2011;13:33-39.
3. Baluyut AR, Sherman S, Lehman GA et al. Impact of endoscopic therapy on the survival of patients with primary sclerosing cholangitis. Gastrointest Endosc 2001;53:308-12.
4. Baron TH. Covered self-expandable metal stents for benign biliary tract diseases. Curr Opin Gastroenterol 2011;27:262-67.
5. Bjornsson E, Olsson R, Bergquist A et al. The natural history of small-duct primary sclerosing cholangitis. Gastroenterology 2008;134:975-80.
6. Borg PCJ, Buuren HR, Depla ACTM. Bacterial cholangitis causing secondary sclerosing cholangitis: a case report. BMC Gastroenterol 2002;2:14-17.
7. Brant PE, Kopke-Aguiar L, Shigueoka DC et al. Anicteric cholangiopathy in schistosomiasis patients. Act Trop 2008;108:218-21.
8. Campbel WL, Peterson MS, Federle MP et al. Using CT and Cholangiography to Diagnose Biliary Tract Carcinoma Complicating Primary Sclerosing Cholangitis. AJR 2001;177:1095-100.
9. Cantu P, Bezzio C. Role of a shot-term stent-trial in a patient with biliary stricture and portal hypertensive biliopathy: long-term outcome result. Dig Dis Sci 2011;56:1242-44.
10. Chapman R, Fevery J, Kalloo A et al. Diagnosis and Management of Primary Sclerosing Cholangitis. Hepatology 2010;51(2):660-78.
11. Dave M, Elmunzer BJ, Dwamena BA et al. Primary Sclerosing Cholangitis: Meta-Analysis of Diagnostic Performance of MR Cholangiopancreatography. Radiology 2010;256(2):387-96.
12. Delbet P. Retrecissement du choledoque: cholecystoduodenostomie. Bull Mem Soc Nat Chir 1924;50:1144-46.
13. Eaton J, Silveira M, Lindor K. High dose ursodeoxycholicacid is associated with the development of colorectal neoplasia in patients with ulcerative colitis and primary sclerosing cholangitis. Am J Gastroenterol 2011;106:1638-45.
14. Enns R, Eloubeidi MA, Mergener K et al. Predictors of successful clinical and laboratory outcomes in patients with primary sclerosing cholangitis undergoing endoscopic retrograde cholangiopancreatography. Can J Gastroenterol 2003;17:243-48.
15. European Association for the Study of the Liver. EASL Clinical Practice Guidelines: management of cholestatic liver diseases. J Hepatol 2009;51:237-67.
16. Fujita N, Noda Y, Kobayashi G et al. Intraductal ultrasonography (IDUS) for the diagnosis of biliopancreatic diseases. Best Pract Res Clin Gastroenterol 2009;23:729-42.
17. Gluck M, Cantone NR, Brandabur JJ et al. A twenty-year experience with endoscopic therapy for symptomatic primary sclerosing cholangitis. J Clin Gastroenterol 2008;42:1032-39.
18. Hov JR, Boberg KM, Karlsen TH. Autoantibodies in primary sclerosing cholangitis. World J Gastroenterol 2008;14(24):3781-91.
19. Karlsen TH, Schrumpf E, Boberg KM. Update on primary sclerosing cholangitis. Dig Liver Dis 2010;42:390-400.
20. Lazaridis KN. Sclerosing cholangitis epidemiology and etiology. J Gastrointes Surg 2008;12:417-19.
21. Lindor KD. Immunoglobulin G4-associated autoimmune cholangiopathy. Gastroenterol Hepatol 2011;7(4):259-61.
22. Lindor KD, Kowdley KV, Luketic VA et al. High-dose ursodeoxycholic acid for the treatment of primary sclerosing cholangitis. Hepatology 2009;50:808-14.
23. Llop E, Juan C, Seijo S et al. Portal cholangiopathy: a radiological classification and natural history. Gut 2011;60:853-60.
24. Milias K, Madhavan KK, Bellamy C et al. Inflammatory pseudotumors of the liver: experience of a specialist surgical unit. J Gastroenterol Hepatol 2009;24:1462-68.
25. Miura F, Asano T, Amano H et al. Ressected case of eosinophilic cholangiopathy presenting with secondary sclerosing cholangitis. W J Gastroenterol 2009;15(11):1394-97.
26. Molodecky NA, Kareemi H, Parab R et al. Incidence of primary sclerosing cholangitis: a systematic review and meta-analysis. Hepatology 2011;53(5):1590-99.
27. Olsson R, Boberg KM, de M OS et al. High-dose ursodeoxycholic acid in primary sclerosing cholangitis: a 5-year multicenter, randomized, controlled study. Gastroenterology 2005;129:1464-72.
28. Rustemovic N, Cukovic-Cavka S, Opacic M et al. Endoscopic ultrasound elastography as a method for screening the patients with suspected primary sclerosing cholangitis. Eur J Gastroenterol Hepatol 2010;22:748-53.
29. Saich R, Chapman R. Primary sclerosing cholangitis, autoimmune hepatitis and overlap syndromes in inflammatory bowel disease. World J Gastroenterol 2008;14:331-37.
30. Sales DM, Santos JEM, Shigeoka DC et al. Correlação interobservador das alterações morfológicas das vias biliares em pacientes com esquistossomose mansoni pela colangiorressonância magnética. Radiol Bras 2009;42(5):277-82.
31. Silveira MG, Lindor KD. Primary sclerosing cholangitis. Can J Gastroenterol 2008;22(8):689-98.
32. Siqueira ES, Slivka A, Schoen RE et al. Detecting cholangiocarcinoma in patients with primary sclerosing cholangitis. Gastrointest Endosc 2002;56:40-47.
33. Tischendorf JJ, Kruger M, Trautwein C et al. Cholangioscopic characterization of dominant bile duct stenoses in patients with primary sclerosing cholangitis. Endoscopy 2006;38:665-69.
34. Weismüller TJ, Lankisch TO. Medical and endoscopic therapy of primary sclerosing cholangitis. Best Pract Res Clin Gastroenterol 2011;25:741-52.
35. Zen Y, Nakamura Y. IgG4 cholangiopathy. Inter J Hepatol 2012;12:215-19.

CAPÍTULO 79

Diagnóstico e Tratamento das Anomalias Pancreáticas e da Via Biliar

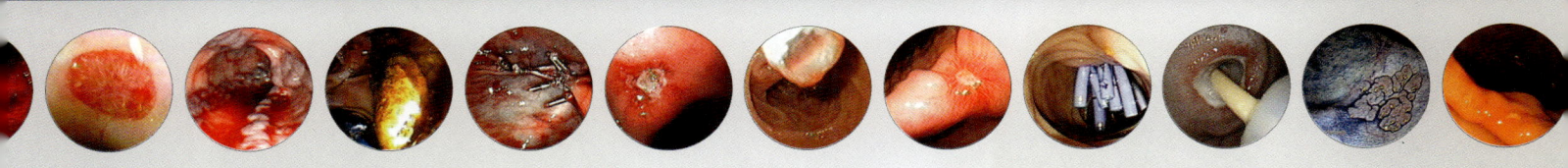

Erika Pereira Macedo ■ Angelo Paulo Ferrari Jr.

PÂNCREAS

Anomalias congênitas e variantes do pâncreas são encontradas em aproximadamente 10% da população. Enquanto uma parte constitui achados casuais em exames endoscópicos, cirurgias ou autópsias, outra parte dessas anomalias são clinicamente significantes e causam sintomas na infância ou na vida adulta.

Entre as anomalias congênitas mais comuns estão o pâncreas *divisum*, pâncreas anular, tecido pancreático heterotópico e agenesia pancreática.

Pâncreas *divisum*

O pâncreas *divisum* é a mais frequente das anomalias morfológicas congênitas do pâncreas, presente em cerca de 10% da população.[18]

O pâncreas de um adulto normal resulta da fusão dos brotos pancreático dorsal e ventral durante o segundo mês do desenvolvimento fetal (Fig. 79-1). O botão ventral surge com o sistema hepatobiliar e irá formar o aspecto posteroinferior da cabeça do pâncreas, que gira para se fundir com a gema dorsal o que, em última análise, constitui o restante da glândula (Fig. 79-2). Normalmente, o ducto do broto dorsal funde-se com a do broto ventral para formar o ducto pancreático principal. Em aproximadamente 30% das pessoas, a porção do ducto dorsal mais próximo da papila menor não regride. Este segmento residual do ducto dorsal torna-se o ducto acessório, que pode ou não ser patente. Esta variante congênita não tem qualquer consequência clínica conhecida. Parece que a fusão apropriada dos ductos dorsal e ventral ocorre em pouco mais de 90% de indivíduos.[13] No entanto, quando a fusão dos dois brotos falha, o ducto dorsal permanece e drena a maioria do pâncreas da papila menor e o curto ducto ventral drena a porção inferior da cabeça através da papila maior, situação designada por pâncreas *divisum* (PD). Existem diversas variações de PD, incluindo PD incompleto (Fig. 79-3), no qual há uma fina comunicação entre os dois ductos e PD completo, em que há completa ausência de um ducto ventral (Fig. 79-4). A frequência com que estas variantes podem ocor-

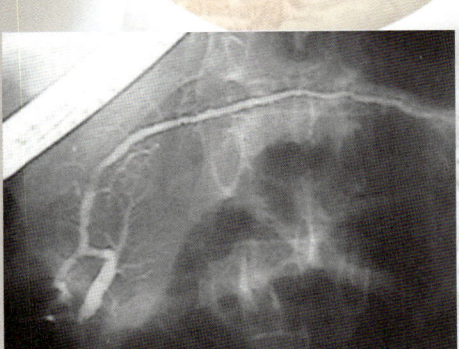

Fig. 79-1. Ducto pancreático normal.

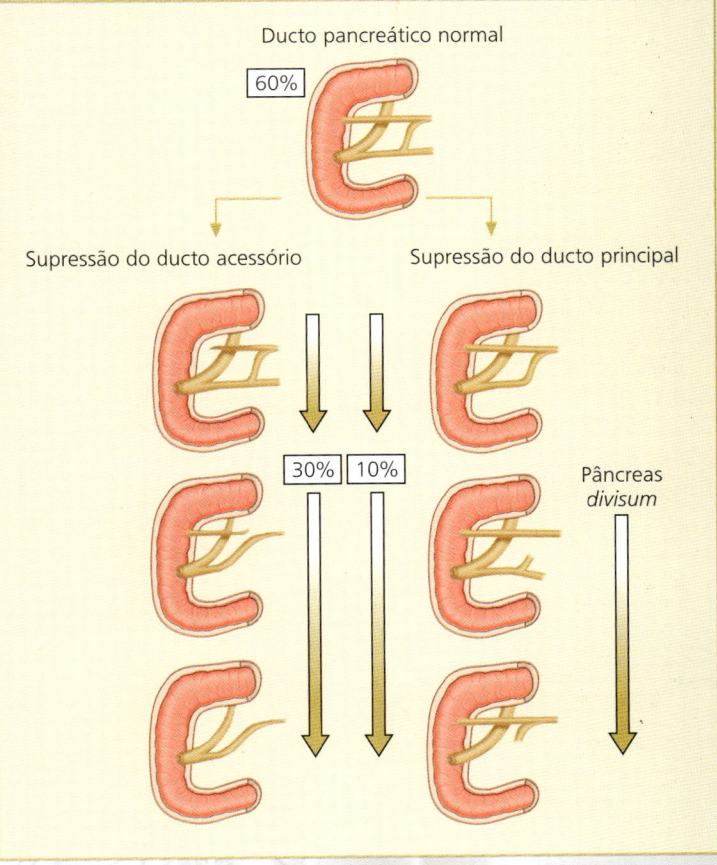

Fig. 79-2. Evolução embriológica do pâncreas e suas possíveis variações.

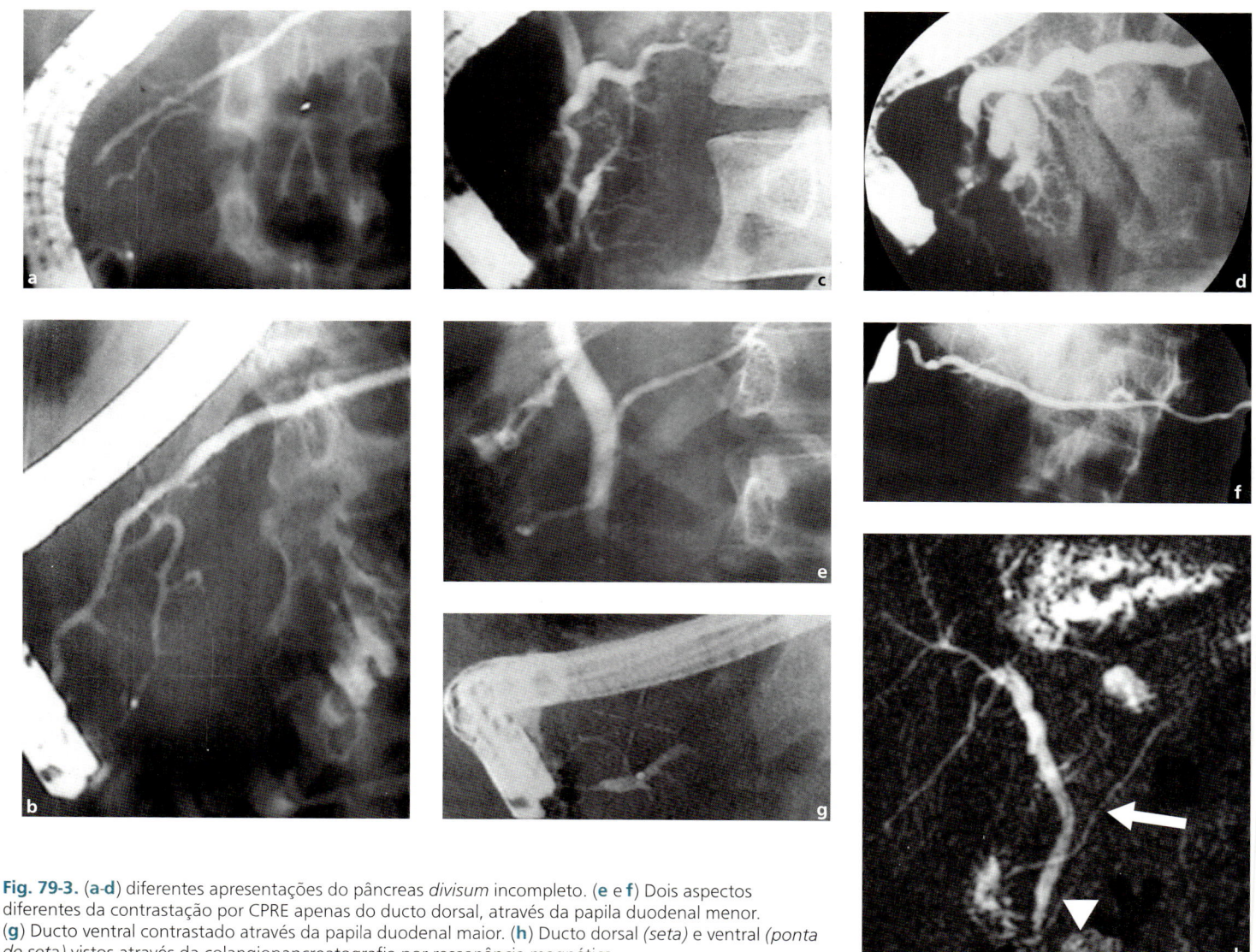

Fig. 79-3. (a-d) diferentes apresentações do pâncreas *divisum* incompleto. (e e f) Dois aspectos diferentes da contrastação por CPRE apenas do ducto dorsal, através da papila duodenal menor. (g) Ducto ventral contrastado através da papila duodenal maior. (h) Ducto dorsal *(seta)* e ventral *(ponta de seta)* vistos através da colangiopancreatografia por ressonância magnética.

rer varia dependendo do grupo de pacientes, mas as implicações clínicas parecem ser semelhantes para cada variante,[13] já que o ducto dorsal drena a maior porção da glândula pancreática nos três casos.

O papel do PD como causa de pancreatite aguda recorrente permanece controverso. Alguns autores acreditam que o pequeno diâmetro da papila menor representa obstrução com relação ao grande volume de suco pancreático, levando ao quadro de pancreatite recorrente. No entanto, esta explicação é incompatível com a observação de que a maioria dos indivíduos com PD seja assintomática. A hipótese mais aceita para o desenvolvimento de pancreatite aguda recorrente (PAR), pancreatite crônica, ou dor do tipo pancreática em associação a PD é que alguns pacientes com esta anomalia têm uma papila menor que é insuficiente para suprir o fluxo da drenagem pancreática. Essas diferenças de características dos pacientes são importantes quando se avalia a resposta ao tratamento, pois existem diferenças significativas nos resultados da terapêutica com relação à apresentação e ao quadro clínico.

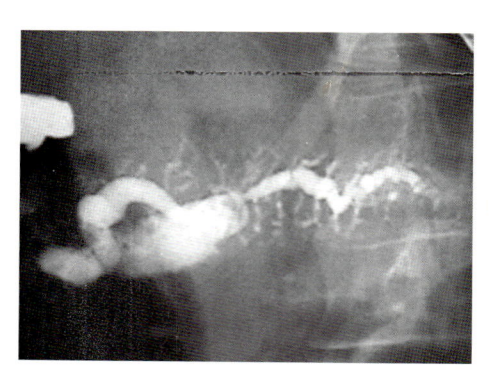

Pacientes com pancreatite aguda recorrente são os melhores candidatos ao tratamento endoscópico, e neste grupo a taxa de sucesso pode chegar a 76% contra 40 a 60% nos pacientes com pancreatite crônica, e 20 a 40% naqueles com dor abdominal incaracterística, crônica ou recorrente.[4]

O tratamento endoscópico é procedimento de alta complexidade, e os pontos críticos são a seleção dos pacientes, dificuldade de cateterização da papila menor, decisão da técnica a ser empregada, seja a esfincterotomia seja a dilatação da papila menor, sempre associada à colocação de prótese plástica, risco de pancreatite aguda pós-procedimento e lesão ductal induzida pela prótese.

Em pacientes adequadamente selecionados, esfincterotomia da papila menor pode evitar novos ataques de pancreatite aguda recorrente. Uma série retrospectiva com 53 pacientes submetidos a esfincterotomia da papila menor, mostrou que 60% deles apresentaram melhora imediata dos sintomas, mas que metade destes doentes desenvolveram sintomas recorrentes após média de acompanhamento de 6 meses após o procedimento.[20]

As complicações do tratamento endoscópico com a colocação de próteses no ducto pancreático são descritas em até 44% dos casos e incluem: oclusão, migração, pancreatite aguda e alterações estruturais no ducto pancreático, que são a preocupação mais temida. Apesar de, na maioria dos casos, elas serem leves e reversíveis após a retirada da prótese, a permanência das próteses por tempo prolongado deve ser evitada. Em revisão recente de grande sé-

Fig. 79-4. Ducto dorsal em paciente com pâncreas *divisum* e pancreatite crônica. Nota-se também a formação de pseudocisto pancreático.

rie retrospectiva, avaliando o tratamento endoscópico dos pacientes com pâncreas *divisum* comparando com a colocação de próteses, a esfincterotomia e a combinação de ambos, os autores demonstraram tendência de melhores resultados (melhora da dor, menor número de hospitalizações) em pacientes com pancreatite aguda recorrente quando comparados com pacientes com pancreatite crônica ou com dor tipo pancreática. Os dados limitados sugerem que a colocação de prótese na papila menor, sem esfincterotomia, por tempo prolongado, pode produzir resultados equivalentes a manipulação da papila menor.[20]

Em resumo, indivíduos com PD constituem grupo heterogêneo. A maioria é assintomática, sendo o PD achado apenas incidental. No entanto, alguns podem desenvolver obstrução do fluxo de suco pancreático, na papila menor, resultando em pancreatite. Embora o diagnóstico do PD seja relativamente simples, a demonstração de relação causal entre a anomalia e a doença pancreática é mais desafiadora, mas extremamente importante ao avaliar potenciais candidatos à terapia invasiva.

Pâncreas anular

O pâncreas forma uma fina banda ao redor da porção pré-ampular do duodeno, levando a obstrução completa ou parcial. A incidência de pâncreas anular é estimada entre 1/1.000 e 3/20.000 pessoas, com base em estudos retrospectivos de pacientes submetidos a exames de imagem abdominal e autópsia, respectivamente.

Fortes evidências sugerem que fatores genéticos estão envolvidos na patogênese do pâncreas anular. Há relatos de que pâncreas anular ocorrem em irmãos e gêmeos idênticos. Além disso, é mais comum nos pacientes com outras anomalias congênitas, como a trissomia do 21, defeitos cardíacos, má rotação, anomalias geniturinárias e fístula traqueoesofágica.

Apesar do pâncreas anular ser frequentemente diagnosticado no pré-natal ou na infância, é errôneo considerá-lo apenas uma doença da infância. Revisão recente revelou segundo pico de detecção da quarta até a sétima década de vida.[31] Neste estudo, os sintomas diferiam drasticamente nos adultos com diagnóstico de pâncreas anular em comparação com as crianças. Pacientes pediátricos ainda não identificados pela ultrassonografia pré-natal tenderam a apresentar vômitos, normalmente não biliosos e intolerância alimentar. Nos adultos, a maioria apresentava dores abdominais, pancreatite, evidências de obstrução biliar, náuseas e vômitos. A suspeita diagnóstica em crianças é feita por achados em radiografias, ultrassonografia abdominal, ou seriografias. Em adultos, a tomografia computadorizada (TC), colangiopancreatografia por ressonância magnética (CPRM), ou colangiopancreatografia retrógrada endoscópica (CPRE) são mais comumente utilizados (Fig. 79-5). Não raro, o diagnóstico de pâncreas anular é feito durante realização de laparotomia.

Duodenostomia cirúrgica parece ser abordagem terapêutica eficaz, e é considerado o tratamento de escolha em pacientes pediátricos e em alguns pacientes adultos. O risco de neoplasia biliopancreática é significativamente maior em adultos com pâncreas anular. Assim, o *screening* e a vigilância de câncer devem ser considerados nesta população.[14]

Pâncreas ectópico

Tecido pancreático ectópico, ocorre em 0,55 a 13,7% da população, sendo o estômago o sítio mais comum (Fig. 79-6), seguido do duodeno, do jejuno proximal e do íleo. Menos comumente o tecido pancreático ectópico pode ser encontrado no ducto biliar comum, na vesícula e no divertículo de Meckel. Embora raramente apresente significância clínica, o tecido pancreático ectópico tem sido associado a ulcerações e sangramento, intussepção e até adenocarcinoma. O tratamento é a ressecção cirúrgica quando o tecido é sintomático, mas sua remoção no achado incidental ainda é controversa.[14]

Agenesia pancreática

Agenesia pancreática é condição rara, que ocorre durante a embriogênese e que pode ser completa ou parcial. Agenesia completa é extremamente rara e incompatível com a vida. Nestes casos cauda, corpo e cabeça do pâncreas, ducto acessório pancreático (ducto de Santorini) e a papila menor estão ausentes. A agenesia parcial do pâncreas é relativamente mais comum podendo ser agenesia do ducto dorsal (mais comum) ou do ducto ventral. Nestes casos, o tamanho do corpo do pâncreas varia, havendo resquícios do ducto Santorini e, a papila menor está presente. O diagnóstico é fundamentado nos achados clínicos e confirmado pela ressonância magnética.[7]

VIAS BILIARES

A árvore biliar extra-hepática é composta pela vesícula biliar, ducto cístico, ductos hepáticos direito e esquerdo (de confluência alta), ducto hepático comum (aproximadamente 2 a 3 cm de comprimento), pela inserção do ducto cístico em ângulo agudo, originando o ducto colédoco com cerca de 3 cm ou mais de comprimento. Todos apresentam origem embriológica comum, divertículo hepático, broto ventral do intestino anterior que surge em torno da quarta semana.[5]

As variações anatômicas encontradas nas vias biliares são comuns, tanto em número como em frequência e, por isso, revestidas de enorme importância, já que podem ser responsáveis por lesões, iatrogênicas ou não, graves.

Anomalias na vesícula biliar são extremamente menos frequentes do que as variações na anatomia ductal. Agenesia da vesícula biliar é raramente encontrada (200 casos relatados), e sua duplicação (duas vesículas biliares separadas, cada uma com seu ducto cístico exclusivo) ocorre em 1:400 recém-nascidos.

Falaremos abaixo das anomalias mais comumente encontradas. Alterações, embora frequentes, mas de pouco significado clínico, como as implantações anômalas do ducto cístico (Fig. 79-7), abertura independente dos ductos pancreático e biliar (Fig. 79-8) e outras variações meramente da anatomia ductal não fazem parte do escopo deste capítulo.

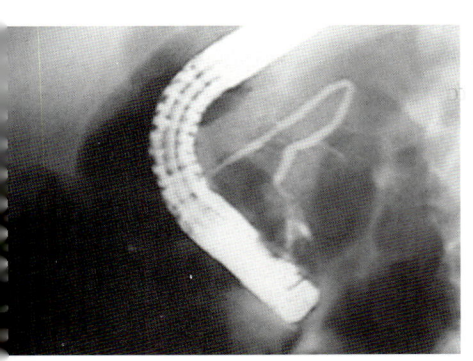

Fig. 79-5. Pâncreas anular.

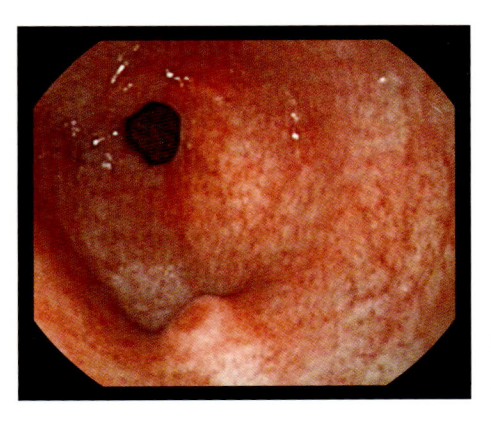

Fig. 79-6. Pâncreas ectópico em antrogástrico.

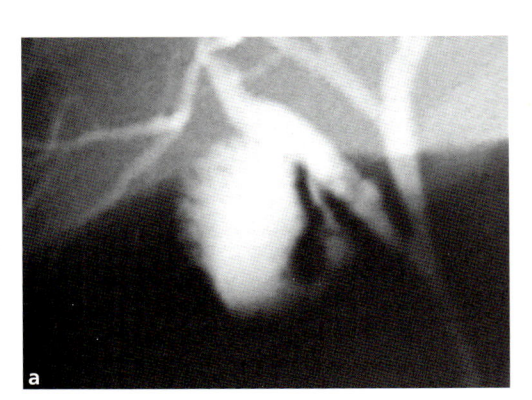

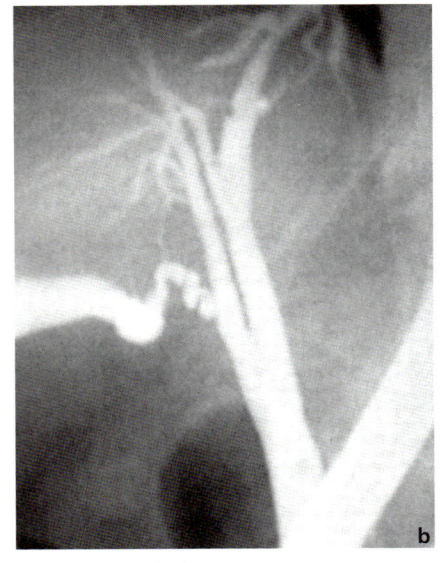

Fig. 79-7. (a e b) Inserção anômala do ducto cístico no ducto hepático direito.

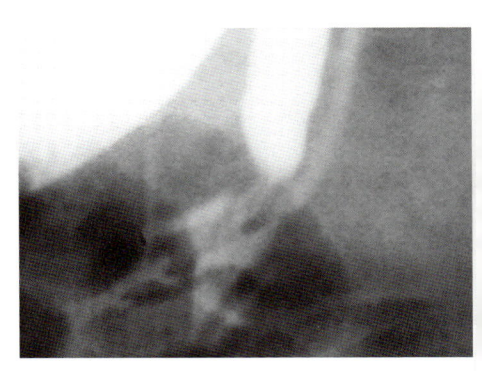

Fig. 79-8. Abertura independente do ducto pancreático e do ducto biliar comum na papila duodenal maior.

Cistos biliares e anomalia da junção biliopancreática

Os cistos biliares podem ocorrer em todo o trajeto da via biliar intra e extra-hepática e são caracterizados por dilatações saculares ou fusiformes da via biliar ou por formações diverticulares. Eles foram originalmente chamados de cistos de colédoco decorrente do envolvimento do ducto biliar extra-hepático. Cistos biliares são associados a taxas significativas de complicações, como estenoses ductais, formação de cálculos, colangite, rupturas e cirrose biliar secundária. Além disso, certos tipos de cistos biliares têm risco elevado para malignização.

A incidência dos cistos biliares tem sido estimada em torno de 1:100.000 a 1:150.000, com alguns relatos mostrando intervalos ainda mais amplos. São mais comuns em mulheres (3:1), com incidência maior em países asiáticos e em especial no Japão, o que sugere predisposição genética ou ambiental.[16] A incidência em crianças abaixo de 10 anos é de 40 a 80%, e abaixo de 1 ano, 25%.[2]

A classificação para cistos dos ductos biliares extra-hepáticos foi inicialmente proposta em 1959.[1] Foi expandida em 1977[26] para incluir os cistos intra-hepáticos e ainda mais refinada em 2003 para incorporar a presença da anomalia da junção biliopancreática.[27]

A classificação divide os cistos biliares em cinco tipos diferentes (Fig. 79-9):[1]

- *Tipo I:* é o mais comum, correspondendo a aproximadamente 50 a 80% dos casos. A dilatação envolve mais frequentemente o ducto biliar comum, estendendo-se até o ducto hepático comum (Fig. 79-10). São divididos em três diferentes tipos. O **tipo Ia** é definido pela dilatação cística de toda árvore biliar extra-hepática e está associado a anomalia da junção biliopancreática. Neste tipo não há dilatação dos ductos biliares intra-hepáticos. O ducto cístico e a vesicular biliar surgem do ducto hepático comum dilatado. O **tipo Ib** é definido pela dilatação focal, segmentar (frequentemente distal) do ducto biliar extra-hepático. Não está associado a anomalia da junção biliopancreática. O **tipo Ic** é definido pela dilatação de aspecto fusiforme de todo o ducto extra-hepático e está associado a anomalias da junção biliopancreática.
- *Tipo II:* verdadeiros divertículos do ducto biliar comum são raros e correspondem a 2% dos casos dos cistos biliares.
- *Tipo III:* ocorrem em menos de 5% dos casos e também são chamados de coledococeles. Correspondem à dilatação cística da porção intramural do colédoco, eventualmente levando a abaulamento cístico junto à papila duodenal.
- *Tipo IV:* ocorrem em 15 a 35% dos casos. São definidos pela presença de múltiplos cistos e são divididos em dois subtipos: o **Tipo IVa**, que são aqueles que acometem os ductos intra e extra-hepáticos e o **Tipo IVb**, com cistos múltiplos apenas no ducto biliar extra-hepático.
- *Tipo V:* ocorrem em 20% dos casos de cistos biliares. São caracterizados por uma ou mais dilatações císticas dos ductos intra-hepáticos, sem doença da árvore biliar extra-hepática. A presença de múltiplas dilatações saculares ou císticas na árvore biliar intra-hepática é também conhecida com doença de Caroli.

A patogênese dos cistos biliares é controversa, com uma vertente congênita e outra adquirida. O diagnóstico ultrassonográfico dos cistos de colédoco durante a gestação corrobora a hipótese de que estes cistos sejam congênitos; por outro lado, uma parcela dos pacientes é diagnosticada somente na quarta ou quinta década de vida.

A anormalidade na junção entre os ductos pancreáticos e biliares está etiologicamente relacionada com os cistos de colédoco.[30] A maior parte da população apresenta canal comum entre o ducto colédoco e o pancreático, cujo comprimento médio é de 4 a 5 mm, variando de 1 a 12 mm.[15] A musculatura do esfíncter envolve tanto o canal comum como cada ducto separadamente, chamado esfíncter de Oddi. Essa união pode apresentar-se de forma anômala e longa, medindo, no mínimo 8 mm e frequentemente cerca de 20

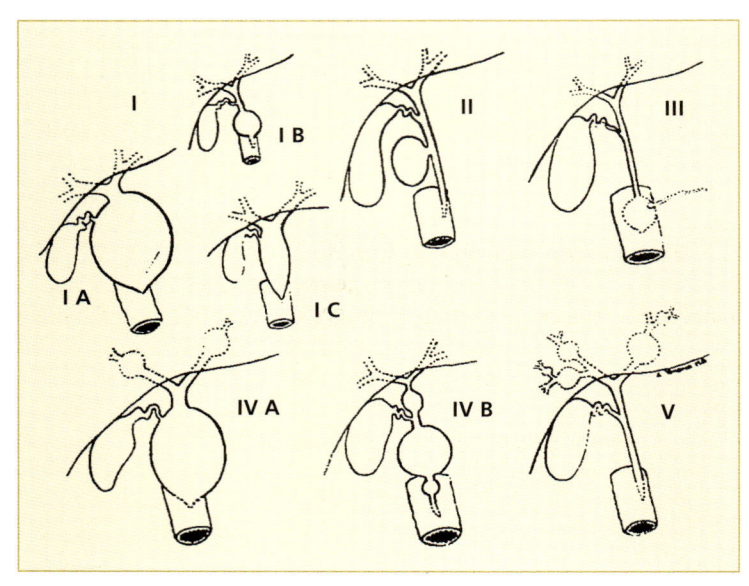

Fig. 79-9. Classificação de Todani dos cistos biliares.

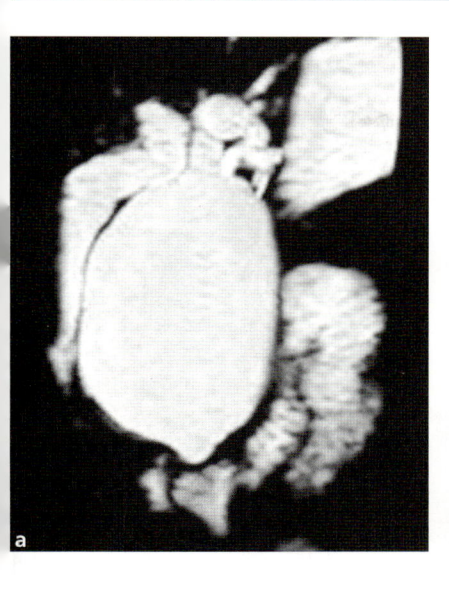

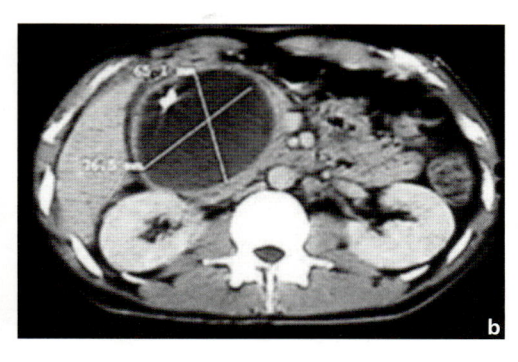

Fig. 79-10. (**a** e **b**) Colangiografia por ressonância magnética mostrando cisto de colédoco do tipo IA.

mm de extensão, de maneira que esse canal comum se encontra fora da parede duodenal e sem a compressão realizada pela musculatura do esfíncter. Esse fator propiciaria o refluxo da secreção pancreática para árvore biliar e vice-versa. Esta é conhecida como anomalia da junção biliopancreática. O refluxo constante da secreção pancreática para a via biliar levaria a inflamação crônica, destruição epitelial e formação do cisto.[28] Mais recentemente, a junção biliopancreática anômala passou a ser subdividida em três tipos, e esta classificação reflete questões anatômicas de importância para o endoscopista e cirurgião:

- *Tipo B-P:* ducto biliar comum se junta ao ducto pancreático principal.
- *Tipo P-B:* neste tipo é o ducto pancreático que se junta ao ducto biliar comum (Fig. 79-11); está associado a taxas maiores de pancreatite recorrente do que o tipo B-P.[8]
- *Tipo Y:* um longo canal comum, sem dilatação do ducto biliar comum.

A maioria das manifestações nos pacientes com cistos biliares irá surgir antes dos 10 anos de idade. Crianças com cistos biliares geralmente apresentam hiperbilirrubinemia (80%), falência de crescimento ou massa abdominal (30 a 60%). A tríade dor, icterícia e massa abdominal é encontrada em até 63% das crianças. Cistos biliares devem ser considerados em adultos quando houver dilatação de uma porção do ducto biliar ou da ampola, especialmente na ausência de alterações bioquímicas, imagem ou evidência endoscópica de obstrução.[21]

Cistos biliares estão associados ao aumento no risco de câncer, particularmente colangiocarcinoma.[22] A incidência de malignização varia com a idade e com o tipo de cisto. Em estudo de 1983, após revisão de todas as séries de cistos biliares publicadas, a incidência de câncer foi de 0,7% em pacientes com menos de 10 anos de idade, 6,8% em pacientes entre 11 e 20 anos, e 14,3% naqueles acima de 20 anos de idade.[29] Em revisão sistemática publicada em 2007, a incidência de câncer biliar variou de 10 a 30% com média de idade no diagnóstico de 32 anos.[22] A maioria dos casos de câncer ocorre no **tipo I** e **tipo IVa**. A presença de anomalia da junção biliopancreática (AJBP) aumenta risco de malignização.[17]

A abordagem diagnóstica é variada, dependendo de vários fatores como idade do paciente, presença de sintomas, condições cirúrgicas, tipo de cisto, dados laboratoriais e achados de imagem no momento da avaliação. A ultrassonografia e a tomografia computadorizada são ótimas e ajudam a afastar outras doenças, como neoplasia ou coledocolitíase.

A colangiografia (intraoperatória, percutânea ou endoscópica) tem sensibilidade de até 100% nos diagnósticos dos cistos. Os cistos **tipo III** (coledococeles) são frequentemente a primeira suspeita durante colangiopancreatografia retrógrada endoscópica quando uma dilatação da porção intramural do ducto biliar é vista endoscopicamente. A realização de colangiopancreatografia endoscópica pré-operatória é importante para avaliar a anatomia biliar, identificar anormalidades da junção biliopancreática e afastar presença de cálculos ou neoplasias. Entretanto, traz consigo risco de colangite e pancreatite. Pacientes com doença cística apresentam maior risco para estas complicações quando comparados com a população geral decorrente da presença de canal comum longo, da disfunção dos esfíncteres e da dilatação dos ductos.[12] A colangiopancreatografia por ressonância magnética (CPRM) não apresenta esses riscos (colangite e pancreatite), porém é menos sensível para exclusão de obstrução.

O tratamento depende do tipo do cisto. No passado, alguns pacientes eram tratados com drenagem interna via cistoenterostomia. Porém, apesar de efetivo, o procedimento era associado a altas taxas de complicações, como colangite ascendente, estenose da anastomose e aumento de mais de 30% no risco de malignização no pós-operatório.[24]

Atualmente a excisão cirúrgica do cisto é recomendada para os tipos I, II e IV, com remoção de todo o tecido do cisto quando possível, decorrente do risco de malignização associada a estes cistos.[17,23] Em alguns casos a excisão do cisto pode ser prejudicada pela relação com as estruturas vizinhas. Nos casos em que a dissecção do cisto é tecnicamente difícil, alguns cirurgiões preconizam

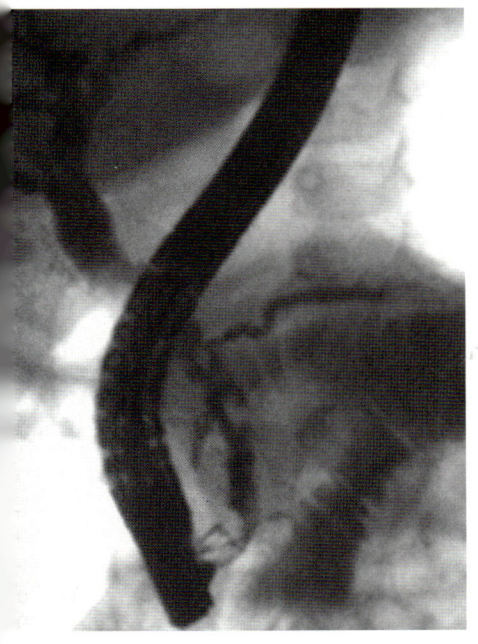

Fig. 79-11. Junção anômala biliopancreática do tipo P-B: o ducto pancreático junto ao ducto biliar comum, em criança com 7 anos e crises de pancreatite aguda recorrente.

deixar a parede posterior do cisto intacta e realizar mucossectomia (remoção do epitélio do cisto).[19] A ressecção cirúrgica trata eficazmente os sintomas e parece diminuir o risco de câncer. A complicação mais frequente, a longo prazo, é a estenose da anastomose biliar-entérica levando a icterícia, colangite ou cirrose. Esta complicação ocorre em até 25% dos pacientes ao longo do tempo, e eles devem ser monitorados para a evidência de formação de estenose com exames anuais para avaliação da função hepática e colestase.[17,23]

Em pacientes que apresentam anomalias da junção biliopancreática (AJBP), além da excisão do cisto, é recomendada a colecistectomia pelo risco aumentado de câncer de vesícula.

Os cistos **tipo IIIa** (coledococeles) também podem ser tratados cirurgicamente com a excisão do cisto e esfincteroplastia, entretanto, como não há predisposição para transformação maligna, a melhor opção é a esfincterotomia endoscópica ampla, com abertura de todo o cisto.[2]

Doença de Caroli

Doença de Caroli é distúrbio congênito caracterizado por dilatação, multifocal e segmentar dos ductos biliares intra-hepáticos,[25] geralmente associada a doença cística renal de gravidade variável. Ocorrem duas variantes desta doença:

- *Doença de Caroli*: sua forma menos comum, caracterizada por ectasia ductal sem outras anormalidades hepáticas aparentes.
- *Síndrome de Caroli*: a variante mais frequente, na qual a dilatação do ducto biliar está associada a fibrose hepática congênita.

A patogênese das duas formas ainda é incompreendida. É considerada uma doença hereditária autossômica recessiva.[25]

Na sua forma simples (doença de Caroli), os principais sintomas são dor abdominal, febre, icterícia recorrente, colangite e formação de abscessos intra-hepáticos. Já na forma associada à fibrose hepática congênita (síndrome de Caroli), os sintomas de hipertensão portal são mais evidentes, como ascite e sangramento por varizes esofágicas.

O diagnóstico é estabelecido por exames de imagem que demonstram dilatações e irregularidades dos ductos biliares, dilatações císticas próximas ao ducto hepático comum, com colédoco normal. Esses achados podem ser vistos pela ultrassonografia, colangiopancreatografia por ressonância magnética ou endoscópica (Fig. 79-12).[10]

O tratamento é em grande parte de suporte e deve ser individualizado. Colangite e septicemia devem ser tratadas com antibióticos apropriados. Em decorrência da estase biliar e presença de cálculos intra-hepáticos, a infecção pode ser particularmente difícil de erradicar e levar a deterioração progressiva da função hepática.

Esfincterotomia endoscópica e remoção de cálculos estão indicadas nos casos com cálculos no ducto biliar comum. Em contraste, nos cálculos intra-hepáticos a extração é muito mais difícil. Caroli-Bosc *et al.* trataram endoscopicamente seis casos de doença de Caroli realizando esfincterotomia biliar seguida de litotripsia extracorpórea ou litotripsia eletro-hidráulica. O clareamento da via biliar foi observado em 66% dos casos com uma média de quatro sessões, com acompanhamento de 6 anos.[3]

O tratamento cirúrgico usualmente não é viável. Entretanto a hepatectomia parcial pode ser curativa em raros casos nos quais a doença é localizada em um lobo hepático único. Pacientes com infecções recorrentes e com complicações decorrentes da hipertensão portal podem necessitar de transplante hepático.[11]

O risco de colangiocarcinoma está aumentado (mais de 7%), provavelmente decorrente da significante estase biliar e da presença de altas concentrações de sais biliares.

Atresia biliar

Atresia biliar (AB) é doença progressiva e idiopática da árvore biliar extra-hepática que se apresenta exclusivamente com obstrução biliar no período neonatal. Embora a frequência seja baixa (cerca de 1 a cada 10.000 a 20.000 nascimentos), é a causa mais comum de icterícia neonatal com indicação cirúrgica e a indicação mais comum para transplante hepático na infância.[9] Crianças com atresia biliar podem ser agrupadas em três grupos:

1. Atresia biliar sem outras anomalias ou malformações: ocorre em 70% das crianças com AB. Tipicamente essas crianças nascem sem icterícia, mas dentro dos 2 primeiros meses de vida desenvolvem icterícia e as fezes vão tornando-se acólicas progressivamente.
2. Atresia biliar com malformações de lateralidade: também conhecida como atresia biliar embrional, ocorre em 10 a 15% das crianças com AB. Malformações de lateralidade incluem *situs inversus*, asplenia ou polisplenia, malformações da veia cava e cardíacas.
3. Atresia biliar em associação a outras malformações congênitas: geralmente associada a malformações congênitas como cistos de colédoco, anomalias renais e malformações cardíacas.

Independentemente do tipo de AB, a histologia e o colangiograma são característicos: a histologia mostra inflamação, fibrose portal, colestase, proliferação do ducto biliar enquanto o colangiograma demonstra obstrução dos ductos biliares extra-hepáticos.

As causas da AB ainda não estão bem estabelecidas e provavelmente são multifatoriais: fatores genéticos, virais, tóxicos, e imunológicos estão envolvidos.

A maioria das crianças com AB nasce a termo, com peso e desenvolvimento normais. Os principais sinais e sintomas começam a surgir a partir da oitava semana de vida e são icterícia, colúria, acolia fecal e hepatoesplenomegalia. Alterações laboratoriais demonstram elevação dos níveis séricos de bilirrubina conjugada e eleva-

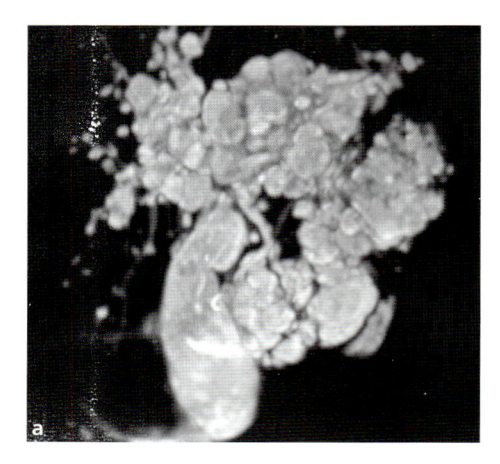

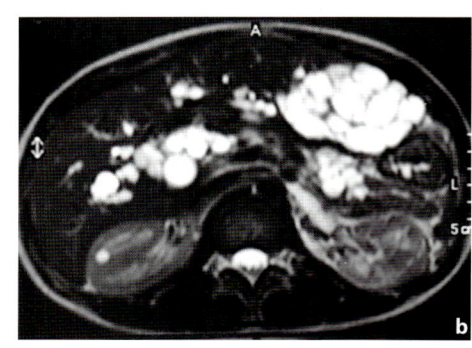

Fig. 79-12. (**a** e **b**) Colangiografia por ressonância magnética mostrando caso de doença de Caroli.

ção leve ou moderada das aminotransferases com aumento desproporcional da GGT.

O diagnóstico é feito com base nos resultados de testes laboratoriais, exames de imagem e biópsia hepática para excluir outras causas de colestase. O diagnóstico deve ser feito o mais rapidamente possível, porque o sucesso cirúrgico diminui progressivamente com a idade. Uma vez confirmado o diagnóstico da AB, o procedimento mais comumente realizado é a hepatoportoenterostomia, também conhecida como cirurgia de Kasai. A maioria dessas crianças submetidas a esta cirurgia apresenta elevado risco de colangite ascendente de repetição o que pode acelerar a progressão da doença hepática. Para reduzir este risco é preconizado o uso de antibiótico profilático no primeiro ano de vida. Cerca de 60 a 80% dos pacientes com AB irão necessitar de transplante hepático.[6]

REFERÊNCIAS BIBLIOGRÁFICAS

1. Alonso-Lej F, Rever Jr WB, Pessagno DJ. Congenital choledochal cyst, with a report of 2, and an analysis of 94, cases. *Int Abstr Surg* 1959;108:1-30.
2. DS B. Cystic disorders of the bile ducts. In: MV S. (Ed.). *Gastroenterologic Endoscopy*. Philadelphia: WB Saunders, 2000. p. 948-57.
3. Caroli-Bosc FX, Demarquay JF, Conio M *et al.* The role of therapeutic endoscopy associated with extracorporeal shock-wave lithotripsy and bile acid treatment in the management of Caroli's disease. *Endoscopy* 1998;30:559-63.
4. Chacko LN, Chen YK, Shah RJ. Clinical outcomes and nonendoscopic interventions after minor papilla endotherapy in patients with symptomatic pancreas divisum. *Gastrointest Endosc* 2008;68:667-73.
5. D'Ippólito G, Rosas GQ, Appezzato LF *et al.* Variantes anatômicas e anomalias congênitas das vias biliares e pancreáticas: análise através da colangiopancreatografia por ressonância magnética. *Revista Imagem* 2011;28:31-39.
6. de Vries W, Homan-Van der Veen J, Hulscher JB *et al.* Twenty-year transplant-free survival rate among patients with biliary atresia. *Clin Gastroenterol Hepatol* 2011;9:1086-91.
7. Guclu M, Serin E, Ulucan S *et al.* Agenesis of the dorsal pancreas in a patient with recurrent acute pancreatitis: case report and review. *Gastrointest Endosc* 2004;60:472-75.
8. Guelrud M, Morera C, Rodriguez M *et al.* Normal and anomalous pancreaticobiliary union in children and adolescents. *Gastrointest Endosc* 1999;50:189-93.
9. Haber BA, Russo P. Biliary atresia. *Gastroenterol Clin North Am* 2003;32:891-911.
10. Hussain SZ, Bloom DA, Tolia V. Caroli's disease diagnosed in a child by MRCP. *Clin Imaging* 2000;24:289-91.
11. Kassahun WT, Kahn T, Wittekind C *et al.* Caroli's disease: liver resection and liver transplantation. Experience in 33 patients. *Surgery* 2005;138:888-98.
12. Keil R, Snajdauf J, Rygl M *et al.* Diagnostic efficacy of ERCP in cholestatic infants and neonates—a retrospective study on a large series. *Endoscopy* 2010;42:121-26.
13. Klein SD, Affronti JP. Pancreas divisum, an evidence-based review: part I, pathophysiology. *Gastrointest Endosc* 2004;60:419-25.
14. Kozu T, Suda K, Toki F. Pancreatic development and anatomical variation. *Gastrointest Endosc Clin N Am* 1995;5:1-30.
15. Misra SP, Gulati P, Thorat VK *et al.* Pancreaticobiliary ductal union in biliary diseases. An endoscopic retrograde cholangiopancreatographic study. *Gastroenterology* 1989;96:907-12.
16. O'Neill JAJ. Choledochal cyst. *Curr Probl Surg* 1992;29:361-410.
17. Ono S, Fumino S, Shimadera S *et al.* Long-term outcomes after hepaticojejunostomy for choledochal cyst: a 10- to 27-year follow-up. *J Pediatr Surg* 2010;45:376-78.
18. JS Pâncreas divisum. In: Andreoli JC. (Ed.). *Endoscopia diagnóstica e terapêutica das vias biliares e pâncreas: sua importância entre outros métodos de investigação e terapêutica das vias biliares e pâncreas: posicionamento do método entre clínicos e cirurgiões*. São Paulo: Fundo Editorial BYK; 2004.
19. Saing H, Han H, Chan KL *et al.* Early and late results of excision of choledochal cysts. *J Pediatr Surg* 1997;32:1563-66.
20. Saltzman JR. Endoscopic treatment of pancreas divisum: why, when, and how? *Gastrointest Endosc* 2006;64:712-15.
21. Singham J, Yoshida EM, Scudamore CH. Choledochal cysts: part 1 of 3: classification and pathogenesis. *Can J Surg* 2009;52:434-40.
22. Soreide K, Soreide JA. Bile duct cyst as precursor to biliary tract cancer. *Ann Surg Oncol* 2007;14:1200-11.
23. Takeshita N, Ota T, Yamamoto M. Forty-year experience with flow-diversion surgery for patients with congenital choledochal cysts with pancreaticobiliary maljunction at a single institution. *Ann Surg* 2011;254:1050-53.
24. Tao KS, Lu YG, Wang T *et al.* Procedures for congenital choledochal cysts and curative effect analysis in adults. *Hepatobiliary Pancreat Dis Int* 2002;1:442-45.
25. Taylor AC, Palmer KR. Caroli's disease. *Eur J Gastroenterol Hepatol* 1998;10:105-8.
26. Todani T, Watanabe Y, Narusue M *et al.* Congenital bile duct cysts: Classification, operative procedures, and review of thirty-seven cases including cancer arising from choledochal cyst. *Am J Surg* 1977;134:263-69.
27. Todani T, Watanabe Y, Toki A *et al.* Classification of congenital biliary cystic disease: special reference to type Ic and IVA cysts with primary ductal stricture. *J Hepatobiliary Pancreat Surg* 2003;10:340-44.
28. Topazian M. Biliary Cysts. 2012.
29. Voyles CR, Smadja C, Shands WC *et al.* Carcinoma in choledochal cysts. Age-related incidence. *Arch Surg* 1983;118:986-88.
30. Yamao K, Mizutani S, Nakazawa S *et al.* Prospective study of the detection of anomalous connections of pancreatobiliary ducts during routine medical examinations. *Hepatogastroenterology* 1996;43:1238-45.
31. Zyromski NJ, Sandoval JA, Pitt HA *et al.* Annular pancreas: dramatic differences between children and adults. *J Am Coll Surg* 2008;206:1019-25; discussion 1025-27.

ÍNDICE REMISSIVO

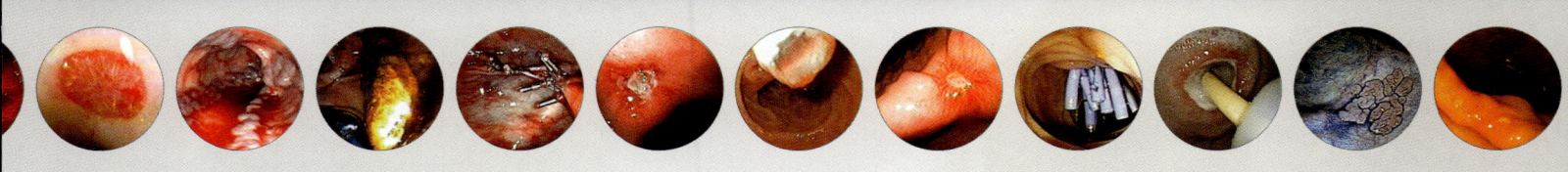

Entradas acompanhadas por um *f* ou *q* em itálico indicam figuras e quadros, respectivamente.

A

AB (Atresia Biliar), 706
Ablação, 683
 balão para, 68*f*
 com radiofrequência, 68*f*
Abordagem
 endoscópica, 255-263
  de complicações do esôfago, 255-263
   pós-cirúrgicas, 255-263
    deiscência de sutura, 256
    desvio de eixo, 260
    estenose de anastomose esofágica, 257
    fisiopatologia, 255
   traumáticas, 255-263
    cervical, 262
    toracoabdominal, 263
AC (Acalasia)
 classificação para, 229*q*
  clínica, 229*q*
   sistema de, 229*q*
 diagnóstico da, 225
  papel da EDA na, 225
 estagiamento da, 229*q*
  clínico, 229*q*
 manometria esofágica, 219
  convencional, 219
 MAR, 219
 tratamento da, 226
 USIAF, 220
AC (Artéria Celíaca), 503
Acantose(s)
 glicogênicas, 269
ACD (Artéria Cólica Direita), 503
ACE (Artéria Cólica Esquerda), 503
Acesso
 à via biliar, 152
  base racional do, 152
   técnicas opcionais, 152
  biliar, 151, 152*q*, 154
   ecoguiado, 154
   técnicas opcionais de, 155*q*
    complicações, 152*q*
   transpapilar, 151
    convencional, 151
Acessório(s)
 armazenamento dos, 43-45
 endoscópicos, 244
 na colangiopancreatografia, 147

reprocessamento dos, 43-45
ACG *(American College of Gastroenterology)*
 indicadores recomendados pela, 15*q*
  de qualidade, 15*q*
Achado(s)
 colonoscópicos, 125
  em pediatria, 125
   DII 125
   pólipos, 125
Ácido
 acético, 136
  aplicação clínica do, 136
   no estômago, 137
  efeitos colaterais do, 137
  limitações do, 137
ACM (Artéria Cólica Média), 503
Adenocarcinoma(s)
 0-IIc, 336*f*
 desenvolvimento de, 181*f*
  fatores associados ao, 181*f*
 do esôfago, 176, 276*f*
  oncogênese do, 176
   transformações epiteliais na, 176
 em EB, 181*f*
 esofágico, 176*f*
  cascata oncogenética do, 176*f*
 gástrico, 312*f*, 337*f*, 353
  0-IIc, 337*f*
  estadiamento do, 353
   EE para, 353
 intramucoso, 163*f*
Adenoma(s)
 classificação dos, 427
 de cólon, 158*f*
 de esôfago, 266
 duodenal, 376
 rastreamento de, 421
  CCR hereditário, 423
   síndromes de, 423
  doenças inflamatórias, 423
   colorretais, 423
  história de CCR, 422
   familiar, 422
   pessoal, 422
  pólipos prévios, 421
Adrenalina
 na HDB, 599
AE (Artéria Esplênica), 503

AE (Atresia de Esôfago), 235
 com FTE, 237*f*
  recém-nascido com, 236*f*
 sem FTE, 236*f*
  recém-nascido com, 236*f*
 tipos de, 236*f*
AF (Altas Frequências), 66
 miniprobe de, 128*f*
AFAP (Polipose Adenomatosa Familial Atenuada)
 síndrome da, 429
Afecção(ões)
 congênitas, 235-240
  do esôfago, 235-240
   AE, 235
   anéis vasculares, 239
   classificação, 235
   cleft, 239
   complicações pós-operatórias, 237
    tratamento endoscópico das, 237
   diagnóstico, 237
    endoscópico, 237
    radiológico, 237
   duplicações esofágicas, 239
   ECE, 238
   embriologia, 235
   FTE, 235
   quadro clínico, 235
 do intestino delgado, 405-414
  indicações da enteroscopia, 405
   anatomia alterada, 413
   atrofia, 408
   DC, 408
   diarreia, 411
   doença de Behçet, 409
   dor abdominal, 413
   isquemia intestinal, 409
   jejunostomia endoscópica percutânea, 414
   poliposes, 409
   retirada de CE, 414
   SGIO, 405
   tumores, 411
AGE (Artéria Gástrica Esquerda), 503
Agenesia
 pancreática, 703
Agente(s)
 antiplaquetários, 32*q*
  pacientes em uso de, 32*q*
 corrosivos, 207-211

esofagite por ingestão de, 207-211
    avaliação das lesões, 208
        papel da endoscopia, 208
    epidemiologia, 207
    etiologia, 207
    patogênese, 207
    quadro clínico, 208
    tratamento, 208
desinfectantes, 500
    colite por, 500
quimioterápico, 500f
    colite após uso de, 500f
Agulha(s)
    para punção aspirativa, 128
        ecoguiada, 128
AH (Artéria Hepática), 503
AI (Artéria Ilíaca), 503
AIC (Artéria Ileocólica), 503
AIDS (Síndrome da Imunodeficiência Adquirida)
    colangiopatia associada à, 698
    EIs na, 192
        outras, 192
AINHs (Anti-Inflamatórios Não Esteroidais)
    gastropatia por, 303
    lesão por, 379
        duodenal, 379
    úlcera por, 94f
Alfentanil, 49
Alimento(s)
    impactação de, 396
Alteração(ões)
    congênitas, 119
        endoscopia pediátrica nas, 119
AM (Artéria Marginal), 503
AMB (Associação Médica Brasileira), 55
Amebíase
    colite por, 498
AMI (Artéria Mesentérica Inferior), 503
AMS (Artéria Mesentérica Superior), 503
Analgesia
    e sedação, 34, 35
        na gravidez, 35
        níveis de, 35q
    fármacos administrados para, 48f
Anastomose
    do esôfago, 255, 256
        deiscência de, 255, 256
            de sutura, 256
            desvio de eixo, 256
            estenose, 256
            fístula, 255
    esofágica, 257
        estenose de, 257
            dilatador balonado, 257
            estenotomia, 259
            injeção de corticoide, 258
            próteses esofágicas, 259
            sondas dilatadoras, 257
    faringoesofágica, 242f
        escama de peixe em, 242f
    gastrojejunal, 398, 402f
        em BGYR, 398
        estenose de, 398
Anatomia
    alterada, 413
        do intestino delgado, 413
Ancilostoma duodenale
    cápsulas bucais do, 380f
Ancilostomose, 380
Anel(is), 231-233
    BGYR com, 394
    BGYR sem, 394
    de Schatzki, 232f
    deslizamento de, 397, 398f
    do esôfago, 231
        conceito, 231
        diagnóstico, 231
        quadro clínico, 231
        tratamento, 233
    erosão de, 397

estenose de, 397
intolerância ao, 397
migração de, 397
vasculares, 239
Anemia
    ferropriva, 94
        cápsula entérica na, 94
Anestesia
    controle da, 47f
        clínico, 47f
    em endoscopia digestiva, 47-52
        antagonistas de opioides, 49
        aspectos, 50
        efeitos intoleráveis dos fármacos, 49
        entubação orotraqueal, 49
        éticos, 50
        fármacos recomendados, 48, 49
            analgésicos, 49
            hipnóticos, 48
        hipnóticos, 49
        legais, 50
        manejo, 47
            dos sintomas, 47
            dos sinais, 47
        o que pode ser evitado, 50
        roteiro para uso de fármacos, 48
    fármacos administrados para, 48f
    geral, 116
        para endoscopia, 116
            pediátrica, 116
        na colonoscopia, 124
            pediátrica, 124
    tópica, 35
Angiodisplasia
    intestinal, 164f
Angioectasia
    jejuno proximal, 122f
Angulação(ões)
    da extremidade, 61f
        do duodenoscópio, 61f
        do gastroscópio, 61f
        dos novos colonoscópios, 61f
Ângulo
    esplênico, 110f
    hepático, 110f
Anomalia(s)
    diagnóstico das, 701-707
        da via biliar, 701-707
            AB, 706
            cistos biliares, 704
            da junção biliopancreática, 704
            doença de Caroli, 706
        pancreáticas, 701-707
            PD, 701
            agenesia pancreática, 703
            pâncreas, 703
                anular, 703
                ectópico, 703
    tratamento das, 701-707
        da via biliar, 701-707
            AB, 706
            cistos biliares, 704
            da junção biliopancreática, 704
            doença de Caroli, 706
        pancreáticas, 701-707
            PD, 701
            agenesia pancreática, 703
            pâncreas, 703
                anular, 703
                ectópico, 703
Antagonista(s)
    de hipnóticos, 49
        flumazenil, 49
    de opioides, 49
        flumazenil, 49
Antiagregante(s)
    plaquetários, 564q
        reversão de, 564q
            antídotos para, 564q

Antibioticoprofilaxia
    cirrose, 33
    CPRE, 33
    EVE, 33
    GEP, 33
    hemorragia digestiva, 33
    indicação de, 34q
        em procedimentos endoscópicos, 34q
    na HDA, 568
        varicosa, 568
    na hemorragia digestiva, 563
    para endoscopia pediátrica, 115
    punção, 34
    por USE, 34
Antibioticoterapia
    na hemorragia digestiva, 563
Anticoagulante(s), 32
    reversão de, 564q
        antídotos para, 564q
Antidepressivo(s)
    no tratamento dos DMEs, 222
    hipercontráteis, 222
Antídoto(s)
    para reversão, 564q
        de antiagregantes, 564q
            plaquetários, 564q
        de anticoagulantes, 564q
Antiplaquetário(s), 32
Antitrombótico(s)
    classes, 32q
    rotas para reversão, 32q
Antro
    gástrico, 73f
Anuscopia, 554
ANVISA (Agencia Nacional de Vigilância Sanitária), 9, 17, 55
    classificação segundo a, 10q
        dos serviços de endoscopia, 10q
    normas da, 10q
        sedação de pacientes segundo as, 10q
            itens mínimos para, 10q
Aparelho
    de duplo canal, 62f
    de trabalho, 62f
        esquema de, 62f
Armazenamento
    dos acessórios, 43-45
    dos endoscópios, 43-45, 63
        desinfecção, 44
        lavagem, 44
ARS (Artéria Retossigmoide), 503
Artéria(s)
    abdominais, 504f
Arteriopatia(s)
    e hemorragia digestiva, 563
        coronarianas, 563
        periféricas, 563
AS (Artéria Sigmoide), 503
ASA (Sociedade Americana de Anestesiologia)
    classificação, 30q
Ascaridíase, 380
Ascaris lumbricoides
    adulto, 380f
ASGE (American Gastrocopic Club), 39
ASGE (American Society for Gastrointestinal Endoscopy), 124
    indicadores recomendados pela, 15q
        de qualidade, 15q
Aspiração
    conexão com a, 62f
        da processadora, 62f
        sistema de, 62f
    válvulas para, 62f
        de água, 62f
Atrofia(s)
    gástrica, 297, 298
        acompanhamento endoscópico, 297, 298
        conduta clínica, 297, 298
    na gastrite, 293

ÍNDICE REMISSIVO

vilositária, 142f
  na topografia, 142f
    de segunda porção duodenal, 142f
Autofluorescência, 160
Azul
  de metileno, 132
    aplicação clínica da, 133
      no duodeno, 133
      no esôfago, 133
      no estômago, 133
    efeitos colaterais da, 133
    limitações da, 133
  de toluidina, 134
    aplicação clínica do, 134
      no esôfago, 134
    efeitos colaterais do, 134
    limitações do, 134

B

Balão(ões), 530
  de tamponamento, 572
    na HDA, 572
      varicosa, 572
  enteroscopia assistida por, 81f
    complicações da, 81f
  na extremidade, 78f
    do endoscópio, 78f
    do *overtube*, 78f
  para ablação, 68f
    com radiofrequência, 68f
Bateria(s)
  ingestão de, 24
BDZ (Benzodiazepínico), 48
BE (Banda Estreita)
  tecnologia de, 158
    cromoscopia, 158
      óptica/digital, 158
Behçet
  doença de, 409
Berço
  alemão, 3
    da endoscopia, 3
BGA (Banda Gástrica Ajustável), 393, 395
  erosão de, 396
    intragástrica, 396
  migração de, 396
    intragástrica, 396
BGYR (*Bypass* Gástrico em Y de Roux), 397f
  com anel, 394, 395
  estenose em, 398
    de anastomose, 398
      gastrojejunal, 398
  reganho de peso após, 402
  sem anel, 394, 395
BIG (Balão Intragástrico), 394
Blastomicose
  sul-americana, 499
    colite por, 499
Bloqueador(es)
  de bomba de prótons, 562
    na hemorragia digestiva, 562
Bloqueio
  neural, 677
    do plexo celíaco, 677
Bolo
  alimentar, 243, 246f
    impactação de, 243
    impactado, 246f
  de carne, 243f
    impactado, 243f
      no esôfago médio, 243f
Bomba
  insufladora, 78
    com controle manual, 78f
Braquiterapia
  por endoscopia, 661
Brasil
  endoscopia no, 7
    breve história da, 7

Brunner
  glândulas de, 375, 376f
  hiperplasia de, 375, 376f
    no bulbo duodenal, 376f
Bulbo
  duodenal, 73f, 375f
    metaplasia no, 375f
      gástrica, 375f
Buried Bumper
  síndrome de, 388f
Bypass
  duodenojejunal, 395
    endoluminal, 395

C

Cálculo(s)
  de colédoco, 146f
    remoção do, 146f
      com cesto de Dormia, 146f
  pancreáticos, 668
Campylobacter sp.
  colite por, 496f
Canal
  acessório, 63f
    água/cromoscopia, 63f
  anal, 547-556
    doenças do, 547-556
      exame endoscópico das, 547-556
  de ar, 108f
    e água
  de trabalho, 62f, 109f
    com alça de polipectomia, 109f
    duplo, 62f
      esquema de aparelho de, 62f
  pancreático, 661
    moldagem do, 661
Câncer, 622
  gástrico, 295f, 333-343, 345-355
    avançado, 345-355
      anatomopatologia, 348
      aspectos clínicos, 349
      conceito, 345
      diagnóstico endoscópico, 351
      epidemiologia, 345
      estadiamento, 349
        linfonodos regionais, 351
        TNM, 349
      etiopatogenia, 346
        alterações genéticas, 347
        anemia perniciosa, 347
        cirurgias prévias, 347
        gastrectomias, 347
        HP, 346
        pólipos gástricos, 347
      patologia, 347
        classificação de Bormann, 348
      tratamento, 354
        cirúrgico, 354
        endoscópico, 355
        quimioterápico, 355
    formas mistas, 336
    plano, 334
    precoce, 333-343
      aspectos endoscópicos, 336
        pelo grau de invasão, 336
      classificação macroscópica, 333
      conceito de, 333
      cromoscopia no, 336
      diagnóstico endoscópico, 333
      indicações do tratamento, 337
      metástases ganglionares, 336
        correlação com, 336
      tratamento endoscópico, 337
        métodos de, 337
    protruso, 333
    superficialmente, 334
      deprimido, 334
      elevado, 334

    tipo, 333, 334
      0-I, 333
      0-IIa, 334
      0-IIb, 334
      0-IIc, 334
      0-III, 335
      ulcerado, 335
  pacientes em quimioterapia, 193f
    esofagite em, 193f
      ulcerada, 193f
  portadores de, 193
    EI nos, 193
Candida
  esofagite por, 186q
    aspectos endoscópicos da, 186q
Candidíase, 381
  colite por, 499
  colônica, 499f
  duodenal, 381f
Candidose, 381
Cap
  de mucosectomia, 339f
  oblíquo, 251f
  transparente, 251f
Cápsula(s)
  bucais, 380f
    do *Ancilostoma duodenale*, 380f
  de cólon, 89f, 91f, 97
    exame com, 91f
      rotina do, 91f
    indicações da, 97
  entérica, 89q, 89f, 90f, 92
    exame com, 90f
      rotina do, 90f
    indicações da, 92
      anemia ferropriva, 94
      DC, 94
      doença celíaca, 94
      síndrome polipose hereditária, 94
      SOO, 92
      tumores do intestino delgado, 94
    versus enteroscopia, 92f
  esofágica, 88f, 90f, 97
    exame com, 90f
      rotina do, 90f
    indicações da, 97
Capuz
  evertido, 245f
Carcinogênese
  da sequência, 434f
    adenoma-carcinoma, 434f
Carcinoma
  com fístula esofagobrônquica, 284f
  da cárdia, 283-287
    avançado, 283-287
      complicações, 287
      diagnóstico, 283
      eficácia, 287
      epidemiologia, 283
      estadiamento, 283
      inserção do *stent*, 285
        técnica de, 285
      manifestação clínica, 283
      tratamento endoscópico, 284
  do esôfago, 275-280, 283-287
    avançado, 283-287
      complicações, 287
      diagnóstico, 283
      eficácia, 287
      epidemiologia, 283
      estadiamento, 283
      inserção do *stent*, 285
        técnica de, 285
      manifestação clínica, 283
      tratamento endoscópico, 284
    epidermoide, 276, 277
      epidemiologia, 276
      grupos de risco, 276
      superficial, 277
        apresentação clínica, 277

história natural, 277
precoce, 275-280
  banco de imagens, 279
  classificação, 275, 276
    macroscópica, 275
    microscópica, 276
  peculiaridades dos exames, 277
    ecoendoscópico, 277
    endoscópico, 277
  profundidade de invasão, 275q
    risco de metástases linfonodais, 275q
  tipos de, 275q
  tratamento endoscópico, 278
    indicações, 278
    resultados, 278
    técnica, 278
superficial, 276q
em pólipo viloso, 427f
de reto, 427f
esofágico, 275q, 277q
  classificação macroscópica, 275q
  superficial, 277q
    alterações endoscópicas do, 277q
gastrointestinal, 454q
  classificação morfológica para, 454q
    de Paris, 454q
invasivo, 457f
obstrutivo, 284f
  de esôfago, 284f
Cárdia
  carcinoma da, 283-287
    avançado, 283-287
      complicações, 287
      diagnóstico, 283
      eficácia, 287
      epidemiologia, 283
      estadiamento, 283
      inserção do *stent*, 285
        técnica de, 285
      manifestação clínica, 283
      tratamento endoscópico, 284
  mucosa de, 139f
  NBI em, 139f
  prótese de, 287f
Caroli
  doença de, 706
Carrinho
  de corrente elétrica, 67f, 68f
    bipolar, 68f
    monopolar, 67f
Cateter(es)
  bipolar, 68f
  com saída, 69f
    direta, 69f
    lateral, 69f
  de *Heater probe*, 69f
Cateterismo, 607-613
  biliar, 607q
    técnicas de, 607q
  sucesso, 612
  técnicas, 607
    cateterização biliar, 608
      fio-guia, 608
      prótese pancreática, 608
    combinadas, 612
    da papila menor, 611
    do ducto pancreático, 611
    falha do, 612
      situações de, 612
    fistulotomia, 609
    novas, 611
    pacientes operados, 611
    padrão, 607
    papila, 610
      intradiverticular, 610
    pré-corte, 609
      clássico, 609
      suprapapilar, 609
      transpancreático, 609
    rendez-vous, 612

Cateterização
  biliar, 151f, 608
    fio-guia, 608
    prótese pancreática, 608
  da papila, 145f
    duodenal, 145f
CC (Colite Colágena), 485
CCA (Colangiocarcinoma), 695
CCD (Dispositivo de Cargas Acopladas), 59, 88, 131
  esquema, 60f
CCEE (Carcinoma de Células Escamosas do Esôfago), 188
CCR (Câncer Colorretal), 437
  avançado, 469-473
    diagnóstico, 469
    endoscopia, 469
    estadiamento, 470
    fatores prognósticos, 471
    quadro clínico, 469
    tratamento, 472
      próteses metálicas, 472
    ultrassonografia endoscópica, 470
  detecção precoce do, 101q
    opções para, 101q
  precoce, 464f
    classificação do, 464f
      macroscópica, 464f
  rastreamento do, 419-423
    dos pacientes, 421
      com risco aumentado, 421
      de alto risco, 421
    em populações com risco aumentado, 421
      diretrizes, 421
    em populações de alto risco, 423
      diretrizes, 423
    em populações sem fatores adicionais de risco, 419
      colonoscopia, 420
        virtual, 420
      diretrizes, 421
      retossigmoidoscopia flexível, 420
      sangue oculto nas fezes, 419
  vigilância do, 492
    na DII, 492
CE (Candidíase Esofagiana)
  com sistema imunológico, 186
    preservado, 186
      achados histopatológicos, 186
      aspecto endoscópico, 186
  e HIV, 190
    aspecto endoscópico, 190
  megaesôfago com, 189f
    chagásico, 189f
CE (Cápsula Endoscópica), 77, 87-99, 405
  em crianças, 120
    complicações, 120
    contraindicações, 120
    pequenas, 121
      segurança da, 121
    preparo, 120
  entregador de, 122f
  exame com, 89
    contraindicações dos, 97
    indicações dos, 92
    preparo do, 89
    rotina do, 90
    técnica do, 90
  na DC, 94
  na DII, 491
  na HIM, 589
    complicações, 591
    contraindicações, 591
    endoscopia fisiológica, 591
    ou enteroscopia, 592
  sistema da, 87
    cápsula, 87
      modelos de, 88
    recorder, 89
    sensores, 89
    workstation, 89
  versus endoscopia fisiológica, 91

CE (Compressão Extrínseca), 322
CE (Corpo Estranho)
  de esôfago, 241-246
    abordagem, 242
      pré-endoscópica, 242
    acessórios endoscópicos, 244
    anatomia, 241
    complicações, 245
    EEo, 244
    endoscopia, 243
      momento da, 243
    epidemiologia, 241
    sintomas 241
    situações específicas, 243
      impactação de bolo alimentar, 243
      ingestão, 244
        de baterias, 244
        de ímãs, 24
        de moedas, 244
    uso de medicamentos, 242
  em cólon, 541-544
    apresentação clínica, 541
    classificações, 541
    complicações, 543
    endoscopia, 543
    tratamento, 542
  em reto, 541-544
    apresentação clínica, 541
    classificações, 541
    complicações, 543
    endoscopia, 543
    tratamento, 542
  retirada de, 414
    do intestino delgado, 414
CEC (Carcinoma de Células Escamosas), 283
  esofágico, 279f, 280f
CEC (Carcinoma Espinocelular do Esôfago), 158
Ceco, 111f
  fecaloma no, 507f
  e CI, 507f
  tumor de, 470f
    avançado, 470f
Cecostomia
  percutânea, 536
Célula(s)
  caliciformes, 178f
    intestinalizadas, 178f
CEP (Colangite Esclerosante Primária)
  CCA, 695
  diagnóstico, 693
    técnicas de imagem para, 694
  histopatologia, 694
  tratamento, 695
CES (Colangite Esclerosante Secundária)
  causas de, 696q, 698
  colangiopatia, 696
    associada à AIDS, 698
    autoimune, 696
    esquistossomótica, 698
    portal, 697
Cesto
  de Dormia, 146f
    convencional, 149f
    remoção com, 146f, 149f
      do cálculo de colédoco, 146f
CFM (Conselho Federal de Medicina), 10, 17, 55
  resolução 1670/2003, 51
CI (Colopatia Isquêmica), 503-510
  colonoscopia na, 504f
  como estenose longa, 509f
    por fibrose, 509f
  com *thumb-printing*, 510f
  diagnóstico diferencial, 503
  e colite pseudomembranosa, 507f
    por *Clostridium difficile*, 507f
      semelhança entre, 507f
  epidemiologia, 503
  exame, 508
    histopatológico, 508
    radiológicos, 509

fatores de risco, 503
fecaloma e, 507f
   no ceco, 507f
forma gangrenosa, 509f
forma pseudotumoral, 509f
quadro clínico, 503
sangramento em, 508f
   ativo, 508f
tratamento, 510
CI (Consentimento Informado), 30
  na assistência médica, 25-28
  e o contrato de adesão, 25-28
    como pensam os juristas, 25
    e o endoscopista, 27
Cianoacrilato
  na HDB, 599
Cirrose
  hepática, 563
    e hemorragia digestiva, 563
Cirurgia
  bariátrica, 394f, 396
    complicações de, 396
      tratamento endoscópico de, 396
    diferentes técnicas de, 394f
  de Mason, 395
  de Scopinaro, 393, 395
  endoscópica, 67
    sistema eletrocirúrgico para, 69f
    uso da eletrocirurgia em, 67
      bipolar, 68
      corte pulsado, 68
      CPA, 69
      Heater probe, 69
      monopolar, 67
  na HDA, 573
  varicosa, 573
Cisto(s)
  biliares, 704
  de duplicação, 328
    de duodeno, 328
    de estômago, 328
  do esôfago, 267
    adquiridos, 268
    broncogênicos, 267
    de duplicação, 267, 268f
    de inclusão, 267
    de retenção, 268f
    distal, 268f
    gástricos, 267
    heterogêneos, 267
    neuroentéricos, 267
CL (Colite Linfocitária), 485
Cleft (Fenda Laringotraqueoesofágica), 239
Clipe
  metálico, 601
  na HDB, 601
CM (Colite Microscópica), 485
CMOS (*Complementary Metal Oxide Silicon*), 87
CMV (Citomegalovírus)
  colite por, 497
  esofagite por, 190, 191f
    aspecto, 190, 191
      endoscópico, 190
      histopatológico, 191
  gastropatias por, 308
CNRM (Comissão Nacional de Residência Médica), 55
Coagulação
  pela corrente elétrica, 66
    dessecação, 66
    fulguração, 66
Colangiopancreatografia, 145-155
  acesso, 152, 154
    à via biliar, 152
      base racional do, 152
        técnicas opcionais, 152
    biliar, 154
    ecoguiado, 154
  acessórios, 147
  complicações, 153
  contraindicações, 146

indicações, 146
técnica do exame, 150
  acesso biliar transpapilar, 151
    convencional, 151
    papilotomia convencional, 151
Colangiopatia(s)
  associada à AIDS, 698
  autoimune, 696
  esquistossomótica, 698
  portal, 697
Colangite, 620
  aguda, 635-640
    avaliação laboratorial, 637
    bacteriologia, 636
    diagnóstico, 637
      por imagem, 637
    etiologia, 635
    fatores predisponentes para, 636q
    fisiopatologia, 635
    manifestações clínicas, 636
    prognóstico, 640
    tratamento, 637
      abordagem, 639
        cirúrgica, 639
        percutânea, 639
      antibioticoterapia, 638
      drenagem, 638
        biliar, 638
        endoscópica, 638
      medidas gerais, 637
  esclerosante, 693-699
    bacteriana, 698
    CEP, 693
    CES, 696
    colangiopatias, 696
      associada à AIDS, 698
      autoimune, 696
      esquistossomótica, 698
      portal, 697
    CPR, 698
Colecistite
  aguda, 633
Colectomia
  segmentar, 433f
Colédoco
  cálculo de, 146f
    remoção do, 146f
      com cesto de Dormia, 146f
  distal, 674
    estenose do, 674
Coledocolitíase
  diagnóstico da, 625-633
  tratamento da, 625-633
    endoscópico, 625-633
Colite(s)
  bacterianas, 496
    agudas, 496
    pseudomembranosa, 496
    Tb intestinal, 497
  específicas, 495-501
    actínica, 499, 500f
    colopatia, 500, 501f
      hipertensiva, 500, 501f
      por drogas, 500
    estudo endoscópico, 495
      importância do, 495
    infecciosas, 495
    por agentes, 500
      desinfectantes, 500
      quimioterápico, 500f
    por desvio do trânsito, 500
    realização de biópsias, 495
      importância da, 495
  fúngicas, 499
    blastomicose sul-americana, 499
    candidíase, 499
    histoplasmose, 499
  parasitárias, 498
    amebíase, 498
    esquistossomose, 498

    por *Campylobacter sp.*, 496f
    por *Escherichia coli*, 496f
    por *Salmonella sp.*, 496f
    por *Shigella sp.*, 496f
    por *Yersinia sp.*, 496f
  pseudomembranosa, 507f
    por *Clostridium difficile*, 507f
      semelhança com CI, 507f
  segmentar em cólon direito, 506f
    citomeralovirose, 506f
      em imunossuprimido, 506f
  virais, 497
    CMV, 497, 498f
    herpes *simplex*, 498
Cólon
  adenoma de, 158f
  ascendente, 110f
  cápsula de, 89f, 91f, 97
    exame com, 91f
      rotina do, 91f
    indicações da, 97
  CE em, 541-544
    apresentação clínica, 541
    classificações, 541
    complicações, 543
    endoscopia, 543
    tratamento, 542
  descendente, 110f
  estenoses do, 529-538
    tratamento endoscópico das, 529, 531
      benignas, 529
      malignas, 531
  exame de, 432
    radiológico, 432
      contrastado, 432
  lesões de, 457q, 458f
    alteração microvascular nas, 457q
      classificação para, 457q
        de Kanao, 457q
        de Teixeira, 457q
    deprimida, 458f, 459f
    enantematosa, 458f
    hipocrômica, 458f
  lesões superficiais do, 453-461
    classificação, 453
    diagnóstico, 453-461
      endoscópico, 457
        alterações de cor, 458
        alterações no contorno da mucosa, 458
        alternância no grau de insuflação, 458
        borramento dos vasos, 459
        depósito de muco, 459
        sangramento espontâneo, 459
      cromoscopia, 456
      equipamento, 456
      magnificação de imagem, 456
      preparo adequado, 456
      técnica de exame, 456
        inserção, 456
        retirada, 456
    diferenciação entre pseudodepressão e
      depressão, 454
    invasão submucosa, 460
      alterações relacionadas, 460
    LST, 455
  linfoma de, 508f
  neoplasia do, 464q
    epiteliais, 464q
      classificação de Viena para, 464q
  polipectomia do, 437-450
    técnicas de, 437-450
      acessórios, 438
      acompanhamento pós-polipectomia, 449, 450q
      complicações, 447
      contraindicações, 437
      difíceis, 442
      diminutos, 439
      equipamentos, 438
      hemorragia, 447

indicações, 437
    maiores que 5 mm, 439
    manejo na, 448
        dos anticoagulantes, 448
        dos antiplaquetários, 448
    pediculados, 439
    pequenos, 439
    perfuração, 447
    prevenção, 447
    sésseis, 439
    síndrome pós-polipectomia, 447
preparo do, 123
    na colonoscopia, 123
        pediátrica, 123
radiografia de, 428f, 432f
    contrastada, 428f, 432f
sigmoide, 110f
transverso, 110f
Colonografia, 432
Colonoscopia, 107-113, 420, 431, 432f
    aspectos técnicos em, 111
    com ileoscopia, 489
        na DII, 489
    com técnica de duplo-balão, 79
    contraindicações à, 107q
    de CI, 504f
    de DC, 504f
    descompressiva, 536q
        na POAC, 536q
            resultados da, 536q
    em divertículo, 482f
        de cólon, 482f
            com coágulo aderido, 482f
            com vaso visível, 482f
    equipamentos, 108
    indicações, 107q
    intestino grosso, 109
        aspectos anatômicos do, 109
    na endometriose, 523
        intestinal, 523
    novas técnicas, 112
    outros aparelhos, 112
        e acessórios, 112
    pediátrica, 123
        achados mais comuns, 125
            DII, 125
            pólipos, 125
        anestesia, 124
        colonoscópios pediátricos, 123
        complicações, 125
        considerações iniciais, 123
        contraindicações, 123
        indicações, 123
            principais, 123q
        preparo do cólon, 123
        procedimento, 124
    preparo para, 107
        drogas, 108
        limpeza colônica, 107
    principais manobras, 112
    virtual, 420
Colonoscópio(s)
    campos de visão dos, 60f
        esquema de, 60f
    na polipectomia, 438
        do cólon, 438
        do reto, 438
    novos, 61f
        extremidade dos, 61f
            angulações da, 61f
    pediátricos, 123
Colopatia(s)
    hipertensiva, 500, 501f
    induzidas, 500
    por drogas, 500
Colotomia, 433f
Comando
    travamento dos, 61f
        sistema de, 61f

Complicação(ões)
    pós-cirúrgicas, 255-263
        do esôfago, 255-263
            abordagem endoscópica de, 255-263
    traumáticas, 255-263
        do esôfago, 255-263
            abordagem endoscópica de, 255-263
Compressão
    técnica de, 339
        no câncer gástrico, 339
            precoce, 339
Comprometimento
    imunológico, 189
        EI com, 189
        e câncer, 193
        em indivíduos transplantados, 192
        pelo HIV, 190
        SIRI, 192
Confocal, 160
Controle
    unidade de, 80f
        características, 80f
Corante(s)
    classificação dos, 132q
Corpo
    gástrico, 73f
Corpo Humano
    efeito da corrente elétrica no, 66
        coagulação, 66
            dessecação, 66
            fulguração, 66
        corte, 66
Corrente
    bipolar, 603
        na HDB, 603
    densidade de, 65
    elétrica, 65, 66, 67f
        carrinho de, 67f, 68f
            bipolar, 68f
            monopolar, 67f
        efeito no corpo humano da, 66
            coagulação, 66
            corte, 66
Corrosivo(s)
    ingestão de, 208q
        tratamento na, 208q
Corte
    modos de, 67q
        valores percentuais dos, 67q
    pela corrente elétrica, 66
    pulsado, 68, 69f
        tecnologia de, 69f
            funcionamento da, 69f
Cowden
    síndrome de, 430
Cp (Concentração Plasmática)
    do opioide, 48f
CP (Consultas Públicas), 9
CPA (Coagulador por Plasma de Argônio), 69
    na HDB, 602
        aplicação de, 603q
            aspectos técnicos da, 603q
CPER (Colangiopancreatografia Endoscópica Retrógrada), 145, 625
CPR (Colangite Piogênica Recorrente), 698
CPRE (Colangiopancreatografia Retrógrada Endoscópica), 11, 29
    na pancreatite, 663, 665
        aguda, 663
        biliar, 663
        idiopática, 665
    no PD, 665
Criança(s)
    métodos endoscópicos em, 120
        outros, 120
            CE, 120
            EE, 120
            enteroscopia assistida por balões, 121
            SBE, 123

Cricofaríngeo
    nos distúrbios, 217, 218
        da deglutição, 217, 218
        dilatação do, 217
        miotomia do, 218
Cripta(s)
    classificação das, 163f
    de Kudo, 163f
Cromoendoscopia
    com solução de Lugol, 132q
        interpretação da, 132q
Cromoscopia
    digital, 157-164
        aplicação prática, 160
            avaliação, 161
                de EB, 161
                de esôfago, 161
                de intestino grosso, 162
                de junção escamocolunar, 161
                do duodeno, 162
            autofluorescência, 160
            endomicroscopia, 160
            imagem, 157
                de alta definição, 157
            MI, 157
            tecnologia BE, 158
                FICE, 160
                iScan, 160
                NBI, 158
    em EDA, 131-142
        ácido acético, 136
        azul, 132, 134
            de metileno, 132
            de toluidina, 134
        classificação, 131
        histórico, 131
        imersão e água, 135
            técnica de, 135
        índigo carmim, 134
        NBI, 138
            tecnologias similares, 138
        solução de Lugol, 132
        vermelho congo, 137
    esofágica, 211f
    no câncer gástrico, 336
        precoce, 336
    óptica, 157-164
        aplicação prática, 160
            avaliação, 161
                de EB, 161
                de esôfago, 161
                de intestino grosso, 162
                de junção escamocolunar, 161
                do duodeno, 162
            autofluorescência, 160
            endomicroscopia, 160
            imagem, 157
                de alta definição, 157
            MI, 157
            tecnologia BE, 158
                FICE, 160
                iScan, 160
                NBI, 158
Cronkhite-Canada
    síndrome de, 430
CRS (Cintilografia com Receptores de Somatostatina), 363

D

DBE (Double-Balloon Enteroscopy)
    bomba insufladora, 78
    colonoscopia, 79
    diagnóstica, 78
    dicas e truques, 79
    endoscópios, 77
    limitações, 79
    nas doenças do intestino delgado, 79f
        acurácia da, 79f

ÍNDICE REMISSIVO

estudos sobre a, 79f
impacto terapêutico da, 79f
overtube, 77
terapêutica, 78
DC (Doença Celíaca), 93f, 95f, 376
  CE na, 94
  classificação de Marsh, 376q
  recomendações, 377q
    Diretrizes da SOBED-2010, 377q
DC (Doença de Chagas), 223
  com sistema imunológico, 188
    preservado, 188
DC (Doença de Crohn), 378, 408, 487, 495
  aspectos da, 490f
  cápsula entérica na, 94
  características da, 489q
  colonoscopia de, 504f
  e HIM, 584
  histologia na, 491f
  paciente com, 82f
    com estenose em jejuno proximal, 82f
  vigilância na, 423
    no rastreamento, 423
      do CCR, 423
DDC (Doença Diverticular do Cólon), 475-482
  classificação, 476
  diagnóstico, 476
  diverticulite, 477
  epidemiologia, 475
  etiopatogenia, 475
  hemorragia, 479
    na doença diverticular, 479
      do intestino grosso, 479
  hemorrágica, 480f
  manifestações clínicas, 476
DDW *(Digestive Disease Week)*, 60
Deglutição
  distúrbios da, 213-218
    diagnóstico clínico, 214
      disfagia esofagiana, 214
      DOF, 214
    epidemiologia, 213
    fisiopatologia, 214
    métodos complementares, 215
      FESS, 216
      manometria computadorizada, 216
      videofluoroscopia da deglutição, 215
    tratamento, 216
      dieta, 217
      dilatação do cricofaríngeo, 217
      fonoterapia, 217
      miotomia do cricofaríngeo, 218
      toxina botulínica, 217
Deiscência
  de sutura, 256
    da anastomose, 256
    do esôfago, 256
Densidade
  de corrente, 65
DEO (Disfunção do Esfíncter de Oddi), 687-691
  avaliação do paciente, 691
  descrição anatômica, 687
  diagnóstico, 688
  MEO, 689
  recomendações, 691
  sintomas, 687
  tratamento, 689
    resposta ao, 691
    predição de, 691
Depressão
  pseudodepressão e, 454
    diferenciação entre, 454
Dermatomiosite, 223
Desinfecção
  setor de limpeza e, 41
Deslizamento
  de anel, 397, 398f
Desvio
  de eixo, 260
    da anastomose, 260

esofágica, 260
do trânsito, 500
  colite por, 500
DFE (Divertículo Faringoesofágico), 247-253
  aspecto endoscópico, 248
  complicações, 253
  cuidados imediatos, 252
  quadro clínico, 248
  resultados, 253
  técnica operatória, 250
  tratamento, 249, 250f
    cirúrgico, 250f
  variações técnicas, 252
Diabete(s), 224
Dieta
  nos distúrbios, 217
    da deglutição, 217
Dieulafoy
  lesão de, 577
Diferença
  de potencial, 65
DII (Doenças Inflamatórias Intestinais), 495
  com estenose, 122f
  com fístula, 122f
  em crianças, 125
  inespecíficas, 485-493
    avaliação, 492
      da dilatação, 492
      das estenoses, 492
    CCR, 492
      vigilância do, 492
    CM, 485
    diagnóstico endoscópico, 488
      CE, 491
      colonoscopia com ileoscopia, 488
      EDA, 491
      EE, 492
      enteroscopia, 491
      RF, 491
    epidemiologia, 486
    fisiopatologia, 486
      genética, 486
      patogênese, 487
      patologia, 487
    manifestações, 487, 488
      clínicas, 487
        DC, 487
        RCUI, 487
      extraintestinais, 488
Dilatação
  avaliação das, 492
  na DII, 492
  com balão, 529
    balões, 530
    estenotomia, 530
  do cricofaríngeo, 217
  nos distúrbios, 217
    da deglutição, 217
  endoscópica, 399
    na fístula, 399
      de cirurgia bariátrica, 399
  sondas de Savary, 530
  tratamento por, 529
    das estenoses benignas, 529
    do cólon, 529
Dilatador
  balonado, 257
  tipo Soehendra, 149f
Diluição(ões)
  protocolo de, 52
  e recomendações, 52
Diretriz(es)
  para rastreamento do CCR, 421
    em populações, 421
      com risco aumentado, 421
      de alto risco, 423
      sem fatores adicionais de risco, 421
Disfagia
  endoscopia pediátrica na, 118, 119

esofagiana, 215
  causas de, 215q
    mais frequentes, 215q
Disfunção(ões)
  miocárdicas, 563
  e hemorragia digestiva, 563
Displasia
  gástrica, 300
Dispositivo(s)
  auxiliares, 438
    na polipectomia, 438
      do cólon, 438
      do reto, 438
Dissecção
  submucosa, 339
    no câncer gástrico, 339
      precoce, 339
Distúrbio(s)
  da deglutição, 213-218
    diagnóstico clínico, 214
      disfagia esofagiana, 214
      DOF, 214
    epidemiologia, 213
    fisiopatologia, 214
    métodos complementares, 215
      FESS, 216
      manometria computadorizada, 216
      videofluoroscopia da deglutição, 215
    tratamento, 216
      dieta, 217
      dilatação do cricofaríngeo, 217
      fonoterapia, 217
      miotomia do cricofaríngeo, 218
      toxina botulínica, 217
  de coagulação, 568
    na HDA varicosa, 568
    correção dos, 568
Divertículo
  de cólon, 477f, 482f
    colonoscopia de, 482f
    hemostasia em, 482f
      endoscópica, 482f
    invertido, 477f
  de Meckel, 406, 584
    e HIM, 584
  de sigmoide, 477f
  de Zenker, 248f, 252f
    diverticulotomia de septo do, 252f
      com *hook-knife*, 252f
    radiografia de, 248f
      contrastada, 248f
    tratamento do, 252f
      endoscópico, 252f
  duodenal, 378
  esofágicos, 247-253
    aspecto endoscópico, 248
    complicações, 253
    cuidados imediatos, 252
    quadro clínico, 248
    resultados, 253
    técnica operatória, 250
    tratamento dos, 249
      epifrênicos, 249
      mesoesofágicos, 249
    variações técnicas, 252
Diverticulotomia
  de septo, 252f
    do divertículo de Zenker, 252f
      com *hook-knife*, 252f
  diferentes técnicas de, 253q
    complicações, 253q
    resultados, 253q
  por endoscopia flexível, 250f
DME (Distúrbios Motores do Esôfago), 213-230
  da deglutição, 213-218
    diagnóstico clínico, 214
    epidemiologia, 213
    fisiopatologia, 214
    métodos complementares, 215

tratamento, 216
diagnóstico, 225
  AC, 225
  papel da EDA no, 225
endoscopia digestiva no megaesôfago, 225-230
  tratamento da, 226
    acompanhamento, 229
    dilatação pneumática, 227
      da cárdia, 227
    injeção no EEI, 226
      de toxina botulínica, 226
    POEM, 228
    próteses endoscópicas, 229
primários, 219-224
  AC, 219
  EED, 220
  EEI, 222
    hipertenso, 222
  EQN, 221
  esfíncter esofagiano, 223
    hipotenso, 223
  hipercontráteis, 222
    tratamento dos, 222
  MEI, 222
  tratamento, 222
    farmacológico, 222
    não farmacológico, 222
secundários, 219-224
  dermatomiosite, 223
  diabetes, 224
  doença de Chagas, 223
  ESP, 223
  hipotireoidismo, 224
  lúpus eritematoso, 224
    sistêmico, 224
  síndrome de Sjögren, 224
  tratamento dos, 222
    farmacológico, 222
      antidepressivos, 222
        relaxantes de musculatura lisa, 222
        sedativos, 222
        tranquilizantes, 222
      hipercontráteis, 222
    não farmacológico, 222
Documentação
  em endoscopia digestiva, 55, 56
  fotográfica, 5
    a arte da, 5
Doença(s)
  de Behçet, 409
  de Caroli, 706
  de Whipple, 381
  descamativas, 202-206
    do esôfago, 202-206
      EB, 202-206
      pênfigo, 202-206
  do canal anal, 547-556
    exame endoscópico das, 547-556
      anatomia, 548
      avaliação da região, 549
        anuscopia, 554
        inspeção, 551
        vascularização, 549
  do reto distal, 547-556
    exame endoscópico das, 547-556
      anatomia, 547
      avaliação da região, 549
        retoscopia, 554
        toque retal, 553
        vascularização, 549
  extracólicas, 521-528
    endometriose intestinal, 523
      colonoscopia na, 523
      EE na, 524
      exame endossonográfico, 525
    equipamentos, 521
    procedimentos terapêuticos, 527
    tumores retrorretais, 522

pré-sacrais, 522
inflamatórias, 423
  colorretais, 423
  DC, 423
  RCUI, 423
metastática, 367
parasitárias, 379
  ancilostomose, 380
  ascaridíase, 380
  estrongiloidíase, 379
  giardíase, 380
DOF (Disfagia Orofaríngea), 213
  achados videofluoroscópicos, 216f
  causas de, 214q
    medicamentosas, 214q
Dor
  abdominal, 118, 413
    recorrente, 118
      endoscopia pediátrica na, 118
  pancreática, 661
    tratamento da, 661
      por punção ecoguiada, 661
Dormia
  cesto de, 146f, 149f
    convencional, 149f
    remoção com, 146f
      do cálculo de colédoco, 146f
DPC (Dilatação Pneumática da Cárdia), 227
Drenagem
  das vias biliares, 660
    complicações após, 660
      imediatas, 660
  de pseudocistos, 675
  do ducto pancreático, 667
    principal, 667
      procedimentos endoscópicos com, 667
    endoscópicas, 660
      complicações após, 660
        tardias, 660
  na colangite aguda, 638
    biliar, 638
    endoscópica, 638
DRGE (Doença do Refluxo Gastroesofágico), 138, 195
  alterações da, 138q
    evidenciadas ao exame, 138q
      com NBI, 138q
  endoscopia na, 169-171
    biópsias endoscópicas, 171
      hérnia hiatal, 171
    EDA, 169
      papel da, 169
    esofagite, 170
      classificação endoscópica da, 170
    hérnia hiatal, 171
      classificação da, 171
Droga(s)
  colopatias induzidas por, 500
  na colonoscopia, 108
  pró-cinéticas, 563
    na hemorragia digestiva, 563
DTOI (Dor Torácica de Origem Indeterminada), 221
Ducto
  pancreático, 611, 667, 672
    cateterismo do, 611
    principal, 667, 672
      drenagem do, 667
      estenose do, 672
Duodenite(s)
  infectoparasitárias, 379
Duodeno
  aplicação clínica no, 133, 135, 136
    da imersão de água, 136
    de ácido acético, 136
    de índigo carmim, 135
    do azul de metileno, 133
  avaliação de, 162
    na cromoscopia, 162
      digital, 162
      óptica, 162

LSE de, 321-331
  abordagem da, 330
  CE, 322
  cistos de duplicação, 328
  GIST, 323
  hemagioma, 327
  leiomioma, 326
  leiomiossarcoma, 326
  linfangioma, 327
  lipoma, 326
  mesenquimal, 322
  neoplasia neuroendócrina, 328
  pâncreas ectópico, 328
  papel, 321, 322
    da EDA, 321
    da EE, 322
  paraganglioma gangliocítico, 330
  TCG, 327
  varizes, 327
Duodenoscópio
  extremidade do, 61f
  angulações da, 61f
DUP (Doença Ulcerosa Péptica)
  complicações da, 313
    obstrução, 316
    perfuração, 315
    sangramento, 313
Duplicação(ões)
  esofágicas, 239
DV (Drogas Vasoativas)
  na HDA, 569
    varicosa, 569
      octreotídeo, 569
      somatostatina, 569
      terlipressina, 569
      vasopressina, 569
  na hemorragia digestiva, 562
    somatostatina, 562
    octreotídeo, 562
    terlipressina, 562

E

EAB (Enteroscopia Assistida por Balão), 405
  EDB, 121
    em crianças, 121
  SBE, 123
EB (Epidermólise Bolhosa)
  aspectos clínicos, 203
  diagnóstico, 203
  EBD, 203
  EBJ, 203
  EBS, 203
  estenose de esôfago, 204
  fisiopatologia, 203
EB (Esôfago de Barrett), 173-181
  adenocarcinoma em, 181f
    desenvolvimento de, 181f
      fatores associados ao, 181f
  anatomopatologia, 176
  apresentação clássica, 174f
  avaliação de, 161
    na cromoscopia, 161
      digital, 161
      óptica, 161
  ciência básica, 176
  com intensa esofagite, 180f
  diagnóstico do, 139q
    técnicas endoscópicas para, 139q
  endoscopia, 176
  epidemiologia, 175
    rastreamento, 175
    vigilância, 175
  longo, 133f
    sem lesão evidente, 133f
  nodulações em, 267f
  origem epitelial do, 178
  tratamento do, 180
    cirúrgico, 180

ÍNDICE REMISSIVO

clínico, 180
endoscópico, 180
EBD (Epidermólise Bolhosa Distrófica), 203, 204f, 205f
EBDR (Epidermólise Bolhosa Distrófica Recessiva), 204
EBJ (Epidermólise Bolhosa Juncional), 203
EBS (Epidermólise Bolhosa Simples), 203
ECE (Estenose Congênita do Esôfago), 238, 239f
Ecocolonoscopia, 432
Ecoendoscópio(s), 127
    dedicados, 128f
ECP *(Eosinophil Cationic Protein)*, 199
Ectasia(s)
    vasculares, 514f, 515, 516f, 517f, 518f
        ablação de, 518f
        do cólon, 515
        macular, 516f, 517f
            múltipla, 517f
            telangiectásica, 517f
EDA (Endoscopia Digestiva Alta), 71-74, 185, 195
    considerações anatômicas, 72
        da TEG, 72
            para procedimento de alta qualidade, 72
    cromoscopia em, 131-142
        ácido acético, 136
        azul, 132, 134
            de metileno, 132
            de toluidina, 134
        classificação, 131
        histórico, 131
        imersão e água, 135
            técnica de, 135
        índigo carmim, 134
        NBI, 138
            tecnologias similares, 138
        solução de Lugol, 132
        vermelho congo, 137
    magnificação em, 131-142
        ácido acético, 136
        azul, 132, 134
            de metileno, 132
            de toluidina, 134
        classificação, 131
        histórico, 131
        imersão e água, 135
            técnica de, 135
        índigo carmim, 134
        NBI, 138
            tecnologias similares, 138
        solução de Lugol, 132
        vermelho congo, 137
    na DII, 491
    na EEo, 197
    no EQN, 221
    papel da, 169, 225, 321
        na DRGE, 169
        nas LSE, 321
            de duodeno, 321
            de estômago, 321
        no diagnóstico, 225
            da AC, 26
    terapêutica, 119q
EDB (Enteroscopia de Duplo Balão), 77, 405
    em crianças, 121
    na HIM, 586
Edema, 292
EDN (Neurotoxina Derivada de Eosinófilos), 199
EE (Ecoendoscopia)
    anorretal, 129
    de linfoma MALT, 360
        gástrico, 360
    do esôfago, 128
    do mediastino, 128
    do pâncreas, 129
    dos TNEs, 363
    em crianças, 120
    gástrica, 128
    na DII, 492
    na endometriose, 524

intestinal, 524
papel da, 322
    nas LSE, 322
        de duodeno, 322
        de estômago, 322
    para estadiamento, 353
        do adenocarcinoma, 353
        gástrico, 353
radial, 129
setorial, 129
EE (Escleroterapia Eletiva)
    na HDA, 570
        varicosa, 570
            complicações, 571f
EE (Esfincterotomia Endoscópica), 615
    colangite após, 621q
    complicações da, 622q
        tardias, 622q
    estenose secundária à, 622
    indicações, 615q
    pancreatite após, 619q
        aguda, 619q
            incidência de, 619q
    perfuração após, 621q
        duodenal, 621q
    principais complicações, 619q
        associadas à, 619q
            gravidade das, 619q
            incidência de, 619q
    resultados, 618q
EED (Espasmo Esofagiano Distal)
    diagnóstico diferencial, 221
    endoscopia, 220
    esofagografia, 220
    manometria esofágica, 220
        convencional, 220
    MAR, 220
    tratamento, 221
EEI (Esfíncter Esofágico Inferior), 73, 213, 219
    hipertenso, 222
    injeção no, 226
        de toxina botulínica, 226
EEo (Esofagite Eosinófila), 195-200, 244
    biópsia do esôfago, 198
        e histologia, 198
    complicações, 200
    dados demográficos, 196
    EDA, 197
    EMN, 198
    epidemiologia, 195
    esofagografia, 199
    etiologia, 195
    exames laboratoriais, 199
    histórico, 195
    patogênese, 196
    pHmetria esofagiana, 199
        prolongada, 199
    prognóstico, 200
    sintomas da, 196
    suspeita de, 196
        abordagem diagnóstica na, 196
    tratamento da, 199
EES (Esfíncter Esofágico Superior), 213, 217f, 219
EH (Esofagite Herpética)
    com sistema imunológico, 186
        preservado, 186
            achados histopatológicos, 188
            aspecto endoscópico, 187
    no comprometimento imunológico, 191
        aspecto, 191
            endoscópico, 191
            histopatológico, 191
EI (Esofagite Infecciosa), 185-193
    investigação diagnóstica, 185
        rota de, 185
    no comprometimento imunológico, 189
        imunocomprometimento, 192
            em indivíduos transplantados, 192
        infecção pelo HIV, 190

        CE, 190
        EH, 191
        micobacteriose, 191
        outras na AIDS, 192
        por CMV, 190
        por HPV, 192
        por VHZ, 191
        UI do HIV, 191
        SIRI, 192
    no sistema imunológico, 186
        preservado, 186
            CE, 186
            DC, 188
            EH, 186
            HPV, 188
            outras infecções esofágicas, 189
            sífilis, 189
            Tb, 189
    nos portadores de câncer, 193
    por micobactérias, 192q
        aspecto endoscópico, 192q
    sintomas clínicos, 185
EIO (Enteroscopia Intraoperatória)
    na HIM, 589
Eletricidade
    princípios de, 65
        na UEC, 65
            corrente elétrica, 65
            densidade de corrente, 65
            diferença de potencial, 65
            frequência, 66
            potência, 66
            resistência elétrica, 66
            tensão elétrica, 65
Eletrocirurgia
    monopolar, 67
        placa de retorno, 67
    uso da, 67
        em cirurgia endoscópica, 67
            bipolar, 68
            corte pulsado, 68
            CPA, 69
            Heater probe, 69
ELS (Equipamento Eletrônico Linear e Sensorial), 127
EME *(Enhanced Magnification Endoscopy)*, 136, 137f
EMN (Esofagomanometria), 198
    da faringe, 217f
    na AC, 219f
EMR (Ressecção Endoscópica Mucosa), 442
    versus ESD, 342
Enantema, 292
Endo-Barrier, 395
Endocardite
    bacteriana, 563q
        condições de alto risco para, 563q
        associadas, 563q
Endoloop
    na HDB, 601
Endometriose
    intestinal, 523
        colonoscopia na, 523
Endomicroscopia
    confocal, 160
    tomografia, 160
        de coerência óptica, 160
Endoscopia
    analgésicos, 49
        fármacos recomendados, 48, 49
    braquiterapia por, 661
    contribuição da, 655
        no diagnóstico dos tumores, 655
            das vias biliopancreáticas, 655
        no tratamento dos tumores, 657
            biliopancreáticos, 657
    digestiva, 39-41, 47-52, 55-56, 65-70, 225-230, 563, 565
        anestesia em, 47-52
            antagonistas de opioides, 49
            aspectos, 50
            efeitos intoleráveis dos fármacos, 49

entubação orotraqueal, 49
fármacos recomendados, 48, 49
   analgésicos, 49
   hipnóticos, 48
hipnóticos, 49
legais, 50
manejo, 47
   dos sinais, 47
   dos sintomas, 47
o que pode ser evitado, 50
roteiro para uso de fármacos, 48
documentação em, 55, 56
enfermagem em, 39-41
  área física, 40
    planejamento da, 40
  atividades do enfermeiro, 40
    no serviço de endoscopia, 40
  cuidados de enfermagem, 40
    em sala, 40
    na RPA, 40
  funções, 39, 40
    do enfermeiro, 39
    do técnico em enfermagem, 40
  sala de exames, 40
    preparo da, 40
  setor de limpeza, 41
    e desinfecção, 41
fontes de energia em, 65-70
  cirurgia endoscópica, 67
    eletrocirurgia em, 67
  efeitos da corrente elétrica, 66
    sobre o corpo humano, 66
  laser, 70
  principais indicações, 65
  UEC, 65
na hemorragia digestiva, 563, 565
no megaesôfago, 225-230
  acompanhamento, 229
  diagnóstico da AC, 225
    papel da EDA no, 225
  dilatação pneumática, 227
    da cárdia, 227
  injeção no EEI, 226
    de toxina botulínica, 226
  POEM, 228
  próteses endoscópicas, 229
  tratamento da AC, 226
registro em, 55, 56
sedação em, 47-52
  antagonistas de opioides, 49
  aspectos, 50
  efeitos intoleráveis dos fármacos, 49
  entubação orotraqueal, 49
  fármacos recomendados, 48, 49
ensino em, 37, 38
exames de, 13*f*
  exemplo de projeto de, 13*f*
  sala de, 13*f*
fisiológica, 91
  CE *versus*, 91
flexível, 250*f*
  diverticulotomia por, 250*f*
hipnóticos, 48
  hipnóticos, 49
  legais, 50
  manejo, 47
    dos sinais, 47
    dos sintomas, 47
  o que pode ser evitado, 50
  roteiro para uso de fármacos, 48
história da, 3-8
  berço alemão da, 3
  da magnificação, 7
    à microscopia, 7
  documentação fotográfica, 5
    a arte da, 5
  era digital, 7
  fibra de vidro, 6
  fronteira do delgado, 7
  gastroscópio, 4

  de Rudolf Schindler, 4
  intervencionista, 7
  no Brasil, 7
  parede intestinal, 6
    além da, 6
  revolução, 7
    em preto e branco, 7
na DRGE, 169-171
  biópsias endoscópicas, 171
    hérnia hiatal, 171
  EDA, 169
    papel da, 169
  esofagite, 170
    classificação endoscópica da, 170
  hérnia hiatal, 171
    classificação da, 171
na obesidade, 393-402
  anatomia endoscópica, 395
    BGA, 395
    BGYR, 395
      com anel, 395
      sem anel, 395
    cirurgia, 395
      de Mason, 395
      de Scopinaro, 395
    gastrectomia vertical, 395
    sleeve gastrectomy, 395
    switch duodenal, 395
  complicações de cirurgia bariátrica, 396
    tratamento endoscópico de, 396
      deslizamento do anel, 397
      erosão de anel, 397
      erosão intragástrica de BGA, 396
      estenose de anastomose gastrojejunal em BGYR, 398
      estenose do anel, 397
      fístula, 399
      impactação de alimentos, 396
      intolerância ao anel, 397
      migração de anel, 397
      migração intragástrica de BGA, 396
      reganho de peso após BGYR, 402
  pré-operatória, 395
  tratamento cirúrgico da, 393
    BGA, 393
    BGYR, 394
      com anel, 394
      sem anel, 394
    cirurgia de Scopinaro, 393
    gastrectomia vertical, 393
    sleeve gastrectomy, 393
    switch duodenal, 393
  tratamento endoscópico da, 394
    BIG, 394
    bypass duodenojejunal endoluminal, 395
no CCR, 469
  avançado, 469
no EB, 176
no EED, 220
papel da, 208
  na avaliação das lesões, 208
    por ingestão de corrosivos, 208
pediátrica, 115-125
  aspectos terapêuticos, 117, 119
  colonoscopia, 123
  complicações, 119
  indicações, 117
    alterações congênitas, 119
    disfagia, 118, 119
    dor abdominal recorrente, 118
    hemorragia digestiva alta, 118
    odinofagia, 119
    vômitos, 118
  métodos endoscópicos, 120
    CE, 120
    EE, 120
    enteroscopia assistida por balões, 121
    SBE, 123
  particularidades do exame, 115
  preparo para o procedimento, 115

  anestesia geral, 116
  antibioticoprofilaxia, 115
  contraindicações, 117
  equipamentos, 117
  jejum, 117
  sedação, 116
  procedimento, 117
serviços de, 10*q*
  classificação dos, 10*q*
    segundo a ANVISA, 10*q*
testes pré-, 30
  laboratoriais, 30
Endoscópio(s)
  armazenamento dos, 43-45, 63
    desinfecção, 44
    lavagem, 44
  de duplo balão, 77*q*
    especificações técnicas dos, 77*q*
  estrutura, 59-63
    dos fibroscópios, 59
    dos videoendoscópios, 60
  extremidade do, 78*f*
    balões na, 78*f*
  funcionamento, 59-63
    aspectos funcionais, 60
  para DBE, 77
  reprocessamento dos, 43-45
    desinfecção, 44
    lavagem, 44
Endoscopista
  CI e o, 27
Energia
  fontes de, 65-70
    em endoscopia digestiva, 65-70
      cirurgia endoscópica, 67
        eletrocirurgia em, 67
      efeitos da corrente elétrica, 66
        sobre o corpo humano, 66
      laser, 70
      principais indicações, 65
      UEC, 65
  térmica, 66*q*
    temperatura atingida pela, 66*q*
    efeitos tissulares, 66*q*
Enfermagem
  em endoscopia digestiva, 39-41
    área física, 40
      planejamento da, 40
    atividades do enfermeiro, 40
      no serviço de endoscopia, 40
    cuidados de enfermagem, 40
      em sala, 40
      na RPA, 40
    funções, 39, 40
      do enfermeiro, 39
      do técnico em enfermagem, 40
    sala de exames, 40
      preparo da, 40
    setor de limpeza, 41
      e desinfecção, 41
Enfermeiro
  atividades do, 40
    no serviço de endoscopia, 40
  funções do, 39
    na endoscopia, 39
      digestiva, 39
Ensino
  em endoscopia, 37-38
Enteropatia
  isquêmica, 505*f*
    pós-trauma abdominal, 505*f*
  portal, 406
    hipertensiva, 406
Enteroscopia, 77-84
  cápsula entérica *versus*, 92
  contraindicações, 84
  diferentes técnicas, 83
    estudo comparativo, 83
  métodos, 77
    DBE, 77

ÍNDICE REMISSIVO

SBE, 80
SE, 82
    na DII, 491
    na HIM, 586, 591
        espiral, 591
        non-push, 586
        push, 586
    no grupo pediátrico, 84
    no idoso, 84
    no SGIO, 405
        divertículo de Meckel, 406
        enteropatia portal, 406
            hipertensiva, 406
        lesões, 406, 408
            de mucosa, 408
                por medicações, 408
            vasculares, 406
Enteroscópio
    com balão único, 80*f*
        características, 80*f*
        e o *discovery SB*, 82*f*
        overtube, 82*f*
    de duplo balão, 77*f*
Entubação
    orotraqueal, 49
        indicações para, 49
EO (Esfíncter de Oddi), 687
EP (Esfincterotomia Pancreática), 617
Epitélio
    colunar, 179*f*
        segmentos do, 179*f*
            extenso, 179*f*
            ultracurtos, 179*f*
    escamoso, 177*f*
        do esôfago, 177*f*
    esofágico, 178
        interior do, 178*f*
            conduto de glândula no, 178*f*
            metaplasia do, 178
        metaplásico, 177
            com células intestinalizadas, 177
EPO (Eosinofiloperoxidase), 199
EQN (Esôfago em Quebra-Nozes)
    EDA, 221
    esofagografia, 221
    manometria esofágica, 222
        convencional, 222
    MAR, 222
    pHmetria esofagiana, 222
        prolongada, 222
Equipamento(s)
    de colonoscopia, 108
    de emergência, 50*q*
    de *Heater probe*, 69*f*
    de rotina, 50
    para endoscopia pediátrica, 117
ER (Equipamento Eletrônico Radial), 127
Era
    digital, 7
ERD (Erosões à Endoscopia), 138
Erosão(ões)
    de anel, 397
    elevada, 293
        no antro, 293*f*
    esofágica, 178*f*, 179*f*
    plana, 293
Escherichia coli
    colite por, 496*f*
Escore
    de Rockall, 561*q*
    Glasgow-Blatchford, 561*q*
Escova
    de citologia, 150*f*
ESD (Dissecção Endoscópica de Submucosa), 278, 438
    versus EMR, 342
Esfíncter
    esofagiano, 223
        hipotenso, 223
            tratamento, 223
Esfincterotomia, 615-623

competência, 623
complicações, 618
    câncer, 622
    colecistite aguda, 622
    estenose, 622
        secundária à EE, 622
    hemorragia, 620
    infecção, 620
        colangite, 620
        sepse, 620
    pancreatite aguda, 619
    perfuração, 621
    pré-corte, 623
    sistêmicas, 621
    tardias, 621
definição, 615
indicações, 615
técnica, 615
    EP, 617
    incisão intramural, 616
    pacientes gastrectomizados, 617
    padrão, 615
        biliar, 615
    papila, 617, 618
        intradiverticular, 617
        menor, 618
        peridiverticular, 617
    pré-corte, 616
resultados, 618
Esofagite(s)
    actínica, 207-211
        avaliação das lesões, 208
            papel da endoscopia, 208
        epidemiologia, 207
        etiologia, 207
        patogênese, 207
        quadro clínico, 208
        tratamento, 208
    classificação da, 170
        de Los Angeles, 170*f*, 171*q*
        de Savary-Miller, 170*q*
    erosiva, 97*f*, 174*f*
    específicas, 185-206
        doenças descamativas do esôfago, 202-206
            EB, 202-206
            pênfigo, 202-206
        EEo, 195-200
        EI, 185-193
    fúngica, 187*f*
    graduação da, 170*f*
    intensa, 180*f*
        EB com, 180*f*
    modificada, 170*q*
        endoscópica, 170, 171*q*
    pelo CMV, 190, 191*f*
        aspecto, 190, 191
            endoscópico, 190
            histopatológico, 191
    por *Candida*, 186*q*
        aspectos endoscópicos da, 186*q*
    por ingestão, 207-211
        de agentes corrosivos, 207-211
            avaliação das lesões, 208
                papel da endoscopia, 208
            epidemiologia, 207
            etiologia, 207
            patogênese, 207
            quadro clínico, 208
            tratamento, 208
    por radiação, 211
    por VHZ, 191
    ulcerada, 193*f*
        inespecífica, 193*f*
    virais, 190*q*
        na imunodepressão, 190*q*
            aspecto endoscópico, 190*q*
Esôfago
    abordagem endoscópica de complicações do, 255-263
    pós-cirúrgicas, 255-263

deiscência de sutura, 256
desvio de eixo, 260
estenose de anastomose esofágica, 257
fisiopatologia, 255
traumáticas, 255-263
    manejo endoscópico, 261
adenocarcinoma do, 176
    oncogênese do, 176
    transformações epiteliais na, 176
afecções do, 235-240
    congênitas, 235-240
        AE, 235
        anéis vasculares, 239
        classificação, 235
        cleft, 239
        complicações pós-operatórias, 237
            tratamento endoscópicos das, 237
        diagnóstico, 237
            endoscópico, 237
            radiológico, 237
        duplicações esofágicas, 239
        ECE, 238
        embriologia, 235
        FTE, 235
        quadro clínico, 235
anel do, 231
    conceito, 231
    diagnóstico, 231
    quadro clínico, 231
    tratamento, 233
aplicação clínica no, 132-134, 136, 138
    da solução de Lugol, 132
    de ácido acético, 136
    de índigo carmim, 134
    de NBI, 138
    do azul, 133, 134
        de metileno, 133
        de toluidina, 134
avaliação de, 161
    na cromoscopia, 161
        digital, 161
        óptica, 161
biópsia do, 198
    e histologia, 198
    na EEo, 198
camadas do, 213*f*
carcinoma do, 275-280, 283-287
    avançado, 283-287
        complicações, 287
        diagnóstico, 283
        eficácia, 287
        epidemiologia, 283
        estadiamento, 283
        inserção do *stent*, 285
CE de, 241-246
    abordagem, 242
        pré-endoscópica, 242
    acessórios endoscópicos, 244
    anatomia, 241
    complicações, 245
    EEo, 244
    endoscopia, 243
        momento da, 243
    epidemiologia, 241
    sintomas 241
    situações específicas, 243
        impactação de bolo alimentar, 243
        ingestão, 244
            de baterias, 244
            de ímãs, 24
            de moedas, 244
    uso de medicamentos, 242
cervical, 72*f*
com intensa esofagite, 180*f*
distal, 72*f*, 73*f*, 242*f*
    bolo alimentar no, 242*f*
doenças descamativas do, 202-206
    EB, 202-206
    pênfigo, 202-206
    PV, 202

duodenal, 233f
  congênita, 233f
EE do, 129
epitélio do, 177f
  escamoso, 177f
estenose de, 204
lesões benignas do, 265-273
  acantoses glicogênicas, 269
  adenoma, 266
  cistos, 267
  glândulas sebáceas heterotópicas, 272
  heterotopias, 269
  leiomioma, 269
  lipoma, 270
  melanose, 272
  PCEE, 265
  pólipos, 266, 268
    fibrovasculares, 266
    inflamatório, 268
  TCG, 271
  tumores vasculares, 272
  xantelasma, 272
membrana do, 233
  conceito, 233
  diagnóstico, 233
  quadro clínico, 233
  tratamento, 233
neoplasia do, 163f, 464q
  epiteliais, 464q
    classificação de Viena para, 464q
  precoce, 163f
papiloma de, 164f
  benigno, 164f
papilomatose de, 266f
porção distal do, 174f
  epitélio colunar na, 174f
  área de, 174f
técnica de, 285
  epidermoide, 276, 277
    epidemiologia, 276
    grupos de risco, 276
    superficial, 277
      apresentação clínica, 277
      história natural, 277
    manifestação clínica, 283
    obstrutivo, 284f
    precoce, 275-280
      banco de imagens, 279
      classificação, 275, 276
        macroscópica, 275
        microscópica, 276
      peculiaridades dos exames, 277
        ecoendoscópico, 277
        endoscópico, 277
      profundidade de invasão, 275q
        risco de metástases linfonodais, 275q
      tipos de, 275q
      tratamento endoscópico, 278, 284
        indicações, 278
        resultados, 278
        técnica, 278
terço médio do, 133f
  friabilidade em, 133f
  hiperemia em, 133f
torácico, 72f
trauma do, 261
  cervical, 262
    EDA, 263
    laringotraqueoscopia direta, 262
  toracoabdominal, 263
    ferimentos, 263
      de esôfago, 263
      traqueobrônquicos, 263
Esofagogastroduodenoscopia
  principais achados à, 118q
    em adolescentes, 118q
    em crianças, 118q
  principais indicações da, 118q
    em adolescentes, 118q
    em crianças, 118q
Esofagografia, 199

na AC, 225f
no EED, 220, 221f
no EQN, 221
no megaesôfago, 225f
ESP (Esclerose Sistêmica Progressiva)
  diagnóstico diferencial, 223
  manometria esofágica, 223
  tratamento, 223
Espinha
  de peixe, 245f
Esquistossomose
  colite por, 498, 499f
Estadiamento
  da lesão corrosiva, 209f
    esofágica, 209f
  das gastrites, 298f
    sistema OLGA para, 298f
  diagnóstico e, 283
    de carcinoma avançado, 283
      da cárdia, 283
      do esôfago, 283
  do adenocarcinoma, 353
    gástrico, 353
      EE para, 353
  do CCR, 470, 471q
    avançado, 470, 471q
      do AJCC, 471q
      TNM, 470q
  do linfoma MALT, 360
    gástrico, 360
  TNM, 349
    do câncer gástrico, 349
      avançado, 349
Estenose(s)
  avaliação das, 492
    na DII, 492
  biliar, 643, 650
    pós-colecistectomia, 650
    pós-transplante hepático, 643
      anastomóticas, 644
      doador vivo, 645
      não anastomóticas, 644
      tratamento endoscópico, 646
  da via biliar, 643-653
    pós-cirúrgicas, 643-653
      tratamento endoscópico das, 643-653
  de anastomose, 257, 398, 399f
    esofágica, 257
      dilatador balonado, 257
      estenotomia, 259
      injeção de corticoide, 258
      próteses esofágicas, 259
      sondas dilatadoras, 257
    gastrojejunal, 398, 399f
      em BGYR, 398
      tratamento da, 399f
  de anel, 397
  de esôfago, 204
  DII com, 122f
  do colédoco, 674
  distal, 674
  do cólon, 529-538
    tratamento endoscópico das, 529, 531
      benignas, 529
      malignas, 531
  do ducto pancreático, 672
    principal, 672
  em jejuno proximal, 82f
    paciente apresentando, 82f
      com DC, 82f
  esofágicas, 205
    manejo das, 205
  secundária à EE, 622
Estenotomia, 259, 530
  com Micro-Knife, 401
  na complicação, 400
    da cirurgia bariátrica, 400
Estenotomia, 259, 530
Estômago
  aplicação clínica no, 133, 134, 137, 139

de índigo carmim, 134f
de NBI, 139
de vermelho congo, 137
do azul de metileno, 133
LSE de, 321-331
  abordagem da, 330
  CE, 322
  cistos de duplicação, 328
  GIST, 323
  hemagioma, 327
  leiomioma, 326
  leiomiossarcoma, 326
  linfangioma, 327
  lipoma, 326
  mesenquimal, 322
  neoplasia neuroendócrina, 328
  pâncreas ectópico, 328
  papel, 321, 322
    da EDA, 321
    da EE, 322
  paraganglioma gangliocítico, 330
  TCG, 327
  varizes, 327
neoplasia do, 163f, 464q
  epiteliais, 464q
    classificação de Viena para, 464q
  precoce, 163f
Estrongiloidíase, 379
Estrutura
  dos fibroscópios, 59
  dos videoendoscópios, 60
Etanolamina
  na HDB, 599
EUB (Enteroscopia com Balão Único), 405
  na HIM, 587
Evento(s)
  tromboembolíticos, 32q
    riscos de, 32q
    condições de, 32q
Exame
  endoscópico, 29-35, 547-556
    das doenças, 547-556
      do canal anal, 547-556
      do reto distal, 547-556
    orientações pós-exame, 29-35
      avaliação pós-procedimento, 35
    orientações pré-exame, 29-35
      antibioticoprofilaxia, 33
      anticoagulantes, 32
      antiplaquetários, 32
      avaliação pré-procedimento, 29
      CI, 30
      jejum, 30
      medicação, 34
      preparo intestinal, 31
      sedação, 34
      testes laboratoriais, 30
  endossonográfico, 525
    para endometriose, 525
    técnica do, 525
  proctológico, 431
    retossigmoidoscopia, 431
    toque retal, 431
  radiológico, 432
    contrastado, 432
    de cólon, 432
Exsudato, 292
Extremidade
  angulações da, 61f
    do duodenoscópio, 61f
    do gastroscópio, 61f
    dos novos colonoscópios, 61f
  distal, 61f, 62f
    do tubo, 62f
    orifícios da, 61f
    válvulas da, 61f

ÍNDICE REMISSIVO

F

Falha
  do cateterismo, 612
    situações de, 612
Fármaco(s)
  administrados, 48f
    para analgesia, 48f
    para anestesia, 48f
    para sedação, 48f
  efeitos dos, 49
    intoleráveis, 49
  recomendados, 48, 49
    analgésicos, 49
      alfentanil, 49
      fentanil, 49
      meperidina, 49
    hipnóticos, 48
      midazolan, 48
      propofol, 48
  uso de, 48
    roteiro para, 48
Fecaloma
  no ceco, 507f
  e CI, 507f
Fenômeno(s)
  tromboembólicos, 563q
    condições de risco para, 563q
Fentanil, 49
Ferimento(s)
  de esôfago, 263
  traqueobrônquicos, 263
FESS (Estudo Endoscópico Funcional da Deglutição, 215, 216
Fezes
  com aspecto de sangue, 119q
    causas das, 119q
      alimentares, 119q
      medicamentosas, 119q
  sangue oculto nas, 419, 432
    pesquisa de, 419
FGB (Fístula Gastrobrônquica)
  após cirurgia bariátrica, 401f
    tratamento da, 401f
Fibra
  de vidro, 6
Fibroscópio(s)
  estrutura dos, 59
FICE® (Fuji Intelligent Chromo Endoscopy), 72, 109, 131, 157, 158
FIGERS (First International Gastrointestinal Eosinophil Research Symposium), 244
Fio-Guia
  para cateterização, 608
    biliar, 608
Fissura(s)
  na topografia, 142f
    de segunda porção duodenal, 142f
Fístula(s)
  ao nível da anastomose, 146f
    colédoco-coledociana, 146f
      pós-transplante hepático, 146f
  aortoentérica, 578
  DII com, 122f
  em cirurgia bariátrica, 399
    dilatação endoscópica, 399
    estenostomia, 400
    prótese plástica, 400
      autoexpansível, 400
    septotomia, 400
      para drenagem interna de abscesso, 400
  esofagobrônquica, 284f
    carcinoma com, 284f
  pancreáticas, 673
Fistulopapilotomia, 152
Fistulotomia, 609
Flebectasia(s)
  do esôfago, 272f
  venosa, 515f
    múltipla, 515

Flumazenil, 49
Fonoterapia
  nos distúrbios, 217
    da deglutição, 217
Fonte(s)
  de energia, 65-70
    em endoscopia digestiva, 65-70
      cirurgia endoscópica, 67
        eletrocirurgia em, 67
      efeitos da corrente elétrica, 66
        sobre o corpo humano, 66
      laser, 70
      principais indicações, 65
      UEC, 65
Forrest
  classificação de, 579
Fouchet
  sonda tipo, 226f
Frequência, 66
Friabilidade, 292
FTE (Fístula Traqueoesofágica), 235
  AE com, 237f
    recém-nascido com, 2376f
  AE sem, 236f
    recém-nascido com, 236f
Funcionamento
  dos endoscópios, 59-63
    aspectos funcionais, 60
Fundo
  cardiogástrico, 73f
Fungo(s)
  gastropatias por, 308

G

Gardner
  síndrome de, 429
Gastrectomia
  vertical, 393, 395, 396f
Gastrina
  dependência da, 366
Gastrinoma(s)
  duodenais, 369
    tratamento dos, 369
Gastrite(s), 291-300, 303-309
  atrofias, 293
    acompanhamento endoscópico, 297, 298
    conduta clínica, 297, 298
    e metaplasia intestinal, 295
      condições pré-malignas, 295
  classificação das, 291
    edema, 292
    enantema, 292
    erosão, 293
      elevada, 293
      plana, 293
    exsudato, 292
    friabilidade, 292
    hemorragia intramural, 293
      áreas de, 293
    nodosidade, 293
  conceito de, 291, 303
  divisões das, 292q
    endoscópicas, 292q
    histológicas, 292q
  enantemáticas, 293f
    intensa, 293f
      do antro gástrico, 293f
  formas comuns, 304
    atrófica, 304
    erosiva plana, 304
      de antro intensa, 304
    por infecção, 304
    por HP, 304
  formas raras, 307
    eosinofílica, 307
    granulomatosa, 307
    infecciosa, 307
      CMV, 308

enfisematosa, 308
flegmonosa, 308
fungos, 308
sífilis, 308
supurativa, 308
Tb, 308
toxoplasmose, 307
  linfocítica, 307
  hiperplasias, 293
  metaplasia intestinal, 295, 297, 298
    acompanhamento endoscópico, 297, 298
    conduta clínica, 297, 298
  padrão vascular, 293
    visibilidade do, 293
  por HP, 294
    aguda, 294
    crônica, 295
Gastropatia(s), 303-309
  conceito, 303
  formas comuns, 304
    aguda, 306
      hemorrágica, 306
    biliar, 306
    GHP, 307
    por AINHs, 305
    química, 306
      por outros agentes, 306
    reativas, 306
  formas raras, 307
  hipertrófica, 308
Gastroscópio
  de Rudolf Schindler, 4
  extremidade do, 61f
    angulações da, 61f
GAVE (Ectasia Vascular do Antro Gástrico), 69, 577
GEP (Gastrostomia Endoscópica Percutânea), 383-390
  complicações, 387, 388q
  considerações, 383, 387
    pós-procedimento, 387
    pré-procedimento, 383
  contraindicações, 384, 385q
  indicações, 384
    principais, 384q
  técnicas, 385
    de inserção, 385
    de pulsão, 385q
      Sachs-Vine, 385q
    de punsão, 385q
      Russell, 385q
    de sutura, 386q
      Hashiba, 386q
    de tração, 385q, 386f
      Gauderer-Ponsky, 385q
GHP (Gastropatia Hipertensiva Portal), 307
Giardia lamblia, 381f
Giardíase, 380
GIST (Tumores Estomais Gastrointestinais), 323
  categorias de risco no, 325q
  classificação por, 325q
  gástrico, 324f, 325f
    aspecto ecoendoscópico, 325f
    taxa de sobrevida, 325q
    livre da doença, 325q
GJEP (Jejunostomia Endoscópica por Gastrostomia), 388
  complicações, 390
    principais, 390q
  considerações, 390
    pós-procedimento, 390
  contraindicações, 389
  indicações, 389
  técnicas, 389
    de inserção, 389
Glândula(s)
  conduto de, 178f
    no interior, 178f
      dom epitélio esofágico, 178
  de Brunner, 375, 376f
    hiperplasia de, 375, 376f

no bulbo duodenal, 376f
esofágicas, 178f
 profundas, 178f
fúndicas, 317f
 pólipos de, 317f
mistas, 178f
sebáceas, 272
 heterotópicas, 272
 no esôfago, 272f
Glasgow-Blatchford
 escore, 561q
Glicoacantose
 do esôfago, 269f
GLST (Lesões de Crescimento Lateral com superfície Granular), 465
Gold
 probe, 580
GOV (Varizes Gastroesofágicas), 572
GPVH (Gradiente de Pressão Venosa Hepática), 567
Grupo
 pediátrico, 84
  enteroscopia no, 84

H

HAART (Terapia Antirretroviral Altamente Ativa), 185
HBPM (Heparina de Baixo Peso Molecular)
 pacientes em uso de, 33q
HD (Alta Definição)
 videoendoscópios de, 157
HDA (Hemorragia Digestiva Alta), 567-582
 causas de, 119q
  pela idade, 119q
 endoscopia pediátrica na, 118
 etiologia da, 576q
  com prevalência, 576q
 varicosa, 567-574
  diagnóstico, 567
  quadro clínico, 567
  terapia de resgate, 572
   balão de tamponamento, 572
   cirurgia, 573
   TIPS, 573
  tratamento, 568
   antibioticoprofilaxia, 568
   correção, 568
    dos distúrbios de coagulação, 568
    dos níveis hematimétricos, 568
   DV, 569
   endoscópico, 569
    EE, 570
    falência do, 572
    LE, 570
    VG, 572
HDANV (Hemorragia Digestiva Alta Não Varicosa), 576-582
 diagnóstico, 578
 etiologia, 576
  fístula aortoentérica, 578
  GAVE, 577
  hemobilia, 578
  hemossucus pancreaticus, 578
  lesão de Dieulafoy, 577
  malformação vascular, 577
  síndrome de Mallory-Weiss, 576
  tumores gastroduodenais, 578
  UP, 576
 métodos não térmicos, 581
  hemoclipes, 581
  injeção, 581
 modalidades térmicas, 580
  de contato, 580
  de não contato, 580
 quadro clínico, 578
 tratamento, 578
  abordagem inicial, 578
  estabilização clínica, 578
HDB (Hemorragia Digestiva Baixa), 479, 597-603
 causas de, 597

principais, 597
conduta inicial, 598
diagnóstico da, 598q
 endoscópico, 598q
métodos, 599, 601
 hemostáticos, 599
  terapia por injeção, 599
 mecânicos, 601
  clipe metálico, 601
  endoloop, 601
  LE, 601
 térmicos, 602
  APC, 602
  corrente bipolar, 603
  Heater probe, 603
planejamento inicial, 598
por DDC, 481q
Heater
 probe, 69, 580, 603
  cateter de, 69f
  equipamento de, 69f
  na HDB, 603
Hemangioma
 capilar, 514f
  do sigmoide, 514f
 de duodeno, 327
 de estômago, 327
 do intestino grosso, 514
Hemobilia, 578
Hemoclipe(s)
 na HDANV, 581
Hemorragia, 620
 digestiva, 559-565
  com cirrose hepática, 563q
   abordagem da, 563q
  conduta na, 562q
  não varicosa, 561q
   risco de mortalidade na, 561q
  paciente com, 559-565
   abordagem clínica inicial, 560
    exame físico, 560
    exames complementares, 561
    história clínica, 560
   avaliação do, 560q
   causas de, 559q
   prevalência de, 559q
   situações especiais, 563
    arteriopatias coronarianas, 563
    cirrose hepática, 563
    disfunções miocárdicas, 563
    hipertensão portal, 563
    insuficiência renal crônica, 564
   tratamento específico, 565
    endoscopia digestiva, 565
  terapêutica, 561
   antibioticoprofilaxia, 563
   antibioticoterapia, 563
   bloqueadores de bomba de prótons, 562
   drogas, 562, 563
    pró-cinéticas, 563
    vasoativas, 562
   endoscopia digestiva, 563
   reposição, 562
    sanguínea, 562
    volêmica, 562
 intramural, 293
  área de, 293
   na gastrite, 293
 na doença diverticular, 479
  do intestino grosso, 479
 no intestino delgado, 583q
  causas de, 583q
  frequência das, 583q
Hemossucus
 pancreaticus, 578
Hemostasia
 endoscópica, 482f
  em divertículo de cólon, 482f
   com coágulo aderido, 482f
   com vaso visível, 482f

Hérnia
 hiatal, 171
  classificação da, 171
  diagnóstico da, 171
   biópsias endoscópicas, 171
  por deslizamento, 171f
  paraesofágica, 171f
Herpes
 simplex, 498
  colite por, 498
Heterotopia(s)
 gástricas, 269
HIM (Hemorragia do Intestino Médio), 583-595
 abordagem na, 591
  sequência de, 591
  cápsula, 592
   ou enteroscopia, 592
 classificação do sangramento, 584
 definição, 583
 etiologia da, 583
  causas menos comuns, 584
  DC, 584
  divertículo de Meckel, 584
  lesões vasculares, 583
  tumores, 584
 manifestação clínica, 584
 recursos de propedêutica, 585
  métodos endoscópicos, 586
   CE, 589
   EDB, 586
   EIO, 589
   enteroscopia espiral, 591
   EUB, 587
   non-push enteroscopia, 586
   push-enteroscopia, 586
   sonda, 586
  métodos radiológicos, 585
Hiperplasia(s)
 de glândulas, 375, 376f
  de Brunner, 375, 376f
   no bulbo duodenal, 376f
 na gastrite, 293
 nodular, 378
  linfoide, 378
Hipertensão
 portal, 563
  causas de, 567q
  hemorragia digestiva e, 563
Hipnótico(s)
 antagonistas de, 49
  flumazenil, 49
Hipotireoidismo, 224
Histoplasmose, 381
 colite por, 499
HIV (Vírus da Imunodeficiência Humana), 185
 infecção pelo, 190
  AIDS, 192
   EIs na, 192
  CE, 190
  EH, 191
  esofagite, 190
   por CMV, 190
   por HPV, 192
   por VHZ, 191
  micobacteriose, 191
  UI do, 191
HNPCC (Síndrome do Câncer Colorretal Hereditário sem Polipose), 419
Houston
 válvulas de, 109f
HP *(Helicobacter pylori)*, 291-300
 e linfoma MALT, 357
 gastrite por, 294
  aguda, 294
  crônica, 295
 infecção pelo, 297, 304
  acompanhamento endoscópico, 297
  conduta clínica, 297
  gastrite por, 304
HPS (Síndrome Polipoide Hiperplásica), 429

HPV *(Human papilomavirus)*
  com sistema imunológico, 188
    preservado, 188
      aspecto endoscópico, 188
    esofagite por, 192
    lesão pelo, 188*f*
      esofágica, 188*f*

I

Icterícia
  alívio da, 658
    métodos endoscópicos para, 658
Idoso
  enteroscopia no, 84
Íleo
  distal, 111*f*
Ileoscopia
  colonoscopia com, 489
  na DII, 489
IMA (Isquemia Mesentérica Aguda), 503
Ímã(s)
  ingestão de, 244
Imagem
  de alta definição, 157
IMC (Isquemia Mesentérica Crônica), 503
Imersão
  em água, 135
    efeitos colaterais do, 136
    limitações do, 136
    técnica de, 135
      aplicação clínica da, 136
        no duodeno, 136
Impactação
  de alimentos, 396
  de bolo alimentar, 243
Imunocompetente
  papiloma em, 188*f*
    esofágico, 188*f*
  tubérculos em, 189*f*
    do esôfago, 189*f*
Imunocomprometimento
  em indivíduos transplantados, 192
    infecções, 192, 193
      fúngicas, 193
      virais, 192
      TCH, 192
      TOS, 192
Imunodepressão
  esofagites na, 190*q*
    virais, 190*q*
      aspecto endoscópico, 190*q*
Índigo
  carmim, 134
    aplicação clínica do, 134, 135
      no duodeno, 135
      no esôfago, 134
      no estômago, 134
    cromoscopia com, 135*f*
    efeitos colaterais do, 135
    limitações do, 135
Infecção(ões)
  colangite, 620
  em indivíduos transplantados, 192, 193
    fúngicas, 193
    virais, 192
  esofágicas, 189
    no sistema imunológico, 189
      preservado, 189
    pelo HIV, 190
      com comprometimento imunológico, 190
        CE, 190
        EH, 191
          micobacteriose, 191
          outras na AIDS, 192
          por CMV, 190
          por HPV, 192
          por VHZ, 191
          UI do HIV, 191

  por *Strongyloides stercolaris*, 380*f*
  sepse, 620
Ingestão
  de agentes corrosivos, 207-211
    esofagite por, 207-211
      avaliação das lesões, 208
        papel da endoscopia, 208
      epidemiologia, 207
      etiologia, 207
      patogênese, 207
      quadro clínico, 208
      tratamento, 208
  de baterias, 24
  de ímãs, 244
  de moedas, 244
Injeção
  de corticoide, 258
    na estenose, 258
      de anastomose esofágica, 258
  na HDANV, 581
  no EEI, 226
    de toxina botulínica, 226
  terapia com, 599
    na HDB, 599
      adrenalina, 599
      cianoacrilato, 601
      etanolamina, 600
      outras substâncias, 600
Inspeção
  anal, 551
Insuficiência
  renal, 564
    crônica, 564
      e hemorragia digestiva, 564
Insuflação
  válvulas para, 62*f*
    de água, 62*f*
    de ar, 62*f*
Intestino
  delgado, 7, 94, 142*f*, 405-414
    afecções do intestino delgado, 405-414
      indicações da enteroscopia, 405
    fronteira do, 7
    mucosa de, 142*f*
      avaliação da, 142*f*
    tumores do, 94
      cápsula entérica na, 94
  doença diverticular do, 479
    hemorragia na, 479
  grosso, 109, 162, 479, 513-519
    aspectos anatômicos do, 109
    avaliação na cromoscopia de, 161
      digital, 161
      óptica, 161
    lesões vasculares do, 513-519
      classificação, 513
      conceitos, 513
      ectasia vascular do cólon, 515
      hemangioma, 514
      não isquêmicas, 514*q*
Intolerância
  ao anel, 397
IPCLs (Alças Capilares Intrapapilares), 138
  avaliadas pelo NBI, 138*q*
iScan, 157, 158
Isquemia
  intestinal, 409

J

JEG (Junção Esofagogástrica)
  anatomia da, 73*f*
  definição endoscópica da, 73*f*
  carcinomas da, 284
Jejum, 30
  para endoscopia pediátrica, 117
Jejuno
  proximal, 122*f*
    angioectasia, 122*f*
  úlcera de, 93*f*

Jejunostomia
  endoscópica, 383-390, 414
    percutânea, 383-390, 414
      considerações pré-procedimento, 383
    sonda de, 389*f*
JEPD (Jejunostomia Endoscópica Percutânea Direta), 388
  complicações, 390
    principais, 390*q*
  considerações, 390
    pós-procedimento, 390
  contraindicações, 389
  indicações, 389
  técnicas, 389
    de inserção, 389
JPS (Síndrome da Polipose Juvenil), 430
Junção
  biliopancreática, 704
    anomalia da, 704
  escamocolunar, 161, 174*f*, 176*f*
    avaliação na cromoscopia de, 161
      digital, 161
      óptica, 161
    de paciente com DRGE, 174*f*
    epitélios encontrados na, 176*f*
Jurista(s)
  como pensam os, 25
    contrato de adesão, 25
    CI, 26

K

Killian
  triângulo de, 248*f*
Kudo
  classificação de, 163*f*
    das criptas, 163*f*
  padrão por, 457*f*
    de criptas, 457*f*

L

Laringe
  lesão de, 163*f*
    displásica, 163*f*
Laringoscópio(s)
  rígidos, 250*f*
    bilabiados, 250*f*
Laser (Light Amplification by Stimulated Emission of Radiation)
  terapia fotodinâmica, 70
  tipos de, 70*q*
    com aplicação médica, 70*q*
LDGCB (Linfoma Difuso de Células B), 357
LE (Ligadura Elástica), 571*f*
  na HDA, 570
    varicosa, 570
  na HDB, 601
LEC (Litotripsia Extracorpórea), 668
Legislação
  e normas vigentes, 17-24
Leiomioma
  de duodeno, 326
  de esôfago, 269, 270*f*
  de estômago, 326
  gástrico, 326*f*
Leiomiossarcoma
  de duodeno, 326
  de estômago, 326
Lesão(ões)
  avaliação das, 208, 209*f*
    endoscopia na, 208, 209*f*
      a longo prazo, 210
      inicial, 210
  benignas, 265-273
    do esôfago, 265-273
      acantoses glicogênicas, 269

adenoma, 266
cistos, 267
glândulas sebáceas heterotópicas, 272
heterotopias, 269
leiomioma, 269
lipoma, 270
melanose, 272
PCEE, 265
pólipos, 266, 268
  fibrovasculares, 266
  inflamatório, 268
TCG, 271
tumores vasculares, 272
xantelasma, 272
colônicas, 466q
  neoplásicas superficiais, 466q
  tipos endoscópicos das, 466q
de cólon, 457q, 458f
  alteração microvascular nas, 457q
    classificação para, 457q
      de Kanao, 457q
      de Teixeira, 457q
  deprimida, 458f, 459f
  enantematosa, 458f
  hipocrômica, 458f
de Dieulafoy, 577
de mucosa, 408
  por medicações, 408
displásica, 163f
  de laringe, 163f
duodenais, 375-382
  benignas, 375
    adenoma duodenal, 376
    DC, 378
    divertículo, 378
    doença celíaca, 376
    duodenites infectoparasitárias, 379
    hiperplasia, 375, 378
      de glândulas de Brunner, 375
      nodular linfoide, 378
    linfangiectasia intestinal, 379
    lipoma, 377
    metaplasia gástrica, 375
    por AINHs, 379
    pseudomelanose, 377
  doenças parasitárias, 379
    ancilostomose, 380
    ascaridíase, 380
    estrongiloidíase, 379
    giardíase, 380
  infecciosas, 381
    candidíase, 381
    candidose, 381
    doença de Whipple, 381
    histoplasmose, 381
    lues, 381
    monilíase, 381
    sarcoidose, 381
    sífilis, 381
    Tb, 382
esofágica, 188f, 207q, 209q
  corrosiva, 209f
    estadiamento da, 209f
  pelo HPV, 188f
  principais agentes das, 207q
  severidade da, 209q
    graduação da, 209q
mesenquimal, 322
polipoide, 163f
  de cólon esquerdo, 431f
  intestinal, 163f
  intussuscepção por, 430f
    alça de delgado com, 430f
superficiais, 453-461, 463-467
  colorretais, 463-467
    achados macroscópicos, 464
    conceito, 463
    diagnóstico, 464
    fisiopatologia, 466
    histopatologia, 463

    tratamento endoscópico, 463-467
  do cólon, 453-461
    classificação, 453
    diagnóstico endoscópico, 457
      alterações de cor, 458
      alterações no contorno da mucosa, 458
      alternância no grau de insuflação, 458
      borramento dos vasos, 459
      depósito de muco, 459
      sangramento espontâneo, 459
    diagnóstico, 453-461
      cromoscopia, 456
      equipamento, 456
      magnificação de imagem, 456
      preparo adequado, 456
      técnica de exame, 456
    diferenciação entre pseudodepressão, 454
      e depressão, 454
    invasão submucosa, 460
      alterações relacionadas, 460
    LST, 455
tumoral, 93f
vasculares, 93f, 406, 513-519, 577f, 583
  classificação das, 515q
    não isquêmicas, 515q
    não neoplásicas, 515q
  do intestino grosso, 513-519
    classificação, 513
    conceitos, 513
    ectasia vascular do cólon, 515
    hemangioma, 514
    não isquêmicas, 514q
  gástrica, 577f
  na HIM, 583
Limpeza
  colônica, 107
  setor de, 41
  e desinfecção, 41
Linfangiectasia
  intestinal, 379
Linfangioma
  de duodeno, 327
  de estômago, 327
Linfoma(s), 94f, 96f
  de cólon, 508f
  gastrointestinais, 360q
    classificação de *An Arbor* para, 360q
      modificada por Musshoff, 360q
  MALT, 357-361
    gástrico, 357-361
      acompanhamento, 361
      conceito, 357
      diagnóstico, 359
      EE, 360
      estadiamento, 360
      histologia, 358
      HP e, 357
      imunoistoquímica, 358
      manifestações clínicas, 358
      oncogênese, 357
      tratamento, 360
LIP (Linfangiectasia Intestinal Primária), 379
Lipoma
  de duodeno, 326
  de esôfago, 270
  de estômago, 326
  duodenal, 327f, 377
  gástrico, 326f
Litotriptor
  convencional, 149f
  de Soehendra, 149f
LNH (Linfoma Não Hodgkin), 357
  MALT, 357
Los Angeles
  classificação de, 170f, 171q
    da esofagite, 170f, 171q
LSE (Lesões Subepiteliais)
  de duodeno, 321-331
    abordagem da, 330

    CE, 322
    cistos de duplicação, 328
    GIST, 323
    hemagioma, 327
    leiomioma, 326
    leiomiossarcoma, 326
    linfangioma, 327
    lipoma, 326
    mesenquimal, 322
    neoplasia neuroendócrina, 328
    pâncreas ectópico, 328
    papel, 321, 322
      da EDA, 321
      da EE, 322
    paraganglioma gangliocítico, 330
    TCG, 327
    varizes, 327
  de estômago, 321-331
    abordagem da, 330
    CE, 322
    cistos de duplicação, 328
    GIST, 323
    hemagioma, 327
    leiomioma, 326
    leiomiossarcoma, 326
    linfangioma, 327
    lipoma, 326
    mesenquimal, 322
    neoplasia neuroendócrina, 328
    pâncreas ectópico, 328
    papel, 321, 322
      da EDA, 321
      da EE, 322
    paraganglioma gangliocítico, 330
    TCG, 327
    varizes, 327
LST (Lesões de Crescimento Lateral), 455, 459f, 460f, 465
LSTs (Lesões Planas de Espraiamento Lateral), 438
Lues, 381
Lugol
  solução de, 132
    aplicação clínica da, 132
      no esôfago, 132
    cromoendoscopia com, 132q
      interpretação da, 132q
    efeitos colaterais da, 132
    limitações da, 132
Lúpus
  eritematoso, 224
    sistêmico, 224

M

Magnificação, 7
  em EDA, 131-142
    ácido acético, 136
    azul, 132, 134
      de metileno, 132
      de toluidina, 134
    classificação, 131
    histórico, 131
    imersão e água, 135
      técnica de, 135
    índigo carmim, 134
    NBI, 138
      tecnologias similares, 138
    solução de Lugol, 132
    vermelho congo, 137
Malformação
  vascular, 577
Manobra
  de retroflexão, 104f
    para estudo das porções distais, 104f
    do reto, 104f
Manometria
  computadorizada, 216
  esofágica, 219-221, 223
    convencional, 219-221

na AC, 219
no EED, 220
no EQN, 222
na ESP, 224
MAP (Polipose Associada ao Gene Heterozigoto MYH)
síndrome, 429
MAR (Manometria de Alta Resolução)
na AC, 219
no EED, 220
no EQN, 222
Marsh
classificação de, 376q
da DC, 376q
Mason
cirurgia de, 393, 395
MAV (Malformações Vasculares), 92
Meckel
divertículo de, 406, 584
e HIM, 584
Mediastino
EE do, 129
Medicação, 34
outras, 35
Megaesôfago
chagásico, 189f
com CE, 189f
endoscopia digestiva no, 225-230
acompanhamento, 229
diagnóstico da AC, 225
papel da EDA no, 225
dilatação pneumática, 227
da cárdia, 227
injeção no EEI, 226
de toxina botulínica, 226
POEM, 228
próteses endoscópicas, 229
tratamento da AC, 226
esofagografias no, 225f
MEI (Motilidade Esofagiana Ineficaz), 199, 222
Melanose
de esôfago, 272
Membrana(s), 231-233
do esôfago, 233
conceito, 233
diagnóstico, 233
quadro clínico, 233
tratamento, 233
duodenal, 233f
congênita, 233f
MEO (Manometria do Esfíncter de Oddi), 688, 689
Meperidina, 49
Metaplasia
gástrica, 375
duodenal, 375
no bulbo duodenal, 375f
intestinal, 133f, 295, 297, 298
acompanhamento endoscópico, 297, 298
conduta clínica, 297, 298
gastrite atrófica e, 295
condições pré-malignas, 295
Metástase(s)
ganglionares, 336
correlação com, 336
do câncer gástrico precoce, 336
MI (Magnificação de Imagem), 157
Micobactéria(s)
EI por, 192q
aspecto endoscópico, 192q
Micobacteriose, 191
aspecto endoscópico, 192
MICRA (Microunidade Administrativa), 14
da UNIENDO, 14q
Microscopia, 7
Midazolan, 48
Migração
de anel, 397
Mini*probe*
de AF, 128f

Miofibromatose
multicêntrica, 122f
Miotomia
do cricofaríngeo, 218
nos distúrbios, 218
da deglutição, 218
Modalidade(s)
térmicas, 580
de contato, 580
gold probe, 580
Heater probe, 580
de não contato, 580
plasma de argônio, 580
Moeda(s)
ingestão de, 244
Monilíase, 381
Movimento(s)
para aspiração, 62f
de água, 62f
para insuflação, 62f
de água, 62f
de ar, 62f
MR (Equipamento Mecânico Radial), 127
Mucosa
retal, 103f
aspecto da, 103f
Mucosectomia
cap de, 339f
de adenocarcinoma, 338f
gástrico, 338f

N

NBI® *(Narrowm Band Imaging System)*, 72, 131, 157, 158
e tecnologias similares, 138
aplicação clínica do, 138
no duodeno, 142
no esôfago, 138
no estômago, 139
contraindicações do, 142
limitações do, 142
em mucosa, 139f
de cárdia, 139f
exame com, 138q
alterações evidenciadas ao, 138q
da DRGE, 138q
IPCLs avaliadas pelo, 138q
NEC (Carcinoma Neuroendócrino), 365
NEM-1 (Neoplasia Endócrina Múltipla do tipo 1), 363
Neoplasia(s)
elevada, 141f
precoce, 141f
do estômago, 141f
epiteliais, 464q
classificação de Viena para, 464q
de cólon, 464q
de esôfago, 464q
de estômago, 464q
neuroendócrina, 328
de duodeno, 328
de estômago, 328
precoce, 163f
de esôfago, 163f
de estômago, 163f
NERD (Doença do Refluxo Não Erosiva), 138
NIE (Neoplasia Intraepitelial), 463
Nível(is)
hematimétricos, 568
na HDA varicosa, 568
correção dos, 568
Nodosidade
na gastrite, 293
Nodulação(ões)
em EB, 267f
Non-push
enteroscopia, 586
na HIM, 586

O

Obesidade
endoscopia na, 393-402
anatomia endoscópica, 395
BGA, 395
BGYR, 395
com anel, 395
sem anel, 395
cirurgia, 395
de Mason, 395
de Scopinaro, 395
gastrectomia vertical, 395
sleeve gastrectomy, 395
switch duodenal, 395
complicações de cirurgia bariátrica, 396
tratamento endoscópico de, 396
deslizamento do anel, 397
erosão de anel, 397
erosão intragástrica de BGA, 396
estenose de anastomose gastrojejunal em BGYR, 398
estenose do anel, 397
fístula, 399
impactação de alimentos, 396
intolerância ao anel, 397
migração de anel, 397
migração intragástrica de BGA, 396
reganho de peso após BGYR, 402
pré-operatória, 395
tratamento cirúrgico da, 393
BGA, 393
BGYR, 394
com anel, 394
sem anel, 394
cirurgia de Scopinaro, 393
gastrectomia vertical, 393
sleeve gastrectomy, 393
switch duodenal, 393
tratamento endoscópico da, 394
BIG, 394
bypass duodenojejunal endoluminal, 395
Octreotídeo
na HDA, 569
varicosa, 569
na hemorragia digestiva, 562
Odinofagia
endoscopia pediátrica na, 119
OLGA *(Operative Link on Gastritis Assessment)*
sistema, 298
OMS (Organização Mundial de Saúde)
classificação pela, 265q
dos TBE, 265q
Opioide(s)
antagonistas de, 49
flumazenil, 49
Cp do, 48f
Orientação(ões)
pós-exame endoscópico, 29-35
avaliação pós-procedimento, 35
pré-exame endoscópico, 29-35
antibioticoprofilaxia, 33
anticoagulantes, 32
antiplaquetários, 32
avaliação pré-procedimento, 29
CI, 30
jejum, 30
medicação, 34
preparo intestinal, 31
sedação, 34
testes laboratoriais, 30
Orifício(s)
da extremidade, 61f
distal, 61f
Óstio
apendicular, 111f
Overtube, 77, 245f
características, 80f
discovery SB, 82f

enteroscópio e, 82f
extremidade do, 82f
distal, 82f
extremidade do, 78f
balões na, 78f

P

Padrão
  de criptas, 457f
    por Kudo, 457f
  vascular, 293
    visibilidade do, 293
      na gastrite, 293
PAF (Polipose Adenomatosa Familiar), 319, 410, 428
Pâncreas
  anular, 703
  ectópico, 328, 703
  EE do, 129
  tumores do, 655-662
    tratamento endoscópico dos, 655-662
Pancreatite
  aguda, 619, 663-666
    após EE, 619q
    biliar, 663
      CPRE na, 663
    tratamento da, 663-666
      endoscopia no, 663-666
  crônica, 667-677
    tratamento endoscópico da, 667-677
      bloqueio neural, 677
        do plexo celíaco, 677
      drenagem, 667, 675
        de pseudocistos, 675
        do ducto pancreático, 667
      estenose do colédoco distal, 674
  idiopática, 665
    CPRE na, 665
Papila
  de Vater, 681-685
    tumores da, 681-685
      tratamento endoscópico dos, 681-685
        ampulares, 681
        intervenções terapêuticas, 683
        vigilância pós-papilectomia, 685
  duodenal, 74f, 145f, 370
    cateterização da, 145f
    TCs na, 370
      tratamento dos, 370
  intradiverticular, 610, 617
    cateterismo de, 610
      técnicas de, 610q
  menor, 611, 618
    cateterismo da, 611
    esfincterotomia da, 618
  peridiverticular, 617
Papilectomia
  endoscópica, 683
    técnica, 683
      complicações, 684
        prótese pancreática, 684
Papiloma
  de esôfago, 164f
    benigno, 164f
  esofágico, 188f
    em imunocompetente, 188f
Papilomatose
  de esôfago, 266f
Papilotomia
  convencional, 151
  endoscópica, 146f
    aspecto final da, 146f
Paraganglioma
  gangliocítico, 330
Parede
  intestinal, 6
    além da, 6
PCEE (Papiloma de Células Escamosas de Esôfago), 265, 266f

PD (Pâncreas *Divisum*), 701
  CPRE no, 665
Pediatria
  exame de endoscopia em, 115
    particularidades do, 115
PEG (Polietilenoglicol), 31
Pênfigo
  PV, 202
Perda
  sanguínea, 560q, 568q
    estimativa de, 560q, 568q
Peutz-Jeghers
  síndrome de, 83f, 96f, 429, 430f
    pacientes com, 83f
    polipose na, 430f
      de cólon, 430f
PFC (Plasma Fresco Congelado), 32
pHmetria
  esofagiana, 199, 222
    prolongada, 199, 222
    no EQN, 222
Pinça(s)
  de biópsia, 438
    na polipectomia, 438
      do cólon, 438
      do reto, 438
  elevador de, 63f
    sistema de, 63f
Plexo
  celíaco, 677
    bloqueio neural do, 677
PMAE (Prótese Metálica Autoexpansível), 531
POAC (Pseudo-Obstrução Aguda do Cólon), 529-538
  apresentação clínica, 533
  cecostomia percutânea, 536
  colonoscopia em, 536q
    descompressiva, 536q
  diagnóstico, 534
  fatores predisponentes, 533q
  fisiopatologia, 532
  tratamento, 534
    cirúrgico, 536
    clínico, 534
    de suporte, 534
    endoscópico, 535
    medicamentoso, 535
    neostigmina no, 535q
POEM (Miotomia Endoscópica Peroral), 226, 228
Polipectomia, 435f
  alça de, 109f, 438
    canal de trabalho com, 109f
  do cólon, 437-450
    técnicas de, 437-450
      acessórios, 438
      acompanhamento pós-polipectomia, 449, 450q
      complicações, 447
      contraindicações, 437
      difíceis, 442
      diminutos, 439
      equipamentos, 438
      hemorragia, 447
      indicações, 437
      maiores que 5 mm, 439
      manejo na, 448
        dos anticoagulantes, 448
        dos antiplaquetários, 448
      pediculados, 439
      pequenos, 439
      perfuração, 447
      prevenção, 447
      sésseis, 439
      síndrome pós-polipectomia, 447
  do reto, 437-450
    técnicas de, 437-450
      acessórios, 438
      acompanhamento pós-polipectomia, 449, 450q
      complicações, 447
      contraindicações, 437

difíceis, 442
diminutos, 439
equipamentos, 438
hemorragia, 447
indicações, 437
maiores que 5 mm, 439
manejo na, 448
  dos anticoagulantes, 448
  dos antiplaquetários, 448
pediculados, 439
pequenos, 439
perfuração, 447
prevenção, 447
sésseis, 439
síndrome pós-polipectomia, 447
  endoscópica, 432f, 433
Pólipo(s), 425-435
  acompanhamento, 433
  adenomatosos, 101q, 318f
    detecção precoce dos, 101q
    opções para, 101q
  classificação histológica, 426
    não neoplásicos, 426
      da submucosa, 427
      hamartomatosos, 427
      hiperplásicos, 426
      inflamatórios, 426
      muscular própria, 427
    neoplásicos, 427
      adenomas, 427
      tumor carcinoide, 428
    síndromes polipoides, 428
      AFAP, 429
      de Cowden, 430
      de Cronkhite-Canada, 430
      de Gardner, 429
      de Peutz-Jeghers, 429
      de Riley-Bannayan-Ruvalcaba, 430
      de Turcot, 429
      FAP, 428
      HPS, 429
      JPS, 430
      MAP, 429
  colônicos, 98f
  colorretais, 426q
    classificação dos, 426q
      histológica, 426q
  de cólon direito, 425f, 427f
    plano, 425f
  de glândulas, 317f
    fúndicas, 317f
  de reto, 431f
    prolabado, 431f
  diagnóstico, 431
    colonoscopia, 431
    ecocolonoscopia, 432
    exame, 431, 432
      laboratoriais, 432
      por imagem, 432
        colonografia, 432
        radiológico contrastado, 432
    proctológico, 431
      retossigmoidoscopia, 431
      toque retal, 431
  sangue oculto, 432
    nas fezes, 432
  do esôfago, 266, 268
    fibrovasculares, 266
    inflamatório, 268
  em crianças, 125
  gástricos, 317-320
    acompanhamento, 319
    características, 317
      endoscópicas, 317
    classificação, 317
      histopatológica, 317
    manejo, 319
  hiperplásico, 318f
  jejunais, 96f
  juvenil, 426f, 427f

prolabado, 427f
  pelo ânus, 427f
maligno, 434
  camada muscular, 434
  de mucosa, 434
  conduta, 434
  de bom prognóstico, 434
  de mau prognóstico, 435
  lesões planas, 434
pediculado, 425f, 430f, 435f
  de reto, 430f
    exteriorizado, 430f
  ressecado, 435f
    endoscopicamente, 435f
polipectomia de, 439
  acompanhamento pós-polipectomia, 449, 450q
    resumo dos consensos, 450q
  complicações, 447
    hemorragia, 447, 448
      profilaxia da, 448
    perfuração, 447
      profilaxia da, 447
    síndrome pós-polipectomia, 447
  difícil, 442
    ablação do tecido adenomatoso residual, 445
    EMR, 442
    ESD, 443
    grandes pólipos pediculados, 445
    injeção da submucosa, 442
    tatuagem endoscópica, 445
  diminutos, 439
    a frio com pinça, 439
    hot biopy, 439
  maiores que 5 mm, 439
    a frio com alça, 442
    com alça convencional, 439
    resgate do espécime, 442
  pediculados, 439
    a frio com alça, 442
    com alça convencional, 439
    resgate do espécime, 442
  pequenos, 439
    a frio com pinça, 439
    hot biopy, 439
  prevenção, 447
    anticoagulantes, 448
    antiplaquetários, 448
  sésseis, 439
    a frio com alça, 442
    com alça convencional, 439
    resgate do espécime, 442
quadro clínico, 430
ressecado, 433f
ressecção de, 439f
  técnica de, 439f
séssil, 425f, 426f, 431f
  hiperplásicos, 426f
subpediculado, 425f
tratamento, 433
  polipectomia endoscópica, 433
  ressecção cirúrgica, 433
viloso, 427f
  de reto, 427f
    carcinoma em, 427f
Polipose(s), 409, 425-435
  de cólon, 427f, 430f
    hamartomatosa, 427f
    na síndrome, 430f
    de Peutz-Jeghers, 430f
POP (Procedimento Operacional Padrão), 20
População(ões)
  rastreamento do CCR em, 419
    com risco aumentado, 421
    diretrizes, 421
    de alto risco, 423
    diretrizes, 423
    sem fatores adicionais de risco, 419
      colonoscopia, 420
        virtual, 420

diretrizes, 421
      retossigmoidoscopia flexível, 420
      sangue oculto nas fezes, 419
Potência, 66
Potencial
  diferença de, 65
Pré-corte, 623
  clássico, 609
    papilar, 609q
      frequência do, 609q
      resultados do 609q
  suprapapilar, 609
    frequência do, 609q
    resultados do 609q
  transpancreático, 609, 610q
    frequência do, 610q
    resultados do 610q
Pregueado
  de Kerckring, 136f
    redução do, 136f
Preparo
  intestinal, 31
Probe
  rígido, 129f, 521f
Procedimento(s)
  de alta qualidade, 72
    realização de, 72
      considerações anatômicas da TEG para, 72
  de colonoscopia, 124
    pediátrica, 124
  de endoscopia pediátrica, 115
    preparo para o, 115
      anestesia geral, 116
      antibioticoprofilaxia, 115
      contraindicações, 117
      equipamentos, 117
      jejum, 117
      sedação, 116
  endoscópicos, 32q, 34, 119q
    antibioticoprofilaxia em, 34q
      indicações de, 34q
    divisão de, 32q
      pelo risco de sangramento, 32q
    sem sedação, 34
    terapêuticos, 119q
      complicações associadas aos, 119q
Processadora(s)
  Aloka alfa-5, 128f
  ultrassonográfica(s), 128
Profilaxia
  antibiótica, 116q
Propofol, 48
Prótese(s), 531
  de cárdia, 287f
  endoscópicas, 229
  esofágicas, 259
  metálicas, 472
    no CCR avançado, 472
  pancreática, 608
    para cateterização, 608
      biliar, 608
  plástica autoexpansível, 398, 400
    na complicação, 400
      da cirurgia bariátrica, 400
    para remoção de anel, 398
    transgástrica, 398
Protocolo
  de diluições, 52
    e recomendações, 52
Próton(s)
  bomba de, 562
    bloqueadores de, 562
      na hemorragia digestiva, 562
Pseudodepressão
  e depressão, 454
    diferenciação entre, 454
Pseudomelanose
  duodenal, 377
Punção
  ecoguiada, 128, 661

aspirativa, 128
      agulhas para, 128
    tratamento por, 661
      da dor pancreática, 661
  por USE, 34
  suprapapilar, 153
Push-enteroscopia
  na HIM, 586
PV (Pênfigo Vulgar)
  aspectos clínicos, 202
  diagnóstico, 202
  fisiopatologia, 202

R

Radiação
  esofagite por, 211
Radiofrequência
  ablação com, 68f
    balão para, 68f
Radiografia
  contrastada, 428f, 432f
  de cólon, 428f, 432f
Rastreamento
  do CCR, 419-423
    dos pacientes, 421
      com risco aumentado, 421
      de alto risco, 421
    em populações com risco aumentado, 421
      diretrizes, 421
    em populações de alto risco, 423
      diretrizes, 423
    em populações sem fatores adicionais de risco, 419
      colonoscopia, 420
        virtual, 420
      diretrizes, 421
      RFrf (, 420
      sangue oculto nas fezes, 419
RCUI (Retocolite Ulcerativa Inespecífica), 487, 495
  aspectos da, 489f
  características da, 489q
  histologia na, 491f
  vigilância na, 423
    no rastreamento, 423
    do CCR, 423
RDC (Resolução da Diretoria Colegiada), 9, 17, 55
Região
  anorretal, 549
    avaliação da, 549
      anuscopia, 554
      inspeção anal, 551
      retoscopia, 554
      toque retal, 553
Registro
  em endoscopia digestiva, 55, 56
Relaxante(s)
  de musculatura lisa, 222
    no tratamento dos DMEs, 222
      hipercontráteis, 222
Remoção
  do cálculo, 146f
    de colédoco, 146f
      com cesto de Dormia, 146f
Rendez-vous, 612
Reposição
  na hemorragia digestiva, 562
    sanguínea, 562
    volêmica, 562
Reprocessamento
  dos acessórios, 43-45
  dos endoscópios, 43-45
    desinfecção, 44
    lavagem, 44
Reservatório
  de água, 62f
    conexão da processadora com o, 62f
    sistema de, 62f

Resistência
    elétrica, 66
Resolução
    CFM 1670/2003, 51
Ressangramento
    fatores associados, 578q
    sinais endoscópicos de, 579q
        classificação de Forrest, 579
Ressecção
    cirúrgica, 433
    de pólipos, 433
Reto, 110f
    CE em, 541-544
        apresentação clínica, 541
        classificações, 541
        complicações, 543
        endoscopia, 543
        tratamento, 542
    distal, 547-556
        doenças do, 547-556
            exame endoscópico das, 547-556
    polipectomia do, 437-450
        técnicas de, 437-450
            acessórios, 438
            acompanhamento pós-polipectomia, 449, 450q
            complicações, 447
            contraindicações, 437
            difíceis, 442
            diminutos, 439
            equipamentos, 438
            hemorragia, 447
            indicações, 437
            maiores que 5 mm, 439
            manejo na, 448
                dos anticoagulantes, 448
                dos antiplaquetários, 448
            pediculados, 439
            pequenos, 439
            perfuração, 447
            prevenção, 447
            sésseis, 439
            síndrome pós-polipectomia, 447
    pólipo viloso de, 427f
        carcinoma em, 427f
    porções distais do, 104f
        manobra para estudo das, 104f
        de retroflexão, 104f
    retroflexão 110f
Retoscopia, 554
Retossigmoidoscopia, 431
    tipos de, 101
Revolução
    em preto e branco, 7
RF (Retossigmoidoscopia Flexível), 101-105, 420
    complicações, 104
    contraindicações, 102
    equipamentos, 102
        descrição dos, 102
    indicações, 102
    na DII, 491
    preparo intestinal, 103
    técnica do exame, 103
Riley-Bannayan-Ruvalcaba
    síndrome de, 430
Rockall
    escore de, 561q
RPA (Recuperação Pós-Anestésica)
    cuidados na, 40
    de enfermagem, 40
RR (Retossigmoidoscopia Rígida), 101-105
    aparelhos de, 102f
        descartável, 102f
        metálico, 102f
            com mandril oclusor, 102f
        sistema de iluminação em, 102f
    complicações, 104
    contraindicações, 102
    equipamentos, 102
        descrição dos, 102
    indicações, 102

preparo intestinal, 103
técnica do exame, 103
Rudolf Schindler
    gastroscópio de, 4

S

Sakita
    classificação de, 312f
        UP, 312f
Sala
    cuidados em, 40
        de enfermagem, 40
    de exames, 40
    preparo da, 40
Salmonella sp.
    colite por, 496f
Sangramento
    classificação do, 584
        na HIM, 584
    risco de, 32q, 560q
        classificação do procedimento, 560q
        divisão pelo, 32q
            de procedimentos endoscópicos, 32q
    sítio de, 560q
    definição de, 560q
Sarcoidose, 381
Sarcoma
    de Kaposi, 96f
Savary
    sondas de, 530
Savary-Miller
    classificação de, 170q
        da esofagite, 170q
SBE (Enteroscopia com Balão Único), 80
    complicações da, 81
    dicas e truques, 81
    em crianças, 123
    introdução da, 81f
        ciclo de, 81f
            sequência, 81f
Schatzki
    anel de, 232f
Scopinaro
    cirurgia de, 393, 395
SE (Enteroscopia Espiral), 82
    complicações, 83
    dicas e truques, 83
Sedação
    analgesia e, 34, 35q
        níveis de, 35q
    aspectos, 50
        éticos, 50
        legais, 50
    controle da, 47f
        clínico, 47f
    de pacientes, 10q
        itens mínimos para, 10q
            segundo as normas da ANVISA, 10q
    em endoscopia digestiva, 47-52
        antagonistas de opioides, 49
        efeitos intoleráveis dos fármacos, 49
        entubação orotraqueal, 49
        fármacos recomendados, 48, 49
            analgésicos, 49
            hipnóticos, 48
        hipnóticos, 49
        manejo, 47
            dos sinais, 47
            dos sintomas, 47
        o que pode ser evitado, 50
        roteiro para uso de fármacos, 48
    fármacos administrados para, 48f
    para endoscopia pediátrica, 116
    procedimentos endoscópicos sem, 34
Sedativo(s)
    no tratamento dos DMEs, 222
        hipercontráteis, 222

Segmento
    anorretal, 547
        aspectos do, 547
            anatômicos, 547
            funcionais, 547
Segunda Porção
    duodenal, 74f
    papila duodenal, 74f
SEMS (Stents Metálicos Autoexpandíveis)
    tipos de, 285q
Sepse, 620
Septotomia
    para drenagem interna, 400
        de abscesso, 400
        de cirurgia bariátrica, 400
SGIO (Sangramento Gastrointestinal Obscuro)
    enteroscopia no, 405
        divertículo de Meckel, 406
        enteropatia portal, 406
            hipertensiva, 406
        lesões, 406, 408
        de mucosa, 408
            por medicações, 408
        vasculares, 406
SGNA (Sociedade de Enfermeiras em
    Gastroenterologia e Associadas), 39
Shigella sp.
    colite por, 496f
Siewert
    classificação de, 284f
Sífilis, 381
    com sistema imunológico, 189
        preservado, 189
    gastropatias por, 308
Sigmoide
    divertículo de, 477f
Síndrome(s)
    de Buried Bumper, 388f
    de CCR, 423
        hereditário, 423
    de Mallory-Weiss, 576, 577f
    de Peutz-Jeghers, 83f, 96f
        pacientes com, 83f
    de Sjögren, 224
    polipoides, 428
        AFAP, 429
        de Cowden, 430
        de Cronkhite-Canada, 430
        de Gardner, 429
        de Peutz-Jeghers, 429
        de Riley-Bannayan-Ruvalcaba, 430
        de Turcot, 429
        FAP, 428
        HPS, 429
        JPS, 430
        MAP, 429
    poliposas, 94
        hereditárias, 94
            cápsula entérica na, 94
SIRI (Síndrome Inflamatória da Reconstituição
    Imunológica), 192
Sistema
    Agile, 99f
    da CE, 87
        cápsula, 87
            modelos de, 88
        recorder, 89
        sensores, 89
        workstation, 89
    de conexão, 62f
        da processadora, 62f
            com a aspiração, 62f
            com o reservatório de água, 62f
    de elevador, 63f
    de pinças, 63f
    de travamento, 61f
        dos comandos, 61f
    eletrocirúrgico, 69f
        para cirurgias endoscópicas, 69f
    imunológico, 186

ÍNDICE REMISSIVO

preservado, 186
    El com, 186
OLGA, 298
Sleeve Gastrectomy, 393, 395
SOBED (Sociedade Brasileira de Endoscopia Digestiva), 22, 37, 39
Soehendra
    dilatador tipo, 149f
    litotriptor de, 149f
Solução
    de Lugol, 132
        aplicação clínica da, 132
            no esôfago, 132
        cromoendoscopia com, 132q
            interpretação da, 132q
        efeitos colaterais da, 132
        limitações da, 132
Somatostatina
    na HDA, 569
        varicosa, 569
    na hemorragia digestiva, 562
Sonda(s)
    de jejunostomia, 389f
    de Savary, 530
    dilatadoras, 257
    gástricas, 563
    na hemorragia digestiva, 563
    na HIM, 586
    tipo Fouchet, 226f
SOO (Sangramento de Origem Obscura)
    cápsula entérica no, 92
Stent
    esofágico, 285, 286f
        técnica de inserção do, 285, 286f
Strongyloides stercolaris
    infecção por, 380f
Sucção
    técnica de, 339
        no câncer gástrico, 339
            precoce, 339
Switch
    duodenal, 393, 395
Sydney
    classificação de, 303q
        revisada, 303q
            divisão endoscópica, 303q
SZE (Síndrome de Zollinger-Ellison), 363

T

Tatuagem
    nanquim, 121f
Tb (Tuberculose), 382
    com sistema imunológico, 189
        preservado, 189
            achados histopatológicos, 189
            aspecto endoscópico, 189
    gastropatias por, 308
    intestinal, 497
TBE (Tumores Benignos do Esôfago), 265
    classificação dos, 265q
        pela OMS, 265q
TC (Tronco Celíaco), 503
TCD (Tumor Carcinoide Duodenal), 363
    funcionantes, 365
    patogênese, 365
    generalidades, 364
    perspectivas, 372
    terapia dos, 369q
    tratamento, 368, 370
        clínico, 370
        endoscópico, 370
            resultados do, 370
            técnicas do, 370
TCG (Tumor Carcinoide Gástrico)
    apresentação clínica, 365
    características dos, 364q
        clínicas, 364q
    generalidades, 363

patogênese, 364
prognóstico, 365
tratamento, 367
TCG (Tumor de Células Granulares)
    de duodeno, 327
    de esôfago, 271
    de estômago, 327
TCH (Tomografia Computadorizada Helicoidal), 363
TCH (Transplante de Células Hematopoiéticas), 192
TCR (Tumor Carcinoide Retal), 363
TCs (Tumores Carcinoides), 363
    do intestino delgado, 365
        patogênese, 365
    gastroduodenais, 371q
        tratamento endoscópico dos, 371q
            revisão da literatura, 371q
    na papila duodenal, 370
    tratamento dos, 370
Técnico
    de enfermagem, 40
        funções do, 40
            na endoscopia digestiva, 39
TEG (Transição Esofagogástrica), 97f
    considerações anatômicas da, 72
        para realização de procedimento, 72
        de alta qualidade, 72
Temperatura
    atingida pela energia térmica, 66q
        efeitos tissulares, 66q
Tensão
    elétrica, 65
Terapêutica
    das estenoses do cólon, 529-538
        tratamento endoscópico das, 529, 531
            benignas, 529
            malignas, 531
            volvos cólicos, 535
    POAC, 529-538
        apresentação clínica, 533
        cecostomia percutânea, 536
        colonoscopia em, 536q
            descompressiva, 536q
        diagnóstico, 534
        fatores predisponentes, 533q
        fisiopatologia, 532
        tratamento, 534
            cirúrgico, 536
            clínico, 534
            de suporte, 534
            endoscópico, 535
            medicamentoso, 535
            neostigmina no, 535q
Terapia
    de resgate, 572
        na HDA varicosa, 572
            balão de tamponamento, 572
            cirurgia, 573
            TIPS, 573
    fotodinâmica, 70
    na HDB, 599
        com injeção, 599
            adrenalina, 599
            cianoacrilato, 601
            etanolamina, 600
            outras substâncias, 600
Terlipressina
    na HDA, 569
        varicosa, 569
    na hemorragia digestiva, 562
Teste(s)
    laboratorial(is), 30
        pré-endoscopia, 30
TEV (Tromboembolismo Venoso)
    fatores de risco, 449q
TIPS *(Transjugular Intra-hepatic Portosystemic Shunts)*
    na HDA, 573
        varicosa, 573
TNE (Tumores Neuroendócrinos), 328
    classificação dos, 329q
        pela OMS, 329q

        pelas características, 329q
            clinicopatológicas, 329q
        pelo grau de atividade, 329q
            proliferativo, 329q
        TNM, 329q
            critérios considerados, 329q
    do intestino delgado, 365q
        classificação dos, 365q
            proposta de, 365q
    gastroduodenais, 363-372
        clínico, 370
        apresentação clínica, 365
            endoscópico, 370
            gastrinomas duodenais, 369
            TCG, 365
        diagnóstico, 366
            dependência da gastrina, 366
            TCD, 368
            TCG, 367
        doença metastática, 367
            TCs na papila duodenal, 370
        generalidades, 363
            TCD, 364
            TCG, 363
        métodos de imagem, 366
        patogênese, 364
            TC do intestino delgado, 365
            TCD funcionante, 365
            TCG, 364
        perspectivas, 372
        prognóstico, 365
            TCG, 365
        tratamento, 367
TNF-Alfa (Fator de Necrose Tumoral Alfa), 196
TODA (Taxa de Detecção de Adenoma), 162
Tomografia
    de coerência óptica, 160
Toque
    retal, 431, 553
TOS (Transplante de Órgãos Sólidos), 192
Toxina
    botulínica, 217, 226
        no EEI, 226
            injeção de, 226
        nos distúrbios, 217
            da deglutição, 217
Toxoplasmose
    gastropatias por, 307
Tração
    técnica de, 338
        no câncer gástrico, 338
            precoce, 338
Tranquilizante(s)
    no tratamento dos DMEs, 222
        hipercontráteis, 222
Trânsito
    desvio do, 500
        colite por, 500
Trauma
    de esôfago, 261
        cervical, 262
            EDA, 263
            laringotraqueoscopia direta, 262
        manejo endoscópico no, 261
        toracoabdominal, 263
            ferimentos, 263
            de esôfago, 263
            traqueobrônquicos, 263
Triângulo
    de Killian, 248f
Tubérculo(s)
    do esôfago, 189f
        em imunocompetente, 189f
Tubo
    de inserção, 108f
        e cabeça de controles, 108f
        parte do, 108f
        distal, 108f
    extremidade do, 62f
        distal, 62f

Tumor(es)
    ampulares, 681
        diagnóstico, 681
        estadiamento, 681
        tratamento, 682
    avançado, 470f, 471f
        de ceco, 470f
        de reto, 471f
            baixo, 471f
    biliopancreáticos, 657
        tratamento dos, 657
            contribuição da endoscopia no, 657
    carcinoide, 428
    das vias biliopancreáticas, 655
        diagnóstico dos, 655
            contribuição da endoscopia no, 655
    diagnóstico diferencial dos, 522q
        pararretais, 522q
        pré-sacrais, 522q
    do intestino delgado, 94, 411
        cápsula entérica nos, 94
    e HIM, 583
    gastroduodenais, 578
    retal, 471f, 472f
        imagem endoscópica de, 471f
        ultrassom endoscópico de, 472f
    retrorretais, 522
        pré-sacrais, 522
    tratamento endoscópico dos, 655-662, 681-685
        da paplia de Vater, 681-685
            intervenções terapêuticas, 683
            vigilância pós-papilectomia, 685
        das vias biliares, 655-662
        do pâncreas, 655-662
    vasculares, 272
        do esôfago, 272
Turcot
    síndrome de, 429
TVP (Trombose Venosa Profunda), 32

U

UEC (Unidade Eletrocirúrgica)
    na polipectomia, 438
        do cólon, 438
        do reto, 438
    princípios, 65
        de eletricidade, 65
            corrente elétrica, 65
            densidade de corrente, 65
            diferença de potencial, 65
            frequência, 66
            potência, 66
            resistência elétrica, 66
            tensão elétrica, 65
        físicos, 65
UI (Ulceração Idiopática)
    do HIV, 191
        aspecto, 191
            endoscópico, 191
            histopatológico, 191
UICC *(Union for International Cancer Control)*, 419
Úlcera(s)
    de jejuno, 93f
    gástrica, 140f, 579q
        ativa, 579f
        gigante, 140f
    gastroduodenal, 311q
        classificação da, 311q
            etiológica, 311q
    ileodistal, 122f
    por AINH, 94f

Ultrassom
    endoscópico, 127-129, 470, 472f
        de tumor retal, 472f
        no CCR, 470
            avançado, 470
        princípios básicos, 127
            agulhas para punção aspirativa, 128
                ecoguiadas, 128
            ecoendoscópicos, 127
            processadoras ultrassonográficas, 128
        técnica do exame, 128
            anorretal, 129
            do esôfago, 128
            do mediastino, 128
            do pâncreas, 129
            gástrica, 128
            radial, 129
            setorial, 129
UNIENDO (Unidade de Endoscopia)
    digestiva, 9-15
        planejamento da, 9-15
        geral, 9
UP (Úlcera Péptica), 311-316
    classificação, 312f
        de Sakita, 312f
    diagnóstico, 312
    DUP, 313
        complicações da, 313
    patogênese, 311
    refratárias, 313
    tratamento, 313
    vigilância, 313
USE (Ultrassonografia Endoscópica), 29
    punção por, 34
USIAF (Ultrassonografia Intraluminal de Alta Frequência), 199, 219
    na AC, 220

V

VACTERL *(Vertebral Defects, Atresia Anal, Cardiac, T-E Fistula, Renal and Limb)*, 237
Válvula(s)
    da extremidade, 61f
        distal, 61f
    de Houston, 109f
    para aspiração, 62f
        de água, 62f
    para insuflação, 62f
        de água, 62f
        de ar, 62f
Varfarina
    pacientes em uso de, 33q
Variz(es), 97f
    cólicas, 514f
    de duodeno, 327
    de estômago, 327
Vascularização
    do reto, 549
Vasopressina
    na HDA, 569
        varicosa, 569
Vater
    papila de, 681-685
        tumores da, 681-685
            tratamento endoscópico dos, 681-685
                ampulares, 681
                intervenções terapêuticas, 683
                vigilância pós-papilectomia, 685

VE (Varizes Esofágicas), 567
Vermelho
    congo, 137
        aplicação clínica do, 137
            no duodeno, 136
            no esôfago, 136
        efeitos colaterais do, 137
        limitações do, 137
VG (Varizes Gástricas), 567
    na HDA, 572
        varicosa, 572
VHZ (Varicela Herpes-Zóster)
    esofagite por, 191
Via(s) Biliar(es)
    anomalias da, 701-707
        diagnóstico, 701-707
        tratamento, 701-707
    drenagem das, 660
        complicações após, 660
            imediatas, 660
    estenoses pós-cirúrgicas da, 643-653
        tratamento endoscópico das, 643-653
            pós-colecistectomia, 650
            pós-transplante hepático, 643
    tumores das, 655-662
        tratamento endoscópico dos, 655-662
Videoendoscópio(s)
    estrutura dos, 60
Videofluoroscopia
    da deglutição, 215
Viena
    classificação revisada de, 464q
        para neoplasias epiteliais, 464q
            do cólon, 464q
            do esôfago, 464q
            do estômago, 464q
Volvo(s)
    cólicos, 536
Vômito(s)
    endoscopia pediátrica no, 118

W

Whipple
    doença de, 381

X

Xantelasma
    de esôfago, 272, 273f

Y

Yersinia sp.
    colite por, 496f

Z

Zenker
    divertículo de, 248f, 252f
        diverticulotomia de septo do, 252f
            com *hook-knife*, 252f
        radiografia de, 248f
            contrastada, 248f
        tratamento do, 252f
            endoscópico, 252f